"十四五"国家重点图书出版规划项目
"十四五"河南重点出版物出版规划项目

中华创伤休克学

主编　刘良明　王正国
主审　付小兵

郑州大学出版社

图书在版编目（CIP）数据

中华创伤休克学／刘良明，王正国主编. — 郑州：郑州大学出版社，2022.3
ISBN 978-7-5645-7637-0

Ⅰ．①中…　Ⅱ．①刘…②王…　Ⅲ．①创伤－休克－诊疗
Ⅳ．①R641

中国版本图书馆 CIP 数据核字(2020)第 246141 号

中华创伤休克学
ZHONGHUA CHUANGSHANG XIUKEXUE

项目负责人	崔青峰	数 字 编 辑	闫 习　黄世昆	
策 划 编 辑	李振川	封 面 设 计	苏永生	
责 任 编 辑	李振川　李珊珊	版 式 设 计	苏永生	
责 任 校 对	张锦森　杨 鹏	责 任 监 制	凌 青　李瑞卿	
出 版 发 行	郑州大学出版社	地 址	郑州市大学路 40 号(450052)	
出 版 人	孙保营	网 址	http://www.zzup.cn	
经 销	全国新华书店	发 行 电 话	0371-66966070	
印 刷	河南瑞之光印刷股份有限公司			
开 本	890 mm×1 240 mm 1/16			
印 张	57.75	字 数	1 800 千字	
版 次	2022 年 3 月第 1 版	印 次	2022 年 3 月第 1 次印刷	
书 号	ISBN 978-7-5645-7637-0	定 价	868.00 元	

主编简介

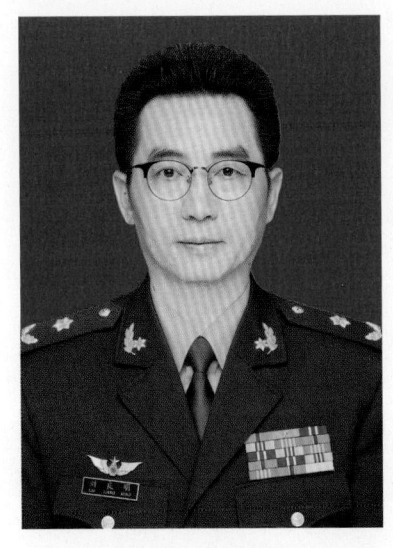

刘良明，医学博士，研究员，博士研究生导师，专业技术少将。陆军军医大学陆军特色医学中心（原第三军医大学野战外科研究所）战伤休克与输血研究室及创伤烧伤与复合伤国家重点实验室休克研究室主任。

学术任职：中国病理生理学会休克专业委员会、中国研究型医院学会休克与脓毒症专业委员会和全军战创伤专业委员会副主任委员，中华医学会创伤分会和中国药理学会心血管专业委员会常务委员及重庆市创伤分会主任委员等职。国际休克联盟官方杂志 Shock 和 Mil Med Res 等 SCI 期刊编委。《中华创伤杂志》《创伤外科杂志》等编委和常务编委。Sci Adv，Adv Sci，Circ Res，Cardiovas Res，Brit J Pharmacol，Pharmacol Rep 等 SCI 期刊特邀审稿人。国家自然科学基金二审评委，国家和军队科技奖励评审专家。

专业特长：主要从事战伤急救技术、器材装备与战创伤休克防治研究。

学术成就：在国际上率先提出休克等临床重症血管低反应性发生的钙失敏学说，提出针对性防治措施，解决了长期制约难治性休克等临床重症治疗的关键问题，促进和带动了这一领域的国际发展；打破传统理念，提出战创伤休克止血前后均需适宜低压复苏的新观点和延长黄金救治时间窗新理念及系列新技术，临床应用取得显著效果；提出高原战创伤休克限制性液体复苏的新原则，制定了相应救治方案，显著提高了高原战创伤休克的救治水平；研制了系列模块化战伤急救器材、我军第三代新型急救包囊和灾害救援背负式医疗系统，实现了我军一线急救器材的系列配套化和模块化，广泛装备部队，在战伤救治、灾害救援和部队训练中发挥了重要作用。研究成果已编入我国、我军多部战伤和创伤救治指南、手册，如《实用创伤救治指导手册》《实用战伤救治手册》和《战伤救治规则》等。先后承担国家杰出青年基金、国家"973"课题、国家自然科学基金重点项目、国家科技重大专项军特需药和军队医药科技"十二五""十三五"重大项目等课题研究。主编专著5部[其中国外 Springer 出版社出版2部，《中华战创伤学（11卷）》（第一卷主编）荣获第五届中国出版政府奖图书奖]、副主编专著3部、参编专著21部（含国外2部）。发表学术论文380余篇，含SCI收录110余篇（主要包括 Sci Adv，Adv Sci，Nat Com，JEM，JCI，Ann Surg，Cardiovasc Res 等创伤、危重症、外科领域的 Top 杂志）。获国家发明和实用新型专利36件，医疗器械产品注册证20件。以第一完成人获国家科技进步奖二等奖2项、军队科技进步奖一等奖1项、重庆市自然科学一等奖1项、军队科技进步二等奖3项；培养研究生获全国、全军优秀博士论文各1篇，重庆市优秀博士论文2篇。

个人荣誉：国家杰出青年科学基金获得者，全军高层次创新人才工程拔尖人才。获军队杰出专业人才贡献奖、重庆市医学会重大贡献奖和王正国创伤医学突出贡献奖。为重庆市学科带头人、重庆英才·优秀科学家、医学领军人才。享受国务院"政府特殊津贴"，军队专业技术人才一类岗位津贴。荣立个人二等功2次，三等功3次。

主编简介

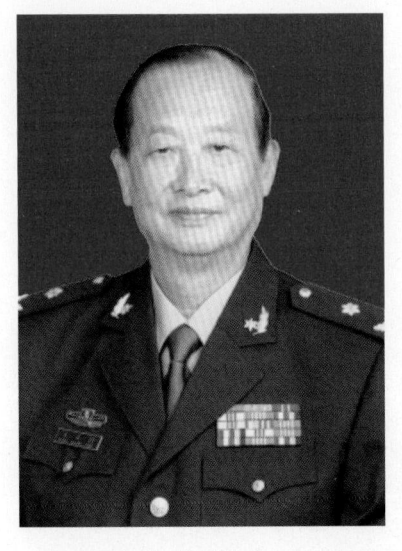

王正国，中国工程院院士，中国人民解放军陆军军医大学研究员。中国冲击伤、创伤弹道学、交通医学研究的主要创始人之一，著名的创伤医学专家。

学术任职：中华医学会创伤学分会终身名誉主任委员、全军医学科学技术委员会副主任委员。2015—2018 年任国际交通医学学会主席。

专业特长：长期从事冲击伤、创伤弹道学、交通医学、严重创伤救治基础研究。

学术成就：国际上首次较系统地阐明了冲击波的致伤机制（过牵效应理论），率先提出一整套冲击伤的防、诊、治原则，尤其是利用灌注、铸型冷冻蚀刻、形态立体测量、分子生物学等多种技术，对肺冲击伤进行了创新性研究，提出了肺冲击伤新的病理分类方法；针对以往重度肺冲击伤输液治疗会加重肺水肿、加重伤情的传统认识，经过深入研究，提出"足量补液加监测"的治疗原则，为肺冲击伤的临床治疗提供了有力的依据，其研究成果获国家科技进步奖一等奖。王正国院士和同事们从 20 世纪 70 年代开始进行创伤弹道学研究，率先发现了"高速武器致伤时伤道周围肌原纤维 Z 线呈阶梯分布，损伤区呈相嵌性"，论证了"早期清创难以将坏死组织全部切除"的理论依据，引起国际同行的广泛关注。80 年代末，国际形势趋于缓和，王正国院士敏锐地预感到交通事故伤将会是今后危害我国人民生命健康的主要伤类之一。他结合形势迅速调整研究方向，和研究所的其他同事在国内率先开展了交通事故伤（撞击伤）的研究。领导建立了国际上唯一拥有生物力学、撞击伤、流行病学、交通心理学、交通防护与诊疗的综合性交通医学研究所，研究成果"系列生物撞击机的研制及撞击伤发生机制与应用研究"获国家科技进步奖二等奖。主编了国内第一部《交通医学》专著和《交通伤临床救治手册》，直接应用于指导临床救治，为提高交通伤治愈率做出了积极贡献。以第一作者发表论文200 余篇，主编专著 39 部，参编 10 余部。

个人荣誉：曾获国家科技进步奖一等奖 1 项、二等奖 5 项、三等奖 4 项，国家发明三等奖 1 项。1996 年获军队专业技术重大贡献奖，1997 年获香港何梁何利基金医学科学技术奖，1998 年获美国"Michael DeBakey 国际军医奖"、重庆市首届争光贡献奖，1999 年获陈嘉庚医学科学奖，2000 年获国际交通医学重大贡献奖，2002 年获第四届中国光华工程科技奖。

主审简介

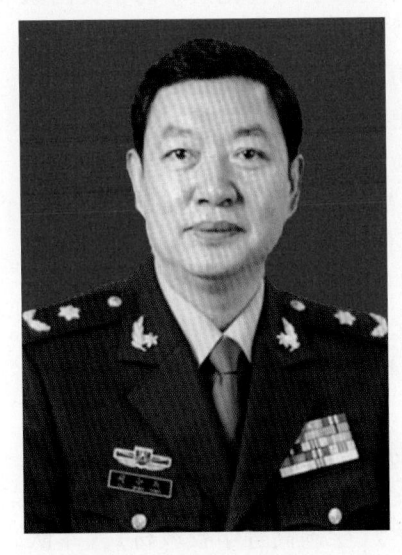

付小兵，中国工程院院士、教授、创伤外科研究员、博士研究生导师，专业技术少将，创伤和组织修复与再生医学专家。现任中国人民解放军总医院生命科学院院长、基础医学研究所所长、全军创伤修复与组织再生重点实验室主任；1995年国家杰出青年基金获得者；2009年当选为中国工程院院士；2018年当选为法国医学科学院外籍院士；2019年当选为中国医学科学院首批学部委员；2020年当选为美国医学与生物工程院会士和中国中医科学院首批学部委员；2021年当选为美国国家工程院外籍院士。

学术任职：担任国际创伤愈合联盟（WUWHS）执行委员，亚洲创伤愈合学会（AWHA）主席，国务院学位委员会学科评议组成员，中国工程院医药卫生学部副主任，国家技术发明奖和国家科技进步奖评委，中国生物材料学会理事长，中华医学会理事，中华医学会组织修复与再生分会主任委员，中华医学会创伤学分会主任委员、前任主任委员和名誉主任委员，全军医学科学技术委员会常委，全军战创伤专业委员会主任委员。国家"973""创伤和组织修复与再生项目"首席科学家，国家重点研发计划"生物材料构建微环境与组织再生"项目负责人，国家自然科学基金创新群体（2012—2020年，连续3期）负责人，全军"十二五"和"十三五"战创伤重大项目首席科学家，全军"十三五"重点学科专业建设项目"战创伤外科学"首席科学家。担任《解放军医学杂志》总主编，*Military Medical Research*（SCI杂志）主编和 *Wound Repair and Regeneration* 等20余家国内外学术杂志编委。

研究贡献：长期从事创（战、烧）伤及损伤后的组织修复与再生研究工作。在战创伤医学、组织修复和再生医学以及生物治疗学三大领域取得系统性和创造性贡献。具体涉及火器伤与创伤弹道学、生长因子生物学、干细胞诱导分化与组织再生、严重创伤致重要内脏缺血性损伤的主动修复与再生以及中国人体表慢性难愈合创面发生新特征与防控的创新理论与关键措施研究等。20世纪80年代曾先后4次赴云南老山前线参加战伤救治与调查，经受了战争的考验并获宝贵的战伤救治经验。1991年出版了国际上第一部有关《生长因子与创伤修复》的学术专著。1998年在国际著名医学杂志《柳叶刀》（*Lancet*）首先报道了成纤维细胞生长因子对烧伤创面的多中心治疗结果，推动了中国基因工程生长因子类国家一类新药的研发与临床应用，被英国广播公司（BBC）以"把牛的激素变成了治疗烧伤药物"进行高度评价，成果获2003年度国家科技进步奖二等奖。20世纪90年代初在国际上首先提出促进受损内脏"主动修复"概念并从机制、防治措施与治疗方法等开展了系列研究，其成果应用使多脏器功能障碍综合征的发生率和死亡率显著下降，系列研究获2005年度国家科技进步奖二等奖。2001年再次在 *Lancet* 首先报道了表皮细胞通过去分化途径转变为表皮干细胞的重要生物学现象，为组织修复和再生提供了原创性的理论根据，被国际同行以"相关研究对细胞去分化给予了精彩的总结"和"是组织修复与再生的第4种机制"等进行充分肯定，部分成果获2008年度国家科技进步奖二等奖。2007年所带领的团队在国际上首先利用自体干细胞再生汗腺获得成功，为解决严重创烧伤患者后期的出汗难题提供了基础，被国际同行评价为"里程碑式的研究"。2008年发现并在国际上首先报道了中国人体表慢性难愈合创面流行病学变化的新特征，推动了中国慢性难愈合创面创新防控体系的建立并取得显著效果,被国际同行以"向东方看"进行高度评价,该成果获2015年度国家科技进步奖一等奖。

作为我国新一代战创伤和组织修复与再生医学学科和学术带头人,牵头组织召开了5次以"再生医学"为主题的香山科学会议和6次有关创伤和组织修复与再生医学的"中国工程科技论坛"和"组织修复与再生双清论坛"等高层次学术会议。牵头成立了以中华医学会组织修复和再生分会为代表的8个涉及战创伤、烧伤、组织修复与再生、创面治疗和康复等有关的全国二级学会。牵头或参与制定了中国工程院、中国科学院和全军有关战创伤、再生医学与转化医学的相关国家科技规划。牵头撰写了向国家高层领导人提出进一步重视加强我国干细胞基础研究与转化应用的重大建议,对国家2015年开放干细胞临床研究(研究项目和研究基地双备案)起到了重要作用。牵头撰写了有关重视我国创伤防控和在我国重要战略发展区域(包括粤港澳大湾区、长三角、京津冀和成渝等经济发达地区,西藏、新疆等边疆民族地区和海南本岛及南中国海与台海等军事斗争前沿地区)构建能够应对重大灾难事故和重大安全事件的一体化紧急医学救援体系的重大建议,其中部分重大建议已获得高层领导人重视并开始实施。特别是其作为发起人和牵头人,提出在中国医院建立针对体表难愈合创面的专科"创面修复科"获得国家卫生健康委员会批准同意建设,为我国外科学领域新增一个三级学科做出了重要贡献。以上相关工作对从整体上推动中国战创伤医学、严重战创伤紧急医学救援体系的建设、干细胞和组织工程与再生医学、生物材料与生物治疗学的发展起到了重要作用。

主编出版《中华战创伤学》(11卷)(荣获第五届中国出版政府奖图书奖)、《中华创伤医学》、《再生医学:原理与实践》、《再生医学:基础与临床》、《再生医学:转化和应用》、《现代创伤修复学》、《创伤、烧伤与再生医学》(研究生教材)、《干细胞与再生医学》(全国高等学校教材)、《军队转化医学艺术》、"创面治疗新技术的研发与转化应用系列丛书(26册)";以及英文版 *Advanced Trauma and Surgery* 等大型学术专著29部,参编30余部。在 *Lancet*、*Science-Translational Medicine*、*Science Advances*、*Nature Communication* 及 *Biomaterials* 等国内外杂志发表学术论文600多篇,其中SCI收录260多篇。以第一完成人获国家科技进步奖一等奖1项、二等奖3项,省部级一等奖3项。培养硕士、博士和博士后人员等80多人。

个人荣誉:获全国"创新争先奖章""中国医学科学家奖""何梁何利基金科学与技术进步奖""求是杰出青年奖",以及中国工程院"光华工程科技奖青年奖""中国人民解放军杰出专业技术人才奖""中华医学会创伤学分会终身成就奖""中华医学会烧伤外科分会终身成就奖"和"国际创伤修复研究终身成就奖"等多项荣誉。被评为"全军优秀共产党员""全军优秀教师"和"全国优秀科技工作者"。2012年和2018年分别被中共中央宣传部和中央军委政治工作部作为"时代先锋"和科技创新重大典型在全国宣传报道。荣立个人一等功1次、二等功3次、三等功1次。

作者名单

主　编

刘良明　研究员　中国人民解放军陆军军医大学陆军特色医学中心

王正国　中国工程院院士、研究员　中国人民解放军陆军军医大学陆军特色医学中心

主　审

付小兵　中国工程院院士、研究员、教授　中国人民解放军总医院

副主编

姚咏明　教授　中国人民解放军总医院第四临床医学中心

邱海波　主任医师、教授　东南大学附属中大医院

黄巧冰　教授　南方医科大学基础医学院

李　涛　研究员　中国人民解放军陆军军医大学陆军特色医学中心

编　委（以姓氏笔画为序）

马　涛　主任医师、教授　天津医科大学总医院

王正国　中国工程院院士、研究员　中国人民解放军陆军军医大学陆军特色医学中心

王华东　教授　暨南大学医学院生命科学院

王瑞兰　主任医师、教授　上海市第一人民医院

方玉强　副主任医师、副教授　中国人民解放军陆军军医大学陆军特色医学中心

方向明　主任医师、教授　浙江大学医学院附属第一医院

史　源　主任医师、教授　中国人民解放军陆军军医大学陆军特色医学中心

白祥军　主任医师、教授　华中科技大学同济医学院附属同济医院

刘克玄　主任医师、教授　南方医科大学南方医院

刘良明　研究员　中国人民解放军陆军军医大学陆军特色医学中心

刘靖华　教授　南方医科大学基础医学院

刘嘉馨　研究员　中国医学科学院输血研究所

许红霞　主任医师、教授　中国人民解放军陆军军医大学陆军特色医学中心

苏　磊　主任医师、教授　中国人民解放军南部战区总医院

李　涛　研究员　中国人民解放军陆军军医大学陆军特色医学中心

李志凌　副教授　中南大学湘雅三医院

杨　策　研究员　中国人民解放军陆军军医大学陆军特色医学中心

杨光明　副研究员　中国人民解放军陆军军医大学陆军特色医学中心

肖旭东　博士、主治医师、讲师　中国人民解放军陆军军医大学新桥医院

肖献忠　教授　中南大学湘雅医学院

邱海波　主任医师、教授　东南大学附属中大医院

张　丹　主任医师、教授　重庆医科大学附属第一医院

张　杰　副研究员　中国人民解放军陆军军医大学陆军特色医学中心

张连阳　主任医师、教授　中国人民解放军陆军军医大学陆军特色医学中心

陈德昌　主任医师、教授　上海交通大学医学院附属瑞金医院

周学武　副研究员　中国人民解放军陆军军医大学陆军特色医学中心

屈纪富　副主任医师、副教授　中国人民解放军陆军军医大学陆军特色医学中心

胡　弋　副主任医师、副教授　中国人民解放军陆军军医大学陆军特色医学中心

姚元章　主任医师、教授　中国人民解放军陆军军医大学陆军特色医学中心

姚咏明　教授　中国人民解放军总医院第四临床医学中心

徐仑山　主任医师、教授　中国人民解放军陆军军医大学陆军特色医学中心

唐　靖　副主任医师、副教授　南方医科大学南方医院

黄巧冰　教授　南方医科大学基础医学院

黄英姿　主任医师　东南大学附属中大医院

黄跃生　主任医师、教授　中国人民解放军陆军军医大学西南医院

屠伟峰　主任医师、教授　南京医科大学附属苏州科技城医院

蒋东坡　副主任医师、副教授　中国人民解放军陆军军医大学陆军特色医学中心

潘志国　副主任医师　中国人民解放军南部战区总医院

主编助理

朱　娱　助理研究员　中国人民解放军陆军军医大学陆军特色医学中心

其他参编人员（以姓氏笔画为序）

王一阳　尹会男　匡　磊　吕　慧　朱　娱　庄金玲　刘月高

杨　静　何　洹　张　卉　张　腾　陈一竹　陈晓迎　罗炳生

周锡渊　郑丹阳　赵　婕　赵　觐　段晨阳　姚元章　顾长国

2

前 言

创伤,是现代社会一大公害,其死亡率已跃居疾病死亡谱的第 3 位,仅次于心脑血管疾病和肿瘤。全球每年有 350 万~580 万人死于各类创伤,包括各种自然灾害、工矿事故、交通事故、战伤等,社会危害巨大,且主要是青壮年。创伤性休克是严重创伤最主要的死亡原因,如何提高其防、诊、治水平,降低死亡率、伤残率,意义重大。近年来针对创伤性休克的发病机制和临床救治出现了许多新的理论和技术,但目前国内外尚未见有专门论述创伤性休克的系统专著。因此编撰一部创伤性休克方面的专著,对全面系统总结和介绍创伤性休克的防、诊、治新理论与新原则和新技术,以及对创伤性休克的基础研究和临床救治都有很重要的意义。为此,我们汇聚全国创伤及危重病领域和休克基础研究与临床救治方面知名专家,共同编写了这部《中华创伤休克学》。

《中华创伤休克学》是一部能够充分反映我国创伤学领域在创伤性休克基础研究和临床救治方面取得重要进展和成就的标志性学术专著。本书填补了这一领域空白。全书分为绪论、基础篇、临床篇和特殊类型创伤性休克篇,40 章。绪论概括性介绍了创伤休克学的内涵和外延,以及编写本书的目的意义和主要内容、问题与展望。基础篇重点介绍了创伤休克的研究历史、创伤性休克的流行病学特征、病理生理特点和发病机制,包括近年来的研究热点线粒体质量平衡、细胞外囊泡的作用等。临床篇重点介绍了创伤性休克早期识别、早期诊断、各救治阶段救治新理论、新技术、新原则和新措施,如现场的出血控制、损害控制性复苏、院前的允许性低压复苏、延长黄金救治时间窗等新技术。特殊创伤性休克篇重点介绍了战伤性休克、烧伤性休克、创伤后感染性/脓毒症休克、创伤后心源性休克、创伤后神经源性休克、儿童创伤性休克和特殊环境创伤性休克等特殊类型创伤性休克的诊治特点。

总之,本书比较全面系统介绍了各类创伤性休克的流行病学特征、研究历史、病理生理特点、早期诊断、程度判定、器官功能损伤新机制,以及早期救治新理念、新措施、新技术、新方法。它的出版可以为创伤休克学的不断创新提供理论和相关技术支撑,对于促进我国创伤医学学科建设与发展有着重要的现实意义和历史意义。同时,可为从事创伤医学研究、教学和临床救治的工作人员,以及本科生、研究生提供一部较为全面系统的重要参考书,具有重要的科学价值、实用价值和社会价值。

在本书编写完成之际,要衷心感谢全体编撰人员和出版社相关编辑人员在出版过程中付出的辛勤劳动和努力,感谢付小兵院士在本书立项、编审过程中给予的无微不至的关怀和悉心指导。

刘良明　王正国

2020 年 6 月

目 录

临床篇

14

特殊类型创伤性休克篇

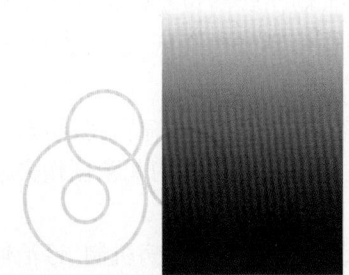

绪 论

刘良明 王正国

创伤，现代社会的一大公害，其死亡率已跃居疾病死亡谱的第 3 位，仅次于心脑血管疾病和肿瘤。全球每年有 350 万~580 万人死于各类创伤，包括各种自然灾害（地震、山洪、泥石流、台风等）、工矿事故、交通事故、战争等，社会危害巨大，且主要是青壮年。创伤性休克是严重创伤（包括战伤）的主要并发症，是创伤和战伤早期死亡的主要原因之一。有资料显示，大失血、休克占创伤或战伤早期死亡的 40%~50%，因此如何进行战创伤性休克的早期救治、如何实施有效预防，以减少死亡率、伤残率，意义重大。近年来针对创伤性和战伤性休克的早期救治、早期预防和其发病机制及其并发症的预防和治疗出现了许多新的理论和技术，但目前国内外尚未见有专门论述创伤性休克的系统专著。因此编撰一部创伤休克学（traumatic shock）专著——《中华创伤休克学》（Chinese Traumatic Shock），以系统总结和介绍创伤性休克防、诊、治方面的国内外进展，对促进创伤性休克的基础研究和提高创伤性休克的临床救治有重要意义。

一、创伤休克学的内涵与外延

创伤性休克（traumatic shock）是因各种创伤包括自然灾害、工矿事故、交通事故、灾害事故、战争等导致机体损伤、出血而引起的组织器官、细胞的损伤，有效循环血量（circulatory blood volume）减少，而出现器官功能障碍的一种常见临床综合征。创伤性休克依据其致病原因、主要临床表现，可分为创伤失血性休克、烧伤性休克、创伤后感染性/脓毒症休克、创伤后心源性休克、创伤后神经源性休克。

创伤失血性休克（trauma induced hemorrhagic shock）由严重战创伤引起的大失血所致，常在失血的同时伴有一个或多个部位的严重创伤。创伤失血性休克的发生与否取决于机体损伤程度及血容量丢失的多少和速度，一般在 15 min 内若失血量少于全身血量的 10%，机体能够通过代偿保持血压和组织血流灌注量处于稳定状态，则一般不发生休克，无明显临床表现；但若失血速度快，在 15 min 内失血量超过总血量的 20%，且机体有较严重的创伤，则可引发休克，出现临床症状。

烧伤性休克（burn shock）由大面积深度烧伤引起。主要是由于大面积深度烧伤后，烧伤创面血浆渗出和全身血管通透性升高，液体渗出组织导致全身有效血容量降低所致，烧伤性休克一旦发生，常伴严重的器官功能损害和内环境紊乱，需积极治疗。

创伤后感染性/脓毒症休克（trauma induced infectious or septic shock；或称创伤后脓毒症休克）因严重战创伤后，机体免疫功能下降，继发细菌或真菌全身感染所致。战创伤感染最常见的致病菌为革兰氏阴性菌，占感染性/脓毒症休克（infectious or septic shock）的 70%~80%。细菌内毒素（endotoxin）在此型休克中也发挥重要作用，因此若因细菌内毒素引发的脓毒症休克（septic shock）也称内毒素性休克（endotoxin shock；曾称中毒性休克，toxic shock）。

创伤后心源性休克（trauma induced cardiogenic shock）常因严重创伤所致心脏损伤包括心脏顿挫伤、心脏穿孔、心包压塞等导致心脏舒缩功能下降引起。此型休克发病急、死亡率高、预后差，其主要治疗原则是积极解除致病原因，保护心功能，在心肺功能能耐受情况下积极容量复苏。

创伤后神经源性休克(trauma induced neurogenic shock)常因严重创伤致高位脊髓损伤或剧烈疼痛引致。这些因素可通过影响交感神经的缩血管功能,导致外周血管紧张性降低,血管扩张,血管容量增加,引起有效循环血量相对不足,而引发血压降低发生休克。

创伤性休克除上述类型外,还有因严重战伤引起的战伤性休克,在高原、高寒、高温及湿热等特殊环境地区发生战(创)伤引起的特殊环境战创伤性休克,以及发生在儿童群体的儿童创伤失血性休克,它们都有自身的特点和规律,在救治上也有其自己的特点。

因此创伤休克学的主要任务除研究一般创伤性休克的诱发因素、发病特点、发病机制、诊治原则、救治措施外,还要研究一些特殊类型战创伤性休克的发病特点、发病机制和诊治原则。

二、创伤休克学编写的目的和意义

如上所述,创伤是现代社会一大公害,其死亡人数居疾病死亡谱的第3位,仅次于心脑血管疾病和肿瘤。创伤性休克是战伤和创伤的重要并发症,也是战伤和创伤早期死亡的主要原因。严重战创伤后创伤性休克的发病率和死亡率均很高,一般战创伤性休克的发生率为15%~20%,当伴有实质脏器或长骨或骨盆骨折时,其休克的发生率可达50%~70%。有资料显示,创伤失血、休克引起的死亡占战伤和创伤早期死亡的40%~50%,因此各国军队和政府应急救援机构非常重视战创伤性休克的早期救治。针对其发病机制、早期诊断、早期救治,国际上近年来出现了很多新的理论和技术,但目前国内外尚未见专门论述创伤性休克方面的系统专著。因此编撰一部创伤性休克方面的专著,全面系统地总结和介绍创伤性休克防、诊、治方面的新理论、新原则和新技术,对创伤性休克的基础研究和临床救治有重要意义。为此,我们汇聚全国创伤、危重病领域和休克基础研究、临床救治方面的知名专家,编写了这部《中华创伤休克学》,填补了这一领域空白。同时对创伤性休克的临床诊断和治疗提供重要理论和技术支撑,也为创伤性休克的深入研究奠定了科学基础。因此,《中华创伤休克学》的编著与出版对促进我国创伤医学学科的建设和发展有重要现实意义和历史意义。

三、创伤休克学涵盖的内容

《中华创伤休克学》全书分绪论、基础篇、临床篇和特殊类型创伤性休克篇。创伤性休克的基础研究经历了一个漫长的发展过程,历经了由浅入深、由表象认识到接近疾病本质的认识过程。最初认为休克仅仅是机体受到伤害以后的神经反应,连血压下降当时都认为是神经系统受到抑制的结果,直到20世纪初叶才认识到心血管系统是休克后最主要的反应系统,从此才开启了休克的心血管系统反应新时代。休克的研究经历3个高峰期或快速发展期,第1个高峰期是第一次世界大战和第二次世界大战期间,其间提出了休克发生的大循环紊乱学说;第2个高峰期或快速发展期是20世纪50—70年代,由于发现了休克微循环和血液流变学的变化,因此提出了休克发生的微循环学说和血流变学说;第3个快速发展和高峰期是进入21世纪后,由于分子生物学和细胞生物学的发展以及研究手段的进步,提出了休克发生的神经-内分泌-免疫调节网络学说,认识上也深入到了细胞、亚细胞及分子事件,对休克的认识逐渐接近休克发生的本质。基于此,《中华创伤休克学》基础篇按照休克研究的发展历程设置相关章节,重点介绍了创伤性休克的研究历史与现代认识、创伤性休克神经-内分泌-免疫反应及内环境变化与调控、创伤性休克的重要器官功能损伤特征及发生机制、创伤性休克的免疫紊乱与调控、创伤性休克后的氧代谢与调控、创伤性休克与细胞死亡,以及近年来的研究热点线粒体质量平衡、内质网应激及细胞外囊泡与创伤性休克后器官功能损害的关系。另外设置了两章分别介绍了创伤性休克的流行病学特征和创伤性休克的研究方法学。

随着对创伤性休克病理生理机制研究的逐步深入,在创伤性休克的早期诊断、早期治疗和器官功能的支持以及保护上取得了重要突破。在创伤性休克的早期诊断、监测和程度判定上,除了传统的血流动力学和组织血液灌注等指标外,增加了组织氧供、氧代谢等更能客观反映组织器官功能状态的指标,提高了诊断的准确性;在创伤性休克的急救处理上,明确了创伤性休克现场、后送过程中的处理原则及重点,增强了急救的时效性;在创伤性休克的早期救治中,针对液体复苏、血管活性药物应用、损害控制(damage control,DC)、输血问题提出了允许性低压复苏、血管活性药物早期应用等新观点、新原则;在器官功能保护方面,增加了肠道屏障功能损伤、血管功能损伤(血管低反应性、血管渗漏)、肝和肾功能损伤等新的保护理念及措施。基于创伤性休克临床诊疗和急救上的进展,《中华创伤休克学》临床篇设置相关章节介绍了创伤性休克的早期诊断、程度判定,创伤性休克的现场急救和早期救治的新理论、新技术,创伤性休克的器官功能支持及内环境稳定新技术、新措施。同时设置了两个章节介绍创伤性休克的营养支持和血液代用品的研究进展与应用。

近年来,创伤性休克除在一些共性特点,一般的病理生理过程、发生机制、防治原则和救治措施上取得很多进展外,在一些特殊类型创伤性休克如战伤性休克、烧伤性休克、创伤后心源性休克、创伤后神经源性休克、创伤后感染性/脓毒症休克,以及特殊环境条件下发生的创伤性休克的研究和临床救治方面也取得很多新的进展,因此《中华创伤休克学》特殊类型创伤性休克篇设置了专门章节对这些特殊类型的创伤性休克进行了介绍。

希望本书的出版能为从事创伤医学研究、教学和临床救治的工作人员,以及医学院校本科生、研究生提供一部较为全面系统的参考书。

四、问题与展望

近年来,虽然研究者们和临床医师针对创伤性休克的发病机制、发病过程、早期诊断、早期治疗及器官功能保护进行了大量研究,取得了大量卓有成效的研究成果和临床治疗进展,但仍存在诸多问题需要在未来的研究和临床工作中予以解决和克服。

1. 关于创伤性休克研究的动物模型问题 一是用什么样的模型才能更好地模拟临床实际情况,临床的创伤性休克通常损伤重,常常有多发伤或多部位伤伴大失血,伤情很复杂,实验室如何模拟值得进一步研究;二是用什么动物,其结果能较好地反映人的情况,特别是对救治措施、救治药物等的治疗反应,值得研究,当然最好的动物是灵长类动物,但成本高,来源有限。

2. 关于创伤性休克早期救治新理论、新技术研究与转化应用问题 虽然近年来关于创伤性休克的早期救治提出了很多新的理论和技术,如损害控制性复苏(damage control resuscitation,DCR)理念与技术,器官功能早期保护理念与技术,延长黄金救治时间窗的理念与系列技术,但这些技术在临床的有效性和安全性,以及使用时机、使用方法尚需进一步研究和验证。

3. 关于创伤性休克的早期预防和现场救治问题,特别是灾难事故大批量伤员的救治与转运后送问题 这不仅仅是一单纯的技术问题,还是一个组织指挥与管理问题。因此对于灾难事故,出现大批量伤员时,需要应急救援机构、医疗机构等的通力配合与协调。当然,在技术层面,能否高效快速止血,能否及时补充血容量、能否早期诊断、早期施救非常重要,因此也需要在技术层面研究高效快速的止血药物,高效的复苏液体以及早期灵敏的监测技术。

4. 关于特殊类型创伤性休克和特殊环境创伤性休克研究问题 特别是对特殊环境的创伤性休克的研究,以前研究很少,重视不够,对其的认识还很粗浅。未来需关注这方面的问题,深入研究其发生特点、病理生理机制及针对性的防治措施,以满足社会发展和国防科技发展的需求。

5. 关于创伤性休克新的发病机制和新的防治措施研究 虽然近年来取得不小进展,但随着科学技术和分子生物学、细胞生物学、组学技术的迅猛发展,我们需要从更精细的层面去了解、阐释休克后组织器官和细胞损伤的机制,以便寻找更为有效的防治措施和防治方法,获得更好的防治效果。

战创伤性休克早期救治
新技术与转化应用

参考文献

[1]姚咏明,刘良明,梁华平.战创伤学总论[M].郑州:郑州大学出版社,2016.

[2]杨成民,刘进,赵桐茂.中华输血学[M].北京:人民卫生出版社,2017.

[3]李涛.线粒体质量失衡在危重症多器官功能障碍中的作用[J].肠外与肠内营养,2017,24(6):321-325.

[4]张连阳,王正国.中国创伤学科发展70年[J].中华创伤杂志,2019,35(9):776-779.

[5]祝益民,赵祥文.休克发展历史的回顾[J].实用休克杂志,2017,1(1):5-8.

[6]LI T,ZHU Y,HU Y. Ideal permissive hypotension to resuscitate uncontrolled hemorrhagic shock and the tolerance time in rats[J]. Anesthesiology,2011,114(1):111-119.

[7]LI T,LIN X,ZHU Y. Short-term,mild hypothermia can increase the beneficial effect of permissive hypotension on uncontrolled hemorrhagic shock in rats[J]. Anesthesiology, 2012, 116(6):1288-1298.

基础篇

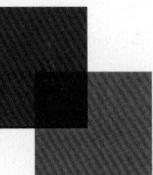

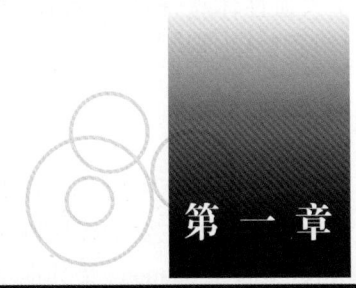

第一章 休克的研究历史与现代认识

刘良明　王正国

第一节　休克的研究历史

一、休克研究起源及最初认识

休克（shock）一词最初来源于法语"choc"，即打击、震荡之意，此术语能用于医学领域应归功于法国外科医生亨利·弗朗索瓦·莱德兰（Henri Francois LeDran），在他的文章《枪伤治疗经验》中创造了休克一词（法语 choc），表示机体受到严重打击。1743 年，英国内科医生克拉克（Clarke）将其翻译为"shock"，表示严重创伤后伤员状态的突然恶化。1867 年，摩西（Moses）在他的论文《手术和创伤后休克的治疗》中开始传播休克这一术语，并将休克定义为"各种严重创伤或精神创伤给机体带来的一种特殊影响"。虽然这一定义与目前休克的标准定义相比还不完全准确，但这是第一次将创伤的直接损伤和创伤给机体带来的反应区分开来了。

对于休克，医学领域最早认为是机体受到严重创伤打击后的一种神经反应。1827 年，英国外科医生乔治·詹姆斯·古思里（George James Guthrie）在其专著《枪伤》中扩大了休克的概念，认为休克既包括创伤的刺激，也包括机体受严重创伤打击后的神经性反应。1848 年，法国外科医生阿尔弗雷德·威尔普（Alfled Velpeau）在总结巴黎革命期间的伤员时特别强调了休克的神经系统症状。1861 年和 1863 年美国的塞缪尔·格罗斯（Samuel Gross）医生和詹姆斯·朱利安·奇索姆（James Julian Chisolm）教授在其《军事外科医生手册》中描述了休克的表现，也着重描述了休克的神经系统症状，提出了休克时的神经系统紊乱概念。1968 年，英国内科医生爱德文·莫里斯（Edwin Morris）进一步明确了休克-神经系统综合征的概念，同时推动了休克一词的普遍应用。

后来随着血压计的发明，发现休克时血压是下降的，但最初认为休克时的血压下降是神经抑制的结果，包括后来观察到的内脏血管舒张和小动脉收缩早期认为均是由休克导致的神经反射引起，并未认识到心血管系统和本身的体液因素在休克发生中的关键作用。19 世纪后期，出现了两种较为盛行的理论，一种是费歇尔（Fischer）提出的血管动力麻痹理论，认为休克是由于血管动力麻痹导致血液淤滞于内脏所致；另一种是马普特（Mapother）提出的创伤后心输出量下降是由于血液从血管进到组织中所致，而且这也是由于舒血管神经衰竭所引起的血管收缩所致的理论。

直到 1917 年，爱德华·阿奇博尔德（Edward Archibald）医生才正式提出低血压在休克中具有重要作用的观点，开启了休克-心血管系统反应时代。英国学者考威尔（Cowell）将休克分为两种，即原发性休克和继发性休克。他认为原发性休克即患者就医时即出现了血流动力学（hemodynamics）不稳定，继发性休克指患者先前生命体征正常，就医后发生了病情恶化。继发性休克主要是由于受损组织释放的"毒素"引起了血管扩张，血液被扣押在血管床中，导致了"失血"，因而导致了低血压。这为后来研究失血和体液因素在休克中的作用提供了重要启示和基础。1927 年，阿尔弗雷德·布莱洛克（Alfred Blalock）医生通过一系列研究和观察指出了血压、心率、尿量在休克中的重要作用,并对休克进行了早期分类,他把休克分成了失血性休克、神经源性休克、血管源性休克、心源性休克和其他,这与现代休克分类基本接近。

二、休克的大循环衰竭学说

休克研究大的进展出现在第一次世界大战和第二次世界大战期间。认为休克主要是急性循环衰竭,包括心脏和血管功能障碍、血容量下降和血压下降,所以这个时期休克的主要治疗原则是用血管活性药物升压和输液扩容。第一次世界大战期间沃尔特·坎农(Walter Cannon)及其他生理学家研究了战场休克的临床反应,并于1923年出版了经典专著《创伤休克》。他第一次将创伤后低血压与血容量降低和酸性物质堆积联系起来。其他的一些研究用热稀释技术直接证明了休克的严重程度与血管容量降低的关系。这些研究成果为休克的液体复苏提供了直接的理论依据。第二次世界大战期间,亨利·毕阙(Henry Beecher)等进一步证实了出血和血液丢失所引起的代谢性酸中毒是休克的重要原因。1943年,库纳德(Cournard)等第一次用染料技术研究血流量,证明了休克后心输出量是显著降低的。20世纪40年代,著名的心血管生理学家威格士(Wiggers)发表了一系列具有里程碑意义的文章,他用标准动物模型证明了休克后的血容量下降,血管容量向组织转移,以及长时间休克对液体复苏的抵抗现象,提出了难逆性休克的概念,并将休克定义为有效循环血量下降而致的不可逆循环衰竭。治疗上主张用肾上腺素(adrenaline,AD)升压,这种治疗措施也确实挽救了很多休克伤员的生命。1943年,朝鲜战争加速了对循环休克与其他器官功能联系的认识,特别是急性肾小管坏死和急性肾衰竭(acute renal failure,ARF)间的关系研究。

三、休克的微循环及血液流变学说

利用肾上腺素等升压药物虽可挽救部分休克伤员的生命,但后来研究发现使用肾上腺素等缩血管药物后伤员的血压虽然升高了,但其组织器官血液供应却减少了。20世纪20年代丹麦科学家克罗格(Krogh)发现了微循环,经过不断地研究和论证,他发现微循环与人体的生命、健康、疾病乃至寿命有着密不可分的关系,它是机体物质输送的基础。也因此克罗格先生独享1920年诺贝尔生理学或医学奖,为了让世人了解微循环的重要性,他们又将微循环称作"人体的第二心脏"。

微循环的发现为肾上腺素能药物致组织器官血流灌注降低提供了结构基础。20世纪60年代,利勒海(Lillehei)等在休克血流动力学检测基础上,提出了休克的微循环学说,认为休克除了心脏和大血管功能障碍外,微循环的功能障碍在休克的发生发展和临床表现上也发挥了重要作用。休克微循环学说的提出很好地解释了先前发现的休克后血液在血管的淤积和扣押现象。在休克微循环理论的支持下,20世纪60—70年代,甚至80年代初期,在休克治疗上引入了改善微循环的治疗原则和措施,提出了休克的舒血管药物治疗措施,包括肾上腺能α受体拮抗剂和我国特产植物药山莨菪碱(因在1965年4月从我国特产植物山莨菪中提取而得名,所以简称654-2)等,较大程度地提高了休克的救治成功率。

随着对微循环观察和研究的深入,发现休克后微循环除功能发生紊乱外,其血液流态也会出现显著变化,表现出微循环血流减慢甚至淤滞(stasis)。研究表明,休克后血液流变学(hemorheology)的变化主要与休克后血液黏度升高、局部酸中毒导致血管内皮细胞损伤有关,而血管内皮细胞损伤可引发白细胞黏附和血小板扣押,进一步加重血液流变学改变。基于休克血液流变学改变,在治疗上提出了改善血液黏度和血液流变学的治疗方法,如使用低分子右旋糖酐、小分子肝素等。

四、细胞因子、炎症介质的作用

20世纪80—90年代,研究发现休克的发生发展除与心脏、血管功能和微循环功能障碍等密切相关外,还与炎症细胞(inflammatory cell)及其释放的大量细胞因子(cytokine,CK)、炎症介质(inflammation mediator)密切相关,认为休克实质上是一种介质病。

关于细胞因子和炎症介质,研究较多的是肿瘤坏死因子(tumor necrosis factor,TNF)、白细胞介素(interleukin,IL)、血小板活化因子(platelet activating factor,PAF)、干扰素(interferon,IFN)、一氧化氮(nitric oxide,NO)、前列腺素(prostaglandin,PG)代谢产物、白三烯(leukotriene,LT)、缓激肽(bradykinin,BK)等。针对这些细胞因子和炎症介质,国内外很多公司研发了其中和抗体和拮抗剂,在动物实验中显示良好效果,但临床应用全都以失败告终。分析其原因,由于细胞因子及其相互之间是一网络系统,因此阻断单一一个细胞因子很难奏效。这也为后来用血液透析方法来清除休克等临床重症血液循环中毒性产物细胞因子和炎症介质提供了思路与经验。

除细胞因子和炎症介质外,20世纪80—90年代还发现氧自由基(oxygen free radical,OFR/oxyradical)在休克器官功能损害中起重要作用。针对氧自由基,研究提出了许多针对氧自由基损害的防治药物和措施,包括减少氧自由基生成的药物如别嘌呤醇、钙通道阻滞剂、环氧化酶抑制剂(如吲哚美辛、布洛芬),清除氧自由基的药物如超氧化物歧化酶(superoxide dismutase,SOD;也称过氧化物歧化酶)、半胱氨酸(cysteine)、维生素(C、E)、去铁胺(deferoxamine)、过氧化氢酶(catalase,CAT)等,减轻氧自由基脂质过氧化损伤的药物如辅酶Q(coenzyme Q,CoQ)、糖皮质激素(glucocorticoid,GC),以及目前在临床上用得较好的依达拉奉。

五、神经-内分泌-免疫调节网络的作用

20世纪90年代后,随着研究的深入,认为休克的发生发展不单单是心血管系统和炎症细胞参与的病理生理过程,而是一个由神经-内分泌-免疫调节网络(neural-endocrine-immune regulatory network)共同参与的复杂过程,且神经-内分泌-免疫三大系统还存在交互作用。研究发现众多的神经递质(neurotransmitter)、神经肽及神经激素可影响免疫细胞和免疫功能;免疫细胞上发现有多种神经递质、神经肽或激素的受体表达;免疫细胞可合成多种神经肽或激素;神经元(neuron;又称神经细胞,nerve cell)及内分泌细胞可合成及分泌细胞因子,而细胞因子对内分泌系统也有广泛影响。进一步研究发现,心脏和血管本身即有神经内分泌(neuroendocrine)功能,可分泌许多神经内分泌激素,具有调节休克时的心脏和血管功能,且许多神经肽对心血管系统有重要调节作用。

传统观点认为心脏仅仅是一个动力器官,血管只是血液循环的传递通道。但研究表明心脏、血管不仅仅是循环器官,也是一个重要的内分泌器官。它们可以分泌许多血管活性物质,参与正常和疾病状态下心脏和血管功能的调节。心脏可分泌心钠素、脑钠素、降钙素基因相关肽、神经血管内皮细胞源性血管舒张因子和收缩因子等,在正常和休克时的心脏和血管功能调节中起重要作用。血管可通过自分泌、旁分泌、循环分泌和神经分泌血管内皮舒张因子、血管内皮收缩因子、血小板衍生生长因子(platelet-derived growth factor,PDGF),以及去甲肾上腺素(norepinephrine,NE/noradrenaline,NA)、乙酰胆碱、降钙素基因相关肽、血管活性肠肽等,维持循环系统的相对恒定。在正常生理状态下,维持血管紧张性和局部血流的相对稳定。在疾病包括严重创伤、休克等条件下,参与疾病的发生发展过程。

另外,大量研究发现内源性阿片样肽(endogenous opioid peptide,EOP)在严重创伤、休克等应激状态下可大量释放,参与休克时的心脏和血管功能、呼吸功能和免疫功能抑制。1975年,休斯(Huges)等首先从脑组织中分离出具有吗啡样作用的两种十肽物质,即甲脑啡肽(met-enkephalin,MENK)和亮脑啡肽(leu-enkephalin,LENK)。此后不久,强有力的β-内啡肽(β-endorphin,β-EP)从腺垂体中分离出来,并且证明它是一种含31个氨基酸的多肽。随后又相继发现了α-EP、γ-EP、强啡肽(dynorphin)A1-17、强啡肽B及β-新内啡肽等20余种肽类物质,统称为内源性阿片样肽(EOP)。因此EOP总的包括三大类,即内啡肽(endorphin,EP)、强啡肽、脑啡肽(enkephalin)。EP又包括α-EP、β-EP、γ-EP,强啡肽又包括强啡肽A、强啡肽B、大强啡肽、α-新内啡肽、β-新内啡肽及亮吗啡(leumorphin)等,脑啡肽又包括甲啡肽、亮啡肽、甲七肽、甲八肽、甲八肽酰胺、F肽和E肽等。

第二节 休克的现代认识

进入 21 世纪,随着医学科学技术的进步和研究手段的提高,对休克病理生理本质过程的认识已逐渐深入到细胞、亚细胞和分子水平,近年来已取得显著进展;在救治上也已逐步拓展到休克发生发展的全过程,包括早期救治和中晚期器官功能保护。近年来较为突出的认识和进展如下。

一、在病理生理机制上的新认识

(一)病理性缺氧与线粒体功能障碍在器官功能损害中的作用

以往认为休克状态下组织细胞的缺氧主要是由于休克后组织血流灌注减少,氧的供给即氧输送(oxygen delivery,DO$_2$;简称氧供)减少所致。随着研究的深入,现已认识到休克后组织细胞的缺氧很重要的原因是组织细胞对氧的利用(oxygen utilization)出现了障碍,即发生了病理性缺氧。研究发现休克组织细胞病理性缺氧的根本原因是线粒体功能出现了障碍。基于此,近年来有关线粒体质量平衡与线粒体功能障碍及线粒体功能障碍与器官功能损害间的关系已成为关注焦点,因为这是解释休克细胞病理性缺氧的关键。

(二)内质网应激与休克后组织器官功能损害的关系

内质网(endoplasmic reticulum,ER)是真核细胞中重要的细胞器,是细胞加工蛋白质、储存钙(Ca^{2+})和脂质生物合成的主要场所。ER 对细胞内外环境的改变极为敏感,氧化应激、缺血损伤、钙稳态紊乱以及正常或错误折叠蛋白质高表达均可引起其功能紊乱,导致错误折叠与未折叠蛋白质在内质网腔内聚集以及钙的平衡紊乱,这种反应称为内质网应激(endoplasmic reticulum stress,ERS)。ERS 最初是一种适应性反应,但如果不及时消除,过度 ERS 可导致细胞损伤。现有研究表明,ERS 主要通过细胞凋亡导致组织细胞损伤,ERS 在心脑血管疾病和代谢性疾病如高血压、动脉粥样硬化、老年痴呆、帕金森综合征发生发展中起重要作用。近年来研究发现,ERS 除参与细胞凋亡调控外,还与休克后组织细胞损害及器官功能障碍密切相关,其机制除与细胞内钙稳态失衡密切相关外,还与氧化应激、线粒体功能紊乱关系密切。抗内质网应激治疗对休克组织细胞和器官功能损害有重要保护作用,如刘良明实验室发现 4-苯基丁酸(4-phenylbutyric acid,PBA)可通过抗内质网应激发挥对失血性休克和感染性/脓毒症休克器官功能的保护作用。

(三)膜超极化及钙失敏与心脏和血管功能障碍

近年来研究发现休克后心脏和血管功能障碍除与心肌细胞、血管平滑肌细胞膜受体失敏、胞内钙稳态失衡和信号传递途径受损相关外,还与心肌细胞、血管平滑肌细胞膜超极化和钙失敏(calcium desensitization)密切相关。膜超极化机制认为在休克等缺血缺氧状态下由于腺苷三磷酸(adenosine triphosphate,ATP)减少和一些炎症因子刺激,使心肌和血管平滑肌细胞膜大电导钙依赖性钾通道(large-conductance calcium-dependent potassium channels,BK$_{Ca}$;也称大电导钙激活钾通道)和 ATP 依赖性钾通道(ATP-sensitive potassium channel,K$_{ATP}$;也称 ATP 敏感性钾通道)过度开放,导致膜超极化,进而抑制电压门控钙通道(voltage-gated calcium channel,VGCC;又称电压依赖性钙通道、电压敏感性钙通道),Ca^{2+} 内流不足而致心脏和血管功能障碍。

尽管受体失敏和膜超极化机制在一定程度上解释了休克后心脏和血管功能障碍,但随着研究的不断深入,发现这两种学说并不能完全解释休克后的心脏和血管功能障碍(包括心功能减弱和血管低反应性),因为它们的中心思想是休克后心脏和血管功能障碍是由于休克后心肌和血管平滑肌细胞内钙离子升高不足所致,但在重症休克或休克晚期,心肌和血管平滑肌细胞并非少钙,而是多钙,甚至存在钙超载,但仍然存在心功能下降和血管反应性降低的问题。基于此现象,刘良明実験室提出了休克后心脏和血管功能障碍的钙失敏机制,即休克后心肌和血管平滑肌细胞肌肉收缩蛋白存在钙失敏,钙失敏在休克后心功能障碍中发挥重要作用,是休克后心脏和血管功能障碍的主要机制。

(四)细胞外囊泡在休克发生发展中的作用

近年来研究表明,细胞外囊泡(extracellular vesicles,EV)在细胞间信息交流中发挥极其重要的作用,它是细胞凋亡或细胞受到刺激后释放的一类微小膜性结构,直径在100~1 000 nm范围,包括微粒(microparticle,MP)、微囊泡(microvesicle,MV)和外泌体(exosome)等。最初研究认为,EV是由于其膜上的特殊结构作用于靶细胞在炎症反应、凝血功能变化中发挥重要作用,但近年的研究发现EV作为囊性结构,可包裹多种信使物质,如细胞因子、蛋白质、脱氧核糖核酸(deoxyribonucleic acid,DNA)、核糖核酸(ribonucleic acid,RNA)等,传递至受体细胞发挥多种生物学作用,实现细胞间的信号转导,包括免疫应答、抗原递呈、细胞增殖分化、代谢调控等。几乎所有细胞均可分泌EV,包括实质细胞、炎症细胞、血小板等。这些EV根据其细胞来源及产生时刺激物不同发挥不同功能,起到细胞间信息传递和调控作用。

(五)淋巴循环作用

淋巴循环是循环系统的重要组成部分,传统观点认为淋巴循环仅为组织液回流的辅助系统,近年来研究发现淋巴循环参与了休克的发生发展过程,淋巴液在休克后的器官功能损害中起重要作用。休克后的淋巴液具有降压、抑制心脏和血管功能作用;休克后阻断淋巴回流或引流淋巴液可防治休克的发生发展和器官功能损害。

二、在救治上的新理念和新措施

随着对休克病理生理研究的不断深入,休克的治疗除传统的输血输液和器官功能支持外,近年来提出了许多新的治疗理念和措施。

(一)损害控制性手术

基于批量伤员救治,为提高救治效率和效果,1983年美国的斯通(Stone)医生首次提出了损害控制性手术(damage control surgery,DCS;也称损害控制性外科)的概念,并主要用于腹部严重损伤的快速处置。1993年罗通多(Rotondo)医生对损害控制性手术进行了规范并逐渐扩大其适用范围。损害控制性手术现已广泛用于各部位严重创伤的控制处理。近年来,为进一步提高战创伤、灾害救援批量伤员救治效率和效果,刘良明研究组在传统损害控制性手术基础上提出了简明损害控制性手术新理念,并明确了其适应指征,提出了严重胸腹、血管、骨盆或脊柱脊髓损伤,损伤严重度评分大于16,收缩压低于90 mmHg(1 mmHg≈0.133 kPa),估计手术时间超过60 min,即应采取简明损害控制性手术。

(二)损害控制性复苏

继损害控制性手术后,2007年美国陆军外科研究所约翰·霍尔科姆(John Holcomb)上校提出了损害控制性复苏(damage control resuscitation,DCR)的概念,即对严重战创伤伤员,在伤后头24~48 h内,除损害控制性手术外,应积极处理失血性贫血、低体温、凝血功能障碍及酸中毒等,其措施包括允许性低压复苏、主动或被动的复温处理、纠正酸中毒和使用1∶1∶1新鲜冰冻血浆、浓缩红细胞和血小板组合血。这一措施在严重战创伤伤员早期救治中取得显著效果。允许性低压复苏现行概念是严重战创伤伤员彻底手术止血后即应进行确定性复苏(常压复苏),但刘良明实验室发现,严重战创伤伤员手术后立即进行常压复苏会加重缺血再灌注损伤(ischemia-reperfusion injury,I/R injury),加重组织水肿。基于此,刘良明实验室提出了手术止血后的短时适应性低压复苏,这样可减轻缺血再灌注损伤,减轻组织水肿,提高复苏效果,即对严重战创伤大出血伤员,在手术止血前应采取允许性低压复苏,止血后应采取短时适应性低压复苏。

（三）延长黄金救治时间窗

限制性液体复苏、允许性低压复苏有效维持时间短，一般不超过 1.5 h，但在复杂的战场或灾害救援环境，难以实现快速后送，因此需要一些有效技术和措施来延长黄金救治时间窗，为战创伤确定性治疗赢得时间。刘良明实验室发现短时轻度低温联合低压复苏和低压复苏联合小剂量精氨酸血管升压素（arginine-vasopressin，AVP；也称精氨酸加压素）可通过降低机体代谢率、维持血流动力学参数、减少活动性出血量，保护器官功能，延长黄金救治时间。

（四）休克新的复苏标准

恢复血容量、恢复组织血流灌注和氧供是休克复苏的核心问题。传统的液体复苏标准是恢复血压、心率和尿量。但这些指标不能很好反映组织血流灌注和氧合状况，特别是当伤员处于代偿期时或使用了缩血管药物后。近年来许多学者提出了许多新的复苏参考指标，包括氧供（DO_2）、氧耗量（oxygen consumption，VO_2；也称氧消耗）、血乳酸（lactic acid，LA）、碱缺失和胃肠黏膜 pH 值（pH value of gastro-intestinal mucosa，pHi）等，为战创伤性休克的理想复苏和提高复苏成功率提供了客观可靠的指标。

（五）新型复苏液体及血液代用品

现行复苏液体较多，目前有晶体液［乳酸林格液（lactate Ringer solution，LRS）、生理盐水、高渗氯化钠等］、胶体液（右旋糖酐、明胶和羟乙基淀粉）、晶胶混合液（高渗氯化钠右旋糖酐、高渗醋酸钠右旋糖酐）等，它们有各自的优势和不足。理想的战创伤复苏液体应满足以下几个要素：①能快速恢复血浆容量，改善微循环血流灌注和氧供。②有携氧功能。③无明显的不良反应，如免疫反应等。④具备细胞保护作用。⑤易储存、运输，且价格便宜。很明显目前临床用的这些液体均不能满足这些要求。

因此人们一直在努力试图解决这些问题：①研究具有细胞保护作用的功能液体，以防止战创伤性休克引起的组织细胞缺血缺氧损害或缺血再灌注损伤，但目前尚无这类产品用于临床。②近年来研究表明，大量输注 LRS 后可激活多形核中性粒细胞（plymorphonuclear neutrophil，PMN），导致组织损伤。研究证实，LRS 中的 D-乳酸是激活 PMN 的主要原因。LRS 中含有 L-乳酸和 D-乳酸各 14 mmol/L，若用含有 28 mmol/L 的 L-乳酸则激活 PMN 的作用明显降低，若将乳酸完全用酮体取代，结果相似，说明 D-乳酸与 PMN 激活作用有关。因此，美军建议改进现在的 LRS，去除 D-乳酸，降低 L-乳酸的总量，加入酮体作为能源物质。目前已研制出一种酮体林格液，并证明有良好的抗休克作用。③研究修饰血红蛋白溶液，利用人的废血、动物血通过人工修饰或分子间交联研制出能模拟人体的血红蛋白，同时消除其免疫原性、消除过敏反应，免除交叉配血及感染等问题。美国、日本、加拿大等国一直在花大量资金研发这类产品，虽然在技术上已取得很多进展，许多产品已先后进入Ⅲ期临床试验，部分产品已在南非和墨西哥等国试用，但因一些毒性反应（如缩血管反应、肾毒性和氧化损伤毒性），此类产品尚未大规模上市，还需继续深入研究，以解决这些问题，最终为创伤性休克早期救治提供理想液体。

创伤失血性休克早期救治规范（经授权使用）

创伤失血性休克早期救治规范解读（经授权使用）

参考文献

［1］王正国.野战外科学［M］.北京:人民卫生出版社,2010.

［2］姚咏明,刘良明,梁华平.战创伤学总论［M］.郑州:郑州大学出版社,2016.

［3］杨成民,刘进,赵桐茂.中华输血学［M］.北京:人民卫生出版社,2017.

［4］姚咏明.危急重症病理生理学［M］.北京:科学出版社,2013.

［5］陈惠孙,刘良明,赵克森.战创伤休克基础与临床［M］.北京:人民军医出版社,1999.

［6］祝益民,赵祥文.休克发展历史的回顾［J］.实用休克杂志,2017,1(1):5-8.

［7］张静.休克淋巴机制的研究进展［J］.创伤外科杂志,2006,8(2):97-100.

［8］李涛.线粒体质量失衡在危重症多器官功能障碍中的作用［J］.肠外与肠内营养,2017,24(6):321-325.

［9］王淮淮,赵自刚,牛春雨.线粒体功能不全在重症休克血管低反应性中的作用［J］.中国老年学杂志,2017,37(5):1266-1267.

［10］REGINALD L D,EDWARD J B,NEGUS S S. Opiate receptors and antagonists［M］. New York:Human Press,2009.

［11］LIU L,WU H,ZANG J. 4-phenylbutyric acid reveals good beneficial effects on vital organ function via anti-endoplasmic reticulum stress in septic rats［J］. Crit Care Med,2016,44(8):e689-e701.

［12］FU X B,LIU L M. Advanced trauma and surgery［M］. Berlin:Springer,2017.

［13］HAI C M. Vascular smooth muscle［M］. Singapore:World Scientific,2016.

［14］DUAN C,YANG G,LI T. Advances in vascular hyporeactivity after shock:the mechanisms and managements［J］. Shock,2015,44(6):524-534.

［15］XU J,LIU L. The role of calcium desensitization in vascular hyporeactivity and its regulation after hemorrhagic shock in the rat［J］. Shock,2005,23(6):576-581.

［16］TKACH M,THERY C. Communication by extracellular vesicles:where we are and where we need to go［J］. Cell,2016,164(6):1226-1232.

［17］LAHER I. Microparticles have macro effects in sepsis［J］. Crit Care Med,2011,39(7):1842-1843.

［18］MOSTEFAI H A,MEZIANI F,MASTRONARDI M L,et al. Circulating microparticles from patients with septic shock exert protective role in vascular function［J］. American Journal of Respiratory and Critical Care Medicine,2008,178(11):1148-1155.

［19］LI T,ZHU Y,HU Y. Ideal permissive hypotension to resuscitate uncontrolled hemorrhagic shock and the tolerance time in rats［J］. Anesthesiology,2011,114(1):111-119.

［20］LI T,LIN X,ZHU Y. Short-term,mild hypothermia can increase the beneficial effect of permissive hypotension on uncontrolled hemorrhagic shock in rats［J］. Anesthesiology,2012,116(6):1288-1298.

［21］YANG G,HU Y,PENG X. Hypotensive resuscitation in combination with arginine vasopressin may prolong the hypotensive resuscitation time in uncontrolled hemorrhagic shock rats［J］. The Journal of Trauma and Acute Care Surgery,2015,78(4):760-766.

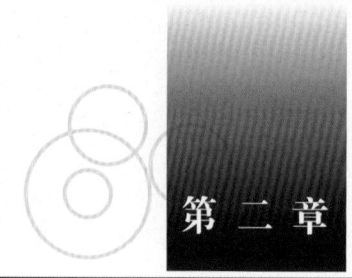

第 二 章

创伤性休克流行病学

周学武

第一节 创伤性休克流行病学的研究范畴

创伤性休克流行病学（traumatic shock epidemiology）遵循流行病学的一般原理和研究方法，是创伤流行病学的分支学科，是研究创伤性休克流行病学特征的科学。创伤性休克流行病学应用流行病学的基本理论和研究方法，描述创伤性休克的发生频率、人群分布及其暴露因素，分析创伤性休克的发生规律、原因和危险因素，提出创伤性休克的预防措施和控制策略，并对防治效果进行评价。创伤性休克流行病学的出发点和最终目的是为了预防和减少创伤性休克的发生，提高创伤性休克的救治水平，降低创伤性休克的死亡率和伤残率，减少创伤性休克造成的经济负担，促进人类健康。

创伤性休克主要发生于严重创伤，尤其是伴有内脏损伤和大量失血的伤员。在平时，多见于交通事故伤、烧伤、高处坠落伤、自然灾害伤（如地震）以及较大的手术打击等。

一、创伤性休克流行病学的主要研究内容

创伤性休克流行病学的主要研究内容如下。

其一，描述创伤性休克发生的频率及其在不同人群、不同地区以及不同时间的分布特点。

其二，计算创伤性休克及其严重程度的发生率，分析引起创伤性休克不同分布特点的原因，寻求有关创伤性休克因果关系的证据，探讨引起创伤性休克的主要致伤因素。

其三，针对引起创伤性休克的主要致伤因素，提出相应的预防措施、控制策略，减少创伤性休克的发生率、死亡率和伤残率。

其四，通过对创伤性休克的监测，收集有关暴露因素与创伤性休克的资料，预测创伤性休克的发生情况，为预防创伤性休克的发生和流行提供信息资料。

二、战伤性休克流行病学的主要研究内容

（一）战伤性休克流行病学基本内涵

战伤性休克是创伤性休克的重要组成部分，常见于枪弹伤、爆炸伤、烧伤、冲击伤以及核武器伤等。战伤性休克流行病学（war traumatic shock epidemiology）是研究战争条件下战伤性休克的发生规律及其暴露因素，评价卫勤保障能力和医疗救治水平，为制订预防措施和提高救治水平提供信息资料的科学。其基本内涵如下。

其一，研究对象是战争条件下的人群，包括军人和平民。

其二，研究重点是描述战争条件下战伤性休克的发生规律，分析引起战伤性休克的暴露因素，评价战争条件下军队卫生勤务状况和医疗救治水平。

其三,研究目的是为制订预防措施和提高救治水平提供基本的信息资料。

(二)战伤性休克流行病学的研究范围

战伤性休克流行病学的研究范围包括不同战争时期、不同国家和地区战争、不同战争样式条件下人员战伤性休克的分布规律及其暴露因素。

1.研究不同战争时期战伤性休克的发生规律及其暴露因素 我军有战伤性休克资料可循的战争,由近期往回追溯,主要包括中越边境自卫反击战、西沙海战、中苏边境的珍宝岛战斗、中印边境自卫反击战、抗美援朝战争等。外军的战伤性休克资料来源较多,有以美国、英国、法国等多个国家军队参与的海湾战争、阿富汗战争、伊拉克战争,英军的马岛海战,以及美军的越南战争、朝鲜战争、第二次世界大战。分析和比较不同战争时期的战伤性休克分布情况、暴露因素和救治情况,能够充分认识增强卫勤保障能力和提高医疗救治水平在减少战伤性休克中发挥的重要作用。

2.研究不同战争样式对战伤性休克分布的影响 近些年的几次高技术局部战争,包括海湾战争、阿富汗战争、伊拉克战争,在武器装备、打击方式、作战时间和空间上,与传统的战争模式比较,都有着非常大的差别,分析和比较这些不同战争样式条件下战伤性休克的发生规律,能够为针对不同战争样式,采取相应对策,减少战伤性休克的发生率提供依据。

3.研究战争条件下战伤性休克的分布特点 主要包括战伤性休克的发生率、严重程度、致伤因素、致伤部位、存活率、死亡率等,为有针对性地调整卫勤保障配置、开展医疗救治提供基本的数据支持。

第二节 创伤性休克流行病学的研究方法

一、创伤性休克流行病学的基本研究方法

(一)描述性研究

描述性研究(descriptive study)是流行病学研究方法中最基本的类型,按照不同地区、不同时间及不同人群特征进行分组,描述人群中有关创伤性休克以及有关特征和暴露因素的分布状况,在此基础上进行比较分析,获得创伤性休克在不同地区、不同时间以及不同人群分布的特征,是分析性研究的基础。描述性研究创伤性休克的常见类型有:现况研究、历史资料分析、病例系列分析、个案研究、生态学研究等。

1.现况研究 现况研究(prevalence study)是在一个特定时点或者时期内,在特定范围内的人群中,对创伤性休克及其相关因素进行调查的一种方法。它通过描述创伤性休克及其相关因素在该调查人群中的分布,按不同暴露因素的特征或者创伤性休克状态进行比较分析,说明特定人群发生创伤性休克的危险环境和危害性,为公共卫生部门制订预防措施提供基本的科学依据。现况研究依据涉及研究对象的范围可以分为普查和抽样调查。

(1)普查(census):普查即全面调查,是指在特定时点或者时期内、特定范围内的全部人群(总体)作为研究对象的调查。这个特定时点应该比较短,例如,1年。特定范围是指某个地区或者某种特征的人群,例如,对某地全部18岁以上成年人的创伤性休克发生情况进行调查。

(2)抽样调查(sampling survey):抽样调查是相对于普查的一种比较常用的现况研究方法,指通过随机抽样的方法,对特定时点、特定范围内人群的一个代表性样本进行调查,以样本的统计量来估计总体参数所在范围,即通过对样本中的研究对象的调查研究来推论其所在总体的情况。

(3)现况研究的注意要点。

1)样本量:按照我国社区人群创伤发生率为4%~6%计算,每次抽样调查的样本量应不少于

10 000 人,如果是整群调查则需 15 000 人。

2)创伤性休克标准:应该根据国际上通用的创伤性休克标准,来进行创伤性休克流行病学调查。

3)信息偏倚:在现况研究中,要注意把握创伤性休克标准的一致性,同时要注意控制信息偏倚;获得真实情况是减少信息偏倚的关键环节。

2. 历史资料分析 历史资料分析(historic data analysis)是通过获取他人已经收集到的、现存的资料,例如,统计报表资料、社区伤害检测资料、住院病案、急诊室创伤监测资料等,进一步开展创伤性休克统计分析,最终获得创伤性休克流行病学研究结果。历史资料分析是研究创伤性休克在不同地区、不同时间以及不同人群的三间分布特征、暴露因素,评价创伤性休克预防措施和救治效果的重要资料和信息来源。

(1)统计报表资料:统计报表资料是各级政府部门和专业机构编制的月统计表和年统计表,并且逐级上报汇总,可以提供一个地区、一个部门,甚至全国创伤性休克发生的概况,从总体上分析创伤性休克的发生情况及其暴露因素。交警、消防、工矿企业、统计、法医等部门的规范记录,以及年报、年鉴等都可以视为可以利用的资料。例如,公安交警部门使用统一的道路交通事故登记表,记录每一起交通事故的发生情况;表中的项目详细具体,每个项目和选项都有代码,便于计算机汇总统计。

(2)社区伤害检测资料:社区卫生服务中心对社区中的每个家庭和个人建立健康档案,因此可以记录各种创伤性休克的发生情况。通过计算机信息管理,可以方便地了解社区内创伤性休克的发生情况,评估社区内创伤性休克的致伤模式,作为创伤性休克流行病学分析的依据。由于城市交通方便,创伤性休克伤员往往首先到医院急诊室就诊,所以目前城市社区卫生服务中心也较难收集到完整的创伤性休克资料。

(3)住院病案:这是收集创伤性休克发生情况的最常用数据来源。许多医院已经对病案首页实行计算机信息管理,通过疾病分类编码检索出创伤性休克病例,通过查阅病例收集创伤性休克的发生及其治疗情况。创伤性休克的直接经济损失是医疗费用,主要来自于医院的记录,这些都是可以利用而且有价值的资料。

(4)急诊室创伤监测资料:绝大多数创伤性休克伤员首先被送到医院急诊室进行处置或者治疗。有些发达国家已经建立了全国性或者地方性急诊室创伤监测系统,以了解急诊室服务区域内创伤性休克发生的基本情况,早期发现问题,并且将信息迅速反馈给有关部门,以便对高危人群及时采取干预措施,消除事故隐患。急诊室创伤监测资料收集的范围以及人口覆盖面变化较大,因而需要投入较多的人力和经费。

3. 病例系列分析 病例系列分析(case series analysis)是临床医师最熟悉的一类研究方法。它是对一组(几例、几十例、几百例或者几千例等)创伤性休克伤员的临床资料进行整理、统计、分析、总结并且得出结论。病例系列分析一般用来分析创伤性休克的临床表现特征,评价预防措施和治疗效果。病例系列分析可以发现以往工作中存在的问题,为进一步研究提供线索,并且能够显示创伤性休克病理变化的自然进程,提示今后研究的重点和方向。

4. 个案研究 个案研究(case study)又称个案调查(individual survey),是对一起创伤事件的调查,例如,对一起车祸、火灾、沉船、家庭暴力事件的调查,以了解创伤性休克的发生情况。经常进行的个案调查应该编制个案调查表,例如,道路交通事故、煤矿瓦斯爆炸事故等。个案调查表的内容应该根据事件的发生和创伤的特点制定。事故发生后,调查人员应该尽快赶赴现场,记录和了解情况,对事故的当事人、目击者和知情人进行调查询问或者深入访谈,内容包括事件发生的时间、地点和场所,创伤性休克的发生人数、致伤原因、救治情况等。

5. 生态学研究 生态学研究(ecological study)在统计学上通常称为相关性研究(correlational study)。生态学研究是在群体的水平上研究某种暴露因素与创伤性休克之间的关系,观察和分析的单位是群体,群体可以是不同学校、工厂、县、城市或者国家。通过描述不同人群中某种因素的暴露状况与创伤性休克的发生率,分析该暴露因素与创伤性休克之间的关系。评价指标可以是发生率、死亡率等。生态学研究可以提供致伤因素,评估人群预防措施的效果。生态学研究常常应用现成资料进行研究,可以节省人力物力,并且很快得出结果。

(二)分析性研究

分析性研究(analytical study)可以探讨假定的致伤因素与创伤性休克发生之间的联系,确定某些特殊的危险(hazard/risk)和高危人群,其目的是为制订预防策略和控制措施提供依据。分析性研究主要包括病例对照研究和队列研究。

1. 病例对照研究 病例对照研究(case-control study)是最常用的分析流行病学研究方法,是一种由果及因的回顾性研究方法,是在发生创伤性休克之后去追溯假定的致伤因素。它的基本原理是将创伤性休克伤员确定为病例组,没有发生过创伤性休克但具有可比性的个体作为对照组。通过询问、实验室检查以及复查病史,比较病例组与对照组各因素暴露比例的差异是否具有统计学意义,从而推测假定致伤因素与创伤性休克的联系及其联系强度。如果病例组的暴露比例高于对照组,说明该暴露可能会增加创伤性休克发生的危险,反之,病例组的暴露比例低于对照组,则该暴露可能会降低创伤性休克发生的危险。然后评估各种偏倚对研究结果的影响,并借助病因推断原理,判断某个或者某些暴露因素是否为创伤性休克的危险因素,从而达到探索和检验致伤因素假说的目的。

2. 队列研究 队列研究(cohort study)通过直接观察某种因素不同暴露状况人群的结局来探讨该因素与所观察结局的关系。其基本原理是选定暴露和未暴露于某研究因素的两组人群,随访观察一定的时间,比较两组人群的创伤性休克发生率,从而判断该研究因素与创伤性休克的发生有无关联及其关联程度。该研究也称为随访研究(follow-up study)、前瞻性研究(prospective study)或纵向研究(longitudinal study)。队列研究的主要优点是:可以直接获得暴露组与非暴露组的创伤性休克发生率,因而可以直接估计相对危险度;所收集的资料不存在回忆偏倚;由于原因在前,结局发生在后,故检验致伤因素假说的能力较强。有关创伤性休克的队列研究,国内外很少有报道,其原因主要是由于创伤性休克发生的流行病学致伤因素比较单一。

二、创伤性休克的临床流行病学研究

创伤性休克的临床流行病学研究是指在创伤性休克发生后,从事故现场急救、院前处置到急诊室救治、手术、住院到家庭病床、康复的整个过程,也是对第二级预防和第三级预防的评价。除了常规的对诊断、治疗和预后的设计、测量与评价外,创伤性休克的临床流行病学更侧重于以下两方面内容的研究。

(一)院前急救的时效性评价

当创伤性休克发生时,伤员能否得到及时和正确的现场急救、是否能够迅速转运至急救中心或者当地医院,对于挽救伤员生命、提高救治成功率、降低死亡率是至关重要的。主要评价对象是事发现场急救人员对创伤性休克的反应及时性和临时处置能力。院前急救的主要评价指标是:从发生创伤性休克到急救人员开始就地急救的时间;从发生创伤性休克到送达急救中心或者当地医院的时间;现场急救的基本设备、药品和专业人员的急救技术;急救车辆和其他交通工具转运伤员的方式、方法;伤员转运途中的针对性急救措施;"绿色通道"以及通讯和呼叫设施;院前创伤性休克死亡的原因分析;院前的各项处置措施与创伤性休克伤员预后关系的分析;急救网点的布局、服务半径,以及创伤好发地段例如高速公路或者城乡接合部的医疗网点的配置等总体规划的合理性,跨地区协作急救网络的作用。

(二)院内救治效果和预后的评价

急救中心或者当地医院为了抢救创伤性休克伤员生命,所采取的急救措施、手术方式和治疗方案。院内治疗后,伤员的恢复情况,是否有并发症,救治成功率、死亡率,死亡原因分析,暂时性失能和永久性失能的发生率等,都是院内救治效果和预后的评价内容。对住院时间的相关因素分析,可以为提高创伤性休克救治水平,减轻创伤性休克造成的经济负担提供依据。

三、创伤性休克流行病学实验研究

创伤性休克流行病学实验研究是指研究人员根据研究目的,按照预先确定的研究方案将研究对象随机分为实验组和对照组,人为地施加干预因素,比较和分析两组人群的救治成功率、死亡率,从而判断干预因素的作用效果。为了确保研究结果的真实性和可靠性,研究人员必须预先做好实验设计,以保证研究过程和研究结果的科学性。在创伤性休克治疗研究中,可以评价单独一种药物、联合用药、救治器材、手术或者治疗方案的效果。其基本特征如下。

1. 随访观察　前瞻性研究,必须随访观察研究对象。

2. 施加干预因素　大多数为治疗性实验研究,必须施加一种或者多种干预因素。干预因素可以是治疗创伤性休克的方法、药物,也可以是救治器材、设备。

3. 同一个体人群随机分组　研究对象必须是来自同一个体的抽样人群,并且进行随机分组。

4. 必须有平行的实验组和对照组　要同时对实验组和对照组进行随访观察并且记录结果。两组除干预因素不同外,其他相关因素必须尽可能一致。这样才能将组间差别归于干预因素的效果。

四、创伤性休克的社会经济学研究

创伤性休克的疾病负担是指创伤性休克的直接经济损失和创伤性休克所造成的后果与影响。直接经济损失主要是医疗费用。创伤性休克所造成的后果包括伤员死亡、暂时性失能和永久性失能即残障以及康复等整个过程中所造成的损失,其中包括个人健康与工作的损失、家庭经济与亲缘关系的损失、国家资源和社会发展的损失。创伤性休克所造成的影响是指创伤性休克所产生的生物、心理和社会危害,伤员治疗、死亡、残障、康复除了直接影响社会生产力和人口质量外,必然会累及社会经济和政治安定。

运用卫生经济学方法分析创伤性休克的疾病负担,从生物学、经济学和社会学3个层面来研究创伤性休克对个人、家庭和社会所造成的总体损失和危害。从心理学与行为科学角度,研究创伤性休克对个人、家庭和社会所造成的心理负担和压力。研究创伤性休克所造成的工作能力丧失、残障及其对生存质量的影响。对于减轻创伤性休克的疾病负担,提高创伤性休克的救治水平,降低创伤性休克对个人、家庭和社会所造成的总体损失和危害具有重要意义。

五、战伤性休克流行病学研究

战伤性休克流行病学是创伤性休克流行病学的重要组成部分。战伤性休克流行病学从宏观和群体水平的角度,研究战争条件下战伤性休克的发生情况和动态分布。从收集资料、抽样方法到处理数据,都以统计学原理和方法作为工具,注重概率论的观点,重视定量描述和数字分析。正确地运用统计学的方法和指标进行战伤性休克流行病学研究,可以准确地揭示战争条件下人员发生战伤性休克的分布规律,分析导致战伤性休克的主要因素,为合理配置卫生勤务资源、提高战伤性休克救治水平提供科学依据。

第三节 创伤性休克流行病学的常用指标

一、创伤性休克频率评价指标

(一)创伤发生率

创伤发生率(incidence rate)是指某一特定人群一年中创伤的发生频率。其计算公式为:

$$创伤发生率 = \frac{某人群一年中创伤发生人数}{某人群的总人数} \times 100\%$$

公式中"某人群的总人数"有以下两种计算方法:

其一,如果是表示一个地区(省、市、区、县、社区或者单位)的创伤发生率,就需要用该地区的年平均人口(年初人口与年终人口之和除以2),创伤的地区监测资料一般都应用年平均人口作为分母。

其二,抽样调查或者整群调查资料可以用实际调查总人数作分母。公式中"某人群一年中创伤发生人数",指一年中发生一次或者多次创伤的人数。

(二)创伤性休克发生率

创伤性休克发生率是创伤性休克发生人数与创伤伤员总人数的百分比。其计算公式为:

$$创伤性休克发生率 = \frac{创伤性休克发生人数}{创伤伤员总人数} \times 100\%$$

创伤性休克发生率是创伤性休克流行强度的指标,反映创伤性休克对人群健康影响的程度。创伤性休克发生率高,对人群健康危害就大。某些自然因素、社会因素的变化,可以导致创伤性休克发生率升高;某些有效预防措施的实施,可以使创伤性休克发生率下降。通过分析比较创伤性休克的发生率,可以了解创伤性休克流行特征,探讨致伤因素,评价预防措施的效果。

(三)创伤性休克致死率

创伤性休克致死率(fatality rate)又称为死亡率,是指因创伤性休克而发生死亡的比例,表示伤员因创伤性休克而发生死亡的危险性。

$$创伤性休克致死率 = \frac{创伤性休克死亡人数}{创伤性休克发生人数} \times 100\%$$

创伤性休克致死率表示创伤性休克伤员的死亡概率,它可以反映创伤性休克的严重程度,也可以反映医疗救治水平。创伤性休克的致死率受创伤性休克的严重程度、诊断以及救治水平的影响。

在战争条件下,伤员死亡是指战时受伤人员到达规定填写伤票的救治机构以后发生的死亡,简称伤死。我军从团(旅)、场站、码头、舰艇救护所或者医院船等救治机构开始计算伤死。战伤性休克致死率可以采用以下公式计算:

$$一次战争(战役、战斗)战伤性休克致死率=\frac{战伤性休克死亡人数}{战伤性休克伤员总数}×100\%$$

(四)创伤性休克治愈率

创伤性休克治愈率(recovery rate)是指创伤性休克伤员经过治疗,完全康复的比例。创伤性休克治愈率可以反映医院对创伤性休克的救治水平。

$$创伤性休克治愈率=\frac{创伤性休克治愈人数}{创伤性休克治疗人数}×100\%$$

(五)死因构成比和死因顺位

死因构成比(proportional mortality ratio,PMR)是指创伤性休克死亡人数占同期同一人群创伤死亡人数的百分比,死因构成比从大到小的排列顺序就是死因顺位(rank of death causes order)。死因构成比和死因顺位表示创伤性休克在创伤死亡中的地位和严重程度。

(六)时间趋势

时间趋势(temporal trend)表示创伤性休克随时间变动的趋势,可以反映创伤性休克长期的变化规律,也称长期趋势(secular trend)。对创伤性休克的发生率、致死率、死因顺位和潜在损失,都可以作几年或者10年以上的时间趋势分析,除了可以明确地表示创伤性休克在某一个时间段中的变化情况,还可以预测创伤性休克今后发展的趋势。

(七)年龄别专率

年龄别专率(age-specific rate)是指某特定年龄组的创伤性休克发生率或者致死率。创伤性休克的年龄别特征是创伤性休克流行病学的重要指标,应用年龄别专率能够准确地描述创伤性休克的年龄别特征。例如:

$$1～44\ 岁年龄段的创伤性休克发生率=\frac{1～44\ 岁年龄段创伤性休克发生人数}{1～44\ 岁同一人群创伤发生人数}×100\%$$

二、创伤性休克严重度的评价指标

创伤性休克严重度(severity of traumatic shock)是指创伤性休克的严重程度。对创伤性休克严重度的临床评估和分类是创伤性休克流行病学研究的重要内容。创伤性休克严重度可以用于创伤急救系统监测、创伤性休克危险因素分析、创伤性休克预防策略的制定以及对干预措施效果的评价等方面。

(一)创伤性休克的常规诊断标准

创伤性休克的常规诊断标准包括:①有创伤病史;②意识障碍;③脉搏细数,超过100次/min或者不能触及;④四肢湿冷,胸骨柄部位皮肤指压痕阳性,即指压后再充盈时间>2 s,皮肤花纹,黏膜苍白或者发绀,尿量<30 ml/h,或者无尿;⑤收缩压<80 mmHg;⑥脉压<20 mmHg;⑦高血压患者收缩压较以往收缩压下降30%以上。凡符合①和②、③、④中两项,或者⑤、⑥、⑦中一项,即可诊断为创伤性休克。

(二)休克指数

休克指数(shock index,SI)是伤员脉搏次数除以收缩压的值,正常人的休克指数为0.5。休克指数为1.0～1.5时,说明伤员已经发生休克;休克指数为2.0以上时,表明伤员已经处于重度休克状态。在战争时期、紧急救援条件下,或者平时条件简陋的情况下,休克指数是诊断创伤性休克的简单而又行之有效的方法。

(三)创伤性休克轻、中、重度的诊断标准

1.轻度休克　伤员失血量为全身循环血量的20%以下。收缩压偏低或者接近正常,也可以偏高但是不稳定;舒张压升高,脉压降低。心率加快,可以达到100次/min,脉搏尚有力。尿量正常或者略有减少。平卧时,仍然可以看见颈动脉充盈。瞳孔大小和对光反射正常。意识处于清醒状态,定向能力尚好,但是烦躁不安、焦虑或者激动;面色、皮肤苍白,肢体湿冷,口唇和甲床略带青紫,口渴。失血量为全身循环血量的15%以下时,伤员可以没有明显的休克症状。

2.中度休克　伤员失血量为全身循环血量的20%～40%。收缩压降低至60～80 mmHg,脉压<20 mmHg。心率明显加快,可以达到120次/min以上,脉搏较弱。尿量<20 ml/h或者无尿。颈动脉充盈不明显或者仅见充盈痕迹。瞳孔大小和对光反射仍然正常。意识尚清楚,但是软弱无力,表情淡漠,反应迟钝,脉搏细数,浅表静脉萎陷,肢体末端厥冷。可以陷于昏迷状态。

3.重度休克　伤员失血量为全身循环血量的40%以上。收缩压低于60 mmHg。心率加快而搏动乏力,超过120次/min,脉搏细弱。尿量更少,甚至无尿。颈动脉不充盈。瞳孔大小可以正常,也可以扩大,对光反射迟钝。皮肤苍白,肢体末端厥冷,昏迷,甚至发生心脏停搏。伤员失血量超过全身循环血量的50%以上时,为极重度休克,脉搏难以触及,无尿,昏迷,重度发绀。

三、创伤性休克危险度的评价指标

创伤性休克危险度评估(risk assessment),也称为危险度估计(risk estimation)或者危险估计(hazard identification),是指对某一种可能造成创伤性休克的暴露进行定性或者定量的估计,包括对特指暴露的识别和目标人群的暴露状态,以及特定人群与暴露之间的危险度评估。

(一)相对危险度

相对危险度(relative risk,RR)是反映暴露与发生创伤性休克的关联强度(strength of association)大小的指标,即暴露于某一因素发生创伤性休克的可能性比没有暴露要大多少。常用的评价指标如下。

1.累计发生率比　累计发生率(cumulative incidence)是指在一个人口比较稳定的人群中,以开始观察时的人口数为分母,整个观察期间创伤性休克发生人数为分子,所计算出来的发生率。累计发生率比(cumulative incidence ratio)是指暴露组累计发生率与非暴露组累计发生率之比。通常以一年作为观察期。

2.危险度比　危险度比(risk ratio)是指暴露组创伤性休克发生的危险性与非暴露组创伤性休克发生的危险性之比。在前瞻性研究或者干预研究中,经常应用危险度比,即两个率之比,也称相对危险度。

3.比值比或者优势比　比值比或者优势比(odds ratio,OR)为两个比值之比。

$$在病例对照研究中,暴露的比值比 = \frac{创伤性休克组中暴露人数与非暴露人数的比值}{对照组中暴露人数与非暴露人数的比值}$$

$$在队列研究中,暴露的比值比 = \frac{暴露组中创伤性休克人数与非创伤性休克人数的比值}{非暴露组中创伤性休克人数与非创伤性休克人数的比值}$$

(二)归因危险度

归因危险度(attributable risk,AR),也称为病因分值(etiologic fraction,EF)或者归因危险百分比(attributable risk proportion,ARP)。由于暴露而造成创伤性休克发生率的增加或者减少,即暴露组的率与非暴露组的率之差,称为率差(rate difference)。暴露人群中归因于暴露的发生占全部病

因的百分比,就是归因危险百分比,也称为病因分值,反映暴露对人群创伤性休克发生的影响,也反映假如消除该暴露因素后,创伤性休克可以降低的比例。在病例对照研究中,由于不能获得"率",只能获得"比"。因此,病因分值是指在暴露人群创伤性休克的发生中,由该暴露引起的创伤性休克人数占全部创伤性休克发生人数的比例。

$$人群归因分值 = \frac{Pe(OR-1)}{1+Pe(OR-1)}$$

公式中 Pe 为人群暴露率(population exposure rate,Pe),或者以对照组的暴露率代替。

四、创伤性休克危害性的评价指标

创伤性休克危害性的评价一般以所造成的价值损失来表示。价值损失包括金钱、时间和劳力等,有直接损失和间接损失之分,可以从对个人、家庭和社会3个层面来说明。

(一)潜在寿命损失年数

潜在寿命损失年数(years of potential life lost,YPLL)是指因创伤性休克而死亡时的年龄与同一人群期望寿命比较,即死亡时的年龄与期望寿命之差值,表示应该生存却因创伤性休克死亡而没有存活的年数。其反映创伤性休克致死对社会的总体损失。由潜在寿命损失年数所派生出的还有潜在工作损失年数(working years of potential life lost,WYPLL)和潜在价值损失年数(valued years of potential life lost,VYPLL),前者表示在潜在寿命损失年数中,生产力的寿命即实际工作年限减少的程度,后者则表示早死对一个人的社会价值所带来的实质性损失。

潜在寿命损失年数是评价人群中创伤性休克负担的一个直接指标,也是评价人群健康水平的一个重要指标,是在考虑死亡数量的基础上,以期望寿命为基准,进一步衡量死亡造成的寿命损失,强调了早死对人群健康的损害。对不同地区的潜在寿命损失年数进行比较时,用潜在寿命损失年率(years of potential loss of life rate,YPLLR),即每1 000人口的YPLL。如果两个地区的人口构成不同,在比较潜在寿命损失年数前,还需要做率的标化,计算标化潜在寿命损失年率(standardized years of potential life lost rate,SYPLLR)。

(二)伤残调整寿命年

伤残调整寿命年(disability-adjusted life years,DALY)是指从受伤到死亡所损失的全部健康生命年,是一个定量计算创伤造成早死和残疾对健康寿命损失的综合评价指标,它包括伤残所致健康寿命损失年数(years lived with disability,YLD)和早死所致寿命损失年数(years of life lost,YLL)。DALY被用作全球疾病负担(global burden of disease)的评价指标。

(三)创伤性休克的经济损失

创伤性休克的经济损失包括直接经济损失(direct costs)和间接费用(indirect costs)。直接经济损失包括院前急救、急诊室抢救、住院的医疗费用以及伤员出院后康复等费用,住院期的长短和平均住院天数可以粗略地估计直接经济损失。间接费用是指在创伤性休克后限制活动或者卧床时间,直至康复出院期间,伤员的各种与生产力有关指标所折算的经济损失,包括限制活动天数、卧床失能天数、缺课天数和缺勤天数等,以及保健、营养、陪护和家庭其他各种非医疗支出和经济上的损失,例如,收入减少等。

(四)创伤性休克的生存质量评估

生存质量(quality of life,QOL)是一个对躯体健康、心理状态、自理生活能力、与社会关系、与环境关系和个人信仰的综合评价指标。创伤性休克不断严重影响人们的健康,给家庭与社会带来巨大的危害,造成沉重的经济负担。同时,还从精神上、人际关系和交往上、行为方式上给个人、家庭和社会造成沉重的负担。研究创伤性休克伤员的生存质量,可以为政府部门和医疗救治机构完善医疗保健制度、改善社区生活环境、增强人文关怀等提供科学依据。

第四节　不同类型创伤性休克的流行病学特征与预防和控制

一、战伤性休克流行病学特征与预防和控制

（一）战伤性休克的流行特征

1.战伤性休克发生率和死亡率　战伤性休克是战伤的主要并发症之一,是伤员伤后 1～3 d 死亡的主要原因。自第二次世界大战以来的历次战争都证明,战伤性休克的发生率和死亡率都非常高。大量失血所造成的失血性休克是战伤性休克的最主要类型,其他战伤性休克类型还有创伤性休克、感染性/脓毒症休克等。战伤性休克的发生率与战争样式和战伤急救水平紧密相关。在常规战争条件下,战伤性休克的发生率一般为 10%～20%,死亡率为 3%～3.7%,战伤性休克死亡人数占伤死人数的 35%～75%。

在第二次世界大战期间,苏联军队的战伤性休克发生率为 8%～10%。在朝鲜战争期间,我军死亡人员的致伤因素中,大失血占 32.4%;我军在团一线的战伤性休克伤员占全部伤员人数的 2.2%～30%,平均为 6%,师一线的战伤性休克伤员占全部伤员人数的 7.4%;作战区因为大失血或者失血性休克导致死亡的伤员占死亡人员总数的 61.4%。在越南战争期间,美军因为四肢大失血而造成的死亡占战伤死亡的 7.4%;在战伤伤员中,有 54% 的伤员是属于伴有战伤性休克的重伤员,其中,因为枪弹伤而需要输血的伤为 23%,因为弹片伤而需要输血的伤员占 37%。在中越边境自卫反击战期间,我军伤员死亡的直接原因,在团救护所,因为失血过多而死亡的占 20.1%,因为战伤性休克而死亡的占 34.8%;在师救护所,因为失血过多而死亡的占 2.7%,因为战伤性休克而死亡的占 72.1%;在一线医院,我军伤员因为战伤性休克而死亡的比例居死亡原因的首位,占伤死率的 34.1%。因为烧伤、中毒性休克和骨折后伤肢固定不当、剧烈疼痛引起的战伤性休克仅占战伤性休克总数的 10% 左右。

现代战争条件下,杀伤武器多样化,杀伤强度大,作用时间长,造成的伤情严重,由此导致的伤员大量失血和失血性休克仍然是战伤死亡的主要原因。发生大失血的伤员一般立即死亡或者来不及救治而死亡,中等量失血即可导致失血性休克,如果不能及时抢救,也可以引起死亡。美军及其盟军在阿富汗和伊拉克的战争中,严重大失血仍然是导致战伤死亡的主要原因,其中包括 90% 的通过紧急救治、可以挽救的死亡。在未来信息化高技术局部战争条件下,以及核战争条件下,战伤性休克的发生率会大大增加,可为 25%～30%。

2.战伤性休克致伤部位　战伤性休克致伤部位因为战争样式和战争环境不同,而有很大的差别。在朝鲜战争期间,我军因为大失血而死亡的人员中,以下肢受伤失血最多,其次为上肢、体腔和头颈部。在中越边境自卫反击战期间,对我军 1 318 例战伤性休克伤员的战伤部位与战伤性休克发生率的统计结果表明,主要以四肢伤为主,占 30.7%,特别是下肢伤发生率最高;伤情重,血液、体液损失较多;其次是多处伤,占 25.4%;胸部和背部伤占 17.5%;头部和颈部伤占 13.1%;胸部伤和腹部伤占 11.5%,大多数以失血为主,其中,胸部伤大多数并发有血气胸、缺氧,腹部伤大多数合并有脏器大出血或者腹膜炎等。

美军及其盟军在阿富汗和伊拉克的战争中,90% 经过抢救、有可能存活的死亡人员是由于肢体离断引起的大失血,其次是关节或者末端肢体失血。2006—2010 年,美军在阿富汗战争中的大失血伤员,内脏血管损伤的致死率是 27.9%,胸颈部血管损伤的致死率是 38.6%;重要大血管损伤失血造成的死亡率大约为 30%,外周血管破裂失血造成的死亡率不超过 5%。2009 年 1 月—2013 年 4 月,法军在阿富汗战争中的受伤人员,5% 的伤员有血管损伤,93% 的创伤是四肢损伤,下肢损伤大约占 80%。其中,以腘动脉和下肢动脉最容易受伤,占血管损伤的 51.1%;其次,是表浅动脉和股动脉主干损伤。上肢血管损伤占 13%,肱动脉是最容易受损伤的动脉,占 20%;静脉损伤的发生

率很高,占62%。2005年12月—2008年12月,西班牙军队在阿富汗战争中住进ICU病房的伤员,最常见的受伤部位是腹部伤,占23%;其次是下肢伤,占22%;头面部伤排第5位,占15%。

3. 战伤性休克与受伤时间的关系 我军在中越边境自卫反击战期间,对567例战伤性休克的统计表明,在受伤后1~8 h发生战伤性休克的比例为35.1%,受伤后8~16 h发生战伤性休克的比例为32.1%,受伤后16~24 h发生战伤性休克的比例为21.5%,受伤后24~48 h发生战伤性休克的比例为9.7%,受伤48 h以后发生战伤性休克的比例为1.6%。受伤后24 h内,战伤性休克的发生率最高。伤情越重,失血失液越多,休克越重。

4. 战伤性休克与火器伤的关系 在现代战争中,爆炸是最主要的致伤机制和致死原因。爆炸导致身体各部位的广泛性损伤。能量小的爆炸引起下肢的小范围创伤和会阴部的软组织伤,高能爆炸导致创伤性下肢离断、上肢开放性骨折或者离断、严重的骨盆骨折、会阴部的软组织广泛性损伤。各类火器伤中,以爆炸伤、枪弹伤引起的战伤性休克发生率最高。

我军在中越边境自卫反击战期间,对899例战伤性休克伤员的统计表明,爆炸伤占47.2%,枪弹伤占45.6%,混合伤占5.6%,爆震伤占1%,烧伤为0.7%。对2007年1月~2016年8月,美国国防部战伤数据库的数据研究表明,大多数战伤是爆炸伤,占55.3%;其次是枪弹伤。2001—2009年,美军在阿富汗和伊拉克的战争中,爆炸伤引起的死亡占死亡人员的72%,枪弹伤导致的死亡占死亡人员的25%。在爆炸伤中,最多的单一创伤是颅脑伤,占10.8%;其次是下肢的开放伤,占8.8%;面部的开放伤占8.2%。四肢是身体最容易受伤的部位,占41.3%;其次是头颈部,占37.4%;躯干占8.8%。2009年1月~2013年4月,法军在阿富汗战争中,受伤人员中,枪弹伤占67%;爆炸伤占24%,包括自制炸弹、手雷、地雷炸伤等;道路交通事故伤占9%。2005年12月~2008年12月,西班牙军队在阿富汗战争中,住进ICU病房的伤员中,爆炸伤占30.6%,枪弹伤占41.1%。

5. 战伤性休克的死亡率和并发症 战伤性休克伤员经过积极救治,大多数可以存活。我军在中越边境自卫反击战期间,对一线医院1 685例战伤性休克的伤员统计表明,战伤性休克的发生率为13.8%;救治成功1 641例,成功率为97.4%;死亡44例,死亡率为2.6%。

战伤性休克后期的并发症主要有急性呼吸窘迫综合征(acute respiratory distress syndrome, ARDS)、急性肾衰竭(acute renal failure, ARF)、弥散性血管内凝血(disseminated intravascular coagulation, DIC)、急性心力衰竭(acute heart failure, AHF)等。最严重的并发症是多器官功能衰竭(multiple organ failure, MOF;也称多脏器功能衰竭),其死亡率高达50%以上。早期的呼吸功能失调和呼吸衰竭,在多器官功能衰竭的发生中起着重要作用,占99%;随后几小时是心功能衰竭,5 d左右发生肝功能和肾功能衰竭。

(二)战伤性休克的预防

穿戴合适的防护装备和配备必需的急救装备,是预防战伤性休克的重要措施。

1. 头盔 自第一次世界大战期间,法军率先使用钢盔以来,现代军用头盔经历了从钢盔到纤维增强复合材料头盔(head protector;helmet)的发展过程。20世纪80年代以前,各国步兵装备的头盔主要是用高锰钢或者其他特种钢冲压而成,这种头盔防弹性能差,有二次破片伤人的危险,较重,佩戴不舒适。在第一次世界大战期间,法军在普遍使用钢盔后,战争伤亡率减少3%~5%。在越南战争期间,美军的一个医疗调查组研究发现,使用钢盔使总伤亡率大约减少8%。目前,钢盔仍然是法国等国家军队的主要装备。

20世纪80年代后期至今,军用头盔逐渐从钢盔过渡到高强、高模化学纤维复合非金属头盔(图2-1)。尼龙纤维增强复合材料头盔适合于对低速、大块破片的防护,总体防弹性能不高,目前主要装备英军和以色列军队。玻璃纤维头盔防弹性能差,较重,大多做成薄型盔,用于航空兵头盔等防弹要求低的场合。凯夫拉(Kevlar)头盔的防弹效果比钢盔有显著提高,美国、德国和意大利等北约国家和地区的军队均已装备此类头盔;在亚洲,日本、新加坡等国家的军队也已经开始装备此类头盔;其特点是防弹性能强,重量轻。超高分子量聚乙烯(ultra-high molecular weight polyethylene, UHMWPE)头盔力学性能最佳,目前主要装备联合国维和部队中的法国蓝盔部队。

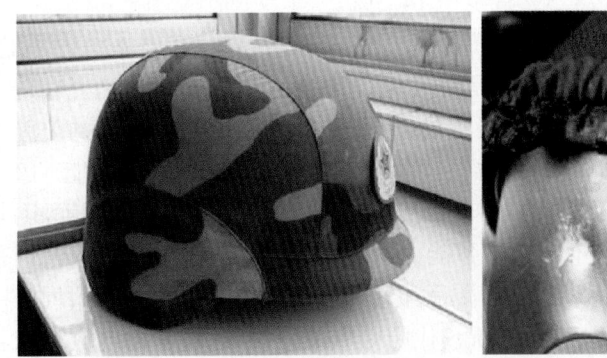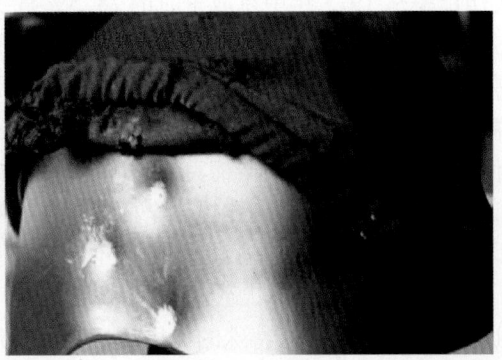

图2-1　头盔

各国步兵头盔主要以防直射弹和破片为主。在过去,战斗车辆乘员头盔的功能侧重于防止碰撞伤,大多采用非金属材料,防弹性能较差。近年来,外军对战斗车辆乘员头盔的防弹性能要求有所提高。在海湾战争以后,美军将装甲兵头盔的防弹性能要求提高到超过步兵的程度。

军用头盔作为单兵防护系统的重要组成部分,它的防护效能在过去历次常规战争和近年来的高技术局部战争中,都得到充分肯定。西方发达国家正在不遗余力地研发新一代多功能高性能军用头盔,以满足未来高技术战争的作战需求。军用头盔今后的发展趋势:①改进盔形,扩大防护面积,减轻重量;②提高头盔工效性和舒适性;③头盔的高技术化和多功能化,在满足防护要求的同时、使头盔具有多种功能。

2. 防弹衣　防弹衣(bulletproof vest)是一种防止枪弹或者弹片伤害人体重要部位的特种服装,其内层特殊的材料和构造能够吸收和耗散弹头、破片动能,阻止穿透,有效地保护人体受防护部位,保护战斗人员的生命。防弹衣以背心样式为主,主要保护颈部和躯干。防弹衣的防御性能主要体现在两个方面:首先是防御贯穿能力,防御步枪和手枪子弹的贯穿,以及爆炸产生的高速弹片、破片的贯穿,避免人体受到直接伤害;其次是防御非贯穿性损伤能力,即在防弹衣未被贯穿的情况下,尽可能减少弹体或者弹片、破片击中人体时,冲击力对人体造成的损伤(图2-2)。

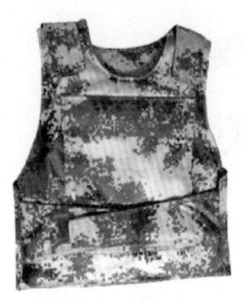　　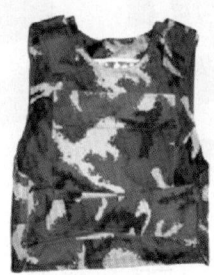　　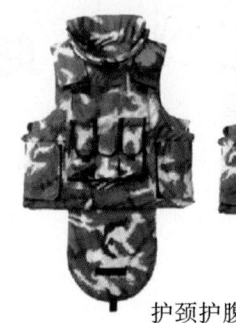

软质防弹衣　　　　硬质防弹衣　　　　护颈护腹防弹衣

图2-2　防弹衣

防弹衣对战伤性休克的预防效果,在过去的战争中,已经得到了充分证实。1943年,美军轰炸机空勤人员在穿戴特种钢盔和防高炮夹克后,伤亡率降低30%～50%。1943年12月～1944年1月,美军第8空军司令部的研究报告表明,穿戴英国制造防弹衣的伤员中,38%的伤员无明显创伤,54%的伤员轻伤,只有8%的伤员因为高速破片致死。1945年3月～1945年10月,美军对穿戴防弹衣伤员的调查结果发现,46%的伤员无明显创伤,23%的伤员轻伤,13%的伤员重伤,18%的伤员死亡。美军在第二次世界大战期间,头部和躯干部受伤的发生率为32%;在朝鲜战争期间,头部和躯干部受伤的发生率为31%;而在越南战争期间,美军由于较多地使用了钢盔和防弹衣,头部和躯干部受伤的发生率降低至26%。1982年6月，在以色列与黎巴嫩的战争中，以军普遍穿戴防弹衣，使其伤亡率从1973年中东战争时的28.5%减少至14.3%。

防弹衣的发展趋势，主要有以下几个方面：①提高防护性能，随着现代武器威力的不断提高，迫使防弹衣的防弹性能也不断升级。防弹性能的提高，还体现在抗多次射击的能力。在防弹性能不断提高的同时，防弹衣的防护性能还进一步扩展到防刺、防火等方面。许多国家的防弹衣在外罩料上使用美国杜邦公司的诺梅克斯（Nomex）纤维，从而具有良好的防火、防辐射功能。②扩大保护面积，为了更大程度地对人体提供全面的保护，未来的防弹衣将更合理地扩大防护面积，增强对颈部和下腹部的保护。③增强舒适性，在不影响防弹能力的前提下，尽可能轻便舒适，同时能够维持"人-衣"基本的热湿交换状态，使战斗人员在穿着后，仍然能够较为灵活地完成各种战斗动作。④提高适配性，由于防弹衣特殊的使用环境，对于新一代防弹衣的研制，还要考虑与其他武器装备的适配性。美军特种部队在对伊拉克作战中，装备了凯夫拉防弹衣，其防弹性能和灵活性大大提高，既能保护躯干免受枪弹和弹片、破片的伤害，又不影响战斗人员的战斗动作。

为了适应未来信息化条件下高技术战争的需要，使21世纪士兵具有更快的反应速度、更高的防护能力、更猛烈的火力、更强的环境适应能力以及协同作战能力，早在1989年10月，美国和其他北约国家便提出了"单兵综合防护系统"计划。近年来，美军又实施了"2025未来勇士"系统工程，以便进一步提高未来士兵系统的综合性能。其头戴设备分系统采用高性能超轻透明材料制作的头盔，具有防弹、防激光、防生化武器的能力；战斗服分系统同样能够防弹、防激光、防生化武器，并且轻便、透气，穿着舒适，能够防火。该系统具有集多种防护性能于一体的综合防护能力。

3. 止血带　止血带（tourniquet）是临时制止肢体外伤大失血的急救装备，使用时将敷料垫作为衬垫，将止血带扎紧在出血部位的上段，可以制止动脉出血，达到止血目的。止血带主要用于抢救四肢大动脉伤的急性出血。近年来对战伤急救的研究结果表明，止血带的正确使用，能够明显降低战伤性休克的发生率。最初的止血带为橡皮管止血带，后来出于对宽度和压力的考虑，陆续研制出弹性橡皮带式和充气式止血带。随后出现了卡式止血带和单手用止血带等使用方便的急救止血带。随着计算机技术的普遍应用，近年来全自动止血带、血管内止血带和多功能止血带等具有一定智能功能的止血带得到了开发和研制（图2-3）。

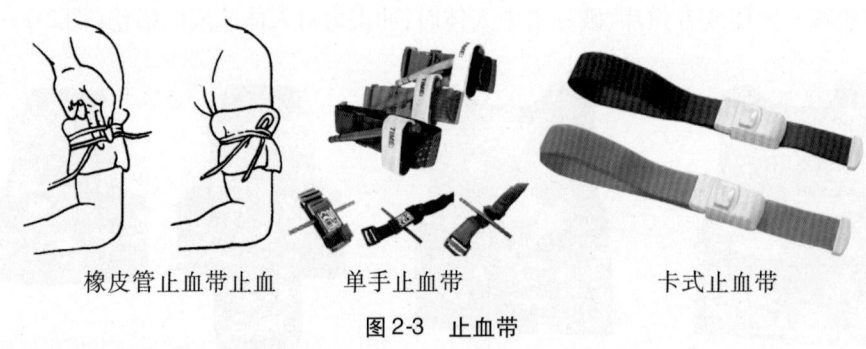

橡皮管止血带止血　　　单手止血带　　　卡式止血带

图2-3　止血带

美军在阿富汗战争中，对大失血致死伤员的统计结果表明，大约有57%的战死伤员可以通过早期使用止血带而预防死亡。在一项对四肢创伤的战伤伤员进行的回顾性调查发现，70%的伤员是因为炸弹致伤，院前使用止血带的存活率高于未使用止血带的存活率（89%比78%）；在失血性休克发生前使用止血带，存活率更高（96%比4%）；使用止血带的并发症发生率为1.7%。研究人员由此得出结论，紧急使用止血带可以挽救伤员生命，并且很少发生并发症。美军在伊拉克的急救中心的统计资料也表明，由于使用止血带，离断肢体大失血的院前死亡率降低至2%，而在越南战争期间，这一死亡率为9%。美军在索马里，由于使用止血带更为普遍，从而使离断肢体大失血的院前死亡率降低至7%。此外，美国在一项对居民四肢穿透伤的回顾性调查发现，未使用止血带而使用替代疗法的失血伤员，均死于失血性休克，这进一步说明了使用止血带对于挽救生命的重要性，而目前居民急救使用止血带仍然不是很常见。

正确使用止血带,有以下注意事项。

(1)不要盲目上止血带:在没有完全分清动、静脉出血前,要先用加压包扎法止血。

(2)止血带不能直接扎在皮肤上,要有全周无皱褶的衬垫,以免造成皮肤和神经损伤;临时使用止血带时,尤其要注意这一点。

(3)使用止血带后,要有统一、明显的伤标或者伤票,以便各级后送站能够很快识别,及时处理,并且优先后送。

(4)严格交接班制度:使用止血带的伤员,在分级救治中,要严格交接班制度,严防止血带松脱;到团一级或者相当于团一级救护所,必须解除止血带,手术彻底止血。

(5)使用止血带的伤肢,要有很好的固定,在冬季要注意保暖,防止发生冻伤。

(6)使用止血带的正确部位,是在伤口附近的肢体近端,不能强求标准部位;在上臂使用止血带时,不能把止血带扎在上臂的中 1/3 处,以免损伤桡神经。

(7)使用止血带的张力,应该根据伤员的年龄、肌肉发育和受伤部位,而有所不同;如果止血带无压力表显示,则以止住出血、不能触及远端动脉搏动为宜。

(8)为了避免肢体因为长时间缺血而发生坏死,使用止血带的时间应该尽可能缩短,最长不宜超过 6 h;中间可以每间隔 1~2 h,放松一次止血带。

(9)如果发生创伤性截肢,而止血带又扎在最靠近伤口处时,则在后送途中,不必放松止血带。

(10)如果战场上没有制式止血带,可以选用橡皮条、绷带、腰带、布带、鞋带、水壶带或者背包带代替。

(11)替代品不能直接扎在皮肤上,应该先用三角巾、毛巾或者衣服平整地衬垫在皮肤上,然后再绑扎替代品止血,这样可以避免损伤皮肤。

(12)严禁使用铁丝、电线、电话线替代止血带、绑扎止血,以免造成严重的皮肤挫伤。

(13)在高原环境,肢体对止血带缺血耐受能力明显减弱,应该严格控制止血带时限和压力,止血带时间应该尽可能控制在 1 h 以内,并且要密切观察,防止发生急性肺损伤。

(14)使用镇静剂后,可以适当延长止血带的耐受时间。

(15)解除止血带前,一定要先建立静脉通道,做好输血、输液和手术准备。等待伤员伤情平稳后,才能缓慢解除止血带,不可过快过急。

(16)解除止血带后,要密切观察呼吸的变化,以防发生肺栓塞。

(17)如果绑扎止血带的肢体确已坏死,就应该及时手术截肢,坚持先保命、后保肢的原则。

(三)战伤性休克的控制

1.遵循战场救治的基本原则 在战争条件下,战伤性休克的发生不是个别现象,而是成批伤员同时或者在很短的时间内相继发生,因此,对战伤性休克进行控制,必须遵循战场救治的基本原则。

(1)在卫勤保障部门的指挥下,统一组织、统一行动。

(2)遵守战伤救治规则,千方百计救治伤员。

(3)各级救治机构要密切配合,使大批伤员能够得到及时、有效的救治。

(4)对战伤性休克伤员要做到快抢、快救、快送。

2.采取必要的控制措施 战斗人员一旦发生战伤性休克,就要及时对其采取必要的控制措施,以挽救战伤性休克伤员的生命。

(1)保持呼吸道通畅,给予足够的氧气供应。

(2)止血:对于四肢损伤出血,可以采用止血带或者加压包扎、临时止血;对于颅脑、胸腔、腹腔等内脏损伤出血,则要在适当的时机进行手术止血。

(3)固定骨折:有骨损伤时,要固定制动,以减轻疼痛、避免骨折断端刺破血管和损伤神经等,防止战伤性休克进一步加重。

(4)使用抗休克裤:使用抗休克裤,可以改善血流动力学、稳定生命体征;同时可以控制下肢或者骨盆大出血,还有固定下肢和骨盆骨折的双重作用。

(5)镇静和镇痛:使用镇静药物和镇痛药物,减轻伤员疼痛,氯胺酮可以用于中、重度疼痛。

(6)建立静脉或者骨内输液通道,输液输血:可以采用较大的穿刺针头进行静脉穿刺输液,必要时可以同时建立 2 条静脉通道输液;外周静脉塌陷严重、穿刺困难时,可以进行静脉切开插管输液或者骨内输液;常用的溶液有乳酸林格液、生理盐水和羟乙基淀粉等。

(7)应用血管活性药物:通常用小剂量多巴胺静脉输注。

(8)纠正酸中毒:通常静脉滴注 5%的碳酸氢钠。

(9)使用糖皮质激素,保护细胞功能。

(10)尽早使用抗生素,预防发生感染。

(11)严密监测重要脏器功能变化,预防发生多器官功能衰竭。

二、交通伤休克流行病学特征与预防和控制

(一)交通伤休克的流行特征

1.交通伤及其休克的发生率和死亡率　交通伤是引起创伤和创伤性休克的主要原因之一。20 世纪 70 年代,全球每年因道路交通伤而死亡的人数是 35 万,80 年代已经达到 50 万,到了 1998 年,全球每年有超过 100 万人死于道路交通伤。近年来,全球每年有 120 万人死于道路交通伤,占全部死亡人数的 2.1%。我国随着现代道路交通的迅速发展,交通事故也与日俱增。我国每年交通伤死亡人数大约 10 万,居世界各国交通伤死亡人数的第 1 位,占我国全部创伤死亡的 55%。交通伤所导致的创伤性休克较为常见,大约占交通伤的 20%。统计表明,交通伤后,如果 1 h 内能够得到及时救治,死亡率为 10%;如果超过 8 h 才进行救治,则死亡率上升至 75%。流行病学调查发现,1996 年,美国洛杉矶因为交通事故伤而导致的死亡率为 9.6/10 万,占创伤死亡的 31.9%,是导致严重创伤的主要原因。2000—2011 年,美国医院住院的创伤伤员中,交通事故是致伤的第 2 位原因。交通事故伤占全部创伤的 7.3%,占严重创伤的 20.1%。在儿童创伤伤员中,交通事故是致伤的第 1 位原因。2000—2015 年,对加拿大 0~17 岁人群致命性创伤的回顾性调查表明,交通伤占 61%。英联邦院前创伤资料、西班牙院前创伤资料和德国创伤资料表明,导致创伤性心脏骤停的最常见原因是道路交通伤,伤员的存活率为 6.6%~9.7%。在挪威,道路交通伤的死亡率为 43%。在伊朗,交通事故导致的死亡占全部死亡人数的 17%。而在非洲尼日利亚,小于 18 岁的青少年因为道路交通伤而死亡的比例高达 78%;其中,颅脑伤是引起死亡的主要原因,占死亡总数的 56%,其次是失血性休克,占死亡总数的 32%。在坦桑尼亚,道路交通伤是最主要的创伤,占全部创伤的 66.1%。

2.交通伤的人群分布　在各种道路使用者中,交通伤发生较多的是道路行人、乘客、驾驶员和骑自行车者。在发展中国家,道路行人、乘客和骑自行车者是道路交通伤死亡或者失能的主要受害者。在我国,道路行人、骑自行车者、摩托车手、骑电动自行车者的交通事故伤亡比例高。在伊朗,对 2004—2013 年交通事故死亡原因分析表明,行人占死亡的 31.9%,司机占死亡的 32.1%,其余的为乘客死亡。在印度,交通事故伤亡人群主要是摩托车司机。在日本,交通事故死亡人员主要是乘客。在加拿大,对 2000—2015 年 0~17 岁人群致命性创伤的回顾性调查表明,在交通事故伤致死的人群中,59%是乘客,17%是道路行人,10%是骑自行车者。而在美国,60%以上的道路交通伤死亡者是机动车司机。道路交通伤中,男性伤亡人数多于女性,男女比例为(2~5):1。在美国、法国、瑞典、西班牙、印度、伊朗、泰国、土耳其、巴西和其他许多国家,交通伤致死的发生率都是男性高于女性,是女性的 4 倍。印度是交通事故死亡率高发的国家,在 2007 年,有 114 590 人死于交通事故,其中,大多数是男性,占死亡总数的 85.3%;15~30 岁的年轻人是发生交通事故死亡的主要人群,占全部死亡人数的 34.1%;其次是 31~50 岁的人群,占全部死亡人数的 31.3%。在伊朗,对 2004—2013 年交通事故死亡原因分析表明,男性占 78.7%。道路交通伤以青壮年为主,大多数发生在 20~45 岁年龄段。但是,死亡率更高的却是 60 岁以上的老年人和儿童。老年人反

应迟钝,儿童认知能力低,所以更容易受到伤害。

3.交通伤的致伤部位　交通事故中,颅脑创伤最为多见,也最为严重,占死亡原因的50.4%。其次是胸心创伤,占死亡原因的17.6%。创伤失血性休克也是交通伤伤员现场和早期死亡的主要原因,占死亡原因的12.9%。伤后8~14 d,伤员主要因感染和多器官功能衰竭而死亡。四肢骨关节伤比较常见,占25%左右,但不是导致伤员死亡的主要原因。在汽车交通事故中,发生严重创伤的儿童,90%有创伤性颅脑损伤(traumatic brain injury,TBI;也称创伤性脑损伤或颅脑创伤),超过75%有长骨骨折,10%的儿童在发生创伤性颅脑损伤后4年,有永久性神经伤害。在多发伤伤员中,躯体伤占伤员总数的80.1%,脊柱损伤合并胸、腹部和骨盆损伤是最主要的伤类。

4.交通伤的致伤时间　我国道路交通伤的发生具有季节性和时间聚集性,而且相对稳定。大多数报道表明,道路交通伤发生次数较多的月份是9~12月份。1周中以周六最高,其次为周一和周五。一天中,交通伤的好发时段在中午和傍晚下班时间。在这个时间段,交通警察管理力度减弱,驾驶员容易疲劳、视线不好以及车速过快,是造成交通事故高发的主要原因。

5.交通伤的地区分布　在我国各主要城市的交通伤中,城区发生次数占总数的一半以上,城乡接合部是造成交通伤死亡的高发区。人口密集,车辆多,公路窄,弯路多;摩托车多,车速快,制动性能差;行人违犯交通规则,乱穿马路,甚至与机动车抢道。这些现象构成市区道路交通伤多发的客观原因和基本特点。交通伤的发生与道路情况有关,有陡坡的弯曲路段,交通伤的发生率相对较高。在无交通控制或者仅有标志标线的路段,最容易发生交通伤;而在有交通警察指挥或者交通警察、信号灯兼有的路段,交通伤发生较少。在印度,农村交通事故的发生率几乎是城市的2倍(65.3% 比 34.7%);大部分交通事故发生在水泥道路,占62.2%;其次是沙石道路,占31.9%;再次是颠簸不平的道路,占5.9%;可能与司机驾驶麻痹大意、车速过快有关。

6.交通伤与经济收入的关系　自20世纪80年代至今,发展中国家的道路交通伤死亡率一直呈上升趋势,尤其以亚洲最为明显,而高收入国家则一直在下降。1998年,世界卫生组织的资料显示,因交通伤而死亡的比例,发展中国家占85%,而且占了失能调整寿命损失年的90%;发展中国家每年因道路交通伤死亡的儿童高达24万人,而在发达国家只有1万人。全球交通事故致死的发生率平均为20/10万,在中东为26.8/10万,在非洲为28.3/10万,在伊朗则为33/10万。据世界卫生组织和世界银行估计,在今后20年内,交通事故致死的发生率在高收入国家将减少28%,而在低、中等收入国家,交通事故致死的发生率将增加92%~147%。道路交通事故是引起创伤性脊柱损伤的主要原因,占全部创伤性脊柱损伤的39.5%。在低收入国家,道路交通事故引起创伤性脊柱损伤的比例是27.2%,在中等收入国家为40.7%,在高收入国家为41.6%。在低、中等收入国家,道路交通事故引起创伤性脊柱损伤的比例高,反映了一个基本事实,那就是尽管人均汽车数量较少,但是缺乏完善的道路交通法规、道路设施陈旧、信号指示差。在高收入国家,道路交通事故引起创伤性脊柱损伤的比例高,则是由于人均汽车数量较多所致。

7.交通伤的损失和疾病负担　道路交通伤是发展中国家、发达国家都不容忽视的社会安全和公共卫生问题,已经成为社会的一大不稳定因素,给家庭、社会带来巨大损失。据估计,世界上每年交通事故造成的损失超过5 180亿美元,占所有国家GDP的1%~5%。道路交通伤已经成为全球第10位死亡原因和第9位失能调整寿命损失年原因;2020年以后,道路交通伤将上升为第3位失能调整寿命损失年原因。

(二)交通伤休克的预防

交通伤休克的预防,主要有政策法规、安全教育、强制措施等几个方面:①制定政策法规,完善道路交通的管理。②普及道路交通安全知识教育,提高安全意识,减少交通违法、违章行为。③驾驶员自觉佩戴安全带,严禁酒后驾车,加强夜间行车的安全教育。④减少摩托车在城市中的数量,限制其车速;驾驶或者乘摩托车者,必须强制性戴保护性头盔。⑤对于低龄儿童,其家长和监护人要加强看护;对于老年人,其家人要加强保护。⑥推广儿童安全座椅的使用。⑦加强广大公民急救知识、技能的培训和急救医疗服务体系建设。

（三）交通伤休克的控制

对于交通伤休克的控制，主要包括以下措施：①快速评估伤情。②建立并维持气道通畅。③建立有效的静脉输液通道。④有效地止血、镇痛、包扎伤口、固定伤肢、紧急气胸处理、电击除颤和心肺复苏。⑤把握好手术时机，及时处理致命伤。⑥早期采取措施保护脏器功能，防止并发症。⑦早期应用抗生素，预防感染。

三、烧伤性休克流行病学特征与预防和控制

（一）烧伤性休克的流行特征

1. 烧伤和烧伤性休克的发生率和死亡率　烧伤是导致创伤性休克的重要原因，烧伤性休克是大面积烧伤伤员病理改变和病程发展的必然结果。在我国，南昌大学医学院第一附属医院在1973—2000 年，共收治烧伤伤员 10 963 例，1 179 例发生休克，休克发生率为 10.8%。其中，男性761 例，占 64.6%；女性 418 例，占 35.4%。1973—1980 年，休克发生率为 14.7%；1981—1990 年，休克发生率为 13.5%；1991—2000 年，休克发生率为 9.4%，呈逐年下降趋势。江苏省盐城市人民医院对 1981—2008 年收治的 11 324 例烧伤伤员的临床资料进行回顾性统计，入院诊断为休克的伤员 829 例，休克发生率为 7.3%，其中，男性 564 例，占 68.0%；女性 265 例，占 32.0%。1981—1990 年、1991—2000 年、2001—2008 年的休克发生率分别为 13.5%、9.4%、7.9%。同时发现，7 岁以下儿童休克发生率最高，为 15.4%~18.6%；60 岁以上老年人烧伤性休克的发生率，高于其他成年人。在美国，每年有 200 万烧伤伤员。1993—2004 年，美国每年到急诊室就诊的烧伤伤员发生率为220/10 万，大多数烧伤伤员是在急诊室处理的，只有 5.0% 的烧伤伤员需要住院治疗或者转运。在北卡罗来纳州，只有 4.0% 的烧伤伤员转入烧伤中心治疗。1994 年，在宾夕法尼亚州，住院治疗的烧伤伤员为 26.3/10 万。在英格兰和威尔士，2005—2009 年，烧伤伤员住院治疗的发生率为每年 20.6/10 万。在澳大利亚，每年有 1.0% 的人遭受烧伤，其中，有 10.0% 的伤员危及生命，需要住院治疗。在南非，每年烧伤的发生率为 3.2%。在埃塞俄比亚，每年有 1.2% 的人发生烧伤。世界上烧伤发生率和死亡率呈逐年下降趋势，2000—2004 年，烧伤导致的死亡率从 5.1/10 万下降至 4.8/10 万。在美国，烧伤造成的年龄调整后的死亡率从 1981 年的 3/10 万下降至 2006 年的1.2/10 万。在澳大利亚，1982—2002 年，男性烧伤死亡率从 1.5/10 万下降至 0.7/10 万。在巴西，妇女烧伤死亡率从1.1/10 万下降至 0.5/10 万。其他国家，例如，英国、法国、加拿大、墨西哥、巴拿马、泰国、委内瑞拉等，烧伤死亡率也呈逐年下降趋势。但是，1995—2011 年，荷兰的烧伤发生率从2.7/10 万增加至 4.7/10 万，年增长率为 2.7%。在苏联，烧伤发生率和烧伤死亡率在 20 世纪80 年代早期小幅度下降后开始上升，直至 1991 年前，20 世纪90 年代后期又开始下降。社会、政治和环境因素，以及个体行为如酗酒、冒险等，都影响烧伤发生率和烧伤死亡率。

2. 烧伤的人群分布　烧伤伤员存在性别差异，以男性居多，男女比例为（2~3）∶1。性别差异最大的是青少年，其次是中年，再次是儿童和幼儿，老年烧伤伤员的性别差异最小。在我国西南地区，2011—2015 年，男性烧伤住院伤员占 58.0%。在美国，1994 年，宾夕法尼亚州男性烧伤住院伤员是女性的 2 倍多，分别是 37/10 万和 16.5/10 万；1993—2004 年，在急诊室就诊的烧伤伤员，男性比女性多 50.0%，分别为 270/10 万和 180/10 万；2008 年，年龄调整后的非致命性烧伤，男性为143/10 万，女性为 128/10 万；在 20~44 岁年龄段，男性的烧伤死亡率接近女性的 2 倍；男性烧伤后失能的比例明显高于女性。在澳大利亚，15~44 岁年龄段，男性占烧伤致伤残调整寿命年损失的 78%。在荷兰，1995—2011 年，男性烧伤占 65.0%，女性占 35.0%。在巴基斯坦，一项为期 2 年的回顾性调查发现，56.4% 的烧伤伤员为男性，43.6% 的烧伤伤员为女性。但是，在印度，女性烧伤占 70.0%。在埃及，女性烧伤发生率也高于男性。烧伤的年龄分布以儿童和青壮年为主。40 岁以下的伤员占烧伤总人数的 80% 以上，尤其以 5 岁以下儿童和 20~30 岁青年伤员最多，儿童烧伤人数一般可达烧伤总人数的一半左右。在我国西南地区，39.2% 的烧伤住院伤员是儿童，5 岁以下

的儿童占 85.6%。在发达国家,70.0% 的烧伤发生在 4 岁以下儿童,主要发生在 1~2 岁的男婴。在美国,烧伤是 1~9 岁儿童的第 3 位意外伤害和致死的因素。在南非,烧伤主要发生在儿童和青少年。在巴西、印度,接近一半的烧伤发生在婴儿。在埃塞俄比亚,烧伤是儿童医院住院治疗的主要伤类。儿童由于其生理上的不成熟、缺乏相应的自我保护意识和回避危险的能力,因而成为烧伤的易感人群。我国四川、上海、重庆等地区流行病学调查发现,60 岁以上老年人占同期住院烧伤伤员总数的 3.4%、3.8% 和 4.2%,低于亚洲国家老年烧伤伤员 6.0%~8.0% 的比例。这可能与我国部分老年烧伤伤员尤其是边远农村和经济落后地区伤员在烧伤后未能到医院就诊有关。近年来,老年烧伤伤员的发生率呈现逐年上升的趋势。在美国,1984 年,65 岁以上老年人烧伤死亡的发生率为 29.0%,而老年人只占同时期美国全部人口的 12.0%。基础性疾病是老年人发生烧伤的危险因素之一。在伊利诺斯州,烧伤中心的一项回顾性调查发现,在 59 岁以上老年人中,77.0% 的住院烧伤伤员有一种或者几种原发疾病,而在这些住院伤员中,又有 57.0% 的伤员存在判断能力、活动能力或两者兼有障碍。英国的另一项回顾性调查发现,因烧伤住院的 80~89 岁的老年人中,50.0% 的伤员是因为脑血管意外导致的烧伤。某些疾病患者是烧伤的危险人群。癫痫患者发作时,由于意识丧失而容易烧伤。在埃塞俄比亚乡村,44.0% 的成年烧伤伤员合并有癫痫,29.0% 的成年烧伤住院伤员合并有癫痫。在孟加拉国农村,15~44 岁年龄段女性死亡中,有 0.7% 的人是由于癫痫发作而跌落在火堆上致死,而同期的女性烧伤死亡率大约为 2/10 万。脊髓损伤、外周神经疾病、其他身体功能障碍导致失能患者,容易发生烧伤。弱智和精神病患者,因为缺乏正确的行为准则,容易发生烧伤。吸烟、酗酒等不良行为也是导致火灾和烧伤的危险因素。

3. 烧伤的时间和地区分布　中国人民解放军总医院第四医学中心对 1 043 例危重烧伤伤员的临床资料分析发现,烧伤的季节分布从高到低依次是夏季 40.3%、春季 23.5%、秋季 22.4%、冬季 13.8%。夏季人们穿衣少,身体暴露部位较多,容易接触致热源而烧伤。冬季,我国农村地区多有生火取暖的习惯,夜间睡觉时使用电热毯或者热水袋取暖,使得烧伤的发生率增高。北美、欧洲、亚洲因为烧伤而住院的人数,最多也发生在夏季。在荷兰,1995—2011 年,烧伤住院最多发生在夏季和年节的末尾。年节的末尾包括 12 月份和 1 月份,发生烧伤高峰的原因可能有烟火、使用壁炉、桌面上的炉灶使用燃料。但是,近年来季节性差异在逐渐缩小。烧伤的发生在世界各地的分布是不均一的,严重烧伤需要住院治疗的发生率在西太平洋地区,包括中国,是美洲地区的接近 20 倍。在世界上一些地区,寒冷的天气是导致烧伤高发生率的重要原因。但是,在美国,2006 年,东北部气候寒冷,烧伤死亡率为 0.97/10 万;而在南方,气候虽然温暖,烧伤死亡率却达 1.49/10 万。

4. 烧伤的发生环境　烧伤以家庭生活事故最为多见,占 61.0%。厨房用品如煤炉、煤油炉、煤气罐、盛开水的器皿等,家用电器和电加热器具如电热水器、电蚊香、电吹风等,如果使用不当,就容易引起火灾和烧伤,或者烫伤。节假日燃放烟花、爆竹等,也容易引起火灾和烧伤。在美国北卡罗来纳州农村,由于电力不足,人们常常使用容易产生烟雾的易燃物质,包括木材和煤油,导致房屋失火和烧伤。房屋设计不合理,缺乏火灾预警装置,以及过度拥挤的空间,也是造成火灾和烧伤的重要原因。烧伤发生在工作场所也很常见,占 26.7%。职业活动将人们置于与工作相关的烧伤危险中。1992—1999 年,在美国工人中,从事采矿、运输和公用事业的工人发生烧伤死亡的比例最高。烧伤致死的高危职业有卡车司机、消防员、矿工、飞行员以及烤炉和熔炉操作员、烧窑工人等。由于这些工作大多数由男性担任,因此男性因为工作关系而发生烧伤的比例就高于女性。1993—2004 年,在美国,在急诊室就诊的烧伤伤员有 23.0% 与工作有关,男性大约是女性的 2 倍。1999—2008 年,11.0% 的烧伤住院伤员是职业性烧伤。公共场所如商场、酒楼、电影院等建筑材料可燃性高,如果布局不合理、易燃物品存放不规范等,都有可能导致火灾和烧伤。在农村,环境虽然空旷,但是缺乏屏障,农村居民容易在雷雨天遭到雷击,发生电烧伤。

5. 烧伤的致伤因素　烧伤的致伤因素有热力包括热液、炽热固体、火焰、蒸汽和高温气体等,化学物品,高压电流,放射性物质,紫外线,以及烟雾等。其中,以热力烧伤最为常见,占各种烧伤致伤因素的 85.0%~90.0%;其次是化学烧伤或者电烧伤,放射性烧伤最少见。火焰烧伤温度高,是造成严重烧伤的主要原因。2011—2015 年,在我国西南地区,回顾性研究发现,烫伤的发生率最高,占 79.1%;其次是火焰烧伤,占 14.0%;再次是电烧伤,占 3.4%。在发达国家,大多数烧伤是烫伤,而且主要是开水烫伤,其次是烹饪时的油烫伤。在澳大利亚,2000—2006 年,接触热源或者易燃物质是发生烧伤的主要原因,占住院伤员的 64.0%、急诊室处理伤员的 90.0%。在荷兰,1995—2011 年,大多数烧伤为烫伤和火焰烧伤。火焰烧伤是导致烧伤伤员住院的主要原因,占烧伤死亡总数的 85.8%;化学烧伤发生在工作年龄段的人群;接触性烧伤主要发生在老年人群。在巴基斯坦,烫伤是主要的烧伤类型,占 42.5%;其次是火焰烧伤,占 39.0%;电烧伤占 10.0%;1.1% 的伤员有吸入性烧伤。

6. 烧伤的伤情特点　随着烧伤面积的增大,烧伤性休克发生率逐渐增高。烧伤面积≤10%者,休克发生率为 1.4%;烧伤面积>50.0%者,休克发生率均在 30.0% 以上;烧伤面积在 70.0%~80.0% 时,休克发生率在 40.0% 以上;烧伤面积在 81.0%~90.0% 时,休克发生率略低,可能与这部分伤员就诊及时有关。烧伤后 5~8 h 和 9~12 h 入院的伤员,休克发生率最高,分别为 19.9% 和 21.2%,这与烧伤后 6~12 h 为血浆渗出高峰期有关。烧伤伤员死亡的主要原因是严重感染和内脏并发症。南昌大学医学院第一附属医院对 1 179 例烧伤性休克伤员的统计表明,创面脓毒症(sepsis)发生率为 21.0%,败血症为 16.6%,消化道出血为 4.7%,急性肾衰竭为 9.5%,肺功能衰竭为 11.5%,心功能衰竭为 7.4%。国内烧伤住院伤员的死亡率在 2.0% 左右。

7. 烧伤与经济收入的关系　烧伤主要发生在家庭经济收入低的群体,在高收入家庭中发生烧伤的比例很少。在韩国,最底层社会人群发生严重烧伤的比例最高。在美国俄克拉荷马州,1987—1990 年,在低、中等收入家庭,火灾致伤的发生率为 15.3/10 万;而在同一时期,火灾导致的住院和死亡率只有 3.6/10 万。在美国得克萨斯州的达拉斯,低、中等收入家庭因为房屋火灾而发生烧伤的比例,超过高收入家庭的 8 倍。在美国低、中等收入家庭,5 岁以下儿童的烧伤发生率明显高于高收入家庭。在英国,低收入家庭儿童烧伤导致的死亡是高收入家庭的 16 倍多。低收入家庭有很多因素与火灾有关,例如烟雾探测器失效、酗酒、吸毒等。世界上,在发展中国家,烧伤是非常普遍的;而在发达国家,有效的预防策略、医院复苏设备的改善、烧伤病房的建立、早期烧痂切除术、植皮手术、加强护理和营养支持,均能够显著降低烧伤的发生率和死亡率。由于预防措施不普遍,急救质量不高,90.0% 的烧伤死亡发生在低收入和中等收入国家,其中超过一半发生在东南亚国家;在中等收入偏高的国家,烧伤死亡率稍高于 7.0%,只有 3.0% 的烧伤死亡发生在高收入国家。在低收入国家,火灾或者烧伤导致的儿童死亡人数是高收入国家的 2 倍。

8. 烧伤的损失和疾病负担　根据世界卫生组织的报告,1998 年,全球大约有 1 171 000 人死于与火灾有关的烧伤,其中 96.0% 在发展中国家,50.0% 以上发生在东亚和南亚地区。如果按照每 10 万人死亡率计算,以非洲为最高。2004 年,全球有 30 万人死于火灾,发生烧伤并且需要治疗的伤员接近 110 万人,占全部创伤的第 4 位。非致命性的烧伤常常造成永久性的失能,给个人、家庭和社会带来沉重的经济负担。在哥伦比亚、埃及、巴基斯坦和孟加拉国,12 岁以下的儿童中,17.0% 的烧伤存活者有较长时间(>6 周)的短暂失能,8.0% 的烧伤存活者永久性失能。

(二)烧伤性休克的预防

1. 加强安全教育　贯彻执行《中华人民共和国消防法》,用消防法来规范消防行为,有效地预防火灾和烧伤的发生。大力宣传烧伤预防知识,培养预防意识和责任心,改变人们的行为习惯。加强安全生产,遵守操作规程,加强高温工作环境中的劳动保护。加强儿童和青少年对危险品的认识,避免火源附近存放易燃、易爆物品。对高龄老年人、儿童、癫痫患者或精神障碍者都必须有专人看护。

2. 改善环境　工矿企业、生产车间等场所,不随意存放易燃易爆物品;对易燃易爆物品,应该妥善保管。室内装修时,不使用或者尽可能少地使用可燃、易燃材料。大型公共场所、娱乐场所应该有多个出口,保持安全通道畅通。家庭、单位和公共场所,都应该配备必要的消防设施。

3. 加强院前自救和急救　一旦发生火灾或者烧伤,就应该迅速脱离致伤源,及时脱去燃烧或者热液浸湿的衣服。对热力烧伤,用大量自来水或者清洁的河水、塘水冲洗;对化学烧伤,立即用大量水冲洗;对电烧伤,立即切断电源等。注意保护烧伤创面,防止感染。情况允许时,可以口服糖盐水,预防烧伤性休克。

（三）烧伤性休克的控制

1. 静脉输液,补充血容量 烧伤伤员入院后,应该快速输液。按照每千克体重,每1%的烧伤面积,给予全血或者血浆和生理盐水各1 ml。伤后3~4 h内输入总量的30%,伤后8 h输入总量的60%~65%。24 h内静脉输液总量,成年人最好不超过10 000 ml。第2天再给予第1天液体量的一半。

2. 使用血管活性药物 当血容量已经得到补充,而低血压仍然未能纠正时,可以使用血管活性药物。可以给予多巴胺(dopamine,DA)2~10 μg/(kg·min),或者多巴酚丁胺2.5~10 μg/(kg·min)静脉持续滴注,后者改善左心室功能的作用优于多巴胺。为了增强心肌收缩力,增加心输出量,常用毛花苷C(西地兰)0.4 mg,第1个24 h内共给予1.2 mg,达到饱和量后,每天给予维持量0.4 mg。山莨菪碱20 mg/次,每天3~4次,有利于改善肠道血供。

3. 维持酸碱平衡 烧伤后容易发生酸中毒。纠正酸中毒,可以将5%碳酸氢钠125 ml加在375 ml生理盐水中静脉滴注;然后,根据血气分析和尿的酸碱度,调整碳酸氢钠的用量,常规全天可以输入5%碳酸氢钠250~500 ml。

4. 防止氧自由基损伤 可以使用维生素C和维生素E,防止氧自由基损伤。

5. 对失活组织的处理 切除烧伤焦痂,减少坏死组织释放的毒性物质对脏器细胞的损害。然后给予良好的覆盖,使开放伤变为闭合伤。"休克期"切痂手术,已经成为治疗大面积深度烧伤的常规方法,并且被认为是减轻炎症反应,防治创面侵袭性感染乃至预防严重脓毒血症和多器官功能衰竭发生的关键措施之一。

6. 使用镇静和镇痛药物 休克期出现的烦躁不安,首先应该考虑为血容量不足所致,故慎用镇静剂,以免药物掩盖休克症状。对于伴有剧烈疼痛、难以耐受的伤员,可以选用哌替啶和异丙嗪合剂的一半,肌内注射或者静脉滴注。

7. 应用抗生素 对严重烧伤性休克伤员,应该早期选用广谱抗生素。可以选择抗革兰氏阳性球菌和抗革兰氏阴性杆菌抗生素各一种,预防创面感染和肠道细菌移位(bacterial translocation)。

8. 呼吸功能支持 不少大面积烧伤伤员,除了表面烧伤外,可能存在呼吸道损伤。如果发现有呼吸困难的迹象,应该及早施行气管切开术,给予吸氧,并且做气道护理。如果动脉血氧分压(arterial partial pressure of oxygen,PaO₂)仍然低于正常,或者胸部有环形深度烧伤,应该给予机械通气支持。

9. 预防肾功能不全 当有尿少征象或者有发生肾功能不全的危险时,给予高渗的甘露醇溶液,有溶质性利尿作用。常用20%或者12.5%的溶液100 ml,在30 min内自静脉快速输入。如果血容量已经补足,休克已经纠正,输入后尿量会很快增加。

10. 早期喂养 积极补液抗休克的同时,如果无明显恶心、呕吐症状,应该于伤后6~8 h给予流质,少量多次,每次约50 ml,置胃管后缓慢滴入。第1个24 h给予复力乳等要素饮食或者其他流质饮食500~1 000 ml。

四、突发灾害（地震、工矿事故）伤创伤性休克流行病学特征与预防和控制

（一）地震伤休克流行病学特征与预防和控制

1. 地震伤休克流行病学特征

（1）地震伤休克的致伤因素:地震发生时,房屋倒塌、山体滑坡均可造成人员伤亡。倒塌的房屋墙体、坠落的石块、树木等重物直接作用于人体,可以导致软组织挫伤、多发性骨折、体内脏器损伤、创伤性颅脑损伤,长时间的挤压和掩埋则导致挤压伤甚至挤压综合征(crush syndrome)。青年

男性因缺乏正确的逃生方法而主动从高处跳下,造成高处坠落伤。人员在逃生奔跑中,还容易发生跌倒、扭伤等。对汶川大地震致伤因素的统计学分析表明,房屋垮塌或者石头滚落砸伤的伤员,占伤员总数的60.2%;地震逃生时摔伤的伤员,占伤员总数的16.7%;高处坠落的伤员,占伤员总数的8.3%;交通事故伤占伤员总数的8.3%。

(2)地震伤休克的伤情特点:

1)伤员数量多,伤情复杂,救治难度大:地震发生突然,受伤人员数量多,短时间内出现大量伤员。多个部位受伤,伤情复杂。多发伤发生率高,占汶川大地震伤员的33.7%。伤势严重伤员,大多数合并有呼吸道阻塞、开放性气胸、内脏出血、挤压综合征、气性坏疽等。伤口污染严重,开放性伤口均被污染,有的发生严重感染、组织坏死。很多伤员有心理障碍,情绪不稳定,容易激动、失控,睡眠不佳,心神惶恐。抢救难度大,伤员获救相对滞后。被倒塌建筑物掩埋的伤员很难得到及时救治。道路桥梁的破坏、山体滑坡、泥石流、倒塌建筑物的障碍,直接影响救援人员和物质的及时到达,通讯联络的中断,水、电、气的中断也直接妨碍抢救工作的开展。

2)骨折伤多:汶川大地震的伤员,大多数为骨折伤员,占伤员总数的70.0%。四肢和脊柱骨折多,开放性和粉碎性骨折多。以多发性骨折为主,两个部位以上的损伤或者骨折占54.7%。四川大学华西医院对146例脊柱损伤伤员的临床资料进行流行病学分析,结果表明,导致脊柱损伤的主要原因是重物砸伤,占67.8%;高处坠落伤,占27.4%。骨折类型按Denis分型,爆裂性骨折占54.6%,压缩性骨折占33.6%。受伤部位最多见于胸腰椎,占78.8%。发生脊髓损伤的伤员占45.9%,合并多发的伤员占52.7%,多个椎体损伤的比例高。肋骨骨折常合并血气胸。开放性骨折全部受污染,感染的机会大,不仅有化脓性感染,而且可有厌氧菌感染。

3)挤压伤多:挤压伤和挤压综合征是地震中常见的受伤形式。建筑物、土石方长时间的掩埋、压砸、挤压是主要致伤机制。典型的受累部位有下肢(占74.0%)、上肢(占10.0%)、躯体(占9.0%)。在四川省人民医院收治的2 964例伤员中,挤压伤占23.3%。挤压综合征是挤压伤的全身性表现,发生率为2.0%~15.0%。大约50%的挤压综合征伤员会发生急性肾衰竭,超过一半的挤压综合征伤员需要作骨筋膜切开术治疗。组织严重挤压、缺血坏死、横纹肌溶解,产生的大量肌红蛋白堵塞肾小管,加之已经存在的严重休克,使肾组织血流灌注不足,引发急性肾衰竭。1988年,苏联亚美尼亚地震,挤压综合征占伤员总数的23.9%,伴发急性肾衰竭的伤员占挤压综合征伤员的20.3%;挤压综合征的死亡率为5.0%~7.0%,而伴发急性肾衰竭的死亡率为12.1%。幸存的挤压伤伤员致残率高,截肢率达28.2%,并且有少部分伤截去两个部位以上的肢体,遗留了肢体的功能障碍,需要通过后期的康复治疗进行改善。

4)死亡率高:地震伤伤员在早期大多数死于机体的严重毁损、脑挫裂伤、脑干伤、窒息、心脏大血管伤、高位脊髓伤。数分钟至数小时期间,死亡原因主要是呼吸循环衰竭、不能控制的大失血性休克,严重创伤导致的失血性休克死亡率为30.0%;肢体骨折、疼痛刺激、心力衰竭、缺水、脱水,均可以导致休克,合并有颅腔、胸腔和腹腔脏器损伤时,伤情明显加重。晚期常因严重感染、呼吸循环衰竭、多器官功能衰竭等原因死亡。

2.地震伤休克的预防 加强预报,做好防震工作,是减少人员伤亡的根本措施。根据地理环境、民族风俗等条件差异,做好突发灾害应急预案。广泛开展防震减灾教育,普及逃生知识。增强自我保护意识和自救互救能力。提高房屋结构的抗震性能,注重边坡治理和地基处理。提高突发事件医疗救援能力和速度。一旦发生地震,就地采取应急措施,迅速组织挖掘抢救。面对批量伤员,救治力量要合理分配,尽可能减少突发灾害造成的损失和人员伤亡。

3.地震伤休克的控制 遵循优先救命的原则。对于开放性伤、外出血,立即包扎止血。清除口腔和呼吸道异物,保持呼吸道通畅,充分供氧。对创伤性颅脑损伤伤员,给予甘露醇、激素治疗,解除过高的颅内压。对血气胸伤员实施胸腔闭式引流术,保持引流管通畅,解除心脏压塞(cardiac tamponade)。固定四肢骨折,对挤压综合征伤员,紧急切开筋膜间隙减压,有条件时可以进行血液透析。快速建立多条静脉通道,及时补充液体,纠正休克。迅速查明休克出血原因,及时施行肝修补、脾切除、骨盆固定等急救止血手术。重视伤口清创、换药,有针对性地抗感染治疗。

（二）工矿事故伤休克流行病学特征与预防和控制

1.工矿事故伤休克流行病学特征

（1）工矿事故伤休克的致伤因素:在工矿事故伤中,煤矿创伤居首位,而且以井下伤为主,具有明显的行业特点。煤矿矿井是有潜在透水、大面积冒顶塌方、片帮和渣块落下等危险,以及煤尘和瓦斯含量高的工作环境。煤壁塌方、矿石砸伤、机械事故导致的挤压伤,是主要致伤因素。瓦斯爆炸,伤及多人,常常导致极为严重的致死后果。山西省阳泉煤业集团总医院收治煤矿创伤 2 321 例,其中,井下冒顶塌方致伤的伤员占 33.1%,运输提升事故致伤的伤员占 30.0%,机组事故致伤的伤员占 10.7%。煤炭生产受井下自然条件的影响,采掘工作面变化大、工种多,煤层顶板的牢固性和地质条件各异,井下通风、照明、煤尘、湿度、炮声、炮烟、机械声和其他噪声,都会影响矿工的视力、听力和精神状态。这些环境和生产上的不良因素,是促成煤矿创伤发生的客观因素。企业管理不良,安全生产措施不力,规章制度执行的不严格,煤矿工人对机械性能掌握不够,甚至冒险违章操作等,是造成工矿事故伤的主观因素。

（2）工矿事故伤休克的伤情特点:煤矿创伤以青壮年男性为主,其中 20~30 岁占 43.5%,30~40 岁占 31.2%。井下采掘工占 36.0%,运输工占 32.9%,选煤工占 9.3%。一年中,7~9 月份和 12~1 月份,创伤发生率最高,分别为 41.2% 与 32.5%。一天中,凌晨 2:00~6:00 事故发生多,占 59.7%。系统创伤以骨折为主,占全部创伤的 69%,居第一位。骨折部位以下肢、脊柱和头颅、肋骨为主,四肢骨折占 26.1%。砸伤和挤压伤占全部伤员的 56.5%,多发伤占 15.2%。创伤性休克发生率达 29.6%。死亡原因中,严重颅脑损伤占 39.3%,严重大出血休克占 26.2%,感染和多器官功能衰竭占 27.9%。煤矿爆炸不仅是瓦斯爆炸,还包括煤尘爆炸,煤尘不完全燃烧产生大量的 CO,空气浓度可达 2.0%~3.0%。煤矿爆炸烧伤为烧冲复合伤,兼有冲击伤、体表和呼吸道烧伤以及有害气体中毒。吸入性损伤发生率高达 80.0%,容易发生突发性呼吸困难、肺水肿等。休克发生率高,可达 33.9%。创面污染严重,爆炸时煤尘嵌入皮内,"黏焦"紧贴皮肤,清创困难。死亡率高,对 1 738 例烧伤伤员的统计表明,煤矿爆炸烧伤死亡率为 22.7%。

2.工矿事故伤休克的预防　必须加强领导,树立安全生产的指导思想。采取科学管理方法,文明生产。完善各项操作规程,进行安全监督,不断消除事故隐患。加强青壮年矿工的岗前培训和岗位教育,提高安全意识和技术水平,增强矿工自救、互救能力。改善煤矿生产环境,适时调整工作时间。

3.工矿事故伤休克的控制　尽早使伤员脱离现场,安置在通风处。保持呼吸道通畅,充分供氧。止血和保护创面。四肢骨折用夹板固定;胸腰椎损伤用胸腹带或者真空夹板固定,使用平板或者铲式担架搬运,避免脊柱的任何扭曲。抗休克治疗以输注平衡盐溶液为首选,注意输液速度,兼顾肺部冲击伤、呼吸道灼伤等因素,积极防治肺水肿。尽早施行清创术和切削痂植皮术,及时封闭创面,控制感染。

五、其他创伤性休克流行病学特征与预防和控制

（一）坠落伤休克流行病学特征与预防和控制

1.坠落伤休克的流行病学特征

（1）坠落伤和坠落伤休克的发生率:在我国,坠落伤占创伤死亡的 26.8%。近年来,随着建筑业的发展,社会、生活压力增加,坠落伤的发生率呈明显上升趋势。原中国人民解放军第 44 医院对 250 例高处坠落伤伤员的分析表明,坠落伤休克发生率高,占全部伤员的 65.2%。在美国,2000—2011 年,住院的创伤伤员中,坠落是致伤的主要原因,占全部创伤的 47.3%,占严重创伤的 26.5%。英联邦院前创伤资料、西班牙院前创伤资料、德国创伤资料表明,从 2 m 以上的高处坠落是导致创伤性心脏骤停的第二位原因。在挪威,对 1998—2007 年、年龄在 16~66 岁、与创伤相关

的死亡者进行分析的结果表明,坠落伤的院前死亡率为51%。在印度,51.1%的脊柱损伤是由从高处坠落所致。

(2)坠落伤的年龄、性别和职业分布:男性青壮年占大多数,高峰年龄在25~40岁,其次是15岁以下青少年。男性多于女性,男女比例为4.9∶1。成年人坠落伤大多数与所从事的职业有关,主要为建筑工人、电工、漆工和装修工,通常为意外事故。重庆市急救中心报道,高处作业占坠落伤的42.7%。非职业坠落伤一般与社会经济因素或者精神因素有关,主要为跳楼自杀或者酗酒后坠落。女性坠落伤大多数见于意外事故和自杀。儿童坠落伤大部分是男孩,主要是意外事故,发生地点一般在窗口、阳台、楼梯、房顶、树上或者围墙顶,坠落高度大多数在8 m以下,以头部着地最为常见。儿童坠落伤占全部坠落伤的28.0%。

(3)坠落伤的发生时间:坠落伤最常发生在夏季,高峰期在7月份,其次是秋季。坠落伤多见于白天,这与人们白天活动较多有关,白天工作时意外事故也比较多。一天中,以15∶00~16∶00为高峰时段,可能与人们在这一时间段比较疲劳、注意力不集中有关。少部分坠落伤发生在夜晚,与暴力事故、酗酒有关。自杀性坠落伤大多数发生在夜晚,83.2%的自杀发生在伤员自家的窗户、屋顶或者阳台。

(4)坠落伤的伤情特点:坠落伤大多数为严重伤、多发伤。颅脑是最常见的损伤部位,其次是骨折。骨折可以发生在身体各个部位,以四肢骨折和(或)脊柱损伤合并颅脑损伤、内脏破裂、肋骨骨折、骨盆骨折多见。脊柱脊髓损伤最常见的部位是胸腰椎结合部。损伤部位多,闭合伤与开放伤同时存在,体表损伤较轻微而体内损伤严重是坠落伤的重要特征。颅脑创伤、失血性休克是早期死亡原因,伤员在后期主要死于多器官功能衰竭。

2.坠落伤休克的预防 对于高危职业人群,进行安全知识、安全常识、各项安全规章制度教育,使其全面掌握安全防护知识,增强安全作业和自我保护意识,杜绝违章施工行为。对高处作业人员定期进行各工种操作规程和专业技术培训。加强安全管理,制定安全作业、安全技术措施,强化各级人员安全责任制落实。合理安排工作任务,避免人员过度集中、劳动强度过大,夜间作业要有充足照明,夏季高温季节做好防暑降温工作,冬季做好防冻、防滑工作,禁止在大雨、大雾、大雪、6级以上大风等恶劣天气下进行高处作业。高处作业人员严格执行安全操作规程,作业时佩戴安全保护装置或者设置安全防护网。做好学龄前儿童、学龄儿童及其父母的安全教育。家庭、学校、社会加强横向协作,齐抓共管。特别要注意窗口、楼梯、阳台坠落的危险。改善住宅条件,在儿童居住的房间窗口设置防护装置,楼梯设置栅栏。对于老年人,改进家庭环境,如楼梯高度设置适当,选用防滑地板,在浴室和楼梯安装扶手等。

3.坠落伤休克的控制 尽快明确诊断,立即进行必要的伤口包扎、止血。脊柱骨折伤员应该平卧在硬板上,四肢骨折伤员应该尽量减少搬动,并给予适当固定。保持呼吸道的通畅,吸氧。建立2~3条静脉通道,快速输注乳酸林格液或者5%葡萄糖溶液。对休克不能迅速纠正、血压不能回升的伤员,要查找有无内出血,如果有内出血,则应该尽快手术止血。对颅脑损伤合并颅内压升高的伤员,可以快速静脉滴注20%甘露醇或者与呋塞米(速尿)交替使用;对颅内血肿,应该尽早开颅减压,清除血肿。对胸腔开放性损伤的伤员,要迅速予以封闭;对血气胸伤员,应该施行胸腔闭式引流。有腹部伤伴内出血的伤员,应该在抗休克的同时,积极进行急诊剖腹探查术止血。注意严重骨盆骨折引起的休克。

(二)锐器伤休克流行病学特征与预防和控制

1.锐器伤休克流行病学特征 锐器伤损伤脏器多,伤道复杂,伤势重,休克发生早、发生率高。

(1)胸部锐器伤休克:胸部锐器伤伤员占胸外伤住院伤员的41.8%。胸部开放性锐器伤常合并休克,发生率可以高达55.6%;除大量失血、心包压塞外,呼吸循环功能紊乱、张力性气胸、疼痛、其他部位合并伤、现场处理不当、转运途中颠簸、劳累等均可以导致休克。心脏刀刺伤是城市中最多见的心脏外伤,病情危重,发展迅速,伤员通常死于大出血和急性心包压塞,总死亡率为10%~42%。

（2）腹部锐器伤休克：腹部刀刺伤是开放性腹部外伤最常见的原因，具有突发性和损伤不确定性的特点，甚至同时伴有胸部损伤，大多数需要手术探查治疗。腹部刀刺穿通伤，大量出血、血腹、腹膜后血肿，休克发生率可以高达44.0%。

（3）胸腹部联合锐器伤休克：在我国，有报道，胸腹部联合锐器伤伤员的休克发生率高达81.8%。摩洛哥赛达特哈桑二世医院收治的227例腹部刀刺伤伤员的临床资料表明，胸腹部联合伤组的休克发生率、术后并发症发生率、死亡率分别为52.8%、43.4%、11.3%，单纯腹部损伤组分别为23.6%、28.7%、2.3%；腹部多处损伤亚组的休克发生率、术后并发症发生率、死亡率分别为31.3%、36.2%、4.2%，腹部单处损伤亚组分别为20.6%、25.2%、1.6%。胸腹部联合伤伤员病情危重，死亡率高，需要及时手术干预；腹部多处损伤伤员的保守治疗效果不佳，也需要及时施行手术治疗；部分腹部开放性单发刀伤可以在严密、动态监测下，通过保守治疗得以痊愈。

（4）臀部锐器伤休克：臀部刀刺伤通常合并有臀深部的臀上、下动静脉损伤，血管断端缩回盆腔，导致大出血休克。失血性休克发生率可达47.8%。

2. 锐器伤休克的预防和控制　预防锐器伤休克的根本措施是制止暴力的发生。对于锐器伤休克的控制，遵循"先重后轻，轻重兼顾"的治疗原则，迅速明确伤情，果断手术抢救。对于有严重血气胸和腹部损伤的伤员，宜先开胸再行剖腹手术。手术目的是止血、修复或者切除损伤的脏器，清除血肿、减压等。对臀部刀刺伤，首先用纱布填塞伤口，绷带加压包扎，积极抗休克治疗，静脉输液、输血扩容，吸氧；急诊清创，伤口探查止血。

（三）咬伤和蜇伤休克流行病学特征与预防和控制

动物咬伤、蜇伤在日常生活中常有发生，主要是通过咬蜇的机械力作用、毒素和继发性感染使人体受伤，严重时可以导致休克、伤残甚至死亡。

1. 毒蛇咬伤休克流行病学特征与预防和控制

（1）毒蛇咬伤休克流行病学特征：毒蛇咬伤是热带和亚热带地区较严重的伤害。每年夏、秋季节，都会发生毒蛇咬伤事件，以6~8月份多见，白天比晚上发生率高，通常男性多于女性，以15~55岁的青壮年居多。咬伤部位以下肢为主，而在卖蛇从业人员中，以上肢更为多见。蛇毒可以分为神经毒、血液毒、混合毒。蛇毒除可以引起局部组织损伤外，对心血管系统、血液系统、神经系统和呼吸系统均能够产生明显的毒性作用。毒蛇咬伤后，其毒液进入人体血液循环中，严重时可以导致中毒性休克而死亡。如果局部伤口感染，可以导致感染性/脓毒症休克。

（2）毒蛇咬伤休克的预防和控制：用止血带在伤口的上端绑扎，待排毒处理后解除绑扎。将伤口做"十"字切开排毒，用3%过氧化氢溶液、生理盐水或者0.1%高锰酸钾溶液反复冲洗伤口，彻底清创。肌内注射肾上腺素。静脉注射肾上腺皮质激素，通常用氢化可的松。静脉注射抗蛇毒血清，使用原则是早期和足量。保持呼吸道通畅，给予高流量吸氧。积极补充血容量，改善微循环，纠正水、电解质酸碱平衡紊乱。使用抗生素控制感染。

2. 毒蜂蜇伤休克流行病学特征与预防和控制

（1）毒蜂蜇伤休克流行病学特征：毒蜂蜇伤好发于高山和丘陵地区，在我国南方农村较为常见，大多数发生在夏、秋季节。职业养蜂人容易受伤，儿童因户外活动机会多、容易受伤。蜂毒储存在毒囊中，由蜇针排出，蜇伤人体皮肤后，注入毒素而引起局部或者全身反应，一般轻者只表现为局部红肿、疼痛和瘙痒。严重者可以出现过敏反应，通常发生在蜇伤后数分钟到几小时内，表现为急性喉头水肿、肺水肿、过敏性休克、急性肾衰竭，死亡率可以达12.9%。2013年夏、秋季节，陕西省安康地区群蜂蜇伤暴发流行，导致数千人伤亡。

（2）毒蜂蜇伤休克的预防和控制：野外作业人员在夏、秋季节都要警惕毒蜂蜇伤。避免在有蜂巢的树下休息，穿深色长袖衣裤，戴帽子。不要在无防范措施的情况下捅马蜂巢。如果被蜂群攻击，应该尽快用衣物包裹暴露部位，蹲伏不动，不要迅速奔跑，更不要反复扑打或者驱赶蜂群。部队在野外训练、作业时，应该注意加强个人防护，要尽量穿长袖衣裤，扣紧袖口、裤口的衣扣。一旦被毒蜂蜇伤，要立即离开现场，及时用镊子或者针尖取出尾刺和毒囊，冲洗伤口。常规抗过敏、抗休克、抗感染、维持器官功能治疗。

3.毒蜘蛛咬伤休克流行病学特征与预防和控制

(1)毒蜘蛛咬伤休克流行病学特征:在我国,毒蜘蛛常见于新疆维吾尔自治区境内,生活在河滩和戈壁草丛中。7~8月份是毒蜘蛛的繁殖季节,这一时期毒液的毒力最强,受到侵扰时最容易咬伤人,7月份发病率最高。毒蜘蛛咬伤后,其毒素可以通过血液和淋巴循环,作用于神经系统、循环系统而引起局部或者全身症状。其中,神经系统中毒型最为常见,占66.7%;中毒性心肌炎型占33.3%,可以导致心源性休克。

(2)毒蜘蛛咬伤休克的预防和控制:在野外驻训、施工过程中,可以采用人工捕杀或者药物喷洒,杀灭毒蜘蛛。在训练、作业时,要扎好领口、袖口、裤口,穿高腰鞋。被毒蜘蛛咬伤后,伤员要保持镇静、肢体制动、减少毒素吸收和扩散。伤口局部切开,用3%过氧化氢溶液、生理盐水或者0.1%高锰酸钾溶液反复冲洗伤口,甘草粉加冰片外敷。静脉滴注地塞米松或者氢化可的松,注射高价抗毒血清。应用阿托品、山莨菪碱缓解神经中毒症状。对于发生心功能衰竭的伤员,给予强心、利尿、抗心律失常治疗。

4.蚂蚁咬伤休克流行病学特征与预防和控制

(1)蚂蚁咬伤休克流行病学特征:蚂蚁咬伤在我国农村多见。对广东省东莞市石排镇田寮村居民的调查结果表明,有32.4%的人曾经被红火蚁咬伤过。其中,男性被咬伤率为30.8%,女性被咬伤率为34.2%,40岁以上成年人被咬伤率最高。从职业分布来看,农民被咬伤率最高,达44.1%;其次是学生,为30.9%;再次为工人,达22.7%;其他人员为20.0%。伤员大多数是从事绿化和田间劳动的人员,咬伤部位以四肢为主,占84.0%。蚂蚁咬伤后,蚁酸进入人体,引起一系列酶促反应。咬伤后的临床表现主要为局部痒痛、红肿。严重者可以出现皮肤瘙痒、皮疹、头晕、心悸、血压下降等过敏性休克症状。

(2)蚂蚁咬伤休克的预防和控制:加强宣传教育,提高防范意识。在开展田间、建筑工地、绿化带等户外作业时,要做好个人防护。部队在野外训练时,要注意防范蚂蚁咬伤。蚂蚁咬伤后,要立即清洗叮咬部位,使用含皮质类固醇(corticosteroid)类激素的软膏涂抹伤处。出现全身皮肤发红、心悸、晕厥等全身性过敏反应症状时,立即给予吸氧,口服氯苯那敏,皮下注射盐酸肾上腺素。建立静脉通道,静脉注射地塞米松,静脉滴注多巴胺维持血压。

5.海蜇蜇伤休克流行病学特征与预防和控制

(1)海蜇蜇伤休克流行病学特征:海蜇蜇伤通常发生在海滨游泳场或者部队海训基地。每年7月末至10月初,正值游泳时节,成熟的海蜇浮游于水面上,容易蜇伤人体。海蜇的触手上有大量刺胞,内含毒液。当人体接触海蜇触手时,刺胞刺入皮肤,引起刺胞皮炎,发生过敏样反应,可以在几分钟内出现晕厥和休克,皮肤由苍白变为发绀,短时间内即可导致死亡。近20多年来,我国沿海旅游地区,有2 200多例海蜇蜇伤事件发生,其中13例死亡,死因均为蜇伤后过敏性休克。据估计,在澳大利亚海岸,每年大约有1万人被海蜇蜇伤。

(2)海蜇蜇伤休克的预防和控制:海滨游泳场或者部队海训基地应该设立明确的安全警示,禁止在浴场外游泳、玩水,避免雨后下海游泳。进入海滨游泳场游泳或者部队海训基地训练前,应该做好防害的科普宣传工作,提高自我防护的知识和能力。海滨游泳场或者部队海训基地均应该设置拦截设施,例如,防鲨网、浒苔拦截网等。海上作业人员要带防护工具,不要直接接触海蜇。遇到海蜇时,不能直接用手抓或者捞取。有条件时,可以携带防护剂。在海边一旦被海蜇蜇伤,应该尽快使用衣服等擦去黏附在皮肤上的触手或者毒液,不要直接用手摩擦被蜇部位。用生理盐水冲洗蜇伤处,局部涂抹糖皮质激素软膏。给予伤员面罩吸氧,改善缺氧状态。肌内、皮下注射或者静脉滴注肾上腺素。静脉滴注糖皮质激素。氯雷他定、西替利嗪、阿司咪唑等抗过敏治疗。疼痛剧烈时,使用吗啡、哌替啶等镇痛。严重肌肉痉挛时,给予地西泮等镇静药物。

第五节 创伤性休克的三级预防

一、创伤性休克的一级预防

创伤性休克的一级预防(primary prevention)是指政府、社会、家庭和个人通过采取各种措施,阻止创伤性休克的出现和流行、降低创伤性休克的发生率。创伤性休克的一级预防是国家公共卫生和健康促进事业的重要组成部分。

(一)主动预防

主动预防是指通过宣传、教育和训练,提高居民的认识,培养安全观念,改变危险行为,学会自救、互救和躲避危险的技能等。政府在全社会范围内,通过电视、广播、报纸、杂志等多媒体形式,广泛开展创伤预防知识传播。针对全人群,例如,社区居民、工厂里的所有职工、学校中的所有师生,开展创伤预防的健康教育,提高全民对创伤危害和预防创伤重要性的认识,进而提高每个人的创伤预防意识,加强自我保护。对于有可能发生创伤的高危险人群,有针对性地开展创伤预防教育和培训,例如,对驾驶员的安全培训。在美国,酒精教育已经列入驾驶员职业教育的内容。对学校学生进行防火、交通安全、防电等方面的专题教育,可以降低这些创伤易发人群的暴露危险。应该从小时候就开始培养和学习应急知识和技能,逃生本领和急救知识,幼儿园、小学、中学甚至大学都应该有相关知识和技能的训练课程。

主动预防要求个体主动采取措施,在每次暴露于危险因素时,都实施安全行为。例如,行人在大街上主动走人行道;工人在作业时,戴安全帽、穿防护服或者防护背心;机动车司机和前排乘客在行驶过程中,使用安全带;摩托车驾驶员在行驶过程中,使用摩托车头盔;儿童不穿易燃衣料缝制的睡衣,以免发生火灾烧伤;战斗人员在作战时,戴头盔、穿防弹衣等。

(二)被动预防

被动预防是通过政府立法,各业务部门从环境、工程、技术、装备到产品的设计阶段,充分考虑到创伤和安全问题,从根本上消除创伤隐患、危险环境和危险因素。政府通过制定法律法规、政策或者指南,并且采取措施,防止可能引发创伤性休克的各种危险因素的出现。环境、个体行为和产品设计等都可以通过立法来改变。各地区和部门针对主要的危险因素和可能发生的创伤事件,制订符合实际、切实可行的创伤预防方案和控制措施,从政策上和财政上给予保证,把创伤预防作为政府行为来贯彻落实。

被动预防是自动发挥作用的措施。政府把创伤预防纳入企业政策,企业通过工程技术解决办法,提供安全的工作和生产环境,例如,在建筑工地设置安全网,有效地预防工作场所发生创伤和创伤性休克。政府通过立法,减少危险因素产生。例如,禁止生产危险物品烟花爆竹等,限制私藏枪支和使用猎枪,交通法规限制行车速度。在时间和空间上与危险因素隔开。例如,机动车、自行车、行人分道行驶,在儿童娱乐、运动场所安装防护设备,在火炉周围设置护栏,用绝缘材料把电缆与行人隔开。预防危险因素的产品设计。例如,在车辆设计中改善刹车、安装安全气囊和缓冲垫,加固汽车油箱、防漏防爆,在枪支上安装保险装置,隔热包装发热、发烫的物品,在浴盆、浴室安装防滑装置。被动预防比主动预防更有效。

二、创伤性休克的二级预防

创伤性休克的二级预防(secondary prevention)是指在创伤性休克发生时,采取自救互救、院前急救、院内抢救和治疗,最大限度地降低创伤性休克的死亡率和致残率。国家建立突发公共卫生事件应急医疗救护系统,各地区成立"120"院前急救指挥中心,建立医疗急救通信网络,按区域设立创伤急救中心,这是承担突发公共卫生事件应急医疗救护的主要力量。

一旦突发创伤和创伤性休克事件,伤员和现场人员应该立即采取自救、互救的方式,进行一些紧急处置,包括止血、包扎、骨折固定、人工呼吸、心脏按压等急救措施。院前急救指挥中心按照就近派遣原则,调度急救医护人员第一时间赶赴现场,对伤员实施紧急救治。保持呼吸道通畅,充分供氧;现场心肺复苏;静脉快速输液,抗休克治疗。及时将伤员转运至当地的创伤中心治疗。院前急救的时效性和高质量是降低创伤性休克伤员死亡率和减少后遗残疾的重要保证。

医院在接受救治任务后,迅速集结各类人员到位,按创伤处置应急预案分组,可以分为指挥组、分类组、生命体征监测组、创伤急救组、休克复苏组、后送组、手术组等。对伤情危重、生命体征不平稳、有内出血的伤员,及时施行急诊手术止血;根据各伤员的具体情况,进行有针对性的治疗;加强监护,积极抗感染,防治并发症;严密观察伤情变化,及时发现隐匿性伤情,尤其是迟发性内脏出血、重要脏器的损伤等。近年来,西方发达国家虽然创伤和创伤性休克发生率在增加,但是死亡率却在明显下降,说明二级预防在创伤和创伤性休克的控制中发挥重要作用。

三、创伤性休克的三级预防

创伤性休克的三级预防(tertiary prevention)是使创伤性休克伤员恢复正常功能、早日康复,使残疾人员得到良好的医治和照顾。对伤员已经发生的残疾进行康复治疗,最大限度地恢复个人的机体功能和社会功能,提高生活质量,延长寿命。创伤性休克三级预防的目的是降低创伤性休克给个人、家庭和社会带来的负担。城乡基层卫生组织承担创伤性休克三级预防的任务。随着我国城市社区卫生服务工作的逐步完善,农村初级卫生保健机构的建立,为创伤性休克的三级预防提供了良好的条件。

创伤性休克的三级预防,与康复医学的普及和发展,以及各种社会保障功能等有着密不可分的关系。创伤性休克伤员的康复,首先是体能康复,通过加强营养和耐力训练,使体力恢复到正常或者接近正常;其次是功能康复,通过功能训练,伤员能够生活自理、恢复正常工作;再次是心理康复,通过心理咨询和心理疏导,减轻伤员创伤后心理应激反应和创伤后应激障碍。对于严重烧伤性休克伤员,还有容貌康复,通过整容和康复治疗,使伤员能够迈出家门,走向社会。通过康复治疗,使伤员从身体上、精神上、职业上、社会活动上得到最大限度的恢复,重新回归社会,把创伤性休克的损失降低到最低程度。

参考文献

[1] 詹思延,叶冬青,谭红专. 流行病学[M]. 北京:人民卫生出版社,2017.

[2] 王声湧. 伤害流行病学[M]. 北京:人民卫生出版社,2003.

[3] 王正国. 外科学与野战外科学[M]. 北京:人民军医出版社,2007.

[4] 付小兵,王正国,李建贤. 中华创伤医学[M]. 北京:人民卫生出版社,2013.

[5] 姚咏明,刘良明,梁华平. 中华战创伤学:第1卷战创伤学总论[M]. 郑州:郑州大学出版社,2016.

[6] 盛志勇. 严重烧伤后多器官功能障碍综合征的防治[J]. 中华烧伤杂志,2000,16(3):133-136.

[7] 吴恒义. 地震伤的特点和救治策略[J]. 创伤外科杂志,2008,10(5):413-415.

[8] 杨大明,李世波,张彪,等. 晋城矿区69 749例煤矿井下创伤流行病学调查[J]. 中华创伤杂志,1995,11(3):181.

[9] 谭宗奎,陈庄洪,徐永年,等. 儿童与成人坠落伤致伤规律及特点的比较研究[J]. 中华创伤杂

志,1998,14(6):400-401.

[10]李新平,邹建华,杜巴巴·哈桑,等. 不同类型腹部刀刺伤的临床特点和预后[J]. 上海医学, 2014,37(7):614-617.

[11]BRADLEY M,NEALEIGH M,OH J S,et al. Combat casualty care and lessons learned from the past 100 years of war[J]. Current Problems in Surgery,2017,54(6):315-351.

[12]ESKRIDGE S L,MACERA C A,GALARNEAU M R,et al. Injuries from combat explosions in Iraq: Injury type,location,and severity[J]. Injury,Int. J. Care Injured,2012,43(10):1678-1682.

[13]FULLER G,BOUAMRA O,WOODFORD M,et al. Recent massive blood transfusion practice in England and Wales:view from a trauma registry[J]. Emerg Med J,2012,29(2):118-123.

[14]VAN DONGEN TTCF,IDENBURG FJ,TAN ECTH,et al. Combat related vascular injuries:dutch experiences from a role 2 MTF in afghanistan[J]. Injury,Int. J. Care Injured,2016,47(1):94-98.

[15]DIMAGGIO C,AYOUNG-CHEE P,SHINSEKI M,et al. Traumatic injury in the united states:inpatient epidemiology 2000—2011[J]. Injury,Int. J. Care Injured,2016,47(7):1393-1403.

[16]BERANGER F,LESQUEN HD,AOUN O,et al. Management of war-related vascular wounds in french role 3 hospital during the afghan campaign[J]. Injury,Int. J. Care Injured,2017,48(9): 1906-1910.

[17]IQBAL T,SAAIQ M,ALI Z. Epidemiology and outcome of burns:early experience at the country's first national burns centre[J]. Burns,2013,39(2):358-362.

[18]PECK M D. Epidemiology of burns throughout the world. Part I:distribution and risk factors[J]. Burns,2011,37(7):1087-1100.

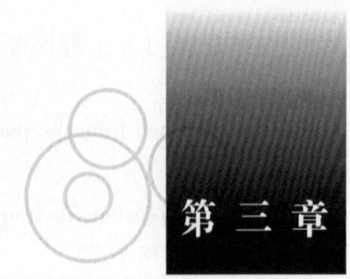

第三章　创伤性休克研究方法学

杨光明

创伤已经成为40岁以下青壮年人群的首位死亡原因。随着现代社会的快速发展,交通事故、工业事故和意外事件的发生率居高不下,创伤导致的伤死率在全世界范围内呈现不断上升的趋势。如何提高创伤的救治水平,是我们当前面临的巨大挑战。

休克是由于各种严重致伤或致病因素导致机体有效循环血量不足、组织血流灌注减少,使重要生命器官发生缺血缺氧、功能紊乱和细胞代谢障碍的一种综合征。创伤性休克在临床非常常见,它不仅是严重创伤后早期死亡的重要原因,还使患者发生继发性感染性/脓毒症休克和多器官功能障碍的风险显著升高。因此,加强创伤性休克的防治研究,对于提高创伤救治的整体水平有重要意义。

第一节　创伤性休克的致伤因素和临床类型

一、创伤性休克的致伤因素

创伤性休克发生在严重创伤后,由于创伤的致伤因素众多,因此创伤性休克发生发展的病理生理机制更为复杂、临床表现更为多变。创伤性休克在平时多见于交通事故,工矿事故,各种自然灾害如地震、海啸、泥石流等;在战时多见于枪弹伤、爆炸伤、冲击伤等;在特殊环境中发生创伤更易引起休克,且病情更为严重,包括高原、高寒地区、高热沙漠、海洋环境等。创伤性休克的致伤因素可以是单一伤或复合伤,但临床上常见为多种因素的综合作用。

二、创伤性休克的临床类型

休克的分类方法很多,一般临床上按病因将其分为以下类型:低血容量性休克(hypovolemic shock)、感染性/脓毒症休克(infectious or septic shock)、心源性休克、过敏性休克和神经源性休克。创伤性休克多为失血性休克伴有不同类型的组织损伤,机体处于低灌注、高应激状态,临床主要表现为以下类型。

1. 创伤后低血容量性休克　创伤后低血容量性休克是最常见的创伤性休克类型,其中以失血性休克最多。主要原因是创伤引起大血管损伤、内脏破裂、骨盆骨折,导致大量失血;大面积烧伤导致大量失液和渗出;软组织广泛损伤后血浆大量外渗到组织间隙等。

2. 创伤后感染性/脓毒症休克　创伤后感染性/脓毒症休克是创伤患者中晚期常见的并发症和主要的死亡原因,与创伤后机体防御功能降低及细菌入侵和释放的内毒素或外毒素有关。在发生创伤失血性休克的患者接受充分的液体复苏和输血后,在无明显感染病灶的情况下,患者仍有可能发生脓毒症(sepsis)和感染性/脓毒症休克。

3.创伤后心源性休克　创伤后心源性休克是创伤导致心脏收缩/舒张功能障碍,心输出量急剧减少所引起的休克。常见于血气胸或反常呼吸致胸膜腔内压(intrapleural pressure;俗称胸内压)增高、心脏压塞或大面积心肌挫伤等情况。

4.创伤后神经源性休克　创伤后神经源性休克是由于颅脑伤、脊髓损伤或创伤引起的剧烈疼痛,影响血管运动中枢或外周神经对血管的调节功能,外周血管扩张,有效循环血量相对不足而导致休克。

由于创伤后失血性休克和感染性/脓毒症休克是主要的创伤性休克类型,临床专家和研究者们为此建立了多种研究模型,围绕其病理生理过程、发病机制、新的治疗措施开展了大量的研究工作。

第二节　创伤性休克的研究模型

一、创伤性休克模型的类型

创伤医学在近年来得到了迅速发展,国内外专家学者在创伤性休克领域进行了深入的探索,休克的基础理论和临床救治措施都得到了很大发展。为了寻找更有效的救治措施,需要更深入的阐明创伤性休克发生发展的病理生理过程。但是,由于创伤发生的突然性、致伤因素的多样性,以及救治过程差异较大,临床创伤患者的伤情特点和转归各不相同,这为开展随机对照试验(randomized controlled trial,RCT)的临床研究带来了困难,此外临床病例的数量也有限。因此,建立符合临床特征、能够很好模拟创伤性休克损伤的动物研究模型,对于深入研究创伤性休克发生机制和寻找新的治疗靶点具有重要意义。

由于创伤的致伤因素众多,明确影响疾病发展和转归的主要因素,并以此来建立研究模型是保证研究科学有效的关键。失血性休克是创伤患者死亡的主要原因之一。美军对10年间4 596例战伤死亡病例的分析显示,战伤死亡人员中约有25%是有希望挽救的(可预防性死亡),失血性休克是早期救治的重点。另一项统计资料显示,尽管目前急救止血技术有了很大发展,失血仍然是创伤后可预防性死亡的首位死因(约占与创伤相关的死亡的40%)。因此,创伤失血性休克(trauma induced hemorrhagic shock)模型是研究最为广泛和深入的模型,目前创伤失血性休克模型主要包括:控制性失血模型、非控制性失血模型,以及复合模型。另一个常用模型是创伤后感染性/脓毒症休克模型,因为创伤感染和炎症反应导致的脓毒症和感染性/脓毒症休克是创伤中晚期常见的并发症和主要的死亡原因。根据临床上常见的创伤损伤的性质和部位,研究模型中采用致伤因素主要包括:软组织损伤、骨折、器官损伤,以及复合损伤。此外,近年来急性创伤性凝血病(acute traumatic coagulopathy,ATC)受到了广泛关注,统计资料表明,大约有25%的严重创伤患者在发生持续性大出血的同时伴有ATC,这类患者在伤后24 h内的死亡风险升高了5倍,而幸存者也有较高的发生器官功能障碍和脓毒症的风险,死亡率高达67%。因此,如何建立符合临床特征的创伤性休克凝血病模型也是当前关注的热点问题。

目前常用的创伤性休克研究模型主要包括以下类型。

(一)创伤失血性休克模型

1.控制性失血性休克模型　控制性失血性休克(controlled hemorrhagic shock)模型分为固定血压失血模型和固定失血量模型,即通过放血至预设血压或者失血量为预估总血容量的一定比例。

(1)固定血压失血模型:固定血压失血(fixed-pressure hemorrhage,FPH)模型也称为Wiggers模型。制备模型时首先对动物完成必要的手术操作,使用具有适宜的管径、硬度、弹性和柔软性,且管壁光滑的无菌血管导管,将导管插入动物动脉或静脉血管(图 3-1)。常用方式是采用同侧股动、静脉插管,经股动脉放血和观察血压变化、经股静脉给药和液体复苏,另外根据检测需要可行颈动、静脉插管,用于监测血流动力学等指标。通过放血使平均动脉压(mean arterial pressure,MAP)降至较低的水平,并维持在固定的低血压水平一定的时间。常用的低血压标准为 4.00 ~ 5.33 kPa(30 ~ 40 mmHg),维持时间控制在 30 min ~ 3 h 之间,根据实验需求也有采用略高的血压水平或更长的维持时间。在血压维持过程中通过放血和回输以维持稳定的低血压水平。现有的研究证实,FPH 模型是一种简便易行、稳定可靠的休克模型,能够很好地控制失血程度和持续时间,并且通过调节血压水平和维持时间能够诱导不同程度的休克状态。但是,FPH 模型存在以下问题:一是在模型制备过程中,为了使血压保持稳定,需要在血压降低时回输血液或其他液体,这可能会干扰对后续治疗效果的评估;二是血管导管和动物需要肝素化抗凝以预防血栓形成,这可能会影响机体凝血功能和创伤后凝血病的发生发展(图 3-1)。

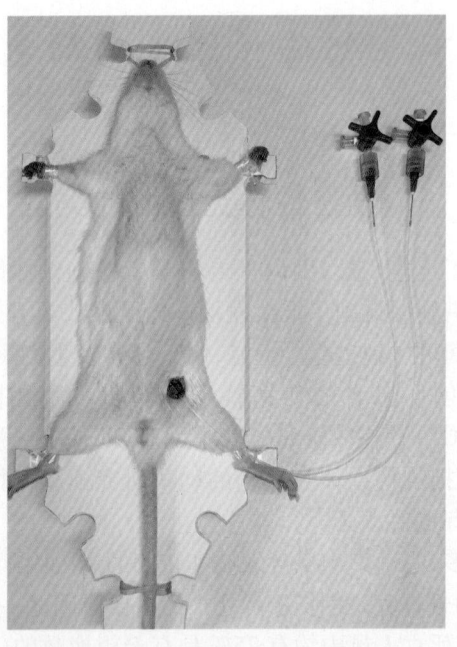

A

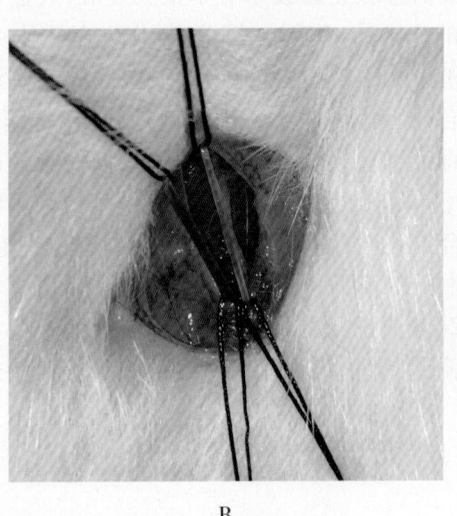

B

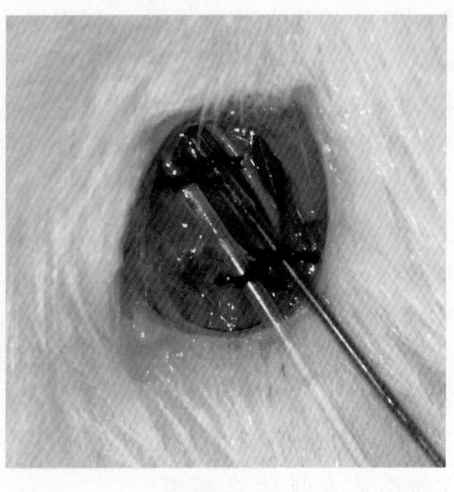

C

A. 插管完成图;B. 暴露股动脉和股静脉;C. 将无菌导管分别插入股动脉和股静脉。

图 3-1 大鼠股动静脉插管示意

（2）固定失血量模型：在完成手术操作后，在一定时间内持续放血，使失血量为全血量的固定比例（常用30%~60%），达到诱导休克的目的。固定失血量（fixed-volume hemorrhage，FVH）模型能够较直观地通过失血量的多少来制备不同严重程度的休克模型，与临床患者的休克分度有较好的可比性。根据临床经验粗略分类，创伤患者的失血量在20%、35%、45%时，发生休克的程度分别为轻度、中度、重度；与此对应的，在实验研究中，常采用失血量为全血量的35%、45%、55%来建立中度、重度和极重度的休克模型。FVH模型被广泛用于休克后复苏方案的研究。常用的实验动物是猪，因为其多项生理学指标与人类相似度很高。临床资料显示，当创伤患者的失血量超过全身循环血量的40%，死亡率超过30%。实验研究表明，在FVH猪模型中，失血量为30%~60%时，死亡率超过20%。其他的FVH模型还包括：FVH大鼠模型，多用于复苏后生存情况和神经功能预后的研究；FVH家兔模型，用于凝血功能的研究；FVH小鼠模型，用于创伤后炎症反应的研究。但是，FVH模型的缺点在于：①固定失血量诱导的休克模型的严重程度的稳定性容易受到多种因素的影响，如动物个体因素、造模时放血速度和时间等。②全血量通常依据体重来估算，不同实验中的动物体重差异较大，计算得到的血量相差很大。

2. 非控制失血性休克模型　近年来随着研究的深入，人们认识到临床上创伤失血性休克大多为非控制性出血休克，即患者在接受确定性止血的外科手术治疗之前处于活动性出血的状态下。而基于控制性失血性休克模型的传统的快速恢复血压的复苏方案，给临床创伤性休克患者带来更多的不良作用。因此，临床和实验研究基于非控制失血性休克（uncontrolled hemorrhagic shock，UHS）模型进行大量工作，并提出了新的复苏理念和治疗措施。常用的UHS模型包括：①实质脏器损伤，通常采用肝、脾的撕裂伤或碎裂伤；②穿刺性损伤；③部分或完全的大血管横断术；④在啮齿类动物（如大、小鼠）采用末端（如尾部）切断术。常用的实验动物有猪、羊、犬、啮齿类和灵长类动物。UHS猪模型常用于复苏方案、凝血功能和治疗措施的研究。近年来UHS啮齿类动物模型的应用更加广泛，主要原因是研究成本相对较低、实验操作较易、能够开展大样本量研究。与控制性失血性休克模型相比，UHS模型更符合临床特征，但是不同动物个体间的低血压水平、失血的速度和程度有非常大的差异。同时，制备UHS模型过程中动物容易死亡，这不仅对实验人员的技术水平提出了更高的要求，还使动物使用数量增加，这与动物伦理和动物福利原则存在矛盾。因此，UHS模型需要制定标准化的致伤和失血的实验规范，以获得稳定可复制的模型、尽量减少造模过程中的动物死亡（图3-2）。

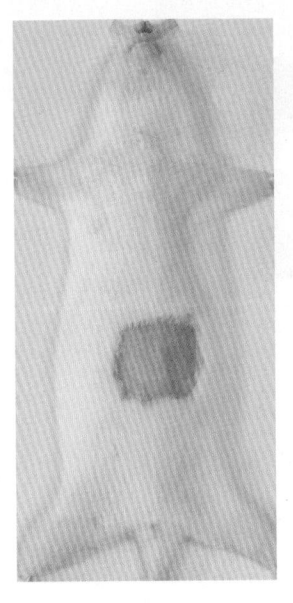
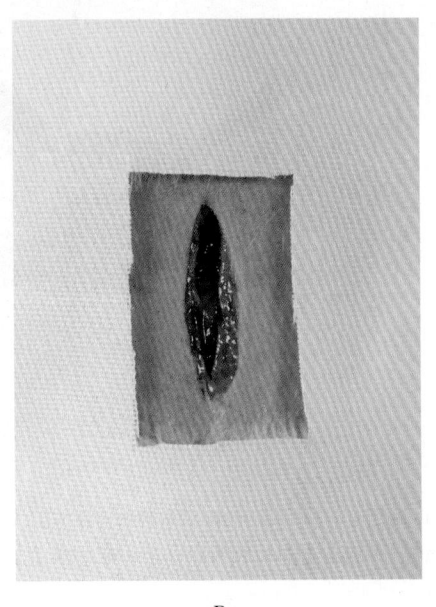

A　　　　　　　　　　　　　B

图3-2　非控制失血性休克大鼠模型制备（1）

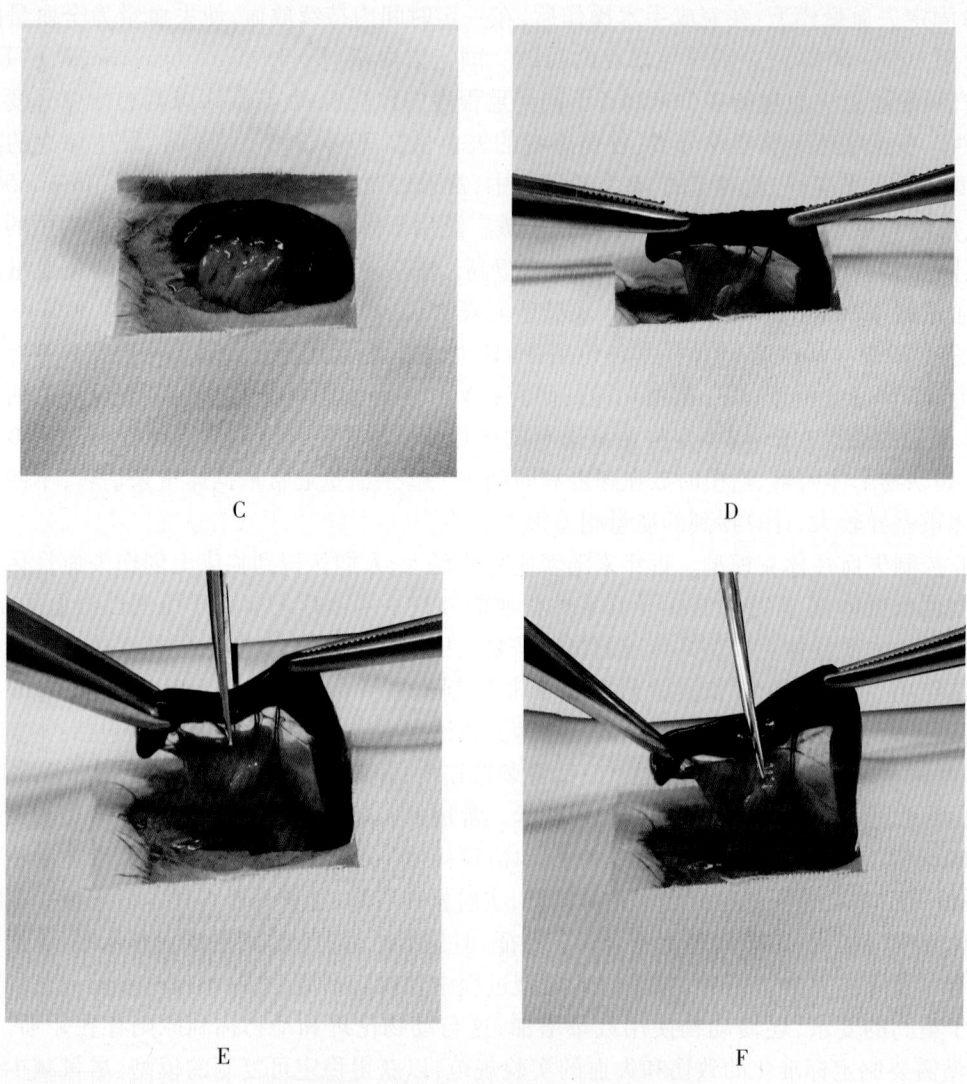

C   D

E   F

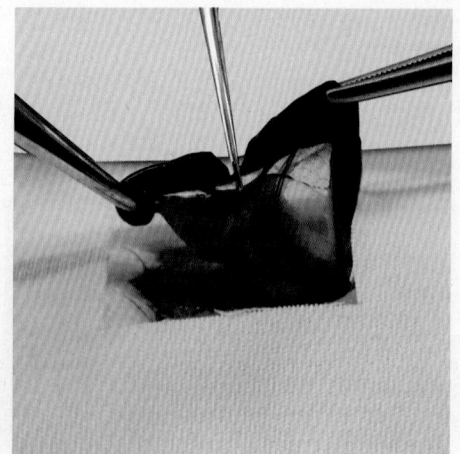

G

　　A.切口部位备皮;B.腹部切口;C.暴露脾;D.观察脾血管分布;E、F、G.从脾血管分支之间横断脾实质(根据拟作模型的轻重程度可选择横断或半横断一处或多处脾,或切断脾血管分支,或复合损伤)。完成后将脾回纳腹腔,使血自由流至腹腔内,关闭腹腔。

图 3-2　非控制失血性休克大鼠模型制备(2)

（二）创伤后感染性/脓毒症休克模型

创伤后脓毒症和感染性/脓毒症休克是严重创伤患者在病程中、后期死亡的主要原因。创伤感染的来源大致分为外源性和内源性。外源性感染是外部微生物从开放创面或治疗管道进入机体，主要为革兰氏阳性菌。内源性感染来自胃肠道、呼吸系统和泌尿系统等器官，因创伤后屏障功能受损，定植于这些空腔器官的细菌及其毒素侵入机体引起感染，主要为革兰氏阴性菌，其主要的致病因素为细菌内毒素（endotoxin）。大量研究表明，肠道内细菌内毒素移位是导致脓毒症和感染性/脓毒症休克的重要原因。根据创伤后感染性/脓毒症休克的主要致病因素，实验研究中常采用的造模方法包括：①注射外源性毒素，如酵母多糖（zymosan）和内毒素/脂多糖（endotoxin/lipopolysaccharide，LPS）；②注射活的病原体，如细菌和病毒；③破坏自身保护性屏障，如盲肠结扎穿孔术（cecal ligation and puncture，CLP）和升结肠支架置入腹膜炎（colon ascendens stent peritonitis，CASP）等方法复制模型。其中LPS注射模型和CLP模型是研究中常用的模型。

1. LPS注射模型 内毒素是多种革兰氏阴性菌细胞壁的成分，在细菌裂解后释放出来，引起发热、微循环障碍、白细胞反应、休克等，内毒素的主要成分是LPS。通过注射LPS诱导感染性/脓毒症休克模型是一种简便、快捷的造模方法，并具有模型稳定、严重程度容易控制的优点。但是不同动物对LPS的敏感性不一致，因此LPS诱导的感染性/脓毒症休克模型在不同研究间的差异较大，并且LPS模型不能完全反映人类脓毒症和感染性/脓毒症休克复杂的病理生理过程。目前采用的模型动物有小鼠、家兔、犬和灵长类动物等，小鼠多通过腹腔注射，较大动物如兔和犬则大多通过静脉注射LPS造模。大鼠的LPS模型也有研究，腹腔注射或静脉注射造模方法都有使用，由于大鼠对LPS的耐受性较高，LPS剂量不足时不能成功建立休克模型，而增加剂量容易导致大鼠死亡，因此有学者提出应先给予药物破坏大鼠对LPS的抵抗力，再注射LPS进行诱导。目前更多采用盲肠结扎穿孔术方法来建立感染性/脓毒症休克模型。

2. 活菌注射模型 有专家认为LPS模型失败的其中一个原因是致伤因素单一，感染性/脓毒症休克是有细菌等微生物及其毒素侵入血液循环而引起机体发生一系列的免疫反应和器官功能障碍。尽管LPS是其中一种主要的致病因素，但单独注射LPS不能很好模拟临床特征。因此，采用培养活菌（如大肠埃希菌）再注射入血诱导感染性/脓毒症休克，能更好地反映临床情况。但这种方法需要提前进行细菌培养并定量，保证细菌基因型和致病力稳定是影响模型成败的重要因素，此外单一细菌模型也不能很好反映人类脓毒症病程中出现复杂感染情况。

3. CLP模型 盲肠结扎穿孔术（CLP）模型被认为是最接近临床脓毒症和感染性/脓毒症休克的动物模型，被称为脓毒症研究的金标准，能够高度模拟临床自然病程的发展过程。CLP模型的原理是模拟人类阑尾炎穿孔病例，肠道内粪便进入腹腔造成感染，同时坏死肠组织引起炎症反应。目前常用的CLP模型动物包括大鼠、家兔、猪等。复制模型时，动物腹部皮肤备皮、消毒后，在中下腹部行开腹手术，探查盲肠，结扎近端盲肠，远端盲肠用针穿刺使肠内容物可持续漏入腹腔，然后将盲肠回纳腹腔、关腹（图3-3）。CLP模型的优点在于操作简便、感染源来自自身，与人类病程中的感染过程、炎症反应和血流动力学变化都极为相似。

但是，CLP模型的主要问题在于稳定性较差，因为操作过程中的影响因素较多：①穿孔大小和数目，直接关系到进入腹腔的微生物的数量；②结扎部位和比例，坏死组织的多少会影响炎症反应的程度，结扎端的压力也会影响肠内容物的流出；③手术技术差异；④不确定的实验过程变异，如脓肿被包裹。因而采用同样方法建立的模型，都会出现较大的模型严重程度和死亡率的差异。众多专家不断研究，提出了多种CLP模型的改良方法，以解决模型重复性差的问题。例如，一些改良方法调整了穿刺针的粗细和穿孔数量、盲肠结扎的长度，还有肠壁涂抹粪便、盲肠穿刺后放置引流条、切除结扎盲肠、切除部分网膜防止包裹等措施，这些方法对提高CLP模型稳定性起到了很好的效果。

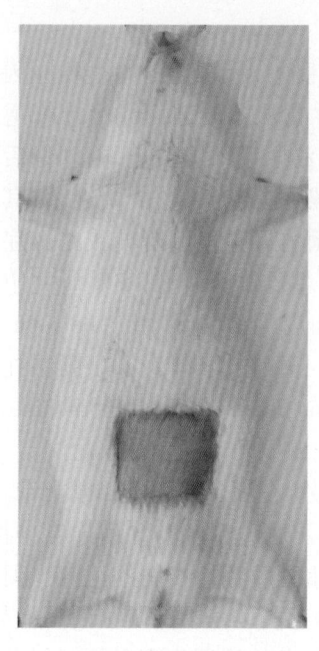

A

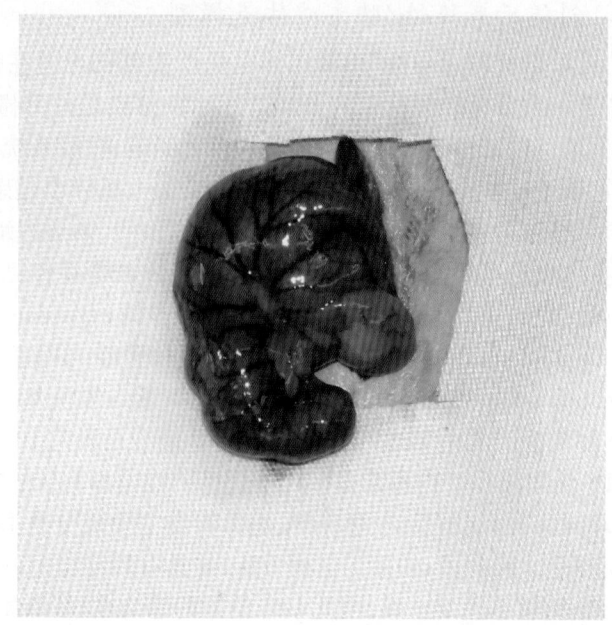

B

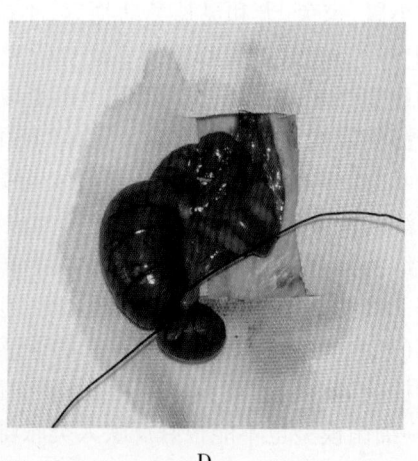

C

D

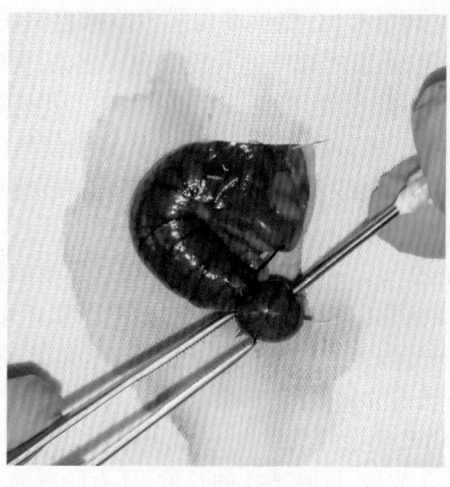

E

A. 切口部位备皮；B. 开腹、暴露盲肠；C. 将盲肠内的粪便向盲肠末端充实；D. 在距末端适当位置用无菌丝线结扎（根据拟作模型的轻重程度可调整结扎部位）；E. 无菌针在结扎盲肠中央处穿刺贯通。然后将盲肠回纳腹腔，逐层缝合伤口。

图 3-3　CLP 模型制备

（三）其他模型

1.基于创伤失血性休克的创伤性凝血病模型　创伤后凝血功能障碍和急性创伤性凝血病（ATC）是创伤致死性三联征（the triad of death）的重要一环，在大失血患者中有较高的发生率，并且预后很差。ATC 的发生与创伤失血引起的组织血流灌注不足、缺氧、低体温和代谢酸中毒等有关。主要启动因素包括血小板功能障碍、内皮激活、内源性凝血、氧化损伤、纤溶活性增强等。如果治疗措施不当也会导致医源性凝血病的发生。目前 ATC 模型主要是通过创伤失血性休克模型联合低体温、酸中毒、血压稀释来进行诱导。但是，国内外对创伤性凝血病（traumetic coagulopathy）的定义并不统一，也缺乏标准化的 ATC 模型。有综述对来源于文献报道的 27 种 ATC 动物模型进行了分析，这些模型中的大多数并不能确定是否有 ATC 发生。因此，建立有效的创伤性休克凝血病模型对深入认识其病理生理机制和提供最佳治疗方案有重要意义。

2.犬类的"天然"创伤性休克模型　现有创伤研究多是采用单个或多个关键致伤因素来复制模型，但由于临床创伤的复杂性，这些创伤模型不能完全拟合临床特征，故基于这些模型的研究结果未能较好地应用于临床。有学者提出，宠物犬发生意外事故后，在创伤病理过程和救治措施等多个方面与人类患者都很相似，可能作为一种新的"天然"创伤模型。主要的相似点包括：①创伤发生的年龄和性别上相似，犬类遭受意外创伤也多发生于青壮年，雄性居多。②创伤类型相似，在低血容量性休克、胸腹部创伤、颅脑伤、骨折、创伤后全身炎症反应、ATC 和多器官功能障碍等方面，临床表现、发生率和死亡率都与人类患者相似。③宠物犬在兽医院内接受的治疗也与人类患者的急诊治疗有一定的相似性，如急诊影像学检查、查血、液体复苏抗休克、损害控制性手术和输血等。但也应该注意到，不同地区为宠物提供的医疗资源是不平衡的，这种差异会影响病情分析。另外，院前急救措施较少，宠物主人在送宠物到兽医院的过程中，通常只会简单的压迫出血部位和覆盖伤口，没有给予其他的急救处理。因此，这种宠物犬遭受意外创伤可能作为一种新的创伤模型，但是需要对多家宠物救治中心的大量临床资料进行综合分析。

（四）创伤性损伤的模型

创伤引起的组织损伤是建立创伤性休克模型的另一个关键因素。根据临床的伤情特点，研究模型中常用的损伤类型包括骨折、软组织损伤、器官损伤、复合损伤。

1.骨折　临床上失血和骨折常常同时发生，长骨骨折会引起明显的出血、组织损伤和激活神经-内分泌-免疫反应。因此很多创伤性休克模型中将骨折作为失血性休克的伴随因素进行研究。使用的实验动物包括大鼠、小鼠、猪、羊和灵长类动物，模型中最常采用股骨骨折。小动物常采用闭合性股骨骨折模型，目前国内外广泛使用专用的造模支架，将动物肢体放置于有凹槽的支架上，与骨干垂直的钝性击锤撞击肢体正中，造成骨折。这一方法操作简便、周围组织损伤小、能较好建立标准化骨折模型。大动物多采用开放性股骨骨折模型，如使用系簧枪，但该方法会带来较多的肌肉和软组织损伤。近年来提出了一种通过注射骨组织破坏药物来模拟长骨骨折的假性骨折方法，但模型的可靠性还需要进一步实验验证。

2.软组织损伤　创伤大多会发生软组织损伤，根据发生部位和严重程度的不同对机体的影响也不相同。创伤引起软组织广泛损伤，会使大量血浆外渗到组织间隙而导致休克。研究模型中常采用剖腹探查术联合软组织挤压损伤，用来诱导组织器官的缺血缺氧和炎症反应，它会加重失血性休克的严重程度，增加动物死亡率。

3.创伤性颅脑损伤　头部创伤的发生率、致死致残率都非常高，其损伤机制至今尚未完全阐明。建立符合临床特征、操作简便、处理因素可控、分级明确、重复性好的创伤性颅脑损伤（traumatic brain injury，TBI）模型是当前创伤研究的重要内容。根据不同的致伤方式和生物力学机制，目前的 TBI 模型有很多类型，包括液压冲击损伤模型、自由落体撞击模型、控制性皮质撞击损伤模型、高速投射物损伤模型、脑震荡模型、加速/减速损伤模型、爆炸冲击波损伤模型等。使用的实验动物有大鼠、小鼠、猪、家兔和灵长类动物等。临床研究资料显示，TBI 同时合并失血性休克的情况在创伤患者中的发生率高、病情更加严重，因此有大量研究采用创伤性休克合并颅脑损伤模型,观察不同复苏策略的治疗效果。由于临床损伤因素众多,TBI 往往是多种因素共同作用的结果,故目前国际上没有公认的最佳模型,研究者需要根据研究目的采用合适的模型类型。

4.胸、腹部创伤　胸部和腹部是创伤患者常见的受伤部位,会引起一系列的内部脏器的损伤。胸部创伤除了引起心脏损伤导致心源性休克以外,最常见的是导致肺部损伤,引起肺炎、急性肺组织损伤、急性呼吸窘迫综合征等,是创伤后器官功能障碍的高危因素之一。目前在胸部创伤研究中多采用肺挫伤模型,造模方法包括冲击伤、撞击伤、枪击伤、肺挤压伤、高潮气量通气、静脉注射药物等。腹部创伤主要引起腹腔脏器的损伤,包括胃肠道损伤,以及肝、脾、胰腺等实质脏器损伤。

5.复合损伤　常造成多个部位或器官的损伤,病理变化复杂,更易发生休克,死亡率很高。根据临床创伤的发生特点,目前多采用的复合损伤模型为休克合并骨折、剖腹术、软组织损伤和实质脏器如肝损伤。复合损伤模型更接近临床实际,但影响因素较多,实验模型的稳定性有待加强。

二、创伤性休克模型的动物选择

实验动物是人类疾病研究的重要基础,合理选择实验动物是成功建立疾病模型、实验结果稳定可靠的重要保证。创伤性休克模型的动物选择同样需要遵循相似性、重复性、可靠性、适用性、可控性、经济性和易行性原则。创伤致伤因素众多、临床表现和病理特点多样,决定了创伤性休克模型的多样性,因此要针对不同创伤性休克模型选择合适的实验动物。

1.小鼠　小鼠(mouse)是使用量最大、品系最多的哺乳类实验动物,广泛用于生物医学研究的各个领域。小鼠生长繁殖快、易于控制、价格便宜、遗传稳定性好、标准化程度高、生物学特征和人类相似性高。在创伤研究中,小鼠广泛用于多种类型的创伤失血性休克模型、感染性/脓毒症休克模型和损伤模型。但是,小鼠由于体型较小,在模型制作中对技术的要求较高,容易发生低体温,采样时获得的样本量少。在另一方面,当前对小鼠的生物学特征和基因组学的研究最为清楚,可选择多种技术手段进行基因修饰以建立高度特异性的基本模型。遗传修饰的小鼠模型可为创伤性休克后炎症发生机制的研究提供很好的模型,如白细胞介素-6(interleukin-6,IL-6)、白细胞介素-18(interleukin-18,IL-18)和 Toll 样受体 4(Toll-like receptor 4,TLR4)等因子在创伤后炎症反应和器官功能障碍中的作用;血栓调节蛋白缺陷(thrombomodulin-deficient;TM Pro/Pro)小鼠被用于多种抗血栓药物的研究,以及与其相关的活化蛋白质 C 途径和在凝血病中的作用;黏结蛋白聚糖-1(syndecan-1,SDC-1;又称纤维蛋白聚糖)敲除小鼠被用于研究失血性休克后肠道损伤的机制。

2.大鼠　大鼠(rat)应用的广泛性仅次于小鼠。大鼠具有与小鼠相似的优点,如遗传差异性小、繁殖快、指标检测方便等。并且由于体型更大一些,实验操作上更容易,因此大鼠广泛用于全部类型的创伤失血性休克模型,包括控制性和非控制性失血性休克模型和各种损伤模型。但是,目前基因修饰的大鼠模型较少,限制了基于大鼠模型的研究的深度。此外,大鼠的抗病力较强,对创伤后全身炎症反应有较强的抵抗力,因而通过注射细菌或内毒素诱导感染性/脓毒症休克大鼠模型的成功率较低,多采用盲肠结扎穿孔术方法建立感染性/脓毒症休克大鼠模型。

3.家兔　家兔(rabbit)也是常用的实验动物,可用于多种创伤性休克模型,包括固定血压、固定失血量或非控制性的失血性休克模型,以及胸、腹部创伤模型。家兔的体型较大,实验操作方便,一些有创性指标检测如血流动力学和心输出量等能够方便地进行。另外,家兔对影响凝血功能的因素反应敏感,适用于创伤后凝血功能障碍的机制研究。家兔对注射大肠埃希菌(大肠杆菌)内毒素的反应不稳定,并且不同年龄的家兔对内毒素的敏感性也相差很大,故少用于创伤后感染性/脓毒症休克模型。

4.犬　犬(dog)的解剖生理特点较一般哺乳动物更接近于人,因此犬作为实验动物在国内外医学研究中得到了广泛应用。常用于失血性休克合并创伤损伤模型,如长骨骨折、腹部损伤等。由于犬作为全球饲养率最高的宠物、人类忠实的朋友,实验用犬的创伤模型带来的伦理学问题引起了巨大的争议。国外有学者提出,宠物犬在遭受意外创伤后的兽医学资料,能为人类创伤研究提供帮助,这可能成为一种新型的创伤性休克模型。

5. 猪　猪(swine/pig)在解剖结构、生理特点、营养代谢和组织器官等方面与人类极为相似,故已成为人类疾病研究的重要实验动物。由于普通家猪体型过大,学者们培育出了多种用于实验研究的小型猪品系。有专家认为,猪是非常适用于创伤失血性休克模型和复苏治疗研究的实验动物,因为它的心血管系统、血流动力学特征、药物代谢动力学和体型大小都接近于人。目前猪被广泛用于失血性休克模型,创伤损伤模型包括钝性胸部创伤、长骨骨折、开腹术、肝脾损伤、TBI 等。猪也适用于创伤后凝血病的研究,但它在创伤性休克后炎症反应的研究较少。

6. 灵长类动物　毫无疑问,灵长类动物(non-human primate,NHP)是最接近人的动物,有很多相似的生物学和行为学特征,是解决人类疾病问题的临床前研究的理想动物模型。灵长类动物模型的主要优点有:遗传学的相似度高,能够直接使用人类药物,研究结果能很好地适用于临床,是评估治疗方案的理想模型。但是,昂贵的价格和巨大的伦理学问题限制了它的应用。现有少数研究采用灵长类动物的创伤失血模型,用来研究凝血病、复苏治疗措施和器官功能障碍。

7. 其他动物　羊(sheep)和猫(cat)也见于创伤失血性休克的研究,用于凝血功能和复苏措施的研究。羊的第一胃(反刍动物的瘤胃)是主要的存储器官,能在严重低血容量时提供血管外液的动员,因而会影响液体复苏的研究。猫对感染和内毒素有较大的耐受性,不适于用于创伤后感染性/脓毒症休克模型。

第三节　创伤性休克的监测

创伤性休克作为临床重症,既是严重创伤患者的常见临床表现,也是导致一系列组织器官功能障碍甚至患者死亡的重要原因。因此,进行连续、有效的监测,对及时判断休克进程、制订或调整治疗方案有重要意义。

一、心脏和血管功能监测

休克的基本病理特征是有效循环血量不足和组织血流低灌注。心脏和血管功能特别是血流动力学指标是休克监测的重要指标。

1. 动脉血压　动脉血压(arterial blood pressure)是严重创伤患者的关键生命指标之一,从整体上反映了重要生命器官的血流与灌注状态,是反映休克严重程度的重要指标。血压(blood pressure,BP)可分为收缩压(systolic blood pressure,SBP)、舒张压(diastolic blood pressure,DBP)、脉压(pulse pressure;即 SBP-DBP 之差)和平均动脉压(mean arterial pressure,MAP)。检测方法包括有创和无创两种。无创血压测量法可分为人工和自动测量两种方式,如临床患者和大动物可用袖袋式血压计检测,小动物可采用尾部血压检测方法,优点是无创、简便,但在严重创伤性休克患者,组织血流低灌注和外周血管收缩的情况下,无创方法常常不能获得准确的结果。因此,有创血压监测是更准确有效的方法。动脉导管插入通过连接压力传感器直接测定动脉血压,被认为是创伤失血性休克时监测血压的金标准。目前采用不同管径大小的动脉导管,对大小动物都能进行有创检测,小动物插管的技术难度要更高一些。

2. 心输出量　心输出量(cardiac output,CO)是心脏每分钟排出的血量,是反映心泵功能的重要指标。正常值一般为 4~8 L/min。它是判断休克类型、治疗效果的重要指标。常用的测定方法是热稀释法,它是有创的检测方法,但准确性高,大动物可以直接使用人类患者的检查设备和方法,而小动物如大鼠则需要特制的导管和仪器。其他的心阻抗血流图、多普勒法等属于无创方法,但准确性和灵敏性低于热稀释法。

3. 中心静脉压　中心静脉压(central venous pressure,CVP)主要反映右心前负荷和右心功能,对区分不同类型休克、判断有效循环血量和补液量有重要意义。检查方法一般选择上腔静脉,可从头静脉切开插管至上腔静脉,也可采用锁骨下静脉或颈静脉穿刺插管至上腔静脉,也可经股静脉、髂静脉插管到下腔静脉的横膈水平进行监测。

4. 肺动脉压和肺动脉楔压 肺动脉压(pulmonary artery pressure,PAP)和肺动脉楔压(pulmonary artery wedge pressure,PAWP;又称肺毛细血管楔压,pulmonary capillary wedge pressure, PCWP)反映左心前负荷,已广泛用于心肺复苏、休克、严重创伤和心肺疾病的监测。采用 Swan-Ganz 漂浮导管监测右心房压、肺动脉压、肺动脉楔压,并可测定心输出量。由于操作技术和仪器设备要求较高,一般要在有条件的医院内应用。在实验研究中,中心静脉压和肺动脉楔压主要用在大动物休克模型中。

5. 脉搏、心率、意识状态和皮肤变化 休克初期在血压下降之前即可观察到脉搏和心率加快,脉搏细弱和心率由快变慢常预示休克加重。意识状态和皮肤颜色发生改变也预示不同的休克阶段。这些都是临床上休克监测的最基本的生命体征和指标。而在动物实验研究中,由于不同种属动物基本生理指标差异很大,这些指标往往不作为主要的休克监测指标。

6. 氧饱和度、氧供(DO$_2$)和氧耗(VO$_2$) 缺血、缺氧是引起休克损伤的关键环节,有效评估组织血流灌注和氧合状况的指标能更精确的反映休克的程度和治疗效果。氧饱和度是反映组织血流灌注和氧代谢的重要指标,可分为混合静脉血氧饱和度(oxygen saturation in mixed venous blood, S$_{\bar{V}}$O$_2$,SmvO$_2$)和中心静脉血氧饱和度(central venous oxygen saturation,ScvO$_2$)。临床上普遍通过 Swan-Ganz 导管抽取肺动脉血来检测 S$_{\bar{V}}$O$_2$。临床上常用一种无创的脉搏血氧检测仪来监测重症患者的脉搏、外周血管血氧饱和度和氧合情况,这种方法简便、有效,能持续实时监测。但是,在严重休克过程中会出现代偿性外周血液循环变化,这种方法获得血氧饱和度是不准确的。氧供(DO$_2$)是指心脏每分钟向外周组织输送的氧量;氧耗(VO$_2$)是机体每分钟实际的耗氧量。这两项指标受到血红蛋白水平、动脉/静脉血氧饱和度和心输出量等因素的影响。在休克治疗中,监测组织血流灌注和氧合状态指标的重要性日益受到重视。

二、血生化指标和血气分析

1. 血乳酸水平 休克缺血缺氧,乳酸(lactic acid,LA)生成增加,同时肝代谢乳酸的能力下降,因此血乳酸水平是反映组织血流低灌注和缺氧程度的可靠指标,同时在休克患者预后评价中也有重要作用。资料显示,血乳酸正常值多在 1 mmol/L 以下,休克时低于 4 mmol/L,患者多能得到救治,超过 4 mmol/L 后生存率明显降低,当高于 8 mmol/L 时,死亡率超过 90%。

2. 血气分析 动脉血气变化与休克发展过程密切相关。临床上监测血气指标,对评估休克患者全身氧代谢和酸碱平衡状态有重要意义。主要指标包括:血 pH 值、氧分压、二氧化碳分压、碱缺失和碳酸氢根等。在分析结果时,需要注意休克代偿期和失代偿期,以及治疗措施对血气指标的影响。目前资料表明,血乳酸和碱缺失是反映缺血程度和预测预后的重要指标,应该连续监测。

3. 血常规和血电解质 创伤大失血会引起血液成分如红细胞和血红蛋白,以及血电解质的改变,但需要注意由于血液浓缩、液体复苏治疗等因素对检查结果的影响。连续的血红蛋白监测有助于评估是否存在持续性出血。血小板数量的检测对分析创伤后凝血功能有帮助。

三、凝血功能监测

创伤失血会引起血液及其成分大量丢失,大量输血输液可能引起凝血和纤溶功能障碍,从而影响创伤性休克患者的救治,因此有必要监测凝血功能状态。常用的检测指标包括:血小板功能、血块收缩试验、凝血酶原时间(prothrombin time,PT)、白陶土部分凝血活酶时间(kaolin partial thromboplastin time,KPTT)、纤维蛋白原(fibrinogen,Fg)测定、纤溶酶原(plasminogen,PLG,也称纤维蛋白溶解酶原)测定、纤维蛋白降解产物测定等。血小板功能检测包括血小板计数、血小板黏附试验和血小板聚集试验等,创伤患者常发生血小板功能降低,并且会增加死亡率。国际标准化比值(international normalized ratio,INR)是诊断急性创伤性凝血病(ATC)的重要指标。INR 超过 1.2、

PT 和 KPTT 延长超过 50% 常作为 ATC 的诊断标准。但这些指标如何用于实验研究还需要进一步探讨，因为不同种类动物的凝血功能的差异较大。在常用的实验动物中，猪的凝血特点与人类相似，因此它是研究创伤后凝血功能障碍的合适模型动物。

血栓弹力图（thromboelastography，TEG）和旋转血栓弹力图（rotational thromboelastometry，ROTEM）是近年来发展起来的一种快速的检测方法，能够动态监测凝血和纤溶过程。研究表明，ATC 患者在 PT 变化不大的时候，ROTEM 参数已有明显变化。TEG 和 ROTEM 为及时判断患者病情和临床治疗提供了可靠的参考指标。在一些动物凝血病和创伤失血性休克模型中也开始使用这些指标。但使用时需要注意物种差异，如人类和狒狒的 ROTEM 参数相似，但与其他动物的相差较大。

创伤性休克会引起全身性的内皮激活反应和内皮损伤，导致内皮通透性升高和凝血病发生。内皮细胞能合成释放多种促凝和抗凝血因子，包括血小板活化因子（platelet activating factor，PAF）、血小板反应蛋白（thrombospondin，TSP）、纤溶酶原激活物抑制物（plasminogen activator inhibitor，PAI）、抗凝血酶（antithrombin，AT；曾称抗凝血酶Ⅲ）和纤溶酶原激活物（plasminogen activator，PA）等，在凝血功能调节和凝血病发生中起重要作用。反映内皮完整性和损伤的指标包括血管细胞黏附分子（vascular cell adhesion molecule，VCAM）、E 选择素（E-selectin）、血管性血友病因子（von Willebrand factor，vWF）、C 反应蛋白（C-reactive protein，CRP）等。近年来发现血管内皮细胞糖萼（endothelial glycocalyx，EG），一种覆盖于血管内皮细胞表面的绒毛状多糖蛋白复合结构，是血管内皮屏障的重要组成部分，糖萼（glycocalyx；又称糖被，细胞外被）降解破坏是血管内皮屏障功能受损和脓毒症发生的早期特征之一。黏结蛋白聚糖-1（syndecan-1，SDC-1；又称纤维蛋白聚糖）作为糖萼脱落标志物是反映糖萼损伤的重要标志。临床资料显示，创伤患者血浆 SDC-1 水平升高了 4 倍，并与患者死亡率升高相关。在创伤失血性休克的动物研究中，已经通过检测 SDC-1 水平来评估复苏方案对血管内皮的影响。因此，通过检测 SDC-1 水平反映糖萼的降解程度，可以作为创伤休克时血管内皮损伤的新的诊断指标。

四、炎症指标监测

创伤后发生的全身炎症反应综合征（systemic inflammatory response syndrome，SIRS）是创伤患者易发多器官功能障碍综合征（multiple organ dysfunction syndrome，MODS；又称多脏器功能障碍综合征、多器官功能不全综合征）和脓毒症的重要原因。现有观点认为其发生机制与一系列细胞因子组成的连锁反应有关，这些细胞因子相互诱生、相互协同，又相互拮抗，形成细胞因子网络。在严重创伤性休克状态下，机体自身免疫功能发生障碍，细胞因子的连锁反应紊乱，有害因子大量释放，形成恶性循环，使炎症反应不断加剧，导致脓毒症、感染性/脓毒症休克和 MODS 发生。因此，加强对炎症相关指标的监测，并采取针对性的防治措施也是创伤治疗的重要环节。

现有研究报道，与创伤后炎症反应关系密切的细胞因子主要有肿瘤坏死因子（TNF）、白细胞介素（interleukin，IL）和血小板活化因子（PAF）等。对失血性休克和烧伤等病例研究中发现血浆 TNF、IL-1、IL-6 和 IL-8 水平升高，且与病情严重程度呈正相关。TNF 是较早激活的炎症因子，在受到细菌内毒素/脂多糖（LPS）等刺激释放后，启动炎症连锁反应，促进其他因子如 IL、PAF、花生四烯酸代谢产物等继发释放。同时，细胞因子间存在复杂的相互作用，如肿瘤坏死因子-α（tumor necrosis factor-α，TNF-α）可刺激单核巨噬细胞产生 IL-1、IL-6，IL-1 可诱导巨噬细胞释放 TNF-α 和 IL-6，IL-6 会抑制 TNF 和 IL-1 的释放。目前认为 TNF-α 和 IL-6 可能是创伤严重程度和预后判断的重要指标，常用来评价全身性炎症反应。临床上在创伤和颅脑伤、成人和新生儿脓毒症等疾病中，通过检测血浆中 IL-6、IL-8 和 IL-10 等细胞因子水平，来进行脓毒症、MODS 和急性呼吸窘迫综合征（ARDS）的早期识别、病情发展和预后判断。

五、器官功能监测

创伤性休克会引起多个器官的病理变化,晚期发生的多器官功能障碍是导致患者死亡的重要原因。监测重要器官功能对阐明 MODS 发生机制、寻找更好的预后判断指标有重要意义。

1. 呼吸功能监测　创伤可能直接导致胸部或气道损伤,头部受伤或大失血也会引起呼吸功能障碍。统计资料显示,严重创伤患者发生急性肺损伤的比率约为15%,相关的患者死亡率也升高了2%。因此,创伤后的呼吸功能监测是十分重要的。临床监测方法包括:观察胸廓运动、呼吸传感器检测,或采用数字化检测系统如二氧化碳描记术。有研究在创伤失血性休克模型中检测肺组织髓过氧化物酶(myeloperoxidase,MPO)活性,用来反映肺部炎症反应和肺功能障碍。动脉血气分析是监测休克患者呼吸功能、评价机体氧供情况和通气功能的重要指标,用于判断呼吸功能的血气指标主要包括动脉血氧分压(arterial partial pressure of oxygen,PaO_2)、二氧化碳分压(partial pressure of carbon dioxide,PCO_2)以及酸碱水平。

2. 肾功能监测　急性肾损伤是创伤性休克常见的并发症。早期尿量减少是失血性休克的重要临床表现之一。监测肾功能对早期发现和防治肾功能损伤有重要作用。常用方法有监测尿量、尿钠、尿比重、血肌酐和尿素氮等。

3. 肝功能监测　临床上常用丙氨酸氨基转移酶(alanine aminotransferase,ALT)、天冬氨酸氨基转移酶(aspartate aminotransferase,AST)和乳酸脱氢酶(lactate dehydrogenase,LDH)作为反映肝损伤的指标。相对于其他器官功能,创伤性休克患者肝功能的变化较为缓慢。

4. 创伤性颅脑损伤监测　TBI 是创伤患者死亡的重要原因之一,同时它与休克、凝血功能障碍等发生发展过程关系密切,互相促进导致病情恶化。临床常用监测方法包括检测颅内压(intracranial pressure,ICP)、脑灌注压(cerebral perfusion pressure,CPP)、脑血流量(cerebral blood flow,CBF)等。近年来成像技术的快速发展将为更直观的监测 TBI 提供新的方法。

5. 心脏损伤监测　除了前述心脏和血管功能监测外,心脏损伤指标也是需要关注的,因为创伤引起的继发性心脏损伤也是导致患者预后差的重要原因。心肌损伤标志物有肌钙蛋白、肌酸激酶和肌酸激酶同工酶等。肌钙蛋白 I 和心肌脂肪酸结合蛋白(heart-specific fatty acid-binding protein,H-FABP)的水平升高常预示预后不佳。超声心动图是一种心功能的无创检测方法,可以用于实时监测创伤性休克的病情发展进程和治疗方案的效果。

六、其他监测方法

发病机制的深入研究和新技术的发展为创伤性休克提供了新的监测技术。例如,特异性监测组织血流灌注和氧合状态的方法,包括经皮、皮下组织的氧分压/二氧化碳分压检测,胃黏膜内 pH 值、胃肠组织氧分压/二氧化碳分压检测,脑组织氧分压检测,脉搏轮廓动脉压波形分析法,新的无创心输出量监测方法,超高分辨率的成像技术、基因组或代谢谱技术等。但这些方法在临床的综合应用还需要进一步探讨。

参考文献

[1]王正国.创伤学:基础与临床[M].武汉:湖北科学技术出版社,2007.

[2]姚咏明,刘良明,梁华平.战创伤学总论[M].郑州:郑州大学出版社,2016.

[3]陈惠孙,刘良明,赵克森.现代创伤休克基础与临床[M].北京:人民军医出版社,1999.

[4]TREMOLEDA J L,WATTS S A,REYNOLDS P S,et al. Modeling acute traumatic hemorrhagic shock injury:challenges and guidelines for preclinical studies[J]. Shock,2017,48(6):610-623.

[5]CANNON J W. Hemorrhagic shock[J]. N Engl J Med,2018,378(19):370-379.

[6]VALPARAISO A P,VICENTE D A,BOGRAD B A,et al. Modeling acute traumatic injury[J]. J Surg Res,2015,194(1):220-232.

[7]YANG G,PENG X,HU Y,et al. 4-phenylbutyrate benefits traumatic hemorrhagic shock in rats by attenuating oxidative stress,not by attenuating endoplasmic reticulum stress[J]. Crit Care Med,2016,44(7):e477-e491.

[8]YANG G,HU Y,PENG X,et al. Hypotensive resuscitation in combination with arginine vasopressin may prolong the hypotensive resuscitation time in uncontrolled hemorrhagic shock rats[J]. J Trauma Acute Care Surg,2015,78(4):760-766.

[9]HUBBARD W J,CHOUDHRY M,SCHWACHA M G,et al. Cecal ligation and puncture[J]. Shock,2005,24(Suppl 1):52-57.

[10]DEJAGER L, PINHEIRO I, DEJONCKHEERE E, et al. Cecal ligation and puncture: the gold standard model for polymicrobial sepsis? [J]. Trends Microbiol,2011,19(4):198-208.

[11]STORTZ J A,RAYMOND S L,MIRA J C,et al. Murine models of sepsis and trauma:can we bridge the gap? [J]. ILAR J,2017,58(1):90-105.

[12]LIU L,WU H,ZANG J,et al. 4-phenylbutyric acid reveals good beneficial effects on vital organ function via anti-endoplasmic reticulum stress in septic rats[J]. Crit Care Med,2016,44(8):e689-e701.

[13]HALL K E,SHARP C R,ADAMS C R,et al. A novel trauma model:naturally occurring canine trauma[J]. Shock,2014,41(1):25-32.

[14]LI T,ZHU Y,FANG Y,et al. Determination of the optimal mean arterial pressure for postbleeding resuscitation after hemorrhagic shock in rats[J]. Anesthesiology,2012,116(1):103-112.

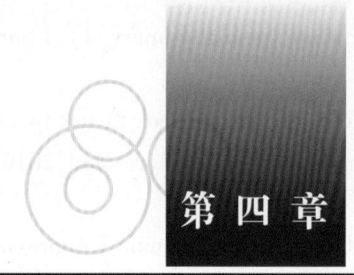

SOUND2004.ht [Hiroundemu: kono l.]. S. Nurse 20084 [FS.] 7H 29, 25164 SH
[ ] ... [S], S(9), H, G, 2004, 16.4, 39(1), 16.1, Knds, Resds, ...
J 75, 16.5, ...
JA G, 16.50 C., ...
index, non-ferdentium [ ] [ ] ...

第四章 创伤性休克神经-内分泌-免疫反应与调控

杨　策

　　创伤性休克作为战时与和平时期的常见病症,是机械因素剧烈作用下导致的有效循环血量锐减,组织血流灌注广泛、持续、显著减少,全身微循环功能障碍,重要器官功能障碍的综合症候群。在此过程中,以有效血容量锐减为基础,机体遭受难以忍受的剧痛、组织细胞破坏产生过量有害物质,导致内环境稳态失衡,正常生理功能发生紊乱。神经-内分泌-免疫系统(neural-endocrine-immune system)全程感知、参与并调节该病理生理过程,在保护性调节、失控性对抗直至神经-内分泌-免疫反应(neural-endocrine-immune response)耗竭病程中始终与休克同在。

　　在医学历史的漫长变迁中,人类对于创伤性休克的认识历经了从症状到机制、从表象到病理、从宏观到微观、从局部到整体的思维变迁。在从症状描述、表征定名、系统定位、微循环障碍、细胞损害、亚细胞病变的曲折探究过程中,对创伤性休克神经-内分泌-免疫反应的认识在西方已有120年历史。早在1899年,克里尔(Crile)在对创伤性休克全身症状深刻认识基础上,针对血压下降的主要临床表现,首先提出神经冲动学说。最初认为机体创伤后通过神经反射,使延髓中血管中枢功能失调,引致全身性血管扩张,以腹腔和肌肉中血管密集区域尤甚,由此出现以血压下降为代表的一系列休克症状。随后,坎农(Cannon)提出,创伤刺激会引起交感神经兴奋,经神经系统和肾上腺分解产物扩张血管,引起以有效循环血量减少、血压下降为特征的创伤性休克。事实上,西方医学研究对创伤性休克的描述,在中国《黄帝内经》和《史记》早有记载。作为中医"暴伤跌损"所致的"厥脱""津竭血枯、气机逆乱、阴阳离绝",创伤患者面色、四肢、意识、脉搏的描述与西医观点一致,而以四逆汤等为代表的一系列中药抗休克方剂暗含的神经-内分泌-免疫调控理念,已不断为实验医学所证实。因此,作为创伤机体对有效循环血量减少的病理生理反应,从神经-内分泌-免疫反应角度深度辨析、审慎调节,特别是在创伤转化医学模式和精准救治理论框架下,对于完善创伤性休克理论体系、提升休克救治水平具有重要科学价值。

第一节　创伤性休克神经-内分泌-免疫反应的概念与内涵

　　机体遭受剧烈机械损伤后,由于神经-内分泌-免疫系统功能紊乱,即刻启动的神经-内分泌-免疫反应和后期大量激素、神经递质、神经肽、细胞因子、炎症介质等瀑布反应超过内环境容受极限,神经内分泌轴反馈调节失衡、大量调节分子代谢异常、组织细胞对调节分子反应异常,形成以神经内分泌激素失衡为特点的不良"土壤"环境,由此引发细胞功能紊乱,在组织水平出现微血管调节异常,有效循环血量锐减,组织血流灌注广泛、持续、显著减少,致全身微循环功能障碍,重要脏器(心、脑、肺、肾、肝)出现严重功能障碍。在此过程中,神经-内分泌-免疫反应以细胞交互作用为主要形式参与对免疫、炎症、补体、凝血－纤溶等系统的调节。在缺乏有效医疗急救措施或救治不力条件下，创伤机体功能失去代偿，组织缺血、缺氧，神经－体液因子进一步失调。其主要特点是重要脏器组织中的微循环血流灌注严重不足，代谢严重紊乱和全身各系统功能障碍。因此，休克是机体对有效循环血量减少的失控反应，是组织血流灌注不足引起的代谢和细胞受损的病理生理过程，是代偿和失代偿反应中机体组织脏器与神经－内分泌－免疫调节网络（neural-endocrine-immune regulatory network）的博弈状态。随着病程演进，创伤患者会有失血性休克（hemorrhagic shock，HS）、感染性/脓毒症休克等临床表征。有时也有神经源性休克（neurogenic shock）。针对不同类型的休克，神经－内分泌－免疫系统调节错综复杂，在细胞、组织、器官和系统水平，通过激素、神经递质和神经肽以及细胞因子等为共同生物学语言串话模式，以神经－内分泌－免疫调节网络参与调节创伤性休克的病理生理过程。鉴于创伤性休克的严重性和时相复杂性，从神经－内分泌－免疫角度探究其发生、发展、预后和转归，对于立足机体整体观，为创伤性休克患者实施综合性、集束化防、诊、治至关重要。

第二节　创伤性休克神经－内分泌－免疫反应的结构与功能联系

一、创伤后不同类别休克的神经－内分泌－免疫反应

（一）创伤后失血性休克的神经－内分泌－免疫反应

机体遭受严重创伤以后，一方面会有大量失血，另一方面因细胞外液迅速转移到受伤部位，使机体处于低血容量状态。在失血性休克初期，神经－内分泌－免疫系统发生剧烈变化，应激性神经－内分泌－免疫反应引发诸多激素、神经递质和神经肽瀑布样释放，以此影响循环系统。休克机体进而出现血流动力学改变，表现为周围血管收缩以及微循环血流灌注障碍。随着休克病程发展，体内酸性代谢产物堆积，儿茶酚胺等不断累积，由于微动脉和微静脉对相关激素存在敏感性差异，出现微动脉和毛细血管前括约肌舒张而微静脉收缩，微循环出现"进多出少甚至只进不出"的微循环血流灌注异常。如未能及时逆转因血管收缩所致的组织血流灌注不良，恢复组织器官有效血液供应，严重时可出现弥散性血管内凝血（disseminated intravascular coagulation，DIC）。同时，组织细胞发生缺氧、酸中毒甚至细胞死亡（坏死、凋亡、焦亡）。因此，失血性休克通过压力感受器和激素等途径以血流动力学和神经－内分泌－免疫系统异常关系为主，涉及血管活性调节类激素和交感神经活性增加，如肾素、血管紧张素、肾上腺素（adrenaline，AD）、血管升压素（vasopressin；又称抗利尿激素，antidiuretic hormone，ADH；也称血管加压素）、去甲肾上腺素、多巴胺等。日本学者尾山力早年发现，犬失血性休克时血浆中肾上腺素、去甲肾上腺素、醛固酮、皮质醇（cortisol，hydrocortisone；也称可的松－氢化可的松）、血管紧张素Ⅱ、促肾上腺皮质激素、抗利尿激素、高血糖素增加。休克时血浆中肾上腺素增加100～200倍，去甲肾上腺素增加80倍，血浆中抗利尿激素增加约20倍，血管紧张素Ⅱ增加约2倍，积极补液后以上指标可下降。

失血性休克发生过程中，不同人群（性别、年龄和易感基因）对失血的耐受性存在一定差异。在允许耐受范围内，通过神经－内分泌－免疫反应维持全身血流灌注压并降低脑血流灌注不足的发生。失血首先可以刺激压力感受器，引起压力感受性受体活化。调控作用包括：①通过心脏迷走神经撤退效应和交感神经介导肾上腺素能刺激（血浆肾素－血管紧张素Ⅱ、血管升压素和血浆儿茶酚胺增加）效应增加心率，以维持心输出量。②通过交感神经活化和循环中高水平血管升压素内分泌反应，增加外周血管阻力。③在交感神经介导的全身性压力和血流振荡模式下，调节脑和外周组织的血流分布。④在呼吸中枢调节下，通过优化呼吸泵功能，增强心脏充盈和脑灌注压力梯度。随着休克病程发展，如果以上代偿反应耗竭，将通过血管舒张降低血流阻力，从而增加外周组

织的血流灌注。此时,一旦心脏充盈不足以维持全身血压和血流供应,将出现神经反射性心动过缓,休克进入失代偿期。

中国人民解放军陆军军医大学刘良明研究组进一步发现,休克后血管反应性存在双相变化,并呈性别和器官差异性。从细胞水平分析可能机制,提出创伤性休克血管低反应性的发生与钙失敏密切相关。Rho 激酶和蛋白激酶 C(protein kinase C,PKC)通路为休克后血管反应性和钙敏感性调节的主要通路,采用 Rho 激酶激动剂精氨酸血管升压素(arginine-vasopressin,AVP)可显著改善休克的血管反应性和钙敏感性,发挥抗休克作用。另一方面,钙敏感性降低同样见于休克后心功能障碍的心肌细胞,Rho 激酶也参与其钙敏感性调节,AVP 可通过改善心肌细胞钙敏感性提升休克后的心功能。以上研究从创伤后心肌和血管细胞失敏性钙超载视角,更新了休克时钙内流不足的传统认识,作为心脏和血管在亚细胞水平的共性表征,为创伤后失血性休克治疗奠定了新的理论基础。

(二)创伤后感染性/脓毒症休克的神经-内分泌-免疫反应

严重创伤患者由于内环境严重紊乱极易发生感染性/脓毒症休克,或者部分失血性休克患者通过容量复苏和输血补液度过失血性休克期后,随着病程发展,在内源性或外源性病原微生物暴露后,因感染因素引起脏器功能障碍,可出现危及生命的感染性/脓毒症休克。感染性/脓毒症休克是重症监护病房首位死亡原因。在感染性/脓毒症休克发生过程中,中枢神经系统(central nervous system,CNS)识别威胁机体的宏观威胁并激活生理反应。天然免疫系统则识别微观侵袭对象,如病原微生物,激活免疫细胞并发挥抵抗细菌入侵的体液机制。中枢神经系统和免疫系统之间的相互作用是感染性/脓毒症休克宿主反应的重要组成部分。按照"流动的脑"观点,免疫系统可被视为"弥散性感觉器官",反映病原体刺激信号通过不同途径进入大脑,如迷走神经,内皮激活/失能导致细胞因子和神经毒性介质以及周围器官,尤其是神经垂体激素释放或被动扩散。这些传入信号触发传出的 CNS 反应,导致自主神经系统的激活。而且,下丘脑-垂体-肾上腺轴(hypothalamic-pituitary-adrenal axis,HPA)激素级联涉及从下丘脑室旁核和视上核释放促肾上腺皮质激素释放激素(corticotropin releasing hormone,CRH)和 AVP,且 AVP 在脑垂体水平能增强 CRH 作用。按照 2016 年 Sepsis-3.0 标准,筛查感染性/脓毒症休克须在感染+快速序贯性器官功能衰竭评估评分(quick sequential organ failure assessment,qSOFA)[意识格拉斯哥昏迷评分(Glasgow coma score,GCS;又称格拉斯哥昏迷量表)≤13、收缩压≤100 mmHg、呼吸频率≥22 次/min]≥2 基础上,满足难于纠治的休克指征(在血容量补足时需要血管升压素维持平均动脉压≥65 mmHg,血乳酸>2 mmol/L 或>18 mg/dl)。动物实验也显示,犬静脉输入致死量大肠埃希菌后,血中肾上腺素、去甲肾上腺素、醛固酮、皮质醇皆显著增加。抗利尿激素增加约 130 倍,在对抗水分减少的同时有强烈的周围血管收缩作用,胰岛素亦增加。鉴于脓毒症是一种独立于感染原且按特定病理生理路径发展的动态演进过程,是以神经-内分泌-免疫反应为始动因素、免疫细胞为调控环节、免疫调控分子为效应靶点引发创伤后免疫功能紊乱的复杂联动模式,在救治理念上渐趋增加对细胞代谢紊乱的权重,立足于机体神经-内分泌-免疫调节网络调控下的多器官、多系统的网络化调控。因此,创伤后感染性/脓毒症休克是以免疫和神经-内分泌-免疫系统关系为主,病原体相关分子模式(pathogen associated molecular pattern,PAMP)、损伤相关分子模式(damage associated molecular pattern,DAMP)等参与下的复杂病理生理过程。

(三)创伤后神经源性休克的神经-内分泌-免疫反应

神经源性休克(neurogenic shock)是指调节循环功能的自主神经本身受到刺激或破坏所引起的低血压状态,系一种以急剧发展、可逆性低血压或晕厥为特征的疾病。神经源性休克没有血容量的丧失,仅有体内血容量的异常分布,目前认为,神经源性休克主要是全身血管运动张力丧失,使某些周围血管容量增加,导致组织"淤滞性缺血、缺氧"。在严重创伤、剧烈疼痛、极度恐惧刺激下,通过神经反射引起某些血管活性物质(如缓激肽、5-羟色胺等)释放增加,导致周围血管扩张,微循环淤血,此类休克也常发生在脑损伤或缺血、脊髓损伤交感神经传出通路被阻断时,有效循环血量突然减少可引起的神经源性休克。在正常情况下,血管运动中枢不断发出冲动,传出的交感缩血管纤维作用于全身小血管,以维持血管张力。当血管运动中枢发生抑制或传出的缩血管纤维被阻断时,小血管张力丧失,血管扩张,外周阻力降低,大量血液聚集在血管床,回心血量减少,血压下降,出现休克。这种休克的发生常极为迅速,但具有快速逆转的倾向,大多数情况下不发生危及生命的持续性组织血流灌注不足。通常临床治疗效果较好。但对部分患者而言,严重创伤对神经系统构成恶性刺激,可使正常大脑功能受到破坏,或者使大脑皮质功能处于超限抑制状态,失去对机体的调节能力,这种超限抑制也可能扩展到皮质下各生命中枢,造成这些中枢的功能紊乱,其病情发展迅速,可导致并发症的出现,甚至死亡。

二、创伤性休克神经-内分泌-免疫反应的解剖学基础

创伤性休克的发生发展,涉及神经-内分泌-免疫调节网络的诸多环节,其中脑能够产生免疫调节效应,而免疫系统拥有感觉功能。基于中枢和周围神经系统与免疫系统存在千丝万缕的双向作用,从解剖学角度分析,HPA(主要为糖皮质激素)、自主神经系统(autonomic nervous system)的交感神经(肾上腺素和去甲肾上腺素)和副交感神经(乙酰胆碱)通路居于关键地位。其他环节包括组织器官(肠道、皮肤、肾上腺、骨髓等)内局部散在的神经-内分泌-免疫反射弧也发挥重要调控作用。

(一)中枢部位

创伤性休克初期,创伤因素作用于容量、压力、化学和痛觉等感受器,对于失血性休克,血容量减少也可进一步作用于容量、压力等感受器,神经冲动由传入神经传入中枢,经脊髓、延髓、中脑、下丘脑和大脑边缘系统等对传入信息进行整合,迅速传出神经冲动,使交感肾上腺髓质系统兴奋,造成儿茶酚胺大量合成和释放。作为一种应激代偿反应,虽然利于机体调动诸多系统对抗损伤反应,但同时以广泛性小血管收缩,全身微循环血流灌注量急剧减少为代价,并快速推进休克进程。在休克失代偿期,对于中枢神经系统缺血反应,当动脉血压下降至 50 mmHg 以下时,脑干缺血、缺氧,刺激延髓心血管运动中枢,使交感神经传出冲动增加和儿茶酚胺分泌增多。在神经系统中,休克时突触反射发生抑制。由于神经突触氧耗最高,在缺血缺氧时其往往最先受累且被抑制。休克时,脑干网状结构上行激活系统受到抑制。研究发现,创伤性休克大鼠,在大脑代谢明显改变以前,有部分反射消失;对于猫和家兔失血性休克,在平均动脉压下降至 70 mmHg 以下时,脊髓-延髓-脊髓对突触反射消失,在平均动脉压降至 40 mmHg 以下时,脊髓节段性反射消失。此外,创伤性休克时,缺血、缺氧可造成第三脑室病理改变,使自主神经中枢受损,出现血管舒缩状态失调控,促进脑水肿以及中枢和外周调节网络失衡。

下丘脑是神经-内分泌-免疫调节网络研究最为深入的脑区。HPA 和自主神经系统受到下丘脑和脑干数个核团的调控。其内环境稳态在创伤、感染因素作用下,发生功能活性变化。室旁核(paraventricular nucleus,PVN)是靠近第三脑室由大细胞和小细胞两团神经元构成的区域。其中大细胞神经元输出性轴突(efferent axons)至神经垂体,小细胞神经元则与脑干和脊髓区相联系,并接收脑干、海马和其他脑区的输入信号,其中参与对交感神经系统调节的两种主要神经递质系统为室旁核 CRH 系统和蓝斑(locus ceruleus,LC)的去甲肾上腺素能系统,两者通过相互交通的纤维传递信号、彼此激活。PVN 和脑干神经元轴突可与脊髓中间外侧柱的神经节前交感神经元联系。这些节前纤维的神经递质是乙酰胆碱(与副交感神经系统相同),能够通过神经节的神经元表面烟碱受体发挥作用。实验结果显示,休克肺发生的中枢机制可能与下丘脑过度兴奋,引起交感神经兴奋并导致肺小静脉持续痉挛,肺毛细血管内压显著升高,通透性增高,血浆外渗而造成肺水肿密切相关。此外,下丘脑正中视前核(median preoptic nucleus,MnPO)在血浆渗透压变化时通过中枢和外周渗透压感受器激活,从而调节神经内分泌和自主神经系统变化。大鼠失血性休克时,显微注射 γ-氨基丁酸 A 型(gamma-aminobutyric acid type A,GABAA)激动剂蝇蕈醇(muscimol;4 mmol/L)以抑制 MnPO 功能,可显著干扰高渗盐溶液抗休克效果,大鼠平均动脉压和肾血管传导性(renal vascular conductance)显著降低。提示 MnPO 在高渗盐溶液复苏治疗低血容量失血性休克中发挥重要作用。此外,分布于 MnPO 的 β-内啡肽也参与调节创伤性休克时血管压力反应。

蓝斑可激活上行网状激活系统，主动控制警觉、注意力和调整行为的心理准备，并调节创伤疼痛和痛性刺激的行为反应，同时，LC 作为去甲肾上腺素能神经纤维的唯一来源可增加外周交感神经活性，能投射至中脑、小脑、海马和新皮质。

海马作为 HPA 的高位调节中枢之一，参与创伤性休克过程中 HPA 的抑制性调节，促进剧烈应激状态下亢进的 HPA 恢复到基础水平。脑内糖皮质激素受体在海马分布最为密集，因此，海马在创伤性休克等应激反应中最为敏感且易于受损。

垂体作为血脑屏障（blood brain barrier，BBB）之外神经内分泌腺体，创伤性休克时由于微循环血流有效灌注量减少、缺氧等原因，垂体激素释放会发生改变。与内分泌功能关联的垂体主要是前叶即腺垂体，属神经-内分泌-免疫的中心器官。垂体前叶分泌的生长激素（growth hormone，GH）和催乳素（prolactin，PRL）具有正性免疫调控效应，而促肾上腺皮质激素（adrenocorticotropic hormone，ACTH）及抑制素可抑制免疫功能。垂体前叶可分泌 IL-6、IL-2、白血病抑制因子（leukemia inhibitory factor，LIF）、转化生长因子-β（transforming growth factor-β，TGF-β）等细胞因子。垂体前叶中的滤泡星状细胞（folliculo-stellate cells，FSC）可表达主要组织相容性复合体 Ⅱ 类抗原（major histocompatibility complex Ⅱ antigen，MHC-Ⅱ），并具有多种免疫标志分子，FSC 是垂体前叶中 IL-6 的主要来源。另外，γ 干扰素（interferon-γ，IFN-γ）对垂体前叶激素黄体生成素（luteinizing hormone，LH）分泌的抑制作用需由 FSC 细胞介导。垂体前叶有 P 物质（substance P，SP）肽能神经纤维分布，且腺细胞中也有 SP。在垂体培养条件下，SP 可刺激 FSC 细胞增殖和 IL-6 释放。休克时因血容量减少或微循环淤血，低循环血量可刺激心房和腔静脉等处容量感受器，冲动传至下丘脑，使视上核、视前区-垂体后叶释放抗利尿激素。同时，休克致肾素-血管紧张素系统活性增高，血管紧张素也刺激下丘脑-垂体后叶素释放抗利尿激素，以共同促进血管收缩，肾小管重吸收，维持循环稳态。而且，下丘脑促垂体激素释放或释放抑制激素以及垂体的外周靶腺激素均具有程度、性质不等的免疫调制效应，以下丘脑垂体前叶为中心，形成神经-内分泌-免疫调节网络。各种细胞因子及胸腺激素也影响或调控垂体前叶激素分泌。当休克进一步恶化时，腺垂体数种激素如 ACTH、GH、促甲状腺激素（thyroid stimulating hormone，TSH）等分泌呈下降趋势，如 ACTH 减少造成急性肾上腺危象。生长激素减少可减少蛋白合成，减慢细胞分裂；促甲状腺激素减少可降低基础代谢，使机体应激反应减退。对于神经垂体而言，休克时由于血压下降，有效循环血量不足、血浆渗透压增高等因素通过中枢神经系统使血管升压素分泌增加。血中增多的血管升压素一方面促进水钠重吸收，增进血容量恢复，对休克有利；另一方面血管升压素增多引起小动脉和毛细血管广泛收缩，对于休克中晚期患者，该反应会加重微循环衰竭，诱发 DIC 和器官功能衰竭。同样，对于感染性/脓毒症休克患者，垂体暴露于全身炎症反应环境中。在脓毒症早期，大量细胞因子进入 HPA，同时下丘脑也表达肿瘤坏死因子-α（TNF-α）、IL-1β、IL-6 和 NO，共同刺激皮质醇和血管升压素释放，而随后出现分泌减少和相对不足。部分患者下丘脑、垂体或肾上腺发生出血和坏死，并引发绝对性肾上腺功能不全，出现低血压和凝血病。

此外，对大脑皮质研究发现，左右大脑半球参与免疫调节反应并存在差异性。通过正电子发射断层摄影术（positron emission tomography，PET），Ohira 等发现在急性精神应激时，额叶皮质主要是背外侧前额叶皮质（dorsolateral prefrontal cortex，DLPFC）和眶额叶皮质（orbitofrontal cortex，OFC）活化与自然杀伤细胞（natural killer cell，NK cell）瞬时快速增加即再分布相关。NK 细胞通过对诸多抗原做出非特异性反应以及早面对创伤后病原菌侵袭过程。而且，调节迷走神经活性的脑区和参与免疫调节的脑区存在部分重叠，其中包括前额叶皮质中段（medial prefrontal cortex，MPFC）和大脑 DLPFC，这从结构上进一步证实大脑神经和免疫调节存在共享区域。

从解剖结构上分析，免疫系统和中枢神经系统之间通常有两种不同的通讯方式。一种是直接刺激脊髓、脑干和下丘脑传入神经纤维的感觉神经末梢。这些神经末梢表达细胞因子受体并在炎症介质作用下直接激活。另一种是通过痛觉纤维在 P 物质（脊髓背侧角感受伤害的递质）和内啡肽作用下间接的外周激活。然而，细胞因子、神经递质等分子也能绕过外周神经系统直接影响中枢神经系统。其原因包括：①脑内一些部位缺乏血脑屏障，如终纹血管器（organum vasculosum of lamina terminalis，OVLT）、最后区（area postrema）、正中隆起（median eminence）及弓状核（arcuate nuclei，ARC）等，这些脑区可能是大分子免疫调节物入脑的途径；②脑内某些部位的脉络丛能吸收此类分子，使其进入中枢；③脑内某些区域的血脑屏障上的肥大细胞释放的介质能够提高血管通透性，协助此类分子入脑。此外，脑本身并非免疫赦免器官，创伤性休克时脑内细胞亚群（胶质细胞）和分泌的诸多免疫分子［IL-6、IL-1、IL-3、TNF-α、LT、TGF-β$_1$、IL-8、MHC-Ⅰ类及Ⅱ类分子、白三烯 B4（leukotriene B4，LTB4）、补体（complement，C）3、碱性成纤维细胞生长因子（basic fibroblast growth factor，bFGF）］通过中枢和外周产生双向调节反应。并且，血脑屏障的前列腺素介导的炎症信号还能通过迷走神经实现从免疫至脑的炎症信号切换。以上结果均表明，脑内存在免疫反应，结合脑内血脑屏障非覆盖区的存在，提示中枢神经系统不仅是神经－内分泌－免疫反应的高位调节区域，其本身作为免疫效应器官也存在脑内神经－内分泌－免疫反应。

（二）外周部位

HPA 在外周的组织结构－肾上腺，含皮质（球状带、束状带和网状带）和髓质两部分。一方面，经典的分泌主要有糖皮质激素（glucocorticoid，GC）、盐皮质激素（mineralocorticoid）和肾上腺素（adrenaline，AD）等。另一方面，肾上腺部分细胞有细胞因子、免疫细胞受体等免疫反应元件，因此，肾上腺能够绕过经典的 HPA 反应模式，直接在局部体液免疫分子或相关分子作用下，产生激素和神经递质的分泌活动，从而参与构成创伤性休克时神经－内分泌－免疫相互调节的重要解剖学基础。近年研究证实，肾上腺微环境中，皮质细胞和髓质细胞之间、免疫细胞和肾上腺细胞之间存在复杂交互调节效应，并与肾上腺局部血管内皮细胞、交感神经元、嗜铬细胞、神经胶质样多能干细胞共同参与对神经－内分泌－免疫反应的调控。创伤性休克时，由于下丘脑控制系统受到强烈干扰，HPA 正常生理性节律消失，ACTH 和糖皮质激素大量释放，旨在对抗难于纠治的休克反应。休克早期，由于机体调动代偿功能的需要，交感肾上腺髓质系统兴奋性增高，垂体－肾上腺皮质功能增强，ACTH 分泌量增加，使肾上腺皮质释放大量糖皮质激素，起到抗休克、抗感染作用。随着休克病程发展，下丘脑和腺垂体因长时间缺血而发生功能障碍，血中 ACTH 水平下降，出现急性肾上腺皮质功能衰竭，或者相对肾上腺皮质功能不全（relative adrenal insufficiency，RAI）。肾上腺在此过程中出现多种病理生理改变，休克可进一步恶化。

在自主神经系统中，交感神经参与调节免疫系统的证据主要包括：交感去甲肾上腺素能神经纤维支配所有的淋巴器官和诸多内脏器官；多数淋巴细胞表达肾上腺素受体（adrenergic receptor，AR）；免疫反应发生时淋巴器官释放交感神经递质——去甲肾上腺素（norepinephrine，NE/noradrenaline，NA）。因此，交感神经系统的主要节后纤维——去甲肾上腺素能纤维对靶器官效应主要依赖细胞表面特异性受体，通过释放去甲肾上腺素产生免疫调节效应。另一方面，迷走神经作为重要的副交感神经，其纤维广泛分布于拥有单核巨噬细胞系统的器官，如肝、肺、脾、肾和肠等。自主神经系统释放神经递质是以旁分泌方式从扩张的静脉进入外周，此神经递质弥散可能有几个微米（突触传递距离为 5～20 nm）。这种方式的连接称为"非突触性"并且与突触连接相比靶向更大群体的细胞。非突触传递常见于如感染性/脓毒症休克时高活性状态，神经递质（如肾上腺素）能够进入循环并抵达远端脏器以发挥效应。在细胞水平，几乎所有免疫细胞上都有不同神经递质和激素的受体，同时多种神经递质和激素受体在免疫细胞上都有分布。细胞因子和神经递质以及激素的多功能位点特性构成神经、内分泌和免疫调节的分子基础。

三、神经－内分泌－免疫调节网络的功能联系

创伤性休克发生后，诸多内分泌激素对于病程演变和转归影响很大，其中以肾上腺皮质、髓质、脑垂体、下丘脑、胰岛等分泌的激素和神经递质尤为重要。大量研究证实很多激素和神经递质具有免疫调节功能。同时，免疫系统可以影响神经和内分泌系统。脑室内皮细胞、小胶质细胞和星形细胞以及某些部位的神经元均可合成并释放多种免疫调节物，对中枢神经系统发挥免疫调节

作用。在神经和内分泌细胞上还有相应的受体接收免疫系统的信息。反之,免疫细胞可以分泌多种细胞因子如淋巴因子(lymphokine)和单核因子(monokine)等影响神经-内分泌-免疫反应,并通过细胞表面激素受体、神经递质受体,感受局部或全身应激信号,形成"流动的脑"。因此,在创伤性休克的发生过程中,脑和免疫系统可通过神经和体液两种途径相互作用:中枢神经系统通过HPA、神经激素的分泌以及自主神经系统调节外周免疫系统,外周免疫活动的信息可由细胞因子和迷走神经的传入活动等体液和神经活动传入脑。

第三节　创伤性休克时神经-内分泌-免疫反应的表现

一、下丘脑-垂体-肾上腺轴反应

在创伤性休克剧烈应激条件下,下丘脑-垂体-肾上腺轴(hypothalamic-pituitary-adrenal axis,HPA)激活伴有下丘脑 CRH 释放至垂体门脉系统。CRH 是垂体促肾上腺皮质激素分泌的调控物,可刺激全身性促肾上腺皮质激素的分泌,相应地,促肾上腺皮质激素刺激肾上腺皮质分泌糖皮质激素。而且,HPA 作为主要的神经内分泌结构,通过交感神经和神经垂体系统互相作用而发挥作用,分别掌控儿茶酚胺分泌、细胞因子激活和血管升压素释放。HPA 是创伤性休克时神经系统重要的抗炎途径。HPA 如果遭到破坏或功能不足,可促进创伤性休克的发生和发展。业已证实,外周应用内毒素和 IL-1β 即可通过体液途径或迷走神经等激活 HPA。HPA 活化后,下丘脑释放CRH,CRH 则进一步促进脑垂体分泌 ACTH。ACTH 通过血液循环到达肾上腺皮质,促使其释放糖皮质激素和盐皮质激素,进而调控机体炎症反应和休克病理生理过程。

在创伤性休克过程中,HPA 反应性异常以 RAI 最为多见。特别对于感染性/脓毒症休克患者,在多重因素(免疫、炎症、补体、凝血反应等)和下丘脑-垂体-肾上腺病理生理变化基础上,出现感染性/脓毒症休克急性期 RAI。迄今为止,由于缺乏测定氢化可的松反应性的确切实验数据,感染性/脓毒症休克 RAI 诊断较为困难。RAI 许多症状出现并可能为感染性/脓毒症休克临床症状恶化所掩盖。检测方法通常包括 250 mg 大剂量促肾上腺皮质激素刺激试验(high-dose corticotropin stimulation test,HDCT)、1 mg 小剂量促肾上腺皮质激素刺激试验(low-dose corticotropin stimulation test,LDCT)、随机总皮质醇(total cortiso,TC)浓度测定和游离皮质醇(free cortiso,FC)浓度测定。危重成年患者皮质类固醇缺乏的 2008 诊断和管理准则推荐使用 HDCT,并将 δ(delta)类固醇(steroid)<90 mg/L 作为危重病 RAI 指征,或者随机总皮质醇浓度<100 mg/L(强推荐,中等证据质量)。准则不推荐促肾上腺皮质激素刺激试验结果作为糖皮质激素治疗的依据。2016 年拯救脓毒症运动准则进一步推荐:不应将 HDCT 或 LDCT 作为评判是否使用氢化可的松的证据。事实上,促肾上腺皮质激素刺激试验的局限性在于仅仅能够检测肾上腺储备,并不一定反映肾上腺功能。LDCT 相对 HDCT 更为敏感,但两种方法通过观察类固醇反应性都可能低估感染性/脓毒症休克时RAI。既往有研究显示,随机总皮质醇浓度低于 250 mg/L 对于预测类固醇反应的敏感性达到96%,而 LDCT 和 HDCT 分别只有 54% 和 22%,但该方法也不能排除由于低特异性但皮质醇浓度高于 250 mg/L 的感染性/脓毒症休克患者。总之,诊断的最终目的在于确认感染性/脓毒症休克患者对氢化可的松的反应性,目前上述方法均未获得推广,感染性/脓毒症休克诊治可能因此存在滞后情况。

二、交感-肾上腺髓质轴反应

创伤性休克时,交感神经系统也发生激活,导致自主神经末梢和肾上腺髓质释放儿茶酚胺。因此,自主神经系统是炎症反应时仅次于 HPA 的神经调控机制之一,交感神经通过其末梢分泌去甲肾上腺素影响免疫系统。肾上腺素受体激活和儿茶酚胺释放增加是创伤性休克病理生理的重要组成部分。在生理条件下,肾上腺素受体激活后通过增加白细胞介素-10(IL-10)水平而降低促炎因子的水平。B6D2F1 雄性小鼠在盲肠结扎穿孔术后,其脾巨噬细胞用肾上腺素或 IL-10 刺激2 h,TNF-α 和白细胞介素-6(IL-6)水平明显减少。而 β₂肾上腺素受体拮抗剂(ICI-118551)处理的巨噬细胞,促炎因子水平增加。这表明在创伤性休克时,肾上腺素影响周围组织中巨噬细胞促炎介质的表达。

三、胆碱能抗炎反应

迷走神经张力增加是脑免疫调节的重要表征。迷走神经传出支通过抑制 TNF-α 生成降低感染性/脓毒症休克的发生率,而乙酰胆碱是迷走神经主要的神经递质,Tracey 将这种抗炎机制称之为"胆碱能抗炎途径"。迷走神经表达 IL-1 受体,通过抵达脑干上行的乙酰胆碱信号促使其将免疫信号转化为神经信号。反之,下行的迷走神经通过 HPA 和抑制巨噬细胞因子产生的神经线路调节外周白细胞活性和炎症反应。研究显示,通过电刺激迷走神经传出支激活胆碱能抗炎途径可抑制内毒素血症时肝、脾、心等组织 TNF-α 合成并降低血清中 TNF-α 浓度,减少感染性/脓毒症休克的发生率。迷走神经切除后显著提高了炎症刺激下 TNF-α 合成与释放,增强内毒素对动物的致死性。以上发现提示胆碱能抗炎途径可特异性抑制局部炎症(图 4-1),是创伤患者发生创伤性休克的重要防御通路。

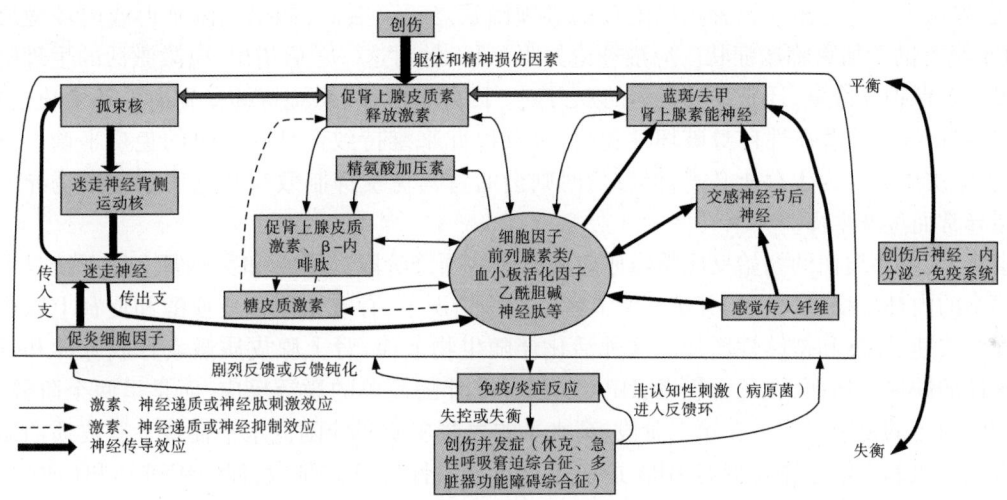

图 4-1 创伤性休克发生时神经-内分泌-免疫调节网络调控紊乱示意

四、下丘脑-垂体-甲状腺轴反应

感染性/脓毒症休克常常出现甲状腺激素分泌障碍。甲状腺功能障碍作为一种适应性代谢反应,通过降低细胞代谢活性以增加机体对不同应激原的抵抗。甲状腺功能障碍表现为低三碘甲腺原氨酸(triiodothyronine,T_3)综合征、甲状腺功能病态综合征或非甲状腺疾病综合征。最初的异常表现是继发外周脱碘酶活性降低导致四碘甲腺原氨酸(tetraiodothyronine,T_4;甲状腺素)转化 T_3 减少,总 T_3 浓度降低。特别是最初低水平的总 T_3 伴随因甲状腺素结合球蛋白数量和结合活性降低导致的总 T_4 减少。随着疾病严重程度增加,总 T_4、游离 T_4 和促甲状腺激素(TSH)也可减少。下丘脑-垂体-甲状腺轴功能失衡促进多种细胞因子的释放。数种细胞因子(IL-1β、IL-6 和 TNF-α)能够直接或间接抑制甲状腺功能,导致下丘脑促甲状腺激素释放激素(thyrotropin-releasing hormone,TRH)分泌减少或直接抑制 TSH 释放。

总之,神经内分泌失调是创伤性休克患者的常见表征。内分泌系统作为抵御外来威胁的天然防御机制,比如微生物入侵,在创伤后感染性/脓毒症休克患者及时激活。随着病程发展,某些内分泌反应发生耗竭,并依据疾病严重程度导致绝对或相对激素缺失。激素谱的变化是炎症介质和微生物产物作用的结果,可导致血管升压素水平显著降低、病理性甲状腺功能综合征、肾上腺对ACTH低反应性、胰岛素抵抗、高血糖以及高瘦素血症等。尽管内分泌功能失调对于宿主产生有害效应,并促进创伤性休克的器官功能障碍,但在治疗上由于内分泌系统的复杂性和非线性模式迄今鲜有广泛认可的推荐意见。此外,对创伤性休克这种"泛内分泌疾病"的临床诊断并非易事,因为激素的药代动力学常有多种混杂因素、样本变异性、药物相互作用、昼夜节律和不同实验室检测差异性。内分泌标志物在创伤性休克治疗中重要价值主要在于其可能被用作不同评分系统中的生物标志物,以估计创伤性休克的严重程度和死亡风险。

第四节　创伤性休克时神经-内分泌-免疫反应的机制

一、创伤性休克时神经内分泌反应对免疫功能的影响

(一)HPA反应对创伤性休克时免疫功能的影响

HPA对创伤性休克时内环境稳定的适应和维护至关重要,而且人体肾上腺分泌的糖皮质激素,早已被认识到是危重病患者赖以生存的必须因素之一。然而,如果应激延迟或内环境反应不足,HPA则有助于加重临床症状。应激理论先驱Selye针对这一矛盾指出:应激激活的生理防御系统不仅仅是保护并修复,还是损坏机体的双刃剑。因此,在免疫系统持续受到内外环境攻击时,通过HPA防止过度的潜在性自身破坏性免疫反应,以此来维持致命性疾患时的免疫平衡。另一方面,尽管糖皮质激素为生存所必需,但过量时则会通过其免疫抑制效应和糖皮质激素诱导的急慢性代谢异常而危及生命。

事实上,急性损伤的初始反应是经典应激反应的预警阶段。HPA和交感肾上腺系统是急性期针对感染的内环境稳定反应的关键性调节者。典型情况下,存在血浆内皮质醇和促肾上腺皮质激素浓度的快速、剧烈和持续性增加。这种活化伴随生物节律、肾上腺皮质激素释放脉冲和垂体反馈敏感性的缺失。然而,在危重患者,HPA功能并非伴随简单的激活反应,而是呈两个阶段,提示不同细胞因子的复杂反应。在第二阶段,高水平的血浆皮质醇伴随低水平促肾上腺皮质激素。既往已有相关机制来解释脓毒症时HPA适应中这一矛盾性的第二阶段,但组织破坏和(或)炎症诱导的免疫反应可能最为重要。这种表达水平的不一致性并不能通过促肾上腺皮质激素和皮质醇的不同代谢动力学加以解释,并且提示,皮质醇分泌在此慢性阶段通过替代性的非促肾上腺皮质激素介导的通路或肾上腺微环境调控实现。当前研究支持应激时HPA和肾上腺髓质反应存在密切关联,这些关联呈双相性并接受神经系统和免疫系统的传入信息。通常认为,人肾上腺皮质接受丰富的神经支配,并且肾上腺髓外和髓质儿茶酚胺能和肽能神经支配能够调节肾上腺皮质分泌。有证据表明,肾上腺髓质细胞和髓内免疫细胞能够产生CRH、促肾上腺皮质激素和一些具有皮质醇活性的神经肽。相应地,在局部组织CRH产生时,如果垂体肾上腺皮质激素缺失,局部合成的促肾上腺皮质激素仍能够刺激肾上腺皮质激素分泌。此外,肾上腺皮质细胞本身和肾上腺的免疫细胞能够合成数种细胞因子,其对类固醇分泌细胞具有直接作用。因此,非经典的HPA反应可能以局部反馈环形式参与对应激机体的适应性调节。

近年国内研究证实,对于下丘脑毁损、双侧肾上腺切除或CRH基因敲除动物,在创伤、烧伤等致伤因素作用下,动物细胞免疫功能显著减弱,肠源性感染概率增加,对病原菌的全身性炎症反应加重(图4-2)。体外试验(in vitro test)也发现,与高浓度应激激素免疫抑制效应相反,低浓度的急性应激激素(糖皮质激素、肾上腺素和去甲肾上腺素)能够经内质网应激途径[如肌醇需酶1(inositol-requiring enzyme-1,IRE1)-X盒连接蛋白1(X-box binding protein 1,XBP1),IRE1-XBP1通

路]发挥免疫刺激效应,增强腹腔巨噬细胞的天然免疫功能。研究提示,一定浓度的神经内分泌激素对于增加机体免疫防御功能,抵御机体继发性感染具有重要作用。因此,从神经-内分泌-免疫调节网络分析,创伤后感染性/脓毒症休克发生、发展与肾上腺激素免疫刺激、免疫抑制和允许效应参与下的内环境失稳态密切相关。

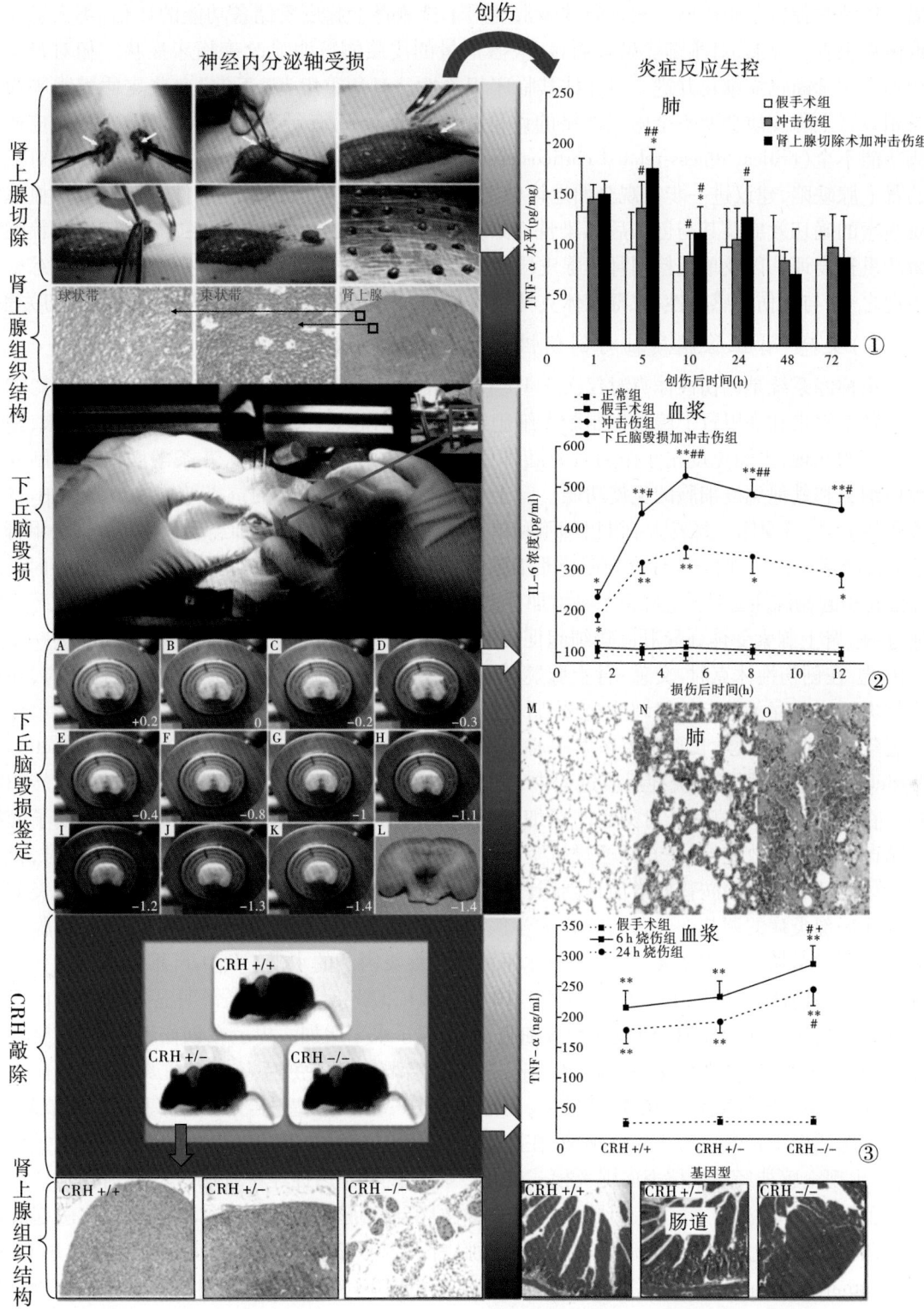

TNF-α:肿瘤坏死因子α;IL-6:白细胞介素6;CRH:促肾上腺皮质激素释放激素。

①与假手术组比较:#P<0.05,##P<0.01;与冲击伤组比较:＊P<0.05。②与冲击伤组比较:＊P<0.05,＊＊P<0.01;与正常组和假手术组比较:#P<0.05。③与假手术组比较:＊＊P<0.01;与烧伤6 h Crh +/-组比较:#P<0.05;与烧伤6 h Crh +/+组比较:+P<0.05。

图4-2　神经内分泌轴受损对创伤性休克时免疫和炎症反应的影响

事实上,在严重创伤后感染性/脓毒症休克持续阶段,下丘脑-垂体-肾上腺功能不全并不少见。此时,尽管总皮质醇水平相对增高或功能性肾上腺皮质不全较常见,但血浆皮质醇水平在部分危重患者则可能降低。而且,许多患者出现皮质醇代谢异常、组织水平糖皮质激素抵抗。神经内分泌失调除相对性血管升压素不足外,主要表现为相对性肾上腺功能不全,最终导致器官功能衰竭。传统的促肾上腺皮质激素刺激试验常规用于检测肾上腺皮质储备功能的评估,不太适用于严重休克患者。显然,对脓毒症患者而言,应激剂量的皮质酮可明显改善临床症状。相对肾上腺功能不全的诊断仍需细化并进一步评估其临床相关性。对危重患者"正常"血浆皮质醇水平而言以及相对肾上腺皮质功能不全尚无严格的评价标准。近年来,有研究采用了"危重病相关皮质类固醇功能不全(critical illness-related corticosteroid insufficiency,CIRCI)"这一术语来代替绝对或相对的肾上腺缺陷,建议进一步客观全面地评估 HPA 功能,即准确把握应激条件下足量增加血浆糖皮质激素的确切效应及其与创伤后感染性/脓毒症休克病情转归的内在联系,而非仅仅依赖临床应激严重程度评估以及单纯检测肾上腺皮质醇浓度。总之,HPA 衰竭作为多器官功能障碍综合征的表现之一,与创伤后感染性/脓毒症休克持续时神经-内分泌-免疫反应的破坏或耗竭密切关联。

(二)交感-肾上腺髓质轴对创伤性休克时免疫功能的影响

自主神经系统是创伤性休克时仅次于 HPA 的神经调控机制。交感神经对免疫功能的影响最初是以肾上腺素和去甲肾上腺素抑制肥大细胞组胺分泌引起关注的。在 20 世纪 70 年代末,随着细胞因子的发现,神经免疫相互作用研究随即引起关注。许多研究显示,儿茶酚胺能够抑制外周血单核细胞和其他免疫细胞的免疫功能。肾上腺素和去甲肾上腺素的抗炎效应主要是由 β_2 肾上腺素受体介导,该受体主要表达于淋巴细胞和单核细胞。另一方面,交感神经系统和肠源性去甲肾上腺素通过激活 α_{2A} 肾上腺素受体介导库普弗细胞(Kupffer cell)促炎效应。事实上,创伤脓毒症时交感神经活化引起肠源性去甲肾上腺素水平增加并进入血液循环,在脓毒症时(~20 nmol/L)去甲肾上腺素通过 α_{2A} 肾上腺素受体介导肝巨噬细胞促炎反应,而且,该反应可被内毒素和促炎因子进一步放大。因此,在创伤性休克时,交感-肾上腺髓质轴对免疫炎症反应的转归究竟发挥何种效应,在促炎和抗炎反应并存条件下如何调节交感-肾上腺髓质轴的活性至关重要。

近年,美国北岸大学长岛犹太医学中心王平教授提出脓毒症交感兴奋性中毒(sympathetic ex-citotoxicity)理论,阐释了在炎症反应过程中,交感神经系统激活范式转换对炎症反应进程和转归的影响。在创伤部位,免疫系统对炎症的精细调节机制包括:一方面通过释放促炎症细胞因子发挥增强杀菌和促修复效应,另一方面通过抗炎症细胞因子的释放抑制全身性炎症反应。同时,肾上腺素受体激活和儿茶酚胺释放增加是创伤性休克病理生理学的重要组成部分,参与对全身炎症反应和损伤局部炎症的调节。美国 Loyola 大学医学中心研究人员发现,在生理条件下,肾上腺素受体激活后通过增加白细胞介素-10(IL-10)水平而降低促炎因子的水平。$B_6D_2F_1$ 雄性小鼠在盲肠结扎穿孔术后,其脾巨噬细胞用肾上腺素或 IL-10 刺激 2 h,TNF-α 和 IL-6 水平明显减少。而 β_2 肾上腺素受体拮抗剂(ICI-118551)处理的巨噬细胞,促炎因子水平增加。提示在创伤性休克时,肾上腺素影响周围组织中免疫细胞促炎介质的分泌。鉴于儿茶酚胺对免疫系统多呈抗炎效应,目前主流研究认为交感神经系统活化产生抗炎反应,而且其与 HPA 和副交感神经系统联手发挥调节效应。但这种情况适用于轻微损伤或局部感染,在严重创伤后感染性/脓毒症休克时,这种调节范式将发生转化,出现交感神经系统抗炎向促炎模式转化。研究显示交感神经系统的过度激活导致胃肠道去甲肾上腺素(NE)溢出,并进入门脉系统和全身循环,最终该效应经 α_{2A} 肾上腺素受体引起肝巨噬细胞激活,引发更大规模的炎症反应。诸多细胞因子[TNF-α、IL-1β 和高速泳动族蛋白 B1(high mobility group protein Box 1,HMGB1;也称高迁移率族蛋白 B1)]构成创伤性休克/脓毒症全身炎症反应的主要介质,并对全身多种组织产生毒性效应。以上效应称为交感神经兴奋性中毒,这与脑内谷氨酸介导的兴奋性毒素效应类似。目前,虽然交感神经兴奋性中毒尚不能确认是否为创伤性休克的始动因素,但如果该抗炎系统失能,交感神经系统进入高活性状态,会促进脓毒症和感染性/脓毒症休克发生。为支持该假说,Prass 等研究发现脑血管损伤能够通过交感神经激活诱发自发性感染,并发生脓毒症。发生脓毒症的患者往往伴有其他基础病变,或由于免疫功能减弱易于感染。在严重创伤条件下,将导致 NE 持续高水平释放,NE 能够刺激细菌生长,肠道微循环在交感神经过度激活条件下,细菌将可能迁移至腹膜和体液,并增强 NE 刺激的库普弗细胞(Kupffer cell;也称肝巨噬细胞)对细菌内毒素的反应性,促炎症细胞因子还将会进入脑内,引发进一步增强交感神经毒性的恶性循环。

(三)迷走神经胆碱能抗炎通路对创伤性休克时免疫功能的影响

迷走神经胆碱能抗炎通路(cholinergic anti-inflammatory pathway)最初由 Tracey 提出,副交感神经(迷走神经)是调控免疫炎症反应的重要神经通路。既往发现,迷走神经传出支通过抑制 TNF-α 生成以降低感染性/脓毒症休克发生率,而乙酰胆碱(acetylcholine,ACh)是迷走神经主要的神经递质,Borovikova 等提出胆碱能抗炎通路是由迷走神经活化和巨噬细胞表面有 α7 烟碱型乙酰胆碱受体(α7-nicotinic acetylcholine receptor,α7-nAChR)介导。Tracey 将这种抗炎机制称之为"胆碱能抗炎途径"。目前认为,其作用机制主要涉及:①抑制细胞因子、趋化因子等促炎介质(如 TNF-α、IL-1、IL-6、IL-18 和 HMGB1)的合成与分泌;②拮抗核因子 κB(nuclear factor-κB,NF-κB)活化;③抑制 T 细胞的分化和成熟;④削弱单核细胞和中性粒细胞的杀伤功能。

在胆碱能抗炎信号通路中,NF-κB 与免疫调控密切相关。研究证实,胆碱能 N 受体激动剂烟碱能够显著抑制 LPS 刺激后巨噬细胞 NF-κB 与 DNA 之间增加的结合活性,鉴于 α7-nAChR 的特异性抑制剂可恢复 NF-κB 的活性,目前认为该调节作用是由 α7-nAChR 介导。类似的研究发现还有人脐静脉内皮细胞炎症反应中烟碱对 NF-κB 核转位的抑制效应,其原因在于烟碱增加了 NF-κB 抑制剂 α(inhibitor of NF-κBα,IκBα)和 IκBε 水平。因此,胆碱能抗炎可经 α7-nAChR 途径通过抑制 NF-κB 信号激活实现。

胆碱能抗炎途径可特异性抑制创伤后感染性/脓毒症休克局部炎症。研究显示,通过电刺激迷走神经传出支激活胆碱能抗炎途径可抑制内毒素血症时肝、脾、心等组织 TNF-α 和 HMGB1 合成并降低其血清浓度,减少肝组织氧自由基生成,减少感染性/脓毒症休克的发生率。迷走神经切除后显著提高了炎症刺激下 TNF-α 合成与释放,增强内毒素对动物的致死性。在缺血再灌注(ischemia reperfusion,IR)动物模型中也有类似结果;烟碱或乙酰胆碱体外刺激巨噬细胞能显著抑制 LPS 诱导 TNF-α、IL-1 和 IL-18 等促炎症细胞因子合成。其机制与其在转录后水平抑制促炎症细胞因子的蛋白合成有关。给予烟碱可有效减轻溃疡性结肠炎的病情,降低糖尿病小鼠胰腺组织内 TNF-α 等促炎症细胞因子浓度。此外,已发现多种抗炎药物,如阿司匹林、吲哚美辛、布洛芬、CNI-1493、α-促黑色素细胞激素(α-melanocyte-stimulating hormone,α-MSH)也能刺激迷走神经兴奋,并证实后者可能是抗炎药物的作用机制之一,进一步说明神经系统对炎症反应的负调控作用。

二、创伤性休克时免疫系统对神经内分泌反应的影响

免疫系统对神经内分泌系统的反向调节亦不容忽视,免疫系统可通过神经通路的反馈和内分泌激素两种途径影响神经系统。个体发生学研究证实,无菌动物因未接受抗原刺激而免疫系统发育较差,其内分泌腺体(如甲状腺、肾上腺等)及神经组织的发育也明显延缓;先天性无胸腺小鼠在表现严重细胞免疫功能低下时,亦有严重的内分泌功能紊乱。受病毒感染的淋巴细胞在产生干扰素时,可同时产生免疫反应性(immuno-reactive,IR)ACTH 和 IR 内啡肽(endorphin,EP),淋巴细胞产生的这两种递质在结构和功能上都与垂体产生的相似。由此可见,免疫系统与神经内分泌系统之间在系统发育、功能表达上具有协调一致性。

近年来发现,神经内分泌细胞膜上有免疫反应产物如白细胞介素(IL-1、IL-2、IL-3、IL-6 等)、IFN-γ、胸腺肽等细胞因子的受体。免疫系统可通过细胞因子对神经内分泌系统的功能产生影响。例如,在下丘脑神经元上有 IL-1 特异的结合受体,IL-1 通过受体作用于下丘脑的 CRH 合成神经元,促进 CRH 分泌,同时,IL-1 具有与 CRH 同样的生物学效应,可以直接或协同 CRH 作用于垂体前叶腺细胞,促进 ACTH 分泌与合成;IL-1 还可诱导下丘脑前部前列腺素 E_2(prostaglandin E_2,PGE_2)的合成而介

导发热反应。将IL-1注入大脑侧室可增强动物慢波睡眠,抑制动物摄食活动。因此,有人认为IL-1可能作为神经递质而介导神经元之间、神经元与胶质细胞之间、胶质细胞与胶质细胞之间或免疫细胞间的信息传递过程。

三、创伤性休克时神经-内分泌-免疫反应的交互反馈效应

创伤性休克时,免疫系统对应激的敏感性变化并非出于偶然。HPA的下丘脑激素CRH、垂体激素和促肾上腺皮质激素均有免疫增强和促炎效应。糖皮质激素可影响循环白细胞的交通并抑制白细胞和免疫辅助细胞的许多功能,其抑制炎症区域的细胞聚集并通过凋亡机制减少循环淋巴细胞、单核细胞和嗜酸性粒细胞的数量。反之,活化的免疫细胞和神经内分泌细胞产生的细胞因子能够在下丘脑、垂体和肾上腺水平调控HPA。炎症细胞因子TNF-α、IL-1和IL-6,在应激时由巨噬细胞和淋巴细胞产生,可诱导HPA活化,并彼此影响各自的分泌。除了循环的外周来源的细胞因子,垂体和靶腺内的细胞因子网络在创伤性休克时也有分泌,根据分泌的种类、数量以及靶组织的反应性在创伤性休克的不同阶段发挥利弊效应。

(一)促肾上腺皮质激素释放激素

促肾上腺皮质激素释放激素(CRH)作为应激反应的关键调节分子,在中枢(下丘脑、新皮质、边缘系统等)和外周(白细胞、胸腺细胞、脾细胞、肾上腺皮质和髓质等)的分布特点提示其作用广泛而复杂。中枢CRH以脉冲方式释放,且在血浆内半衰期很短。CRH参与调控免疫和炎症反应的主要证据有:①下丘脑CRH不仅通过HPA调控肾上腺糖皮质激素释放,以抑制急性炎症反应,还能以不依赖糖皮质激素的方式发挥作用,这与对交感神经输出活动的中枢性刺激有关。②外周CRH通过免疫细胞、外周感觉输入和(或)节后交感神经释放,激发促炎反应。CRH通过结肠肥大细胞表面受体增加人结肠黏膜的通透性;上调滋养层细胞Toll样受体4(TLR4)表达。CRH基因敲除小鼠肠腔内注射梭状芽孢杆菌毒素A后,回肠液体渗出减少、上皮细胞损伤减轻,中性粒细胞浸润减少。③束缚、乙醚吸入、禁食、低血糖、低血容量应激时,CRH基因敲除小鼠血浆皮质酮分泌显著减低,肾上腺素分泌滞后,肾上腺免疫调节功能障碍。④CRH增强淋巴细胞和巨噬细胞(株)的免疫反应性,CRH基因敲除后免疫细胞对LPS刺激反应性减弱。⑤CRH异常表达与诸多实验性炎症疾病(关节炎、类风湿关节炎、实验性自身免疫性脑脊髓炎等)密切相关。⑥CRH调节免疫和炎症反应的信号通路,主要通过G蛋白偶联受体(G protein-coupled receptor,GPCR),增加环磷酸腺苷(cyclic adenosine monophosphate,cAMP;又称环腺苷一磷酸、环腺苷酸)、肌醇三磷酸(inositol triphosphate,IP3)或Ca^{2+}的浓度,激活蛋白激酶A(protein kinase A,PKA)和蛋白激酶C(protein kinase C,PKC)依赖性通路。因此,CRH对创伤应激的激活包括间接性中枢性抑炎和外周直接促炎效应,其中外周神经释放的CRH与外周免疫细胞参与构成区域性轴突反射环。

(二)肾上腺皮质激素

1. 糖皮质激素　在物质代谢方面,创伤性休克时,物质(糖、脂肪、蛋白质)代谢在缺氧状况下进行,酸性产物增加,此时如果皮质功能尚能代偿,物质代谢可维持在较低水平,如果肾上腺皮质缺血坏死导致皮质功能衰竭,可导致血糖下降、血中游离氨基酸减少,代谢产物蓄积。在器官功能调节方面,创伤性休克早期,垂体-肾上腺皮质功能增强,血中糖皮质激素(glucocorticoid,GC)水平增高,血压能够维持在基本正常水平。随着休克发展,有效循环血量和微循环障碍无法恢复,如果再继发肾上腺皮质功能衰竭,激素水平急剧下降,血管紧张度降低,可使血液循环进一步恶化。糖皮质激素可以提高中枢神经系统兴奋性。感染性/脓毒症休克时,毒素刺激可以激活交感肾上腺髓质系统产生生物活性物质,激活垂体、肾上腺皮质系统使糖皮质激素分泌增加,患者可有精神亢奋表现。在应激反应方面,创伤性休克作为机体遭受损伤后一种严重应激状态,在休克早期,血中糖皮质激素水平升高,患者可见兴奋征象,中晚期由于损伤持续发展及下丘脑-垂体缺血性损伤,糖皮质激素分泌水平下降,应激能力降低,各种并发症随之发生并进而加重休克病理循环。而且,

皮质醇能够抑制一氧化氮合酶(nitric oxide synthase,NOS)、前列腺素 E_1(prostaglandin E_1,PGE_1)和前列环素(prostacyclin/prostaglandin I_2,PGI_2),从而维持重要器官的血流灌注。众所周知,在感染性/脓毒症休克时,肾上腺功能不全是血管对血管升压素反应性降低的部分原因,并且与死亡风险增加有关。而且,在感染性/脓毒症休克情况下,由于混杂因素存在,基于皮质醇血清水平不易判定肾上腺功能。确切的皮质醇水平取决于垂体前叶和肾上腺的功能完整性。而且,现有商品化检测方法只能获知血清皮质醇总浓度。另一方面,血清皮质醇大部分(90%)与白蛋白和皮质醇结合球蛋白结合。因此,对低蛋白血症患者皮质醇浓度分析结果往往容易低估其病情。

2.盐皮质激素 盐皮质激素(mineralocorticoid)主要是醛固酮。休克初期血容量不足时即通过肾素-血管紧张素系统调节使醛固酮分泌增加,促进肾小管对钠的回收,血钠升高再通过渗透压感受器使抗利尿素增加,促进水的回收。保持和恢复有效血容量,这是休克早期机体的一种代偿机制。在血容量不足未能纠正,休克病程进一步发展,肾上腺皮质因缺血性损伤和下丘脑调节功能紊乱,可出现相对性醛固酮不足,血钠降低,血钾增高,细胞外液减少,有效循环血量减少,甚至导致微循环衰竭。糖皮质激素和盐皮质激素作用并非绝对分开。醛固酮兼有糖皮质激素作用,但效力只有糖皮质激素(氢化可的松)的1/3,氢化可的松也有盐皮质激素作用,但效力只有醛固酮的1/500。

(三)肾上腺皮质激素受体和结合蛋白

细胞对糖皮质激素的生物反应不仅依赖于可利用的游离激素,还依赖于糖皮质激素受体(glucocorticoid receptor,GR)复合物的数量和亲和力。研究显示,创伤性休克早期不仅 HPA 活性增加,而且糖皮质激素受体对游离激素的敏感性增加。相应地,皮质醇生物效应的变化较血浆总皮质醇浓度增加更为显著。创伤性休克早期糖皮质激素生物效应的高反应状态是机体抵御高危伤害的主要预警反应之一。糖皮质激素受体对地塞米松敏感性的增加在临床感染性/脓毒症休克患者恢复期恢复正常。相比较,对地塞米松抑制性反馈效应的减弱提示,一些感染性/脓毒症休克患者糖皮质激素受体亲和力减弱。研究证实,在创伤性休克病程发生发展过程中,失血性和感染性/脓毒症休克大鼠外周血白细胞 GR 减少,结合活性下降,皮质醇作用减弱。GR 减少导致受体水平上的肾上腺糖皮质激素功能不全,从而使内毒素血症和失血大鼠的病变明显加重,加重创伤性休克。国内学者范杰和徐仁宝教授曾提出休克发生的 GR 减少假说。即关于应激时 GR 减少的机制,除了血浆糖皮质激素水平升高使 GR 减少之外,很可能还是热休克反应的重要表现形式。

在糖皮质激素调节过程中,皮质类固醇结合球蛋白(corticosteroid-binding globulin,CBG),即血浆皮质醇的转运蛋白,能够结合皮质醇并将其转运至炎症灶。在此 CBG 由活化的白细胞分泌的弹性蛋白酶降解。CBG 的这一两阶段作用方式和游离皮质醇指数变化见于脓毒症患者。脓毒症早期,CBG 破坏并伴有高水平的游离皮质醇指数,表现为急性应激期相对大量的游离皮质醇。相反,脓毒症后期延迟阶段,CBG 水平增加,而且游离皮质醇指数减少或趋于正常水平。在脓毒症患者,CBG 是由中性粒细胞的弹性蛋白酶降解,这些变化(游离/结合皮质醇的比率)可能更加显著。新近研究发现,近 40% 的危重患者中,严重低蛋白血症可导致较预期值更低的血浆皮质醇水平。相比较而言,血浆游离皮质醇浓度持续性增高,提示这些患者糖皮质激素分泌显著增加。

近 40 年临床研究结果表明,创伤性休克治疗中,糖皮质激素以其抗休克效应在使用类型、剂量、时间窗、疗程及预后评估方面持续存在争议。尽管作用机制尚未完全阐明,但糖皮质激素通过多种血管效应逆转和防止休克时血容量分布异常、直接恢复和促进房室结的传导效应、增加中性粒细胞数、稳定线粒体膜和溶酶体膜、保护组织细胞、扩张局部血管、改善血流量和脏器血流灌注、促进心肌收缩以增加有效循环血量,保持血脑屏障完整性、增强神经系统的应激性效应以改善机体的反应能力,以及通过改善血流量促进抗生素体内合理分布,增强宿主清除病原体等方面,效果较为确切。大样本随机对照试验研究显示,氢化可的松联合氟氢可的松能够增加感染性/脓毒症休克患者 90 d 存活率。特别是推荐低剂量氢化可的松在改善感染性/脓毒症休克症状和预后方面具有重要临床价值。而且,无论是否使用氟氢可的松,28 d 死亡率并无差异,提示感染性/脓毒症休克患者对于感染反应的麻痹性宿主反应。对于创伤后感染性/脓毒症休克患者，机体内源性决定因素（循环反应、细胞代谢、基因多态性等）可能发挥决定性作用。90 d 和 6 个月临床结局获益进一步显示内源性调控网络（神经–内分泌–免疫、炎症等）以一种安全有效的方式在糖皮质激素作用下促进休克机体恢复。因此，对于轻度和中度感染性/脓毒症休克，根据休克患者个体脓毒综合征症状，推荐审慎使用糖皮质激素。

（四）巨噬细胞移动抑制因子

巨噬细胞移动抑制因子（macrophage migration inhibition factor，MIF）是糖皮质激素的负调控分子。MIF 为多功能细胞因子、激素和酶，在内毒素血症和脓毒症时，作为促炎介质发挥主要作用，是目前唯一已知的糖皮质激素负调控系统。与免疫系统其他介质不同的是，MIF 释放受到糖皮质激素的诱导，并且 MIF 在巨噬细胞的细胞因子产生和 T 细胞活化时负调控类固醇的免疫抑制效应。对 MIF 作用或细胞信号通路的干预可以减轻严重感染患者高代谢应激时的损伤反应，提示创伤后感染性/脓毒症休克时采用抗 MIF 治疗可能具有一定临床价值。有数据显示，严重细菌感染时抗 MIF 的免疫抑制效应较抗 TNF-α 弱得多。研究表明，感染性/脓毒症休克患者 MIF 水平增加。MIF 和皮质醇的相关性表明，MIF 可能在糖皮质激素功能中发挥负调控效应，在感染性/脓毒症休克或急性呼吸窘迫综合征后期治疗中。高水平的循环 MIF 可能是限制内外源性糖皮质激素免疫抑制效应的关键因子。

（五）食欲刺激素

食欲刺激素（ghrelin，又称胃生长激素释放素）是自主神经系统的主要调节分子。在创伤后感染性/脓毒症休克时对调节交感神经兴奋毒素效应有潜在价值。食欲刺激素是 28 个氨基酸的肽分子，1999 年由 Kojima 等发现并通过刺激生长激素、催乳素和促肾上腺皮质激素发挥生物学效应，近 20 年来一直认为属孤儿受体。合成性激动剂生长激素促分泌物（growth hormone secretagogues，GHS）可通过垂体生长激素促分泌物受体（growth hormone secretagogues receptors，GHSR）介导食欲刺激素的生长激素释放效应。GHSR 是 G 蛋白偶联受体，有 GHSR1a 和 GHSR1b 两种亚型，其中 GHSR1b 型属非活性形式。食欲刺激素能够直接抑制脓毒症动物交感神经系统 NE 释放。研究发现，在脓毒症早期［盲肠结扎穿孔术（CLP）后 5 h］，GHSR1a 型在参与调节交感神经系统（下丘脑、脑桥延髓区和边缘系统）的不同脑区转录和翻译水平上调，而在脓毒症晚期，这种表达优势不复存在，尽管在脓毒症后期受体水平恢复到正常水平，但由于循环中食欲刺激素水平的持续减少将不再能够发挥正常功能。研究发现，食欲刺激素不仅能够激活胆碱能抗炎通路，而且能够抑制脓毒症交感兴奋性中毒。因此，食欲刺激素可能是创伤性休克治疗中交感神经系统的潜在调节物。

Wu 等近年发现，血浆食欲刺激素水平在 CLP 诱导的脓毒症和内毒素血症动物模型显著降低。进一步研究发现，食欲刺激素抗炎活性并非由免疫细胞直接的受体相互作用所致，而是通过迷走神经活化实现的。在 CLP 术前外科切除迷走神经，静脉注射食欲刺激素将不再产生抗炎效应。食欲刺激素可以通过血脑屏障的缝隙进入脑内，且与下丘脑区域室周器密切相关。下丘脑包括摄食调节中枢、温度调节中枢以及交感和副交感活性调节中枢：包括室旁核（paraventricular nucleus，PVN）、背内侧核（dorsomedial nuclei，DMN）和外侧下丘脑（lateral hypothalamus，LH）。在第三脑室注射食欲刺激素后，下丘脑腹内侧核（hypothalamic ventromedial nucleus）和弓状核高度活化，表现为该区域及早期基因 *c-fos* 和早期生长基因（*egr*-1）表达增加。与弓状核（ARC）和腹内侧核（ventromedial nucleus，VMN）不同的是 PVN 和 DMN 并未呈现 GHSR 高表达。然而，这些下丘脑核群也发生活化，可能是由表达 GHSR 区域的神经纤维介导。

（六）生长激素

生长激素（growth hormone，GH）作为一种免疫刺激因子，能够通过免疫细胞表面受体增强细胞免疫，减少创伤后感染发生率。生长激素缺陷的动物胸腺萎缩，免疫功能低下，且该免疫缺陷能够为生长激素替代治疗所逆转。此外,生长激素能够上调脓毒症大鼠外周血中性粒细胞活性并上调其 CD11b 分子表达。而且,重组人生长激素能够通过提高失血性休克大鼠胃黏膜血流量,改善胃黏膜缺血再灌注损伤,保护胃黏膜的结构和功能完整性。另一方面,创伤失血性休克大鼠,生长激素水平持续升高,而下游主要效应分子——胰岛素样生长因子-1(insulin-like growth factor-1,IGF-1)却明显低于正常,引起骨骼肌蛋白质代谢异常,可能是引发休克患者高代谢状态下肌肉消耗的重要原因之一。

(七)性激素

脱氢表雄酮(dehydroepiandrosterone,DHEA)和硫酸脱氢表雄酮(dehydroepiandrosterone sulfate,DHEAS)是肾上腺皮质在垂体促肾上腺皮质激素调控下分泌最多的类固醇(steroid)。DHEAS 是一种具有多种生物效应的肾上腺激素,受促肾上腺皮质激素的调控,具有促进免疫和促炎效应,能够拮抗糖皮质激素的免疫抑制效应。DHEAS 在体内可经直接或间接代谢途径转化为多种性激素,具有生物活性的胰岛素样生长因子-1 及神经递质受体的效应。DHEAS 的基础血浆浓度和促肾上腺皮质激素诱导的反应随年龄增加而减少,这与皮质醇分泌不同,后者保持在一个相对恒定的水平。类似的情况见于严重创伤后感染性/脓毒症休克患者急性期的血浆 DHEAS 浓度和皮质醇之间,表明促肾上腺皮质激素刺激的 DHEAS 储备在严重疾病状态下缺失。在感染性/脓毒症休克患者及部分多发伤患者,存在 DHEAS 持续性耗损。DHEAS 能够降低烧伤或内毒素注射后动物的死亡率。DHEAS 水平在内毒素注射后 60 min 显著减少,然而,外源性 DHEAS 注射未能改善脓毒症。持续性 DHEAS 减少以及醛固酮分泌减少和血浆肾素水平升高之间的不一致性是肾上腺皮质储备能力耗竭的表象。相应地,低水平的 DHEAS 可能是疾病接近耗竭期的征象,并且该血浆 DHEAS 水平可能是诊断预后的指标之一。高水平糖皮质激素活性以及低水平 DHEAS 表明免疫抑制性和免疫刺激性肾上腺皮质激素效应失衡,这会导致创伤性休克持续阶段对感染的易感性增加。临床观察发现,老年男性使用睾酮还可通过增强糖皮质激素的敏感性间接参与调控炎症反应。另一方面,雌激素的免疫调节作用也引起学界关注。雌激素受体(estrogen receptor,ER)基因敲除小鼠出现胸腺发育不良。对于发情前期的雌性动物在创伤失血后细胞免疫抑制的比例低于雄性动物。将雌性动物去势后,这一优势受到显著削弱。应用雌激素则可保护去势后雌性动物的细胞免疫功能。总之,性激素对免疫反应的差异性调节涉及免疫细胞分化状态、刺激剂量或患者对类固醇激素(steroid normone)的敏感性等多重因素的影响。

(八)促甲状腺激素释放激素、甲状腺激素和甲状旁腺激素

创伤性休克时,甲状腺功能抑制通常是一个短暂事件,但可能与预后较差相关。甲状腺切除或抗甲状腺药物能够引起许多动物胸腺及其他淋巴器官重量减轻,淋巴细胞数目减少,淋巴细胞对植物凝集素(phytohemagglutinin,PHA;也称植物血凝素)的反应性下降,抗体生成减少,而补充甲状腺素后上述受损的免疫功能明显恢复。对其原因分析认为,甲状腺和甲状旁腺细胞分泌的降钙素通过对血浆钙的调节,能够决定钙依赖性蛋白质活性,后者在 T 细胞免疫效应机制中发挥重要作用,同样,在抗原刺激后的免疫应答和 DNA 合成反应中,钙扮演了重要角色。因此,甲状腺激素和甲状旁腺激素对免疫反应的调节主要通过胸腺、骨髓和脾等免疫细胞反应实现。而且,感染性/脓毒症休克患者甲状腺功能障碍,血清 T_3、T_4 水平显著下降。甲状腺激素治疗能够调节异常的蛋白质、糖和脂代谢。因此,有利于阻止脓毒症患者休克病情进展,缩短休克时间,改善脏器功能。

创伤性休克时脑内 β-内啡肽释放增加,抑制心血管运动中枢,促进休克发展。促甲状腺激素释放激素(TRH)属于内啡肽拮抗剂,实验研究证实,TRH 可通过兴奋交感神经系统或抑制休克时 β-内啡肽释放,通过对 β-内啡肽系统生理性拮抗逆转休克病程。

(九)和肽素

和肽素(copeptin)是碳端精氨酸-血管升压素激素前体(carbon terminal arginine-vasopressin hormone precursor,CT-proAVP),是一种 39 个氨基酸的糖肽,属于前列腺素肽的 C 末端片段。和肽

素与 AVP 等摩尔比例释放,在血液中更稳定,易于测定。和肽素的免疫调节作用尚未阐明。然而,有人提出,和肽素至少可能在 AVP 前体生产过程中发挥作用。和肽素能客观反映 AVP 的产生。与皮质醇相比,和肽素密切反映个体应激水平,与 AVP 不同,它在血浆或体外血清中非常稳定。由于和肽素与疾病严重程度和结局呈正相关,因此,和肽素被认为是脓毒症中更敏感和潜在的预后生物标志物。目前发现,在感染性/脓毒症休克患者中,和肽素水平比健康人高 30 多倍,因此,和肽素有望成为是感染性/脓毒症休克预后判定的潜在生物标志物。然而,使用和肽素作为单一生物标志物尚存在一些局限性。使用外源性皮质类固醇会以剂量依赖方式降低和肽素水平,并且,肾功能不全患者的和肽素水平增高。

(十)催乳素

催乳素(prolactin,PRL)能够直接作用于免疫细胞。催乳素能与淋巴细胞数种受体特异性结合,刺激淋巴细胞分泌细胞因子。

(十一)褪黑素

褪黑素(melatonin;也称褪黑激素)对免疫功能的调控效应涉及细胞免疫和体液免疫两方面。在维持机体内环境稳定中,可以发挥免疫刺激或抑制效应。褪黑素能够调节凋亡过程中白细胞生活周期,刺激 NK 细胞和分化群(cluster of differentiation,CD;也称分化抗原群,cluster of differentiation antigen)4$^+$T 细胞产生,抑制 CD8$^+$T 细胞产生。褪黑素还能够促进造血祖细胞向粒细胞和巨噬细胞分化。辅助性 T 细胞(helper T cell,Th cell)能够通过表面褪黑素受体接受其调节,并释放细胞因子(如 IFN-γ 和 IL-2)。同样,单核细胞在褪黑素刺激后分泌 IL-1、IL-6 和 IL-12。成年动物垂体切除术及褪黑素分别能够抑制和恢复 IL-2 的分泌。此外,褪黑素还能增加 IL-22 和 Th22 产生。极低浓度的褪黑素(0.1 nmol/L)即能够发挥免疫调节效应。

(十二)谷氨酸、天冬氨酸和 γ-氨基丁酸

谷氨酸作为兴奋性神经递质,是哺乳动物脑内含量最高的酸性氨基酸,参与蛋白质、多肽及脂肪酸的合成。天冬氨酸为酸性氨基酸,是生物体内赖氨酸、苏氨酸、异亮氨酸、蛋氨酸等氨基酸及嘌呤、嘧啶碱基的合成前体。它可作为 K$^+$、Mg^{2+} 的载体向心肌输送电解质,从而改善心肌收缩功能,降低氧消耗。γ-氨基丁酸(γ-aminobutyric acid,GABA)作为抑制性神经递质主要存在于神经组织中,在脑组织中含量为 0.1~0.6 mg/g。免疫学研究表明,其浓度最高区域为大脑中黑质,具有抗乙酰胆碱作用,能促进动物分泌生长激素。谷氨酸通过谷氨酸脱羧酶转化成 γ-氨基丁酸。休克发生后,由于脑血流量减少有氧氧化障碍,三羧酸循环受阻,α-酮戊二酸生成减少,进而造成谷氨酸和天冬氨酸生成减少。另一方面,由于脑细胞酸中毒,谷氨酸脱羧酶活性增强,使谷氨酸脱羧生成 γ-氨基丁酸增多,进一步减少脑内谷氨酸含量。鉴于谷氨酸是感觉传入纤维和大脑皮质内的兴奋性递质,天冬氨酸亦为脑内兴奋性递质,而 γ-氨基丁酸是大脑皮质部分神经元和小脑皮质浦肯野纤维细胞的抑制性递质,谷氨酸/γ-氨基丁酸递质失衡不仅促进重要脑区细胞(如海马锥体细胞)出现凋亡等病变,还协同促进休克患者出现中枢抑制和意识障碍。

(十三)其他激素、神经肽和神经递质

感觉神经元中含有一系列神经递质和神经肽,包括 P 物质、血管活性肠肽、β-内啡肽、阿片样肽(opioid peptide)、血管紧张素Ⅱ、降钙素基因相关肽及生长抑素,均能够影响免疫细胞功能,并与 HPA、交感-肾上腺髓质轴和迷走神经胆碱能抗炎通路存在千丝万缕的内在联系,部分激素、神经肽和神经递质在免疫反应中的靶细胞和细胞作用位点尚在研究当中。

第五节　创伤性休克时神经－内分泌－免疫反应调控的潜在靶点

一、调理神经－内分泌轴对免疫反应的影响

创伤性休克时机体多个系统功能改变,牵涉到神经系统、内分泌系统、免疫系统等以及它们之间的相互作用。特别是在创伤后感染性/脓毒症休克时,多数情况下机体高代谢、神经调节、免疫紊乱、炎症反应失控等改变都与内分泌系统的调节密不可分。神经－内分泌－免疫系统好似机体各系统的动员者、组织者及协调者,在创伤性休克的发生与发展中扮演着重要角色。因此,通过充分调理神经内分泌功能的内源性保护策略,有望对机体内环境稳态实施间接调控,从而达到治疗的目的。作为从整体的观点出发的创伤后感染性/脓毒症休克防治新策略,可能较以往单一调控某条信号通路某种介质的治疗策略更具应用价值。

(一)创伤性休克源头控制

创伤性休克发生时,在确保患者生命体征稳定基础上,首先需要考虑伤痛因素对机体神经内分泌的过度刺激,必要时需要给予镇痛处理,其他可能诱发恶性应激的因素(如温度、伤亡场景)也要尽早采取对症保护措施。其次,对于创伤失血患者,及时给予止血处理,警惕血容量急剧损耗加重失血性休克病情和后期并发症风险。再次,精神严重恐惧等情志失调患者,还需要给予镇静处置,以及早减轻神经－内分泌－免疫反应恶性循环。

(二)电刺激自主神经系统

电刺激迷走神经时,用以激活胆碱能抗炎通路的电压和频率参数低于激活心迷走神经的阈值,表明在感染科/脓毒症休克中刺激迷走神经可能作为调节炎症反应的一种实用而有效的方式。研究还发现,电刺激迷走神经对失血性休克大鼠肺微血管内皮细胞可产生保护作用,其机制与激活胆碱能抗炎通路拮抗全身炎症反应(inflammation reaction)有关。由于迷走神经刺激器是临床上允许用于治疗耐受其他治疗方法的癫痫和抑郁症的设施,因此这项调节全身或局部炎症反应的策略在临床治疗上有实用价值。另一方面绝大多数内脏器官都接受交感和副交感神经的双重支配。创伤性休克发生过程中,如大脑的高级中枢调控紊乱,下游的交感和副交感神经对受损脏器的支配将发生失衡,因此,针灸对自主神经系统的功能调整可能具有治疗学价值。俄罗斯学者勃格勒里克曾证实,针刺既能降低异常升高的交感神经兴奋性,又能使异常升高的副交感神经兴奋性降低,还能使不对称的自主神经功能恢复对称,从而使自主神经功能紊乱趋于正常,机体免疫功能可能因此获益。以上观点提示,基于神经－内分泌－免疫调节网络的物理或生物反馈治疗对于创伤性休克防治可能具有重要价值。

(三)α7-nNAChR 激动剂的应用

另一种促进胆碱能抗炎通路发挥作用的治疗策略是使用特异性激活 α7 烟碱型乙酰胆碱受体(α7-nicotinic acetylcholine receptor, α7-nAChR)的胆碱能激动剂,通过动物实验模型已证明该方法的有效性。给予 α7-nNAChR 激动剂烟碱,可显著提高内毒素血症及感染性/脓毒症休克动物的存活率,并抑制实验性溃疡性结肠炎和皮肤炎症的发展。随机对照试验临床研究显示,在溃疡性结肠炎加重时,烟碱治疗可明显缓解病情。然而,烟碱抗炎效果的确切机制尚未在人类疾病中证实,目前仅有细胞培养和动物实验的资料表明,烟碱可以通过减少细胞因子的释放发挥保护效应。值得关注的是,烟碱用于临床患者的治疗受限于其毒副作用,因此开发低毒性 α7-nNAChR 特异性激动剂是胆碱能抗炎药物应用于临床治疗的重要环节。CAP55 是筛选出来的胆碱能类化合物的先

导物,其治疗剂量(12 mg/kg)远低于半数致死量(50% lethal dose,LD_{50})(40 mg/kg),因此使用更安全。CNI 1493 是一个四价鸟苷腙(guanylhydrazone)新药,能抑制全身性炎症反应,已进入克罗恩病(Crohn disease)的Ⅱ期临床试验。临床前试验显示 CNI1493 对多种炎症反应性疾病动物模型具有保护作用,包括内毒素休克、急性呼吸窘迫综合征、脓毒症、胰腺炎、实验性过敏性脑炎、脑卒中、风湿性关节炎及硫酸葡聚糖肠炎等。近年来,通过对 CNI1493 全身性抗炎效应是否通过激活中枢胆碱能抗炎通路的研究,初步结果支持 CNI1493 通过中枢发挥抗炎效应,从而为研发新的中枢性全身抗炎药物提供了依据(图 4-3)。

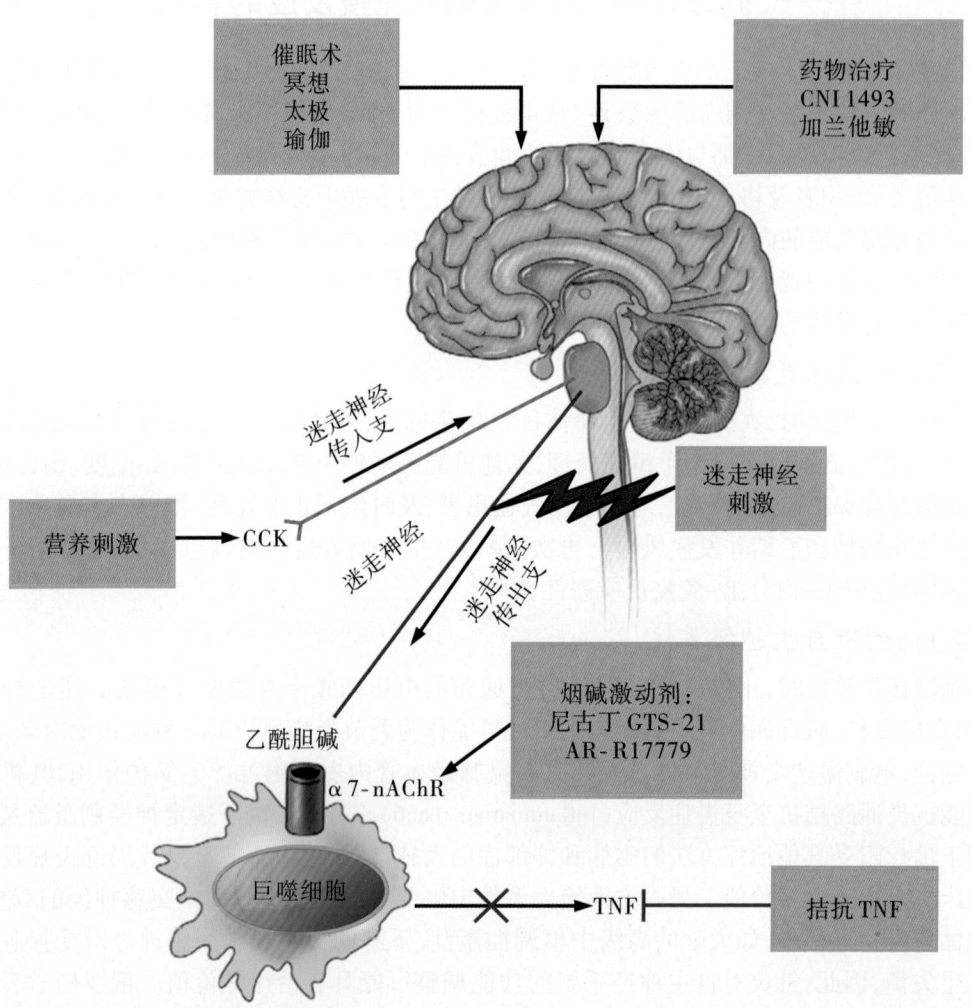

GTS-21:3-(2,4-dimethoxybenzylidene)-anabaseine dihydrochloride,3-(2,4-二甲氧基亚苄基)-大麻素二盐酸盐;CCK: cholecystokinin,胆囊收缩素;TNF:tumor necrosis factor,肿瘤坏死因子;CNI1493:鸟苷腙;α7-nAChR:α7-nicotinic acetylcholine receptor,α7 烟碱型乙酰胆碱受体;AR-R17779:(2S)-2-H-Spiro[4-azabicyclo[2.2.2]octane-2,5'-[1,3]oxazolidin]-2'-one hydrochloride(1∶1),(2S)-2'H-螺环[4-氮杂双环[2.2.2]辛烷-2,5'-[1,3]恶唑烷]-2'-酮盐酸盐(1∶1),是一种有效和选择性的 nAChR 全激动剂。

图 4-3　调节胆碱能抗炎通路拮抗免疫和炎症反应示意

改编自 Bonaz B L,Bernstein C N. Brain-gut interactions in inflammatory bowel disease[J]. Gastroenterology,2013,144(1):36-49.

(四)卡巴胆碱

卡巴胆碱(carbachol;carbamylcholine)是一种胆碱能激动剂,作用于 M 样和 N 样胆碱受体,其N 样作用强于目前临床上使用的其他拟胆碱药,也比生理性胆碱能神经递质 ACh 的 N 样作用强,且在体内不易被水解、半衰期长。同时具有促进胃肠动力、增加腺体分泌等作用,其效应可用于防治过度全身性炎症反应和改善肠功能障碍。研究发现,卡巴胆碱全身给药能抑制肠缺血再灌注损伤动物血浆 TNF-α 升高,减轻全身炎症反应,但同时对呼吸、心率有一定的抑制作用。考虑到卡巴胆碱全身给药在临床应用受到一定的限制,故尝试从肠内给药,探讨卡巴胆碱对炎症介质合成与释放的影响,为临床控制由肠缺血再灌注引起的过度炎症反应奠定基础。

既往研究采用空肠袋给药,观察卡巴胆碱对肠缺血再灌注大鼠全身和肠道局部炎症反应的影响。结果表明,卡巴胆碱肠道给药能抑制肠缺血再灌注大鼠全身促炎症细胞因子的产生,减轻肠道局部炎症反应,而对抗炎症细胞因子的释放及呼吸、循环功能影响轻微。因此,卡巴胆碱在防治失控性炎症反应和脓毒症中具有潜在临床应用前景。研究还在离体实验中观察了卡巴胆碱对受到 LPS 攻击的正常和烧伤患者外周血单个核细胞人类白细胞抗原 DR(human leucocyte antigen-DR,HLA-DR)信使核糖核酸(messenger RNA,mRNA)和蛋白表达的调节作用,发现卡巴胆碱可减轻 LPS 诱导 HLA-DR 下降的程度,并上调 HLA-DR mRNA 表达,提示卡巴胆碱对单个核细胞免疫功能具有调理作用。

(五) 多巴胺和去甲肾上腺素

创伤患者发生感染性/脓毒症休克时,需要及时有效通过液体复苏改善微循环,纠正组织缺氧,减轻患者炎症反应失控,降低死亡率。多巴胺(dopamine,DA)和去甲肾上腺素(norepinephrine,NE/noradrenaline,NA)均为儿茶酚胺类药物,多巴胺是去甲肾上腺素前体物质,去甲肾上腺素是肾上腺素受体激动剂。对于感染性/脓毒症休克,除过微循环障碍,还有低氧造成的高乳酸血症,在细胞微环境造成危害。为此,多巴胺具有正性肌力作用并促进血管扩张,增加细胞内 Ca^{2+} 浓度,进而增强心肌收缩力,使心脏泵血量增加。去甲肾上腺素可促进小动脉收缩,增加外周血管阻力(systemic vascular resistance,SVR),升高主动脉舒张压,改善冠状动脉血流灌注;同时也能舒张冠状动脉,改善心肌血液供应。此外,相对于多巴胺,去甲肾上腺素在休克治疗中能够提高乳酸清除率,有助于提升抗休克疗效。一项关于多巴胺和去甲肾上腺素治疗感染性/脓毒症休克疗效比较的系统评价显示,在纳入分析的 3 179 例患者中,去甲肾上腺素与多巴胺相比,能显著降低感染性/脓毒症休克患者住院期间死亡率,降低心律失常事件的发生率。另外,一项纳入 11 项随机对照试验、样本数为 1 710 例的系统评价和荟萃分析比较去甲肾上腺素与多巴胺治疗效果,不支持常规使用多巴胺治疗感染性/脓毒症休克。研究显示,与多巴胺相比,去甲肾上腺素可降低患者死亡率并显著降低心律失常风险。我国的一项去甲肾上腺素与多巴胺治疗感染性/脓毒症休克的荟萃分析显示,与多巴胺相比,去甲肾上腺素可改善感染性/脓毒症休克患者血流动力学,降低患者死亡率。

近年休克微循环障碍学说提出了交感肾上腺髓质系统兴奋可减少微循环血流灌注的观点。去甲肾上腺素在某些条件下仍用于抗休克治疗,其作用机制除提升血压和维持心、脑的血液供应外,通过改善淋巴微循环使机体恢复稳态。休克时淋巴微循环变与休克的代偿和失代偿有关。去甲肾上腺素对微淋巴管收缩性具有调整作用。McHale 报道给羊静脉输入肾上腺素及去甲肾上腺素可增加肠系膜淋巴管收缩频率及淋巴流量,淋巴系统在液体和蛋白回流入血液循环以及在维持血管内血容量发挥重要作用。因此,在去甲肾上腺素应用中采取有效措施取长补短,可能为抗休克治疗提供新途径。

基于以上认识并结合新近循证医学证据,中国学者在 2018 年制定的《中国脓毒症/脓毒症休克急诊治疗指南》中,针对多巴胺和去甲肾上腺素特别提出以下建议:推荐意见 18 指出,推荐去甲肾上腺素作为血管加压药(强推荐,中等证据质量);对于快速心律失常风险或心动过缓的患者,可将多巴胺作为替代药物(弱推荐,低证据质量)。去甲肾上腺素通过其缩血管作用而升高平均动脉压,对心率和每搏输出量影响小,可有效改善感染性/脓毒症休克患者的低血压状态。多巴胺主要通过增加心率和每搏输出量升高平均动脉压,可能对心脏收缩功能受损的患者疗效更好,但可能引发心动过速,增加患者心律失常风险。而且,推荐意见 20 指出:不推荐使用低剂量多巴胺用于肾保护(强推荐,高证据质量)。另一方面,在感染性/脓毒症休克早期,鉴于血液循环中常伴随高浓度内源性儿茶酚胺和失调控性神经-内分泌-免疫反应。去儿茶酚胺化治疗(如非儿茶酚胺类合成激素类药物血管升压素和氢化可的松)策略对于改善感染性/脓毒症休克结局逐渐受到关注。

（六）血管升压素

精氨酸血管升压素(arginine-vasopressin,AVP;也称精氨酸升压素)作为由不同的应激原刺激产生的下丘脑主要应激激素之一,是一种九肽,也称为抗利尿激素,来源于 164 个氨基酸的前体肽(前血管升压素),其中包括信号肽、AVP、神经生长因子(nerve growth factor,NGF)Ⅱ 和和肽素。AVP 的合成主要由血容量、血压和渗透压的变化介导,从而有助于调节渗透压和心血管稳态。AVP 释放到循环中时,通过 3 种不同的受体发挥其外周作用:V1a、V1b 和 V2。V1a 受体负责 AVP 诱导的小动脉血管收缩,并在血管平滑肌,肝细胞和血小板上表达。V1b 受体主要分布于中枢,表达于垂体前叶和海马。V1b 由 AVP 活化并促进 ACTH 释放。因此,应激条件下 AVP 与皮质类固醇轴存在相互作用。V2 受体表达于肾小管集合部,通过水通道蛋白(aquaporin,AQP;也称水孔蛋白)-2 水通道增加水潴留以介导 AVP 抗利尿效应。因此,在感染性/脓毒症休克中,血管升压素可增加血管阻力,升高平均动脉压,促进 ACTH 分泌,抑制诱导性一氧化氮合酶合成,增加肾动脉一氧化氮释放。但由于 AVP 合成减少加之存储量持续消耗导致血浆 AVP 与疾病严重程度相比不足甚至耗竭。因此,感染性/脓毒症休克患者体内血管加压素水平低于休克状态的预期水平。从理论上讲,检测内源性血浆 AVP 水平对于指导感染性/脓毒症休克治疗有潜在价值。但由于 AVP 在分离的血浆或血清中不稳定,而且血浆半衰期短(体内只有 24 min),并有 90% 循环 AVP 附着于血小板,对于检测结果都有影响,故不推荐用于常规检测。

研究认为,小剂量血管升压素(0.03 U/min)用于其他升压药治疗无效的感染性/脓毒症休克患者,可提高平均动脉压或减少去甲肾上腺素用量。鉴于目前血管升压素对于感染性/脓毒症休克致死的不确定性,不推荐血管升压素作为临床一线血管加压药用于改善平均动脉压。据我国随机对照试验(randomized controlled trial,RCT)和荟萃分析显示,在常规治疗和使用血管活性药物基础上,联合使用参附注射液,可升高感染性/脓毒症休克患者的平均动脉压,降低死亡率。在改善临床症状、加强脏器功能保护上具有积极作用,并且可以减少血管活性药物的剂量,从而减轻相关不良反应。为此,2018 年《中国脓毒症/脓毒症休克急诊治疗指南》推荐意见 19 建议:在去甲肾上腺素基础上加血管升压素(最大剂量 0.03 U/min)以达到目标平均动脉压或降低去甲肾上腺素用量(弱推荐,中等证据质量)。对于感染性/脓毒症休克患者,推荐在血管活性药物使用基础上加用参附注射液以增加提升血压的效果,稳定血压和减少血管活性药物用量(强推荐,中等质量证据)。此外,经过充分液体复苏以及使用血管活性药物后,如果仍持续低灌注,建议使用多巴酚丁胺(弱推荐,低证据质量)。

（七）糖皮质激素

感染性/脓毒症休克患者对液体和血管活性药物治疗的反应性是选择糖皮质激素(glucocorticoid,GC)的重要因素。皮质醇对于上调肾上腺素受体并维持血管对儿茶酚胺的反应至关重要。尽管皮质醇在感染性/脓毒症休克时能增强机体对儿茶酚胺的反应性,增加血管升压素的浓度,抑制炎症介质释放,增加水钠潴留,但既往经验表明,脓毒症时使用大剂量外源性类固醇通常会增加继发性严重感染、肌病、高血糖和高钠血症的发病风险。目前,仍有大量数据支持皮质类固醇在逆转休克和降低死亡率方面的作用,此类感染性/脓毒症休克患者低血压通过补液和血管升压素治疗常常难于纠正。2012 年拯救性脓毒症运动曾建议,对于补液和血管加压治疗无法恢复血流动力学稳定性的成年感染性/脓毒症休克患者,单独给予静脉注射氢化可的松,剂量为200 mg/d。对于 ACTH 刺激实验评价成年感染性/脓毒症休克患者是否应该使用氢化可的松,目前尚有争议。法国一项多中心 RCT 研究显示,对于血管活性药无反应(液体复苏和血管活性药治疗超过 1 h,收缩压<90 mmHg)的感染性/脓毒症休克患者,相对肾上腺功能不全患者(定义为最大促肾上腺皮质激素 ACTH 皮质醇增加≤90 μg/L),使用氢化可的松可明显逆转休克,降低死亡率。2016 年拯救脓毒症运动准则建议:如果足量液体复苏和血管加压素治疗能够恢复感染性/脓毒症休克血流动力学稳定,则不建议使用氢化可的松(弱推荐,低质量证据)并且血管升压素(最多0.03 U/min)可以加到去甲肾上腺素中,以有助于提升平均动脉压或减少去甲肾上腺素用量(弱推

荐,中等质量证据)。但是,对于及早应用是否有益尚无定论。基于以上观点,2018 年《中国脓毒症/脓毒症休克急诊治疗指南》推荐意见 23 认为:对于感染性/脓毒症休克患者,在经过充分液体复苏及血管活性药物治疗后,如果血流动力学仍不稳定,建议静脉使用氢化可的松,剂量为200 mg/d(弱推荐,低证据质量)。

在糖皮质激素选择上依据半衰期不同有短效、中效和长效,依据给药途径上有口服和静脉,依据疗效不同有单独和联合使用,依据给药剂量包括早期大剂量短时冲击、到大剂量冲击联合中小剂量维持以及目前的中小剂量维持疗法。目前感染性/脓毒症休克治疗的主要选择是氢化可的松或伍用氟氢可的松的静脉中小剂量治疗,以 1 周为宜。虽然目前对不同种类糖皮质激素的最优剂量没有定论,但对于感染性/脓毒症休克患者,目前主流观点推荐及早给予氢化可的松的剂量和途径为每 6 h 静脉给予 50 mg,连续 7 d。在伍用方案中推荐氢化可的松和血管升压素伍用治疗严重感染性/脓毒症休克,即低剂量氢化可的松(200～300 mg/d)伍用低剂量血管升压素(0.03～0.04 U/min)对于纠正感染性/脓毒症休克早期神经内分泌失衡,减少儿茶酚胺暴露,快速逆转休克病程有重要意义。在进一步提升糖皮质激素疗效的临床评价中,氢化可的松伍用氟氢可的松效果尚未完全明确。前期氢化可的松伍用活化蛋白质 C 和人脓毒症休克的皮质类固醇(activated protein C and corticosteroids for human septic shock,APROCCHSS)研究因后者出血并发症等不良反应而提前终止,近年来有研究将维生素 C 和维生素 B$_1$ 纳入伍用研究范畴,有望通过临床脓毒症和感染性/脓毒症休克 RCT 评价获得协同效应的确切结果。总之,临床使用氢化可的松等糖皮质激素类似物,有助于早期(感染性/脓毒症休克发生 12 h 内)对抗感染性/脓毒症休克时急性神经内分泌失衡。但并非所有感染性/脓毒症休克患者均能够获益,需要临床医师针对药物使用的反应性动态评估。

在糖皮质激素治疗脓毒症实践中,2018 年两项大样本 RCT 研究(APROCCHSS 和 ADRENAL)表明,与 ADRENAL 研究结果相比,氢化可的松伍用氟氢可的松能够改善感染性/脓毒症休克患者90 d 死亡率。而且低剂量氢化可的松在对感染性/脓毒症休克临床症状和预后方面,无论是否添加氟氢可的松均有积极的治疗效果。研究同时显示,该治疗方法对感染性/脓毒症休克 28 d 死亡率没有显著影响。实际上,该结果提示部分感染性/脓毒症休克患者尽管部分阶段性临床指征有所改善,但对于感染的宿主反应呈现完全失调控状态的疾病本质,感染性/脓毒症休克机体反应性作为临床救治的“内因”发挥作用,即差异性血流动力学状态、细胞代谢水平和基因易感性/多态性在脓毒症病程中起内在决定作用。而且,糖皮质激素对 90 d 和 6 个月死亡率和预后改善作用也进一步提示:在采用安全、有效的剂量、时间窗和给药途径基础上,外源性糖皮质激素通过反馈干预神经-内分泌-免疫调节网络有改善机体炎症反应状态、促进脓毒症患者转向康复的潜在价值。尽管外源性糖皮质激素治疗有升高血糖的不良反应,但在一定血糖阈值范围(建议≤8.25 mmol/L)内,并非感染性/脓毒症休克治疗阶段的主要矛盾。对于轻度和中度感染性/脓毒症休克患者,是否采用氢化可的松伍用尚有争议的氟氢可的松措施,最终也需要临床医师基于脓毒症患者个体病程特点审慎选择,并对接受糖皮质激素治疗的感染性/脓毒症休克患者生存质量纳入分析。

(八) 内啡肽拮抗剂

促甲状腺激素释放激素(TRH)属于内啡肽拮抗剂,对于失血性休克山羊、犬、家兔具有良好治疗作用。研究证实,TRH 治疗后,在不扩容或不充分扩容条件下,增强心肌收缩力,改善心功能和血流动力学,改善外周循环,血浆内皮素异常分泌减少,保护血管正常反应调节,稳定溶酶体。而且,低(0.22 mg/kg)、中(0.67 mg/kg)和高(2 mg/kg)剂量静脉给药,能够迅速纠正感染性/脓毒症休克大鼠低血压,提高动物 24 h 存活率。且高剂量对动物存活率提升效果更强。伍用多巴胺有协同抗休克效应。此外,特异性吗啡拮抗剂纳洛酮通过阻断阿片受体,也可逆转感染性/脓毒症休克。研究进一步证实,纳洛酮能够提升平均动脉压,改善休克时组织血流灌注,促进氧自由基清除,同时还能够在细胞水平改变糖皮质激素受体的密度,提升机体对糖皮质激素的敏感性,改善休克时糖皮质激素抵抗。

（九）中药和针灸治疗

药理学实验发现，补益类中药（人参、锁阳、淫羊藿、虎杖）、参附汤、四逆汤、通脉四逆汤等对神经-内分泌-免疫调节网络有良好的调节作用。基于中药作用散弹理论，通过多靶点、多途径调节创伤性休克后紊乱的神经-内分泌-免疫调节网络轴，对于患者机体内环境重返稳态，在逻辑上具有说服力。针灸施于腧穴后对机体免疫系统的影响近年不断得到验证，现已步入系统研究阶段。对于针灸治疗，足三里穴对神经-内分泌-免疫调节网络有调节作用。针灸能够通过调节免疫功能达到治疗疾病的目的。在机制研究方面，从针灸对 T 细胞亚群功能及辅助性 T 细胞（Th）/抑制性 T 细胞（suppressor T cell，Ts/Ts cell；也称抑制性 T 淋巴细胞）比值、巨噬细胞以及相应产物等水平上初步阐明针灸-免疫作用原理。

二、调理免疫反应对创伤性休克神经内分泌反应的影响

（一）免疫增强剂

免疫增强剂可在一定程度上减轻应激对免疫功能的抑制作用。常用的免疫调节药物包括免疫细胞因子、化学免疫增强剂和具有免疫调节的中药等。比如，给予热应激动物免疫增强。还有人用粒细胞-巨噬细胞集落刺激因子（granulocyte-macrophage colony stimu-lating factor，GM-CSF）防治创伤引起的免疫抑制，认为可有效提高免疫功能，防治创伤后感染性/脓毒症休克和减低感染患者的死亡率等。表明一些免疫调节因子有助于减轻应激免疫抑制和提高免疫功能。长期应激或体外给予糖皮质激素（GC）可引起胸腺萎缩，而注射胸腺肽可在一定程度上拮抗 GC 对胸腺的作用，提高 T 淋巴细胞的增殖活性，表明胸腺肽有一定抗应激免疫抑制的作用。近年研究发现，生长激素（GH）具有抗应激作用，可逆转 GC 诱导的 T 淋巴细胞增殖活性抑制，还有研究发现，胰岛素样生长因子（insulin-like growth factor，IGF）亦可提高脾免疫细胞的活性，防止 GC 诱导的胸腺萎缩等，已用于抗感染治疗。

（二）免疫调节中药和营养支持

许多具有免疫调节作用的中药对应激后免疫功能下降的治疗有积极意义，配合安神、镇静、补益类中药，可起到降低应激反应强度，保护和调节免疫功能的作用。有些清热药具有增强体质特异性和非特异性免疫的功能，如生地黄、牡丹皮、赤芍、龙胆草能提高 T 淋巴细胞数，并增强其功能；补虚药对特异性免疫的影响有：增强或调节细胞的免疫功能，许多补药可增强 T 淋巴细胞的功能，如虫草、四君子汤、四物汤、六味地黄丸、参附汤等，均能提高淋巴细胞的转化率。人参、黄芪、当归、淫羊藿能诱生干扰素。给予充足的营养和富含微量元素、氨基酸、核酸、维生素的食品有改善全身代谢功能，提高免疫细胞的活性和增强机体的抗病能力的作用。

三、恢复创伤性休克神经-内分泌-免疫平衡的哲学思考

事实上，创伤作为一种剧烈的应激损伤形式，瞬间启动机体神经-内分泌-免疫反应。在 HPA、交感肾上腺髓质系统（sympathetico-adrenomedullary system，SAM）以及副交感神经主导下，主要效应性应激激素（糖皮质激素、肾上腺素、去甲肾上腺素和乙酰胆碱等）大量释放，以对抗机体在创伤早期的剧烈变化，体内免疫细胞（如中性粒细胞、单核巨噬细胞、淋巴细胞）对激素做出特定的反应，表现为全身性炎症反应中细胞因子和炎症介质的种类和数量尽可能居于可控阈限内。面对复杂的神经-内分泌-免疫调节网络以及诸多激素、神经递质及其作用靶点，从生物进化角度分析，可以认为一定程度的神经-内分泌-免疫反应对于缓解伤后应激损伤的强度和时程大有裨益，这通过神经-内分泌-免疫调节网络轴完整性受损的创伤动物感染风险增加得到反证。然而，一旦创伤的强度、频次以及持续时间超越机体自我调节阈限时，HPA 和下丘脑自主神经系统将丧失协同调节功能而处于解偶联状态。神经-内分泌-免疫反应的初衷将由"防御"转为"逃避"，由"良性"转为"恶性"甚至"麻痹"状态，机体的全身性反应向失控方向演进，机体将不可避免地继发休克、感染等创

伤并发症。此时,立足神经－内分泌－免疫调节网络,坚持疾病治疗的整体观、平衡观以及时空观,实施有效的医疗干预对于恢复神经－内分泌－免疫平衡,遏制机体的失控性反应、防治患者出现创伤性休克至关重要。

创伤性休克发生时,免疫系统与中枢神经系统(central nervous system,CNS)及内分泌系统之间存在着复杂的交互调控作用。应激反应首先引发神经－内分泌－免疫反应,继而诱导免疫抑制。实际上,它们既通过神经反应建立"有线通讯"联系,又有神经内分泌肽、激素和免疫细胞因子的"无线通信"连接,相互调节三者的平衡和稳定,应激免疫抑制则是三者平衡失调的表现。对这些机制的全面的理解将揭示神经和内分泌系统如何影响特定的免疫系统结构和功能,不仅能使我们深入理解行为、神经系统和免疫系统之间的联系,而且对于创伤性休克的救治也具有潜在指导意义。即根据应激反应诱导免疫抑制机制,临床上可从降低恶性应激反应强度和调节免疫功能的角度采取相应的防治措施,但其前提是要弄清神经反应、神经基因调控解决应激反应诱导免疫抑制的细胞学问题。因此,需要在整体、器官、细胞、调控因子(细胞因子、神经肽、激素等)和基因表达调控水平深入而系统地弄清神经、内分泌和免疫系统间的调控机制,特别是从宏观、微观、介观多尺度审慎辨析创伤性休克病理生理反应规律,在既往对休克模型全面理解的基础上,把握休克条件下亚细胞水平膜性细胞器之间存在的异常物质交换和功能联系,特别在膜性细胞器结构或功能的紊乱时,如何基于神经－内分泌－免疫调节网络适时干预,以纠治细胞功能紊乱甚至细胞死亡,才能建立切实可行的防治创伤性休克的理性措施。

第六节 神经－内分泌－免疫反应机制对创伤性休克防治的启示

一、从神经－内分泌－免疫反应机制分析既往创伤性休克防治的局限性

基于神经－内分泌－免疫调节网络回顾既往创伤性休克的治疗策略,不难发现以下局限性在一定程度和范围内尚未引起足够重视:第一,在经验性治疗基础上,主要关注的焦点仍是如何控制休克源头、纠正水电解质平衡紊乱和营养支持,对于伤后剧烈的躯体和精神应激反应尚未引起足够关注,对于重伤尤其是场景惨烈、严重感染的患者,神经－内分泌－免疫过激或恶性反应将是不容忽视的重要问题;第二,重视创伤性休克患者的瀑布样炎症反应,对于促炎反应或促炎和抗炎反应平衡问题非常关注,对于机体的免疫状况也较为关注,而对神经－内分泌－免疫反应的内在联系缺乏足够认识和把握;第三,在对创伤患者病情转归的分析和判断方面,迄今主要强调血浆皮质醇基础水平和皮质醇反应性,以及脱氢表雄酮(DHEA)及其硫酸盐水平等,尚未形成针对神经内分泌关键指标的创伤性休克评价体系或预警公式;第四,治疗手段上对西医、西药投入极大热情,而对祖国传统医学手段(针灸、现代化中成药)不够重视,缺乏从东方传统哲学视角对创伤性休克防治的审慎思辨和理性回归。因此,针对与神经－内分泌－免疫密切关联的中医治疗整体观和辨证观,重建创伤性休克时机体业已紊乱的调节网络并恢复其生理谐振可能较受损脏器的孤立支持和机械修复更为重要。正如国内学者姚咏明教授观点:忽略治疗中神经、内分泌及免疫之间的整体特性,不分时机地单一针对机体的某一方面进行调控,有可能出现新的人为的紊乱,结果可能揠苗助长、适得其反。只有充分认识到创伤性休克时三大系统的协调性和适应性改变,以及病程发展的复杂性、非线性特征,才可能找准平衡点,把握好创伤性休克救治的关键所在。

二、神经－内分泌－免疫反应机制对创伤性休克集束化防治的启示

回顾既往创伤性休克患者救治历史,在及时掌握伤情基础上,通过临床症状分析和辅助诊断,

及时把握伤情迁延和转归,将逆转休克、防治感染(菌、毒、炎并治)、保障水电解质平衡、营养支持、维持凝血系统、补体系统科学集成的同时,须高度关注神经内分泌反应变化规律及其与免疫功能指标变化[如人类白细胞抗原 DR(human leucocyte antigen-DR,HLA-DR)、降钙素原、CD 分子等]的内在联系,确保机体神经-内分泌-免疫调节网络处于良性调控阈限范围内,以使患者各脏器功能处于良好的"土壤"环境中,一方面,促进受损的机体炎症反应恢复到可控状态,免疫功能向利于伤情良性转归方向靠拢,另一方面,促进损伤组织利用"种子"细胞实现内源性功能修复。两者对于损伤机体休克并发症防治具有重要临床意义。从理论上讲,对多系统都有调节作用的药物可能对于创伤性休克防治更具科学价值,中药的散弹防治理论在一定侧面上与此有殊途同归之处。

迄今为止,由于对创伤性休克的发生机制尚有完全阐明,尤其针对神经-内分泌-免疫三相反应规律尚未建立能够科学反映病程发生、发展和转归的特异性生物标志簇和综合预警公式。临床诊断在创伤早期更多凭借临床医师的经验判断和逻辑思辨,防治的局限性、经验性、盲目性仍将无法完全克服。因此,从神经-内分泌-免疫调控探究创伤性休克的发生机制和防治策略,获得基于创伤性休克特异性标志簇的集束化防、诊、治策略,对于实现创伤性休克一体化审慎治疗,控制休克机体恶性反应,逆转不良病程,促进创伤性休克机体功能康复具有深远的临床意义。

参考文献

[1] AGELAKI S, TSATSANIS C, GRAVANIS A, et al. Corticotropin-releasing hormone augments proinflammatory cytokine production from macrophages in vitro and in lipopolysaccharide-induced endotoxin shock in mice[J]. Infect Immun, 2002, 70(11):6068-6074.

[2] AMARAL N O, NAVES L M, FERREIRA-NETO M L, et al. Median preoptic nucleus mediates the cardiovascular recovery induced by hypertonic saline in hemorrhagic shock[J]. Scientific World Journal, 2014(2014):496121.

[3] ANNANE D, BELLISSANT E, CAVAILLON J M. Septic shock[J]. Lancet, 2005, 365(9453):63-78.

[4] BALE T L. Neuroendocrine and immune influences on the CNS: it's a matter of sex[J]. Neuron, 2009, 64(1):13-16.

[5] BENOU C, WANG Y, IMITOLA J, et al. Corticotropin-releasing hormone contributes to the peripheral inflammatory response in experimental autoimmune encephalomyelitis[J]. J Immunol, 2005, 174(9):5407-5413.

[6] BONAZ B L, BERNSTEIN C N. Brain-gut interactions in inflammatory bowel disease[J]. Gastroenterology, 2013, 144(1):36-49.

[7] BOROVIKOVA L V, IVANOVA S, ZHANG M, et al. Vagus nerve stimulation attenuates the systemic inflammatory response to endotoxin[J]. Nature, 2000, 405(6785):458-462.

[8] CARNIO E C, MORETO V, GIUSTI-PAIVA A, et al. Neuro-immune-endocrine mechanisms during septic shock: role for nitric oxide in vasopressin and oxytocin release[J]. Endocr Metab Immune Disord Drug Targets, 2006, 6(2):137-142.

[9] CARRILLO-VICO A, LARDONE P J, NAJI L, et al. Beneficial pleiotropic actions of melatonin in an experimental model of septic shock in mice: regulation of pro-/anti-inflammatory cytokine network, protection against oxidative damage and anti-apoptotic effects[J]. J Pineal Res, 2005, 39(4):400-408.

[10] CASTRO I, QUISENBERRY L, CALVO R M, et al. Septic shock non-thyroidal illness syndrome causes hypothyroidism and conditions for reduced sensitivity to thyroid hormone[J]. J Mol

Endocrinol,2013,50(2):255-266.

[11]CASTROGIOVANNI D,GAILLARD R C,GIOVAMBATTISTA A,et al. Neuroendocrine,metabolic, and immune functions during the acute phase response of inflammatory stress in monosodium L-glutamate-damaged,hyperadipose male rat[J]. Neuroendocrinology,2008,88(3):227-234.

[12]CLODI M,VILA G,GEYEREGGER R,et al. Oxytocin alleviates the neuroendocrine and cytokine response to bacterial endotoxin in healthy men[J]. Am J Physiol Endocrinol Metab,2008,295(3): E686-E691.

[13]COPOTOIU R,CINCA E,COLLANGE O,et al. Pathophysiology of hemorragic shock[J]. Transfus Clin Biol,2016,23(4):222-228.

[14]CSABA G. The pineal regulation of the immune system:40 years since the discovery[J]. Acta Microbiol Immunol Hung,2013,60(2):77-91.

[15]FRANK M G,WATKINS L R,MAIER S F. Stress-induced glucocorticoids as a neuroendocrine alarm signal of danger[J]. Brain Behav Immun,2013,33(1):1-6.

[16]GÁRATE I,GARCIA-BUENO B,MADRIGAL J L,et al. Stress-induced neuroinflammation:role of the Toll-like receptor-4 pathway[J]. Biol Psychiatry,2013,73(1):32-43.

[17]GIOVAMBATTISTA A,CHISARI A N,CORRÓ L,et al. Metabolic,neuroendocrine and immune functions in basal conditions and during the acute-phase response to endotoxic shock in undernourished rats[J]. Neuroimmunomodulation,2000,7(2):92-98.

[18]JIANG J X. Posttraumatic stress and immune dissonance[J]. Chin J Traumatol,2008,11(4): 203-208.

[19]KANCZKOWSKI W,ALEXAKI V I,TRAN N,et al. Hypothalamo-pituitary and immune-dependent adrenal regulation during systemic inflammation[J]. Proc Natl Acad Sci USA,2013,110(36): 14801-14806.

[20]LI T,ZHU Y,ZANG J T,et al. Rho kinase acts as a downstream molecule to participate in protein kinase Cε regulation of vascular reactivity after hemorrhagic shock in rats[J]. Shock,2014,42(3): 239-245.

[21]KAMIMURA D,YAMADA M,HARADA M,et al. The gateway theory:bridging neural and immune interactions in the CNS[J]. Front Neurosci,2013(7):204.

[22]KANCZKOWSKI W,ALEXAKI V I,TRAN N,et al. Hypothalamo-pituitary and immune-dependent adrenal regulation during systemic inflammation[J]. Proc Natl Acad Sci USA,2013,110(36): 14801-14806.

[23]KUHLMAN K R,VARGAS I,GEISS E G,et al. Age of trauma onset and hpa axis dysregulation among trauma-exposed youth[J]. J Trauma Stress,2015,28(6):572-579.

[24]LEVY-SHRAGA Y,PINHAS-HAMIEL O. Critical illness-related corticosteroid insufficiency in children[J]. Horm Res Paediatr,2013,80(5):309-317.

[25]LIU Y,YUAN Y,LI Y,et al. Interacting neuroendocrine and innate and acquired immune pathways regulate neutrophil mobilization from bone marrow following hemorrhagic shock[J]. J Immunol, 2009,182(1):572-580.

[26]LOISA P,PARVIAINEN I,TENHUNEN J,et al. Effect of mode of hydrocortisone administration on glycemic control in patients with septic shock:a prospective randomized trial[J]. Crit Care,2007, 11(1):R21.

[27]MARIK P E. The role of glucocorticoids as adjunctive treatment for sepsis in the modern era[J]. Lancet Respir Med,2018,6(10):793-800.

[28]MECAWI AS, VILHENA-FRANCO T, ARAUJO I G, et al. Estradiol potentiates hypothalamic

vasopressin and oxytocin neuron activation and hormonal secretion induced by hypovolemic shock[J]. Am J PhysiolRegulIntegr Comp Physiol,2011,301(4):R905-R915.

[29]MIKSA M,WU R,ZHOU M,et al. Sympathetic excitotoxicity in sepsis:pro-inflammatory priming of macrophages by norepinephrine[J]. Front Biosci,2005,10(Suppl):2217-2229.

[30]MOLINA P E. Endogenous opioid analgesia in hemorrhagic shock[J]. J Trauma,2003,54(5 Suppl):S126-S132.

[31]MOLINA P E. Neurobiology of the stress response:contribution of the sympathetic nervous system to the neuroimmune axis in traumatic injury[J]. Shock,2005,24(1):3-10.

[32]MOLINA P E. Noradrenergic inhibition of TNF upregulation in hemorrhagic shock[J]. Neuroimmunomodulation,2001,9(3):125-133.

[33]MYBURGH J A. An appraisal of selection and use of catecholamines in septic shock-old becomes new again[J]. Crit Care Resusc,2006,8(4):353-360.

[34]ONENLI-MUNGAN N YILDIZDAS D,YAPICIOGLU H,et al. Growth hormone and insulin-like growth factor 1 levels and their relation to survival in children with bacterial sepsis and septic shock[J]. J Paediatr Child Health,2004,40(4):221-226.

[35]PAVLOV V A, PARRISH W R, ROSAS-BALLINA M, et al. Brain acetylcholinesterase activity controls systemic cytokine levels through the cholinergic anti-inflammatory pathway[J]. Brain BehavImmun,2009,23(1):41-45.

[36]RODRÍGUEZ-GALÁN M C,SOTOMAYOR C E,CANO R,et al. Immune neuroendocrine interactions during a fungal infection in immunocompetent or immunosuppressed hosts[J]. Neuroimmunomodulation, 2010,17(3):188-191.

[37]RIZOLI S B,RHIND S G,SHEK P N,et al. The immunomodulatory effects of hypertonic saline resuscitation in patients sustaining traumatic hemorrhagic shock:a randomized,controlled,double-blinded trial[J]. Ann Surg,2006,243(1):47-57.

[38]SCHURR J W, SZUMITA P M, DEGRADO J R. Neuroendocrine derangements in early septic shock:pharmacotherapy for relative adrenal and vasopressin insufficiency[J]. Shock,2017,48(3):284-293.

[39]STABILE A M,MORETO V,ANTUNES-RODRIGUES J,et al. Central but not systemic inhibition of inducible nitric oxide synthase modulates oxytocin release during endotoxemic shock[J]. Peptides, 2010,31(4):706-711.

[40]SUFFREDINI A F. A role for hydrocortisone therapy in septic shock？[J]. N Engl J Med,2018, 378(9):860-861.

[41]TRACEY K J. Physiology and immunology of the cholinergic antiinflammatory pathway[J]. J Clin Invest,2007,117(2):289-296.

[42]TRACEY K J. Reflex control of immunity[J]. Nat Rev Immunol,2009,9(6):418-428.

[43]UCHOA E T, AGUILERA G, HERMAN J P, et al. Novel aspects of glucocorticoid actions[J]. J Neuroendocrinol,2014,26(9):557-572.

[44]VENIHAKI M, DIKKES P, CARRIGAN A, et al. Corticotropin-releasing hormone regulates IL-6 expression during inflammation[J]. J Clin Invest,2001,108(8):1159-1166.

[45]WANG H,YU M,OCHANI M,et al. Nicotinic acetylcholine receptor alpha7 subunit is an essential regulator of inflammation[J]. Nature,2003,421(6921):384-388.

[46]WENZEL V, RAAB H, DUNSER M W. Arginine vasopressin:a promising rescue drug in the treatment of uncontrolled haemorrhagic shock[J]. Best Pract Res Clin Anaesthesiol,2008,22(2):299-316.

［47］WESTERMANN I,DÜNSER M W,HAAS T,et al. Endogenous vasopressin and copeptin response in multiple trauma patients［J］. Shock,2007,28(6):644-649.

［48］WU R,DONG W,QIANG X,et al. Orexigenic hormone ghrelin ameliorates gut barrier dysfunction in sepsis in rats［J］. Crit Care Med,2009,37(8):2421-2426.

［49］WU R,ZHOU M,DONG W,et al. Ghrelinhyporesponsiveness contributes to age-related hyperinflammation in septic shock［J］. Ann Surg,2009,250(1):126-133.

［50］XIANG M,YUAN Y,FAN L,et al. Role of macrophages in mobilization of hematopoietic progenitor cells from bone marrow after hemorrhagic shock［J］. Shock,2012,37(5):518-523.

［51］XIAO X,ZHU Y,ZHEN D,et al. Beneficial and side effects of arginine vasopressin and terlipressin for septic shock［J］. J Surg Res,2015,195(2):568-579.

［52］XU J,LI T,YANG G M,et al. Protein kinase C isoforms responsible for the regulation of vascular calcium sensitivity and their relationship to integrin-linked kinase pathway after hemorrhagic shock［J］. J Trauma,2010,69(5):1274-1281.

［53］YANG C,GAO J,WANG H Y,et al. Effects of hypothalamus destruction on the level of plasma corticosterone after blast injury and its relation to interleukin-6 in rats［J］. Cytokine,2010,54(1):29-35.

［54］YANG C,JIANG J X. Bilateral regulatory action of corticotropin-releasing hormone on immune-mediated inflammation［J］. Chinese Journal of Traumatology,2009,12(6):350-354.

［55］YANG C,YAN J,WANG H Y,et al. Effects of bilateral adrenalectomy on the innate immune responses following trauma in rats［J］. Injury,2011,42(7):905-912.

［56］YANG C,ZHOU J Y,ZHONG H J,et al. Exogenous norepinephrine correlates with macrophage endoplasmic reticulum stress response in association with XBP-1［J］. J Surg Res,2011,168(2):262-271.

［57］ZHONG L Y,YANG Z H,LI X R,et al. Protective effects of melatonin against the damages of neuro-endocrine-immune induced by lipopolysaccharide in diabetic rats［J］. Exp Clin Endocrinol Diabetes,2009,117(9):463-469.

［58］ZHOU J Y,ZHONG H J,YANG C,et al. Corticosterone exerts immunostimulatory effects on macrophages via endoplasmic reticulum stress［J］. Brit J Surg,2009,97(2):281-293.

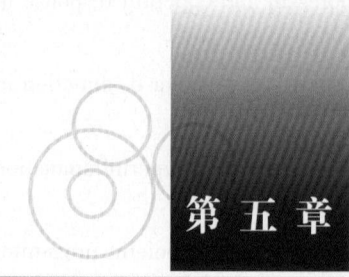

第五章 创伤性休克水、电解质和酸碱平衡紊乱

胡 弓

创伤性休克患者往往存在水、电解质和酸碱平衡紊乱（disorder of water, electrolyte and acid-base balance）。创伤性休克时由于患者大量失血和体液丢失，常需要大量输血输液，将进一步加重水、电解质和酸碱平衡紊乱。严重的水、电解质和酸碱平衡紊乱可迅速影响心血管系统、神经系统和神经肌肉的功能，甚至死亡，因此正确处理水、电解质和酸碱平衡紊乱是创伤性休克患者治疗的一个重要组成部分。本章主要阐述创伤性休克时水、电解质和酸碱平衡紊乱的病因、病理生理变化、临床表现、诊断及治疗措施。

第一节 体液的含量与分布

一、体液的组成

人体体液的量个体差异明显，主要与年龄、性别和身体组成有关。年龄越小，体液占体重的比例越大，新生儿体液约占体重的75%，出生1个月后降至65%。脂肪组织含水量仅为15%~30%，而肌肉组织含水量达75%~80%，由于女性体脂含量高于男性，因此成年男性体液约占体重的60%，成年女性体液则约占体重的50%。以70 kg成年男性为例，其体液量约为42 L。

体液在体内可按解剖或功能进行区分，主要分为细胞内液（intracellular fluid, ICF）和细胞外液（extracellu-lar fluid, ECF）。这些组成部分占总体液的百分比见图5-1。细胞内液是细胞进行生命活动的基质，约占体重的40%，平均为400~450 ml/kg。细胞外液是细胞进行新陈代谢的周围环境，约占体重的20%，为150~200 ml/kg。细胞外液可进一步分为功能性细胞外液和非功能性细胞外液（又称隔离性细胞外液）。功能性细胞外液包括组织间液（interstitial fluid, ISF）和血管内液，其中组织间液，包括淋巴液及细胞间隙间的低蛋白液体，约占体重的15%；血管内液，为血浆容量，包括一部分血管内皮多糖蛋白质复合物，约占体重的5%。隔离性细胞外液包括骨及致密结缔组织内水和跨细胞液（transcellular fluid）。跨细胞液包括胃肠道消化液、胆汁、脑脊液、房水、关节液、胸膜液、腹膜液、心包液、尿液、汗液等。这些体液都具有重要功能，其组成成分不同，分布于上皮细胞构成的腔隙内，通过细胞主动运输进行调节。在病理情况下，跨细胞液的产生或丢失明显增多时，也可导致水和电解质代谢紊乱。

总血容量为血管内血液的总量，包含血浆容量和血细胞量，但是除红细胞外，其他细胞的数量非常少，可忽略不计。总血容量占体重的7%~8%，60~65 ml/kg，其中15%分布于动脉系统，85%分布于静脉系统。

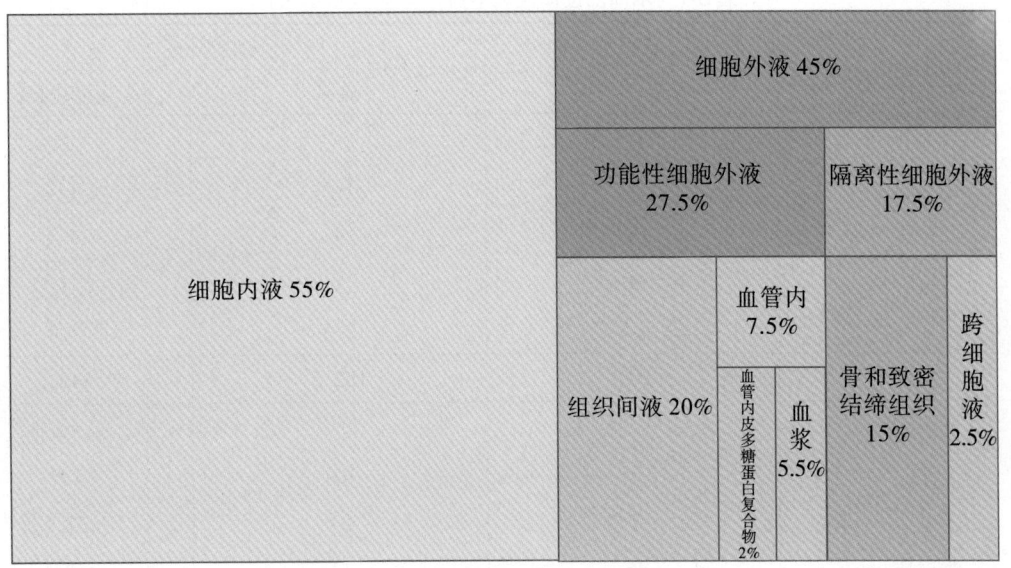

图5-1 体液的组成及占总体液的百分比

二、体液溶质的成分、含量与分布

体液的容积取决于其中溶质的成分和浓度。体液的溶质分为两大类：一类是无机物，包括 Na^+、K^+、Ca^{2+}、Mg^{2+} 等阳离子及 Cl^-、HCO_3^-、SO_4^{2-} 等阴离子；另一类是有机物，包括蛋白质、脂肪、碳水化合物（糖类）、激素、酶、维生素，各种中间代谢产物和代谢废物，以及 O_2 和 CO_2 等物质。它们在总量、成分和比例上都相对恒定，处于动态平衡。体液中的溶质所产生的渗透压决定了各部位体液的分布，并最终决定了各部位体液的容积。

（一）细胞外液

细胞外液包括血浆和组织间液，维持正常的细胞外液容量，特别是血管内容量是非常重要的。由于大多数电解质可以自由通过血管壁，因此血浆和组织间液中的电解质成分、含量基本相同，其中 Na^+ 是最主要的阳离子，也是决定细胞外液渗透压和容量的最重要因素，体内总钠量的改变将导致细胞外容量的变化；阴离子则以 Cl^-、HCO_3^- 为主。血浆中含有较多的蛋白质（60 ~ 80 g/L），但正常情况下仅有少量的血浆蛋白可以通过毛细血管屏障，因此组织间液中仅含少量的蛋白质（0.35 ~ 0.5 g/L）。

（二）细胞内液

细胞内液的电解质成分与细胞外液差别极大，细胞内液中主要的阳离子是 K^+ 和 Mg^{2+}，主要的阴离子是蛋白质和有机磷酸盐，而 Na^+、Cl^- 和 HCO_3^- 则很少。细胞膜对 Na^+ 和 K^+ 的通透性都很低，细胞内高浓度 K^+ 和低浓度 Na^+ 的维持主要依靠细胞膜上的钠钾泵（sodium potassium-pump，Na^+-K^+ 泵；又称钠钾ATP酶，sodium-potassium ATPase；Na^+,K^+-ATPase；Na^+-K^+-ATPase）按照 3∶2 的比例进行 Na^+-K^+ 交换，因此钾是决定细胞内渗透压的主要因素。当发生缺血缺氧时，钠钾ATP酶活性受影响，可导致进行性细胞肿胀。细胞膜对大多数蛋白质都不通透，因此细胞内蛋白质含量较高，可达30%，以维持细胞形态为主。虽然细胞内液的阴、阳离子总和大于细胞外液的阴、阳离子总和，但由于细胞内液部分离子与蛋白质结合不产生渗透效应，因此细胞内液和细胞外液的渗透压是相等的。不同部位体液内电解质浓度见表5-1。

表 5-1　不同部位体液内电解质浓度(mmol/L)

项目	细胞内液	细胞外液	
		血浆	组织间液
阳离子			
Na^+	10	145	142
K^+	159	4	4.1
Mg^{2+}	40	1	1
Ca^{2+}	<1	2.5	2.4
总计	209	152.5	149.5
阴离子			
Cl^-	3	104	117
HCO_3^-	7	24	27.1
蛋白质	45	14	<0.1
其他	154	7.5	8.4
总计	209	149.5	152.5

(三)跨细胞液

跨细胞液是指上皮细胞分泌的液体,是细胞外液的特殊部分,其组成成分与血浆和组织间液有所不同,且不同部位的跨细胞液组成成分也不同,其电解质平均含量及分泌量见表 5-2。

表 5-2　跨细胞液电解质平均含量(mmol/L)及分泌量(L/d)

项目	Na^+	K^+	Cl^-	HCO_3^-	分泌量
唾液	30~90	20~40	15~35	10~40	1.0~1.5
胃液	20~60	10~20	20~160	0	1.5~2.5
胆汁	130~150	5~12	25~100	10~45	0.7~1.2
胰液	125~150	5~10	30~100	40~115	1.0~1.5
小肠液	125~140	5~9	60~110	75~100	1.8
大肠液	20~40	30~90	0~15	40	0.2
脑脊液	140	2.8	120	23	0.5~0.6
汗液	45~60	5~10	45~60	0	0.1~0.5

三、渗透压和渗透浓度的基础知识

(一)扩散现象

将两种不同浓度的同一溶液放于相邻近处时,则根据两者的浓度差(梯度),溶质从浓度高的一方向浓度低的一方移动,直至达到平衡为止。此种按浓度梯度所进行的溶质分子的净移动,叫作扩散或弥散(图 5-2)。若溶质为电解质,则按电化学梯度离子进行弥散,直达平衡为止。例如,细胞内的钾离子根据浓度梯度向细胞膜外弥散,弥散出去的钾离子在膜外形成一正电场,当此正电场达到一定强度时,则阻止膜内的钾离子向外弥散,这时钾离子的净移动等于零,也就是说这时离子的移动达到了平衡。

（二）渗透现象

在两种不同浓度的溶液隔以半透膜,水分子或其他溶剂分子从浓度低的一侧通过半透膜进入浓度高的一侧,直至两侧浓度相等的现象(图 5-2)。因此渗透现象发生的条件有两个:一是有半透膜,所谓半透膜是指允许溶剂分子和(或)小分子通过,而不允许溶质分子和(或)大分子通过的膜,也就是溶质的移动被半透膜所限制,只能让水通过;二是半透膜两侧有物质的量浓度差。

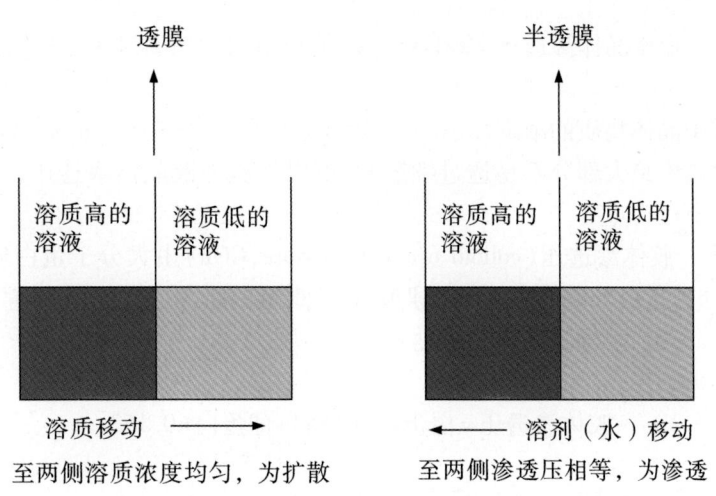

图 5-2　扩散与渗透示意

（三）渗透压

渗透压(osmotic pressure)是指溶液中溶质微粒对水的吸引力。当半透膜两侧的溶液存在浓度差时,浓度高的一侧中的溶质微粒对另一侧溶剂(水)产生一定的吸引力,水即渗透半透膜而进入浓度高的一侧。渗透压的大小与单位体积溶液中溶质分子颗粒的数目成正比,而与其分子量、体积、原子(或分子)大小无关:溶质分子颗粒越多,即溶液浓度越高,对水的吸引力越大,溶液渗透压越高;反之,溶质分子颗粒越少,即溶液浓度越低,对水的吸引力越弱,溶液渗透压越低。

在溶液中,每摩尔不解离或不能再进一步解离的溶质都含有 $6.02×10^{23}$ 个分子。因血浆和其他体液所含起渗透作用的溶质克分子数(osmole)较低,因此以它的千分之一,即毫渗透克分子数(milliosmole,mOsm)计量。1 mOsm 不可解离的溶质溶于 1 kg 水中可产生 19.4 mmHg(2.6 kPa)的渗透压。对于离子化的物质来说,1 mol(摩尔)可产生 n 摩尔的渗透克分子。例如,1 mol 的 NaCl 在溶液中溶解后高度解离后应该产生 2 mol 的渗透克分子,但实际上,由于阳离子和阴离子间的离子作用可降低电离程度,因此 NaCl 只有 75% 可以解离,1 mol 可产生 1.75 mol 的渗透克分子。

溶液渗克分子浓度(osmolality)有两种单位:一是重量渗克分子浓度(osmolality molality),另一是容积渗克分子浓度(molarity),两种名称常被混用。对生理性溶液而言,溶液的容积渗克分子浓度是指每升溶液中渗透克分子的数目,以 mOsm/L 作单位;而重量渗克分子浓度则是指每千克溶剂中所含渗克分子数目,以 mOsm/kg 作单位。在实际应用中,由于体液中溶质浓度极低,两者的差别常忽略不计,可以互换使用,但在概念上必须明确区别。由于溶剂的容积永远小于溶液的实际容积,所以重量渗克分子浓度的数值总是大于容积渗克分子浓度。例如血浆含水93%左右,如果血浆重量渗克分子浓度为 290 mOsm/kg,换算成容积渗克分子浓度则必须乘以 0.93,即 290×0.93=270 mOsm/L;若其容积渗克分子浓度为 290 mOm/L,则重量渗克分子浓度为 290/0.93=310 mOsm/kg。由于重量渗克分子浓度不受血浆中脂类和蛋白质的影响,因此其在临床上得到更广泛的使用。

（四）血浆渗透压

在 37 ℃时,人体血浆总渗透压约为 5 545 mmHg,血浆渗透压(plasma osmotic pressure,Posm/POP)包括晶体渗透压和胶体渗透压。尽管渗透压和渗透浓度在概念上是有区别的,但在临床上晶体渗透压通常习惯用重量渗克分子浓度（mOsm/kg）或容积渗克分子浓度（mOsm/L）来表示,胶体渗透压则仍习惯用 mmHg（或 kPa）这一压力单位来表示。

1. 晶体渗透压 晶体渗透压（crystal osmotic pressure）由溶解于血浆中的晶体物质产生,包括电解质 Na^+、K^+、Cl^-、HCO_3^-、尿素、葡萄糖等,其中约50%由 Na^+ 形成,可通过血浆[Na^+]、[葡萄糖]（mg/dl）、[尿素]（mg/dl）用下列公式估算:

$$血浆晶体渗透压 = 2 \times [Na^+] + (葡萄糖 \div 18) + (尿素 \div 2.8)$$

血浆与组织液中晶体物质的浓度几乎相等,因此它们的晶体渗透压也基本相等。且由于血浆和组织液的晶体物质中绝大部分不易透过细胞膜,所以细胞外液晶体渗透压的相对稳定,对于保持细胞内外的水平衡极为重要。

2. 胶体渗透压 胶体渗透压（colloid osmotic pressure，COP）由大分子蛋白质产生。血浆中虽含有多种蛋白质,如白蛋白（albumin，Alb）、球蛋白、纤维蛋白原,但蛋白质分子量大,所产生的渗透压很小,为25~28 mmHg,可通过下列公式估算:

$$胶体渗透压 = 白蛋白 \times 0.554 + 球蛋白 \times 0.153$$

在血浆蛋白中,白蛋白的分子量远小于球蛋白,因此血浆胶体渗透压中65%~75%由白蛋白产生。如果白蛋白明显减少,即使球蛋白增加保持血浆蛋白总含量基本不变,血浆胶体渗透压也会明显降低。血浆蛋白一般不能透过毛细血管壁,因此尽管血浆胶体渗透压小,对于维持血管内外的水平衡却非常重要。

3. 血浆渗透压的调节 血浆渗透压受到下丘脑渗透压感受器的精密调节。这些特定的神经元控制抗利尿激素（antidiuretic hormone，ADH）的分泌和口渴反应。通过调节水的摄取和排出,使血浆渗透压维持在一个相对狭窄的范围内。

（1）抗利尿激素（ADH）:又名精氨酸血管升压素（arginine-vasopressin，AVP）,是由下丘脑视神经上核和室旁核特定的神经元分泌的一种9肽激素,储存于垂体后叶,其主要作用是提高远曲小管和集合管上皮细胞对水的通透性,促进水的重吸收,使尿液浓缩、尿量减少,是尿液浓缩和稀释的关键性调节激素。此外,ADH 还增加髓袢升支粗段对氯化钠的主动重吸收和提高髓部组织间液的渗透浓度,利于浓缩尿液。引起 ADH 合成和分泌增加的因素包括渗透性和非渗透压性两类。渗透压性因素是指当细胞外液渗透压增加时,神经元皱缩,ADH 释放增加,血浆渗透压达285 mOsmol/L 是分泌 ADH 的阈值。非渗透压性因素则包括低血压、低血容量时,可通过心房的容量感受器和颈动脉窦的压力感受器刺激 ADH 分泌;此外,疼痛、情感刺激、手术、麻醉、创伤、感染等应激状态下也可刺激 ADH 释放,从而减少尿的排出。

（2）口渴反应:口渴是对抗高渗透压和高钠血症的主要防御机制,当各种原因所致的细胞外液渗透压增加时,可刺激下丘脑视前区侧面的渗透压感受器,进而产生渴感,增加水分摄入,大量饮水后,细胞外液渗透压下降,渴感解除。相反,低渗透压则抑制口渴反应。通过口渴反应,可调节水、盐平衡。

（五）张力

张力可与容积渗克分子浓度和重量渗克分子浓度交替使用。张力是指溶液对一个特定的半透膜的有效渗透压,且把在体内不产生渗透效应的溶质考虑在内,更准确地说,张力是指一种溶液对细胞体积的作用。等张溶液不会改变细胞体积和形状,但低张和高张溶液则可分别增加和减少细胞体积。虽然等张溶液都是等渗溶液,但等渗溶液并不都是等张溶液,例如1.68%尿素溶液为等渗溶液,但因尿素可自由通过半透膜,在红细胞膜两侧不能形成渗透效应,水随尿素进入红细胞内,红细胞容积增大而破裂,因此其虽是等渗溶液,却是低张溶液。

四、体液的动态平衡——不同部位体液间的交换与移动

(一)细胞内液与组织间液的交换(细胞内外)

细胞膜是脂质双层结构,为半透膜。水、O_2、CO_2 和脂溶性分子能自由通过,对营养物质葡萄糖、氨基酸通透性很高,对 Cl^-、HCO_3^- 及代谢产物如肌酐、尿酸等通透性也较高,但 Na^+、K^+、Ca^{2+}、Mg^{2+} 等阳离子不易通过,对蛋白质的通透性最差。

组织间液和细胞内液的扩散可通过以下一种或多种机制进行。

1. 直接通过细胞膜的双脂质层　水、O_2、CO_2 和脂溶性分子能自由通过细胞膜,因此可直接跨膜转运。细胞内液和组织间液的重量渗克分子浓度的相对变化,使水从低渗透压向高渗透压腔室移动。

2. 通过细胞膜的蛋白通道　由于 Na^+、K^+、Ca^{2+}、Mg^{2+} 等阳离子不易通过细胞膜,因此这些阳离子只能通过特定蛋白通道转运。例如 Na^+-K^+ 泵可产生跨膜电位(外侧为正压),它将细胞膜外的钾泵入钾浓度高的细胞内,而将细胞内的钠泵出至含钠浓度高得多的细胞外液中,从而维持细胞内外 Na^+ 和 K^+ 的正常分布,这个过程称为原发性主动转运。

3. 可逆地与能够跨膜的转运蛋白结合(易化扩散)　如葡萄糖和氨基酸的扩散通过膜结合转运蛋白进行,允许它们沿着浓度梯度通过,这个过程称为易化扩散。

(二)血浆与组织间液的交换(血管内外)

血浆容量虽然只占细胞外液的 1/4,但由于血管和淋巴管分布面积广,由其组成的过滤和吸收面积几乎达到人体表面积的 3 650 倍。血液和淋巴液流速快,所以血浆与组织间液处于不断快速移动和交换之中,以保证机体的气体交换、营养供应及代谢产物的运送。

毛细血管壁厚约 0.5 μm,由单纯内皮细胞及其基底膜组成。细胞间隙宽 6～7 nm。水、O_2、CO_2 和脂溶性分子可直接透过内皮细胞膜的两侧。只有类似于钠、氯、钾和葡萄糖之类的小分子水溶性物质可轻易通过细胞间缝隙,而血浆蛋白等大分子物质则很难通过(除缝隙较大的肝和肺)。近年来,随着糖萼(glycocalyx,又称多糖包被)被发现并深入研究,人们开始意识到毛细血管屏障并不只是由单层血管内皮细胞形成的简单结构,其结构远为复杂。糖萼是位于血管腔内覆盖在内皮细胞表面的一层网状结构,由糖蛋白、蛋白聚糖、透明质酸、硫酸化肝素和硫酸化软骨素等组成,共同结合形成多糖蛋白质复合物(endothelial glycocalyx layer,EGL;polysaccharide-protein complex),存在于全身所有血管之中。生理状态下,血管内外向性的静水压使血浆成分向 EGL 聚集,血浆蛋白和 EGL 成分结合形成一层高胶体渗透压区域,正是这一区域限制了血液成分的外渗。水和电解质可自由穿过 EGL,而对于带负电的大分子物质如白蛋白和其他血浆蛋白 EGL 是半透性的,渗透能力取决于这些分子的大小和结构。

Starling 首先描述了跨毛细血管胞膜的液体运动。毛细血管动脉端的静水压力梯度大于向内的渗透压梯度,导致水滤过到组织间液(ISF)。经典的 Starling 原理认为,静脉端向外的静水压较小,且蛋白质被毛细血管内皮细胞阻挡,所以向内的渗透压梯度增加,因此大部分水被重吸收至毛细血管静脉端的血管内,即液体呈现出从毛细血管动脉端移出,并且进入毛细血管静脉端的趋势。没有被毛细血管重吸收的水成为组织间液,随后通过淋巴液回流入血管内(图 5-3)。

2004 年 Adamson 等人将 EGL 的概念整合到经典 Starling 方程中。紧贴 EGL 外的内皮细胞间缝隙构成了一个狭小的空间,称为多糖蛋白复合物下层(subglycocalyceal layer,SGL)。由于 EGL 对血浆蛋白通透的限制,SGL 中的蛋白质浓度极低,其胶体渗透压远远低于血浆,两者之间形成了一个内向的胶体渗透力,有效地对抗着血管内静水压促进血浆成分滤出的力量。SGL 的容积为 700～1 000 ml,构成血管内容量的一部分,所含的电解质与血浆达成平衡。原本跨内皮细胞的胶体渗透压梯度实际上并不存在,胶体渗透压梯度只存在于 EGL 的内外两侧,即存在于其内侧的血浆与 SGL 之间。修正后的 Starling 方程为:

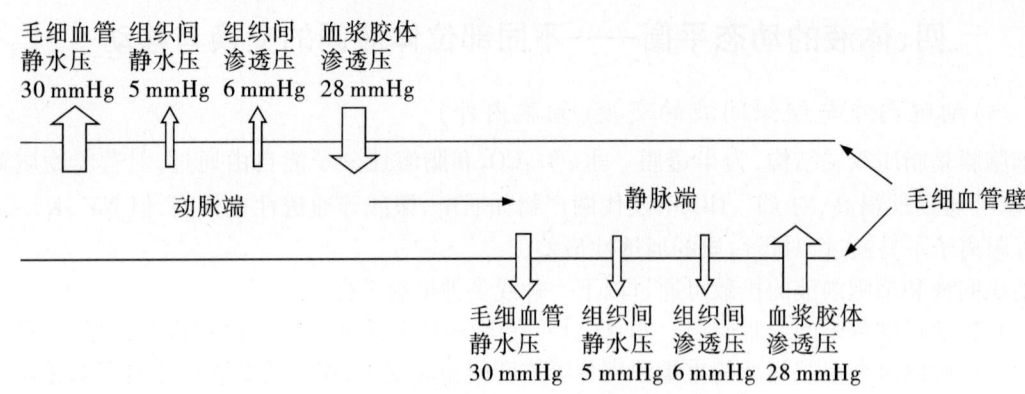

图 5-3　经典的血浆与组织间液交换示意

$$J_V = K([P_c - P_i] - \sigma[\pi_c - \pi_{sg}])$$

J_V 是跨毛细血管流量，K 是滤过系数，P_c 是毛细血管净水压，P_i 是间质净水压，σ 是反射系数（大分子跨越内皮细胞屏障受到的抵抗程度），π_c 是毛细血管的渗透压，π_{sg} 是糖萼下的渗透压。

修正后的 Starling 方程认为：血管腔的静水压（P_c）大大超过组织间液的静水压（P_i），促使血管内液体外渗，通过 EGL 扩散到其外侧的内皮间缝隙，即 SGL 中。滤过的液体不含蛋白，与血管内液之间形成内向的渗透压梯度，使得液体滤过到组织间液（图 5-4）。

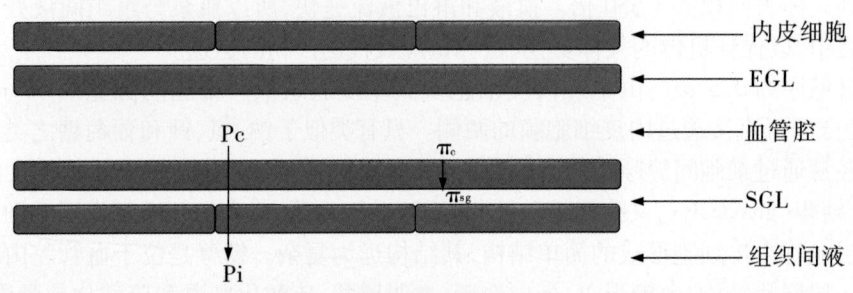

图 5-4　修正 Starling 方程示意

经典的 Starling 方程和修正后的 Starling 方程关键的不同点及相关性见表 5-3。

表 5-3　经典的 Starling 方程与修正后 Starling 方程的关键不同点

经典 Starling 方程原理	修正后 Starling 方程和糖萼模型
血管内容量由血浆和细胞成分组成	血管内容量由糖萼层、血浆容量、红细胞等组成
毛细血管将高蛋白血浆滤过成低蛋白浓度的组织间液	窦组织（骨髓、脾、肝）毛细血管不连续，组织间液（ISF）是血浆容量的一部分，毛细血管孔道开放产生肾小球滤液 特殊组织带孔道的毛细管（淋巴管）开放可吸收组织间液至血浆 连续毛细血管提示"无吸收" 内皮表面被层（endothelial surface layer，ESL）是半渗透性的，阴离子蛋白在其糖萼下层细胞间隙浓度很低
主要的 Starling 力是跨细胞壁压和血浆-组织间胶体渗透压差之间的压力差	主要的 Starling 力是跨内皮压力差和血浆-糖萼下层胶体渗透压差之间的差。ISF 的胶体渗透压不是 J_V 直接决定因素

经典 Starling 方程原理	修正后 Starling 方程和糖萼模型
液体从毛细血管的动脉端滤出并从静脉端吸收,作为淋巴回流的比例很小	J_v 比经典 Starling 原理预测量要少很多,回流的主要途径是淋巴系统
提高血浆胶体渗透压(COP)可提高液体回吸收率,液体从 ISF 回流至血浆	提高血浆 COP 降低 J_v,但不能促进回吸收
毛细血管静水压低于正常时,毛细血管吸收以增加血浆容量	毛细血管静水压低于正常时,J_v 接近 0,可能会出现快速、短暂的自体回输,但局限在 500 ml 内
毛细血管静水压高于正常时,毛细血管滤过以增加 ISF	毛细血管静水压高于正常时,当 COP 的差达到最大值时,J_v 和静水压差成正比
输注的胶体液分布于血浆,输注晶体液增加细胞外容积	输注胶体液最初分布于血浆,输注晶体液增加血管内容量 毛细血管静水压高于正常时,输注胶体溶液能维持血浆 COP,提高毛细血管静水压,增加 J_v 毛细血管静水压高于正常时,输注晶体液也提高了毛细血管静水压,但它降低了 COP,因此与输注同体积胶体液相比,晶体液 J_v 增加程度较大 毛细血管静水压低于正常时,输注胶体液增加血浆容量,输注晶体液增加整个血管内容量(血浆及 EGL),但在这两种情况下 J_v 均接近于零

临床上体液的分布与转移常涉及"第三间隙"的概念。一般而言,第一间隙是指组织间液。第二间隙是指快速循环的血浆。血容量的增加或减少主要指血浆的增加或减少。第一间隙和第二间隙由毛细血管壁隔开,体液可自由交换,处于动态平衡,属于功能性细胞外液(ECF)。手术、创伤、疾病、炎症、感染等可使 ECF 转移分布到损伤区域或感染组织中,引起局部水肿;或致内脏血管床扩张淤血;或体液淤滞于腔体内(如肠麻痹、肠梗阻时大量体液积聚于胃肠道内),这部分液体虽均衍生于 ECF,但功能上却不再与第一间隙和第二间隙有直接的联系,故称这部分被隔绝的体液所在的区域或部位为第三间隙。第三间隙内的液体不能及时与其他间隙的体液进行有效交换,当其容积较多时,必然干扰水、电解质及酸碱平衡。但是,Chappell 等人在评估了相关文献后,对"第三间隙"的存在提出了质疑。

第二节 创伤性休克时的水、钠代谢平衡与紊乱

一、水的生理与代谢

(一)水的生理作用

生命起源于水,生命活动离不开水。水作为溶剂,溶解电解质和非电解质成分形成体液。因此,水是机体内环境的最基本要素,在调节体温,润滑各关节、器官,物质转运等生命活动过程中起重要作用。

(二)水的摄入与排出

水的平衡主要由适当的水的摄入与排出来维持。正常成年人每天摄入水约 2 500 ml,其中包括代谢水 300 ml。平均每天水丢失约 2 500 ml,其中包括尿液 1 500 ml,随粪便排泄 100 ml,汗液

100 ml,经呼吸道和皮肤蒸发的不显性失水各 400 ml。如果环境温度增高,运动量增加,汗液排出水分可达正常水平的 50 倍之多,通过呼吸道的不显性失水量也随之增加。同时,由肾排出的水分将随之减少,以补偿经汗液和不显性失水所丢失的量。

二、钠的生理与代谢

(一)钠的生理作用

1.参与维持细胞外液的晶体渗透压,调节血容量　Na^+ 是细胞外的主要阳离子,Na^+ 和与其相对应的阴离子几乎为血浆和组织液渗透活性的全部溶质。由于水可自由进出液体各间隙,因此 Na^+ 是决定 ECF 容量的主要决定因素。

2.参与体液的缓冲系统,调节体液的酸碱平衡　体液的缓冲系统中的碳酸氢钠和碳酸所组成的缓冲对含量最多、作用最大,因此钠盐的浓度直接影响体液 pH 值的调节作用。

3.维持神经肌肉和心肌的应激性及动作电位　神经-肌肉的兴奋性和心肌兴奋性与 Na^+ 浓度均呈正相关,Na^+ 浓度的增加可增加神经-肌肉和心肌的兴奋性,提高心肌自律细胞的自律性;反之,低钠血症时神经-肌肉和心肌的兴奋性下降。

(二)钠的摄入与排出

正常人每日摄入的 Na^+ 为 100～170 mmol(相当于 NaCl 6～12 g),远远超出机体的最低需求量(10～20 mmol)。由于醛固酮及肠腔内存在的葡萄糖作用,Na^+ 主要在空肠吸收,其次是回肠和结肠。摄入多余的 Na^+ 的排出主要是通过肾从尿液排出,Na^+ 在肾小球是自由滤过,其中 99.5% Na^+ 在近曲小管被重吸收,肾排 Na^+ 的特点是多吃多排,少吃少排,不吃不排。尿 Na^+ 波动于 1～100 mmol/L,对维持钠平衡起到重要作用。此外,有少部分 Na^+ 由汗液、粪便等肾外途径排出。消化液中含钠量较高,如胃液平均为 60 mmol/L,胆汁、胰液为 140～150 mmol/L,回肠液为 120 mmol/L,结肠液为 80 mmol/L,因此当腹泻、呕吐或持续胃肠道引流时可从胃肠道丢失大量的钠。

(三)细胞外液容量和钠平衡的调节

细胞外液容量与总体钠含量呈一定比例,总体钠含量的变化能引起细胞外液容量改变。应注意的是,细胞外(血浆)钠浓度比总体钠含量更能提示水平衡状况。多种机制参与了细胞外液容量和钠平衡的调节,包括一系列的感受器、控制中枢和效应器,最终通过调节尿钠排出来调控细胞外液容量和总体钠含量。

1.感受器　调节细胞外液含量和总体钠含量的感受器包括可感受 ECF 改变的下丘脑渗透压感受器,可感知中心静脉压的大静脉和右心房内的低压力感受器,颈动脉窦和主动脉弓处的高压力感受器及肾入球小动脉处的牵张感受器(肾小球旁器)和远端小管起始部的致密斑感受器。当血容量发生变化时,可刺激颈动脉窦和主动脉弓的高压力感受器,引起血压变化,引起交感神经系统活性变化和非渗透性 ADH 分泌;大静脉和右心房内的低压力感受器也可感知血容量的改变,调节心房钠尿肽和 ADH 的分泌;同时,可刺激肾小球动脉壁的牵张感受器,调节肾素-血管紧张素-醛固酮系统发挥作用。

2.肾素-血管紧张素-醛固酮系统　肾素-血管紧张素-醛固酮系统(renin-angiotensin-aldosterone system,RAAS)对调节水、钠、钾平衡具有重要作用。肾动脉内血压下降,流经肾致密斑的钠减少及交感神经活性增强时,可刺激肾球旁细胞分泌肾素,肾素可将血液中的血管紧张素原转变为无生理活性的血管紧张素Ⅰ(angiatensin Ⅰ,Ang Ⅰ),血管紧张素Ⅰ在血管紧张素转换酶(angiotensin converting enzyme,ACE)作用下形成 8 肽的血管紧张素Ⅱ和 7 肽的血管紧张素Ⅲ。血管紧张素维持机体血压和血容量平衡的作用显著,其中尤以血管紧张素Ⅱ活性最强,其可通过促进全身小动脉平滑肌收缩,并促进神经垂体释放血管升压素和催产素,进而刺激肾上腺皮质合成和分泌醛固酮。醛固酮可调节远曲小管和集合管上皮细胞 Na^+ 和 K^+ 的转运,并促进近球小管对

Na⁺重吸收,使尿钠排出减少。血管紧张素和可刺激中枢产生口渴感,促进 ADH 释放增加,兴奋交感神经,从而增加远曲小管和集合管对水的重吸收,使尿量减少。

3. 肾小球滤过率和血钠浓度　肾滤过 Na⁺的数量与肾小球滤过率和血钠浓度成正比。由于肾小球滤过率和血管内容量成正比,血管内容量增加可促进 Na⁺排出。反之血管内容量减少可减少Na⁺排出。因为肾血流和肾小球滤过率增加的共同作用,即使血压小幅度升高,尿 Na⁺排泄也会有相对大的增加。血压介导的利尿(压力性利尿)与已知的体液或神经介导的机制不同。

4. 肾小球-肾小管平衡(球-管平衡)　尽管肾小球滤过 Na⁺的量有较大差异,但近球小管对Na⁺的重吸收也随之变化,即滤过液的重吸收始终占肾小球滤过量的65%~70%,从而使尿中排出的溶质和水不至于因肾小球的滤过增减而出现大幅度的变动。

5. 交感神经系统活性　交感神经活性增高时,肾近曲小管重吸收钠增加,导致钠潴留,并使肾血管收缩,肾血流减少。反之,左心房牵张感受器受刺激时,肾交感活性降低,肾血流增加(心肾反射),并显著增加肾小球滤过。

6. 心房钠尿肽　心房钠尿肽(atrial natriuretic peptide,ANP),又称心房利尿钠肽(心钠素、心房肽),是由心房肌细胞合成并释放的肽类激素,人血液循环中的 ANP 由 28 个氨基酸残基组成,其受体是细胞膜上的一种鸟苷酸环化酶(guanylate cyclase,cGMPase/GC)。ANP 的主要作用是使血管平滑肌舒张和促进肾排钠、排水。当心房壁受牵拉时(如血量过多、头低足高位、中心静脉压升高和身体浸入水中)均可刺激心房肌细胞释放 ANP。

ANP 的分泌受多种因素的影响,包括物理因素、体液因素和神经因素。高盐摄入、细胞外液渗透压升高、血容量增加、心房肌牵张、心率和血压增高及低氧血症均可刺激 ANP 的释放。

7. 抗利尿激素　虽然 ADH 的分泌对于排出的 Na⁺作用很小,但因渗透性和非渗透性因素引起的 ADH 合成和分泌,可通过影响细胞外容量,进而引起血清 Na⁺浓度和血浆渗透压的变化。

三、创伤性休克水钠平衡紊乱与治疗

(一)低钠血症

血清钠的正常值为 135~145 mmol/L,当血清钠低于 135 mmol/L 时,即为低钠血症。这是创伤性休克时最常见的水、电解质代谢紊乱之一,研究显示多发伤合并低钠血症发生率可高达53.0%。

1. 低钠血症的病因　创伤性休克时引起低钠血症的原因复杂,常见的原因包括以下几种。①摄入不足:如创伤患者因意识障碍导致的经饮食摄入钠减少;②丢失增加:如严重失血失液、呕吐、高渗性利尿剂应用等导致排钠增加;伤后血糖应激升高也可导致高渗性低钠;③中枢性低血钠综合征:常继发于重型颅脑创伤,包括抗利尿激素分泌失调综合征(syndrome of inappropriate secretion of antidiuretic hormone,SIADH)和脑性盐耗综合征(cerebral salt wasting syndrome,CSWS)。SIADH 是由于下丘脑-垂体系统受损,引起促肾上腺皮质激素(adrenocorticotropic hormone,ACTH)和抗利尿激素(ADH)分泌异常,使尿钠排出增多,肾对水的重吸收增加而导致血钠下降,血浆渗透压降低而引起一系列神经受损的临床症状。SIADH 的诊断标准是:重度低钠血症(血钠<125 mmol/L),高尿钠(尿钠>20 mmol/L,尿钠>80 mmol/24 h);血浆渗透压下降(<280 mOsm/kg),尿渗透压增加(>300~400 mOsm/kg);血容量正常或稍增加,中心静脉压升高;排除由于肾性失钠所致及其他疾病引起的低钠血症。CSWS 是由于颅脑损伤时破坏了含有心房钠尿肽(ANP)和脑钠肽(brain natriuretic peptide,BNP)的细胞,同时损坏了血脑屏障从而引起尿钠增多肽的不适当的分泌。此外,急性颅脑损伤时可产生一种内源性钠-钾泵抑制因子,呈地高辛样物(digoxin-like substances,DLS),该物质可作用于肾小管上的钠-钾泵,减少钠-钾交换,尿钠排出增多。CSWS 的诊断标准是:在盐摄入或补给正常情况下出现低钠血症(血钠<130 mmol/L)和高尿钠(尿钠>80 mmol/24 h),尿量增加而尿比重正常;血容量减少,中心静脉压下降;血浆渗透压降低(<270 mOsm/L);血浆 ANP 浓度增高;试验性治疗即补钠补液试验有效。二者的临床表现、实验室检查指标相似,但其发病机制、临床诊

断及治疗方面都存在明显区别,且常被颅脑损伤和营养性低钠血症掩盖,容易漏诊、误治,是导致颅脑创伤患者致残和致死的主要原因之一。

有文献报道,45%～100% 的创伤性完全颈脊髓损伤患者可继发严重的低钠血症,且与颈脊髓损伤程度呈正相关,但迄今为止其发生机制尚不清楚。曾有学者直接引用颅脑疾病继发低钠血症的抗利尿激素分泌失调综合征的机制来解释,但发现两者的相关表现并不相符,多数继发低钠血症的创伤性颈脊髓完全损伤患者血浆肾素活性和血浆醛固酮及抗利尿激素浓度降低,因此认为创伤性完全颈脊髓损伤继发低钠血症的原因可能是由于颈脊髓完全损伤抑制了体内交感神经系统,使肾交感神经兴奋性下降,肾素-血管紧张素-醛固酮系统受到抑制,肾排钠增多,导致低钠血症,而低钠血症抑制了抗利尿激素的分泌,使肾远端肾小管对水的重吸收下降,导致排尿增多。

2. 低钠血症的分类

(1)根据血钠浓度分类:①轻度(mild)低钠血症,血钠 130～135 mmol/L;②中度(moderate)低钠血症,血钠 125～129 mmol/L;③重度(profound)低钠血症,血钠<125 mmol/L。

(2)根据血浆渗透浓度分类:可分为等渗性低钠血症、高渗性低钠血症和低渗性低钠血症。其中低渗性低钠血症根据细胞外液容量的状况又分为低容量性低渗性低钠血症、高容量性低渗性低钠血症和等容量性低渗性低钠血症。

(3)根据低钠血症发生时间分类:可分为急性低钠血症(<48 h)和慢性低钠血症(≥48 h),如不能确定低钠血症发生时间,在除外可引起急性低钠血症的因素(包括手术后期、烦渴、运动、结肠镜检查的准备、应用甲基苯丙胺、催产素、噻嗪类利尿剂、去氨加压素、抗利尿激素及静脉应用环磷酰胺等)后,建议考虑为慢性低钠血症。

(4)根据症状分类:①中度症状,恶心、意识混乱及头痛;②重度症状,呕吐、呼吸窘迫、嗜睡、癫痫样发作及昏迷(Glasgow 评分≤8 分)。

3. 低钠血症的临床表现 低钠血症的临床表现主要是细胞内水增多所导致的神经系统症状和体征,严重程度取决于细胞外低渗透压进展的程度与速度。轻至中度($[Na^+]$>125 mmol/L)低钠血症的患者通常无症状。早期的症状常为非特异性,表现为食欲下降、恶心、呕吐伴乏力。但进行性的脑水肿可诱发嗜睡、精神错乱、惊厥、昏迷,最终导致死亡。血浆钠离子浓度<125 mmol/L时,可出现严重的低钠血症表现。急性低钠血症时,由于脑细胞尚无适应性反应,水进入较多较快,因此临床症状与体征较严重,表现为头痛、恶心、呕吐、乏力、木僵、惊厥甚至昏迷。进展缓慢或慢性低钠血症的患者,即使血浆钠离子浓度低于 120 mmol/L 也可能没有临床表现,这是由于细胞内电解质的渐进性和代偿性丢失可使神经元内的渗透浓度逐渐下降,与血浆的渗透浓度达到平衡,细胞体积恢复正常。慢性低钠血症患者的神经系统症状与细胞膜电位的改变(因为细胞外钠浓度低)关系更密切,而不是细胞体积的改变。

4. 低钠血症的治疗 低钠血症的治疗应根据患者血容量的状态、病程长短和存在的症状进行个体化治疗。

(1)急性低钠血症的治疗:出现严重或中重度症状的急性低钠血症需要立即治疗,当$[Na^+]$>125 mmol/L 时,症状通常可以缓解。

升高血浆 Na^+ 到理想水平可使用 NaCl,补充 Na^+ 量可通过下述公式(0.6 为常数)计算:

$$补充 Na^+ 量 = 体重×0.6×(理想[Na^+]-目前[Na^+])$$

例如:某男性患者 70 kg,血浆$[Na^+]$为 120 mmol/L,需补充多少 NaCl 使其血浆$[Na^+]$升至 125 mmol/L?

$$补充 Na^+ 量 = 70×0.6×(125-120)=210(mmol)$$

3% NaCl 溶液含 Na⁺ 513 mmol/L,应给予此患者 3% NaCl 溶液 210 mmol÷513 mmol/L = 410 ml。

在补钠过程中纠正低钠不能过快,应根据患者症状调整纠正速度。一般推荐对严重低钠血症第 1 小时内,静脉输注 3% NaCl 溶液 150 ml,20 min 以上;20 min 后检查血钠浓度并在第 2 个 20 min 重复静脉输注 3% NaCl 溶液 150 ml,建议重复以上治疗 2 次或直到血钠浓度增加 5 mmol/L。如果 1 h 后血钠浓度升高5 mmol/L,症状无改善,则继续输注 3% NaCl 溶液,使血钠浓度每小时增加 1 mmol/L;如果症状明显改善,则停止输注高渗盐水,改为 0.9% NaCl 溶液直到开始针对病因进行治疗。

(2)慢性低钠血症的治疗:慢性而无症状或轻度症状的患者往往不需要对血浆[Na⁺]进行立即纠正,而应该去除诱因,并针对病因进行治疗。可采用限制液体摄入并使用 ADH 拮抗剂(地美环素、锂)和祥利尿剂治疗。对于有中重度或严重症状的患者可根据前述急性低钠血症患者的治疗方法进行治疗。

但对于慢性低钠血症应注意谨慎治疗。由于机体组织细胞(尤其是脑细胞)对于低渗状态具有代偿作用,脑细胞容积已恢复正常,ICF 的张力已经与血浆渗透压取得平衡。此时如果大量快速补充钠盐,细胞内外渗透压差短时间内增大,神经元内的自由水转移到细胞外,可引起神经元脱水甚至神经鞘断裂,出现脱髓鞘变化,继而产生严重的永久性神经后遗症,此即所谓的"渗透性脱髓鞘综合征"(osmotic demyelination syndrome,ODS),脑桥底部最易受损,常形成对称的脱髓鞘变化,故又名"中枢性脑桥髓鞘溶解"(central pontine myelinolysis)。ODS 一旦发生,病残率和死亡率极高,目前尚无有效的治疗方法。因此对慢性低钠血症低渗状态,切记补钠速度不能过快,在补钠时应监测血钠浓度的改变,并调节输液速度。原则上血浆[Na⁺]增高的速率(每 24 h)不应大于 8 mmol/L,如果患者还伴有低钾血症、营养不良或处于分解代谢状态(如烧伤患者),由于缺乏回补到脑细胞中的有机分子和 K⁺,更容易发生 ODS,因此补钠速度应更慢。

(3)抗利尿激素分泌失调综合征(SIADH)的治疗:

1)限制液体输入:目前一致认为限制液体输入是轻度至中度 SIADH 的一线疗法,但无相关研究证明其疗效或安全性。液体限制是指所有液体,包括静脉输注、汤和水果;液体限制的量在 500 ml 以内,且应少于尿量;钠摄入量必须满足尿钠的丢失量。相比其他疗法,限制液体输入具有便宜、易操作、无严重不良反应等优点,但是无法维持中期至长期的治疗目标。此外,由于住院患者需要静脉注射抗生素、静脉输液或维持营养管理,因此无法长期进行液体限制。许多患者的疗效迟缓或需几天钠才能达到正常范围,也有许多患者无法完全恢复到正常血钠浓度。

2)2014 年欧洲低钠血症诊疗临床实践指南推荐 SIADH 的二线治疗为:①0.25～0.50 g/d 尿素摄入;②低剂量祥利尿剂+口服氯化钠。尿素能够增加游离水排出,并降低尿钠排泄,从而提高血钠浓度,其不良反应包括因味道难闻及引起头痛致患者适应性较差,并可能导致氮质血症的发展。

3)地美环素:地美环素能够增加游离水的排出,继而引发肾性尿崩症。其主要不良反应包括氮质血症、偶发肾中毒,尤其是肝硬化、肝功能不全以及感光皮疹。在部分国家,地美环素未批准用于治疗 SIADH,但多数临床指南将其作为 SIADH 的二线疗法,2014 年欧洲低钠血症诊疗临床实践指南中不推荐使用地美环素。

4)血管升压素受体拮抗剂(伐普坦类,vaptans):血管升压素受体拮抗剂可治疗因 SIADH 引起的低钠血症。在美国和欧洲,考尼伐坦可用于治疗心力衰竭,托伐普坦可作为治疗 SIADH 的口服剂。研究发现,托伐普坦能够增加血钠浓度,且具有长期有效性。但临床医师仍需要注意重度低钠血症患者对伐普坦类的治疗反应。此外,目前对伐普坦类是否适用于所有 SAIDH,如轻度至中度低钠血症仍无强有力数据证据。

(二)高钠血症

高钠血症指血清 Na⁺>145 mmol/L,高钠血症多伴有血浆渗透浓度升高,整个机体含钠量可升高、正常或降低,ECF 容量可正常、减少或增加。严重高钠血症(血清 Na^+ >160 mmol/L),根据其基础疾病的过程,死亡率可能达75%。

1.高钠血症的病因　造成高钠血症的主要原因是失水大于失钠、机体摄入水不足或钠摄入过量。创伤患者发生高钠血症的原因主要如下。

(1)失水过多:创伤患者可因高热、大量出汗、各种引流、过度通气、气管插管或气管切开加上呼吸机的应用等情况丢失大量水分;重型颅脑创伤后出现脑水肿、脑肿胀,为降低颅内压,长时间大剂量应用高渗脱水剂和利尿药;如果发生下丘脑和垂体柄或附近损伤,可引起抗利尿激素(ADH)分泌不足导致中枢性尿崩症(diabetes insipidus,DI),表现为多饮多尿、烦渴、低比重尿、低渗尿和血钠升高。重症患者高钠血症发病率较高,出现时间早、高钠血症程度高,死亡率高,高钠血症轻重和 GCS 关系密切,这是由于颅脑损伤严重程度会影响患者的中枢调节功能,从而导致高钠血症发生。研究发现脑死亡患者比重症颅脑创伤患者更易发生低血压和高钠血症,提示下丘脑垂体系统在调节 ADH 产生及释放功能上的重要作用。此外,创伤可引起血浆 β-内啡肽明显增高,与交感神经末梢释放的过量去甲肾上腺素一起作用于抗利尿激素分泌神经元使其分泌减少,也可导致中枢性尿崩。

(2)摄入水不足:创伤患者处于昏迷状态时,无法正常饮水,或脑损伤使渴觉中枢受损,患者口渴感丧失,导致摄水严重不足。机体在饮水不足时仍要进行不显性失水,以致体液不断减少,血钠及血浆渗透压不断增高。

(3)钠摄入过多:主要见于输入过多高渗盐水。

(4)其他:心房利钠肽(ANP)是一种主要由心房合成并储存的活性多肽,同时亦作为神经递质存在于中枢神经系统,在功能上与抗利尿激素、血管紧张素Ⅱ、醛固酮相拮抗。而在颅脑创伤后血浆与脑脊液中 ANP 浓度下降,血钠排出减少可导致钠潴留。

2.高钠血症的临床表现　高钠血症的临床症状主要表现在神经系统,可能与细胞脱水有关。患者表现为精神状态改变,嗜睡、烦躁、癫痫、反射亢进和痉挛,进而发展为意识模糊、昏迷甚至死亡。与高血钠的绝对水平相比,临床症状与脑细胞的脱水程度的相关性更为密切。严重的或急性高钠血症,因血浆渗透浓度迅速升高,神经元内的水分向细胞外快速转移,致脑体积迅速缩小可能会撕裂脑静脉,并导致点状样脑出血或蛛网膜下腔出血。由于口渴机制的存在,当血钠浓度轻微升高(如 3～4 mmol/L),即可引起强烈的口渴感。如果高钠血症时无口渴感,应警觉患者渗透压感受器或大脑皮质的口渴中枢存在缺陷。

3.高钠血症的诊断　高钠血症的诊断是通过测量血容量状态、尿渗透压和血清钠离子浓度进行的。高钠血症可分为 3 类。

(1)等容量性高钠血症:此类患者主要表现为失水体征,一般不伴有明显的低血容量,总体钠含量基本正常,经皮肤、呼吸道或肾单纯丢失水分,也可见于中枢性尿崩症,尿钠浓度正常、降低或升高。

(2)低容量性高钠血症:此类患者同时失水和失钠,但失水多于失钠,细胞外液容量明显减少,尿量减少,血 Na^+ >145 mmol/L,血浆渗透压增加。低渗液丢失可发生于肾(渗透性利尿)或肾外(水摄入不足,或大量出汗、胃肠道引流、过度通气,气管插管或气管切开加上呼吸机的应用等经呼吸道丢失)。肾失钠和水时尿钠浓度通常>20 mmol/L;肾外失水时尿钠浓度通常<10～15 mmol/L。

(3)高容量性高钠血症:此类情况多继发于医源性盐摄入过多,如大量输注 $NaHCO_3$、高渗 NaCl等。细胞外液容量明显增加,血 Na^+ >145 mmol/L,血浆渗透压增加,尿钠浓度通常>20 mmol/L。

高钠血症发生在成年人多伴有意识障碍,同时高钠血症的临床表现常被原有疾病所掩盖,因此临床上对高钠血症的病因应进行鉴别诊断,以指导临床正确处置。

4.高钠血症的治疗　高钠血症的治疗目的是恢复血浆渗透压至正常并纠正潜在的问题。主要是给予低渗溶液,逐步纠正高钠血症,且应根据高钠血症发展的速度以及相关症状调整纠正速度。慢性高钠血症多可以耐受,快速治疗不仅无利反而有害,若血浆渗透浓度迅速降低,神经元来不及重新适应,水将从血浆转移进入细胞内,导致脑水肿,出现抽搐,造成脑损害,严重者可致死。

治疗高钠血症时,切记不要纠正过快,否则可能导致惊厥、脑水肿、永久性神经损害甚至死亡。治疗中应持续监测 Na^+ 的渗透压。多主张血清钠降低的速率不应快于 1 mmol/h,在 48 h 内,降到 150 mmol/L 为止,血清钠不应低于正常。

(1)等容量性高钠血症:以下列公式计算体内缺水量。

$$体内缺水量(L) = 体重(kg) \times 0.6 \times (测得血钠值 \div 140 - 1)$$

计算体内缺水量时,男性和女性体液占体重的比例分别按 60%(0.6)和 50%(0.5)计算。公式中 140 代表正常血钠(mmol/L)水平。

例如:患者男性,体重 80 kg,血清[Na^+]为 160 mmol/L,缺水量为 $80 \times 0.6 \times (160 \div 140 - 1) = 6.85(L)$。

补充时应能口服尽量口服,若不能口服可改用鼻饲方法给予。若两者都不能,则用 0.45% 氯化钠、5% 葡萄糖溶液静脉滴注或水灌肠。补液种类依病因而定,单纯失水者用 5% 葡萄糖溶液,必要时给予少量胰岛素,若同时合并有失盐,补液总量的 3/4 可为 5% 葡萄糖溶液,另 1/4 为生理盐水。一般以每小时 180 ml 补充所需水为宜,48 h 将所需水补完。大量补水时应注意电解质和血流动力学的监测,防止水中毒的发生。

(2)低容量性高钠血症:先给予生理盐水纠正血容量并纠正基础疾病,当血容量基本恢复后,再用 0.45% 氯化钠、5% 葡萄糖溶液或水灌肠来补充所缺的水,调整血清钠的浓度,使其逐步恢复正常。中枢性尿崩症患者,如果尿量大于 250 ml/h 并存在低血容量的风险的情况下,应静脉滴定给予剂量为 0.4~1.0 μg 醋酸去氨加压素(脱氨基精氨酸血管升压素/1-脱氨基-8-D-精氨酸血管升压素,ADH 同类物)用以减少尿量。

(3)高容量性高钠血症:停止给予外源性的 Na^+,给予袢利尿药和 5% 葡萄糖溶液或温水灌肠,在稀释血清钠浓度的同时,排钠利尿,使血清钠和机体含水量都得到纠正。若患者伴肾功能衰竭,可进行血液透析。

第三节 创伤性休克时的钾代谢平衡与紊乱

一、钾的生理与代谢

钾是人体内重要的阳离子,是生命必需的电解质之一,具有重要的生理功能。主要存在于细胞内,是细胞内液中含量最高的阳离子,为 140~160 mmol/L,占阳离子总量的 98%。细胞外液中含量低,为 3.5~5.5 mmol/L。

(一)钾的生理作用

1. 参与细胞代谢 钾与细胞新陈代谢密切相关,如糖原合成、糖原氧化、蛋白质合成等。每合成 1 g 糖需 K^+ 0.15 mmol,合成 1 g 蛋白质约需 K^+ 0.45 mmol,ATP 合成时也需要 K^+,大量细胞或蛋白质分解时血 K^+ 可升高,参与组织修复时血 K^+ 可降低。此外,磷酸化酶和含巯基酶等必须有高浓度钾存在才具有活性。

2. 维持神经肌肉兴奋性和传导性 细胞内外钾离子浓度的比率对维持细胞膜的静息电位至关重要。神经肌肉的兴奋性是由静息电位和引起刺激兴奋的阈电位差来决定的。当血 K^+ 浓度升高,膜电位与阈电位之间的差值缩小,神经-肌肉兴奋性增加;而 K^+ 浓度下降,膜电位与阈电位之间的差值增大,神经-肌肉对兴奋刺激的敏感性降低,因此严重低钾血症时常发生迟缓性麻痹。

$$神经-肌肉兴奋性 \propto \frac{[Na^+][K^+][OH^-]}{[Ca^{2+}][Mg^{2+}][H^+]} \quad\begin{array}{l} —— 兴奋因子 \\ —— 抑制因子 \end{array}$$

但电解质对心肌兴奋性不同于神经-肌肉，心肌兴奋性与$[K^+]$呈负相关，$[K^+]$升高，心肌抑制。如细胞内1%的K^+进入细胞外液，心肌细胞即可发生兴奋与传导严重异常而发生严重的心律失常。

$$心肌兴奋性 \propto \frac{[Na^+][Ca^{2+}][OH^-]}{[K^+][Mg^{2+}][H^+]} \quad\begin{array}{l} —— 兴奋因子 \\ —— 抑制因子 \end{array}$$

3. 维持体液的正常晶体渗透压及酸碱平衡 K^+主要存在于细胞内（150 mmol/L），是维持细胞内渗透压的基础。K^+通过细胞膜与细胞外H^+、Na^+交换及肾对K^+的重吸收和分泌来调节酸碱平衡。

（二）钾的摄入与排出

成年人每日摄入钾50～100 mmol，几乎全经由小肠吸收，K^+进入体内入血后，大部分进入细胞内，细胞内的K^+再入血，随后经尿排出。摄入量的90%以上随尿液排出。正常时几乎所有经肾小球滤过的钾都在近端小管和髓袢被重吸收，尿液中的钾是由远端小管和集合管主动分泌的，是排钾的主要机制。摄入钾的10%从粪便排出，但肾功能衰竭时可达35%，成为排钾的主要途径。此外，大量出汗时排钾可达到150 mmol/d。

（三）钾平衡的调节

机体主要通过调节钾的跨细胞转移和肾对钾的重吸收与分泌来维持细胞内外钾浓度的稳态平衡。

1. 钾的跨细胞转移 通过钾的跨细胞转移可以快速、准确地维持细胞外液的$[K^+]$。调节钾跨细胞转移的机制被称为泵-漏机制。所谓泵，是指Na^+-K^+泵，即Na^+，K^+-ATPase，在转出3个Na^+的同时将2个K^+逆浓度差泵入细胞内；所谓漏，是指K^+顺浓度差通过各种K^+通道进入细胞外液。影响K^+跨细胞转移的因素很多，主要包括以下因素。

（1）细胞外液钾浓度：细胞外液钾浓度增高可直接激活Na^+-K^+泵活动，增加远曲小管和集合小管的泌K^+速度。

（2）胰岛素：循环中胰岛素水平改变不依靠葡萄糖转运即可直接影响血K^+。胰岛素可直接刺激细胞膜Na^+，K^+-ATPase活性，增加肝和骨骼肌对钾的摄取。胰岛素在控制基础血钾浓度和调控血钾增高方面具有重要作用。

（3）儿茶酚胺：儿茶酚胺可刺激β_2肾上腺素受体，可增加Na^+，K^+-ATPase活性，促进K^+向细胞内转移引起细胞内的$[K^+]$增加；反之肾上腺素受体阻滞剂则抑制钾离子进入细胞内。α受体的作用则相反，可使血钾增高。α受体激动剂去甲肾上腺素可引起持续而明显的血钾增加，特别是在运动或输注钾时更明显。

（4）运动：运动后肌肉细胞释放钾，血钾可一过性升高；血钾升高与肌肉活动的强度和持续时间成正比。

（5）酸碱平衡：细胞外$[H^+]$的改变可直接影响细胞外$[K^+]$，因细胞内液可缓冲多达60%的酸负荷。酸中毒时，细胞外H^+进入细胞内，交换细胞内K^+；K^+外移可维持电荷平衡，但增加血钾。反之，碱中毒时，细胞外K^+进入细胞内置换细胞内H^+，使血钾降低。虽然其相对关系不是非常确定，但通常动脉pH值每改变0.1，血钾浓度大约改变0.6 mmol/L。

（6）渗透压：急性血浆渗透压增加时（高钠血症、高血糖症或输注甘露醇）可使血钾升高。这可能与高渗时细胞内脱水，细胞内$[K^+]$增高，而促进K^+外移有关。

(7)组织破坏:任何组织细胞的破坏,尤其在大量严重破坏如挤压伤、烧伤时,细胞内 K^+ 必然会释放入血,引起血钾增加。

(8)温度:低温时由于细胞摄取钾,可使血钾降低。复温可逆转此过程,但如果低温时给予钾,复温时可能导致一过性高钾血症。

(9)高合成或代谢:细胞快速生长、合成,K^+ 大量进入细胞使血钾下降。

2.肾对钾平衡的调节　肾排出钾的多少是决定钾平衡的另一重要因素。肾排钾分三部分:①肾小球滤过;②近曲小管和髓袢对钾的重吸收;③远曲小管和集合小管泌钾。其中主要的是第三部分,约1/3的尿钾是由远曲小管和集合小管分泌的。影响肾对钾平衡调节的主要因素如下。

(1)醛固酮:醛固酮是调节尿中排泄 Na^+、K^+ 最重要的因素,分泌除了因肾素-血管紧张素-醛固酮系统(renin-angiotensin-aldosterone system,RAAS)激活外,有效刺激之一还有血钠降低和(或)血钾增高。当血钾升高时,醛固酮由肾上腺合成及释放,从而增加基底膜上 Na^+,K^+-ATPase 和管腔内钾通道的合成及活性,使得尿钾分泌增多;反之,血钾降低抑制醛固酮分泌,排钾减少。

(2)肾小管远端流速:肾小管远端流速(distal flow rate)增高可增加钾分泌(渗透性利尿时)以保持毛细血管与肾小管的钾梯度。反之,肾小管远端流速缓慢使小管液的钾浓度增高,则抑制钾的梯度性分泌。因此,低血容量时醛固酮分泌增多,使肾小管重吸收钠、水增加,远端流速减慢,影响着钾的分泌排出,故不一定会发生低钾血症。相反,大量使用甘露醇等渗透性利尿剂可增加远端流速,不管醛固酮分泌是否减少,随尿排出钾也增多。

(3)肾小管上皮细胞内外跨膜电位差:肾远曲小管和集合管腔内的电位据测定为负值($-45\sim-10$ mV),这通常是由于 Na^+ 的主动重吸收所致,是肾小管被动分泌 K^+ 的动力,也被称为钾分泌的"Na^+-K^+电偶联作用"。使肾小管腔内电位负值增加的因素可以促进钾随尿排出,如机体钠负荷增加,肾小管对 Na^+ 重吸收增多;肾远曲小管液内不易随 Na^+ 一起被重吸收的负离子(SO_4^{2-}、HPO_4^{2-}、HCO_3^- 或酮体、乳酸及其他有机酸根离子)增加,都可使跨膜电位差负值增加而促进钾的排出。

(4)细胞外液酸碱度　由于远曲小管和集合管上皮细胞对 Na^+-H^+ 和 Na^+-K^+ 交换有竞争作用,因此,一般地说,酸中毒时肾小管上皮细胞代偿性泌 H^+、重吸收 $NaHCO_3$ 增多,同时泌 K^+ 减少,易引起血钾增高;相反,碱中毒时则泌 H^+ 减少,泌 K^+ 增多,易引起血钾降低。

二、创伤性休克钾平衡紊乱与治疗

(一)低钾血症

低钾血症(hypokalemia)是指血清钾浓度小于 3.5 mmol/L。严重创伤患者早期血钾浓度常低于正常值。

1.低钾血症的病因　创伤性休克时,导致低钾血症的原因主要包括:①严重创伤患者,机体处于高度应激状态,体内儿茶酚胺分泌增多,激活细胞膜 β 受体,通过环磷酸腺苷(cAMP)激活 Na^+,K^+-ATPase,促进血钾由细胞外进入细胞内,造成低钾血症;②应激状态下,血糖水平升高胰岛素分泌增加,细胞对钾的摄取增加,引起低钾血症;③机体在应激状态下,血浆和组织中的肾素-血管紧张素-醛固酮系统均明显激活,醛固酮分泌增加,钾离子经肾、分泌液排出或经消化道丢失增加,易发生缺钾和低钾血症;④创伤后,能量消耗及分解代谢增加,钾排出及向细胞内转移增加,致血钾下降;⑤创伤性休克时,由于碱性药物的应用、呼吸机过度通气等原因,可引起代谢性或呼吸性碱中毒(respiratory alkalosis),引起非创伤部位的细胞外钾离子向细胞内转移,使血钾明显降低;⑥部分严重创伤患者,需禁食禁饮,钾摄入减少;⑦颅脑创伤患者,使用甘露醇或利尿剂时,随尿排钾增加;⑧大量输血:传统观念认为,大量输血时,由于库存血中的钾以及部分破损的红细胞释放钾,以及库存血在低温保存时血浆钾离子浓度和酸性产物随保存时间延长而增加等原因会导致血钾升高。但近年在临床实践中发现,大量输血时血钾升高幅度并不大,甚至常可见低血钾现象。其原因可能有:受血者在输血前或同时输入大量血浆及晶体液等,使血液稀释;患者输入大量库存血时,血中的枸橼酸钠在肝代谢产生碳酸氢钠,使血液 pH 值升高,引起血钾下降;低温储存较久的红细胞代谢几乎停止,当库存血进入体内血液温度升高,Na^+-K^+ 泵激活,使部分血钾进入红细胞内,致血钾降低。

2. 低钾血症的临床表现　低钾血症引起的各种症状及其严重程度与血清钾降低的程度有关。低钾血症可导致多脏器功能不全。大多数患者在血钾低于 3 mmol/L 前无症状,且出现临床症状时,个体差异较大。临床表现以心血管系统最为明显,包括心电图(electrocardiogram,ECG)异常(包括 T 波低平和倒置、U 波明显、ST 段下降、P 波高大和 P-R 间期延长等心室复极化延迟表现)、心律失常(心房颤动和室性期前收缩)、心肌收缩性下降和自主神经系统失常导致的动脉血压不稳。低钾血症的神经肌肉症状主要表现为骨骼肌无力、迟缓性麻痹、严重者累及呼吸肌,可出现软瘫和呼吸肌麻痹,部分患者可出现罕见的横纹肌溶解。平滑肌无力或麻痹可表现为腹胀、便秘和麻痹性肠梗阻。慢性低钾血症还可致心肌纤维化。

3. 低钾血症的治疗

(1)病因治疗:严重创伤患者早期易发生低钾血症,因此应积极针对导致低钾血症的病因进行治疗,如控制疼痛,减少应激;积极防治代谢性或呼吸性碱中毒等。

(2)补 K^+ 量的计算:

$$补 K^+ 量(mmol) = [期望值(4.2) - 实测值] \times 体重(kg) \times 0.6(常数)$$

如患者 70 kg,测血 K^+ 2.5 mmol/L,不能进食,则计算补 K^+ 量 = (4.2-2.5)×70×0.6 = 71.4(mmol),需 KCl = 71.4÷13.4 = 5.3(g)。

临床上除补充计算出来的补 K^+ 量外,还应补充每日钾的生理需要量(3 ~ 4 g KCl;1 g KCl = 13.4 mmol 的 K^+)和继续丢失量,第一天补充计算量的 2/3,次日补充余 1/3,并应边补充边复查,逐步纠正血钾水平。

(3)补 K^+ 方法

1)口服氯化钾溶液治疗是最安全的,因此对于轻度低钾血症,应以口服为主;中度低钾血症,可口服加静脉补钾;重度低钾血症则以静脉补钾为主。对有显著心脏表现或严重肌无力或具有此类风险的患者,也应该进行静脉补钾。多采用 10% KCl 进行补充。

2)静脉补钾注意事项:①见尿补钾,少尿或无尿时,应暂缓补钾;如尿量 30 ~ 40ml/h,补钾较为安全;②补钾速度不宜过快,静脉滴注 10 ~ 20 mmol/h,严重低钾血症时可增加到 40 mmol/h;③外周静脉补钾浓度不超过 0.3%,需快速静脉补钾时应从中心静脉输注,可以浓度 2% ~ 3%,速度 20 ~ 40 mmol/h 输注,但应密切监测心电图和血钾;④应避免输注右旋糖酐溶液,它可导致高糖血症,并引起继发性胰岛素分泌,可能使血钾进一步降低;⑤对顽固性低钾血症,应注意是否存在低镁血症,应适当补镁;⑥每天补钾要准确计算,一般用量为 10% KCl 30 ml/d,严重者不宜超过 6 ~ 8 g/d。

(二)高钾血症

高钾血症(hyperkalemia)是指血清钾浓度超过 5.5 mmol/L。高钾血症也是创伤性休克时常见的电解质紊乱之一。

1. 高钾血症的病因　创伤性休克时引起高钾血症的原因很多,主要包括:①严重创伤时组织细胞破坏;②创伤性休克可引起急性肾衰竭,肾排钾减少;③休克时可发生乳酸性酸中毒(lactic acidosis)及急性肾功能不全所致的酸中毒,致细胞外液中的 H^+ 和细胞内液中的 K^+ 交换,同时肾小管泌 H^+ 增加而排 K^+ 减少;④休克时组织因血流灌注量严重而缺氧,细胞内 ATP 合成不足,细胞膜钠泵失灵,细胞外液中的 K^+ 不易进入,同时缺氧严重不足引起细胞坏死裂解,细胞内 K^+ 释放到血液中;⑤如前所述,理论上大量输血时可能导致高钾血症,但临床实践显示严重创伤性休克时大量输血时,血清钾并未明显增加甚至下降,但如果严重创伤患者当合并肾功能不全时,大量输血往往会导致高钾血症的发生。

2.高钾血症的临床表现　高血钾症的临床症状主要表现在骨骼肌及心肌。血 K^+ 高于 8 mmol/L 时有骨骼肌无力的表现,肌无力常因肌细胞膜持续去极化及钠通道失活所致,最终可导致渐进性麻痹、腱反射减低或消失。心脏表现主要由于血 K^+ 高于 7 mmol/L 时去极化延迟并持续去极化,出现传导阻滞及各种快速性室性心律失常,严重时可导致心室颤动和停搏。心电图特征性的演变过程为:对称性 T 波高尖(常伴 Q-T 间期缩短)→QRS 波增宽,Q-R 间期延长和 ST 段压低→P 波降低增宽,最后消失→QTS 波群极度增宽,与 T 波融合,心电图类似正弦波,最后进展至心室颤动及心脏骤停。心电图变化除与血钾的上升高度有关外,还与血钾上升的速率有关。低钙血症、低钠血症及酸中毒可加重高钾血症的心脏反应。

3.高钾血症的治疗　由于高钾血症潜在的致命性,因此血钾高于 6 mmol/L 就应该积极处理,一般认为血钾>6.5 mmol/L 即为危险水平,对少尿、无尿的患者尤应警惕。处理主要针对逆转心脏症状及肌无力,并使血浆钾水平恢复正常。治疗方式取决于临床症状的严重程度及高钾血症的原因。其措施如下。

(1)限制 K^+ 的摄入:每天摄入钾限于 50~60 mmol。停止所有可能导致血钾升高的药物。

(2)拮抗 K^+ 对心肌的毒性:常用钙盐、钠盐制剂。

1)钙剂(10% 葡萄糖酸钙 5~10 ml 或 10% 氯化钙 3~5 ml)起效快,但作用时间短,可拮抗高钾血症的部分心脏毒性,对严重高钾血症的患者有益。但钙可增强地高辛毒性,对此类患者必须慎用。

2)钠盐:伴低钠血症时,可用 3%~5% 的氯化钠 100~150 ml 静脉滴注,心、肾功能不全时慎用。

(3)促进 K^+ 转移至细胞内:

1)当高钾血症伴发代谢性酸中毒(metabolic acidosis)时,静脉输注碳酸氢钠(100~150 ml)或 11.2% 乳酸钠(60~100 ml)可促进细胞摄钾,在 15 min 内降低血清 K^+。

2)静脉输注葡萄糖溶液及胰岛素(30~50 g 糖加 10 U 胰岛素)有助于钾向细胞内转移,从而降低血清 K^+ 浓度,但通常需要 1 h 才能达到峰效应。

3)β 受体激动剂促进钾向细胞内转移,用于大量输血引起的急性高钾血症患者。小剂量肾上腺素可以快速降低血 K^+,并产生正性肌力作用。

(4)促进 K^+ 的排出:

1)对于肾功能正常的患者,应用呋塞米可增加尿钾排泄。

2)对于肾功能受损的患者,可应用非吸收性阳离子交换树脂排出多余的钾。

3)对于严重并伴有临床症状的高钾血症患者,可以应用透析疗法。血液透析对于降低血 K^+ 较腹膜透析起效快且有效。

(5)去除诱因:去除高钾血症的病因或治疗引起高钾血症的疾病。

第四节　创伤性休克时的钙、磷代谢平衡与紊乱

一、钙、磷的生理与代谢

体内钙总量 700~1 400 g,磷总量 400~800 g,99% 的钙和 86% 的磷以羟磷灰石的形式存在于骨和牙齿中,其余分布于体液和软组织中,以溶解状态存在。细胞外液中钙占总钙的 0.1%,约 1 g,磷主要为磷酸酯或无机磷酸盐,约 2 g。

（一）钙、磷的生理作用

1. 钙、磷共同参与的生理功能

（1）成骨作用：98% 的钙与 85%~86% 的磷存在于骨骼和牙齿中，钙、磷在骨骼中形成无机盐，是骨盐的主要成分。

（2）参与凝血：Ca^{2+} 与 P 共同参与了凝血过程。Ca^{2+} 作为凝血因子 IV，在激活因子 IX、X、XII 和凝血酶原中不可缺少，磷脂是血小板因子 III 和凝血因子 III 的主要成分。

2. 钙的其他生理功能

（1）调节细胞功能的信使：钙除了在骨结构中的作用外，Ca^{2+} 是体内重要的细胞内第二信使之一，参与肌肉收缩、神经肌肉传递、细胞分裂活动以及氧化途径。

（2）调节酶的活性：钙是多种酶，如脂肪酶、ATP 酶等的激活剂，可抑制 1α-羟化酶的活性，从而影响代谢。

（3）维持神经肌肉兴奋性：Ca^{2+} 与 Mg^{2+}、Na^+、K^+ 等共同维持神经-肌肉的正常兴奋性，血钙降低，可引起神经肌肉兴奋性增加。

（4）维持毛细血管和细胞膜的通透性：防止渗出，控制炎症与水肿。

3. 磷的其他生理功能

（1）调节生物大分子的活性：磷酸化和脱磷酸化是机体调控机制中最普遍而重要的调节方式。

（2）储存和释放能量：通过高能磷酸键储存和释放能量。

（3）生命重要物质的组成成分：磷是蛋白、脂肪、骨骼肌以及神经组织和细胞膜的构成成分。

（4）其他：血浆和 ICF 中的磷酸盐是血液缓冲系统的重要组成部分，对体液酸碱平衡和机体内环境的稳定起到重要作用。细胞内的磷酸盐，除了参与酸碱平衡的缓冲作用外，还是许多酶促反应的底物或产物。2,3-二磷酸甘油酸（2,3-diphosphoglyceric acid；2,3-DPG）在调节血红蛋白与氧的亲和力方面起重要作用。

（二）钙、磷的摄入与排出

体内钙和磷均由食物供给。正常成年人每日摄取钙 500~1 000 mg，仅有小部分由小肠吸收，大部分从粪便和尿液中排出。正常成年人每日摄取磷 800~1 500 mg。其中约 80% 被小肠吸收，肾是磷排出的主要器官，并负责调控全身磷水平。尿排磷程度与磷的摄入及血浆磷浓度有关。

血钙为血浆中所含的钙，正常成人血钙为 2.25~2.75 mmol/L（90~110 mg/L）。血钙以 3 种形式存在，包括非扩散钙和扩散钙，其中非扩散钙包括结合钙和复合钙；结合钙为与血浆蛋白（主要是白蛋白）结合的钙，占血浆总钙的 47%；复合钙为与有机阴离子结合的钙，占总钙的 8%；扩散钙主要为游离 Ca^{2+}，占总钙 45%~50%，是钙发挥生理效应的主要形式。血浆中的磷以有机和无机形式并存，有机磷主要为磷酸酯，而无机磷主要以 H_2PO_4 和 HPO_4^{2-} 形式存在，两者的比例为 1:4。临床上通常测定血清中的无机磷，正常成人为 0.8~1.45 mmol/L（26~45 mg/L）。血浆中钙、磷浓度密切相关。正常时 $[Ca^{2+}] \times [P] = 300~400$ mg/L；>400 mg/L，Ca^{2+}、P 将结合以骨盐形式沉积于骨组织；<350 mg/L，则骨骼钙化障碍，甚至骨盐溶解。

（三）钙、磷平衡的调节

钙、磷平衡主要受甲状旁腺激素（parathyroid hormone，PTH）、维生素 D 与降钙素（calcitonin，CT）的调节，肾、骨及肠是效应器官。

1. 甲状旁腺激素　PTH 是由甲状旁腺细胞分泌的调节血钙水平的主要激素，有升高血钙和降低血磷的作用。它能动员骨钙入血，还能促进远曲小管对钙的重吸收，使尿钙减少，从而升高血钙。同时还能抑制近曲小管对磷的重吸收，增加尿磷排出，降低血磷。

2. 降钙素　降钙素是由甲状旁腺的 C 细胞和甲状腺分泌的一种多肽。主要作用为降低血钙、血磷。其主要靶器官是骨，对肾也有作用。主要抑制破骨细胞的生成和活性，减少溶骨反应。同时，还能抑制肾小管对钙磷的重吸收，并抑制肾 1α-羟化酶而间接抑制小肠对钙、磷的重吸收，使尿钙、尿磷排出增加。

3. 1,25-二羟基维生素 D_3 1,25-二羟基维生素 D_3[1,25-dihydroxyvitamin D_3;1,25-$(OH)_2D_3$]和 PTH 有协同作用,两者可增加钙的转运和骨钙动员,促进肠钙吸收,使血钙增加。1,25-$(OH)_2D_3$具有成骨与溶骨双重作用,既能刺激成骨细胞分泌胶原,促进骨的生成,又能刺激破骨细胞活性,加速破骨细胞的生成。当钙、磷供应充足时以成骨作用为主,当血钙下降,钙吸收不足时则促进溶骨,使血钙增加。还可促进肾小管上皮细胞对钙、磷的重吸收。

(四)影响血钙浓度的因素

1. pH 值   pH 值的改变将影响血浆蛋白钙的含量,尽管总钙水平不变,但离子钙的浓度会发生变化。pH 值升高时,Ca^{2+} 在血浆中的比例将降低;pH 值降低时,Ca^{2+} 在血浆中的比例则升高。pH 值增加 0.1,Ca^{2+} 下降 0.04 mmol/L(0.16 mg/dl)。

2. 白蛋白浓度   可通过以下公式(0.8 和 0.2 为常数)计算出与蛋白结合钙的近似值:

$$蛋白结合钙 = 0.8 \times 白蛋白(g/L) + 0.2 \times 球蛋白(g/L)$$

当血清白蛋白严重降低时,蛋白结合钙减少,而 Ca^{2+} 增加。对于低蛋白血症的患者,若血浆白蛋白小于 40 g/L,每降低 10 g/L 白蛋白,所测的血钙浓度应增加纠正值 0.25 mmol/L。如某患者所测血钙浓度为 1.95 mmol/L,低于正常,血清白蛋白为 30 g/L,则血清钙应增加纠正值 0.25 mmoL/L,经纠正后的血钙值为 2.2 mmol/L,属于正常范围。

二、创伤性休克时钙、磷平衡紊乱与治疗

(一)高钙血症

血清钙>2.75 mmol/L(离子 Ca^{2+}>1.25 mmol/L)为高钙血症。

1. 高钙血症的病因   90% 的高钙血症是由原发性甲状旁腺功能亢进或恶性肿瘤引起的。严重创伤引起高钙血症的原因可能有:①严重创伤致肾功能衰竭或使用噻嗪类利尿药,肾排钙减少致高钙血症;②长期制动可因骨骼转运钙增多导致高钙血症。

2. 高钙血症的临床表现   高钙血症的症状和严重程度与发生的速度相关。严重的高钙血症表现为神经系统症状,如疲乏、无力、嗜睡、精神错乱,甚至昏迷;消化系统症状,如食欲减退、恶心、呕吐、便秘等。心电图表现主要为 ST 段和 Q-T 间期缩短。高钙血症可增加心脏对洋地黄的敏感性,容易发生洋地黄中毒。

3. 高钙血症的治疗   高钙血症的治疗应注意去除潜在病因,如停用噻嗪类利尿药等。对有症状的高钙血症应迅速处理,最有效的方法就是提供肾对钙的排泄,可通过使用等渗盐水扩容,然后给予大剂量敏感强效的袢利尿剂(尿量 200～300 ml/h)以促进钙离子排出。如果先进行利尿治疗可能会因为额外的容量丢失而加重高钙血症。在利尿治疗的同时,肾排钾及镁增多,因此在治疗过程中应严密监测电解质改变,必要时静脉补充相应的电解质。上述治疗虽能减少高钙血症潜在的心脏、神经并发症,但却不能使血 Ca^{2+} 恢复正常,进一步的治疗可应用双磷酸盐化合物、降钙素等以降低血 Ca^{2+} 浓度。双磷酸盐化合物可增强破骨细胞的骨沉积,重度高钙血症或重钙血症相对较轻,但对水化反应不佳时可给予此类药物。单次静脉给予帕米膦酸二钠 60 mg 或 90 mg,可使中度或重度高钙血症 7 d 内血 Ca^{2+} 浓度恢复正常,且效果可维持 1 个月。此外,透析也是一种非常有效的治疗高钙血症的方法,尤其是对于伴有肾功能衰竭或心力衰竭的患者。

(二)低钙血症

血清钙<2.2 mmol/L(离子 Ca^{2+}<1 mmol/L)为低钙血症。

1. 低钙血症的病因   引起低钙血症的原因与 PTH 和(或)维生素 D 活性降低、骨沉淀增加,钙离子螯合或结合蛋白浓度或游离部分改变有关。严重创伤时多种原因可导致低钙血症,主要包

括:①快速输注大量含枸橼酸盐储存的血或冰冻血浆后,由于枸橼酸离子可螯合游离钙离子,导致低血钙症。这是创伤患者出现低血钙症的最主要的原因。有学者对接受大量输血的创伤患者进行了一项回顾性研究,结果发现 156 例患者中,152 例(97%)出现低钙血症($Ca^{2+}<1.12$ mmol/L),111 例(71%)出现严重低钙血症($Ca^{2+}<0.90$ mmol/L)。②快速输注白蛋白,理论上相同,也可一过性降低血钙。③创伤引起细胞破坏,磷酸盐释放引起高磷血症,可促使骨骼和软组织磷酸钙沉积及转移而降低血钙浓度。④创伤患者因应激、疼痛、焦虑或机械通气参数设置不当等原因可致过度通气,引起呼吸性碱中毒,可致游离钙减少。⑤严重创伤并发脓毒血症时,可引起甲状旁腺激素释放受抑,导致低钾血症。⑥如发生脂肪栓塞,脂肪分解释放、脂肪坏死并与钙结合沉淀(钙皂)可致低钙血症。⑦应用肝素、鱼精蛋白等可导致一过性低钙血症。

2.低钙血症的临床表现　由于神经肌肉兴奋性与 Ca^{2+} 浓度呈负相关,因此低钙血症时,神经肌肉兴奋性增加,可出现感觉异常、精神错乱、喉喘鸣(喉痉挛)、腕足痉挛(Trousseau 征)、咬肌痉挛(Chvostek 征)、癫痫,甚至出现胆绞痛和支气管痉挛。心肌兴奋性与 Ca^{2+} 浓度呈正相关,低钙血症时心肌收缩力减弱,心电图表现为 Q-T 间期延长及 ST 段延长,T 波低平或倒置,心脏收缩功能下降引起低血压和(或)心力衰竭。低钙血症时心脏对洋地黄和 β 肾上腺素受体激动剂反应性也会下降。

3.低钙血症的治疗　有症状的低钙血症是临床急症,应及时处理。对于创伤患者,有研究显示接受大量输血的创伤患者发生严重低钙血症时死亡率较高,因此对于严重创伤患者,尤其是大量输血的创伤患者,在复苏过程中应注意严密监测并及时纠正低钙血症。方法是静脉给予氯化钙(10%,3~5 ml)或葡萄糖酸钙(10%,10~20 ml)(10 ml 的 10% 氯化钙含 Ca^{2+} 272 mg,而 10 ml 的10% 葡萄糖酸钙含 Ca^{2+} 93 mg)。为避免钙沉积,静脉应用钙剂时应避免同时应用含碳酸盐及磷酸盐成分的溶液。必须持续监测 Ca^{2+},必要时多次静脉注射或持续补钙[Ca^{2+} 1~2 mg/(kg·h)],同时监测血镁浓度,以排除低镁血症。此外,还应注意避免和纠正碱中毒,纠正低蛋白血症等。

(三)高磷血症

血清无机磷浓度高于 1.6 mmol/L(儿童高于 1.90 mmol/L)即为高磷血症。

1.高磷血症的病因　严重创伤导致高磷血症的原因主要有:①严重创伤致肾功能不全,磷排出减少;②创伤致组织细胞破坏,引起高磷血症;③代谢性酸中毒和合并呼吸性酸中毒(respiratory acidosis)。

2.高磷血症的临床表现　血清磷的正常值为 1.0~1.5 mmol/L(30~45 mg/L)。虽然高磷血症本身并不直接引起机体功能障碍,但严重的高磷血症可通过促使骨骼和软组织磷酸钙沉积及转移而降低血钙浓度,引起低钙血症的一系列症状。

3.高磷血症的治疗　应用可与磷酸盐结合的抗酸剂如氢氧化铝或碳酸铝可治疗高磷血症。

(四)低磷血症

血清无机磷浓度低于 0.8 mmol/L 即为低磷血症。

1.低磷血症的病因　低磷血症常由磷负平衡或磷腔室间转移所致。严重创伤患者并发脓毒血症或在长时间饥饿后重新进食时,由于细胞内摄取磷酸盐增加,可能引起严重的低磷血症。此外,严重烧伤、静脉高营养时不适当的补磷等可引起磷负平衡导致严重的低磷血症。

2.低磷血症的临床表现　轻中度低磷血症(0.64~0.8 mmol/L)通常无症状。严重的低磷血症(<0.32 mmol/L)可能的表现包括氧输送受损(2,3-二磷酸甘油酸水平下降)、白细胞功能障碍、血小板功能障碍、心脏和呼吸衰竭、横纹肌溶解、癫痫、低血压和昏迷。

3.低磷血症的治疗　与胃肠外替代治疗相比,口服补磷通常是治疗低磷血症更可取的方法,因其可避免高磷酸盐血症、低镁血症以及低血压增加的风险,以及磷酸盐与钙沉淀导致低血钙的风险。对于有症状的低磷血症或严重低磷血症患者,应进行静脉补磷。这种情况下,若口服补磷,必须同时补充维生素 D,以促进肠道对磷的吸收。

第五节 创伤性休克常见的酸碱平衡紊乱

严重创伤患者由于多脏器功能损害导致代谢紊乱,再加上医源性因素,常并发酸碱平衡失调。酸碱失衡不仅影响水、电解质的平衡,严重者将影响器官功能,甚至威胁患者生命。因此应高度重视创伤性休克时酸碱平衡紊乱的诊断与治疗,在早期识别病因的同时采取积极正确的治疗措施。

一、体内酸碱物质的来源及酸碱平衡的调节

(一)酸碱基本概念

酸碱度是液体的重要特性。Bronsted 和 Lowry 提出的关于酸和碱的定义目前为多数人所接受,即凡能释放出 H^+ 的物质为酸(提供 H^+ 的物质为酸),如 HCl、H_2SO_4、H_2CO_3 等;而凡能接受 H^+ 的化学物质称为碱(或提供 OH^- 的物质为碱),如 OH^-、NH_3、HCO_3^- 等。

在水中物质的解离程度决定了它们酸或碱的强弱。乳酸的解离常数(pKa)是 3.4,在生理 pH 值下完全解离,因此是一种强酸。相反,碳酸的解离常数是 6.4,不完全解离,是一种弱酸。强酸可快速地不可逆地释放 H^+,使 $[H^+]$ 增加;强碱易于与 H^+ 结合,使 $[H^+]$ 降低。相反,弱酸和弱碱提供和结合 H^+ 都是可逆的。

同样的离子,如 Na^+、K^+ 和 Cl^-,都不能轻易与其他分子结合,因此被认为是强离子,它们在溶液中以自由形式存在。每个 Na^+ 传递一个羟基,其进入细胞外液(ECF),由于是阳离子,其功能上即为碱。每个 Cl^- 传递一个氢,其进入 ECF,由于是阴离子,其功能上是酸。由这种方式传递的羟基和氢互相结合,形成水分子,而以自由形式存于溶液中的氢或氢氧根离子相对较少。人体体液中 H^+ 含量极少,$[H^+]$ 为 40 nmol/L。$[H^+]$ 的负对数为 pH,通常酸碱度用 pH 表示。人体的组织细胞必须处于具有适宜酸碱度的体液中,才能进行正常的细胞代谢,保持内环境的稳定。血浆 pH 值正常值为 7.35~7.45,机体细胞维持生命活动的 pH 值极限范围是 6.8~7.8。人体耐受酸的能力强于耐受碱的能力。

(二)体内酸碱物质的来源

1. 体内主要酸性物质 体内的主要酸性物质包括挥发酸和固定酸两类。

挥发酸(H_2CO_3)也称呼吸酸,体内糖、脂肪和蛋白质生物氧化后的最终产物是 CO_2 和 H_2O,CO_2 和 H_2O 进一步结合形成碳酸($CO_2+H_2O \rightarrow H_2CO_3$),碳酸释放 H^+,可形成 CO_2,从肺排出,因此称为挥发酸。体重 60 kg 的人,每天约产生 CO_2 或碳酸 13 000~15 000 mmol,是体内酸性物质的主要来源。

固定酸又称为代谢酸,一般来自蛋白质、脂肪和糖的中间代谢产物,包括硫酸、磷酸、尿酸、甘油酸、丙酮酸和乳酸等。此外,机体还可摄入酸性物质或服用酸性药物,如氯化铵、水杨酸等。成人每天由固定酸释放出的 H^+ 为 50~100 mmol,它们不能变成气体,主要由肾排出。

2. 体内主要碱性物质 体内的主要碱性物质有碳酸氢钠($NaHCO_3$)、碳酸氢钾($KHCO_3$)、磷酸氢二钠(Na_2HPO_3)、磷酸氢二钾(K_2HPO_3)、蛋白质的钠盐(Na-Pro)、蛋白质的钾盐(K-Pro)及与钾结合的血红蛋白(KHb)等。它们主要来源于代谢产物和食物。

(三)决定溶液酸碱性的因素

1. 3 条规则 由于所有的酸碱反应都是基于物理化学的原理,必须遵循以下 3 条规则。

(1)质量守恒:除非在系统中加入或减少,系统中钠、氢或白蛋白等的总量是固定的。值得注意的是,虽然氢总量是固定的,但是它可能以水、碳酸氢根,或者氢离子等的形式存在。类似于白蛋白总量是固定的,但是单体、阴离子化等各存在形式的量是变化的。

（2）所有溶液是电中性的：所有阳离子总和与所有阴离子总和相等。

（3）解离平衡：任何情况下，不论所有弱电解质还是水，都要同时满足解离平衡原则。

2.3 个自变量 要明确一种液体的酸碱程度，必须将溶液中所有满足以上原则的物质均考虑在内，包括所有的由强阳离子（碱）和强阴离子（酸）传递的电荷（H^+ 或 OH^-），弱酸缓冲及 CO_2。目前认为，强离子差（strong ion difference，SID）、弱电解质阴离子总浓度[弱酸总浓度（the total concentration of weak acids，A_{TOT}）]和二氧化碳分压（partial pressure of carbon dioxide，PCO_2）这 3 个独立变量决定了[H^+]，所有酸碱异常都是这 3 个自变量中的一个或几个引起。其他所有的酸碱变量如 pH 值、[H^+]、[OH^-]、[HCO_3^-]、[CO_3^{2-}]、[Alb^-]、[Pi^-]等，都是因变量（不引起酸碱失衡），它们的值取决于 3 个自变量。因变量的异常是酸碱失衡的表现而非原因。如果要调整酸碱状态，必须调整其中一个或几个自变量。

（1）强离子差（SID）：强离子是指完全解离的离子，它们不能轻易与其他分子结合，在溶液中以自由形式存在。细胞外液中最多的强离子是 Na^+ 和 Cl^-，其他重要的强离子包括 K^+、SO_4^{2-}、Ca^{2+} 和 Mg^{2+}。

SID 是指所有的完全和近完全离解的强阳离子（Na^+、K^+、Ca^{2+}、Mg^{2+}）与强阴离子（Cl^-、乳酸根等）之差。SID 独立地影响着氢离子浓度，在人体的细胞外液中，SID 总是正值：

$$SID = ([Na^+]+[K^+]+[Ca^{2+}]+[Mg^+])-([Cl^-]+[A^+]) = 40 \sim 44(mmol/L)$$

SID 升高导致碱中毒，降低则导致酸中毒。K^+、Ca^{2+} 和 Mg^{2+} 的浓度都较低，单一离子浓度降低不能明显降低 SID。它们的浓度被严格控制，但并不是因为酸碱平衡，因为它们的变化在引起显著酸碱问题前就能发生致死性的电生理问题。

（2）弱电解质阴离子总浓度（A_{TOT}）：弱电解质是部分解离的化合物，其解离程度是由周围环境温度和 pH 值决定的，其中占优势的分子是白蛋白（Alb）和无机磷酸盐（Pi）。弱电解质阴离子总浓度通常用 A_{TOT} 表示。[Alb_{TOT}]或[Pi_{TOT}]升高导致酸中毒，降低导致碱中毒。正常状况下[Pi_{TOT}]量很少，其降低很难导致显著的酸碱失衡；慢性肾功能衰竭或急性细胞破坏时可出现高[Pi_{TOT}]。高[Alb_{TOT}]很少见，但在严重失水情况下可见；几乎所有病情严重的患者都存在低[Alb_{TOT}]，其原因尚不完全清楚。与低蛋白血症本身相比，低蛋白血症所致的碱中毒并不那么重要，但低蛋白血症引起的碱中毒可能会掩盖因某些未测量阴离子（比如乳酸或酮酸）增加造成的酸中毒致无法识别。因此在酸碱分析中需要测量白蛋白。

3. PCO_2 ECF 除了含有强离子和弱电解质外，还含有二氧化碳（CO_2）。ECF 中的 CO_2 浓度取决于组织的生成和肺泡通气。CO_2 在溶液中以 4 种形式存在：CO_2、碳酸（H_2CO_3）、碳酸氢盐离子（HCO_3^-）、碳酸盐离子（CO_3^{2-}）。PCO_2 升高，[H^+]和[HCO_3^-]随之升高，而[CO_3^{2-}]降低。

二、酸碱平衡的调节

人体的酸碱平衡主要由 4 个方面来调节和维持。①体液缓冲系统：最敏感、最重要，也是反应最快的。②肺调节：肺通过呼吸运动加速或减慢 CO_2 的排出，调节血中 CO_2 浓度，其作用强大而迅速，在 10 ~ 30 min 发挥作用。③肾调节：排出固定酸和碱性物质，调节其在血中的含量，其作用强大而缓慢。④离子交换：在 2 ~ 4 h 后发挥作用。

（一）缓冲系统

机体的缓冲系统分为 3 个缓冲池：血液缓冲池、细胞内缓冲池和脑脊液缓冲池。血液中重要的缓冲系统有 5 对，包括碳酸氢盐缓冲系统（$H_2CO_3/NaHCO_3$）、血红蛋白和氧合血红蛋白缓冲系统（HHb/Hb^- 和 $HHbO_2/HbO_2^-$）、血浆蛋白缓冲系统（HPr/Pr^-）、磷酸盐缓冲系统（NaH_2PO_4/Na_2HPO_4）。其中，碳酸氢盐缓冲系统是血液中最多也最重要的缓冲系统，缓冲作用最大，可缓冲所有的固定酸,是对抗代谢性酸碱失衡的有效缓冲系统,但对呼吸性酸碱失衡缓冲作用有限。体内挥发酸的缓冲作用主要依靠其余 4 对缓冲系统,即非碳酸氢盐缓冲系统(HBuf/Buf⁻),尤其是血红蛋白和氧合血红蛋白缓冲系统的缓冲作用。磷酸盐缓冲系统是重要的泌尿系缓冲系统。

(二)肺的代偿作用

肺的代偿反应在对抗代谢紊乱引起的 pH 值变化中起着重要作用,其代偿性调节是通过增加或减少 CO_2 的排出来实现的。

代谢性酸中毒时,动脉血 pH 值降低,可刺激延髓呼吸中枢,引起肺泡通气增加,从而使 PCO_2 降低,动脉 pH 值趋于正常。这种代偿反应在 pH 值变化后 30 ~ 60 min 即出现,数小时内达高峰,但需 12 ~ 24 h 才能达到稳态,且 pH 值不可能完全恢复正常。代谢性酸中毒时,动脉血二氧化碳分压(partial pressure of carbon dioxide in arterial blood/arterial partial pressure of carbon dioxide,$PaCO_2$)可随 [HCO_3^-]的下降而相应地降低。通常 $PaCO_2$ 低于 40 mmHg(5.33 kPa)时,[HCO_3^-]每下降 1 mmol/L,$PaCO_2$ 降低 1.0 ~ 1.5 mmHg(0.13 ~ 0.20 kPa)。$PaCO_2$ 达 15 ~ 20 mmHg(2.00 ~ 2.67 kPa)时是肺代偿的极限。

代谢性碱中毒(metabolic alkalosis)时,动脉血 pH 值升高,抑制呼吸中枢,引起肺泡通气下降,从而使 $PaCO_2$ 增加,动脉 pH 值趋于正常。肺对代谢性碱中毒的代偿作用受到了生理反馈机制的约束,即当肺泡换气不足引起低氧血症时,可刺激氧敏感性化学感受器,进而刺激通气,限制了肺的代偿反应。因此,与代谢性酸中毒时相比,肺对代谢性碱中毒的代偿作用较小,其引起的 $PaCO_2$ 的升高一般不超过 50 mmHg(6.67 kPa)。

(三)肾的代偿作用

肾对代谢性和呼吸性酸碱失衡均有调节作用,其通过排出固定酸和保留碱性物质来维持 HCO_3^- 的浓度,以维持体液的 pH 值相对稳定。肾的调节作用强大、慢而持久,通常其产生的效应 12 ~ 24 h 才会出现,3 ~ 5 d 达到高峰。肾对酸碱失衡的主要调节机制如下。

1. 重吸收 HCO_3^-　在肾小管上皮细胞内,CO_2 在碳酸酐酶的作用下与水结合生成碳酸(H_2CO_3),H_2CO_3 可迅速分解为 H^+ 和 HCO_3^-,HCO_3^- 进入血流,而 H^+ 被分泌到肾小管内,与其中滤过的 HCO_3^- 反应生成 H_2CO_3。H_2CO_3 在碳酸酐酶的作用下分解成 CO_2 和 H_2O,这样生成的 CO_2 弥散入肾小管上皮细胞以补充原来消耗的 CO_2。正常情况下,肾小管滤出的 HCO_3^- 有 80% ~ 90% 在近曲小管被重吸收,10% ~ 20% 在远曲小管被重吸收。近曲小管对 HCO_3^- 的重吸收必须通过 Na^+-H^+ 交换才能完成,而远曲小管则不需 Na^+-H^+ 交换,因此在肾小管液和肾小管上皮细胞形成 H^+ 浓度梯度,尿液 pH 值降低至 4.4。

2. 增加 H^+ 的排出　小管液中的 HCO_3^- 被重吸收后,被分泌到管腔内的 H^+ 可与 HPO_4^{2-} 结合生成 $H_2PO_4^-$。由于所带电荷的原因,后者不被重吸收而在尿液中被排泄。结果 H^+ 以 $H_2PO_4^-$ 形式被排出体外,而所产生的 HCO_3^- 可进入血流。当尿液 pH 值达到 4.4 时,所有到达远曲小管的磷酸盐均以 $H_2PO_4^-$ 的形式存在,HPO_4^{2-} 不再适于消除 H^+。

3. 泌 NH_3　NH_3 主要由近曲小管线粒体内谷氨酰胺酶水解谷氨酰胺形成。酸中毒时,谷氨酰胺酶活性增加,NH_3 生成增加。生成的 NH_3 与 H^+ 结合成 NH_4^+,进入管腔,由尿排出,即肾通过排泄 NH_4^+ 有效地消除 H^+。酸中毒越严重,尿排 NH_4^+ 的量越多。

(四)离子交换

组织细胞对酸碱平衡的缓冲作用主要是通过离子交换来实现的,包括 H^+-K^+ 交换,H^+-Na^+ 交换,K^+-Na^+ 交换,Cl^--HCO_3^- 交换等。

细胞外 H^+ 增加,过多的 H^+ 进入细胞内,而细胞内的 K^+ 和 Na^+ 被移出至细胞外,因此酸中毒时可发生高钾血症,反之碱中毒时可发生低钾血症(表 5-4)。

表 5-4　酸碱失衡时的离子交换

细胞外液	细胞内液	肾	尿	血
酸血症 （酸中毒）　$H^+\uparrow$　$K^+\uparrow$	$H^++2Na^+ \rightarrow H^+$ $\leftarrow K^+$ $3K^+$	H^+-N^+ 交换↑ K^+-Na^+ 交换↓ 排 H^+，保 K^+	酸性尿 $K^+\downarrow$	$K^+\uparrow$ （高钾血症）
碱血症　$H^+\downarrow$	$3H^+ \leftarrow H^+$ $\rightarrow K^+$ $K^+ \nearrow 2Na^+$ Na^+	N^+-Na^+ 交换↓ K^+-Na^+ 交换↑ 排 $K^+\uparrow$，排 $H^+\downarrow$	碱性尿	$K^+\downarrow$ （低钾血症）
高血钾　$K^+\uparrow$ 　　　　$H^+\uparrow$	$\dashrightarrow K^+$ $\dashleftarrow H^+\ Na^+$	K^+-Na^+ 交换↑ H^+-Na^+ 交换↓	$H^+\downarrow$ 碱性尿	$H^+\uparrow$ （酸中毒）
低血钾　$K^+\downarrow$	$3K^+ \leftarrow K^+$ $H^+ \nearrow 2Na^+$ Na^+	H^+-Na^+ 交换↑ K^+-Na^+ 交换↓	酸性尿	$H^+\downarrow$ （碱中毒）

三、常用判定酸碱平衡失调的指标

（一）pH 值与氢离子浓度

pH 值是反映体液总酸度的指标，是体液内 H^+ 浓度的负对数值，受呼吸和代谢因素的共同影响。正常动脉 pH 值为 7.35～7.45，平均值 7.40，静脉血较动脉血低 0.03～0.05。pH 值<7.35 时为酸血症，pH 值>7.45 时为碱血症。pH 值为 7.35～7.45 表示：①酸碱平衡正常；②有酸碱平衡失常，但处在代偿期；③复合性酸碱平衡失常，酸碱相互抵消，pH 值正常。所以，单凭 pH 值不能区别代谢性或呼吸性、单纯性或复合性酸碱平衡紊乱。人体可耐受的 pH 值范围为 6.8～7.8，超出此范围常致命。

（二）PCO_2

二氧化碳分压（PCO_2）指血浆中物理溶解的 CO_2 分子产生的压力。正常值：动脉血二氧化碳分压（$PaCO_2$）为 35～45 mmHg，平均 40 mmHg。静脉血较动脉血高 5～7 mmHg。PCO_2 是衡量酸碱平衡中呼吸因素的唯一指标。因 CO_2 分子弥散力强，所以血液中的浓度基本上可以反映肺泡内 CO_2 的浓度。当 $PaCO_2$>45 mmHg 时，提示通气不足，应考虑为呼吸性酸中毒，或者为代谢性碱中毒的呼吸代偿；当 $PaCO_2$<35 mmHg 时，应考虑为呼吸性碱中毒，或者代谢性酸中毒的呼吸代偿。

（三）标准碳酸氢盐

标准碳酸氢盐（standard bicarbonate，SB）指在标准条件（37 ℃，全血标本与 $PaCO_2$ 为 40 mmHg 的气体平衡后，使血红蛋白完全氧合）下所测得的 HCO_3^- 含量。正常值 22～26 mmol/L，平均 24 mmol/L，不受呼吸因素影响，反映 HCO_3^- 的储备量，是反映代谢性酸碱平衡的指标。

（四）实际碳酸氢盐

实际碳酸氢盐（actual bicarbonate，AB）是指隔绝空气的血液标本在实验条件下所测得的血浆 HCO_3^- 值。反映机体实际的 HCO_3^- 含量，故受呼吸因素的影响。正常值 22～26 mmol/L，平均 24 mmol/L，动、静脉血 HCO_3^- 值大致相等。它是酸碱平衡代谢因素的指标。HCO_3^- 值<22 mmol/L，可见于代谢性酸中毒或者呼吸性碱中毒的代偿；HCO_3^- 值>27 mmol/L，可见于代谢性碱中毒或者呼吸性酸中毒的代偿。

$$正常人 SB = AB = 22 \sim 26 (mmol/L)$$

AB 与 SB 的差数反映呼吸因素对 HCO_3^- 影响的强度。

（1）AB>SB 表示 CO_2 潴留。

（2）AB<SB 表示 CO_2 排出过多。

（3）AB=SB<正常（酸多），表示未代偿的代谢性酸中毒。

（4）AB、SB<正常，AB<SB，表示：①代偿后的代谢性酸中毒；②代偿后的呼吸性碱中毒；③代谢性酸中毒+呼吸性碱中毒。

（5）AB=SB>正常（碱多），表示未代偿的代谢性碱中毒。

（6）AB、SB>正常，AB>SB，表示：①代偿后的代谢性碱中毒；②代偿后的呼吸性酸中毒；③代谢性碱中毒+呼吸性酸中毒。

（五）缓冲碱

缓冲碱（buffer base，BB；Buf）即具有缓冲作用的全部碱的总和，也就是具有缓冲作用的阴离子的总和，包括碳酸氢盐、血红蛋白、血浆蛋白、磷酸盐等，其血浆含量分别为 20、15、8、7 mmol/L，总共 45 ~ 55 mmol/L，平均 50 mmol/L。BB 是反映代谢性酸碱平衡的指标之一，不受呼吸因素的影响。BB 减少提示代谢性酸中毒，BB 增加提示代谢性碱中毒。血红蛋白浓度可影响 BB 值。

（六）碱剩余或碱缺失

碱剩余（base excess，BE）或碱缺失（base deficit，BD）是标准条件下，即在 37 ℃、血红蛋白氧饱和充分与 PCO_2 40 mmHg 的情况下，将血液标本滴定至 pH 值为 7.4 时所消耗的酸或碱的量。反映血浆碱储量增加或减少的量。也是反映酸碱平衡代谢性因素的指标之一。正常值为 0.0 ± 2.3。BE 正值时表示缓冲碱（BB）增加，提示代谢性碱中毒；BE 负值时表示 BB 减少或缺失，提示代谢性酸中毒。BE 和 BD 均不受呼吸因素的影响，因此是一个反应代谢性酸碱平衡的重要指标。

近年来研究发现 BD 在早期评估和预测严重多发伤患者的病情严重程度、输血需求及预后等方面具有重要的作用。Manuel 等将来自 Trauma Register DGU 中心数据库 16 305 名患者的数据，根据 BD 恶化的情况分为 4 个等级 [Ⅰ 级（BD ≤ 2 mmol/L），Ⅱ 级（BD > 2.0 ~ 6.0 mmol/L），Ⅲ 级（BD > 6.0 ~ 10 mmol/L）和 Ⅳ 级（BD>10 mmol/L）]，结果发现随着 BD 的恶化，创伤严重度评分（injury severity score，ISS；也称损伤严重度评分）由 Ⅰ 级的（19.1±11.9）逐步增加至 Ⅳ 级的（36.7±17.6），死亡率也对应地由 7.4% 增加至 51.5%。同时，血红蛋白和凝血酶原比率下降，以及输血和液体复苏数量也相应地逐渐增加，输血数量由 Ⅰ 级患者的（1.5±5.9）增加至 Ⅳ 级患者的（20.3±27.3），大量输血比例从 Ⅰ 级 5% 增加至 Ⅳ 级的 52%。研究者认为碱缺失对于失血性休克患者死亡风险的判断比高级创伤生命支持（advanced trauma life support，ATLS）分级更加精确。基于 BD 的分类方法在识别低血容量性休克（hypovolemic shock）存在方面和在患者早期输注血制品需求的风险分层方面优于当前 ATLS 低血容量性休克分类法。

（七）二氧化碳总含量

二氧化碳总含量（total carbon dioxide content，TCO_2）即二氧化碳总量，是指存在于血浆中的各种形式的二氧化碳的总和，以 mmol/L 为单位，测定条件是血温 37 ℃，血液标本应与大气隔绝（包括取血与检验时），以免血浆 CO_2 逸出，二氧化碳在血浆中的存在形式有以下几种：①大部分以结合形式存在，约占 95%，主要形式是 HCO_3^-。②以 CO_3^{2-} 与蛋白质结合形式存在，极少量。③约有 5% 主要以物理溶解的形式存在，还有极少量可解离的碳酸，占物理溶解的 CO_2 的 1/700，但其能离解出 H^+ 对酸碱平衡的影响很大。

（八）二氧化碳结合力

二氧化碳结合力（carbon dioxide combining power，CO_2CP）指血浆中呈化合状态的 CO_2 量，理论上应与 HCO_3^- 大致相等，正常值 22 ~ 29（平均 25）mmol/L。CO_2CP 受代谢和呼吸双重因素的影响，

减少可为代谢性酸中毒或为代偿后的呼吸性碱中毒;增多可为代谢性碱中毒或为代偿后的代谢性酸中毒。

(九)阴离子间隙

正常人血浆中阴、阳离子数相等,但是,阴离子中有一部分用一般的方法检测不出,如各种有机酸:乙酰乙酸、γ-羟丁酸、丙酮酸、乳酸等,无机盐包括磷酸、硫酸等,以及蛋白质,合称为"未被检测出的阴离子"。阴离子间隙(anion gap,AG)是指血浆中未测定的阴离子与未测定的阳离子之间的差值,计算公式为:

$$AG(mmol/L) = (Na^+ + K^+) - (HCO_3^- + Cl^-)$$

或者

$$AG(mmol/L) = Na^+ - (HCO_3^- + Cl^-)$$

阴离子间隙正常值为 8~16(平均 12)mmol/L。>16 mmol/L 常表示有机酸增多的代谢性酸中毒;<8 mmol/L 可能是低蛋白血症所致。

AG 对于判断创伤后 MODS 患者酸碱平衡紊乱有重要意义,AG 升高必引起等量的 HCO_3^- 降低。潜在 HCO_3^- 在数值上为实测与 AG 之和,在估计 HCO_3^- 时要考虑引起 AG 增高的酸性阴离子消耗一部分。值得注意的是,阴离子间隙常会低估代谢性酸碱失衡的程度,如低蛋白血症、低磷酸盐血症时,阴离子间隙可缩小。近年来有学者提出鉴别组织内酸性物质增多的最好办法是用乳酸和白蛋白校正阴离子间隙。

校正的阴离子间隙(对于白蛋白)= 计算所得的阴离子间隙+2.5×[正常白蛋白(g/dl)-测得的白蛋白(g/dl)]

另外,还提出了 Δ 比(Δ 阴离子间隙/ΔHCO_3^- 或增加的阴离子间隙/减少的 HCO_3^-)是一种能成功预测重症疾病预后的方法。当阴离子间隙正常或没有变化时,HCO_3^- 减少,如 Δ 比<0.4,则提示存在高氯性酸中毒;Δ 比介于 1~2 之间,则提示存在由未测阴离子(unmeasured anions,UMA)或乳酸引起的代谢性酸中毒;如果 Δ 比>2,提示存在 AG 增高型酸中毒合并代谢性碱中毒。

(十)强离子隙

强离子隙(strong ion gap,SIG)又被称为未测阴离子(UMA),它是指 AG 减去磷酸盐(乳酸盐)及白蛋白电荷(albumin charge,A^-)的阴离子。前面已经提到,血浆中存在一个 40~44 mmol/L 的显性强离子差(SID)a [(Na^+ + K^+ + Mg^{2+} + Ca^{2+}) - (Cl^- + A^-)],被 HCO_3^- 和 A_{TOT}(有效 SID [SIDe])上的负电荷中和平衡。SIDa 和 SIDe 之间的微量差值代表了 SIG,并可用于定量存在着的 UMA 的量(图 5-5)。SIG 不受呼吸性酸中毒碱中毒的影响,也与 pH 值不相关,结果稳定,在酸碱失衡监测中更具有实用性。有研究回顾性分析了 427 名入住重症监护室的创伤患者 2 152 组实验室数据,对入院时乳酸水平正常的患者进行分析显示,SIG 在幸存者和非幸存者之间存在显著差异,而 BD 和 AG 等常规指标显示无明显差异,提示 SIG 预测血乳酸水平正常的患者酸碱平衡紊乱方面可能具有重要作用。耶鲁大学医学院对住院治疗的严重创伤患者进行了一项回顾性调查,结果显示非幸存者和幸存者的 pH 值、HCO_3^-、白蛋白、乳酸盐和磷酸盐水平接近,而非幸存者和幸存者的表观 SIDa、SIDe 和 SIG 具有显著性差异不同。只有一名幸存者(2%)的 SIG 大于 5 mEq/L(5 mmol/L),只有两名非幸存者(7%)的 SIG 小于 5 mEq/L(5 mmol/L),提示升高的 SIG 与 pH 值、HCO_3^- 和乳酸盐相比较,在预测严重创伤后死亡率方面更有优势。

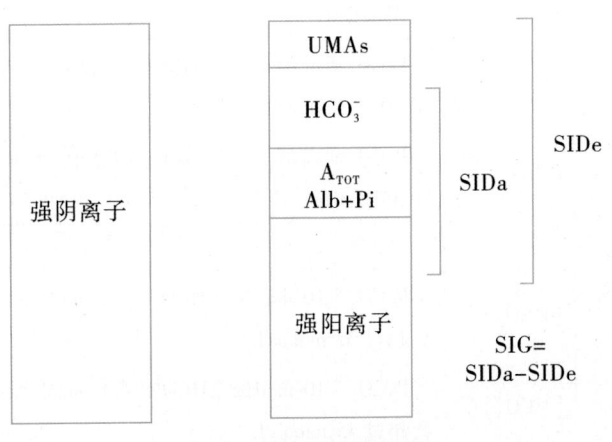

图 5-5 强离子间隙(SIG)

四、酸碱平衡紊乱的诊断分析

我们通常根据血气分析结果来对机体的酸碱平衡状态进行分析,但要对酸碱平衡紊乱做出正确而全面的诊断,还应了解患者的病史、病程(时间及治疗情况),结合实验室指标(包括电解质等)进行综合动态分析。

临床上,可按以下步骤对机体酸碱平衡状态进行快速、准确的判断。

第一步,根据动脉血 pH 值变化,判断是酸血症还是碱血症。

pH 值<7.35 为酸血症,pH 值>7.45 为碱血症。

第二步,分析 pH 值的倾向性与 HCO_3^- 或 BE、$PaCO_2$ 的关系及代偿程度,推测单纯型酸碱失衡的原发改变。

pH 值的倾向性是指 pH 值虽然在正常范围内,但其改变方向总是与 BE(或 HCO_3^-,代谢分量)或 $PaCO_2$(呼吸分量)改变的方向相一致。如 pH 值的变化与哪一个分量(BE 或 HCO_3^- 与 $PaCO_2$)的变化方向相一致,则相一致的分量常为原发过程,另一个分量多为代偿改变。

第三步,分析 HCO_3^- 或 BE 与 $PaCO_2$ 的变量关系。

当 HCO_3^- 或 BE 与 $PaCO_2$ 呈同向变化时,则可能是:①单纯型酸碱失衡,二者的关系属原发改变和继发性代偿改变的关系。②二重复合型酸碱失衡,主要根据 pH 值的倾向性、代偿的速率和代偿的幅度来进行判断(表 5-5)。如果 pH 值的变化与一个分量的变化方向相一致,而另一个分量的数值已超越了代偿的速率与幅度,则考虑为复合型酸碱失衡。在代谢性酸中毒、代谢性碱中毒的病例中,需检查 $PaCO_2$ 以判断是否存在呼吸性酸碱失衡。如果 $PaCO_2$ 高于预计值,就提示复合有呼吸性酸中毒;如果 $PaCO_2$ 明显低于预计值,则提示复合有呼吸性碱中毒。估计呼吸性酸碱失衡的代谢代偿,应根据临床情况首先区别急性和慢性失衡。在所有的呼吸性酸碱失衡中,如果 HCO_3^- 较预期值高,就提示同时存在代谢性碱中毒;如果 HCO_3^- 较预期值低,则提示同时存在代谢性酸中毒。在急性呼吸性酸中毒,HCO_3^- 仅轻度增加;在慢性呼吸性酸碱失衡时,HCO_3^- 的改变幅度较大。③三重复合型酸碱失衡。

表 5-5 酸碱失衡的代偿变化、限度与时间

类型	最初改变	代偿反应	代偿预期值	代偿时间
代谢性酸中毒	$[HCO_3^-]\downarrow$	$PaCO_2\downarrow$	$PaCO_2$ 降低值 $=1.2\times HCO_3^-$ 降低值,但 $PaCO_2$ 不会低于 $10\sim15$ mmHg	$12\sim24$ h
代谢性碱中毒	$[HCO_3^-]\uparrow$	$PaCO_2\uparrow$	$PaCO_2$ 增高值 $=0.7\times HCO_3^-$ 增高值,但 $PaCO_2$ 不会高于 55 mmHg	$12\sim24$ h
呼吸酸中毒 急性	$PaCO_2\uparrow$	$[HCO_3^-]\uparrow$	$PaCO_2\uparrow10$ mmHg,$[HCO_3^-]\uparrow1$ mmol/L,但 HCO_3^- 不会超过 32 mmol/L	几分钟
慢性	$PaCO_2\uparrow$	$[HCO_3^-]\uparrow$	$PaCO_2\uparrow10$ mmHg,$[HCO_3^-]\uparrow1$ mmol/L,但 HCO_3^- 不会超过 45 mmol/L	$3\sim5$ d
呼吸性碱中毒 急性	$PaCO_2\downarrow$	$[HCO_3^-]\downarrow$	$PaCO_2\downarrow10$ mmHg,$[HCO_3^-]\downarrow2$ mmol/L	几分钟
慢性	$PaCO_2\downarrow$	$[HCO_3^-]\downarrow$	$PaCO_2\downarrow10$ mmHg,$[HCO_3^-]\downarrow5$ mmol/L,但 HCO_3^- 不会低于 17 mmol/L	$3\sim5$ d

当 HCO_3^- 或 BE 与 $PaCO_2$ 呈反向变化时,应诊断为复合型酸碱失衡(相加性二重复合型)。如 BE 或 HCO_3^- 下降,$PaCO_2$ 升高为代谢性酸中毒合并呼吸性酸中毒;BE 或 HCO_3^- 升高,$PaCO_2$ 下降,则为代谢性碱中毒合并呼吸性碱中毒。

第四步,结合电解质、血气计算阴离子间隙(AG)。

$AG=Na^+-(Cl^-+HCO_3^-)$,如果 $AG>16$ mmol/L 则有代谢性酸中毒;AG 增高,HCO_3^- 下降,为 AG 增高型代谢性酸中毒,AG 正常的代谢性酸中毒多为高氯性代谢性酸中毒。

在单纯型 AG 增高型代谢性酸中毒,血浆中 HCO_3^- 下降的数量应等于 AG 增高的数量。如果血浆残余阴离子(residual anions,RA)增高的数量超过 HCO_3^- 下降的数量,则推测有另一个 HCO_3^- 来源,提示有同时存在的代谢性碱中毒,如静脉给予碳酸氢钠治疗等,应诊断为代谢性酸中毒合并代谢性碱中毒;如果 AG 增加的幅度明显小于 HCO_3^- 的下降幅度,可以推测患者有两个导致 HCO_3^- 下降的过程,即一个正常 AG 型代谢性酸中毒,另一个是 AG 增高型代谢性酸中毒,此时应诊断为代谢性酸中毒合并代谢性酸中毒。在诊断代谢性酸碱紊乱的过程中,应当明确代偿性 $PaCO_2$ 变化的预期值。如果 $PaCO_2$ 明显低于预期值,说明患者有同时存在的呼吸性碱中毒;如果 $PaCO_2$ 明显高于预期值,说明患者有同时存在的呼吸性酸中毒。

五、创伤性休克常见的酸碱失衡类型

(一)单纯型酸碱失衡

单纯型酸碱失衡是由一个原发改变和其相对应的代偿性改变所组成的酸碱改变。原发改变是患者发生酸碱失衡时最初的和最基本的改变,代偿性改变是机体对原发改变进行的适应性调节改变,以阻止血浆 pH 值偏离 7.40,保证各重要脏器的功能正常。单纯型酸碱失衡有 4 种:代谢性酸中毒、代谢性碱中毒、呼吸性酸中毒和呼吸性碱中毒。

1. 代谢性酸中毒

(1)定义:以细胞外液 H^+ 增加和(或)HCO_3^- 丢失而引起血浆 HCO_3^- 减少为特征,是创伤性休克时最常见的酸碱失衡。

(2)病因:创伤性休克时发生代谢性酸中毒的主要原因有以下方面。①组织血流灌注不足,这是创伤性休克时发生代谢性酸中毒的最主要原因。休克时组织血流低灌注,致乳酸增高,形成乳酸

酸血症,造成对组织细胞的进一步损害。②输注大量晶体溶液,包括生理盐水和乳酸林格液,生理盐水中含有大量 Cl^-,血中 Cl^- 增加后,HCO_3^- 下降,引起高氯性酸中毒;而乳酸林格液中的乳酸也可加重酸负荷。③大量输入库存血,新鲜红细胞 BE 值为 -20 mmol/L,而储存 6 周后可高达 -50 mmol/L,因此创伤性休克时大量输入库存血可能会加重酸中毒。④高钾血症,创伤性休克时多种原因可引起血钾增高,K^+ 进入细胞内,与 H^+ 交换,引起细胞外液 H^+ 增加,导致酸中毒,在严重创伤合并肾功能不全时更易发生。⑤腹泻、肠胰瘘、肠道引流、大面积烧伤等可引起 HCO_3^- 大量丢失,导致代谢性酸中毒的发生。⑥创伤性休克患者如果处于明显饥饿状态,或存在酒精中毒、糖尿病时,可由于脂肪分解增加,生成大量脂肪酸入肝,形成过多的酮体,导致酮症酸中毒。

代谢性酸中毒可以分为 AG 正常型代谢性酸中毒和 AG 增高型代谢性酸中毒。前者 AG 正常,血 Cl^- 增加,HCO_3^- 下降,为高氯性酸中毒,常见于消化道直接丢失 HCO_3^- 过多,或大量输入生理盐水等;后者 AG 增高,血 Cl^- 正常,常见于休克、缺氧、组织血流低灌注所引起的乳酸性酸中毒、糖尿病酮症酸中毒、水杨酸中毒等,创伤性休克时发生的代谢性酸中毒多为 AG 增高型代谢性酸中毒。

(3)机体代偿反应:

1)血液缓冲、细胞内外离子交换:代谢性酸中毒时,H^+ 增多,HCO_3^- 缓冲消耗而减少;同时,H^+ 进入细胞内,K^+ 从细胞内移出,致高钾血症。

2)肺代偿:呼吸兴奋,通气量增加,导致 $PaCO_2$ 下降,从而可减轻 pH 值下降的幅度。代谢性酸中毒时 pH 值由 7.4 降至 7.0 时,肺的通气量可由正常 4 L/min 增加至 30 L/min,以维持 $HCO_3^-/PaCO_2$ 的比值不变。肺代偿作用起效快,在酸中毒几分钟后就出现呼吸增强,30 min 即达代偿,12~24 h 达高峰。

3)肾代偿:肾通过增加泌 H^+、泌 NH_4^+ 和增加 HCO_3^- 重吸收来发挥作用。肾代偿作用较慢,3~5 d 才达高峰。对肾功能障碍引起的酸中毒,肾几乎不能发挥代偿调节作用。患者 AB、SB 均下降,但 AB<SB。

(4)对机体的影响:

1)呼吸系统:代谢性酸中毒时,H^+ 增加,呼吸中枢兴奋,呼吸加深加快,是代谢性酸中毒最主要的表现。

2)心血管系统:H^+ 增加,H^+-K 交换增加,致高钾血症可引起心律失常;H^+ 增加,使 Ca^{2+} 与肌钙蛋白结合减少,Ca^{2+} 内流减少,肌浆网释放 Ca^{2+} 减少,引起心肌收缩力下降,心输出量减少。

3)中枢神经系统:pH 值下降,致生物氧化酶活性下降,ATP 生成减少,脑组织能量供应不足;同时脑组织内 γ-氨基丁酸增加,抑制中枢神经系统,患者可出现头晕、昏睡,甚至昏迷。

4)凝血功能:酸中毒对凝血过程的各个方面几乎都有影响。在酸性环境下,凝血因子与 Ca^{2+} 的亲和力下降。如果 pH 值从 7.4 降至 7.0,则因子 IIa 的活性将下降 90%,VIIa/TF 复合物的活性将下降 55%。pH 值下降,还将影响血小板的内部结构和形状,从而影响血小板的聚集功能。有研究显示,酸中毒不但影响凝血通路,还显著增加纤维蛋白原的降解速率。纠正酸中毒时进行的大量液体复苏,可引起血液稀释,也将加重凝血功能障碍。同时,严重创伤时,酸中毒和低体温往往合并存在,将进一步加重凝血功能障碍,而凝血功能障碍所致的无法控制的出血和大量液体复苏将加重酸中毒和低体温的严重程度。低体温、酸中毒、凝血功能障碍三者互为因果,恶性循环,称为致死性三联征(the triad of death)。

(5)治疗:由于 AG 增高型代谢性酸中毒和 AG 正常型代谢性酸中毒两种代谢性酸中毒的病因和病理生理不同,因此治疗策略也有所不同。前者更强调病因治疗,后者则在病因治疗的同时强调 HCO_3^- 的补充和 H^+ 的排出。

1)组织器官血流灌注的恢复是纠正创伤性休克时酸中毒的最有效措施:只要维持循环稳定,恢复组织器官血流灌注,机体即可通过自身的代偿调节来纠正乳酸血症,因此恢复组织器官的有效血流灌注,比用药物纠正酸血症更为重要。但在进行容量复苏时,应谨慎选择液体的种类以避免酸中毒和继发凝血功能障碍的发生。

2)防治原发病:导致代谢性酸中毒的原因对患者是严重威胁,因此针对病因积极治疗非常重要。

3)纠正电解质紊乱,代谢性酸中毒时血钾可能偏高,但体内钾总量仍可能缺少,应分析情况予以纠正,尤其是在酸中毒纠正后,注意补充 K^+ 和 Ca^{2+}。

4)对酸负荷的治疗:轻度代谢性酸中毒常可随脱水的纠正而好转,一般可给予适量的平衡液。如病情较重,则需用碱性药物治疗。通常在 pH 值<7.25,HCO_3^-≤16 mmol/L,BE<-10 mmol/L 时,可考虑给予碱性药物。其中 5% $NaHCO_3$ 为首选药物。补充 $NaHCO_3$ 量(mmol)= 0.6×BE×体重(kg),经计算先静脉注射 1/2~2/3 量或 5% $NaHCO_3$ 1~2 ml/kg,30 min 后再测血气分析,调整补碱量。应注意适量补充碱性药物,如过量或短时间内输入过快、过多,易致碱血症、低钾血症、高渗状态、氧离解曲线左移以及脑血流减少等不良后果;同时注意,$NaHCO_3$ 可分解为 CO_2 和 H_2O,CO_2 经肺排出,因此需加强通气。使用碳酸氢钠静脉注射或输注治疗急性代谢性酸中毒仍存在争议,目前乳酸性酸中毒时使用该药物显示有益的证据很少。处理酸碱失衡的关键不在于改变酸碱平衡,而在于纠正潜在的病因。

其他碱性药物,包括乳酸钠和三羟甲基氨基甲烷(trihydroxymethyl aminomethane,THAM)在临床上应用较少。由于乳酸钠有赖于肝氧化代谢后产生 HCO_3^-,因此,当患者存在肝功能障碍或血流锐减(如休克)、病情紧急时(如心肺复苏)均不宜选用。THAM 为不含 Na^+ 的氨基缓冲剂,能摄取 H^+ 纠正酸中毒,作用强,能透过细胞膜纠正细胞内中毒,适用于心肺复苏或心力衰竭合并酸中毒。婴幼儿大量应用碳酸氢钠可引起高钠血症,因此如需用量大时,宜选用 THAM。

5)其他:支持脏器功能等。

2. 代谢性碱中毒

(1)定义:以细胞外液碱增多或 H^+ 丢失过多而引起血浆 HCO_3^- 原发性增高,pH 值增高为特征。

(2)病因:代谢性碱中毒是由 SID 增高或 A_{TOT} 降低所致。创伤性休克患者发生代谢性碱中毒的原因主要是:①频繁呕吐、不能进食和持续胃肠减压致富含 Cl^- 的胃液丢失;②大量输液、输注离心血浆、新鲜冰冻血浆或大量输血引起柠檬酸堆积;③输注大量含乳酸盐和醋酸盐液体;④药物使用不当:如碱性药物、排钾利尿剂、脱水剂、使用外源性肾上腺糖皮质激素、胰岛素等;⑤低蛋白血症。

代谢性碱中毒可以分为盐水反应性碱中毒和盐水抵抗性碱中毒。前者主要由胃液丢失或利尿所引起,常伴有血容量不足、低钾、低氯,用生理盐水补充细胞外液及 Cl^- 即可纠正;后者多见于原发性醛固酮增多症、库欣综合征(Cushing syndrome,CS)及严重低钾血症,给予生理盐水治疗无效。创伤性休克时的代谢性碱中毒多为前者。

(3)机体代偿反应:

1)血液的缓冲及离子交换:代谢性碱中毒时,OH^- 增加,OH^- 可被血浆缓冲系统中的弱酸(H_2CO_3 和 HBuf)所缓冲,使 HCO_3^- 和 Buf^- 增加。另一方面,[H^+]减少,H^+-K^+ 交换增加,细胞外 K^+ 进入细胞内,导致低钾血症的发生。

2)肺代偿:代谢性碱中毒时,pH 值升高,H^+ 减少,抑制了中枢和外周化学感受器,使呼吸变浅变慢,通气量减少,$PaCO_2$ 升高。但肺的这种代偿作用很微弱,代偿极限为 $PaCO_2$ 55 mmHg,因此发生代谢性碱中毒时 pH 值通常随着 HCO_3^- 增加而升高。

3)肾代偿:代谢性碱中毒时,pH 值升高,H^+ 减少,使肾小管上皮碳酸酐酶和谷氨酰胺酶活性下降,泌 H^+、泌 NH_3 减少,HCO_3^- 重吸收减少。肾的代偿作用发挥较晚且较慢,3~5 d 达最大代偿。

发生代谢性碱中毒时 pH 值通常随着 HCO_3^- 增加而升高。这种患者的 AB、SB 增加但是 AB>SB。

(4)对机体的影响:

1)中枢神经系统:pH 值增加,γ-氨基丁酸转氨酶活性增加,对中枢神经系统的抑制作用减少,且因血红蛋白对氧的亲和力增加,致组织缺氧,患者出现烦躁不安、谵妄、意识障碍等。

2)呼吸系统:pH值增加,脑脊液H^+下降,可抑制呼吸,呼吸变浅变慢。

3)神经肌肉:pH值增加,血浆游离钙减少,神经肌肉兴奋性增高,患者常有面部及四肢肌肉抽动、手足搐搦、口周及肢体麻木。如合并低钾血症,可有肌肉无力、腹胀,而一旦低钾血症纠正后,可发生抽搐。

4)心血管系统:可出现心肌缺血缺氧。

(5)治疗:

1)病因治疗:针对病因积极治疗。

2)纠正低钾血症、低氯血症:低钾、低氯不仅是代谢性碱中毒的原因,也是持续因素,因此需要积极纠正低钾血症和低氯血症。一般给予KCl、$NaCl$、$CaCl_2$、NH_4Cl等。其中NH_4Cl既能纠正碱中毒又能补充Cl^-,但因NH_4Cl需经肝代谢,因此肝功能障碍患者不宜使用。

3)纠正碱中毒:轻度至中度碱中毒往往只需补充生理盐水、纠正脱水即可纠正。当阴离子总量无明显改变时,Cl^-的减少往往由HCO_3^-的增加所补偿,而补充Cl^-可使细胞外液中HCO_3^-下降;同时,当细胞外液容量恢复时,HCO_3^-将由于稀释的原因而稍有下降。对于重症碱中毒患者可酌情给予一定量酸性药物,如精氨酸、氯化铵、盐酸等。

计算需补给的酸量可采用下列公式:

$$需补给的酸量(mmol) = (测得的SB或CO_2CP - 正常的SB或CO_2CP) \times 体重(kg) \times 0.2(常数)$$

4)紧急措施:代谢性碱中毒较重时,可发生手足搐搦、脑血流减少和呼吸抑制。有手足抽搐时可用10%葡萄糖酸钙20 ml静脉注射以纠正缺钙。此外,由于P_{50}下降,可致细胞缺氧,应补充0.8% NH_4Cl 2~3 ml/kg,能提高Cl^-约10 mmol/L。

5)加强通气:代谢性碱中毒时$PaCO_2$代偿性增加,因此应加强通气。如果$PaCO_2$超过代偿极限55 mmHg,≥60 mmHg则合并呼吸性酸中毒,更需要加强通气。

3.呼吸性酸中毒

(1)定义:由于各种原因引起的肺泡通气或换气减少,CO_2排出障碍或吸入过多,造成体内CO_2蓄积,PCO_2急性升高,$[H^+]$增高,pH值下降,即为呼吸性酸中毒。按照呼吸性酸中毒发生时间分为急、慢性两型,创伤性休克时发生的呼吸性酸中毒常为急性呼吸性酸中毒。

(2)病因:创伤性休克时发生呼吸性酸中毒的主要原因为:①呼吸中枢抑制,颅脑创伤、颈髓损伤等所致;②呼吸道阻塞,异物堵塞、喉痉挛等;③胸廓病变,包括严重胸部创伤、多发肋骨骨折等;④肺部病变,如严重肺挫伤、气胸、血气胸、创伤后继发肺部感染等;⑤机械通气参数或呼吸模式不当等。

(3)机体的代偿反应:

1)由于呼吸性酸中毒发生的主要原因是肺通气功能障碍,因此此时肺本身无法发挥本身的代偿调节作用。

2)细胞内外离子交换和细胞内的缓冲作用是急性呼吸性酸中毒的主要代偿方式:呼吸性酸中毒时体内CO_2蓄积,$PaCO_2$升高,$CO_2 + H_2O \rightarrow H_2CO_3$,而$H_2CO_3 + Buf^- \rightarrow HBuf + HCO_3^-$。因此,每增加1 mmol/L CO_2,即可增加1 mmol的HCO_3^-,同时减少1 mmol的Buf^-。在呼吸性酸中毒时,Buf^-的减少首先是Pr^-、Hb^-和HbO_2^-的减少。当Pr^-、Hb^-和HbO_2^-的潜力耗尽,H_2CO_3将随CO_2的继续蓄积而升高,从而导致HCO_3^-与$PaCO_2$比值改变而导致pH值的改变。因此,Buf^-减少,AB升高,SB及BE无明显改变,而AB>SB。

3)肾的代偿作用:当$PaCO_2$升高时,肾以HPO_4^{2-}和NH_4^+的形式被排出H^+,HCO_3^-则被再吸收,体内HCO_3^-增加。但这一代偿作用慢且有限,当$PaCO_2$每升高10 mmHg,血浆HCO_3^-仅升高0.7~1 mmol/L,不足以维持$HCO_3^-/PaCO_2$ 20:1的比值,因此pH值往往随着$PaCO_2$的增加而下降。

(4)对机体的影响:呼吸性酸中毒往往发病急,机体调节系统尚来不及代偿,因此临床表现明显。其对机体的主要影响如下。

1）中枢神经系统：$PaCO_2$升高，可抑制大脑皮质，兴奋性下降，患者嗜睡。当 $PaCO_2 > 80$ mmHg 时，可引起皮质下抑制，导致 CO_2 麻醉，患者昏迷。由于 CO_2 为脂溶性，可自由通过血脑屏障，而 HCO_3^- 为水溶性，不易通过血脑屏障，因此脑脊液缓冲能力弱且慢，因此呼吸性酸中毒时，中枢神经系统功能紊乱较代谢性酸中毒时明显。

2）脑血管：脑血管对 CO_2 非常敏感。$PaCO_2$ 急性增高可导致脑血管显著扩张，在 $PaCO_2$ 20 ~ 100 mmHg 范围内，$PaCO_2$ 每升降 1 mmHg，脑血流量可相应增减 4% ~ 7%。当 $PaCO_2$ 为 70 mmHg 时脑血流量可增加 1 倍；$PaCO_2$ 150 mmHg 时，脑血管极度扩张，其容积达正常的 240%，脑血流量明显增加，颅内压亦随之显著升高。同时应注意，$PaCO_2$ 升高时，脑血管的自身调节作用减弱，而低氧血症则可强化 $PaCO_2$ 的血管扩张作用。

3）内分泌系统：$PaCO_2$ 升高可刺激肾上腺素能神经释放去甲肾上腺素，刺激肾上腺髓质释放肾上腺素；同时还可刺激垂体-肾上腺皮质系统兴奋，血液中皮质类固醇也增加。

4）心血管系统：心率增快，心肌收缩力增强，心输出量增加。当 $PaCO_2$ 从 40 mmHg 升至 60 mmHg 时，心脏指数（cardiac index，CI）可增加 1 倍。$PaCO_2$ 升高，可引起内脏血管收缩，皮肤血管扩张，血压增加，皮肤潮红。肺血管收缩，肺循环阻力增加，导致或加重肺动脉高压。

5）呼吸系统：可通过中枢和化学感受器的作用兴奋呼吸，呼吸加深加快。

6）对电解质的影响：可致高钾血症。

（5）治疗：

1）病因治疗：积极治疗原发病，解除呼吸抑制。

2）改善通气：在呼吸性酸中毒的治疗中，改善通气占主要地位。要保持气道通畅，根据病情选用经口或经鼻气管内插管或气管造口，进行人工通气。常用的通气方式是间歇正压通气（intermittent positive pressure ventilation，IPPV）；当换气功能衰竭时，则可应用呼气末正压通气（positive end expiratory pressure，PEEP）。

3）逐步降低 $PaCO_2$：如果 $PaCO_2$ 较高，且持续一定时间，应注意逐步降低 $PaCO_2$，以免 $PaCO_2$ 快速下降致 CO_2 排出综合征，表现为血压下降、心动过缓、心律失常，甚至心搏骤停。防止 $PaCO_2$ 下降过多致呼吸性碱中毒的发生。如合并高钾血症，应积极改善通气，随着呼吸性酸中毒的纠正，轻度高钾血症可自然缓解。许多研究者认为呼吸性酸中毒并不一定是有害的。临床上有大量呼吸衰竭时"允许性高碳酸血症"的经验，患者似乎能很好地耐受，实际上这可能还是有益的。

4）液体治疗：仅是一种辅助治疗。对呼吸性酸中毒的患者盲目补充碱性药物将增加治疗的复杂性，严重时甚至可危及生命。此外，要注意补充血容量，必要时可使用多巴胺、间羟胺等升压药或异丙肾上腺素等 β 肾上腺素受体兴奋药。

4. 呼吸性碱中毒

（1）定义：因肺通气过度引起 $PaCO_2$ 过低，pH 值升高，即为呼吸性碱中毒。

（2）病因：创伤性休克时发生呼吸性碱中毒的主要原因有以下两种。①无中枢性呼吸衰竭的颅脑创伤、严重多发伤、严重腹部外伤、败血症、早期休克、多器官功能障碍综合征（multiple organ dysfunction syndrome，MODS）、肺炎、肺脂肪栓塞综合征等患者，因严重缺氧而使 CO_2 排出过多导致呼吸性碱中毒。事实上，只要肺通气功能无障碍的严重创伤患者，在应激和（或）缺氧状态下，均可发生呼吸性碱中毒。②呼吸机参数设置或模式选择不当，造成过度通气而致呼吸性碱中毒。

（3）机体代偿反应：

1）离子交换：细胞内外离子交换和细胞内缓冲作用是呼吸性碱中毒时主要的代偿方式。呼吸性碱中毒时体内 CO_2 排出增多，$PaCO_2$ 下降，因此体内 HCO_3^- 减少（AB）。即 $HCO_3^- + HBuf \rightarrow H_2CO_3 + Buf^-$，而 $H_2CO_3 \rightarrow CO_2 + H_2O$。通常 $PaCO_2$ 每下降 10 mmHg，血浆 HCO_3^- 代偿性减少 2 mmol HCO_3^-，同时增加 1 mmol Buf^-。因此 AB 下降，AB<SB。

2）肾代偿：可通过增加尿液排出 HCO_3^-，减少 HCO_3^- 的重吸收，以达到 $[HCO_3^-] / [H_2CO_3]$ 比值

的平衡,但这种代偿完全约需 3 d,故有称呼吸性碱中毒发生 3 d 以内为急性呼吸性碱中毒,3 d 以上为慢性呼吸性碱中毒。临床上慢性呼吸性碱中毒是很少见的,肾的代偿作用亦常不明显,故 pH 值随 $PaCO_2$ 的下降而上升。当 HCO_3^- 无改变时,$PaCO_2$ 每下降 10 mmHg,pH 值大致升高 0.08。

（4）对机体的影响：

1）中枢神经系统：呼吸性碱中毒可在短期内使脑血管收缩,脑血流减少,颅内压相应下降;当 $PaCO_2$ 快速下降到 20 mmHg 时,脑血流可降至正常的 60%;当 $PaCO_2$ 低于 15～20 mmHg 时,脑血流减少可造成脑组织缺氧的危险。

2）神经肌肉：呼吸性碱中毒时,血浆游离钙减少,神经肌肉兴奋性增加,患者出现四肢麻木、手足抽搐等。

3）心血管系统：对心血管的影响主要是心输出量减少。伴有低钾血症的患者可能出现严重心律失常。

4）对电解质的影响：可致低钾血症。

5）组织供氧不足：$PaCO_2$ 下降可使氧离解曲线左移,P_{50} 下降,影响氧从血红蛋白向组织释放。

（5）治疗：

1）以治疗原发病为主,去除引起过度通气的原因。

2）适当降低人工呼吸机的通气量,或让患者反复屏气或用信封、塑料袋套于患者口鼻处以加大无效腔（死腔）,使患者重复吸入呼出的 CO_2,或吸入 O_2 及 5% CO_2 混合气体。

3）伴有疼痛或精神紧张致过度通气的患者,可应用镇痛、镇静药物以适当减少通气量。

4）停用呼吸兴奋剂,纠正细胞外液容量的不足,减轻疼痛,治疗感染与发热。

5）当合并有低氧血症时,应积极而合理地纠正缺氧等。

6）如果碱血症程度严重,pH 值>7.55,有发生室性心律失常、抽搐等致命性并发症的危险,可使用肌肉松弛药,并应用人工通气,及时调整呼吸参数,避免过度通气。当病情延续至数日,则应注意补充 K^+。对严重碱中毒者尚可考虑补充 HCl 和其他氯化物,因血 Cl^- 升高可促进肾排出 HCO_3^-,利于碱中毒的纠正。当 $PaCO_2$ 下降的同时伴有 PaO_2 的下降时,提示换气功能可能有问题,应警惕 ARDS 的发生。

（二）复合型酸碱失衡

复合型酸碱失衡是指由各种原因引起的,由两个或两个以上原发改变和相应的代偿改变所构成的酸碱平衡紊乱。通常所说的复合型酸碱失衡是指各个单纯型代谢性酸碱失常与单纯型呼吸性酸碱失常同时出现。创伤性休克时复合型酸碱失衡很常见。

1. 代谢性酸中毒合并呼吸性酸中毒　创伤患者发生此型酸碱失衡较常见。其原因主要是因创伤、休克、血容量不足等致代谢性酸中毒,同时因颅脑创伤、颈髓损伤、胸部创伤或严重肺创伤、气胸、血气胸、机械通气不足等引起通气量不足致呼吸性酸中毒。此型酸碱失衡代谢性和呼吸性指标均向酸性方向变化,HCO_3^- 减低,$PaCO_2$ 增高,肾和肺不能相互代偿,pH 值明显降低。此型失衡的治疗主要在于治疗和去除引起代谢性酸中毒的病因,同时改善通气,纠正 CO_2 潴留,并在这些综合治疗的基础上,适当补充碱性药,使 pH 值回升。pH 值<7.20 是呼吸性酸中毒合并代谢性酸中毒的用药指征,应及早用药,使 pH 值上升到 7.20～7.30,或使 HCO_3^- 浓度上升到 15～18 mmol/L。

2. 代谢性碱中毒合并呼吸性酸中毒　创伤患者发生此型酸碱失衡较少见。可发生于颅脑创伤、颈髓损伤、胸部创伤或严重肺创伤、气胸、血气胸、机械通气不足的患者,在呼吸性酸中毒同时因医源性因素合并代谢性碱中毒。此型失衡 $PaCO_2$ 增高,HCO_3^- 增高且高于呼吸性酸中毒时 HCO_3^- 代偿预计值,pH 值可正常、轻度增高或轻度降低,故不需要特殊治疗以纠正 pH 值。在治疗上首先应去除引起代谢性碱中毒的诱因,如停用排钾利尿剂肾上腺皮质激素、呼吸兴奋剂,治疗呕吐,同时调节人工呼吸器通气量。

3. 代谢性碱中毒合并呼吸性碱中毒　创伤患者发生此型失衡最常见原因是严重创伤时应激、重度缺氧和呼吸机使用不当引起呼吸性碱中毒;在治疗过程中不适当使用碱性药物、排钾利尿剂、脱水剂、肾上腺糖皮质激素和持续胃肠减压等引起代谢性碱中毒。此型失衡 HCO_3^- 增高，$PaCO_2$ 减低或正常，肾与肺互相不能代偿，pH 值明显增高。切忌把呼吸性碱中毒时代偿性 HCO_3^- 下降误认为代谢性酸中毒，而不适当补充碱性药物，从而造成在原有呼吸性碱中毒基础上并发医源性代谢性碱中毒。因此，在严重创伤患者酸碱失衡救治过程中，切忌单凭 HCO_3^- 或 CO_2CP 下降作为补充碱性药物的依据。双重碱化因素势必使严重创伤患者产生重度碱血症，从而导致氧离解曲线左移，使组织缺氧更加明显，甚至危及生命。若 HCO_3^- 下降同时伴有血 K^+ 下降，应考虑呼吸性碱中毒可能，不应再补碱性药物。对这类复合型酸碱失衡的治疗，应把注意力集中在纠正代谢性碱中毒上，而对呼吸性碱中毒则可允许其存在，强调病因治疗。

4. 代谢性酸中毒合并呼吸性碱中毒　创伤患者发生此型酸碱失衡较常见，其原因主要是因创伤、休克、血容量不足等致代谢性酸中毒，同时由于严重创伤时应激、疼痛、焦虑、重度缺氧和呼吸机使用不当致通气过度引起呼吸性碱中毒。此型失衡多表现为：$PaCO_2$ 降低，HCO_3^- 降低，创伤性休克患者多以代谢性酸中毒为主，pH 值降低或正常，也有部分患者以呼吸性碱中毒为主，pH 值增高或正常。对此型酸碱失衡治疗应注意 pH 值。如果 pH 值正常，只治疗原发因素和纠正电解质紊乱，不宜使用酸性药物或碱性药物，否则治疗不当会导致 pH 值明显异常。以代谢性酸中毒为主者，pH 值<7.20 时可适当给予少量碱性药物，使 pH 值>7.20，同时积极治疗原疾病；以呼吸性碱中毒为主者在积极治疗原发疾病的同时，注意不应使 pH 值>7.50。

5. 代谢性酸中毒合并代谢性碱中毒　创伤患者发生此型酸碱失衡的常见原因是在代谢性酸中毒时不适当使用碱性药物、排钾利尿剂、脱水剂、肾上腺糖皮质激素和持续胃肠减压等又致代谢性碱中毒。此型失衡 HCO_3^- 升高和降低的原因同时存在，彼此相互抵消，因此血浆 HCO_3^- 及 pH 值常在正常范围内，$PaCO_2$ 也常正常或略低、略高。此时判断代谢性酸中毒的存在具有一定困难，但检测 AG 值具有诊断意义，AG 值增高可作为判断 AG 增高型代谢性酸中毒的指标，同时合并低氯、低钾，则可判断代谢性酸中毒合并代谢性碱中毒。值得注意的是，在纠正此型酸碱失衡中的某一失衡时，可能会使另一失衡失去对抗而加重，从而可使 pH 值明显偏离正常，病情加重，因此处理时应十分慎重。

6. 呼吸性碱中毒型三重复合型酸碱失衡　此型酸碱失衡多发生于 MODS 患者。往往是严重创伤患者过度通气导致呼吸性碱中毒；严重创伤、重度缺氧导致急性呼吸衰竭、重度休克、急性肾衰竭，从而引起高 AG 代谢性酸中毒；因不适当使用碱性药物、排钾利尿剂、脱水剂、肾上腺糖皮质激素和持续胃肠减压等又引起代谢性碱中毒。此型失衡可表现为 $PaCO_2$ 原发下降，HCO_3^- 可下降、正常或升高，pH 值可升高或正常，如果不计算潜在 HCO_3^- 和 AG，往往会误判为单纯型呼吸性碱中毒或呼吸性碱中毒并代谢性碱中毒，而漏诊呼吸性碱中毒型三重酸碱失衡，使病情进一步加重而失去救治机会。因此当严重创伤呼吸功能衰竭患者出现动脉血气变化不明显而临床情况极差时，应动态观察 pH 值、$PaCO_2$、HCO_3^- 和电解质的变化，同时计算 AG 和潜在 HCO_3^-，以提高三重酸碱失衡的诊断率。

参考文献

[1] SPASOVSKI G, VANHOLDER R, ALLOLIO B, et al. Clinical practiceguideline on diagnosis and treatment of hyponatraemia[J]. Eur J Endocrinol, 2014, 170(3): G1-G47.

[2] BIYANI A, INMAN C G, MASRY W S. Hyponatraemia after acute spinal injury[J]. Injury, 1993, 24(10): 671-673.

[3] FURLAN J C, FEHLINGS M G. Hyponatremia in the acute stage after traumatic cervical spinal cord injury: clinical and neuroanatomic evidence for autonomic dysfunction[J]. Spine, 2009, 34(5):

501-511.

[4]DAMARAJU S C,RAJSHEKHAR V,CHANDY M J. Validation study of a central venous pressure-based protocol for the management of neurosurgical patients with hyponatremia and natriuresis[J]. Neurosurgery,1997,40(2):312-317.

[5]SILVER J R,FRISBIE J H. Salt wasting,hypotension,polydipsia,and hyponatremia and the level of spinal cord injury[J]. Spinal Cord,2008,46(2):162-163.

[6]PALMER B F. Hyponatremia in patients with central nervous system disease:SIADH versus CSW[J]. Trends Endocrinol Metab,2003,14(4):182-187.

[7]CROWLEY R K,HAMNVIK O P,O'SULLIVAN E P,et al. Morbidity and mortality in patients with craniopharyngioma after surgery[J]. Clin Endocrinol(Oxf),2010,73(4):516-521.

[8]VERBALIS J G,GROSSMAN A,H6YBYE C,et al. Review and analysis of differing regulatory indications and expert panel guidelines for the treatment of hyponatraemia[J]. Curr Med Res Opin, 2014,30(7):1201-1207.

[9]ADAMSON R H,LENZ J F,ZHANG X,et al. Oncotic pressures opposing filtration across non-fenestrated rat microvessels[J]. J Physiol,2004,557(3):889-907.

[10]WOODCOCK T E,WOODCOCK T M. Revised starling equation and glycocalyx model of transvascular fluid exchange:an improved paradigm for prescribing intravenous fluid therapy[J]. Br J Anaesth, 2012,108(3):384-394.

[11]GOWRISHANKAR M,SAPIR D,PACE K,et al. Profound natriuresis,extracellular fluid volume contraction,and hypernatremia with hypertonic losses following trauma[J]. Geriatr Nephrol Urol, 1997,7(2):95-100.

[12]EDE A,MACIEL JA J R,ARAJO S,et al. Vasopressin serum levels in patients with severe brain lesions and in brain-dead patients[J]. Arq Neuropsiquiatr,2004,62(2):226-232.

[13]GIANCARELLI A,BIRRER K L,ALBAN R F,et al. Hypocalcemia in trauma patients receiving massive transfusion[J]. J Surg Res,2016,202(1):182-187.

[14]MACKAY E J,STUBNA M D,HOLENA D N,et al. Abnormal calcium levels during trauma resuscitation are associated with increased mortality,increased blood product use,and greater hospital resource consumption:a pilot investigation[J]. Anesth Analg,2017,125(3):895-901.

[15]RAUX M,LE MANACH Y,GAUSS T,et al. Comparison of the prognostic significance of initial blood lactate and base deficit in trauma patients[J]. Anesthesiology,2017,126(3):522-533.

[16]MARTIN M,M UR RAY J,B ERNE T,et al. Diagnosis of acid-base derangementsand mortality prediction in the trauma intensive care unit:the physiochemical approach[J]. J Trauma,2005,58 (2):238-243

[17]KAPLAN L J,KELUM J A. Comparison of acid-base models for prediction of hospital mortality after trauma[J]. Shock,2008,29(6):662-666.

[18]MUTSCHLER M,NIENABER U,BROCKAMP T,et al. Renaissance of base deficit for the initial assessment of trauma patients:a base deficit-based classification for hypovolemic shock developed on data from 16,305 patients derived from the TraumaRegister DGU® [J]. Crit Care, 2013, 17 (2):R42.

[19]HATHERILL M,WAGGIE Z,PURVES L,et al. Correction of the anion gap for albumin in order to detect occult tissue anions in shock[J]. Arch Dis Child,2002,87(6):526-529.

[20]HAMILL R J,ROBINSON L M,WEXLER H R,et al Efficacy and safety of potassium infusion therapy in hypokalemic critically ill patients[J]. Crit Care Med,1991,19(5):694-699.

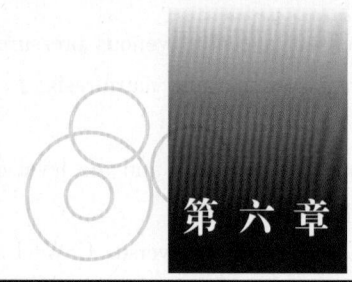

第 六 章

创伤性休克心功能障碍与调控

王一阳　王华东

　　休克是机体遭受各种强烈致病因素侵袭时,其代偿机制失效导致的一种以有效循环血量锐减、组织血流灌注严重不足、组织缺血缺氧为特征的,进而伴发细胞代谢、功能紊乱或结构损害以及多器官功能障碍的病理过程。严重创伤特别是伴有大出血常常引起休克,这种休克称为创伤性休克(traumatic shock)。传统上,创伤性休克通常用4种公认的休克模式进行评估,即低血容量性休克、心源性休克、阻塞性休克和分布异常性休克。大多数情况下,创伤性休克患者可以用上述一种典型的休克模式来描述。然而,一些创伤患者,尤其是多发性创伤患者,则会混合表现出上述描述的多种休克模式。近年来的研究表明,严重创伤时机体细胞释放大量的损伤相关分子模式(damage associated molecular pattern, DAMP)引起全身炎症反应综合征,是多发性创伤性休克患者发病的重要环节,这种强烈的炎症反应可引起急性呼吸窘迫综合征、凝血功能障碍、脓毒症、心脏等多器官功能障碍,甚至死亡。因此,许多医师将创伤性休克视为独特的第5种休克模式(the fifth shock)。显然,不同的损伤机制可能导致创伤性休克患者出现不同的休克模式和心血管失代偿反应。然而,正常的心脏泵功能是血液循环维持的一个重要组成部分,无论创伤性休克的原发机制如何,心功能障碍在创伤性休克的发生发展过程中均发挥重要的作用,是导致创伤性休克患者死亡的重要原因。因此,深入了解创伤性休克心功能障碍的发生机制,改善创伤性休克患者的心功能,对创伤性休克的治疗具有重要的临床意义。

第一节　创伤性休克心功能障碍的临床病理学特征

　　实验研究表明,在低氧、缺乏水和食物的环境下,100% 的双下肢挤压伤大鼠在伤后 24 h 内即出现心电图异常,包括 ST 段压低、T 波高尖、心律失常、Q 波异常、QRS 波增宽和 Q-T 间期延长等;在创伤后的 28 d,仍有 50% 的创伤大鼠出现心电图异常。创伤性肌肉挤压伤大鼠,伤后 6 h 即可出现心率降低,心电图 ST 段升高,心肌细胞凋亡以及血浆心肌肌钙蛋白 I(cardiac troponin I, cTnI),内皮素(endothelin, ET)-1 和心房钠尿肽(atrial natriuretic peptide, ANP;又称心房利尿钠肽、心钠素、心房肽)水平升高。这些研究表明,创伤早期即可发生心肌功能障碍。众所周知,心功能的变化,不仅取决于心肌本身的功能变化,而且受心脏前、后负荷以及神经内分泌功能的影响。因此,不同原因导致的创伤性休克可引起不同的心功能和血流动力学变化(表6-1),创伤性休克心功能障碍具有明显的异质性。

表 6-1 创伤性休克心功能与血流动力学变化

指标	低血容量性休克	心源性休克	阻塞性休克	分布异常性休克	创伤性休克
心输出量	降低	降低	降低	升高或不变	升高、降低或不变
平均动脉压	降低	降低	降低	降低或不变	降低或不变
肺动脉压	降低	升高	升高	升高	升高或降低
肺动脉楔压	降低	升高	降低、升高或不变	降低或不变	不变或降低
外周血管阻力指数	升高	升高	升高	降低	降低或升高
暖休克/冷休克	冷休克	冷休克	冷休克	暖休克	冷/暖休克
脉压	降低	降低	降低	升高	升高

一、低血容量性休克

低血容量性休克(hypovolemic shock)是创伤患者最常见的休克类型,主要由失血引起。由于血容量和心脏前负荷的降低,导致心输出量降低。为了提高心输出量和组织血流灌注压,机体交感神经系统激活,引起代偿性心动过速和外周血管收缩、外周血管阻力指数(systemic vascular resistance index,SVRI)升高。

二、心源性休克

创伤患者发生严重的钝性心脏损伤或严重心律失常时可发生心源性休克(cardiogenic shock,CS)。此时,心脏泵血功能衰竭,心输出量显著下降导致平均动脉压降低,机体交感神经系统激活引起周围血管收缩、肢体湿冷和外周血管阻力(systemic vascular resistance,SVR)增加。由于静脉回流受阻,患者可表现出颈静脉怒张,下肢水肿和肺水肿引起的啰音。大约50%经救治恢复自主循环的心脏骤停患者会发生停搏后心肌功能障碍(post arrest myocardial dysfunction),临床表现为左心室收缩功能障碍、舒张功能障碍、心输出量降低以及低血压。

三、阻塞性休克

阻塞性休克(obstructive shock)由物理性障碍阻止血液流入或流出胸腔脉管系统引起,肺栓塞、张力性气胸和心包压塞往往是创伤患者发生阻塞性休克的主要原因。肺栓塞导致右心室衰竭和心输出量下降;张力性气胸和心包压塞导致左心室功能障碍和心输出量急剧降低。阻塞性休克心脏和血管功能变化与心源性休克十分类似,均表现为外周血管收缩,动脉压下降,体循环静脉压升高和心动过速,但一般没有肺部啰音。

四、分布异常性休克

分布异常性休克(maldistributive shock)指的是外周血管扩张、血管容量扩大引起血液分布异常和有效循环血量减少而发生的休克,又称为血管源性休克(vasogenic shock),包括脓毒症、过敏和神经源性休克。创伤患者往往因神经系统损伤和感染而发生神经源性休克和脓毒症性休克。患者总体上表现为极度外周血管扩张,血管通透性增加和外周血管阻力降低,组织血流低灌注和心输出量增加(通过增加心率或心搏出量)。

脓毒症休克早期,患者出现心输出量降低和全身外周阻力增加,充分液体复苏后,心输出量可增加,全身外周阻力降低,表现为暖休克。由于射血分数(ejection fraction,EF)受心脏负荷的影响,并不能准确反映心脏内在的收缩功能,脓毒症休克患者左、右心室 EF 可降低或正常。斑点跟踪和多普勒组织超声心动图检测显示,50% 的左心室 EF 正常的脓毒症患者可出现左心室整体纵向收缩应变降低,与患者预后不良密切相关。部分脓毒症心功能障碍的临床表现与 Takotsubo 综合征相似。组织多普勒成像测定二尖瓣环状舒张早期峰值速度(e' 波),可作为负荷非依赖的舒张功能检测指标。用脉冲波多普勒超声测定早期二尖瓣血流速度(E),计算 E/e' 比值,E/e' 比值与左心室舒张末期压密切相关,E/e' 比值升高表示左心室顺应性低。脓毒症休克患者早期可出现左心室舒张功能障碍,表现为 e' 波降低和 E/e' 比值升高。此外,脓毒症患者血浆 B 型钠尿肽(B-type natriuretic peptide,BNP)、cTnI 和心脏型脂肪酸结合蛋白水平升高。心电图检测显示,心动过速或心动过缓,ST 段改变,Q-T 间期延长或心房颤动。组织学检查证实脓毒症休克诱导的心肌病变属于炎症性心肌病,包括免疫细胞(特别是巨噬细胞和中性粒细胞)浸润,心内膜下出血,间质和细胞内水肿,内皮细胞水肿,微循环纤维蛋白沉积、肌原纤维溶解、心肌细胞坏死,间质纤维化以及心肌细胞胞质内脂质积聚。

五、神经源性休克

颈椎或第 6 胸椎以上的创伤导致重度脊髓损伤,引起创伤性神经源性休克,患者失去脊髓上交感神经控制,引起心脏收缩力降低、严重卧位和直立性低血压(orthostatic hypotension;也称体位性低血压),血压昼夜波动消失,心动过缓以及急性自主反射障碍。窦性心动过缓(心率<50 次/min)是该类患者最常见的心脏并发症。由于脊髓损伤后的自主神经不稳定,患者也可出现房室传导阻滞,房室分离、室上性心动过速、室性心动过速和原发性心脏停搏。而严重脑损伤,动脉瘤性蛛网膜下腔出血以及严重感情创伤导致神经源性休克,其心功能障碍可表现为神经源性心肌顿抑或应激性心肌病(stress-induced cardiomyopathy),如 Takotsubo 综合征(Takotsubo syndrome),又称之为心尖气球样综合征,壶腹型心肌病或心碎综合征(broken heart syndrome)。约 90% 的 Takotsubo 综合征患者为更年期女性,临床表现为心脏左心室或右心室心肌局部室壁一过性运动障碍,左心室造影显示左心室收缩末期形态类似日本的章鱼篓,呈气球样变化(图 6-1)。Takotsubo 综合征的临床症状酷似急性冠脉综合征,有典型的胸痛,甚至伴发心源性休克,但冠状动脉造影未发现明显异常。心电图检查可显示 ST 段抬高,ST 段压低,束支传导阻滞,T 波倒置和(或)Q-T 间期延长。实验室检查发现血清 B 型钠尿肽(BNP)或氨基末端 BNP 前体显著升高以及肌钙蛋白轻度升高。组织病理学检查显示局灶性心肌细胞溶解、肌纤维变性和不规则收缩带心肌细胞坏死。

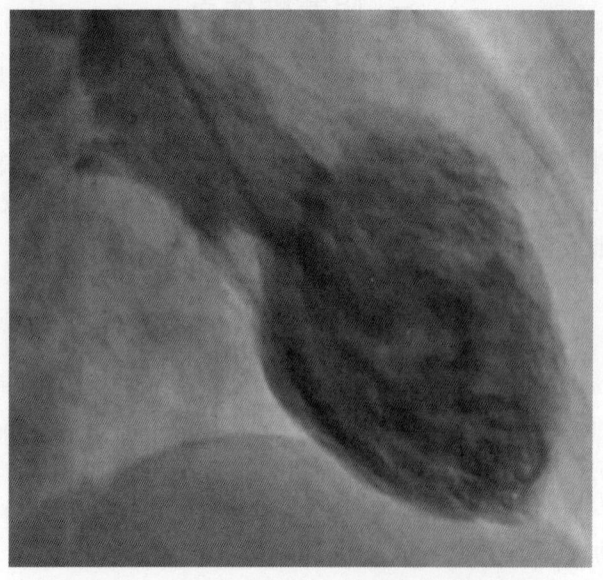

图 6-1　Takotsubo 综合征收缩期左心室造影

六、创伤后腹腔间室综合征

此外,创伤性休克患者,特别是严重腹部损伤的创伤患者易发生原发性创伤后腹腔间室综合征(postinjury abdominal compartment syndrome)。严重腹外出血需要大量输血的患者,骨盆骨折,胸部或心脏穿透性损伤或严重肢体创伤患者易发生继发性创伤后腹腔间室综合征。尽管其发生的原因不同,原发性和继发性腹腔间室综合征(abdominal compartment syndrome,ACS)对心功能的影响十分相似,表现为心脏前负荷下降、后负荷增加、心脏收缩功能障碍、心室顺应性下降和心室舒张末期容积减少,心输出量降低。

第二节 创伤性休克心功能障碍的发病机制

如上所述,不同原因引起的创伤性休克并发心功能障碍的临床表现和病理变化不同。同样,其心功能障碍的发生机制亦存在较大的差别。如创伤引起低血容量性休克、心源性休克和阻塞性休克,各自引起心功能障碍的发生机制明显不同。颈椎或第6胸椎以上的创伤导致重度脊髓损伤和神经源性休克,引起患者心功能障碍与其失去脊髓上交感神经控制和急性自主神经反射障碍有关。正常情况下,下丘脑的复杂神经回路接收来自不同大脑区域的传入信号,并进行整合,最终调节不同刺激引起的心血管反应。目前研究表明,至少有2个关键的下丘脑区域参与了心血管调控,即下丘脑背内侧核和室旁核。调节下丘脑背内侧交感神经的下行通路来源于延髓头端腹外侧和中缝苍白核的交感运动前神经元;脑室旁核交感运动前神经元,通过下行血管运动通路,直接投射到脊髓交感节前神经元。交感节前神经元位于交感神经节中,包括颈上神经节、颈中神经节、星状神经节和颅骨至横膈膜之间的胸椎旁神经节。交感神经节后神经元起源于交感神经节并终止于效应器官,如心脏和血管。心脏交感节前神经元从第1胸椎到第6胸椎离开脊髓与颈中神经节和星状神经节的心脏交感节后神经元形成突触。交感神经激活可引起多种心血管反应,包括心率增加和内脏血管收缩。副交感神经传入,起源于主动脉弓和颈动脉的压力感受器以及全身和肺血管、大静脉和心房的受体,通过迷走神经和舌咽神经向孤束核提供抑制性信号。来自迷走神经背侧运动核和延髓疑核的副交感传出神经,通过迷走神经和喉返神经到达心脏。副交感神经与位于心外膜和邻近窦房结或房室结的心壁内节后神经元形成突触。研究表明,过度刺激右迷走神经可导致心动过缓性心律失常,而左迷走神经的过度刺激容易引起房室传导阻滞。

当颈椎或第6胸椎以上的严重创伤引起重度脊髓损伤时,患者失去脊髓上交感神经控制,交感传出神经活动减少、动脉压力感受器的反射性血管收缩效应缺失,导致大量血液集聚在内脏和组织器官,引起回心血量减少;同时下肢肌肉促进静脉回流减少,降低的交感神经活性引起低钠血症和血容量降低。最终导致心脏收缩力降低、严重卧位和直立性低血压。由于交感神经活性降低,副交感神经活性正常或增强,患者发生窦性心动过缓(心率<50 次/min)。此外,脊髓损伤后自主神经不稳定也可导致房室传导阻滞,房室分离、室上性心动过速、室性心动过速,甚至原发性心脏停搏(图6-2)。严重颈部脊髓损伤导致胸部脊髓交感神经节前神经元(sympathetic preganglionic neurons,SPNs)失去延髓心血管中枢控制,但副交感神经系统完整。

对于创伤后腹腔间室综合征患者而言,心功能障碍的发生主要与急性腹腔内高压,横膈膜升高以及腹腔与下肢循环压迫引起静脉回流减少有关。横膈膜升高导致心脏的直接压迫和肺部压力增加,肺部压力增加引起右心室负荷、右心室做功以及心内膜缺血的风险增加。腹主动脉受压增加了左心室的后负荷,静脉回流减少降低了心脏的前负荷。最终引起心输出量减少和外周血管阻力代偿性增加。

尽管如此,近年来的研究表明,虽然不同的损伤机制导致创伤性休克患者发生心功能障碍的

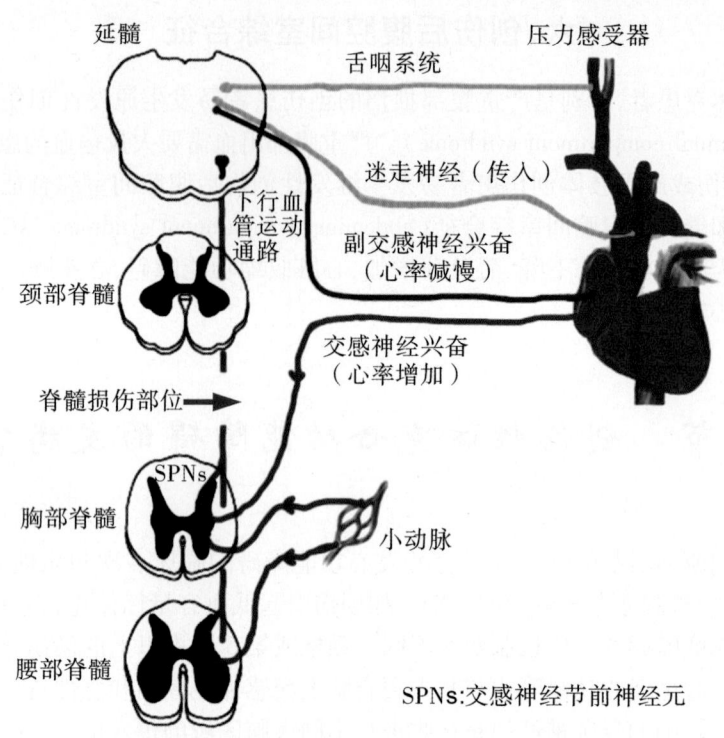

图6-2　中枢和自主神经调控心血管系统示意

SPNs:交感神经节前神经元

机制不同,但是严重创伤时机体细胞释放大量的损伤相关分子模式(damage associated molecular pattern,DAMP)可引起全身炎症反应综合征,这种强烈的炎症反应最终导致急性呼吸窘迫综合征、凝血功能障碍、脓毒症、神经内分泌紊乱和多器官功能障碍,甚至死亡。因此,创伤性休克诱发心功能障碍的发病机制存在如下一些共同的基本发病环节。

一、全身炎症反应综合征

炎症反应是机体修复、控制感染以维持机体正常功能的防御反应,通常属一种局限性的保护性反应,但是严重感染和创伤,特别是多发性创伤,往往导致过度而失控的炎症反应——全身炎症反应综合征(systemic inflammatory response syndrome,SIRS)。创伤性休克引起肠道细菌移位或合并其他部位感染时,感染的病原体释放病原体相关分子模式(pathogen associated molecular pattern,PAMP),如脂多糖(lipopolysaccharide,LPS)、脂磷壁酸(lipoteichoic acid)、肽聚糖、鞭毛蛋白、单链RNA(single-stranded RNA,ssRNA)及CpG［胞嘧啶(cytosine,C)、磷酸(phosphoric acid,p)、鸟嘌呤(guanine,G)］DNA等。严重创伤引起机体组织破坏释放大量的损伤相关的分子模式(DAMP),如组蛋白、线粒体DNA、核小体和高速泳动族蛋白B1(high mobility group protein Box 1,HMGB1)等。这些信号分子激活机体细胞(免疫细胞和内皮细胞等)的模式识别受体(pattern recognition receptor,PRR),如Toll样受体(Toll-like receptor,TLR)、细胞内的核苷酸结合寡聚化结构域(nucleotide-binding oligomerization domain,NOD)样受体［nucleotide-binding oligomerization domain(NOD)-like receptors,NLRs］、视黄酸(维甲酸)诱导基因蛋白Ⅰ(retinoic acid-induced gene proteinⅠ,RIG-Ⅰ)样受体(RIG-Ⅰ-like receptors)、晚期糖基化终末产物受体(receptor of advanced glycation end product,RAGE)以及C型凝集素受体(C-type lectin receptor,CLR)(表6-2),从而活化细胞内核因子κB(nuclear factor-κB,NF-κB)、干扰素调节因子(interferon regulatory factor,IRF)、丝裂原活化蛋白激酶(mitogen-activated protein kinase,MAPK;也称促分裂原活化的蛋白激酶)信号通路以及炎症小体等,最终产生大量的炎症细胞因子,如肿瘤坏死因子-α(TNF-α)、白细胞介素-1(IL-1)和白细胞介素-6(IL-6)等。这些细胞因子通过多种环节引起心功能不全。

表6-2 损伤相关分子模式与病原体相关分子模式及其模式识别受体

种类	来源	模式识别受体
DAMP		
S100 蛋白	体内	TLR2、TLR4、RAGE
组蛋白	体内细胞核	TLR2、TLR4、TLR9
高电泳迁移率族蛋白 B1（HMGB1）	体内细胞核	TLR2、TLR4、TLR9、RAGE
热休克蛋白	体内	TLR2、TLR4
线粒体 DNA	体内线粒体	TLR9、NLRP3
PAMP		
脂磷壁酸	革兰氏阳性细菌	TLR2
LPS	革兰氏阴性细菌	TLR4
CpG DNA	细菌、病毒	TLR9、NLRP3
肽聚糖（peptidoglycan）	细菌	TLR2、NOD1、NOD2、NLRP3
鞭毛蛋白（flagellin）	细菌	TLR5、NLRC4
单链 RNA	病毒	TLR3、TLR8、TLR9、NLRC5、NLRP3、NOD2

（一）肿瘤坏死因子-α

肿瘤坏死因子-α（tumor necrosis factor-α，TNF-α）在多器官功能障碍的发生发展过程中具有重要作用。研究表明，在脓毒症性休克导致心功能障碍过程中，TNF-α 处于细胞因子级联反应的上游位置，既受到 NF-κB 的调控，又可以激活 NF-κB，最终引起炎症瀑布反应、抑制心肌功能、导致心功能障碍。实验研究证实，给予 TNF-α 结合蛋白能够减轻内毒素血症诱导的小鼠心功能障碍。TNF-α 引起心肌损伤的主要机制包括：①TNF-α 和肿瘤坏死因子受体结合后，激活胱天蛋白酶（caspase）-8，进一步激活胱天蛋白酶-3，引起心肌细胞凋亡。②TNF-α 阻断钙离子通过 L 型钙通道内流和肌浆网中钙离子的释放，破坏了心肌细胞钙离子稳态，导致心肌细胞钙超载。③TNF-α 可以显著增加心脏细胞间黏附分子-1（intercellular adhesion molecule-1，ICAM-1）和血管细胞黏附分子-1（vascular cell adhesion molecule-1，VCAM-1）的表达，增强激活的淋巴细胞和中性粒细胞对心肌细胞的黏附作用，引起心肌损伤。④TNF-α 促进诱导型一氧化氮合酶（inducible nitric oxide synthase，iNOS）的生成，增加一氧化氮（nitric oxide，NO）的产生，抑制心肌功能。⑤激活蛋白水解酶降解包括肌钙蛋白在内的收缩蛋白，破坏心肌兴奋收缩偶联。

（二）白细胞介素-1β

实验研究显示，体内给予白细胞介素-1β（interleukin-1β，IL-1β）能复制感染性/脓毒症休克的血流动力学变化。IL-1β 对心肌有直接的负性肌力作用，能引起左心室扩张。IL-1β 还可以抑制极低密度脂蛋白受体的表达，由此影响心脏的脂质和能量代谢，进而损伤心肌收缩与舒张功能。此外，近年来有研究发现，IL-1β 能够抑制胰岛素样生长因子-1（insulin-like growth factor-1，IGF-1）的产生，从而减弱 IGF-1 对心脏的保护作用；而且，TNF-α 能促进 IL-1β 对心肌的损伤作用。

（三）γ 干扰素

γ 干扰素（interferon-γ，IFN-γ）是 T 辅助淋巴细胞产生的重要细胞因子，能诱导巨噬细胞释放 TNF-α 和 IL-2，引起心肌损伤。IFN-γ 不仅能诱导诱导型一氧化氮合酶的生成、促进 NO 的产生，而且促进心肌过氧化物的产生，由此引起心功能障碍。在生理状态下，NO 介导正常生理信号的转导，调节心脏的收缩以及细胞的能量代谢，促进心室充盈和心内膜下血供，对心血管系统有保护作用。但是创伤性休克时，NO 产生过多会引起低血压、低外周阻力和血管低反应性。在多种动物创伤模型上,抑制 NO 产生可迅速逆转低血压状态。NO 是由一氧化氮合酶(nitric oxide synthase, NOS)催化精氨酸生成。NOS 有 3 种亚型,即神经型一氧化氮合酶(neuronal nitric oxide synthase, nNOS)、诱导型一氧化氮合酶(iNOS)和内皮型一氧化氮合酶(endothelial nitric oxide synthase, eNOS)。其中,nNOS 和 eNOS 又被称为结构型一氧化氮合酶(constitutive nitric oxide synthase, cNOS;也称原生型一氧化氮合酶)。在病理情况下,诱导型一氧化氮合酶活性增强,造成 NO 大量产生,从而引起心肌损伤,其机制包括:①NO 激活可溶性鸟苷酸环化酶,产生环鸟苷酸(cyclic guanosine monophosphate,cGMP),使钙离子滞留于肌浆网,细胞质钙离子减少,心肌收缩力减弱。cGMP 还能活化蛋白激酶 G(protein kinase G,PKG),后者不仅使 L 型钙离子通道的 Ca^{2+} 内流减少,还能使心肌肌丝对于钙离子的敏感性下降,从而加重心肌收缩功能障碍。②NO 通过激活 P38-MAPK 通路,引起 TNF-α 释放增多,导致心功能受到抑制。③NO 与氧自由基(oxygen free radical, OFR)作用后产生高浓度的过氧化亚硝酸盐,后者有强烈的细胞毒性作用,可导致蛋白质结构的破坏,细胞膜的损伤和心脏收缩功能的抑制。研究发现,阻止过氧化亚硝酸盐的蓄积,能显著抑制内毒素诱导的心功能障碍。④NO 能抑制线粒体呼吸相关酶,造成心肌的 ATP 生成减少。⑤NO 能使心肌 β 肾上腺素受体的反应性降低,使心肌收缩力减弱。⑥大量的 NO 可氧化 DNA,引起 DNA 链断裂,从而导致细胞凋亡。

此外,其他细胞因子,如 IL-2、IL-6、IL-12、IL-18 和巨噬细胞迁移抑制因子等,在创伤性休克心功能障碍的发生发展过程中也发挥重要作用。IL-12 能诱导 IFN-γ 的产生,IL-18 促使 TNF-α 和 IL-1β 的释放,巨噬细胞迁移抑制因子作为心脏衍生的心肌抑制因子,直接参与了内毒素诱导的心功能障碍。

二、交感神经过度兴奋

大量研究表明,严重创伤和炎症反应可过度激活交感神经系统,导致儿茶酚胺大量释放。研究显示,血浆儿茶酚胺的水平与严重脑创伤心功能障碍的严重程度无关,提示这种心功能障碍的发生可能主要与心脏局部儿茶酚胺的过度释放有关。业已证明,心脏局部儿茶酚胺水平过度升高,可引起心肌 $β_1$ 肾上腺素受体介导的钙通道长时程开放,导致环磷酸腺苷(cyclic adenosine monophosphate,cAMP)依赖性心肌细胞钙超载和心肌 ATP 的耗竭。同时,高浓度儿茶酚胺诱导冠状动脉远端血管痉挛,引起微循环障碍,造成相应区域心肌缺血以及再灌注损伤。这些变化最终引起心肌顿抑、收缩带心肌细胞坏死、心肌局部运动障碍和 Takotsubo 综合征。心肌顿抑时,心肌未发生坏死,但出现功能障碍,这种心肌功能障碍需要数天乃至数周才能恢复,可能与心肌细胞内钙超载密切相关。另有研究认为,急性儿茶酚胺释放诱发心肌顿抑,可能与短时间释放大量儿茶酚胺导致心肌细胞 $β_2$ 肾上腺素受体通路由兴奋性 Gs 偶联通路转为抑制性 Gi 偶联通路相关。此外,心脏局部儿茶酚胺过度刺激心肌细胞,会降低心肌对儿茶酚胺的敏感性。高水平儿茶酚胺激活心肌细胞上的 $β_1$ 肾上腺素受体使蛋白激酶 A(protein kinase A,PKA)过度活化,活化的 PKA 使心肌肌钙蛋白 I(cardiac troponin I,cTnI) 23 和 24 位丝氨酸磷酸化,cTnI 的磷酸化水平升高减弱了 cTnI 与肌钙蛋白 C(cTnC)的结合,降低了心肌与钙离子的亲和力和心肌的收缩力。儿茶酚胺激活心肌细胞膜上的磷脂酶 C(phospholipase C,PLC),PLC 分解细胞膜上的磷脂酰肌醇二磷酸,生成肌醇三磷酸(inositol triphosphate,IP3)和甘油二酯(diacylglycerol,DAG;又称二酰甘油),IP3 可促使胞外钙离子内流及肌浆网钙离子释放,DAG 与钙离子一起大量激活蛋白激酶 C(protein kinase C, PKC),PKC 也可以引起 cTnI 的磷酸化,使 cTnC 与 cTnI、肌钙蛋白 T(cTnT)之间的紧密结合松弛,导致肌球蛋白(myosin)与肌动蛋白(actin)解离,进而减弱心肌的收缩力。新近的研究表明,$α_{2A}$ 肾上腺素受体(α-adrenergic receptor,$α_{2A}$-AR)激活可能参与了脓毒症诱导的心功能障碍。阻断 $α_{2A}$ 肾上腺素受体可以降低脓毒症诱导的炎症细胞因子与黏附分子 VCAM-1 的表达,抑制心肌细胞凋亡,减轻脓毒症诱导的心功能障碍(图 6-3)。

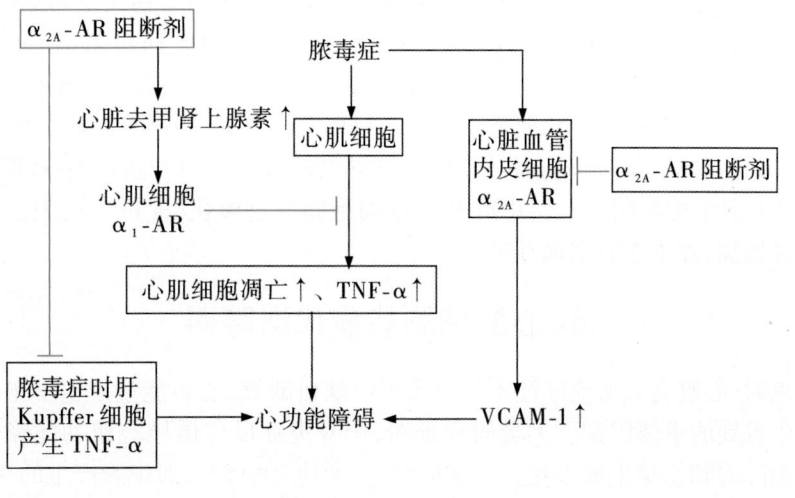

↓：刺激 ——：抑制 ↑：增加

图6-3 阻断 α_{2A} 肾上腺素受体（α_{2A}-AR）减轻脓毒症心功能障碍的作用环节

三、弥散性血管内凝血

多发性创伤引起创伤性休克时，广泛的组织损伤、组织血流灌注不足以及失调的全身炎症反应，进一步激活中心粒细胞和内皮细胞，诱发弥散性血管内凝血（disseminated intravascular coagulation，DIC），患者出现消耗性凝血病，表现为微血管内皮损伤，广发分布的微血栓和弥散性渗出性出血。大量的微血栓引起心脏微循环障碍和心肌缺血，诱发心功能障碍（图6-4）。

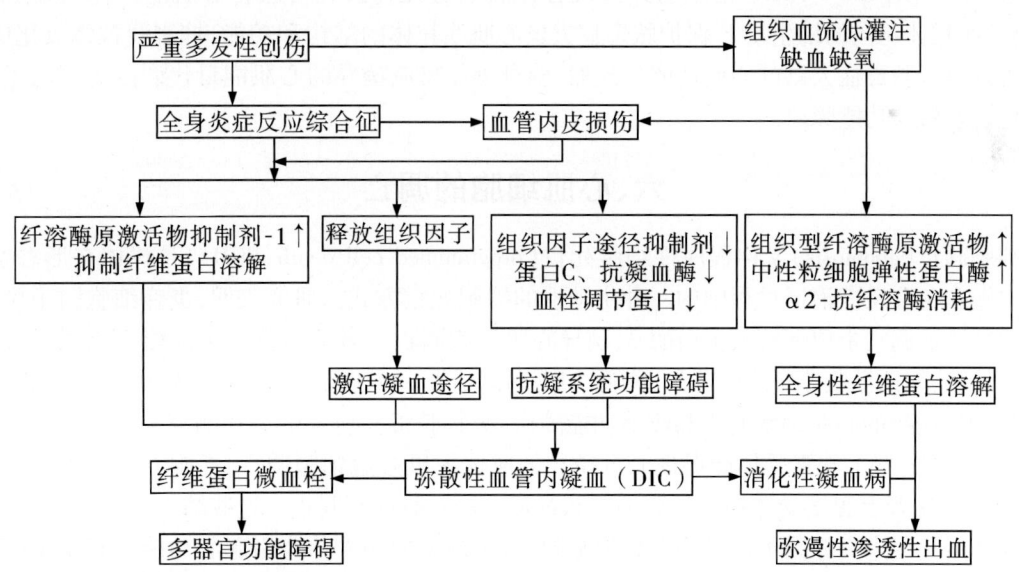

图6-4 创伤性休克引起弥散性血管内凝血和多器官功能障碍的机制

四、氧化应激

在创伤性休克时，心肌细胞以及浸润于心肌组织中的中性粒细胞产生大量的活性氧（reactive oxygen species，ROS），通过多种途径引起心功能障碍：①破坏细胞的核酸、脂质和蛋白，使细胞膜的性质发生改变，直接损伤血管和心肌细胞。②ROS通过诱导肌钙蛋白T的磷酸化以及肌钙蛋白I

对钙离子的敏感性下降,抑制心脏的收缩功能。③ROS 降低肌浆网对钙离子的摄取,增加Na^+/Ca^{2+}交换介导的钙离子内流,导致钙超载,引起心肌细胞损伤。④ROS 通过激活心肌细胞 MAPK 和 NF-κB,促进 LPS 引起的 TNF-α 等炎症因子产生,抑制心脏的收缩功能。⑤ROS 抑制线粒体电子传递链的蛋白复合物,引起线粒体功能障碍,导致 ATP 生成减少。⑥ROS 通过诱导凋亡信号调节激酶-1(apoptosis signal-regulating kinase 1,ASK-1)的磷酸化,激活凋亡蛋白酶-3(即胱天蛋白酶-3,caspase-3),促进心肌细胞的凋亡。⑦ROS 使内皮细胞脂质过氧化,促进白细胞及血小板的黏附、毛细血管渗透性增加,加重心肌微循环障碍。

五、心肌细胞能量代谢障碍

创伤性休克时,心脏有效血流灌注不足导致组织缺血缺氧,心肌能量产生不足,是引起和促进心功能障碍发生发展的重要因素。大量研究证明,全身炎症反应诱导心肌功能障碍时,心肌细胞存在明显的代谢障碍和能量生成不足。正常情况下,大约70%的心肌细胞产生的 ATP 来自脂肪酸的氧化,剩余的 ATP 来自葡萄糖的氧化、乳酸和酮体的分解代谢。脓毒症时,炎症细胞因子,如 IL-1β,可以下调心肌极低密度脂蛋白受体的表达。极低密度脂蛋白受体和脂肪酸转运蛋白 CD36 的表达降低抑制了心肌细胞对脂质的摄取。重要的是,TLR 介导的炎症信号对心脏能量代谢进行重编程,导致脂肪酸结合蛋白、酰基辅酶 A 合成酶和脂肪酸氧化相关转录因子——过氧化物酶体增殖物激活受体(peroxisome proliferator activated receptors,PPAR)与 PPARγ 共激活因子-1 的表达降低,严重影响心肌细胞脂肪酸的氧化。激活心肌 PPARγ 可增加心肌脂肪酸氧化、提高心肌 ATP 水平,减轻脓毒症诱导的心功能障碍。此外,脓毒症过程中,心肌烟酰胺二核苷细胞色素 c 还原酶(cytochrome c reductase)、琥珀酸细胞色素 c 还原酶和细胞色素 c 氧化酶(cytochrome c oxidase,COX)的活性被显著抑制,线粒体复合物Ⅱ和复合物Ⅳ也显著下调。这些结果说明,线粒体功能障碍导致 ATP 生成减少可能参与了全身炎症反应诱导的心功能障碍。药理学实验进一步证实,利用环孢素 A(cyclosporin A,CsA)衍生物抑制线粒体膜通透性转换孔可改善心肌能量代谢和功能障碍;给予线粒体靶向的维生素 E 保护脓毒症大鼠心肌线粒体的结构和功能,抑制线粒体氧化应激,同样可以改善脓毒症大鼠的心肌功能。显然,全身炎症反应诱导的心肌能量代谢障碍参与了创伤性休克诱发的心功能障碍。

六、心肌细胞的凋亡

细胞凋亡(apoptosis)又称程序性细胞死亡(programmed cell death,PCD),是机体在形态发生、组织重塑和免疫反应消退过程中的一种主动性的细胞死亡方式。研究表明,炎症细胞因子可通过多种途径激活凋亡蛋白酶胱天蛋白酶-3,诱导心肌细胞凋亡。激活的胱天蛋白酶-3 除诱导心肌细胞凋亡外,还能诱导肌原纤维的降解、降低 APT 酶的活性。实验证明,广谱胱天蛋白酶抑制剂能显著阻断 LPS 诱导的心肌细胞凋亡和收缩功能障碍,减轻脓毒症诱导的心功能障碍。新近的研究发现,激活心肌 β1 肾上腺素受体能促进 LPS 诱导的成体大鼠心肌细胞凋亡,耗竭心脏去甲肾上腺素或阻断心肌 β1 肾上腺素受体均能显著抑制脓毒症大鼠心肌细胞凋亡。这些结果说明,心肌 β1 肾上腺素受体活化促进炎症因子诱导的心肌细胞凋亡,可能是创伤性休克引起心功能障碍发生的机制之一。

综上所述,作为共同的基本发病学环节,全身炎症反应、交感神经过度激活、DIC、氧化应激、心肌能量代谢障碍和心肌细胞凋亡在创伤性休克心功能障碍的发生发展过程中发挥重要作用。然而,不同原因引起的创伤性休克诱发心功能障碍的关键启动环节可能不同。如创伤性颅脑损伤(traumatic brain injury,TBI)是引起创伤性休克的主要原因之一,多由交通事故、高空坠落、运动冲撞或战争伤害所致。在美国每年大约170万人遭受 TBI,其中5.2万人死亡,2.4万人终身残疾,在欧洲每年每10万人中大约有262人遭受 TBI。创伤性颅脑损伤常引起心功能障碍,主要表现为神经源性心肌顿抑和 Takotsubo 综合征,其关键的发病环节是交感神经过度激活导致心脏局部儿茶酚胺增多(图6-5)。对于严重多发性创伤诱发脓毒症休克,其心功能障碍发病的关键启动环节主要是全身炎症反应综合征(图6-6)。

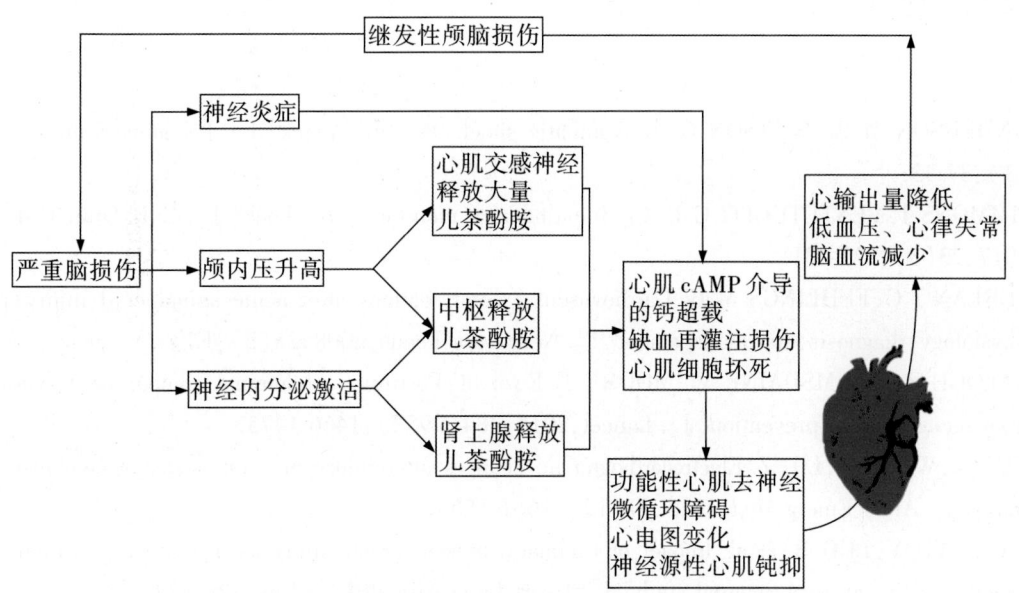

图6-5 严重颅脑损伤诱发心功能障碍的发生机制

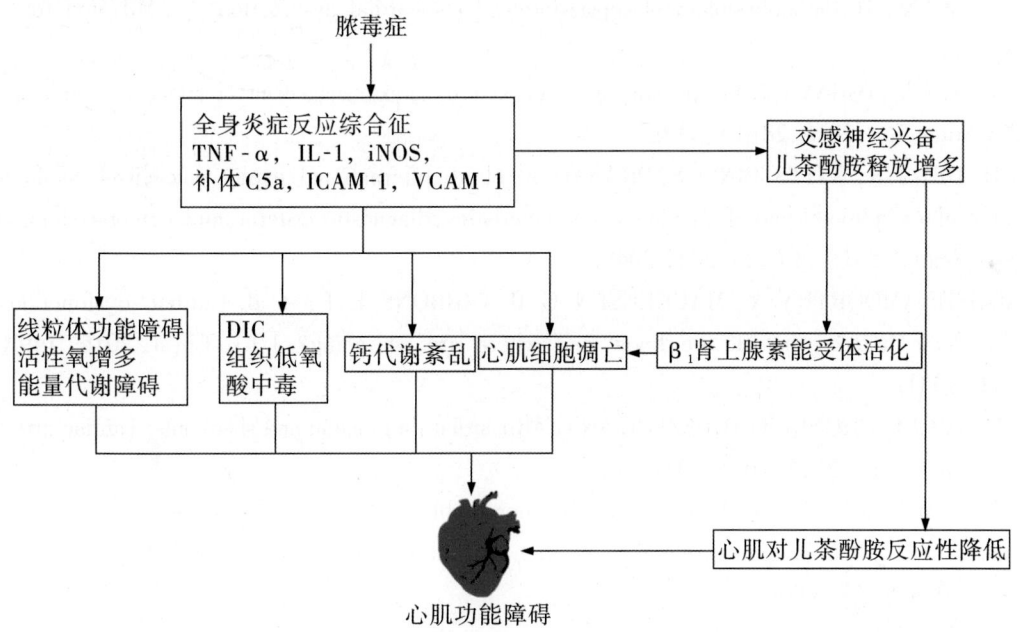

图6-6 脓毒症心功能障碍的发病机制

显然,创伤性休克心功能障碍的发病机制十分复杂。尽管人们认识到创伤性休克心功能障碍是急危重病患者死亡的主要原因之一,但其发病机制并没有被充分阐明,致使临床上缺乏特异性有效的治疗措施。因此,进一步加强创伤性休克心功能障碍的发病机制和转化医学研究,仍是未来重症医学领域的重要课题。

参考文献

[1]ANDERSON M W,WATSON G A. Traumatic shock:the fifth shock[J]. J Trauma Nurs,2013,20(1):37-43.

[2]SIMMONS J,VENTETUOLO C E. Cardiopulmonary monitoring of shock[J]. Curr Opin Crit Care,2017,23(3):223-231.

[3]FURLAN J C,FEHLINGS M G. Cardiovascular complications after acute spinal cord injury:pathophysiology,diagnosis,and management[J]. Neurosurg Focus,2008,25(5):E13.

[4]BALOGH Z J,LUMSDAINE W,MOORE E E,et al. Postinjury abdominal compartment syndrome:from recognition to prevention[J]. Lancet,2014,384(9952):1466-1475.

[5]GUO X,WANG D,LIU Z. Electrocardiographic changes after injury in a rat model of combined crush injury[J]. Am J Emerg Med,2013,31(12):1661-1665.

[6]LIU S,YU Y,LUO B,et al. Impact of traumatic muscle crush injury as a cause of cardiomyocyte-specific injury:an experimental study[J]. Heart Lung Circ,2013,22(4):284-290.

[7]GANDO S,OTOMO Y. Local hemostasis,immunothrombosis,and systemic disseminated intravascular coagulation in trauma and traumatic shock[J]. Crit Care,2015,19(1):72.

[8]LV X,WANG H. Pathophysiology of sepsis-induced myocardial dysfunction[J]. Mil Med Res,2016(3):30.

[9]Y-HASSAN S,TORNVALL P. Epidemiology,pathogenesis,and management of takotsubo syndrome[J]. Clin Auton Res,2018,28(1):53-65.

[10]GHADRI J R,WITTSTEIN I S,PRASAD A,et al. International expert consensus document on takotsubo syndrome(part Ⅰ):clinical characteristics,diagnostic criteria,and pathophysiology[J]. Eur Heart J,2018,39(22):2032-2046.

[11]KRISHNAMOORTHY V,MACKENSEN G B,GIBBONS E F,et al. Cardiac dysfunction after neurologic injury:what do we know and where are we going? [J]. Chest,2016,149(5):1325-1331.

[12]ENTZER J C,CHONDE M D,DEZFULIAN C. Myocardial dysfunction and shock after cardiac arrest[J]. Biomed Res Int,2015(2015):314796.

[13]YU X,WANG Y,YANG D,et al. α_{2A}-adrenergic blockade attenuates septic cardiomyopathy by increasing cardiac norepinephrine concentration and inhibiting cardiac endothelial activation[J]. Sci Rep,2018,8(1):5478.

[14]WANG Y,WANG Y,YANG D,et al. β_1-adrenoceptor stimulation promotes LPS-induced cardiomyocyte apoptosis through activating PKA and enhancing CaMKⅡ and IκBα phosphorylation[J]. Crit Care,2015,19(1):76.

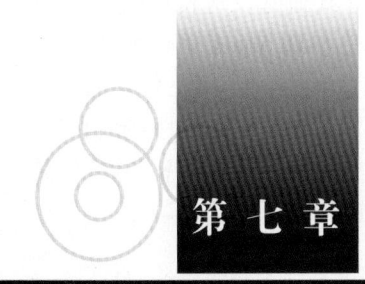

第七章 创伤性休克血管功能障碍与调控

段晨阳 李 涛

休克是临床常见危重症,占战创伤早期死亡的50%左右。严重创伤性休克会引起机体物质代谢紊乱、能量代谢障碍以及全身炎症反应所致的血管功能障碍。主要表现为创伤性休克后血管舒缩功能障碍(血管低反应性)以及创伤性休克后血管屏障功能障碍(血管渗漏)两个关键病理过程。

第一节 创伤性休克后血管舒缩功能障碍 (血管低反应性)与调控

休克后血管舒缩功能障碍,即血管低反应性,是指在严重创伤性休克后血管组织对血管活性药物反应性降低或不反应。血管低反应性的发生严重影响创伤性休克后血管活性药物的治疗效果,引起组织血流灌注不足、难治性休克、多器官功能障碍甚至死亡。近年来对于创伤性休克血管低反应性发生的问题日益受到重视,本章节对创伤性休克血管低反应性发生特点及规律、调控机制以及诱发因素等进行全面的阐述。

一、血管低反应性发生特点及规律

(一)创伤性休克后血管低反应性发生存在双向性变化

1. 特点及变化规律 近年研究发现,创伤性休克后血管反应性发生存在双向变化规律(即先增高后减低),并且在不同休克类型中血管反应性时间变化规律和严重程度存在一定差异。在失血性休克后10~30 min血管反应性会明显升高,2 h后血管反应性明显减低。脓毒症休克同样会引起血管低反应性,但发生较晚,程度较重。在脓毒症休克后10~60 min血管反应性明显升高,2 h后血管反应性迅速下降并且比失血性休克血管低反应性更严重,在脓毒症休克4 h后血管反应性仅为生理情况下的20%,这可能与脓毒症休克晚期同时合并有炎症反应有关。

2. 相关调控机制 对于休克血管反应性的双向变化机制,目前研究显示 RhoA/Rac[Rho鸟苷三磷酸(guanosine triphosphate,GTP)酶]动态平衡和血管生成素-1(angiopoietin-1,Ang-1;又称血管生长素-1)和血管生成素-2(angiopoietin-2,Ang-2)动态平衡调控在整个变化过程中发挥了重要作用。研究显示,在休克早期,RhoA活性明显增加而Rac1活性明显减低,在休克晚期这一趋势刚好相反。作为小G蛋白家族的重要成员,RhoA/Rac对于血管反应性的调节主要通过下游信号分子Rho激酶(Rho kinase)和P21活化激酶(P21-activated kinase,PAK)共同发挥作用。在休克早期,RhoA通过激活Rho激酶、抑制肌球蛋白轻链磷酸酶(myosin light chain phosphatase,MLCP)、促进肌球蛋白轻链20(20 kDa myosin light chain,MLC20)磷酸化导致血管反应性短暂升高,而在休克晚期,Rac的高表达会通过PAK通路引起肌球蛋白轻链激酶(myosin light chain kinase,MLCK)被抑制从而阻碍了肌球蛋白轻链(myosin light chain,MLC)20 磷酸化过程导致血管反应性减低(图 7-1)。Ang-1 和 Ang-2 是促进血管生成和修复的重要因子。研究显示在休克早期 Ang-1 表达增高,而在休克晚期 Ang-2 则发挥主要作用。Ang-1 和 Ang-2 在血管反应性双向变化中的作用主要是通过调节内皮细胞选择性受体酪氨酸激酶 Tie2 来实现的。Ang-1 通过激活 Tie2-Akt-eNOS 通路限制一氧化氮(NO)的释放,从而保护血管内皮、提高血管反应性。而 Ang-2 主要通过 Tie2-ERK-iNOS 通路参与休克晚期血管反应性减低的发生,导致大量 NO 的释放,损伤了血管内皮(图 7-1)。

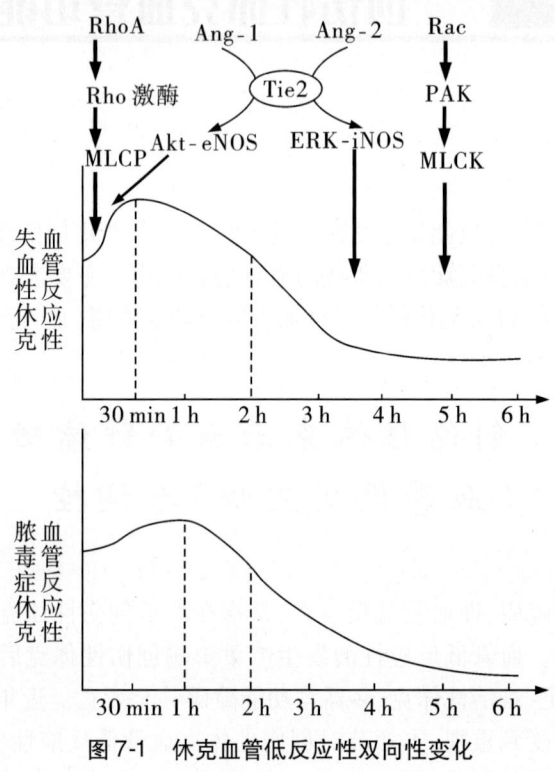

图 7-1 休克血管低反应性双向性变化

(二)创伤性休克后血管低反应性发生存在器官差异

1.不同部位血管反应性特点 研究发现休克后不同器官部位的血管组织反应性变化并不完全相同,尤其在下降速度和程度方面具有明显差异。通过对失血性休克后不同时相点、不同部位血管(包括肠系膜上动脉、左肾动脉、左股动脉、腹主动脉、大脑中动脉)的中心动脉压和血流量进行检测,发现 5 个部位血管对血管活性药物刺激后血管反应性变化存在明显差异。结果显示:肠系膜上动脉、肾动脉和股动脉的血管反应性在休克早期略有升高随后逐渐降低,最终血管反应性分别减少 44.69%、52.74% 和 64.51%;而腹主动脉的血管反应性则从休克开始后就逐渐减低,最终减少 36.06%;大脑中动脉的血管反应性损伤程度最轻,休克后血管反应性仅减低 18.45%。上述对休克后不同部位血管组织反应性数据表明失血性休克后肠系膜上动脉、肾动脉、股动脉血管反应性减低速度更快、程度更重,提示休克后肠系膜上动脉、肾动脉、股动脉对于出血损伤更敏感。

2.相关调控机制 这一"休克血管反应性变化存在器官差异"的现象可能与失血性休克后血液和组织血流灌注重分布有关,在血流动力学中又被称为"血管瀑布现象"。研究发现当血管收缩压降低到 50 mmHg 以下时,大脑 Willis 动脉环的血流自动调节能力才会逐渐减弱,但此时肾小球滤过压已经接近于零点,尿液形成完全终止,提示休克后血管反应性的脉管差异与血液和组织血流灌注重分布密切相关。此外,研究发现休克后血管反应性的脉管差异也可能与休克后不同部位血管中的细胞因子和炎症介质表达差异有关。研究显示休克后肠黏膜和肾组织中的细胞因子和炎症介质[IL-1β、TNF-α、内皮素-1(endothelin-1,ET-1)等]的表达量显著高于脑组织和肝组织。而这些炎症因子已被证实是血管低反应性的重要诱发因素之一。

（三）创伤性休克后血管低反应性发生存在性别和年龄差异

1. **性别和年龄差异特点**　临床数据表明，在创伤性休克后女性对于缺血的耐受力要比男性强，这一现象在脓毒症和败血症患者群体中同样存在。在 50 岁以下创伤患者中男性患者死亡率是女性的 2～3 倍，而在 50 岁以上创伤人群中，这种差异就没有那么明显了。基础研究显示，在生理情况下，小于 7 周龄大鼠的血管反应性会随着年龄的增长而逐渐增加，而大于 7 周龄大鼠的血管反应性会随着年龄的增加而逐渐减少；同周龄大鼠间比较，雌性大鼠血管反应性大于雄性大鼠血管反应性。而在失血性休克后，雌性大鼠的血管反应性减低程度弱于雄性大鼠。

2. **相关调控机制**　创伤性休克后血管低反应性的性别差异可能与性激素对创伤机体免疫应答作用有关。具体来说，在男性创伤性休克后体内雄激素会产生免疫抑制，而女性创伤性休克后体内雌激素则会表现出免疫保护作用。同时雌激素保护对于女性创伤患者脓毒症休克耐受力提高同样有促进作用。研究发现雌性大鼠血中雌激素水平与血管反应性变化呈明显正相关，并且对 8～24 周龄的创伤性休克大鼠外源性补充雌激素（17β-雌二醇）可以对血管反应性起到保护作用，而对 1.0～1.5 年的老年创伤性休克大鼠的血管低反应性则无改善效果。这可能与雌激素及其受体 [G 蛋白偶联受体 30（G protein-coupled receptor 30，GPCR30）] 对于 Rho 激酶和蛋白激酶 C（protein kinase C，PKC）通路的激活有关。

二、休克血管低反应性发生机制学说

（一）受体失敏学说

受体失敏学说最早是在 20 世纪 80 年代提出的有关血管低反应性机制的假说。对于血管低反应性受体失敏机制研究主要集中于脓毒症休克（septic shock）方面，在失血性休克方面研究较少。临床中经常出现在脓毒症休克晚期，血管活性药物作用减弱或失效的现象，这可能与脓毒症休克晚期肾上腺素受体失敏有关。脓毒症的发生发展伴随有大量儿茶酚胺释放以及持续 β 肾上腺素受体（β-adrenergic receptor，β-AR）的刺激，脓毒症休克作为脓毒症的严重阶段，细胞膜表面肾上腺素受体在其激动剂长时间作用下出现受体失敏，从而对外源性肾上腺素受体激动剂作用减弱或消失，最终导致脓毒症休克晚期血管反应性进行性减退甚至消失。反映在临床上表现就是机体对内源性和外源性肾上腺素受体激动剂反应明显减弱，需不断增加药物剂量以维持循环稳定。休克后引起的缺血缺氧、细胞因子和内源性阿片样肽（endogenous opioid peptide，EOP）的释放以及高浓度儿茶酚胺的刺激都会导致肾上腺素受体敏感性的降低，抑制肾上腺素受体的功能。主要表现为休克后肾上腺素受体（adrenergic receptor，AR）数量的下降、受体亲和力减低以及受体解偶联的发生。

1. **AR 数量下降**　前期基础研究显示大鼠脾、肝、心脏等器官脏器在创伤性休克后均存在不同程度的 α-AR、β-AR 数量减低的现象。AR 数量下降主要分为两个阶段：在休克早期细胞膜表面 AR 会发生内化导致表面受体数目的减少，而在休克晚期（3～5 h 后）由于内化受体的降解会导致总 AR 总表达的下降，进而引起受体失敏（图 7-2）。

2. **AR 亲和力减低和解偶联反应**　研究发现在创伤性休克后 AR 亲和力下降明显，这可能与休克早期 AR 磷酸化水平有关。同时 AR 亲和力下降会导致 AR 与腺苷酸环化酶（adenylate cyclase，AC/adenylyl cyclase，cAMPase）之间的耦合障碍，导致腺苷酸环化酶活性减低等。前期有研究观察高浓度内毒素对大鼠心脏肾上腺素能反应的影响，发现肾上腺素能反应的减低可能与 AC 活性被抑制有关，也侧面证实了休克后 AC 活性下调是引起休克后 AR 解偶联的重要原因（图 7-2）。

3. **受体失敏诱发因素**　研究显示许多因素会引起休克后 AR 数量下降，例如高浓度儿茶酚胺可以引起 AR 的内化。而休克后 TNF-α 和 IL-1β 等细胞因子的增高可以通过抑制 AR 的转录而下调 AR 的数量。此外，高浓度儿茶酚胺、EOP 和 TNF-α 等细胞因子不仅是受体数量下降的诱发因素，同样也会导致休克后 AR 亲和力的下降。而休克后 EOP 和 TNF-α 细胞因子上调会抑制 G 蛋白偶联进而引起 AR 解偶联反应（图 7-3）。

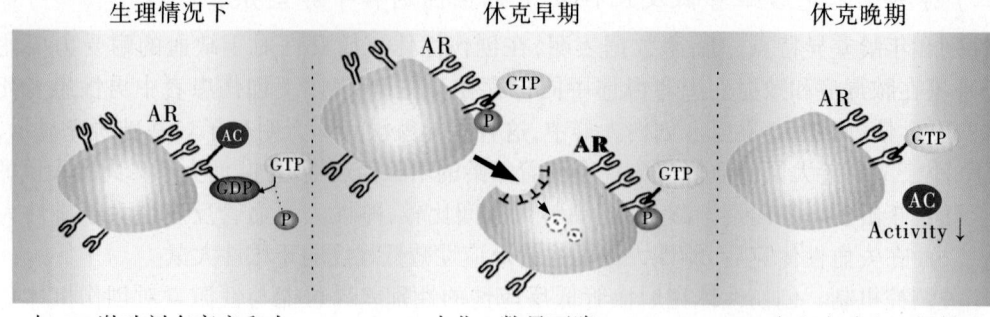

生理情况下	休克早期	休克晚期
与 AR 激动剂有高亲和力	AR 内化、数量下降	AR 亲和力减少、解偶联

图 7-2　休克血管低反应性受体失敏机制

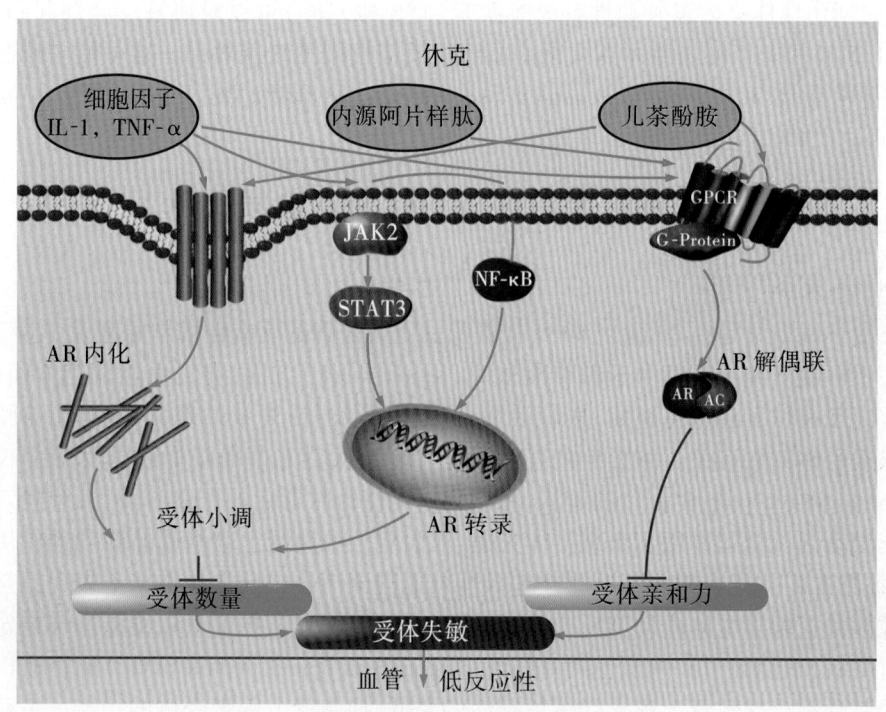

图 7-3　休克血管低反应性受体失敏诱发因素

（二）膜超极化学说

研究表明在失血性休克和烧伤性休克后血管平滑肌细胞会发生膜超极化,主要涉及两种钾离子通道——ATP 依赖性钾通道（ATP-sensitive potassium channel, K_{ATP}；又称 ATP 敏感性钾通道）和大电导钙依赖性钾通道（large-conductance calcium-dependent potassium channels, BK_{Ca}）。两条通路的作用对休克后血管低反应的发生都具有重要意义。

1. ATP 依赖性钾离通道（K_{ATP}）　K_{ATP} 广泛存在于各种组织和细胞中,是由内向整流钾通道（inwardly rectifying k channel, Kir）和磺酰化受体（sulfonylurea receptor, SUR）组成的异源四聚体（SUR/Kir6. x）,在如冠状动脉、肠系膜动脉等血管床基础张力维持中起重要作用。ATP 和 ADP 是通道的主要门控分子,ATP 是内源性抑制剂,ADP 是内源性激动剂,K_{ATP} 的活性状态主要取决于细胞内 ATP/ADP 浓度比例,K_{ATP} 活化后会导致胞膜超级化和细胞舒张。生理情况下血管平滑肌细胞质中存在大量的 ATP 足以完全关闭细胞膜上的 K_{ATP},而在休克后细胞氧化代谢紊乱、ATP 大量减少导致细胞膜上 K_{ATP} 大量开放,进而引起平滑肌细胞的膜超极化。膜超极化的发生会导致依赖性钙通道的关闭、减少钙离子的内流,最终导致血管低反应性的发生。

2.大电导钙依赖性钾通道(BK$_{Ca}$) 虽然K$_{ATP}$对休克后血管低反应性具有重要意义,但其在细胞膜表面分布较少(约1个通道/10 μm²)。而依赖于电压变化和Ca²⁺激活的BK$_{Ca}$不仅广泛分布在血管平滑肌细胞膜表面(1~4个通道/μm²),而且在调节血管反应性中同样具有重要作用。BK$_{Ca}$由α亚基和辅酶β亚基组成,对胞内钙离子浓度和膜电压变化比较敏感,胞内钙释放后会导致BK$_{Ca}$活化,导致细胞膜超极化和电压门控钙通道(voltage-gated calcium channel,VGCC;又称电压依赖性钙通道、电压敏感性钙通道)关闭,对钙内流和细胞收缩起负性调节作用。有研究发现单个钙火花(Ca²⁺ spark)就可以诱导其周围的BK$_{Ca}$开放,引起K⁺外流,形成自发的瞬态外向电流(spontaneous transient outward current,STOC),这个过程同样会引起膜超极化。过度开放的BK$_{Ca}$会导致Ca²⁺内流减少,最终使血管处于低反应的状态。

3.膜超极化诱发因素

(1)K$_{ATP}$过度开放诱发因素:研究显示导致K$_{ATP}$过度开放的诱因很多,包括酸中毒、NO释放、PKC通路调节等。

1)酸中毒:休克缺血缺氧引起的细胞内酸中毒会显著降低平滑肌细胞内ATP对K$_{ATP}$开放的拮抗作用。研究显示在ATP缺乏的情况下细胞内pH的减低会降低单通道的电导,通道开放时间和时间常数仅略有增加;而在ATP存在的情况下细胞内pH值下调则会显著增加单通道的电导和通道开放概率,提示休克后细胞内酸中毒会在ATP存在的情况下大量激活K$_{ATP}$的开放。这可能是休克酸中毒引起血管低反应性的机制之一。但是研究发现通过NaHCO₃治疗后,胞内pH并无明显变化,同时血管反应性的恢复情况也仅部分恢复,提示细胞内酸中毒并不是休克后血管低反应性的唯一诱因(图7-4)。

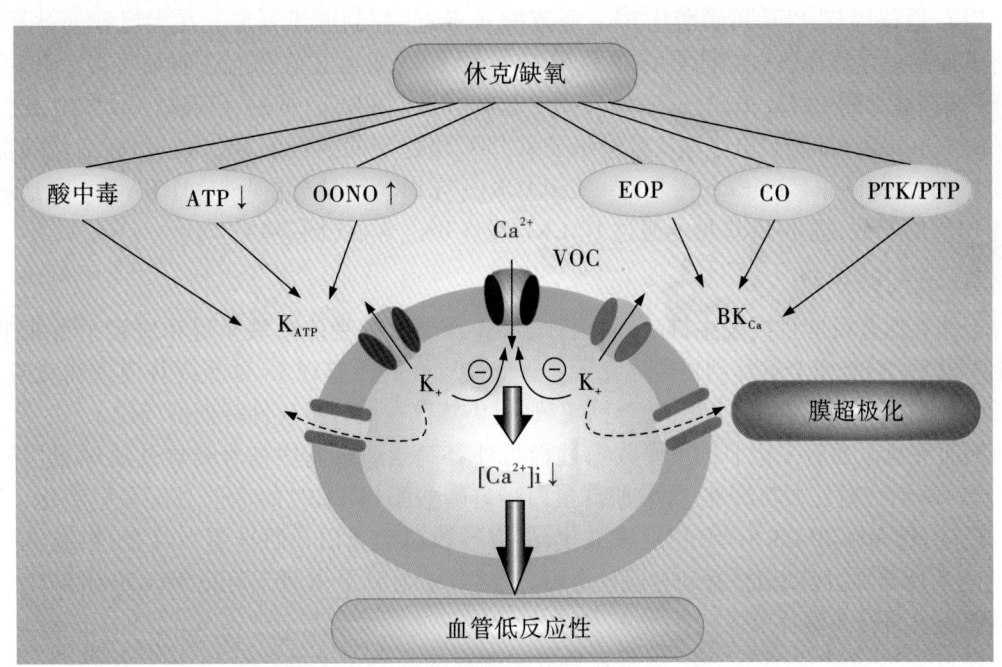

图7-4 休克血管低反应性膜超极化机制

2)NO释放:NO具有很强的扩张血管的功能,在生理情况下血管内皮细胞中内皮型一氧化氮合酶(eNOS)可以催化NO的连续释放,对血压维持以及血流调节具有重要意义。在失血性休克早期NO释放轻度增加可以引起血管反应性的略微增高,但在休克晚期NO释放明显增加,生成大量ONOO—,导致K$_{ATP}$的过度开放,诱导平滑肌细胞的膜超极化,最终导致血管反应性的降低。

3)PKC通路调节:在兔冠状动脉和肺动脉,内皮素(endothelin,ET)-1可以浓度依赖的方式抑

制 K_{ATP}，这种抑制可被 PKC 抑制剂星形孢菌素（staurosporine，STS）抑制，PKC 激动剂佛波醇 12,13-二丁酸酯（phorbol 12,13-dibutyrate，PDBu）和 1-油酰基-2-乙酰基甘油（1-oleoyl-2-acetylsnglycerol，OAG）可以剂量依赖的方式降低 K_{ATP} 电流。在大鼠肠系膜动脉平滑肌，血管紧张素Ⅱ（angiotensin Ⅱ，AngⅡ）可抑制 K_{ATP}，PKCε 特异性抑制肽可抑制 AngⅡ 的作用，而 PKC 抑制剂 Gö6976 不能抑制，提示 AngⅡ 通过 PKCε 活化 K_{ATP}。

（2）BK_{Ca} 过度开放诱发因素：与导致 K_{ATP} 开放的诱因类似，NO 的大量释放和内源性阿片样肽（EOP）等多种因素以及 PKC 通路的调节均可引起休克后 BK_{Ca} 的过度开放。

1）一氧化氮（NO）和内皮素（ET）：研究显示 NO 主要是通过 BK_{Ca} α 亚基的酪氨酸磷酸化来调节休克后 BK_{Ca} 开放的，这一过程主要与蛋白酪氨酸激酶（protein tyrosine kinase，PTK）和蛋白酪氨酸磷酸酶（protein tyrosine phosphatase，PTP）信号调控有关。此外，内皮素作为一种具有血管收缩功能的肽，可通过 cAMP-PKA 通路引起 BK_{Ca} 的开放，最终导致血管低反应性的发生。

2）一氧化碳（CO）：前期研究发现 CO 同样能够增加 BK_{Ca} 的开放概率和电流幅度。CO 通过激活 BK_{Ca} 的 α 亚基/β 亚基钙敏感性可以直接引起 BK_{Ca} 的开放而不需要通过环鸟苷酸（cyclic guanosine monophosphate，cGMP）/环腺苷酸（cyclic adenylic acid，cAMP）等信号调节。此外，有证据表明 CO 还可以通过结合血红素而减轻血红素对 BK_{Ca} 的抑制作用，最终引起 BK_{Ca} 开放增多（图 7-4）。

3）内源性阿片样肽（EOP）：创伤失血性休克后内源性阿片样肽浓度升高。而纳洛酮作为是一种非选择性阿片受体拮抗剂，可以通过降低 BK_{Ca} 开放概率和开放频率而显著下调 BK_{Ca} 的活性。纳曲吲哚（naltrindole；δ-阿片受体拮抗剂）和 NO-双甲酰亚胺（κ-阿片受体拮抗剂）对 BK_{Ca} 开放的影响与纳洛酮类似，而 β-氟伐他汀（μ-阿片受体）治疗后 BK_{Ca} 活性无明显改变。上述结果表明主要是 δ-和 κ-阿片受体参与了失血性休克后 BK_{Ca} 的调节（图 7-4）。

4）PKC 通路调节：PKC 可磷酸化 BK_{Ca} 通道的 α 亚基，抑制通道开放。在大鼠肺动脉平滑肌，BK_{Ca} 通道抑制是导致血管收缩的重要因素，研究发现 BK_{Ca} 通道开放和血管收缩可由 PKC 抑制剂 Gö6983（选择性抑制 PKCα、β、δ、γ、ζ）、rottlerin（选择性抑制 PKCδ）抑制，以及被 Gö6976（选择性抑制 PKCα、β、μ）部分抑制。电生理实验结果显示 PKC 可稳定的结合于 BK_{Ca} 通道，而活化的蛋白激酶 C 受体 1（receptor for activated C kinase 1，RACK1）与 BK_{Ca} 均结合在一起，且 RACK1 表达高低可以调节 BK_{Ca} 的开放，提示 PKC 可能通过 RACK1 调节 BK_{Ca} 开放（图 7-4）。

（三）钙失敏学说

对于休克血管反应性的发生机制，前两种学说（肾上腺素受体失敏学说和血管平滑肌细胞膜超极化学说）并不能完全解释创伤性休克后血管低反应性的所有现象，如重症休克或休克晚期，血管平滑肌细胞并非少钙，而是多钙，甚至钙超载，但仍然存在血管反应性降低的问题。

前期研究显示血管平滑肌的主要收缩过程是外界刺激通过胞内信号转导使肌球蛋白轻链激酶（MLCK）的活性对比发生变化，导致肌球蛋白轻链磷酸酶（MLCP）的活性对比发生变化，引起肌球蛋白轻链 20（MLC20）的 Ser19 位点磷酸化，最终导致肌动蛋白与肌球蛋白结合、粗肌丝横桥上的 ATP 酶活性增加，启动横桥摆动和肌丝滑行，最终收缩血管平滑肌。可见 MLC20 磷酸化是血管平滑肌细胞收缩的关键环节。

根据 MLC20 磷酸化是否变化，将血管平滑肌细胞的收缩调节途径分为 MLC20 磷酸化依赖性途径和 MLC20 磷酸化非依赖途径两大类。其中 MLC20 磷酸化途径又根据钙敏感性是否改变分为钙依赖性和非钙依赖性两种途径。钙依赖性途径指形成 Ca^{2+}-钙调蛋白（calmodulin，Cam）复合物激活 MLCK，使 MLC20 磷酸化增强，导致平滑肌收缩，此过程中力/钙比率（force/Ca^{2+} ratio）即钙敏感性不变；非钙依赖性途径指通过抑制 MLCP，使 MCL20 去磷酸化作用减弱而导致收缩，此过程中 MLC20 磷酸化不依赖于胞内 Ca^{2+} 浓度增高，而是通过增高力/钙比率即钙敏感性实现。

基于肌肉收缩效率取决于"力/钙比率"，即肌肉收缩蛋白对钙的敏感性（Ca^{2+} sensitivity），我们提出了"休克后血管平滑肌细胞肌肉收缩蛋白可能存在钙失敏"的假说。我们利用大鼠、兔失血性休克和脓毒症休克模型，均发现休克后钙敏感性变化与血管反应性变化呈正相关，而具有钙敏性调节作用的精氨酸血管升压素和胰岛素可通过调节血管平滑肌细胞的钙敏感性进而调节休克后血管反应性。上述结果表明,在休克晚期,钙失敏机制对血管反应性的调节具有重要意义。

研究表明,血管平滑肌细胞钙敏感性调节主要依赖于肌球蛋白轻链(MLC)的磷酸化和去磷酸化过程,分别由肌球蛋白轻链激酶(MLCK)和肌球蛋白轻链磷酸酶(MLCP)进行调节。进一步研究表明:Rho 激酶、PKC 等通路在休克后钙失敏引起的血管反应性减低中发挥了关键作用。而且血管低反应性钙失敏机制的相关研究主要集中在失血性休克方面。

1. Rho 激酶介导的休克钙敏感性调控通路   Rho 激酶作为一种 Ser/Thr 蛋白激酶,参与了多种生物细胞功能调节,比如肿瘤细胞的增殖、分化和迁移、滋养层细胞的迁移和侵袭等。Rho 激酶在细胞中的表达主要在胞质中,而当 Rho 激酶活化后,会转移至细胞膜上发挥作用。Rho 激酶在组织细胞中广泛表达。对犬科大脑组织的研究发现,在海马锥体神经元、大脑皮质、小脑的浦肯野细胞(Purkinje cells)中均发现了活化的 Rho 激酶。并且对大鼠脑组织进一步研究发现 Rho 激酶的表达水平会随着出生后时间的延长而逐渐升高。前期研究发现 Rho 激酶对钙敏感性调节主要包括 3 条途径:①Rho 激酶通过磷酸化肌球蛋白轻链磷酸酶(MLCP)的肌球蛋白结合亚基(myosin binding subunit,MBS)上的 Thr2695、Thr2850、Ser2854 位点,抑制 MLCP 的活性,进而增加 MLC20 磷酸化水平。这条被认为是 Rho 激酶调节休克钙敏感性的主要途径。②Rho 激酶也可以直接引起肌球蛋白轻链(myosin light chain,MLC)磷酸化,但是研究发现这种修饰作用还不到肌球蛋白轻链激酶(MLCK)对 MLC20 的磷酸化作用强度的 1/3,因此这条途径并不是 Rho 激酶调节休克钙敏感性的主要途径。③Rho 激酶还可以通过诱导蛋白激酶 C 依赖性磷酸酶抑制剂 17(protein kinase C-dependent phosphatase inhibitor of 17 kDa,CPI-17)蛋白 Thr238 位点磷酸化从而激活 CPI-17,抑制 MLCP,最终导致 MLC20 磷酸化水平增高(图 7-5)。

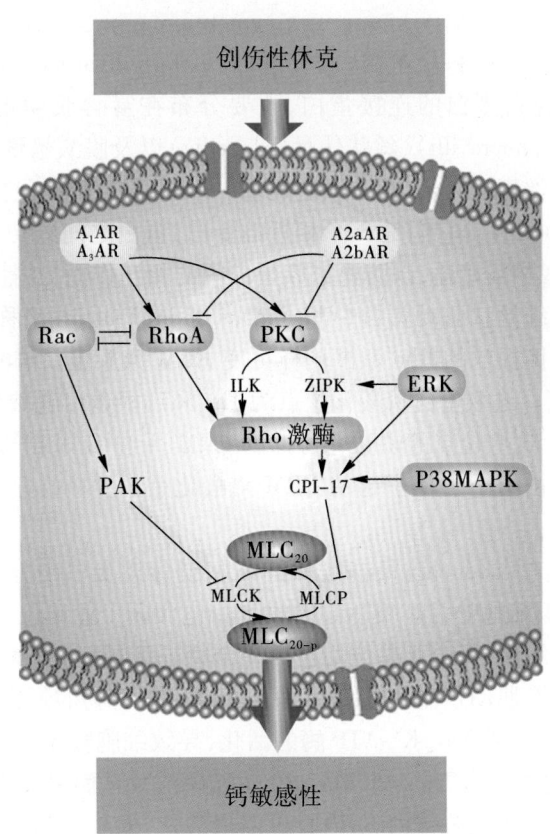

图 7-5　休克血管低反应性钙失敏机制

在这个过程中相关下游信号分子具体研究进展如下:

(1)肌球蛋白轻链磷酸酶:肌球蛋白轻链磷酸酶(myosin light chain phosphatase,MLCP)是第一个被确认的 Rho 激酶底物。MLCP 包括 3 个亚单位,肌球蛋白结合亚基(myosin binding subunit, MBS)、37 000 磷酸酶催化亚单位、20 000 功能不明亚单位。MLCP 可以通过 MBS 作用于已磷酸化的 MLC20,使其去磷酸化,提示 MBS 在 MLCP 靶向 MLC20 失活中起关键作用。当 MLCP 的 MBS 与催化亚单位结合时,催化亚单位的活性升高,当 MBS 与催化亚单位解离时,MLCP 的活性明显降低,因此 MBS 也是调节 MLCP 活性的主要亚单位。有研究发现,5-HT 刺激人左胸廓内动脉(left internal thoracic artery,LITA)可引起血管收缩,并伴有 MLCP 的 MBS 磷酸化程度明显增高,Rho 激酶抑制剂可抑制这个过程,并伴随 MBS 磷酸化水平的降低。研究提示 Rho 激酶可能通过磷酸化 MLCP 的 MBS 从而抑制其催化亚单位的活性进而抑制 MLCP 活性,最终实现 MLC20 的磷酸化增加,增加钙敏感性。MBS 有多个磷酸化位点可以影响 MLCP 的活性。Rho 激酶调控的 MBS 磷酸化位点包括 Thr-696 和 Ser-853,Thr-696,这些 MBS 磷酸化活化均与 MLCP 的活性受抑制有关。其中 MBS 的 Thr-696 位点也可以被其他激酶磷酸化发挥抑制 MLCP 活性的作用。而 MBS 的 Ser-853 位点只能被 Rho 激酶调控,并且研究发现 MBS Ser-853 位点的磷酸化并不直接影响 MLCP 的活性,而是使 MBS 与 MLC20 分离,进而降低 MLCP 对 MLC20 的活性。

(2)肌球蛋白轻链20(MLC20):MLC20 也是 Rho 激酶的底物之一。前期基础研究发现从牛大脑组织和鸡胃组织中提取的 Rho 激酶,在离体条件下均可使肌球蛋白磷酸化,证实 Rho 激酶可直接磷酸化 MLC20。进一步研究发现 Rho 激酶直接作用的 MLC20 磷酸化位点是 Ser-19 和 Thr-18,与肌球蛋白轻链激酶(MLCK)作用的 MLC20 磷酸化位点相同,提示 Rho 激酶在直接作用于 MLC20 磷酸化方面有着与 MLCK 类似的作用。但是事实上 Rho 激酶对 MLC20 活性调节作用远远弱于 MLCK,这可能与细胞中 Rho 激酶数量远远少于 MLCK 或者 Rho 激酶与 MLCK 处于细胞的不同位置所致。因此尽管 Rho 激酶可以直接调控 MLC20 活性,但是 MLC20 的磷酸化主要还是由 MLCK 完成的。

(3)ERM 家族蛋白:埃兹蛋白-根蛋白-膜突蛋白(ezrin-radixin-moesin,ERM)家族蛋白主要是肌动蛋白丝与胞膜上整合素蛋白的连接蛋白,主要分布在富含肌动蛋白区域堆积[如卵裂沟(cleavage furrows)、微绒毛(microvilli)、丝状伪足(filopodia)以及膜皱褶部位等],其 N 末端可以与整合素膜蛋白和肌动蛋白丝直接结合,调节细胞运动。ERM 家族蛋白包括:埃兹蛋白(ezrin)、根蛋白(radixin)、膜突蛋白(moesin)。它们是 3 个相近的蛋白,蛋白之间约 75% 同源性。ERM 家族蛋白的 C 末端与 N 末端存在相互遮盖,以防止家族蛋白间的相互作用,并且 ERM 家族蛋白的活化可导致膜相关位点的暴露和纤丝状肌动蛋白(filamentous actin,F-actin;又称 F 肌动蛋白)结合位点的暴露。基础研究发现离体提取的 Rho 激酶同样可使 ERM 家族蛋白磷酸化,作用位点为 ERM 家族蛋白 C 末端的 Thr 位点。埃兹蛋白磷酸化位点为 Thr-567,根蛋白磷酸化位点为 Thr-564,膜突蛋白磷酸化位点为 Thr-558。这些位点的磷酸化可抑制 ERM 蛋白 C 末端与 N 末端的交互作用进而促使 ERM 蛋白活化,说明由 Rho 激酶引起的 ERM 磷酸化是通过释放分子间的相互抑制而使蛋白活化的。

(4)内收蛋白:内收蛋白(adducin)最初是从红细胞膜骨架蛋白中分离出来,被认为是调节细胞骨架的蛋白,在许多组织细胞中均有表达。内收蛋白包含 3 个亚单位,即 α、β、γ,各亚单位具有相似的氨基酸序列和结构组成,每个亚单位均包括 3 个特征区域:氨基酸末端的头区、颈区以及 C 末端的尾区。内收蛋白与 F 肌动蛋白和收缩蛋白(spectrin)复合物的形成有关,内收蛋白可促进收缩蛋白与 F 肌动蛋白结合,刺激 Na^+、K^+-ATP 酶的活化,导致细胞膜超极化和细胞松弛。进一步研究发现 Rho 激酶可使 α-内收蛋白 Thr-445、Thr-480 位点磷酸化进而引起内收蛋白与 F 肌动蛋白的交互作用。Rho 激酶也可使 β-内收蛋白、γ-内收蛋白磷酸化,但其作用位点尚不清楚。此外,研究发现内收蛋白也可被 PKA、PKC 磷酸化,PKA 作用的内收蛋白磷酸化位点是 Ser-408、Ser-436、Ser-481,PKC 作用的内收蛋白磷酸化位点是 Ser-726。内收蛋白被 PKA、PKC 磷酸化后会降低内收蛋白与 F 肌动蛋白的结合能力,但内收蛋白被 Rho 激酶磷酸化后可增强内收蛋白与 F 肌动蛋白的结合作用。

(5)LIM 激酶:LIM 激酶作为一类富含半胱氨酸的蛋白质家族,也是 Rho 激酶的底物之一。LIM 激酶分子结构包括 N 末端的两个 LIM 区,一种肌动蛋白结合蛋白 PDZ 结构域(盘状同源区域)和 C 末端的 Ser/Thr 蛋白激酶区。LIM 激酶可以作用于丝切蛋白(cofilin;一种肌动蛋白结合蛋白及一种微丝解聚因子)磷酸化而影响肌动蛋白结合与解聚过程。研究发现 Rho 激酶可使 LIM 激酶 Thr-528 位点磷酸化,从而活化 LIM 激酶,活化的 LIM 激酶进一步使丝切蛋白的 Ser-3 位点磷酸化,导致丝切蛋白的失活和肌动蛋白解聚。此外,LIM 激酶也可被 P21 活化蛋白激酶活化,提示 LIM 激酶也参与由 Rac 和 Cdc42 诱导的肌动蛋白纤维形成,使得该途径变得更加复杂。在海拉细胞(HeLa cell)中的基础研究发现,Rho 激酶导致 LIM 激酶磷酸化还参与了细胞应力纤维的形成。

2. PKC 介导的休克钙敏感性调控通路　蛋白激酶 C(protein kinase C,PKC)作为一种 Ser/Thr 蛋白激酶参与了细胞增殖、分化、迁移、细胞骨架结构和细胞凋亡等细胞生理活动。PKC 按生化性质及结构可分为三大类:传统型 PKC(classic PKC,cPKC),包括 PKCα、PKCβⅠ、PKCβⅡ、PKCγ;新型 PKC(novel PKC,nPKC),包括 PKCδ、PKCε、PKCη、PKCθ;非典型 PKC(atypical PKC,aPKC),包括 PKCζ、PKCι、PKCλ。在这些亚型中,主要在血管系统中分布的包括 PKCα、PKCδ、PKCε 和 PKCζ 四种收缩功能相关亚型。它们被激活后从细胞质转移到膜上触发一系列级联反应,最终与收缩肌丝相互作用,引起血管平滑肌细胞收缩。2010 年我们研究发现 PKC 激动剂豆蔻酰佛波醇乙酯(phorbol-12-myristate-13-acetate,PMA)可以通过提高平滑肌细胞钙敏感性改善休克后血管反应性和血流动力学等指标,对休克大鼠血管功能起到保护作用,表明 PKC 除了能够调节休克血管反应性的膜超极化途径,同样也参与了休克血管钙敏感性和反应性调节。到目前为止,已发现的 PKC 对休克钙敏感性调节机制主要包括两条途径:①PKC 通过 CPI-17 磷酸化抑制 MLCP 活性,导致血管平滑肌细胞 MLC20 磷酸化水平升高,钙敏感性上调。②PKC 通过下游调控拉链相互作用蛋白激酶(zipper-interacting protein kinase,ZIPK)和整合素连接激酶(integrin-linked kinase,ILK)进而增强对 MLCP 的抑制作用,达到提高血管平滑肌细胞钙敏感性的目的。有研究发现,Rho 激酶也参与了 ZIPK 和 ILK 相关通路调节,其级联关系可能处于 ZIPK/ILK 和 CPI-17 信号分子之间(图 7-5)。

在这个过程中相关下游信号分子的具体研究进展如下:

(1)蛋白激酶 C 依赖性磷酸酶抑制剂 17(protein kinase C-dependent phosphatase inhibitor of 17 kDa,CPI-17):作为一种平滑肌特异性磷蛋白,主要在平滑肌细胞中表达,但不同的平滑肌组织的表达有差异,血管平滑肌表达 CPI-17 比内脏平滑肌多;且在张力型平滑肌和在时相型平滑肌表达的也不一样,如张力型的股动脉 CPI-17 表达是时相型的输精管的 8 倍。研究发现在血管平滑肌中 PKC 激动剂会刺激 CPI-17 的高表达并抑制 MLCP 活性进而导致 MLC20 磷酸化和平滑肌收缩,说明 CPI-17 在 PKC 激动剂诱发的收缩中起重要作用,且其作用的发挥与 MLCP 受抑制密切相关。

研究发现,PKC 可以诱导 CPI-17 的 Thr-38 位点磷酸化,导致如同分子开关的 CPI-17 构象改变,对 MLCP 的抑制作用增强 1 000 倍以上,最终引起钙敏感性增高和血管收缩。在张力型动脉平滑肌中研究发现,PKC/CPI-17 介导的 MLCP 活性减低 50%,导致 MLC20 磷酸化水平和钙敏感性明显增高,最终引起血管反应性增高。而抑制 CPI-17 磷酸化可显著抑制组胺导致的张力型动脉血管收缩。但值得注意的是,尽管研究发现 PKC、Rho 激酶均可诱导 CPI-17 磷酸化,但在大鼠主动脉平滑肌细胞和肺动脉内皮细胞中实验发现 CPI-17 磷酸化仅可能够被 PKC 抑制剂 GF109203X 抑制,Rho 激酶抑制剂 Y-27632 对 CPI-17 磷酸化抑制作用很弱,提示 PKC 是启动 CPI-17 这个分子开关的主要分子。

然而进一步研究发现尽管 PKCα、PKCε 激动剂可改善血管平滑肌细胞缺氧后的 CPI-17 活性减低,但免疫共沉淀结果显示血管平滑肌细胞中 PKCα、PKCε 与 CPI-17 并没有直接结合。提示在休克后血管平滑肌,PKCα、PKCε 可能通过中间分子调控 CPI-17 的蛋白表达和活性,进而影响失血性休克后血管的钙敏感性和血管反应性。

(2)整合素连接激酶(ILK):最早发现整合素连接激酶是在大鼠尾动脉和鸡胃平滑肌分离出了一种内源性的 Ca^{2+} 非依赖性的 MLC20 激酶,可像 MLCK 一样直接磷酸化 MLC20 的 Ser-18 和

Thr-19 位点导致平滑肌收缩,但这种收缩作用不被 MLCK 抑制剂阻断,经证实这种激酶是整合素连接激酶。体外研究发现整合素连接激酶可以 Ca^{2+} 非依赖性的方式作用于 MLCP 亚基调节肌球蛋白磷酸酶靶标亚基 1(myosin phosphatase target subunit 1,MYPT1)的 Thr-695 位点,抑制 MLCP 引起血管收缩增强。整合素连接激酶还可通过磷酸化 CPI-17 的 Thr-38 位点和磷酸酶全酶抑制剂-1(phosphatase holoenzyme inhibitor-1,PHI-1)的 Thr-57 位点,从而抑制 MLCP。

本实验室研究发现如果抑制 ILK,可明显减弱 PKCα 和 PKCε 激动剂对休克血管平滑肌钙敏感性的改善作用,并且免疫共沉淀结果发现 PKCα、PKCε 与 ILK 存在直接相互结合,而 ILK 与 CPI-17 也存在直接相互作用。提示 PKCα、PKCε 可能通过改变 ILK 的蛋白表达和活性来调节失血性休克后血管的钙敏感性和血管反应性。

(3)拉链相互作用蛋白激酶(zipper-interacting protein kinase,ZIPK):与 ILK 的发现方式相同,最早发现 ZIPK 是从海拉细胞的互补脱氧核糖核酸(complementary DNA,cDNA)文库中提取的一种新型的 MLCK 的 cDNA,可像 MLCK 一样以 Ca^{2+} 非依赖性的方式磷酸化 MLC20 的 Ser-18 和 Thr-19 两个位点,经鉴定这种类似 MLCK 的激酶即为 ZIPK。研究发现,ZIPK 可以 Ca^{2+} 非依赖性的方式激活肌球蛋白 ATP 酶活性引起血管平滑肌收缩,同时 ZIPK 还可作为内源性 MLCP 辅助激酶,磷酸化 MLCP 的 MYPT1 亚基,抑制 MLCP 从而引起血管平滑肌收缩增强。

此外,在人的血管平滑肌中,ZIPK 作为内源性 MLCP 的辅助激酶,还可以介导 Rho 激酶与其底物 MLCP 的 MYPT1 亚基的桥连反应,将细胞膜上活化的 Rho 激酶与其存在于细胞骨架的底物 MLCP 在空间上联系起来。与 ILK 的作用原理类似,本实验室研究发现如果抑制 ZIPK,同样可明显减弱 PKCα 和 PKCε 激动剂对休克血管平滑肌钙敏感性的改善作用,并且免疫共沉淀结果发现 PKCα、PKCε 与 ZIPK 也存在直接相互结合。提示 PKCα、PKCε 也可以通过改变 ZIPK 的蛋白表达和活性来调节失血性休克后血管钙敏感性和血管反应性。

3. 丝裂原活化蛋白激酶介导的休克钙敏感性调控通路 作为另一种 Ser/Thr 蛋白激酶,丝裂原活化蛋白激酶(mitogen-activated protein kinase,MAPK;也称促分裂原活化的蛋白激酶)家族主要包括胞外信号调节激酶(extracellular signal-regulated kinase,ERK)、Jun NH2 末端激酶(jun NH2-terminal kinase,JNK)和 P38MAPK 三种,在平滑肌细胞应对细胞因子和炎症介质等外部信号刺激的调节中具有重要意义。近年研究发现,MAPK 家族在失血性休克后血管反应性调节中起着关键作用,并且 ERK 和 P38MAPK 活性的变化恰好与失血性休克后血管反应性的双相变化呈正相关,即在休克早期(0.5 h)血管平滑肌中 ERK 和 P38MAPK 活性增高,在休克 2 h 后两者活性开始下降。同时 ERK 和 P38MAPK 抑制剂可明显降低休克后血管反应性,进一步证实了 MAPK 通路在休克钙失敏和血管低反应性中发挥了重要作用(图 7-5)。

4. 腺苷及其受体介导的休克钙敏感性调控通路 腺苷(adenosine,A)是创伤性休克和组织缺血缺氧后释放的最重要的内源性调节因子之一。研究表明腺苷主要是通过腺苷受体发挥作用。在血管平滑肌细胞中报道的腺苷受体(adenosine receptor,AR)包括 A1AR、A2aAR、A2bAR 和 A3AR。腺苷与特定的受体结合可以分别导致血管收缩(A1AR)或血管舒张(A2aAR、A2bAR)。前期研究发现在血管平滑肌细胞中外源性腺苷可以诱导 MLC20 磷酸化,导致其钙敏感性增高,提示腺苷与休克血管反应性和钙敏感性密切相关。目前对于腺苷调节休克钙敏感性相关研究有很多。有研究显示 A1AR 可诱导肾动脉收缩,而 Rho 激酶抑制剂(Y-27632)可拮抗肾动脉狭窄,表明 Rho 激酶与 A1AR 在调节血管张力方面具有相关性。还有研究发现 PKC 抑制剂 U-73122 同样可以拮抗 A1AR 诱导的血管收缩,同时 A1AR 激动剂可增强 PKCε 的活性。提示 A1AR 调节血管钙敏感性也与 PKC 通路有关。而 A2aAR、A2bAR 的作用不同于 A1AR。研究发现 A2aAR、A2bAR 可激活腺苷酸环化酶,然后通过 cAMP-PKA 通路抑制 Rho 激酶活性,最终引起血管平滑肌细胞 MLC20 去磷酸化,导致血管平滑肌舒张。并且有研究显示 A2aAR 还可下调 PKC 活性,A2aAR 激动剂 CGS21680 可使 PKC 失活。提示 A2AR 还可以通过抑制 PKC 通路进而引起血管平滑肌舒张。

A3AR 同样也参与了休克血管反应性和钙敏感性调节,这个过程主要与 Rho 激酶通路有关。

近年研究发现 A3AR 激动剂 IB-MECA 可上调 PKCδ 活性,而 A3AR 拮抗剂 MRS 1191 可拮抗该功能,提示 A3AR 调节血管反应性和钙敏感性也与 PKCδ 途径有关(图7-5)。

5. MLC20 非磷酸化调节机制(细肌丝途径)　上述调控机制无论是 Rho 激酶通路还是 PKC 通路等都是基于 MLC20 磷酸化与去磷酸化改变血管平滑肌钙敏感性的研究进展。近年来笔者同样发现在血管反应性钙失敏过程中,同样存在 MLC20 非磷酸化调节机制。即通过调控一些细肌丝连接蛋白如调宁蛋白(calponin,CaP)、钙介导蛋白(caldesmon,CaD)、热休克蛋白等进一步调节肌动蛋白、肌球蛋白等 MLC20 更下游的收缩原件间的相互作用,从结构上调节血管平滑肌的舒缩,这条途径将改变收缩力和 MLC20 磷酸化的正变关系。

(1)细肌丝相关蛋白:调宁蛋白(CaP)和钙介导蛋白(CaD)是两种细肌丝相关蛋白,在血管平滑肌细胞中广泛存在,其生理活性主要是通过与肌动蛋白丝结合从而抑制钙依赖的肌动蛋白 ATP 激酶活性,使肌动蛋白和肌球蛋白通过横桥的相互作用加强,导致血管平滑肌收缩。

1)调宁蛋白(CaP):一种纤维型肌动蛋白(F 肌动蛋白)结合的细肌丝相关蛋白,在平滑肌细胞和非平滑肌细胞中均存在。主要功能是维持静息状态下平滑肌舒张以及长时间的非钙离子浓度依赖的平滑肌收缩。研究发现调宁蛋白可以通过与肌动蛋白的相互作用抑制肌动蛋白激活的平滑肌肌球蛋白 Mg^{2+}-ATPase 活性及横桥环化率,同时抑制肌动蛋白丝在固定的肌球蛋白上的滑动。基础研究显示,在离体条件下,Rho 激酶可以使调宁蛋白 Thr-170、Ser-175、Thr-180、Thr-184 和 Thr-259 位点磷酸化,抑制肌动蛋白与调宁蛋白的结合,保持肌球蛋白-肌动蛋白 ATP 酶的活性。同时调宁蛋白也可以通过 MLC20 非磷酸化依赖的方式调节血管舒缩。在雪貂主动脉平滑肌中的研究发现,去氧肾上腺素(苯福林)药物可在胞内钙离子浓度几乎为零而 MLC20 仍处于基础磷酸化水平(约 0.1 mol Pi/mol MLC20)的条件下导致血管平滑肌缓慢持续的收缩,抑制调宁蛋白可以减弱去氧肾上腺素药物等引起的血管收缩但是同样不影响 MLC20 的磷酸化水平。

2)钙介导蛋白(CaD):一种细肌丝连接的调节蛋白,在平滑肌细胞中有表达,但是在张力型平滑肌和时相型平滑肌中含量不同,前者为 CaD/205 肌动蛋白单体,后者为 CaD/22～28 肌动蛋白单体。钙介导蛋白有 3 个结构域,一个氨基酸末端的肌球蛋白结合域、一个中央螺旋重复区域和一个羧基末端的结合肌球蛋白、原肌球蛋白和钙调蛋白(为 Ca^{2+} 依赖性)结构域。研究发现钙介导蛋白与肌动蛋白的结合是它抑制肌球蛋白 Mg^{2+}-ATP 酶活性的前提,提示钙介导蛋白在肌动蛋白和肌球蛋白间起着横向调节作用,这主要与其中央重复区域的"空间桥梁"作用有关。近年来研究表明,PKCε 经特异性激活后,可启动 ERK1/2 途径并通过一系列级联反应间接磷酸化钙介导蛋白。而 PDBu 在有钙及无钙的情况下均可诱发血管平滑肌持续收缩,这个过程中伴随钙介导蛋白和 PKCε、PKCζ 不同程度磷酸化,但 MLC20 的磷酸化程度并未增加,证实钙介导蛋白可以通过一种 MLC20 非磷酸化依赖的方式调节血管平滑肌收缩,且与 Ca^{2+} 非依赖的 PKCε、PKCζ 关系密切。除了 PKC-ERK1/2-caldesmon-actin 途径之外,PKC 还可通过 c-Jun 氨基端激酶(c-Jun N-terminal kinase,JNK)诱导钙介导蛋白最终导致血管收缩。并且研究发现活化的 ERK 可以诱导钙介导蛋白的 Ser-789 位点磷酸化,降低钙介导蛋白对肌动蛋白-肌球蛋白相互作用的抑制作用,导致血管收缩。而这个过程会在一定程度上拮抗 PKC 自身对钙介导蛋白其他位点的磷酸化过程。

(2)热休克蛋白:近年来研究表明,血管平滑肌细胞收缩和热休克蛋白(heat shock protein,HSP)家族有密切关系,其中重要的是 HSP27 和 HSP20,这两种蛋白均可与肌球蛋白、肌动蛋白结合,以结构调节的方式影响血管舒缩。HSP27 主要介导血管平滑肌收缩而 HSP20 主要介导血管平滑肌舒张。活化的 HSP27 会通过调节肌球蛋白-肌动蛋白作用调节血管收缩。在结肠平滑肌细胞,C2-神经酰胺导致的持续收缩伴随着 HSP27 磷酸化的持续升高,以及 HSP27 与原肌球蛋白、肌动蛋白的结合增强。用平滑肌细胞转染 HSP27 的突变体,证实活化 HSP27 可正向调节肌球蛋白-肌动蛋白的结合。在牛颈动脉平滑肌中也发现血管收缩伴随着 HSP27 磷酸化,并从胞质转位至胞内的特定区域,形成包含有单体或二聚体形式的 HSP27 和其他收缩相关蛋白在内的大分子聚合物,提示在血管平滑肌细胞中 HSP27 介导的血管平滑肌收缩很可能与形成的大分子聚合物有关。

有研究显示 HSP27 调节血管平滑肌舒缩主要是通过丝裂原活化蛋白激酶（MAPK）实现的。在家兔的胸主动脉中，ET-1 可诱导胞内钙离子浓度降低的血管平滑肌持续收缩，并增强 P38MAPK 的磷酸化，而 MAPK 的抑制剂可以浓度依赖的方式削弱这种收缩效应，但均不影响 ET-1 刺激下的 MLC20 磷酸化，说明 P38MAPK/HSP27 途径是以一种 MLC20 非磷酸化依赖途径介导 ET-1 的缩血管作用。在大鼠主动脉平滑肌中，血管紧张素Ⅱ导致的血管收缩同样伴随有 P38MAPK 活性增高和 HSP27 活化过程，并且 P38MAPK 抑制剂可完全阻断 HSP27 磷酸化，说明 HSP27 是 P38MAPK 的下游分子并且 P38MAPK/HSP27 通路以一种 MLC20 非磷酸化依赖途径参与调节血管平滑肌细胞收缩。研究发现 cAMP-PKA 系统对 P38MAPK-HSP27 磷酸化系统有明显抑制作用。PKA 激动剂可通过减弱 P38MAPK 磷酸化和 HSP27 磷酸化。有研究认为，同样作为 MLC20 非磷酸化依赖途径，P38MAPK/HSP27 通路在血管平滑肌收缩中的作用要强于 ERK1/2-caldesmon actin 通路，尤其是在血管平滑肌最大收缩力的产生过程中这种通路调节差异更加明显。

三、小　结

严重创伤性休克后血管低反应性表现为血管对血管活性物质的反应性降低或不反应，严重制约了休克后血管活性药物的治疗效果。本节首先通过归纳近年来发现的血管低反应性发生特点，发现创伤性休克血管低反应性存在双向变化规律，即在休克早期血管反应性会有短暂升高，随后迅速下降的过程。不同休克类型间这一规律时间变化节点和程度存在一定差异。同时我们还发现创伤性休克血管低反应性存在器官差异，这主要与失血性休克后脉管系统的自我保护机制导致的血液重分布有关。此外，我们还发现休克后雌激素的保护作用在血管低反应性调节中同样发挥了重要作用。

针对创伤性休克血管低反应性的机制研究，首先介绍了最早提出的受体失敏学说，这主要创伤性休克后肾上腺素受体数量减少、受体亲和力减低以及受体解偶联的发生有关。而 K_{ATP} 和 BK_{Ca} 的过度开放导致的膜超极化也是休克血管低反应性的重要机制之一。此外，笔者针对创伤性休克后血管平滑肌细胞内钙超载但仍然反应性低的临床现象，提出了钙失敏学说。主要通过 Rho 激酶、PKC、MAPK、腺苷等通路调节 MLCK/MLCP 平衡进而导致 MLC20 磷酸化或去磷酸化。近年来笔者同样发现 MLC20 非磷酸化依赖途径同样参与了这个过程的调节。针对创伤性休克血管低反应性研究有利于进一步了解休克后血管功能障碍机制，对提出更为有效的防治措施具有重要意义。

第二节　创伤性休克后血管屏障功能障碍（血管渗漏）与调控

毛细血管渗漏综合征（capillary leak syndrome，CLS）是指由于血管内皮细胞损伤、血管壁通透性增加而引起的大量血浆蛋白和血管内液体外渗、组织间质高度水肿，从而出现严重的低蛋白血症、血容量减少、肾动脉血流灌注不足等一系列临床表现的一组综合征。其非典型的临床表现以及在急性发作期的快速发展导致 CLS 患者的死亡率较高。研究显示，CLS 患者的 5 年生存率大约在 70%，其中 75% 死亡发生在急性发作期。另外有研究显示，CLS 的 10 年总死亡率在 34% 左右，并且在 ICU 中，因 CLS 的急性发作以及其并发症的发生导致的死亡占到了总死亡人数的 80%。

正常生理条件下，根据血管内外渗透压的改变，水和电解质可通过毛细血管壁进入组织间隙，而血浆白蛋白等却不能通过毛细血管壁进入组织间隙。但在某些病理情况下，如严重创伤、脓毒症、体外循环术后（尤其是婴幼儿体外循环术后）及缺血再灌注损伤、毒蛇咬伤、急性肺损伤（acute lung injury，ALI）或急性呼吸窘迫综合征（acute respiratory distress syndrome，ARDS）、烧伤、药物毒性作用(如重组白细胞介素-2 和多西紫杉醇)等可使单核巨噬细胞系统、内皮细胞和中性粒细胞过度激活,导致炎症细胞因子释放和免疫反应的参与,毛细血管内皮细胞损伤,细胞连接分离、出现裂隙,经毛细血管运输通道的孔径增大、血管通透性增高,可以渗出分子量大于 200 000 的蛋白,严重时分子量为 900 000 的蛋白分子也能渗出,引发 CLS 的临床表现。CLS 的危害在于肺泡水肿、引起气体交换受限,组织缺氧,从而加重毛细血管内皮细胞损伤;引起脑、心、肝、肾等重要脏器水肿,对其结构和功能造成损害,最终可导致机体组织器官的功能障碍,出现多器官功能障碍综合征(multiple organ dysfunction syndrome,MODS),此时患者病情进一步加重,死亡率显著升高。因此探讨血管渗漏/毛细血管通透性增高的发生机制有利于预防 CLS,降低 CLS 的发病率和死亡率。本节从血管渗漏的途径、其信号调节机制、血管渗漏诱发因素以及其防治措施等方面对血管通透性增高的现有研究做一总结,为后期的进一步机制研究和更有效的防治措施的研发提供帮助。

一、血管渗漏途径

血管内皮由覆在血管腔内表面的血管单层细胞及其深层的细胞外基质构成,是血管壁组织和血液之间的半渗透性屏障,控制着大分子物质和液体在血液与组织液之间的交换。血管内皮具有许多重要的功能,包括调节血管平滑肌的张力、宿主防御反应、血管生成和组织液体的稳态平衡。血管渗漏通常经由两种途径:一是细胞旁途径(paracellular pathway),指被动转运物质通过穿越细胞间连接形成的缝隙通道从而扩散到相邻细胞;另一种是跨细胞途径(transcellular pathway;也称穿细胞途径),指大分子物质通过内皮细胞本身透出血管,并非通过细胞间裂隙。虽然在病理或生理情况下,上述两条路径可以协同或同时起作用,但是定量分析表明,在血管渗漏过程中,细胞旁途径是优先使用的路径。

(一)细胞旁途径

细胞旁途径即内皮间连接(interendothelial junctions)路径,主要通过内皮细胞之间的连接,在一些内源性或外源性物质刺激下内皮细胞发生一系列信号通路可引起细胞间隙形成进而通过细胞旁途径引起血管通透性升高。内皮细胞之间相互连接主要包括内皮细胞-细胞之间的紧密连接和黏附连接,以及内皮细胞-基底膜之间的黏附连接。

1. 紧密连接　在大多数细胞中,紧密连接(tight junction;也称闭锁小带,zonula occludens)发生在相邻的两个细胞之间侧膜面的顶端区域。紧密连接由配对的丝条状连接物组成,该连接物由成串的连接蛋白组成。相邻细胞的两层质膜紧靠在一起,中间无缝隙,但是表面含有许多水孔(aqueous pores)。

(1)紧密连接相关蛋白结构:参与紧密连接的连接蛋白包括连接黏附分子(junctional adhesion molecule,JAM)、咬合蛋白(occludin)、闭合蛋白(claudin)、闭锁小带蛋白(zonula occludens protein,ZO;也称带状闭合蛋白、闭锁连接蛋白、紧密连接蛋白)以及扣带蛋白(cingulin)。JAM 为一次性跨膜蛋白,在上皮细胞和内皮细胞的侧向连接中表达,1998 年才被分子克隆出。现已发现 JAM 家族至少有 3 个成员,即 JAM-1、VE-JAM 或称 JAM-2 及 JAM-3。其胞内区域与多种紧密连接的组成蛋白(如咬合蛋白,闭锁小带蛋白-1 等)发生关系,胞外段由两个免疫球蛋白样区域及一个氨基端和羧基端构成。咬合蛋白的氨基端和羧基端都位于细胞内,为 4 次跨内皮细胞膜的连接蛋白。将咬合蛋白的 cDNA 转染至内皮细胞后,会观察到环形的肌动蛋白。羧基端直接或间接地与一系列胞质蛋白如闭锁小带蛋白-1、闭锁小带蛋白-2 相互作用,进而与细胞骨架蛋白连接。闭合蛋白同样为 4 次跨内皮细胞膜的连接蛋白,但闭合蛋白在序列上与咬合蛋白没有同源性。闭合蛋白家族包括 24 个序列同源性相近的分子,分别命名为闭合蛋白-1 ~ 24,分子量在 20 000 ~ 27 000,包括胞质内的氨基端和羧基端、4 个跨膜区域和两个胞外区的外环。所有的闭合蛋白的 C 端都有一种结合序列,这种结合序列可以使其与胞质内的其他紧密连接蛋白直接连接,例如闭锁小带蛋白-1、闭锁小带蛋白-2 及闭锁小带蛋白-3、PDZ 结构蛋白(MUPP)-1 和细胞极化蛋白 PALS-1 关联的紧密连接蛋白(tight junction protein,TJP)。尤其是与细胞质支架蛋白闭锁小带蛋白-1 及闭锁小带蛋白-2 间的相互作用,可以使闭合蛋白与肌动蛋白间接作用。也正是这种作用对紧密连接之间的稳定性及选择性通透的发挥起到非常重要的作用。闭锁小带蛋白-1 和闭锁小带蛋白-2 是紧密连接的膜周边蛋白,属于鸟苷酸激酶蛋白家族,分子量分别为 220 000 和 160 000。闭锁小带蛋白-1 和闭锁小带蛋白-2 在氨基酸序列上非常接近,都位于紧密连接的细胞内区域。闭锁小带蛋白-1 直接与咬合蛋白的羧基端结合,闭锁小带蛋白-2 则是与闭锁小带蛋白-1 结合。闭锁小带蛋白为紧密连接的多种膜蛋白提供分子支架。扣带蛋白是一种肌球蛋白结合分子,分子量为 140 000～160 000,是双肽二聚体。盘绕折叠,结构有头、干和尾三部分,位于内皮细胞中紧密连接的浆膜面,其氨基端头部与紧密连接的闭锁小带蛋白-1、闭锁小带蛋白-2 和肌球蛋白等连接,羧基端与闭锁小带蛋白-3 和肌球蛋白连接,成为紧密连接结构与细胞骨架的又一个桥梁(图 7-6)。

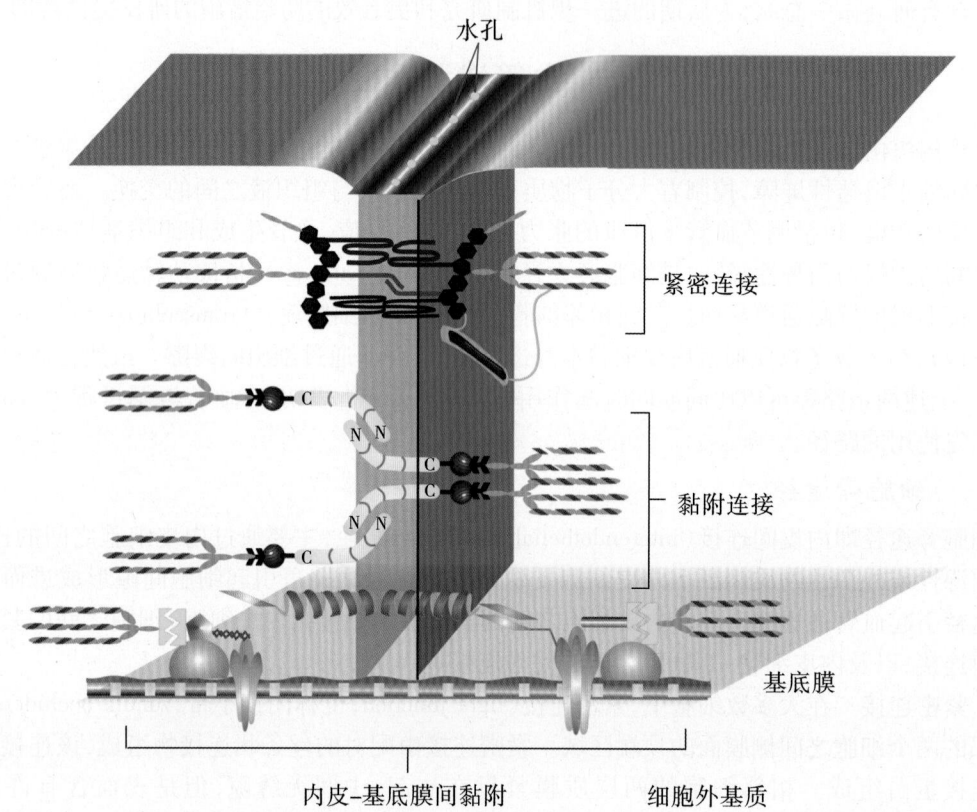

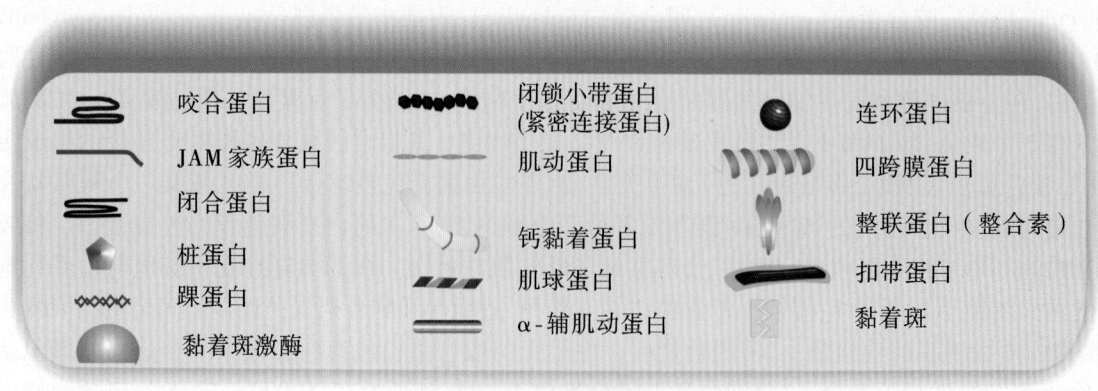

图 7-6　血管渗漏细胞旁途径的相关蛋白及结构示意

　　(2)紧密连接在血管渗漏中的作用:紧密连接有两个主要功能,一个是作为细胞间屏障,调节各种分子和离子在细胞旁的扩散;二是作为双侧浆膜蛋白的栅栏使细胞顶部和基底膜部的蛋白及脂类物质不至于相互混杂。JAM-1可能通过介导细胞质膜大分子复合物网状结构的构建,保证紧密连接的稳定性,参与内皮通透屏障功能的调节。研究显示,JAM在调节内皮肌动蛋白和肌球蛋白功能方面非常重要,敲除JAM后肌动蛋白和肌球蛋白轻链磷酸酶(MLCP)减低,肌球蛋白轻链(MLC)磷酸化增加,肌动蛋白应力纤维形成。另外研究发现,白细胞膜上表达的JAM-1二聚体可与内皮细胞膜上的JAM-1二聚体相互作用,使白细胞和内皮细胞黏附,导致白细胞的跨膜移位,在炎症过程中白细胞的趋化和跨血管迁徙的诱导中起着重要的作用。

咬合蛋白不仅是形成紧密连接的主要结构成分,还是紧密连接的功能调节结构。不同组织的内皮细胞咬合蛋白表达量不一样,神经组织内皮细胞表达最丰富,是脑血管内皮基础通透性较低的分子基础之一,对血脑屏障的形成和维持起重要作用。咬合蛋白可通过PKC、MAPK、MLCK等对跨膜蛋白和肌动球蛋白进行控制,进而完成对紧密连接的形成、分解和对维持紧密连接的结构进行调节。研究显示,只有当咬合蛋白磷酸化后才能与紧密连接结合。磷酸化主要是丝/苏氨酸磷酸化,发生在咬合蛋白的羧基末端,磷酸化的咬合蛋白集中在紧密连接处,而磷酸化残基少的咬合蛋白主要在细胞质的基膜处。通过细胞转染切去咬合蛋白基因的羧基末端后,紧密连接屏障对不带电荷分子的转运增加。紧密连接渗透性增加后,其跨膜电阻未发生改变,说明屏障结构渗透性的增加不是通过增加跨膜电阻来实现的,而是通过破坏紧密连接蛋白间的相互作用来实现的。羧基末端主要与闭锁小带蛋白-1结合,且该磷酸化对紧密连接完整性的调控作用受ATP水平的影响,当ATP水平降低时,会破坏细胞内钙平衡,继而破坏紧密连接的完整性,使纤维性肌动蛋白重新排列,导致上皮细胞通透性增强。此外,胞内Ca^{2+}会改变闭锁小带蛋白-1与肌动蛋白结合,继而改变咬合蛋白在细胞内的位置。低钙环境会破坏细胞的紧密连接,若在低钙环境下加入PKC激活剂,会引起咬合蛋白磷酸化,使紧密连接重组。基因敲除咬合蛋白后,研究发现胚胎干细胞中紧密连接的表达并没有停止,在相邻的内皮细胞间仍表达紧密连接。在咬合蛋白基因缺陷的转基因大鼠体内,紧密连接屏障的功能仍维持正常。通过光脱色荧光恢复术,发现紧密连接中各种闭合蛋白与紧密连接的结合均较紧密,说明内皮细胞间紧密连接闭合蛋白稳定性较好,而闭合蛋白与闭锁小带蛋白-1的稳定性较差。咬合蛋白较游离的部分长度约为闭合蛋白的3倍,而闭锁小带蛋白-1的稳定性更差,闭锁小带蛋白-1甚至可以从紧密连接上游离下来并进入细胞质,闭锁小带蛋白-1与咬合蛋白相互作用时两者的稳定性都会下降,而闭合蛋白可以起到稳定两者的作用。因此,闭合蛋白被认为在形成紧密连接的过程中作用比咬合蛋白更重要。闭合蛋白多聚体在紧密连接中形成致密带,有利于屏障的形成。研究发现,闭合蛋白-2在胞质C末端的S208位点被磷酸化,可以影响闭合蛋白-2的定位,但不改变与闭锁小带蛋白-1或闭锁小带蛋白-2的结合。有研究发现闭合蛋白-1的细胞外结构域可以抑制紧密连接的装配和屏障功能的发挥。有趣的是闭合蛋白-1的这种结构域与咬合蛋白间的连接较紧密,两者之间可能存在一种直接的相互关系,同时这是否潜在性的暗示咬合蛋白与闭合蛋白间存在一些相互作用还有待进一步的研究。

闭锁小带蛋白-1和闭锁小带蛋白-2具有充当中间连接体的作用,它们可以将闭合蛋白、咬合蛋白、JAM与肌动蛋白紧密结合在一起,而这也正是组成紧密连接的重要作用之一。闭锁小带蛋白-1的磷酸化与紧密连接在细胞间的定位和通透性密切相关,过度磷酸化可导致其与咬合蛋白的连接疏松,功能下降。在闭锁小带蛋白-1/闭锁小带蛋白-2基因缺乏的细胞中,闭合蛋白等紧密连接相关蛋白在紧密连接中的含量也较少,而且紧密连接的功能也不能正常发挥,当再次转染闭锁小带蛋白-1或是闭锁小带蛋白-2基因时,紧密连接相关蛋白的表达量也同时增加,且紧密连接的功能逐渐恢复正常。

最新的研究结果显示,微波照射导致的血脑屏障损伤也与紧密连接的裂解有关。微波照射后会导致咬合蛋白的Tyr磷酸化,咬合蛋白与闭锁小带蛋白-1的相互作用变弱,引起紧密连接的缝隙扩大和裂解。进一步研究显示该过程可能是通过激活VEGF/Flk-1-ERK通路进而导致上述过程的发生。

2. 黏附连接　在外周血管中,维持相邻层内皮细胞接触主要是通过由局部黏附连接(adherens junction, AJ)蛋白形成的黏附连接。黏附连接作为一种细胞-细胞间连接方式是通过钙黏着蛋白(cadherin)与邻近细胞膜相互作用完成的。钙黏着蛋白可以与一种细胞质蛋白——连环蛋白(catenin)连接,而连环蛋白又进一步与细胞骨架复合物如肌动蛋白丝和微管等绑定,达到稳定细胞间连接的目的。

(1)黏附连接相关蛋白结构:钙黏着蛋白是一个依赖钙离子的细胞-细胞间黏附分子的跨膜家族蛋白的总称,含有720～750个氨基酸,主要的亚家族包括N-、P-、R-、B-和E-钙黏着蛋白。作为内皮细胞间连接处特殊的连接蛋白,血管内皮-钙黏着蛋白(vascular endothelial-cadherin, VE-cadherin)专指血管内皮细胞表达特异的血管内皮-钙黏着蛋白,是内皮间黏附连接最重要的黏附成分。血管内皮-钙黏着蛋白通过胞外的氨基端(N—)与相邻细胞钙黏着蛋白的N端互相连接,以左右对称的形式互相咬合。并通过胞内的羧基端(C—)与胞质中的连环蛋白(catenin)的β或γ亚基连接,然后再通过连环蛋白的α亚基与细胞骨架蛋白如肌动蛋白相连。从而使跨膜到细胞外的钙黏着蛋白锚定到细胞内的细胞骨架上。这种锚定作用(anchorage)对维持正常血管通透性有重要作用,它使相邻细胞的骨架系统、细胞与细胞间基质形成一个坚固的群体。

最新发现的四螺旋蛋白(tetraspanner protein)也参与了血管通透性的调节。四螺旋子或四螺旋蛋白在人类至少有24个家族成员,其中有CD9、CD81和CD151,在氨基酸序列上家族成员的同源性不高,但它们的超分子结构极为相似。四螺旋蛋白分子是一种四螺旋跨膜蛋白,氨基端和羧基端都位于胞质面,与整合素(integrin)α3β1形成复合物,参与细胞间黏附连接的构成,而不是像其他整合素那样主要构成内皮细胞基底膜与胞外基质的结合(图7-6)。

(2)黏附连接在血管渗漏中的作用:血管内皮-钙黏着蛋白功能的实现需由血管内皮-钙黏着蛋白、α-连环蛋白、β-连环蛋白、P120-连环蛋白等组成的血管内皮细胞-钙黏着蛋白-连环蛋白复合体完成。血管内皮-钙黏着蛋白功能主要表现在维持血管内皮细胞相互连接和新生血管发生和生成。血管生成实验研究表明,缺乏血管内皮-钙黏着蛋白小鼠将会由于血管生成障碍而死于胚胎中期。对于基因改变后小白鼠的研究表明:在多种组织中,血管内皮-钙黏着蛋白与连环蛋白复合体是一些微血管通透性增高物质的靶分子。血管内皮-钙黏着蛋白通过连环蛋白实现内皮细胞连续性,保障血管内皮完整,血管屏障功能得以发挥。目前认为,血管内皮-钙黏着蛋白连环蛋白复合体酪氨酸磷酸化及去磷酸化作用是调节血管内皮-钙黏着蛋白功能的主要方式。多种物质如血管内皮生长因子(vascular endothelial growth factor, VEGF)、TNF-α、血小板活化因子(platelet activating factor, PAF)、凝血酶、组胺等都可诱导血管内皮-钙黏着蛋白、α-连环蛋白、β-连环蛋白发生酪氨酸磷酸化,引起血管通透性增加。

此外,内皮细胞用EDTA处理后可减少血管内皮-钙黏着蛋白与细胞骨架的结合数量,表明血管内皮-钙黏着蛋白的功能依赖于钙离子的存在。钙离子有保护血管内皮-钙黏着蛋白免受蛋白水解酶分解的作用。胞内、外钙离子缺乏时,血管内皮-钙黏着蛋白将被降解,黏附连接丧失,致使细胞间隙形成,屏障功能障碍。另一方面,由于血管内皮-钙黏着蛋白通过连环蛋白与细胞骨架蛋白相连,当肌动蛋白-肌球蛋白收缩,骨架蛋白重新分布时,产生的向心力通过连环蛋白传达到血管内皮-钙黏着蛋白,从而影响黏附连接的结构和功能,导致细胞形态变化和组织完整性的丧失。

值得提出的是,紧密连接的功能状态也有赖于细胞间黏附链接的完整性。去除细胞外钙离子所引起的黏附连接的松解会导致紧密连接的开放。然而有研究结果显示,阻断闭锁小带蛋白-1结合α-连环蛋白并不影响黏附连接,但是会导致上皮屏障功能和组装的破坏,这个破坏伴随有闭锁小带蛋白-1流动性和肌动蛋白细胞骨架结构的改变,提示闭锁小带蛋白-1与α-连环蛋白结合可能是上皮屏障中细胞黏附连接的一种新的耦合机制。

3. 内皮-基底膜间的黏附　基底膜是由胶原蛋白(collagen;也称胶原)、层粘连蛋白(laminin, LM)、纤维连接蛋白(fibronectin, FN;又称纤连蛋白)、玻连蛋白(vitronectin, VN)等构成一个50～200 nm的细胞外基质膜(extracellular matrix, ECM),位于内皮细胞的基底面,是大分子物质透出血管的屏障。内皮-基底膜间的黏附(adherens junctions between cell to ECM)主要由整合素及相关的蛋白构成。

(1)内皮-基底膜间黏附的相关蛋白结构:整合素是细胞表面受体家族,为细胞黏附分子家族的重要成员之一。整合素是细胞外基质蛋白如纤维连接蛋白(FN)、玻连蛋白(VN)、胶原和层粘连蛋白(LM)的黏附受体,受体和配基结合的位点很可能是一段精氨酸-甘氨酸-天冬氨酸肽序列短肽。整合素是一种四聚体的糖蛋白,均由胞外区、跨膜区、胞内区3部分组成。目前已发现有至少16个α和8个β亚基,组成至少20种不同的受体亚型。介导内皮细胞与基底膜连接的整合素通过β亚基的胞质区分别与细胞内胞质踝蛋白(talin)和α-辅肌动蛋白(α-actinin)直接结合,踝蛋白再依次与桩蛋白(paxillin)和纽带蛋白(vinculin,VCL;也称纽蛋白)相连,最后与肌动蛋白连接。α-辅肌动蛋白则直接与肌动蛋白连接,形成一个点黏附,又称附着斑(focal adhesion,FA)或黏附斑。附着斑激酶(focal adhesion kinase,FAK)是整合素介导的信号转导过程中一种重要的酪氨酸激酶(tyrosine kinase,TK),是一种胞质蛋白,分子量125 000,因此又称p125FAK。在细胞里FAK与一定的细胞外基质底物结合,与整合素共存于附着斑部位。FAK氨基端为整合素结合域,与整合素β亚基的胞内域相连接;羧基端由两个富含脯氨酸结构和黏着斑定位序列(focal adhesion target,FAT)组成,为FAK与其他黏着斑蛋白Paxilin、Talin等结合所必需的结构。FAK含有多个酪氨酸结合位点(Tyr397、Tyr407、Tyr 577、Tyr925),可与其他信号蛋白的SH2结构域相连,如PI-3K、pp60Src和Grb2等。通过这些蛋白结构域p125FAK将信号分子招募到黏着斑,把来自整合素和基底膜相互作用的信号传递给下游信号分子(图7-6)。

(2)内皮-基底膜间黏附在血管渗漏中作用:整合素主要介导细胞与细胞、细胞与细胞外基质之间的相互黏附,还介导细胞与细胞外基质之间的双向信号转导,作用于多种蛋白质和第二信使如酪氨酸激酶丝氨酸/苏氨酸激酶脂质介质低分子量三磷酸鸟苷酶和细胞内钙流动等,参与调节细胞的增殖凋亡迁移和播散。以肌动蛋白微丝运动为基础的细胞骨架蛋白的运动和重组所产生的细胞张力的变化通过肌动蛋白传达到整合素并到达细胞基底膜,以"膜内侧翻外"的方式影响黏附连接。与此相对应,整合素与基底膜蛋白的结合所产生的信号还通过"膜外侧翻内"的信息传导方式进入细胞,介导细胞骨架蛋白的重分布及细胞形态的改变,从而影响内皮细胞的屏障功能,例如加入外源性的纤维连接蛋白就是通过与相应整合素的结合而起到对培养的内皮细胞屏障功能的改善作用。因此,细胞骨架运动带来的张力变化通过肌动蛋白、整合素向外传到基底膜。同时整合素与基底膜蛋白结合产生的信号也可通过此途径由外向内传入细胞,介导细胞骨架蛋白的重构和细胞形态的改变,从而影响内皮细胞的屏障功能。FAK是整合素信号途径中连接整合素与下级信号分子的媒介,是胞内多条信号途径的交汇点。同时消除α-连环蛋白和FAK可以减少基底细胞的保护作用,增加细胞的迁移和增殖。FAK能够直接与整合素β亚基的胞质端结合,参与构成黏着斑,并发生自身磷酸化(Tyr397)而活化。活化了的FAK进而通过Paxilin,PI-3K,Src族激酶等与信号转导有关的分子,激活多条信号转导通路。FAK与Src结合使Tyr925发生磷酸化,产生与接头蛋白Grb2的结合部位,通过Grb2的SH3功能域与鸟嘌呤核苷酸交换因子Sos结合,Sos将Ras蛋白从无活性的Ras-ADP转化为有活性的Ras-ATP。此外,Grb2/Sos复合物直接或在Shc的帮助下激活Ras-MAPK途径,活化MAPK作用,最终影响血管的通透性。

最新研究显示,整合素β1尾端在调节黏附连接和紧密连接的组成和功能方面起着关键的作用。敲除整合素β1亚基可以使上皮细胞从E-钙黏着蛋白、闭合蛋白-7低表达和闭合蛋白-2高表达的松弛状态转化为E-钙黏着蛋白、闭合蛋白-7高表达和闭合蛋白-2低表达的紧密状态。这个效应是由整合素β1尾端介导的,而且不需要β1亚基与α亚基异源二聚化。

(二)跨细胞途径

大分子物质透出血管是通过内皮细胞本身,并非通过细胞间裂隙。Feng等发现血浆蛋白和其他大分子物质可以从形态上完整的和不存在细胞间裂隙的微血管透出。用14 nm的高度超薄切片,可见微血管内皮细胞膜上有小窝(caveolae;也称胞膜小窝、胞膜窝、陷窝),内有囊泡,可能系胞饮作用形成的。大分子示踪物质通过小囊液泡器(vesiculo-vacuolar organelles,VVO)可以迅速地从微静脉渗出到血管外。微血管内皮细胞的胞质向腔内伸出的突起或形成的小腔,可能与其调节局部血流速度流量,进行物质交换或合成、释放与转化、灭活活性物质有关。血管紧张素转换酶即存在于小腔内。内皮细胞表面还附着有多种蛋白质及酶类,并表达多种功能和结构各异的受体。目前在跨细胞途径(transcellular pathway;也称穿细胞途径)方面,研究较多的主要包括膜上的水通道蛋白、胞质内的囊泡转运体及阴离子屏障作用等。

1. 水通道蛋白   过去认为,由于细胞膜的双层脂质的疏水性,水不能直接跨膜通过细胞膜。近年来发现在细胞膜上有一种分子量为28 000的蛋白质家族,与膜上其他通道蛋白结构相似,主要调节跨细胞的水通透,称为水通道蛋白(aquaporin,AQP;又称水孔蛋白)。其基本功能是介导自由水分子的跨生物膜转运,与其他离子通道不同的功能特点是水分子通道不存在所谓开放和关闭的功能状态,只要存在渗透压梯度,就可以有水分子顺渗透压梯度通过水通道蛋白,因此水可直接经过此通道进出细胞。如内皮细胞受损时,该蛋白表达增加,增加微血管通透性,在脑水肿的发生过程中起重要作用。

(1)水通道蛋白结构及分型:水通道蛋白(AQP)属于膜蛋白,它们以疏水的部分直接与细胞膜磷脂的疏水部分共价结合,两端带有极性,其主体部分则贯穿于膜间。AQP的一级结构含有6个跨膜区段,并由5个环相连,含2个胞内环(B、D)和3个胞外环(A、C、E),E环对外界环境非常敏感,可激活AQP功能;B环和E环为疏水性,其余环为亲水性。AQP整个分子前后两部分在序列上相似,在膜上呈180°对称镜像结构,接近氨基端和羧基端的B环和E环各有由3个氨基酸(天冬酰胺-脯氨酸-丙氨酸)组成的序列,即NPA序列,这是该蛋白家族成员共有的高度同源的特征性结构。AQP的二级结构由40% α螺旋和42%~43%的 β 片层及转角构成。它的三级结构以四聚体形式存在,每一个单体都是独立的功能性水通道,在膜上处于反向相对位置的B环和E环呈显著疏水性,对构成功能性水选择性通透十分重要。AQP的三维结构呈沙漏模式。B环和E环下沉至双分子层内,整个分子前后两部分在NPA序列处折叠形成狭窄水孔,孔道大小约为1个单水分子。水分子通过水通道分子主体中的狭窄水孔进出细胞,从而实现水在细胞内外的转运。1988年,Agre等在对红细胞Rh血型抗原核心多肽32 000的纯化时,从人红细胞膜中意外发现了一种分子量为28 000,含有亲水性氨基酸的未知多肽,这种蛋白被命名为AQP_1。随着研究的不断深入,不断有新的AQP被发现,迄今为止,AQP家族已经被认为是一个拥有13个成员的蛋白质群体,分别为AQP_0~AQP_{12}。这13种AQP在通透性功能方面有着相似之处,但由于表达部位不同,因而也各自发挥着特异的生理功能。

(2)水通道蛋白的分布特点及在调节血管通透性中作用:在机体各组织中均有水通道分布,尤其在与液体分泌和吸收有关的上皮细胞和内皮细胞含量颇多,这些蛋白共同参与水的分泌、吸收及细胞内外水的平衡。

在肾外髓质的直小管降支(OMDVR),AQP_1与尿浓缩机制有关。AQP_1敲除鼠由于渗透性驱动的水转运受损,表现出尿浓缩缺陷,出现多尿、低渗尿和对血管升压素的反应性降低,OMDVR明显增大,微血管壁出现适应性重塑。

在肺有多种AQPs表达,AQP_1在微血管内皮表达,AQP_3在鼻咽部和气管的上皮细胞表达,AQP_4在气道表面上皮细胞的基底外侧膜表达,而肺泡上皮细胞表达AQP_5。AQP_1和AQP_5调节气道-毛细血管间的渗透性水转运,而对气道湿化和表面液体的稳态无明显影响。

在胸腔组织中,AQP_1在脏胸膜和胸膜顶的内皮细胞及胸膜顶的间皮细胞表达,调节胸腔内外液体的渗透压平衡。AQP_1敲除小鼠胸腔液渗透性平衡速度比正常组减慢了4倍,但不影响注入胸腔的等NaCl的清除和容量过负荷引起的胸腔积液形成。因此,AQP_1调节跨胸膜的快速渗透压平衡,但是对胸腔液积聚和清除机制无明显影响。在心脏中,跨毛细血管床进入细胞间隙的水2/3是通过细胞间裂隙,1/3通过水通道,这与心脏内皮细胞中的AQP_1有关。在心肺分流术和心肌梗死模型中,AQP_1与心脏坏死面积密切相关,提示AQP_1可能与心肌缺血后心肌水肿状态维持有关。

肝细胞表达的 AQP_8 主要位于细胞内的囊泡,并且在胆汁分泌时,环磷酸腺苷(cAMP)能诱导细胞膜 AQP_8 移位至肝毛细胆管膜侧,增加细胞顶端膜对水的通透性,便于水的转运。研究结果显示,胰高血糖素使体外培养的大鼠肝细胞 AQP_8 由细胞内向小管侧细胞膜重新分布,并使肝细胞膜对水的通透性增加,这一作用可被 PKA 抑制剂 H289 所阻断,提示胰高血糖素可通过 PKA 调节 AQP_8 穿梭。此外,有研究显示 AQP_9 表达于肝窦基膜侧,AQP_9 介导肝血窦血液与肝细胞内的水转运,与 AQP_8 协同调节毛细胆管分泌胆汁。AQP_4 分布在肝内胆管细胞的基底膜,能够维持胆管细胞顶膜区和基底膜区之间水通透性平衡,主要是调控基底膜水的通透性。还有研究发现,AQP_1 也广泛存在于肝血管内皮细胞、胆管上皮细胞和胆囊上皮细胞,在胆管周围血管内皮也有高表达,提示其可能与水通过胆管细胞从血管向胆管的转运过程有关,并且在胆管内皮渗透性水转运中发挥重要作用。

在脑组织中,血脑屏障通透性也与几种 AQP 亚型有关。研究显示大鼠脑出血后 AQP_4 mRNA 表达与血脑屏障通透性呈显著正相关。在伴有血脑屏障破坏的脑水肿中会局部出现 AQP_4 mRNA 表达的变化,而在不伴有血脑屏障破坏的弥散性脑损伤的脑水肿中,AQP_4 mRNA 表达改变不明显。这些研究提示,AQP_4 有可能通过改变血脑屏障的结构和功能参与脑出血后脑水肿的发生发展。此外,脑缺血后 AQP_9 的过表达也与血脑屏障的破坏和脑水肿的形成密切相关。其机制可能为缺血缺氧时,脑组织细胞膜上的 Na^+,K^+-ATP 酶被破坏,细胞膜离子交换失衡,激活具有渗透压感知功能的 AQP_9 基因。AQP_9 基因首先在细胞膜上大量生成、转录。同时细胞膜对水和乳酸的通透性增加,导致早期的细胞毒性水肿。细胞开始破裂后,细胞内积聚的毒性物质释放作用于血管内皮细胞,导致血管内皮细胞的 AQP_9 过度表达,这种恶性循环使血脑屏障破坏,导致血管原性水肿。

2. 囊泡转运体 在生理条件下,内皮细胞间连接严格限制血液中生物大分子的通过,使细胞旁途径只对小分子物质如葡萄糖、尿素氮等有通透性;而许多大分子物质如白蛋白等都不能直接穿过细胞中的膜结构。这些分子的运输需要依赖一类叫囊泡(vesicle)的细胞结构将待转运的分子包裹起来,通过跨细胞途径将其送到目的细胞器或释放到细胞外。此途径对维持正常的组织胶体渗透压起决定性作用。目前研究的囊泡类结构主要包括小窝(caveolae;也称胞膜小窝、胞膜窝、陷窝)和窗孔(fenestrae)等。

(1)囊泡的分类及分布:小窝是细胞质膜表面特异性的直径 50~100 nm 的类似亚细胞结构的穴样内陷,大部分为烧瓶状。广泛存在于各类细胞中,但在内皮细胞、上皮细胞、平滑肌细胞中尤为丰富,以存在小窝分子为特征。主要参与大分子内吞和胞饮及信号转导等过程。小窝蛋白-1 (caveolin-1,Cav-1)为分子量为 21 000~24 000 的整合膜蛋白,在维持小窝形态、结构、功能中起重要作用。目前已确定的小窝蛋白(caveolin;也称陷窝蛋白、窝蛋白)家族成员有小窝蛋白-1α、小窝蛋白-1β、小窝蛋白-2α、小窝蛋白-2β、小窝蛋白-2γ、小窝蛋白-3。大多数细胞(如上皮细胞、内皮细胞、脂肪细胞、成纤维细胞、平滑肌细胞等)都表达小窝蛋白-1 和小窝蛋白-2,尤其是心血管系统的所有细胞都可以观察到两者的表达;而小窝蛋白-3 则特异性表达于肌细胞(如平滑肌、骨骼肌、心肌细胞、星形细胞、软骨细胞等),与肌细胞的合成密切相关。内皮细胞窗孔(fenestrae)是直径为 (107.0±1.5)nm 圆形的如膜孔筛一样成簇存在的穿细胞孔道。也有研究显示窗孔的直径为 60~80 nm。研究发现这些窗孔几乎占据了内皮细胞表面的 20%~50%,并且作为一个跨细胞途径的"双向调控器",为像白蛋白一类的大分子物质的传输提供了必要的通道。进一步电镜观察发现,白蛋白这类大分子物质的传输主要是靠一层覆盖在内皮细胞表面窗孔结构域上的多糖-蛋白质复合物调控。这种复合物包括带酸性寡糖链的糖蛋白以及携带相关多糖[糖胺聚糖(glycosaminoglycan,GAG;又称黏多糖)]如硫酸软骨素和肝素侧链的蛋白聚糖等,并且不同类型的窗孔分布的位置也不尽相同。无结构障碍的开放性窗孔主要分布在薄的细胞质外围,而如迷宫一样由多种窗孔组成的窗口簇则主要分布在邻近细胞核的区域。这种如迷宫一样的窗孔簇约占了内皮细胞膜上总窗孔数的1/3。

(2)囊泡介导的跨细胞通透性的作用机制:有研究表明,小窝介导的白蛋白跨细胞转运,不仅在生理状态下维持正常的组织胶体渗透压起决定性作用,而且在炎症(如活化的中性粒细胞)导致的肺血管通透性增加中也起重要作用,且此过程依赖于小窝蛋白-1 的磷酸化。研究表明囊泡介导的白蛋白跨细胞转运在缺血性休克引起的微血管通透性增加方面起主要作用。炎症反应时,小窝介导的大分子物质如白蛋白的跨微血管内皮细胞的转运是肺血管通透性增加及蛋白性水肿形成的重要机制。白蛋白与小窝内的糖蛋白60(即 gp60)结合,激活 Src 激酶。Src 激酶又使 gp60、小窝蛋白-1 及发动蛋白-2(dynamin-2)磷酸化,启动白蛋白的内吞过程。研究表明,Src 激酶在跨分子转运中起了"分子开关"的作用,Src 激酶一旦被激活,在数分钟内可将小窝蛋白-1 和发动蛋白-2 磷酸化;采用 Src 激酶抑制剂可减少由表皮生长因子诱导的小窝数目的增加,而激活 Src 激酶后可增加内吞泡的形成。研究显示 Src 激酶诱导的小窝蛋白-1 的第 14 位酪氨酸残基(Tyrl4)磷酸化在跨细胞转运中起了至关重要的作用,可作为一个关键的启动因子促使小窝与细胞膜分离。在炎症条件下,中性粒细胞(aPMNs)通过 CD18 与细胞间黏附分子-1(intercellular adhesion molecule-1,ICAM-1)结合,激活 Src 激酶,其分子机制可能为 aPMNs 显著增强 Src 激酶的催化位点 Tyr416 的磷酸化,并抑制抑制性位点 Tyr527 磷酸化,从而促进小窝介导的白蛋白转运,导致白蛋白跨细胞通透性增加。有研究显示小窝蛋白-1 的缺失或减少会导致白蛋白和其他大分子的穿胞增加,该作用可能与小窝蛋白-1 下调导致 eNOS 的高活性进而导致细胞通透性增高有关。并且用免疫共沉淀和域映射(domain-mapping)等方法证实 eNOS 催化部位可以直接与小窝蛋白-1 的脚手架结构域(aa81~101)作用,负调控 NO 的合成。还有研究发现,小窝蛋白-1 基因敲除鼠中 NO 和 cGMP 的表达量都明显高于野生型鼠,表明小窝蛋白-1 的缺失会导致 eNOS 活性增高和 NO 释放增加,进而导致跨细胞通透性的增加。有研究用 siRNA 抑制小鼠肺中小窝蛋白-1 的表达可以促进肺毛细血管和静脉内皮细胞间隙的形成,表明小窝蛋白-1 对细胞间黏附和细胞旁通透性同样也有影响。此外,小窝蛋白-1 还可以与黏附连接蛋白 E-钙黏着蛋白、β-连环蛋白(β-catenin)和 γ-连环蛋白(γ-catenin)发生共定位。在脑微血管内皮细胞中,下调小窝蛋白-1 的表达,可以导致紧密连接蛋白咬合蛋白和闭锁小带蛋白-1 丢失并重新分布,使细胞旁通透性增加。

前期有研究显示,微丝干扰剂拉春库林 A(latrunculin A)可以诱导并增加小鼠内皮细胞窗孔数量进而增加血管的通透性。通过微丝干扰剂处理 10 min 后,窗孔的数量即翻倍增长而且窗孔大小无明显变化。这表明窗孔介导血管通透性可能与肌动蛋白细胞骨架的装配状态变化有关。有研究结果发现,肺泡上窗孔直径的变大是通过相邻窗孔的不断融合导致的。而肺泡毛细血管网和窗孔边缘的纤维环防止了窗孔的无休止扩大,这一研究进一步证实了破坏微丝后导致窗孔扩大血管通透性增高的机制。

此外,有证据表明,炎症状态下跨细胞转运途径要早于内皮间隙转运途径,似乎提示跨细胞白蛋白转运的信号改变可能促进跨内皮细胞间连接转运。但两者是否存在协同关系还需要进一步的探究。

3. 阴离子屏障 微血管内皮细胞可以合成多种蛋白聚糖,其中包括硫酸乙酰肝素蛋白聚糖等。研究发现内皮细胞游离面及其连接部位含有带阴离子的蛋白质,与血浆中带阴离子的蛋白质,特别是小分子的白蛋白相斥,构成阴离子屏障,使之不易发生物理性滤过或弥散。而体内产生或体外来源的阳离子物质通过与内皮细胞阴离子屏障作用,可以引起血管壁通透性增高和组织水肿。

创伤和感染时,炎症细胞被激活并在全身重要器官内聚集,释放大量阳离子蛋白,白细胞、血小板及某些细菌还可释放肝素酶,分解内皮细胞及基底膜中的硫酸乙酰肝素,减少细胞表面的负电荷,促进阳离子蛋白的病理作用。负电荷减少或被中和,有助于炎症细胞与内皮细胞的黏附,使白细胞等释放的毒性物质直接作用于局部的内皮细胞,产生更大的损伤效应。前期研究发现,中性粒细胞阳离子蛋白、弹性蛋白酶、鱼精蛋白酶等均能显著增加白蛋白的跨内皮转运,同时可看见内皮细胞间隙增宽。加热不能消除这些阳离子蛋白的活性,而肝素处理可阻断其效应。

二、影响血管内皮通透性的细胞内信号转导机制

细胞与细胞间、细胞与基底膜之间的连接都与细胞骨架蛋白相连。细胞骨架功能的变化可以导致细胞-细胞间和细胞-基底膜黏附状态的改变。同时细胞-细胞间和细胞-基底膜黏附功能状态的变化可以通过细胞信号转导机制导致骨架蛋白的重新排列,最终引起内皮通透性的改变。

研究显示,肌动蛋白以纤丝状肌动蛋白(filamentous actin,F-actin;又称F肌动蛋白)和球状肌动蛋白(globalactin actin,G-actin;也称G肌动蛋白)两种形态存在于细胞中,正常情况下内皮细胞的肌动蛋白微丝主要分布在细胞的周边和核部位,形成致密周围束。磷酸化的MLC活化肌球蛋白重链头部的ATP酶,产生的能量使细胞骨架F-actin微丝滑动,致密周围束消失,形成由非极性单行排列的肌动蛋白丝组成的应力纤维,细胞形态也随之改变,导致细胞间缝隙增大增多,通透性升高。把肌球蛋白轻链激酶(myosin light chain kinase,MLCK)直接转入分离培养的毛细血管静脉中可以明显诱导内皮细胞(endothelial cells,EC)通透性增高,用MLCK抑制剂ML-7、钙离子螯合剂BAPAT可以抑制凝血酶诱导的EC通透性增高,保护内皮屏障功能。研究表明,在严重烧伤小鼠模型中,早期肠黏膜屏障通透性的增加伴随有MLCK蛋白表达及MLC磷酸化增加;特异性抑制MLCK介导的MLC磷酸化能明显降低烧伤引起的肠黏膜通透性增加,减轻组织结构受损及紧密连接蛋白闭锁小带蛋白-1的改变。此外,肌球蛋白轻链磷酸酶(myosin light chain phosphatase,MLCP)抑制剂花萼海绵诱癌素(calyculin)则通过维持MLC的磷酸化水平而显著地增加微静脉的通透性。

1. Ca^{2+}-PKC/CaM途径导致MLC磷酸化引起血管通透性增高 Ca^{2+}在细胞间连接的形成和维持正常连接功能中扮演重要角色。紧密连接蛋白对细胞外Ca^{2+}浓度非常敏感,其浓度降低会导致钙黏着蛋白和闭锁小带蛋白-1蛋白的重新分配,导致细胞间黏附力减弱,通透性增加。细胞内的Ca^{2+}不仅改变闭锁小带蛋白-1/肌动蛋白的约束力,也促进肌钙蛋白C亚基与Ca^{2+}结合,使肌钙蛋白发生构象变化,从而使肌钙蛋白I亚基与肌动蛋白结合减弱,原肌球蛋白分子向肌动蛋白双螺旋沟槽的深部移动,暴露出肌动蛋白上的结合位点,引发横桥与肌动蛋白的结合,引起细胞收缩导致血管通透性增加。缺氧条件下,胞内Ca^{2+}可以通过与钙调蛋白结合形成Ca-CaM,激活肌球蛋白轻链激酶(MLCK),MLCK可以直接使MLC THR-18和(或)Ser-19磷酸化,导致肌球蛋白三级结构的变化,使其向肌动蛋白滑动,导致肌动蛋白-肌球蛋白收缩,引起血管通透性的增高。阻止Ca^{2+}内流,可以防止MLC磷酸化,保护屏障功能。同时,细胞内升高的钙离子浓度也是PKC激活的第二信使。PKC作为一种蛋白激酶,有12个亚型,其中分布于心血管系统的主要有4种亚型:PKCα、PKCβ、PKCζ和PKCδ。在调节细胞间连接生理功能中有重要作用。研究显示,依赖Ca^{2+}和二酰基甘油的PKCα、PKCβ、PKCζ、PKCδ可以破坏细胞间连接,紧密连接蛋白尤其是闭锁小带蛋白-1和闭锁小带蛋白-2下降,糖尿病视网膜血管通透性增加。阻断其作用可以降低糖尿病视网膜病变和肾病变的渗漏。用siPKC阻断PKCδ,则会减少紧密连接蛋白的丢失,使紧密连接蛋白重新排列,减弱血管的渗漏。PKC还可直接或间接影响纽带蛋白、钙调蛋白等细胞骨架蛋白的丝氨酸/苏氨酸磷酸化,从而调节内皮细胞的形状、介导细胞骨架蛋白重新分布,导致内皮细胞的收缩、细胞间隙形成,通过细胞旁途径最终导致通透性增加。同样,PKC诱导下的肌球蛋白轻链磷酸酶(MLCP)的失活也可引起MLC磷酸化。此外,研究发现在表达野生型AQP_1的卵母细胞中,PKCδ还可以增加水通道蛋白AQP_1的水通透性以及离子转导作用(图7-7)。在炎症和应激条件下,机体可产生许多炎症递质和细胞因子,如:组胺、血栓素、缓激肽、肿瘤坏死因子、血管内皮生长因子、血小板活化因子等,这些因子都会引起内皮细胞内钙池的释放和细胞外钙的内流,使胞质游离钙离子浓度升高。最终通过Ca^{2+}-PKC/CaM途径导致MLC磷酸化和细胞连接的破坏,细胞间隙生成,最终通过细胞旁途径引起血管通透性增高。

2. cGMP-PKG通路在血管通透性改变中的作用 实验证明,升高的钙离子可以通过激活结构型一氧化氮合酶(constitutive nitric oxide synthase,cNOS;也称原生型一氧化氮合酶),增加一氧化氮

（NO）的生成和释放，刺激细胞内可溶性鸟苷酸环化酶（soluble guanylate cyclase，sGC）催化 cGMP 的生成。cGMP 可以通过激活 PKG 通路，形成 cGMP→PKG 的级联反应，引起相关细胞骨架蛋白和细胞转运蛋白的磷酸化，进而引起血管通透性的增高。PKG 存在于多种组织细胞，血管内皮细胞也表达。PKG 可以通过亮氨酸拉链结构与肌球蛋白（myosin）结合亚基的相互作用而靶向于应力纤维（stress fiber）。继而引起细胞骨架重排，使细胞形态发生变化，同时也改变内皮细胞的黏附状态，细胞间隙增宽或开放数目增多，使内皮细胞屏障功能受损，从而导致血管的通透性的增加。cGMP 还可以通过调节水通道蛋白 AQP$_1$ 结构，进而提高血管通透性。此外，研究发现 cGMP 可与 AQP$_1$ 的 D 环富含 Arg 的区域结合，扰乱 D 环的构象变化。D 环收缩后从中央孔分离，使中央孔开放，说明 D 环在中央孔控制水和离子的通过中发挥了重要作用（图 7-7）。而近期研究显示，NO 缺失或者 eNOS 基因消除同样也会导致内皮细胞通透性的增加。这看似矛盾的血管通透性调节机制，在 ANP 调节血管通透性研究中同样发现。大部分研究组表明 ANP 会通过调节 cGMP 降低血管通透性，而另一个课题组的研究结论正好相反。这些矛盾表明对于 cGMP-PKG 通路的内在调节机制还有待进一步的探究。

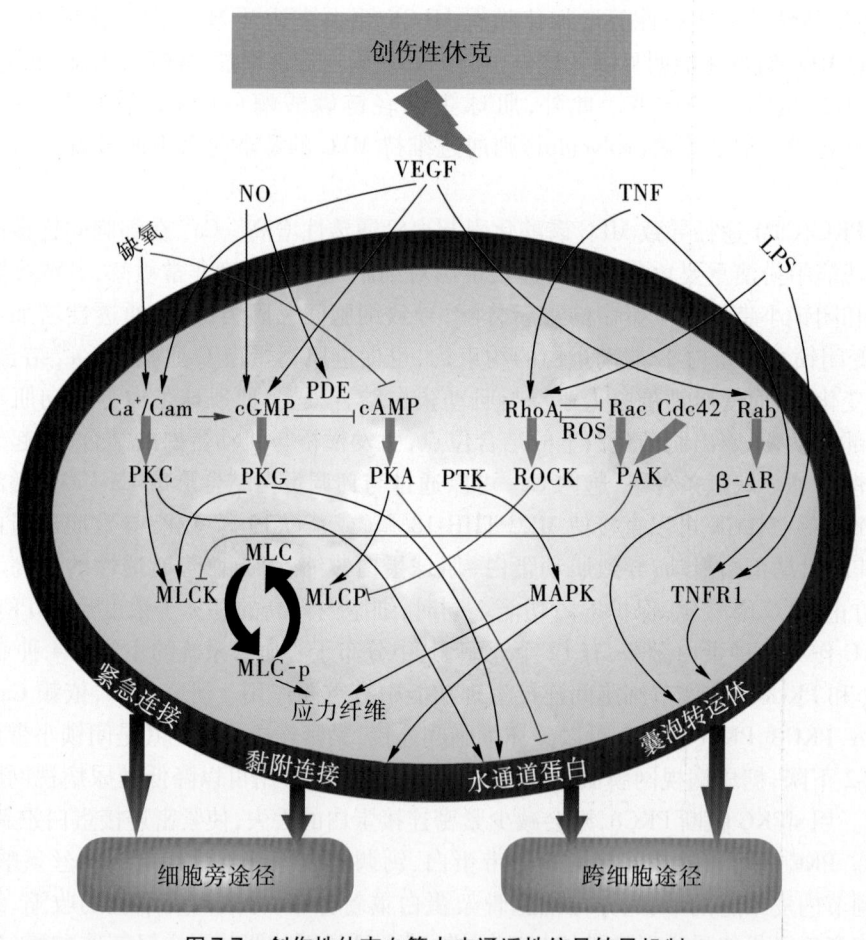

图 7-7　创伤性休克血管内皮通透性信号转导机制

3. cAMP-PKA 通路在血管通透性改变中的作用　cAMP 是一种可以稳定内皮细胞屏障、降低血管通透性的第二信使。其可以通过激活 PKA 来达到改变血管通透性的效果。前期研究通过观察内皮细胞在低氧条件下内皮细胞通透性和 cAMP 浓度的改变，发现低氧条件下 cAMP 水平呈进行性降低，腺苷酸环化酶（AC）的活性进行性降低，内皮细胞通透性呈时间和浓度依赖性增加，而加入 cAMP 可以逆转低氧导致的内皮细胞通透性的增高。这一现象的机制可能为：缺氧细胞释放的腺嘌呤核苷酸与腺嘌呤核苷酸 A2 受体结合，cAMP 表达水平降低，cAMP-PKA 通路受抑制，VEGF 表达上调。VEGF 通过 2 型 VEGF 受体（VEGF receptor 2，VEGFR2）途径阻断细胞连接中信号的传递,破坏内皮细胞间连接,通过细胞间途径增强血管渗漏。VEGF 还会使细胞膜内陷形成囊泡,并互相融合从管腔膜延伸至基底膜,通过跨细胞途径使生物大分子漏出(图7-7)。此外,坎沙坦和去氨加压素也可通过 cAMP/PKA 通路降低 AQP_1 和 AQP_2 在肾的表达,说明 cAMP-PKA 通路影响血管通透性也与水通道蛋白相关,具体机制有待进一步研究。有研究发现,NO 可以通过激活磷酸二酯酶(phosphodiesterase,PDE)使 cAMP 含量下降,导致 cAMP-PKA 通路表达水平的下调,进而导致微血管通透性的增高。同时研究显示,cGMP 也可以通过 PDE2 和 PDE3 调节 cAMP 的水解。并且进一步研究发现,在 cGMP 低浓度时,cGMP 可以通过抑制 PDE3 提高 cAMP 介导的屏障功能,而在 cGMP 高浓度时,cGMP 可以通过激活 PDE2 来达到下调屏障功能的作用。这一区别可能与糖皮质激素(glucocorticoid,GC)激动剂如 ANP 和 NO 在正常水平和病理水平的作用效果不同有关。在生理情况下,这些 GC 低表达,导致低水平的 cGMP 抑制 PDE3,增加 cAMP,提高屏障功能;而在病理条件如心力衰竭或者炎症中,ANP 和 NO 的表达升高导致 cGMP 水平的升高,激活 PDE2,降低 cAMP 水平,进而减弱屏障功能。上述实验结果表明 cAMP 和 cGMP 的表达对于 GC 具有浓度依赖性。这一观点刚好解释了为什么不同研究组对于"NO 和 ANP 通过 cGMP 或者 cAMP 通路参与血管通透性改变"结果不一致的问题。

4. 蛋白酪氨酸激酶(PTK) PTK-MAPK 通路在血管通透性改变中作用研究显示 PTK 同样是内皮细胞通透性调节的重要通路之一,特异性 PTK 抑制剂如金雀异黄素(genislein)、虎刺醛(damnacanthal)等可阻断组胺等导致的内皮细胞功能障碍。构成细胞与细胞、细胞与基底膜连接的相关蛋白如纽带蛋白、踝蛋白、桩蛋白(paxillin)、β-连环蛋白、附着斑激酶(focal adhesion kinase,FAK)等都是 PTK 的底物。例如内皮细胞和基底膜之间的连接蛋白整合素(integrin)的激活使 FAK 的酪氨酸激酶活性增强,通过 Src 蛋白导致桩蛋白磷酸化,影响附着斑与细胞骨架的连接,进一步介导细胞骨架蛋白的重分布及细胞形态的改变,从而影响内皮细胞的屏障功能。研究表明,酪氨酸激酶激活可使内皮细胞 MAPK 活性增加。MAPK 主要分为胞外信号调节激酶(ERK1/2、JNK)和细胞内的 P38MAPK。MAPK 使咬合蛋白(occludin)的丝/苏氨酸磷酸化水平升高,导致咬合蛋白与闭锁小带蛋白-1 解离,紧密连接松解,内皮细胞通透性增加。用 MAPK 的 MEK1 亚族抑制剂 PD-98059 可以阻断内皮通透性的升高,证明此过程中伴有 MAPK 的 MEK1 亚族成员 ERK1 和 ERK2 的激活。前期研究发现,氧化应激可以通过 Ras/ERK1/2 通路促使微丝收缩,破坏紧密连接蛋白进而导致血管通透性的增高。ERK1/2 还通过磷酸化钙蛋白酶(calpain)促使细胞黏着斑的断裂、磷酸化 FAK,抑制 FAK 与桩蛋白的聚合以及调节整合素活性来影响细胞骨架的信号转导。另外研究发现,JNK 可能通过上调组装抑制蛋白(profilin)的表达和活化 spir(一个 WASP 家族的成员)等细胞骨架调节蛋白,参与肌动蛋白的聚合过程,这个过程可能与 JNK 调节桩蛋白和微管结合蛋白的活性参与细胞骨架调整有关(图7-7)。近期研究发现,P38MAPK 在内皮细胞肌动蛋白和肌球蛋白的重排(应力纤维形成)、细胞收缩、血管通透性增加中同样发挥重要作用。热损伤时 MAPK 被激活,P38MAPK 抑制剂 SB203580 可以明显减少烧伤血清引起的内皮细胞应力纤维形成,防止内皮细胞紧密连接的破坏,改善血管通透性。在人冠状动脉内皮细胞中,P38MAPK 抑制剂 SB203580 可以有效地阻断趋化因子引起的血管通透性的增加,同样证实了 MAPK 在血管通透性调节中的重要作用。此外,MAPK 还可以与桩蛋白通过形成桩蛋白-p42/44MAPK-GEF-H1 络合物(complex)介导 Rho 信号通路,最终导致 MLC 磷酸化引起通透性升高。Lmγ2 过表达或者是用 γ2pf 处理可以激活 ERK 和 P38MAPK。而 γ2pf 可以诱导内皮细胞产生应力纤维,同时会诱导细胞间连接中血管内皮-钙黏着蛋白和 β-连环蛋白的结构异常进而导致血管通透性的增高,进一步研究发现 γ2pf 对细胞间连接的破坏作用可能与其和血管内皮细胞表面硫酸乙酰肝素蛋白聚糖(heparan sulfate proteoglycans,HSPG)的相互作用有关。

5. 小 G 蛋白介导的信号通路在血管通透性改变中的作用 小 G 蛋白(small G protein)主要包括了 Rho、Rab 和 Ras 家族,具有 GTP 酶活性,是细胞内信号转导的重要枢纽。Rho 家族包括了20多种 Rho 家族成员,其中最主要的是 RhoA、Rac 和 Cdc42 三个蛋白成员。Rho 通过肌球蛋白的收缩驱使应力纤维及黏附斑的形成,在细胞应力纤维装配和黏附斑信号转导过程中处于中心地位。其中最为关键的两个下游效应蛋白分子为 Rho 相关激酶 ROCK 及形成素相关蛋白 mDia。在血管内皮细胞中,RhoA 通过下游效应器 Rho 激酶磷酸化肌球蛋白磷酸酶(myosin phosphatase),使肌球蛋白轻链磷酸化酶的肌球蛋白轻链磷酸酶(MLCP)调节亚单位磷酸化而抑制 MLCP 的活性,使肌球蛋白轻链(myosin light chain,MLC)的去磷酸化作用减弱,导致肌动蛋白–肌球蛋白收缩,细胞骨架重组,血管通透性增高。RhoA 作为一个分子开关,可以使一个无活性的 GDP 结合形式转变到有活性的三磷酸鸟苷结合形式。其下游的 Rho 相关卷曲螺旋蛋白激酶(Rho-associated coiledcoil containing protein kinase,ROCK),可以直接通过磷酸化的 MLC 或间接通过激活 Ca^{2+}/Cam 依赖的 MLCK,增强细胞收缩途径,导致血管渗漏。基础研究结果显示,在 ROCK 和 MLCK 的共同作用下,肌球蛋白经磷酸化后,咬合蛋白和闭合蛋白-5 等被降解,细胞收缩,细胞间通透性发生改变。ROCK 的抑制剂 Y-27632 则可以阻止缓激肽引起的咬合蛋白和闭合蛋白-5 从细胞间连接转移到细胞质,防止咬合蛋白和闭合蛋白-5 从不溶形式向可溶形式转变,抑制肌球蛋白轻链和丝切蛋白磷酸化,从而抑制内皮细胞渗漏,恢复正常的跨内皮电阻。而 Rac 对 RhoA 具有拮抗作用。LMW-PTP(低分子量蛋白酪氨酸磷酸酶)可引起 P190RhoGAP 磷酸化而使 Rho 活性增加。Rac 促进活性氧(reactive oxygen species,ROS)生成,产生的超氧阴离子自由基 O_2^- 可以抑制 LMW-PTP 的活性,进而导致 Rho 的活性降低。此外,Rac 还可通过下游蛋白 PAK(p-21 activated kinase)使 MLCK 磷酸化,导致 MLC 磷酸化水平降低,进而引起血管的通透性的降低。另外,Rac 还可通过下游靶分子 PAK 激活 LIMK,进而磷酸化并失活丝切蛋白(cofilin,一种肌动蛋白结合蛋白及一种微丝解聚因子),抑制丝切蛋白对于 F 肌动蛋白的解聚作用。细胞分裂周期蛋白 42(cell division cycle protein 42,Cdc42)是一个高度保守的丝氨酸/苏氨酸蛋白激酶,在细胞膜的交通和保护血管通透性方面同样发挥了重要作用。研究发现,Cdc42 参与细胞骨架–肌动蛋白的聚合,介导细胞富含肌动蛋白纤维伪足(丝状伪足,filopodia)的形成,从而影响细胞骨架的变化。Cdc42 能诱导 α-连环蛋白(α-catenin)和 β-连环蛋白(β-catenin)之间的相互作用,防止肺内皮损伤造成的细胞的通透性的升高。β1 整合素表达受一种异常蛋白脊髓小脑共济失调 1 型(spinocerbellar ataxia type 1,SCA1)的抑制,而 SCA1 绑定于血清反应因子(serum response factor,SRF)转录的辅因子(MAL)中。研究显示,Cdc42 可通过调节 SRF/MAL 转录活性进而影响 β1 整合素(β1-integrin)的表达,达到降低血管通透性的作用。通过基因敲除造血干细胞中的 Cdc42 基因,可下调 β1-整合素的表达水平,血管通透性升高。这些研究提示,Cdc42 可以通过激活 SRF 促进 β1-整合素的表达进而降低血管内皮细胞通透性。此外,Cdc42 可以通过激活 WA 综合征蛋白(Wiskott-Aldrich syndrome protein,WASP)激活 Arp2/3 复合物,促进肌动蛋白聚合。与 Rac 相似,Cdc42 还能通过其下游靶蛋白 PAK 激活 LIMK,从而使丝切蛋白失活,维持肌动蛋白的聚合。Cdc42 通过聚合细胞间紧密连接的途径最终导致血管通透性的降低,达到改善血管功能的效果。

Rab 在人类基因组中已证实的有 60 多种,几乎所有的 Rab 蛋白都参与了细胞中囊泡的形成、对接或融合,参与了细胞的胞吞和胞吐过程。内皮细胞主要表达 Rab 1~9、11、13~15、18、22 和 30。Rab 存在于内质网和高尔基体,主要参与蛋白从内质网到高尔基体的顺向调节。在 HEK293T 细胞和心肌细胞中,Rab1 参与了 G 蛋白偶联受体从内质网向高尔基体运输的调节,表明 Rab1 功能的改变可能影响内皮细胞表面 β-AR 的表达。而当 β-AR 表达升高时,血管通透性升高。研究表明用普萘洛尔阻断 β-AR 可以剂量依赖性的减少 VEGF 表达,修复咬合蛋白和白蛋白,降低低氧诱导的血管渗漏和 VEGF 诱导的血管通透性的增高。Rab4 与 Rab11 主要参与内化受体在内涵体到细胞膜的循环。Rab5 主要调节受体从细胞膜到内涵体的内化。Rab7 参与受体靶向运输到溶酶体进行降解。

最新研究发现,RhoA 下游的 ROCK 也可以不依赖于 Rho 蛋白而诱导应力纤维的产生,ROCK 激活会在细胞中央产生典型星状的粗大应力纤维,在应力纤维的组装中起主要作用。且 mDia 作为另一个关键的下游效应蛋白分子,可以促进非肌球蛋白 II 驱使下的肌动蛋白的收缩,mDia 还可参与调节微管的组装和动态平衡，表达高活性 mDia 的细胞，其微管的正负两端均处于稳固状态，产生平行的纤细应力纤维，且正极与黏附斑的锚定得以加强，该过程可能导致黏附斑的下调。最新研究结果显示，M3 毒蕈碱乙酰胆碱受体（mNAChR）可以通过维持 Rac1 的活性，促进以 VE-cadherin 为基础的黏附连接复合物与以肌动蛋白（actin）为基础的细胞骨架间的相互作用。进而调节 IQGAP1/Rac1 和 IQGAP1/β-连环蛋白之间的交互作用，达到在生理条件下保护内皮屏障功能作用的目的。除此之外，位于内皮连接部的细胞间黏附分子-2（intercellular adhesion molecule-2，ICAM-2）也可以通过 Rac1 信号通路调节血管通透性和 N-钙黏着蛋白定位（图7-7）。

三、创伤性休克血管渗漏重要诱发因素

影响血管内皮通透性的信号转导机制比较复杂。在这些信号转导过程中，许多诱发因素如炎症递质、钙离子、一氧化氮、血管内皮生长因子、凝血酶等能够使连接相关的骨架蛋白（如肌动蛋白和肌球蛋白）发生变化，从而影响内皮细胞形态变化和收缩性的改变。

（一）血管内皮生长因子

血管内皮生长因子（VEGF）是一种糖蛋白，是1989年 Ferrara 等从牛垂体滤泡星状细胞的体外培养液中首先纯化出来命名的。目前分离纯化的 VEGF 均由2个分子量为17 000～22 000的相同的亚基通过二硫键构成同源二聚体，分子量为34 000～45 000，VEGF 超家族成员包括：VEGF-A、VEGF-B、VEGF-C、VEGF-D、VEGF-E 以及胎盘生长因子（placenta growth factor，PLGF）。广泛分布于人和动物体内的脑、心肌细胞、肾、肝、脾、肺等组织和细胞中。VEGF 受体家族包括3个酪氨酸激酶受体：VEGFR-1（Flt-1）、VEGFR-2（Flk-1 或 KDR）和 VEGFR-3（Flt-4），另外还包括两个脑信号蛋白（semaphorin，Sema）受体及神经菌毛素-1（neuropilin-1，NP-1）和 NP-2。在缺血的心肌、增殖型糖尿病视网膜病变及类风湿关节炎滑膜等显示 VEGF 的表达增高。其能够特异地作用于血管内皮细胞的生长因子，具有强有力的促渗透作用，是危重患者炎症相关毛细血管通透性增加的关键因素，在脓毒症早期即有升高。研究证实，VEGF 可以磷酸化并解离细胞间连接型分子，如血管内皮黏附蛋白，从而促进内皮渗漏。此外，多条信号通路参与 VEGF 诱导的血管屏障功能障碍。VEGF 影响血管通透性的作用机制具体可能通过以下几个途径来实现。

1. 破坏细胞间的黏附连接和紧密连接进而增加血管通透性　研究显示，VEGF 可以导致血管内皮-钙黏着蛋白分子 Y658 和 Y731 磷酸化作用进而会破坏血管内皮-钙黏着蛋白与 β-连环蛋白的相互连接。VEGF 可使血管内皮-钙黏着蛋白/连环蛋白复合体中的 β 连环蛋白磷酸化，Src 激酶可能在其中起着重要作用。进一步研究发现 VEGF 增加血管通透性可能与血管内皮-钙黏着蛋白胞质尾部665丝氨酸磷酸化引起血管内皮-钙黏着蛋白内吞作用增强而导致血管内皮-钙黏着蛋白功能下调有关。此外，VEGFR-1 可与 NP-1 形成复合物，激活 Akt 信号通路导致细胞与细胞间血管内皮-钙黏着蛋白减少，细胞骨架重排，血管通透性增加。多项研究表明，VEGF 也可以通过 VEGFR-2 途径破坏细胞间紧密连接进而增强血管渗漏。VEGFR-2 可与 VEGF-A、VEGF-C 和 VEGF-D 结合，是介导内皮细胞增殖分化迁徙及血管扩张的主要受体类型。研究结果显示，VEGF 和其受体 VEGFR-2 在糖尿病性视网膜病变中，通过改变紧密连接复合体，上调新生血管形成和微血管渗漏，从而改变视网膜血管通透性。而 VEGF-A 与 VEGFR-2 结合后，可通过一氧化氮依赖性通路激活 cGMP，通过 cGMP-PKG 通路导致内皮通透性增加。VEGF 还可以通过 MAPK 途径和 PKC 通路导致细胞与细胞间连接分离进而增加血管通透性。VEGF 结合至内皮细胞的 VEGFR 细胞外区的 Ig 结构域上，引起 VEGFR 细胞内激酶区的 Y951 和羧基末端的 Y1175 磷酸化。Y1175 的磷酸化会依次刺激 Raf-MEK-MAPK 旁路活化 MAPK。MAPK 作为转录因子可转运至细胞核内，启动特定基因的表达，完成 VEGF 相应的促增殖作用。而 Y951 自磷酸化后，结合信号分子 T 细胞专一结合体，并使后者发生酪氨酸磷酸化，接着联系细胞质酪氨酸激酶 Src，调整肌动蛋白张力丝的结构。VEGFR 也可以通过 Src 家族激酶促进下游信号转导，并通过 ERK1/2 途径促进细胞存活。还有研究显示，VEGF 通过活化 PKC 致使咬合蛋白磷酸化，在视网膜毛细血管内皮细胞间连接下

调,导致视网膜毛细血管通透性改变。

2.诱导内皮细胞胞质中窗孔和小窝形成,促使溶质穿透　在血管内皮上有许多胞质窗孔(fenestrae)和小窝(caveolae)。在小静脉中,这些囊泡聚集成簇,为血管活性物质诱导的血浆蛋白的渗出提供了一条重要途径。研究显示,VEGF 使细胞膜内陷形成囊泡,导致细胞内微管系统窗孔增多及胞质穿透性裂孔的形成,从管腔膜互相融合延伸至基底膜,增加血管内皮通透性。基础实验表明,用血管内皮生长因子(VEGF)对内皮细胞进行长期处理后可导致小窝表达增加并且相互聚集、融合、伸展,最终形成凹陷结构,促进了跨细胞转运,导致内皮细胞的通透性增加。而这一过程可能与 VEGF-A 介导内皮细胞迁徙有关。研究结果显示,VEGF-A 通过同时刺激 VEGFR-1 和 VEGFR-2,诱导窗孔的形成。同时,VEGFR-2 的运输交换作用也是通过 Rab5、Rab4、Rab11 参与调节的囊泡完成,在 Rab4 与 Rab11 囊泡之间实现 VEGFR-2 的脱磷酸化,进而改变此信号输出。

(二)一氧化氮

炎症反应通常伴有血管通透性的升高。在炎症条件下,微血管通透性增加主要受小静脉处控制。研究表明,eNOS 对于血管通透性调节具有关键作用。血小板活化因子(platelet activating factor,PAF)通过 eNOS 易位到细胞质或者刺激 eNOS-NO 信号级联通路可以增加血管通透性。通过对 eNOS 敲除小鼠血管通透性的研究,发现 eNOS 诱导的一氧化氮(NO)的生成对于微血管通透性具有重要调节作用,并且这种通透性调节主要表现为细胞收缩和多核白细胞诱导下的细胞重排。eNOS 的活化受多种机制调节,经历复杂的翻译后调控修饰,包括蛋白间的相互作用和 ser116、ser617、ser635、ser1179 及 thr497 的磷酸化和去磷酸化。eNOS 及 NO 诱导血管通透性增高的机制主要有以下两种途径:

1.诱导 cGMP-PKG 信号通路,增强血管通透性　eNOs-NO-sGC-PKG 途径是最常见的途径。NO 与可溶性鸟苷酸环化酶(soluble guanylate cyclase,sGC)相互作用诱导 cGMP 的生成,进而激活 PKG 并且刺激 MAPK。通过加入 cGMP 类似物 8Br-cGMP 可以增加血管对水和大分子物质的通透性,通过阻断 ERK1/2 可以抑制血管通透性等。而有趣的是 VEGF 诱导的血管通透性增高表明 VEGF 刺激下的 ERK1/2 磷酸化和 VEGF 诱导下的 eNOS 的激活代表了两条不同的通路。这一现象也提示在影响细胞骨架、黏着斑蛋白和连接蛋白进而改变血管通透性的过程中也存在许多平行的或者额外的通路。

2.通过蛋白质巯基亚硝基化破坏黏附连接,导致血管通透性增高　蛋白质巯基亚硝基化(S-nitrosation)作用机制有些类似于磷酸化作用。都是依赖一些靶蛋白进而激活或者抑制某些生物过程。研究显示,蛋白质巯基亚硝基化导致的血管通透性和两个黏附连接蛋白 β-连环蛋白(β-catenin)和 P120-连环蛋白(P120-catenin)含量迅速下降有关。TNF-α 和血小板活性因子引起的 NO 生成增加都会导致蛋白质巯基亚硝基化的上调,而且 NO 生成抑制剂可以阻断血管活性因子引起的蛋白质巯基亚硝基化。研究发现,抑制血管内皮细胞的 β-连环蛋白的巯基亚硝基化并不影响 β-连环蛋白的 tyr654 位点的磷酸化,提示 cGMP 引起的血管通透性增高与蛋白质巯基亚硝基化作用无关。同时对于纯化的 P120-连环蛋白质谱分析表明半胱氨酸(cysteine)579 作为主要的巯基亚硝基化残余物阻断了 P120-连环蛋白和血管内皮-钙黏着蛋白的相互作用进而导致黏附连接的改变和血管通透性的增高。

最新的研究结果显示,干细胞因子(stem cell factor,SCF)作为一种潜在的血管渗漏因子作用机制也与 NO 的增多有关。Kim 等的研究结果表明在内皮细胞中 SCF 会绑定并激活 cKit 受体。SCF 介导的 cKit 的激活通过 PI3K/Akt 信号通路提高 cNOS 磷酸化水平,进而会增加 NO 的生成。

(三)细胞因子

研究显示,白细胞介素(interleukin,IL)、肿瘤坏死因子超家族(tumor necrosis factor superfamily,TNFSF)等细胞因子(cytokine,CK)在调解血管通透性方面也都有涉及。

白细胞介素是非常重要的细胞因子家族,得到承认的成员至少达 38 个,它们在免疫细胞的成熟、活化、增殖和免疫调节等一系列过程中均发挥重要作用。此外它们还参与机体的多种生理及病理反应,比如 IL-6 可以介导肺血管通透性的调节。色素上皮衍生因子(igment epithelium-derived factor,PEDF)可以通过 Src 依赖性通路抑制 VEGF 和 IL-1β 诱导的血管通透性的增加和血管生成。IL-2 通过持续静脉/腹腔注射会引起"血管渗漏综合征",细胞外液迅速积累,引起腹水和肺水肿。最新研究显示,在脓毒症休克中,IL-6、IL-12p70、TNF-α、前列腺素 E_2(prostaglandin E_2,PGE_2)等细胞因子的表达水平显著增高,通过破坏紧密连接导致血管通透性的改变。当消除 TNF-α、IL-6、IL-12p70 中任意一种细胞因子的影响时都会修复对于紧密连接的破坏。此外,IL-6 自分泌途径激活的 STAT3 也参与了 VEGF 的上调,并且 IL-6 引起的 STAT3 激活也诱导了组织因子的过表达,提示血管内皮完整性遭到破坏,血管通透性遭到改变。通过使用药理抑制剂,实验结果表明 JAK2 激酶而非 Src 激酶参与了自分泌 IL-6 诱导的组织因子的过表达。

TNF 在血管通透性的调节中同样有重要作用。研究显示,创伤性颅脑损伤会导致血管通透性的增加,TNF-α 和胱天蛋白酶-3(caspase-3)可能与这个过程有关。通过测定单层膜通透性和检测闭锁小带蛋白-1、F 肌动蛋白的装配情况,发现 TNF-α 可以通过分解闭锁小带蛋白-1 破坏紧密连接,TNF-α 还可以诱导丝状肌动蛋白应力纤维的形成,并增加胱天蛋白酶-3 的活性。而进一步研究显示 TNF-α 调节的胱天蛋白酶-3 介导血管通透性的增高可能与基质金属蛋白酶(MMP)-9 有关。此外,TNF 还同样介导中性粒细胞依赖性的微血管渗漏。结果显示,炎症趋化因子作用的中性粒细胞会在内皮细胞间连接处释放 TNF,导致血管通透性增加。在 TNF 受体(-/-)小鼠的实验结果显示,趋化因子作用后中性粒细胞正常聚集,但是并未出现中性粒细胞相关血浆蛋白渗漏。局部注射 TNF 阻断抗体也能抑制中性粒细胞相关血浆蛋白渗漏,但是对于缓激肽诱导的血浆蛋白渗漏并无作用。

(四)内毒素

内毒素(endotoxin)即脂多糖(lipopolysaccharide,LPS),是革兰氏阴性细菌外层膜上的一个必需组分。脂多糖作用于内皮细胞,可以引起 RhoA 和核因子 κB(nuclear factor-κB,NF-κB)活化,MLC 的磷酸化,肌动蛋白的重排,紧密连接中断,血管屏障功能障碍。脂多糖诱导脑微血管内皮细胞屏障通透性增加,主要是通过其结合到细胞膜表面的 Toll 样受体 4,刺激肌动蛋白发生改变,破坏紧密连接;同时激活细胞内的信号转导通路,激活 NF-κB,从而启动大量基因的转录(如 TNF-α,IL-8,小窝蛋白-1 等),导致内皮细胞通透性增加。脂多糖损害人肺微血管内皮细胞导致小窝蛋白(caveolin)mRNA 和蛋白呈浓度和时间依赖性的表达增加。而 NF-κB 必需调节蛋白结合域(NF-κB essential modifierbindingdomain,NEMO)通过抑制 IκB 激酶及其复合物的相互作用,阻止 NF-κB 激活,阻断 NF-κB 亚基 p65/RelA 表达小干扰 RNA,阻止脂多糖诱导的小窝蛋白 mRNA 和蛋白表达。脂多糖引起的血管通透性增加与紧密连接蛋白闭锁小带蛋白-1、咬合蛋白、闭合蛋白-5 表达降低有关,p115Rho 鸟苷酸交换因子/RhoA 信号转导通路参与此调控过程。此外,经过 LPS 处理后小鼠内皮细胞的平均窗孔(fenestrae)直径是对照组的 3 倍。但是在 TNFR1 敲除(TNFR1 -/-)鼠中,LPS 对内皮窗孔的扩张作用消失,提示 LPS 的这一作用是通过 TNF-α 激活 TNFR1 介导的过程。

(五)基质金属蛋白酶

基质金属蛋白酶(matrix metalloproteinase,MMP)家族(如 MMP-1、-2、-3、-9、-11、-14)均可以由肿瘤细胞分泌,介导包括细胞间连接、细胞基膜等组织屏障的破坏。MMP-9 又称明胶酶 B,是Ⅳ型胶原酶,在脑组织中主要由血管内皮细胞星形角质细胞海马神经元和小胶质细胞分泌。在大鼠脑卒中自发性蛛网膜下腔出血中发现,MMP-9 过度表达和激活,会降解脑血管内皮细胞基膜的Ⅳ型胶原层粘连蛋白、纤黏蛋白等主要成分,破坏血管结构的完整性,使血脑屏障通透性增加,导致脑水肿。除此之外,MMP-2 和 MMP-9 还可以降解咬合蛋白、闭合蛋白-5、闭锁小带蛋白-1 等紧密连接蛋白,同时伴随着小窝蛋白-1(caveolin-1)对闭合蛋白-5 再分布调节。在中枢神经系统白血病中,白血病细胞会破坏咬合蛋白、闭合蛋白-5、闭锁小带蛋白-1 等紧密连接蛋白,导致血脑屏障通透性增加;若用 RNA 干扰 MMP-2 和 MMP-9 的激活,或者用 MMP 抑制剂 GM6001,血管通透性则会明显改善。

（六）微粒

微粒（microparticle，MP）是指 0.1～1.2 μm 的细胞生成的囊泡，缺少细胞核和综合能力，可以包含细胞骨架蛋白，并且可以在表面表现一定量的磷脂酰丝氨酸。微粒的发现是从血液凝固开始的，以前一直被称为"platelet dust"，现在的研究显示，它不简单是无效的细胞碎片的产物。有报道微粒具有减少血管生成，促进氧化应激和减少血管舒张的作用，并且微粒本身也产生活性氧（ROS）微粒在促进血管渗漏和整体稳态的平衡中也有重要的作用。尽管报道说所有细胞都有能力产生微粒，但是大部分研究来源于血小板、白细胞、内皮细胞等。目前对于血小板来源的微粒的研究较多。识别各来源的 MP 的抗原标记物对于分离不同来源的 MP 和研究各类 MP 的信号通路机制具有重要意义。

目前研究显示，血小板来源 MP 的抗原标记物主要有 CD31（或称 PECAM-1）、CD41（或称 αⅡβ integrin，GPⅡb）、CD41a（或称 αⅡβ3 integrin，GPⅡbⅢa）、CD42a（或称 GPIX）、CD42b（或称 GPIbα）、CD61（或称 β3 integrin，GPⅢa）。内皮细胞来源 MP 的标记物有 CD31（在血小板 MP 中也富集）、CD34（或称 GP105-120）、CD51（αV integrin）、CD62E（E-selectin）、CD105（或称 Endoglin）、CD144（或称血管内皮-钙黏着蛋白）。白细胞来源的 MP 可以从中性粒细胞、单核巨噬细胞和淋巴细胞中发源而来。白细胞来源的 MP 包含生物活性蛋白如 IL-1、CD40 配体、CD45（或称 LCA），以及可以激活内皮细胞的 ICAM-1 等。膜受体分析显示，中性粒细胞来源的 MP 的标记物有 CD15、CD64、CD66b（或称 CGM6、NCA-95）、CD66。单核巨噬细胞来源 MP 的标记物有 CD11a、CD11b、CD14（或称 LPS-R）、CD18、CD31、Cd64、趋化因子受体 CCR5 和 CXCR4，但是没有 CCR2。淋巴细胞来源 MP 的标记物有 CD2、CD3、CD4、CD8、CD19、CD20（或称 Bp35），其中 TH 淋巴细胞 MP 标记物主要以 CD4 为主，Ts 淋巴细胞 MP 标记物主要以 CD8 为主，而 B 淋巴细胞 MP 标记物主要以 CD20 为主。

血小板来源微粒中有 ATP 酶活性，类似于血小板收缩蛋白。研究显示，凋亡诱导血小板来源 MP（PMap）可以促进巨噬细胞分化抑制增殖，激活整合素（integrin）并且相互作用形成微粒聚集。PMap 还可以通过单核巨噬细胞刺激 LDL 受体、CD36、CD68 以及炎症因子的生成，提示血小板诱导的 MP 可能和单核巨噬细胞间有相互作用。生理或外来刺激可以增加 MP 的释放，通过下列刺激因素 MP 的释放呈递增趋势：肾上腺素<二磷酸腺苷<凝血酶<胶原蛋白<凝血酶和胶原蛋白<钙离子载体 A23187。此外，胞内 Ca^{2+} 的增高也会导致血小板来源 MP 释放的增加，但并不是所有的微粒都依赖于 Ca^{2+} 信号通路，例如从未激活的血小板上自发释放的微粒是依赖于 CD41a（或称 αⅡβ3 integrin）和细胞骨架的翻转。同时研究显示剪切力（shear force）和补体复合物 C5b-9（一种膜攻击复合体）也会增加血小板来源 MP 的释放。

近年研究发现，内皮细胞来源 MP 包含血管内皮-钙黏着蛋白（CD144，膜标记物）、GAPDH（细胞骨架标记物）以及脂筏（lipid raft；又称膜筏）/小窝（caveolae）的标记物如浮舰蛋白-2（flolillin-2）、小窝蛋白-1、eNOS、肝素结合表皮生长因子（heparin-binding epidermal grouth factor，HB-EGF）等。但是内皮细胞来源 MP 并不包含核蛋白增殖细胞抗原（proliferating cell nuclear antigen，PCNA）。血管紧张素Ⅱ（AngⅡ）可以促进 MP 的形成、内皮细胞来源 O_2^- 的生成以及 Rho 激酶的活化。通过 AngⅡ 刺激内皮细胞来源 MP 生成是通过脂筏为靶向的 AngⅡ受体 1/NADPH oxidase/Rho kinase 通路介导的。而且研究显示，凝血酶、凝血酶受体激活肽、乙酸酯、组织纤溶酶原激活物、AngⅡ只是改变了刺激细胞的形态而并没有增加 MP 的释放。而补体复合物 C5b-9 可以通过使磷脂双分子层产生极化来动摇细胞膜进而增加 MP 的释放。TNF-α 和环乙酰亚胺同时刺激也可以导致内皮细胞来源 MP 释放增多，但是当 TNF-α 单独刺激时，则影响不明显。

在白细胞来源的 MP 中，中性粒细胞来源 MP 具有抗炎症效果，中性粒细胞 MP 包含有抗炎症蛋白膜联蛋白 A1（annexin A1），可以抑制中性粒细胞和内皮细胞间的相互作用。这个效应可以在一定程度上抑制固有反应中最后阶段的中性粒细胞聚集。研究显示，非血小板来源 MP 会在脓毒症过程中释放出来，起到了防止血管低反应性的作用。而在脓毒症的患者中血小板 MP、内皮细胞

MP 以及白细胞 MP 表达量低的患者死亡率较高,器官功能障碍更严重。

事实上中性粒细胞负责融合来源于其他类型细胞的 MP,其暴露磷脂酰丝氨酸于其膜表面,激活传统补体通路,修复补体 C3 和 C4 片段。中性粒细胞 MP 包含有功能活性的巨噬细胞抗原-1(macrophage antigen-1,Mac-1),可以激活血小板,增加 P 选择素(P-selectin)的表达,使血栓形成。此外,Mac-1 阳性的中性粒细胞 MP 可以与尿激酶、纤维蛋白溶酶原以及金属蛋白酶-2 和-5 相互作用,提示中性粒细胞 MP 在纤维蛋白溶解和组织重构中也有一定作用。中性粒细胞 MP 能够传输弹性蛋白酶、金属蛋白酶-9 可能会导致局部组织的裂解。

从单核细胞悬液提取的单核巨噬细胞来源 MP 在膜表面表达共存组织因子(TF)、活化蛋白质 C(activated protein C,APC)以及血栓调节蛋白(又称凝血酶调节蛋白)抗凝活性。单核巨噬细胞 MP 也表达内皮细胞蛋白质 C 受体(endothelial protein C receptor,EPCR)进而通过凝血酶调节蛋白复合物促进了抗凝蛋白质 C(protein C,PC)的激活。TF 阳性的 MP 可以与中性粒细胞相互作用,促进凝血反应,此过程可能与 ERK 通路有关。此外,单核巨噬细胞 MP 还能够诱导血管形成。位于动脉粥样硬化斑块的巨噬细胞来源 MP 表达 CD40 配体(CD40L)并且刺激内皮细胞生成。基础研究显示,内毒素(一种 Toll 样受体-4 配体)或者腺苷胞嘧啶多核苷酸(一种 Toll 样受体-3 配体)可以促进巨噬细胞 MP 的释放,而这一过程可能与 NO 的产生有关。在脓毒症中,MP 可能在炎症和血栓形成中起到一种链接作用,流脑脓毒症的患者 TF⁺ MP 会增高,并且研究发现 TF⁺ 单核细胞来源 MP 在灵长类埃博拉出血热中同样升高。这些研究数据表明,单核巨噬细胞 MP 在重症感染相关血管内凝血中有重要影响。并且通过给小鼠静脉注射来自于脓毒症休克患者的 MP,发现小鼠体内各脏器都会造成不同程度的损伤,提示 MP 可能在脓毒症导致的器官功能障碍中有重要作用,这可能与其内部携带包裹的物质有关。此外,尽管内皮细胞来源 MP 和单核细胞来源 MP 都可以促进足突细胞促炎介质的产生,但是只有单核细胞 MP 可以上调足突细胞 VEGF 的分泌,进而调节血管通透性。

T 淋巴细胞来源 MP 是与单核细胞结合而不是 T 淋巴细胞,其可刺激单核细胞产生细胞因子,而其与单核细胞的相互作用可以被高密度脂蛋白(high density lipoprotein,HDL)抑制。T 淋巴细胞来源 MP 在其表面携带有 Fas 配体(ligand,FasL),可以通过 Fas-FasL 通路与平滑肌细胞相互作用,进而激活 NF-κB 并且上调 NOS 和环氧合酶-2(cyclooxygenase-2,COX-2;又称环加氧酶-2)的表达。

生理条件下,大多数真核细胞膜磷脂有不对称分布,大多属氨基磷脂、磷脂酰乙醇胺和二磷脂酰丝氨酸集中在内膜;胆碱磷脂(卵磷脂)、鞘磷脂、磷脂酰胆碱位于外膜。MP 的出泡和脱落就是基于等阴离子磷脂的横向迁移,如磷脂酰丝氨酸(phosphatidylserine,PS)从内层移到外层。PKB(Akt1)通过抑制胱天蛋白酶-1(caspase-1)活性可以抑制内皮细胞膜上 PS 的释放。MLCK 也参与了 MP 的释放调节,但是 MLCK 抑制剂并不能抑制 MP 的释放,猜测可能 MLCK 抑制剂的最高浓度都无法达到预期效果,或者 MLCK 仅仅是促进 MP 的释放,但不是必需的。此外 PKC 抑制剂也对 MP 的释放无影响。PS 易位和 MP 释放需要特定细胞骨架蛋白的水解,例如肌动蛋白解聚剂,细胞松弛素 D,可以抑制 MP 从活化的血小板上释放出来。除此之外,脂筏的脱落也同样参与 MP 的释放过程。

四、小　结

虽然血管通透性升高是许多正常生理过程比如胚胎血管生成、月经周期形成以及创伤愈合过程中必不可少的重要环节,但病理情况下的血管通透性升高(即血管渗漏)却会给机体带来许多不利影响甚至威胁生命,因而抗血管通透性升高的基础研究有着重大的临床意义。

血管内皮通透性增加在多种疾病的发展中是至关重要的,正常生理条件下,屏障的完整性依靠细胞与细胞和细胞与基质的黏附力对抗细胞骨架的收缩张力。水和电解质可通过毛细血管屏障进入组织间隙,白蛋白等大分子物质不能通过毛细血管屏障进入组织间隙,但在某些情况下,如严重的感染、创伤等突发因素,许多炎症介质或血管活性剂能够诱导或促进肌动蛋白-肌球蛋白相互作用,使细胞趋向收缩,内皮细胞与细胞间或细胞与基底膜间连接开放,血管通透性增加。在宏观上表现为血管内白蛋白等大分子物质渗漏到组织间隙,引起组织间隙胶体渗透压升高间质水肿,全身性水肿、胸腹腔渗液、有效循环血量下降。同时肺内出现不同程度的渗出导致低氧血症,组织缺氧加重细胞损伤,形成恶性循环导致多器官功能障碍综合征。

目前研究显示有多种细胞间结构和信号转导通路调节血管通透性,比如 cGMP-PKG 通路、cAMP-PKA 通路、PTK-MAPK 通路等。但最终发挥效应作用的原理都基于破坏紧密连接、黏附连接等血管内皮细胞间连接结构以及改变血管内皮细胞膜上水通道蛋白和囊泡转运的作用。其中有些机制通路与第一节中介绍的血管反应性调控通路有相通的地方,但由于作用靶点不同,通路的作用效果也有差异。例如 MLC20 磷酸化后血管平滑肌中血管反应性是增强效应,而 MLC20 磷酸化同样会促进血管内皮中血管通透性增高,也侧面反映了创伤性休克后血管功能障碍发生机制的复杂性。因此后续的基础研究应该通过对休克不同时间、不同创伤程度、不同靶向位置等更精细化趋势去探究创伤性休克后分子调控机制,梳理创伤性休克后血管功能障碍发生的先后顺序以及针对性预防措施,为解决创伤性休克血管收缩功能障碍(血管低反应性)和血管通透功能障碍(血管渗漏)等临床治疗难题提供基础理论依据。

休克血管低反应性发生机制与防治

参考文献

[1] LIU L M, LI T, DUAN C Y. Chapter 9: Vascular smooth muscle cells as therapeutic target for the treatment of circulatory shock. In: vascular smooth muscle structure and function in Health and Disease[M]. Singapore: World Scientific Publishing Co. Pte Ltd. ,2016:263-294.

[2] LIU L M, LI T, DUAN C Y. Calcium desensitization mechanism and treatment for vascular hyporesponsiveness after shock[M] // Advanced trauma and surgery. Singapore: Springer Nature Singapore Pte Ltd,2017:119-136.

[3] LI T, FANG Y Q, YANG G M, et al. Effects of the balance in activity of RhoA and Rac1 on the shock-induced biphasic change of vascular reactivity in rats [J]. Annals of Surgery,2011,253(1): 185-193.

[4] LIANG J L, YANG G M, LI T. Effects of interleukin-1beta on vascular reactivity after lipopolysaccharide-induced endotoxic shock in rabbits and its relationship with PKC and Rho kinase [J]. Journal of Cardiovascular Pharmacology,2013,62(1):84-89.

[5] ZHOU R, DING X L, LIU L M. Ryanodine receptor 2 contributes to hemorrhagic shock-induced biphasic vascular reactivity in rats [J]. Acta Pharmacologica Sinica,2014,35(11):1375-1384.

[6] LIANG J L, YANG G M, LI T, et al. Interleukin 1β attenuates vascular α1 adrenergic receptors expression following lipopolysaccharide-induced endotoxemia in rabbits [J]. Journal of Trauma and

Acute Care Surgery,2014,76(3):762-770.

[7] RABBOLINI D J, ANGE N, WALTERS G D, et al. Systemic capillary leak syndrome: recognition prevents morbidity and mortality [J]. Internal Medicine Journal,2014,43(10):1145-1147.

[8] SUKRITI S,TAUSEEF M,YAZBECK P,et al. Mechanisms regulating endothelial permeability [J]. Pulm Circ,2014,4(4):535-551.

[9] DUAN C Y,YANG G M,LI T,et al. Advances in vascular hyporeactivity after shock:the mechanisms and managements [J]. Shock,2015,44(6):524-534.

[10] DUAN C Y, ZHANG J, WU H L, et al. Regulatory mechanisms, prophylaxis and treatment of vascular leakage following severe trauma and shock [J]. Military Medical Research, 2017, 4 (1):11.

[11] DUAN C,CHEN K,YANG G,et al. HIF-1α regulates Cx40-dependent vasodilatation following hemorrhagic shock in rats [J]. American Journal of Translational Research,2017,9(3):1277-1286.

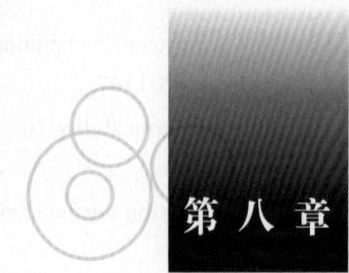

第八章 创伤性休克微循环和血液流变学改变与调控

黄巧冰

第一节 概 述

一、微循环的概念和生理调控

　　一般认为循环系统中直径<100 μm的血管都属于微血管,而根据直径的大小,又将微动脉分为A1(70~100 μm)、A2(40~70 μm)、A3(15~40 μm)和A4(<15 μm)4类。由微血管组成的微循环,是循环系统的最基本结构和血液与组织间物质交换的主要场所。血液微循环(microcirculation)是指微动脉与微静脉之间的微血管中的血液循环。一个典型的微循环由微动脉、后微动脉、毛细血管前括约肌、真毛细血管、直捷通路和微静脉所组成,有的微动脉和微静脉之间还有动静脉吻合支(图8-1)。其中真毛细血管构成迂回通路,是血液与组织细胞进行交换的功能场所,正常时只有约25%处于开放状态;动静脉吻合支多分布在皮肤、手掌、足底和耳郭,其管壁稍厚,有完整的平滑肌层,血管口径的变化与体温调节有关;直捷通路主要见于骨骼肌组织中,通路较直,流速较快,血管管壁较厚,又承受较大的血流压力,故经常处于开放状态,这条通路的作用是使一部分血液通过微循环快速返回心脏。

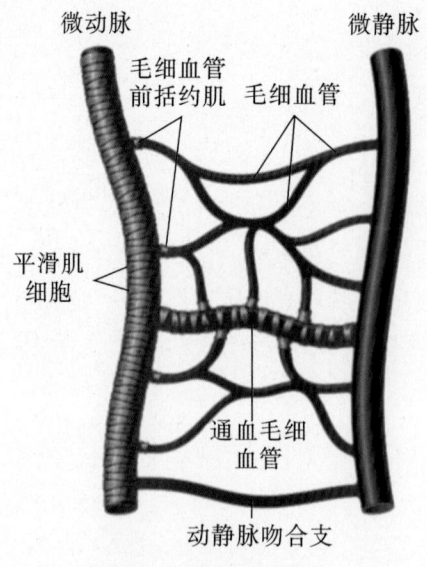

图8-1 微循环的组成

正常微循环的功能可以概括为3个方面：①通过交换血管（真毛细血管）进行血液和组织细胞的物质交换；②通过阻力血管（微动脉、后微动脉和毛细血管前括约肌）的作用参与调整全身血压和血液分配；③通过容量血管（微静脉和动-静脉吻合支）参与调整回心血量。微循环的血流灌注与大循环一样，受全身性的神经体液因子及心脏和血管功能变化如心输出量、循环血量、血压等的影响。更重要的是在体内和体外游离的微血管血管张力或直径都有自发的周期性波动（cyclic fluctuation；也称规则波动，regular fluctuation）被描述为血管运动（vasomotion），可使微循环出现周期性的血流运动（flowmotion），其发生机制并不完全清楚。认为主要是因为微循环受局部微环境因素的调节，在局部代谢产物、组织活性信号以及平滑肌细胞和内皮细胞之间相互作用等影响下，局部器官组织通过自动调节（auto-regulation）机制，使微动脉血管平滑肌细胞（vascular smooth muscle cells，VSMC）和毛细血管前括约肌实现周期性的舒缩变化，使组织可以根据代谢的需要调节血流，其调节机制属于一种局部反馈调节（图8-2）。

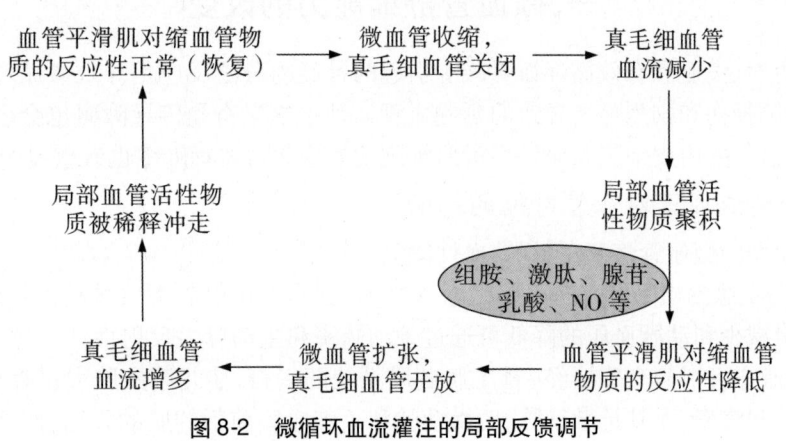

图8-2　微循环血流灌注的局部反馈调节

二、血液流变学的概念和调节

由于微循环血管口径微小，血液流变学的改变对微循环血流量也有重要的影响。流变是指即在应力的作用下，物体可产生流动与变形。流变学（rheology）就是指从应力、应变、温度和时间等方面来研究物质变形和（或）流动的物理力学。研究血液及其有形成分的流动性与形变规律，以及这种特性对循环功能，乃至全身功能和代谢影响的科学即称为血液流变学（hemorheology）。研究血液有形成分的流变学特性，如红细胞的变形、聚集、表面电荷、白细胞和血小板的黏附聚集等，则称为血细胞流变学（cellular hemorheology）。而血液流变性（property of hemorheology）指的是血液及其有形成分的流变学特性，包括血液的黏弹性、触变性（thixotropy）（指血液黏度随切变时间延长而降低的特性）、红细胞的变形性和聚集性以及白细胞和血小板的黏附和聚集性等，主要和最终的表现在于血液黏度的改变。血液黏度（blood viscocity）为血液流动时所受切应力与切变率的比值，是血液流变性的综合量度。血液属于非牛顿液体，其黏度会随着切变应力（单位面积下推动液体流动的动力）的改变而变化。在高切应力时，全血黏度低，在低切应力时，全血黏度高。除了切变应力外，血细胞比容（hematocrit，Hct；又称红细胞比容）、血浆黏度、红细胞的变性能力、红细胞的聚集性、白细胞和血小板的黏附和聚集、血管壁及血管口径等因素对血液黏度都有影响。

第二节　创伤性休克时微循环的主要变化和机制

严重创伤由于机体遭受暴力作用，发生重要脏器损伤、严重出血等情况，使患者有效循环血量锐减,微循环血流灌注不足而导致休克;创伤后的剧烈疼痛、恐惧等多种因素综合作用,也会影响神经内分泌反应,使机体代偿功能失调。较之单纯的失血性休克,创伤性休克时微循环的变化和机制更加复杂,发病机制尚未完全阐明。虽然不同类型的休克有其一定的特点,但有效循环血量减少而致的组织器官微循环血流灌注量不足是各种休克的共同发病基础。微循环障碍的主要表现包括了微血管舒缩功能的变化导致的组织缺氧、微血管通透性增加导致的组织水肿,不同组织器官的微循环血流变化也各有特点。微循环障碍的后果是组织器官的血流灌注不足导致氧气和营养物质供应减少,二氧化碳和代谢产物堆积,从而引起细胞功能和结构变化,甚至器官功能障碍。动物实验和临床观察都证明在失血性休克复苏后,微循环血流灌注的恢复比大循环的恢复明显滞后,也说明微循环本身血流动力学和血液流变学的变化是创伤性休克发生发展乃至治疗预后的关键因素。

一、微血管舒缩能力的改变

创伤性休克时,失血和有效循环血量减少引起的神经内分泌反应是导致微循环舒缩功能改变的主要原因;颅脑损伤和剧烈疼痛导致的延髓血管运动中枢兴奋和传导障碍也会引起微血管舒缩功能的变化;微血管壁内皮细胞和血管平滑肌细胞功能变化对血管舒缩也有重要的影响。

（一）神经体液因素对血管舒缩的影响

1.休克代偿期的微血管痉挛,组织缺血性缺氧

（1）交感-肾上腺髓质系统兴奋引起微血管收缩:创伤失血引起有效循环血量减少,失血性休克时的心输出量减少和动脉血压的降低可通过颈动脉窦和主动脉弓反射而使交感-肾上腺髓质系统兴奋;疼痛刺激亦可引起交感神经-肾上腺髓质系统的兴奋,使儿茶酚胺大量释放入血,引起小血管的广泛收缩和痉挛,尤其是微动脉、后微动脉和毛细血管前括约肌的收缩,使毛细血管前阻力增加,真毛细血管关闭,血流量减少,血流速度减慢;血液通过直捷通路和开放的动-静脉吻合支回流,使组织血流灌注量减少,出现少灌少流,灌入少于流出的情况,组织呈缺血、缺氧状态,故休克代偿期又常被称为缺血性缺氧期。

有研究显示,休克代偿期的血管收缩反应与血管直径有关,A1、A2和A3级微动脉以收缩反应为主,而A4级以及毛细血管前括约肌则是扩张的;只有当平均动脉压（mean arterial pressure, MAP）下降至45 mmHg以下时,才出现所有级别血管的收缩。

而不同脏器的血管对儿茶酚胺刺激的反应性也是不均一的,从而使血液重新分配,以保证重要生命器官的血流供应。①皮肤、内脏等血管的反应:皮肤、腹腔内脏和肾的小血管具有丰富的交感缩血管纤维支配,肾上腺素α受体又占优势。因而在交感神经兴奋和儿茶酚胺增多时,这些脏器组织的微血管都发生收缩,以微动脉和毛细血管前括约肌的收缩最为强烈,使毛细血管前阻力明显升高,微循环血流灌注量急剧减少。加上肾上腺素β受体受刺激使动-静脉吻合支开放,使微循环非营养性血流增加,组织发生严重的缺血性缺氧。②脑血管的反应:脑血管的交感缩血管纤维的分布少,α受体密度也低。故在交感神经兴奋时,脑血管的口径变化不明显。③心脏血管的反应:心脏冠状动脉虽然也有交感神经支配和肾上腺素的α、β受体,但交感神经兴奋和儿茶酚胺增多可通过心脏活动增强,代谢水平增高,扩血管代谢产物腺苷、乳酸、H^+和CO_2等增多,最终效应是使冠状动脉扩张。④创伤应激状态下,如果机体不处于逃逸状态,骨骼肌组织的微血管也以收缩为主要反应,以保证心脑血液的供应,而血管收缩使始终开放的直捷通路血流更快,利于血液的回流。

（2）其他体液因子介导的缩血管反应:创伤性休克中还有多种体液因子参与了缩血管的反应。这些因子主要包括:①血管紧张素。交感神经兴奋和血容量减少可激活肾素-血管紧张素系统,血管紧张素Ⅱ（Ang Ⅱ）有强烈的缩血管作用。②垂体升压素。血容量减少时,左心房容量感受器对下丘脑合成和释放血管升压素（vasopressin）［又称为血管加压素或抗利尿激素（antidiuretic hormone, ADH）］的反射性抑制减弱,血管升压素分泌增多,在超过生理剂量的情况下,对内脏小血

管有收缩作用。③血栓素 A2(thromboxane A2,TXA2)。交感神经兴奋释放的儿茶酚胺能刺激血小板产生更多的血栓素 A2,有强烈的缩血管作用。④心肌抑制因子。休克时由溶酶体蛋白溶解酶可分解胰腺蛋白质而产生心肌抑制因子(myocardial depressant factor,MDF),它除了引起心肌收缩力减弱,抑制单核巨噬细胞系统功能外,也能使腹腔内脏小血管收缩。⑤内皮素(endothelin,ET)。肾上腺素、血管紧张素Ⅱ、血管升压素以及缺血、缺氧等可以刺激内皮细胞,合成和分泌内皮素增多,内皮素有强烈而持久的收缩小血管的作用。⑥其他炎症物质:休克时产生的白三烯和活性氧(reactive oxygen species,ROS)等物质也有收缩血管的活性。

(3)休克代偿期微循环收缩的意义:微循环的变化虽然引起皮肤、腹腔内脏和肾等多个器官的缺血缺氧,但却具有重要的代偿意义,主要体现在以下几个方面:①有助于休克早期动脉压的维持。外周组织器官微、小动脉的收缩可增加外周阻力;微静脉的收缩有助于迅速而短暂地增加回心血量,起到"快速自身输血"(auto-blood transfusion)的作用,微血管收缩使毛细血管中流体静压下降,使组织液入血起到"缓慢自身输液"(slow self-transfusion)的作用;抗利尿激素和醛固酮的分泌,肾保水保钠作用使钠水重吸收增多,也有助于回心血量的增加;加上交感神经兴奋、使心率加快,心肌收缩力加强,心输出量得以维持甚至增加,有利于动脉血压的维持。②有助于心脑血液供应的维持。由于不同脏器血管对儿茶酚胺的反应性不一,即微血管反应的非均一性(inhomogeneous)导致血流重新分布。皮肤、骨骼肌和某些腹腔内脏的血管收缩减少了血管容量,使它与失血等因素引起的血容量不足互相适应。而心、脑重要生命器官的血管张力无明显增加,保证了心脑组织微循环的血流灌注。血液的重新分布保证了心脑等重要生命器官的血液供应,有重要的代偿意义。

休克代偿期微血管的收缩有减轻血压下降的代偿作用,因此血压下降并不是早期休克的判断指标。由于小动脉和小静脉收缩,外周阻力增大可有脉压(pulse pressure)的明显减少。由于中枢神经(包括交感中枢)兴奋,皮肤和内脏微血管收缩,在临床上出现烦躁、不安、皮肤苍白发凉、脉搏细速、脉压减少、少尿等症状。再结合患者有强烈外因作用的病史,即使没有血压的明显降低,也应考虑为早期休克。微血管的收缩导致外周和内脏器官血流灌注不足,组织细胞出现缺血性缺氧,因此组织器官微循环的障碍常常发生在血压明显下降之前。

交感-肾上腺髓质系统兴奋的代偿作用是有限度的,微循环痉挛收缩导致的缺血缺氧将会引起组织代谢的变化,微血管不再能维持收缩状态;交感系统的兴奋也同时损伤血管内皮细胞、激活血小板等,是介导创伤内皮细胞病和凝血病的重要原因。

2. 休克失代偿期微血管扩张和麻痹,组织淤血性缺氧 休克代偿期微血管收缩痉挛导致组织缺血性缺氧,局部代谢产物增多的扩血管作用以及血管反应性降低等作用,使微循环中微血管自律运动(microvascular vasomotion)首先消失,终末血管床对儿茶酚胺的反应性进行性下降,微动脉和毛细血管前括约肌的收缩逐渐减退,血管扩张,血液大量涌入毛细血管网;由于血液流变学的变化,微循环流出道的阻力增加,组织血液供应灌入多而流出少。毛细血管中血流淤滞,部分血管失去代偿性紧张状态,血管扩张,故又称为失代偿期(decompensated stage)或淤滞期(stagnant phase)。微循环状态的特征是血流淤滞(blood flow stagnation),此时组织处于严重的血流低灌注状态,组织细胞存在严重的淤血性缺氧。外周阻力转为降低,动脉血压也显著下降。休克的病程由代偿逐渐向失代偿发展。此时的交感-肾上腺髓质系统仍然是兴奋激活的,只是代谢调节大于神经兴奋调节的作用,加上血管平滑肌细胞(VSMC)对缩血管递质的低反应性,从而使微血管扩张。要注意上述微血管扩张的改变在体内脏器之间也是非均一性的,微循环的血流淤滞主要见于肝、肠、胰,晚期还有肺;脾、肾上腺有一定程度的淤滞;皮肤、骨骼肌、肾则一直处于缺血状态。

(1)酸中毒和局部扩血管代谢产物增加:缺血性缺氧导致组织代谢变化,有氧氧化障碍,能量产生减少使 ATP 代谢产物腺苷堆积,腺苷具有明显的扩血管作用。无氧酵解增强使 H^+ 和乳酸生成增加,有研究证明 VSMC 内酸中毒可导致细胞膜钾离子通道开放,K^+ 释出增多,使细胞膜超极化,从而降低膜电压依赖性钙离子通道的活性,引起 VSMC 在接受缩血管物质的兴奋刺激时,钙内流减少，使细胞内钙离子升高不足，收缩性降低，从而导致血管扩张；细胞内酸中毒时 H^+ 还与 Ca^{2+} 竞争收缩蛋白的结合位点，也降低平滑肌细胞的收缩性。细胞外酸中毒则可能通过影响血管内皮细胞功能促进血栓形成等导致微循环淤滞。另外，组织创伤和组织缺氧造成细胞损伤，膜降解可直接释出大量 K^+，细胞外高钾也导致钙内流减少，使细胞内钙离子升高不足，收缩性降低，从而导致血管扩张；缺血、缺氧、酸中毒等可刺激肥大细胞释放组胺增多；细胞间液渗透压增高等，均可引起血管平滑肌舒张和微血管的扩张，微循环的周期性自主血管运动也明显减少。

（2）动脉阻力调节功能严重障碍：正常情况下，血管运动中枢不断发放冲动沿传出的交感缩血管纤维到达全身小血管，使其维持着一定的紧张性严重创伤，特别是颅脑损伤、剧烈疼痛可引起动脉阻力调节功能严重障碍，并释放缓激肽（bradykinin，BK）、5-羟色胺（5-hydroxytryptamine，5-HT）等血管活性物质。当血管运动中枢发生抑制或传出的交感缩血管纤维被阻断时，小血管的紧张性丧失而发生扩张，使外周血管阻力降低，导致大量血液淤积在外周微循环中，回心血量急剧减少，血压下降，导致神经源性血管扩张。

（3）血液流变学的改变加重血流淤滞：休克失代偿血管的扩张导致血流速度降低，在血流缓慢的微静脉，可发生红细胞发生聚集；灌注压下降切应力降低，加上白细胞和内皮细胞黏附分子表达增加和功能增强，可导致白细胞嵌塞于毛细血管，使血流受阻，休克晚期还有白细胞在流出道微静脉附壁黏着，使毛细血管后阻力增加。血流淤滞使微血管流体静压升高，加上组胺的作用使血管通透性增加，导致血浆外渗，血液黏度增高。

（4）多种炎症介质具有扩血管功能：组织缺血缺氧，启动炎症级联反应，炎症细胞生成炎症介质，包括氧自由基生成增加，细胞因子转录释放，参与了休克失代偿期微循环紊乱的发生。如内啡肽（endorphin，EP）可抑制心血管中枢和交感神经纤维，促使血管扩张；氧自由基可直接使儿茶酚胺氧化转换（oxidative transformation）从而失活，神经系统的单胺氧化酶可使儿茶酚胺氧化脱氨，生成过氧化氢，并在铁离子的作用下，经 Fenton 反应生成羟自由基。肿瘤坏死因子-α（tumor necrosis factor-α，TNF-α）、白细胞介素-1（interleukin-1，IL-1）、白三烯 B4（leukotriene B4，LTB4）、血小板活化因子（platelet activating factor，PAF）等促进白细胞附壁黏着于微静脉，增加微循环流出道的阻力；TXA2 促进血小板聚集和微血栓形成等。TNF-α 和 IL-1 还刺激 NO 的合成，有扩张血管的作用。

（5）微血管扩张和血流淤滞的后果：由于本期微血管反应性低下，不能参与重要生命器官血流的调节，促使整个心脏和血管功能恶化，带来以下后果。①自身输液停止。由于内脏毛细血管中血流淤滞，血管内流体静压上升，组织液进入毛细血管的缓慢"自身输液"停止，反而有血浆渗出到组织间隙。此外由于组胺（histamine，HA）、激肽（kinin）、前列腺素（prostaglandin，PG）等作用引起微血管通透性（microvascular permeability）增高，组织间胶原蛋白的吸水性增强，均可促进血浆外渗，引起血液浓缩，血细胞比容的上升又会促进红细胞聚集和加重微循环淤滞，形成恶性循环。②第三间隙丢失。组织间基质主要是由黏蛋白构成的胶体。组织间的纤维主要由胶原蛋白及弹性蛋白所构成。据 Guyton 的意见，正常组织间隙水分绝大多数（99%）呈胶体状态，游离水只占很小部分（1%）。休克时，由于酸性代谢产物、溶酶体水解产物以及儿茶酚胺的作用使组织间胶体的亲水性增加，出现血管外组织间水分被封闭或被隔离的现象，亦称第三间隙丢失（third space loss），导致功能性细胞外液（functional extracellular fluid）减少，它也是造成血量减少和血液浓缩的原因之一。③毛细血管无复流现象。休克晚期即使大量输血补液，血压回升，毛细血管血流仍不能恢复，称为无复流现象（no-reflow phenomenon）。研究发现在大鼠重症失血性休克治疗后会出现大循环和微循环不同步恢复现象，即血压可一度回升，而微循环血流灌注量无明显改善，毛细血管中淤滞停止的血流未能恢复。心、脑等重要生命器官微循环血流灌注量未能明显恢复，回升的血压也会再次下降，以致动物死亡。进一步研究查明白细胞嵌塞于毛细血管和黏着于微静脉是血流灌注量不易恢复的重要原因。除了白细胞的作用以后，无复流现象的发生还与低灌注压、血小板激活和血管内凝血、血液黏度增高、血管内皮肿胀等因素有关。如果毛细血管嵌塞引起的无复流现象不能消除，所给予的抗休克药物就不能进入毛细血管和作用到靶细胞发挥效应。这也是导致重要生命器官血流灌注不足和重症休克难以治疗的原因之一。④弥散性血管内凝血(DIC)发生。在休克失代偿期,由于创伤的组织损伤和炎症细胞激活释放等因素,导致大量组织因子的释放,可激活凝血和纤溶系统功能,导致凝血与纤溶过程失衡,可出现 DIC(具体内容请参照本章第三节"五、微血管凝血病的发生"以及第九章"创伤性休克凝血功能障碍与弥散性血管内凝血")。⑤临床表现。休克代偿期由于血浆渗出到血管外或被隔离在某些内脏血管网中,血量和血管容量不相适应的矛盾加剧,有效循环血量显著减少。回心血量减少带来静脉充盈不良和静脉压(包括中心静脉压)下降。心输出量减少带来脉搏细速,血压进行性下降,毛细血管血流灌注量进一步减低。临床出现皮肤苍白、发凉加重,精神淡漠,血压进行性下降,脉快而弱,静脉萎陷等症状。休克晚期由于微循环淤血的不断加重和 DIC 的发生,使全身微循环血流灌注量严重不足,细胞受损乃至细胞死亡。缺氧、酸中毒、休克时产生的体液因子,尤其是溶酶体酶、活性氧离子、大量炎症介质的释放,导致全身炎症反应综合征(systemic inflammatory response syndrome,SIRS)的发生,使重要生命器官包括心、脑、肺、肾、肠等脏器出现多器官功能障碍综合征(multiple organ dysfunction syndrome,MODS)甚至多系统器官功能衰竭(multiple system organ failure,MSOF)。

休克发生过程中,除了神经体液因素导致微循环舒缩障碍,微血管壁的内皮细胞和平滑肌细胞本身功能的变化也会直接影响微循环的舒缩,导致微循环障碍。广义的血管反应性包括了血管扩张反应和血管收缩反应。血管扩张反应主要描述的是血管的内皮细胞依赖性扩张,由神经递质乙酰胆碱介导,通过内皮细胞释放一氧化氮作用于平滑肌细胞而实现。而血管的缩血管反应主要描述 VSMC 对缩血管物质(如去甲肾上腺素)的收缩反应。

(二)血管平滑肌细胞反应性的变化影响血管舒缩

如果没有专门指出,血管反应性(vascular reactivity)指的是动脉血管平滑肌细胞(arterial smooth muscle cell,ASMC)对缩血管物质如去甲肾上腺素等的收缩反应。引起血管收缩所需的去甲肾上腺素浓度越高,血管的反应性越低。休克失代偿期由于缺血缺氧和代谢变化,VSMC 的反应性将愈趋降低,特别在不可逆休克阶段,更加表现为 VSMC 对缩血管物质没有反应,即使在输血补液治疗以后,微血管对儿茶酚胺类物质反应性仍然下降,能引起血管收缩的去甲肾上腺素所需浓度越来越高,收缩反应越来越不明显,出现顽固性低血压,导致重要生命器官的血流灌注不足,它是重症休克引起死亡的原因之一。在休克难治期,休克时血管低反应性(vascular hyporeactivity)发生的机制尚未完全阐明。

1. 血管平滑肌细胞的肾上腺素受体失敏 内源性儿茶酚胺失活和肾上腺素受体(adrenergic receptor,AR)失敏可能参与了休克低血管反应性的发生,受体失敏则包括了早期的受体内化,后期的受体分解增加和表达减少,以及受体磷酸化导致与配体的亲和力下降等。例如,创伤性休克引起剧烈的应激反应,糖皮质激素对儿茶酚胺的心血管效应具有"允许作用"。糖皮质激素本身不直接引起血管收缩,但必须有少量存在,儿茶酚胺才能充分发挥对心血管的调节作用,其机制是通过增加心肌和血管平滑肌 AR 的数量,保证血管对儿茶酚胺的反应性,并加强儿茶酚胺的其他效应。而在休克失代偿期,出现糖皮质激素抵抗和受体耗竭失敏,使平滑肌细胞表面 AR 也减少,从而降低血管反应性。有研究在家兔内毒素血症和肠系膜上动脉内毒素刺激的模型中,证明细胞因子 IL-1 可能通过激活 Janus 激酶 2(Janus activating kinase 2,JAK2)/信号转导和转录激活因子 3(signal transducers and activators of transcription-3,STAT3)信号通路,下调血管 AR 的 mRNA 转录和蛋白表达,导致受体失敏。虽然该研究来自于内毒素血症,但创伤性休克引起的炎症反应中,IL-1 以及 TNF-α 等也是重要的细胞因子,因此推测也存在 AR 失敏,导致血管反应性下降。血管平滑肌细胞的肾上腺素受体的失敏导致其对儿茶酚胺类物质的兴奋性降低,收缩反应性减弱,导致 VSMC 舒张和血管低反应性。

2. 动脉平滑肌细胞超极化 研究证明,重症休克时动脉平滑肌细胞(arterial smooth muscle cell,ASMC)的超极化是引起反应性下降的重要原因。赵克森等的研究证明,休克后期严重缺氧,ASMC 内 ATP 生成减少、H^+ 增多,引起细胞膜钾通道[ATP 依赖性钾通道(ATP-sensitive potassium channel,K_{ATP})和大电导钙依赖性钾通道（large-conductance calcium-dependent potassium channels, BK_{Ca}]的激活开放，使细胞内钾离子外流，导致细胞膜的超极化。细胞膜超极化会抑制电压门控钙通道（voltage-gated calcium channel, VGCC）和 L 型钙通道（L-type calcium channels, L-Ca）的活性，在升压药物刺激时，细胞的外钙内流明显减少，细胞内钙离子浓度升高不足（仅为正常 50%），从而引起收缩反应性下降。另外，诱导型一氧化氮合酶（inducible nitric oxide synthase, iNOS）活性增加，生成具有显著扩血管效应的一氧化氮（nitric oxide, NO）；NO 还可被超氧阴离子氧化生成过氧化亚硝酸根（$ONOO^-$）也可钙激活大电导钾通道（BK_{Ca}），导致 ASMC 舒张。而酸中毒引起的细胞内 H^+ 增多还与 Ca^{2+} 竞争 ASMC 收缩蛋白的结合位点，进一步导致细胞收缩性降低，血管扩张（图 8-3）。

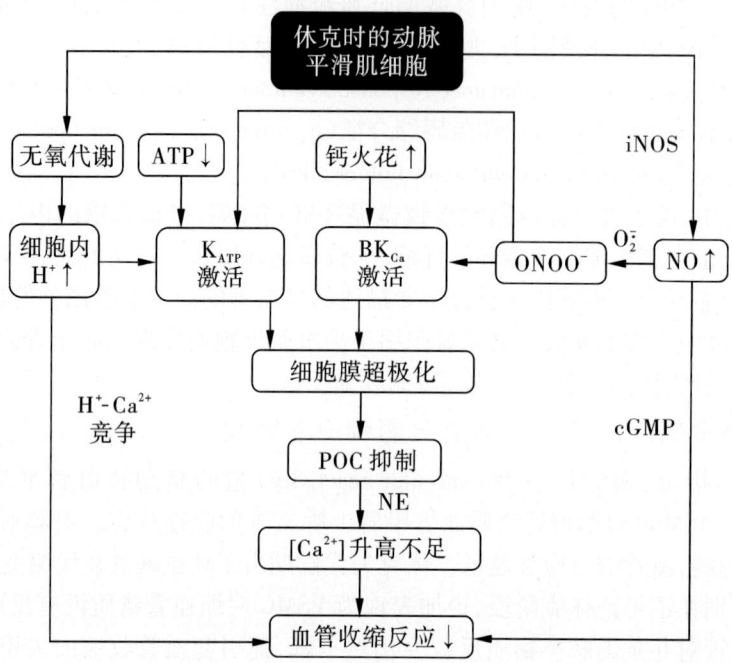

K_{ATP}：ATP–依赖性钾通道；BK_{Ca}：大电导钙依赖性钾通道；POC：电位依赖

性钙通道；O_2^-：超氧阴离子自由基。

图 8-3　重症休克时血管反应性下降的机制

3. 血管平滑肌细胞的钙超载与钙失敏　创伤性休克造成的缺血和复苏治疗形成的再灌注，会进一步造成细胞的损伤，由于生物膜通透性增加、ATP 依赖性离子泵功能障碍和 Na^+-Ca^{2+} 交换反转等导致细胞内钙超载。血管平滑肌细胞持续的钙超载抑制细胞兴奋时的外钙内流，难以触发肌细胞兴奋的动作电位；又由于细胞收缩时需要胞质钙浓度倍数增长（约 100 倍），钙超载时胞质钙的基础浓度较高，在兴奋信号到达以后，钙浓度难以快速倍数升高到引起细胞收缩的水平，从而造成收缩力明显下降。基于肌肉收缩效率取决于力/钙比率（force/Ca^{2+} ratio），即肌肉收缩蛋白对钙的敏感性（Ca^{2+} sensitivity）的认识，刘良明等提出了"休克后血管平滑肌细胞肌肉收缩蛋白可能存在钙失敏，钙失敏可能在休克后血管低反应性的发生中起重要作用"的钙失敏（calcium desensitization）假说。他们的工作证明了休克后血管和血管平滑肌细胞存在钙失敏，钙敏感性变化与血管反应性变化呈明显正相关；而钙敏感性受蛋白激酶 G（protein kinase G, PKG）、蛋白激酶 C（protein kinase C, PKC）和 Rho 激酶（Rho kinase, ROCK）等激酶的调控，PKC 和 ROCK 主要通过抑制肌球蛋白轻链磷酸酶（myosin light chain phosphatase, MLCP）的活性，增加磷酸化的含量，从而增加血管平滑肌细胞的钙敏感性，促进细胞的收缩；而 PKG 主要通过激活 MLCP，使磷酸化肌球蛋白轻链（myosin light chain, MLC）含量降低，从而降低血管平滑肌细胞的钙敏感性，促进细胞的舒张。具有钙敏性调节作用的精氨酸血管升压素和胰岛素可通过调节血管平滑肌细胞的钙敏感性，调节休克后的血管反应性。

4.血管平滑肌细胞线粒体功能障碍 线粒体的主要功能是通过氧化磷酸化产生 ATP,此外还包括活性氧(ROS)的生成和解毒,参与某些类型细胞凋亡,胞质和线粒体基质中钙的调节,代谢产物的合成和分解,细胞增殖与细胞代谢的调控,以及把亚细胞器运送到细胞内正确的位置等。从广义来看,上述某一种异常均可称为线粒体功能不全,但一般所指线粒体功能不全主要是指其能量生成功能障碍。休克晚期血管平滑肌细胞的线粒体损伤,ATP 生成减少,它是引起血管收缩反应下降和顽固性低血压的原因之一。线粒体通透性转换孔(mitochondrial permeability transition pore,mPTP)开放是线粒体功能不全发生的重要原因。生理状态下,mPTP 呈低电导关闭孔状。赵克森等的研究发现,休克时的缺血缺氧、氧化应激、线粒体钙超载、溶酶体损伤以及凋亡诱导因子(apoptosis inducing factor,AIF)的作用可致 mPTP 开放,呈高电导开放状态,导致线粒体肿胀,跨膜电位降低,ATP 生成减少,凋亡蛋白释放,造成细胞病性缺氧,使血管平滑肌细胞收缩功能下降并且难以恢复。进一步的研究发现 mPTP 的重要调节蛋白亲环蛋白 D(cyclophilin D,CypD)的过度乙酰化是 mPTP 持续开放的关键环节,进而导致重症休克小动脉平滑肌细胞线粒体结构和功能障碍,降低血管反应性。增加去乙酰化酶沉默信息调节因子 2 相关酶 1(silent information regulator factor 2 related enzyme 1,SIRT1)的活性可抑制 CypD 的过度乙酰化引起的 mPTP 开放,进而保护线粒体的功能,改善小动脉血管对缩血管物质的反应性和恢复平均动脉压,从而提出了线粒体保护药和 SIRT1 激活剂(白藜芦醇、虎杖苷)可防治重症休克顽固性低血压。

(三)血管内皮细胞功能障碍影响血管舒缩

血管内皮细胞是一种活跃的代谢及内分泌组织,合成和分泌多种影响血管舒缩的活性物质(表8-1),在循环和血管功能调节中起重要的作用,在炎症反应的发生中也有重要意义。有人甚至提出了创伤内皮细胞病(endotheliopathy of trauma,EOT)的概念。创伤性休克早期的缺血缺氧、血流缓慢使切应力降低时,即可导致内皮细胞的功能性损伤,由于组成型舒张性血管活性物质如 NO 的生成减少,而收缩性的血管活性物质内皮素等产生和释放增多,会引起内皮依赖性的血管舒张功能障碍,是内皮细胞损伤的特征性功能标记,加重血管的过度收缩和组织的缺血缺氧。严重创伤、缺血缺氧后期和脓毒血症等危重病时,内皮细胞出现器质性损伤,此时诱导型 NO 和自由基生成增多,将导致血管平滑肌细胞反应性明显下降,血管反应性低下,出现顽固性的低血压。有研究还提示在休克代偿期,内皮细胞表达的血管生成素-1(angiopoietin-1,Ang-1)与酪氨酸激酶-2(tyrosine kinase-2,Tie-2)结合,通过适度增加 NO 的生成和分泌而增加微血管反应性;在休克失代偿期,内皮细胞更多地释放血管生成素-2(Ang-2),与 Ang-1 竞争与 Tie-2 的结合位点,导致过量诱导型 NO 的生成,并可能在氧自由基的作用下转化为 $ONOO^-$,导致血管平滑肌细胞的舒张和血管反应性降低。

表 8-1 内皮细胞合成或表达的主要活性物质及其功能

类别	名称和缩写	功能
舒血管	一氧化氮[nitric oxide,NO 或称内皮细胞源性血管舒张因子(endothelium-derived relaxing factor,EDRF;也称内皮细胞舒血管因子)]	舒张血管平滑肌,抑制血小板聚集,影响血管通透性
	前列环素(prostacyclin/prostacyclin I_2,PGI_2)	舒张血管平滑肌,抑制血小板聚集
	内皮细胞超极化因子(endothelium-derived hyperpolarizing factor,EDHF)	舒张血管平滑肌
	降钙素基因相关肽(calcitonin gene-related peptide,CGRP)	扩张血管平滑肌

类别	名称和缩写	功能
缩血管	内皮素/内皮素转化酶（endothelin，ET/endothelin converting enzyme，ECE）系统	收缩血管平滑肌，促进血管平滑肌的增殖，影响血管通透性
	环氧合酶（cyclooxygenase，COX）内皮依赖收缩因子（endothelium-dependent contraction factor，EDCF）	收缩血管平滑肌
	血管紧张素（angiotensin）类	收缩血管平滑肌
	血小板衍生生长因子（platelet-derived growth factor，PDGF）	收缩平滑肌，增加血管通透性，促进血管平滑肌的增殖
抗凝促纤溶	组织因子途径抑制物（tissue factor pathway inhibitor，TFPI）	防止凝血酶的生成，抑制凝血和炎症反应
	抗凝血酶（antithrombin，AT）	与凝血酶形成复合物，抑制凝血过程，促进前列环素的合成
	组织型纤溶酶原激活物（tissue-type plasminogen activator，tPA）	抗凝血，促纤溶
	蛋白质C（protein C，PC）系统	活化蛋白质C水解灭活Ⅴa和Ⅷa，抗炎、抗凋亡
	凝血酶调节蛋白（thrombo modulin，TM；也称血栓调节蛋白）	作为受体，结合并灭活凝血酶，活化TFPI和蛋白质C
	硫酸乙酰肝素蛋白聚糖（heparan sulfate proteoglycans，HSPG）	增强AT的抗凝活性，促进白细胞的黏附和迁移，促炎症
促凝抗纤溶	纤溶酶原激活物抑制物（plasminogen activator inhibitor，PAI）	与tPA结合，促进血栓形成
	血管性血友病因子（von Willebrand factor，vWF）/第Ⅷ因子相关抗原（factor Ⅷ related antigen，FⅧRAg）	促进血小板聚集和血栓形成
	血小板活化因子（platelet activating factor，PAF）	促进血小板聚集，血管扩张和通透性增加
	血小板反应蛋白-1（thrombospondin-1，TSP-1）	促进血小板激活与聚集和血管平滑肌细胞增殖，抑制内皮细胞生长
血管新生	血管内皮生长因子受体（vascular endothelial growth factor receptor，VEGFR）	促进内皮细胞增殖，增加血管通透性，促炎症
	血管生成素-2（angiopoietin-2，Ang-2）	拮抗Ang-1的促内皮增殖作用，增加血管通透性，促炎症

（四）细胞间缝隙连接在微血管舒缩调节中的作用

内皮细胞产生的脂溶性气体介质可直接作用平滑肌细胞，但气体分子半衰期短，作用范围局限，弥散有限制，且已被血流冲走；内皮细胞产生的其他信号分子可以通过受体调节平滑肌细胞的舒缩，这一功能受受体的表达及其活性的影响。而内皮细胞还可能通过第3种途径，即两种细胞的缝隙连接（gap junction，GJ）实现对平滑肌细胞舒缩的影响。小动脉和微动脉血管内皮细胞之间、内皮细胞与紧邻的平滑肌细胞，以及平滑肌细胞之间均存在缝隙连接结构，利于实现直接的物质传导，传递超极化的电位信号和钙离子等，邻近细胞形成功能合胞体，可以保证每毫米微血管能够以单一活动单位形式实现自律性和节律性的收缩，这是微血管的自主运动发生的结构基础之一。不同细胞之间表达不同类型的连接子蛋白（connexin），组合形式各异。氧化应激状态可损伤内皮细胞间缝隙连接的功能，影响微血管的自主运动。刘良明等的研究也提示，在失血性休克血管反应性变化的过程中，内皮细胞与紧邻的平滑肌细胞之间形成的肌内皮缝隙连接(myoendothelial gap junctions,MEGJ)结构和磷酸化水平的改变影响 ROCK、NO、血管升压素以及 Ang-2 等信号和物质对微血管反应性的调节和效应。

二、微血管通透性增加和组织水肿

血管内皮通透性的升高和组织水肿是炎症相关疾病的早期病理事件,更是创伤性休克(特别是烧伤性休克)微循环障碍的主要特征,血管通透性的增高和休克失代偿期微血管的流体静压升高等造成的体液丢失是造成低血容量和低血压的重要原因,组织水肿则是肺、肾和大脑等器官功能障碍的主要机制。休克后期微动脉的扩张和血流淤滞等使毛细血管和微静脉的滤过压升高,可促进液体漏出并在组织间积聚;如果复苏过程只补充晶体液,加上血管通透性增加致蛋白质渗出,则可能造成血浆白蛋白浓度降低,胶体渗透压下降,可进一步促进体液的丢失和组织水肿。而血管通透性的增加造成组织水肿的最重要原因是休克时血管内皮屏障功能的障碍。

(一)组织与血液物质交换的跨内皮转运方式

内皮细胞是血液与组织物质交换的基础,每个组织细胞与相邻毛细血管的最远距离不会超过3~4个细胞,只有这样才能实现有效的物质交换。作为选择性的通透膜,内皮将血管内、外分隔,起重要的屏障作用,血液循环的物质交换功能需经血管内皮细胞方能实现。经内皮细胞的物质交换在一定范围内是被动的,如水和小分子溶质,包括电解质、代谢底物及产物,以滤过的方式,依浓度梯度由高浓度一侧滤至低浓度一侧。O_2、CO_2 和其他脂溶性物质很容易通过血管。血管内皮细胞间的紧密连接有效地阻止血管中各种血浆成分的漏出,较大分子物质通过内皮细胞吞饮小泡的入泡与出泡的主动转运,或无数吞饮小泡融合形成的暂时性跨内皮通道而转运。不同组织器官的内皮细胞,依据生理功能的需要选择性地允许血液中的大分子物质或血细胞透过内皮细胞屏障而进入周围组织间隙。

对内皮细胞本身和细胞间结构的认识已达到了分子水平,使内皮细胞通透性的概念从几十年前的筛孔结构(a sieve with pores)变化为通道壁结构(a wall with channels),这些通道对特殊化学物质具有鉴别能力,从而不仅从大小、还能从化学性质上实现其选择性通透的作用。物质的转运可分别通过跨细胞途径(transcellular pathway;也称穿细胞途径)(细胞内囊泡)和细胞旁途径(paracellular pathway;也称细胞旁通路)(细胞间连接)而实现。跨细胞途径是指被转运物质通过细胞内囊泡穿过单个细胞,分子以"固态"(与囊泡膜蛋白结合)或以"液态"(溶解于囊泡液中)而被转运。跨细胞途径方式包括磷脂复合物的主动扩散、受体介导的穿梭运动和细胞吞噬转运等。正常情况下,大分子物质如白蛋白等主要在交换血管即毛细血管部位通过跨细胞途径被转运。细胞旁途径指的是被转运物质通过相邻细胞,穿越细胞间连接所形成的缝隙通道(putative channels)而扩散。在炎症等状态下,内源性和外源性的刺激物等激活内皮细胞,通过细胞信号转导的途径导致细胞间缝隙的开放,白蛋白等经细胞旁途径在后微静脉和微静脉部位漏出。

(二)内皮细胞屏障功能的维持

内皮细胞屏障功能(endothelial barrier function)的维持有赖于细胞-细胞间连接和细胞与基底膜之间连接的完整性与细胞收缩力的平衡,其结构和功能的改变在血管通透性变化过程中起重要作用。内皮细胞间的连接指的是细胞间从管腔面到基底面的连接,主要由紧密连接(tight junction,TJ)和黏附连接(adherens junction,AJ)组成。内皮细胞的基底面通过整合素与基底膜形成另外一种细胞-基质黏附连接(cell-matrix adhesive junctions)。除了介导细胞间的连接外,紧密连接、黏附连接和细胞-基质连接还作为大分子复合物参与细胞信号转导过程,最后可导致基因表达和细胞行为的变化。细胞与细胞间、细胞与基底膜之间的连接都借助胞质蛋白与细胞骨架蛋白相连,细胞骨架功能的变化可以通过由内而外(inside-out)的信号转导方式影响细胞-细胞间和细胞-基底膜黏附状态,并导致细胞形态的变化;同时,细胞-细胞间和细胞-基底膜黏附功能的变化通过由外向内(outside-in)的细胞信号转导机制导致骨架蛋白的重新排列,从而影响屏障功能。

（三）创伤性休克时内皮细胞屏障功能的变化

创伤性休克时内皮细胞通透性的升高主要体现在创伤、特别是烧伤等损伤以及缺血缺氧和再灌注过程中,各种炎症介质特别是细胞因子等通过与内皮细胞特异受体结合,通过复杂的细胞信号转导过程,最后导致细胞间缝隙(intercellular junctions)或又称细胞旁途径的开放。内皮细胞收缩,细胞间缝隙加大,引起内皮通透性的改变,使大分子物质可以通过内皮细胞间通路漏出血管,最终导致组织水肿。微血管通透性增加和组织水肿是创伤内皮细胞病的重要表现。内皮细胞的异质性使微静脉成为炎症刺激下通透性增高最明显的部位。在大部分组织器官中,微静脉内皮细胞由于其表面受体(如组胺、P 物质受体等)、黏附分子(如 P 选择素)和表面糖蛋白等表达的特点,具有对炎症介质高度敏感的特性。黄巧冰和赵明等人的研究证实,在组胺、缓激肽和 5-HT 等的刺激下,微静脉比微动脉和毛细血管更易导致白细胞和血小板的黏附,并通过复杂的细胞信号转导过程,特别是激活 RhoA-ROCK 信号转导通路,使肌球蛋白轻链磷酸酶(MLCP)失活,维持肌球蛋白轻链(MLC)的磷酸化状态,维持内皮细胞骨架蛋白的收缩状态,从而促进内皮细胞的收缩以及细胞间缝隙的开放,经细胞旁途径引起血浆外渗,血管通透性升高(图 8-4)。内皮细胞表达的其他受体如晚期糖基化终末产物受体(receptor of advanced glycation end product,RAGE)、1-磷酸鞘氨醇受体 2(sphingosine-1-phosphate receptor 2,S1PR2)等在致炎因子的作用下表达明显增加,RAGE 表达的增加增强了高速泳动族蛋白 B1(high mobility group protein Box 1,HMGB1)、髓样相关蛋白 8/14(myeloid-related protein 8/14,MRP8/14)等物质的血管高通透性效应,血小板的激活和红细胞损伤可释放过量的 1-磷酸鞘氨醇,与增加的 S1PR2 结合,通过 RhoA-ROCK 信号通路,导致血管内皮细胞屏障功能障碍。对内皮细胞屏障功能有保护作用的酪氨酸激酶 2(Tie2)和 G 蛋白偶联受体 S1PR1 等表达降低或功能下降,使促进内皮细胞舒张和保护屏障功能的 Rac 信号通路失活,从而加剧了炎症介质引起的内皮细胞功能障碍的降低,血管通透性增加。

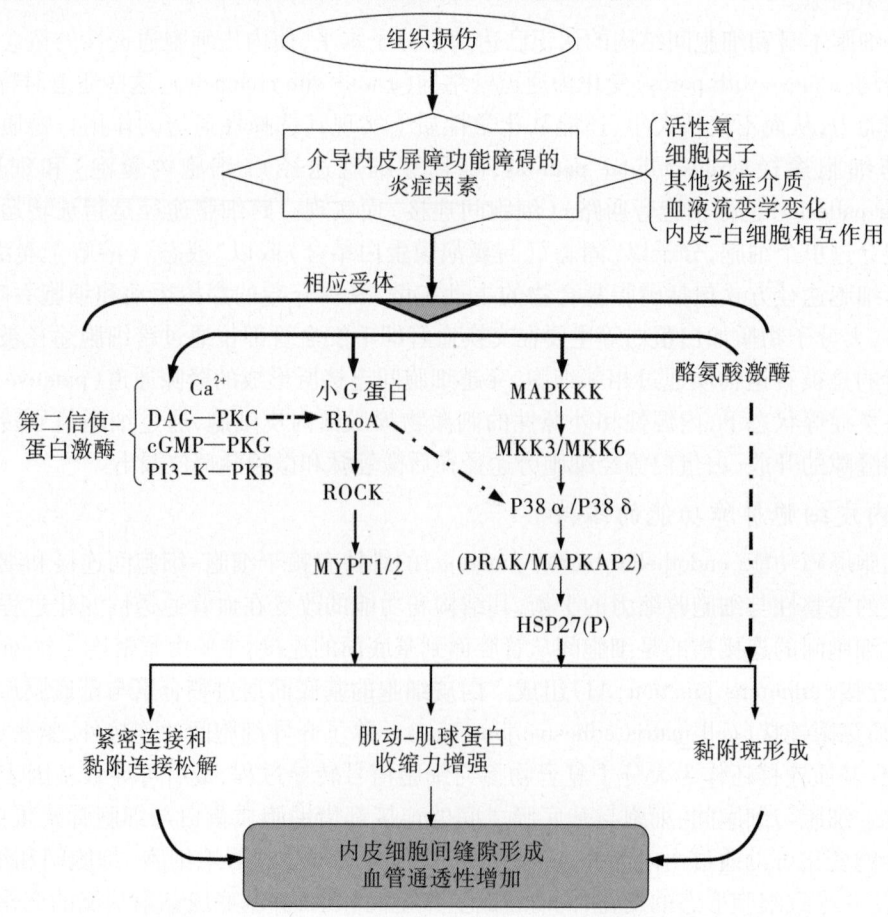

图 8-4　烧伤和炎症过程中血管通透性升高的内皮细胞机制

（四）内皮细胞糖萼层的变化对血管通透性的影响

在 Johansson 等人提出的"休克诱导的内皮细胞病"（shock induced endotheliopathy，SHINE）的概念中，内皮细胞和内皮腔面糖萼层的损伤是创伤性休克、严重炎症反应等危重疾病中比较一致的病理学变化，糖萼层结构和功能的损伤进一步加重了内皮细胞屏障损伤及其凝血和黏附功能的变化。

1. 内皮细胞糖萼的结构　内皮细胞糖萼（endothelial glycocalyx，EG）覆盖于所有血管内皮细胞表面，是血管内皮腔侧表面覆盖着的一层胶状薄膜，带负电荷，厚 $0.2 \sim 0.5$ μm。其中 10% 的成分是多糖蛋白复合物，由内皮膜结合分子葡糖胺聚糖（glucosaminoglycan，GAG）如蛋白聚糖和糖蛋白等组成，另外的 90% 则是水分。EG 排列在内皮细胞的腔膜面，不仅提供了血浆-内皮细胞之间的天然物理屏障，也为二者相互作用提供物质基础。事实上整个 EG 表层在生理状态下也是可变的，EG 的可溶性成分与流动的血液之间具有一个动态平衡。

2. 内皮细胞糖萼的主要功能　内皮细胞糖萼的功能主要体现在内皮保护、选择性通透屏障和力学感受器等 3 个方面。

（1）对内皮的屏障和保护作用：内皮细胞糖萼作为血管壁与血液的交流界面，形成了阻止内皮细胞与血液颗粒状物质直接接触的屏障。调节着血管局部微环境稳定，并作为整合细胞外血流动力学和化学信号转导的关键信号平台，糖萼 GAG 链形成的非均相表面（heterogeneous surface）是大量血源性分子的停泊场所，配体通过受体或者酶在内皮细胞糖萼上的结合造成局部浓度的升高，并形成局部的浓度梯度，激动剂或抑制剂在糖萼层的停泊直接影响内皮细胞的功能，调节血细胞与内皮细胞的相互作用，抑制凝血过程，抑制白细胞和血小板与内皮细胞的黏附，具有抗炎和抗氧化等防御功能。

（2）选择性通透作用：内皮细胞糖萼位于血液和内皮细胞之间，可通过限制液体和某些分子经内皮细胞膜的转运，并形成渗透压力梯度，维持体液平衡，是血管通透性的重要调节因素。

（3）力学传感器作用：糖萼在内皮细胞力学信号传导中扮演着重要角色。血管内皮细胞糖萼可作为力学感受器将血流作用力（剪切力，shear force）传递到内皮，调控内皮细胞力传导机制，进而影响 NO 的生成和血管张力、调节血凝过程、免疫和炎症反应、血管新生与重建等功能及维持内环境稳态。

3. 内皮细胞糖萼变化在创伤微循环变化中的作用　EG 是炎症反应发生的早期场所，其结构和功能变化甚至早于内皮细胞功能的改变，与创伤、缺血缺氧、感染和脓毒血症，乃至其他血管性疾病的发生密切相关，在某种程度上可以决定内皮细胞和血管相关性疾病的发展和转归。创伤性休克的发生过程中，组织损伤的直接作用和交感-肾上腺髓质系统兴奋的间接激活等介导内皮细胞功能障碍，并导致 EG 的脱落、分解和释放，伴随着血浆 GAG 水平的增加。其中，黏结蛋白聚糖-1（syndecan-1，SDC-1）和透明质酸（hyaluronic acid，HA）是 EG 的重要组分，内皮细胞激活和损伤时随着血管 EG 的脱落而释放到血中，血清中 SDC-1 和 HA 的水平升高，与多种炎症性疾病的作用有关。有临床观察和研究证明，SDC-1 和 HA 水平不仅与疾病的严重程度和死亡率有关，而且与脓毒症中的 DIC 和器官功能衰竭的发生发展有关，提示 SDC-1 和 HA 可能是 DIC 乃至多器官衰竭的预测标志。

对内皮细胞糖萼的逐步认识和功能研究也令人们对血管内外液体交换机制的传统 Starling 模型提出了修正甚至质疑，Starling 模型认为血管内容量的维持取决于血管内静水压及组织间隙胶体压力梯度之间的平衡，而内皮细胞糖萼上的网状结构对大分子蛋白具有阻隔作用，使糖萼层形成一个低渗透压区，可能是一种比组织胶体渗透压更为重要的毛细血管跨膜流量调节器，对膜通透性的影响可能在维持血管内容量上也有重要作用。创伤患者血管内皮细胞糖萼层（endothelial glycocalyx layer，EGL）的脱落将明显增加血管通透性，并促进凝血。创伤性休克和脓毒症复苏抢救过程中，内皮细胞糖萼多糖蛋白复合物的损伤可能会改变患者对液体复苏的反应。已有研究证明，早期血浆白蛋白补充可以减轻内皮细胞糖萼层的脱落，降低内皮细胞激活和损伤。

因此,有必要对内皮细胞糖萼功能及其与临床复苏晶体平衡液和早期白蛋白管理的相互影响开展深入研究,并寻找更加特异、敏感和快捷的评价糖萼完整性的指标,临床治疗上注意药物或液体对糖萼是否有保护或破坏作用,以保证复苏治疗的有效性。

三、创伤性休克时微循环变化的器官特异性

早年对创伤性休克微循环变化的观察大多来自动物实验,微循环观察的标本以皮肤、肌肉微循环为主,也包括肠系膜等透明组织标本;无创的组织氧合水平的监测以及影像观察技术的进步使各个器官的微循环观察成为可能,从而认识到创伤性休克时微循环变化的具有器官特异性。

(一)皮肤肌肉的微循环变化

大部分休克微循环变化的实验数据来自皮肤肌肉微循环,研究证明皮肤肌肉微循环的变化具有 pH 值依赖性,酸中毒可明显降低血管张力;血管口径的大小影响休克代偿期神经因素介导的血管收缩,使组织氧合以及血液分布发生变化。而皮肤肌肉部位功能性毛细血管密度(functional capillary density,FCD)的变化可以作为微循环状态和组织氧合的重要标志。

(二)胃肠道和肠系膜的微循环变化

肠系膜组织纤薄且透明,是微循环观察的良好标本,因此对胃肠道和肠系膜的微循环变化早有认识,已知其在创伤性休克的发展和器官衰竭的发生中有重要作用。在休克等全身性的缺血缺氧过程中,胃肠缺血发生最早,在全身动脉血乳酸升高或氧耗量下降以前,胃肠缺血缺氧已经发生。应激反应和低血量性休克等情况下,肠系膜的小血管收缩使肠壁缺血缺氧,导致黏膜上皮细胞损伤、凋亡坏死甚至糜烂脱落,肠黏膜机械屏障受损。复苏过程出现肠缺血再灌注损伤,早期肠上皮细胞即出现凋亡,凋亡百分率随缺血的时间延长而增加。有研究提示肠系膜功能重要,可被视为一个独立的器官,肠系膜的缺血缺氧和缺血再灌注损伤导致 NO 生成减少,血管扩张,血流淤滞,并伴随着血管通透性增加,白细胞和血小板黏附。肠道微循环的变化导致肠的机械屏障、免疫屏障和微生态屏障均受损,使细菌和毒素经门静脉系统入血,炎症介质和组织损伤因子经肠淋巴组织入血,从而导致多器官功能不全和衰竭。实验和临床研究发现,胃肠持续缺氧者常预后不良,早期纠正胃肠缺氧则结局改善。现可用胃张力计(gastric tonometry)法测定胃肠黏膜 pH 值(pHi)来早期发现胃肠缺氧。pHi 反映胃肠黏膜内的酸碱度,若降低表示黏膜内酸中毒,提示黏膜组织缺氧,也反映全身组织缺氧。有研究利用近红外光谱(near-infrared spectroscopy,NIRS)技术观察失血性休克犬肠道的 pH 值,结果提示肠道缺血缺氧甚至比胃黏膜的变化程度更重和范围更广。

(三)肝肾的微循环变化

肝的血液供应是双重的,它同时接受动脉和静脉的血液,肝动脉将含氧丰富的血液输入肝,门静脉则把来自消化道富含营养成分的血液输入肝。二者在肝门处进入,再层层分支,最后形成血窦与肝细胞接触进行物质交换,然后进入肝小叶的中央静脉,再汇合成肝静脉而入下腔静脉。肝内血管密布,交织成网,血液流向是"二进一出"。一般认为流入肝的血液,80% 来自门静脉,20%来自肝动脉。肝窦内皮细胞呈窗式结构,血管跨膜压较低,仅有约 4 mmHg。

创伤、休克和全身性感染都可引起肝血流量减少,肝窦血流灌注明显降低,使肝窦内皮细胞功能障碍,白细胞流速降低,与内皮细胞黏附,并产生大量细胞因子;血流量的减少直接影响肝细胞和库普弗细胞(Kupffer cell)能量代谢,ATP 生成减少,细胞功能下降,并可出现肝细胞坏死或凋亡。组织碎片和溶血后的红细胞膜碎片被库普弗细胞大量吞噬造成单核吞噬细胞系统(mononuclear phagocytic system,MPS)封闭和功能抑制,对感染的易感性增加,并容易引起肺损伤。然而由于肝代偿功能强大,并有显著的再生能力,因此,除非创伤性休克严重或合并脓毒症,肝结构和功能可以很快恢复,不会造成严重后果。

人体肾重量只占体重的 0.4%,却接受心输出量 22% 的血流量,其微循环结构复杂,并因组织定位而迥异。其中,全肾血流量的 94% 流经肾皮质,髓质血流量6%,其中又以外髓为主,约占其中

的5%,内髓血流量仅占约1%。肾血管形成肾小球和肾小管周围两种毛细血管网,二者由出球小动脉相串联。肾血流量具有自身调节能力,当肾动脉灌注压在80~180 mmHg范围内变动时,肾的血流量保持相对恒定。此特性使肾小球滤过率不会因血压波动而有明显改变,从而维持肾小球滤过率相对恒定。

失血性休克时,交感肾上腺髓质系统的兴奋使肾血管在早期就处于明显收缩状态,肾血流量明显减少,早期即可导致少尿;当失血严重使动脉血压降至80 mmHg以下时,肾小球毛细血管血压降低,肾小球滤过率降低,加重少尿甚至无尿;如高血压病晚期,入球小动脉硬化,口径缩小,肾小球毛细血管血压明显降低,有效滤过压降低,肾小球滤过率降低,而导致少尿。缺血缺氧以及炎症反应激活和损伤肾小球毛细血管内皮细胞,使屏障功能障碍,血管通透性的增加;循环血量下降可导致肾血流的重新分布,使肾髓质缺氧更加严重,肾小管上皮细胞缺血性坏死和凋亡;复苏时的缺血再灌注损伤等,均可引起肾微循环障碍,并导致蛋白尿的出现。近期采用超声造影术(contrast-enhanced ultrasound)观察内毒素血症的肾微循环变化,证实了上述变化,并且发现单纯以升高血压为目标的复苏并不能改善肾微循环状态,提示在休克过程中,肾微循环本身的舒缩状态和血液流变学的变化等是影响肾微循环的关键因素,需要针对微循环改变采取积极的措施(更多内容请参照第十一章"创伤性休克肾功能损害与调控")。

(四)心、脑和肺的微循环变化

即使在中度甚至重度的失血性休克,机体的代偿机制和脑血管的自动调节功能在一定程度上能够维持脑的血液供应,但缺氧在所难免,特别是当平均动脉压下降到40 mmHg左右,脑组织的氧分压将明显下降,提示脑组织严重缺血。缺氧可致脑组织代谢障碍,发生脑细胞水肿;微血管内皮细胞功能障碍,包括糖萼降解和脱落等,可致血管性脑水肿的发生;到了失代偿阶段,可出现内皮细胞之间的紧密连接蛋白减少,血脑屏障(blood brain barrier,BBB)功能严重障碍,可致严重脑水肿。值得关注的是创伤性颅脑损伤(traumatic brain injury,TBI)本身可能改变失血性休克时其他组织器官微循环对失血的反应;TBI也容易导致创伤性凝血病,从而影响脑以及全身的微循环状态。

心脏搏动和呼吸运动常常限制心、肺微循环的观察,有关创伤性休克心、肺微循环的研究比较少见报道。肺循环与体循环有较大差别,具有血压低、血流量大、顺应性高等特点。与脑微循环的改变类似,创伤性休克所致肺微循环变化的主要特征和关注点是缺血缺氧和炎症反应的变化引起肺泡毛细血管膜,特别是内皮细胞的激活和损伤,使血管通透性增加,导致肺水肿和急性肺损伤(acute lung injury,ALI);采取保护内皮细胞的措施可明显减少肺的渗漏和复苏液体需要量(更多内容请参照第十章"创伤性休克肺功能损害与调控")。

第三节 创伤性休克时血液流变学的变化和机制

微循环血流灌注能否恢复直接关系到休克的预后,微循环血流灌注量除了受血压和血管口径的影响,还受到血流阻力的调节。微循环血流的低灌注状态,既可因灌注压降低和血管舒缩的改变而引起,也可因血流阻力增高,也即血液流变学的变化所致。休克时出现红细胞和血小板聚集(aggregation),微血栓形成(thrombosis),白细胞变形力(deformation)降低,微静脉中白细胞附壁黏着(leukocyte adhesion),嵌塞毛细血管(capillaryclogging)等血液流变学变化,加重微循环障碍。微循环血流动力学变化所导致缺氧、酸中毒、活性物质的蓄积和血管内皮细胞的损害等又会恶化血液流变性障碍,二者形成互为因果、互相加强的关系,造成恶性循环,在休克的发生发展过程中具有重要的意义。

一、白细胞的激活和黏附

正常微循环中,血液有形成分位于轴流,血浆构成边流。在微静脉中可有少量白细胞附壁滚动,但并不黏着于血管壁。白细胞直径为 $8 \sim 10 \ \mu m$,当它通过 $5 \sim 7 \ \mu m$ 的毛细血管时,必须改变形状。由于白细胞有细胞核,具有较高的黏性系数,不能像红细胞那样折叠弯曲,只能以长柱方式变形,正常时通过毛细血管所需时间比红细胞长,但没有嵌塞和血流停滞的现象。休克时出现白细胞嵌塞毛细血管和黏着固定于微静脉壁,促使毛细血管中血流淤滞,增加了微循环流出通路的血流阻力。白细胞不仅因为黏着和嵌塞导致微循环缺血和缺氧,更作为炎症细胞激活,甚至发生呼吸爆发(respiratory burst;也称氧爆发),从而释放自由基、溶酶体酶、白三烯等多种炎症物质,还可在化学趋化因子的作用下,从血管壁迁移渗出,形成局部组织的炎症灶甚至脓肿,引起细胞损害和器官功能障碍。

从流体力学的角度分析,白细胞是否嵌塞毛细血管和黏着于微静脉壁,主要受两种力量的影响。一种是血液在血管中流动引起的壁切应力(shearing stress),这种力量不断冲击着血管壁,起到防止白细胞嵌塞和黏着的作用;另一种是白细胞与血管内皮细胞之间的黏着力(leukocyte-endothelial adhesive force),它促使白细胞黏着和嵌塞。因此,休克时白细胞黏着和嵌塞的发生与以下因素有关。

1. 壁切应力和切变率下降 业已证明微循环血流的壁切变率(shear rate)高时($400 \ s^{-1}$),微血管无白细胞附壁黏着,而壁切变率低于一定水平($180 \ s^{-1}$ 以下)易发生白细胞黏着。正常情况下微静脉中壁切变率较低,毛细血管次之,微动脉较高。休克时由于血压下降,血流缓慢,壁切变率降低,使白细胞容易在微静脉附壁黏着和嵌塞毛细血管。壁切变率下降还可直接引起血管 NO 释放减少,ET 释放增多,引起微血管收缩,也促进白细胞的嵌塞。

2. 白细胞-内皮细胞黏附力增加 白细胞与血管内皮细胞通过黏附分子和细胞表面受体发生相互作用和影响。白细胞与内皮细胞之间黏附力的增高是白细胞黏着嵌塞的另一重要原因。在白细胞和血管内皮细胞膜上存在多种黏附分子,通常是受到糖基化修饰的膜蛋白。在炎症因子(如 TNF-α、IL-1、LTB$_4$、LPS 等)作用下,这些黏附分子在相应细胞膜上的表达增加或作用增强,使黏附力增加。参与休克时白细胞黏附的膜蛋白包括 L 选择素(L-selectin)和整合素 β$_2$(integrin β$_2$)。在血管内皮细胞膜上的黏附蛋白有 E 选择素(E-selectin)和 P 选择素(P-selectin)及免疫球蛋白家族成员细胞间黏附分子 1 和 2(intercellular adhesion molecule-1,-2,ICAM-1,ICAM-2)。目前认为,白细胞与内皮细胞的黏附过程是白细胞膜上的黏附蛋白(受体)和内皮细胞表面相对应的黏附蛋白(配基)相互作用的结果。其中选择素介导了早期白细胞的附壁滚动,而整合素带来白细胞-内皮细胞的紧密黏着。

3. 白细胞变形能力下降和内皮细胞肿胀 白细胞变形力下降也是嵌塞的原因之一。细胞流变学研究表明,白细胞以长柱状通过毛细血管时,它的体积是恒定的。在体积不变的情况下,白细胞发生变形必须增加体表面积。正常白细胞膜带有许多皱褶,即有一定的膜"储备"可用于细胞变形。休克时由于细胞能量代谢障碍,Na^+,K^+-ATP 酶活性下降,钠滞留在细胞内导致细胞水肿,白细胞变大变圆,可用于变形的细胞膜面积减少,使白细胞变形能力降低。白细胞通过毛细血管的变形是在一定的驱动压作用下实现的,休克时随着血压下降,驱动压降低,也导致白细胞容易嵌塞。此外,血管内皮细胞也因为缺氧代谢和钠的滞留而肿胀,使血管管腔变窄,也是促使白细胞嵌塞毛细血管的原因之一。

根据上述机制,在解除休克白细胞黏着嵌塞时,一方面需提高驱动压和壁切应力,其中增高脉压对冲走嵌塞的白细胞有重要意义。另一方面,拮抗黏附蛋白的作用可降低白细胞与内皮细胞的黏着力。此外,还可应用高渗制剂减轻血管内皮肿胀以减少白细胞嵌塞。

二、红细胞嵌塞

失血性休克时红细胞功能变化有可能直接影响微循环血流量,红细胞在外周组织滞留,因此而导致的组织缺氧是引起器官功能变化的重要原因之一。创伤性休克时红细胞的变化包括变形力下降和红细胞聚集。

（一）红细胞变形力下降

正常红细胞直径 6~8 μm，厚约 2 μm，其细胞膜可塑性最大。红细胞通过毛细血管时，可折叠弯曲形成各种形状。休克时，红细胞变形力（可塑性）明显降低，这与红细胞膜和红细胞内部黏度的变化有关。休克时，由于血液 pH 值降低和渗透压升高，可使红细胞内部黏度增高，如当 pH 值由 7.4 降到 6.9 时，血液黏度可增加 6 倍；ATP 缺乏，影响细胞膜的正常功能，自由基的作用使红细胞膜脂质过氧化，也使细胞膜的流动性下降。这些因素共同引起红细胞变形力下降，不易通过毛细血管，并带来血液黏度的增加。

（二）红细胞聚集

休克时红细胞聚集也是血液黏度和血流阻力增加的重要原因。轻者 4~5 个红细胞聚集成团，血液呈现泥沙状；严重时 20~30 个红细胞聚集叠连呈缗钱状（rouleaux），血浆和红细胞出现分离现象，有的微血管中只有血浆通过，血液分层流动，出现血液泥化（blood sludge）现象，使血液循环淤滞堵塞。休克时红细胞聚集可能与以下因素有关。

1. 血流速度缓慢　血液流动的切应力（达到 ~1 mN/m² 时）可对抗红细胞表面的内聚力而促进其解聚。休克时血压下降，血流速度和切变率减低，当流速减到 0.1~0.2 mm/s 时，红细胞可聚集叠连。

2. 红细胞比容增加　休克时由于微循环血流淤滞，血浆渗出使血细胞比容增加，血液黏度增大，是促进红细胞聚集的原因之一。红细胞比容由正常的 40% 上升到 50% 时，血液黏度开始增加；当达到 80% 时，红细胞可紧贴成一个整体，使血液失去流动性。

3. 红细胞表面电荷减少　正常红细胞表面含有唾液酸的羧基使其带有负电荷。这种电荷排斥力是维持红细胞悬液稳定的重要因素。据报道失血性休克时红细胞表面负电荷可减少 25%，内毒素的作用也可使红细胞表面负电荷明显减少。

4. 纤维蛋白原浓度增加　纤维蛋白原覆盖于红细胞表面，在红细胞之间形成大分子的物质桥。如果红细胞表面桥力大于负电荷的排斥力就会使红细胞之间发生聚集。休克应激时，体内合成纤维蛋白原增多。此外，由于血液淤滞和血浆外渗，血液浓缩，也增加了血浆纤维蛋白原的浓度。

在防治红细胞聚集方面，针对上述发生机制，适当应用血液稀释疗法，补充体液（如平衡盐溶液）可稀释降低血细胞比容和血浆纤维蛋白原浓度，提升血压和加速血液流动，从而减少红细胞聚集并改善微循环。但有研究提示右旋糖酐可以促进红细胞与内皮细胞黏附，因此要慎重选择复苏液体。

三、血小板的激活和聚集

血小板表达多种膜受体和黏附分子，具有黏附、聚集、收缩、释放等功能。血小板体积小，直径约 2 μm，但其内黏度比红细胞高得多，因此可塑性低，一旦形成血小板聚集体，对微循环影响很大。血小板聚集初期（Ⅰ期聚集）是可逆的，后期则为不可逆性聚集。血流加快也不能使其解聚。此时聚集的血小板会释放凝血物质血小板第 3 因子（platelet factor 3，PF3）等，导致微血栓形成。正常血小板在电镜下呈圆盘状，表面光滑。在聚集过程中，血小板表面粗糙并伸出伪足，互相接近。在内毒素休克和创伤性休克患者血液中，可发现伪足样突起的聚集型血小板数目增多。休克时在骨骼肌、肠系膜、肠壁及肺部的微血管中可见血小板聚集体和微血栓。

休克时引起血小板黏附聚集的原因很多。休克时由于缺氧、酸中毒及内毒素等因素使血管内皮细胞损伤，完整性受到破坏，流经损伤处的血小板被血管内皮下组织激活，快速黏附于暴露的内皮下胶原纤维上。受刺激或受损的血管内皮细胞可产生 PAF，PAF 除了直接激活血小板引起聚集外，还能促使内皮细胞合成凝血酶、纤维蛋白（原）。此外血流缓慢，壁切应力降低和内皮细胞破损时,都可以使内皮合成前列环素(prostacyclin/prostaglandin I_2,PGI_2)和 NO 减少,有利于凝血过程,促进微血栓形成。休克时红细胞损伤释放的腺苷二磷酸(adenosine diphosphate,ADP)可激活血小板,显著增加血小板黏着和聚集的敏感性。激活的血小板释放 TXA2,它和 PAF 是目前已知的最强烈引起血小板聚集的物质。休克时由于交感–肾上腺髓质兴奋而大量释放的儿茶酚胺也有激活血小板的作用。休克时血小板聚集和微血栓的形成是休克晚期发生 DIC 和器官功能障碍的主要原因。

四、血浆黏度增大

血浆黏度对全血黏度有很大影响。血浆黏度的大小,取决于血浆蛋白的含量、分子的形状和大小。蛋白分子量越大,含量越高,则血浆黏度越大。链状蛋白分子比球形蛋白分子的影响大。纤维蛋白原对血浆黏度影响最大。休克时由于应激反应,纤维蛋白原合成增多;还由于血液淤滞和血浆外渗,使纤维蛋白原的浓度增加,也使血液黏度加大。如前所述,纤维蛋白原增多和血浆黏度加大将促进红细胞聚集和微血栓形成。

血液的温度、pH 值、渗透压也可影响血液的流变性。一般情况下液体黏度随着温度的升高而降低。但对于血液并非如此。温度对于血液流变性的影响有赖于血液及组成成分流变性的变化,这些因素对温度有不同的反应。特别在微血管,温度升高时,红细胞的聚集性和内黏度升高,使血液黏度相对增大。pH 值下降或渗透压的过高和过低都将相应增加血液黏度。

血液黏度的异常升高将明显增加血流阻力,对循环功能,特别是微循环功能造成不利的影响。由于微血管管径细,压力低,高黏度的血液易于在微血管中淤滞,导致微循环血流的低灌注状态,组织器官缺血缺氧,从而引起局部组织一系列的功能和代谢紊乱。

五、微血管凝血病的发生

休克发生发展过程中微循环和血液流变学的变化,特别是促凝物质的释放和激活、内皮细胞的激活和损伤,以及血小板的黏附聚集和功能障碍等,都明显改变了机体的凝血–纤溶状态,导致凝血功能障碍,甚至发生 DIC,有学者因此提出了创伤诱导的凝血病(trauma-induced coagulopathy,TIC)或创伤性凝血病(traumatic coagulopathy)的概念。DIC 发生过程中早期的微血管大量微血栓的形成必将加重微循环障碍,而后期的低凝和纤溶激活使微血管广泛出血,加重休克的低血容量状态。不同的损伤,如出血性休克或脑损伤,所导致凝血病的发生机制和临床表现会有区别,而同一患者在其临床过程的不同时间其凝血病的发生和表现也有差异。其发生可能与下列因素有关:①组织损伤和炎症细胞激活释放的大量组织因子启动了凝血病的发生;②组织损伤介导的活化蛋白质 C 及其受体功能变化导致急性创伤性凝血病;③内皮细胞激活和血小板功能障碍促进凝血病的发生;④机体代偿和晶体液复苏等因素引起的血液稀释可导致凝血病的发生;⑤创伤性凝血病组织缺血缺氧引起的体温降低和酸中毒可能影响凝血因子或纤溶酶活性而导致凝血病。有关 TIC 的具体内容,请参照本书第九章"创伤性休克凝血功能障碍与弥散性血管内凝血"。

第四节　创伤性休克时微循环与大循环恢复的不同步现象

研究发现在大鼠重症失血性休克治疗后会出现大循环和微循环不同步恢复现象,即血压可一度回升,而微循环血流灌注量无明显改善,毛细血管中淤滞停止的血流未能恢复。心、脑等重要生命器官微循环血流灌注量未能明显恢复,回升的血压也会再次下降,以致动物死亡。动物实验和临床观察都证明在失血性休克复苏后,微循环血流灌注的恢复比大循环的恢复明显滞后,其发生原因与微循环的无复流现象的出现,以及循环障碍后恢复血液和氧气后的缺血再灌注损伤有关。

一、无复流现象及其发生机制

休克晚期即使大量输血补液，血压回升，毛细血管血流仍不能恢复，称为无复流现象（no-reflow phenomenon）。无复流现象的发生原因包括：①白细胞黏附嵌塞毛细血管和微静脉，阻塞血液流出道；②微血管平滑肌细胞在缺血、缺氧条件下对血管收缩药物的低反应性造成低灌注；③血小板激活和血管内凝血、血液黏度增高、血管内皮肿胀等阻塞血管；④大循环恢复后带来的氧供恢复造成再灌注损伤，使微循环障碍持续。这些原因导致的毛细血管嵌塞引起的无复流现象如果不能消除，所给予的抗休克药物就不能进入毛细血管和微静脉，无法到达靶细胞发挥效应。这也是导致重要生命器官血流灌注不足和重症休克难以治疗的原因之一。

二、缺血再灌注损伤

缺血再灌注损伤（ischemia-reperfusion injury，I/R injury）在组织获得再灌注后可立即发生，其发生原因与复苏过程中大循环恢复后氧供的增加、含钙液体的输入、体温的变化、pH 的改变、渗透压的变化等有关，发生机制主要包括活性氧产生导致的氧化应激、钙超载介导的细胞功能障碍和损伤以及白细胞的聚集激活等。这些变化可导致细胞结构和功能的损伤，导致微循环无复流，加重微循环障碍，使微循环难以与大循环实现同步恢复。

（一）氧化应激的作用

氧化应激（oxidative stress）是指体内氧化与抗氧化作用失衡，倾向于氧化，导致中性粒细胞炎症浸润，蛋白酶分泌增加，产生大量氧化中间产物，这些产物在机体内导致浆膜脂质过氧化增强、蛋白质失活、DNA 损伤和细胞间基质破坏。缺血再灌注后由于氧气供应的部分恢复，使：①以内皮细胞的黄嘌呤氧化酶（xanthine oxidase，XO）、以中性粒细胞为主的还原型烟酰胺腺嘌呤二核苷酸磷酸（reduced nicotinamide adenine dinucleotide phosphate，NADPH；又称还原型辅酶 II）氧化酶 [NAD(P)H oxidase，Nox] 以及神经系统的单胺氧化酶等氧化酶系统产生氧自由基（oxygen free radical，OFR）如 O_2^-、·OH、H_2O_2 等增加；②由于细胞线粒体功能和结构尚未恢复，氧供恢复后氧利用生成 ATP 障碍，使线粒体途径的 ROS 生成增多；③缺氧时诱导型一氧化氮合酶（inducible nitric oxide synthase，iNOS）激活，产生大量 NO，复苏氧供的恢复促使更多的 NO 被转化为 $ONOO^-$ 以及其他活性氮（reactive nitrogen species，RNS；也称氮自由基）如 ·NO、·NO_2 等；④组织缺氧使体内清除活性氧的能力下降等，导致氧化应激作用增强，加重组织损伤。研究也证实，广泛的细胞种类都有 NADPH 氧化酶系统；上皮细胞和其他组织也有黄嘌呤氧化酶体系，在缺血再灌注损伤中发挥作用，也影响了创伤微循环的功能恢复。

（二）钙超载的作用

使用含钙液体进行复苏时，钙超载的原因包括：①生物膜通透性增加。缺血缺氧造成细胞膜外板与糖萼分离，钙通透性增加，复灌时，钙顺细胞内外浓度差大量进入。再灌注时钙激活磷脂酶，使膜磷脂降解，细胞通透性进一步增加。再灌注时钙促使黄嘌呤脱氢酶转为黄嘌呤氧化酶，使活性氧产生增加，加重细胞膜损伤。②ATP 依赖性离子泵功能障碍。肌浆网和线粒体此时都因为缺血缺氧，钙泵能量不足，使摄钙能力下降，导致钙超载。③Na^+-Ca^{2+} 交换反转。缺氧时细胞水肿，细胞内钠增多，对 Na^+-Ca^{2+} 交换蛋白有直接激活作用，导致钙进入细胞增多。

缺血再灌注损伤过程中，细胞中 Ca^{2+} 明显增多，可造成的细胞损伤包括：①加重线粒体功能障碍。细胞内 Na^+ 增多，直接激活 Na^+-Ca^{2+} 交换蛋白，导致线粒体膜复极化，驱使胞质中 Ca^{2+} 通过 Ca^{2+} 单向转运体进入线粒体，引起线粒体内钙超载，直接激活 mPTP 开放，导致线粒体功能异常和细胞死亡。②激活钙依赖降解酶，进一步损伤细胞膜和亚细胞器的结构和功能。③氧化酶具有钙依赖性，钙超载进一步促进活性氧的生成。④钙超载发生时，由于 Na^+-Ca^{2+} 交换反转，Ca^{2+} 入细胞产生一过性内向离子流，导致迟后复极，引起心律失常，使循环功能障碍，加重微循环的损伤。

⑤加重血管低反应性。钙超载可直接损伤细胞骨架和收缩蛋白,加重血管平滑肌细胞的收缩功能障碍,加重血管低反应性;细胞静息时钙超载,钙超载时,细胞内外和肌浆网膜内外的"钙浓度差"降低,外钙内流和内钙释放受影响。外钙内流被抑制,动作电位激发受阻,影响细胞的兴奋,细胞兴奋时钙的倍数升高不足,细胞收缩力下降。

(三)白细胞的作用

液体复苏时缺血后再灌注,补充的血液带来大量白细胞和氧气,一方面,增多的白细胞在黏附分子的参与下,与血管内皮细胞黏附和相互作用,极易嵌顿、堵塞微循环血管,加重微循环障碍;另一方面,组织缺血过程中大量白细胞向缺血组织趋化、浸润,激活细胞内 NADPH/还原型烟酰胺腺嘌呤二核苷酸(reduced nicotinamide adenine dinucleotide,NADH;又称还原型辅酶Ⅰ)氧化酶系统,再灌注时缺血组织重新获得大量氧,激活的白细胞,特别是中性粒细胞耗氧量显著增加,产生大量氧自由基,形成呼吸爆发(respiratory burst),加重氧化应激。近期发现,中性粒细胞坏死或者凋亡后形成的中性粒细胞胞外陷阱(neutrophil extracellular traps,NETs;也称中性粒细胞胞外诱捕网)参与了无菌性炎症的发生,是缺血再灌注损伤的发生机制之一。凋亡和坏死白细胞形成 NETs 的过程中染色质去凝集,DNA 向胞外空间外渗并构成骨架结构,限制"毒性"颗粒于局部,颗粒中主要包含水解酶如弹性蛋白酶、组织蛋白酶 G、明胶酶以及髓过氧化物酶(myeloperoxidase,MPO)和乳铁蛋白。NETs 可以直接损害血管内皮细胞;促进血小板的聚集和凝血,导致血管栓塞;NETs 还可以进一步促进细胞因子的合成和分泌,引起自身免疫反应,加重炎症损伤,从而造成缺血再灌注损伤。

由于创伤性休克时微循环变化的特殊性以及与大循环恢复的不同步现象,而微循环本身血流动力学和血液流变学的变化是创伤性休克发生发展乃至治疗预后的关键因素,微循环功能和组织氧供的恢复是休克治疗的终极目标之一。因此,针对创伤性休克微循环与血液流变学的变化,临床上尝试多种方法进行积极的支持治疗,具体内容请参考本书相关章节。

参考文献

[1] HALL J E. Guyton and Hall Textbook of Medical Physiology[M]. 13th ed. Saunders: Elsevier, 2015: 773-788.

[2] ZHAO K S, JUNKER D, DELANO F A, et al. Microvascular adjustments during irreversible hemorrhagic shock in rat skeletal muscle[J]. Microvasc Res, 1985, 30(2): 143-153.

[3] TACHON G, HARROIS A, TANAKA S, et al. Microcirculatory alterations in traumatic hemorrhagic shock[J]. Crit Care Med, 2014, 42(6): 1433.

[4] TORRES F I. Hemorrhagic shock and the microvasculature[J]. Compr Physiol, 2017, 8(1): 61-101.

[5] KHANNA A, ENGLISH S W, WANG X S, et al. Angiotensin Ⅱ for the treatment of vasodilatory shock[J]. N Engl J Med, 2017, 377(26): 2602-2603.

[6] LAMBDEN S, CREAGHBROWN B C, HUNT J, et al. Definitions and pathophysiology of vasoplegic shock[J]. Crit Care, 2018, 22(1): 174.

[7] NAM E, DERRICK J S, LEE S, et al. Regulatory activities of dopamine and its derivatives towards metal-free and metal-induced amyloid-β2 aggregation, oxidative stress, and inflammation in Alzheimer's disease[J]. Acs Chem Neurosci, 2018, 9(11): 2655-2666.

[8] GRAHAM D G. Oxidative pathways for catecholamines in the genesis of neuromelanin and cytotoxic quinones[J]. Mol Pharmacol, 1978, 14(4): 633-643.

[9] COSTA V M, CARVALHO F, BASTOS M L, et al. Contribution of catecholamine reactive intermediates

and oxidative stress to the pathologic features of heart diseases[J]. Curr Med Chem,2011,18(15):2272-2314.

[10]DUAN C,YANG G,LI T,et al. Advances in vascular hyporeactivity after shock:the mechanisms and managements[J]. Shock,2015,44(6):524-534.

[11]PEETERS B,LANGOUCHE L,VAN DEN BERGHE G. Adrenocortical Stress Response during the Course of Critical Illness[J]. Compr Physiol,2017,8(1):283-298.

[12]LIANG J L,YANG G M,LI T,et al. Interleukin 1beta attenuates vascular alpha1 adrenergic receptors expression following lipopolysaccharide-induced endotoxemia in rabbits:involvement of JAK2-STAT3 pathway[J]. J Trauma Acute Care Surg,2014,76(3):762-770.

[13]ZHAO K, LIU J, JIN C. The role of membrane potential and calcium kinetic changes in the pathogenesis of vascular hyporeactivity during severe shock[J]. Chin Med J(Engl),2000,113(1):59-64.

[14]ZHAO Q,ZHAO K S. Inhibition of L-type calcium channels in arteriolar smooth muscle cells is involved in the pathogenesis of vascular hyporeactivity in severe shock[J]. Shock,2007,28(6):717-721.

[15]ZHAO G,ZHAO Y,PAN B,et al. Hypersensitivity of BKCa to Ca^{2+} sparks underlies hyporeactivity of arterial smooth muscle in shock[J]. Circ Res,2007,101(5):493-502.

[16]XU J,LIU L. The role of calcium desensitization in vascular hyporeactivity and its regulation after hemorrhagic shock in the rat[J]. Shock,2005,23(6):576-581.

[17]SONG R,BIAN H,WANG X,et al. Mitochondrial injury underlies hyporeactivity of arterial smooth muscle in severe shock[J]. Am J Hypertens,2011,24(1):45-51.

[18]Zhao K S,Song R,Wang X. Mitochondrial dysfunction in severe hemorrhagic shock[J]. Advances in Medicine and Biology,2014(77):119-133.

[19]SONG R,BIAN H,HUANG X,et al. Atractyloside induces low contractile reaction of arteriolar smooth muscle through mitochondrial damage[J]. J Appl Toxicol,2012,32(6):402-408.

[20]WANG X,SONG R,BIAN H N,et al. Polydatin,a natural polyphenol,protects arterial smooth muscle cells against mitochondrial dysfunction and lysosomal destabilization following hemorrhagic shock[J]. Am J Physiol Regul Integr Comp Physiol,2012,302(7):R805-R814.

[21]LI P,MENG X,BIAN H,et al. Activation of sirtuin 1/3 improves vascular hyporeactivity in severe hemorrhagic shock by alleviation of mitochondrial damage[J]. Oncotarget, 2015, 6(35):36998-37011.

[22]POBER J S, SESSA W C. Evolving functions of endothelial cells in inflammation[J]. Nat Rev Immunol,2007,7(10):803-815.

[23]JOHANSSON P,STENSBALLE J,OSTROWSKI S R. Shock induced endotheliopathy (SHINE) in acute critical illness-a unifying pathophysiologic mechanism[J]. Crit Care,2017,21(1):187.

[24]LIU L M,DUBICK M A. Hemorrhagic Shock-induced vascular hyporeactivity in the rat:relationship to gene expression of nitric oxide synthase,endothelin-1,and select cytokines in corresponding organs[J]. J Surg Res,2005,125(2):128-136.

[25]XU J,LAN D,LI T,et al. Angiopoietins regulate vascular reactivity after haemorrhagic shock in rats through the Tie2-nitric oxide pathway[J]. Cardiovasc Res,2012,96(2):308.

[26]POGODA K,KAMERITSCH P,MANNELL H,et al. Connexins in the control of vasomotor function[J]. Acta Physiol,2019,225(1):e13108.

[27]NISHIDA M, FUTAMI S, MORITA I, et al. Hypoxia-reoxygenation inhibits gap junctional communication in cultured human umbilical vein endothelial cells[J]. Endothelium Journal of

Endothelial Cell Research,2000,7(4):279.

[28]YANG G,PENG X,WU Y,et al. Involvement of connexin 43 phosphorylation and gap junctional communication between smooth muscle cells in vasopressin-induced ROCK-dependent vasoconstriction after hemorrhagic shock[J]. American Journal of Physiology Cell Physiology,2017, 313(4):C362.

[29]XU J,YANG G M,LI T,et al. Myoendothelial gap junctions mediate regulation of angiopoietin-2 induced vascular hyporeactivity after hypoxia through connexin 43-gated cAMP transfer[J]. Am J Physiol Cell Physiol,2017,313(3):369-2016.

[30]DIEBEL L N,MARTIN J V,LIBERATI D M. Microfluidics:A high-throughput system for the assessment of the endotheliopathy of trauma and the effect of timing of plasma administration on ameliorating shock-associated endothelial dysfunction[J]. J Trauma Acute Care Surg,2018,84(4): 575-582.

[31]HUANG Q,XU W,USTINOVA E,et al. Myosin light chain kinase-dependent microvascular hyper-permeability in thermal injury[J]. Shock,2003,20(4):363-368.

[32]WU W,HUANG Q,HE F,et al. Roles of mitogen-activated protein kinases in the modulation of en-dothelial cell function following thermal injury[J]. Shock,2011,35(6):618-625.

[33]WANG S,HUANG Q,GUO J,et al. Local thermal injury induces general endothelial cell contraction through p38 MAP kinase activation[J]. Apmis,2014,122(9):832-841.

[34]WU W,HUANG Q,MIAO J,et al. MK2 plays an important role for the increased vascular permeability that follows thermal injury[J]. Burns,2013,39(5):923-934.

[35]WANG L,WU J,GUO X,et al. RAGE plays a role in lps-induced nf-kappab activation and endothelial hyperpermeability[J]. Sensors(Basel),2017,17(4):E722.

[36]FAN A,WANG Q,YUAN Y,et al. Liver X receptor-alpha and miR-130a-3p regulate expression of sphingosine 1-phosphate receptor 2 in human umbilical vein endothelial cells[J]. Am J Physiol Cell Physiol,2016,310(3):C216-C226.

[37]LI Q,CHEN B,ZENG C,et al. Differential activation of receptors and signal pathways upon stimulation by different doses of sphingosine-1-phosphate in endothelial cells[J]. Exp Physiol, 2015,100(1):95-107.

[38]DU J,ZENG C,LI Q,et al. LPS and TNF-alpha induce expression of sphingosine-1-phosphate receptor-2 in human microvascular endothelial cells[J]. Pathol Res Pract,2012,208(2):82-88.

[39]Wang L,Luo H,Chen X,et al. Functional characterization of S100A8 and S100A9 in altering monolayer permeability of human umbilical endothelial cells[J]. Plos One,2014,9(3):e90472.

[40]GHOSH C C,DAVID S,ZHANG R,et al. Gene control of tyrosine kinase TIE2 and vascular mani-festations of infections[J]. Proc Natl Acad Sci U S A,2016,113(9):2472-2477.

[41]LUNDBLAD C,AXELBERG H,GRANDE P O. Treatment with the sphingosine-1-phosphate analogue FTY 720 reduces loss of plasma volume during experimental sepsis in the rat[J]. Acta Anaesthesiol Scand,2013,57(6):713-718.

[42]REITSMA S,SLAAF D W,VINK H,et al. The endothelial glycocalyx:composition,functions,and visualization[J]. Pflugers Arch,2007,454(3):345-359.

[43]WEINBAUM S,TARBELL J M,DAMIANO E R. The structure and function of the endothelial glycocalyx layer[J]. Annu Rev Biomed Eng,2007,9(0):121-167.

[44]HOLZMANN M S,WINKLER M S,STRUNDEN M S,et al. Syndecan-1 as a biomarker for sepsis survival after major abdominal surgery[J]. Biomark Med,2018,12(2):119-127.

[45]RAHBAR E,CARDENAS J C,BAIMUKANOVA G,et al. Endothelial glycocalyx shedding and

vascular permeability in severely injured trauma patients[J]. J Transl Med,2015(13):117.

[46]ANAND D,RAY S,SRIVASTAVA L M,et al. Evolution of serum hyaluronan and syndecan levels in prognosis of sepsis patients[J]. Clin Biochem,2016,49(10/11):768-776.

[47]WOODCOCK T E,WOODCOCK T M. Revised starling equation and the glycocalyx model of transvascular fluid exchange:an improved paradigm for prescribing intravenous fluid therapy[J]. Br J Anaesth,2012,108(3):384-394.

[48]SEMLER M W,RICE T W. Sepsis resuscitation:fluid choice and dose[J]. Clin Chest Med,2016, 37(2):241-250.

[49]DIEBEL L N,MARTIN J V,LIBERATI D M. Microfluidics:A high-throughput system for the assessment of the endotheliopathy of trauma and the effect of timing of plasma administration on ameliorating shock-associated endothelial dysfunction[J]. J Trauma Acute Care Surg,2018,84(4): 575-582.

[50]CERNY V,ASTAPENKO D,BRETTNER F,et al. Targeting the endothelial glycocalyx in acute critical illness as a challenge for clinical and laboratory medicine[J]. Crit Rev Clin Lab Sci,2017, 54(5):343-357.

[51]COFFEY J C,O'LEARY D P. The mesentery:structure,function,and role in disease[J]. Lancet Gastroenterol Hepatol,2016,1(3):238-247.

[52]PUYANA J C,SOLLER B R,ZHANG S,et al. Continuous measurement of gut pH with near-infrared spectroscopy during hemorrhagic shock[J]. J Trauma,1999,46(1):9-15.

[53]MA S,EVANS R G,IGUCHI N,et al. Sepsis-induced acute kidney injury:a disease of the microcirculation[J]. Microcirculation,2018:e12483.

[54]LIMA A,VAN ROOIJ T,ERGIN B,et al. Dynamic contrast-enhanced ultrasound identifies microcirculatory alterations in sepsis-induced acute kidney injury[J]. Crit Care Med,2018,46(8): 1284-1292.

[55]KRIZBAI I A,LENZSER G,SZATMARI E,et al. Blood-brain barrier changes during compensated and decompensated hemorrhagic shock[J]. Shock,2005,24(5):428-433.

[56]NIKOLIAN V C,DEKKER S E,BAMBAKIDIS T,et al. Improvement of blood-brain barrier integrity in traumatic brain injury and hemorrhagic shock following treatment with valproic acid and fresh frozen plasma[J]. Crit Care Med,2018,46(1):e59-e66.

[57]CHEN B,MUTSCHLER M,YUAN Y,et al. Superimposed traumatic brain injury modulates vasomotor responses in third-order vessels after hemorrhagic shock[J]. Scand J Trauma Resusc Emerg Med,2013,21:77.

[58]MAEGELE M,SCHOCHL H,MENOVSKY T,et al. Coagulopathy and haemorrhagic progression in traumatic brain injury:advances in mechanisms,diagnosis,and management[J]. Lancet Neurol, 2017,16(8):630-647.

[59]VAN MEURS M,WULFERT F M,JONGMAN R M,et al. Hemorrhagic shock-induced endothelial cell activation in a spontaneous breathing and a mechanical ventilation hemorrhagic shock model is induced by a proinflammatory response and not by hypoxia[J]. Anesthesiology,2011,115(3): 474-482.

[60]TRIEU M,VAN MEURS M,VAN LEEUWEN A,et al. Vasculotide,an angiopoietin-1 mimetic, restores microcirculatory perfusion and microvascular leakage and decreases fluid resuscitation requirements in hemorrhagic shock[J]. Anesthesiology,2018,128(2):361-374.

[61]POPEL A S,JOHNSON P C. Microcirculation and hemorheology[J]. Annu Rev Fluid Mech,2005 (37):43-69.

[62] ZHAO K S. Hemorheologic events in severe shock[J]. Biorheology,2005,42(6):463-477.

[63] ZHAO K. Advances in the study on rheological behavior of leukocyte during severe shock[J]. Chin Med J(Engl),1996,109(2):110-111.

[64] MACHIEDO G W,ZAETS S B,BEREZINA T L,et al. Trauma-hemorrhagic shock-induced red blood cell damage leads to decreased microcirculatory blood flow[J]. Crit Care Med,2009,37(3): 1000-1010.

[65] YANG Y,ENG H,NEU B. Erythrocyte-endothelium adhesion can be induced by dextran[J]. Langmuir,2010,26(4):2680-2683.

[66] MAEGELE M,SCHOCHL H,MENOVSKY T,et al. Coagulopathy and haemorrhagic progression in traumatic brain injury: advances in mechanisms, diagnosis, and management[J]. Lancet Neurol, 2017,16(8):630-647.

[67] ITO T. PAMPs and DAMPs as triggers for DIC[J]. J Intensive Care,2014,2(1):67.

[68] CHANG R,CARDENAS J C,WADE C E,et al. Advances in the understanding of trauma-induced coagulopathy[J]. Blood,2016,128(8):1043-1049.

[69] JIANG F,ZHANG Y,DUSTING G J. NADPH oxidase-mediated redox signaling: roles in cellular stress response,stress tolerance,and tissue repair[J]. Pharmacol Rev,2011,63(1):218-242.

[70] JACOB S,HERNDON D N,HAWKINS H K,et al. Xanthine oxidase contributes to sustained airway epithelial oxidative stress after scald burn[J]. Int J Burns Trauma,2017,7(6):98-106.

[71] JARASCH E D,GRUND C,BRUDER G,et al. Localization of xanthine oxidase in mammary-gland epithelium and capillary endothelium[J]. Cell,1981,25(1):67-82.

[72] JORCH S K,KUBES P. An emerging role for neutrophil extracellular traps in noninfectious disease[J]. Nat Med,2017,23(3):279-287.

[73] PAPAYANNOPOULOS V. Neutrophil extracellular traps in immunity and disease[J]. Nat Rev Immunol,2018,18(2):134-147.

[74] JANSEN M P,EMAL D,TESKE G J,et al. Release of extracellular DNA influences renal ischemia reperfusion injury by platelet activation and formation of neutrophil extracellular traps[J]. Kidney Int,2017,91(2):352-364.

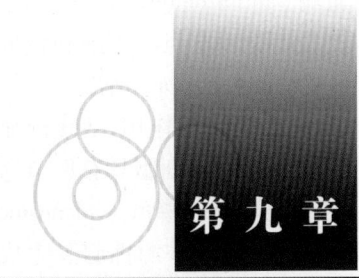

第九章 创伤性休克凝血功能障碍与弥散性血管内凝血

肖旭东

第一节 概 述

一、血管内皮细胞功能

血管内皮细胞(vascular endothclial cell,VEC)是具有多种作用,作为血管与血液之间的直接接触面,在凝血、抗凝以及纤维蛋白溶解具有重要作用。在生理条件下,VEC 主要表现为抗凝血特性,而在病理状态下,VEC 主要表现为激活凝血和血栓形成作用。

(一)血管内皮抗凝血作用

正常生理状态下,血管内皮细胞主要发挥抗凝血功能作用,主要机制如下。

1. 释放大量前列环素 在正常情况下,血浆前列环素(prostacyclin/prostaglandin I_2,PGI_2)水平很低,如果存在外源性刺激等因素,内皮细胞能合成释放大量 PGI_2。后者与血小板膜上的特异性受体结合后活化腺苷酸环化酶(adenylate cyclase,AC/adenylyl cyclase,cAMPase),血小板内 cAMP 含量增加,导致血小板形态和功能的改变,抑制抗血管性血友病因子(von Willebrand factor,vWF;也称冯·维勒布兰德因子)、纤维蛋白原和血小板表面特异性受体结合,使血小板凝集功能减弱。PGI_2 浓度增高时,能够抑制血小板对血管内皮的黏附作用,并且这种抑制作用受切变速率的影响,切变速率越高,抑制作用越明显。

2. 血管内皮受到刺激后释放大量一氧化氮 一氧化氮(NO)对血小板聚集功能有强烈的抑制作用。NO 能抑制血小板黏附和聚集,从血小板上分离纯化出一氧化氮合酶(nitric oxide synthase,NOS)及其后出现血小板上存在转运 L-精氨酸(L-arginine,L-Arg)的通道,更为 NO 这方面作用提供了理论基础。血小板能摄入 L-Arg 且具有饱和性和高亲和力,因而推断是由血小板膜上某个通道完成的,因该通道能被阳性氨基酸所竞争抑制,证实是不依赖 Na^+ 的 Y^+ 载体系统。NO 的抗血小板效应表现为使出血时间延长,抑制血小板黏附和聚集,并使血小板活化减弱,减少脱颗粒及活性物质的释放包括 5-羟色胺(5-hydroxytryptamine,5-HT)、β 血小板球蛋白(β-thromboglobulin,β-TG)、血小板第 4 因子(platelet factor 4,PT4)等。用内皮型一氧化氮合酶(endothelial nitric oxide synthase,eNOS)基因缺陷大鼠与基因完整者比较,其出血时间(bleeding time,BT)明显缩短,血小板 5-HT 释放增多,说明 BT 缩短是由于内源性 NO 减少致血小板再生增多,后者并释放其活性物质,局部形成血栓止血。正常人吸入 NO 可使腺苷二磷酸(adenosine diphosphate,ADP)和胶原诱导的血小板聚集受抑,P 选择素[(P-selectin);α 颗粒膜蛋白(α-granule membrane protein,α-GMP),颗粒膜蛋白 140(granule membrane protein-140,GMP-140)]表达和糖蛋白(glycoprotein,Gp)Ⅱb/Ⅲa 与纤维蛋白原的结合减少,说明 NO 对血小板聚集、活化有抑制作用。

3.硫酸乙酰肝素　在硫酸乙酰肝素（heparan sulfate，HS）-抗凝血酶（antithrombin，AT；曾称抗凝血酶Ⅲ）系统中，AT 是凝血因子Ⅱa、Ⅹa、Ⅸa 的强效抑制剂，其作用机制为 AT 与内皮细胞合成的硫酸乙酰肝素特异位点结合，形成硫酸乙酰肝素-AT 复合物，立即使Ⅱa 及Ⅹa、Ⅸa 失活。

4.腺苷　ADP 可以诱导血小板聚集，ATP 可以竞争性对抗 ADP 的血小板聚集作用，活化的血小板可释放 ADP 和 ATP，血管内皮细胞也释放这两种物质，正常情况下，血管内皮细胞具有调节这两种物质的作用。血管内皮细胞能够迅速分解 ADP 和 ATP，产生腺苷一磷酸（adenosine monophosphate，AMP）和腺苷，后者能够强烈抑制血小板功能，内皮细胞还能摄取外源性腺苷生成 ATP，抑制血小板聚集。

（二）血管内皮促凝血作用

在病理状态下，血管内皮受损情况，内皮下层暴露接触血液时，血管内皮下层有强烈的促血小板聚集作用。在各种因子作用下，血小板黏附到暴露的内皮下组织，发生释放和聚集效应，主要机制包括以下几点。

1.血小板活化因子　血小板活化因子（platelet activating factor，PAF）不但是一种强烈的血小板活化剂，促进血小板的聚集和释放功能；也是一种很强的促炎介质，对多种炎症细胞如单核细胞、巨噬细胞、多形核白细胞（polymorphonuclear leucocyte）都有趋化作用。引起这些细胞的聚集、吸附、穿壁运动，并与内皮细胞结合，在炎症区集合并发生脱颗粒效应。目前已知，多种细胞因子如凝血酶、缓激肽、血管紧张素Ⅱ、白细胞介素-1、肿瘤坏死因子-α、白三烯、组胺、ATP 和过氧化氢等都可刺激内皮细胞合成 PAF。而前列环素能够抑制 PAF 的合成，另外，内皮细胞也能够通过摄取 PAF 清除循环中的 PAF。

2.抗血管性血友病因子　血管性血友病因子（von Willebrand factor，vWF）是一种大分子的具有黏附功能的糖蛋白，由内皮细胞和巨核细胞合成并分泌，合成过程在这两种细胞中相似。vWF 缺陷将导致患者出现血管性血友病（von Willebrand disease，vWD），这种缺陷多是由基因突变所致；vWF 的过度表达则在血栓形成中具有重要意义。vWF 的生物合成，vWF 的互补脱氧核糖核酸（complementary DNA，cDNA）编码产生 vWF 前体（pre-pro-vWF），该前体包括由 22 个氨基酸组成的信号肽、741 个氨基酸的前肽和一个 2 050 个氨基酸的成熟亚单位。在内皮细胞中，合成后的 vW 前体裂解去信号肽形成原-vWF（pro-vWF），后者在内质网中经 N-糖基化后，2 个原-vWF 分子通过 C 端二硫键连接形成二聚体。二聚体再运至高尔基体中，经进一步加工（如加上高甘露糖链、O-糖基化并硫化）后，并在前肽参与下，由二聚体的 N 端之间通过二硫键进一步聚集形成分子量可高达 10×10^3 的多聚体大分子，多聚化对维持 vWF 正常生物活性具有重要意义。vWF 在内皮细胞合成后，其分泌途径有两种：一种是组成式（又称持续性，体质性）释放，即 vWF 在高尔基体中修饰后，立即持续地分泌到细胞外；另一种是调节式（又称刺激后）释放，为 vWF 先压缩组装形成 Weibel-Palade 小体（Weibel-Palade body，WPB）并以该形式储存，受刺激后再分泌出来。已知的刺激剂有凝血酶、肾上腺素、组胺、纤维蛋白、IL-1 等。血小板中 vWF 由巨核细胞合成，合成后的 vWF 储存在 α 颗粒，采用两种途径在血小板表面表达：主要途径是诱导剂使 α 颗粒释放 vWF 并首先与 GpⅡb/Ⅲa 连接；另一途径是血小板形状改变导致血小板 vWF 表面表达，与纤维蛋白连接。vWF 多聚化程度由金属蛋白酶 ADAMTS13 调控。人类内皮细胞激活后分泌出超大 vWF（ultra-large vWF，UL-vWF）分子多聚体，可被跨膜表达的 P 选择素锚定在内皮细胞表面，在血流冲击下，形成螺旋状纤维丝并暴露出 ADAMTS13 结合位点：ADAMTS13 可通过其 CUB 区与 UL-vWF 的 A3 区结合，并通过切割 A2 区的 Y1605-M1606 肽键，迅速（2 min 内）将其随机、不连续地裂解成大小不一的小片段 vWF。此外，储存在血小板 α 颗粒内的血小板反应蛋白-1（thrombospondin-1，TSP-1）/凝血酶敏感蛋白-1，在血小板活化后被释放出来，可作为一种还原酶，通过切断血小板 UL-vWF 多聚体之间的二硫键，以裂解血小板表面 UL-vWF，参与局部血栓的调节。vWF 多聚体一旦进入血液循环，便开始以 12~20 h 的半衰期从循环中清除，有关其清除的机制尚未完全阐明。然而，近年来的大量研究从不同角度证实，vWF 清除过快与 1 型 vWD 密切相关；许多因素也影响了 vWF 的清除，比如糖基化、突变等。此外,体外试验还证实了 vWF 多聚体通过肝脾巨噬细胞由循环中清除,该过程与多聚体的大小无关,而与巨噬细胞的低密度脂蛋白受体相关蛋白 1(low density lipoprotein receptor re-lated protein 1,LRP1)以及剪切力有关。正常人血浆 vWF 水平约为 10 μg/ml,其测定平均值正常范围受遗传和环境因素影响会产生变异,这种变异使得与之相关疾病的诊断更为复杂。作为一种急性时相反应蛋白,血浆 vWF 水平在某些生理情况下将短暂升高,如运动、外伤和手术,这可能与 β 肾上腺素的刺激有关;vWF 水平的持续升高还发生在静脉栓塞、血栓性血小板减少性紫癜(thrombotic thrombocytopenic purpura,TTP)、中风等血栓性疾病。vWF 水平的减低则与出血性疾病如 vWD 有关。

3. 血栓素 A2　血栓素 A2(thromboxane A2,TXA2)是一种强烈的缩血管物质,主要来源于血小板,是血小板活化时发生正反馈效应的主要物质。是花生四烯酸(arachidonic acid,AA)代谢过程中生成的具有很强生理活性的产物,是血小板聚集和释放的强诱导剂,能促进血栓形成;也可以引起动脉血管收缩,调节血管张力。AA 在环氧合酶(cyclooxygenase,COX)作用下,产成的不稳定的前列腺素 G_2(prostaglandin G_2,PGG_2)、前列腺素 H_2(prostaglandin H_2,PGH_2)。然后由多种特异性前列腺素合成酶催化,产生各种前列腺素,主要包括前列腺素、TXA2、前列环素(PGI_2)。其中,TXA2 主要由血小板和巨噬细胞内的血栓素合成酶催化形成,半衰期约 30 s,然后迅速转化成无性的血栓素 B2(thromboxane B2,TXB2),此过程不需要酶催化。在花生四烯酸的代谢过程中,有重要的 3 种环氧合酶(COX-1、COX-2、COX-3)。COX-1 在体内普遍表达,参与正常生理过程,COX-2 则主要在特定的病理状态下诱导产生,参与病理状态下的炎症;TXA2 主要具有两大活性:一是有强烈的血小板聚集作用,能促使血小板聚集形成血栓;二是可使血管、支气管和平滑肌收缩,对血管张力具有调节作用。

二、血小板活化

血小板由骨髓中成熟巨核细胞的胞质分割而成,是循环血液中最小的细胞,又称血栓细胞。健康人循环血液中的血小板形态、代谢与功能处于未活化状态,称为静止血小板。当血小板受刺激激活或与受损的血管壁、血管外组织接触时,外形发生改变,产生黏附、聚集和释放反应发生血小板活化。

(一)血小板的结构和生理功能

1. 血小板的表面结构　血小板的表面结构由细胞外衣、细胞膜以及开放管道系统组成。细胞外衣后 15~20 nm,由多种血小板糖蛋白(Gp)及它们的糖链部分组成,Gp 是血小板膜蛋白的主要成分,按 Gp 在血小板的分布部位不同,将其分为质膜和颗粒膜糖蛋白。质膜糖蛋白主要存在于静止血小板细胞膜表面,其中以 GpⅡb/Ⅲa 复合物最多,且为血小板特异抗原。而 α 颗粒膜蛋白(α-GMP)则主要存在于血小板胞质内的 α 颗粒,颗粒(致密颗粒)和 α 颗粒(溶酶体)。GMP 存在于静止血小板 α 颗粒膜上,其分子量为 140 000,故称为 GMP-140,由于它属于选择素家族成员,又称 P 选择素。按人类白细胞分化抗原(human leukocyte differentiation antigen,HLDA)的分类原则,P 选择素被命名为 CD62P,它主要参与活化血小板与白细胞的黏附。细胞膜厚度约 7.5 nm,分 3 层结构,包含多种蛋白质颗粒,主要为多种酶及有关介质的受体,如凝血酶受体、胶原受体等,在血小板的激活过程中发挥重要作用。参与凝血过程中重要的血小板第 3 因子(platelet factor 3,PF3)也位于膜层。另外,膜中还有维持血小板内外离子梯度的钙离子通道以及离子泵等。开放管道系统是细胞外衣表面的凹陷结构,由血小板膜深入细胞质内形成,通过这一系统,血浆内各种物质能够进入血小板内,血小板内的物质及分泌性囊泡也经此通道释放入血液。

2. 血小板膜内侧的细丝状结构　又称为溶胶-凝胶区,同样由 3 部分组成,包括微管、微丝和膜下细丝。微管主要成分是微管蛋白,有微管蛋白 A 和 B 聚合而成,其中环状微管是血小板骨架的主要组成部分,对维持血小板的正常形态至关重要。微丝仅在血小板活化时出现,含大量肌动蛋白及少量肌球蛋白,共同组成血小板的收缩运动系统。膜下细丝位于细胞膜与环状微管之间,可能与血小板的结构及分泌功能有关。细丝状结构与血小板的变形、运动游走及颗粒释放等功能密切相关。

3.血小板的细胞器　主要由线粒体、高尔基体、溶酶体及各种颗粒结构组成,其中两种颗粒成分最具特异性及重要性。一是 α 颗粒,是血小板可分泌性蛋白质的主要储存部位,包括血小板第 4 因子(PF4)、β 血小板球蛋白(β-thromboglobulin,β-TG)、凝血酶敏感蛋白(thrombin sensitive protein,TSP)、血小板衍生生长因子(platelet-derived growth factor,PDGF)及纤维连接蛋白(fibronectin,FN;又称纤连蛋白)等,其中 PF4、β-TG 是血小板特有蛋白,当血小板受到相关刺激因素活化后,即有血小板大量释放入血,是血小板活化的特征性分子标志物。二是致密颗粒,是多种生物介质如 ADP、ATP 及 5-羟色胺(5-HT)的储存部位,其中有些是血小板特有的介质如 ADP,有的是摄取自血浆如 5-HT,血小板活化后这些物质被释放入血,在血小板聚集反应中发挥重要作用。

血小板是一种多功能细胞,通过黏附、聚集、释放功能参与主要涉及血管和血小板的初期止血反应,并通过分泌其颗粒中内含的多种因子、提供凝血催化表面和促进血块收缩,促进血液凝固。

(二)血小板膜受体及其功能

血小板在止血和动脉血栓形成中扮演重要角色。当血管内皮损伤暴露内皮下细胞外基质时,血小板与细胞外基质结合而被激活。在血小板激活过程中,血小板膜蛋白受体发挥着至关重要的作用。当配体与血小板膜蛋白受体结合后,产生各自的信号转导路径,使血小板发生形态变化,内容物释放,并最终形成一条由内向外的共同信号通路使血小板糖蛋白(Gp)Ⅱb/Ⅲa 受体激活;激活的 GpⅡb/Ⅲa 受体与其配体结合后诱导由外向内的信号转导,进一步使血小板形态发生变化、内容物释放,并使已黏附和聚集的血小板更稳定,从而使血栓形成,血小板有多条膜蛋白受体信号转导通路。

1.血小板膜受体分类　血小板膜蛋白受体分整合素和非整合素两类。整合素类有:Gpa Ⅰ/Ⅱa、纤维蛋白 Gp Ⅰ c/Ⅱa、层粘连蛋白 Gp Ⅰ c/Ⅱa、GpⅡb/Ⅲa、玻璃结合蛋白 Gp VnR。非整合素类有:Gp Ⅰ b/Ⅱa、GpⅣ、GpⅥ及凝血酶、血栓素 A_2、肾上腺素、蛋白酶激活受体(protease activated receptors,PAR)、血管升压素和前列环素、ADP 等受体,且大部分属 G 蛋白偶联受体。

2.血小板膜受体及其信号转导途径

(1)vWF 受体:包括 Gp Ⅰ b-V-Ⅸ、GpⅡb/Ⅲa 两种。Gp Ⅰ b-V-Ⅸ由 Gp Ⅰ bα、Gp Ⅰ bβ、GpⅨ和 Gp V 四个亚基组成,通过非共价键以 2:4:1:2 的比例组成,由于 Gp V 功能尚不明确,因此通常称之为 Gp Ⅰ b-Ⅸ复合物。免疫球蛋白 Fc 受体中的 γ 链的跨膜区与该受体组成受体复合物,γ 链中含有免疫受体酪氨酸激活酶基序(immunoreceptor tyrosine-based activation motif,ITAM),是该受体信号转导部分,当血管受损内皮下胶原暴露时,血浆 vWF 的 A3 区与胶原结合,导致 vWF 构型变化,其 A1 结构域与 Gp Ⅰ bα 的 N 端结合,使快速流动的血小板减速,并在 vWF 表面滚动形成不稳定血栓,随后被胶原与其受体更稳定的结合而取代。结合后的受体结构也产生变化,ITAM 系列中的酪氨酸被 Src 家族酪氨酸激酶(Src family tyrosine kinase,SFK)磷酸化(Src 家族中以 Lyn 蛋白酶磷酸化为主),导致脾酪氨酸激酶(spleen tyrosine kinase,Syk)激活,使下游蛋白酶如活性 T 细胞连接蛋白(active T cells connected protein,LAT)酶和分子量为 $76×10^3$ 的含有 2 个酪氨酸(spleen tyrosine)同源受体结构域的白细胞磷酸蛋白酶-76(leukocyte phosphoric acid protease-76)即分泌型白细胞蛋白酶-76(secretory leukocyte protease,SLP-76)酶磷酸化,催化产生 T 细胞活化连器(linker for activation of T cell,LAT)、SLP-76、Bruton 酪氨酸激酶(Bruton's tyrosine kinase,Btk)、生长因子结合蛋白 2 相关衔接蛋白(growth factor binding pro-tein-2 related proteins,Gads)及磷脂酶 C-γ(phospholipase C-γ,PLC-γ),这些蛋白酶与 PLC-γ 形成复合物。其信号路径为 Gp Ⅰ b-V-Ⅸ→SFK(以 Lyn 蛋白酶磷酸化为主)→Syk→LAT/SLP-76/Btk-Gads→PLC-γ,PLC-γ 催化磷脂酰肌醇 4,5-二磷酸生成肌醇三磷酸(inositol triphosphate,IP3)和甘油二酯(diacylglycerol,DAG;也称二酰甘油),两者在 Ca^{2+} 的参与下分别激活下游蛋白,即 PLC-γ→IP3+Ca^{2+}→Cal-DAG-鸟苷酸结合因子 1(gua-ninenucleotide exchanging factors 1,GEF1)(calcium and DAG-regulated GEF1)→ras 基因相关蛋白 1b （repressor activator protein 1，Rap1）→MAPKs→磷脂酶 A2（phospholipase A2，PLA2）和 PLC-γ→DAG→Cal-DAG-GEF1→Rap1→RIAM（Rap1-GTP interacing adaptor molecule）→talin/kindlin；PLC-γ 还可激活 PI3K，使 PLC-γ 招募更多活化蛋白而加强 PLC-γ 活性；DAG 还介导 DAG→蛋白激酶 C（protein kinase C，PKC）→RIAM→talin/kindlin 参与共同信号途径。

激活的 SFKs 也可激活 PI3K，PI3K 激活蛋白激酶（protein kinase，PK）Bα、PKBβ、PKBγ 或 AKT1、AKT2、AKT3，使内皮型一氧化氮合酶（eNOS）激活，eNOS 激活可溶性鸟苷酸环化酶（soluble guanylate cyclase，sGC），催化鸟苷酸为环鸟苷酸（cyclic guanosine monophosphate，cGMP），激活下游蛋白 PLA2；其信号途径为 Gp I b-V-IX→SFKs（Lyn）→PI3K→PKB→eNOS→sGC→cGMP→PKG→MAPKs→PLA2，介导血小板形态变化、TXA2 合成、ADP 等内容物释放。至于 MAPKs 是否参与信号共同路径还有待于进一步研究。

（2）胶原受体 Gp VI 及信号转导途径：Gp VI 属免疫球蛋白家族，ITAM 是其信号转导部分；近跨膜区富含碱性氨基酸的区域，能与钙调蛋白结合，位于中部的富含脯氨酸基序，可选择性与（SFKs）（主要是 Fyn 和 Lyn）SH3 区结合，使 ITAM 系列 Y XXL/I-X6-8 XXL/LI 被 Lyn 和 Fyn 磷酸化，该系列基本组成是：I（异亮氨酸）/V（缬氨酸）XY（酪氨酸）XXL（亮氨酸），该系列磷酸化后导致 Syk 激活，后者作用与 vWF 受体相同，其信号路径为 GpVI→SFK（以 Lyn）→Syk→PI3K→PKB→eNOS→sGC→PKG→MAPKs→PLA2 和 Gp VI→SFK（Lyn）→Syk→LAT/SLP-76/Btk-Gads/PLC-γ，PLC-γ 酶解磷脂酰肌醇二磷酸生成 DAG 和 IP3，两者作用与 vWF 受体中的 DAG 和 IP3 相同，导致 TXA2 合成，内容物释放及激活 α2bβ3 受体。

（3）Gp I a/II a 受体及信号传递途径：该受体由 α2 和 αβ1 两亚基组成，α2 与 vWF 因子的胶原结合区域有同源性，β1 亚基有一富含 4 个半胱氨酸的区域及一个与其他整合素 β 亚基相似的结构。α2 与内皮下 I 型和 IV 型胶原直接结合，其结合依赖于 Mg^{2+}，而被 Ca^{2+} 抑制；αβ1 起信号转导作用，其信号路径有 Gp II a→SFK（Lyn）→Syk→LAT/SLP-76/Btk-Gads→PLC-γ，PLC-γ 作用与 vWF 受体的 PLC-γ 相同，使血小板活化，释放内容物，也参与共同信号路径激活 α2bβ3 受体。Gp I a/II a 在血小板与胶原黏附、活化中起关键作用，缺乏则血小板出现黏着力减弱及对胶原诱导的血小板缺乏聚集反应。

（4）Gp I b-V-IX 及 Gp I a/II a 与 Gp VI 的关系：Gp I b-V-IX 与胶原结合需 vWF 介导，后者直接与胶原结合。低切应力状态下，Gp VI 启动血小板聚集，而 Gp I b-V-IX 则引发高切应力下的血小板聚集。应用鼠源抗人血小板膜糖蛋白 Gp I bα 单克隆抗体，可明显阻断 Gp VI 特异性诱聚剂 C 反应蛋白诱导的血小板聚集，并证实两者血小板表面均存在相互作用。缺乏 FcRγ 链或 Gp VI 基因剔除的小鼠或加入自身抗体的血小板对胶原刺激无反应，但无明显出血倾向。Gp VI 介导与胶原最初结合，导致 α2β1 和 α2bβ3 活化，后者介导胶原的稳定结合并加强 Gp VI 的信号转导。Gp VI 与胶原初期黏附介导的信号能提高 α2β1 与胶原结合的亲和力，抑制 Gp VI 可显著抑制胶原诱导的血小板黏附、聚集。两者在血小板与胶原结合中发挥同等重要作用，它们通过各自的信号路径激活血小板，且两者相互协调。

（5）嘌呤受体：该受体有 P2Y1、P2Y12 和 P2X1 三种。前两种是 ADP 受体，为 G 蛋白偶联受体，两者任何一种受体缺陷都导致血小板不能活化；后一种为 ATP 受体，是配体门控离子通道。ADP 不能使洗净血小板聚集，若加入纤维蛋白原，则可引起血小板聚集，说明 ADP 主要通过信号传递引起内源性纤维蛋白原释放而发挥作用。P2Y12 受体与 G 蛋白 α 亚基的 i 类蛋白，即 Gαi 偶联，激活后启动两条信号转导途径。①由 G 蛋白 α 亚基的 s 类蛋白，即 Gαs 介导的抑制腺苷酸环化酶（AC）使环腺苷酸减少。②由 Gαi 介导，即 Gαi-SFK（Lyn）→Syk→PI3K→AKT→eNOS→sGC→PKG。PKG 使血小板释放，也激活 MAPKs 而致 PLA2 激活，使 TXA2 合成；PI3K 和 Src 也可催化 PKB（又称 AKT 或 Rac）、胞外信号调节激酶（extracellular signal-regulated kinase，ERK）、Rap1b 等酶磷酸化。其中 Rap1b 参与 Rap→MAPKs→PLA2 和 Rap1→RIAM→talin/kindlin 途径。P2Y12 主要介导延迟而持续的 Rap1 激活，既能直接激活 Gp II b/III a 受体，也介导 TXA2 合成，加强 TXA2 及低剂量凝血酶受体信号途径,对 Cal-DAG-GEF1 介导的快速、可逆 Rap1 信号路径起补充作用。

受体 P2Y1 与 Gαq 相偶联,同样有两条信号途径。①Gq→SFK(Lyn)→Syk→PI3K→AKT→eNOS→sGC→PKG。PKG、PI3K 与 P2Y12 的作用相同。②Gq→SFK(cSrc)→PI3K→LAT/SLP-76/Btk-Gads→PLCβ。PLCβ 与 vWF 受体的 PLC-γ 相同。此途径是 ADP 受体诱导血小板变形的主要途径,若 Gq 缺乏,血小板对 ADP、TXA2、凝血酶甚至胶原受体介导的血小板释放、聚集均明显降低。Gq 几乎是所有血小板 G 蛋白偶联受体激动剂所必需的,但它不能使 ADP 受体介导的血小板充分聚集,且在 TXA2 和低剂量凝血酶介导血小板活化中也不是最佳的,只是使 α2bβ3 依赖性血小板短暂、不完全聚集;其形成的 Cal-DAG-GEFI 也可对 P2Y12 受体信号途径中的 Rap1b、AKT 等蛋白酶信号起补充作用。

(6)蛋白酶激活受体(PAR):人体 PAR 有 PAR1、PAR4,与 Gq、G13 偶联。PAR1 被凝血酶在 R41 和 S42 之间裂解后,暴露出一条新肽链,后者为配体再与自身一段肽链结合,使受体激活,激活的 G13 活化鸟苷酸结合因子(guaninenucleotide exchanging factors,GEF)如 p115RhoGEF,使小 G 蛋白 RhoA 变为 GTP-RhoA 活化形式,激活 Rho 激酶,Rho 激酶磷酸化肌球蛋白轻链并抑制肌球蛋白轻链磷酸酶,加强依赖肌球蛋白轻链的相关收缩,导致血小形状改变及释放反应,之后 GTP-RhoA 转变为 RhoA-GDP 而失活;G13 缺损的血小板黏附力、释放及血栓形成均缺陷。Gq 途径产生信号路径与 P1Y2 的 Gq 路径相同,但产生的 PKC 以 PKCδ/θ 为主。PAR 是否与 Gi 偶联尚不确定。在血小板聚集过程中,若用腺苷阻断内源性 ADP 释放或用腺苷三磷酸双磷酸酶破坏 ADP,则凝血酶不能使血小板聚集,说明凝血酶的作用可能是与受体结合后,引起内源 ADP 释放而引起血小板聚集。

(7)由内向外的共同信号通路:各受体激活后,通过 ITAM、Gq 和 Gi 途径分别产生 PLC-γ/β,使磷脂酰肌醇 4,5-二磷酸水解为 IP3 和 DAG,通过 IP3/DAG→IP3R→Ca^{2+}→Cal-DAG-GEF1→Rap1→RIAM→talin/kindlin 途径及 DAG→PKC→RIAM→talin/kindlin 途径激活 α2bβ3 受体。信号中的 Cal-DAG-GEF1 通过改变 Rap1 使许多 Ras 家族蛋白酶激活,再作用于 RIAM 使 talin 或 kindlin 激活。激活 α2bβ3 需 talin 和 kindlin 蛋白参与,kindlins 与 α2bβ3 受体 C 端 NXXY 区结合,调控 talin 与 α2bβ3 连接,并与 talin 一起作用于 α2bβ3,从而实现信号由内向外转导;Talin 蛋白与 β3 的 NPLY 区结合,使 α2b 和 β3 结构发生变化,导致受体胞外区结构变化。但 Cal-DAG-GEF1 只起辅助作用,其缺乏时,依赖 α2bβ3 受体聚集的血小板仅有部分缺失,表明还存在其他信号途径,如 DAG→PKC 途径及 ADP 受体 P2Y12 通过 Gai 信号路径中的蛋白酶如 PKB、PI3K 等均可直接激活 Rap1 而介导 GpⅡb/Ⅲa 受体激活,后者既与 Fg 结合成为“桥链”使相邻血小板聚集形成血栓,也介导由外向内的信号传递,起信号放大作用。

(8)由外向内的信号通路——纤维蛋白原受体:GpⅡb/Ⅲa 激活后与纤维蛋白原、vWF 结合,形成新配体诱导结合点,并触发 2 条由外向内的信号。①经 G13/GpCRs 路径介导 RhA 激活,其路径与凝血酶的相同。②G13 与 α2bβ3 的 β3 连接激活 SFKs。

SFKs 介导由外向内的信号机制有:①SFKs 介导 β3 胞质区 NXXY 样结构磷酸化,在其 Y759 位磷酸化促进 β3 与钙蛋白连接,在 Y474 位磷酸化则干扰 Talin 蛋白的连接。β3 酪氨酸的磷酸化可使 β3 激活胞内信号分子,如肌球蛋白重链、衔接蛋白 SHC、Src 及 Syk。②Src 磷酸化后,使小 G 蛋白 RhoA-GTP 磷酸酶激活,使 RhoA 变为 RhoA-GDP 而被短暂抑制,介导血小板早期在纤维蛋白原上铺展;之后,β3 被钙蛋白酶水解,Src 与 β3 的相互作用即消失,使 Src 对 RhoA 的抑制作用解除,使 RhoA 被激活,导致血栓收缩反应。③SFKs 通过激活 Syk,Syk 与 Src 一起使 FcγRⅡA 磷酸化,Syk 也通过与 β3 胞质区相互作用,促进 SLP-76/LAT/Btk/Vav 复合物活化并与 PLC-γ2 聚集,其作用与 GpVI 介导 ITAM 信号途径相似。这两条路径互相协调以调节 Rho 的活性,调控血小板形态改变、内容物释放、血凝块收缩等反应。

三、凝血系统改变

凝血系统包括凝血和抗凝两个方面,两者间的动态平衡是机体保持正常凝血功能的关键。

一方面各种原因导致血液内凝血机制被广泛激活,小血管内血小板纤维蛋白广泛集聚,就会出现组织和器官缺血缺氧性损害。另一方面,如果凝血因子大量消耗以及继发性的纤维蛋白溶解功能亢进,就会出现广泛严重的出血,这两个病理生理过程就是导致弥散性血管内凝血(DIC)的临床基础。

凝血过程是一系列凝血因子相继酶解激活,最终纤维蛋白原(fibrinogen,Fg)激活生成纤维蛋白(fibrin)凝块,使血液由流动状态转变为凝胶状态的过程,包括内源性凝血途径(intrinsic pathway)、外源性凝血途径(extrinsic pathway)和共同凝血途径(common pathway)。内源性凝血途径中参加凝血过程的凝血因子全部来自血液,血管壁损伤后,内皮下组织暴露,带负电荷的内皮下胶原纤维与凝血因子Ⅻ(FⅫ)结合,在高分子量激肽原(high molecular weight kininogen,HMWK)和激肽释放酶原(prekallikrein,PK)的参与下被活化为FⅫa,引发一系列凝血因子相继激活,最终激活FX,进而启动凝血共同途径;外源性凝血途径,又称组织因子(tissue factor,TF)途径,其启动因子是组织来源的FⅢ,即TF,当机体受到损伤时TF暴露于血液中,并与活化FⅦ结合形成复合物,启动外源性凝血途径,FX被激活后进入凝血共同途径;凝血的共同途径是指从FX激活至纤维蛋白形成阶段,是内源、外源凝血的共同凝血途径,包括凝血酶(thrombin)生成和纤维蛋白形成两个阶段。

凝血因子是机体凝血过程的主要参与者,已发现的凝血因子有14种,包括12个经典的凝血因子(Ⅰ、Ⅱ、Ⅲ、Ⅳ、Ⅴ、Ⅶ、Ⅷ、Ⅸ、Ⅹ、Ⅺ、Ⅻ、ⅩⅢ)及2个激肽系统的因子。除Ⅳ因子为Ca^{2+}外,其余均为蛋白质;除Ⅲ因子存在于血管内皮的组织中,其余均存在于血浆中,多在肝中合成。根据理化性质不同,凝血因子可分为4类:①维生素K依赖性凝血因子,包括FⅡ、FⅦ、FⅨ、FX,其特点是在分子结构的氨基端含有数量不等的γ-羧基谷氨残基,合成过程中必须依赖维生素K的参与;②凝血酶敏感因子,包括FⅠ、FⅤ、FⅧ、FⅩⅢ,其特点是对凝血酶极为敏感;③接触凝血因子,包括FⅡ、FⅫ、HMWK和PK,其特点是通过接触反应启动内源凝血途径,并与激肽、纤溶和补体等系统相联系;④其他因子,包括FⅢ和FⅣ(Ca^{2+}),FⅢ(组织凝血活酶或称TF)在凝血过程中启动外源性凝血途径,广泛存在于各种组织中,特别在脑、胎盘、肺中含量丰富。FⅣ(Ca^{2+})在凝血过程中的主要作用是促使活化凝血因子与磷脂表面形成复合物,促进血液凝固。

凝血因子相关特性及结构特点如表9-1所示。

表9-1　凝血因子相关特性及结构特点

因子	命名	分子量/($\times 10^3$)	氨基酸残基数(肽链数)	活化形式	合成部位	半衰期/h	血浆浓度/(mg/L)	参与凝血途径
Ⅰ	纤维蛋白原	340	2 964(6)	纤维蛋白凝块	肝	90	2 000~4 000	共同
Ⅱ	凝血酶原	75	579(1)	丝氨酸蛋白酶	肝	60	200	共同
Ⅲ	组织因子	45	263(1)	辅因子	各种组织	—	0	外源
Ⅳ	钙离子	—	—	—	—	—	40~50	共同
Ⅴ	易变因子	33	2 196(1)	辅因子	肝	12~36	5~10	外源
Ⅶ	稳定因子	50	405(1)	丝氨酸蛋白酶	肝	6~8	2	内源
Ⅷ	抗血友病因子	320	2 332(1)	辅因子	肝	12	0.05~0.10	内源
Ⅸ	血浆凝血活酶成分	57	415(1)	丝氨酸蛋白酶	肝	24~48	3~4	内源
Ⅹ	Stuart-Power因子	59	448(2)	丝氨酸蛋白酶	肝	48~72	6~8	共同
Ⅺ	血浆凝血活酶前质	160	607(2)	丝氨酸蛋白酶	肝	48~84	4	内源

续表 9-1

因子	命名	分子量 /($\times 10^3$)	氨基酸残基数（肽链数）	活化形式	合成部位	半衰期 /h	血浆浓度 /(mg/L)	参与凝血途径
XII	接触因子	80	596(1)	丝氨酸蛋白酶	肝	48～52	3	内源
XIII	纤维蛋白稳定因子	300	2 744(4)	转谷酰胺酶	肝、巨核细胞	72～120	25	共同
PK	激肽释放酶原	85	619(1)	丝氨酸蛋白酶	肝	35	50	内源
HMWK	高分子量激肽原	120	626(1)	辅因子	肝	156	25	内源

四、抗凝系统激活

尽管体内存在凝血系统，只要血管内皮结构和功能完整，又无带负电荷异物表面或致凝物质进入血流，循环血液并没有凝固现象。是由于体内同样存在着机体的抗凝系统，主要包含 3 个体系：抗凝血酶(antithrombin, AT；曾称为抗凝血酶 III，AT-III)、蛋白质 C(protein C, PC)系统和组织因子途径抑制物(tissue factor pathway inhibitor, TFPI)，它们共同参与抗凝血过程。

1. 抗凝血酶　抗凝血酶(AT)是人体抗凝系统的主要因子之一，占抗凝系统总活性的 50%～70%，它与人体发生各类疾病有着密切的关系，主要通过与凝血酶原、FXa、FIXa 及 FXIa 结合而使后者失去活性，从而阻断凝血过程。AT 是一单链糖蛋白，分子量为 58.2 ku(1 ku 相当于 0.3 国际单位，IU)，血浆浓度为 2 μmol/L。AT 分子主要由 9 个 α-螺旋结构(A-至 I-螺旋)、3 个 β 折叠(A-至 C-β 折叠)、1 个反应中心环(reactive center loop, RCL)共同组成一个大小 75～100 Å 的球状分子。AT 有两个重要的功能区，一个是位于 N 端的肝素结合区，一个是位于 C 端的反应位点。AT 通过 Arg393-ser394 的丝氨酸蛋白酶反应点及 Lys 残基(第 125 位、第 107 位和第 136 位)和 Arg 残基(第 129 位和第 145 位)有关 2 个功能位点，与肝素、凝血酶结合发挥其抗凝作用，其抗凝作用占体内总抗凝作用 70% 左右。AT 与肝素的结合，是 AT 抗凝功能中的重要一环，在肝素存在下，AT 的抗凝作用可以增加数千倍。在人体有生理意义的有 3 种亚型：AT-I、AT-III、AT-VI，肝素主要通过加强 AT-III 的活性而发挥间接抗凝作用，AT 灭活丝氨酸蛋白酶活性的速度依赖于肝素，但灭活丝氨酸蛋白酶的量取决于 AT 的活性。1993 年，国际血栓和止血协会推荐将 AT-III 简称为 AT。由于 AT-I 实际上是纤维蛋白，AT-VI 为纤维蛋白(原)的降解产物，故只有 AT-III 才具有抗凝血酶的作用，因此临床上常常以测定血浆 AT 的水平作为判断机体抗凝水平和血栓形成性疾病的实验室指标，也据此选择治疗方法和评价疗效。

2. 蛋白质 C　蛋白质 C(PC)是体内重要的抗凝血因子，其在体内的水平与年龄相关，多种因素可导致 PC 缺乏。PC 缺乏症人群发病率为 0.2%～0.5%，在血栓病患者中的发病率为 5%～15%。大部分 PC 缺乏症无明显的临床症状，2% 的 PC 缺乏症有明显而严重的临床症状。严重的 PC 缺乏症会使凝血与抗凝及纤溶系统发生紊乱，从而引发血栓性疾病，如深静脉血栓形成、弥散性血管内凝血等。蛋白质 C 系统(protein C system)由 PC、凝血酶调节蛋白(thrombo modulin, TM；也称血栓调节蛋白)、蛋白质 S(protein, PS)和蛋白质 C 抑制物(protein C inhibitor, PCI)组成，对血液的凝固起到重要的调节作用，其中 PC 是该系统中的关键成分。PC 作为血液中一种重要的抗凝物质，在调节凝血系统和纤溶系统的功能中发挥着重要作用，活化的 PC 能特异地灭活 FVa 和 FVIIIa，并且在 PS 和 TM 的协同作用下，活化蛋白质 C(activated protein C, APC)对 FVa 和 FVIIIa 的灭活速度大大加速，共同发挥着抗凝、促纤溶的作用。PC 是维生素 K 依赖的血浆蛋白，它主要由肝合成，半衰期与凝血因子 FVII 相近，约为 6 h，比其他的维生素 K 依赖的凝血因子如 FII、FIX、FX 要短。

丝氨酸蛋白酶激活 PC,使之成为活化的蛋白质 C(APC),APC 与血管内皮上的内皮细胞蛋白质 C 受体结合。活化蛋白质 C 具有下列功能:①灭活凝血因子 FⅤa 和 FⅧa,降解凝血活酶的形成速度,产生抗凝作用;APC 对因子Ⅴa 和Ⅷa 的灭活作用是迅速的,3 mg/L 的 APC 在 3 min 内,可使 80% 因子 FⅤa、FⅧa 灭活。②APC 能刺激内皮细胞释放 tPA 等纤溶酶原激活物,亦能灭活组织纤溶酶原激活物抑制物(plasminogen activator inhibitor,PAI),参与促纤溶作用。③具酰基水解活性,对多种人工合成底物如 S-2238、S-2366 等起酰基水解作用。人体内血浆 PC 含量有随年龄增长而增加的现象,每 10 年约增加 4%。

3. TF 途径抑制物　TF 途径抑制物(TFPI)是控制凝血启动阶段的一种体内天然抗凝蛋白,TFPI 为分子量 43 000 的糖蛋白,由 276 个氨基酸残基构成,包含 3 个 Kunitz 功能区的 Kunitz 型蛋白酶抑制剂;正常状态下血管内皮细胞 TFPI 基因保持低水平表达,对 TF、FⅦ和 FX 具有天然抑制作用。TFPI 的恒定表达对 TF 途径(外源性凝血途径)具有特异性抑制作用,其抑制作用主要分为两步:首先,TFPI 通过 K2 与活化的 FX 结合,并竞争性地抑制其活性,该过程是一个 Ca^{2+} 非依赖的可逆性过程;然后,FXa/TFPI 复合物中的 TFPI 通过 K1 与 FⅦa/TF 复合物中的 FⅦa 活性部位结合,从而实现对 FⅦa/TF 复合物的抑制。在体内,TFPI 至少有 3 个来源:血小板、血浆脂蛋白和内皮细胞,而主要来自内皮细胞。血小板内存在的 TFPI 是由巨核细胞合成并储存的,在血小板受到凝血酶等因素的刺激时,可以释放至血浆,在伤口部位,血小板聚集形成的止血栓很快释放 TFPI。局部浓度可高达正常浓度的 3 倍。目前已证实内皮细胞是最主要的合成场所,内皮细胞可以合成许多纤溶成分,动静脉血栓及静脉闭塞均可导致这些成分分泌增加。

五、纤维蛋白溶解

纤维蛋白溶解指的是纤维蛋白或者纤维蛋白原被纤溶酶水解的过程,可使止血过程形成的纤维蛋白凝块及时得以清除,对维持血液流体性和保证血管及分泌排泄管道畅通具有重要意义。纤溶系统包括纤溶酶转变成为纤溶酶,以及纤溶酶降解纤维蛋白(原)过程中有关的作用物、底物、激活物和抑制物。由于纤溶酶的特异性较低,不仅水解纤维蛋白(原),还对其他一些凝血因子如因子Ⅴ、Ⅷ和凝血酶原及某些血浆蛋白都有降解作用。纤溶过程有两个基本阶段:一是在纤溶酶原活化剂作用下,纤溶酶原激活成为纤溶酶;二是纤溶酶水解纤维蛋白(原)。

(一)纤溶酶原活化剂

许多蛋白酶能够激活纤溶酶原成为纤溶酶,主要包括组织型纤溶酶原激活物(tissue-type plasminogen activator,tPA)、尿激酶型纤溶酶原激活物(urokinase-type plasminogen activator,uPA)、因子Ⅻa、激肽释放酶(kallikrein,KLK)等。这些蛋白酶统称为纤溶酶原激活物,传统上将接触激活阶段生成的因子Ⅻa 和激肽释放酶称为内在性活化素,将 tPA 与 uPA 称为外在性活化素。

1. 组织型纤溶酶原激活物(tPA)　tPA 是一种丝氨酸蛋白酶,天然的 tPA 是单链蛋白质,分子量约 68 000,由 527 个氨基酸组成,在纤溶酶、Xa 因子或激肽释放酶作用下,精氨酸 275-异亮氨酸 276 之间肽键断裂,从而形成双链 tPA,两链之间通过二硫键链接重链(A 链)由 1~275 氨基酸残基组成,含有一个纤联素指状结构域(F,1~43 残基),一个上皮生长因子样结构域(E,44~91 残基),两个饼环(kringle)结构域(K1 为 92~173 残基,K2 为 180~261 残基),其中 K1、K2 和 F 负责与纤维蛋白结合,轻链(B 链)由 276~527 氨基酸残基组成。催化中心位于轻链,由组氨酸 322、门冬氨酸 371 和丝氨酸 478 组成。实验表明 tPA 对纤溶酶原的激活过程,实质上是 tPA 将纤溶酶原的精氨酸 561~562 处肽键裂开。无论单链或双链 tPA,均具有这种酶解活性。在 tPA 呈游离型时,它并无明显酶活性,当 tPA 与纤维蛋白结合后,tPA 对纤溶酶原激活速率增加约 1 500 倍。在生理溶液中,单链 tPA 的催化活性弱于双链 tPA;但当 tPA 结合到纤维蛋白后,催化活性是等价的。特别要重视的是,tPA 对纤维蛋白的选择性结合决定了它对纤维蛋白溶解的特异性,从生物活性上来考虑的话,可以认为纤维蛋白是 tPA 的辅因子。tPA 主要由 VEC 分泌,但间皮细胞、巨核细胞和单核细胞也可少量分泌 tPA,控制 tPA 编码基因位于 8p12-q11.2,基因长度接近 40 kb,含 14 个外显子,13 个内含子。不同部位血管 tPA 合成能力有明显差异。上肢血管释放 tPA 的量约是下肢的 4 倍,肝和肾血管不分泌 tPA。正常成人血浆中 tPA 含量约 5 μg/L,其中 1/5 是游离型,4/5 是结合型。只有游离型 tPA 有活性,与纤溶酶原激活物抑制物结合的 tPA 没有活性。许多因素可以刺激血管内皮释放 tPA,如凝血酶、缓激肽、组胺、前列环素、白细胞介素-1、肾上腺素、胰岛素、乙酰胆碱、氧自由基、视黄酸、血管升压素、血小板活化因子、剧烈运动、缺氧、酸中毒、切变力增加及血流停滞等。血浆 tPA 的半衰期约 6 min,在体内除通过与纤溶酶原激活物抑制物结合外,还能与某些细胞表面受体结合,干细胞表面的 α2 巨球蛋白受体(低密度脂蛋白受体相关蛋白)以及 VEC 和巨噬细胞表面的甘露糖受体都能与 tPA 结合,这些受体和 tPA 结合后,通过内饮导致 tPA 灭活。

2. 尿激酶型纤溶酶原激活物(uPA)　在体内 uPA 以单链(scu-PA)与双链(tcu-PA,即尿激酶,urokinase)两种形式存在。天然的 uPA 是单链 PA,由 411 个氨基酸残基组成,分子量约 54 000,在纤溶酶或者激肽释放酶的作用下,赖氨酸 158-异亮氨酸 159 肽键断裂,scu-PA 转变为 tcu-PA。uPA 的催化中心位于羟基端,由组氨酸 204、门冬氨酸 255 与丝氨酸 356 组成。scu-PA 与 tcu-PA 的生物学特性有所不同。scu-PA 对纤维蛋白具有特异性作用,但其作用方式与 tPA 不同。scu-PA 在结构上并无赖氨酸结合部位,不能直接与纤维蛋白结合。然而 scu-PA 对纤溶酶原具有很强的亲和力,纤溶酶原对纤维蛋白有高度亲和力,故 scu-PA 通过纤溶酶原而在空间上靠拢纤维蛋白。tcu-PA 对纤溶酶原的亲和力远弱于 scu-PA,可 scu-PA 的酶活性很弱,约为 tcu-PA 的 1/200。由于 tPA 与纤溶酶原对纤维蛋白均具有很强亲和力,所以一般认为在纤维蛋白溶解中,首先是结合于纤维蛋白的 tPA 使结合于纤维蛋白的纤溶酶原,生成微量的纤溶酶;然后微量纤溶酶作用于和纤溶酶原结合 scu-PA,使之断裂开为 tcu-PA,再通过 tcu-PA 激活更多的纤溶酶原形成纤溶酶。如果存在接触激活,激肽释放酶也可使 scu-PA 转化为 tcu-PA,另外,一旦形成纤溶酶,便可部分降解纤维蛋白,使纤维蛋白暴露更多的赖氨酸位点,进而与更多的纤溶酶原结合,转变成更多的 tcu-PA,这种正反馈机制使血栓局部产生选择性纤溶作用。可是循环血液中的 tcu-PA 不能与纤溶酶原结合,只能非选择地激活纤溶酶原,故无法发挥选择性溶栓作用。实验和临床资料都表明 scu-PA 与 tPA 具有协同溶栓作用,这可能也是 tPA 事先可以少量激活纤溶酶原,通过部分降解纤维蛋白使之暴露更多的赖氨酸结合位点,从而使与 scu-PA 结合的纤溶酶原在局部集中的原因。

纤溶酶除使 scu-PA 转化成为 tcu-PA 外,它还可使 tcu-PA 重链上氨基酸的赖 135-赖 136 肽键裂开,从而脱一个含 135 个氨基酸残基的多肽片段,使 tcu-PA 分子量由 54 000 降至 32 000。因此 tcu-PA 又称高分子尿激酶(high-molecular-weight urokinase,HMW-UK),分子量 32 000 的 tcu-PA 又被称为低分子尿激酶(low-molecular-weight urokinase,LMW-UK)。HMW-UK 对纤溶酶原的亲和力和激活速率均大于 LMW-UK。但若凝血酶将 scu-PA 的精氨酸 156-苯丙氨酸 156 肽键断裂开,则变为一个无催化活性的双链衍生物,纤溶酶也不能再使这种双链衍生物转变成为催化活性强的 tcu-PA。此外,葡胺聚糖(如肝素、硫酸皮肤素)增强 uPA 对纤溶酶原的激活速率,但脂蛋白 α 可抑制这一效应,也有报道称凝血酶调制素可增强凝血酶对 scu-PA 的灭活作用。

控制 scu-PA 合成的编码基因位于 10q24-qter,全长 6.4 kb,含 11 个外显子,10 个内含子。原位杂交实验表明胃肠道的成纤维细胞与肾小管和集合管上皮细胞也可表达 scu-PA 的主要合成部位。在炎症细胞肽(如 TNF 等)的刺激下,VEC 与单核细胞也可表达 scu-PA。正常人血浆中 uPA 含量 40～50 pmol/L(2～7 μg/L)。与 tcu-PA 不同 scu-PA 并不与纤溶酶原激活物抑制物结合形成复合物。Scu-PA 与 tcu-PA 在循环血流中很快被清除,它们的半衰期 5～10 min,uPA 的主要清除场所在肝。

uPA 受体(uPA receptor,uPAR),与血液循环中 uPA 的清除有关,许多正常细胞表面均表达 uPAR,如单核细胞、成纤维细胞、血小板与 VEC 等,实验表明 uPAR 对 scu-PA 和 tcu-PA 都有较高亲和力。在这些细胞表面 uPAR 与 uPA 和纤溶酶原可以形成三元复合物,这有利于纤溶酶原在细胞表面的激活。其次,uPA 与 uPAR 结合,通过信息传递系统,可能调节细胞生长与迁徙,恶性肿瘤细胞表面也存在 uPAR,通过 uPA、纤溶酶原和 uPAR 三元复合物形成,可能参与了癌细胞的转移过程。

（二）纤溶酶原与纤溶酶

1. 纤溶酶原　血浆中纤溶酶原（plasminogen，PLG）存在两种形式，谷（氨酸）-纤溶酶原和赖（氨酸）-纤溶酶原。谷-纤溶酶原是其天然形式，是一个单链糖蛋白，分子量92 000，由791个氨基酸残基组成，因其氨基末端第一个氨基酸残基是谷氨酸残基，故命名为谷-纤溶酶原。当谷-纤溶酶原受到纤溶酶有限的水解后，使赖氨酸76-赖氨酸77肽键断裂，脱下一个76个氨基酸残基组成的多肽，从而使主体氨基酸末端的起始点变为赖氨酸残基，故称为赖-纤溶酶原。在体内，赖-纤溶酶原较谷-纤溶酶原不仅易于被纤溶酶原活化剂激活，并且对纤维蛋白有较强亲和力。实际上，纤溶酶的有限水解也可发生在精氨酸67-甲硫氨基酸68或者赖氨酸77-缬氨酸78的肽键。天然或经有限水解后的纤溶酶原均可被纤溶酶原活化剂激活，其激活过程就是裂开精氨酸560-缬氨酸561的肽键。激活后的纤溶酶是双链，重链（A链）和轻链（B链）之间通过双硫键相连。催化区在轻链，5个饼环（kringle）结构区在重链，这些饼环均含有赖氨酸结合部位。虽然这些部位可以特异地与某些氨基酸（如赖氨酸、6-氨基己酸、凝血酶）相互反应，但在体内纤溶酶（原）的赖氨酸结合部位主要与纤维蛋白（原）、α2抗纤溶酶、富组氨酸糖蛋白以及uPA受体暴露在表面的赖氨酸残基相结合。根据已有资料，在1，5饼环的赖氨酸结合部位主要与纤维蛋白（原）已暴露的赖氨酸残基相结合。第4和第5饼环在维持纤溶酶原空间结构中具有重要作用。

控制纤溶酶原编码的基因位于6q26，基因长度53.5 kb，含有19个外显子，18个内含子。该基因邻近载脂蛋白α，两者有较大同源性，故载脂蛋白α与纤溶酶原具有竞争性抑制关系。纤溶酶原主要由肝产生，嗜酸粒细胞也可合成少量纤溶酶原。正常人血浆中纤溶酶原含量约2 μmol/L（20 mg/L），谷-纤溶酶原的半衰期约2.2 d，赖-纤溶酶原半衰期约0.8 d。

2. 纤溶酶　纤溶酶（plasmin）属于丝氨酸蛋白酶，催化活性中心位于轻链，由组氨酸602、门冬氨酸645和丝氨酸740组成。纤溶酶最敏感的底物是纤维蛋白与纤维蛋白原，纤溶酶作用于纤维蛋白原、非交联纤维蛋白和交联纤维蛋白产生的纤维蛋白（原）降解产物[fibrin（fibrinogen）degradation products，FDP]。纤溶酶作用于纤维蛋白原，首先在β链上脱下β1～42与α链上脱下极附属物（由碎片A、B、C和H组成），这时留下的部分称为X片段（分子量约250 000）。其后X片段在纤溶酶作用下断裂下D片段（分子量约100 000），余下部分称为Y片段（分子量约150 000）。当Y片段在纤溶酶继续作用下，进一步降解成为D片段与E片段。当纤溶酶作用于纤维蛋白单体及其聚合体（非交联纤维蛋白）时，由于凝血酶事先已从纤维蛋白原α链脱下纤维蛋白肽A（α1～16）与β链脱下纤维蛋白肽β（β1～14），所以首先从α链脱下的是极附属物（由碎片B、C和H组成），从β链脱下的是β15～42。其后由于纤溶酶继续作用，相继产生X、Y、D、E片段。当纤溶酶作用于交联纤维蛋白时，则可形成多种纤维蛋白降解产物，并常以聚体形式存在，这些产物包括极附属物多聚体、D-D具体、r-r聚体、X、Y、D、E及其复合物1（DD/E）、2（DY/YD）、3（Y/D*D）、4（YXD/DXY）等。

应当注意，纤溶酶的特异性很低，对多种血浆蛋白都具有水解作用。对于凝血因子，除纤维蛋白原外，对凝血酶原、因子Ⅴ、Ⅶ、Ⅷ、Ⅻ、Ⅹ、Ⅸ等都有一定降解作用。有报道发现对TFPI也有降解作用，可能是临床上使用溶栓剂后发生再发生栓塞的原因之一。

（三）纤溶抑制物

纤溶抑制物分为纤溶酶原激活物抑制物和纤溶酶抑制物。

1. 纤溶酶原激活物抑制物　目前已知的纤溶酶原激活物抑制物（plasminogen activator inhibitor，PAI）主要包括以下几种：①PAI-1，单链糖蛋白，由379个氨基酸组成，分子量48 000，结构和AT、$α_1$-抗胰蛋白酶有30%同源性。PAI-1属于丝氨酸蛋白酶抑制物（serpin），反应部位在精346-蛋347，能通过与单链tPA、双链tPA和tcu-PA以1∶1等比例结合，使这些活化剂灭活，但对scu-PA无作用。②PAI-2，由胎盘滋养层上皮产生，正常人血浆中并没有PAI-2，当白细胞受刺激时（如内毒素、炎症因子等），可引起PAI-2的合成和分泌。孕妇从妊娠3个月开始出现PAI-2，生产后迅速减少并消失。PAI-2也是丝氨酸蛋白酶抑制物，反应部位位于精氨酸358-苏氨酸359，对单链 tPA 和单链 uPA 无抑制作用,对双链 tPA 和双链 uPA 有明显灭活作用。妊娠后期 PAI-2 的含量高达 100 μg/L,这可能是妊娠期发生高凝状态的重要原因。③PAI-3,是 APC 抑制物,对双链 uPA 和双链 tPA 均有抑制作用,对单链无效。④VEC 分泌的蛋白酶连素(protease nexin,PN)-1 也属于 serpin 家族,不但对凝血酶和胰蛋白酶具有灭活作用,对纤溶酶原活化剂也具有一定抑制作用。新近发现载脂蛋白(apo)-α 与纤溶酶原在结构上具有极大相似性,可对纤溶酶原发挥竞争性抑制作用,包括纤溶酶原、纤维蛋白、tPA、内皮细胞的结合反应等,可能对纤溶系统有着复杂的调节作用。

2. 纤溶酶抑制物　循环中对纤溶酶具有抑制作用的成分比较多,主要包括 α_2-抗纤溶酶、凝血酶活化纤溶抑制物、α_2-巨球蛋白、α_1-抗胰蛋白酶、C_1-抑制物等。其中 α_2-抗纤溶酶是纤溶酶的特异性抑制物,凝血酶活化纤溶抑制物能够特异性地抑制纤溶酶原活化。

六、创伤性休克 DIC 动物模型

(一)建立创伤性休克 DIC 动物模型的意义

建立创伤性休克 DIC 动物模型的意义主要包括以下几个方面:①可进一步揭示 DIC 发病全过程,便于了解和探索 DIC 的发病原因、诱发因素及发病机制。②通过 DIC 动物尸检和病理检查,便于研究 DIC 造成全身各脏器损伤的病理变化,探明凝血-抗凝、凝血-纤溶失衡对机体造成的各种损害,为临床上 DIC 造成的病理生理变化找到客观依据。③为 DIC 诊断筛选出敏感性高、特异性强的实验室指标,提高 DIC 早期诊断率。④筛选对 DIC 治疗和预防行之有效的药物和治疗手段。⑤寻找 DIC 治疗监测行之有效的实验指标。⑥研究 DIC 与其他疾病如多脏器功能衰竭的相互关系,确定 DIC 与其他疾病间的内在联系。

(二)动物选择

适合制作创伤性休克 DIC 的实验动物有多种如大鼠、小鼠、家兔、犬、家猪等。家兔是国内最常见的创伤性休克 DIC 实验动物,来源充足,价格较低廉,操作容易,前期对家兔凝血和纤溶活性等研究较多,个体差异小,重复性好。大、小鼠也是较常用来制作创伤性休克 DIC 模型实验动物,不利的是动物过小,取血样本量少,不利于对 DIC 凝血和纤溶活性的动态观察。

(三)常用制作方法

1. 大、小鼠　应用 2 500 g 铁轮于高度 30 cm 分别击中大鼠双侧股骨中上段,可引发休克。动物实验证明 30 cm 直接发生率为 71.4%(5/7),达到休克水平,24 h 内死亡率为 28.6%(2/7),72 h 内死亡率为 57.1%(4/7);40 cm 高度创伤组 100.0%(7/7)的大鼠直接达到休克水平而不需要再行放血,但 24 h、72 h 内死亡率高,分别为 57.1%(4/7)、85.7%(6/7);20 cm 高度创伤组的休克直接发生率为 33.3%(2/6),24 h 内死亡率为 16.7%(1/6),72 h 内死亡率为 33.3%(2/6)。实验结果:大鼠创伤至休克的时间为(7.8±1.6)min,失血量 3~6 ml,有 27.5%(11/40)的大鼠在创伤后需要再进行不同程度的放血才能达到休克水平,休克复苏成功率 92.5%(37/40),24 h 内死亡率为 27.5%(11/40),72 h 内死亡率为 52.5%(21/40),休克大鼠早期死亡的原因为重度不可逆性休克导致呼吸、循环衰竭,后期死亡的主要原因为继发性感染及 MODS。

小鼠则一般使用放血+双侧股骨折断的方法,先行颈总动脉插管,折断双侧股骨后,再敲击股部软组织,至动脉血压降至<60 mmHg,稳定后即为休克状态。

2. 家兔　采用股骨粉碎性骨折方式,致创伤性休克。实验证实,动物麻醉后,固定,用台钳挤压股骨中段导致粉碎性骨折,挤压创伤后,血压呈进行性下降,创伤前后血压降低明显,4 h 即可稳定出现创伤性休克状态。

3. 家猪　家猪创伤性休克动物模型,一般采用肝或者脾切除,并放血的方法,使平均动脉降压至(45±5)mmHg,稳定后即可出现创伤性休克状态。

第二节　创伤性休克凝血功能障碍与 DIC 病因、发病机制和病理生理学

弥散性血管内凝血(disseminated intravascular coagulation, DIC)不是一个独立的疾病,而是在前发疾病的基础上,经过一定诱发因素作用而发生的一系列病理生理过程。创伤性凝血病患者的预后普遍较差,原因包括输血、感染、血栓栓塞、急性肺损伤、多器官衰竭导致的死亡率增加。出血仍然是受伤后可预防的致死主要原因,出血使大约 1/3 的受伤患者出现凝血功能障碍(coagulation disorder, coagulopathy),导致结果恶化,包括输血需求增加,多器官功能障碍发生率增高,增加住院重症监护和呼吸机使用天数,死亡率增加。

一、病　因

尽管在损伤后发生凝血功能障碍,但也是直到近年,凝血功能才被视为伤后病理生理学的关键影响因素。严重创伤如多发性骨折、肢体挤压综合征、严重烧伤、冻伤、电击伤、蛇咬伤及某些昆虫叮咬伤等,都是 DIC 发病的重要基础疾病。此前认为患者的凝血功能障碍是继发于血液稀释,体温过低和酸中毒等病因的医源性二次效应。后来,有两例研究各自描述了在显著的液体复苏之前,新受伤的患者凝血酶原时间(prothrombin time, PT)和部分促凝血酶原激酶时间(partial thromboplastin time, PTT)已经出现明显改变。这种与损伤严重程度和死亡率增加相关的现象也被称为"急性创伤性凝血病",后又改称为"创伤性凝血病"(traumatic coagulopathy),并据此推荐改变现代创伤护理的范式,取得良好的效果。目前,对损伤后凝血和炎症紊乱的研究是创伤研究中最活跃的领域之一。当然,虽然要重视创伤后凝血功能障碍,但同样要认识到创伤后的凝血功能障碍还被其他一些医源性因素引起或加重。包括低体温、酸中毒、大量静脉液体复苏后的容量稀释以及血液产品的不合理应用,所有这些都被称为医源性凝血病。因此,创伤后的凝血功能障碍患者的管理必须综合分析,高度重视各种可能病因。

二、发病机制

创伤后凝血功能障碍的发生机制由很多,它们之间又各有关联,相互作用并相互促进。特别是凝血功能紊乱和炎症发生发展机制之间有着密切的关系,确切的病理生理学变化及其分子机制仍然是目前研究的热点,有很多地方并不清楚。本文中,我们重点描述目前已经有确切定论并起主要作用的机制。

1. 创伤导致组织损伤或者破坏　过量组织因子(TF)经损伤组织、细胞释放入血,通过激活外源性凝血系统引起凝血连锁反应。

2. 创伤导致血管内皮完整性破坏　导致内皮细胞释放 TF,同时血管内皮基地胶原蛋白纤维暴露,接触性激活因子Ⅻ,可同时激活内外凝血系统,致广泛性血栓形成。在正常条件下,内皮细胞产生或激活下调凝血酶产生的抗凝血剂,并包括血栓调节蛋白、内皮细胞蛋白质 C、硫酸肝素和软骨素。近年来的研究结果表明,创伤后黏结蛋白聚糖-1(syndecan-1, SDC-1)血浆水平升高。这种蛋白多糖是糖萼的一部分,其释放到循环后可以介导凝血酶和硫酸肝素的血栓调节素抑制来增强抗凝血作用,增加抗凝血酶对凝血酶的抑制作用。通过比较高岭土与肝素酶血栓弹力图(thromboelastography, TEG)检测结果,在 5% 的创伤患者中显示内源性肝素化,并且内源性肝素化的程度与 SDC-1 的水平相关,表明原因是内皮细胞糖萼的破坏引起。这一发现也潜在的说明创伤后血管通透性增加,炎症反应和组织水肿都与内皮细胞糖萼破坏有关。一项针对大鼠的研究指出,用新鲜冰冻血浆(fresh frozen plasma, FFP)进行复苏可以恢复被破坏的糖萼,改善创伤后凝血功能紊乱。

糖萼是结合在内皮细胞表面的蛋白多糖和唾液酸复合体,根据血管半径不同,厚度从几十纳米到几百纳米不等。蛋白多糖包含一个核心蛋白,携带一个或者多个共价连接的糖胺聚糖(glycosaminoglycan,GAG)链以及葡糖醛酸(glucuronic acid,或艾杜糖醛酸)或者半乳糖,GAG 是一个重复二糖单元与 N-乙酰化或 N-硫酸化己糖胺的线性多糖,包括硫酸乙酰肝素(heparan sulfate,HS)、硫酸皮肤素(dermatan sulfate,DS)、硫酸软骨素(chondroitin sulfate,CS),另外还有内皮细胞分泌来源以及血浆来源的可溶性蛋白质,唾液酸包含糖蛋白和糖脂。非蛋白连接的可溶性透明质酸(hyaluronic acid,HA)是一种非硫酸化线性结构,由质膜内侧面的 HA 合成酶生成后,排出到细胞外与 HA 受体 CD44 等结合,富含 Cl^- 离子,功能是保持由葡萄糖醛酸和 N-乙酰葡糖胺重复单位组成的 GAG 处于一种负电荷状态。GAG 这种负电荷微环境条件,形成跨内皮蛋白离子梯度,该离子梯度对保持血管内皮正常生理功能至关重要。创伤后糖萼结构改变,电镜下观察,糖萼结构内透明质酸肿胀,Cl^- 离子丧失,Na^+ 离子等阳离子增加,这种离子改变先于 NO 代谢障碍、糖萼功能蛋白酶解、透明质酸水解等变化。进而导致糖萼分解,内皮暴露,组织因子释放,凝血功能改变。

3. 血小板活化 创伤后血管内皮损伤,或者炎症反应可直接作用于血小板,使血小板黏附、聚集,发生释放反应,即血小板从静息状态进入活化,发挥一系列促凝作用,加速、加重 DIC 的进程。血小板在止血过程中起着关键性作用。低血小板水平与出血增加、颅内出血进展及死亡率有关。部分患者血小板数量在正常值范围之内,但出现血小板功能障碍,称为创伤后病理性血小板功能障碍。目前创伤后病理性血小板功能障碍的诊断尚无统一标准。血小板黏弹性测试可提供一些血小板功能信息;血栓弹力图(TEG)和旋转血栓弹力图(ROTEM)的角度、最大振幅/血凝块硬度变量可反映血小板功能,但血栓弹力图检测结果需结合血清纤维蛋白原水平综合判断。目前一般通过测量血小板对各种激活剂的反应来判断血小板功能。2012 年,Kutcher 等报道了一项血小板功能研究,这项研究采用多电极集合度检测 101 例外伤患者血液样本,其血小板数量均在正常范围,与健康对照组比较,45% 患者和 90% 需行重症监护者存在血小板功能障碍,血小板至少对以下 4 种激活剂中的一种有反应,腺苷二磷酸(ADP)、花生四烯酸(AA)、凝血酶受体-激活肽和胶原蛋白。抑制 AA 和胶原刺激可预测死亡率。Solomon 等研究发现,ADP 和凝血酶受体-激活肽途径的抑制与死亡率相关。上述变化的具体机制可能涉及"血小板耗尽",故血小板功能障碍可能是创伤性凝血病最敏感和最早的指标之一。

4. 活化蛋白质 C 激活 活化蛋白质 C(activated protein C,APC)已经被认定为创伤凝血功能障碍的主要驱动因素,循环系统中的蛋白质 C 通过与血管内皮细胞蛋白质 C 受体结合而被激活,这个过程需要凝血酶血栓调节蛋白复合体和蛋白质 S 的参与。活化蛋白质 C 具有抗凝活性(非活化的 Va 因子和 Ⅷa 因子),且是一种酶原[纤溶酶原激活物抑制物-1(PAI-1)],并具有细胞保护作用(激活抗炎系统和抗细胞凋亡信号途径)。虽然活化蛋白的活性无法直接测得,但推测血流灌注不足可上调血栓调节蛋白活性,继而导致活化蛋白质 C 活性增加,随后凝血和纤溶增加。研究报道,凝血和纤溶与活化蛋白质 C 活性增强显著相关,但这种情况仅出现在血流灌注不足(碱缺失>6)和严重损伤(ISS 评分>15 分)情况下。目前活化蛋白质 C 激活是创伤后凝血功能障碍的驱动因素受到质疑。但有研究证实,在没有血流灌注不足的情况下,单纯性颅脑损伤是造成凝血功能障碍的主要原因,虽然该研究并没有检测到蛋白质 C 或活化蛋白质 C。Burggraf 等认为,创伤患者血流灌注不足的程度与包括凝血因子 Va 和 Ⅷa 在内的多种因子之间几乎没有关联。通过研究体外纯化活化蛋白质 C 对凝血功能障碍的影响,也发现生理浓度的活化蛋白质 C 并没有完全耗尽血浆和血小板衍生因子 Va,除此之外,无论组织型纤溶酶原激活物(tPA)是否存在,生理量的活化蛋白质 C 也没有降低纤维蛋白溶解。过量的 tPA 释放才是导致严重外伤患者纤溶亢进的原因,而不是 PAI-1 的降解。在过去几年的研究中,大家普遍认为最重要的观察结果之一是创伤凝血功能障碍的复杂性,其本身不同于任何单一的蛋白质领域,相反的是支持多个相关途径联系的存在性(包括医源性损伤),而这些相关途径的联系汇集成了创伤凝血功能障碍的临床表现。一例对 98 例严重外伤患者血栓弹力图的主成分分析证实,至少有 3 种不同的凝血功能障碍分型:凝血因子和血小板活性受损的"全身性"凝血功能障碍、纤溶亢进、来源于活化蛋白质 C 和内皮因子的内源性抗凝血功能障碍。

5. 纤维蛋白溶解 纤维蛋白原溶解成纤维蛋白和其聚合成的纤维蛋白网是凝固的最后一个步骤,对血小板栓子稳定非常重要。一例对 251 例外伤患者血栓弹力图的振幅研究发现,纵向纤维蛋白和血小板对血凝块的强度有很大促进作用。在低功能性纤维蛋白原水平和凝块强度或高或低的患者中,其死亡率并没有上升,可能是由于血块形成过程中较高的凝血酶浓度,或这些患者中血小板功能的代偿性增强。纤维蛋白溶解是溶酶介导的网状纤维蛋白的降解,目的是在动态平衡中保持血管的通畅性。Raza 等对 300 例外伤患者分别通过检测纤溶酶-抗纤溶酶复合物(plasmin-antiplasmin complex,PAP)水平及旋转血栓弹力图判断其纤溶活化情况,其纤溶亢进检出率分别为 59%、5%。Cardenas 等分析了 163 例外伤患者的纤溶活化情况,发现 PAP 升高与 tPA 显著升高有关,且与 PAI-1 轻度降低有关。有研究表明,纤溶关闭也与外伤患者死亡率增加有关,一项多中心前瞻性研究分析了 2 540 例外伤患者的纤溶情况及死亡率,生理性纤溶者死亡率为 14%,其中纤溶亢进是最不常见的表型(占 18%),死亡率最高,为 34%;纤溶关闭是最常见的表型(占 46%),死亡率为 22%。研究发现,出血是纤溶亢进患者死亡的首要原因,而器官衰竭是纤溶关闭患者死亡的首要原因。

6. 创伤后机体反应性高凝状态也是 DIC 高发的危险因素 研究表明,创伤后,血浆纤维蛋白原可较伤前升高 2~4 倍,相关凝血因子包括 V、Ⅶ、Ⅷ都有不同程度升高。血小板的聚集性、释放反应及代谢产物都明显增加,而纤溶酶活性的变化呈双向变化,根据病程的进展而改变。

7. 创伤后受伤部位局部的血流缓慢、淤滞、组织缺血缺氧 这些都会促进 DIC 的发生发展。骨折后脂肪、组织碎片等具有促凝活性的物质进入血流,都会加强血栓形成,创伤后的感染、免疫功能紊乱也是 DIC 发生的可能因素。

三、诱 发 因 素

创伤性休克后 DIC 的发生发展,还有一些诱发因素,能够促进或加重病情的发生发展。

1. 休克本身的病理生理特点是微循环障碍 组织器官血流灌注不足和缺氧,既是 DIC 的临床表现之一,更是 DIC 重要的原发诱因。早期研究证实,休克可诱发 DIC 并能够用小剂量肝素预防,动物实验也证实,早期休克导致消耗性凝血异常。

休克诱发 DIC 的机制主要有:①血流动力学紊乱,如血液流速减慢、淤滞等,促进 DIC 的发生发展。②休克时产生机体生成多种生物介质,如儿茶酚胺代谢产物等,对血小板有活化作用,并激活凝血过程。③休克时的循环功能障碍,导致组织、细胞缺血缺氧性损伤,细胞水肿乃至坏死,引起 TF 释放,启动激活外源性凝血。④休克时血管内皮损伤,血管通透性增加,血浆外渗,导致血液浓缩及血液黏滞度增加,促进血栓形成。⑤休克患者约半数发生代谢性酸中毒,是 DIC 的重要诱因。⑥休克本身炎症反应因子对血管、血小板、凝血及抗凝都具有活化作用。

2. 酸中毒 创伤患者,如果发生酸中毒,DIC 的发生率增加 3~4 倍。酸中毒诱发 DIC 的机制主要有:①血液凝固性增加,实验证实,血液 pH 值每下降 0.1,血液凝固性增加 1 倍,可能原因是酸性环境条件下,部分凝血因子活性增加,内生肝素酸性功能基团如羟基、硫酸基的作用减弱而导致抗凝活性降低。②血小板聚集性增加,促凝活性增强。③酸中毒的代谢产物,如酮体、乳酸等,对内皮细胞有损伤作用,从而通过 TF 释放、Ⅻ因子接触性激活,血小板黏附、聚集、释放等机制诱发微血栓形成。

3. 局部或全身缺氧 也是 DIC 的重要诱因,与缺氧状态下组织坏死、细胞溶解引起的 TF 及其他促凝物质的释放、缺氧所致的血管内皮损伤及代谢性酸中毒等因素有关。

可以看出,上述几种因素都是相辅相成的,休克、酸中毒、缺血缺氧几者之间可能同时出现,互为因果,互相促进,在 DIC 的发生发展中起主要作用。

四、病理生理学改变

创伤性休克后,在各种诱发因素作用情况下,激活机体内源性和(或)外源性凝血系统,引起弥散性微血栓形成,是 DIC 的基础病理生理过程,在 DIC 发生、发展过程中,主要病理生理改变如下。

1. 微血栓形成　凝血系统包括内源性和外源性凝血系统激活后,会形成微血管内广泛的血栓,是 DIC 最本质、最主要的病理变化。统计表明,尸检中微血栓的发生率高达 90%。血栓成分早期主要是血小板血栓,随后发生大量纤维蛋白沉积,形成过程为:①在促凝因素作用下,血小板聚集,发生少量纤维蛋白沉积。②聚集的血小板肿胀变形,释放多种促凝血因子,加速凝血过程,引起更广泛的纤维蛋白沉积。③部分纤维蛋白沉积于红细胞表面,使红细胞在局部聚集,从而使血栓增大,聚集的红细胞破坏后释放出红细胞膜磷脂,又进一步加速凝血进程。微血栓的分布范围极广,遍布机体各处,多见于肺、肾、肾上腺、脑、肝、心脏、脾、胃肠及皮肤、黏膜处,其中以肺、心、脑及肾等器官多见。

根据形成机制,DIC 微血栓分为:①血小板血栓,是 DIC 早期血栓,主要由血小板聚集而成。②纤维蛋白血栓,DIC 形成的主要血栓类型。③血小板-纤维蛋白血栓,以纤维蛋白为主体,周边可见血小板沉积。④血小板-纤维蛋白-红细胞血栓,又称混合血栓,多见于大血管内,红细胞多被纤维蛋白包绕或者呈团状聚集。

2. 凝血功能障碍　凝血功能障碍是 DIC 最常见的病理生理变化,发生率高达 90% 以上,分为经典的 3 个阶段。①早期高凝期,以血小板活化、黏附、聚集并释放大量血小板因子、凝血酶及纤维蛋白大量形成表现为主。②消耗性低凝期,随着微血栓在血管内广泛形成,凝血因子如纤维蛋白原、血小板、凝血酶原及因子 V、Ⅶ、Ⅻ、ⅩⅢ 等大量消耗和(或)被纤溶酶降解,再复合抗凝系统的激活等,血液凝固性迅速降低,血栓形成过程逐渐减弱,凝血功能障碍逐渐明显。③继发纤溶亢进期,见于 DIC 后期,此时由于:a. 促凝因素被机体清除或者纠正;b. 血小板、凝血因子大量消耗,血液凝固性降低;c.纤溶酶形成加速,纤维蛋白(原)溶解过程逐步纠正,导致凝血过程逐渐减弱,由纤溶过程替代。

3. 微循环衰竭　微循环衰竭或者休克可以是 DIC 的重要发病诱因,DIC 也可进一步加重微循环衰竭,主要机制有:①创伤等病因进一步加重。②DIC 广泛出血导致血容量减少。③肺肝肠系膜等部位栓塞,导致肺静脉及门、腔静脉压力升高,回心血量减少,心搏量减少。④缓激肽激活引起全身血管扩张血压下降。⑤FDP 引起血管通透性增加,血浆外渗,使有效血容量下降。⑥纤维蛋白降解的肽 A、肽 B 可使小血管收缩,减低组织血流灌注量。⑦微血栓在心肌毛细血管内形成,可使心肌细胞肿胀、变性,甚至断裂,心功能受损,心输出量进一步减少。

4. 微血管病性溶血　在动物实验中得到大量证实,主要原因有:①血管内广泛微血栓形成,红细胞难以从堵塞的管腔中通过。②反射性血管痉挛,加重毛细血管狭窄程度。③缺血、缺氧、酸中毒及各种毒素的影响,损伤红细胞或致其脆性增加,当受损的红细胞通过狭窄充满纤维蛋白及血小板血栓的毛细血管时,遭受机械性损伤而发生破坏,同时产生大量红细胞碎片及畸形红细胞。

第三节　创伤性休克凝血功能障碍与 DIC 临床表现

DIC 是多种严重疾病病理生理过程的一个重要环节,除原发基础疾病外,DIC 临床表现多种多样,主要这两种因素综合的表现结果。由于 DIC 发病机制牵涉到高凝状态,血液凝固血栓形成,随后导致凝血因子和血小板的消耗,继发性纤维蛋白溶解亢进,一般是在极短的时间内,患者经历高凝、低凝、弥散性血栓形成和溶解等一系列复杂病理生理过程,期间各种病理生理过程还有交叉和重叠,临床表现就非常复杂。从序贯或同时出现的症状来看,主要有以下几种。

一、出　血

出血是 DIC 最常见的临床表现之一,也是 DIC 重要诊断依据。DIC 出血的发生率在 85% 以上。出血的形式多种多样,最常见的是皮肤自发性出血,表现为瘀斑、瘀点,甚至是大片广泛紫癜及皮肤黏膜坏死,多同时伴有出血中心皮肤黏膜栓塞,偶尔见皮下血肿形成。出血可表现为持续性自发牙龈出血、鼻出血,也可为突然大量自发性内脏出血如咯血、呕血、阴道出血及颅内出血等,创伤患者还可出现伤口部位渗血不止。DIC 出血的特点:①不能用原发病解释的出血;②突然发生的自发性出血;③全身广泛多部位出血;④常伴有 DIC 的其他表现如休克、栓塞及溶血等;⑤用常规止血药如抗纤维蛋白溶解及单纯输血治疗效果不好,抗凝治疗往往有效。

二、休克及微循环功能障碍

创伤性休克及微循环功能障碍往往发生在 DIC 之前,是 DIC 的主要病因和诱因,但 DIC 又可加重创伤性休克和微循环功能障碍。主要表现为:①末梢循环不良,口唇及四肢指(趾)端有不同程度的青紫和厥冷,可能有冷汗。②一般轻症者意识清楚,软弱无力、表情淡漠及反应迟钝,重者可出现烦躁不安、躁动、谵妄,重症者可有不同程度的昏迷等。③循环方面表现为脉搏细速,重者脉搏消失,血压下降或者测不出,脉压明显变小。④呼吸表浅急促,发绀明显。⑤少尿或者无尿,严重者可能出现氮质血症或者尿毒症。⑥其他脏器功能不全的表现。创伤性休克 DIC 的特点是常伴有不同程度出血倾向,早期出现各脏器功能障碍的表现,休克往往表现得非常顽固。

三、广泛性血管内凝血

DIC 的基本病理生理变化是毛细血管内弥散性血栓形成,因此广泛性血管内凝血是 DIC 最早期最常见的表现,但是由于微血栓多发生在深层脏器,栓塞的表现和判断,并不如出血和休克那么常见。主要表现为,表浅部位血栓,多发性皮肤、黏膜血栓栓塞坏死,表现为体表皮肤及黏膜瘀斑瘀点,四肢末端发绀、疼痛,皮肤因血栓形成呈现皮肤点状或块状紫癜,黏膜的表现常与皮肤损害类似,除发生血栓性坏死外,还可因黏膜坏死脱落而出血。深部器官组织血栓主要表现为脏器功能障碍,急性肾功能不全、肝功能不全、急性呼吸功能衰竭或 ARDS、神经及精神障碍、心功能不全乃至急性心肌梗死、心力衰竭等。

四、微血管内溶血

创伤性休克后 DIC 引起的溶血比较轻微,早期不易发现,可导致寒战、高热、黄疸或者血红蛋白尿,但往往被创伤性休克等原发疾病掩盖。

第四节　创伤性休克凝血功能障碍与 DIC 实验室检查

一、抗　凝　系　统

(一)复钙交叉试验

1.原理　复钙交叉试验(recalcification cross test,RCT),即延长的复钙时间,如果能被 1/10 量的正常血浆所纠正,表示受检血浆中缺乏凝血因子;如果不能被等量的正常血浆所纠正,表示受检血浆中有抗凝物质。

2. 方法及参考值　见表9-2。

表9-2　复钙交叉试验操作方法及举例

试管号	1	2	3	4	5
待测血浆/ml	—	0.01	0.05	0.09	0.1
正常血浆/ml	0.1	0.09	0.05	0.01	—
正常人	2′30″	2′30″	2′30″	2′30″	2′30″
有抗凝物质	—	6′46″	14′37″	20′16″	24′4″
缺乏凝血因子	—	2′45″	3′15″	4′35″	9′44″

3. 结果报告　若第3管的复钙时间不能恢复至正常值(2 min 18 s~4 min 17 s),表示受检血浆中有抗凝物质存在。如果能被纠正表示受检血浆中缺乏凝血因子。

4. 临床意义　本试验可以区别复钙时间延长的原因,鉴别是凝血因子缺乏还是抗凝物质存在。

5. 注意事项　①抽血要顺利,不应有凝血及溶血。②用枸橼酸钠做抗凝剂。③可以作为肝素监护指标。④本试验较CT略敏感,可以检出因子Ⅷ:C<4%的患者。

（二）凝血酶时间测定及甲苯胺蓝纠正试验

1. 原理　在血浆中加入"标准化"的凝血酶溶液后,血浆凝固所需要的时间为凝血酶时间(thrombin time,TT)。如肝素或类肝素物质多,纤维蛋白原的量和质异常时TT延长。因甲苯胺蓝可中和肝素的抗凝作用,在TT延长的血浆中加入甲苯胺蓝后,延长的TT恢复正常,表示肝素或类肝素增多,否则为其他抗凝血酶类物质。

2. 正常参考值　16~18 s,超过对照值3 s为延长。在TT延长的患者,加入甲苯胺蓝后TT明显缩短,两者相差>5 s,提示患者血浆中有肝素或类肝素物质增多,如TT并不因加入甲苯胺蓝而缩短,提示TT延长不是由于肝素类物质所致。

3. 临床意义　在过敏性休克、应用氮芥、放疗后、严重肝病、DIC、肝叶切除后和肝移植后等的患者血浆中可能有类肝素物质的增多。在肝素治疗的患者,其延长的凝血酶时间也可被甲苯胺蓝纠正。凝血酶时间缩短见于血标本有微小凝块或钙离子存在时。

（三）抗凝血酶（AT）的检测

1. 方法及参考值

（1）抗原测定:免疫火箭电泳法,259.8~320.2 mg/L。

（2）活性测定:凝胶空斑法为77.1%~103.5%,发色底物法为103.2%~113.8%。

2. 临床意义　抗凝血酶（AT）抗原及活性测定意义相同。

（1）AT减低:①先天性AT缺陷。②获得性AT缺陷,见于肝疾病、DIC、外科手术后、血栓前期和血栓性疾病、心肌梗死等。

（2）AT增高:见于血友病、口服抗凝剂、应用黄体酮等。

3. 注意事项　①标本采用枸橼酸钠抗凝而不能用肝素抗凝血浆。②保存待检血浆从冰箱中取出后应立即置37 ℃水浴中融冻,但不能反复冻融。

（四）蛋白质C测定

1. 方法及参考值

（1）蛋白质C Ag(PC:Ag)检测:免疫火箭电泳法,82.4%~122.6%。

（2）蛋白质C活性(PC:A)检测:发色底物法,87.02%~113.38%。

2. 临床意义

(1)先天性 PC 缺陷：Ⅰ型 PC：Ag 含量与活性均降低，Ⅱ型 PC：Ag 正常而活性降低。

(2)获得性 PC 缺陷：DIC、成人型呼吸窘迫综合征、肝功能不全、手术后及口服双香豆素抗凝剂等均可导致 PC：Ag 降低。

(3)PC：Ag 含量及活性增加：冠心病、糖尿病、肾病综合征、妊娠后期等血栓性疾病。

二、纤溶系统

(一)优球蛋白溶解时间

1. 原理　血浆优球蛋白组分中含纤维蛋白原、纤溶酶原和纤溶酶原激活物，但不含纤溶酶抑制物。用低离子强度和 pH 值 4.5 的溶液沉淀和分离优球蛋白，再溶于缓冲液中，加钙或凝血酶使其凝固，测定凝块完全溶解的时间，即优球蛋白溶解时间(euglobulin lysis time，ELT)。

本试验是测定纤溶的筛选试验，具有一定的特异性和准确性，但敏感性较差。

2. 方法及参考值

(1)加钙法：>120 min。

(2)加凝血酶法：99～147 min。

3. 临床意义

(1)ELT 延长：表明纤溶活性减低，见于血栓前状态和栓塞性疾病。

(2)ELT 缩短：表明纤溶活性增强，见于原发性或继发性纤溶亢进。

4. 注意事项　①采血前应避免过度活动和进油脂食物。②在纤溶活性极度增强时，体内纤溶酶原严重消耗，此时本试验可出现假阴性。

(二)纤溶酶原测定

1. 方法及参考值

(1)免疫扩散法：232～344 mg/L。

(2)ELISA 法：血浆 190～250 mg。

2. 临床意义　①纤溶酶原(PLG)含量增高，表示纤溶活性降低，见于高凝状态和血栓性疾病。②纤溶酶原含量降低，表示纤溶活性增高，见于原发性和继发性纤溶症或先天性纤溶酶原缺乏症。

(三)组织型纤溶酶原激活物测定和纤溶酶原激活物抑制物测定

1. 方法及参考值

(1)tPA：Ag 测定：ELISA 法，1～12 μg/L。

(2)PAI：Ag 测定：免疫火箭电泳法，<1 U/ml。

2. 临床意义

(1)tPA 增高：表明纤溶活性亢进，见于原发性或继发性纤溶症，如 DIC 等。

(2)tPA 减低：表明纤溶活性减弱，见于高凝状态和血栓性疾病。

(3)PAI：Ag 测定意义同 PAI。

3. 注意事项　①采取静脉血时最好不用止血带，或止血带不宜扎得过紧。②所用器具需塑料制品。

(四)血浆硫酸鱼精蛋白副凝固试验

血浆硫酸鱼精蛋白副凝固试验(plasma protamine paracoagulation test，简称 3P 试验)。

1. 原理　鱼精蛋白能解离纤维蛋白(原)降解产物(FDP)，与纤维蛋白单体(fibrin monomer，FM)结合后，使 FM 游离并聚合。

2. 参考值　正常人为阴性。

203

3.临床意义

（1）3P 试验阳性：见于 DIC 早期或中期，但在大出血（创伤、手术、咯血）或样本置冰箱后可呈假阳性。

（2）3P 试验阴性：见于 DIC 晚期和原发性纤溶症

4.注意事项　①本试验需用枸橼酸钠抗凝，不能用草酸盐、肝素或乙二胺四乙酸二钠盐（ethyl-enediaminetetraacetic acid disodium salt，EDTA 二钠盐）等做抗凝剂。②抽血不顺利、抗凝不完全、标本保存于冰箱、到时未立即观察结果等，均会导致假阴性结果。③若水浴温度太低或纤维蛋白原的含量过低，都会造成假阴性结果。

（五）纤维蛋白（原）降解产物检测

纤维蛋白（原）经过纤溶酶原作用分解为 A、B、C、D、X、Y、E 等肽段，这些物质统称纤维蛋白（原）降解产物［fibrin（fibrinogen）degradation products，FDP］。FDP 增多，标志纤维蛋白或纤维蛋白（原）降解产物活性增强。

1.方法及参考值　ELISA 法：血清 FDP<10 mg/L；尿 FDP 11～45 μg/L。

2.临床意义　血液中 FDP 增高见于各种疾病引起的休克、DIC 以及血栓性疾病。尿液中 FDP 增高见于急慢性肾炎、尿毒症、肾移植术后排斥反应、妊娠毒血症以及 DIC 等。

（1）10～40 mg/L：如血中 FDP 达此水平，可见于深静脉血栓；若怀疑 DIC，可于 24 h 内复查。

（2）>40 mg/L：怀疑 DIC 时，当 FDP 超过此值，其他出凝血试验也将出现异常，如血小板减少（100×10^9/L）；低纤维蛋白原（<1g/L）、PT、APTT、TT 延长，外周血可见畸形红细胞，当血小板计数仅呈中等程度降低时，即可见出血时间延长。

三、血小板检测

（一）血小板计数

血小板计数有手工计数和计数仪计数两种，具体不详述。

（二）血小板功能检测项目

血小板功能检测项目包括出血时间、黏附性、聚集性、释放产物、花生四烯酸代谢产物、胞质游离钙水平测定、凝血活性、膜糖蛋白检测、基因多态性和突变。

常用的检测血小板功能的方法为血小板聚集性测定（比浊法、阻抗法、循环血小板聚集体、自发性血小板聚集）。比浊法测定血小板聚集是应用较广泛的指标，可以用于遗传性血小板疾病诊断指标，也可以作为血栓性疾病中评估其病理反应，指导抗栓药物的应用以及作为抗血小板药物监测之用。在比浊法的应用中，有几项关键问题应予以注意：①血液采集与分离。②诱导剂应用，种类、浓度。③正常值的选定。

近年来，流式细胞仪、PFA-100 分析及激光衍射法检测微小聚集体也逐渐地进入临床或临床前阶段。流式细胞仪可以检测血小板功能、代谢、生化及受体表达，而微小聚集体的形成作为血栓形成的早期敏感指标采用激光衍射法的测定也正在评估中，反映体内全血状态下的血小板阻抗法以及血小板内钙离子水平的检测在临床研究中显示其意义。

四、凝血因子检查

（一）凝血酶原时间

1.正常参考值　12～16 s。

2.临床应用　凝血酶原时间（PT）是检查外源性凝血因子的一种过筛试验，是用来证实先天性或获得性纤维蛋白原、凝血酶原和凝血因子 V、Ⅶ、X 的缺陷或抑制物的存在，同时用于监测口服抗凝剂的用量，是监测口服抗凝剂的首选指标。据报道，在口服抗凝剂的过程中，维持 PT 在正常对照的 1 ~ 2 倍最为适宜。

3. 临床意义

(1)延长:先天性因子Ⅱ、Ⅴ、Ⅶ、Ⅹ缺乏症和低(无)纤维蛋白原血症;获得性见于 DIC、原发性纤溶症、维生素 K 缺乏、肝疾病;血液循环中有抗凝物质如口服抗凝剂肝素和 FDP 以及抗因子Ⅱ、Ⅴ、Ⅶ、Ⅹ的抗体。

(2)缩短:先天性因子 Ⅴ 增多症、口服避孕药、高凝状态和血栓性疾病。

(3)口服抗凝剂的监测:凝血酶原时间是监测口服抗凝剂的常用指标,在国际敏感度指数(international sensitivity index,ISI)介于 2.2 ~ 2.6 时,凝血酶原时间比值在 1.5 ~ 2.0,国际标准化比值(international normalized ratio,INR)在 3.0 ~ 4.5 用药为合理和安全。

(二)国际标准化比值

1. 正常参考值　0.8 ~ 1.5。

2. 临床应用　国际标准化比值(INR)是患者凝血酶原时间与正常对照凝血酶原时间之比的 ISI 次方(试剂出厂时由厂家标定的)。同一份在不同的实验室,用不同的 ISI 试剂检测,PT 值结果差异很大,但测的 INR 值相同,这样,使测得结果具有可比性。目前国际上强调用 INR 来监测口服抗凝剂的用量,是一种较好的表达方式。

3. 世界卫生组织(WHO)规定应用口服抗凝剂时 INR 的允许范围、临床适应证　INR 允许范围:预防静脉血栓形成,非髋部外科手术前 1.5 ~ 2.5,髋部外科手术前 2.0 ~ 3.0,深静脉血栓形成 2.0 ~ 3.0;治疗肺梗死 2.0 ~ 4.0;预防动脉血栓形成 3.0 ~ 4.0;人工瓣膜手术 3.0 ~ 4.0。

4. 国际标准化比值(凝血酶原时间)范围　$INR = XC$(X 为患者血浆凝血酶原时间比值,C 为所测的组织凝血活酶 ISI 值),比值为 0.82 ~ 1.15。

5. 临床意义　同凝血酶原时间。

(三)活化部分凝血活酶时间

1. 正常参考值　24 ~ 36 s。

2. 临床应用　活化部分凝血活酶时间(activated partial thromboplastin time,APTT)是检查内源性凝血因子的一种过筛试验,是用来证实先天性或获得性凝血因子Ⅷ、Ⅸ、Ⅺ的缺陷或是否存在它们相应的抑制物,同时,APTT 也可用来凝血因子Ⅻ、激肽释放酶原和高分子量激肽释放酶原是否缺乏,由于 APTT 的高度敏感性和肝素的作用途径主要是内源性凝血途径,所以 APTT 成为监测普通肝素首选指标。

3. 临床意义

(1)延长

1)因子Ⅷ、Ⅸ和Ⅺ血浆水平减低,如血友病甲乙,因子Ⅷ减少还见于部分血管性假血友病患者。

2)严重的凝血酶原(因子Ⅱ)因子Ⅴ、Ⅹ和纤维蛋白原缺乏,如肝疾病、阻塞性黄疸、新生儿出血症、肠道灭菌综合征、吸收不良综合征、口服抗凝剂、应用肝素以及低(无)纤维蛋白原血症。纤溶活力增强如继发性或原发性纤溶以及血液循环中有纤维蛋白(原)降解物(FDP);血液循环中有抗凝物质:如抗因子Ⅷ或Ⅸ抗体,SLE 等。

(2)缩短

1)高凝状态:如 DIC 的高凝血期,促凝物质进入血流以及凝血因子的活性增高等。

2)血栓性疾病:如心肌梗死、不稳定型心绞痛、脑血管病变、糖尿病伴血管病变、肺梗死、深静脉血栓形成、妊娠高血压综合征和肾病综合征等。

(四)纤维蛋白原

1. 正常参考值　2 ~ 4g/L。

2. 临床应用　纤维蛋白原(fibrinogen,Fg)即凝血因子Ⅰ,是凝血过程中的主要蛋白质,Fg 增高除了生理情况下的应激反应和妊娠晚期外,主要出现在急性感染、烧伤、动脉粥样硬化、急性心肌梗死、自身免疫性疾病、多发性骨髓瘤、糖尿病、妊娠期高血压疾病及急性肾炎、尿毒症等,Fg 减少主要见于 DIC、原发性纤溶亢进、重症肝炎、肝硬化和溶栓治疗时。凝血酶原时间、活化部分凝血活酶时间、纤维蛋白原三者同时检测已被临床用于筛查患者凝血机制是否正常,特别是心胸外科、骨科、妇产科等手术前检查患者的凝血功能尤为重要。

3. 临床意义

(1) 纤维蛋白原减少(<1.5g/L):见于 DIC 和原发性纤溶症、重症肝炎和肝硬化,也见于蛇毒治疗(如抗栓酶、去纤酶)和溶栓治疗(UK、tPA),故是它们的监测指标。

(2) 纤维蛋白原增加:纤维蛋白原是一种急性时相蛋白,其增加往往是机体的一种非特异反应,常见于下列疾病。

1) 感染:毒血症、肺炎、轻型肝炎、胆囊炎、肺结核及长期的局部炎症。

2) 无菌炎症:肾病综合征、风湿热、风湿性关节炎、恶性肿瘤等。

3) 其他:如外科手术、放射治疗、月经期及妊娠期也可见轻度增高。

(五)D-二聚体测定

D-二聚体测定是诊断活动性纤溶较好的指标,对血栓形成性疾病如弥散性血管内凝血、深静脉血栓形成、脑血管疾病、肺栓塞、肝疾病、恶性肿瘤、外科手术后、急性心肌梗死等疾病均有重要的诊断价值,同时 D-二聚体检测还用于溶栓药物的治疗监测。

1. 正常参考值   0.1~0.5 mg/L。

2. 临床意义

(1) 弥散性血管内凝血(DIC):D-二聚体测定是诊断 DIC 的特异性试验之一,若 D-二聚体的含量>0.5 mg/L,对 DIC 高危患者具有极高的预报价值。

(2) 深静脉血栓的筛查:D-二聚体测定是肺栓塞必备的筛查方法;<0.5 mg/L 可除外肺栓塞。

(3) 妇科患者及先兆子痫:对妊娠期高血压疾病患者高凝状态的诊断、疗效观察及预后判断有重要意义。

(4) 肝疾病该指标:D-二聚体含量明显增高并与肝病的严重程度呈正相关。

(5) 血管疾病:D-二聚体增高对指导溶栓治疗很有意义。

(6) 溶血栓治疗的监测:D-二聚体是溶栓药物治疗监控和疗效观察的指标。

五、血管内皮细胞检验

1. 直接测定内皮细胞产生的相关因子   主要包括血浆(或尿样)NO、不对称二甲基精氨酸(asymmetric dimethylarginine, ADMA)、内皮素-1(endothelin-1, ET-1)、组织型纤溶酶原激活物(tPA)、纤溶酶原激活物抑制物-1(PAI-1)、血管细胞黏附分子-1(vascular cell adhesion molecule-1, VCAM-1)、内皮-白细胞黏附分子-1(endothelial-leukocyte adhesion molecule-1, ELAM-1)、细胞间黏附分子-1(intercellular adhesion molecule-1, ICAM-1)、血液循环中内皮细胞计数、类血友病因子(vWF)等,但上述物质的检测缺乏特异性。

2. 有创性检测   一般选用冠状动脉或前臂血管(体积描记法),观察动脉对乙酰胆碱所诱发的血管内径变化,因操作较为复杂,其本身亦对内皮功能造成损害,现已较少应用。冠状动脉内超声检查法是利用血管内超声观测某一段冠状动脉注射乙酰胆碱前后的截面积细微变化,以评价血管扩张的能力。

3. 无创性检测   正电子发射型电子计算机断层技术和磁共振技术对内皮功能的测定具有高敏感性和高特异性的特点,但检查成本较高,也可应用荧光透视成像技术和 CT 技术进行内皮功能检测。1992 年 Celermajer 等首先提出采用高分辨力超声无创性测定血管内皮依赖性舒张功能。目前,主要采用高分辨力超声测定肱动脉或股动脉血管舒张功能,也可应用经胸超声心动图检测冠状动脉主干进行冠状动脉内皮功能评价。经食管超声能清晰显示冠状动脉,可减少测量误差。

六、血栓弹力图检查

血栓弹力图（thromboelastography，TEG）检查的主要参数及诊断标准如下（图9-1）。

1. 凝血反应时间　凝血反应时间（reaction time，R）是从测试开始到2 mm开口的时间，反映所有参加凝血因子的综合作用，其正常值是3~8 min，R>10 min诊断为凝血因子缺乏或活性降低，R<2 min诊断为凝血因子活性增高。

2. 血凝块形成时间　血凝块形成时间（K）是从R检测完成到20 mm开口的时间，反映纤维蛋白原和血小板在凝血块开始形成时的共同作用结果，正常值是1~3 min。

3. Angle值　从血凝块形成点至描记图最大曲线弧度作切线与水平线的夹角，即血凝块达到这一强度的速率，正常值是53°~72°。K值和Angle角相关，主要反映凝血因子及纤维蛋白原的水平。K>4 min和（或）Angle<45°，诊断为凝血酶形成不足或纤维蛋白原功能低下，转化为纤维蛋白不足；K<1 min和（或）Angle>73°诊断为纤维蛋白原功能亢进。

4. 最大振幅　最大振幅（maximum amplitude，MA）反映血凝块最大强度或硬度，血块强度中，血小板的贡献约为80%，纤维蛋白原的贡献约为20%，正常值是50~70 mm，MA<45 mm诊断为血小板功能低下或数量减少，MA>72 mm诊断为血小板功能增强。

5. 30 min血凝块幅度减少速率（30 min to reduce the rate of blood clotsamplitude，Ly30）　测定在MA值确定后30 min内血凝块消融的速率（%），正常值是0%~8%，Ly30>8%诊断为纤维蛋白溶解亢进。

6. 凝血指数　凝血指数（coagulation index，CI）正常值−3~3，CI<−3为低凝，CI>3为高凝。

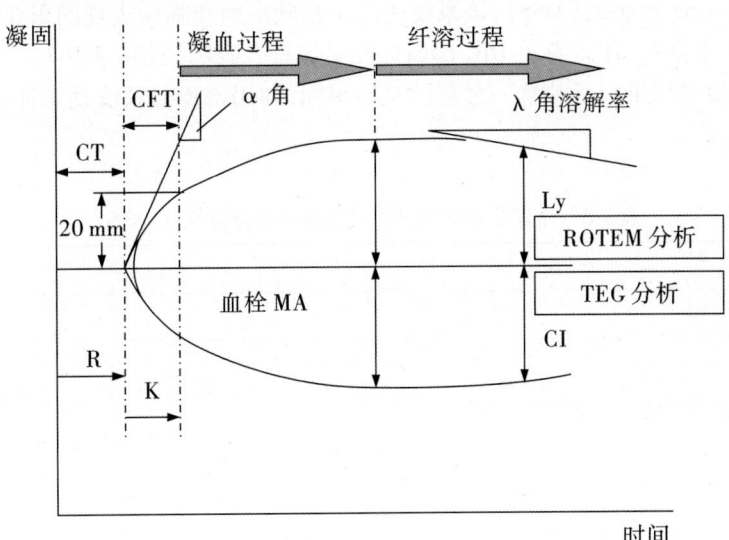

CFT：capillary filling time，毛细血管充盈时间；ROTEM：rotation thromboelastometry，旋转式血栓弹力计。

图9-1　血栓弹力图

读懂血栓弹力图（TEG）

第五节 创伤性休克凝血功能障碍与 DIC 诊断、分型及鉴别诊断

一、诊断标准

在 DIC 诊断中,基础疾病和临床表现是两个很重要的部分,不可或缺,同时还需要结合实验室指标来综合评估,任何单一的常规实验诊断指标用于诊断 DIC 的价值十分有限。国内早在 1986 年就首次提出了 DIC 的诊断标准,2017 年修订的《弥散性血管内凝血诊断与治疗中国专家共识》在全国各家医疗机构广泛应用,推进了 DIC 临床诊治水平的不断提高,但仍存在不能精确定量等缺陷。近年来欧美和日本专家相继制定出多指标的 DIC 积分诊断系统,包括国际血栓与止血学会(International Society on Thrombosis and Haemostasis,ISTH)标准、日本卫生福利部(Japanese Ministry of Health and Welfare,JMHW)标准、日本急诊医学学会(Japanese Association for Acute Medicine,JAMA)标准。但是,这三个标准诊断的准确性和实用性仍存在广泛争议。上述三大积分系统目前在国内临床使用较为混乱,尚无在中国人群对上述三大积分系统进行验证的研究数据。为进一步推进中国 DIC 诊断的科学化、规范化,统一诊断标准,中华医学会血液学分会血栓与止血学组于 2014 年起通过多中心、大样本的回顾性与前瞻性研究,建立了中国弥散性血管内凝血诊断积分系统(Chinese DIC scoring system,CDSS),该系统突出了基础疾病和临床表现的重要性,强化动态监测原则,简单易行,易于推广,使得有关 DIC 诊断标准更加符合我国国情(表 9-3)。此外,DIC 是一个动态的病理过程,检测结果只反映这一过程的某一瞬间,利用该积分系统动态评分将更有利于 DIC 的诊断。

表 9-3 中国弥散性血管内凝血诊断积分系统(CDSS)

积分项	分数
存在导致 DIC 的原发病	2
临床表现	1
不能用原发病解释的严重或多发广泛出血倾向	1
不能用原发病解释的微循环障碍或休克及休克症状加重	1
实验室指标	
血小板计数	
$\geqslant 100 \times 10^9/L$	0
$(80 \sim <100) \times 10^9/L$	1
$<80 \times 10^9/L$	2
24 h 内下降$\geqslant 50\%$	1
D-二聚体	
<5 mg/L	0
$5 \sim <9$ mg/L	2
$\geqslant 9$ mg/L	3
PT 及 APTT 延长	
PT 延长<3 s 且 APTT 延长<10 s	0

续表 9-3

积分项	分数
PT 延长≥3 s 且 APTT 延长≥10 s	1
PT 延长≥6 s	2
纤维蛋白原	
≥1.0 g/L	0
<1.0 g/L	1

注:对于创伤性休克患者,可根据临床需要进行计分,总分≥7 分时可诊断为 DIC;PT 为凝血酶原时间;APTT 为部分激活的凝血活酶时间

DIC 不是独立的疾病,而是在基础疾病上发生的临床综合征,因此诊断时需要考虑到基础疾病的存在是 DIC 发生的前提条件。

DIC 的临床表现也多样化:可表现为出血、微循环障碍、微血管栓塞和微血管病性溶血等多种形式,不同临床表现往往是临床医师怀疑和发现 DIC 的重要线索。在回顾性研究中,分别以 ISTH、JMHW 为诊断标准的 Logistic 多因素回归分析中,临床表现均对 DIC 的诊断有显著影响;在有 DIC 相关临床表现的患者中,其 28 d 死亡率、脓毒症相关性器官功能衰竭评价(sepsis-related organ failure assessment,SOFA)、急性生理和慢性健康状况评价Ⅱ(acute physiology and chronic health evaluation Ⅱ,APACHE Ⅱ)均显著大于没有明显临床表现的患者($P<0.05$)。因此,创伤性休克 DIC 的临床表现应该作为重要项目被纳入积分系统。

DIC 发展的过程中涉及止血、凝血、纤溶等多个系统,在实验室指标的选择方面,应能代表上述各个系统。血小板计数,随着 DIC 的发生发展,凝血活化,微血栓形成,血小板随之消耗,理论上讲血小板减少提示 DIC 的发生和进展。

二、分型和分期

(一)分型

按 DIC 发生快慢分为急性型、亚急性型与慢性型。主要和致病因素的作用方式、强度与持续时间长短有关。当病因作用迅速而强烈时,DIC 表现为急性型;相反,作用缓慢而持续时,表现为慢性型或亚急性型。各型的主要特点如下。

1. 急性型　DIC 可在几小时或 1~2 d 内发生,常见于各种严重的感染,特别是革兰氏阴性菌感染引起的败血症性休克、血型不合的输血、严重创作、移植后急性排斥反应(acute rejection)等。此时,临床表现明显,常以休克和出血为主,患者的病情迅速恶化,分期不明显,实验室检查结果明显异常。

2. 亚急性型　DIC 在数天内逐渐形成,常见于恶性肿瘤转移、宫内死胎等患者,表现介于急性型和慢性型之间。

3. 慢性型　常见于恶性肿瘤、胶原病、慢性溶血性贫血等疾病。此时,由于机体有一定的代偿能力,单核吞噬细胞系统的功能也较健全,所以各种异常表现均轻微而不明显。病程较长,临床诊断较困难,常常以某脏器功能不全的表现为主,有时仅有实验室检查异常,所以出现亚临床(subclinical)型的表现,此类 DIC 往往在尸解后做组织病理学检查时才被发现。在一定条件下,可转化为急性型。

(二)分期

如前文所述,DIC 可分为高凝期、低凝期、纤溶亢进期,但是由于创伤性休克后患者病情重,病情变化快,各个分期可能表现得并不清楚,有可能一个或几个分期交叉或同时发生。

三、鉴别诊断

在有创伤病史的基础上,结合患者基础疾病情况,仍然需要和以下疾病进行鉴别。

1. 血栓性血小板减少性紫癜　血栓性血小板减少性紫癜(TTP)是一组以血小板血栓为主的微血管血栓出血综合征,其主要临床特征包括微血管病性溶血性贫血、血小板减少、神经精神症状、发热和肾受累等。遗传性 TTP 系 *ADAMTS13* 基因突变导致酶活性降低或缺乏所致;特发性 TTP 因患者体内存在抗 ADAMTS13 自身抗体(抑制物)而导致 ADAMTS13 活性降低或缺乏;继发性 TTP 由感染、药物、肿瘤、自身免疫性疾病等因素引发。

2. 溶血性尿毒症综合征　溶血性尿毒症综合征(hemolytic uremic syndrome,HUS)是以微血管内溶血性贫血、血小板减少和急性肾衰竭为特征的综合征。病变主要局限于肾,主要病理改变为肾毛细血管内微血栓形成,少尿、无尿等尿毒症表现更为突出,多见于儿童与婴儿,发热与神经系统症状少见。HUS 分为流行性(多数有血性腹泻的前驱症状)、散发性(常无腹泻)和继发性。实验室检查:尿中大量蛋白、红细胞、白细胞、管型、血红蛋白尿、含铁血黄素及尿胆素,肾功能损害严重;HUS 患者血小板计数一般正常,血涂片破碎红细胞较少,血浆 ADAMTS13 活性无降低。

3. 原发性纤溶亢进　严重肝病、恶性肿瘤、感染、中暑、冻伤可引起纤溶酶原激活物抑制物(PAI)活性减低,导致纤溶活性亢进、纤维蛋白原减少,其降解产物 FDP 明显增加,引起临床广泛、严重出血,但无血栓栓塞和微循环衰竭表现。原发性纤溶亢进时无血管内凝血存在,无血小板消耗与激活,因此,血小板计数正常。由于不是继发性纤溶亢进,故 D-二聚体正常或轻度增高。

4. 严重肝病　多有肝病病史,黄疸、肝功能损害症状较为突出,血小板减少程度较轻、较少,凝血因子Ⅷ活性(FⅧ:C)正常或升高,纤溶亢进与微血管病性溶血表现少见,但需注意严重肝病合并 DIC 的情况。

5. 原发性抗磷脂综合征　原发性抗磷脂综合征(primary antiphospholipid syndrome,APS)临床表现包括血栓形成、习惯性流产、神经症状(脑卒中发作、癫痫、偏头痛、舞蹈症)、肺高压症、皮肤表现(网状皮斑、下肢溃疡、皮肤坏死、肢端坏疽)等。实验室检查:抗磷脂抗体(antiphospholipid antibody,APA)阳性、抗心磷脂抗体(anticardiolipin antibody,ACA)阳性、狼疮抗凝物质(lupus anticoagulant,LA)阳性、梅毒血清反应生物学假阳性(biological false positive serological test for syphilis,BFP-STS)相关抗体假阳性,Coomb 试验阳性,血小板数减少及凝血时间延长。

第六节　创伤性休克凝血功能障碍与 DIC 治疗和预后

一、治　疗

(一)病因治疗

消除病因和诱因是终止 DIC 的重要措施之一。如积极有效的控制感染,及时清理病理性子宫内容物等。消除对 DIC 有利的发病因素。

(二)抗凝治疗

1. 肝素　肝素是目前治疗 DIC 的主要手段。

(1)药理作用:抑制凝血活酶和凝血酶的生成及其活性,抑制纤维蛋白单体不溶性纤维蛋白的形成。肝素对已形成的血栓无效,且在酸中毒时不能发挥作用。

(2)适应证:①DIC 早期,血液处于高凝状态,CT、PT、APTT 缩短。②PLT 和血浆凝血因子急骤或进行性下降。③明显多发性栓塞现象、多部位出血。④顽固性休克伴其他循环衰竭症状和体征,常规抗休克治疗效果不明显。⑤拟抗纤溶或补充凝血物质前。

(3)禁忌证:①严重遗传或获得性出血病。②手术 24 h 以内,或大面积创伤开放性伤口未愈合。③严重肝病,多种凝血因子合成障碍。④近期有咯血、呕血或黑便、脑出血或高血压脑病。⑤DIC 后期,病理变化以纤溶亢进为主。⑥有明显的出血倾向或潜在性出血性疾病。

(4)肝素治疗的几条原则:①严格掌握适应证和禁忌证。②经常查血 pH 值,及时纠正酸中毒。③严密观察肝素出血的不良反应(特别是肾和消化道)。④监测肝素血中浓度,剂量尽量个体化。⑤临床常以 APTT(正常值 40 s±5 s)和 CT 为监护指标,以使前者延长 60% ~ 100% ,后者<30 分为最适剂量。

(5)用药用量:

1)普通肝素:首剂应用 50 ~ 100 IU/kg 静脉滴注,每隔 6 ~ 8 h 半量皮下或静脉注射,以 APTT 等控制调整用量(1.5 ~ 2.5 倍);或 10 ~ 15 IU/(kg·h)持续静脉滴注。过量时可用鱼精蛋白对抗,1 mg 鱼精蛋白可中和 100 IU(1 mg)标准肝素。

2)低分子肝素:

i.优势:抗因子 Xa 作用更强,可持续 24 h(标准肝素 0.68 h);用药方便,无须严格血液学监测;对血浆抗凝血酶(AT)的依赖性低,不诱发 AT 下降;副作用小。

ii.用法:200 IU/(kg·h),分 2 次皮下注射,间隔 8 ~ 12 h,疗程 5 ~ 8 d。

(6)治疗有效的指征:①出血症状停止或逐渐减轻;②休克改善或已纠正;③尿量恢复正常或呈多尿;④血小板计数和纤维蛋白原含量停止下降或逐渐回升;⑤DIC 实验室指标改善或恢复正常。

(7)停用肝素指征:①临床上明显好转;②诱发 DIC 的原发病已控制或缓解;③PT 缩短接近正常,Fg 升至 1.5 g/L 以上,PLT 逐渐回升;④凝血时间超过肝素治疗前 2 倍或超过 30 min;④出现肝素过量的症状、体征及实验室检查异常。

2.其他抗凝治疗

(1)丹参或复方丹参注射液:每日 3 次,7 ~ 10 d 为一个疗程。

(2)水蛭素:0.005 mg/(kg·h),持续静脉滴注,4 ~ 8 d 为一个疗程。

(3)活化蛋白质 C:动物实验证实有效,但临床应用少,用法为 300 ~ 3 000 U/kg,静脉滴注,每日 1 ~ 2 次。

(4)抗血小板聚集药物:双嘧达莫、阿司匹林、噻氯匹定、右旋糖酐 40。

(5)其他:已进行抗凝治疗,血小板、凝血因子明显减少时,根据病情需要选用新鲜全血、血浆、血小板悬液、纤维蛋白原浓缩剂和 FⅧ及凝血酶原复合物。

(6)抗纤溶治疗:适于 DIC 晚期有继发性纤溶症时,如氨基己酸、氨甲苯酸、氨甲环酸或抑肽酶,但应慎重,以免因抑制继发性纤溶的代偿加重病情。

3.注意事项　本病死亡原因大致有:原发病与诱因未能清除,未能及时诊断,贻误病情;肝素使用太晚,剂量过小,抗纤溶药物使用不当;其他严重并发症等。

二、预　后

DIC 的治疗效果,与能否及时控制原发病和消除诱因密切相关。本病死亡原因大致有:原发病与诱因未能清除,未能及时诊断,贻误病情;肝素使用太晚,剂量过小,抗纤溶药物使用不当;其他严重并发症等。

参考文献

[1] 刁有芳,陈惠孙,汪江淮,等.家兔创伤性休克时血液流变学的改变[J].危重病急救医学,1990,2(3):153-154.

[2] 段越,李新宇,刘江伟,等.干热环境创伤失血性休克猪模型凝血功能的变化[J].中华灾害救援医学,2017,8(5):426-432.

[3] 黄永苇,张强.创伤性凝血功能障碍发生机制的研究进展[J].山东医药,2018,58(20):110-112.

[4] 李雪美,江淼,赵益明.血管性血友病因子的研究进展[J].中国实验血液学杂志,2013,21(3):801-805.

[5] 陆四,孟照辉.血小板膜蛋白受体信号转导通路的研究进展[J].医学综述,2014,20(21):3851-3854.

[6] 陆松松,吴迪,贾玫.蛋白质 C 的检测方法及研究进展[J].实验与检验医学,2013,31(4):297-305.

[7] 吕茂民,王方,赵雄,等.凝血因子与创伤止血[J].军事医学,2015,39(3):211-215.

[8] 宋雷凤,彭中宜,梁明.急性血栓栓塞性疾病时组织因子抑制物变化的临床研究[J].中华危重症医学杂志,1999,19(3):166.

[9] 孙英刚,黄宗海,冯浩淼.创伤性休克大鼠模型的建立[J].解放军医学杂志,2002,27(12):1086-1087.

[10] 王红漫,邓华聪.一氧化氮的抗血小板效应与疾病[J].国外医学:内科学分册,2000,27(11),485-487.

[11] ARTHUR J F, GARDINER E E, MATZARIS M, et al. Glycoprotein Ⅵ is associated with GP Ⅰb-Ⅸ-Ⅴ on the membrane of resting and activated platelets[J]. Thromb Haemost,2005,93(4):716-723.

[12] BROHI K, SINGH J, HERON M, et al. Acuteraumatic coagulopathy[J]. J Trauma,2003,54(6):1127-1130.

[13] CARDENAS J C, MATIJEVIC N, BAER L A, et al. Elevated tissue plasminogen activator and reduced plasminogen activator inhibitor promote hyperfibrinolysis in trauma patients[J]. Shock,2014,1(6):514-521.

[14] CASTRO-NUNEZ L, DIENAVA-VERDOOLD I, HERCZENIK E, et al. Shear stress is required for the endocytic uptake of the factor Ⅷ-von Willebrand factor complex by macrophages[J]. J Thromb-Haemost,2012,10(9):1929-1937.

[15] CHIN T L, MOORE E E, MOORE H B, et al. A principal component analysis of postinjury viscoelastic assays:clotting factor depletion versus fibrinolysis[J]. Surgery,2014,156(3):570-577.

[16] COHEN M J, BIR N, RAHN P, et al. Protein C depletion early after trauma increases the risk of ventilator-associated pneumonia[J]. J Trauma,2009,67(6):1176-1181.

[17] DENIS C V, LENTING P J. von Willebrand factor:at the crossroads of bleeding and thrombosis[J]. Int J Hematol,2012,95(4):353-361.

[18] HECHLER B, GACHET C. P2 receptors and platelet function[J]. Purinergic Signal,2011,7(3):293-303.

[19] HESS J R, BROHI K, DUTTON R P, et al. The coagulopathy of trauma:a review of mechanisms[J]. J Trauma,2008,65(4):748-754.

［20］KIM S,KUNAPULI S P. P2Y12 receptor in platelet activation［J］. Platelets,2011,22(1):56-60.

［21］LI Z,DELANEY M K,O' BRIEN KA,et al. Signaling during platelet adhesion and activation［J］. Arterioscler ThrombVasc Biol,2010,30(12):2341-2349.

［22］SAVERY M D,J IANG J X,PARK P W,et al. The endothelial glycocalyx in syndecan-1 deficient mice［J］. Microvasc Res,2013,87(0):83-91.

［23］MOORE H B,MOORE E E,LIRAS I N,et al. 87Acute fibrinolysis shutdown after injury occurs frequently and increases mortality:a multicenter evaluation of 2540 severely injured patients［J］. J Am Coll Surg,2016,222(4):347-355.

［24］OSTROWSKI S R,JOHANSSON P I. Endothelial glycocalyx degradation induces endogenous heparinization in patients with severe injury and early traumatic coagulopathy［J］. J Trauma Acute Care Surg,2012,73(1):60-66.

［25］PEYVANDI F,GARAGIOLA I,BARONCIANI L. Role of von Willebrand factor in the haemostasis［J］. Blood Transfus,2011,9(Suppl 2):s3-s8.

［26］RAZA I,DAVENPORT R,ROURKE C,et al. The incidence and magnitude of fibrinolytic activation in trauma patients［J］. J Thromb Haemost,2013,11(2):307-314.

［27］WEINBAUM S,TARBELL J M,DAMIANO E R. The structure and function of the endothelial glycocalyx layer［J］. Annu Rev Biomed Eng,2007,9(0):121-167.

［28］SARRATT K L,CHEN H,ZUTTER M M,et al. GPVI and $\alpha_2\beta_1$ play independent critical roles during platelet adhesion and aggregate formation to collagen under flow［J］. Blood,2005,106(4): 1268-1277.

［29］SHWORAK N W,KOBAYASHI T,DE AGOSTINI A,et al. Anticoagulant heparan sulfate:to not clot—or not? ［J］. Prog Mol Biol Transl Sci,2010,93(c):153-178.

［30］SILLESEN M,RASMUSSEN L S,JIN G,et al. Assessment of coagulopathy,endothelialinjury,and inflammation after traumatic brain injury and hemorrhage in a porcine model［J］. J Trauma Acute Care Surg,2014,76(1):12-19.

［31］STALKER T J,NEWMAN D K,MA P,et al. Platelet signaling［J］. Handb Exp Pharmacol,2012, 210:59-85.

［32］STEGNER D,NIESWANDT B. Platelet receptor signaling in thrombus formation［J］. J Mol Med (Berl),2011,89(2):109-121.

［33］TORRES L N,SONDEEN J L,JI L,et al. Evaluation of resuscitation fluids on endothelial glycocalyx,venular blood flow,and coagulation function after hemorrhagic shock in rats［J］. J Trauma Acute Care Surg,2013,75(5):759-766.

［34］VAN SCHOOTEN C J,SHAHBAZI S,GROOT E,et al. Macrophages contribute to the cellular uptake of von Willebrand factor and factor Ⅷ in vivo［J］. Blood,2008,112(5):1704-1712.

［35］WOLBERG A S,CAMPBELL R A. Thrombin generation,fibrin clot formation and hemostasis［J］. Transfus Apheresis Sci,2008,38(1):15-23.

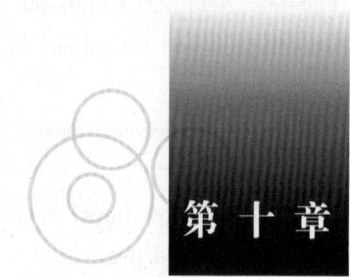

第十章

创伤性休克肺功能损害与调控

王瑞兰　吕　慧　刘月高

第一节　概　述

随着社会的进步,道路交通伤的不断增多,创伤的发病率也呈现上升趋势。目前全世界每年因创伤致死的人数在 100 万以上,创伤已成为现代社会人群死亡与伤残的重要原因之一。引起创伤后死亡的早期原因主要为严重的原发伤和继发的失血性休克,晚期主要为重要脏器的继发损伤和并发症。创伤性急性肺损伤(acute lung injury,ALI)是创伤尤其是闭合性胸部创伤后常见的继发损伤,常发展成为急性呼吸窘迫综合征(acute respiratory distress syndrome,ARDS),并可导致全身炎症反应综合征(systemic inflammatory response syndrome,SIRS)、多器官功能障碍综合征(multiple organ dysfunction syndrome,MODS)以及多器官功能衰竭(multiple organ failure,MOF)发生。SIRS 时肺往往是最先受累的器官,不少患者常在渡过休克期后而死于急性呼吸窘迫综合征,尽管近年来后者死亡率有所下降,但仍高达 50%,若伴有脓毒症则死亡率高达 90%。因此,研究 ALI/ARDS 的发病机制对其防治有重要的意义。

急性呼吸窘迫综合征是指肺内、外严重疾病导致以肺毛细血管弥漫性损伤、通透性增强为基础,以肺水肿、透明膜形成和肺不张为主要病理变化,以进行性呼吸窘迫和难治性低氧血症为临床特征的急性呼吸衰竭综合征。ALI 和 ARDS 具有性质相同的病理生理改变,目前已经把 ALI 纳入 ARDS 诊断中。

第二节　急性肺损伤/急性呼吸窘迫综合征的诊断标准

早在第一次世界大战期间,Pasteur 将士兵因胸部受伤而发生的大面积肺不张命名为肺挫伤(pulmonary contusion);1945 年,Burford 等将因胸、腹部伤引起的肺受损称为湿肺(wet lung);1946 年 Brewer 等报道了战伤患者出现呼吸道分泌增多并称其为湿肺综合征(wet lung syndrome);1948 年 Moon 首次描述了创伤、烧伤、脓毒症和大手术后出现的急性呼吸窘迫。朝鲜战争期间对非胸部创伤并发肺水肿已有记载。越南战争期间进一步受到重视,数百名非胸部战伤的危重患者常发生休克肺(shock lung),当时称为岘港肺(Da Nang lung)。因为引起 ARDS 的原发病多达 100 多种,有些疾病虽然与呼吸系统无关,却也出现呼吸窘迫等症状,因而导致命名上的混乱。半个世纪以来,出现了 30 多个 ARDS 的同义词。由于命名上混乱,定义不统一,影响了各国之间对 ARDS 的共识,各国报道的 ARDS 发病率差异非常悬殊。直至 1967 年 Ashbaugh 首先描述了不同病因的重症患者出现低氧血症、呼吸窘迫、肺顺应性降低,并通过尸检证实弥漫性肺泡浸润,被视为 ARDS 概念的认识开端。1994 年,欧美联席会议(American-European Consensus Conference,AECC)上提出了

ALI 的概念,并制定了 ALI/ARDS 诊断标准:①急性起病;②低氧血症,ALI 时氧合指数[(oxygenation index,OI)是指动脉血氧分压(arterial partial pressure of oxygen,PaO_2)除以吸入气氧浓度(fractional concentration of inspired oxygen,FiO_2)所得到的百分比]≤300 mmHg,ARDS 时 PaO_2/FiO_2≤200 mmHg,不论有无呼气末正压通气(positive end expiratory pressure,PEEP)以及 PEEP 水平的高低;③正位 X 射线胸片显示双肺均有斑片状阴影;④临床上无充血性心力衰竭,肺动脉楔压(pulmonary artery wedge pressure,PAWP)≤18 mmHg,或无左心房压力增高的临床证据。如果患者居住在海拔较高的地区,根据 PaO_2/FiO_2 可能无法评价患者的病情,此时可采用肺泡氧分压(partial pressure of oxygen in alveolar gas,P_AO_2)/FiO_2 比值,因后者受海拔高度的影响较小,故 $P_AO_2/FiO_2<0.2$ 可代替 PaO_2/FiO_2≤200 mmHg 作为第 2 项标准。

其后在欧美 ALI/ARDS 诊断的基础上,我国学者于 2006 年达成共识,制定了 ALI/ARDS 诊断和治疗的规范,其不同点是我国标准进一步强调了发病的高危因素和临床症状,并增加了 2 条:①有发病的高危因素;②急性起病,呼吸频数和(或)呼吸窘迫。

随着对 ALI/ARDS 深入研究,2011 年欧洲危重症协会,联合美国胸科学会、美国危重症学会在柏林会议上共同修订了 ARDS 的新标准,简称"柏林定义"(The Berlin Definition)(表 10-1),该定义做了如下几项改进:第一,明确了起病时间,具体界定为 1 周内新发的或原有的呼吸道症状加重(如气促、呼吸困难等);第二,对于肺水肿的起因,肯定了由心功能衰竭或循环超负荷引起的静水压性肺水肿可与 ARDS 引起的渗出性肺水肿一同存在,并不能将两者截然分开,当患者出现无法完全用心力衰竭或液体负荷过重解释的呼吸衰竭时,则可视为罹患 ARDS,同时把 PAWP 剔除出诊断标准;第三,在胸部影像学中明确增加了胸部 CT 诊断,并不仅依靠胸片影像;第四,分级更加明确,柏林定义依据低氧血症的程度将 ARDS 分为轻、中、重三级[轻度 200 mmHg$<PaO_2/FiO_2$≤300 mmHg,中度 100 mmHg$<PaO_2/FiO_2$≤200 mmHg,重度 PaO_2/FiO_2≤100 mmHg。其所占比例分别为 22%、50% 和 28%,基本符合 1:2:1 的比例,各级死亡率分别为 27%、32% 和 45%($P<0.001$),存活患者机械通气时间各级分别为 5 d、7 d 和 9 d($P<0.001$),平均无机械通气时间分别为 20 d、16 d 和 1 d($P<0.001$)]。

表 10-1　ARDS 柏林诊断标准

项目	标准
起病时间	原发病后 1 周内出现新的或突然加重的呼吸道症状
胸部影像学	双肺野浸润影,但不能用积液、大叶肺不张或结节来完全解释
肺水肿原因	呼吸衰竭不能用心力衰竭或液体过度负荷来完全解释;如无相关危险因素,需行客观检查(如超声心动图)以排除静水压增高型肺水肿
低氧血症程度	
轻度	200 mmHg$<PaO_2/FiO_2$≤300 mmHg 且 PEEP/CPAP≥5 cmH_2O
中度	100 mmHg$<PaO_2/FiO_2$≤200 mmHg 且 PEEP≥5 cmH_2O
重度	PaO_2/FiO_2≤100 mmHg 且 PEEP≥5 cmH_2O

注:CPAP,continuous positive airway pressure,持续气道正压;PEEP,positive end expiratory pressure,呼气末正压通气;PaO_2/FiO_2,氧和指数。1 cmH_2O=0.098 kPa;1 mmHg=0.133 kPa。

虽然目前已经取消了 ALI 这一概念,但为了更好地阐述 ALI 与 ARDS 的关系及其演变,本章节仍继续使用 ALI/ARDS 进行表述。

第三节 急性肺损伤/急性呼吸窘迫综合征的流行病学

一、ALI/ARDS 发病率存在地区差异性，受诊断标准的影响

急性肺损伤(ALI)/急性呼吸窘迫综合征(ARDS)发病率受诊断标准、病因、危险因素等多方面的影响，不同国家或地区的发病率也存在较大的差异。最早的 ALI/ARDS 发病率来自 1972 年 NHLI 的研究，在尚无统一诊断标准的前提下，发病率为每年 75.0/100 000。采用 1994 年 AECC 诊断标准，美国 1999—2000 年期间 ALI/ARDS 发病率降低，为每年 58.7/100 000。采用 AECC 的诊断标准后，西班牙 2008—2009 年 ALI/ARDS 的发病率为每年 59.0/100 000。采用柏林诊断标准后，2016 年发表的包括全球 50 个国家的 ALI/ARDS 流行病学调查研究显示，中国有 35 家重症监护病房(intensive care unit，ICU)参加，重症患者 ALI/ARDS 的发病率为 10.4%。我国目前尚缺乏全国范围 ALI/ARDS 发病率的人群调查数据，根据人口比例以 2015 年美国 ALI/ARDS 发病近16 万(NIH 数据)计算，我国每年新增 ALI/ARDS 病例 72 万。2001—2002 年中国上海 15 家 ICU 进行为期 12 个月的调查显示，ICU 中 ALI/ARDS 发病率为 2.0%，2009 年纳入我国 23 家 ICU 的横断面调查显示，ICU 住院时间超过 24 h 的重症患者 ALI/ARDS 的发病率为 27.1%(AECC 诊断标准)，该研究中 ALI/ARDS 发病率较高与对 ALI/ARDS 的认识不断深入使诊断率提高有关。2012 年采用柏林诊断标准后对我国 9 个省市 20 家 ICU 的横断面调查显示，ICU 患者 ALI/ARDS 的发病率为 8.2%。虽然近年来有个别地区报道 ALI/ARDS 发病率下降，可能与医疗措施及非保护性机械通气策略的实施有关，但世界范围内 ALI/ARDS 发病率的走势仍需进一步调查研究。事实上，即使是在同一个国家内，报道的发生率也不相同，美国目前 ALI/ARDS 的发生率从 1.5/100 000 到近 79/100 000，而欧洲国家报告的发病率又低于美国。此外，巴西的研究报道的发病率在 1.8 ~ 31.0/10 万。

至于创伤直接导致 ALI/ARDS 的情况，国外有研究显示胸外伤的存在增加了 ALI/ARDS 发生的概率，导致 ALI/ARDS 较早发病(中位，第 2 天和第 3 天)，并且在 ALI/ARDS 患者中，如果同时有胸部损伤，通气时间和住院时间会更长。2016 年美国整理伊拉克战争期间资料发现，在18 329 例美国国防部创伤登记遭遇中，4 679 例(25.5%)需要机械通气，其中 ALI/ARDS 发生156 人次，占机械通气患者的 3.3%，在创伤人群中发病率高达 0.85%(156/18 329)，远高于普通人群发病率。

二、ALI/ARDS 的死亡率无明显降低

自 1994 年 ALI/ARDS 诊断达成共识以来，ALI/ARDS 总体死亡率并无明显降低。对 1994—2006 年国际发表研究进行荟萃分析，18 900 例 ALI/ARDS 患者的死亡率为 44.3%，与 1967—1994 年死亡率(30.0% ~ 50.0%)相比并无明显降低。ALI/ARDS 柏林标准能有效区别出 ALI/ARDS 的严重程度，Lung Safe 研究中 ALI/ARDS 总体住院死亡率 40.0%，轻、中及重度 ALI/ARDS 患者住院死亡率分别为 34.9%、40.3% 及 46.1%。国外其他研究也均显示 ALI/ARDS 患者的重症监护病房死亡率在 40% ~ 50%。20 世纪末我国 ALI/ARDS 死亡率略高于国际水平，但逐渐趋同。2001 年我国上海地区 15 家成人 ICU 进行研究显示 ALI/ARDS 死亡率高达 70.4%。此外，还有调查显示 1998—2003 年北京地区 8 家三级综合医院 ICU 中 ALI 和 ALI/ARDS 的总死亡率为52.0%。采用柏林诊断标准后，我国 20 家 ICU 的横断面调查 ALI/ARDS 的总体住院死亡率为34.0%，轻、中及重度 ALI/ARDS 患者住院死亡率分别为 18.8%、32.2% 及 60.0%。目前为止，我国 ALI/ARDS 死亡率已与国际水平相当。

第四节　急性肺损伤/急性呼吸窘迫综合征的病因

一、ALI/ARDS 的直接因素和间接因素

引起 ALI/ARDS 的病因有 100 多种,目前公认将 ALI/ARDS 的病因归纳为直接因素和间接因素两大类。

1. 直接肺损伤因素　严重肺部感染、胃内容物吸入、肺挫伤、吸入有毒气体、淹溺、氧中毒等。

2. 间接肺损伤因素　严重感染、严重的非胸部创伤、重症急性胰腺炎、大量输血、体外循环、弥散性血管内凝血等。

虽然 ALI/ARDS 发病机制的实质是失控的炎症反应,但是不同的损伤因素所导致的 ALI/ARDS 有明显的差异,直接肺损伤因素首先累及肺泡,所致的 ALI/ARDS 以肺泡腔内病变为主;间接肺损伤因素以多种不同的方式启动全身性炎症反应,肺外炎症介质通过循环系统进入肺内,导致的肺部损伤以血管内皮损伤和多种炎症细胞浸润为主,肺泡腔的结构受损较轻。

二、肺对炎症的易感性

严重创伤或休克时,肺之所以特别容易受累,与肺所具有的特点有关:①肺循环较之体循环而言,属于低压系统,肺毛细血管灌注压低,毛细血管长而且分支少;②肺是全身静脉的滤过器,从全身组织引流出的代谢产物、活性物质经过时被阻留在肺;③血中活化的多形核中性粒细胞(plymor-phonuclear neutrophil,PMN)也都要流经肺的小血管,在此可与内皮细胞黏附。因为肺的结构特殊及生理特殊极易招致发生肺受损,所以人体任何部位的炎症均可波及肺。其受损后肺状态取决于致病因素的强度、持续时间及机体抵抗力的大小,或恢复或发展。

第五节　急性肺损伤/急性呼吸窘迫综合征的病理及病理生理

一、ALI/ARDS 的病理

从病理形态学角度,可以将 ALI/ARDS 分为 3 个连续而又重叠的时期:水肿出血期、机化修复期以及纤维化期,第一期又称为渗出期,后两期可合称为纤维增生期。

1. 水肿出血期　病程的 1~7 d,两肺体积增大、重量增加,胸膜面暗红色伴灶性出血。由于肺泡上皮屏障的丧失,液体自由进出肺泡间隔和肺泡腔,形成肺实质水肿、出血和透明膜。肺泡壁毛细血管内皮细胞的损伤相对较轻,电镜下表现为细胞肿胀,细胞间连接增宽、胞饮泡增多。严重时亦可出现内皮细胞坏死、基膜裸露和断裂,管腔内可伴有纤维蛋白性微血栓形成。肺透明膜形成是此期最具特征性病理改变,存在于肺小气道腔内表面,尤以扩张的肺泡道最为显著,在镜下呈伊红色致密片状结构。

2. 机化修复期　病程的 3~10 d。初为 II 型肺泡上皮细胞增生,增生的肺泡上皮细胞沿肺泡间隔分布,细胞核大,呈空泡状,核仁明显,电镜可见增生细胞胞质中的板层小体和细胞表面的微绒毛。增生的上皮细胞角蛋白表达增强而活性物质表达下降,胞质中出现玻璃样物质。

3.纤维化期　机化和修复期肺内间质成分比例逐渐增多。发病10 d后肺泡内胶原纤维迅速增加,细胞数量减少。在病程的第3~4天,由于纤维组织增生,两肺脏层胸膜呈粗结节状,切面肺实质呈弥漫性纤维化或不规则瘢痕,其中相间有1 mm的微囊。

此外,ALI/ARDS病理中还包括肺血管改建和肺动脉高压形成。在其早期即可有肺血管收缩,血栓栓塞,间质水肿也可导致肺动脉压升高。数周后,纤维化使微循环阻力进一步增加,动脉管壁肌层增厚使肺动脉压持续增高(表10-2)。

表10-2　ALI/ARDS早期和后期病理改变

分期	肺组织内细胞改变	肺泡组织结构改变	炎症细胞改变	主要炎症介质增高
ALI/ARDS早期	小气道上皮细胞脱落 　Ⅰ型肺泡上皮细胞坏死或凋亡 　Ⅱ型肺泡上皮细胞无损伤 成纤维细胞增殖与分化	基底膜增厚 透明质酸膜形成 　肺泡腔内蛋白性液体渗出 肺泡腔内红细胞渗出	中性粒细胞进入肺泡腔并激活 肺泡巨噬细胞激活	IL-1β、TNF-α、IL-6 　白三烯类、蛋白酶类 　血小板活化因子(PAF) 氧自由基
ALI/ARDS后期	小气道上皮细胞修复增生 　Ⅱ型肺泡上皮细胞增殖与分化 内皮细胞自我修复与增殖 成纤维细胞凋亡:正常修复 成纤维细胞分化:纤维化	ECM溶解:正常修复 　ECM增多并收缩:纤维化 　水和离子被Ⅱ型上皮细胞吸收 　蛋白等被Ⅱ型上皮细胞吞噬	肺泡巨噬细胞吞噬凋亡中性粒细胞 肺泡巨噬细胞吞噬红细胞和蛋白质等	

二、ALI/ARDS 的病理生理

(一)基本病理生理

一般都认为ALI/ARDS的损伤及其病理改变是弥漫性的,但从影像学和应用惰性气体测定气体交换的研究表明,肺损伤并非过去理解的那样弥漫和均一,因此提出一个"两室模型":一室为接近正常的肺,对于所施加于它的压力和通气反应并无异常;二室为病肺,其扩张和通气减少,但接受不成比例的血流。在早期两室中许多开放的肺单位可以随着所施加压力的增加或体位改变而互换,因此静态压力-容积曲线显著滞后并呈双相形态。早期肺水肿使肺泡容积减少,从某种意义上说只是充盈气量减少,而非肺容量本身降低,在功能残气位总的肺和胸廓容量均在正常范围,特异性肺顺应性即顺应性/肺容量也属正常。

(二)氧耗-氧供的病理依赖和多器官功能衰竭

在ALI/ARDS存在氧耗-氧供关系异常,并认为这是ALI/ARDS和多器官功能衰竭的共同病理生理基础。健康人氧供可以有变化,即减少,而器官的氧摄取和消耗维持稳定,即在临界阈值以上器官氧耗并不依赖氧供,乃是因为局部代偿作用和灌注毛细血管截面积增加和氧摄取增加所致。在ALI/ARDS这种代偿机制耗竭,在所有氧供水平都出现氧耗对氧供绝对依赖或病理性依赖。这种病理现象在肺表现为通气/血流比例[(ventilation/perfusion ratio,V/Q)即每分肺泡通气量(alveolar ventilation,VA)和每分肺血流量(quantity of blood flow,Q)之间的比值]失调,在肺外器官则为组织与毛细血管间氧交换障碍。氧耗量(oxygen consumption,VO_2)/氧输送(oxygen delivery,DO_2)关系异常导致细胞氧合和代谢障碍,引起损伤。氧供求失衡源于局部代偿机制耗竭,其解释一种说法是血流重新分布,流向低氧耗器官如骨骼肌,引起重要脏器氧供不敷需要;另一种说法是重要器官毛细血管内皮损伤,组织水肿,弥散距离增大以及毛细血管截面积减少。引起损伤的基本原因是炎症细胞的普遍激活和介质释放。目前倾向于后一种观点,并认为 ALI/ARDS 和多器官功能衰竭具有共同的发病机制。肺是炎症损伤的最先靶器官。ALI/ARDS 早期抢救有效或引起系统性炎症反应的病因被自我限制或控制,则病程仅表现为 ALI/ARDS 而不表现多器官功能障碍,感染可能是最重要的触发或推动因素。

第六节 急性肺损伤/急性呼吸窘迫综合征的发病机制

ALI/ARDS 的发病机制非常复杂,核心理论是炎症反应的失衡引起了免疫血栓的形成,后者即为透明膜,它的形成引发严重的肺换气功能障碍,另外,肺泡上皮微血管的通透性增加引起肺水肿将最终导致 ALI/ARDS。ALI 和 ARDS 在组织学上的特点是严重的炎症反应、肺泡上皮细胞的大量凋亡、肺泡-毛细血管通透性的增加和随后的透明膜形成。现在 ALI/ARDS 的发病机制仍在研究中,我们将会对目前已知的机制加以阐述。

一、炎症反应

目前认为 ALI/ARDS 的本质是炎症,各种病因引发过度的炎症反应,不受控制发展为全身炎症反应综合征。参与炎症的细胞和细胞因子(cytokine,CK)构成的炎症反应和免疫调节的"细胞网络"和"细胞因子网络"在其发病过程中发挥着重要作用。Narasaraju 等研究表明参与炎症反应的细胞主要有多形核中性粒细胞、巨噬细胞等。机体在受到创伤、感染等严重刺激后,炎症细胞特别是中性粒细胞和巨噬细胞在肺组织中募集和活化,然后分泌释放一系列炎症介质如细胞因子、趋化因子(chemotactic factor,CF)、氧自由基(oxygen free radical,OFR;O_2^-)及蛋白酶等,互成反馈,不断扩大炎症反应,形成瀑布样级联反应,损伤肺泡上皮细胞、毛细血管内皮细胞,破坏肺毛细血管屏障,影响水、蛋白质的渗出与回吸收及肺泡表面活性物质的生成,导致大量富含蛋白质及细胞成分的液体迅速进入肺泡和肺间质组织,形成非心源性肺水肿,透明膜形成和肺泡塌陷,晚期出现肺间质纤维化。

(一)炎症细胞

1.巨噬细胞 巨噬细胞(macrophage,M)是肺组织内的常居细胞,同时又是一多功能细胞群体,既有吞噬杀菌的非特异性免疫功能,也通过处理和呈递抗原参与特异性免疫,在启动天然免疫和获得性免疫中均具有关键作用。在创伤后巨噬细胞最先与创伤刺激相接触,被刺激活化并参与创伤后机体的免疫反应和防御作用,在机体的原发与继发损伤过程中发挥着重要作用。巨噬细胞既能对细胞因子信号产生应答,又是其他细胞的细胞因子介导的应答模式中发挥重要作用的诱导物。由此不难看出,在创伤后的免疫紊乱病理过程中,肺内巨噬细胞是一个关键性参与者。根据其活化通路巨噬细胞主要分为两类,以经典方式活化的巨噬细胞称为经典活化型 M1,而以选择性通路活化的巨噬细胞称为替代活化型 M2。在炎症过程中,M1 和 M2 参与调节固有免疫应答及各种炎症反应。炎症早期,多种介质能够诱导 M1 比例升高,这有利于病原微生物的清除;随着炎症发展,M2 逐渐增多,占主导地位,从而抑制炎症反应,促进损伤修复。Duan 等和 Gordon 等发现,在 ALI/ARDS 中,不同激活状态的巨噬细胞可分别发挥促炎或抑炎作用。Johnston 等发现,M1 和 M2 分别在 ALI/ARDS 的发病期和恢复期发挥重要作用。有大量文献表明,M1 和 M2 在肺部的先后出现及其平衡在组织的损伤和修复过程中发挥重要作用。

(1)M1 型巨噬细胞在 ALI/ARDS 中的作用:M1 型细胞一般可以由细菌脂多糖(lipopolysaccharide,LPS)、干扰素、粒细胞-巨噬细胞集落刺激因子(granulocyte-macrophage colony stimu-lating factor,GM-CSF)或肿瘤坏死因子-α(tumor necrosis factor-α,TNF-α)所激活。在脂多糖等刺激诱导下巨噬细胞极化为 M1 型巨噬细胞,分泌大量炎症介质、细胞因子,其中有肿瘤坏死因子、白细胞介素 1β(IL-1β)、IL-6、诱导型一氧化氮合酶(iNOS)、巨噬细胞移动抑制因子(macrophage migration inhibition factor,MIF)等。

1)促炎作用:TNF-α 的生成可直接损伤肺血管内皮细胞,导致毛细血管内皮通透性增加,引起肺水肿;同时促进中性粒细胞释放炎症因子,损伤肺组织;还可活化自然杀伤细胞,放大炎症效应,加重 ALI/ARDS。IL-1β 又称为促炎症反应细胞因子,其可以激活血管内皮细胞(vascular endothelial cell,VEC)表达细胞黏附因子;诱导巨噬细胞产生多种趋化因子;同时还可以激活中性粒细胞,致使炎症因子和炎症蛋白的表达。IL-6 和 TNF-α、IL-1β 生物学活性相似,也是一种促炎症细胞因子,在 ALI/ARDS 中发挥着重要作用,可以促进其他炎症介质释放,外周血 IL-6 水平预测 ALI/ARDS/ARDS 的严重程度。iNOS 来源的一氧化氮(NO),可以直接损伤肺组织。在 ALI/ARDS 中,iNOS 的增加会加重肺损伤,巨噬细胞 iNOS 在脂多糖诱导的 ALI/ARDS 的后期有助于炎症损伤的修复。MIF 是一种先天的免疫蛋白,其表达与 ARDS 病情的严重程度呈负相关,已被证明在肺损伤模型中介导有害因子的产生。

2)释放有毒物质:极化后的 M1 型巨噬细胞可以通过直接释放有毒物质损伤肺组织,包括 NO、过氧化物和基质金属蛋白酶(matrix metalloproteinase,MMP)。过氧化物特别是活性氧(reactive oxygen species,ROS)过多生成,打破了氧化系统和抗氧化系统之间的平衡,导致 ALI/ARDS,通过减少细胞增殖,激活炎症反应,加重细胞毒性,裂解 DNA 激活细胞凋亡信号通路,造成肺泡上皮细胞和内皮细胞的死亡;ROS 的增多可以造成氧化磷脂的表达上调,氧化磷脂可以加重肺损伤;ROS 还可激活核因子 κB(nuclear factor-κB,NF-κB),进一步促进细胞因子的释放。基质金属蛋白酶参与细胞外基质的降解,MMP 能特异性降解变性胶原、基底膜IV型胶原及弹性蛋白,它们通过破坏基底膜、促进炎症过程中有关细胞的迁移以及细胞外基质重建,在 ALI/ARDS 的发病过程中发挥重要作用。

3)M1 细胞与多形核中性粒细胞(PMN):已知 PMN 激活时,释放活性氧损伤毛细血管基底膜,造成肺水肿;其大量分泌弹性蛋白酶可以导致肺纤维网支架塌陷,引起肺不张。M1 激活后分泌的 TNF-α、IL-1β、IL-8,其强烈趋化激活 PMN,改变 PMN 外形、造成呼吸爆发、释放溶酶体酶介导吞噬作用;以及促进 PMN 肺内浸润。PMN 可能通过 NAD(P)H 氧化酶来源的 ROS 机制中和巨噬细胞自噬产生的抗炎作用。

(2)M2 型巨噬细胞在 ALI/ARDS 中的作用

1)M2 分类:M2 型巨噬细胞又可以进一步分为 3 种亚型。M2a 型,可由 IL-4 或 IL-13 激活,具有促进纤维化的作用。M2a 型巨噬细胞则高表达精氨酸合酶-1(arginine synthase-1,Arg-1),可以催化多胺的形成从而促进细胞增殖和胶原沉积,Arg-1 还可与 M1 细胞分泌的 iNOS 竞争水解体内精氨酸,抑制了 M1 细胞生成 NO。M2b 型,Toll 样受体(Toll-like receptor,TLR)(或 IL-1 受体)联合免疫复合物可以共同诱导该型。M2b 表达主要组织相容性复合体II类抗原(major histocompatibility complex II antigen,MHC-II)和分化抗原群(cluster of differentiation antigen)80/86 分子,具有抗原提呈(antigen presenting;也称抗原呈递)功能,辅助性 T 细胞 2(helper T cell 2,Th2)分泌 IL-10,IL-10 作为细胞因子合成抑制因子,可以明显抑制炎症介质的表达,有利于促炎/抗炎系统的平衡。M2c 型、IL-10、TGF-β 或者糖皮质激素均可以刺激形成。M2c 细胞低表达 MHC-II 分子和协同刺激分子,其共同特征为分泌大量 IL-10,下调炎症细胞因子的产生和具有较强的细胞碎片清除能力,对血管的形成有一定作用。

2)抗炎因子的释放:在机体受到脂多糖刺激时,M2 分泌 IL-4、IL-10。IL-4 可通过促进 IgE 和 IgG1 的生成下调 CD14 的表达,并可抑制 TNF-α、IL-1β、IL-6 mRNA 的表达,还可降低脂多糖诱导转录因子激活蛋白-1(activator protein 1,AP-1)的结合活性和 NF-κB 的转录活性,从而降低肺损伤的发生。IL-10 有减少 NF-κB 表达的作用,这可能与 IL-10 调节抑制炎症因子有关。过量的 NO 是 iNOS 产生的,其有直接毒性或与超氧阴离子结合形成更多的活性氧化剂过氧亚硝基阴离子,直接损伤组织。而 iNOs 是 NF-κB 通路下游的重要蛋白,IL-10 对其有抑制作用。TGF-β 有免疫抑制作用,可抑制淋巴细胞的增殖,B 细胞的分化;降低细胞毒性 T 细胞、自然杀伤细胞、淋巴因子激活的杀伤细胞的功能阻止巨噬细胞抗原提成及免疫球蛋白的合成;还可在 ALI/ARDS 后期纤维化中发挥重要作用。晚期包括炎症消退以及部分形成肺纤维化。

肺中巨噬细胞极化后的不同亚型在急性期肺损伤和后期纤维化发挥着重要作用,特别是在不同组织微环境下,对炎症信号的转导。M1 型巨噬细胞在异物损伤、毒物攻击的早期主要释放炎症介质,随后,M2 型巨噬细胞出现在组织中,下调炎症反应,解决损伤和修复伤口。正常情况下,外周募集的巨噬细胞通过凋亡清除而使 ALI/ARDS 炎症消退,但当它们逃避凋亡而持续存在时促使机体进入肺的纤维化进程。

2. 中性粒细胞 20 世纪 70 年代就有人发现 ALI/ARDS 死亡病例肺组织内多形核中性粒细胞(PMN)积聚和浸润,但 PMN 在 ALI/ARDS 中的确切作用尚不清楚,此后研究发现 ARDS 的严重程度与肺毛细血管内、肺间质及肺泡内 PMN 的数量呈正相关(ALI/ARDS 发病的危险期与早期,支气管肺泡灌洗液(bronchoalveolar lavage fluid,BALF)PMN 大量增加,且占 BALF 细胞总数的 60% 以上,较正常非吸烟者(低于 5%)显著增加,并伴有 PMN 相关的炎症因子如 IL-1β、IL-6、TNF-α 等表达水平升高。动物实验证实选择性耗竭外周血 PMN 可以减少组织 IL-8 的生成,并减少肺损伤的发生率。尽管粒细胞减少的患者亦可发生 ALI/ARDS,然而一旦 PMN 计数恢复正常,则 ALI/ARDS 将迅速进展,同时,BALF 中 PMN 数量增加与患者病情呈正相关,数量增高者预后不良。在内毒素性肺损伤动物模型中分别应用环磷酰胺和白细胞抗体,前者可清除 90% 的 PMN 数量,后者可抑制 PMN 的活性,结果显示,PMN 被清除或抑制后的鼠肺损伤明显减轻,同时 PMN 相关的介质 IL-1β、IL-6、TNF-α、巨噬细胞炎症蛋白 2 信使核糖核酸(macrophage inflammatory protein 2 messenger ribonucleic acid,MIP-2 mRNA)与蛋白质表达水平降低,且 PMN 数量变化程度与 PMN 特异性标志物髓过氧化物酶(myeloperoxidase,MPO)的改变一致。异常增多的 PMN 被激活后产生呼吸爆发和脱颗粒,释放大量的炎症介质如氧自由基、蛋白酶等,这些物质不仅可直接损伤肺组织,还可通过激活 NF-KB 而诱导 IL-1、TNF-α 和 IL-8 等释放,引发炎症反应瀑布效应。大量研究表明,PMN 在急性肺损伤中起到了极为重要的作用。

(1)中性粒细胞的聚集、黏附和激活:PMN 一方面是消灭病原体所必需的,另一方面 PMN 也具有促炎机制。一旦炎症反应级联反应被启动,肺内 PMN 大量聚集并被活化,PMN 将成为最重要的炎症损伤细胞。PMN 在感染或创伤局部发挥作用,PMN 通过肺毛细血管需要经过变形作用,但在败血症、严重创伤等病理情况下,由于 PMN 变形能力下降,极易造成 PMN 在肺毛细血管的堵塞,引发肺内 PMN 聚集。PMN 肺内聚集可导致肺血管通透性增加、微血栓形成及肺泡上皮广泛受损。目前认为,PMN 介导的 ALI 过程始于 PMN 黏附至肺毛细血管内皮。在黏附分子作用下,PMN 与内皮细胞(endothelial cells,EC)表面的黏附分子配体相互作用,使 PMN 与血管 EC 黏附,并引起红细胞流变性和血浆层的变化,使血黏滞度增加、血流阻力加大、血流速度减慢甚至血液淤滞,引发微血管堵塞,造成更多的 PMN 聚集、黏附,形成恶性循环。

(2)PMN 产生氧自由基与 ALI:近年来研究认为,肺部炎症细胞聚集并释放炎症介质从而导致肺毛细血管膜通透性增加是 ALI 的病理学标志,而氧自由基作为主要的炎症介质是造成肺血管损伤的重要因素。当肺组织受到创伤、毒素、细菌等有害物质侵袭时,PMN、肺泡巨噬细胞(alveolar macrophage,AM)及血管内皮细胞等释放出大量的细胞因子如 IL-1、TNF-α 等,这些细胞因子可进一步激活 PMN、AM。PMN 被激活时出现耗氧量的明显增加,其增加的耗氧量基本上都用于生成超氧阴离子等不稳定且活性极强的氧自由基,即产生呼吸爆发或氧爆发。氧自由基既是 PMN 杀灭病原体的重要方式,也可使 PMN、AM 在炎症反应区聚集、激活,进一步释放氧自由基等,从而形成恶性循环。

(3)PMN 产生蛋白酶与 ALI:PMN 释放的损伤性酶类以中性粒细胞弹性蛋白酶(neutrophil elastase,NE)为主,NE 主要来源于 PMN,是体内最具破坏性的酶类,可降解多种蛋白,约占全部蛋白水解酶总水解活力的 80%。NE 作用于内皮组织的细胞外基质及纤维联结蛋白,使细胞间联系疏松、通透性增加。PMN 还可激活胶原酶、明胶酶和组织蛋白酶 G,这些酶可分解细胞膜上的蛋白质和脂类使细胞膜破坏,并损伤细胞内物质。NE 诱导血管内皮细胞(VEC)产生的趋化性细胞因子,如 IL-8 以及 NE 分解蛋白形成的片段对 PMN 具有趋化和激活作用。此外,NE 还上调血管细胞黏附分子-1(vascular cell adhesion molecule-1,VCAM-1)及细胞间黏附分子-1(intercellular adhesion molecule-1,ICAM-1)的表达,促进 PMN 与内皮细胞黏附;NE 与 CD11b/CD18 相结合,降解 ICAM-1,促进炎症细胞迁移;NE 尚可诱导 VEC 释放多种促炎症细胞因子,如 GM-CSF、IL-6、IL-8、转化生长因子-β(transforming growth factor-β,TGF-β),引起激肽释放酶原、纤维酶原、高分子激肽原、H 因子等分解而形成活化产物,放大炎症反应强度。有研究发现,应用 NE 抑制剂可明显减轻受试动物肺病理损伤。

(4)PMN 通过 NF-κB 的作用:ALI/ARDS 近年的研究证实,NF-κB 的活化对调控急性炎症十分重要,抑制 PMN 数量及功能可抑制 NF-κB 的转录活性,抑制炎症介质的表达,从而减轻肺损伤。NF-κB 对 ALI/ARDS 的调控主要是通过对多种炎症介质、细胞因子含量及细胞凋亡水平的调节实现的。受其调控的成分有 IL-1β、IL-6、IL-8、TNF-α、GM-CSF、巨噬细胞趋化蛋白(macrophage chemoattractant protein,MCP)、巨噬细胞炎症蛋白(macrophage inflammatory protein,MIP)、VCAM-1、ICAM-1、iNOS 等。可见 NF-κB 调节的转录产物是 ALI/ARDS 时炎症反应的主要炎症介质和细胞因子,通过上游调控 ALI/ARDS 炎症,而成为炎症调节的枢纽和关键。大多数激动剂如活性氧(ROS)、脂多糖(LPS)等在活化 NF-κB 的同时也能诱导细胞凋亡,对于上皮细胞和内皮细胞,NF-κB 调控失常使促凋亡蛋白的转录表达增强,引起细胞凋亡的增加。应用免疫荧光法检测在 ALI/ARDS 患者的 BALF 中的 Fas 和 Fas 细胞凋亡因子配体(FasL)及其与上皮细胞凋亡的关系,发现 ALI/ARDS 上皮细胞凋亡明显加快且与 FasL 水平相关,在应用抗 Fas 抗体及抗 FasL 抗体后上皮细胞的凋亡明显抑制;进一步证实 PMN 释放 FasL 的水平与 PMN 内活化的 NF-κB 水平呈正相关。同时,NF-κB 使抗凋亡蛋白合成增加,而使 PMN 凋亡延迟。PMN 凋亡的延迟已成为脓毒症相关性肺损伤严重程度的标志之一。

(5)PMN 产生白细胞介素类与 ALI:IL-1 通过 IL-1R 经由 G 蛋白、环磷酸腺苷(cAMP)、磷脂酶 A2(phospholipase A2,PLA2)途径转导细胞外信号产生 IL-1 能通过类似 TNFα 受体酪氨酸激酶和磷脂酰肌醇-3-激酶途径,促进呼吸爆发和脱颗粒,直接造成 VEC 损伤。IL-8 是趋化因子 CXC 亚家族的一员,具有与 IL-6 相似的 NF-κB、IL-6 结合位点,因此可在 TNF-α、IL-1 的诱导下由 VEC 产生。IL-8 可诱导骨髓释放 PMN,提高外周血中 PMN 的比例。IL-8 与 PMN 上的相应受体结合后,诱导 PMN 向创伤部位移行并与 VEC 黏附。

(6)中性粒细胞凋亡:炎症反应局部的 PMN 可经细胞坏死或凋亡 2 条途径被清除。由于坏死的 PMN 细胞膜通透性增加或破裂,使胞内毒性内容物外溢而损伤肺组织;而凋亡的 PMN 不再对外来刺激产生效应反应且凋亡的 PMN 在失去细胞膜完整性之前可被巨噬细胞吞噬,巨噬细胞在吞噬凋亡的 PMN 过程中不释放炎症介质,从而可有效阻止胞内毒性内容物泄漏。因此,凋亡是将 PMN 从炎症反应区域清除并对周围肺组织损伤最小的一个重要的清除方式。正常成熟 PMN 的寿命很短(6~7 h),24 h 内凋亡。PMN 的适时凋亡可减轻 PMN 对肺组织的损伤。一些研究表明,ALI 时,PMN 的凋亡明显受到抑制。PMN 凋亡的抑制,不仅延长了 PMN 的存活时间,也延长了炎症反应的时间。

(二)炎症因子

1. 促炎因子

(1)肿瘤坏死因子-α(TNF-α):TNF-α 被认为是引起 ALI/ARDS 最重要的细胞前炎症因子之一,其来源于巨噬细胞,是多种细胞分泌 IL-6 的强诱导物,是一种多功能促炎因子,可以刺激内皮细胞产生内皮素及一氧化氮,还能刺激内皮细胞及白细胞产生黏附分子,使微循环中的白细胞黏附于内皮细胞,从而导致严重的微循环障碍。此外,它还能激活膜磷脂酶 A2(phospholipase A2,PLA2),从而阻止膜磷脂产生花生四烯酸(AA)和血小板活化因子(platelet activating factor,PAF),

AA 经脂氧化酶和环氧化酶作用生成白三烯、血栓素、前列腺素等炎症介质,继而引起各器官损害; PLA2 进入血液循环可致肺泡表面卵磷脂破坏,诱发 ALI/ARDS,TNF-α 能促进 PMN 的吞噬能力,促进 PMN 脱颗粒和释放溶酶体,增强 PMN 呼吸爆发,产生大量脂质代谢产物,引起微血管舒缩异常和微血栓形成,加速 ALI/ARDS 的发展进程。

(2)白细胞介素-6(interleukin-6,IL-6):IL-6 在炎症刺激下由各种细胞如单核细胞、巨噬细胞、成纤维细胞、血管内皮细胞、T-淋巴细胞、B-淋巴细胞、平滑肌细胞甚至肿瘤细胞系释放,是介导急性相反应,刺激肝细胞合成急性期蛋白(acute phase protein,APP;也称急性时相反应蛋白,acute phase reactive protein,APRP;或急性期反应蛋白)的主要细胞因子。除肿瘤细胞系外,其他细胞在生理状态下一般不表达 IL-6,只有在脂多糖(LPS)、病毒、细胞因子如 IL-1、TNF-α、IFN 和 GM-CSF 刺激下才有高表达。在 ALI/ARDS 患者肺部和血液中 IL-6 的含量均比健康者高。由于 IL-6 较为可靠地反映了肺组织局部损伤的程度,因此可将其作为临床肺挫伤治疗效果观察的一个较为客观、有效的指标。

(3)白细胞介素-1β(interleukin-1β,IL-1β):IL-1β 主要由单核巨噬细胞合成和释放。IL-1β 也是一种具有多种生物学功能的促炎因子,在特异性免疫反应的建立中非常重要,它可以增强自然杀伤细胞杀伤靶细胞的活性,增强巨噬细胞和中性粒细胞的趋化反应,同时,也可作为内源性致热源来调节炎症反应,可能是感染及脓毒症发生时的重要介质。研究发现,ALI/ARDS 早期患者血清、支气管肺泡灌洗液(BALF)中 IL-1β 明显高于对照组,提示 IL-1β 在 ALI/ARDS 早期——肺炎症反应发生中起重要作用。

(4)白细胞介素-8(interleukin-8,IL-8):IL-8 由中性粒细胞、淋巴细胞、上皮细胞、内皮细胞和肺巨噬细胞产生,是一种碱基-肝素结合性蛋白质,属于 CXC 亚家族,具有很强的中性粒细胞趋化作用,可趋化中性粒细胞渗出到炎症部位,参与趋化、激活中性粒细胞的全过程。IL-8 尚有抑制中性粒细胞凋亡、延长中性粒细胞寿命的功能。在肺损伤中,IL-8 可使肺组织中大量的中性粒细胞聚集,并与中性粒细胞表面的特异性受体结合导致白细胞发生变形反应、脱颗粒、呼吸爆发,释放蛋白溶解酶和活性氧,引起炎症反应,从而引起肺组织损伤。

(5)γ 干扰素(interferon-γ,IFN-γ):IFN-γ 是由 CD4⁺、CD8⁺ T 细胞和自然杀伤细胞(natural killer cell,NK cell)产生的一种可调节细胞功能的小分子多肽,是辅助性 T 细胞 1(helper T cell 1, Th1)分泌的特征性细胞因子。IFN-γ 可介导许多与肺生理有关的前炎症反应,诱导巨噬细胞产生 IL-1、TNF-α、IL-6 和 IL-8 等,具有促炎症反应的作用。

2. ALI/ARDS 与抗炎因子

(1)白细胞介素-4(interleukin-4,IL-4):IL-4 主要由激活的 T 淋巴细胞、肥大细胞和嗜酸性粒细胞产生,其主要作用是调节辅助性 T 细胞(helper T cell,Th cell)分化为 Th2 型细胞以及调节 B 细胞产生 IgE 和 IgG。在机体受到 LPS 刺激时,IL-4 可通过促进 IgE 和 IgG 的生成下调 CD14 的表达,并可抑制 TNF-α、IL-1β、IL-6 mRNA 的表达,还可降低 LPS 诱导转录因子激活蛋白-1(AP-1)的结合活性和核因子 κB(NF-κB)的转录活性,从而降低肺炎症损伤。

(2)白细胞介素-10(interleukin-10,IL-10):IL-10 是细胞毒性 T 淋巴细胞分化因子及 B 淋巴细胞活化因子。在炎症反应中,IL-10 主要来源于单核巨噬细胞在天然免疫过程中是重要的负调节细胞因子,它抑制巨噬细胞分泌 TNF、IL-1、IL-6 和趋化因子,抑制巨噬细胞对 T 细胞的辅助作用。IL-10 在 ALI/ARDS 发病机制中研究地较为深入,它能够抑制 NF-κB 的活化,从而在转录水平抑制促炎因子的合成。另外,IL-10 还可以在转录后的水平抑制单核巨噬细胞、中性粒细胞等产生多种促炎症因子的产生,并促进其他抗炎因子的产生,从而更好地拮抗炎症反应。许多动物实验也证明 IL-10 具有明显的对抗淋巴细胞和中性粒细胞等炎症细胞在肺组织中浸润的作用,从而减轻肺损伤。

(3)白细胞介素-13(interleukin-13,IL-13):IL-13 主要是由激活的 T 细胞、肥大细胞和 B 细胞产生,其调节巨噬细胞功能和减少炎症因子产生的作用与 IL-4 相似。IL-13 具有趋化单核细胞,延长单核细胞在体外存活时间,抑制 LPS 诱导单核细胞、巨噬细胞产生 IL-1、IL-6、IL-8、TNF-α 等炎症因子,活化 B 细胞的增殖,诱导和上调 B 细胞 MHC-Ⅱ类抗原、CD23 和 CD72 的表达,诱导 B 细胞产生免疫球蛋白 E(immunoglobulin E,IgE)、免疫球蛋白 M(immunoglobulin M,IgM)和免疫球蛋白 G(immunoglobulin G,IgG),诱导大颗粒淋巴细胞产生 IFN-γ 等作用,并可与 IL-2 协同刺激大颗粒细胞产生 IFN-γ,因此在 Th1 型细胞免疫中可能起着重要作用。

(4)前列腺素(prostaglandin,PG):PG 现已被认为是重要的免疫抑制介质,它是由花生四烯酸在环氧合酶-2(cyclooxygenase-2,COX-2)的作用下产生的。而 COX-2 是可被诱导的,主要表达于巨噬细胞、单核细胞、中性粒细胞和内皮细胞。

(5)转化生长因子-β(transforming growth factor-β,TGF-β):TGF-β 是单核细胞、中性粒细胞及成纤维细胞的强有力的化学诱导物,并能从许多方面刺激组织修复。此外,TGF-β 还具有免疫抑制功能,现已证明它可抑制所有淋巴细胞的增殖,抑制细胞毒性 T 细胞、NK 细胞、淋巴因子激活的杀伤细胞的功能,并抑制 B 细胞的分化,从而阻止免疫球蛋白的合成和巨噬细胞的抗原提呈作用,同时拮抗炎症性细胞因子对所有免疫相关细胞的作用。

ALI/ARDS 不仅仅是单纯意义上的肺部疾病,也是全身系统性炎症疾病的肺部表现,SIRS 是机体在遭受全身严重创伤后,由于失控的炎症反应所致"介质病",炎症反应和免疫调节失控导致中性粒细胞、巨噬细胞等激活,释放肿瘤坏死因子、IL-6、IL-10 等炎症介质,导致炎症/抗炎失衡,最终诱发多器官功能障碍。

二、细胞凋亡

细胞凋亡(apoptosis)是由多种基因控制的一种自主的程序性细胞死亡,是机体维持内环境稳定的一个主动过程。研究发现,ALI/ARDS 发生后,肺泡上皮细胞的细胞凋亡明显增加,同时多形核中性粒细胞(PMN)的凋亡明显延迟。肺泡上皮细胞覆盖于肺表面,对肺有多种保护作用,其凋亡增加可以引起肺泡间隔增厚及炎症因子的释放;肺泡上皮细胞对液体重吸收能力是平衡肺泡水肿液形成的关键。其中Ⅱ型肺泡上皮细胞[alveolar epithelial cell type Ⅱ,AEC Ⅱ;也称Ⅱ型肺泡细胞(type Ⅱ alveolar cell)或颗粒肺泡细胞(granular alveolar cell)]具有重要作用,是 ALI/ARDS 发生、发展的重要参与者,其凋亡在 ALI/ARDS 的发病机制中至关重要。

(一)AEC Ⅱ 的生物学功能

AEC Ⅱ 覆盖肺泡 5% 的表面积,其数量较多,具有重要的生物学功能,主要包括以下几个方面。

1.增殖、分化和修复功能　AEC Ⅱ 被认为是肺泡上皮的祖细胞。在正常的细胞更新和损伤修复过程中,AEC Ⅱ 既可以分化为Ⅰ型肺泡上皮细胞(AEC Ⅰ),也可以通过有丝分裂产生子代 AEC Ⅱ 以维持自身的细胞群,具有无限增殖的潜能。

2.合成和分泌肺泡表面活性物质的功能　Mackin 于 1954 年首次发现 AEC Ⅱ 能够合成、储存及分泌表面活性物质。表面活性物质主要活性成分包括二棕榈酰磷脂酰胆碱(dipalmitoyl phos-phatidylcholine,DPPC)和表面活性物质结合蛋白(surfactant-binding protein,SP)。其中,SP-A、SP-D 是亲水性糖蛋白,主要作用是调节磷脂的分泌和摄取,并具有免疫防御的功能,SP-A 还具有降低肺泡表面张力,逆转渗漏入肺泡中的血浆蛋白对表面活性物质的抑制以及早期具有抗凋亡活性等作用;而 SP-B、SP-C 是疏水性糖蛋白,主要作用是促进磷脂吸附和分布到肺泡气-液界面,促进磷脂单分子层的形成,使表面张力降低到最低水平。表面活性物质各成分保持合适的比例是 AEC Ⅱ 发挥表面活性作用、维持生理功能的基础,表面活性物质仅含磷脂并不能明显降低表面张力,只有在SP 同时存在时,表面活性物质才能产生有效降低表面张力的效果。目前临床应用外源性表面活性物质治疗早产儿呼吸窘迫综合征已取得一定效果,而在成人呼吸窘迫综合征及吸入性损伤患者中,其给药方式、时间及剂量仍在进一步研究中。

3.肺水转运功能　既往研究表明 AEC Ⅱ 还具有肺水转运功能(肺泡液的吸收和分泌),主要通过跨膜转运系统起作用,跨膜转运系统主要包括上皮钠通道和钠钾 ATP 酶(Na⁺,K⁺-ATPase)两种方式。过量肺泡液的吸收依赖于 AEC Ⅱ 与 Na^+，K^+-ATP 酶相关的活性 Na^+ 的跨膜转运。Bove 等研究表明，AEC Ⅱ 可根据肺泡内液体量的情况及受局部信号分子影响而表现为吸收或分泌液体，维持表面 4 ~ 5 μm 的液体层厚度。当 ALI/ARDS 时，炎症细胞释放的活性氧、蛋白酶及其他炎症介质等使肺泡上皮细胞脱落、分解，肺泡上皮屏障遭到破坏，通透性增加，使得 AEC Ⅱ 的 Na^+，K^+-ATP 酶受抑制，不能保持细胞内外正常的离子平衡，失去转运功能，导致肺水肿。

4.免疫功能 AEC Ⅱ 能够分泌多种抗菌成分，如溶菌素、补体（complement，C；C2、C3、C4、C5）等，还可表达多种受体，如 Toll 样受体等，参与对病原微生物的识别。此外，AEC Ⅱ 还可分泌细胞因子，如趋化因子（C-C 基序）配体 2[chemokine（C-C motif）ligand 2，CCL2]、趋化因子（C-X-C 基序）配体 10[chemokine（C-X-C motif）ligand 10，CXCL10；又称 γ 干扰素诱导蛋白-10，interferon-y-inducible protein 10，IP-10]等趋化因子，参与对中性粒细胞、单核细胞等的趋化。近年来还有研究提出 AEC Ⅱ 分泌的表面活性物质磷脂和 SP 对免疫细胞起重要调节作用，其中 SP-A 是最早被发现且在 AEC Ⅱ 中表达最强烈、信号最丰富的蛋白，是表面活性物质中最重要的蛋白成分，它在调节肺部免疫中起到了重要作用。Harrod 等发现 SP-A 缺陷小鼠比正常小鼠易感腺瘤病毒，LeVine 等发现其易感呼吸道合胞病毒。可见 SP-A 缺陷小鼠对病原微生物具有易感性。Kremlev 等研究认为，SP-A 可通过抑制 NF-κB 的活性来抑制磷脂酶 A2 的合成，最后抑制炎症介质的释放。可见，当发生 ALI 时，SP-A 可能通过调节肺部免疫环境、增强宿主防御能力，同时阻止炎症过表达而起作用。

（二）AT Ⅱ 凋亡的途径

目前认为细胞凋亡信号转导通路主要包括 3 种：内源性途径（又称线粒体凋亡途径）、外源性途径（又称死亡受体凋亡途径），以及内质网途径。与 AEC Ⅱ 凋亡相关的信号转导通路主要有 Fas/FasL 通路（又称死亡受体通路）及线粒体凋亡通路，其中死亡受体通路与急性肺损伤中肺泡上皮细胞的凋亡联系最紧密。常见的死亡受体有 Fas、肿瘤坏死因子受体 1（tumor necrosis factor receptor-1，TNFR1）、肿瘤坏死因子相关凋亡诱导配体（TNF-related apoptosis-inducing ligand，TRAIL）等，其中，Fas 受体与急性肺损伤凋亡的机制密切相关。肺泡上皮细胞，尤其是远端气道上皮细胞均可表达 Fas。Fas 蛋白是死亡受体的一种，属于肿瘤坏死因子受体家族的一类 Ⅰ 型跨膜蛋白，它的配体为 FasL，属于 Ⅱ 型跨膜蛋白，FasL 分为膜结合性（mFasL）和可溶性（sFasL）两种形式。sFasL 作为诱导死亡的介质，诱导肺泡上皮细胞的凋亡。而 Fas/FasL 通路被多人在体内试验（in vivo test）和体外试验（in vitro test）证实是引起 Ⅱ 型肺泡上皮细胞凋亡的重要途径。因此，抑制该通路可作为急性肺损伤的一种治疗策略。

近年来研究发现线粒体凋亡通路是引发 AEC Ⅱ 凋亡的重要途径，在 AEC Ⅱ 凋亡中起关键作用，不同凋亡途径最后都通过作用于线粒体来决定凋亡是否发生。

（三）AEC Ⅱ 凋亡的影响

AEC Ⅱ 的凋亡在 ALI/ARDS 的发病机制中起着至关重要的作用。在 ALI/ARDS 的渗出期、增殖期、纤维化期这三期病理变化过程中都相伴着 AEC Ⅱ 凋亡。ALI/ARDS 时，AEC Ⅱ 广泛受损，出现肺泡表面活性物质（pulmonary surfactant，PS）合成减少、消耗增多、活性降低，造成局部肺泡塌陷和肺不张。肺血管内皮细胞的大量凋亡导致肺微血管壁完整性受损、通透性增加，大量液体渗漏进入肺泡腔会导致肺内分流增加和肺泡塌陷，引发和促进肺水肿和肺换气功能障碍，导致严重的通气与血流比例失调和顽固的低氧血症。

三、凝血/纤溶系统失衡

全身及肺泡内凝血和纤溶系统的显著变化是 ALI 和 ARDS 的临床特征。纤维蛋白沉积在肺泡腔和肺微血管内可能由炎症介导的凝血系统激活和纤溶系统受抑造成。凝血系统的激活和引起的纤维蛋白的沉积液均有促炎作用，导致进一步炎症级联反应（inflammatory cascade）放大，形成瀑布效应。目前，临床研究表明在 ALI/ARDS 中，存在组织因子的激活，蛋白质 C 活性的下降，纤溶酶原激活物抑制物-1（plasminogen activator inhibitor-1，PAI-1）水平的增高，造成肺泡内环境从抗凝、促纤溶状态转变为促凝和抗纤溶状态。通过调节凝血和纤溶系统的异常来治疗肺内纤维蛋白的沉积可能成为临床治疗 ALI/ARDS 的重要环节。

（一）免疫血栓形成

ALI/ARDS 表现为肺弥漫性炎症，导致内皮和上皮细胞损伤，继而引起血管通透性增加。说到 ALI/ARDS 的病理生理，许多细胞类型涉入其中，例如血小板、中性粒细胞、肺泡巨噬细胞和单核细胞，以及内皮细胞和肺泡上皮细胞。病原体侵入后，中性粒细胞和其他吞噬细胞被招募到微血管中，与血小板相互作用，并参与防御机制。血小板聚集到任何组织病变部位，形成血小板凝块，随后激活凝血级联反应。大量证据表明 ALI/ARDS 以高凝状态为特征，导致大量凝血酶的产生。内皮屏障直接受到凝血酶的影响，后者是主要的凝血蛋白，它将纤维蛋白原转化为纤维蛋白。肺泡和间质弥漫性的纤维蛋白沉积导致微血栓形成。凝血酶是血小板的主要激活因子，它会进一步聚集到内皮病变部位，与固有免疫细胞相互作用。此外，通过凝血蛋白酶激活免疫细胞上的蛋白酶激活受体（protease activated receptors，PAR）可诱导促炎症反应和抗炎反应。血小板和中性粒细胞在内皮损伤部位的聚集和相互作用受到凝血和炎症介质的调控，因此被认为是一个体液调节过程，而这种受凝血和炎症介质双重调节的在肺泡和间质弥漫性的纤维蛋白沉积形成的微血栓就被定义为免疫血栓（immunothrombosis）。免疫血栓形成会增强病原体的识别和破坏，支持内皮细胞完整性，然而，不受控制的免疫血栓可能会引起侧支组织损伤，并导致器官功能障碍。

凝血激活和过度炎症反应是 ALI/ARDS 病理生理学的基本特征。当免疫细胞表达的模式识别受体（pattern recognition receptor，PRR）识别特定的病原体相关分子模式（pathogen associated molecular pattern，PAMP）时，就会引发先天性炎症反应。其中，Toll 样受体（TLR）已在核小体中被发现，而核苷酸结合寡聚化结构域样受体（nucleotide-binding oligomerization domain-like receptor，NLR）则是胞质 PRR。这两种受体都能识别非内源性 PAMP 和由受伤的细胞产生的内源性损伤相关分子模式（damage associated molecular pattern，DAMP）。TLR 配体主要为脂多糖（LPS）、双链 RNA 和脂蛋白。有趣的是，在由创伤或其他非感染性因素引起的 ALI/ARDS 和多器官衰竭引起的无菌细胞损伤过程中，也会释放出 DAMP。免疫细胞受体对 PAMP 和 DAMP 的识别可触发促炎反应。NLR 家族（NLRP）中含有 pyrin 域的成员是一种名为炎症小体（inflammasome）的多蛋白复合物的组成部分。在 ALI/ARDS 的炎症过程中，该复合物通过缺氧细胞损伤来激活。在小鼠 ALI/ARDS 模型中，NLRP3 炎症小体通过与组蛋白相互作用，显著促进低氧血症的发生，而随后产生的细胞因子与 ALI/ARDS 患者预后不良有关。

似乎对于导致 ALI/ARDS 的不同致病因素，炎症过程是触发微血管血栓形成机制的共同途径。在脓毒症、创伤和其他 ALI/ARDS 亚型中，细胞损伤可导致线粒体中 DAMP 释放并进入血液循环。这些细胞成分进一步激活多形核中性粒细胞，使炎症反应扩散。血浆中存在线粒体 DAMP（特别是 DNA）与 ALI/ARDS 中内皮通透性增加有关，可能导致 ALI/ARDS 患者的死亡率升高。上述机制诱导促炎反应，旨在消除病原体，然而，过度的促炎过程可能导致侧支组织损伤和随后的内皮功能障碍。

宿主对内皮损伤的固有反应与凝血的激活有关，凝血反过来又由炎症过程调控。凝血在先天性宿主反应中的主要病理作用近年被阐明并定义为免疫血栓，这是一种体液调节过程，可能同样有助于保护内皮细胞完整性和炎症过程的传播。免疫血栓形成是由于内皮损伤引起的微血管内微血栓形成。弥漫性内皮损伤有助于暴露内皮胶原，促进组织因子（TF）和 von-Willebrand 因子在内皮细胞上的表达。

TF 在凝血激活中起着关键性作用，与炎症过程密切相关。它是一种膜蛋白，表达于大脑、肺、肾等多个器官血管外膜的成纤维细胞中，而在炎症条件下，它也会分布在上皮细胞、内皮细胞、血小板和微粒（microparticle，MP）表面。正常情况下，TF 是封闭的，因此正常的机体受到保护，不会激活凝血反应。内皮损伤导致 TF 释放进入血流，随后与凝血级联的蛋白酶相互作用。因此，TF 与凝血因子Ⅶ(clotting factor Ⅶ,FⅦ)结合,而 TF:FⅦa 复合物会激活 FX。在钙和磷脂存在时,FX a 和 FV a 会在活化的血小板表面形成凝血酶原复合物。凝血酶原复合物激活凝血酶原成为凝血酶。凝血酶的产生导致了纤维蛋白和微血栓的大量形成。微血栓在最初的防御过程中形成了抵抗病原体入侵的屏障。此外,它们有助于形成一种具有抗菌特性的独特复合物:在微血栓活性表面,先天免疫细胞被招募和激活,产生炎症反应并进一步增强 TF 表达。

在引入免疫血栓概念之前,凝血和炎症在 ALI/ARDS 中的作用已经被广泛研究。以前认为广泛的血栓形成可能是有害的,然而,免疫血栓的概念揭示了一个与之不同的方面:在内皮损伤部位有组织地招募固有免疫细胞和血小板会导致分子介质的释放,而后者将有助于血管性免疫机制的形成。

根据 ALI/ARDS 的分期,肺内广泛存在各种形态的血栓栓塞。然而,免疫血栓却不能很容易的用影像学检查来描述清楚,因为它涉及的微血管尚未完全闭塞掉,并且血栓的直径甚至会<10 μm,很难发现。

高凝血状态一直被认为是 ALI/ARDS 病理生理学的重要组成部分。Saldeen 研究显示在动物模型中使用凝血酶灌注会引起微血栓综合征,特征是肺循环中弥散性微栓塞形成。事实上,从 ALI/ARDS 患者的尸检中证实存在纤维蛋白微血栓。纤维蛋白的产生是弥漫性凝血酶生成的结果,它调节 3 个止血过程:凝血、抗凝和纤溶。ALI/ARDS 时全身及肺内凝血和纤溶系统异常,造成纤维蛋白沉积在肺泡和肺微循环血管中。下面将详细介绍 ALI/ARDS 时凝血及纤溶系统变化情况。

(二)组织因子和组织因子通路抑制因子

外源性凝血途径的启动在 ALI/ARDS 肺内凝血系统的激活机制中可能起主要作用,而组织因子(TF)是外源性凝血途径连锁反应强有力的启动因子。TF 是一种膜结合蛋白,与凝血因子Ⅶa 结合后可将凝血因子 X 转化成 X a,进一步激活凝血酶将纤维蛋白原转化成纤维蛋白。在正常人体中,肺泡巨噬细胞和肺泡上皮细胞都有组织因子活性,TF 通路对凝血系统的激活是由 TF 和组织因子途径抑制物(tissue factor pathway inhibitor,TFPI)之间的平衡来决定的。TFPI 是一种内源性的 TF 抑制剂,由血管内皮组织分泌,存在于血浆中,结合在血小板的表面。TFPI 通过结合在 TF:Ⅶa:X 复合体上而阻止 X 因子激活成 X a,从而抑制凝血酶的形成和纤维蛋白的沉积。因此,TF 和 TFPI 之间的平衡成为肺泡内纤维蛋白沉积的一个重要的决定因素。

Idell 等较早地报道了 TF 在 ALI/ARDS 时肺泡内凝血系统激活过程中的重要作用,发现在 ALI/ARDS 患者的支气管肺泡灌洗液(BALF)中,促凝血活性在 ALI/ARDS 发生后第 3 天开始升高,并且到第 7 天可产生纤维蛋白。因为几乎所有的促凝血活性可以被 TF 抗体所阻断,所以认为,TF 在 BALF 中促凝血活性中起重要作用。并且有文献表明,肺泡内依赖 TF 的促凝血活性在 ALI/ARDS 高危者中也明显升高。但依赖 TF 的促凝血活性的升高并非在 ALI/ARDS 中所特有,Gunther 等发现在无呼吸衰竭或 ALI/ARDS 的肺炎患者的 BALF 中,依赖 TF 的促凝血活性也明显升高。但在 ALI/ARDS 时,循环系统中的 TF 活性增高,而在有发生 ALI/ARDS 危险倾向或没有 ALI/ARDS 的患者中并不增高。

Sabharwal 等通过测定 ALI/ARDS 患者血浆和 BALF 中内源性 TFPI 的水平发现,与正常对照组相比,血浆中 TFPI 水平在 ALI/ARDS 高危者较正常者增高 1.3 倍和 ALI/ARDS 患者较正常者增高 1.8 倍,均有不同程度的增高,而 Gando 等研究的结果表明 3 组无显著差异。相比较血浆中 TFPI 水平而言,BALF 中 TFPI 水平在 ALI/ARDS 高危者较正常增高 7 倍和 ALI/ARDS 患者较正常增高 20 倍,均有明显增高。在 ALI/ARDS 中有关 TF 和 TFPI 的平衡对促凝活性的影响尚未见文献报道,但在其他肺部疾病中已有报道。有研究发现,BALF 中促凝血活性在细菌性肺炎、卡氏肺囊虫肺炎和间质性肺炎的患者中明显升高,而 TFPI 水平却无明显变化,提示 TF 与相应的 TFPI 活性增加存在失衡。在特发性肺间质纤维化的患者中,BALF 中 TF 和 TFPI 的活性均增高,并且与疾病的严重程度相关,但是 BALF 中的促凝血活性却明显增高,再次证明了存在 TF 和 TFPI 的失衡。

由于 ALI/ARDS 时 TF 在凝血系统的激活中起主要作用,并且在系统循环及肺内均有 TF 和 TFPI 的异常,因此,针对 TF 通路治疗 ALI/ARDS 已成为新的研究焦点。已有研究表明,在脓毒血症和 ALI 的多种动物模型中,ALI 前趋期或早期使用 TFPI 阻断 TF 的活性,对肺有良好的保护作用。然而,目前的临床试验中尚未取得满意结果。

(三)蛋白质 C 和血栓调节素

蛋白质 C 系统是体内主要的抗凝系统,主要由蛋白质 C(PC)、蛋白质 S(PS)、凝血酶调节蛋白(thrombo modulin,TM;也称血栓调节蛋白)和蛋白质 C 抑制物(protein C inhibitor,PCI)组成,其中 PS 和 PC 均为由肝产生的维生素 K 依赖性糖蛋白。正常血浆中含量为 2~6 mg/L,生物活性 72%~139%,分子量为 62 000,为抗凝系统的关键成分。TM 是一种跨膜蛋白质,与凝血酶结合后形成凝血酶-TM 复合物,并迅速激活 PC,使 PC 转化成活化蛋白质 C(activated protein C,APC),APC 再与血管内皮细胞表面的活化蛋白质 C 受体(内皮细胞蛋白质 C 受体,endothelial protein C receptor,EPCR)结合,发挥其生理效应。EPCR 与 PC 结合后能提高 PC 的抗凝活性。PS 在血浆中以两种形式存在:一种是游离型,另一种是与 C4b 结合蛋白相结合。只有游离型 PS 能够促进 APC 对 Va、Ⅷa 因子的灭活,从而发挥抗凝作用。所以,PS 是 APC 发挥抗凝作用的重要辅助因子。APC 的循环半衰期大约为 15 min,PC 抑制因子(PCI)、α_1-抗胰蛋白酶、α_2-抗纤溶酶以及纤溶酶原激活物抑制物-1(PAI-1)等对 APC 起到抑制作用。目前,对 PC 的研究主要集中在 APC 的首要作用位点,即内皮细胞上。然而,近期的研究表明肺的内皮细胞也能有效调节 PC 通路。体外培养的人类气道上皮细胞能表达 PC、EPCR 和血栓调节素,在凝血酶同时存在时,这些细胞能激活 PC。在炎症因子存在时,PC 的活化受到抑制。肺泡上皮细胞也能调节 PC 通路。在促炎症细胞因子或过氧化氢刺激下,人肺泡上皮细胞系(A559)和 Ⅱ型肺泡上皮细胞就能释放血栓调节素。因此,肺泡上皮细胞通过 PC 通路来调节肺泡内凝血和炎症反应的过程和我们熟知的血管内皮的调节作用相似。

目前,关于 PC 在 ALI/ARDS 患者的研究还很少。在一项单中心研究中,ALI/ARDS 患者血浆 PC 的浓度低于正常对照组,甚至在没有脓毒血症的 ALI/ARDS 患者血浆 PC 的浓度也低于正常对照组。肺泡内 PC 浓度低于血浆浓度,并且血浆和肺泡渗出液 PC 浓度低与疾病的恶化有关。和脓毒血症患者相似,ALI/ARDS 患者的循环中血栓调节素的浓度也增高,并且 ALI/ARDS 患者肺泡内的血栓调节素浓度高于血浆浓度 2 倍,提示肺泡内能产生血栓调节素。血浆和肺泡中血栓调节素浓度增高预示疾病的预后不良。因此,ALI/ARDS 时 PC 通路的异常和脓毒血症时的相似,并且与疾病的预后差密切相关。

(四)纤溶酶原激活物和抑制物

纤溶酶原激活物(plasminogen activator,PA)和纤溶酶原激活物/抑制物-1(PAI-1)通过调节纤维蛋白原向纤维蛋白转化来调节纤维蛋白的溶解和纤维蛋白凝块的溶解。PA 有两型,即组织型纤溶酶原激活物(tPA)和尿激酶型纤溶酶原激活物(uPA)。其中 uPA 是一种细胞表面蛋白,在组织水平激活纤维蛋白溶解,而 tPA 是一种可溶性蛋白,激活血管内的纤维蛋白溶解。PAI-1 是 uPA 和 tPA 主要的内源性抑制剂。

PA 和 PAI-1 由多种细胞产生,未刺激的肺巨噬细胞具有溶解纤维蛋白溶解作用,早期分离的人肺巨噬细胞具有 PA 的活性,在纤溶酶原同时存在时能降解纤维蛋白凝块。而刺激后的肺泡巨噬细胞具有抗纤维蛋白溶解的作用,内毒素刺激后人肺泡巨噬细胞通过增强 PAI-1 活性产生纤维蛋白溶解抑制作用。从肺病患者的肺中分离出的肺泡巨噬细胞也被观察到具有增强 PAI-1 活性的作用。例如,从特发性肺间质纤维化的患者肺中分离出的肺泡巨噬细胞较正常者具有较强的 PAI-1 染色,用原位杂交法显示从 ALI/ARDS 患者肺中分离的肺泡巨噬细胞可使 PAI-1 mRNA 的表达增加。总之,这些发现提示当肺受到刺激物损伤时,肺泡巨噬细胞通过抑制 PA 活性和增强 PAI-1 活性使纤溶作用减弱。和肺巨噬细胞相似,人肺微血管内皮细胞也能分泌 PA 和 PAI-1。促炎物质可数倍地增强 PA 的分泌,但对纤溶的作用机制仍不清楚。有研究发现,从 ALI/ARDS 患者肺中分离的人肺微血管内皮细胞比对照组表达更多的 PAI-1，且 PA/PAI-1 的比值降低，表明 ALI/ARDS 患者的纤溶度降低。尽管报道的结果并不完全一致，但有研究表明 ALI/ARDS 患者的肺微血管内皮细胞和肺泡巨噬细胞有类似的作用，肺微血管内皮细胞在正常状态时表现出促进纤维蛋白溶解作用，而受到刺激物刺激后则促进纤维蛋白凝结。

肺上皮细胞也能表达纤溶酶原激活物和抑制物，因此也具有调节肺泡内纤维蛋白溶解的作用。然而，对于人肺内皮细胞的研究目前还很少。早期分离的鼠肺泡上皮细胞能够表达 PA 和 PAI-1；随培养时间延长，上皮细胞从 Ⅱ 型分化为 Ⅰ 型，同时表达的量也增加。培养的上皮细胞受脂多糖或 TNF-α 刺激后，PAI-1 和 uPA 的表达增加，提示炎症介质可以调节肺泡上皮细胞对纤维蛋白的溶解。人 Ⅱ 型肺泡上皮细胞系（A549）受 IL-1b 和 TNF-α 刺激后，表现为 uPA 的 mRNA 表达增加，蛋白量分泌增多和活性增强。但鼠肺泡上皮细胞却不相同，它对 PAI-1 表达并没有变化。相反，新培养的 Ⅰ 型肺泡上皮细胞能表达 PAI-1 mRNA。因此，表达 PAI-1 可能是 Ⅰ 型肺泡上皮细胞的特征而不是 Ⅱ 型肺泡上皮细胞的特征，同样在鼠肺泡上皮细胞也发现类似的现象。总之，体外的实验结果表明，肺上皮细胞可能有通过 PA 和 PAI-1 的表达来调节肺泡内纤溶的作用。

目前，有关 ALI/ARDS 患者纤溶状态的研究较少。一项病例对照研究发现，肺炎患者相对于对照组都出现了纤溶能力的下降和 uPA 的含量增高，同时除有自主呼吸的肺炎患者外，其他组 PAI-1 的活性均增高。Prabhakaran 等通过同时测定 ALI/ARDS 患者血浆中和未稀释的肺泡液中 PAI-1 抗原的浓度，并与对照组（由于静水压升高引起的肺水肿）对比发现，ALI/ARDS 患者的血浆和肺水肿液中 PAI-1 的浓度都高于对照组，并且和患者的死亡率相关联。另外 ALI/ARDS 患者肺水肿液中 PAI-1 的浓度明显高于血浆，提示 PAI-1 有肺泡内来源。另外有一些研究只检测了血浆里 PAI-1 的浓度，发现 ALI/ARDS 患者和有 ALI/ARDS 危险的患者其循环中 PAI-1 的浓度也高于对照组，但是 PAI-1 的浓度并不和肺损伤的评分、肺微血管的渗透性及临床表现相关联。综上所述，目前研究表明，肺泡内纤溶状态的变化对 ALI/ARDS 临床表现的影响要超过全身纤溶状态的变化对 ALI/ARDS 临床表现的影响。尽管目前还没有对 ALI/ARDS 患者 PAI-1 启动子的多态性的研究，但通过对两组脑膜炎球菌性败血症和严重创伤患者 ALI/ARDS 的高危人群研究发现，启动子区的基因缺失可造成纤溶能力受损，并且与脑膜炎球菌患者的严重程度和预后、与严重创伤患者的脓毒血症和 MOF 的易感性相关联。

总之，目前研究已证实，ALI/ARDS 患者的纤溶系统存在显著的改变，包括在全身和肺泡内。纤维蛋白溶解的主要抑制因子 PAI-1 的活性增强在调节一些细胞从促纤溶作用转变为抗纤溶作用中起着重要的作用，这些细胞包括血管内皮细胞、肺泡上皮细胞和肺泡巨噬细胞。目前，有许多研究在探索开发 PAI-1 的抑制剂，可能研究出 ALI/ARDS 或其他与 PAI-1 水平增高相关的疾病，如心血管疾病的新治疗手段。

（五）血小板

血小板是 ALI/ARDS 发病机制的另一个重要组成部分，因为它们参与中性粒细胞的招募和随后在毛细血管床发生的免疫血栓形成。因此，免疫血栓形成是一个受调控的免疫过程，而这一过程是在纤维蛋白原–血小板栓的活性表面进行的，并由激活蛋白酶激活受体的免疫细胞、血小板和凝血相关分子支持。这一生物学过程可能增强病原体的清除和内皮完整性的保存。然而，免疫血栓的过度激活可能会促进炎症过程，并在 ALI/ARDS 发展过程中发挥重要作用。

在内皮损伤过程中，血小板的活化导致其形状的改变和颗粒含量的释放，其中包括免疫调节介质和多个细胞膜蛋白。其中一种蛋白质是 P 选择素（P-selectin），它反过来会导致中性粒细胞迁移和任何部位的受损内皮细胞激活。此外，在内皮细胞上血小板诱导表达的细胞间黏附分子-1（ICAM-1）会进一步促进中性粒细胞黏附。血小板–中性粒细胞复合物通过促炎症细胞因子的表达参与炎症过程，通过增加吞噬能力参与防御机制。在包括肺在内的靶器官上隔离的这些复合物作为免疫血栓和随后在肺毛细血管中形成血管阻塞性血栓的结果一起参与了多器官衰竭的病理生理过程。

（六）中性粒细胞胞外陷阱

中性粒细胞胞外陷阱（neutrophil extracellular traps，NETs；也称中性粒细胞外诱捕网）和微粒（MP）进一步促进了免疫血栓形成。活化的中性粒细胞释放细胞核中的染色质和颗粒状的蛋白质，构成 NETs。NETosis 是细胞死亡的一种方式，是先天免疫应答的一种重要机制。尽管 NETs 是通过在血管中捕获微生物来显示抗菌特性，但是它们可能会导致间接组织损伤。有趣的是，除了LPS 和病原菌挑战外，NET 的形成已经被认为与肺损伤有关。

MP 参与了另一个调节血小板和固有免疫细胞相互作用的机制。MP 是从活化的细胞中释放出来的细胞来源的小囊泡，在细胞内的通讯中起着重要的作用。更具体地说，MP 是由血小板和内皮细胞产生的，是各种触发因素的结果，包括机械损伤和炎症。它们含有多种酶和蛋白质，作为生物信号促进信息交流。MP 参与各种疾病的炎症反应，如糖尿病、高血压和动脉粥样硬化。在肺损伤过程中，它们与血小板、内皮细胞和固有细胞相互作用，刺激促炎症细胞因子的产生，发挥促凝和免疫调节作用。

（七）微粒

微粒（microparticle，MP）是调节细胞内通信的小型载体，参与 ALI/ARDS 的免疫血栓形成。MP来自多种细胞类型，包括血小板、内皮细胞、多形核中性粒细胞和淋巴细胞。然而，在人类中，血小板和巨核细胞来源的 MP（血小板微粒，platelet microparticles，PMP）占主导地位。MP 是在一些触发因素（如机械损伤和炎症）后从前体细胞脱落的。它们保留了母细胞的两层脂质，同时含有蛋白质、核糖体 RNA、信使 RNA 和微小 RNA（microRNA，miRNA）。这些介质由 MP 分泌到各种靶细胞，产生细胞间信息交换。此外，在脓毒症和多器官功能障碍综合征（包括 ALI/ARDS）等不成比例的炎症反应中，MP 被认为是生物标志物和细胞相互作用的重要调控因子。有趣的是，在 ALI/ARDS中 MP 参与炎症和凝血反应，传递有利和不利的影响。

PMP 是血小板在炎症过程中释放出来的，主要参与多形核中性粒细胞的活化以及随后的脱颗粒和白细胞积累。此外，受到 LPS 刺激的血小板通过释放 PMP，进而诱导血管细胞黏附分子 1（VCAM-1）、细胞因子和炎症介质产生，最终达到促进人内皮细胞活化的作用。磷脂酶 A2 也能激活 PMP，导致花生四烯酸合成和凝血酶 A2 的产生。后者是增加血管通透性的一个重要因素，这是ALI/ARDS 的特征。综上所述，PMP 与血小板、白细胞和内皮细胞相互作用，产生促炎和免疫调节作用，从而参与免疫血栓形成。这些效果在输血相关性急性肺损伤（transfusion-related acute lung injury，TRALI）期间更加明显，因为血液制品的储存进一步提高了 MP 脱落。

PMP 被认为有助于肺的高凝和低纤溶状态，这与 ALI/ARDS 病理生理学密切相关。TF 对于形成这种血栓前期的高凝状态非常重要，通过活化 PAR-1 和 PAR-2 从而导致大量的纤维蛋白生成。TFPI 的抗血栓活性抵消了 TF 活性。在炎症过程中，单核细胞来源的 MP 降低了 TFPI 的表达，同时大量表达 TF，促进凝血过程的进展。Bastarache 等人研究表明，ALI/ARDS 患者肺水肿液中表达TF 的 MP 数量比对照组患者多。有趣的是，这些促凝素 MP 带来了更高死亡率的趋势。此外，PMP表面的薄膜含有大量的磷脂酰丝氨酸，为凝血级联的激活提供了合适的环境。与这一观察结果一致，PMP 的促凝作用比其前体血小板高 100 倍。

对于 ALI/ARDS 发病机制，MP 除了有促炎和促凝这些有害作用外，还具有多种抗炎和抗凝作用。在脓毒症和 ALI/ARDS 中，研究表明淋巴细胞来源的 MP 或内皮来源的 MP 数量的增加与较高的存活率有关。甚至，12-脂氧合酶，一种储存在 PMP 中的类二十碳五烯，会导致抗炎的白三烯脂氧合酶 A4 的释放。在动物模型中，lipoxin A4 类似物减轻急性肺损伤。根据对人体的一项分析，与机械通气或自发呼吸控制相比，ALI/ARDS 幸存者中淋巴细胞来源的 MP 更高。此外，MP 可以通过表达天然抗凝剂如 TM、TFPI、EPCR 等来显示抗凝活性。此外，MP 可能会保护内皮屏障的完整性，因为它们会限制活性氧的产生，增加一氧化氮（NO）的产生，并有助于内皮修复。

综上所述，MP 可能在 ALI/ARDS 病理生理学上带来有益和有害的影响，干扰血小板、免疫细胞和内皮细胞的相互作用，从而调节免疫血栓形成过程。

四、血管内皮细胞损伤

肺血管内皮细胞(pulmonary vascular endothelial cell,VEC)在 ALI/ARDS 中占重要地位。它既是受损的靶细胞之一,又是活跃的炎症反应和效应细胞。其中细菌内毒素的主要活性成分脂多糖(LPS)的直接损伤以及多形核中性粒细胞(PMN)在肺内聚集黏附激活释放大量活性氧和蛋白酶是引发 PVEC 损伤的主要机制,使肺毛细血管通透性增高。下面我们将详细阐述肺毛细血管内皮细胞功能及其功能障碍与肺毛细血管通透性的关系。

(一)肺毛细血管内皮细胞与内皮细胞损伤

血管内皮细胞是连续性排列在血管内壁的高度分化的单层扁平细胞,其胞体呈扁平的三角形,长 5~45 μm,宽 15 μm,核与血管纵轴平行。血管内皮细胞是血液到组织液的最主要屏障,内皮细胞的屏障功能对维持血管内外营养物质的交换、大分子的转运和血管内外的水、电解质平衡起着重要的调节作用。内皮细胞通透性主要由内皮细胞间的连接进行调控。与大多数细胞一样,内皮细胞的连接方式主要有紧密连接、黏附连接、缝隙连接和韧带连接。这种连接是由排列在胞膜和胞质的转运蛋白构成,这些转运蛋白可以发生合成和分解的动态转变,从而使内皮细胞能够快速改变细胞间连接的构型,允许血浆成分和循环血细胞通过。这种动态转变的发生是快速、可逆的,连接结构破坏和再次合成仅仅在几分钟之内。在 ALI/ARDS 时肺血管内皮细胞受损伤,出现超微结构改变,通透性增加。

肺微血管内皮细胞完整性受损是许多肺部疾病病理生理过程中一个重要环节。在严重感染、创伤、休克、药物损伤、理化刺激等情况下,由于内毒素、补体、血小板、趋化因子、细胞因子等作用诱导血管内皮细胞激活,发生结构和功能改变,导致内皮细胞通透性增加。电镜下观察发现:弥漫性肺泡损害时,内皮细胞超微结构改变包括细胞肿胀、内皮间隙连接增宽、胞饮囊泡数量增加、内皮细胞坏死、纤维蛋白形成及基底膜中断等。

1. 炎症损伤和细胞凋亡 目前已知,ALI/ARDS 是细胞和体液介导的急性炎症反应,是系统性炎症反应综合征的一部分。血管内皮细胞激活后,可分泌多种细胞因子,参与组成复杂的细胞因子网络,如 β 干扰素(interferon-β,IFN-β)、白细胞介素-1(IL-1)、肿瘤坏死因子-α(TNF-α)等。同时,这些细胞因子可作用于内皮细胞,影响其结构和功能。例如这些细胞因子可促进黏附分子在内皮细胞表达,表达血管细胞黏附分子、整合素族黏附分子和选择素族黏附分子;TNF-α、IL-1、IL-4 等则促进内皮细胞参与免疫应答和炎症反应,而另有一些细胞因子则抑制内皮细胞参与免疫和炎症反应,如 IL-6、IL-8 等。另一方面,血管内皮细胞激活后,细胞膜表面受体表达迅速上调,如中性粒细胞受体、L 选择素(L-selectin)、P 选择素,细胞间黏附分子-1(ICAM-1)、ICAM-2 等,这些物质促进白细胞滚动、黏附和局部免疫炎症反应发生。白细胞发生大量迁移并在肺毛细血管内大量聚集,首先附壁流动并黏附于内皮细胞,启动炎症反应。有研究显示白细胞缺乏的动物难以发生 ALI/ARDS。Hamacher 等研究显示内皮细胞暴露于 ALI/ARDS 患者支气管肺泡灌洗液中,可发生显著细胞毒现象。ALI/ARDS 患者血清中 TNF-α、血管抑素的水平显著升高。中和 TNF-α、血管抑素可以显著抑制早期 ALI/ARDS 患者支气管肺泡灌洗液中内皮细胞的细胞毒作用。

2. 氧化应激损伤和细胞凋亡 各种氧自由基和氧化产物可以引起一系列的氧化应激损伤,在 ALI/ARDS 中活性氧(reactive oxygen species,ROS)扮演着重要角色。上调表达的 ROS 激活下游分子产生级联反应,导致 NF-KB 活化,启动炎症发应,继而引起内皮细胞屏障功能损害,渗透性增加,巨噬细胞、炎症细胞增加。ROS 也可以引起血管内皮生长因子(vascular endothelial growth factor,VEGF)升高,继而引起血管渗透性增加,给予抗氧化剂可以显著降低 VEGF 水平和血管通透性。在炎症反应中,白细胞进行较为活跃的需氧代谢所产生的过氧化基团、氢氧化基团等氧化自由基,也可损伤血管内皮细胞。

病理状态下,炎症反应、缺血再灌注损伤等可导致氧自由基大量产生,同时机体对氧自由基的清除能力也降低。

ROS 可以通过内在和外在途径诱导血管内皮细胞凋亡、脱落,肺通透性增加。活性氧介导的肺上皮细胞和血管内皮细胞坏死的机制尚未完全明确。目前有研究显示:ROS 可以激活丝裂原活化蛋白激酶,引起细胞凋亡蛋白酶级联反应。使用化学抑制剂抑制 c-Jun 氨基端激酶或胞外信号调节激酶通路,可以抑制上皮细胞坏死和肺动脉内皮细胞的高氧损伤。

(二)内皮细胞功能障碍与通透性增加

内皮细胞通透性增加、屏障结构受到破坏是 ALL/ARDS 发生最关键的环节。内皮细胞自身收缩产生的向心力,细胞-细胞以及细胞-基质之间的连接力,这两种力量之间的动态平衡维持着血管内皮细胞的通透性。两者之间的平衡通过细胞骨架来连接,在细胞骨架结构中与细胞通透性关系密切的是微丝。微丝主要由 F 肌动蛋白、肌球蛋白、α-辅肌动蛋白等组成,这些蛋白均具有可收缩性。当内皮细胞受到各种炎症介质、血小板活化因子、凝血酶等刺激时,F 肌动蛋白发生重排,中心张力增加,使得细胞强烈收缩,导致内皮细胞间隙形成,引起通透性增加和细胞脱落。

VEGF 是重要的血管通透因子,对水的通透性是组胺的 50 000 倍,可以引起血管渗漏。体外研究显示:VEGF 能够使 ALL/ARDS 患者内皮细胞通透性增加 50%。特异性 VEGF 抗体可以抑制VEGF,并且消除渗漏作用,提示 VEGF 在调节 ALL/ARDS 肺泡-毛细血管通透性方面有着重要作用。VEGF 引起微血管通透性增加,可能与钙离子内流增加有关。凝血酶增加人肺动脉内皮细胞通透性的机制是:①诱发细胞外周的张力丝内部重组和细胞间隙的形成;②诱发位于肌动蛋白张力丝内部的肌球蛋白轻链磷酸化;③破坏位于细胞周边紧密连接蛋白和粘连连接蛋白,进而破坏肺泡上皮-内皮屏障,导致血管通透性增加。

目前已经有大量的研究和电子显微镜观察证实:在血管内皮细胞通透性变化中,旁路转运扮演着重要角色。内皮细胞之间旁路间隙的形成是通过竞争性的收缩力、紧张的向心力、黏附细胞-细胞和细胞-细胞外基质的牵引力量共同调节细胞形状的变化。Ca^{2+}/钙调蛋白依赖的肌球蛋白轻链激酶磷酸化可以显著提高内皮细胞收缩性,因此影响细胞内 Ca^{2+} 的因素可以改变细胞通透性。

由于内皮细胞不属于快速自我更新的细胞群体,因此内皮细胞凋亡后降低了内皮细胞储备,致使血管内皮间隙增大,通透性增高,从而导致通透性水肿、ALL/ARDS 的发生。

五、微小 RNA

微小 RNA(miRNA)是一组高度保守的长度约 22 个核苷酸的非编码 RNA,通过靶定相应的互补序列导致 miRNA 的沉默或者抑制翻译以调节基因和蛋白的表达。急性肺损伤/急性呼吸窘迫综合征(ALL/ARDS)的发病机制错综复杂,涉及失控性炎症反应、细胞凋亡及凝血功能异常等多个层面,而且各个层面相互影响形成复杂的细胞网络和细胞因子网络,其通过不同的信号转导通路调控机体炎症反应。ALL 发病过程中 miRNA 表达异常,miRNA 可通过与靶 mRNA 部分结合在转录和转录后水平调节靶基因表达,参与 ALL 的整个发病过程。不仅如此,参与 ALL/ARDS 过程的miRNA 种类繁多,目前已知的有 miR-133、miR-181a、miR-203、miR-181b、miR-16、miR-17、miR-126-5p、miR-374a、miR-568、miR-132、miR-155、miR-146a、miR-127、miR-7、miR-466。

ALL/ARDS 的发病机制错综复杂,涉及失控性炎症反应、凝血/纤溶系统失衡、细胞凋亡、氧化应激等多个层面,而且各个层面之间并非都是各自孤立的,而是相互联系、相互影响形成复杂的细胞网络和细胞因子网络。深入探讨和阐明 ALL/ARDS 的发病机制将为临床提供更多的治疗方法和手段。

参考文献

[1] 北京市科委重大项目 MODS 课题组.1998—2003 年北京地区重症加强治疗病房急性呼吸窘迫综合征的临床流行病学调查[J].中华危重病急救医学,2007,19(4):201-204.

[2] 李百玲,柴家科,段红杰,等.肺泡Ⅱ型上皮细胞在急性肺损伤/急性呼吸窘迫综合征中的研究进展[J].中华损伤与修复杂志:电子版,2014,9(3):323-325.

[3] 邱海波.急性呼吸窘迫综合征 50 年:中国与世界[J].中华重症医学电子杂志,2016,2(4):225-230.

[4] 姚橹,王美堂,霍正禄.急性肺损伤/急性呼吸窘迫综合征血凝状态异常及抗凝治疗进展[J].中国急救医学,2007,27(5):460-464.

[5] 中华医学会重症病学分会.急性肺损伤/急性呼吸窘迫综合征诊断与治疗指南(2006)[J].中华急诊医学杂志,2007,16(4):343-349.

[6] 新红,王海龙.血管内皮生长因子及其受体在肺损伤中作用的研究进展[J].中国急救医学,2008,28(12):1135-1138.

[7] 钱桂生.急性肺损伤和急性呼吸窘迫综合征研究现状与展望[J].解放军医学杂志,2003,28(2):97-101.

[8] 胡波,李建国.如何应用"柏林定义"指导急性呼吸窘迫综合征治疗[J].临床外科杂志,2013,21(3):165-168.

[9] 刘相德,高燕.创伤性急性呼吸窘迫综合征及其治疗方法研究进展[J].创伤与急危重病医学,2013,1(1):32-41.

[10] 管弦,王导新.肺泡Ⅱ型上皮细胞凋亡在急性肺损伤中研究进展[J].临床肺科杂志 2012,17(6):1101-1103.

[11] 赵云峰,姜艳平,吴学玲.肺血管内皮细胞通透性与急性呼吸窘迫综合征[J].中华肺部疾病杂志:电子版,2013,6(2):65-67.

[12] 冯胜娟,刘真,吴玉家,等.急性肺损伤/急性呼吸窘迫综合征相关微 RNA 研究进展[J].中华损伤与修复杂志:电子版,2015,10(1):83-85.

[13] ABRAHAM E,KANEKO D J,SHENKAR R. Effects of endogenous and exogenous catecholamines on LPS-induced neutrophil trafficking and activation[J]. Am J Physiol,1999,276(1 Pt 1):L1-L8.

[14] ABRAHAM E. Neutrophils and acute lung injury[J]. Crit Care Med,2003,31(4 Suppl):195-199.

[15] ABRAHAM E. Neutrophils as early immunologic effectors in hemorrhage-or endotoxemia-induced acute lung injury[J]. Am J Physiol Lung Cell Mol Physiol,2000,279(6):L1137-L1145.

[16] ANGUS D C,VAN DER POLL T. Severe sepsis and septic shock[J]. N Engl J Med,2013,369(21):2063.

[17] ASHBAUGH D G,BIGELOW D B,PETTY T L,et al. Acute respiratory distress in adults[J]. Lancet,1967,7511(2):319-323.

[18] BARNETT C C,MOORE E E,MOORE F A,et al. Solubleintercellul-aradhesion Molecule-1 provokes polymorphonuclear leukocyte elastase release by CD18[J]. Surg,2006,120(2):395-401.

[19] BASTARACHE J A,FREMONT R D,KROPSKI J A,et al. Procoagulant alveolar microparticles in the lungs of patients with acute respiratory distress syndrome[J]. Am J Physiol Lung Cell Mol Physiol,2009,297(6):L1035-L1041.

[20] BELLANI G,LAFFEY J G,PHAM T,et al. Epidemiology,patterns of care,and mortality for patients

with acute respiratory distress syndrome in intensive care units in 50 countries[J]. JAMA,2016,315 (8):788-800.

[21]BERNARD G R,ARTIGAS A,BRIGHAM K L,et al. The American-European consensus on acute respiratory distress sydrome:definitions,mechaniams,relevant outcomes,and clinical trial coordination[J]. Am J Respir Crit Care Med,1994,149(3 Pt 1):818-824.

[22]BONE R C, FRANCIS P B, PIERCE A K. Intravascular coagulation associated with the adult respiratory distress syndrome[J]. Am J Med,1976,61(5):585-589.

[23]BOVE P F,GRUBB B R,OKADA S F,et al. Human alveolar type II cells secrete and absorb liquid in response to local nucleotide signaling[J]. J Biol Chem,2010,285(45):34939-34949.

[24]BROWN G T, MCINTYRE T M. Lipopolysaccharide signaling without a nucleus:kinase cascades stimulate platelet shedding of proinflammatory IL-1beta-rich microparticles[J]. J Immunol,2011, 186(9):5489-5496.

[25]BROWN V,ELBORN J S,BRADLEY J,et al. Dysregulated apoptosis and NFkappaB expression in COPD subjects[J]. Respir Res,2009,10:24.

[26]BRUN-BUISSON C,MINELLI C,BERTOLINI G,et al. Epidemiology and outcome of acute lung injury in European intensive care units. Results from the ALIVE study[J]. Intensive Care Med, 2004,30(1):51-61.

[27]BUX J. SACHS U J. The pathogenesis of transfusion-related acute lung injury(TRALI)[J]. Br J Haenmtol,2007,136(6):788-799.

[28]CASER E B,ZANDONADE E,PEREIRA E,et al. Impact of distinct definitions of acute lung injury on its incidence and outcomes in Brazilian ICUs:prospective evaluation of 7,133 patients[J]. Crit Care Med,2014,42(3):574-582.

[29]DOUDA D N,JACKSON R,GRASEMANN H,et al. Innate immune collectin surfactant protein D simultaneously binds both neutrophil extracellular traps and carbohydrate ligands and promotes bacterial trapping[J]. J Immunol,2011,187(4):1856-1865.

[30]DU B,AN Y,KANG Y,et al. Characteristics of critically ill patients in ICUs in mainland China[J]. Crit Care Med,2013,41(1):84-92.

[31]EL KEBIR D,JOZSEF L,PAN W,et al. 15-epi-lipoxin A4 inhibits myeloperoxidase signaling and enhances resolution of acute lung injury[J]. Am J Respir Crit Care Med,2009,180(4):311-319.

[32]ENGELMANN B,MASSBERG S. Thrombosis as an intravascular effector of innate immunity[J]. Nat Rev Immunol,2013,13(1):34-45.

[33]FIALKOW L,FOCHESATTO FILHO L,BOZZETTI M C,et al. Neutrophil apoptosis:a marker of disease severity in sepsis and sepsis-induced acute respiratory distress syndrome[J]. Crit Care, 2006,10(6):R155.

[34]FRANTZESKAKI F, ARMAGANIDIS A, ORFANOS S E. Immunothrombosis in acute respiratory distress syndrome:cross talks between inflammation and coagulation[J]. Respiration,2017,93(3): 212-225.

[35]FU C,JIANG L,XU X,et al. STAT4 knockout protects LPS-induced lung injury by increasing of MDSC and promoting of macrophage differentiation[J]. Respir Physiol Neurobiol,2016,223:16-22.

[36]GALANI V,TATSAKI E,BAI M,et al. The role of apoptosis in the pathophysiology of acute respiratory distress syndrome(ARDS):an up-to-date cell specific review[J]. Pathol Res Pract, 2010,206(3):145-150.

[37]GANDO S,KAMEUE T,MATSUDA N,et al. Imbalances between the levels of tissue factor and tissue factor pathway inhibitor in ARDS patients[J]. Thromb Res,2003,109(8):119-124.

［38］GIBBONS M A，MACKINNON A C，RAMACHANDRAN P，et al. Ly6Chi monocytes direct alternatively activated profibrotic macrophage regulation of lung fibrosis［J］. Am J Respir Crit Care Med,2011,184(5):569-581.

［39］GOTO H,LEDFORD J G,MUKHERJEE S,et al. The R ole of Surfactant protein a in bleomycin-induced acute lung injury［J］. Am J Respir Crit Care Med,2010,181(12):1336-1344.

［40］GRAILER J J,CANNING B A,KALBITZ M,et al. Critical role for the NLRP3 inflammasome during acute lung injury［J］. J Immunol,2014,192(12):5974-5983.

［41］GRAU G E,MOERLOOSE P,BULLA O,et al. Haemostatic properties of human pulmonary and cerebral microvascular endothelial cells［J］. Thromb Haemost,1997,77:585-590.

［42］GRINNELL F，FELD M，MINTER D. Fibroblast adhesion to fibrinogen and fibrin substrata: requirement for cold-insoluble globulin(plasma fibronectin)［J］. Cell,1980,19(4):517-525.

［43］GUERVILLY C,LACROIX R,FOREL J M,et al. High levels of circulating leukocyte microparticles are associated with better outcome in acute respiratory distress syndrome［J］. Crit Care (London) , 2011,15(1):R31.

［44］GUNTHER A,MOSAVI P,HEINEMANN S,et al. Alveolar fibrin formation caused by enhanced pro-coagulantand depressed fibrinolytic capacities in severe pneumonia. Comparison with acute respiratory distress syndrome［J］. Am J Respir Crit Care Med,2000,161(2part 1):454-462.

［45］HAIDER T,HALAT G,HEINZ T,et al. Thoracic trauma and acute respiratory distress syndrome in polytraumatized patients: a retrospective analysis ［J］. Minerva Anestesiol, 2017, 83 (10): 1026-1033.

［46］HAMAEHER J. LUCAS R,LIJNEN H R,et al. Tunmr necrosis factoralpha and angiostatin ark mediators of endothelial cytotuxicity in bronchoalveolar lavages of patients with acute respiratory dishess syndrome［J］. Am J Respir Crit Care Mud,2002,166(5):651-656.

［47］HAN S，MALLAMPALLI R K. The acute respiratory distress syndrome: from mechanism to translation［J］. J Immunol,2015,194(3):855-860.

［48］HARROD K S,TRAPNELL B C,OTAKE K,et al. SP-A enhances viral clearance and inhibits in-flammation after pulmonary adenoviral infection［J］. Am J Physiol,1999,277(3):L580-L588.

［49］HUGHES K T,BEASLEY M B. Pulmonary manifestations of acute lung injury:more than just diffuse alveolar damage［J］. Archives of Pathology & Laboratory Medicine,2017,141(7):916-922.

［50］IDELL S,KOENIG K B,FAIR D S,et al. Serial abnormal ities of fibrin turnover in evolving adult respiratory distress syndrome［J］. Am J Physiol,1991,261(4):L240-L248.

［51］JY W,RICCI M,SHARIATMADAR S,et al. Microparticles in stored red blood cells as potential mediators of transfusion omplications［J］. Transfusion,2011,51(4):886-893.

［52］KANEIDER N C,LEGER A J,AGARWAL A,et al. "Role reversal" for the receptor PAR1 in sepsis-induced vascular damage［J］. Nat Immunol,2007,8(12):1303-1312.

［53］KIM S R,LEE K S,PARK S J,et al. Angiopoietin-1 variant,COMP-Angl attenuates hydrogen peroxide-induced acute lung injury［J］. Exp Mol Med,2008,40(3):320-331.

［54］KINNALLY K W,ANTONSSON B. A tale of two mitochondrial channels,MAC and PTP in apoptosis［J］. Apoptosis,2007,12(5):857-868.

［55］KIRSCHENBAUM L A,MCKEVITT D,RULLAN M,et al. Importance of platelets and fibrinogen in neutrophil-endothelial cell interactions in septic shock ［J］. Crit Care Med, 2004, 32 (9): 1904-1909.

［56］KOR D J,TALMOR D S,BANNER-GOODSPEED V M,et al. Lung injury prevention with aspirin (LIPS-A):a protocol for a multicentrerandomised clinical trial in medical patients at high risk of acute lung injury[J]. BMJ Open,2012,2(5):e001606.

[57]KREMLEV S G,UMSTEAD T M,PHELPS D S. Surfactant protein a regulates cytokine production in the monocytic cell line THP-1[J]. Am J Physiol,1997,272(5):L996-L1004.

[58]LECHNER D, WELTERMANN A. Circulating tissue factor-exposing microparticles[J]. Thromb Res,2008,122(Suppl 1):S47-S54.

[59]LEE W L,DOWNEY G P. Neutrophil activation and acute lung injury[J]. Curr Opin Crit Care, 2001,7(1):1-7.

[60]LEVINE A M,GWOZDZ J,STARK J,et al. Surfactant protein-A enhances respiratory syncytial virus clearance in vivo[J]. J Clin Invest,1999,103(7):1015-1021.

[61]LI X,LI C,LIANG W,et al. Protectin D1 promotes resolution of inflammation in a murine model of lipopolysaccharide-induced acute lung injury via enhancing neutrophil apoptosis[J]. Chin Med J, 2014,127(5):810-814.

[62]LIU Y,ZHANG J,ZHAO Z. Pro-apoptotic role of NF-kappaB pathway inhibition in lipopolysaccharide-stimulated polymorphonuclear neutrophils[J]. Chin Med J(Engl),2003,116(8):1257-1261.

[63]LOONEY M R,SU X,VAN ZIFFLE J A,et al. Neutrophils and their Fc gamma receptors are essential in a mouse model of transfusion-related acute lung injury[J]. J Clin Invest,2006,116(6): 1615-1623.

[64]LU Y,SONG Z,ZHOU X,et al. A 12-month clinical survey of incidence and outcome of acute respiratory distress syndrome in Shanghai intensive care units[J]. Intensive Care Med,2004,30 (12):2197-2203.

[65]MARCUS B C,WYBLE C W,HYNES K L,et al. Cytokine-induced increases in endothelial perme ability after adhesion molecule expression[J]. Surgery,2006,120(2):411-416.

[66]MARTIN T R,NAKAMURA M,MATUTE-BELLO G. The role of ap-optosis in acute lung injury[J]. Crit Care Med,2003,31(4 Suppl):184-188.

[67]MATUTE-BELLO G, LILES W C, RADELLA F, et al. Modula-tion of neutrophil apoptosis by granulocyte colony-stimula-ting factor and granulocyte/macrophage colony-stimulating factor during the course of acute respiratory distress syn-drome[J]. Crit Care Med,2000,28(1):1-7.

[68]MIN J K,KIM Y M,KIM S W,et al. TNF-related activation-induced cytokine enhances leukocyte adhesiveness:induction of ICAM-1 and VCAM-1 via TNF receptor-associated factor and protein kinase C-dependent NF-kappaB activation in endothelial ceils[J]. J lmmunol, 2005, 175 (1): 531-540.

[69]MOKRA D,KOSUTOVA P. Biomarkers in acute lung injury[J]. Respir Physiol Neurobiol,2015, 209(S1):52-58.

[70]MORAES T J, ZURAWSKA J H, DOWNEY G P, et al. Neutrophil granule contents in the pathogenesis of lung injury[J]. Curr Opin Hematol,2006,13(1):21-27.

[71]MOREL O,JESEL L,FREYSSINET J M,et al. Cellular mechanisms underlying the formation of circulating microparticles[J]. Arterioscler Thromb Vasc Biol,2011,31(1):15-26.

[72]MOREL O,TOTI F,MOREL N,et al. Microparticles in endothelial cell and vascular homeostasis: are they really noxious? [J]. Haematologica,2009,94(3):313-317.

[73]MOSTEFAI H A, AGOUNI A, CARUSIO N, et al. Phosphatidylinositol 3-kinase and xanthine oxidase regulate nitric oxide and reactive oxygen species productions by apoptotic lymphocyte micro-particles in endothelial cells[J]. J Immunol,2008,180(7):5028-5035.

[74]NARASARAJU T,YANG E,SAMY R P,et al. Excessive neutrophils and neutrophil extracellular traps contribute to acute lung injury of influenza pneumonitis[J]. Am J Pathol,2011,179(1):

199-210.

[75] OSMANM O,KRISTENSENJ U,JACOBSENN O,et al. A monoclonal anti-interleukin8 antibody (WS-4)inhibits cytokine response and acute lung injury in experimental severe acute necrotizing pancreatitis in rabbits[J]. Gut,2005,43(2):232.

[76] OWENS AP 3RD,MACKMAN N. Microparticles in hemostasis and thrombosis[J]. Circ Res,2011, 108(10):1284-1297.

[77] PARK PK,CANNON JW,YE W,et al. Incidence,risk factors,and mortality associated with acute respiratory distress syndrome in combat casualty care[J]. J Trauma Acute Care Surg,2016,81(5 Suppl 2):S150-S156.

[78] PARSONS P E,MATTHAY M A,WARE L B,et al. Elevated plasma levels of soluble TNF receptors are associated with morbidity and mortality in patients with acute lung injury[J]. Am J Physiol Lung Cell Mol Physiol,2005,288(3):L426-431.

[79] PFEILER S,MASSBERG S,ENGELMANN B. Biological basis and pathological relevance of microvascular thrombosis[J]. Thromb Res,2014,133(Suppl 1):S35-S37.

[80] PRABHAKARAN P,WARE L,WHITE K,et al. Elevated levels of plasminogen activator inhibitor-1 in pulmonary edema fluid are associated with mortality in acute lung injury[J]. Am J Physiol Lung Cell Mol Physiol,2003,285(8):L20-L28.

[81] RUBENFELD G D,CALDWELL E,PEABODY E,et al. Incidence and outcomes of acute lung injury[J]. N Engl J Med,2005,353(16):1685-1693.

[82] SABHARWAL A K,BAJAJ S P,AMERI S,et al. Tissue factor pathway inhibitor and von Willebrand factor antigen levels in adult respiratory distress syndrome and in a primate model of sepsis[J]. Am J Respir Crit Care Med,1995,151(16):758-767.

[83] SALDEEN T. Intravascular coagulation in the lungs in experimental fat embolism [J]. Acta ChirScand,1969,135(8):653-662.

[84] SCHWACHA M G. Macrophages and post-burn immune dysfunction[J]. Burns,2003,29(1):1-14.

[85] SEBAG S C,BASTARACHE J A,WARE L B. Therapeutic modulation of coagulation and fibrinolysis in acute lung injury and the acute respiratory distress syndrome [J]. Curr Pharm Biotechnol,2011,12(9):1481-1496.

[86] SEVERGNINI M,TAKAHASHI S,ROZO L M,et al. Activation of the STAT pathway in acute hmg injury[J]. Am J Physiol Lung Cell Mol Physiol,2004,286(6):L1282-L1292.

[87] SHPACOVITCH V,FELD M,HOLLENBERG M D,et al. Role of protease-activated receptors in inflammatory responses,innate and adaptive immunity[J]. J Leukoc Biol,2008,83(6):1309-1322.

[88] SUN S,SURSAL T,ADIBNIA Y,et al. Mitochondrial DAMPs increase endothelial permeability through neutrophil dependent and independent pathways[J]. PLoS One,2013,8(3):e59989.

[89] TANAKA Y,ITO S,ISOBE K. Vancomycin-sensitive bacteria trigger development of colitis-associated colon cancer by attracting neutrophils[J]. Sci Rep,2016,6(6):23920.

[90] THE ARDS DEFINITION TASK FOR. Acute respiratory distress syndrome,the Berlin definition[J]. JAMA,2012,307(23):2526-2533.

[91] TUMURKHUU G,KOIDE N,DAGVADORJ J,et al. The mechanism of development of acute lung injury in lethal endotoxic shock using alpha-galactosylceramide sensitization [J]. Clin Exp Immunolody,2008,152(1):182-191.

[92] VAN DER POLL T,HERWALD H. The coagulation system and its function in early immune defense[J]. ThrombHaemost,2014,112(10):640-648.

[93] VILLAR J,FERNÁNDEZ R L,AMBRÓS A,et al. A clinical classification of the acute respiratory

distress syndrome for predicting outcome and guiding medical therapy[J]. Crit Care Med,2015,43 (2):346-353.

[94]YADAV H,KOR D J. Platelets in the pathogenesis of acute respiratory distress syndrome[J]. Am J Physiol Lung Cell Mol Physiol,2015,309(5 Part 1):L915-L923.

[95]YAN S B,HELTERBRAND J D,HARTMAN D L,et al. Low levels of protein C are associated with poor outcome in severe sepsis[J]. Chest,2001,120(7):915-922.

[96]YOSHIKAWA S,TSUSHIMA K,KOIZUMI T,et al. Effects of a synthetic protease inhibitor (gabexatemesilate) and a neutrophil elastase inhibitor(sivelestat sodium)on acid-induced lung injury in rats[J]. Eur J Pharmacol,2010,641(2-3):220-225.

[97]ZHANG J,WANG W,SUN J,et al. Gap junction channel modulates pulmonary vascular permeability through caMum in acute lung injury:an experimental study[J]. Respiration,2010,80(3):236-245.

[98]ZHANG Q,RAOOF M,CHEN Y,et al. Circulating mitochondrial DAMPs cause inflammatory responses to injury[J]. Nature,2010,464(7285):104-107.

[99]SHIKANO S,GON Y,MARUOKA S,et al. IncreasedextracellularvesiclemiRNA-466 family in the bronchoalveolar lavage fluidas aprecipitating factor of ARDS[J]. BMCPulm Med,2019,19 (1):110.

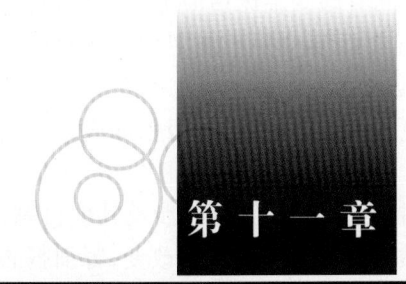

第十一章 创伤性休克肾功能损害与调控

陈一竹　陈德昌

休克,从 1773 年法国医生 LeDran 描述患者在战场受到打击后出现以创伤和失血为主要表现,到以微循环水平认识休克,以及发展到今天的从分子机制方面探讨休克与多器官功能障碍的关系,这是一个漫长的过程。

目前,休克主要分为 4 类:低血容量性、心源性、分布性和梗阻性。近年来,研究资料显示,分布性休克和心源性休克成为休克的主要类型,而脓毒症休克是分布性休克的主要组成部分。根据 Sepsis 3.0,脓毒症休克是脓毒症的一种类型,其诊断标准为:在脓毒症基础上,液体复苏后仍需要血管活性药才能将平均动脉压维持在 65 mmHg(8.67 kPa)或以上,同时乳酸>2 mmol/L。

由于人口老龄化和耐药感染的增加,每年脓毒症的发病率持续上升。脓毒症是一种病理生理症候群,如果脓毒症病理生理过程持续不断,最终导致脓毒症休克。脓毒症休克表现为难治性低血压、高乳酸血症和器官功能障碍,这些症状在积极的液体复苏后仍然存在。脓毒症时肾是最易受累的器官,表现为急性肾损伤(acute kidney injury,AKI)。AKI 是指肾小球滤过率、尿量或两者同时出现突然和持续的下降,产生氮质血症、体液和水及电解质代谢异常等引起内环境紊乱的综合征。在全球重症监护病房(ICU)中,AKI 的发病率较高,流行病学研究显示 5%～45% ICU 患者入院时就存在 AKI,而 AKI 是 ICU 重症患者死亡的独立危险因素。多国/多中心的研究显示,脓毒症和脓毒症休克是引起 AKI 最常见的原因,其发生率与感染的严重程度呈正相关。在脓毒症休克中,AKI 的发生率为 55%～73%。AKI 能加剧其他器官的损害,导致多器官功能障碍综合征(multiple organ dysfunction syndrome,MODS)甚至死亡。AKI 是重症患者预后不良的重要标志,即使肾替代治疗(renal replacement therapy,RRT)治疗,死亡率仍可高达 70%。近年来的流行病学研究表明,即使是轻微或短暂的 AKI,重症患者康复后在再次经受病理打击后更易出现 AKI,而且这些患者在晚年也更易患慢性和终末期肾病。脓毒症 AKI 的诊断是以改善全球肾病预后组织(Kidney Disease:Improving Global Outcomes,KDIGO)的共识为标准。

第一节　休克时肾功能损害的机制

一、脓毒症和脓毒症休克时肾功能损害的机制

多数情况下,AKI 是脓毒症多器官功能障碍综合征的一部分,具有许多共同的病理生理机制,这些机制也与其他器官功能障碍有关。然而,肾单位是高度有组织的结构,因此可能对损伤有独特的反应。事实上,在肾中有很多的变化可能发生,这些改变包括肾血流、肾小球和肾周微循环、管状细胞功能和结构的改变以及细胞生物能量学和肾蛋白质组学紊乱。由严重感染和脓毒症休克引起的 AKI 的潜在机制目前尚不完全明确。脓毒症 AKI 病理生理学研究的一个重要局限性是

缺乏脓毒症患者肾组织病理学变化的详细信息。除了脓毒症期间有限的临床适应证外,肾活检通常是禁忌的,而且在 ICU 中很难进行技术上的操作。事实上,现有的模型并不能完全准确地模拟出临床感染性综合征。其他问题包括在大中型动物需要使用侵入性方法获得可靠的血流动力学参数、某些啮齿类动物对内毒素的固有抗性、实验模型不可避免的持续时间短等,而脓毒症患者的病程往往较长且病理过程复杂。

虽然血流动力学因素可能在脓毒症相关 AKI 的发病机制中发挥作用,但可能涉及其他机制,如免疫、毒性或炎症等。AKI 时有许多致病因素如肾的血流动力学及肾血流灌注的改变,肾细胞的损害,炎症反应和免疫调节。研究发现,19 例脓毒症休克死亡的 AKI 患者中,42% 的患者肾小球毛细血管内纤维蛋白沉积,肾小球单核细胞浸润,多形核白细胞大量浸润。因此 AKI 的发病机制涉及血管、肾小管和炎症因子的复杂相互作用。肾被认为非常容易受到与缺血、毒素相关的损伤,这些损伤会导致血管收缩、内皮损伤、固有及获得性免疫系统的激活。这种易感性部分来源于血管供应与髓质外的联系,肾小管细胞易受缺血、缺氧影响,肾小管滤过、浓缩和可能重吸收许多毒性物质。肾小管细胞骨架完整性受到破坏,细胞极性丧失,最终导致细胞凋亡和(或)生物能衰竭/坏死。正常的细胞相互作用被破坏,受损的上皮细胞脱落到管腔中,积累的细胞碎片和蛋白质容易阻塞肾小管。受损的上皮细胞招募炎症效应细胞,释放血管活性介质,可进一步加重肾血管收缩和炎症。但肾在缺血和(或)毒素损伤后具有相当大的修复和恢复能力。急性损伤后,通过一系列生化反应发生修复,存活的上皮细胞扩散,经历去分化,迁移到裸露的基底膜,增殖分化,以重建细胞的完整性和极性。

脓毒症的特点是炎症介质、一氧化氮和活化白细胞的过度释放,早期典型表现为外周血管阻力降低、全身血管舒张和心输出量增高,肾血流量(renal blood flow,RBF)升高。因此,脓毒症 AKI 以前被认为是一种由全肾缺血、细胞损伤和急性肾小管坏死引起的肾大循环疾病。长期以来,急性肾损伤被认为是一种血流动力学状态改变,从动物和人类的低动力休克(出血性休克、心源性休克,甚至脓毒症休克)中观察得到 AKI 是由肾缺血引起的,其特征是 RBF 减少、肾血管收缩致血流灌注减少、肾小管细胞缺氧、生物能衰竭和细胞死亡。这就意味着在重症患者中,所有治疗 AKI 的努力主要集中在通过增加心流量输出和灌注来确保增加肾血流量。在缺乏组织病理学相关性的情况下,支持缺血/坏死理论在描述脓毒症 AKI 发病机制方面存在缺陷。相反,有证据表明肾局部缺血本身不能促进 AKI。事实上,在心脏骤停后存活的患者中,AKI 并不常见,这表明单独的肾缺血本身并不足以引发 AKI。如果脓毒症 AKI 依赖于缺血和随后的坏死和凋亡,那么它不应该是可逆的,而有研究发现,当停止输注大肠埃希菌时,肾功能衰竭会迅速逆转,这支持了一个观点,即肾功能缺陷是功能性的,而不是结构性的。在系统回顾文献中,我们发现很少有证据支持细胞凋亡或坏死在患者 AKI 发展过程中发挥作用。

目前,在较常见的脓毒症 AKI 中,肾血流量是否显著降低,保持稳定甚至增加仍然是有争议的。在一些脓毒症急性肾损伤的实验研究中,肾血流量在脓毒症或内毒素血症后下降,这不仅可能导致肾小球滤过率降低,而且如果低灌注严重且持续时间长,还可能导致代谢恶化和高能磷酸盐含量减少,可能导致细胞死亡、急性肾小管坏死和急性肾功能损伤。但有来自实验室和临床研究都表明尽管维持甚至增加全肾血流量,AKI 仍会发生。在一个绵羊脓毒症休克模型中,连续输注大肠埃希菌模拟人的脓毒症休克,诱导出高心输出量状态,连续测量心输出量和 RBF,在这个动态的脓毒症模型中,尽管血肌酐(serum creatinine,Scr)增加了 3 倍,且进展性少尿,但 RBF 显著增加。另一方面,其他研究发现,在脓毒症、脓毒症休克时,全身血管扩张,因此肾血流量不会减少,但仍会发展成脓毒症 AKI。在人类中,心输出量通常至少在脓毒症的初期阶段增加。同样,在大动物模型中,包括猪和羊,脓毒症与高动力循环有关。这些高动力脓毒症和 AKI 模型更接近人体血流动力学,在前 48 h 内没有急性肾小管坏死和肾小管细胞凋亡。因此,至少在前 6~48 h,AKI 可能不是发生在肾血流灌注不足的情况下,而是发生在维持甚至增加肾血流灌注的情况下。后来,Bellomo 团队证明了在脓毒症休克期间,肾髓质和皮质血流均维持甚至增加,这证明了脓毒症 AKI

与非脓毒症 AKI 具有不同的病理生理行为。

近年来,越来越多的证据表明,入球-出球动脉阻力关系的变化可能在实验性和人类脓毒症 AKI 中调节肾小球滤过率(glomerular filtration rate,GFR)。肾小球滤过率的高低取决于肾小球毛细血管压力,这种压力驱动超滤通过肾小球膜。肾小球毛细血管压力受胶体渗透压的影响,但更明显的是受动脉压力和肾小球内外小动脉阻力平衡的影响。这些小动脉内的阻力也是全肾血流的主要决定因素,因为 90% 的血流量流向肾小球。这些观察结果要求 RBF 增加和肾血管阻力降低,入球和出球小动脉必须扩张。虽然这些小动脉血管扩张可以解释充血和肾血管扩张,但这不能解释脓毒症动物中 GFR 的下降。最可能的机制是一个更大程度的出球比入球动脉更加扩张,能使肾血管扩张和 RBF 的增加,以及 GFR 的下降。如果这一病理机制是正确的,那么使用血管紧张素 II 等药物,可优先增加外周动脉阻力,引起肾血管收缩,降低 RBF,增加尿量和 GFR。其他临床和实验研究也支持优先收缩出球动脉改善脓毒症 GFR 的观点。总之,入球和出球小动脉血管收缩张力之间关系的改变可能是感染性/脓毒症休克早期 GFR 下降的原因,而且重要的是,这一逆转可能导致肾功能迅速改善。在脓毒症中,有大量证据表明全身血管扩张主要是由于一氧化氮(nitric oxide,NO)的释放,提示肾 NO 水平的升高可能是 RBF 升高和肾小球前后阻力失衡的原因。然而,在脓毒症患者的临床试验中,使用一氧化氮合酶(nitric oxide synthase,NOS)抑制剂的治疗与死亡率增加有关。虽然 NO 在脓毒症中释放会引起严重的血管扩张,但对 NOS 的抑制并不能恢复肾功能,这可能是因为 NO 主要具有肾小球前的作用,所以其抑制作用会导致入球动脉比出球小动脉更大的血管收缩。

脓毒症期间全身血流量的增加并不排除肾内微循环血流重新分布的可能性,肾的某些部分接受了足够的血流灌注,而其他部分则经历了局部组织缺血、缺氧。近年来,在意识清醒的高动力脓毒症和 AKI 绵羊中,尽管肾血流量和全肾供氧量增加,但仍观察到对肾髓质有选择性的组织缺血、缺氧。脓毒症早期肾髓质组织缺氧可引起氧化应激和炎症的恶性循环,导致线粒体功能障碍、肾小管细胞损伤和肾功能下降。肾组织的氧合是由局部供养和消耗之间的平衡决定的。肾对氧气的需求依赖于 ATP 的产生,ATP 是细胞膜上活性泵,尤其是 Na^+,K^+-ATP 酶所利用的主要能量来源。在脓毒症中,微血管功能障碍的特点是几个组织之间的血流分布具有广泛的异质性,并且与间断血流相比,连续血流和持续血流的毛细血管相对减少。在肾毛细血管中也发现了同样的微循环紊乱。因此,在肾中可以发现血流灌注不足的区域,或血流灌注不稳定的区域。这些区域的局部缺氧可导致肾小管细胞炎症和代谢失调。实验结果表明,肾微循环功能障碍也可判断无肾组织血流低灌注情况下的组织缺氧。在不同的脓毒症动物模型中,肾皮质微循环严重受损,有趣的是全身血流灌注不足的治疗不足以避免肾微血管改变和皮质缺氧。事实上,内皮功能障碍也可能在诱导微血管功能障碍中发挥作用。内皮促炎症细胞因子的诱导增加了黏附分子的表达,导致白细胞黏附,组织因子表达增加,微血栓形成。此外,内皮功能障碍与一氧化氮介导的内皮依赖性血管舒张功能的丧失有关,从而导致血管收缩反应的增加。事实上,在脓毒症期间,诱导型一氧化氮合酶(inducible nitric oxide synthase,iNOS)介导的 NO 产量的增加可能会降低内皮型一氧化氮合酶(endothelial nitric oxide synthase,eNOS)的活性。非均匀的 iNOS 激活和伴随的 eNOS 活性降低可能导致局部微血管血流灌注紊乱和组织缺氧。在实验模型中,所有 NOS 亚型的活性都有所增加,尤其是在肾皮质中,这种效应可能通过激活肾内分流而导致相对缺血。肾内可形成 4 种微血管分流,导致肾小球发生器质性改变或功能障碍。第一种类型以解剖分流为代表,在 NO 代谢障碍时病理性激活。第二种类型(扩散分流)导致氧气从小动脉直接扩散到邻近的小静脉,导致毛细血管血液中氧浓度低。第三种类型由于血管扩张受损和小动脉血管收缩,导致血液流向平行毛细血管区域的分布改变。第四种类型可能的分流机制涉及血红蛋白在毛细血管的红细胞运输过程(所谓的氧气卸载分流)中迅速释放氧气的能力受损。最后,所有这些导致 GFR 降低的潜在机制可能会因肾充血的同时出现而恶化。在肾中,氧的输送不仅取决于肾血流总量,还取决于这种血液流向皮质和髓质循环的分布。因此,液体复苏、利尿剂等靶向治疗对肾组织氧合的影响反映了它们对肾组织血流量和肾小管功能的影响之间的复杂相互作用。重要的是,任何提高肾小球滤过率的治疗都有可能增加肾耗氧量,进而可能促进肾组织缺氧。

在缺血再灌注损伤(ischemia-reperfusion injury, I/R injury)的基础上,免疫系统去调节过度炎症、微循环、内皮功能障碍和肾小管损伤的关键作用逐渐显现。脓毒症期间炎症反应失调导致细胞因子和趋化因子释放、补体活化、自由基和花生四烯酸代谢物生成增加、外源性凝血活化、T 细胞活化、中性粒细胞、巨噬细胞、血小板和内皮细胞的招募。有多项研究分析了脓毒症 AKI 病理生理过程中炎症反应失调的影响及其不同的细胞和体液机制。小管上皮细胞凋亡、死亡及亚致死性损伤——炎症损伤诱导的细胞凋亡可能是脓毒症 AKI 的病因之一。将高浓度的细菌脂多糖(LPS)和肿瘤坏死因子(TNF)添加到培养的肿瘤血管内皮细胞(tumour-derived endothelial cell, TEC)和肾小球来源的内皮细胞中,能够增加促凋亡介质,尤其是 Fas mRNA 和 Fas 相关死亡结构域蛋白的表达,并降低抗凋亡的 B 细胞淋巴瘤/白血病-xL(B cell lymphoma/leukemia-xL, Bcl-xL)蛋白的表达。与这些观察结果一致,至少在实验条件下,抑制胱天蛋白酶-3(caspase-3)能够降低 AKI 的发生率。在体外使用人 TEC 的实验模型中,在没有低灌注或缺氧的情况下,从严重脓毒症或感染性/脓毒症休克患者血液中提取的血浆可以诱导细胞凋亡和功能改变。此外,这些炎症介质除了促进细胞凋亡外,还能诱导 TEC 发生一系列亚致死性改变,如:①线粒体功能障碍和生化反应抑制导致的生物能量紊乱;②细胞极性的丧失和紧密连接蛋白表达的减少;③蛋白重吸收所必需的分子和不同离子转运泵在内皮细胞顶端的丢失。后一种效应可能最终增加钠和氯对远曲小管和致密斑的输送,从而触发肾小管肾小球反馈,从而进一步降低 GFR。损伤相关分子模式(damage associated molecular pattern, DAMP)和病原体相关分子模式(pathogen associated molecular pattern, PAMP)——近年制作的模型,在该模型中,脓毒症相关的 AKI 可由炎性损伤和肾小管细胞对损伤和通路相关的分子模式分子(分别为 DAMP 和 PAMP)的适应性反应引起。DAMP、PAMP 和模式识别受体(pattern recognition receptor, PRR)之间的相互作用可能引起严重的全身炎症反应。虽然肾 TEC 可能受到炎症过程的被动影响,但有证据表明,它们实际上在调节和放大炎症反应和细胞损伤方面具有积极作用。事实上,肾小管细胞作为抗原提呈细胞具有免疫活性,能够通过它们的 PPR 识别 PAMP 和 DAMP,例如 Toll 样受体(Toll-like receptor, TLR)-2 和 TLR-4。PAMP 和 DAMP 与管状细胞的相互作用导致细胞损伤和凋亡,细胞周期阻滞,细胞极性丧失,与管状基底膜分离。由 DAMP 和 PAMP 激活的肾小管细胞本身可能通过表达共刺激分子和刺激细胞因子及趋化因子的产生而放大与介导炎症损伤,包括 IL-6、IL-10、IL-18、TNF-α、IL-8、IL-1、巨噬细胞炎性蛋白 2。

新的证据也表明,在脓毒症中发生的交感神经活动增加可能导致器官功能障碍。脓毒症休克的心血管特征是全身性血管扩张和低血压,伴有交感神经活动(sympathetic nerve activity, SNA)的大量增加。在羊的实验性高动力脓毒症中,我们发现心脏和肾交感神经活动发生了器官特异性和时间依赖性的变化。有证据表明细胞因子的中枢作用是引起脓毒症休克交感神经兴奋的主要因素。细胞因子通常不能进入大脑,但在脓毒症中可能并非如此,因为有证据表明,脓毒症大鼠血脑屏障的完整性遭到了破坏。经证实,在长期重症疾病过程中,交感神经活动的长期过度增加可能成为不良反应并产生不良影响。交感神经刺激的免疫效应是广泛的,因为所有的初级和次级免疫器官都接受交感神经支配,这表明存在着交感神经系统调节免疫功能的解剖学基础。炎症细胞因子释放与肾功能障碍有关,已有研究证明 Toll 样受体激活与 AKI 之间存在直接相关性。在内毒素血症绵羊中,Toll 样受体-4 的抑制使肾功能得到了很大的改善,这与治疗引起的动脉压升高无关,这表明 Toll 样受体-4 在 AKI 的发展中起着关键作用。

组织学上,脓毒症引起的 AKI 表现为片状、异质性小管细胞损伤,顶端空泡化,但无小管坏死甚至广泛凋亡。重要的是,所有这些特征都是在肾血管扩张和 RBF 正常或升高的背景下形成的,并构成了肾小球滤过率、肌酐清除率下降和 AKI 发生的临床表型。而细胞死亡(坏死或凋亡)不是脓毒症 AKI 的一个重要特征,在人脓毒症和实验动物脓毒症的观察中发现,不考虑疾病阶段、严重程度或器官因素,存在的 3 个主要变化:炎症、弥漫性微循环血流异常和细胞对损伤的生物适应性反应。在功能上,脓毒症引起的 AKI 表现为 GFR 显著下降和不同程度的肾小管功能障碍。然而,组织学改变并不能完全解释这种功能表型。目前的证据表明,大多数 AKI 的病因是多方面的,而且可能有几种发病机制并存综合起作用。

基因多态性在脓毒症相关的 AKI 的发病机制中的作用:脓毒症相关的 AKI 最初可能是一种全身性感染,它触发了一种广泛的体液和细胞免疫反应。许多临床和分子生物学研究表明,促、抗炎症细胞因子/活性氧的产生和肾小球微血栓形成对肾小球内皮细胞的广泛损伤。此外,有证据表明,在脓毒症的实验模型中,人肾小管细胞死于凋亡和坏死。一旦积累了足够的证据证明脓毒症介导物在脓毒症相关 AKI 中可能的病理生理作用,脓毒症患者的遗传多态性就会成为一个研究领域。目前已有证据表明免疫应答基因的遗传多态性与脓毒症之间存在正相关关系。肿瘤坏死因子(TNF),在革兰氏阴性菌的脓毒症休克的发病机制中发挥了重要作用,介导了宿主对内毒素的广泛反应。在肾,内毒素刺激肾小球系膜细胞释放 TNF。在一项国际多中心前瞻性研究中发现在重症监护病房(ICU)死于脓毒症或脓毒症休克的患者的 TNF 水平明显高于那些幸存的人。但是,目前还没有 TNF/TNF 受体多态性或它们的单倍型与脓毒症敏感性、疾病严重程度包括 AKI 的程度之间的重要联系。另外,研究发现 IL-10 的 CGG 单倍体对脓毒症相关的 AKI 具有保护作用。目前关于遗传多态性在脓毒症 AKI 发病机制中的重要作用的证据有限,但会越来越多。此外,涉及基因多态性的研究可能进一步帮助我们了解与脓毒症相关的 AKI 的发病机制,发现易感性、严重程度和临床结果的潜在标记物,识别治疗干预的目标。

DNA 修复酶多腺苷二磷酸核糖聚合酶[poly(ADP-ribose) polymerase,PARP]的过度激活是引起 AKI 最重要的原因。研究发现在内毒素休克中 PARP 在肾组织中过度活跃,参与脓毒症休克引起的 AKI。研究者认为管状细胞凋亡在脓毒症休克引起的肾损伤中为主要的表现。PARP 的过活跃减少了肾组织的能量代谢,导致肾损害和细胞凋亡。另外,Tamara Merz 等人发现脓毒症引起的 AKI 与线粒体的呼吸作用相关,可能由于氧化、氮化作用而加重。感染性急性肾损伤的特点是肾功能的急性下降,伴有相对正常的组织学形态,其 AKI 的严重程度与血管性渗出、糖代谢紊乱、线粒体活性降低有关。

二、创伤性休克时肾功能损害的机制

创伤性损伤,如失血性休克(hemorrhagic shock,HS)和烧伤可引起全身代谢和免疫级联改变,对远端器官产生负面影响。肾也不例外,HS 或烧伤引起的急性肾损伤(AKI)是一种常见的肾功能突然恶化,在 ICU 仍是一个重要问题,并使患者的预后复杂化。肾功能下降不仅在最初住院期间产生直接后果,而且还会导致死亡率增加和进展为慢性肾衰竭的可能性。在许多对烧伤患者的研究中表明,与没有 AKI 的烧伤患者相比,烧伤后出现 AKI 的患者死亡率更高。各种创伤性损伤的重症患者群体中,诊断为 AKI 与院内死亡率显著升高相关。

驱动 HS 和烧伤引起 AKI 的病理生理学是多因素的,目前尚不清楚。因此,确定导致 AKI 的全身改变对早期诊断、维持患者健康和长期肾功能至关重要。

虽然肾小球滤过率(GFR)降低是肾功能障碍的明确证据,但也存在一些代谢物,包括新的潜在生物标志物。在热损伤患者中,AKI 可根据发病时间是在第 5 天之前还是之后被分类为"早期"或"晚期"。早发性 AKI 通常涉及血浆体积(血容量不足)的初始减少,其减少组织血流灌注。迟发性 AKI 通常由脓毒症驱动或与多器官功能障碍(multiple organ dysfunctio,MOD)相关。与热损伤患者的早期 AKI 类似,HS 患者经历心输出量减少,导致器官血流灌注不良,并且由于血容量立即丧失而导致缺氧。在这方面,与烧伤相比,HS 导致甚至更极端的血容量不足,其还与代谢和免疫学改变相结合,从而为 AKI 的发作提供基础。严重创伤性损伤导致促炎标志物(例如细胞因子,其他信号分子)的涌入,其有可能补充临床数据以预测 AKI 和(或)患者结果。在创伤后最初存活下来的患者中,在入院后 24 h 内血浆白细胞介素-1(IL-1)、IL-6、IL-8 和单核细胞趋化蛋白(monocyte chemotactic protein,MCP)1 水平升高与 AKI 的发生有关。如果持续时间过长,这些促炎症细胞因子水平的升高会导致肌肉恶病质和热损伤患者的全身蛋白周转率升高。特别是对于烧伤创伤,相关的高代谢进一步加剧肾功能障碍,如果基本蛋白质储备被严重耗尽,这可能是致命的。尽管 AKI 的影响因创伤严重程度和其他共病而异,但识别和理解导致这种情况的分子异常对早期诊断和治疗至关重要。但是建立标准化的动物模型来模拟临床相关的烧伤或失血性休克是困难的。

影响 HS 动物肾功能的信号级联主要是由血压下降导致的血流低灌注和外髓内供氧量有限引起的。在正常功能的肾中,动脉血压的轻微下降会引起内在的信号通路(例如,传出小动脉收缩),以防止 GFR 的不良降低。这种自我调节是一个重要的反馈机制,以保持肾小球滤过率恒定。然而,在平均动脉压(mean arterial pressure,MAP)大幅下降后发生的低灌注<50 mmHg 刺激肾内的几种系统和内在介质的改变。事实上,这可能是 HS 和烧伤之间的主要区别,因为烧伤引起的 AKI 可能发生在低氧血症/低灌注的情况下。将烧伤大鼠的血浆输注到健康的动物体内,会导致白细胞活化、液体外溢和水肿。虽然烧伤焦痂本身可能是炎症物质的一个病灶,但这项研究表明它不需要诱导全身性炎症。与烧伤和非烧伤创伤中肾氧化应激的讨论相关,许多研究也涉及肾髓过氧化物酶(myeloperoxidase,MPO)水平的改变。在烧伤患者中,感染是一个重要的考虑因素;然而,动物模型已经证明,即使在没有感染的情况下,中性粒细胞水平也会上升。此外,MPO 阳性细胞在肾髓质,而不是皮质,在失血性休克 5 h 后 MPO 升高。据我们所知,针对中性粒细胞浸润的烧伤动物模型的研究尚未显示出疗效,这可能是由于肾内的中性粒细胞具有时间依赖性。众所周知,TLR-4 在脓毒症动物的肾中表达上调,但其在出血和(或)烧伤中的作用仍未被研究。一项研究表明,35% 的烧伤患者会引起肾功能的一些紊乱,其证据是血尿素氮(blood urea nitrogen,BUN)明显升高。然而,使用中和 TNF 的单克隆抗体治疗烧伤对 BUN 没有影响,但确实降低了肝或肌肉损伤的标志物。Leng 等人近年报道了肿瘤坏死因子相关凋亡诱导配体(TNF-related apoptosis-inducing ligand,TRAIL)与死亡受体 5(death receptor 5,DR5)在 AKI 发病机制中的相互作用的关键作用。综上所述,这些研究提示在烧伤后 AKI 中存在 TNF 家族蛋白。

第二节　休克时急性肾损伤的调控

一、感染性/脓毒症休克或脓毒症急性肾损伤的调控

尽管我们越来越有能力支持重要器官和复苏患者,但脓毒症 AKI 的发病率和死亡率仍然居高不下。脓毒症与 AKI 之间存在双向关系,即使非脓毒症病因发展成 AKI 的患者中,脓毒症的发生率也很高。目前的临床干预措施几乎完全集中于肾上游的机制,或者是旨在使患者存活并希望肾能够恢复的支持性措施。在 ICU 中脓毒症引起 AKI 的标准治疗方法,如静脉抗菌药物治疗、液体复苏、血管活性药物的使用和肾替代治疗,并没有有效降低与脓毒症相关的急性肾损伤(sepsis associated acute kidney injury,SA-AKI)的发生率或相关死亡率。

目前,感染性/脓毒症休克的早期治疗主要包括液体复苏、血管活性药物应用、血糖控制、应激剂量激素疗法和休克相关脓毒症集束化治疗策略(sepsis bundle strategy)。然而目前并没有有效的措施来预防和治疗 AKI。

感染性/脓毒症休克和急性肾损伤的血流动力学处理:对于脓毒症和脓毒症 AKI 患者,建议采用 30 ml/kg 晶体液液体复苏,并通过纠正低血容量来改善肾血流灌注和氧合。然而,在失血性和内毒素性休克实验动物模型并没有证明液体复苏对肾皮质或髓质组织氧合有任何改善。近年的多中心随机对照试验使用积极的液体复苏策略也没有显示任何改善肾结局或死亡率。在感染性/脓毒症休克中,如果液体复苏不能充分纠正潜在的低血压、器官血流灌注不足和高乳酸血症,那么

临床医师就需要实施升压治疗。在 AKI 合并脓毒症休克时,去甲肾上腺素仍是被推荐为维持血压的一线血管活性药物,用来维持平均动脉压≥65 mmHg(高血压患者≥80 mmHg)。但是对脓毒症AKI 的进展目前还不清楚,在脓毒症 AKI 中使用去甲肾上腺素对肾的好处仍有争议,因为担心它会引起局部肾血管收缩和缺血,从而导致肾功能进一步恶化。然而,评估肾小球滤过率,去甲肾上腺素治疗在感染性/脓毒症休克已被证明能够持续逆转低血压并短暂改善肾功能,其不良反应少于多巴胺、血管升压素、肾上腺素或苯肾上腺素。目前有最新研究发现,与其他血管活性药物相比,感染性/脓毒症休克 AKI 患者透析初始阶段使用去甲肾上腺素没有生存益处,但其机制目前还不清楚。实验和临床证据表明,在肾组织的正常和病理状态下,对血管活性药物的大循环和微循环反应存在"解耦"。肾大循环和微循环的研究显示通过评估全肾血流量和全肾氧输送(renal oxygen delivery,RDO$_2$),不能可靠的预测局部肾血流灌注和供氧的变化。实验表明,在脓毒症 AKI 的绵羊模型中,应用高剂量的去甲肾上腺素[0.4~0.8 g/(kg·min)]维持血压加剧了肾髓质缺血和缺氧。脓毒症中大剂量去甲肾上腺素所致肾髓质缺血缺氧,其对肾预后的长期影响尚不清楚,尚待进一步研究。

　　血管升压素和感染性/脓毒症休克试验(vasopressin and septic shock trial,VASST)研究显示低剂量的血管升压素(17~50 ng/min)和高剂量的去甲肾上腺素(5~15 g/min)相比,死亡率并没有降低。然而,VASST 亚组分析显示,血管升压素治疗组脓毒症 AKI 发生率和死亡率较低。此外,与单纯使用去甲肾上腺素相比,使用血管升压素的患者在尿量和肾小球滤过率方面有更大的改善。同样,在绵羊脓毒症 AKI 中,低剂量的血管升压素(33 ng/min)也被报道可恢复血压并显著改善肾功能。在健康的绵羊体内输注血管升压素可维持肾皮质和髓质组织的血流灌注和氧合。所以,这些研究结果表明,与高剂量去甲肾上腺素相比,低剂量的血管升压素在脓毒症 AKI 中可能提供一定程度的肾保护作用。但是高剂量的血管加升素(>83 ng/min)可诱导心肌、肠系膜等缺血,应当避免。

　　血管紧张素Ⅱ:通过血管紧张素Ⅰ受体来收缩血管提升血压。在脓毒症的绵羊和猪模型中,血管紧张素Ⅱ改善系统血流动力学,没有对其他重要器官包括肾产生有害影响,也没有进一步增加动脉血乳酸或炎症因子水平。在一项儿茶酚胺抵抗的脓毒症休克患者的初步研究中,血管紧张素Ⅱ有效地提升血压并改善肾功能。血管紧张素Ⅱ在脓毒症 AKI 中的保肾机制可能是收缩出球小动脉程度较入球小动脉更显著,从而增加肾小球灌注压和滤过率。进一步研究表明,血管紧张素Ⅱ在改善肾自我循环调节方面发挥重要作用,尤其是在肾灌注压较低的情况下。事实上,对105 例脓毒症 AKI 患者进行随机肾脏替代治疗的 ATHOS 试验的亚组分析显示,使用血管紧张素Ⅱ(与安慰剂相比)辅助治疗时,死亡率相对降低23%,肾功能恢复更快。综上所述,相关实验和临床结果表明,血管紧张素Ⅱ可能是脓毒症 AKI 的一种更安全的血管活性药物。

　　2 型肾上腺素受体激动剂:在 ICU 中右美托咪定和可乐定常被用作镇静剂,减少危重患者的躁动和谵妄。在脓毒症的啮齿动物模型中,可乐定和右美托咪定似乎能改善肾功能和预后。在绵羊的高动力型脓毒症模型和 AKI,注入可乐定[1 g/(kg·h)]后全肾充血程度减轻,尿量减少了50%。然而,这种利尿反应与肌酐清除或钠部分排泄的任何变化无关。实验证据表明,在脓毒症AKI 中应用高剂量的去甲肾上腺素维持血压会对肾髓质血流灌注和氧合产生不利影响,因此,减少升压药的需求用 2 型肾上腺素受体激动剂可能是一个可行策略来减少高儿茶酚胺水平对肾微循环的有害影响。

　　肾髓质似乎特别容易受到多种形式 AKI 缺血缺氧的影响,包括脓毒症休克。事实上,肾内组织血流灌注再分配导致的肾组织缺氧正在成为脓毒症 AKI 发生的一个重要病理机制。高剂量的去甲肾上腺素在正常和病理状态下对肾微循环有不良影响,因此,以恢复脓毒症 AKI 患者动脉压和肾功能为目的的升压治疗应谨慎使用,并考虑其对肾内组织血流灌注和氧合的影响。脓毒症早期保留肾髓组织血流灌注和氧合的治疗可能为减少 AKI 的发展或进展,为改善这些重症患者的预后带来新的希望。

对 AKI 患者来说,连续性肾脏替代治疗(continuous renal replacement therapy,CRRT)是一个选择,是严重肾损伤的标准治疗,CRRT 的起始时间、模式和剂量等对 AKI 治疗有重要影响。最初选择的肾脏替代疗法对 ICU 患者 AKI 恢复具有重要作用。但合适的开始治疗时间仍有诸多争议。Bell 证明了最初选择的肾脏替代疗法对 ICU 患者 AKI 恢复率的重要性。美国退伍军人管理局和国立卫生研究院(Veterans Administration and National Institutes of Health,VA/NIH)试验表明,开始治疗的延迟很可能是造成高透析依赖性的原因。有人认为治疗应个性化,在某些情况下可能需要加强治疗。Barbar 等人的研究发现在严重急性肾损伤的脓毒症休克患者中,接受早期肾脏替代治疗的患者和接受延迟治疗的患者在 90 d 的总体死亡率没有显著差异。与脓毒症相关的急性肾损伤具有明显的病理生理学特征,与没有脓毒症休克的急性肾损伤患者相比,急性肾损伤和感染性/脓毒症休克患者对肾脏替代治疗的反应可能不同。事实上,与脓毒症相关的 AKI 的高死亡率不仅与肾损害程度有关,而且与远期脓毒症引起的组织炎症损害密切相关。

尽管近年来血液净化疗法取得了相当大的进展,但仍存在许多问题,临床医师对于脓毒症休克合并急性肾损伤患者的 RRT 模式和剂量的不确定性仍存在。过去研究表明治疗剂量对死亡率至关重要,但有人认为临界最小剂量仍然是可取的,低于这一剂量,死亡率将受到影响。实际上,对于脓毒症 AKI 患者,建议治疗剂量在 35 ml/(kg·h) 左右,并对前稀释进行调整。

AKI 的主要原因是炎症反应和继发于脓毒症的微循环失调的共同作用。血液滤过这种模式能更好地清除有毒代谢产物,维持酸碱平衡,清除炎症因子,建议在脓毒症 AKI 和脓毒症休克 AKI 时可采用,但是该模式的治疗剂量及治疗的时机并不明确。近年来的研究发现 HVHF[70 ml/(kg·h)] 在混合 ICU 人群中,与对照组[35 ml/(kg·h) 的连续性静脉-静脉血液滤过(continuous veno-venous hemofiltration,CVVH)]相比,没有导致 28 d 死亡率下降或有助于改善血流动力学。但在 Kevin 等人的研究中发现高容量血液滤过 HVHF 在烧伤感染性/脓毒症休克和 AKI 患者中具有逆转休克/改善器官功能的作用,且安全,但是这些患者休克的逆转是否能提高存活率还有待确定。

一些前沿的综述和 Meta 分析显示高剂量的 CRRT 与 AKI 的死亡率降低并不相关,接受高剂量和低剂量的 CRRT 治疗对 AKI 患者的死亡率,住院时间及 ICU 入住时间两者并无差异。因此,在处理急性肾损伤时,是否给予肾脏替代治疗,起始时机等尚待研究。一些临床研究者已经探索了早期肾脏替代疗法治疗脓毒症休克初始阶段的策略。

基于脓毒症 AKI 或凋亡-炎症性 AKI 的新视角,胱天蛋白酶抑制剂 CI 的应用越来越重要。CI 改善不同器官,包括肾的缺血再灌注损伤。CI 被发现不仅通过防止凋亡细胞死亡而且通过抑制炎症来保护对抗脂多糖诱导的急性肾损伤(LPS-induced AKI,LPS-I-AKI)。对治疗干预的研究涉及多个领域,如通过提取脓毒症各种凋亡通路的阻滞剂结合内毒素清除,甚至采用高容量血液滤过、高通量血液滤过和血浆滤过吸附等方法体外清除循环炎症介质。有研究表明,体外多黏菌素 B 治疗降低了脓毒症患者血浆对体外培养的肾细胞的促凋亡活性,进一步证明了凋亡在脓毒症相关 AKI 的发生过程中起着主导作用。

二、创伤性休克时急性肾损伤的调控

液体复苏是创伤性出血和烧伤的基本治疗策略之一。虽然在失血性休克(HS)动物模型的研究中,大多数集中于各种液体复苏配方对血流动力学和生存的影响,但也有少数涉及肾功能。在一项关于 HS 后无症状肺炎的研究中,用乳酸林格液(lactate Ringer solution,LRS)复苏的猪与健康的猪相比,排尿量明显减少,这表明存在一定程度的肾功能衰竭。此外,假定在脱水动物中出血和高渗液体复苏有影响肾功能的作用。然而,在 HS 后用 2 种不同液体复苏的脱水动物中,与之相比没有观察到对肾小球滤过,肾血流量或滤过分数的显著影响。在 70%~85% 的烫伤烧伤模型中进行高渗液体复苏的研究也没有观察到与 LRS 处理的绵羊相比尿液量有所不同。此外,尽管肾水肿有所增加,但在烧伤和烟气吸入绵羊模型中,在 48 h 内未观察到尿量的差异。但是,一旦 AKI 出现,液体复苏就不能改善 AKI。因此,其他方法是必要的。动物模型也已用于改善其他基于医院的治疗方法。这些目前已实施的治疗方法包括常压高氧治疗,以增强氧气的输送。与置于 760 mmHg/20% 氧气室的 HS 小鼠相比,置于 760 mmHg/100% 氧气室的 HS 大鼠(MAP 维持在 30 mmHg±5 mmHg)具有减少的坏死性肾小管细胞数量和较低的血清肌酐水平。应当使用动物模型进一步研究这类治疗的有效性。通过动物模型获得的对 HS 或烧伤诱导的 AKI 的分子机制也使研究者能够鉴定和筛选预防或治疗 AKI 的新疗法。

近年在《科学报告》中发表了一个典型的例子。在这项研究中,褪黑素被证明可以逆转由烧伤引起的血清肌酐和尿毒氮的增加;肾丙二醛(malondialdehyde,MDA)、IL-1β、TNF、细胞间黏附分子-1(Intercellular adhesion molecule-1,ICAM-1)、Bax、胱天蛋白酶-3 和末端脱氧核糖核酸转移酶介导的原位缺口末端标记 [terminal deoxynucleotidyl transferase(TdT)-mediated deoxynucleotide triphosphate(dUTP)Nick-End labeling,TUNEL]染色增加;并降低肾谷胱甘肽(glutathione,GSH)、超氧化物歧化酶(superoxide dismutase,SOD)和 Bcl-2。但是,这种情况下的治疗(褪黑素)并不是该研究的新颖之处,而且,如前所述,单一疗法可能不足以预防 HS 或烧伤诱发的 AKI。但是,这项研究确实确定了沉默信息调节因子-1(silence infor-mation regulator 1,sirtain 1,SIRT 1)的关键作用及其对 P53、P65 和 FOXO1 的脱乙酰酶活性。现在,这确定了可用于对细胞凋亡,炎症和氧化应激产生有益影响的其他潜在途径。由于创伤(无论是 HS 还是烧伤)后 AKI 诱导的多因素性质,药物治疗混合物或发挥多效性的生物疗法可能是最有益的。例如,干细胞疗法在包括烧伤和脓毒症在内的多种疾病中被吹捧了一段时间。动物模型也研究了烧伤诱发的 AKI 中的这种可能性。一项研究在数周的过程中利用了脐带来源的间充质干细胞(mesenchymal stem cell,MSC)在 20% 总体表面积(total body surface area,TBSA)烫伤的大鼠中。尽管未经处理的动物在该研究中显示出 100% 的死亡率,但 MSC 治疗可减少炎症细胞的浸润,使血清肌酐水平正常化并提高生存率。尽管未报道基线肌酐水平,但这些学者的确显示了 MSC 治疗还可以减少肾的细胞凋亡。

尽管尚未阐明负责的机制,但似乎可能涉及了 MSC 的抗炎特性。有希望的疗法,例如 MSC,应进一步研究其潜在用途。使用抗氧化剂作为预防创伤的措施也受到了广泛关注。如前所述,可以通过各种抗氧化剂防御系统清除由 HS 产生的活性氧(reactive oxygen species,ROS)和活性氮(reactive nitrogen species,RNS)的过量产生,从而将炎症级联的影响降至最低。藏花酸(crocetin;又称番红花酸)是类胡萝卜素家族的抗氧化剂,可降低 HS 大鼠的 iNOS 表达和随后的 NO 生成。Crocetin 可以防止 HS 诱导的 MDA 高峰并减轻 AKI,如肌酐减少所证明。然而,学者没有报道 Akt 信号转导机制。此外,银杏叶提取物的抗氧化活性降低了烧伤大鼠和单侧肾切除大鼠肾蒂闭塞和再灌注的血清 TNF-α、MPO 活性和肌酐水平。其他人则针对线粒体,以防止细胞凋亡。例如,抑制线粒体通透性转换孔(mitochondrial permeability transition pore,mPTP)开放的分子环孢素 A(cyclosporin A,CsA)在 HS 后显示出益处。给予 5 mg/kg 环孢素 A 的大鼠,包括 HS+股骨骨折在内的多发伤存活率为 56%,而仅接受乳酸林格液的大鼠为 25%。但是,关于最有效的抗氧化剂和治疗时机,还有很多东西要学习。其他研究人员已经成功地针对荷尔蒙及其功能,以增强修复过程。研究最多的一种是促红细胞生成素,它是一种缺氧诱导因子-1(hypoxia-inducible factor-1,HIF-1)诱导的激素,可维持类红细胞祖细胞的存活。同样,烧伤前 5 min 在大鼠中注射促红细胞生成素会降低胱天蛋白酶-3 活性,血清 TNF-α、IL-6、IL-1β 和肌酐水平。应该注意的是,本研究中给予的 EPO 是在受伤之前进行的,不适用于创伤性损伤的临床治疗。在这方面,尽管没有针对 AKI,但在重组人促红细胞生成素(recombinant human erythropoietin,rhEPO)烧伤患者的临床试验中复苏要求和死亡率没有改变并不奇怪。

第三节　急性肾损伤早期诊断的标志物

AKI 患者无症状病程一直持续到疾病晚期,传统的诊断方法不能早期诊断 AKI 是导致治疗失败的原因之一。虽然在实验动物研究中,心房利钠肽对 AKI 的治疗是有效的,但在临床研究中并没有显示其有益作用。尽管临床研究人员做了大量的工作,但早期诊断 AKI 困难重重。肌酐用于评估 AKI 受患者的年龄、性别和肌肉质量的影响。此外,如果肾小球滤过率下降<50%,它可能不会显著上升。AKI 血清标志物在早期诊断中显示出一定的优势,其中研究较多且最有前途的血清标志物包括中性粒细胞明胶酶相关脂质钙蛋白(neutrophil gelatinase-associated lipocalin,NGAL)和胱抑素 C。从受损的肾小管细胞中释放的酶在尿液中被测量。这些 AKI 相关蛋白质是由肾合成,如富半胱氨酸蛋白 61、肾损伤分子-1(kidney injury molecule-1,KIM-1)、左旋肝素结合蛋白(L-heparin-bindingprotein,L-HBP)、细胞因子、趋化因子(Gro-α、IL-18)和肾小管结构和功能蛋白质等,在 AKI 发生发展过程中,其尿液和血清水平出现显著变化。通过在血清和尿液中使用这些标记物,可以评估肾损伤的原因、持续时间、严重程度以及对治疗的反应和预后等。NGAL 是一种含有 178 个氨基酸的蛋白质,分子量为 25 000,在中性粒细胞和上皮细胞中合成,也包括在近曲小管中合成。由于 NGAL 在 AKI 发生后的短时间内,如 2 h 内,血清和尿液中均检测到 NGAL,故称为肾的"肌钙蛋白"。脓毒症 AKI,血清肌酐在 24~48 h 内开始升高,而血清和尿液中的 NGAL 水平在 2 h 内开始升高。胱抑素 C 是分子量为 13 300 和 120 个氨基酸的多肽,能在所有核细胞中合成并以恒定速率释放入血。血清浓度不受年龄、性别、种族、体重指数和体液状态的影响,但受甲状腺功能、恶性肿瘤、炎症和类固醇激素治疗的影响。它完全被近曲小管吸收并分解,不分泌,在血清和尿液中测定。在一项 ICU 研究中,根据 RIFLE 分级[其主要根据肾小球滤过率(GFR)和尿量,分为 3 个严重程度级别危险(risk,R)、损伤(injury,I)、衰竭(failure,F)和 2 个预后级别肾功能丧失(loss,L)、终末期肾病(end-stage renal disease,ESRD)]纳入重症患者(表 11-1),血清胱抑素 C 相比血清肌酐水平能提前 1.5 d 诊断 AKI。在一项评估 24 h 内肌酐清除率的研究中,发现胱抑素 C 水平与肌酐清除率相关。损伤分子-1(KIM-1)是一种基于肾小管的跨膜蛋白。实验性 AKI 模型研究表明,近曲小管上皮细胞中 KIM-1mRNA 表达明显增多,这是对缺血性和脓毒症 AKI 的反应。在评价 KIM-1 对 AKI 诊断和预后的临床研究中,心肌梗死治疗后 2 h 发生 AKI 的患者与未发生 AKI 的患者相比,KIM-1 水平显著升高。白细胞介素-18(IL-18)是一种促炎症细胞因子,是炎症和缺血性组织损伤的标志物。实验研究表明,胱天蛋白酶-1 介导的 IL-18 活化在 AKI 形成过程中有重要作用,随着 AKI 进展,在近曲小管的释放增多,在尿中可检出。目前认为尿 IL-18 水平对缺血性 AKI 更特异,不受慢性肾损伤、尿路感染或肾毒性损伤的影响。L-FABP 是一种胞质蛋白,分子量为 14 000,在细胞内携带游离脂肪酸。它在肾近曲小管合成。在实验动物研究中,发现肝型脂肪酸结合蛋白(liver fatty acid binding protein,L-FABP)水平反映了肾小管间质损伤程度。肾小管细胞在出现缺血或脓毒症时进入 G_1 细胞周期阻滞期,G_1 细胞周期阻滞阻止 DNA 受损细胞的分裂,直到修复为止,细胞周期阻滞发生在损伤早期。胰岛素样生长因子结合蛋白 7(insulin-like growth factor binding protein 7,IGFBP7)和金属蛋白酶组织抑制剂-2(tissue inhibitor of metalloproteinase,TIMP-2)的组织抑制剂与细胞损伤早期的细胞周期阻滞有关。在一项多中心研究中,评估 IGFBP7 和 TIMP-2 在 AKI 预测中的优势,检测 ICU 重症患者尿中 IGFBP7 和 TIMP-2 水平,并在取样 12 h 后评估 AKI[改善全球肾脏病预后组织(Kidney Disease:Improving Global Outcomes,KDIGO)分期 2~3]的存在。结果表明尿 IGFBP7 和 TIMP-2 诊断价值优于前述的所有生物标志物。在一项评估尿 IGFBP7 和 TIMP-2 在预测 AKI 发展和可复性的研究中,它们被证明是对 AKI 发展和肾可复性具有高敏感性和特异性的生物标志物。

表 11-1　RIFLE 分级标准

期别	肾小球功能指标（Scr 或 GFR）	尿量指标
R 期	Scr 升高>1.5 倍，或 GFR 下降>25%	<0.5 ml(kg·h)，时间>6 h
I 期	Scr 升高>2 倍，或 GFR 下降>50%	<0.5 ml(kg·h)，时间>12 h
F 期	Scr 升高>3 倍，或>353.6 μmol/L(4 mg/dl) 或急性增加>44.2 μmol/L(0.5 mg/dl)；或 GFR 下降>75%	<0.3 ml(kg·h)，时间>24 h 或无尿>12 h
L 期	持续肾功能衰竭>4 周	—
E 期	持续肾功能衰竭>3 个月	—

　　虽然重症患者 AKI 最常见的原因是脓毒症，但创伤性休克引起的 AKI 也是不容忽视的。我们不管对脓毒症 AKI 还是创伤性 AKI 的了解均有限。多年来在实验性 AKI 模型上证明有效的药物，在人类 AKI 无治疗益处。事实表明，AKI 的早期诊断和治疗需要新的方法。新的生物标志物在 AKI 早期诊断中的价值有待临床进一步验证。

参考文献

[1] ABDELRAHMAN M, SHARPLES E J, MCDONALD M C, et al. Erythropoietin attenuates the tissue injury associated with hemorrhagic shock and myocardial ischemia[J]. Shock, 2004, 22(1): 63-69.

[2] ARNOLD J, CAMPBELL I T, SAMUELS T A, et al. Increased whole body protein breakdown predominates over increased whole body protein synthesis in multiple organ failure[J]. Clin Sci, 1993, 84(6): 655-661.

[3] BAGSHAW S M, BELLOMO R, DEVARAJAN P, et al. Review article: acute kidney injury in critical illness[J]. Can J Anaesth, 2010, 57(11): 985-998.

[4] BAGSHAW S M, GEORGE C, DINU I, et al. A multi-centre evaluation of the RIFLE criteria for early acute kidney injury in critically ill patients[J]. Nephrol Dial Transplant, 2008, 23(4): 1203-1210.

[5] BAI X Z, HE T, GAO J X, et al. Melatonin prevents acute kidney injury in severely burned rats via the activation of SIRT1[J]. Sci Rep, 2016, 6(9): 32199.

[6] BARBAR S D, CLERE-JEHL R, BOURREDJEM A, et al. Timing of renal-replacement therapy in patients with acute kidney injury and sepsis[J]. N Engl J Med, 2018, 379(10): 1431-1442.

[7] BELLOMO R, WAN L, LANGENBERG C, et al. Septic acute kidney injury: the glomerular arterioles[J]. Contrib Nephrol, 2011, 174(12): 98-107.

[8] BILGILI B, HALILOGLU M, CINEL I. Sepsis and acute kidney injury[J]. Turk J Anaesthesiol Reanim, 2014, 42(6): 294-301.

[9] BURNS J W, SONDEEN J L, PRINCE M D, et al. Influence of asymptomatic pneumonia onthe response to hemorrhage and resuscitation in swine[J]. Clinics (Sao Paulo), 2010, 65(11): 1189-1195.

[10] CHEN Y Y, WU V C, HUANG W C, et al. Norepinephrine administration is associated with higher mortality in dialysis requiring acute kidney injury patients with septic shock[J]. J Clin Med, 2018, 7(9): 274-287.

[11] CHUNG K K, COATES E C, SMITH D J, et al. High-volume hemofiltration in adult burn patients

with septic shock and acute kidney injury: a multicenter randomized controlled trial[J]. Crit Care, 2017,21(1):289-297.

[12]CHVOJKA J,SYKORA R,KARVUNIDIS T,et al. New developments in septic acute. kidney injury[J]. Physiol Res Aug,2010,59(6):859-869.

[13]COCA S G, ALAVARTHY R Y, CONCATO J, et al. Biomarkers for the diagnosis and risk stratification of acute kidney injury: a systematic review[J]. Kidney Int,2008,73(9):1008-1016.

[14]EFRATI S,BERMAN S,BEN AHARON G,et al. Application of normobaric hyperoxia therapy for amelioration of haemorrhagic shock-induced acute renal failure[J]. Nephrol Dial Transplant,2008, 23(7):2213-2222.

[15]FANI F,REGOLISTI G,DELSANTE M,et al. Recent advances in the pathogenetic mechanisms of sepsis-associated acute kidney injury[J]. J Nephrol,2018,31(3):351-359.

[16]GENGA K R,RUSSELL J A. Update of sepsis in the intensive care unit[J]. J Innate Immun Jun, 2017,9(5):441-455.

[17]GOMEZ H,INCE C,DE BACKER D,et al. A unified theory of sepsis-induced acute kidney injury: inflammation,microcirculatory dysfunction,bioenergetics,and the tubular cell adaptation to injury[J]. Shock,2014,41(1):3-11.

[18]HAASE-FIELITZ A,HAASE M,BELLOMO R,et al. Genetic polymorphisms in sepsis-and cardio-pulmonary bypass-associated acute kidney injury[J]. Contrib Nephrol,2007,156:75-91.

[19]HARROIS A,GRILLOT N,FIGUEIREDO S,et al. Acute kidney injury is associated with a decrease in cortical renal perfusion during septic shock[J]. Crit Care Jun,2018,22(1):161-171.

[20] HOLM C, HORBRAND F, VONDONNERSMARCK G H, et al. Acute renal failure in severely burned patients[J]. Burns,1999,25(2):171-178.

[21]HONORE P M,JACOBS R,BOER W,et al. New insights regarding rationale,therapeutic target and dose of hemofiltration and hybrid therapies in septic acute kidney injury[J]. Blood Purif,2012,33 (1-3):44-51.

[22]HU Y M,PAI M H,YEH C L,et al. Glutamine administration ameliorates sepsis-induced kidney injury by downregulating the high-mobility group box protein-1-mediated pathway in mice[J]. Am J Physiol Ren Physiol,2012,302(1):F150-F158.

[23]JACOBS R,HONORE P M,JOANNES-BOYAU O,et al. Septic acute kidney injury: the culprit is inflammatory apoptosis rather than ischemic necrosis[J]. Blood Purif,2011,32(8):262-265.

[24]JASTROW III K M,GONZALEZ E A,MCGUIRE M F,et al. Early cytokine production risk stratifies trauma patients for multiple organ failure[J]. J Am Coll Surg,2009,209(3):320-331.

[25]KREMER T,ABE D,WEIHRAUCH M,et al. Burn plasma transfer induces burn edema in healthy rats[J]. Shock,2008,30(4):394-400.

[26]LEI Y,PENG X,LIU L,et al. Beneficial effect of cyclosporine a on traumatic hemorrhagic shock[J]. J Surg Res,2015,195(2):529-540.

[27]LENG X,ZHANG Q,CHEN Z,et al. Blocking TRAIL-DR5 signaling with soluble DR5 alleviates acute kidney injury in a severely burned mouse model[J]. Int J Clin Exp Pathol,2014,7(6): 3460-3468.

[28]LU W,CHEN Y,XIA Z F. Direct detection of oxygen free radicals produced in the viscera of burned rats using electron paramagnetic resonance spectroscopy [J]. Chin J Traumatol, 2002, 5 (2): 118-120.

[29] LUNDY J B, HETZ K, CHUNG K K, et al. Outcomes with the use of recombinant human erythropoietin in critically ill burn patients[J]. Am Surg,2010,76(9):951-956.

[30] MA S, EVANS R G, IGUCHI N, et al. Sepsis-induced acute kidney injury: a disease of the microcirculation[J]. Microcirculation, 2019, 26(2): e12483.

[31] MAY C N, CALZAVACCA P, ISHIKAWA K, et al. Novel targets for sepsis-induced kidney injury: the glomerular arterioles and the sympathetic nervous system[J]. Exp Physiol, 2012, 97(11): 1168-1177.

[32] MERZ T, WEPLER M, NUβBAUM B, et al. Cystathionine-γ-lyase expression is associated with mitochondrial respiration during sepsis-induced acute kidney injury in swine with atherosclerosis[J]. Intensive Care Medicine Experimental, 2018, 6(2): 43-50.

[33] MOSIER M J, PHAM T N, KLEIN M B, et al. Early acute kidney injury predicts progressive renal dysfunction and higher mortality in severely burned adults[J]. J Burn Care Res, 2010, 31(1): 83-92.

[34] NUSSHAG C, WEIGAND M A, ZEIER M, et al. Issues of acute kidney injury staging and management in sepsis and critical illness: a narrative review[J]. Int J Mol Sci, 2017, 18(7): 134-145.

[35] PENG L I, LI-PING Q U, DONG Q I, et al. High-dose versus low-dose haemofiltration for the treatment of critically ill patients with acute kidney injury: an updated systematic review and meta-analysis[J]. BMJ, 2017, 30(3): 34-43.

[36] POST E H, VINCENT J L. Renal autoregulation and blood pressure management in circulatory shock[J]. Crit Care, 2018, 22(1): 81-90.

[37] ROCHA J, EDUARDO-FIGUEIRA M, BARATEIRO A, et al. Erythropoietin reduces acute lung injury and multiple organ failure/dysfunction associated to a scald-burn inflammatory injury in the rat[J]. Inflammation, 2015, 38(1): 312-326.

[38] SAKARCAN A, SEHIRLI O, VELIOGLU-OVUNC A, et al. Ginkgo biloba extract improves oxidative organ damage in a rat model of thermal trauma[J]. J Burn Care Rehabil, 2005, 26(6): 515-524.

[39] SENER G, KABASAKAL L, CETINEL S, et al. Leukotriene receptor blocker montelukast protects against burn-induced oxidative injury of the skin and remote organs[J]. Burns, 2005, 31(5): 587-596.

[40] SENER G, SEHIRLI A O, GEDIK N, et al. Rosiglitazone, a PPAR-gamma ligand, protects against burn-induced oxidative injury of remote organs[J]. Burns, 2007, 33(5): 587-593.

[41] SENER G, SENER E, SEHIRLI O, et al. Ginkgo biloba extract ameliorates ischemia reperfusion-induced renal injury in rats[J]. Pharmacol Res, 2005, 52(3): 216-222.

[42] SORDI R, CHIAZZA F, JOHNSON F L, et al. Inhibition of IkappaB kinase attenuates the organ injury and dysfunction associated with hemorrhagic shock[J]. Mol Med, 2015, 21(1): 563-575.

[43] SUETRONG B, PISITSAK C, BOYD J H, et al. Hyperchloremia and moderate increase in serum chloride are associated with acute kidney injury in severe sepsis and septic shock patients[J]. Crit Care, 2016, 20(1): 315-332.

[44] SWAMINATHAN S, ROSNER M H, OKUSA M D. Emerging therapeutic targets of sepsis-associated acute kidney injury[J]. Semin Nephrol, 2015, 35(1): 38-54.

[45] TSUKAMOTO T, PAPE H C. Animal models for trauma research: what are the options? [J]. Shock, 2009, 31(1): 3-10.

[46] WANG Y, YAN J, XI L, et al. Protective effect of crocetin on hemorrhagic shock-induced acute renal failure in rats[J]. Shock, 2012, 38(1): 63-67.

[47] WANG YM, HAN R L, SONG S G, et al. Inhibition of PARP: overactivation protects acute kidney injury of septic shock[J]. Eur Rev Med Pharmacol, 2018, 22(10): 6049-6056.

［48］YAGI H,SOTO-GUTIERREZ A,KITAGAWA Y,et al. Bone marrow mesenchymal stromal cells attenuate organ injury induced by LPS and burn［J］. Cell Transplant,2010,19(6):823-830.

［49］ZHU L,YANG Z C,CHEN D C. Improvements of postburn renal function by early enteral feeding and their possible mechanisms in rats［J］. World J Gastroenterol,2003,9(7):1545-1549.

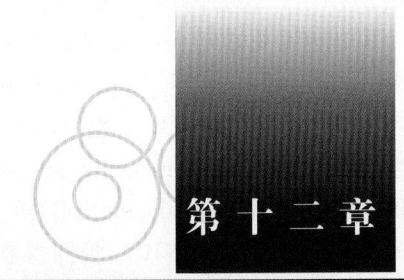

第十二章　创伤性休克肠屏障功能损害与调控

李志凌　肖献忠

第一节　概　述

一、小肠的结构与功能

(一) 小肠的组成

小肠是消化系统的重要组成部分,成人全长约5.5 m。上端通过幽门与胃相通,下端在右髂窝与大肠相连,一般根据形态和结构变化分为十二指肠、空肠和回肠。

1. 十二指肠　长25～30 cm,约12个手指的横径,因而得名。呈"C"形,凹内包裹胰脏头部。十二指肠分为上部、降部、水平部和升部。上部(约5 cm)与幽门相连,管壁较薄,黏膜光滑无环形皱褶,呈圆形,称为十二指肠球,是溃疡好发部位。十二指肠降部长7～8 cm,内壁上有乳头样隆起,称为十二指肠乳头,是胆总管与胰管的共同开口,胆汁与胰液通过其流入小肠,促进小肠消化吸收。十二指肠水平部长12～13 cm,与之后紧连的升部一起与空肠连接形成十二指肠空肠曲,此处的屈氏韧带(ligament of Treitz),又称十二指肠悬韧带(suspensory ligament of duodenum),是区分上、下消化道的标志。

2. 空肠和回肠　空肠始于十二指肠空肠曲,占空回肠全长的2/5,占据腹腔的左上部;回肠占空回肠全长远侧3/5,位于腹腔右下部,部分位于盆腔内,末端连接盲肠,此处有回盲瓣突入盲肠,可阻止盲肠中液体和粪便逆流入小肠。空肠与回肠间无明显的解剖标志。

(二) 小肠的组织结构

1. 黏膜(上皮、固有层和黏膜肌层)　小肠黏膜表面可见许多像花瓣一样的环形皱襞突入肠腔,在十二指肠末段和空肠头段发达,向下逐渐减少变矮,至回肠中段以下基本消失。黏膜表面有许多绒毛状突起是小肠特有的结构,称为肠绒毛(intestinal villus)(图12-1、图12-2),由上皮和固有层向肠腔突起而成。绒毛在十二指肠呈叶状,在空肠如手指状,在回肠则细而短。绒毛根部的上皮下陷至固有层形成管状的小肠腺,又称肠隐窝(intestinal crypt),小肠腺直接开口于肠腔。上皮细胞是目前为止肠道屏障最强物理防御的决定因素。

(1) 黏膜上皮:肠绒毛上皮由单层柱状上皮、杯状细胞和少量内分泌细胞组成(图12-3)。而小肠腺上皮的组成则还包括帕内特细胞(Paneth cell,或称潘氏细胞)和干细胞。①单层柱状上皮,又称为吸收细胞(absorptive cell),约占肠上皮细胞的90%。吸收细胞主要是在水分、电解质、营养和药物等的吸收中起主要作用。②杯状细胞(globlet cell),散布在吸收细胞之间,数量较少,杯状细胞是简单的柱状上皮细胞,其高度是其宽度的4倍,如高脚杯状,是一种典型的黏液细胞,可分泌黏液和碳酸氢盐,覆盖于肠黏膜表面,可起到润滑和保护肠黏膜的作用。③帕内特细胞(潘氏细胞),位于小肠腺底部,是小肠腺的特征性细胞。细胞呈锥体形,顶部胞质充满粗大嗜酸性的分泌颗粒,电镜下,胞质含有大量粗面内质网与发达的高尔基复合体,其分泌颗粒含有防御素、溶菌酶等,对肠道微生物有杀灭作用。④内分泌细胞,小肠黏膜上皮有许多内分泌细胞,EC 细胞(enterochromaffin cell,EC cell;又称肠嗜铬细胞、肠型 EC 细胞)、I 细胞(cholecystokinin-producing cell,or intermediate cell,I cell)、N 细胞(neurotensin-producing cell)、D 细胞(somatostatin-producing cell)等,分泌包括生长抑素(somatostatin,SST)、血管活性肠肽(vasoactive intestinal peptide,VIP)、肠抑胃肽(gastric inhibitory polypeptide,GIP)、胆囊收缩素(cholecystokinin,CCK;又称缩胆囊素、缩胆囊肽)、胰多肽(polypeptide,PP)、铃蟾素[(bombesin),又称铃蟾肽或促胃液素释放肽(gastrin-releasing peptide,GRP)]等多肽类物质。⑤干细胞,位于小肠腺下半部,干细胞可不断增殖、分化、向上迁移,更新补充吸收细胞和杯状细胞。

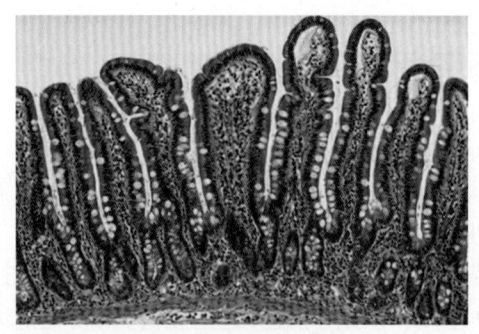

图 12-1　小肠绒毛光镜相

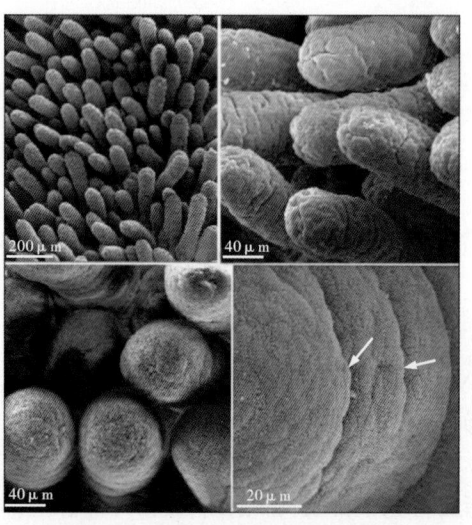

图 12-2　正常新生猪绒毛电镜相

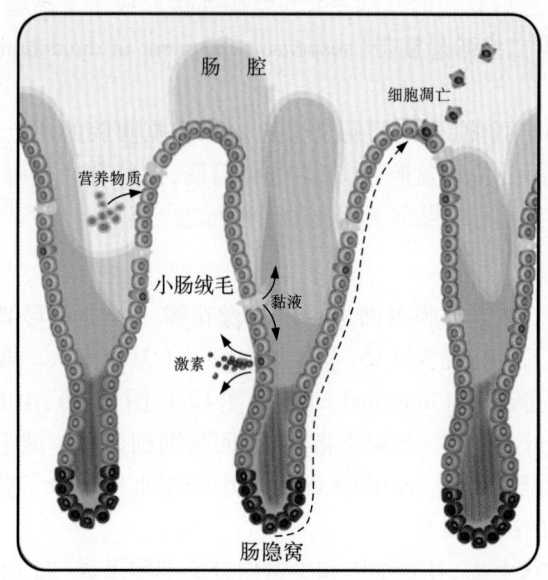

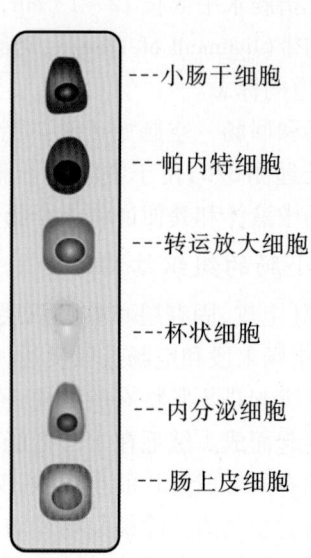

图 12-3　肠上皮细胞

(2)黏膜固有层:绒毛固有层结缔组织内含有大量的小肠腺、淋巴小结以及丰富的淋巴细胞、浆细胞、巨噬细胞、嗜酸性粒细胞等。绒毛中轴有 1～2 条纵行毛细淋巴管,称为中央乳糜管,周围有丰富的毛细血管网,上皮吸收的乳糜微粒由中央乳糜管输出,而吸收的氨基酸等水溶性物质由毛细血管网入血(图12-4)。

(3)黏膜肌层:由内环形与外纵向两层平滑肌组成。

2.黏膜下层　肠黏膜下层为疏松的结缔组织,含有血管和淋巴管。

3.肌层　由内环形与外纵行两层平滑肌组成。

4.外膜　除十二指肠后壁为纤维膜外,小肠其余部分均为浆膜。

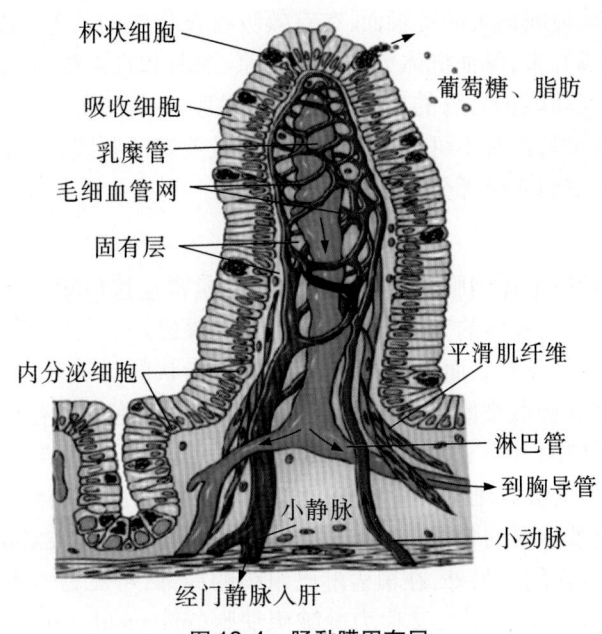

杯状细胞
吸收细胞
乳糜管
毛细血管网
固有层
内分泌细胞
葡萄糖、脂肪
平滑肌纤维
淋巴管
到胸导管
小动脉
小静脉
经门静脉入肝

图12-4　肠黏膜固有层

(三)小肠的功能

1.消化、吸收功能　小肠是食物消化、吸收的主要部位。食物经过胃蠕动研磨和胃液作用转变成细软的食糜进入小肠,与小肠液(包括胰液和胆汁)充分混合,被分解成可被吸收的小分子物质。同时,小肠细长且具有环状皱襞和大量绒毛,吸收面积可达10 m²,并且食糜在小肠内可停留3~8 h,有利于提高营养物质的吸收。另外,小肠绒毛内有毛细血管,小肠绒毛襞和毛细血管壁很薄,都只有一层上皮细胞构成,这些结构特点使营养物质很容易被吸收而进入血液。

2.分泌功能　小肠的分泌功能主要是由小肠壁黏膜内的腺体(十二指肠腺和肠腺)完成的。正常人每天分泌1~3 L小肠液。小肠液的成分比较复杂,主要含有多种消化酶、脱落的肠上皮细胞以及微生物等。

二、大肠的结构与功能

(一)大肠的组成

大肠全长1.5 m,分为结肠和直肠。

1.结肠　结肠包括盲肠、升结肠、横结肠、降结肠和乙状结肠。盲肠以回盲瓣为界与回肠相连,呈囊袋状长6~8 m。回盲瓣具有括约功能,可阻止大肠中的粪便逆流入小肠。盲肠末端一条类似蚯蚓的圆形盲管则是阑尾,长5~7 cm。升结肠起于盲肠,在腹部右侧由下而上至右季肋下向右横行成为横结肠,横结肠在左季肋区向下折行为降结肠,在左侧脐水平线处移行为乙状结肠。

2.直肠　直肠位于盆腔的后部,长度为12~15 cm,上接乙状结肠,下连肛门。

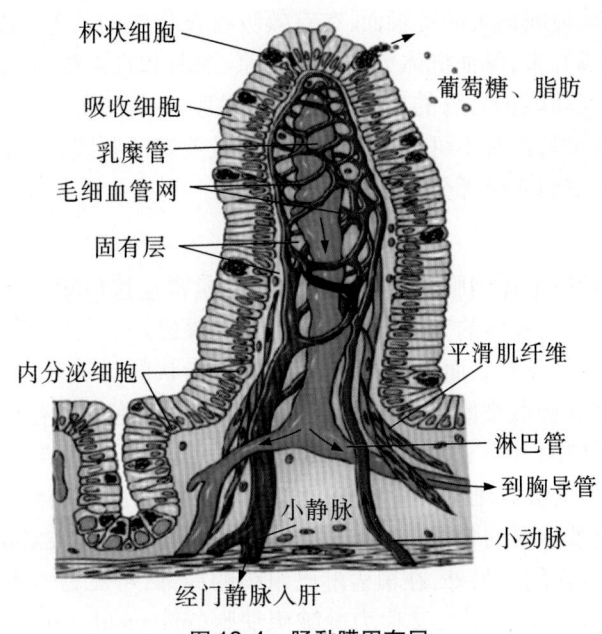

（二）大肠的功能

大肠的主要功能是进一步吸收粪便中的水分、电解质和其他物质（如氨、胆汁酸等），形成、储存和排泄粪便。同时大肠还有一定的分泌功能，如杯状细胞分泌黏液中的黏液蛋白，能保护黏膜和润滑粪便，使粪便易于下行，保护肠壁防止机械损伤，免遭细菌侵蚀。

三、肠的屏障功能

肠道是人体与外界环境间最大的接触面，在有效吸收食物中的营养、水分和电解质的同时，能将肠腔内容物与机体分隔开来，保证机体免受众多抗原、细菌和毒素等有害物质的侵入，维护人体健康。肠黏膜的这一重要功能称为肠的屏障功能。肠黏膜必须在促进营养和水的运输吸收的同时起到屏障的作用，这两种特性都不可缺少。作为肠道最关键的防线，肠屏障主要由机械屏障、化学屏障、免疫屏障与生物屏障4个部分组成。

（一）机械屏障

机械屏障主要由肠黏膜上皮细胞和上皮细胞侧面的紧密连接（tight junction，TJ）组成，是肠黏膜屏障的结构基础，它防止肠腔内的大分子物质向肠壁内渗透。

1. 肠黏膜上皮细胞　肠黏膜表面上皮有许多圆锥形、指状的肠绒毛，形成肠腺或者隐窝，绒毛上皮主要由柱状上皮细胞（吸收细胞）和杯状细胞组成。吸收细胞是具有吸收功能的柱状细胞，高约20 μm，约占肠上皮细胞的90%，发挥机械屏障作用。为保证肠黏膜屏障的完整和持续性，干细胞不断的增殖和分化成新的吸收细胞并上移至管腔面。杯状细胞不断分泌黏液和润滑液覆盖于肠上皮细胞上，对肠壁起着重要的化学和机械保护作用。同时肠道上皮还有内分泌细胞及帕内特细胞对肠黏膜屏障起协调作用。另外，在覆盖淋巴组织的局部，可见另一类少数细胞，称为小结相关上皮细胞（follicular associated cell），又称为微皱褶细胞（microfold cell，M cell，MC；M 细胞）。这类细胞只覆盖在黏膜淋巴小结的穹隆上，主要生理功能是快速摄入抗原或微生物并提呈给肠黏膜内的相关淋巴细胞，是肠黏膜上皮中唯一具有通透性的上皮细胞，因此充当了病原体入侵的门户，也是肠道屏障的一个薄弱环节。

肠上皮是肠黏膜屏障的重要组成部分。它由肠壁上皮细胞层组成，形成有效屏障。其关键是对细胞旁途径的精确控制（这是细胞间分子转运的途径）。相邻细胞间的封闭是由每个单细胞所形成的蛋白质连接形成的连接复合物介导的（图12-5、图12-6）。正常情况下，细胞旁途径可允许水分、小分子物质以及溶质通过，同时将微生物、细菌产物和食物抗原限制在肠腔内。上皮细胞是肠道屏障中最强的物理因素。在腺窝处的多能干细胞群能产生5 种不同的细胞类型，包括吸收细胞、杯状细胞、肠内分泌细胞、Paneth 细胞和微皱褶细胞。因为细胞膜是疏水的，在没有特异性转运蛋白存在的情况下，肠腔中的细菌和生物大分子通过肠道上皮细胞层是非常困难的。

2. 紧密连接　肠上皮细胞是通过连接复合体的存在来调节分子运输的，3 个最重要的连接复合体分别是紧密连接、黏附连接和细胞桥粒。丝状肌动蛋白构成的细胞骨架，通过胞内闭锁连接蛋白（又称闭锁小带蛋白（zonula occludens protein，ZO；包括 ZO-1、ZO-2、ZO-3）将跨膜紧密连接蛋白和紧密连接黏附分子固定于肠上皮细胞，从而维持细胞形状和稳定紧密连接，阻止膜中脂类和蛋白质的侧向扩散。正常情况下，紧密连接通过选择性转运相应物质，有效地阻止肠腔内的细菌、毒素等有害物质的旁细胞转运，维持肠黏膜上皮屏障功能的完整。

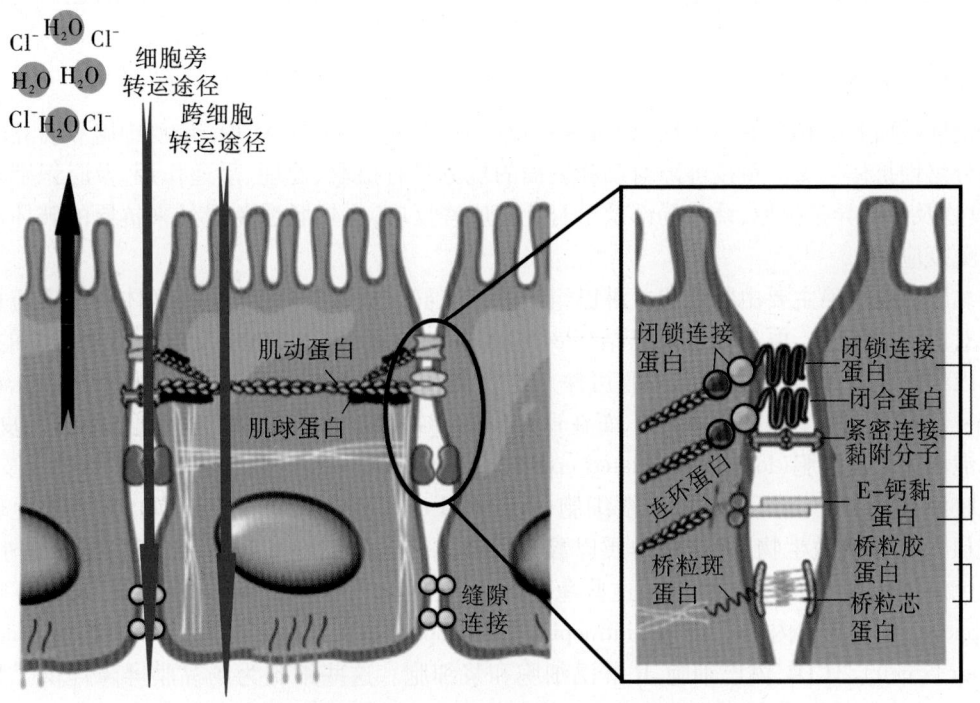

图 12-5 肠上皮连接复合物组成

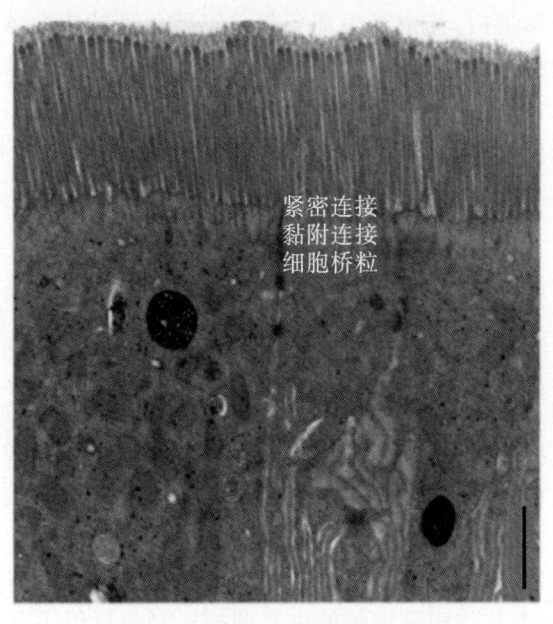

图 12-6 肠黏膜上皮紧密连接电镜相

(二)化学屏障

肠黏膜上皮细胞分泌的黏液、消化液和肠道寄生菌产生的抑菌物质构成化学屏障。

肠道杯状细胞分泌的黏蛋白(mucin)与水、无机盐等形成了肠黏膜上皮细胞表面的凝胶样黏液层。黏蛋白呈凝胶状特性,由其聚糖(碳水化合物)吸引大量的水,在人类肠道的内表面形成一约 200 μm 厚的黏液层,它能润滑肠道并使肠上皮细胞免受肠腔内容物和病原微生物的损害。肠道中的黏蛋白主要是分泌型黏蛋白(MUC2)。黏蛋白可与细菌结合,阻止致病菌在肠黏膜上皮细胞黏附、定植。肠道细菌可通过激活不同的信号通路或者通过上皮细胞和固有层细胞产生的生物活性因子来调控黏液的合成分泌,如益生菌可诱导黏液的产生,从而保护机体免受病原体侵袭。

此外,胆汁、溶菌酶以及肠道原生菌分泌的乙酸等具有一定的杀菌和溶菌作用,也参与构成了肠道的化学屏障。

（三）免疫屏障

免疫屏障由肠道相关淋巴组织(gut-associated lymphoid tissue,GALT)、免疫细胞和肠黏膜上皮产生的分泌性抗体构成。免疫屏障对黏膜表面的抗原具有摄取、处理、呈递作用,及时识别外来微生物、食物及自身异常抗原,诱导局部及全身免疫应答反应,保护肠道免受外来抗原的破坏和发生异常的免疫应答。

肠黏膜免疫屏障主要由肠道相关淋巴组织的细胞群组成,通过细胞免疫和体液免疫防止致病性抗原对机体的伤害。派尔集合淋巴结(Peyer patches)在肠道黏膜免疫反应中占据重要的地位。这种淋巴组织主要分布于回肠,从黏膜可深入至黏膜下层,在成熟的派尔集合淋巴小结中,B 细胞占 40%~70%,T 细胞占 11%~40%。而在这些淋巴小结表面,还有一些被特化的小肠上皮细胞,称为滤泡相关上皮细胞(follicle associated epithelial cell,FAE cell)。其中有一种特殊的上皮细胞,因其肠腔面有许多微皱褶,又称微皱褶细胞(microfold cell,M cell,MC;M 细胞),其主要生理功能是快速摄入抗原或微生物,将这些物质以囊泡的形式转运到细胞基底面,再释放到细胞外空间。有多种免疫细胞存在于肠道上皮内,这些免疫细胞包括树突状细胞(dendritic cell,DC)、巨噬细胞(macrophage,M)、上皮内淋巴细胞(intraepithelial lymphocytes,IEL)、调节性 T 细胞(regulatory T cell,Treg/Tr cell)、TCD4$^+$淋巴细胞、B 淋巴细胞和浆细胞。这些细胞为肠黏膜屏障提供了必要的免疫保护,其特点是能够快速检测出并杀死能穿透肠上皮层的微生物。

肠道黏膜上皮产生的抗体,也称免疫球蛋白(immunoglobulin,Ig),包括 IgA 和 IgM 等。IgA 是肠道黏膜中最丰富的免疫球蛋白,其中绝大部分是分泌型免疫球蛋白 A(secretory immunoglobulin A,sIgA)。人类每天可分泌大约 3 g 分泌性免疫球蛋白 A(sIgA)进入肠腔内。sIgA 介导肠黏膜的免疫反应就是由 sIgA 介导的,其与细菌上的特异性抗原结合,从而阻止它们黏附于上皮细胞并进一步入侵人体内环境。保护性 sIgA 数量的不平衡会导致黏膜免疫力下降,最终导致肠胃功能的失调。

（四）生物屏障

生物屏障主要由正常的肠道共生菌构成,是对外来致病菌的定植具有抵抗作用的肠内菌群的聚集。

胃肠道是人体最大的细菌和内毒素储存库,寄居着 10^{13}~10^{14} 个细菌,细菌种类 500~1 000 种。肠道内的细菌微生物扮演双重角色,一方面作为抗原,在特定的条件下对肠黏膜屏障存在着一定的潜在危险;另一方面,这些细菌微生物又可为肠黏膜上皮细胞提供营养,同时抑制肠道内致病菌的黏附、定植、生长、繁殖,构成肠黏膜屏障的重要组成部分。肠道共生菌这种抵抗病原菌入侵,保护宿主的作用称为定植抗力。

共生菌是肠道的优势菌群,占肠道微生物的 99% 以上,主要由厌氧菌及兼性厌氧菌构成,如拟杆菌、双歧杆菌和乳杆菌。其抗致病菌定植的主要调控机制包括以下几个方面:①共生菌与病原菌间的位置竞争。共生菌可占据肠腔的有利位置,限制新入致病细菌的生长。一旦出现肠道的缺血缺氧、炎症反应、抗生素的使用等,原有的共生菌群遭到破坏,病原菌定植的风险增加,促使病原菌的繁殖和扩散。②共生菌与病原菌间的营养竞争。专性厌氧菌在肠道厌氧环境下生长速度快于其他细菌,在营养有限的条件下,专性厌氧菌的快速生长可抑制其他致病菌的生长,但一旦肠道出现缺血缺氧,肠道厌氧环境受到破坏,专性厌氧菌的生长受到抑制,致病菌则会迅速生长。③共生菌可通过产生生物酶、活性肽及代谢产物调节宿主肠道环境,从而抑制病原菌的生长或杀死病原菌。如肠道内厌氧菌分解多糖产生短链脂肪酸已证实可减轻部分肠道病原菌感染的严重程度。而有些共生菌产生的有机酸是一种螯合剂,可促进肠道钙、磷等矿物质的吸收,对全身和肠黏膜局部的免疫调节发挥作用。④共生菌可激活肠黏膜免疫系统,参与体液和细胞免疫。⑤共生菌可通过微生物源信号调节基因来限制病原菌毒力。

第二节 创伤性休克肠屏障功能损害机制

多种原因可导致肠屏障功能损害,其中最常见的原因是创伤性休克。创伤性休克患者处于应激状态,肠道发生缺血再灌注损伤(ischemia-reperfusion injury,I/R injury),导致肠黏膜通透性增高,大量炎症介质(inflammation mediator)释放,导致胃肠动力障碍、营养障碍、肠道免疫功能失调以及微生态变化,最终导致肠屏障功能障碍,细菌和内毒素移位、肠源性感染,加重全身炎症反应甚至出现多器官功能障碍综合征(multiple organ dysfunction syndrome,MODS)。

一、肠黏膜缺血再灌注损伤

创伤性休克时血液的丢失导致血容量减少,心输出量下降,导致交感神经兴奋及大量儿茶酚胺和缩血管物质释放。为保护心、脑等重要器官的血液供应,全身血液重新分布,肠系膜小血管收缩,胃肠道血流量明显减少,致使肠壁缺血缺氧。若全身血流量减10%,即可导致胃肠道血流减少达40%。肠道是最早发生缺血缺氧的器官,且恢复血流的时间最晚。肠黏膜对缺血缺氧极为敏感,小肠缺血数分钟内就会发生小肠绒毛收缩和邻近细胞形态的改变。

肠黏膜缺血,当经液体复苏纠正低血容量状态或机体代偿反应恢复肠道的部分血液灌注之后,肠道又可发生缺血再灌注损伤。此时,由于活性氧大量产生、钙超载和炎症反应,肠屏障功能的损害更为严重。再灌注可导致肠黏膜的机械屏障、生物屏障、免疫屏障等均发生损伤。

(一)对肠黏膜机械屏障的损伤

肠黏膜缺血时,肠黏膜上皮细胞内线粒体的功能被破坏,细胞的有氧代谢发生障碍,引起 ATP 产生大量减少,导致肠上皮细胞膜上能量依赖性钠-钾泵功能紊乱,导致细胞内水、钠潴留,从而造成细胞水肿及细胞间连接断裂,甚至细胞坏死。同时由于肠黏膜缺血缺氧,内质网应激,同时能量依赖性钙泵功能受损,使得钙离子的转运受到严重影响,导致细胞质内钙超载,对细胞内结构产生严重破坏,最终导致肠黏膜上皮细胞的凋亡增加,引起肠黏膜机械屏障受损。肠道血流恢复时,引起的肠黏膜缺血再灌注损伤会加重组织细胞的损伤。一方面,缺血再灌注损伤引起血管内皮细胞间黏附分子表达上调,中性粒细胞活化并吞噬细菌,在吞噬细菌和有害抗原物质时生成大量有毒性的活性氧代谢产物,导致蛋白质和核酸的损伤,使得肠黏膜上皮细胞无法修复,肠黏膜机械屏障正常结构和功能受到破坏。而且肠黏膜上皮细胞含丰富的黄嘌呤氧化酶,肠缺血缺氧时,细胞内大量 ATP 分解成次黄嘌呤,组织再灌注后,次黄嘌呤在黄嘌呤氧化酶作用下生成黄嘌呤,并释放活性氧自由基,造成组织的氧化应激损伤与肠黏膜的通透性增加。缺血再灌注还会激活诱导型一氧化氮合酶,引起一氧化氮生成增多,导致细胞死亡及细胞间紧密连接破坏。

(二)对肠黏膜生物屏障的损伤

大量细菌生存于肠腔内,它们在肠道中起双重作用:①作为外来抗原对黏膜存在潜在的危险;②细菌在其代谢中为肠道上皮黏膜细胞提供某些营养成分,与肠道致病菌竞争生存空间。当肠道受到缺血再灌注损伤时,肠腔内寄居的正常菌群减少,不能有效抑制有害菌群的生长和繁殖,导致有害细菌数量大量增加,破坏了肠腔内微生物的平衡状态。致病细菌大量繁殖生长可侵入机体引起细菌移位(bacterial translocation),引起全身炎症反应,导致肠源性脓毒症和 MODS 的发生。

(三)对肠黏膜免疫屏障的损伤

肠缺血再灌注损伤时对肠道免疫屏障也造成破坏,其主要机制包括:在创伤性休克中,黏膜屏障受到氧化应激的削弱和损伤,会导致作为先天免疫一部分的杯状细胞的破坏和其分泌产生的黏液层的变薄;创伤也会引起帕内特细胞凋亡,导致其分泌的防御素、溶菌酶等对肠道微生物有灭活作用的物质减少;细菌病原体和相关的病原体相关分子可以直接穿透受损的肠道组织,或者通过树突状细胞和肠道巨噬细胞转移至肠道淋巴结后进入全身循环,从而导致组织损伤、SIRS 和 MODS,这就是"肠道–淋巴-MODS"假说。在临床上,创伤引起的淋巴活动的变化可以诱发遥远的免疫器官,如脾和胸腺的细胞凋亡;此外,在致命的严重创伤中,创伤后的适应性免疫反应主要表现为肠内淋巴细胞的凋亡增加,以及全身的淋巴细胞减少,使患者更容易受到感染。

二、一氧化氮的作用

肠道中许多细胞可产生一氧化氮(nitric oxide,NO),NO 可以调节生理状态下的肠屏障功能。在创伤性休克时,在局部炎症或其他不利条件下,NO 大量产生可能会对肠上皮细胞通透性产生不利影响。同时,它还可与超氧阴离子自由基反应,生成毒性更强的过氧亚硝酸根和过氧亚硝酸,进而导致肠屏障的损伤。在面对上述损伤时,细胞中的一种核酶聚物(ADP-ribose)合成酶被激活,从而大量消耗 ATP。此时,细胞损伤和细胞 ATP 耗竭都会导致肠黏膜机械屏障功能受损和肠黏膜通透性的增加。

三、炎症介质的作用

创伤性休克时,各种炎症细胞释放大量的炎症介质和细胞因子,其中肿瘤坏死因子(TNF)、γ 干扰素、白细胞介素等均具有细胞毒性作用,可直接引起组织水肿和破坏,也可通过破坏细胞间紧密连接引起肠黏膜损伤。

四、肠道微生态失衡

肠道内宿主与微生物的相互作用在免疫激活、肠黏膜屏障、传入感觉信号转导以及神经内分泌等方面发挥重要作用。肠黏膜屏障功能在这种相互作用中扮演重要角色。肠道菌群、宿主以及外部环境间形成动态的平衡,一旦这种平衡被打破,人体的健康就会受到威胁。肠腔内的共生菌含有丰富的免疫刺激分子,即可引发免疫反应,这种免疫反应能阻止细菌进入机体。肠道微生态失衡导致免疫功能破坏,引起致病菌的定植和肠屏障损伤,从而导致细菌移位,移位细菌再进一步侵犯远端脏器。

五、营养代谢障碍

严重创伤性休克时患者处于高代谢、负氮平衡和负热量平衡状态,往往伴有营养代谢障碍,引起肠上皮细胞 DNA 含量减少、蛋白质合成及细胞增生下降,肠腔内黏液层变薄,导致肠黏膜萎缩及肠黏膜分泌的各种多肽类物质活性下降。同时营养不良又导致机体蛋白质合成减少,使免疫球蛋白水平下降,淋巴细胞减少,影响全身肠道的免疫功能,使肠道的免疫屏障功能受损。

六、肠–脑轴的作用

肠道和大脑之间存在着双向调节通路,称为肠–脑轴(·gut-brain axis)。肠–脑轴主要由 5 个部分组成:肠道微生物、肠上皮细胞、肠神经系统、中间代谢和大脑(图 12-7)。这种双向交流一方面使大脑发出信号,从而影响胃肠道的运动、感觉和分泌方式,另一方面,从肠道发出信号影响大脑功能,特别是与应激相关的下丘脑和杏仁核。这一生物信号传导的重要介质包括 5-羟色胺(5-HT)、其他单胺、阿片类和内源性大麻样物质、自主神经系统、下丘脑–垂体–肾上腺轴(hypothalamic-pituitary-adrenal axis,HPA)、肠激素、细胞因子和其他来源于肠道的代谢信号分子(如生长因子)等。5-羟色胺在肠–脑信号通路中起着关键作用。有研究发现 5-羟色胺能活动的急剧增加可影响腹泻型肠易激综合征患者的神经内分泌反应和认知能力,而对内脏知觉没有显著影响。其他影响因素包括迷走神经和骨盆副交感神经,以及节后交感神经元。这些神经也可以通过突触连接到其他固有的肠道神经元。创伤性颅脑损伤时,大脑的损伤可通过肠-脑轴直接对肠屏障功能产生影响。创伤性颅脑损伤诱导的肠道屏障功能下降可以在颅脑损伤最初的几分钟内发生,引起上皮细胞间紧密连接形态和功能的改变,致使肠黏膜通透性增加。影响通透性增加的机制是复杂的,研究表明,其机制可能与迷走神经活动抑制,大脑皮质-脑桥调节功能受损以及肿瘤坏死因子-α(TNF-α)表达上调有关。创伤性颅脑损伤引起损伤相关分子模式(damage associated molecular pattern,DAMP)释放增加,后者激活 Toll 样受体(TLR),使 TNF-α 等炎症因子表达增加,而诱发肠上皮屏障的破坏。创伤性颅脑损伤还可诱导下丘脑促肾上腺皮质激素分泌增加,导致肠黏膜下层胆碱能神经元释放神经递质乙酰胆碱,从而导致肠道通透性增高。

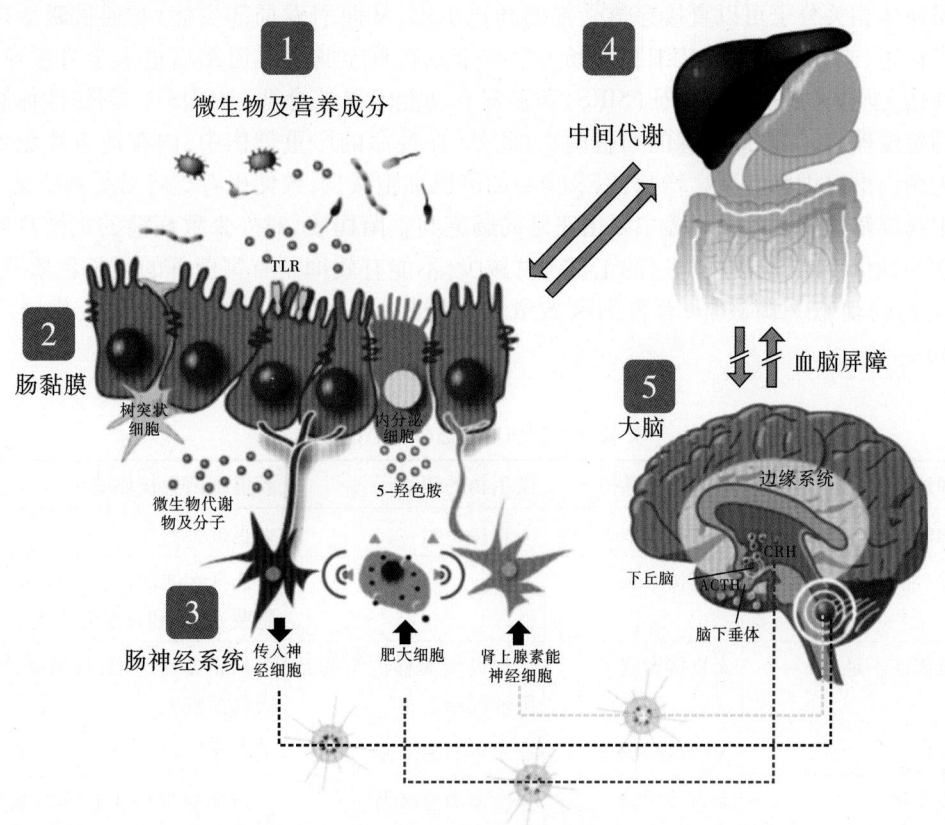

图 12-7　肠-脑轴的组成

第三节　创伤性休克肠屏障功能损害的表现与监测

一、创伤性休克时多种肠屏障功能的损害

创伤性休克时,肠屏障功能受损的表现主要包括以下几方面。

1. 机械屏障损伤　创伤性休克时,肠道缺血再灌注损伤以及大量炎症介质的产生可直接损伤肠黏膜的机械屏障,具体表现为肠黏膜上皮细胞的水肿、坏死,上皮细胞间的紧密连接的形态和功能发生改变,从而导致肠道的通透性增加。

2. 化学屏障损伤　近年来,肠黏液层即化学屏障在肠屏障中的作用日益受到重视。由水分、电解质和黏蛋白构成的黏液屏障可以将细菌、细菌产物、消化酶和其他损伤性因子限制于肠腔内,避免其与肠黏膜屏障的其他细胞成分接触。并且,肠黏液层具有疏水性和抗自由基损伤的能力。

肠黏液层疏水性的下降,可使水溶性的毒素、H^+以及消化酶等与其下的上皮细胞接触,进而引起上皮细胞破坏。肠黏液层的黏蛋白主要由杯状细胞产生。严重创伤性休克时,肠道杯状细胞可由于肠道的缺血缺氧而出现形态学和功能上的变化,导致其分泌的黏液层变薄,同时胆汁等消化液由于禁食而分泌减少,也是化学屏障受损的原因之一。

3. 免疫屏障受损　创伤性休克也会引起肠道淋巴细胞以及淋巴组织的损伤。肠黏膜缺血缺氧破坏了肠道免疫细胞生存环境,使肠道免疫屏障受损,屏障固有层内浆细胞数量大量减少,B 淋巴细胞的数量减少,其生成的免疫球蛋白减少,特别是分泌型免疫球蛋白 A(sIgA)减少。创伤会引起帕内特细胞凋亡,导致其分泌的防御素、溶菌酶等对肠道微生物有灭活作用的物质减少;细菌病原体和病原体相关分子可以直接穿透受损的肠道组织,从而引发局部炎症,并通过激活白细胞造成进一步损害,或者通过树突状细胞和肠道巨噬细胞转移至肠道淋巴结后进入全身循环,从而导致组织损伤、全身炎症反应综合征(SIRS)和多器官功能障碍综合征(MODS)。创伤性休克可以诱发遥远的免疫器官,如脾和胸腺的细胞凋亡;此外,在致命的严重创伤中,内在适应性免疫反应主要表现为肠内淋巴细胞的凋亡增加,以及全身的淋巴细胞减少,致使患者更容易受到感染。

4. 生物屏障损伤　生物屏障主要由正常的肠道共生菌构成,对外来致病菌的定植具有抵抗作用。但创伤性休克时,肠腔内寄居的正常菌群减少,不能有效抑制有害菌群的生长和繁殖,导致肠腔内微生物的动态平衡破坏,有害细菌数量大量增加,并在肠黏膜定植,导致生物屏障的损伤(表 12-1)。

表 12-1　创伤对肠道微生态的影响

病理生理过程	微生物的移位	微生物的消除	肠道细菌生长环境
改变口咽的病原体	细菌移位增加	无直接影响	无直接影响
儿茶酚胺/细胞因子的增加	无直接影响	下降	选择性的促进某些致病菌(如假单胞菌)生长和毒素的产生
肠道血流灌注不足	无直接影响	促进细菌移位至肠系膜淋巴结	黏膜炎症增加,自由基产生增加,厌氧菌减少
肠蠕动减弱	无直接影响	病原体消除减慢	无直接影响
黏膜免疫受损	无直接影响	病原体消除减慢	对病原体的生长抑制丧失和共生菌群的数量减少或异常变化
黏膜层破坏	无直接影响	促进细菌移位至肠系膜淋巴结	影响营养供给,抗菌肽产生减少,黏膜恢复受损
胆汁盐减少	无直接影响	胆汁敏感性细菌清除下降	胆汁敏感性细菌(如肠球菌)过度生长,同时厌氧菌向厚壁菌转变
内源性和外源性阿片类物质	无直接影响	病原体清除下降	选择性增加某些病原菌(如假单胞菌)同时共生厌氧菌向厚壁菌转变

二、细菌移位

早在 20 世纪 70 年代,有学者提出创伤后的多器官功能障碍综合征(MODS)是由感染所致,而到 20 世纪 80 年代,越来越多的研究发现许多外伤导致的 MODS 中并没有明确感染灶的存在。在大约 200 m^2 表面积的肠腔内,细菌浓度达到每毫升约 10^{12} 个,而只有单细胞的上皮层是这个大量细菌环境和无菌血液之间的屏障,因此学者们提出了"细菌移位"学说。该学说认为肠道内活的细菌可穿过肠道黏膜层进入固有层,继而到达肠系膜淋巴结以及更远处器官。学者们认为,肠道是创伤后败血症的起源,而腹膜炎可能是由于存活的细菌通过完整的肠道壁而产生的。为支持上述假说,学者们进行了一系列的实验研究。有研究发现在出血性休克的狗的腹腔中检测到了细菌,这些细菌与正常肠道菌群中的细菌是一致的。其他大量研究支持了肠道微生物菌群的移位可能导致败血症的观点。但是,细菌移位的机制仍然不清楚。实际上,细菌本身可能不需要穿过肠道的上皮屏障来引发败血症或疾病。肠壁或肠内的微生物的有毒产物的渗入和转移也可能会造成系统性损害。因此,细菌移位这一术语不仅包括活的完整细菌的移位,还包括毒素、抗原或其他来自肠道内的微生物产物的移位。肠道通透性增加后,肠腔内致死剂量的内毒素及过度生长的条件致病菌移位至系统循环并引起内皮细胞和器官的功能障碍和继发感染,进而促进 MODS 的发生发展。同样认为移位的细菌内毒素激活炎症细胞引起的持续炎症状态可以进一步导致肠道的损伤,引起更多的细菌内毒素发生移位,产生失控的炎症反应,从而进入恶性循环。在重度创伤患者没有明确感染灶的情况下,如果出现肠源性菌血症或者没有微生物学感染证据的脓毒症状态,即可认为是肠屏障功能障碍和肠道内毒素移位所致。这种解释在概念上更加肯定了肠源性 MODS 这一假说。

肠道细菌及其代谢产物突破肠黏膜屏障移位至循环及远处器官的可能途径如下:①血液途径,经肠道静脉、门静脉、肝至循环血;②淋巴途径,经肠道淋巴系统的各级淋巴结、淋巴管,由胸导管入血;③直接透过腹膜进入腹腔。

然而临床上发生 MODS 的很多病例门静脉血及外周血中并没有检测到细菌或内毒素的增加。其可能的原因有:①细菌内毒素不是经门脉到达系统循环,而是通过其他途径,如淋巴通道,即不是没有细菌内毒素的移位,而是检测部位的错误;②肠道缺血再灌注损伤致使肠道组织产生并释放大量的细胞因子和其他免疫炎症因子进入循环系统及其他器官,从而导致 MODS,而不仅仅是移位的细菌及内毒素发挥作用;③肠屏障损伤程度的不同,即细菌内毒素只有在肠屏障损伤达到一定程度时才会出现移位。

有几种方法被用来识别细菌移位,包括直接和间接的方法。肠系膜淋巴结抽样方法广泛应用于实验和临床研究。这种技术可能低估真正的细菌移位的发病率。另一个直接法测量,任何在门静脉或外周血检测到肠道细菌可考虑细菌移位,检测到内毒素即可考虑为内毒素移位。近年还有报道采用聚合酶链式反应(polymerase chain reaction,PCR)的方法来检测血液中的微生物 DNA。这些方法比血液培养对细菌移位的敏感度要高。

三、创伤性休克肠屏障功能损害的检测

肠屏障功能障碍与创伤时机体的其他病理生理变化关系密切且复杂,仍有很多问题并不清楚,有关肠屏障功能受损的临床诊断标准也一直未达成共识。近年来,随着对各种严重应激状态下肠黏膜形态和功能变化的研究越来越重视,各种相对敏感、有效的肠屏障功能受损标志物相继被报道。

(一)肠黏膜上皮受损指标

1.肠型脂肪酸结合蛋白 肠型脂肪酸结合蛋白(intestinal fatty acid-binding protein,I-FABP)是由成熟的小肠上皮细胞分泌的一种特异性小分子蛋白质,分子量约 14 000。I-FABP 在脂肪酸的跨细胞转运和脂肪的吸收中起重要的地位。I-FABP 的浓度可以采用酶联免疫吸附测定(enzyme-linked immunosorbent assay,ELISA;又称酶联免疫吸附试验)。正常情况下 I-FABP 存在于肠上皮细胞的细胞质中,而血液中和尿液中几乎无法检测到。一旦血液和尿液中检测到 I-FABP 则提示肠上皮细胞膜破裂,即出现肠上皮细胞坏死。血浆中 I-FABP 高于 100 ng/L,提示大量的小肠黏膜的破坏与肠上皮细胞的坏死。目前已有研究者认为 I-FABP 的水平可以准确反映急性肠系膜缺血。这些证据表明 I-FABP 非常敏感,甚至可以在小肠缺血的早期且组织学改变非常轻微的时候即可检测到。此外,I-FABP 的峰值水平可以一定程度上反映小肠黏膜缺血损伤的严重性,与小肠的缺血再灌注损伤水平密切相关。

2.二胺氧化酶 二胺氧化酶(diamine oxidase,DAO)存在于人类的肠黏膜上皮细胞的胞质中,

是一种具有高度活性的细胞内酶。虽然 DAO 存在于人小肠肠黏膜、胎盘、肾和胸腺组织中，但血清中的 DAO 主要来自小肠。在小肠中，DAO 主要存在于肠绒毛顶端，因此其活性能反映小肠黏膜的结构功能状态。正常情况下，血中 DAO 的含量极低。但当肠黏膜上皮细胞出现缺血坏死，细胞膜破裂，其细胞内的 DAO 释放入血，导致血内的 DAO 浓度明显上升。同时坏死脱落的肠上皮细胞进入肠腔，坏死细胞释放的 DAO 也同样进入肠腔，引起肠腔内 DAO 含量的增加。因此，我们可以通过测定血中 DAO 含量间接反映肠黏膜上皮细胞的损伤程度。因 DAO 可使用酶联免疫吸附测定试剂盒检测，所以是一种评估小肠疾病肠黏膜通透性和肠黏膜屏障功能状态的一种快速、便捷、有效的指标。

3. 瓜氨酸　瓜氨酸（citrulline；$C_6H_{13}N_3O_3$）是一种非蛋白质氨基酸，它主要由肠绒毛顶端成熟的肠上皮细胞的线粒体产生，其 80% 的前体物质来源于血浆中的谷氨酰胺。瓜氨酸由肠上皮细胞产生并经门脉系统通过肝进入全身的血液循环，它不被肝所分解而在肾代谢为精氨酸。血清瓜氨酸浓度可以使用自动化的离子交换色谱法测得。在西方国家，正常人体内的瓜氨酸浓度为 20～60 μmol/L。血清瓜氨酸水平一定程度上反映了瓜氨酸在肠上皮生成与肾代谢之间平衡状态，即肾功能正常时，如血清瓜氨酸水平降低，其主要原因则是肠上皮细胞产生的减少。因此，血清瓜氨酸水平可以作为功能性肠上皮细胞数量的一个相对精准的分子标志物，其低于 20 μmol/L 时，代表着肠上皮细胞数量的减少。

4. α-谷胱甘肽 S-转移酶　谷胱甘肽 S-转移酶（glutathione-S-transferase，GST）是一类多功能的代谢酶家族，它在机体分布广泛，其同工酶 α-GST 仅存在于肝、肾及肠道组织中，因此被认为是包括肠黏膜在内的组织受损的潜在标志。有研究者指出，以 4 μg/L 为阈值时，α-GST 水平升高对急性肠系膜缺血诊断的灵敏度为 100%，特异度为 86%。但由于 α-GST 不仅存在于肠黏膜细胞，还存在于肾、肝上皮细胞中，所以单独以 α-GST 的检测来评估肠黏膜受损的有效性还需进一步证实。

5. 降钙素原　降钙素原（procalcitonin，PCT；也称前降钙素）是降钙素的前肽，是一种无激素活性的糖蛋白，也是一种内源性非类固醇类抗炎物质，多在细菌感染时诱导产生。PCT 已作为全身炎症反应综合征、脓毒症等疾病的预警指标。PCT 作为一种细菌感染的新型生物标志物，具有较高的敏感性和特异性。PCT 反映的主要是非特异性炎症反应，与肠黏膜受损的相关性并不确切，但在对创伤后肠源性感染的严重程度和预后判断中可能有所帮助。

6. 乙醇脱氢酶　乙醇脱氢酶（alcohol dehydrogenase，ADH）的分子量为 40 000，目前已发现 ADH 有 7 个基因型（ADH1A、ADH1B、ADH1C、ADH4、ADH5、ADH6、ADH7）。ADH 主要位于肝细胞中，但 ADH1 和 ADH4 主要存在于消化道，当肠缺血损伤后，肠上皮细胞的大量凋亡及坏死可导致血中 ADH 水平升高。目前，ADH 的检测多见于缺血损伤的动物实验，且因其组织分布较广，所以 ADH 用于评估肠黏膜受损和肠屏障功能障碍的有效性尚需更多实验证实。

7. 钙卫蛋白　钙卫蛋白（calprotectin）是由钙和锌结合的分子量为 36 000 蛋白复合体，由于其结构稳定，且不为结肠细菌的降解，在粪便中存在可达 7 d。它构成人类中性粒细胞胞质蛋白的 60%，但同时也在活化巨噬细胞和单核细胞中表达。当小肠黏膜上皮受损时，激活的中性粒细胞迁移进入肠壁，过度表达并释放钙卫蛋白进入粪便。因此，粪便中的钙卫蛋白水平可反映中性粒细胞浸润进入小肠这一现象，且其水平与小肠炎症的严重程度直接相关。

（二）肠黏膜通透性变化指标

1. D-乳酸　D-乳酸（dextro lactic acid，D-LA）是细菌发酵的代谢产物，正常时存在于肠腔中，可由多种肠道细菌产生，因存在肠黏膜屏障，正常时 D-乳酸极少被肠上皮吸收。当肠道损伤或通透性增加时，细菌产生的 D-乳酸就通过受损或通透性增高的黏膜入血，使血 D-乳酸水平增加。因此上升的血 D-乳酸水平一定程度上代表了肠黏膜屏障功能的破坏程度。

2. 乳果糖和甘露醇的比值　肠黏膜通透性可通过测量一些口服水溶性的、不可代谢的糖的尿排泄量来评估。通常，这些实验室检查方法使用的是大分子的多糖或小分子单糖［如乳果糖（lactulose，L）和甘露醇（mannitol，M）比值（L/M）］。乳果糖为分子量为 342 的双糖，主要通过小肠黏膜上皮细胞间的紧密连接(旁细胞途径)而吸收;而甘露醇为分子量为 182 的单糖,主要通过小肠黏膜上皮细胞膜上的水溶性微孔(跨细胞途径)吸收,两者在小肠内均不代谢,可从小肠吸收入血,从尿液中排出。当肠黏膜屏障功能受损时,小肠上皮细胞间的紧密连接发生破坏而使肠黏膜通透性增加,这可造成从细胞间吸收的乳果糖增加,而从细胞膜途径吸收的甘露醇的量并无明显改变,因此可以通过检测尿液中 L/M 来反映肠黏膜通透性的改变。研究显示尿 L/M 指标可作为肠道屏障功能评估的实用指标,当 L/M>0.178 时,结合临床症状可考虑患者出现肠屏障功能障碍。因为在分析中所使用的糖可以由结肠细菌代谢,尿液中的排泄被认为主要是反映小肠的通透性。

3. ^{51}Cr-EDTA 实验　^{51}Cr-乙二胺四乙酸(^{51}Cr-ethylenediamine tetraacetic acid, ^{51}Cr-EDTA)实验,即通过口服一定量的放射性元素铬标记的溶液,并测定尿中的排泄量,从而可得出从肠道吸收的铬的百分率,可用来直接测定肠黏膜的通透性。

(三)肠道菌群移位指标

1. 血内毒素的测定　革兰氏阴性菌导致脓毒症的主要毒素是其细胞壁主要成分——脂多糖(lipopolysaccharide,LPS)。LPS 是革兰氏阴性菌外壁的主要组成部分,在革兰氏阴性菌脓毒症的发病中起到重要作用。LPS 属细菌内毒素,可引起多种细胞的免疫失调。正常情况下,内毒素与大量的微生物及其代谢产物一起存在于肠腔内,因为存在肠上皮屏障,内毒素无法通过肠上皮进入体内,血液中几乎无法检测到。但当肠道缺血缺氧,肠黏膜通透性增加,LPS 可通过下降的肠黏膜屏障进入血内,形成内毒素血症。后者进一步加重全身炎症反应,使肠黏膜屏障功能进一步下降,形成恶性循环。因此,血中 LPS 的检测一定程度上反映了肠黏膜屏障功能的变化。

2. 抗内毒素核心抗体　内毒素的内芯由疏水部分和连附到核心寡糖的脂质 A 组成,且脂质 A 在所有革兰氏阴性菌群中高度保守。此外,脂质 A 还被认为是内毒素主要毒性部分。抗内毒素核心抗体可作为内毒素的替代检测,且抗内毒素核心抗体 IgG、IgM 和 IgA 的检测已被认为可用于判断肠屏障功能障碍的急性期。有专家指出,血清中抗内毒素核心抗体水平的降低对革兰氏阴性败血症患者的诊断有潜在应用价值,推测内毒素核心抗体的消耗与肠源性内毒素的过多有关。因此,伴随肠源性内毒素移位导致的循环 Ig 消耗,可用于间接获得肠上皮屏障功能的信息。但目前该方法大多还只是局限性的成功用于术后患者的检测,所以关于内毒素核心抗体的临床应用和实验研究还有待进一步深入。

3. 血细菌培养　血细菌培养已在临床应用多年,外周血中发现细菌可间接反映细菌移位,但血细菌培养阳性率较低、耗时长,且抗生素的使用可影响检测结果。因此,血培养对肠屏障功能受损导致的肠源性感染的判定不敏感。

4. 聚合酶链式反应(PCR)　PCR 方法通过对血中微量细菌 DNA 进行扩增检测,敏感性明显高于血培养法,且不受抗生素影响,是一种快速、敏感的检测诊断方法。临床试验及动物实验均发现,肠道细菌移位最常见的为大肠埃希菌,占总数的 50% 以上,因此通过采用 PCR 技术对大肠埃希菌等常见的肠道细菌进行检测,对于肠道菌群移位的研究有重要意义。但由于 PCR 检测的操作平台和技术要求较高,导致其临床应用受限,所以常将肠道细菌 PCR 检测与其他方法相结合来评估肠道菌群的移位情况。

第四节　创伤性休克肠屏障功能损害的调控

一、急性肠黏膜损伤的修复机制

急性肠黏膜损伤后,有 3 种局部机制对黏膜上皮细胞的连续性和正常的通透性进行修复:①绒毛收缩,以减少损伤而裸露的黏膜表面积;②上皮细胞移位来封闭暴露的基底膜;③关闭上皮细胞间隙和紧密连接。这3种机制在损伤后数分钟内就被启动,并且受到局部复杂的神经网、免疫效应细胞、成纤维细胞、内皮细胞及黏膜固有层细胞外基质的调节。这些急性修复机制开始18～24 h后,隐窝细胞增殖并达到高峰,替换损伤的细胞,修复绒毛结构及改善消化吸收功能。创伤性休克后肠黏膜屏障功能障碍在肠源性感染和MODS发生、发展中起着极其重要的作用。

二、保护肠黏膜屏障功能的原则与措施

(一)原则

在肠黏膜屏障功能的保护中,应当遵循以下原则:①积极治疗原发疾病;②改善肠道的缺血缺氧,改善肠道微循环;③调整内环境稳定;④合理实施营养支持治疗;⑤促进肠黏膜修复;⑥维持肠道菌群的稳定和平衡。

(二)具体措施

1. 维持有效的血流灌注,改善肠道的缺血缺氧 肠黏膜的正常血液供应是维持肠道屏障功能的关键所在。正常血流灌注可为肠黏膜提供充分的氧气和营养物质,稳定肠道内环境,促进肠黏膜上皮细胞的更新。因此,创伤性休克时应当尽快予以液体复苏,或使用血管活性药物以改善循环功能保证肠道的血液供应。

2. 肠内营养 肠内营养被认为是维持肠道屏障功能最有效方法之一。一系列研究已证实早期的肠内营养可明显降低重症患者的死亡率。肠腔内的营养物质是维持肠道结构和功能的最重要因素,即使是低剂量的肠内营养也对保护肠黏膜非常有效。肠内营养维护肠黏膜屏障的作用机制可能包括:肠内营养可以改善肠道的血流量和肠黏膜的微循环;维持肠黏膜细胞的正常结构、细胞间连接和绒毛高度,保持肠黏膜的机械屏障;维持肠道固有菌群的稳态,保持肠黏膜的生物屏障;增强肠道相关淋巴组织的功能,同时有助于肠道细胞分泌 sIgA,保持肠黏膜的免疫屏障;激活肠碱性磷酸酶的产生,而肠碱性磷酸酶可以减轻肠道的炎症反应,改善肠黏膜的通透性以及调整肠道的微生态;刺激胃酸及胃蛋白酶分泌,保持肠黏膜的化学屏障;刺激消化液和胃肠道激素的分泌,促进胆囊收缩、胃肠蠕动,增加内脏血液,使代谢更符合生理过程,减少肝、胆并发症的发生率。危重症患者给予肠内营养时,只需要患者营养需要量的 1/4～1/3 即可发挥对肠黏膜的滋养作用,动物实验证明,在给予需要量的 20% 时,即可维持肠黏膜细胞间的紧密连接蛋白、肠碱性磷酸酶的产生以及防止细菌移位。此外,还有些特殊的营养素如谷氨酰胺、ω 脂肪酸、生长激素等对维持肠屏障功能有重要作用。谷氨酰胺是人体血浆中含量最高的游离氨基酸,主要由横纹肌释放,既为氨基酸、蛋白质、核酸提供氮源,又能氧化提供能量。肠黏膜细胞及快速修复细胞的主要能量来源于谷氨酰胺,而不是葡萄糖。同时肠道免疫细胞的重要能量来源也是谷氨酰胺。肠黏膜细胞本身无法合成或储存谷氨酰胺,当创伤性休克时,机体处于高分解代谢,谷氨酰胺供给减少,就会导致肠黏膜机械屏障和免疫屏障因营养缺乏而受损。动物实验显示外源性补充谷氨酰胺可一定程度上改善肠黏膜屏障功能、系统免疫,以及促进肠黏膜的修复。但在近年的大规模临床研究中却未取得理想的效果,甚至发现有害,仅 2013 年在对烧伤患者 16 项研究的荟萃分析中得出谷氨酰胺降低了死亡率的结论。因此谷氨酰胺的使用仍需进一步考证。此外,一些富含脂质的肠内营养可通过激活肠促胰酶肽-1(cholecystokinin-1,CCK-1)受体活动,并通过迷走神经激活中枢神经系统反射弓,释放乙酰胆碱,以减少促炎症细胞因子的产生并抑制细胞因子介导的炎症,从而减少肠道损伤。

3. 直接腹膜复苏 传统上的复苏是通过静脉注射方式提供的。直接腹膜复苏(direct peritoneal resuscitation,DPR)是一种辅助复苏策略,常在损害控制性剖腹手术中进行,目的是减少器官水肿,改善内脏血流灌注。DPR 流体是由高渗的、基于双相的透析液组成,在操作时,通过放置在腹膜腔内的导管不断注入。高渗性液体减少了器官水肿,导致了微循环血管扩张,改善了内脏血流灌注。在老鼠的创伤性出血性休克、脑死亡和败血症的模型中,均证明了 DPR 能改善肝和

小肠的损伤,减轻炎症反应,减少了晶体复苏的要求。在临床实践中,DPR 已被证明可减少出血性休克患者的腹腔并发症,减少器官衰竭,并降低机械通气时间和 ICU 停留时间。尽管 DPR 仍处于初级阶段,而且技术上受到直接进入腹膜腔的限制,但最初的发现令人鼓舞,可作为休克时肠道功能障碍的新疗法。

4. 微生态治疗 创伤性休克时会导致益生菌的减少,甚至肠道菌群的失调、肠功能的紊乱,引起肠道吸收营养及免疫功能的下降。此时,适当补充肠道的益生菌,有助于恢复肠道的正常的生理功能。微生态制剂能补充人体肠道内的正常菌群或选择性刺激正常菌群的生长繁殖,从而竞争性抑制外界细菌的定植和内源性条件致病菌的过度生长,抑制肠道内菌群失调,调节肠道微生态平衡,减少细菌移位。

5. 选择性肠道去污 选择性肠道去污(selective digestive decontamination,SDD;也称选择性消化道去污)。正常人肠道内存在大量的微生物群,包括细菌、真菌、病毒等,其中最主要的为细菌,包括需氧菌、兼性厌氧菌和厌氧菌。严重创伤患者的口腔菌群和肠道需氧菌可发生移位,引发肺炎、菌血症以及泌尿系统等部位感染。经消化道给予其他不被吸收的抗生素,可选择性抑制那些口咽部和肠道的潜在致病菌,如致病性的肠杆菌科、假单胞菌、酵母菌等,可一定程度上减少致病菌移位引起的肠源性感染。但因为抗生素缺乏明确的选择靶向性,去污染的同时也去除了某些肠道厌氧菌,特别是具有重要生理作用的益生菌,致使菌群失调,导致病情更为复杂,因此,目前对于肠道去污染治疗存在分歧与疑问。

6. 蛋白酶抑制剂 胰腺丝氨酸蛋白酶被认为与肠黏膜上黏液层的破坏有关,因此,一些丝氨酸蛋白酶抑制剂如奈莫司他、氨甲环酸被用于保护肠道的黏液层从而保护肠黏膜的屏障功能。这一结果已在动物实验中证实,但仍缺乏临床研究的验证。

7. 抗自由基治疗 因肠壁富含产生氧自由基的黄嘌呤氧化酶,因而容易受到氧自由基的损伤。超氧化物歧化酶、谷胱甘肽、维生素 C、维生素 E 等可通过清除氧自由基来减轻氧自由基对肠壁组织的过氧化损害。

8. 抗内毒素治疗 创伤性休克时,因肠屏障功能障碍,细菌及其产生的内毒素可移位至全身循环,引起全身炎症反应和 MODS。此外,加剧的全身炎症反应又可加重肠屏障功能障碍,形成恶性循环。因此,采取一系列的针对内毒素血症的治疗可一定程度上维持肠屏障功能的稳定。这些措施包括:①选择性肠道去污、全肠道灌洗可通过抑制肠道内革兰氏阴性杆菌数量而减少肠道内毒素的产生及吸收。②一些药物可以起到中和或拮抗内毒素的作用。多黏菌素 B 是一种阳离子多肽抗生素,其阳离子多肽可与内毒素上的脂质 A 相互作用而使其毒性丧失,但其在临床上并无确定的疗效依据。还有研究证实,术前口服胆盐可预防内毒素血症的发生,其机制可能是抑制肠内厌氧菌群的繁殖,防止内毒素的吸收。③抗内毒素抗体的作用,多种动物实验研究已发现抗脂质 A 单克隆抗体、抗核心糖脂抗体、脂多糖受体单克隆抗体等能明显减轻创伤性休克时的肠道屏障损伤和全身炎症反应,然而近年来的临床研究对此却缺乏有力的支持依据。

9. 中医中药 目前研究较多的中药是大黄。大黄的主要成分有蒽醌衍生物及二蒽酮类衍生物,对危重病患者肠功能障碍的作用机制包括:促进胃肠蠕动,减少肠腔内生性炎症介质以及毒素等在肠黏膜的积聚,改善肠微循环,减轻肠上皮细胞的坏死,促进胃肠道新陈代谢和肠道营养的恢复。研究也发现针灸可以改善危重病患者的胃肠动力,降低肠黏膜通透性,保护胃肠黏膜屏障。

10. 其他 肠神经系统(enteric nervous system,ENS)包含感觉和运动神经元,位于黏膜下层和肠肌层,可释放乙酰胆碱和神经肽。其中一种神经肽,即促胃液素释放肽(gastrin-releasing peptide,GRP),GRP 可释放到肠腔内,对肠道屏障功能发挥保护作用。铃蟾素(bombesin,也称铃蟾肽或蛙皮素)是一种 GRP 模拟物,动物研究数据表明,将铃蟾素用于肠内营养时,可增加肠黏膜 T 细胞和 B 细胞活动,升高 IgA 水平和减少细胞因子水平,从而维持肠道的免疫功能。有研究显示创伤性休克时肠道肥大细胞被过度激活,而肠黏膜肥大细胞抑制剂——硫蒽唑,可改善肠黏膜通透性和创伤后的肺损伤。此外,雌激素也被证明可以改善创伤后肠黏膜的屏障功能。

参考文献

[1] KÖNIG J, WELLS J, CANI P D, et al. Human intestinal barrier function in health and disease[J]. Clin Transl Gastroenterol, 2016, 7(10): e196.

[2] FINK M P, DELUDE R L. Epithelial barrier dysfunction: a unifying theme to explain the pathogenesis of multiple organ dysfunction at the cellular level[J]. Crit Care Clin, 2005, 21(2): 177-196.

[3] BALZAN S, DE ALMEIDA QUADROS C, DE CLEVA R, et al. Bacterial translocation: overview of mechanisms and clinical impact[J]. J Gastroenterol Hepatol, 2007, 22(4): 464-471.

[4] GUARNER F, MALAGELADA J R. Gut flora in health and disease[J]. Lancet, 2003, 361(9356): 512-519.

[5] HOOPER L V, GORDON J I. Commensal host-bacterial relationships in the gut[J]. Science, 2001, 292(5519): 1115-1118.

[6] BISCHOFF S C, BARBARA G, BUURMAN W, et al. Intestinal permeability: a new target for disease prevention and therapy[J]. BMC Gastroenterol, 2014, 14: 1-25.

[7] ODENWALD M A, TURNER J R. The intestinal epithelial barrier: a therapeutic target[J]. Nat Rev Gastroenterol Hepatol, 2017, 14(1): 9-21.

[8] ASSIMAKOPOULOS S F, TRIANTOS C, THOMOPOULOS K, et al. Gut-origin sepsis in the critically ill patient: pathophysiology and treatment[J]. Infection, 2018, 46(6): 751-760.

[9] PATEL J J, ROSENTHAL M D, MILLER K R, et al. The gut in trauma[J]. Curr Opin Crit Care, 2016, 22(4): 339-346.

[10] MARTENS E C, NEUMANN M, DESAI M S. Interactions of commensal and pathogenic microorganisms with the intestinal mucosal barrier[J]. Nat Rev Microbiol, 2018, 16(8): 457-470.

[11] SALVO ROMERO E, ALONSO COTONER C, PARDO CAMACHO C, et al. The intestinal barrier function and its involvement in digestive disease[J]. Rev Esp Enferm Dig, 2015, 107(11): 686-696.

[12] WELLS J M, BRUMMER R J, DERRIEN M, et al. Homeostasis of the gut barrier and potential biomarkers[J]. Am J Physiol Gastrointest Liver Physiol, 2017, 312(3): G171-G193.

[13] FABER F, BÄUMLER A J. The impact of intestinal inflammation on the nutritional environment of the gut microbiota[J]. Immunol Lett, 2014, 162(2 Pt A): 48-53.

[14] MC DERMOTT A J, HUFFNAGLE G B. The microbiome and regulation of mucosal immunity[J]. Immunology, 2014, 142(1): 24-31.

[15] BARREAU F, HUGOT J P. Intestinal barrier dysfunction triggered by invasive bacteria[J]. Curr Opin Microbiol, 2014, 17: 91-98.

[16] HUBER-LANG M, LAMBRIS J D, WARD P A. Innate immune responses to trauma[J]. Nature Immunology, 2018, 19(4): 327-341.

[17] MACPHERSON A J, SLACK E. The functional interactions of commensal bacteria with intestinal secretory IgA[J]. Curr Opin Gastroenterol, 2007, 23(6): 673-678.

[18] BRUNE E, BRAND J, MUHR G. Clinical effectiveness of non-selective intestinal recontamination against sepsis in polytraumatized patients[C]. Langenbecks Arch Chir, 1996: 945-946.

[19] CLARK J A, COOPERSMITH C M. Intestinal crosstalk: a new paradigm for understanding the gut as the "motor" of critical illness[J]. Shock, 2007, 28(4): 384-393.

[20]LEHMANN C,FACHS C,LADWIG E,et al. Argatroban improves intestinal microcirculation in experimental sepsis[J]. Infection,2007,35(11):34-37.

[21] CRENN P, C COUDRAY-LUCAS, THUILLIER F, et al. Postabsorptive plasma citrulline concentration is a marker of absorptive enterocyte mass and intestinal failure in humans[J]. Gastroenterology,2000,119(6):1496-1505.

[22]CRENN P, VAHEDI K, LAVERGNE-SLOVE A, et al. Plasma citrulline:A marker of enterocyte mass in villous atrophy-associated small bowel disease [J]. Gastroenterology, 2003, 124 (5): 1210-1219.

[23]MATSUMOTO S,SEKINE K,FUNAOKA H,et al. Diagnostic performance of plasma biomarkers in patients with acute intestinal ischaemia[J]. British Journal of Surgery,2014,101(3):232-238.

[24]GÜZEL M,SÖZÜER E M,SALT Ö,et al. Value of the serum I-FABP level for diagnosing acute mesenteric ischemia[J]. Surgery Today,2014,44(11):2072-2076.

[25] SIPPONEN T. Diagnostics and prognostics of inflammatory bowel disease with fecal neutrophil-derived biomarkers calprotectin and lactoferrin[J]. Dig Dis,2013,31(3/4):336-344.

[26] MOESER A J, HASKELL M M, SHIFFLETT D E, et al. ClC-2 chloride secretion mediates prostaglandin-induced recovery of barrier function in ischemia-injured porcine ileum[J]. Gastroenterology,2004,127(3):802-815.

[27]HOWARD B M,KORNBLITH L Z,CHRISTIE S A,et al. Characterizing the gut microbiome in trauma:significant changes in microbial diversity occur early after severe injury[J]. Trauma Surg Acute Care Open,2017,2(1):e000108.

[28]DOIG G S,HEIGHES P T,SIMPSON F,et al. Early enteral nutrition reduces mortality in trauma patients requiring intensive care:a meta-analysis of randomised controlled trials[J]. Injury,2011, 42(1):50-56.

[29]TAN H B,DANILLA S,MURRAY A,et al. Immunonutrition as an adjuvant therapy for burns[J]. Cochrane Database Syst Rev,2014,2014(12):CD007174.

[30] SMITH J W, NEAL GARRISON R, MATHESON P J, et al. Adjunctive treatment of abdominal catastrophes and sepsis with direct peritoneal resuscitation:indications for use in acute care surgery[J]. J Trauma Acute Care Surg,2014,77(3):393-398.

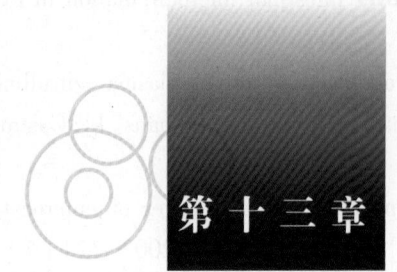

第十三章

创伤性休克神经系统损害与调控

庄金玲　唐　靖

第一节　概　述

神经系统(nervous system,NS)由中枢神经系统(central nervous system,CNS)和外周神经系统(peripheral nervous system,PNS)两部分组成。中枢神经系统包括位于颅腔的脑和位于椎管的脊髓,周围神经系统则是脑和脊髓以外的神经成分。神经系统是机体内主要的功能调节系统,控制着全身其他各系统的功能活动,通过各种感受器,感受内外环境变化的信息,经整合处理后,对各器官、系统的功能进行直接或间接的调节,使机体成为一个有序的整体,以适应内外环境的各种变化。

一、神经系统生理

(一)神经系统对姿势和运动的调节

1. 神经系统对姿势的调节

(1)脊髓对姿势的调节

1)对侧伸肌反射:动物在受到伤害性刺激时,受刺激的一侧肢体关节的屈肌收缩而伸肌舒张,肢体屈曲,称为屈肌反射(flexor reflex)。该反射具有保护意义,不属于姿势反射。加大刺激强度,则可在同侧肢体发生屈曲的基础上出现对侧肢体伸展,称之为对侧伸肌反射(crossed extensor reflex)。对侧伸肌反射是一种姿势反射,对保持身体平衡具有重要意义。

2)牵张反射(stretch reflex):神经支配的骨骼肌,受到外力牵拉使其伸长时,能引起受牵拉肌肉的收缩,这种现象称为牵张反射。其基本过程为,当肌肉被牵拉导致梭内、外肌被拉长时,引起肌梭兴奋,通过Ⅰ、Ⅱ类纤维将信息传入脊髓,使脊髓前角运动神经元兴奋,通过α纤维和γ纤维从而致梭内、外肌收缩。其中α运动神经元兴奋使梭外肌收缩以对抗牵张,γ运动神经元兴奋引起梭内肌收缩以维持肌梭兴奋的传入,保证牵张反射的强度。牵张反射包括腱反射(tendonreflex)和肌紧张(muscle tonus)。①腱反射是指快速牵拉肌腱时发生的牵张发射,主要是快肌纤维收缩。腱反射为单突触反射。②肌紧张是指缓慢持续牵拉肌腱时发生的牵张反射,表现为受牵拉的肌肉能发生紧张性收缩,拮抗被拉长。肌紧张是维持躯体姿势的最基本的反射活动,是姿势反射的基础。

(2)脑干对姿势的调节:在动物中脑上、下丘之间切断脑干后,动物出现抗重力肌(伸肌)的肌紧张亢进,表现为四肢伸直,坚硬如柱,头尾昂起,脊柱挺硬,这一现象称为去大脑强直(decerebrate rigidity)。

人类在中脑疾病出现去大脑强直时,表现为头后仰,上、下肢均僵硬伸直,上臂内旋,手指屈曲。出现去大脑强直往往提示病变已严重侵犯脑干,是预后不良的信号。当大脑皮质与皮质下失去联系时,可出现明显的下肢伸肌强直和上肢的半屈状态,称为去皮质强直(decorticate rigidity),

这也是抗重力肌肌紧张增强的表现。

2.神经系统对运动的调节

(1)大脑皮质对运动的调节:

1)大脑皮质主要运动区:包括中央前回(4区)和运动前区(6区),是控制躯体运动最重要的区域。接受本体感觉冲动,感受躯体的姿势和躯体各部分在空间的位置及运动状态,并凭此调整和控制全身的运动。运动区的功能特征如下。①对躯体运动的调节为交叉性支配,即一侧皮质支配对侧躯体的肌肉,但在头面部,除下部面肌和舌肌主要受对侧支配外,其余部分均为双侧性支配。②精细功能定位,运动越精细越复杂的肌肉,其代表区面积越大。③运动区定位从上到下的排列是倒置的,但在头面部是正立位。

2)锥体系和锥体外系:①锥体系(pyramidal system)是指由皮质发出并经延髓锥体抵达对侧脊髓前角的皮质脊髓束和抵达脑神经运动核的皮质脑干束,锥体系的皮质起源主要是大脑皮质4区,对躯体运动的调节作用是发动随意运动,调节精细动作,保持运动的协调性。②锥体外系(extrapyramidal system)皮质是指除锥体系以外的一切调节躯体运动的下行传导系,主要作用是调节肌紧张,配合锥体系协调随意运动。

(2)脑干对运动的调节:脑干参与的姿势反射有状态反射(attitudinal reflex)、翻正反射(righting reflex)等。其中状态反射可协调头部与躯干之间的相对位置;翻正反射能保证身体正常的站立姿势。

(3)基底核、小脑对运动的调节:基底核、小脑均参与运动的设计和程序编制、运动的协调、肌紧张的调节,以及对本体感觉信息的处理等。而目前,认为基底核主要在运动的准备阶段起作用,而小脑除与大脑皮质形成回路外,还与脑干、脊髓有大量的纤维联系。因此,基底核可能主要参与运动的设计,而小脑除参与运动的设计外,还参与运动的执行。

(二)自主神经系统及下丘脑调节功能

1.自主神经系统对内脏功能的调节 自主神经系统(autonomic nervous system)包括交感神经和副交感神经。它们分布于内脏、心血管和腺体并调节这些器官的功能。自主神经也受中枢神经系统的控制。

(1)自主神经系统的功能特征:①紧张性支配,自主神经对效应器的支配一般具有紧张性作用。②对同一效应器的双重支配,许多组织器官都受交感和副交感神经的双重支配,两者的作用往往是相互拮抗的。③受效应器所处功能状态的影响,自主神经的活动度与效应器当下的功能状态有关。

(2)对整体生理功能调节的意义:在环境急骤变化的情况下,交感神经系统可以动员机体许多器官的潜在能力以适应环境的急剧变化。

2.下丘脑内脏调节功能 下丘脑是较高级的调节内脏活动的中枢,调节体温、摄食行为、水平衡、内分泌、情绪反应、生物节律等重要生理过程。

(1)体温调节:视前区-下丘脑前部存在温度敏感神经元,在体温调节中起着调定点的作用。

(2)水平衡调节:下丘脑内存在渗透压感受器调节抗利尿激素的释放。

(3)激素调节:对腺垂体激素分泌的调节。

(4)摄食行为调节:下丘脑外侧区存在摄食中枢;腹内侧核存在饱食中枢,故毁损下丘脑外侧区的动物食欲低下,是防御反应区。

(5)对生物节律的控制:下丘脑的视交叉上核可能是生物节律的控制中心。

(三)脑电活动

1.脑电图的波形 按频率快慢将脑电图分为4种波形:β波>α波>θ波>δ波。这4种波形分别对应人体4种精神状态:①紧张活动状态(β波);②清醒、安静并闭眼(α波);③困倦(θ波);④慢波睡眠、极度疲劳、麻醉状态(δ波)。

2.脑电图形成的机制 脑电图波形是大脑皮质浅层大量胞体与树突的局部突触后电位总和

形成的,如果是兴奋性突触后电位,皮质表面则出现向上的负波,如果是抑制性突触后电位,皮质表面则出现向下的正波。

3. 皮质诱发电位　感觉传入系统受刺激时,在中枢神经系统内引起的电位变化称为皮质诱发电位(evoked cortical potential)。诱发电位可分为两部分:主反应和后发放。主反应是大锥体细胞电活动的综合表现,为先正后负的电位变化。后发放是主反应后一系列正相的周期性电位变化,是皮质与丘脑接替核之间环路活动的结果。

（四）周围神经

周围神经由无数神经纤维集束而成,其基本生理功能是传导神经冲动,将来源于各种外周感受器的冲动传导至中枢神经系统,并将中枢神经系统发出的神经冲动传导至各个效应器官和组织。神经冲动的生理表现形式为动作电位,动作电位的传导表现为神经轴索鞘膜上电位的迅速改变,即依次的去极化、复极化过程。直径不同的神经纤维传导速度不同,有髓纤维与无髓纤维的传导速度也有快慢之分。一般而言,神经纤维直径越大,传导速度越快,而直径大的纤维多为有髓纤维,但同一神经干内有髓纤维和无髓纤维均混合存在。

神经纤维的营养供给来源于神经元胞体合成的物质沿轴突进行轴浆运输和局部的神经营养血管。前者向神经末梢供应营养,转运代谢产物,维持轴突的生存和生长;后者对于神经纤维的功能维持以及损伤后的再生、修复具有重要意义。只有保存完整的周围神经供应血管,才能使周围神经损伤的自然修复与手术修复得以成功。

神经膜细胞只存在于周围神经组织中,其功能除了包绕神经轴突形成髓鞘,为神经纤维提供支持、保护和绝缘的作用外,在神经轴突损伤后,神经鞘膜细胞活跃增殖,参与神经坏死组织的裂解、吸收,同时按照一定排列方式,引导新生神经轴突沿一定方向向远端生长。更为重要的是,神经膜细胞可以分泌多种神经营养因子,诱发、促进神经轴突的修复和生长,并精确地引导不同功能的神经轴突分别长入功能相同的神经终末装置中,从而在细胞水平保证受损伤神经的结构和功能恢复。

二、神经系统病理生理

（一）颅脑损伤

1. 颅内压增高　生理条件下,机体通过调节脑组织、脑脊液、血液容积,实现颅内压在一定限度内,保证正常平衡状态;当机体超过代偿范围时,即出现颅内压增高。颅内压增高的病理生理学特点及其调节机制包括以下3点。

（1）颅内容积代偿:压力-容积关系中的顺应性代表颅内的容积代偿能力,即承受颅内容物增加的潜在能力。正常情况下,良好的脑顺应性可以耐受颅内体积变化,颅内压升幅极小;当脑顺应性受损时,如脑水肿、颅内血肿、脑脊液循环通路受阻,即使是容积微小的增加,也可引起颅内压急剧升高。

（2）脑血流量调节:脑血流计算公式为,脑血流量(cerebral blood flow, CBF)=［平均动脉压(mean arterial pressure, MAP)－颅内压(intracranial pressure, ICP)］/脑血管阻力(cerebrovascular resistance, CVR)。机体通过中枢和自动调节改变阻力血管的管径,维持脑组织血流量的恒定性,脑血管管径的大小受动脉内动脉血二氧化碳分压(partial pressure of carbon dioxide in arterial blood/arterial partial pressure of carbon dioxide, $PaCO_2$)和动脉血的酸碱度影响,进而影响血流量,$PaCO_2$ 升高,pH 值降低,脑血管扩张,脑血流量增加;$PaCO_2$ 降低,pH 值升高,脑血管收缩,脑血流量减少。此外,全身性血管加压反应也参与脑血流量的调节。在颅脑创伤急性期,机体通过自主神经系统的反射来调节脑血流量,以保持颅内压相对恒定,即周围动脉收缩而使动脉压升高,增加心输出量,提高脑血流的灌注压,呼吸变慢变深,肺泡内 CO_2 和 O_2 充分交换,提高氧饱和度,改善缺氧(图 13-1)。

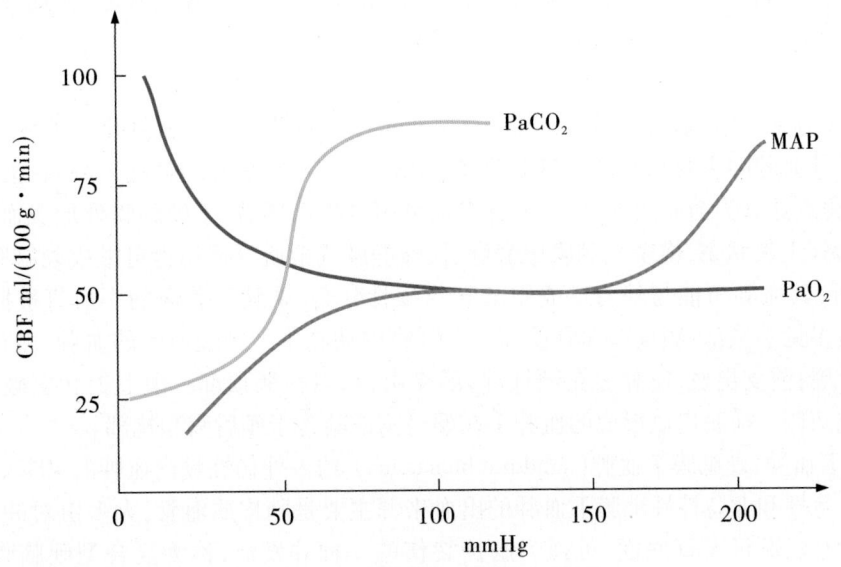

PaCO₂、PAO₂、MAP

(CBF:脑血流量;PaCO₂:动脉血二氧化碳分压;PaO₂:动脉血氧分压;MAP:平均动脉压)

图 13-1　脑血流量的调节

（3）脑脊液调节:当颅内压增高时,脑脊液吸收量增加,而颅内压增高对脑脊液生成的速度影响小,可以一定程度缓解颅内压增高;此外,脑室、蛛网膜下腔(subarachnoid space)与脑池内的部分脑脊液可以受挤压流入脊髓蛛网膜下腔,使颅内容物总体积缩小,有利于颅内压降低。

2. 脑水肿　脑水肿(cerebral edema)是指脑内水分增加导致脑容积增大的病理现象,是脑组织对各种致病因素的反应,可致颅内高压,损伤脑组织。脑水肿发病机制尚不明确,可能是血脑屏障(blood brain barrier,BBB)功能障碍、脑微循环障碍、脑细胞代谢障碍、自由基、神经元钙超载、颅内静脉压升高等因素综合作用的结果。

（1）血脑屏障功能障碍:血脑屏障与脑水肿的关系最大。正常情况下,水、电解质、葡萄糖和脂溶性物质能通过血脑屏障,但当出现脑损伤时,血脑屏障破坏,使血浆大分子物质能够由血管腔内渗透到脑细胞间隙,因此,血脑屏障的功能与结构损害是血管性脑水肿的病理基础。

（2）脑微循环障碍:脑微循环(cerebral microcirculation)障碍是脑水肿的发生过程中的一个重要因素。脑损伤时脑血管发生痉挛或麻痹,微循环障碍,其静脉压增高,脑充血,脑缺氧,导致脑代谢紊乱,脑水肿。

（3）脑细胞代谢障碍:脑细胞代谢中,葡萄糖代谢是最主要的。正常情况下以有氧代谢为主,脑缺血缺氧时,转变为无氧代谢,腺苷三磷酸(ATP)、磷酸肌酸、葡萄糖、糖原等均在短时间内减少,乳酸在短时间内明显增加,但释放的能量仅为正常有氧代谢的5%,致使脑细胞本身及细胞膜的功能受损,钠钾泵、钙泵等离子泵转运失常,不能将细胞内多余的钠离子排除,氯离子由胞外进入胞内,使细胞内渗透压增高,水由细胞外转移到细胞内,导致细胞内水肿,而细胞内酸性物质的产生能使细胞膜通透性增加,加重细胞水肿。

（4）自由基:脑损伤、脑出血、脑缺血再灌注时,由于供氧得到改善,提供了生成自由基的原料,而血液中清除自由基(free radical,FR)的物质尚未生成,致使自由基呈爆发性增加。自由基与细胞膜上的酶、受体及其他成分结合,影响细胞膜的结构、功能和抗原特异性,加之不饱和脂肪酸的过氧化物丙二醛(malondialdehyde,MDA)可使细胞膜通透性增加,导致细胞进一步损伤,加重脑水肿。

（5）钙超载:神经元内钙超载(calcium overloading)是引起脑水肿的先行重要因素。病理条件下,细胞膜钙通道异常开放,细胞外钙离子进入细胞内,导致细胞内钙超载,损害细胞骨架系统和膜系统,影响神经元内的快反应基因的表达和调控,使细胞严重损害,还可使脑血管痉挛和脑毛细血管通透性发生改变。钙超载已被视为引起脑水肿的关键环节之一。

(6)颅内静水压升高:颅内压增高引起脑静脉回流障碍,使颅内静脉压升高,脑动静脉之间压力差变小,脑血流量降低,使脑组织缺氧,加重脑水肿。

3.颅内血肿

(1)硬脑膜外血肿:硬脑膜外血肿(epidural hematoma)约占外伤性颅内血肿的30%,大多属于急性型。硬脑膜外血肿的主要来源是脑膜中动脉。该动脉经颅中窝底的棘孔入颅后,沿脑膜中动脉沟走行,在近翼点处分为前后两支,主干及分支均可因骨折而撕破,于硬脑膜外形成血肿。除此之外,颅内静脉窦(上矢状窦、横窦)、脑膜中静脉、板障静脉或微血管损伤也可酿成硬脑膜外血肿。少数人并无骨折,其血肿可能与外力造成硬脑膜与颅骨分离,硬脑膜表面的小血管被撕裂有关。硬脑膜外血肿最多见于颞部、额顶部和颞顶部。因脑膜中动脉主干撕裂所致的血肿,多在颞部,可向额部或顶部扩展;前支出血,血肿多在额顶部;后支出血,多在颞顶部。由上矢状窦破裂形成的血肿在其一侧或两侧。横窦出血形成的血肿多在颅后窝或骑跨于颅后窝和枕部。

(2)硬脑膜下血肿:硬脑膜下血肿(subdural hematoma)约占外伤性颅内血肿的40%,多属于急性或亚急性型。急性和亚急性硬脑膜下血肿的出血来源主要是脑皮质血管,大多由对冲性脑挫裂伤所致,好发于额极、颞极及其底面,可视为脑挫裂伤的一种并发症,称为复合型硬脑膜下血肿。另一种较少见的血肿是由于大脑表面回流到静脉窦的桥静脉或静脉窦本身撕裂所致,范围较广,可不伴有脑挫裂伤,称为单纯性硬脑膜下血肿。

(3)脑内血肿:脑内血肿(intracerebral hematoma)比较少见,在闭合性颅脑损伤中,发生率为0.5%~1.0%。常与枕部着力时的额、颞对冲性脑挫裂伤同时存在,少数位于着力部位。脑内血肿有两种类型:浅部血肿多由于挫裂的脑皮质血管破裂所致,常与硬脑膜下血肿同时存在,多位于额极、颞极及其底面;深部血肿系脑深部血管破裂所引起,脑表面无明显挫裂伤,很少见。

4.脑震荡　关于脑震荡(concussion of brain)的发生机制,至今尚有争议。一般认为脑震荡引起的意识障碍主要是脑干网状结构受损的结果。这种损害与颅脑损伤时脑脊液的冲击(脑室液经脑室系统骤然移动)、外力打击瞬间产生的颅内压力变化、脑血管功能紊乱、脑干的机械性牵拉或扭曲等因素有一定关系。

传统观念认为,脑震荡仅是中枢神经系统暂时的功能障碍,并无可见的器质性损害。但近年来的研究发现,受力部位的神经元线粒体、轴突肿胀,间质水肿;脑脊液中乙酰胆碱和钾离子浓度升高,影响轴突传导或脑组织代谢的酶系统紊乱。临床资料也证实,有半数脑震荡患者的脑干听觉诱发电位检查提示有器质性损害。有学者指出,脑震荡可能是一种最轻的弥散性轴索损伤(diffuse axonal injury)。

5.脑挫裂伤和弥散性轴索损伤

(1)脑挫裂伤:外力造成的原发性器质性损伤,既可发生在着力部位,也可在对冲部位。脑挫裂伤(cerebral contusion and laceration)轻者仅见局部软膜下皮质散在点片状出血。较重者损伤范围较广泛,常有软膜撕裂,深部白质亦受累。严重者脑皮质及其深部的白质广泛挫碎、破裂、坏死,局部出血、水肿,甚至形成血肿。

(2)弥散性轴索损伤:弥散性轴索损伤是指头部遭受加速性旋转外力作用时,因剪应力而造成的以脑内神经轴索肿胀断裂为主要特征的损伤。脑弥散性轴索损伤好发于神经轴索聚集区,如胼胝体、脑干、灰白质交界处、小脑、内囊和基底核。肉眼可见损伤区组织间裂隙和血管撕裂性出血灶,一般不伴明显脑挫裂伤和颅内血肿。显微镜下发现轴索球(axonal retraction ball)是确认弥散性轴索损伤的主要依据。

6.开放性颅脑损伤　致伤物可分为两类。一类是锐器,如刀、斧、钉、锥等;另一类为钝器,如铁棍、石块、树枝等。锐器前端尖锐锋利,容易切过或穿透头皮、颅骨和脑膜,进入脑组织。伤道较整齐光滑,损伤主要限于局部,对周围影响很小。钝器的致伤机制可因致伤物的种类而不同,如铁棍、树枝等穿入颅内,脑损伤情况类似锐器伤;而石块等击中头部造成的开放伤,其损伤机制则类似闭合性颅脑损伤中的加速伤。

(二)脊髓损伤

脊髓损伤(spinal cord injury,SCI)是指由于外界直接或间接因素导致脊髓损伤,在损害的相应节段出现各种运动、感觉和括约肌功能障碍,肌张力异常及病理反射等的相应改变。脊髓损伤的程度和临床表现取决于原发性损伤的部位和性质。

1.脊髓震荡 脊髓震荡(concussion of spinal cord)是脊髓神经元遭受强烈刺激而发生超限抑制,脊髓功能处于生理停滞状态,脊髓实质无损伤。一般经过数小时至 2~3 周,感觉和运动开始恢复,不留任何神经系统后遗症。

2.脊髓休克 脊髓突然横断失去与高位中枢的联系,断面以下脊髓暂时散失反射活动能力进入无反应状态,这种现象称为脊髓休克(spinal shock),主要是由于失去了高位中枢对脊髓的易化作用,表现为断面以下脊髓所支配的感觉丧失和骨骼肌张力消失,外周血管扩张,血压下降,括约肌功能障碍及发汗反射消失,内脏反射减退或消失。脊髓休克是暂时现象,损伤后不久可逐渐恢复,一般持续 1~6 周,但也可能持续数月。脊髓休克恢复过程中,原始简单的反射先恢复,高级复杂的反射后恢复。反射活动恢复中最早出现的是球海绵体发射和肛门反射,并从尾端向头端方向恢复。反射恢复后,其他反射比正常时加强并广泛扩散。

3.不完全性脊髓损伤 损伤平面以下有某些感觉和运动功能并有球海绵体反射,为不完全性脊髓损伤。脊髓不完全性损伤分 5 种:①中央性脊髓综合征(central spinal cord syndrome),也称中央束综合征,这是最常见的不完全损伤。因为上肢的运动神经偏于脊髓中央,而下肢运动神经偏于脊髓外周,故表现为上肢与下肢的瘫痪程度不一致,上肢比下肢重,或者仅表现为上肢瘫痪。在损伤平面以下,可能出现感觉过敏或感觉减退,也可能出现触觉和深感觉障碍,还可能出现膀胱功能障碍。其恢复的过程为,下肢运动功能首先恢复,膀胱功能次之,最后为上肢运动功能,而手指功能恢复最慢。感觉功能的恢复无规律的顺序性。②前侧脊髓综合征(anterior spinal cord syndrome,也称前束综合征),可由损伤的骨片或椎间盘压迫脊髓前侧所致,也可由中央动脉分支损伤或受压迫所致,主要累及脊髓丘脑束和皮质脊髓束。由于脊髓灰质较白质对缺血更敏感,在损伤缺血条件下,前角运动神经元更容易发生选择性损伤。其好发于颈髓下段和胸髓上段。在颈髓,主要表现为四肢瘫痪,在损伤平面以下的痛温觉减退而位置觉、振动觉正常,会阴部和下肢仍保留深感觉和位置觉。此类损伤不完全损伤中预后最差,运动功能恢复程度明显低于其他类型。③后侧脊髓综合征(posterior spinal cord syndrome,也称后束综合征),多见于颈椎处在过伸位时受伤者,系脊髓后部结构受到轻度挫伤所致,脊髓后角和脊神经的后根亦可受累,主要表现为损伤平面以下本体感觉丧失,而运动和痛温觉存在,亦可表现为神经刺激症状,即在损伤平面以下有对称性颈部、上肢与躯干的疼痛和烧灼感。功能因视觉代偿而预后良好,但夜间行走不能或困难。④脊髓半切综合征(hemisection of spinal cord syndrome),也称布朗-塞卡综合征(Brown-Sequard syndrome),好发于胸段,而腰骶段少见,主要表现为损伤平面以下,同侧肢体运动瘫痪和深感觉障碍,而对侧痛温觉障碍,但触觉功能不受影响。预后较好,绝大部分患者能恢复良好的行走功能。⑤不完全性马尾综合征(partial cauda equina syndrome),由胸腰结合段或其下方脊柱的严重损伤所致。其表现为损伤的神经根支配区的肌肉运动和感觉功能障碍,其余未受损伤的马尾神经仍能正常发挥感觉和运动功能。主要为支配区肌肉弛缓性瘫痪、感觉丧失,骶部反射部分或全部丧失,因括约肌张力降低,出现大小便失禁。马尾损伤程度较轻时可与其他周围神经一样再生,甚至完全恢复,但损伤重或完全断裂则不易自愈。

4.完全性脊髓损伤 脊髓实质完全性横贯性损害,损伤平面以下最低位的骶段($S_{4\sim5}$)感觉和运动功能完全丧失,包括肛门皮肤黏膜交界处和深部肛门的感觉以及肛门括约肌的随意收缩运动。不出现球海绵体反射。

(三)周围神经损伤

1.周围神经损伤后变性 创伤后,周围神经中位于损伤部位远、近端的神经轴突、髓鞘、神经元胞体、神经终末装置都将发生一系列结构与功能改变乃至坏死,这一过程称为外周神经损伤后变性。

（1）损伤远端神经纤维变性：损伤远端神经变性（injury distal neurodegeneration），即顺向变性（anterograde degeneration），也称沃勒变性（Wallerian degeneration），临床上常将顺性变性作为周围神经损伤后变性的总称，实际上特指神经纤维损伤部位远端轴突发生的一系列改变，如轴突与髓鞘破裂、溶解与吸收等。一般认为，顺向变性由神经轴突损伤部位向末梢延伸。损伤的轴突远端于伤后数小时即开始出现形态与结构的改变。胞质（cytoplasm）内细胞器功能紊乱继而发生细胞肿胀、溶解、死亡发展成整条轴突断裂成数段，继而被完全吸收。对于不同直径的轴突及神经纤维种类，整个变性过程在时间及进展速度上也不相同。

随着神经轴突的变性，其外周的髓鞘也发生变性，表现为特有的同心圆样板层结构模糊、消失，并溶解成大小不等的髓滴，继而进一步降解并被吸收。这一过程可分为两期：前期为物理性崩解阶段，发生于损伤后 1~8 d；其后进入化学性崩解吸收期，即髓鞘消失期。一般将髓鞘变性、崩解与消失的过程称为脱髓鞘。

周围神经损伤后，伴随着神经轴突与髓鞘变性的发生，构成髓鞘结构的细胞即神经膜细胞（neurolemmal cell；也称施万细胞，Schwann cell，或雪旺细胞）开始活跃增殖，其数目可增加至正常的 10 倍以上。神经膜细胞：一方面，与巨噬细胞共同吞噬消化已崩解的髓鞘残余结构，这称之为神经膜细胞的自噬作用（图 13-2），其作用机制不通过传统常见的哺乳动物西罗莫司（雷帕霉素）靶蛋白（mammalian target of rapamycin，mTOR）信号通路，而是通过激活 JNK/c-Jun 通路，增加 Beclin 蛋白的释放，促进自噬小体的形成，从而实现对自噬过程的调控。另一方面，神经膜细胞形成互相连接的细胞带，称为 Bungner 带，由此重建新生的神经轴突通过的管道。

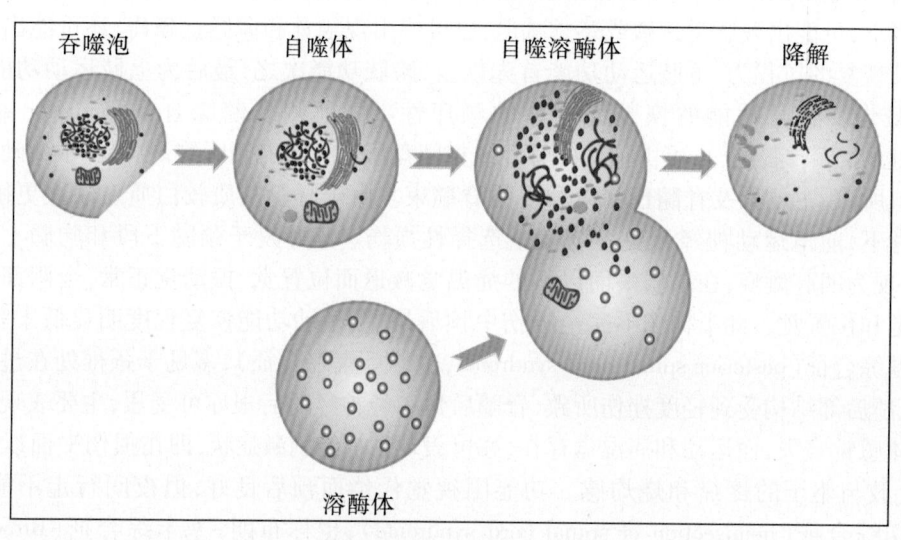

图 13-2　自噬

（2）逆向变性：在损伤的神经纤维近端，神经轴突与髓鞘也发生与顺向变性相同的破碎、崩解和吸收改变，称为逆向变性。但不同之处在于，这种变性仅仅发生在靠近轴突损伤处的几个 Ranvier 结范围内。如果神经纤维受到严重损伤，则整条纤维包括神经元胞体在内均可发生变性坏死；如果神经元胞体保持完好，则胞体肿大，细胞器功能活跃，加快物质合成，并通过轴浆运输向轴突断端处运送神经轴突再生所需营养物质。此时神经轴突断端由于细胞器聚集而肿胀、膨大，酶活性增高，形成了神经纤维再生的出发点，即生长圆锥。

（3）神经终末装置的改变：研究表明，周围神经损伤后，随着损伤远端神经轴突发生顺向变性，在伤后 6~12 个月内，分布于皮肤的感觉神经末梢及分布于肌肉的运动神经末梢将逐渐崩解并消失。皮内感觉小体在伤后 5 个月内尚可基本保持原有形态、结构及体积。此时如果有再生神经纤维末梢长入感觉小体，则可以重建突触联系并使皮肤感觉功能有所恢复；反之，感觉小体将于伤后 6 个月至 1 年内逐步发生结构破坏、体积缩小，最后退化、消失。同样，随着运动终板处神经末梢的变性、崩解,在伤后 1 年内,运动终板亦将逐步发生结构改变、退化甚至变性消失。

2.周围神经损伤后再生　周围神经纤维受损断裂后,如果神经元胞体未受到致命性损伤,则 24 h 内由于神经元胞体内的胞质合成旺盛并以轴浆运输方式将大量合成物质向轴突断端运送,轴突断端处开始出现再生现象。这一过程首先表现为断端膨大处长出许多轴芽,这些轴芽逐渐越过损伤阶段继续向远端生长,此时神经纤维能否成功再生取决于两个重要的条件,缺一不可:一是新生的神经轴芽能否顺利进入由胶原纤维与增殖的神经膜细胞组成的 Bungner 带共同构成的神经基膜管中;二是进入此神经基膜管的神经轴芽必须恰好抵达与其功能相符的神经末梢装置,方可建立正确的解剖-功能联系。众多生长轴芽中所有不符合这两个条件者,均于再生过程中逐步退化和消失,只有一条再生轴突符合上述条件得以存活并逐渐恢复原有神经纤维的结构与功能。

随着神经轴突的成功再生,引导神经轴突生长前进的神经膜细胞也以胞体一部分螺旋状包裹新生轴突,形成新的髓鞘。因新生髓鞘由众多增生的神经膜细胞之一部分组成,故 Ranvier 结较之以往明显增多,又因神经纤维传导冲动的方式是在 Ranvier 结间呈跳跃式传导,故这类新生的神经纤维传导速度有所减慢。

无髓神经纤维的再生轴突则直接生长进入由神经膜细胞增殖形成的 Bungner 带,并由之包裹继续向前生长。

周围神经损伤后,已损伤轴突尚未出现明显再生改变时,受某种因素的诱发,与损伤神经相邻的正常神经轴突也可以从 Ranvier 结处发出枝芽向损伤轴突远端生长,并成功地进入神经基膜管完成再生,使原有的感受器或效应器恢复部分功能,这种现象称为侧支再生。

第二节　创伤失血颅脑损害与调控

一、颅脑损害

(一)兴奋性神经递质

1.乙酰胆碱　乙酰胆碱(acetylcholine,ACh)在兴奋性细胞毒性病理过程中发挥着极为重要的作用。胆碱能受体过度兴奋可以导致神经元癫痫样放电和坏死,其机制与受体激活后引起的细胞膜钙离子通道开放、钙离子内流有关,由此导致细胞内发生雪崩式的代谢改变,直至坏死崩解。乙酰胆碱对局部脑血流量也有影响,使得创伤后乙酰胆碱造成损害的机制更为复杂,低浓度乙酰胆碱可以使软脑膜的血管扩张,高浓度则可引起血管收缩。创伤后乙酰胆碱的一过性大量释放是神经元对损伤做出的反应,反过来又是导致神经元继发损伤的原因。

2.儿茶酚胺类神经递质　体内儿茶酚胺类神经递质主要包括肾上腺素(adrenaline,AD/epinephrine,E)、去甲肾上腺素(norepinephrine,NE/noradrenaline,NA)和多巴胺(dopamine,DA)。创伤后交感-肾上腺和下丘脑-垂体-肾上腺皮质轴活性增强,血浆 AD 和 NE 含量显著升高。脑损伤后脑内儿茶酚胺(catecholamine,CA)合成和释放增多与 Ca^{2+} 有关。机制可能为外伤后,神经元过度兴奋,能量代谢紊乱,Na^+、K^+-ATP 酶活性下降,ATP 耗竭,细胞膜 $3Na^+/2K^+$ 交换的主动转运机制受到损害,细胞膜去极化,电压依赖性 Ca^{2+} 通道开放,细胞外 Ca^{2+} 流入细胞内,Ca^{2+}-ATP 酶活性抑制也使细胞内的 Ca^{2+} 转出减少,这些因素共同作用造成神经元处于 Ca^{2+} 超载状态。儿茶酚胺合成过程中,酪氨酸羟化酶(tyrosine hydroxylase,TH)为限速酶,在 ATP、Mg^{2+} 存在的条件下,神经元内 TH 活性可被 Ca^{2+} 激活而提高 2~3 倍,脑损伤后出现神经元内 Ca^{2+} 超载而加速儿茶酚胺合成,并促进神经元释放儿茶酚胺。另外,儿茶酚胺在代谢过程中还可产生大量氧自由基,对周围组织细胞造成损伤。

正常人血浆中的儿茶酚胺类激素不能通过血脑屏障,但创伤性颅脑损伤后部分区域的血脑屏障破坏,外周血中的 NE 水平对中枢神经系统产生影响,颅脑内的 NE 也可经脑脊液循环入血。血液中高浓度的儿茶酚胺可直接损伤血管内皮细胞,并引起脑血管剧烈收缩,继而舒缩功能紊乱,导致血浆外渗,局部血液黏滞度和红细胞比容升高,红细胞变形能力降低。血流动力学异常改变同时使脑血流缓慢、淤滞、微循环阻力增大和有效血流灌注减少,加重创伤性颅脑损伤后病灶及其周围缺血和酸中毒,导致脑水肿和缺血坏死。

下丘脑的儿茶酚胺异常升高也可能直接影响下丘脑的功能和脑血流的调节,并经过传导通路影响其他脑区神经元的功能和脑血管,间接产生脑损害的病理作用。

大量儿茶酚胺使机体处于高代谢状态,全身耗氧量增加,呼吸加快,血糖升高和乳酸堆积。同时,儿茶酚胺刺激使脑代谢亢进,由于创伤性颅脑损伤后脑血管痉挛、微循环障碍,不能提供相应的脑组织有效血流灌注,故神经元能量迅速消耗,局部代谢产物堆积,细胞内酸中毒,线粒体的生物氧化功能下降,ATP 生成进一步减少,一旦代谢紊乱进入恶性循环,最终将导致神经元死亡。

3. 5-羟色胺 5-羟色胺(5-hydroxytryptamine,5-HT;又称血清素,serotonin)与去甲肾上腺素、谷氨酸等同属于兴奋性神经递质,也参与继发性脑损害的过程,创伤性颅脑损伤后 5-HT 水平显著增高,导致细胞膜的 Ca^{2+} 通道改变,诱发 Ca^{2+} 内流。同时,5-HT 也可以引起周围神经系统,尤其是交感和副交感神经兴奋,释放 NE 和乙酰胆碱。

4. 兴奋性氨基酸 兴奋性氨基酸(excitatory amino,EAA)中主要的是谷氨酸(glutamic acid,Glu)和天冬氨酸(aspartic acid,Asp)。创伤性颅脑损伤后,颅脑内谷氨酸和天冬氨酸含量迅速升高。脑损伤时 EAA 的来源并非仅由异常兴奋的神经元释放,星形细胞也能释放 EAA。生理状态下,星形细胞能够主动摄取 EAA 并使之灭活,细胞内谷氨酸的浓度是细胞外液的 1 000 倍以上,这种跨膜浓度梯度是由酸性氨基酸载体蛋白维持的,细胞水肿、酸中毒等都可以影响其转运功能。创伤性颅脑损伤后内环境发生改变,创伤处及其周围的星形细胞在缺血缺氧和多种有害因子的作用下发生水肿和功能障碍,摄取 EAA 的能力下降,也从另一方面使 EAA 含量升高。

EAA 的细胞毒性作用可能有两条通路:其一,快速出现 Na^+ 和 Cl^- 内流,导致神经元和星形细胞肿胀;其二,Ca^{2+} 内流导致迟发的细胞损害。EAA 作用于细胞膜上的受体,与之结合并导致靶细胞发生一系列病理生理改变。谷氨酸受体是脑内已知分布最为广泛的神经递质受体,在脑内各个部位的神经元和胶质细胞膜上均有分布。根据谷氨酸受体与特异激动剂结合的特点,又将其分为 N-甲基-D-天冬氨酸受体(N-methyl-D-aspartate receptor,NMDA 受体)、红藻氨酸(kainic acid,KA)和 α-氨基-3-羧基-5-甲基噁唑-4-丙酸(alpha-amino-3-hvdoxy-5-methyl-4-isoxazole propionate,AMPA)受体以及代谢型受体。NMDA 受体是细胞膜上的蛋白复合体,包括电压依赖型双通道和单通道两部分。谷氨酸激活 NMDA 受体需要甘氨酸与特定受体结合使其易化。而甘氨酸与受体结合的位点又受多巴胺和 Zn^{2+} 的影响。NMDA 受体激活后,离子通道开放,但 Na^+ 和 Ca^{2+} 进入细胞需要克服细胞内 Mg^{2+} 的正电荷。KA/AMPA 受体又称为非 NMDA 受体,激活后以非电压依赖型方式开放离子通道,允许 Na^+ 内流和 K^+ 外流。代谢型受体与前述受体不同,谷氨酸和代谢型受体结合后,首先激活第二信使磷脂酶 C(phospholipase C,PLC),导致肌醇三磷酸生成增加及细胞钙库内结合的 Ca^{2+} 释放入胞质内。谷氨酸与这几种受体均可以结合,其细胞毒性作用主要与 NMDA 受体有关,NMDA 和 KA/AMPA 受体在脑内分布特点可能与部分脑内结构如海马 CA 神经元创伤易感性有关。

(二)花生四烯酸及其代谢产物

细胞膜的脂质双分子结构中含有大量不饱和脂肪酸,可以在磷脂酶 A2(phospholipase A2,PLA2)和磷脂酶 C 的作用下分解为花生四烯酸(arachidonic acid,AA)。正常状态下游离的花生四烯酸水平很低,兴奋性神经递质和 Ca^{2+} 内流可以使 G 蛋白复合体分裂为 α 亚单位和 βγ 亚单位,α 亚单位可以激活 PLC,βγ 亚单位可以激活 PLA2,活化的 PLA2 和 PLC 使花生四烯酸游离释放。实验发现,创伤性颅脑损伤后组织间液中膜磷脂的终末代谢产物甘油的水平迅速升高。

膜磷脂水解后除生成花生四烯酸外,同时还生成无活性的血小板活化因子(platelet activating factor,PAF)的前身 Lyso-PAF,再经乙酰转移酶催化生成血小板活化因子,其化学结构是乙酰甘油醚磷酸胆碱(1-O-alkyl-2-acetyl-sn-glyceryl-3-phosphorylcholine),此外,转磷酸胆碱酯酶可以催化胞二磷胆碱和脂肪酰甘油直接合成 PAF。

膜磷脂水解生成的代谢产物,包括花生四烯酸、前列腺素(prostaglandin,PG)、血栓素 A2(thromboxane A2,TXA2)和白三烯(leukotriene,LT)和血小板活化因子等,均具有强烈的生物活性,可以影响细胞膜受体、离子通道和某些酶活性。

1. 花生四烯酸的代谢过程　花生四烯酸从细胞膜上释放后,在脂肪酸环氧合酶(cyclooxygenase,COX)催化下生成不稳定的前列腺素中间产物 PGG_2 和 PGH_2,后者是 PGD_2、$PGF_{2\alpha}$、PGI_2 和 TXA2 的前体,在氢过氧化物酶作用下生成 PGH_2。PGH_2 在 PGI_2 合成酶催化下生成具有生物活性的 PGI_2,PGI_2 在体内不稳定,可自发水解成生物活性较低但较稳定的 6-酮-$PGF_{1\alpha}$。PGH_2 还可以在 TXA2 合成酶催化下生成不稳定但有强烈生物活性的 TXA2,TXA2 再自发水解为稳定但几乎无活性的降解产物血栓素 B2(TXB2)(图 13-3)。

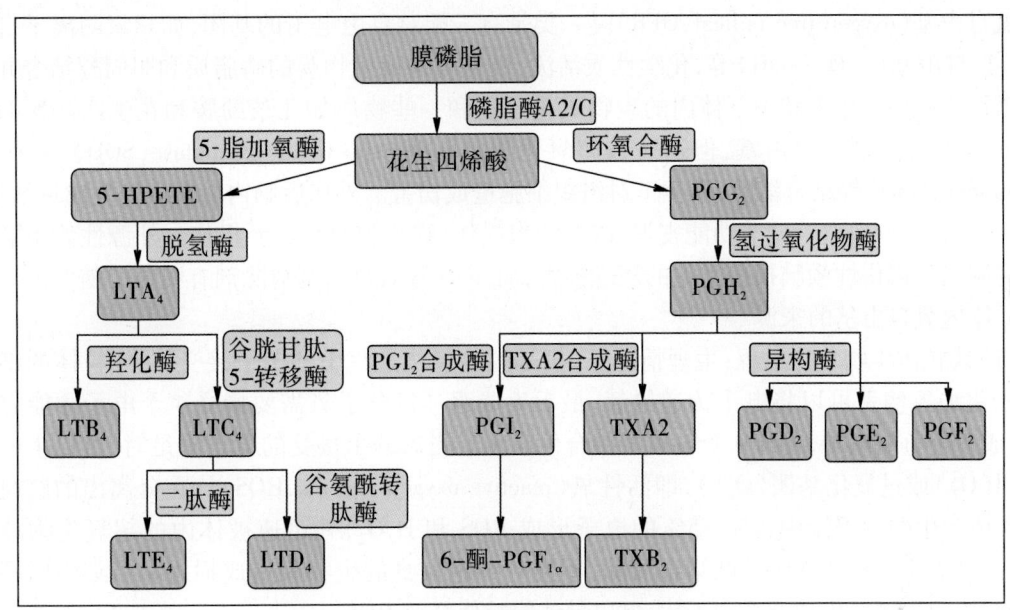

图 13-3　花生四烯酸的代谢过程

花生四烯酸在 5-脂加氧酶催化下可以生成 5-羟过氧化二十碳四烯酸(5-hydroperoxy eicosatetraenoic acid,5-HPETE),再在脱氢酶催化下生成白三烯(LT)A_4,LTA_4 可在羟化酶催化下生成 LTB_4,也可在谷胱甘肽-5-转移酶催化下生成 LTC_4,然后经谷氨酰转肽酶和二肽酶催化生成 LTD_4 和 LTE_4。LTC_4-LTE_4 是与炎症有关的慢反应物质。LT 在脑灰质中含量很高。

花生四烯酸本身即可激活细胞膜的 K^+ 通道,使细胞超极化,抑制谷氨酸的摄取,刺激谷氨酸释放,并激活 A1 腺苷受体。对谷氨酸的 NMDA 受体的氨基酸序列分析发现,存在脂肪酸结合蛋白的同源序列,支持花生四烯酸可以直接作用于 NMDA 受体并使受其控制的离子通道更容易开放。花生四烯酸可能还在突触前水平刺激谷氨酸释放。

此外,花生四烯酸的代谢过程中也生成大量氧自由基。这些氧自由基可以对细胞膜造成进一步的损害。

2. 前列腺素和血栓素 A2 在继发性脑损伤中的作用　前列腺素(PG)在脑内广泛存在,具有神经调节物(neuromodulator)的作用,可以激活细胞膜上的腺苷酸环化酶,使细胞内的环鸟苷酸(cyclic guanosine monophosphate,cGMP)水平升高,从而引起靶细胞的功能改变,PGI_2 在脑血管的内皮细胞中含量很高,具有使血管扩张、抑制血小板黏附聚集的作用,而血栓素 A2(TXA2)则有促进血小板聚集、诱发血栓形成的作用。生理状态下二者保持相对平衡,是维持血流通畅的重要因素。创伤性颅脑损伤后代谢发生改变,氧自由基和脂质过氧化物生成增加,使 PGI_2 的合成受到抑制,而 TXA2 的生成增加,二者失衡,导致血小板聚集和微循环损害,并诱发炎症反应。

3. 白三烯在继发性脑损伤中的作用　生理状态下白三烯(LT)在脑内含量很少,创伤性颅脑损伤后 LT 在 15～30 min 内迅速升高,主要来源是脑内受损伤的神经元。LT 可以使内皮细胞收缩,紧密连接开放,并且吸引中性粒细胞黏附,导致血脑屏障破坏,诱发脑水肿和炎症反应。LT 还是强有力的血管收缩剂,与血管平滑肌上的受体结合后,引起平滑肌收缩,是导致外伤后早期脑血管痉挛(cerebral vasospasm)的原因之一。LT 还可以再作用于磷脂酶 A2,使游离脂肪酸的生成增加。

4. 血小板活化因子的作用　血管内皮细胞上有血小板活化因子(PAF)受体,与 PAF 结合后可以引起内皮细胞收缩,毛细血管通透性增加,PAF 有强烈的促血小板聚集和中性粒细胞黏附的作用,使脑内毛细血管床阻塞,血流淤滞。PAF 还可以刺激突触前的谷氨酸释放,并与细胞内的受体结合,诱导早期反应基因的活化和表达,增加前列腺素合成酶的生成。

(三)氧自由基

氧自由基(oxygen free radical,OFR)是一类带有未配对自由电子的基团,如超氧阴离子自由基(O_2^-)、羟自由基($\cdot O/—OH$)等,化学性质活泼,极易与构成生物膜的磷脂质和胆固醇结合并使细胞的膜结构破坏。生理状态下体内的生物氧化过程和一些物质如儿茶酚胺和花生四烯酸的代谢过程均可生成少量氧自由基,但迅速被超氧化物歧化酶(superoxide dismutase,SOD)、谷胱甘肽(glutathione,GSH)等结合清除,不至于对组织细胞造成伤害。外伤后脑内氧自由基生成量增加,超出清除能力,可导致血管调节功能丧失、内皮细胞损伤、脑水肿及神经元损伤。外源性给予氧自由基可复制出与创伤性颅脑损伤类似的病理损害,而 SOD 等氧自由基清除剂有明显的脑保护作用。

1. 体内氧自由基的来源

(1)线粒体生物氧化过程:生理情况下,氧是生物氧化过程中的电子接受体,线粒体的细胞色素等氧化加氢酶系可以将电子传递给氧,最后生成水。每分子氧需要接受 4 个电子才能完全还原,生成 2 个负氧离子,再与 4 个氢离子结合生成水。当氧分子接受的电子不足时,可以生成超氧化基团(O_2^-)或过氧化基团(O_2^{-2}),即活性氧(reactive oxygen species,ROS)。在分离出的脑组织细胞线粒体产生的电子流中,2%～5% 的电子形成 ROS 和 H_2O_2,并迅速被体内的超氧化物歧化酶(SOD)、过氧化氢酶和谷胱甘肽结合清除,不会对细胞自身的生物膜造成损害。当细胞内钙超载时,线粒体的生物氧化功能受到干扰,可以导致线粒体释放 ROS。

(2)儿茶酚胺类的代谢过程:儿茶酚胺类激素的氧化代谢过程可以产生大量氧自由基,是体内氧自由基的主要来源之一。在脑缺血缺氧时,儿茶酚胺在单胺氧化酶作用下分解,可以产生大量电子,与氧结合生成过氧化氢和羟氧自由基。

(3)黄嘌呤氧化酶:颅脑创伤后脑组织微循环障碍,细胞 ATP 合成下降,AMP 增加,经代谢生成大量次黄嘌呤。黄嘌呤氧化酶可催化次黄嘌呤生成黄嘌呤,再催化黄嘌呤进一步氧化生成尿酸,在此过程中可以产生大量 H_2O_2、羟氧自由基等。毛细血管内皮细胞内的黄嘌呤氧化酶含量较其他细胞高 1 000～10 000 倍,易受到氧自由基的攻击。

(4)中性粒细胞和巨噬细胞:中性粒细胞和巨噬细胞内含有髓过氧化物酶,可以作用于过氧化氢,产生超氧化物自由基。

(5)一氧化氮合酶(nitric oxide synthase,NOS):NOS 与活化的超氧阴离子作用,可形成过氧化亚硝基阴离子($ONOO^-$),继而与氢离子反应生成破坏性极强的氢氧基和二氧化氮自由基。

(6)花生四烯酸代谢链:花生四烯酸分别在环氧合酶和脂质氧化酶(lipoxygenase,LO)作用下代谢生成多种具有强烈生物活性的物质,包括前列腺素、前列环素、白三烯、血栓噁烷、血小板活化因子等,同时产生大量超氧阴离子自由基。

2. 自由基损伤的分子机制

(1)脂质过氧化作用:各种生物膜的基本结构都是脂质双分子层,以多价不饱和脂肪酸为骨架。在脂膜分子疏水端的脂肪酸之间与膜蛋白的结合呈顺式异构型,链内呈 123° 角,这种结构十分重要,可以防止磷脂类物质向侧面压缩,并组成拱道空间供胆固醇、类固醇和蛋白质分子嵌入。

氧自由基极易与细胞膜结构中的多价不饱和脂肪酸的双键发生反应,夺取其电子,使分子构型和功能发生改变。其中羟氧自由基可直接与膜磷脂反应,形成脂基,在有氧条件下,可以与氧结合形成超氧脂质基团,超氧脂质基团可以进一步与膜上的其他脂肪酸反应,反复呈链式反应不断进行。当有铁、铜等金属离子存在时,形成的脂质过氧化物又可分解为烷氧基和过氧基,导致脂肪酸链结构断裂,细胞膜流动性增大,通透性增高,细胞破坏。

(2)破坏蛋白质和酶:氧自由基还可以直接与膜蛋白质上的氨基酸残基发生反应,改变细胞膜蛋白结构,引起分子聚合、交联、肽链断裂,使蛋白质变性,酶活性丧失。

(3)破坏核酸和染色体:氧自由基可以使 DNA 链断裂,并与碱基发生加成反应,引起染色体的畸变和断裂。

(四)一氧化氮

机体内广泛存在一氧化氮合酶(NOS),可催化 L-精氨酸结合 O_2 生成瓜氨酸和一氧化氮(NO)。体内生成的 NO 极不稳定,半衰期仅约 5 s,但在组织间扩散极快,有强烈的生物活性。巨噬细胞中生成的 NO 能杀灭吞噬的细菌和肿瘤细胞。脑内的 NO 具有第二信使和神经递质的作用。NO 介导谷氨酸的神经传递过程,谷氨酸作用于突触后膜,使细胞内 Ca^{2+} 升高,激活 NOS,使 NO 生成增加,引起细胞内的环鸟苷酸(cyclic guanosine monophosphate,cGMP;也称环鸟苷一磷酸或环磷酸鸟苷)水平升高,从而发挥生物学效应。此外,血管内皮细胞和动脉壁上的神经纤维产生的 NO 作用于平滑肌细胞,可使血管扩张。生理情况下,NO 调节脑内血管床的张力,有强烈血管舒张作用,并抑制血小板的聚集。

创伤性颅脑损伤、脑缺血缺氧可使 NOS 活性迅速升高。创伤性颅脑损伤后 10 min,NO 的代谢终产物即大幅度升高,到 20 min 达到高峰,而中度低温可以使这一反应消失。低温可以抑制 NOS 的活性。高浓度的 NO 可以抑制生物氧化过程的多种酶系,并影响 DNA 和构成生物膜的脂类物质。NO 的细胞毒性作用还在于它可以形成过氧化亚硝基阴离子($ONOO^-$),继而分解生成破坏性极强的氢氧基和二氧化氮自由基。已有实验表明,NOS 抑制剂对脑缺血后的再灌注损伤有一定的保护作用。

(五)缓激肽

缓激肽(bradykinin,BK)是由 9 个氨基酸构成的多肽,其前身是激肽原,经激肽释放酶(kallikrein,KLK)作用转变成缓激肽。脑损伤后,缓激肽是最早出现在创伤灶内的活性物质之一,是炎症反应的启动因子,参与继发性脑损伤的病理过程。

激肽原在体内以两种无活性的形式存在:一种分子量小,可以通过一般的毛细血管内皮细胞,是赖氨酸缓激肽(lysine-bradykinin,kallidin)的前体;另一种分子量大,不能通过毛细血管,是缓激肽的前体。激肽释放酶生理状态下也以无活性的前体形式存在,进入创伤灶后被活化,催化激肽原转变成缓激肽。组织损伤后,暴露的胶原蛋白、血管基底膜等激活凝血过程中的Ⅻ因子,活化的Ⅻ因子激活激肽释放酶,而激肽释放酶亦是Ⅻ因子的极强激活物,这种正反馈使活化的激肽释放酶迅速增加,催化激肽原生成缓激肽。缓激肽可以引起平滑肌收缩,小血管扩张,刺激神经末梢产生疼痛,并可导致组织水肿。更重要的是,激活的激肽系统是引发一系列炎症反应的中心环节,可以刺激产生许多其他炎症因子如前列腺素、组胺、氧自由基等。活化的激肽释放酶本身就是极强的白细胞趋化因子,可以引起大量中性粒细胞和单核细胞浸润。此外,缓激肽还可以活化补体系统,对组织进行攻击。缓激肽与特异性受体结合后,可以改变细胞膜的磷脂代谢,使细胞内的环鸟苷酸和环腺苷酸水平升高,继而使 Ca^{2+} 流入细胞内。缓激肽还可以引起细胞内的钙库释放 Ca^{2+}。缓激肽是导致创伤后早期细胞内钙超载的重要原因。

(六)坏死性凋亡

目前公认的 3 种细胞死亡途径包括凋亡、自噬和坏死,三者之间相互关联,并且具有一些共同的调控机制。而坏死性凋亡(necroptosis)是指由死亡受体配基启动、通过死亡受体介导的在凋亡通路受到抑制的情况下发生的一类细胞坏死,是一种独特的非胱天蛋白酶(caspase)依赖的死亡程序。

1. 坏死性凋亡的分子机制　研究证实,受体相互作用蛋白(receptor-interaction protein,RIP)在坏死性凋亡信号通路中起到关键作用,包括 RIP1 和 RIP3,两者均属于丝/苏氨酸蛋白激酶。RIP1由 3 个部分构成,包括羧基端死亡结构域(death domain,DD)、RIP 家族相互作用序列(RIP family homotypic interaction motifs,RHM)和氨基端激酶结构域(kinase domain,KD)。RIP3 缺失 DD 部分,仅包括 RHM 和 KD 两部分。当死亡受体活化后,RIP1 通过 DD 部分与死亡受体结合,形成复合物Ⅰ。随后复合物Ⅰ发生内吞,受体从其中解离,胞质中的 RIP3 通过 RHM 部分与 RIP1 结合,形成复合物Ⅱ。RIP1 和 RIP3 结合后可通过其 KD 部分相互磷酸化并导致其构型发生变化,从而促进复合物Ⅱ的稳定,同时活化 RIP3 将信号向下游传递。另外,研究证实坏死性凋亡与凋亡之间具有一些共同的调控机制。胱天蛋白酶-8 是细胞凋亡发生的执行者和中心环节,研究证实,胱天蛋白酶-8 聚集可导致自我活化并激活外源性凋亡通路,同时促进 RIP1 和 RIP3 降解,并导致坏死性凋亡信号通路关闭。Fas 相关死亡结构域蛋白(Fas-associated protein with death domain,FADD)是死亡受体介导外源性凋亡通路的关键因子,在 RIP1 和 RIP3 形成的坏死复合物中含有可募集胱天蛋白酶-8 的 FADD,在胱天蛋白酶抑制条件下 FADD 涉及坏死复合体形成的调控过程(图 13-4)。

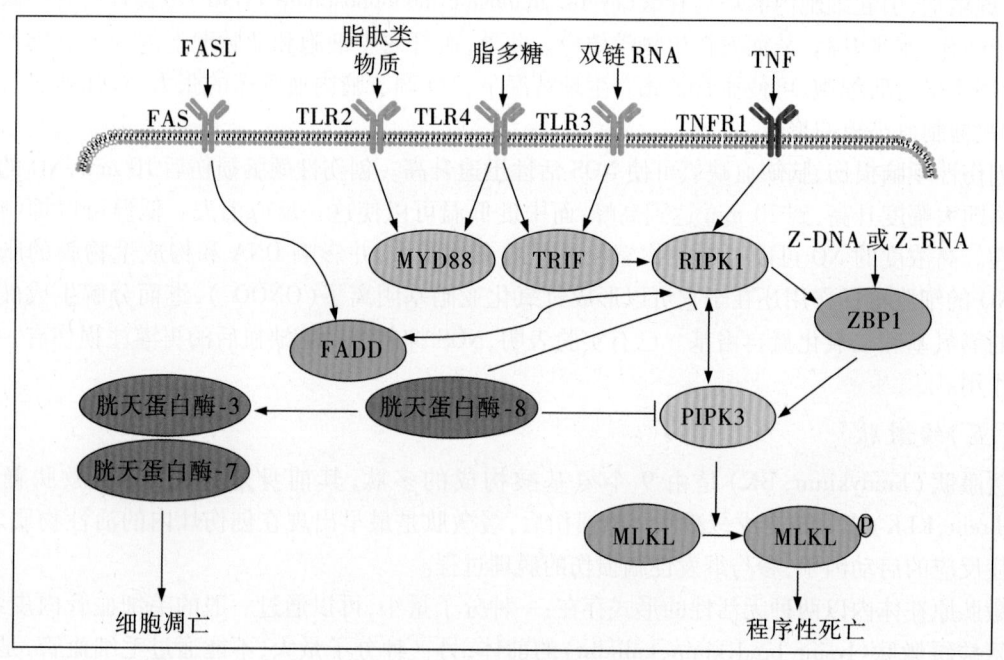

图 13-4　坏死性凋亡的信号通路
(来自 Jorgensen 等,2017)

2. 坏死性凋亡与脑损伤　研究证实,脑缺血可选择性诱导海马 CA1 区神经元发生急性损伤。氧糖剥夺(oxygen-glucose deprivation,OGD)可诱导原代培养的海马神经元发生坏死性凋亡,并且可诱导关键调控分子 RIP3 表达上调,影响 OGD 的神经毒性作用。另外,有研究证实,脑缺血再灌注损伤诱导的海马神经元死亡与坏死性凋亡有关,并且 Nec-1 预处理可抑制海马神经元死亡以及 RIP3 表达。正常情况下,RIP1 和 RIP3 在海马神经元中通常定位于细胞质。然而,脑缺血再灌注损伤发生后,海马神经元中 RIP3 表达上调并移位至细胞核,但 RIP1 不受影响,提示 RIP3 可能参与了下游分子的调控过程。而小分子化合物坏死抑制素-1(necrostatin-1,Nec-1)可通过抑制 RIP1/RIP3 途径减轻脑损伤,以及抑制小胶质细胞活化和炎症调节因子的表达。另外,Nec-1 也可明显抑制凋亡相关蛋白胱天蛋白酶-3 和 Bcl-2 表达以及自噬相关蛋白 Beclin-1 表达。但是,Nec-1 并不能降低胱天蛋白酶-3 表达和 TUNEL 阳性凋亡细胞数目,这提示坏死性凋亡参与了脑损伤的早期病理过程。

二、颅脑创伤后调控

(一)多肽类生长因子

体内存在一大类具有强烈生物活性的多肽类物质,其中一些对维持细胞生存,促进生长,修复创伤有重要作用。组织损伤后,通过某些机制可以激活指导合成这些多肽的基因,转录出相应的mRNA,使这类多肽在体内的水平迅速升高,使机体能够抵御和修复损伤。目前已知对神经系统有营养作用的多肽类因子有多种,其中主要的有以下几种。

1. 神经营养因子　神经营养因子(nearotrophin,NT)是一类蛋白质分子,主要调节脊柱动物神经系统生长发育和功能的多个方面。人体内的 NT 目前发现的主要由神经生长因子(nerve growth factor,NGF)、脑源性神经营养因子(brain-derived neurotrophic factor,BDNF;又称脑源性生长因子,brain-derived growth factor, BDGF)、神经营养因子 3(neurotrophin-3,NT-3)和神经营养因子 4(neurotrophin-4,NT-4)。实验证明,NT 主要通过激活两种不同类型的受体,酪氨酸激酶(原肌球蛋白相关激酶,tropomyosin-related kinase,Trk)受体家族和肿瘤坏死因子受体(tumor necrosis factor receptor,TNFR)超家族中的成员 P75 神经营养因子受体(P75 neurotrophin receptor,P75NTR),从而激活多种信号通路。

NT 与 Trk 受体结合后,其细胞质结构域上的细胞质酪氨酸残基磷酸化而被激活,进而与细胞内级联信号结合,包括大鼠肉瘤(rat sarcoma,Ras)蛋白激酶/胞外信号调节激酶(extracellular signal-regulated kinase,ERK),磷脂酰肌醇-3-激酶(phosphatidylinositol-3-kinase,PI3K;也称肌醇脂-3-激酶,inositol lipid 3-kinase)、磷脂酶 C-γ1、蛋白激酶 B(protein kinase B,PKB;即 Akt,又称 Rac)和由这些蛋白调控的信号传导通路,如丝裂原活化蛋白激酶[(mitogen-activated protein kinase,MAPK),也称促分裂原活化的蛋白激酶]信号传导通路。NT 与 P75NTR 结合后,激活核因子 κB(nuclear factor-κB,NF-κB)和 c-Jun 氨基端激酶(c-Jun N-terminal kinase,JNK;又称应激活化蛋白激酶,stress-activated protein kinase,SAPK)以及其他信号传导通路。而另一方面,Trk 受体的激活对 P75NTR 依赖性信号传导有重要影响。Trk 受体的激活可以通过 Jun 激酶级联抑制 P75NTR 介导的促凋亡应答。人体生长期间,NT 通过影响神经营养蛋白生成的量从而调控神经元的生成的种类和数量,以确保神经系统正常发育。NT 还可以调节神经元的轴突、树突生长和发育以及蛋白质的表达。成人神经系统中 NT 仍然持续存在,通过控制突触的功能和可塑性,维持神经元的存活、形态和分化。

2. 神经生长因子　神经生长因子(NGF)是最早发现的一种对神经具有营养作用的可溶性因子,是由 3 个多肽亚单位组成的复合物,广泛存在于体内并具有广泛的生理作用。神经生长因子(nerve growth factor,NGF)的主要生理功能:①对神经元的早期发育具有神经营养效应;②促进神经元的分化;③对神经元突起分支的方向性影响。

创伤性颅脑损伤后 NGF 的活性升高。NGF 生成增加伴随着细胞因子白细胞介素-1β(interleukin-1β,IL-1β)活性的升高,可能受即刻早期基因(immediate early gene,IEG)c-fos 的调控,IL-1β 可以诱导 IEG 表达,而给予抗 IL-1β 受体的抗体可以抑制 NGF 活性的升高以及小胶质细胞的增生。在动物实验中,大鼠皮质撞击伤后,海马区 c-fos 和 NGF 的 mRNA 表达均有增加,NGF 的 mRNA 表达水平在伤后 1 h 开始升高,伤后 5 h 仍持续升高,其表达时程要晚于 c-fos 的 mRNA。颅脑损伤后脑内 c-fos 基因表达与 NGF 表达间可能存在因果关系。

NGF 与特异性的 P75NTR 和 TrkA 受体结合后,在细胞表面发挥作用。这两种受体蛋白广泛存在于神经元上,并在外伤后减少。NGF-受体复合物构型改变,进入细胞内变成有活性的 NGF,增加神经元的 RNA 和蛋白质合成,促进神经元合成 DNA 以及神经元胞体尚存活的神经纤维生长,在个体发育期间增加分支及保护分化后的神经元,增加基底前脑的胆碱能受体,刺激增加胆碱乙酰基转移酶的活性。此外,NGF 具有调节感觉神经元的微丝微管系统、胞核位置等作用,能够改善切断轴索的感觉神经元的 P 物质表达,调节许多神经元群的生长发育和成熟。

动物实验中,将成年鼠中隔至海马背侧的胆碱能投射纤维破坏,侧脑室内连续注入 NGF 两周后,结果发现,在切断轴索后存活的中隔胆碱能神经元中胆碱乙酰基转移酶活性增加约 350%。脑损伤后外源性 NGF 可显著减少中隔胆碱能神经元的变性坏死,促使外伤后胆碱能神经元功能恢复,逆转东莨胆碱诱发的脑内乙酰胆碱释放下降,改善大鼠颅脑创伤后的认知能力。

脑源性神经营养因子是一种碱性蛋白,在中枢神经系统中合成,对脑神经的感觉神经元、脊神经背根节细胞、视网膜节细胞等有明显的营养作用,可以使这些神经元的轴突伸长,与 NGF 有协同作用。

2. 成纤维细胞生长因子　成纤维细胞生长因子(fibroblast growth factor,FGF)在脑内的含量极为丰富,由两种独立但相关的蛋白形成,一种碱性蛋白一种酸性蛋白。动物实验显示,大鼠内源性 FGF 在外伤后水平升高,10 d 后逐渐下降,28 d 恢复正常,同时星形细胞上的 FGF 受体蛋白的数量升高,促使星形细胞增生分化,最终形成胶质瘢痕。同时,FGF 可以促使培养的海马神经元生存,刺激神经元轴突生长,并防止基底前脑胆碱能神经元、脊髓背根节细胞和视网膜节细胞轴突切断后神经元胞体的死亡。外伤后 1 d 给予 FGF 仍可显著改善大鼠颅脑创伤后认知能力。

3. 胰岛素样生长因子　胰岛素样生长因子(insulin-like growth factor,IGF)有两种形式,都是小分子多肽,分别由 70 个和 67 个氨基酸残基组成,其结构类似胰岛素原,在中枢神经系统内合成。IGF 通过影响胶质细胞的糖摄取、神经元的电活动、单胺类神经递质的摄取和释放、蛋白质合成及神经元的再生等多方面发挥神经营养作用。

4. 血管内皮生长因子　创伤性颅脑损伤后 6 h,血管内皮生长因子(vascular endothelial growth factor,VEGF)的免疫活性开始升高并一直持续到 2 周后。病灶部位含有血管内皮生长因子的星形细胞数量增加,3~4 d 后达到高峰,3 周后仍可发现。除小动脉壁外,星形细胞和一些炎症细胞中均可见其活性升高。血管内皮生长因子可以促进血管增生,参与创伤性颅脑损伤的修复。

5. 其他　炎症因子白血病抑制因子(leukemia inhibitory factor,LIF)有一定神经营养作用。创伤性颅脑损伤后,IL-1 和 TNF-α 水平显著升高,其影响有双重性,既能导致细胞的坏死或凋亡,引发炎症反应,又可表现出某些保护性作用。IL-1 和 TNF-α 均参与神经系统的损伤与修复过程。

(二)神经节苷脂

神经节苷脂(ganglioside,Gg)由带有唾液酸的寡糖链和神经酰胺组成,既具水溶性又具脂溶性,分子量为 1 000~3 000 或以上。在水溶液中 Gg 形成球形聚合体,分子量约 30 000。Gg 在内质网和高尔基体内合成,胚胎发育成熟过程中 Gg 的含量逐渐增加,分化成熟的神经元含有丰富的 Gg。Gg 是细胞膜及胞内各种生物膜的重要组成成分。Gg 的神经酰胺部分嵌入生物膜的脂质双分子层,糖基暴露在膜表面,影响细胞膜结构和功能,对细胞与周围环境的信息交换有重要意义。体外培养神经元实验显示,培养基中加入 Gg 后,能稳定地结合到细胞膜上,增强细胞膜 Na^+,K^+-ATP 酶的活性,细胞轴索增生活跃,细胞营养状态改善,存活时间延长。

动物实验显示,切断部分黑质-纹状体神经通路,可以导致纹状体内多巴胺含量下降,而给予 Gg 可以促进多巴胺系统的功能恢复。损害动物的隔核腹内侧后,给予外源性 Gg,有助于隔核-海马胆碱能神经纤维通路的再生。Gg 可以阻断或减轻谷氨酸对体外培养的神经元的兴奋性毒性作用,对神经元有显著的保护作用,且不影响与谷氨酸有关的离子通道的正常运转。Gg 与 NGF 有协同作用,可以加强 NGF 碱性 FGF 对神经元的保护和修复作用。

(三)热休克蛋白

多种应激状态如高热、外伤、缺氧等可以激活机体细胞内热休克蛋白(heat shock protein,HSP)基因,转录生成 HSP。生理状态下,HSP 在中枢神经系统中不表达,但创伤可以迅速诱导 HSP 的 mRNA 生成。实验表明,大脑半球锐器伤后 2 h,伤道周围的 HSP70 mRNA 显著表达,12 h 后逐渐减少。大鼠液压冲击伤实验显示,病灶中心组织坏死区和远离受伤部位的正常脑组织无 HSP 表达,而病灶周围则有大量 HSP 表达。

HSP 对机体组织细胞具有显著的保护作用。动物实验表明,先给予 2 min 短暂脑缺血诱导

HSP 生成,可以增强动物对较长时间脑缺血的耐受能力,减轻缺血性损害程度。HSP 的保护作用与协调、稳定和保护细胞内蛋白质的结构和功能,促进损伤修复有关。

(四)腺苷

体内的腺苷(adenosine,A)主要由 ATP 降解产生。ATP 释放两个高能磷酸键后降解为 AMP,再由腺苷激酶催化脱去磷酸生成腺苷。腺苷通过激活细胞膜表面的受体发挥多种生物活性。脑内至少有两种腺苷受体 A1 和 A2,其区别主要是对各种腺苷类似物的亲和力不同,对腺苷酸环化酶的作用也不同。A1 受体分布于许多传入神经轴突末梢及突触后神经元,在海马回、纹状体和大脑皮质密度较高,与腺苷有高度亲和力,结合后抑制腺苷酸环化酶的活性。A2 受体分布于突触后神经元,与腺苷亲和力较低,结合后可以使腺苷酸环化酶活化。

颅脑损伤后脑组织的能量代谢紊乱,ATP 降解增加,腺苷的生成也相对增加,对神经系统的损伤有明显的保护作用。腺苷与 A1 受体结合后,可以影响突触前膜的 Ca^{2+} 通道,调节 Ca^{2+} 内流,并抑制谷氨酸等兴奋性氨基酸的释放。此外,内源性腺苷还可以抑制多种兴奋性神经递质如乙酰胆碱和去甲肾上腺素的释放,保护神经元免受兴奋性递质的毒性作用。腺苷与 A2 受体结合后,可松弛血管平滑肌,抑制血小板聚集及中性粒细胞黏附,使脑血管扩张,微循环改善,减轻外伤引发的一系列病理改变对脑血管的损害。

(五)镁离子

Mg^{2+} 是机体内重要的阳离子,它作为 300 多种酶的辅基或辅助因子,参与糖、脂肪及蛋白质的代谢,在中枢神经系统中具有重要的代谢和调节功能。游离 Mg^{2+} 的浓度异常可以导致细胞能量代谢、脂质代谢、细胞膜的离子通透性、神经递质功能及第二信使系统等许多方面的多种病理生理变化。

Mg^{2+} 是许多酶的辅基,参与细胞能量代谢,同时也是 DNA、蛋白质和高能物质合成的必需辅助离子,缺乏 Mg^{2+} 时线粒体内大量 Ca^{2+} 聚集,可使线粒体发生肿胀、崤断裂等亚细胞结构损害和氧化磷酸化脱偶联,能量生成障碍。

Mg^{2+} 通过激活 Na^+,K^+-ATP 酶,将细胞外 K^+ 泵入细胞内,同时排出细胞内的 Na^+,细胞外 Mg^{2+} 也通过膜内外 Na^+-Mg^{2+} 交换促使 Na^+ 外流,从而维持膜内外正常的离子浓度梯度。细胞外 Mg^{2+} 还是 Ca^{2+} 内流的天然拮抗剂,它与 Ca^{2+} 竞争结合位点而抑制 Ca^{2+} 内流;同时通过 Mg^{2+}-Na^+ 交换而抑制 Ca^{2+}-Na^+ 交换,阻止 Ca^{2+} 内流;而且细胞外 Mg^{2+} 尚可通过 Mg^{2+}-Ca^{2+} 交换促使 Ca^{2+} 外流。因此,细胞外 Mg^{2+} 可以防止细胞内 Ca^{2+} 聚集。细胞内 Mg^{2+} 还能抑制线粒体对 Ca^{2+} 的摄取,防止 Ca^{2+} 超载所致的线粒体损伤。Mg^{2+} 的降低将影响上述各个环节,从而导致细胞内外离子浓度平衡,细胞内 Ca^{2+} 超载,导致神经元急性肿胀和迟发性损伤。

Mg^{2+} 减少时,花生四烯酸嵌入到膜磷脂中的量减少,游离脂肪酸增加,其代谢产物前列腺素、白三烯、血小板活化因子等均可导致神经元的继发性损伤,代谢过程中还伴有氧自由基的生成。细胞内 Ca^{2+} 超载又使黄嘌呤氧化酶生成增加,催化次黄嘌呤代谢并伴有自由基生成。适当增加 Mg^{2+} 可以减少自由基的生成,降低脂质过氧化反应引起的细胞膜损害。

Mg^{2+} 有对抗谷氨酸等兴奋性神经递质的细胞毒性作用。生理浓度的 Mg^{2+} 以电压依赖方式阻滞与 NMDA 受体偶联的阳离子通道,在膜电位较负时,NMDA 受体通道的活动完全被 Mg^{2+} 阻断;膜电位变正时,Mg^{2+} 的阻滞作用明显减弱甚至完全消失。Mg^{2+} 调节 NMDA 受体活性的特性对兴奋性突触传递产生显著影响,高浓度的 Mg^{2+} 不仅能保护培养的神经元免受 EAA 的毒性损害,而且能减少 EAA 的突触前释放。体内试验(in vivo test)研究表明,Mg^{2+} 在阻滞 NMDA 介导的脑损伤中跟其他 NMDA 受体拮抗剂一样有效。

(六)γ-氨基丁酸

γ-氨基丁酸(γ-aminobutyric acid,GABA)在中枢神经系统中含量很高,脑内的 GABA 主要来自谷氨酸脱羧,催化这一反应的谷氨酸脱羧酶(glutamate decarboxylase,GAD)在脑内含量很高,主要分布于突触前神经末梢,而催化 GABA 脱氨基代谢为 GABA 转氨酶,主要分布于神经元胞体和树突的线粒体上。此分布特点表明,GABA 是在突触前神经末梢合成,在突触后神经元的胞体分解。GABA 是中枢神经系统中重要的抑制性神经递质,可以减少突触前神经末梢兴奋性神经递质的释放,并引起突触后抑制。GABA 对脑缺血具有显著的保护作用。此外,脑血管中含有 GABA 受体及 GABA 能神经纤维,兴奋时可以使血管扩张,脑血流量增加,改善脑循环。

(七)自由基清除剂

自由基清除剂有助于迅速清除自由基的物质,有脑保护作用,可以减轻继发性脑损伤。目前已知的自由基清除剂可以分为酶类(过氧化氢酶、超氧化物歧化酶、谷胱甘肽过氧化酶等)、非酶类(二甲亚砜、二甲硫脲、甘露醇、铁螯合剂等)、亲水类(维生素 C、谷胱甘肽、L-甲硫氨酸等)和疏水类[维生素 E、维生素 A、辅酶 Q(泛醌)、硫辛酸、巴比妥等]四大类。一些内源性的小分子抗氧自由基物质如维生素 C 和维生素 E、尿酸盐、硫辛酸和组氨酸等在创伤性颅脑损伤后随氧自由基的增加而升高,有重要的脑保护作用,缺乏这一反应的患者预后不良。

第三节　脊髓创伤失血损害与调控

由于外力或其他因素的原发性损伤使得神经元和内皮细胞包膜在剪切力或扭力的作用下,灰质区发生出血性坏死灶,同时造成神经元膜和结缔组织的损伤。由于脊髓表面空间相对狭窄,虽然硬脊膜附近的轴突损害较小,但灰质附近的轴突损伤较严重。在原发性脊髓损伤的基础上,还有多种因素参与和调控脊髓的继发性损伤。继发性损伤的机制较多,主要有血管机制、氧自由基学说、氨基酸学说、钙超载机制、电解质失衡、细胞凋亡等,使得继发性损伤在一定程度上超过原发性损伤。

一、创伤性脊髓损伤机制

(一)血管机制

脊髓损伤后其血流自动调节发生紊乱,脊髓血流量降低,造成机体局部微循环功能下降。血管改变会造成局部脊髓缺血,交感神经兴奋性降低,血压下降,中央灰质出血区不断扩大,向周围蔓延,损伤 24~48 h 出血区和周围白质发生和周围界限清楚的创伤后梗死。脊髓损伤缺血程度和功能障碍程度呈现明显正相关。而且,不同区域缺血表现也有所不同。

1.脊髓前动脉缺血　在外伤时颈椎突然前屈,当患者原有椎体后缘骨刺或突出腰椎间盘时,易引起动脉受损或受压,出现血流受阻致脊髓缺血。老年人因脊髓前动脉粥样硬化,外伤后更易引起脊髓缺血而导致瘫痪。脊髓前动脉缺血(ischemia of anterior spinal artery)临床表现为脊髓前动脉供应的脊髓前 2/3 部分出现软化,下肢完全瘫痪。若脊髓前动脉没有完全阻塞,可出现不完全性瘫痪。感觉障碍表现平面以下痛温觉减弱或消失,但深部感觉存在,并表现为浅反射消失,深反射亢进,病理反射阳性。

2.脊髓后动脉缺血　外伤时,来自后方的暴力,引起椎板骨折,压迫脊髓后动脉,致脊髓后动脉缺血(ischemia of posterior spinal artery)。若后动脉完全闭塞,可引起后角后索软化。临床表现很少有肌力障碍,主要为感觉障碍,可有节段性感觉分离,深感觉消失。

3.根动脉缺血　外伤后造成根动脉缺血(ischemia of radiculares)在临床上极为少见,偶可见颈段根动脉缺血或胸腰段的根髓大动脉区缺血。出现的症状多为突然起病的周围性瘫痪。

(二)脂质过氧化与自由基损伤

脊髓损伤后缺血缺氧引起患者机体代谢紊乱,ATP 降解,氧在体内还原反应不完全,产生氧自

286

由基。脊髓灰质出血后,红细胞内氧合血红蛋白和铁离子、铜离子大量释放,引起氧自由基的连锁反应。氧自由基通过过氧化对胞膜和胞体造成氧化损伤,尤其是对神经元膜中不饱和脂肪酸和磷脂进行氧化,影响血管舒缩功能,降低局部血流。

(三)氨基酸学说

脊髓损伤后,细胞外的谷氨酸和天冬氨酸明显升高,引起两种氨基酸的兴奋毒性作用,导致钙离子通过电压依赖型钙离子通道流入胞内,激活自身破坏性钙离子依赖酶,诱发细胞死亡。谷氨酸的增高主要是由于谷氨酸再摄取减弱,钙离子依赖性谷氨酸突触囊泡的胞吐作用和细胞裂解作用使得细胞内谷氨酸释放,胞外谷氨酸水平增高。

(四)钙超载

钙离子作为机体内代谢的重要离子,在脊髓损伤过程中,细胞内钙离子异常增高。钙离子的增高会导致脑细胞能量代谢障碍,质膜的离子泵和通透性发生异常变化,细胞毒性水肿。同时,高浓度的钙离子还可以促进钙离子依赖性路径酶磷酸化,产生具细胞毒性作用的氧自由基等活性物质,损害细胞的膜结构,增加血管内皮细胞通透性,导致细胞水肿。另外,脊髓损伤时还会出现神经元钙通道开放,严重影响了细胞内钙蛋白酶的活性,使得细胞活性发生异常变化。

(五)炎症机制

免疫系统遍布全身,抵御外界的危害因子,支持机体组织愈合和维持体内平衡。正常生理状态下,中枢神经系统通过血脑屏障隔离免疫细胞和血液中的分子,维持其正常的生理功能。中枢神经损伤后,血脑屏障被破坏,炎症因子进入中枢神经系统内,诱发炎症反应,白细胞中的趋化因子减少胶质细胞活化,提高内源性细胞凋亡,不利于损伤组织的修复,增加局部损伤区域的进行性坏死。

但越来越多的证据表明,免疫反应有可能是促进中枢神经损伤后功能重建的一个有利因素。中枢神经系统的损伤特征在于细胞死亡的两个不同阶段。首先,受伤时的机械创伤会对神经元、神经胶质、血管系统和脑膜细胞造成直接损伤,从而诱发神经元和神经胶质的坏死。然后,在接下来的几天和几周内,持续的继发性死亡过程导致病变范围扩大和结果恶化,这主要是由于凋亡性细胞死亡。原发性与继发性死亡对总神经元损伤的占比不同,主要取决于损伤的严重程度。在对脊髓挤压伤的情况下,大多数遭受机械损伤的运动神经元在损伤后数分钟至数小时内死亡。同样,创伤后迅速出现大量神经胶质细胞变性,其中星形胶质细胞在 24 h 内变性数量最大。神经元和神经胶质细胞的继发性死亡是由损伤后产生的自由基的伤害性刺激的综合作用引起的,由神经元、小胶质细胞和巨噬细胞释放谷氨酸引起的兴奋毒性,受损组织肿胀导致其在有限空间内进一步挤压,缺氧导致代谢障碍以及炎症方面机制。炎症在伤后很快开始,并且在整个进程中仍然扮演着重要角色(图 13-5)。

ATP 通过激活 NOD 样受体蛋白-3(Nod-like receptor protein 3,NLRP3)来促进炎症。这种活化导致炎症因子 IL-1β 和 IL-18 的产生,其发挥广泛的促炎作用,包括诱导趋化因子产生等。ATP 是几种趋化因子的有效刺激物,包括由小胶质细胞和星形胶质细胞产生的趋化因子(C-C 基序)配体 2(CCL2),而且 ATP 能够促进中性粒细胞募集。

高速泳动族蛋白 B1(high mobility group protein Box 1,HMGB1)也被证明可以增强创伤后中枢神经系统损伤,这与中性粒细胞的浸润增加有关。与 HMGB1 一样,IL-33 是一种在许多组织中广泛表达的炎症因子,在脑和脊髓中大量表达。神经系统损伤后,IL-33R 与髓样分化因子 88(myeloid differentiation factor 88,MyD88)相互作用,激活 NF-κB 和 MAP 激酶信号。

但是,免疫应答对中枢神经系统的具体作用机制和是利是弊仍是一个有争议的问题。

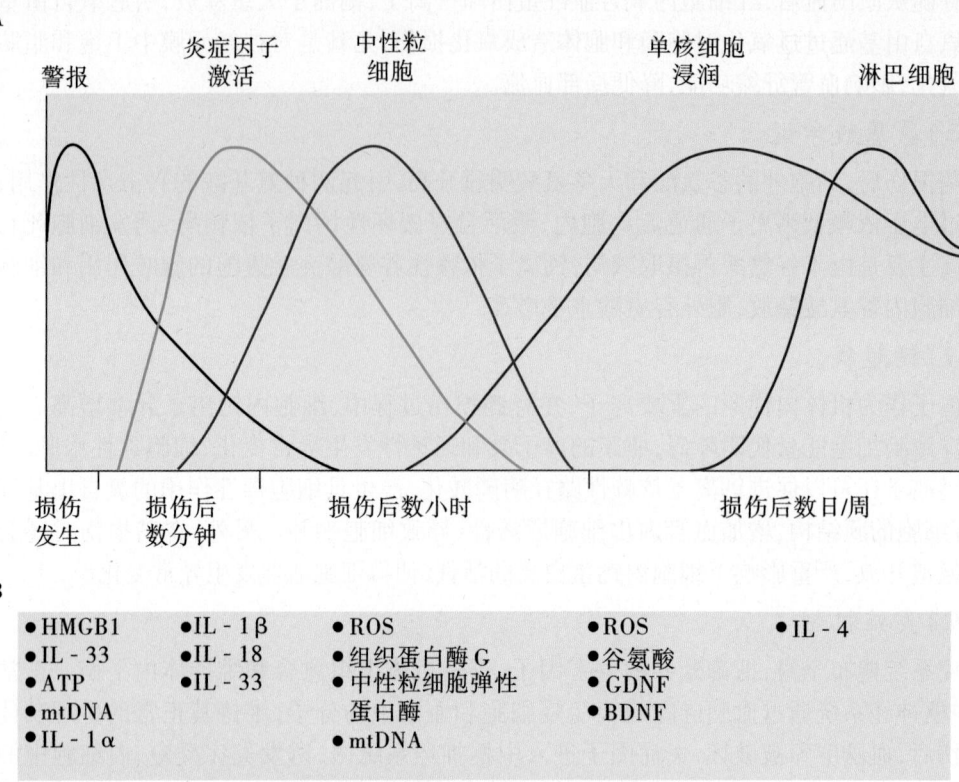

A：细胞免疫应答动力学；B：中枢神经系统损伤的分子。

HMGB1：高迁移率族蛋白 B1；IL-1β：白细胞介素 1β；ROS：活性氧簇；IL-4：白细胞介素 4；IL-33：白细胞
介素 33；IL-18：白细胞介素 18；ATP：腺嘌呤核苷三磷酸；GDNF：胶质细胞源性神经营养因子；mtDNA：线粒体
脱氧核糖核酸；BDNF：脑源性神经营养因子；IL-1α：白细胞介素 1α。

图 13-5　中枢神经系统损伤的分子和细胞免疫应答动力学

（六）缺血再灌注损伤机制

脊髓损伤后几天内缺血性再灌注会进一步加重脊髓的损伤程度。由于脊髓损伤的缺血会引起内皮细胞黄嘌呤脱氢酶转化为黄嘌呤氧化酶，增加细胞内氧自由基的浓度，增强了氧化作用。氧自由基增多，攻击细胞膜中的不饱和脂肪酸，加重了细胞膜结构的损伤。

（七）一氧化氮作用机制

中枢神经系统中的一氧化氮（NO）主要是由于血管内皮细胞、神经元及神经胶质细胞中的一氧化氮合酶（NOS）催化 L-精氨酸胍基末端氮原子和氧结合。一氧化氮还可以介导谷氨酸使神经元的离子型谷氨酸受体结合，和钙调蛋白（calmodulin，Cam）发生偶联反应，激活 NOS，生成 NO，参与炎症反应和诱导细胞死亡。有研究发现，在原代培养的神经元中添加一氧化氮合酶抑制剂后，可以明显降低谷氨酸的神经毒性。

（八）内皮素作用机制

内皮素（endothelin，ET）主要分布在神经元、胶质细胞和内皮细胞，内皮素异常变化可以引起脊髓血管痉挛、血流量降低，从而导致神经元损害。

（九）细胞凋亡与坏死性凋亡机制

细胞凋亡（apoptosis）是细胞的自然生理进程，其在维持细胞发育方面起着关键性作用。脊髓损伤后初始阶段，多种类型细胞发生坏死和凋亡。脊髓损伤的晚期凋亡发生在脊髓损伤白质中少突胶质细胞，并且在坏死组织周围凋亡细胞逐步增加。

坏死性凋亡与脑损伤损伤机制相似，在此就不再赘述。

二、急性脊髓损伤与基因表达

随着分子生物学特别是基因学技术的不断发展，许多实验室利用免疫组化法、原位杂交技术、聚合酶链式反应（polymerase chain reaction，PCR）技术和基因芯片等技术方法已经证实，在急性脊髓损伤后，有多个基因家族的近200个基因的表达和调控发生变化。目前研究阐明的主要相关基因包括以下这些基因。

（一）凋亡相关基因

1. *bcl-2*　即B细胞淋巴瘤/白血病-2（B-cell lymphoma/leukemia-2，bcl-2）基因家族，也称 *bcl-2* 基因家族、细胞凋亡相关基因族，通过阻断细胞凋亡信号传递系统的最后通路抑制细胞凋亡。

2. Bax　急性脊髓损伤后，表达上调启动细胞凋亡程序，脊髓损伤区内 *bcl-2* 及 *bcl-xL* 表达明显下调，且 Bcl-2/Bax 及 Bcl-xL/Bax 蛋白比值降低。

3. *p53* 基因　脊髓损伤后，*p53* mRNA 及 P53 蛋白主要存在于损伤区域灰质前角的神经元和神经胶质内以及白质外侧索的神经胶质内，促进神经元的凋亡。

4. 半胱氨酸蛋白酶基因家族　脊髓损伤后，胱天蛋白酶-1（caspases-1）、胱天蛋白酶-3 的表达迅速上调数倍，且上调的时相与细胞发生凋亡的时间一致。

5. 钙激活中性蛋白酶　钙激活中性蛋白酶（calcium activated neutral protease，CANP）也称钙蛋白酶（calpain），脊髓损伤后 1~4 h 开始表达上调，24~48 h 达到高峰。其表达主要位于损伤灶及其邻区脊髓的星形胶质细胞中。

6. Fas 和 FasL　Fas 是 TNF 的受体，而 FasL 是该受体的配体，是 TNF 家族的细胞表面分子。脊髓损伤后，Fas 和 FasL 表达上调，触发细胞凋亡。

7. *c-myc* 和 *B-myc*　*c-myc* 和 *B-myc* 是原癌基因 *myc* 家族的成员，其表达产物 Myc 蛋白可以调节细胞生长、分化和增殖。

8. CD95-L（CD95 编码基因标记物）　在兴奋性神经毒性急性损伤后 2 周，CD95-L 的表达上调约 3 倍，但是从第 3 周开始下调。

9. 凋亡抑制因子　凋亡抑制因子（inhibitor of apoptosis protein，IAP）抑制由胱天蛋白酶引起的细胞凋亡。在脊髓损伤后 IAP 家庭成员 X 染色体连锁凋亡抑制因子（X chromosome linked inhibitor of apoptosis protein，XIAP）、细胞凋亡抑制蛋白（cellular inhibitor of apoptosis protein，cIAP）-1 和 cIAP-2 表达上调，其中 XIAP 表达上调出现在胱天蛋白酶表达下降阶段，而 cIAP-1 和 cIAP-2 在脊髓损伤早期阶段呈持续性高表达。

（二）转录因子和即早基因

1. NF-κB 和 AP-1　核因子 κB（nuclear factor-κB，NF-κB；也称转录因子 κB）和激活蛋白-1（activator protein 1，AP-1），两者均属于转录因子，在脊髓损伤后，表达上调。

2. c-fos、Fra-1 和 P-jun-B　脊髓损伤后表达上调，也可以激活炎症前反应因子的表达。

3. NGFI-A 和 NGFI-B　即神经生长因子诱导性基因 A（nerve growth factor induced gene A，NGFI-A）和神经生长因子诱导性基因 B（nerve growth factor induced gene B，NGFI-B），在脊髓损伤后，两者表达均上调。NGFI-B 还可以使酪氨酸羟化酶的表达上调，这在一定程度上有助于保护神经元。

4. 沉默子因子 B　沉默子因子 B（silencer factor-B）属于转录因子，脊髓损伤后沉默子因子 B 表达上调可以导致谷胱甘肽的降解。

5. 干扰素调节因子 1　脊髓损伤后，干扰素调节因子 1（interferon regulatory factor 1，IRF-1）基因表达上调，通过调节炎症过程和凋亡来保护缺血引起的神经元损伤。

6. *c-jun* 和 *c-fos*　*c-jun* 和 *c-fos* 是即早基因，也属于原癌基因，是调节细胞增殖、生长、发育和分化的基因，其基因表达物可以形成二聚体复合物，这种复合物就是转录因子 AP-1。脊髓损伤早期，*c-jun* 表达上调几乎与神经组织早期的病变同步，脊髓损伤 2 周后，是 *c-jun* 基因表达的第二个高峰,这提示该基因与神经元的修复再生有一定关系。

（三）热休克蛋白基因

热休克蛋白(heat shock protein,HSP;也称热激蛋白)基因家族包括 HSP70、HSP60、HSP90 和低分子量 HSP4 个亚族。HSP70 和 HSP32 在脊髓损伤后表达上调,它们充当了分子伴侣的角色,提高了细胞存活的能力。

（四）与炎症有关的基因

1. IL-1　白细胞介素(IL)是一个庞大的细胞因子家族,其中 IL-1、IL-6 是炎症相关细胞因子。IL-1 包括 IL-1α 和 IL-1β,其表达产物在脊髓损伤后增高,损伤后 24 h 达到高峰。

2. 肌腱蛋白　脊髓损伤后,肌腱蛋白(tenascins)C、X、R 和 J1 的表达均上调,并以其特殊的表达方式参与创伤性炎症过程,可能与神经组织的再生和修复有关。

3. 趋化因子家族　趋化因子家族(chemokine family)成员选择性表达在一定程度上反映出脊髓损伤后白细胞重复循环的一种炎症过程。

4. 一氧化氮合酶　一氧化氮合酶(nitric oxide synthase,NOS;也称氮氧化物合酶)主要有 3 种类型:神经型一氧化氮合酶(neuronal nitric oxide synthase,nNOS)、诱导型一氧化氮合酶(inducible nitric oxide synthase,iNOS)和内皮型一氧化氮合酶(endothelial nitric oxide synthase,eNOS)。脊髓损伤后早期,iNOS 及表达产物增加,由 iNOS 诱导产生的 NO 通过细胞凋亡的方式,在消除脊髓损伤灶内的损伤细胞过程中担任重要角色,同时在继发性脊髓损害过程中也起着不可忽视的作用。

5. 其他　细胞色素 c 氧化酶(cytochrome c oxidase,COX)基因族、OX-42 和 OX-6 等基因在脊髓损伤后均上调。

三、脊髓损伤的修复

脊髓损伤后,中枢神经元在不同的条件下有 3 种不同的结局:死亡、萎缩、复苏。外伤的性质、损伤处与神经元的距离、内环境中神经营养因子存在与否以及周围支持细胞损伤情况等多种因素,均影响损伤神经元的转归。研究表明,在脊髓损伤的同时,常在局部有 NT 基因表达,说明损伤与修复是对立统一的,正确掌握神经元恢复中的影响条件,就能尽快地修复损伤。

（一）神经生长因子

神经生长因子(NGF)的作用机制在第二节中已详细叙述,故不再重复。

（二）脑源性神经营养因子

脑源性神经营养因子(brain-derived neurotrophic factor,BDNF)是 1982 年发现的神经营养因子家族的第二个成员,在基因翻译过程中首先形成 32 000 的前体蛋白(pro-BDNF),经过酶切后最终生成具有生物活性的 14 000 成熟蛋白。BDNF 通过与高亲和力的酪氨酸受体激酶受体 B(tyrosine kinase receptor B,TrkB)和低亲和力的总神经营养因子受体 P75NTR 相结合进而发挥其生物学作用。TrkB 具有 3 个亚型:①具有信号转导功能的全长型受体(gp145trkB 或 TrkB-TK);②缺乏胞质内催化区域的截短型受体(gp95trkB 或 TrkB-T1);③缺乏酪氨酸激酶区域但包含 Shc 结合位点亚型。当 BDNF 与 gp145trkB 结合后可以激活细胞内的数条信号通路包括 Ras/Rap-MAPK、PI3K-Akt 以及 PLCy-PKC,这些信号途径的活化在促进神经元的生长,分化以及神经突触的生长和可塑性中发挥着重要作用。

可简单归纳为以下几个途径:①通过磷脂酰肌醇-3-激酶(PI3K)和 Akt、TrkB 释放出促进神经元存活的信号;②通过胞外信号调节激酶(ERK)来调节 cAMP 的水平促进轴突的再生;③磷脂酶 C(PLC)、磷脂酰肌醇-3(phosphatidylinositol 3,PI3;也称肌醇脂-3,inositol lipid 3)和 Ca^{2+} 信号,TrkB 可以影响突触可塑性和突触传递。当然,这些途径并不是完全独立的,而是相互协同或相互补偿的。此外,BDNF 促进损伤修复的另一个可能的机制是其神经兴奋性作用。通过 NMDA 受体亚基,TrkB 信号可能会导致钙离子流和钠离子流的增加。同时,TrkB-PLC 通路的激活也可以诱导钙离子介导的通道的开放,进而增加了膜电位。

pro-BDNF 是由 N-末端的前结构区域和 C-末端的成熟区域组成,并且能够被前蛋白转换酶酶切为分泌颗粒。pro-BDNF 在胞外还可以通过纤溶酶或基质金属蛋白酶的加工处理成为成熟的 BDNF。大量研究证实,pro-BDNF 与 p75NTR 结合后在对神经元的结构和突触可塑性的影响与 BDNF/TrkB 信号途径的作用是相反的,包括抑制神经元的生长,减少胆碱能神经元纤维以及海马树突棘的数量,例如:重组 pro-BDNF 可以通过 p75NTR 诱导体外培养神经元的凋亡以及突触的回缩。此外,在海马 CA1 区重组 pro-BDNF 可以增强长时程抑制,而成熟的 BDNF 是 TBS 诱导的长时程增强所必需的。重组 pro-BDNF 可以负调控神经肌肉突触的活性,并且 pro-BDNF 与 BDNF 的相对表达水平在中枢神经系统的结构和功能调节中起着重要的作用。此外,成熟的 BDNF 与 p75 受体结合影响轴突生长的机制之一是通过与控制轴突生长的关键分子 GTPase Rho 相互作用,p75 可以通过激活 Rho 进而抑制轴突的生长,并且 p75 在 BDNF 介导的突触抑制中也起了重要的作用。此外,因为与 TrkB 相比,p75 与 BDNF 的亲和力较低所以需要高浓度的 BDNF 方可激活 p75 途径。

1. BDNF 可以促进轴突横断后神经元的存活 BDNF 促进神经元存活的机制已进行了大量研究,在分子水平上 BDNF/TrkB 可以通过 PI3/Akt 途径抑制促凋亡信号分子:Forkhead、Bad、糖原合酶激酶 3(glycogen synthase kinase-3,GSK-3)以及 c-Jun 氨基端激酶(c-Jun N-terminal kinase,JNK;又称应激活化蛋白激酶,stress-activated protein kinase,SAPK)-P53-Bax。在轴突横断的神经元内促凋亡因子的表达明显上调,BDNF 可能在促进神经元存活中起了重要的作用。脊髓损伤后 BDNF 介导的强有力的神经保护作用已有大量报道,通过移植 BDNF 基因修饰的成纤维细胞支架到损伤处或者通过蛛网膜下腔注射 BDNF 均可观察到明显的神经保护作用。第 5 腰椎(L$_5$)节段脊髓损伤后第 4 周通过对运动神经元的逆行示踪显示 62% 神经元存活,而局部注射 BDNF 后显著降低运动神经元的凋亡达 92% 的神经元存活,并明显减少了损伤空洞体积。大鼠神经根性撕脱伤后立即予以鞘内注射 BDNF 后,明显减少了运动神经元的死亡,此外,还抑制了因神经递质相关的酶类如乙酰胆碱转移酶或乙酰胆碱酯酶的降低引起的胞体萎缩。大量证据显示 BDNF 可以阻止损伤导致的红核脊髓神经元的退行性改变,并且 BDNF 对其他上行的和下行的纤维束的保护性作用也已见报道。大鼠颈髓损伤后第 8 周 51% 的红核脊髓神经元死亡,而通过蛛网膜下腔向小脑延髓池内注射 BDNF 后发现 71% 的红核脊髓神经元存活且胞体萎缩不明显。大鼠颈髓半横断后立即进行未修饰的成纤维细胞和 BDNF 基因修饰的成纤维细胞移植,损伤后第 8 周通过荧光金对红核脊髓神经元进行逆行示踪显示移植未修饰成纤维细胞组中丢失了 45% 的神经元并有 40% 的残存神经元出现萎缩,而 BDNF 基因修饰组中丢失神经元不足 15%,且仅有 20% 存活神经元中出现胞体萎缩。外周神经轴突横断模型中能更有力地证明 BDNF 的神经保护作用,并从另一方面说明 BDNF 的神经保护作用对低级运动神经元的保护作用更为明显。总之,在轴突横断后 BDNF 可以显著增加存活神经元的数量,但前提是损伤处的细胞可以表达足够的具有信号转导作用的 TrkB 受体。

2. BDNF 可以促进损伤轴突的再生 BDNF 的神经营养作用不仅仅体现在促进神经元的存活,还能显著促进轴突再生。将过表达 BDNF 的腺相关病毒(adeno-associated virus,AAV)(AAV-BDNF)转染施万细胞后将其移植到损伤脊髓处,16 周后通过对神经元逆行示踪显示超过 2 倍的神经元突触长入移植细胞支架中,且明显促进运动功能恢复。脊髓全横断后 2~4 周将胚胎脊髓(fetalspinal cord,FSC)移植入损伤处,结果显示同时进行微量泵 BDNF 注射组损伤轴突可以通过 FSC 长入尾侧,并显著促进运动功能恢复。有研究发现颈髓损伤后 1 年,红核脊髓神经元并没有死亡,只是大量胞体发生萎缩,此时通过应用 BDNF 可以促进再生相关基因 *GAP43* 和 *T-alpha-1-tubulin* 的表达,并促进红核脊髓神经元轴突的再生,认为脊髓损伤 1 年后仍具有再生可能。颈髓损伤后通过在损伤附近注射过表达 BDNF 的腺相关病毒后发现,损伤创面体积变小,损伤神经元胞体萎缩被抑制,与反应轴突再生密切相关的 *GAP43* 和 *T-alpha-1-tubulin* 表达明显上调,成功促进了轴突的再生。

总之,BDNF 可以通过促进再生相关基因 *GAP43* 和 *T-alpha-1-tubulin* 的表达以及通过 ERK 增加第二信使 cAMP 的表达水平等途径促进轴突再生,以上途径是条件性损伤中促进轴突克服髓磷脂抑制的重要机制。BDNF 介导的轴突再生一般反映在延伸进移植物的纤维数量和浓度,然而,最终引起功能学恢复需要再生的轴突穿过移植材料进入损伤尾端,并且形成有意义的神经连接。所以,轴突再生尤其是皮质脊髓束(corticospinal tract,CST)的再生在运动功能恢复中如何发挥其作用有待进一步深入探讨。

3. BDNF 可以促进神经可塑性　轴突再生和运动功能恢复之间的直接联系已在大量实验中得到证实,包括颈髓和低位胸髓损伤后皮质脊髓束的再生以及胸髓损伤后网状脊髓束侧枝的生长。增强这些再生纤维的自发性重整将有利于再生轴突建立有效连接,进而成为具有功能性的再生连接。BDNF 促进轴突再生的同时,其在神经可塑性、兴奋性以及促进突触适当生长方面的作用也有大量的报道。

BDNF 可以有效地调节神经突触的生长,并且可以增强神经可塑性。BDNF 可以降低钙离子通道的活性包括 P/Q 型通道(一种高电压激活钙通道,high-voltage activated Ca^{2+} channels,HVA Ca^{2+} 通道),并抑制因短暂去极化或信号激活动作电位引起的钙离子的胞外转运。BDNF 对钙离子释放的突触前调节可能是其在突触可塑性调解中的重要机制。脊髓损伤(SCI)后脚踏车训练可以提高钾离子-氯离子共转运蛋白 2(potassium-chloride cotransporter-2,KCC2)的翻译后修饰,并能显著改善损伤引起的痉挛,而应用 TrkB-IgG 对 BDNF/TrkB 途径进行抑制后则完全抵消了上述改善作用。向运动皮质神经元注射 BDNF 可以显著促进皮质脊髓束的代偿性生长,并可以增加皮质脊髓束纤维和脊髓固有神经元之间的连接,两者之间连接数量与运动功能的改善是正相关的。颈髓损伤后红核区局部应用 BDNF 可以显著上调再生相关基因的表达,还可以增加红核脊髓神经元的再生,并且移植经 BDNF 基因修饰的成纤维细胞后,生物素标记葡聚糖(biotin dextran amine,BDA)顺行示踪显示红核脊髓束再生轴突可以穿过移植细胞并长距离生长,同时明显促进运动功能恢复。定向诱导神经再生只是 BDNF 神经可塑性的一个方面,除去解剖结构上改变,BDNF 还可以影响神经元的兴奋性并且改变突触传递。

4. BDNF 可以促进髓鞘再生　脊髓损伤后轴突的脱髓鞘是功能缺失的重要原因之一,而髓鞘再生是脊髓损伤修复面临的又一大难题。研究显示 BDNF 不仅可以促进神经纤维的再生,而且还可以减少二次损伤中残余轴突的脱髓鞘反应。在对少突胶质细胞 TrkB 条件性敲除小鼠的研究中显示:TrkB 敲除会下调髓鞘碱性蛋白(myelin basic protein,MBP)的表达,并阻碍少突胶质细胞的髓鞘形成,需要注意的是敲除鼠的正常成熟的少突胶质细胞的数量是正常的,并且髓鞘化的轴突数量也是正常,差异主要表现在,发育过程中髓鞘厚度显著减少,同时增加了少突胶质细胞前体细胞的密度。脊髓挫伤后在损伤位点移植 BDNF 基因修饰的成纤维细胞可以明显增加少突胶质细胞和施万细胞的增殖,并且促进髓鞘再生和轴突再生。此外,BDNF 还可以通过抑制少突胶质细胞的死亡以及上调 MBP 的表达来影响髓鞘再生。例如:脊髓挫伤后 MBP 表达明显下降,通过鞘内注射 BDNF2 周后,MBP 的表达已接近正常水平且明显抑制了少突胶质细胞的死亡,并促进了运动功能修复。将转染了 BDNF 或神经营养因子 3(neurotrophin-3,NT-3)的成纤维细胞移植到损伤脊髓局部,并通过 Brdu 对增殖细胞进行标记显示,BDNF 或 NT-3 移植细胞组 Brdu 阳性的少突细胞明显增多,且与髓鞘再生程度是正相关的。体外试验通过 BDNF 与施万细胞/背根神经节神经元共培养发现 BDNF 可以促进髓鞘形成,而加入 BDNF 受体 TrkB-Fc 融合蛋白后抑制成熟髓鞘节间的形成,并且皮下注射 BDNF 后可以显著促进损伤坐骨神经髓鞘的形成。此外,在与胶质前体细胞联合治疗过程中,可以明显促进电生理功能的恢复和运动功能的改善,在此过程中 BDNF 可能在促进胶质前体细胞的存活和增殖过程中发挥了一定的间接作用。

5. BDNF 在炎症和二次损伤中的作用　炎症和胶质瘢痕增生是脊髓损伤后二次损伤的两个重要组成因素,尽管在二次损伤中炎症可以加重脊髓损伤已十分明确,但至今仍对炎症的利弊存在争议。如上所述 BDNF 在神经损伤修复中发挥着重要的作用,尽管 BDNF 在免疫炎症反应过程中的作用并不十分明确,但是仍有一些研究报道显示其具有抗炎和抗氧化的作用。TrkB 的表达与 T

细胞前体细胞的成熟状态密切相关,其在 CD4⁻CD8⁻ 未成熟胸腺细胞中表达上调,而在 CD4⁺CD8⁺ 的胸腺细胞中表达降低,提示 BDNF/TrkB 在胸腺细胞分化过程中起着重要的作用,并且在 TrkB 敲除鼠中可以观察到胸腺超微结构发生改变以及大量 T 淋巴细胞的凋亡。在对 BDNF 淋巴系条件性敲除鼠的研究中显示,外周淋巴结器官中 T 细胞明显减少而 CD4⁺CD44⁺ 记忆 T 细胞显著增多,并且胸腺发育过程中总的胸腺细胞数量明显减少,而 CD4⁻/CD8⁻ 细胞(双阴性 T 细胞,double-negetive T cell,DN)比例明显增多,胸腺细胞由 DN3 向 DN4 转变成熟过程中部分受阻,其中胞外信号调节激酶(ERK)介导的 T 细胞受体(T cell receptor,TCR)信号途径在此过程中发挥了一定的作用。提取多发性硬化(multiple sclerosis,MS)患者和正常人血清(normal human serum,NHS)(来源于外周血)进行检测后发现,MS 患者的 MBP/卵清白蛋白(ovalbumin,OVA)-T 细胞系凋亡明显减少并与 gp145trkB 的表达呈负相关。有研究显示体外培养的人 B 细胞和 T 细胞中均可在 mRNA 水平以及蛋白水平上检测到 gp145trkB 的表达。原位杂交显示神经元和胶质细胞均可以表达铜/锌超氧化物歧化酶(CuZnSOD),脊髓损伤后 CuZnSOD 的表达在 24 h 内快速下调,而 BDNF 注射后可以显著抑制 CuZnSOD 表达水平的降低。研究显示,在脊髓损伤前后应用 BDNF 可以减少一氧化氮合酶的上调,进而降低 NO 的合成,同时在此试验中还观察到了脊髓膜破坏以及水肿的发生。还有的研究学者报道,局部脑缺血后通过鼻内吸入 BDNF 可以在细胞因子水平和转录水平两个方面调节炎症反应,例如,BDNF 可以抑制 TNF-α 的表达但却可以上调 IL-10 的表达水平。

总而言之,无论是颅脑损伤还是脊髓损伤,中枢神经系统损伤的机制是由多种因素引起的复杂病理过程。为改善临床患者中枢神经系统创伤失血后的一系列损害,需要进一步深入研究和探讨各种因素作用于颅脑和脊髓损伤的机制以给予临床上治疗指导有重要意义。

(三)神经营养因子3

神经营养因子3(neurotrophin-3,NT-3)是一种由 NTF3 基因编码的蛋白质,属于神经营养因子家族中的一员。研究证明,脊髓损伤后,神经干细胞分化活跃,分化的神经干细胞延伸其轴突与损伤部位的神经元接触,NT-3/TrkC 相互作用激活 PI3K/Akt/mTOR 通路和 PI3K/Akt/CREB 通路,从而影响神经干细胞分化的神经元突触的形成,可能是通过诱导轴突再生和侧支分支的形成。另外,NT-3 可能增加层粘连蛋白(一种促神经源性因子)的表达,降低硫酸软骨素蛋白多糖(抑制轴突生长和神经重塑)的表达。NT-3 在神经损伤后对神经元的再生和修复起着重要作用,但 NT-3 在损伤区域迅速扩散,如何维持 NT-3 在损伤区域的浓度以加快神经修复是一个值得研究的方向。近年还有研究表明,NT-3 通过一氧化氮诱导促进神经干细胞的静止,NT-3 对于神经系统的作用机制很多,目前尚在继续探讨中。

(四)Toll 样受体

1. Toll 样受体的结构和作用机制特点　Medzhitov 等人在 1997 年发现 Toll 蛋白具有受体功能,这一类蛋白质家族进化上相对保守,并具有模式识别受体(pattern recognition receptor,PRR)的共性,也被称为 Toll 样受体(Toll-like receptor,TLR)。TLR 属于 1 型跨膜蛋白受体,可以分为胞内段、跨膜段和胞外段。胞内段与 IL-1 受体同源,被称为 Toll/IL-1 受体(Toll/interleukin-1 receptor,TIR)。胞外段由富含亮氨酸的重复序列构成,可以识别病原体相关分子模式(pathogen associated molecular pattern,PAMP)。在人体目前发现有 10 种 TLR,命名为 TLR1 ~ TLR10。除 TLR10 外,TLR1 ~ TLR9 均在小鼠上表达,另外小鼠上还发现 TLR11 ~ TLR13 这 3 种目前还未在人体上发现的 TLR。不同的 TLR 识别相应的 PAMP,TLR1 能够识别脂肽,TLR2 能够识别脂蛋白、肽聚糖和酵母多糖等,TLR3 能够识别双链 RNA 以及可以人工合成的类似物多肌胞苷酸[polyinosinicacid-poly-cytidylicacid,poly(I):poly(C)],TLR4 主要识别脂多糖(lipopolysaccharide,LPS),TLR5 能够识别鞭毛蛋白,TLR6 能够识别脂蛋白,TLR7 和 TLR8 都可以识别单链 RNA,TLR9 则主要识别细菌胞嘧啶鸟嘌呤二核苷酸(cytidine-phosphate-guanosine DNA,CpG DNA)。而根据目前的研究,TLR10 是唯一一个具体结构与生物学功能不清的 PRR,但在介导某些细菌和病毒感染的过程和调节炎症反应中发挥重要作用。TLR11 能够识别致人尿路感染的大肠埃希菌,TLR11 和 TLR12 都能识别刚地弓形虫源性前纤维蛋白。TLR13 能够识别细菌核糖体 23SRNA。

TLR 与相应配体识别后,可以通过髓样分化因子 88(myeloid differentiation factor 88,MyD88)进行胞内信号转导,称为 MyD88 依赖性信号转导途径。少数也可以不通过 MyD88 转导,而是通过 β 干扰素 TIR 结构域接头蛋白(TIR-domain-containing adaptor inducing interferon β,TRIF)等进行信号转导,称为 MyD88 非依赖性信号转导途径。除了 TLR3 和 TLR4 以外的 TLR 活化后均募集 MyD88,且只通过 MyD88 依赖性途径转导;而 TLR3 活化后只募集 TRIF,通过 MyD88 非依赖性途径转导。TLR4 是最具有特殊性的 TLR,它既可以通过 MyD88 依赖性途径也可以通过 MyD88 非依赖性途径转导信号。这 2 条途径最终都会激活核因子 κB(NF-κB)和丝裂原活化蛋白激酶(mitogen-activated protein kinase,MAPK),启动基因表达过程,引起 TNF-α、IL-6、IL-12 等促炎症因子的释放,这一过程是引起固有免疫反应的重要组成部分。

大部分 TLR 表达于细胞表面,但 TLR3、TLR7、TLR8 和 TLR9 的功能区域在细胞内。在参与固有免疫和适应性免疫应答的细胞中,单核巨噬细胞广泛表达各型 TLR,其他固有免疫细胞如抗原提呈细胞(antigen presenting cell,APC;也称抗原呈递细胞)等都表达 TLR2、TLR4 和 TLR5。树突状细胞表达 TLR3、TLR7 和 TLR9。成熟 B 细胞表面有 TLR1、TLR2 和 TLR6 的表达,并且可能有 TLR10 的表达,但一般认为无 TLR4 和 TLR5 的表达。未活化的 T 细胞表面 TLR5 与 TLR6 的表达,活化的 T 细胞表面有 TLR1、TLR2、TLR4、TLR5 与 TLR6 的表达。中枢神经系统小胶质细胞广泛表达各型 TLR。正常情况下,星形胶质细胞和少突胶质细胞表达的主要是 TLR2 和 TLR3,神经元只少量表达 TLR。在培养的小鼠大脑皮质神经元上利用微阵列分析技术可以检测到 TLR2、TLR4、TLR5 和 TLR9。其次,在中枢神经系统一些特殊细胞,也可以检测到 TLR 的表达。

2. Toll 样受体与脊髓损伤后修复　脊髓损伤时 TLR 及下游效应分子表达升高。在激光微横断模型中,实时荧光定量 PCR 结果显示,损伤后 28 d 内 TLR2 和 TLR4 以及下游分子 MyD88 表达水平明显上升,在损伤后第 3 天即达到高峰。在损伤后第 3 天观察,TLR4 主要表达于小胶质细胞上,TLR2 在小胶质细胞上和星形胶质细胞上的表达水平大致相同。

动物实验中,TLR4 基因突变小鼠脊髓损伤后脱髓鞘、星形胶质细胞增生和巨噬细胞活化等增强,而在脊髓半横断模型中,损伤后每天腹膜内注射 TLR4 激动剂 LPS,可以使顺向变性区域活化的小胶质细胞和巨噬细胞的数量增加,对神经元碎片的吞噬作用增强;TLR2 基因敲除小鼠脊髓损伤后 TNF-α 和诱导型一氧化氮合酶(iNOS)水平下降,而 TNF-α 和 iNOS 在脊髓损伤早期都具有神经保护作用。这一结果提示 TLR 至少在脊髓损伤早期时起到一定的神经保护作用。

TLR1 和 TLR2 的内源性配体小热休克蛋白 αB 晶体蛋白(αB-crystallin,αBC;CRYAB/HSPB5)是热休克蛋白家族中的一员,具有抗凋亡、神经保护和抗炎作用。该蛋白在正常脊髓中主要表达于少突胶质细胞,并且能够通过 TLR1 和 TLR2 激活外周巨噬细胞。脊髓损伤后,热休克蛋白 B5(HSPB5)表达于少突胶质细胞和星形胶质细胞,但其在脊髓表达的总量减少。外源性 HSPB5 能够使得脊髓损伤小鼠旷场运动能力的评分提高,促进再生,提高 NF-κB 的表达,并提高趋化因子和细胞因子水平,说明 TLR1 和 TLR2 可能在脊髓损伤修复中发挥促进作用。

另外,有实验表明抑制 TLR9 的功能可能促进脊髓损伤后受损神经功能的恢复。这说明不同种类 TLR 对脊髓损伤修复发挥的作用不尽相同,或促进或抑制,对于 TLR 是如何影响脊髓损伤后的修复还有待更深入的研究。

(五)星形胶质细胞

星形胶质细胞普遍分布在整个中枢神经系统中。神经损伤后,星形胶质细胞大量增殖,形成神经胶质瘢痕,在损伤早期密封病变部位起着关键作用,但在后期阶段,对轴突再生构成机械和生化障碍。在体外培养条件下,活化的星形胶质细胞可以分化成神经元,但体内尚未检测到这一现象,而且,尚不清楚中枢神经系统不同区域的星形胶质细胞是否存在同样的分化潜能。实验表明,星形胶质细胞分化可能需要性别决定区 Y 框蛋白 2(sex determining region Y box 2,SOX2)来诱导,但其分子机制尚未明了。

第四节 周围神经创伤失血损害与调控

一、周围神经损伤

临床上,将周围神经损伤分为 3 个基本类型,即牵拉伤、撕裂伤、挤压伤,其中牵拉伤最常见,其次是撕裂伤,最后是挤压伤。研究表明,严重周围神经损伤的远端都会发生顺向变性,在损伤后几个小时内损伤远端的轴突和髓鞘开始崩解,神经微管和微丝排列混乱,轴突的轮廓不规整,48～96 h 后轴突将失去传导神经冲动的能力。神经膜细胞在这个过程中起至关重要的作用,周围神经损伤后静止的成髓鞘细胞变成能增殖去分化的神经膜细胞。在早期,神经膜细胞不仅参与清除变性轴突及髓鞘的碎片,而且还分泌大量细胞因子,与肥大细胞共同作用促进巨噬细胞募集进而加快变性过程。在顺向变性结束后,这些神经膜细胞在远端的神经内膜内形成 Bungner 带,有助于促进和引导新生的轴芽通过损伤部位顺利进入远端神经内膜管。严重的周围神经损伤,由于局部血管也受到了损伤,导致局部发生出血和水肿,发生强烈的炎症反应,在损伤的部位成纤维细胞快速增殖并分泌大量胶原纤维进而形成瘢痕,妨碍了损伤近端轴突出芽,不利于神经再生和功能的恢复。

周围神经损伤后的修复过程比较复杂,主要涉及受损神经元胞体、损伤局部和靶器官。周围神经损伤后,受损轴突的胞体及其周围的胶质细胞也会发生一系列的变化,损伤后 6 h 内,神经元胞体内出现染色质溶解,同时其周围胶质细胞被激活增殖,破坏了原有神经元之间的突触关系。研究显示,神经元胞体染色质的溶解预示着受损神经元的功能由传导向修复过程转变,然后胞体开始大量合成轴突出芽所需的蛋白质和脂质。

尽管轴突的出芽受到神经元胞体的控制,但是能否通过损伤部位顺利进入相应的神经内膜管并与相应的靶器官建立突触关系,还取决于受损部位的损伤情况。由于轻度受损的周围神经没有破坏神经内膜管,所以再生的轴突能够很快地通过损伤部位。然而周围神经严重损伤后,局部的神经内膜、神经束膜、神经干及其外膜均受到破坏甚至出现缺损,这将会导致局部过度的炎症反应,不可避免地形成瘢痕。研究表明,这些瘢痕组织不仅会妨碍轴突的出芽,误导再生的轴突进入功能不相关的神经内膜中,还会影响再生神经纤维的成熟,如果再生的轴芽进入功能不相关的神经内膜管,即使到达靶器官后也不会进一步成熟和髓鞘再生,最终被纤维结缔组织取代。因此,再生轴芽顺利进入功能相关的神经内膜管是提高受损神经功能恢复率非常重要的一步。

周围神经损伤后的功能恢复不仅需要神经结构的修复,还要尽早与靶器官建立突触联系。靶器官失去神经支配后会发生一系列组织形态的改变。当肌肉失去神经支配后肌纤维会迅速地萎缩,细胞核的位置改变、运动终板折叠,同时大量的成纤维细胞增殖,肌内膜、束膜胶原蛋白沉积,肌纤维逐步地被增厚的结缔组织分离开。由于感受器种类很多,所以感觉功能恢复比运动功能恢复更为复杂,为了适应去神经后局部内环境变化,出现萎缩、静止,以尽量延长存活时间,多数会留下周围神经病理性疼痛的并发症。

二、周围神经创伤后的调控

周围神经再生和功能恢复是两个不同的概念,影响周围神经损伤后功能恢复的影响因素很多,例如损伤程度、损伤位置、年龄、局部血供情况等。目前,划分周围神经损伤程度的常用方法有 Seddon 和 Sunderland 两个分级系统。Seddon 系统将损伤程度分 3 级,依次分为神经传导障碍、轴突断伤、神经断伤;而 Sunderland 分级系统相对于 Seddon 分级而言划分比较详细,将周围神经的损伤程度分 5 个等级,依次为:Ⅰ度,轴突未中断、神经传导障碍;Ⅱ度,轴突断伤而内膜、束膜完整,损伤的远端发生变性;Ⅲ度,轴突断伤、内膜损伤,而束膜、外膜完整,损伤的远端发生变性;Ⅳ度与Ⅴ度为神经严重损伤,区别在于Ⅳ度损伤神经外膜尚有一定的连续性,而Ⅴ度则神经完全断伤,局部的炎症反应非常强烈,再生的轴突不易通过损伤部位,神经功能恢复往往很差。实验研究显示,被切断轴突的神经元胞体在脊神经节内的凋亡率为20%~50%,而运动神经胞体发生的凋亡率要低于感觉神经元胞体,损伤越靠近胞体,胞体凋亡率就越高。

1.年龄　年龄也是影响周围神经功能恢复因素之一,由于老年人周围神经以及神经肌肉接头处的神经膜细胞功能低下,神经营养因子合成减少、代谢低下、顺向变性缓慢、轴浆运输缓慢等,因此老年人周围神经损伤后功能恢复速度比年轻人慢,恢复率也较低。

2.局部血流量　影响受损周围神经功能恢复的另一个重要因素是局部血供状况。研究显示,周围神经损伤合并局部血管损伤的发生率为34%。临床实践证明缺血对神经损伤后的修复及治疗均增加了难度,而且肢体低血流量必然增加损伤局部坏死物质,加重缺血再灌注损伤,延缓神经再生,降低神经功能恢复率。在体内周围神经和血管的分布形式很相似,而且它们之间多数情况下相互伴行。研究表明神经与血管在生长、发育和再生的过程中相互影响,它们都是通过新生的感受装置感受周围环境,在共同的引导与排斥信号分子:神经导向因子(neural guidance factor, Netrin-1)与结肠直肠癌缺失蛋白(deleted in colorectal carcinoma, DCC)受体、UNC-5同源蛋白(uncoordinated-5 homolog, UNC5H)受体,脑信号蛋白(semaphorin, Sema)与神经纤毛蛋白(neuropilin, NRP;也称神经素)受体、丛蛋白(plexin)受体、Slit蛋白(一种神经导向因子)与Robo受体(一类保守跨膜受体蛋白),Ephrin配体与Eph受体(蛋白酪氨酸激酶家族成员)的作用下到达靶器官,轴突能够引导血管的生长,同样血管也能引导神经轴突的生长方向。因此,良好的局部血管可以协助再生神经与相应靶器官尽早建立突触关系。

3.Toll样受体　无论在中枢神经系统还是周围神经系统,当神经受到损伤后,损伤组织周围环境会发生明显的免疫反应,如免疫细胞活化,并能释放大量免疫调质如自由基、前列腺素、细胞因子、补体等。其中大量促炎症因子,如IL-1和TNF的释放更加剧了免疫反应的进一步发生。正常情况下,胶质细胞与神经元间的相互作用抑制着胶质细胞的免疫功能,胶质细胞处于免疫静息状态;而免疫微环境变化时,这一状态被打破,胶质细胞活化,神经元发生功能失调甚至发生退行性变。

前面已经阐述了TLR在中枢神经系统损伤时的作用机制,TLR在周围神经系统损伤中也同样扮演着重要角色。周围神经中TLR的表达主要位于神经膜细胞上,而神经元轴突TLR的表达水平极低。实验表明,神经膜细胞主要表达TLR3和TLR4,其他种类的TLR也有表达。

周围神经损伤后可以再生,但再生速度缓慢。实验证明,周围神经损伤后TLR2和TLR4信号通路参与损伤区免疫微环境的重建,促进神经修复,其机制可能是影响神经轴突脱髓鞘,对未损伤的神经具有一定的保护作用。但是,TLR介导炎症反应加剧,炎症因子的大量分泌也会对残存的神经元产生损害,对神经的再生构成障碍。正向调控的不足可能导致坏死产物的堆积,负向调控的缺失可能导致炎症反应的过度放大,所以神经损伤后TLR的调控机制还存在争议和疑问,需进一步研究证明。

参考文献

[1]赵雅度.神经系统外伤[M]//王新德.神经病学.北京:人民军医出版社,2001:141-153.

[2]李新钢.神经系统解剖与生理学[M]//李新钢,王任直.外科学:神经外科分册.北京:人民卫生出版社,2015:14-21.

[3]侯立军.颅脑外伤[M]//李新钢,王任直.外科学:神经外科分册.北京:人民卫生出版社,2015:

159-166.

［4］陈志斌,陈国锋.脊髓损伤机制的研究进展［J］.中外医疗,2010,29(33):184-184.

［5］籍新潮,徐如祥.脑源性神经营养因子在中枢神经系统损伤中的多种神经保护作用及其机制的研究进展［J］.中华神经创伤外科电子杂志,2016,2(3):168-172.

［6］章明星,郭义,刘健卫.周围神经损伤研究进展［J］.解剖科学进展,2016,22(3):347-350.

［7］丁煜萌,邝芳,游思维.Toll 样受体信号转导通路参与神经损伤修复的研究进展［J］.细胞与分子免疫学杂志,2016,32(11):1562-1565.

［8］杨海玉,刘勇.中枢神经系统损伤疾病的坏死性凋亡机制研究进展［J］.临床与病理杂志,2016,36(3):327-330.

［9］SILVA-VARGAS V,DOETSCH F. A new twist for neurotrophins:endothelial-derived NT-3 mediates adult neural stem cell quiescence［J］. Neuron,2014,83(3):507-509.

［10］SU Z,NIU W,LIU M L,et al. In vivo conversion of astrocytes to neurons in the injured adult spinal cord［J］. Nat Commun,2014,5:3338.

［11］GADANI S P,WALSH J T,LUKENS J R,et al. Dealing with danger in the CNS:the response of the immune system to injury［J］. Neuron,2015,87(1):47-62.

［12］LAI B Q,CHE M T,DU B L,et al. Transplantation of tissue engineering neural network and formation of neuronal relay into the transected rat spinal cord［J］. Biomaterials,2016,109:40-54.

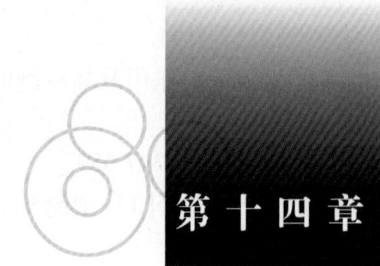

第十四章 创伤性休克免疫功能紊乱与调控

姚咏明　张　卉　尹会男　顾长国

第一节　概　述

一、天然免疫系统

天然免疫(innate immunity)系统又称为固有免疫系统,是哺乳动物最古老的防御系统,是防止微生物入侵的第一道防线。然而,关于天然免疫的研究却相对滞后。新近研究显示,天然防御反应在严重创伤、烧伤、休克的病理生理过程中发挥着重要作用。天然免疫系统进化相当保守,在植物及简单的非脊椎动物体内都存在,而且其反应方式及过程有某些类似之处。当病原微生物入侵时,天然免疫系统首先感知到,并动员相应的细胞及介质,防止其进一步入侵直至将其清除掉。同时可能导致局部的炎症反应,激活特异性免疫反应。

天然免疫反应可有效清除各种微生物侵入,如革兰氏阴性菌(Gram negative bacterium)、革兰氏阳性菌(Gram positive bacterium)、酵母、真菌、病毒及原虫等。因为病原微生物具有一些共同的抗原,可被天然免疫系统识别。这些抗原分子主要来自病原微生物的细胞壁成分、鞭毛、核糖核酸等,它们统称为病原体相关分子模式(pathogen associated molecular pattern,PAMP)。值得注意的是,机体内也可能存在PAMP的交叉抗原,从而导致自身免疫性疾病。相对应于外界庞大数量的PAMP,机体发展进化出一套特殊的模式识别受体(pattern recognition receptor,PRR)。其中,Toll样受体(Toll-like receptor,TLR)就是一种典型的PRR。TLR家族至少包括12个成员,它们都具有相同的亮氨酸重复区域及Toll-白细胞介素(IL)-1受体区域。TLR家族最早是在果蝇中发现的,家族中所有成员都具有序列相似的果蝇Toll蛋白,它具有识别外界抗原的功能。TLR分布于巨噬细胞、树突状细胞(dendritic cell,DC)、吞噬细胞、中性粒细胞及表层上皮细胞的细胞膜上。例如,TLR2/4可迅速识别革兰氏阴性菌释放的内毒素,在其他辅助蛋白的协同作用下,充分活化并进一步激活炎症细胞内许多信号通路,接着引起杀菌/通透性增加蛋白、防御素等抗菌蛋白的大量急性释放。

天然免疫系统在全身和组织局部均可发挥作用。存在于循环中的PAMP可被血中巨噬细胞、DC、吞噬细胞及中性粒细胞识别,这些炎症细胞再进一步激活细胞内炎症信号通路,释放相应的介质。天然免疫系统还存在于与外界直接接触的上皮细胞,这些系统可根据不同的入侵微生物做出相应的反应。天然免疫系统是机体防御系统的重要组成部分,它可进一步激活特异性免疫反应、引起炎症、过敏或一些急性期反应,使机体内组织发生相应改变。而白细胞介素(IL)、干扰素(IFN)、诱导型一氧化氮合酶(iNOS)、环氧合酶(COX)等在其中发挥重要作用。

二、获得性免疫系统

获得性免疫(acquired immunity)或适应性免疫(adaptive immunity)系统又称为特异性免疫系

统。与天然免疫反应相比较而言,获得性免疫反应只存在于脊柱动物,是天然免疫反应的高级进化形式。该系统的组成包括经典的抗体、淋巴细胞和免疫器官,其主要特点为对外来抗原具有特异性识别、免疫记忆和清除的生物学功能。其中,免疫器官分为中枢与外周两大部分,骨髓、腔上囊(禽类)及胸腺属于中枢免疫器官,淋巴结、脾及黏膜相关淋巴组织属于外周免疫器官。

淋巴细胞分为 T 淋巴细胞(T lymphocyte)、B 淋巴细胞(B lymphocyte)和自然杀伤细胞(natural killer cell,NK cell;NK 细胞)。

1. T 淋巴细胞   T 淋巴细胞来源于骨髓中淋巴样干细胞,在胸腺微环境中分化、发育成熟,在分化成熟的不同阶段,细胞膜上表达出不同的分子。其中 T 淋巴细胞受体(T lymphocyte receptor,TCR)和白细胞表面抗原分子 CD3 分子是 T 淋巴细胞重要标志。CD3 分子与 TCR 以非共价键结合形成 TCR-CD3 复合物,其主要功能是把 TCR 与抗原结合后产生的活化信号转导(signal transduction)到细胞内,诱导 T 淋巴细胞活化。

2. B 淋巴细胞   B 淋巴细胞是获得性免疫系统中抗体产生细胞,分布于血液、淋巴结、脾、扁桃体及其他黏膜组织。B 淋巴细胞表面有多种标志,迄今为止,属 B 淋巴细胞特有或涉及 B 淋巴细胞的 CD 分子有 29 种,它们均有着重要的免疫功能。根据表面标志和功能的不同,B 淋巴细胞可分为两个亚群:$CD5^+$B1 细胞和 $CD5^-$B2 细胞。$CD5^+$B1 细胞能与多种不同的多糖抗原表位结合,产生低亲和力的 IgM 抗体;$CD5^-$B2 细胞对蛋白质抗原发生应答,产生高亲和力特异性抗体。B 淋巴细胞充分活化后,不仅能产生特异性抗体,还能分泌细胞因子和呈递抗原,发挥重要免疫调节效应。

3. NK 细胞   NK 细胞是一类可以不需要抗原预先致敏就能直接杀伤肿瘤细胞和病毒感染靶细胞的淋巴细胞。NK 细胞通过自然杀伤作用、抗体依赖细胞介导的细胞毒效应,释放穿孔素、颗粒酶及细胞因子发挥生物学功能,具有抗感染、抗肿瘤和免疫调控的作用。总体上讲,NK 细胞主要参与天然免疫反应,是机体固有防御系统中的重要细胞。

三、创伤性休克炎症及免疫反应认识的演变

休克是由于各种严重致病因素如严重创伤、失血、感染、心功能障碍及过敏等所致的有效循环血量不足,组织血流灌注减少,而出现的器官功能障碍的一种综合征。由于病因的不同,一般可将休克分为 7 种:失血性休克(hemorrhagic shock,HS)、创伤性休克、烧伤性休克、感染性/脓毒症休克、过敏性休克、心源性休克和神经源性休克。

失血性休克是由大量失血所致,可见于创伤出血、消化道溃疡大出血、食管静脉曲张破裂出血、动脉瘤破裂出血等。休克的发生取决于机体血容量丢失的速度和程度,一般 15 min 内失血少于全血量的 10% 时,机体能够通过代偿保持血压和组织血流灌注稳定;当迅速失血超过总血量的 20% 时可引起休克。创伤性休克与创伤所致疼痛性刺激和失血有关;烧伤性休克与大面积烧伤伴血浆大量渗出有关。以上都是有效血容量不足引起的休克,因此统称为低血容量性休克,是本章节主要讨论的休克类型。

严重创(烧)伤、失血、休克后,机体的免疫功能发生变化,易于发生病原微生物感染,并发脓毒症(sepsis)。脓毒症是机体在宿主对感染的反应失调所致危及生命的器官功能障碍。脓毒症患者经充分容量复苏后仍存在持续性低血压,需缩血管药物维持平均动脉压(MAP)≥65 mmHg 且血乳酸水平>2 mmol/L,即可以诊断为感染性/脓毒症休克,是指脓毒症发生了严重的循环、细胞和代谢异常,并足以使死亡率显著增加。由此可见,在创(烧)伤后,机体由于大量失血出现休克,免疫功能变化致使机体易受到病原菌感染,持续的免疫反应失调将导致器官损伤和功能障碍,即脓毒症,随之而来的感染性/脓毒症休克使有效循环血量和组织器官血流灌注持续不足,最终进展至多器官功能障碍综合征(multiple organ dysfunction syndrome,MODS)。这是一个连续的病理生理过程,免疫功能在其中发挥重要作用,免疫反应失调是这一恶性循环的关键环节。

20 世纪 90 年代初,美国胸科医师协会和重症医学会提出了全身炎症反应综合征(systemic inflammatory response syndrome,SIRS)的概念,使得人们更多地关注 SIRS、脓毒症、MODS 等相关并发症。从某种意义上讲,严重创(烧)伤、休克和感染后病理生理反应的实质就是一种炎症反应的过程,因此,在一定程度上,SIRS/脓毒症和 MODS 概念的提出的确也能解释临床上很多危重患者的临床症状和体征,并由此开展了一系列拮抗炎症介质的临床试验性治疗。但总体而言,无论是各种抗炎介质的应用,或是抗感染制剂的使用,均未能获得理想的结果,显然另一个本应值得人们关注的免疫功能紊乱及其相关的感染易感性问题受到了忽视。20 世纪末,人们开始注意到,在机体发生 SIRS 的同时,也存在代偿性抗炎反应综合征(compensatory anti-inflammatory response syndrome,CARS)的表现,后来人们又发现机体往往是 SIRS 与 CARS 并存,随即又提出混合性拮抗反应综合征(mixed antagonist response syndrome,MARS;也称失代偿性炎症反应综合征)的概念,其目的仍然是希望能从炎症反应角度解释严重损伤、休克后出现的一系列病理生理表现。

诚然,炎症是严重创(烧)伤、休克和感染后最典型的反应,但仅从炎症角度难以概括损伤所致一系列复杂病理生理变化,炎症反应本质上属免疫反应的范畴,因而仅仅依靠 SIRS、CARS、MARS 以及 MODS 来表述机体的免疫功能状态是难以解释危重症的免疫变化规律。至少,机体抗感染免疫防御功能的抑制是难以用上述几个概念能解释的。因此有必要重复以往我们所提出的观点,即创(烧)伤、休克后机体表现出的是一种极为复杂的免疫功能紊乱状态,一方面,机体可表现为以促炎症细胞因子释放增加为代表的过度炎症反应状态;另一方面,机体还表现出以吞噬杀菌活性减弱,抗原提呈(antigen presenting;也称抗原呈递)功能受抑的抗感染免疫防御能力降低。因此,在严重损伤及危重患者的临床救治中,既要控制过度的炎症反应,同时还要提高机体的抗感染功能,二者不能偏废。在治疗的理念上应着眼于免疫调理,而非一味地对症抗炎处理。

第二节　创(烧)伤性休克后免疫功能障碍的机制

创伤失血,严重烧伤体液丢失后,血容量明显减少,体内释放儿茶酚胺类激素即刻增多,包括肾上腺素和去甲肾上腺素,作用于周身血管促进血管收缩,以维持正常血压,这是机体在创(烧)伤失血后的首要自我保护机制。持续而强烈的血管收缩作用,使器官供血减少,靶器官出现缺血缺氧。创(烧)伤后,临床首要的治疗方法即液体复苏,严重者输注血制品,加用升压药以维持血压。液体复苏后靶器官出现再灌注,缺血缺氧和再灌注引起靶器官细胞的代谢功能,产生大量的氧自由基。休克病理生理过程中,儿茶酚胺类激素、氧化应激等因素可以直接或间接作用于免疫细胞,影响机体免疫反应。大量资料显示,创(烧)伤失血后机体出现免疫抑制,这是伤后继发病原菌感染的重要易感因素,使脓毒症的发生率明显增加。研究发现,创伤早期出现大量失血的脓毒症患者,死亡率明显高于其他病因引发的脓毒症。

目前有关机体严重创(烧)伤、休克后免疫功能抑制的发生机制主要有 3 种假说:即抑制因子学说、抑制性细胞学说和神经-内分泌-免疫调节网络学说。

一、抑制因子学说

所谓免疫抑制因子泛指对机体免疫功能具有抑制作用的蛋白、多肽等物质,而本文所指的免疫抑制因子则特指在严重创伤(包括烧伤)、休克后机体血清中出现的对机体免疫功能具有抑制作用的物质,目前有关其来源尚不清楚。我们既往的研究表明,其对免疫功能的影响似乎并非仅限于抑制作用。但为叙述方便,我们仍沿用抑制因子这一提法。

关于血清中免疫抑制物质的研究见于约 60 年前,Kamrin 于 1959 年首次报道在正常人血清中存在着某些能抑制细胞免疫和体液免疫的蛋白质。随后 Moubray 用离子交换柱层析法从牛血浆中分离出有类似作用的物质,其理化性质属"α-球蛋白",并证实该物质能抑制抗体形成,延长移植皮肤的存活时间。1977 年 Hakim 首次从烧伤患者血清中粗提出一种理化性质与白蛋白类似的物质,并认为其可刺激产生低分子量的蛋白质,或分子量低于 10 000 的活性肽,初步证实该提取物对正常人淋巴细胞转化和豚鼠巨噬细胞游走性产生抑制效应。国内黄文华等采用巨丙烯酰胺凝胶电泳法证实,在严重烧伤患者血清中出现了大分子的异常蛋白带。

实际上,创(烧)伤、休克后血清中除上述血清免疫抑制因子外,尚存在大量具有免疫抑制效应的物质,目前至少已发现有 10 类:①前列腺素类,主要以前列腺素 E_2(PGE$_2$)为代表;②干扰素;③细菌蛋白;④烧伤毒素,关于烧伤毒素在 20 世纪 50 年代末就已有文献提及,人们对于烧伤后机体出现抵抗力下降的机制并不清楚,怀疑在烧伤血清中可能存在某种毒素,故称为烧伤毒素,但至今有关其理化性质仍不清楚;⑤变性蛋白,泛指因烧伤或创伤后由于机体代谢过程或由于机体受损组织产生的一类变性蛋白物质;⑥可的松类激素物质;⑦中性粒细胞代谢产物;⑧组胺(histamine,HA)类物质;⑨血清蛋白质,有关其具体作用机制及理化性质目前还不清楚,相关资料表明,在正常机体血清中也存在一些具有免疫抑制作用的物质;⑩医源性物质,这类物质较多,如某些抗菌药物、麻醉剂、血制品以及某些本身就具有免疫抑制活性的药物等。上述物质虽然也可造成机体免疫功能的抑制,但并非本文所涉及的创(烧)伤血清免疫抑制因子。

一般认为,创伤、烧伤程度愈重,其血清免疫抑制性亦愈强,40% 以上的深度烧伤,其血清对正常机体的细胞免疫反应具有明显的抑制效应。如将血浆予以置换,则血清免疫抑制性大大减轻,甚至消失。创(烧)伤后,如果伴有低血容量性休克,机体免疫抑制程度也愈严重,更易继发病原菌感染,并发脓毒症。显然,创(烧)伤、休克后血清中存在着对机体免疫功能具有抑制作用的物质。Ozkan 从 40% 以上体表面积深度烧伤患者血清中提取出一种分子量介于 1 000~5 000 的免疫抑制活性肽(suppressor active peptides,SAP),并发现该抑制活性肽具有以下特点:①为蛋白质、脂类及多糖的复合物;②具有较好的稳定性,置于 56 ℃、30 min 水浴处理不改变其抑制活性,且不为胰蛋白酶、DNA 酶和 RNA 酶等灭活;③其抑制作用依赖于花生四烯酸(arachidonic acid,AA)代谢产物(主要为 PGE$_2$),当使用抗前列腺素药物等可减低其抑制作用;④对细胞无直接的杀伤作用。在创伤及大手术后的患者血清中也存在着低分子量的免疫抑制物(分子量为 3 500~8 000)。

陆军军医大学野战外科研究所研究证实,当排除外源性感染和麻醉的影响条件下,在双后肢闭合性粉碎性骨折的家兔血清中发现了一分子量约为 9 000 的异常蛋白;经初步分离后证实,该异常蛋白不仅对降低淋巴细胞的刺激转化、IL-2 蛋白合成水平具有明显抑制效应,而且其作用可通过下调 IL-2 mRNA 的转录水平,抑制淋巴细胞 IL-2 合成与释放。此外,该异常蛋白对巨噬细胞的吞噬杀菌能力具有显著的抑制作用,然而,其对巨噬细胞合成和分泌 PGE$_2$、IL-1、肿瘤坏死因子-α(TNF-α)却具有刺激效应。显然,这种异常蛋白对机体的免疫功能并非呈单一的抑制反应。在以股骨骨折为主的严重创伤患者血清中同样发现了类似的异常蛋白,其分子量亦为 9 000,随着创伤严重程度加重,该异常蛋白出现频率也越高,其出现往往预示患者不良预后,而当去除该异常蛋白后,创伤患者血清的免疫抑制性得以明显缓解。在动物实验中观察到该异常蛋白作用的独特性和复杂性,即它不仅具有免疫抑制效应,同时还对炎症介质的合成和释放具有刺激作用。事实上,在遭受严重创伤后机体的免疫功能呈现的是双向性功能紊乱状态,一方面表现为以淋巴细胞功能受抑为代表的抑制状态,另一方面又表现出以 IL-1、IL-6、IL-8 及 TNF-α 过度分泌为代表的过度炎症反应状态。因此,我们有理由相信,这种仅在创伤后血清中出现的分子量为 9 000 的异常蛋白是导致机体免疫功能紊乱的原因之一。

关于血清抑制因子或异常蛋白的来源目前尚不清楚,根据所报道的文献资料我们可以归纳为以下主要的 4 个方面,即来源于创面局部、内源性免疫调节因子、外源性异种抗原以及某些医源性因素。

(一)创面源性因素

早在 1937 年 Rosenthal 即发现热损伤后皮肤经体外一系列生化处理的提取物对正常小鼠具有

毒性作用。1972 年 Schoenenberger 等采用 250 ℃热铜板法对皮肤进行加压烙伤,随即剪碎致伤皮肤,以 pH 值 8.6 的 Tyrode 液提取、过滤、离心,取中层离心液通过硫酸铵盐析获得一组分子量约 300 000 的脂蛋白复合物,推测为正常皮肤在热力聚合而形成的三聚体。体外实验表明该复合物对正常小鼠具有毒性作用,但遗憾的是对其免疫学效应未做深入研究。Sparkers 等也从烧伤患者焦痂中提取出一种脂蛋白复合物,体外观察表明这种复合物对淋巴细胞增殖活化及产生 IL-2 水平具有较明显的抑制作用。此外,如在烧伤创面使用某些药物(硝酸铈,cerium nitrate)也能显著减少 SAP 的形成和释放。因而严重烧伤后,切除焦痂常可使患者全身情况明显缓解。以上资料提示,烧伤焦痂中的确含有对机体免疫功能具有抑制作用的物质。因此,在 Ozkan 等人从烧伤患者血清中分离出一组分子量介于 4 000~10 000 具有免疫抑制作用的 SAP 后,探讨其来源时首先考虑的便是烧伤焦痂。

上述资料均来源于对烧伤的研究,而血清免疫抑制物或异常蛋白并非仅在烧伤血清中出现,国外也有学者报道,在钝性创伤或大手术后患者血清中亦可分离出具有免疫抑制效应的物质。有人将大鼠背侧皮肤做一长约 7 cm 的切口,发现其渗出液对免疫细胞具有抑制作用。显然并非只在热力作用下皮肤才具有产生免疫抑制作用的能力。

(二)外源性异种蛋白

所谓外源性异常蛋白主要指开放性损伤后,皮肤的屏障作用消失,外源性感染微生物进入体内,在体内免疫防御系统作用下形成的一系列细菌代谢产物或细菌毒素。创(烧)伤、休克和大手术后外源性细菌的侵入,以及肠道细菌移位(bacterial translocation)是导致感染和脓毒症的直接原因,其中,铜绿假单胞菌和肠道杆菌是主要的致病菌。有研究采用层析法纯化大肠埃希菌(Escherichia coli)、铜绿假单胞菌(Pseudomonas aeruginosa)、沙雷菌(Serratia)和沙门菌(Salmonella)的内毒素,发现 1.0 μg/L 浓度的内毒素即可使正常人混合淋巴细胞反应和淋巴细胞转化发生明显抑制,并认为细菌毒素有可能是 SAP 的来源之一。在创伤的早期阶段,血清即出现了异常蛋白,Ozkan 的研究也证实,SAP 最早可出现在伤后数小时内,而此时外源性细菌尚未在体内形成感染病灶,内源性移位菌所产生的内毒素含量微弱,对免疫功能的影响可能是次要的;但在创伤后期当细菌大量侵入体内并形成脓毒症后,细菌内毒素的免疫抑制作用则不容忽视。当采用闭合性创伤动物模型,以避免外源性感染菌的侵入,同时给予适当的肠道抗菌药物以尽量控制内源性感染后,在动物血清中仍可见到免疫抑制性异常蛋白,显然细菌毒素并非创伤后血清免疫抑制性异常蛋白的主要来源。

(三)医源性因素

抗菌药物为严重创伤后特别是开放性创伤后的常规用药。Munster 曾用植物凝集素(phytohemagglutinin,PHA;也称植物血凝素)刺激淋巴细胞转化试验观察了临床常用抗菌药物对淋巴细胞功能的影响,结果表明,洁霉素(林可霉素)、四环素、红霉素等对淋巴细胞的增殖反应具有抑制活性。当前临床常用的抗菌药物其特点是作用广谱、杀菌或抑菌效果强烈,尽管目前尚未见到这些抗菌药物对免疫功能影响的系统报道,但可以推测,对细菌生长具有广谱、强烈的抑制作用则很难避免随之而来对免疫细胞活性的影响。现已证实,某些烧伤外用药,如磺胺嘧啶银、磺胺灭脓对白细胞的数量和趋化能力具有抑制作用。此外,聚乙烯吡咯烷酮过碘酸对混合淋巴细胞反应及 PHA 诱导的人淋巴细胞转化亦存在明显的抑制效应,而丝裂霉素 C 则能增强免疫抑制性细胞的活性,引起机体免疫功能抑制。

创伤患者在接受手术的同时,也不得不接受具有抑制作用的麻醉药物。有人采用化学发光法检测了常用麻醉剂,如安氟迷、异氟迷对外周血多形核中性粒细胞的吞噬杀菌能力,结果表明,二者均有明显的抑制作用。此外,一氧化氮(nitric oxide,NO)、乙醚、氟烷等可抑制正常人 T 淋巴细胞和 B 淋巴细胞的增殖反应,苯巴比妥钠则可使小鼠抗体产生减少。丙泊酚(propofol,也称异丙酚)能影响机体网状内皮吞噬系统的清除侵入感染菌功能。另有资料证实,静脉输注硫喷妥钠(thiopentone)、美索比妥钠(methohexital sodium)、依托咪酯(etomidate)后,可使外周血 T 淋巴细胞的刺激转化能力下降,从而降低淋巴细胞的免疫功能。Cabie 对一组腹部择期手术患者外周血单核细胞 IL-1、TNF-α 及 IL-6 的分泌能力进行了检测,结果显示手术 1~2 d 后 IL-1、TNF-α 分泌水平明显下降;手术 2 d 后细胞因子分泌水平才有所恢复,他们认为静脉麻醉剂的应用为其主要原因。由此提示,选择适当的麻醉剂和麻醉方式,力图尽可能地避免或减少麻醉对机体免疫系统的干扰,应引起足够的重视。

在严重创(烧)伤引起低血容量性休克后,首要的治疗手段即补液复苏。早年间学者们就发现,休克后快速的液体复苏对机体免疫反应具有长期的抑制作用。研究发现大鼠休克复苏后,外周血单个核细胞功能受到抑制。在休克复苏患者血清中 E 选择素(E-selectin)等黏附因子水平升高,选择素具有促进单核巨噬细胞(mononuclear phagocyte)迁移、浸润,淋巴细胞活化,以及血小板凝集等作用,是休克后免疫功能受抑,继发脓毒症,引起多器官功能障碍的危险因素之一。据报道,控制补液速度,复苏后免疫抑制现象可以在后期得以恢复,而且死亡率要低于快速补液的休克患者。失血较多或休克难以纠正时,反复多次输入库存血,也可以造成机体免疫防御功能下降。临床治疗中也会利用高渗盐水控制脑水肿或肺水肿,但高渗性盐水对血管内皮细胞、中性粒细胞、巨噬细胞和淋巴细胞等功能均有影响。多项动物实验和小型临床随机对照试验证实,失血性休克在高渗盐水复苏后,多形核中性粒细胞(plymorphonuclear neutrophil, PMN)表面 CD11b 表达减少,其迁移和黏附活性受到抑制。同时影响单核细胞向具有抗炎活性的 $CD4^+CD16^-$ 型分化,因此血清中 TNF-α 产生减少,而抗炎因子白细胞介素-1 受体拮抗剂(interleukin-1 receptor antagonist, IL-1Ra)和 IL-10 产生增加。这虽然在早期可以减轻靶器官炎症细胞浸润和损伤,但可能在疾病后期影响机体免疫功能。在以上临床观察中,利用高渗盐水复苏并没能显著改善患者的预后。此外,在严重创伤治疗中往往使用激素以减轻创伤后应激反应,但随之而来的是对免疫功能的显著抑制。由此可见,诱发免疫抑制的医源性因素较多。虽然创(烧)伤、低血容量性休克后首要治疗目的是扩充血容量以纠正休克,但是为了长远的预后,液体复苏的速度和药物选择等因素需要更加慎重地考量。如何在考虑治疗方案的同时兼顾维护机体免疫系统的功能稳定性应为今后研究的重要课题之一。

(四)内源性调节因素

提到内源性调节因素,不能不涉及应激反应。应激是创伤产生的最基本也是最重要的反应,所产生的各种应激激素均可抑制免疫反应。在小面积烧伤创面引流出的渗液中,检测到较高水平的可的松和 β-内啡肽。严重创伤后血中 β-内啡肽含量明显升高,可达正常 5 倍以上,至伤后 4~5 d 后方逐渐恢复至正常范围,而外周血淋巴细胞的增殖转化同时也出现类似的变化趋势。体外观察表明,内源性阿片样肽类物质,如 β-内啡肽、强啡肽等对淋巴细胞及巨噬细胞功能具有抑制作用,因而,有资料报道对创伤患者使用阿片样肽拮抗剂,如纳洛酮(naloxone)能减缓患者的免疫受抑状态,改善其预后。严重创伤后合成分泌增加的 PGE_2 是目前研究较多的一种免疫抑制分子,它主要由巨噬细胞分泌,为花生四烯酸类代谢产物。淋巴细胞本身并不产生 PGE_2,但其胞膜上 PGE_2 受体与 PGE_2 结合,使淋巴细胞功能发生抑制。在生理浓度下,PGE_2 即可使 B 淋巴细胞产生抗体水平下降,并抑制对 T 淋巴细胞转化和克隆增殖反应,抑制 E 玫瑰花的形成和淋巴因子的产生,且对杀伤细胞活化存在抑制效应。此外,PGE_2 还能刺激 $CD8^+T$ 淋巴细胞增殖,降低 IL-2 的合成。机体遭受严重应激打击后,无论血中或是创面局部组织均检测到高水平 PGE_2,并伴随明显的免疫抑制状态。高水平的 PGE_2 不仅可以影响免疫细胞功能,还能破坏肠黏膜屏障,导致病原菌经肠道移位入血,这也是创伤、休克后患者易发生感染的重要原因之一。Alaya 等在小鼠失血性休克模型中观察到,血清 PGE_2 水平明显升高,提前给小鼠喂食富含 ω-3 的鱼油,可以通过抑制花生四烯酸的代谢阻断 PGE_2 合成,巨噬细胞功能也有所改善。在休克发生后,用环氧合酶抑制剂——消炎痛(吲哚美辛)处理后,受抑的免疫功能可得到一定程度的缓解,但仍显著低于正常水平。由此提示关于血清免疫抑制因子的作用机制及来源仍需进一步研究。

除应激激素外,性激素也是影响免疫功能状态的重要因素,有资料表明,雄性动物往往在严重创伤性休克后,巨噬细胞分泌细胞因子的功能发生变化,同时 T 淋巴细胞增殖能力下降,并有向免疫抑制性 T 细胞(suppressor T cell,Ts cell/Ts)和辅助性 T 细胞(helper T cell,Th cell/Th)2 型 T 淋巴细胞漂移的趋势,更易于出现免疫抑制,并发感染和脓毒症。而处于发情前期的雌性动物,由于体内雌激素水平较高,能保持相对稳定的免疫功能。创伤失血前,雄激素去势可减缓雄性动物的免疫功能受抑,如在伤后给予雄激素受体阻滞剂氟他胺也可恢复受抑的免疫功能。同理,创伤失血前对雌性动物进行卵巢切除术,则雌性动物也会表现出明显的免疫抑制,如果再外源性补充雌激素治疗,可有效改善免疫抑制情况。对于严重创伤和休克患者,尽管在细胞因子的合成和释放方面,两性间未见明显差异,但并发脓毒症的患者,男性多于女性,绝经后的女性患者,其表现也与绝经前患者有较大差异。新近资料提示,性激素尤其是雌激素具有重要免疫调节效应,脾 T 淋巴细胞广泛表达雌激素受体,并具有与雌激素代谢相关的酶类,且雌激素受体基因敲除小鼠的胸腺发育不良。17β-雌二醇可保护创伤失血小鼠的免疫系统,减少免疫抑制的发生。雌激素还能抑制 TNF-α 生成,改善类风湿性关节炎症状。对老年男性应用睾丸素能提高应激时循环中单核细胞数量及雌二醇水平,睾丸素还可通过增强糖皮质激素的敏感性间接参与调控炎症反应。脱氢表雄酮是睾丸素及雌激素合成前体,为血液循环中分布最丰富的类固醇激素之一,它可有效恢复严重感染大鼠 T 淋巴细胞免疫功能,并抑制循环中 TNF-α 水平。有资料证实,脱氢表雄酮及其硫酸盐水平严重下降可能提示机体的肾上腺功能趋于衰竭,死亡率上升。感染性/脓毒症休克的死亡组患者脱氢表雄酮及其硫酸盐水平显著低于生存组,且与年龄、IL-6 水平无明显相关。

二、抑制性细胞学说

在创(烧)伤、休克免疫研究的早期,人们注意到某些具有免疫抑制活性的细胞,其细胞功能增强,甚至数量相对发生增多;于是推测损伤可活化抑制性免疫细胞,从而提出抑制性细胞的功能增强是导致免疫功能抑制的主要原因,最典型的表现即是 CD8+ T 淋巴细胞活性增强。现在看来这一认识是片面的。创伤后 CD4+ T 及 CD8+ T 淋巴细胞的数量和活性较之正常均有下降,以 CD4+ T 淋巴细胞下降更为明显,而 CD8+ T 淋巴细胞的活性相对有所增强。因此,CD4+/CD8+ T 淋巴细胞比例的降低更有意义,但这种变化多发生于创伤后的中晚期,显然这只是创伤后免疫紊乱的表现之一。近年来发现,除 CD4+/CD8+ T 淋巴细胞比例变化外,创伤后 Th1 亚群向 Th2 亚群的转化增加,当 Th2 细胞占优时,其所分泌的细胞因子,如 IL-2、IFN-γ 等显著降低,有人认为这是导致 T 淋巴细胞功能受抑的主要原因。事实上,一组 37 例创伤患者的研究结果显示,其中发生 T 淋巴细胞功能无反应性的 20 例患者,IL-10 与 IL-2 的比值小于 1;而另 17 例患者则大于 1,表明 T 淋巴细胞分泌的细胞因子及其调节网络的紊乱才是 T 淋巴细胞功能抑制的主要原因,而单纯对某一种或几种细胞因子的检测难以解释 T 淋巴细胞的功能紊乱现象。

在休克发生后,除了 T 淋巴细胞本身的增殖分化功能紊乱,抑制性细胞——调节性 T 细胞(regulatory T cell,Treg/Tr cell)的比例和活性也增加,促进 CD4+ T 淋巴细胞向 Th2 分化。近年的研究发现,创伤失血性休克后,髓源性抑制细胞(myeloid-derived suppressor cell,MDSC)的增殖也出现异常活化,通过与 T 淋巴细胞、树突状细胞、巨噬细胞相互作用,对天然免疫和获得性免疫应答均产生抑制作用。除细胞间的作用外,免疫细胞本身表达抑制性因子的水平也发生变化。Alaya 等的一系列研究提示,创伤性休克后,共抑制因子程序性细胞死亡受体-1(programmed cell death receptor-1,PCDR-1)和 B、T 淋巴细胞衰减因子(B and T lymphocyte attenuator,BTLA)表达上调,是淋巴细胞凋亡的又一重要原因。小规模临床试验证实,患者外周血 T 淋巴细胞表达 BTLA 水平与继发感染、并发脓毒症呈正相关;而 BTLA 基因缺陷小鼠的脓毒症死亡率明显低于野生型小鼠。

此外,不同部位的巨噬细胞也产生一些功能上的差异,使巨噬细胞人类白细胞抗原 DR(human leucocyte antigen-DR,HLA-DR)表达受抑、吞噬杀菌活性减弱,但同时巨噬细胞分泌 PGE$_2$、IL-1、TNF-α 等功能明显增强,表现出典型的双相性功能紊乱。

三、神经−内分泌−免疫调节网络功能紊乱学说

应激是机体损伤后最本质也是最基础的反应,机体随后的变化都与之有关。目前对神经−内分泌−免疫调节网络的认识多限于现象上的描述和理论上的推测。从细胞生物学基础看,免疫细胞表面具有多种内分泌激素和神经肽类的受体,如β-内啡肽、脑啡肽、P 物质、糖皮质激素(glucocorticoid,GC)等,免疫细胞本身还可合成和分泌一些神经内分泌激素,如促肾上腺皮质激素(adrenocorticotropic hormone,ACTH)前体分子前阿黑素(pro-opiomelanocortin)、生长激素(growth hormone,GH)以及促甲状腺激素(thyroid stimulating hormone,TSH)等。此外,IL 及其他淋巴因子对神经内分泌激素的合成和释放也具有调节作用,如 IL-1、IL-6;同样,很多神经元、内分泌细胞可分泌一些免疫活性因子,如 IL、免疫黏附分子等;另一方面,创伤后大量神经内分泌激素的释放对免疫细胞活性存在抑制或促进作用,如 β-内啡肽、ACTH 以及促肾上腺皮质激素释放激素(corticotropin releasing hormone,CRH)等对巨噬细胞或淋巴细胞功能均具有显著的抑制作用。目前尽管认识到神经−内分泌−免疫网络之间存在着密切的联系,但危重患者三者之间如何相互协调和影响,并最终给机体带来怎样的结局,由于研究手段的限制尚难以阐明。

从经典的途径看,损伤应激至少能通过 CRH-ACTH-GC 系统、交感−肾上腺髓质通路以及神经内啡肽的参与对机体产生影响。现已明确,CRH、ACTH 以及糖皮质激素对巨噬细胞的吞噬、抗原提呈功能以及对淋巴细胞增殖和分泌 IL-2 作用具有较强烈的抑制效应。此外,β-内啡肽在体内外均被证实为一种具有免疫抑制作用的物质。严重创(烧)伤等应激条件下,机体的下丘脑−垂体−肾上腺轴(hypothalamic-pituitary-adrenal axis,HPA)活化,肾上腺激素包括 GC,可作用于多种免疫细胞,抑制促炎症细胞因子如 IL-1、TNF-α 和 IFN-γ 的产生,促进抗炎症细胞因子 IL-4、IL-10 和 IL-13 等的产生。此外,HPA 的活化还可以促进雄烯三醇(androstenetriol,AET)的分泌。但有研究报道,在动物创伤出血模型中,AET 具有抑制抗炎症细胞因子 IL-10 等表达,同时促进 IL-2 和 IFN-γ 的产生,保护免疫功能的作用,AET 注射也有助于降低动物的死亡率。HPA 可能通过控制不同激素的分泌对免疫系统产生双向调节作用,以维持免疫反应的稳定性。血容量不足还能直接活化肾素−血管肾张素−醛固酮系统,以促进血管收缩,维持血压。据报道,巨噬细胞表面表达有血管紧张素 Ⅱ(angiotensin Ⅱ,Ang Ⅱ)受体,体外试验证实 Ang Ⅱ 可以抑制内毒素诱导巨噬细胞产生和分泌 IL-6。创伤后应激激素的大量分泌从本质上是机体为防止更严重损害的一种保护性反应,但在另一方面应激激素对免疫功能产生的抑制作用又使机体易于并发感染和脓毒症。姚咏明等认为,神经−内分泌−免疫调节网络功能的紊乱是导致烧伤、创伤后机体免疫功能障碍的主要原因,很有必要深入进行研究。

第三节 细胞免疫功能障碍在创伤性休克后感染中的作用

目前人们渐渐认识到,在严重创(烧)伤、休克后感染并发症的发病过程中,机体并非总是处于一成不变的炎症激活状态。研究表明,免疫抑制同样也是脓毒症的重要特征,其中抗原特异性 T、B 淋巴细胞的清除或失活在其中起着重要作用。在脓毒症的初始阶段,机体以大量分泌炎症介质为主要特征;而随着脓毒症的进展,机体可能经历了一个免疫抑制阶段,表现为淋巴细胞的增殖能力下降、呈现以 Th2 型反应为主的免疫反应和大量淋巴细胞的凋亡等,从而宿主对病原体的易感性明显增强。

一、T 淋巴细胞克隆无反应性

淋巴细胞克隆无反应性是指在机体经历严重损伤、休克后,淋巴细胞对特异性抗原刺激无增

殖反应,并且细胞因子的生成也明显受到抑制的状态。研究表明,在 T 淋巴细胞的激活过程中,IL-2 以自分泌、旁分泌和内分泌形式作用于 T 淋巴细胞,并且是 T 淋巴细胞增殖的必要条件。据报道,严重烧伤后 IL-2 产生及 IL-2 mRNA 表达明显下降,IL-2 生成减少与死亡率升高相关。另有资料证实,严重烧伤患者外周循环中淋巴细胞数目明显减少,并且存活者淋巴细胞大部分处于克隆无反应状态。T 淋巴细胞克隆无反应性的机制包括以下几个方面。

(一)凋亡对细胞免疫功能的影响

凋亡被认为是诱发 T 淋巴细胞克隆无反应状态的主要原因。在创伤感染时,大量 T 淋巴细胞发生了凋亡。凋亡清除了大量活化的 T 淋巴细胞,使诱导 T 淋巴细胞克隆无反应成为可能。研究表明,过度表达 bcl-xL 基因,进而抑制 T 淋巴细胞的凋亡,这样免疫耐受就不能建立。诱发凋亡的因素主要包括:应激性肾上腺糖皮质激素分泌增加和 Fas/Fas 配体(FasL)、TNF/TNF 受体(TNFR)的相互作用等。另有资料表明,凋亡细胞在诱导 T 淋巴细胞克隆无反应性中也发挥着重要作用。凋亡 T 淋巴细胞与外周血单核细胞相作用时,单核细胞产生抗炎症细胞因子 IL-10、转化生长因子-β(transforming growth factor-β,TGF-β)水平显著增加而促炎症细胞因子 TNF-α 和 IL-1β 的生成明显减少,提示凋亡的淋巴细胞影响了机体促炎和抗炎反应平衡。另据报道,凋亡细胞被抗原提呈细胞(antigen presenting cell,APC;也称抗原呈递细胞)吞噬后,抗原提呈细胞表达共刺激分子的能力明显下降,T 淋巴细胞则不能被激活,表明凋亡细胞在被抗原提呈细胞和巨噬细胞吞噬后严重损害了细胞免疫功能。因此,凋亡细胞诱导的 T 淋巴细胞克隆无反应性和抑制性细胞因子释放增加严重损害了免疫系统对病原体的反应能力。

有研究表明,在脓毒症病理过程中,除大量淋巴细胞凋亡外,抗原提呈细胞也发生了凋亡。创伤性休克后,患者体内出现大量凋亡的多形核中性粒细胞和淋巴细胞,并且在有效复苏后凋亡程度更加严重。虽然早期多形核中性粒细胞减少有利于限制其向靶器官浸润造成损伤,但在并发严重感染时,大量淋巴细胞和抗原提呈细胞的凋亡使得免疫细胞不能发生有效的克隆增殖,因此也就不能对病原体产生有效的免疫应答(图 14-1)。

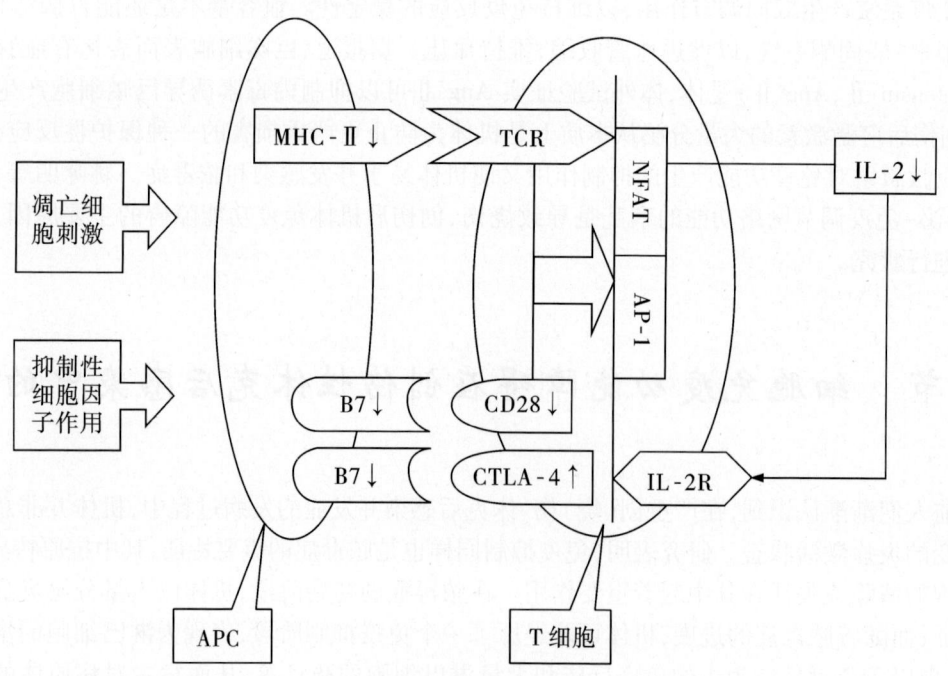

MHC-Ⅱ为主要组织相容性复合体Ⅱ类抗原;B7、CD28、CTLA-4 为共刺激/抑制分子;NFAT 和 AP-1
分别为活化 T 淋巴细胞核因子和激活蛋白-1;APC 为抗原提呈细胞;TCR 为 T 细胞受体。

图 14-1　T 淋巴细胞克隆无反应性的形成机制

(二)免疫抑制细胞的作用

研究证实,严重创伤后患者循环中调节性 T 细胞——CD4$^+$CD25$^+$ T 淋巴细胞数量显著增加,其中死亡组患者 CD4$^+$CD25$^+$ T 淋巴细胞升高更明显。据报道,CD4$^+$CD25$^+$ T 淋巴细胞主要通过分泌 IL-10、PGE$_2$ 等抑制性介质对细胞免疫功能起到抑制作用,且严重创伤所致免疫功能障碍与患者预后不良明显相关。在感染情况下,体内 PGE$_2$ 水平明显升高,通过抑制 P59fyn 激酶活性进而下调活化 T 淋巴细胞核因子(nuclear factor of activated T cell,NF-AT)和激活蛋白-1(activator protein 1,AP-1)的活化,使得 T 淋巴细胞的增殖受抑、IL-2 产生明显减少。有资料显示,严重烧伤 4 ~ 9 d 后 CD8$^+$CD11b$^+$γδT 淋巴细胞(burn-associated type 2 T cell,BA2T 淋巴细胞)在脾组织中明显增多,并抑制脾淋巴细胞的增殖反应。BA2T 淋巴细胞和大多数 γδT 淋巴细胞性质截然不同,主要分泌 Th2 型细胞因子(IL-4 和 IL-10),BA2T 淋巴细胞回输至正常小鼠体内可明显增强小鼠对脓毒症的易感性。这些结果表明,严重创(烧)伤、休克后免疫抑制细胞对机体的免疫功能起到负向调控作用(图 14-1)。

(三)共抑制分子的作用

程序性细胞死亡受体-1(programmed cell death receptor-1,PCDR-1)与程序性细胞死亡受体-配体-1(programmed cell death receptor-ligand-1,PCDR-L1)广泛表达于免疫细胞表面,其中 PCDR-1 主要表达于淋巴细胞,PCDR-L1 主要表达于单核巨噬细胞及树突状细胞等具有抗原提呈(antigen presenting)功能的细胞表面,两者结合后通过阻断 T 淋巴细胞中胞外信号调节激酶(extracellular signal-regulated kinase,ERK)或 Akt[蛋白激酶 B(protein kinase B,PKB)]信号通路,抑制 T 淋巴细胞的增殖活化和功能,导致 T 淋巴细胞克隆无反应性,是发生二次院内感染的主要原因。创伤失血后和脓毒症时两者表达均增多,其中单核细胞表达 PCDR-L1 的水平和死亡率密切相关。在脓毒症动物实验中,利用抗体阻断 PCDR-1/PCDR-L1 信号可以明显降低死亡率。体外实验显示,脓毒症患者淋巴细胞经过 PCDR-1 和 PCDR-L1 单克隆抗体刺激后,细胞凋亡明显减少,分泌 IL-2 和 IFN-γ 增加。说明 PCDR-1/PCDR-L1 是 T 淋巴反应性低下的又一因素。目前,PCDR-1 和 PCDR-L1 单克隆抗体已经在非小细胞肺癌、肾细胞癌等肿瘤治疗中取得了较好的临床效果。近期,国内首个 PCDR-1 抑制剂已获批上市,但目前只批准用于某些类型的非小细胞肺癌。

淋巴细胞表面表达的抑制性因子还有 B、T 淋巴细胞衰减因子(BLTA)和细胞毒性 T 淋巴细胞相关抗原-4(cytotoxic T lymphocyte-associated antigen-4,CTLA-4)。有研究报道,脓毒症患者 CD4$^+$ T 淋巴细胞表达 BTLA 增多。动物实验中,BLTA 基因敲除小鼠在脓毒症后器官损伤程度较轻,死亡率也低于野生型小鼠。与之类似,脓毒症小鼠 CD4$^+$ 和 CD8$^+$ T 淋巴细胞表达 CTLA-4 增加,给小鼠注射 CTLA-4 抗体可以明显减少 T 淋巴细胞的凋亡。PCDR-1、BTLA 以及 CTLA-4 同属于抑制性细胞因子。

二、CD4$^+$ T 淋巴细胞功能性分化

活化的 Th 依据它们分泌细胞因子的不同可以被分成截然不同的两个功能亚群——Th1 和 Th2 亚群。这两种亚群来自同一前体细胞,Th1 亚群以分泌 IFN-γ 和 TNF-α 为特征,诱导细胞免疫反应;Th2 亚群则主要分泌 IL-4 和 IL-5,诱导 B 淋巴细胞的增殖和分化,介导体液免疫反应并与免疫抑制相关。在决定 T 淋巴细胞功能性分化的因素中,细胞因子微环境作用尤为重要,IL-10 和 IL-4 水平升高及 IL-12 生成减少在其中起着重要作用(图 14-2)。据报道,严重创伤后单核细胞产生细胞因子的能力明显下降,并且 IL-12 生成下降在创伤早期诱导了偏向 Th2 型反应的分化。Th2 型反应导致 IL-4 和 IL-10 的产生增加,从而诱发创伤、休克早期的免疫抑制状态,为机体再次发生感染奠定了基础。另外,IL-10 除了能诱导 Th2 型免疫反应并抑制 Th1 型免疫反应外,还可通过上调 Fas 和 FasL 引起鼠淋巴细胞出现激活诱导的细胞死亡(activation-induced cell death,AICD)。说明在脓毒症的模型中,IL-10 不但可以引起免疫功能的紊乱,同时也能诱导 Th1 型淋巴细胞的凋亡,通过促进 Th1 型淋巴细胞凋亡而增强了 Th2 型免疫反应。

除细胞因子外,特定的病原体成分、抗原剂量和感染部位也对淋巴细胞的功能性分化产生重要影响。Th1 和 Th2 亚群平衡与否直接影响着机体的免疫功能,并与疾病的状态密切相关。业已明确,在感染的发展过程中,出现了倾向于 Th2 型的免疫反应,Th2 型细胞因子(IL-4 和 IL-10)生成增多而 Th1 型细胞因子(IL-12 和 IFN-γ)产生减少明显损害了机体的细胞免疫功能。应用 IL-12 进行干预,通过纠正 Th2 型免疫反应能明显提高动物生存率。其发生机制可能与丝裂原活化蛋白激酶(mitogen-activated protein kinase,MAPK)P38 通路的激活有关,在脓毒症早期应用 MAPK P38 通路抑制剂 SB203580 能显著降低脓毒症的死亡率。除外感染因素,在创伤失血性休克后 2 h 内,即可观察到 Th1 型细胞因子 TNF-α 和 IFN-γ 分泌明显减少,并且可以持续至伤后 5 d。与之相反,Th2 型细胞因子 IL-10 分泌增多,机体亦出现 Th2 漂移的免疫抑制现象。早期利用抗 IL-10 单克隆抗体可以改善 T 淋巴细胞免疫抑制,防止创伤性休克后脓毒症的发生与发展。

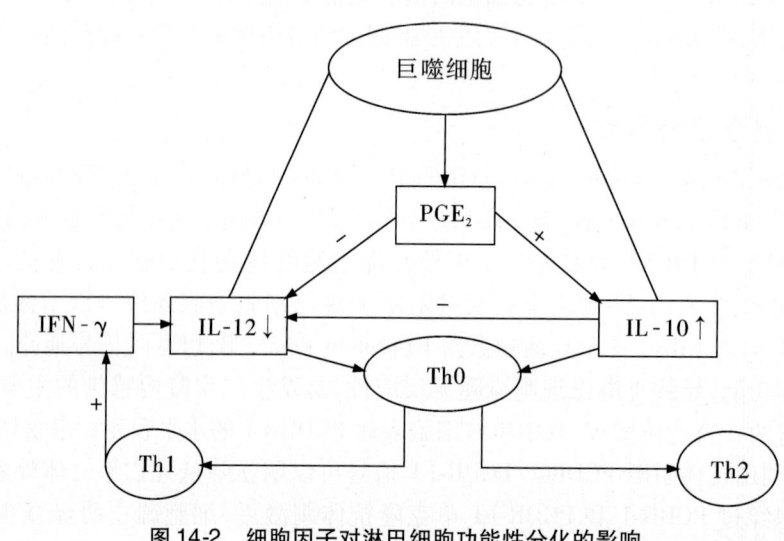

图 14-2　细胞因子对淋巴细胞功能性分化的影响

三、CD4+ T 淋巴细胞、B 淋巴细胞和树突状细胞数目减少

实验研究显示,腹腔感染后数小时动物淋巴器官就发生了 CD4+ T 淋巴细胞和 B 淋巴细胞的大量凋亡。非致死性烧伤 3 h,小鼠脾、胸腺和小肠内淋巴细胞凋亡明显增加。FasL、TNF-α 和肾上腺糖皮质激素均能诱导 T 淋巴细胞凋亡,并且在淋巴组织中表达明显升高。研究表明,胱天蛋白酶(caspase)在凋亡的调节过程中发挥重要作用,其中胱天蛋白酶-3 和胱天蛋白酶-9 在胸腺凋亡中占有特殊地位,而胱天蛋白酶-3 和胱天蛋白酶-8 激活参与了 T 淋巴细胞的凋亡过程。近年的动物实验观察结果也在脓毒症患者中得以证实,凋亡诱导的淋巴细胞丢失使得脓毒症患者循环淋巴细胞数目明显减少。通过对死亡脓毒症患者进行分析发现,尽管 CD8+ T 淋巴细胞、NK 细胞和巨噬细胞的数量改变不大,但是 CD4+ T 淋巴细胞和 B 淋巴细胞的数量明显下降。同时,除大量 CD4+ T 淋巴细胞和 B 淋巴细胞凋亡外,树突状细胞(DC)亦发生了凋亡。DC 的明显减少将损伤 B 淋巴细胞和 T 淋巴细胞的功能,而应用胱天蛋白酶抑制剂则能显著减少淋巴细胞凋亡,提高机体的免疫能力。

在淋巴细胞凋亡增多的同时,创伤后机体 T 淋巴细胞对丝裂原的刺激反应性明显下降(如刀豆素和植物凝集素)。临床研究也观察到在大手术、烧伤、创伤后患者体内的 T 淋巴细胞同样表现出增殖分裂活性降低的现象,并且 T 淋巴细胞活性与手术的时长、复杂程度及术中失血量相关。有诸多研究报道,创伤出血性休克后,脾细胞的增殖能力明显降低。在创伤、手术后,T 淋巴细胞功能的早期改变直接影响机体对病原体感染的抵抗能力,T 淋巴细胞功能低下使机体易于并发脓毒症。

除 T 淋巴细胞外,创伤后 B 淋巴细胞功能也发生变化。有研究证实,在创伤失血后,B 淋巴细胞产生抗体明显减少。在临床创伤失血性休克患者发现,血清中免疫球蛋白水平降低,并可持续 3 d 左右。这可能与 T 淋巴细胞分泌的 IL-2 不足有关,也可能是由于创伤后大量脾细胞凋亡导致的 B 淋巴细胞减少。

由此可见,严重创伤、感染时大量 B 淋巴细胞、CD4$^+$ T 淋巴细胞和抗原提呈细胞的凋亡势必造成抗体的产生减少、CD4$^+$ T 淋巴细胞激活障碍和抗原提呈细胞抗原提呈能力下降。这些改变都使得免疫细胞不能发生有效的克隆增殖,进而对病原体产生有效的免疫应答。目前,细胞凋亡在脓毒症免疫功能紊乱发病中的重要作用在动物实验中已得到充分证实,抑制淋巴细胞的凋亡能够改善动物的预后。

四、单核巨噬细胞功能的改变

严重创伤、休克打击后,单核巨噬细胞(mononuclear phagocyte)功能发生了明显的改变,其中单核巨噬细胞产生细胞因子谱的改变、表达主要组织相容性复合体 Ⅱ 类抗原(major histocompatibility complex Ⅱ antigen,MHC-Ⅱ)及共刺激分子能力下降对机体细胞免疫功能产生了广泛的影响,并且单核巨噬细胞功能的改变与死亡率相关。

(一)细胞因子谱的改变

动物实验和临床观察均证实,创伤失血后,血清中由巨噬细胞分泌的促炎症细胞因子发生改变,如 TNF-α、IL-1 和 IL-6。其中最早发生变化的是 TNF-α,在失血后 30 min 即可升高,2 h 达到峰值,24 h 则恢复至基础水平。Molly 等在临床感染性/脓毒症休克患者中发现,存活患者体内 TNF-α 水平在后期呈现进行性下降,相反,死亡患者体内 TNF-α 维持在较高水平。而血清中 IL-6 水平在早期缓慢升高,但其峰值可以持续至出血发生后 24 h。有趣的是,在体外试验中,注射 TNF-α、IL-1 和 IL-6 可以引起休克样症状,与临床中失血性休克、感染性/脓毒症休克的症状相似。提示在休克的病理生理过程中,这些细胞因子发挥着重要作用,与休克并发症、多器官功能障碍等发生密切相关。

外周血中巨噬细胞大部分聚集于肝窦中,即库普弗细胞。利用库普弗细胞特异性抑制剂氯化钆注射大鼠模型,可以明显减少失血引起的 IL-6 分泌。由此可见,库普弗细胞是创伤失血性休克后分泌促炎症细胞因子的主要来源,有效控制此类细胞的数目和功能有助于控制炎症反应。

与之相反,血清中抗炎症细胞因子 TGF-β 在创伤失血早期持续处于极低水平,直到伤后 24 h 才逐渐升高,并持续至 72 h。在生理状态下,TGF-β 与创伤愈合及瘢痕形成有关,严重创(烧)伤后巨噬细胞则大量合成、释放 TGF-β,TGF-β 不仅通过自分泌方式影响抗原自身功能和抗原提呈能力,还能够抑制 T 淋巴细胞的增殖和分化,并诱导脾淋巴细胞的凋亡。利用 TGF-β 中和抗体可以有效地保护巨噬细胞等的抗原提呈作用。由此可见,单核巨噬细胞分泌的 TGF-β 增多,在创伤失血中后期免疫抑制中具有不可忽视的作用。

除了促炎和抗炎症细胞因子,创伤失血时血清中许多其他调节因子也可以作用于免疫细胞,导致免疫功能障碍,如花生四烯酸类物质。创伤后 2 h,血清中由巨噬细胞分泌的前列腺素和白三烯(leukotriene,LT,也称白细胞三烯)增多。如前所述,PGE$_2$ 具有抑制细胞免疫功能的作用。Alaya 等在小鼠失血性休克模型中证实,血清 PGE$_2$ 增多,提前给小鼠喂食富含 ω-3 的鱼油(通过抑制花生四烯酸代谢阻断 PGE$_2$ 的合成)可有效保护巨噬细胞的功能。在休克发生后,应用环氧合酶-2(cyclooxygenase-2,COX-2;也称环加氧酶-2)抑制剂进行干预,能显著减少 PGE$_2$ 的生成,从而有助于恢复免疫功能,提高动物生存率。

以上众多细胞因子和介质在创(烧)伤、大手术后分泌增加,其升高水平与疾病的严重也呈现相关性。在创伤合并大出血及出血性休克的患者体内,促炎症细胞因子水平明显高于单纯性创伤患者。创伤程度越重,合并有出血时,促炎症细胞因子水平分泌越高,持续时间更长,并且易于感染并发症,是休克后并发脓毒症的危险因素,与死亡率也密切相关。

（二）共刺激分子表达下降

已经明确，未致敏 T 淋巴细胞的激活需要 MHC-Ⅱ和 T 淋巴细胞受体（TCR）结合并辅以共刺激分子的刺激，两者缺一不可。在感染患者中，人类白细胞抗原 DR（human leucocyte antigen-DR，HLA-DR）表达下降，临床上视其为机体免疫抑制的一个标志。同时，CD86 表达下降和 CTLA-4 表达上调都使得单核细胞和 T 淋巴细胞相互作用的亲和力明显减弱，因此 T 淋巴细胞不能被激活。另有研究观察到，脓毒症患者单核细胞表达 CD64 和 CD14 升高，使得单核细胞与抗体及内毒素的结合能力增强，从而改变了单核巨噬细胞的功能。引起单核巨噬细胞功能改变的因素可能包括：细胞因子的微环境、激素水平的影响和凋亡细胞的作用。例如，IL-10 不仅能使单核巨噬细胞产生细胞因子的能力下降，并且能抑制单核细胞表达 HLA-DR 能力；而肾上腺糖皮质激素可损伤单核细胞的抗原提呈能力，同时引起 IL-10 生成增加。

协同刺激信号缺失引起细胞免疫紊乱的机制为：在没有共刺激信号的情况下，抗原提呈细胞和 T 淋巴细胞间的亲和力作用减弱，这样就不能引起 T 淋巴细胞内 RasP21 的活化，进而下调了胞外信号调节激酶（ERK）和 c-Jun 氨基端激酶（c-Jun N-terminal kinase，JNK）两条 MAPK 途径的激活。上述胞内变化使得下游 IL-2 转录因子（NF-ATp 和 AP-1）活化发生障碍，但却增加了负向调节因子 Nil-2a 的生成。业已明确，NF-ATp 和 AP-1 对于 IL-2 的生成和 T 淋巴细胞增殖至关重要。在静止状态 T 淋巴细胞中，活化 NF-AT 以磷酸化形式存在于胞质内；T 淋巴细胞活化后，NF-AT 发生去磷酸化，并转移到细胞核内与 AP-1 结合，成为具有转录活性的 NF-AT。NF-AT 对于 IL-2 的产生具有高度特异性，在去除 IL-2 基因启动子上 NF-AT 的结合序列后，IL-2 产生明显减少。另有资料表明，NF-AT 介导的 IL-2 基因启动子的转录活性同时也依赖于 AP-1 的存在，AP-1 共有序列的缺失可使 IL-2 基因启动子的活性明显下降。

总之，严重创（烧）伤、休克打击后机体可能开始处于一种炎症活化状态，而随着病情进一步发展可能进入免疫抑制状态，也可能自始至终机体就处于免疫紊乱状态。因此，深入阐明引起免疫功能障碍的确切发病机制，进而明确机体所处的免疫状态，可能为感染并发症的早期诊断和合理防治提供新思路。

五、造血干细胞的变化

创（烧）伤、低血容量性休克后，机体产生大量的炎症细胞因子 TNF-α、IL-6、IL-10、IL-8 和巨噬细胞趋化蛋白（macrophage chemoattractant protein，MCP）-1。其中有些细胞因子影响造血祖细胞（hematopoietic progenitor cell，HPC）的成熟分化，诱导其凋亡的发生。有报道发现，失血性休克患者体内升高的 TNF-α 和 IL-6 可以抑制 HPC 功能，影响其向各系血细胞的分化。严重创伤失血后，TNF-α 在骨髓中能够与促红细胞生成素受体结合，激活死亡受体/胱天蛋白酶-8 凋亡途径，诱导造血祖细胞的凋亡。此外，IL-1、IL-6、IL-8 和 TGF-β 也可以抑制红系祖细胞的成熟，造成创伤后难以纠正的贫血。Seller 等研究证实，TNF-α 和 IFN-γ 分泌的增加与 HPC 凋亡相关。

尽管创伤性休克后骨髓中 HPC 凋亡增加，但是外周血中 HPC 数目却有所增多，这是因为 HPC 由骨髓迁移至外周血。临床资料显示，失血性休克患者中，死亡者外周血中 HPC 明显高于存活患者。Badami 等发现，HPC 向外周血的迁移与创伤性休克后骨髓功能障碍有关。体外试验证实，严重创伤患者 HPC 在甲基化纤维素培养基中具有更强的生长能力。一方面，HPC 向外周血迁移更有利于其向损伤部分聚集，促进免疫反应活化，对创伤修复、创面愈合有利，是机体启动的自我修复机制；但另一方面，创伤性休克后骨髓功能障碍也会影响干细胞的增殖分化，最终影响疾病预后。

粒细胞集落刺激因子（granulocyte colony-stimulating factor，G-CSF）是促进造血干细胞分化的重要细胞因子。诸多研究证实，在创（烧）伤、失血性休克和脓毒症患者血清中，G-CSF 水平明显升高。这可能是促进造血祖细胞向外周血迁移的另一重要原因。Branski 等在失血性休克和肺挫伤休克患者血清中发现，G-CSF 水平和外周血中 HPC 均增加，并呈现正相关性。有学者报道，肺挫伤和出血性休克患者注射普萘洛尔后，可以维持 G-CSF 正常水平，并且向外周血迁移的 HPC 减少。

这种传统的降压药可能有利于调节骨髓功能障碍。此外,G-CSF 还具有促进 MDSC 增殖分化的效应,这可能是创伤性休克后 MDSC 增多的重要原因,进而与天然免疫细胞和获得性免疫细胞相互影响,产生广泛的免疫抑制作用。

创伤失血性休克后,过度分泌的细胞因子可以持续诱导儿茶酚胺(catecholamine,CA)的产生,在血清中保持较高浓度。儿茶酚胺类激素主要包括肾上腺素和去甲肾上腺素,一方面作用于神经系统调节血压,另一方面它也具有促进 HPC 从骨髓向外周血中迁移的作用。近期的研究发现,基质细胞分化因子1(stromal cell-derived factor-1,SDF-1)是 HPC 由骨髓向外周血和损伤部位迁移的重要调节因子。而儿茶酚胺可能正是通过调节趋化因子 CXC 亚家族受体(CXC subfamily receptor,CXCR)4 和 SDF-1 的表达和活性,抑制骨髓功能,迫使 HPC 向外周血迁移。

创伤性休克后,患者体内红细胞生成功能减弱,外周血红蛋白减少,严重创伤患者往往伴有明显的贫血。但与之不相符的是,患者体内血清促红细胞生成素(erythropoietin,EPO)的水平却升高。随后的研究发现创伤性休克后,骨髓中促红细胞生成素受体(erythropoietin receptor in bone marrow,BM-EpoR)表达减少。EPO 本身并不能影响骨髓的功能,但 BM-EpoR 表达的变化直接影响骨髓造血功能。EPO 只有与受体 BM-EpoR 结合后才能调节红系祖细胞增殖分化,同时 EpoR 的活化也可以阻断红系祖细胞的凋亡。创伤后 EPO 的升高,可能是由于 EPO-EpoR 信号活化不全引起的负反馈性上调作用。动物实验发现,在失血性休克前即给予 EPO 可以有效防止伤后多器官功能障碍的发生。

第四节　创伤后免疫状态的监测及其意义

一、免疫监测的必要性

正常情况下,免疫系统保持着高效和平衡,但是在发生严重的 SIRS 或感染性/脓毒症休克时,必然造成免疫功能严重紊乱。严重创伤、休克等可导致暂时性或不可逆性器官功能障碍,但在很多情况下,尽管存在器官功能失常或衰竭,由于监护仪器可动态监测多项重要器官的功能改变,故大部分患者经过积极处理得以生存。在发生严重的器官功能障碍或衰竭时,我们有很多方案可支持、纠正或替代这些失常的功能。然而,尽管免疫功能紊乱在 MODS 中占有重要的地位,但其作用在很长一段时间内被忽视。与其他器官衰竭一样,尤其是感染时出现免疫功能衰竭对于危重患者的生存产生极其有害的影响。

如严重创伤、休克等多种急危重症那样,导管监测或气管插管可使患者天然屏障遭受破坏,进而明显增加了侵入性感染的可能性。此外,应激、炎症、病原体和年龄等因素同样可以抑制天然及获得性免疫应答,因此应提前预防此类感染的发生。在过去的 20 余年中,人们对 SIRS 和脓毒症的病理生理过程有了进一步的了解。大量实验数据表明,由细菌、真菌或其他微生物毒素诱导的过度炎症反应可能是 SIRS、脓毒症和 MODS 的发病基础。因为应用 TNF-α 或 IL-1β 能够复制出与感染性/脓毒症休克相似的动物模型,因此大量实验尝试着中和这些促炎介质,但是临床结果令人失望。虽然相应的解释有多种,但从免疫学角度讲,在没有免疫监测的情况下进行免疫干预毫无意义。很多危重患者至少暂时表现为天然免疫或获得性免疫功能的丧失,被称为免疫麻痹(immune paralysis)。

二、选择免疫监测的恰当标记物

在过去的数十年中,普遍认为选择适用于重症监护病房(ICU)的免疫标记物非常困难。为了能够得出正确的答案,我们必须回答两个问题:我们进行免疫监测时需要解决哪些问题?检测试剂能达到标准化要求吗?我们认为通过免疫监测需要了解 4 个问题,即全身性炎症反应水平、组织损伤程度、是否有感染存在及免疫反应的状况等(图 14-3)。

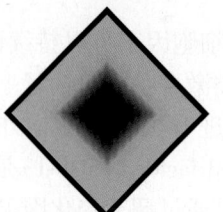

免疫反应
（HLA-DR⁺CD14⁺,体外诱生TNF-α、IFN-γ/IL-4）

系统性炎症反应
（血浆IL-6、IL-8、TNF-α、
IL-10、C3a、CRP）

侵入性感染
（微生物学检测、
LBP、PCT）

组织损伤
（IL-6、sE选择素）

图 14-3　免疫监测所关注的重要问题

三、创伤性休克后炎症反应程度评价

在临床上,系统性炎症反应的表现与 SIRS 的临床诊断标准一致,呈现白细胞增多、发热及 C 反应蛋白(C-reactive protein, CRP)水平的升高等,这些表现分别是对炎症急性反应期细胞因子——G-CSF、IL-1 及 IL-6 的反应。尽管 SIRS 的诊断标准很明确,但是却不能区分不同程度的全身性炎症。几十年来,人们一直把 CRP 作为炎症急性阶段的生化标记物。尽管这一参数有助于门诊诊断急性或慢性炎症,但因其升高、降低较慢(在损伤 24 h 以后达到峰值,炎症反应消失后数天方恢复至正常范围),故在 ICU 中的诊断价值并不确切。目前几项研究已经证实,检测细胞因子比 CRP 具有优势。因为细胞因子产生早于 CRP,故可以在炎症早期检测到。但目前很多 ICU 仍主要检测 CRP,可能考虑到它是一个相对"成熟的诊断指标"。当然,也有研究证实 CRP 在诊断中的决定性作用。产生这种相互矛盾结论的原因在于诊断性试剂的标准化差、ICU 中不同组患者进行比较及临床研究设计上的不同等。

另外一种急性期蛋白(APP,也称急性期反应蛋白),即脂多糖结合蛋白(lipopolysaccharide-binging protein, LBP)也可作为危重患者的一项诊断炎症的标记物。其表达与 CRP 相似,但是相对于 CRP 而言对于局部、慢性炎症是更好的标志物。但到目前为止,并没有对其确切应用价值进行大规模的研究。

现在的分析技术可以测定相关急性期阶段的细胞因子,特别是 IL-6、TNF-α 常用来评价全身性炎症反应。目前很多免疫学方法灵敏度可达 2 ng/L 甚至更低,这些方法比生物学方法更为简单,但并非不存在问题。为了对试验结果进行归纳和比较,校订这些方法使之达到国际标准十分重要。但是至今仍有很多相关的分析方法没有根据国际标准进行校订,即使进行了标准校订,结果还是依赖检测方法的类型。以前采用的生物学方法主要检测的是细胞因子的生物活性,而免疫学方法是检测其非活性形式、蛋白水解酶降解的产物或是细胞因子复合物或载体蛋白(溶解性受体)等。同一方法也可能由于所用抗体不同而存在差异,因此不同的研究应用不同的方法其结果不能简单地进行比较。

例如,有些 TNF-α 检测方法检测其三聚体的生物活性(如 Quantikine、R&D systems),而有些只检测其降解产物的生物活性(如 immulite DPC、TNF-α biosource),这种明显的差距可以解释为什么前者在血浆样本中只检测到相对低的 TNF-α 浓度。TNF-α 在攻击后 4 h 内开始产生,其三聚体半衰期为几分钟,因此具有生物活性的 TNF-α 三聚体在体内很难被检测得到,而在受刺激后 12 ~ 24 h 则 TNF-α 的降解产物(总 TNF-α)检测较容易。这样,我们必须弄清哪个信息更为重要及研究需达到的目的是什么。如果我们的目的是中和 TNF-α,假如循环中不存在生物活性的 TNF-α 三聚体,那么这种干预是无效的;如果我们的目标是通过回顾 TNF-α 释放过程而监测全身性炎症,那么检测总 TNF-α 更具有意义。因为单核巨噬细胞是 TNF-α 的主要来源,故 TNF-α 水平的升高反映了在全身性炎症过程中单核巨噬细胞的活化程度。当然,同时激活的 NK 细胞、T 淋巴细胞及干细胞也同样释放 TNF-α。

由于 TNF-α 的释放过程及半衰期短暂,因此很多中心通过检测 TNF-α 下游的细胞因子 IL-6 来衡量全身性炎症反应。有些研究通过测量 IL-6 水平来预测脓毒症的发生及创伤感染患者的预后。事实上,因为血浆 IL-6 水平与脓毒症的严重性相关,故其中一项应用 TNF-α 单克隆抗体治疗研究的对象是血浆 IL-6 水平明显升高的脓毒症患者。多种细胞产生 IL-6,但单核巨噬细胞是其主要来源。尽管 IL-6 在体内的半衰期也很短,但与 TNF-α 比较产生的时间相对长,分别为大于 24 h 和小于 4 h。IL-6 不只由单核巨噬细胞产生,同样不仅由 TNF-α 诱生。由此可见,血清 IL-6 水平的升高并不能特异性反映创伤感染的病理过程,而受到其他因素如组织损伤的干扰。为了明确单核巨噬细胞在炎症中的作用程度,可以联合检测 TNF-α 与 IL-6,如果 TNF-α 与 IL-6 升高一致,则认为单核细胞是 IL-6 的来源,相反如果只有 IL-6 的升高则更具有诊断价值。

另一个具有潜在诊断意义的细胞因子为 IL-8,它具有明显的趋化中性粒细胞及某些 T 淋巴细胞亚群的特性。它可由静止或浸润的淋巴细胞产生,趋化中性粒细胞向炎症区移动。IL-8 的趋化特性依赖于浓度梯度,表现为即使在局部炎症十分严重的情况下血液循环中 IL-8 水平也很难检测得到。同时游离形式的 IL-8 被红细胞吸附也增加了检测其循环中浓度的难度。因此在红细胞溶血的情况下,即使健康人也能检测得到 IL-8 水平的明显升高(>300 ng/L)。故在检测血浆中 IL-8 水平时,应防止红细胞溶血;而在检测全血 IL-8 浓度时,红细胞则应完全溶血。近年有研究表明,检测全血中 IL-8 较血浆中 IL-8 更具诊断价值。脓毒症状态下全血及血浆 IL-8 水平均升高,这一病理生理过程极为重要,因为 IL-8 的系统性升高说明其趋化作用的浓度梯度已经发生了破坏,最终导致活化的中性粒细胞不能趋化到炎症区域而是在肺内停留诱发急性呼吸窘迫综合征(acute respiratory distress syndrome,ARDS)。换句话说,在严重脓毒症时中性粒细胞尽管被广泛激活,但其在局部炎症组织中分布却受限。IL-8 的升高被认为是发生脓毒症的先兆,在新生儿脓毒症中更为明显。检测全血 IL-8 水平仅需要 20~50 μl 血液,这对于新生儿尤为适用,同时新生儿气管灌洗液中 IL-8 水平的升高预示着 ARDS 的发展。

炎症反应同样包括负向调节的抗炎反应。抗炎症细胞因子包括 IL-10、可溶性 TNF 受体(soluble TNF receptor,sTNFR)、白细胞介素-1 受体拮抗剂(IL-1Ra),在发生 SIRS 时,它们被诱导生成,进而导致 MARS。抗炎反应的强弱反映了促炎反应及应激反应的强弱程度。因此有些研究把 IL-10 作为预测危重患者免疫障碍的重要因子。

四、创伤性休克后评估炎症所致组织损伤

众所周知,在多种动物模型中,严重的全身性炎症反应能诱发组织损伤和 MODS。器官衰竭决定了患者及动物的预后,临床上多种病情严重程度的评分系统均显示 MODS 与患者预后密切相关。尽管这些评分系统对于预测病情具有重要意义,但它对于不同个体的评估价值仍然有限。

我们能够找到更加客观地反映组织损伤的参数吗？尽管目前没有结果,但是人们已经致力于这一目标,并且前景诱人。现在已经发现了一些相关的细胞因子,尤其是 IL-6 与组织损伤密切相关。如前所述,IL-6 可由免疫细胞和非免疫细胞产生,病原微生物的致病成分如脂多糖(lipopolysaccharide,LPS)刺激单核巨噬细胞分泌 TNF-α,TNF-α 随后进一步诱导免疫细胞(单核巨噬细胞和 T 淋巴细胞)及非免疫细胞(内皮细胞、成纤维细胞)产生 IL-6。LPS 通过与可溶性 CD14 结合诱导非免疫细胞释放 IL-6,而 LPS 通过与膜 CD14 结合进而介导单核巨噬细胞激活。此外,由组织损伤或心力衰竭诱导的缺氧同样可以通过核因子 κB(nuclear factor-κB,NF-κB)的活化而促进非免疫细胞释放 IL-6 或 IL-8。这就可以解释为什么不存在感染的慢性心力衰竭的患者,其血浆中 IL-6、IL-8 水平却明显升高。在应用增加心脏机械收缩药物治疗后,血浆中 IL-6、IL-8 水平恢复到正常水平,这些指标能够预测患者的预后。早期 IL-6 的升高即使缺乏 TNF-α 的存在,同样可以预测闭合性头颅外伤患者的预后。因此,在血浆 TNF-α 含量并不增多的情况下,IL-6 的持续升高是组织损伤诱导非免疫细胞释放的结果,而并非单核巨噬细胞激活的结果。显然血浆中 IL-6 水平升高与不同类型急危重症患者的不良预后相关。

内皮细胞参与了 MODS 的病理生理过程,反映内皮细胞被激活或损伤的标记物可以用于分析全身性炎症对组织损伤产生的后果。E 选择素(E-selectin)被认为是内皮细胞激活的特异性标记物,它与其他可溶性黏附分子并不相同;P 选择素(P-selectin)是一种可溶性黏附分子,可因其他细胞被激活而释放。遗憾的是,目前还没有分析可溶性 E 选择素的半自动系统,因此很难将其标准化。新近研究表明,TNF-α 能够诱导巨噬细胞核蛋白成分即高速泳动族蛋白 B1(high mobility group protein Box 1,HMGB1)的释放。血浆中 HMGB1 升高与创(烧)伤感染并发症的不良预后有关。HMGB1 被认为是 TNF-α 诱导组织损伤的另一种标记物。初步观察发现,HMGB1 自身能够进一步促进脓毒症和多器官功能障碍的恶化。因此,HMGB1 被认为是作为诊断及治疗十分有前途的目标之一。有文献报道,在创伤失血后 4 h,肺中 HMGB1 即升高,而应用 HMGB1 中和抗体可以防止创伤出血后急性肺损伤的发生,同时保护胃肠道功能,防止肠道菌群移位引起的感染,可以有效提高动物的生存率。临床试验证实,创伤性休克患者血清中 HMGB1 水平明显高于健康人。在创(烧)伤、低血容量性休克经过补液复苏治疗后,往往出现靶器官的缺血再灌注损伤,如肾、肝、肠、心肌等。由于大量细胞凋亡坏死,释放入血的 HMGB1 激增。在小鼠相关模型中观察到,再灌注后 1 h,HMGB1 即可升高数倍并持续 24 h。HMGB1 作为损伤相关分子模式(damage associated molecular pattern,DAMP)作用于巨噬细胞、树突状细胞和 T 淋巴细胞等多种免疫细胞,影响细胞因子分泌,进而参与调控伤后的免疫反应。伤后升高的 HMGB1 可能是通过结合 TLR4 受体,激活相关信号通路,改变细胞因子表达和免疫细胞功能,介导免疫反应失调以及靶器官功能障碍的发生。在给骨折小鼠注射 HMGB1 中和抗体后,血清中 IL-6 和 IL-10 水平明显下降。

我们的临床资料证实,严重烧伤患者伤后第 1 天血浆中 HMGB1 含量即明显升高,其中伤后第 7、21、28 天脓毒症组 HMGB1 含量显著高于非脓毒症组。进一步分析发现,脓毒症组存活组在伤后第 3、21 天显著低于死亡组,血浆中 HMGB1 含量与是否并发脓毒症有关,但与烧伤总体表面积并无显著相关性。同时,伤后第 3、5、7、21 天血浆 HMGB1 与内毒素含量呈显著正相关。上述结果提示,HMGB1 作为重要的晚期炎症介质参与了严重创(烧)伤、失血性休克后脓毒症及组织损害的病理生理过程,其诱生与内毒素刺激密切相关,动态观察其水平有助于病程监测及患者预后判断。

在某些情况如预测新生儿脓毒症及脑创伤的严重程度时,检测单一细胞因子(IL-6 或 IL-8)就可以。而在预测是否发生脓毒症及脓毒症患者的预后时,检测多种细胞因子则具有更充分的预测价值。近年,同时检测几种细胞因子的"全身性介质相关反应检测系统"(systemic mediator-assoeiated response test,SMART)对于预测脓毒症患者手术后发生休克或器官衰竭的发生尤为重要。尽管大量研究显示检测细胞因子具有重要临床意义,但在检测质量控制方面鲜有研究。应用该半自动分析系统,使我们能够对几项临床观察的结果进行多中心的研究,以验证其结果的可靠性。表 14-1 总结了几种细胞因子检测在临床上的应用。

表 14-1　血浆中细胞因子水平的诊断性应用

细胞因子	临床情况	预测价值
IL-6	新生儿脓毒症 成人脓毒症	脓毒症的早期识别 脓毒症的发展 MODS 的发展 预后
	创伤及头部外伤	肺炎的发生率 ARDS 的持续时间 预后
	慢性心力衰竭	预后 机械性支持治疗是否成功
IL-8	新生儿脓毒症	脓毒症的早期识别 脓毒症的晚期状况
IL-10	脓毒症	脓毒症的发展及患者预后

五、创伤性休克后侵入性感染的辅助诊断

如果在创伤或大手术、休克后发生 SIRS,就要明确是否存在局部或全身性感染,因为感染通常是危重患者的重要死亡原因。细菌培养仍被认为是诊断的金标准,但是在临床感染患者中,由于预防或经验性应用抗菌药物,很难经常在血液和组织中检测到病原菌,即使检测阳性有时也很难排除是否为细菌定植或污染。因此在这种情况下,寻求感染的其他标志物显得尤为重要。近年来人们应用降钙素原(procalcitonin,PCT;也称前降钙素)作为诊断感染的一种辅助手段。PCT 是降钙素的前体蛋白,在脓毒症时明显升高,但是 PCT 并非感染的特异性标志物。研究发现,局部感染如肺炎时 PCT 水平正常。在大手术后发生内毒素移位或器官移植患者进行 T 淋巴细胞抗体治疗时,常诱导 PCT 升高;LPS 刺激中性粒细胞后 6~8 h,PCT 达到峰值,同时也观察到 TNF-α 升高与 PCT 水平明显相关。其他的一些研究亦证实,TNF-α 能在体内、体外诱导 PCT 的产生。然而,在体内中和 TNF-α 却不能阻止 LPS 诱导 PCT 的升高。尽管 TNF-α 与 PCT 在实验中存在一致性,但在脓毒症后期 TNF-α 很少检测的到,而 PCT 仍保持较高水平。有资料提示,虽然 TNF-α 升高能够诱生 PCT,但 TNF-α 并非 LPS 或脓毒症诱导 PCT 增多的主要因素。有关 PCT 的释放机制目前并不了解,其半衰期约 24 h,内毒素移位或注射 LPS 只能短暂性诱导 PCT 的升高,而感染性/脓毒症休克状况下 PCT 持续增高,可见 PCT 产生存在不同的调节途径。

一些研究显示,如果 PCT 在 24 h 内降低一半以上,尽管其在病理性升高范围,我们可以把这种情况看作内毒素移位或全身性感染好转的征兆。值得说明的是,当要回答是否存在内毒素移位、全身性感染或感染是否好转等问题时,单一的 PCT 作为诊断价值的意义是有限的。例如,心脏手术后短暂性 PCT 升高有一定的预警意义,而同时分析围手术期外周血内毒素移位诊断价值则更大,尤其是术后出现脓毒症或 ARDS 者。可见,早期 PCT 的升高有助于预测后期感染并发症的高危患者。有趣的是,PCT 水平升高的脑死亡心脏捐献者对受体移植物的功能有不利影响,可能与内毒素血症或脓毒症损害了捐献者的器官功能有关。图 14-4 显示了 PCT 升高的过程,与其他急性期蛋白相反,其特异性与全身性感染及内毒素血症密切相关。

急性期蛋白主要由肝产生。局部炎症或感染可诱导 IL-6 升高,然而炎症越严重 IL-6 升高越明显。全身性 IL-6 升高进入肝能进一步诱导急性期蛋白如 CRP、LBP 等产生。目前 PCT 确切的细胞来源并不清楚,但动物实验证实内毒素血症、活菌攻击、TNF-α 均可诱导不同组织细胞(其中包括内分泌细胞)产生。内毒素血症、活菌攻击、TNF-α 导致组织大量产生 PCT,进而引起血浆 PCT 水平升高。总之,虽然部分研究尚未能证实 PCT 的诊断价值,但多数临床资料显示它不失为一种反映内毒素血症或脓毒症等感染并发症的有效标志物。

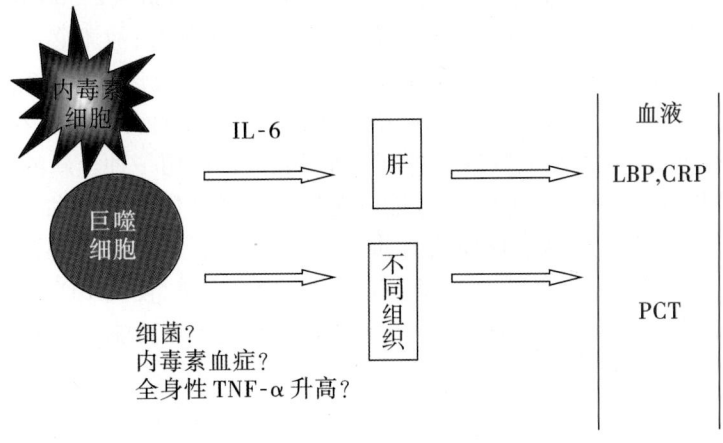

图 14-4　脓毒症时降钙素原(PCT)与 LBP/CRP 的细胞来源比较

六、危重患者免疫状态的监测

机体抗感染免疫由复杂的天然及获得性免疫系统组成,对于预防微生物侵袭方面发挥重要作用。在发生感染后数小时到数天内,天然免疫起着重要作用。T 淋巴细胞因子包括 IFN-γ 能够放大天然免疫反应,参与了感染早期的机体防御反应过程。而当感染持续存在或出现机会性感染后,获得性免疫则发挥关键作用。研究表明,在感染并发症期间特别是晚期阶段都存在单核细胞及粒细胞的失活,与血中快速循环或波动的细胞因子含量不同,细胞的表型则呈现稳定状态。此外,细胞因子的半衰期很短,而单核细胞或粒细胞离开骨髓后半衰期约 24 h。单核细胞在迁移向不同组织后分化成为不同类型的巨噬细胞;粒细胞生命短暂,发生炎症后也向炎症区域集聚。以上特性使我们可以把单核细胞或粒细胞的功能分析作为常用的检测指标。

在严重创伤、失血性休克后,常出现免疫功能的失常,体内大部分细胞因子的分泌均减少,表现为单核细胞分泌 TNF-α 能力下降,HLA-DR 及 CD80/86 表达降低,同时抗原提呈能力的减弱。在这种状态下,机体至少暂时保持着产生抗炎症细胞因子 IL-1Ra 和 IL-10 的能力,这些抗炎症细胞因子的大量释放与机会性感染的危险性和患者不良预后有关。长期处于危重状况的患者极易发生感染,临床上免疫功能严重受到抑制(被称为免疫功能衰竭)是其主要诱因。事实上,在 Volk 等监测的 1 000 多例重症患者中,如果单核细胞的 HLA-DR 表达及产生炎症因子功能不能恢复,则无一存活。他们最初在器官移植受体患者中观察到这一现象,称之为"免疫麻痹"。另外一些研究也验证了其他几项指标的诊断意义。一般来说,免疫麻痹可定义为:①HLA-DR 表达明显减少(<30% 或<5 000 分子/细胞);②抗原提呈能力下降;③产生促炎症细胞因子的能力明显下降(全血受 500 ng/L 内毒素刺激后 TNF-α 产生<300 ng/L)。目前,常规工作中采用这些参数作为诊断依据的主要障碍是流式细胞仪应用及细胞因子检测的标准化程度较差。不同实验室有自己不同的标准,因此不同实验室得出的结果就难以进行比较。因为实行标准化是进行临床多中心试验的前提,这样有必要把改进标准化作为当前工作的重要任务,特别是 HLA-DR 及 TNF-α 检测的标准化问题。

Volk 等应用半自动系统分析全血在低浓度 LPS 刺激时产生 TNF-α 的能力(试剂盒包含标准化的培养试管、稀释液、内毒素及半自动 TNF-α 检测程序)。当用标准化很好的试剂检测中性粒细胞的相关参数时,试剂批内误差小于 5%,批间误差小于 20%。然而,在不同个体之间却有时存在较大的差异(低反应者与高反应者相差大于 5 倍),而中性粒细胞的表型却一直保持稳定,显而易见这是由基因差异决定的。

检测方法要求用 100 μl 肝素抗凝同时被稀释 10 倍的全血,在 500 ng/L LPS 刺激后 4 h,判断免疫麻痹的标准为 TNF-α 分泌低于 300 ng/L,而正常范围为 500 ~ 2 500 ng/L。样本处理需 15 min,得出结果总共需要 5.5 h。由于培养上清可在 −70 ℃ 中保存,故不必多中心都拥有 TNF-α 半自动测量系统。这种标准化良好的方法较容易应用于多中心的临床试验研究。

另一个衡量免疫反应功能的指标为 CD14+ 单核细胞 HLA-DR 的表达。很多中心应用不同的抗体、流式细胞仪及不同的方案使相关数据之间很难进行比较。应用一种全新的细胞流式分析方法(Quantibrite HLA-DR、Becton-Dickinson 公司)能够定量地检测 CD14+ 单核细胞 HLA-DR 的表达。同时采用新的抗体标记技术及标准珠使得标准化过程减少了不少人为的因素,变异系数小于 10%。若应用溶血素方法整个过程可少于 45 min。需要指出的是,使用 EDTA 抗凝对于防止分析前的影响很关键,定量分析 HLA-DR 的表达对于评价机体细胞免疫功能极为重要(表 14-2)。

表 14-2　HLA-DR 的表达与细胞免疫功能的关系

免疫抑制	旧方法 （CD14$^+$ HLA-DR 表达率）	新方法 （CD14$^+$细胞 HLA-DR 分子）
无	>85%	>20 000
中度	45%~85%	10 000~20 000
严重	30%~45%	5 000~10 000
免疫麻痹	<30%	<5 000

　　近年姚咏明采集了 77 例烧伤总体表面积（total body surface area，TBSA）大于 30% 患者血标本，通过流式细胞技术（使用 QuantiBRITE™抗 HLA-DR PE ∗/抗单核细胞 PerCP-Cy 5.5 单克隆抗体）对患者烧伤后第 1、3、5、7、14、21、28 天 CD14$^+$单核细胞表面 HLA-DR 结合量进行动态的定量分析。结果显示，严重烧伤患者伤后第 1 天开始 CD14$^+$单核细胞表面 HLA-DR 结合量明显低于正常对照组，其表达均值与烧伤面积呈显著负相关（$r=-0.723$，$P<0.01$）。并发 MODS 者 CD14$^+$单核细胞表面 HLA-DR 表达量持续下降，其中伤后第 3、14、21、28 天显著低于非 MODS 组。随着 CD14$^+$单核细胞 HLA-DR 表达水平下降，MODS 发生频率增加，患者预后不良。说明大面积烧伤可导致机体 CD14$^+$单核细胞 HLA-DR 表达严重受损和免疫功能障碍，动态观察其定量表达水平有助于烧伤后 MODS 病程监测及患者预后判断。

　　由此可见，目前至少有两种标准化的方法用来检测单核细胞的功能。另外，有些研究还提到了 T 淋巴细胞的功能失调。据报道，T 淋巴细胞的功能抑制与危重患者不良的预后相关，T 淋巴细胞的免疫障碍表现为 IFN-γ/IL-4 的比值失调。这种 1 型细胞因子与 2 型细胞因子的比例失调在 CD8$^+$ T 淋巴细胞亚群中尤为常见，存在免疫麻痹的脓毒症患者发生了 Th1/Th2 的极性化分化。但目前并不清楚 T 淋巴细胞功能失常是创伤、应激或脓毒症的结果，还是不充分的抗原提呈所致，可能与二者均有关。此外，有研究发现，T 淋巴细胞功能抑制与免疫细胞表达共抑制因子有关。在严重创（烧）伤、失血性休克和脓毒症患者体内发现 PCDR-1、BTLA 和 CTLA-4 的表达水平升高，并且与 T 淋巴细胞功能直接相关。通过流式细胞技术检测 T 淋巴细胞表面表达共抑制因子，也是反映 T 淋巴细胞免疫应答良好指标。结合其他细胞因子如 TNF-α、IL-6 和 IL-10 等，综合考量有助于更好的评价机体免疫功能。

　　总之，免疫系统应被认为是一个重要器官，在危重症中像肝或肾一样可以出现衰竭。在 ICU 中对肝、肾功能障碍的监护已日趋完善，然而，尽管免疫反应在控制感染的过程中具有重要作用，但对其监护却进展缓慢。因此从某种意义上说，在没有监测免疫变化的情况下对脓毒症进行干预，失败也并不足为奇。应用 IFN-γ、粒细胞-巨噬细胞集落刺激因子（GM-CSF）、G-CSF 及血浆置换等初步试验证实，对于存在免疫麻痹的脓毒症患者进行免疫干预治疗是一条全新的干预途径，当然还需要大规模多中心对照试验来验证其可靠性。近年来发展的标准化免疫分析方法为多中心临床试验提供了有利条件。一方面，免疫功能是否完整可以应用流式细胞仪对 HLA-DR 进行定量检测，同时采用半自动分析系统对全血分泌 TNF-α 水平进行检测；另一方面，炎症或组织损伤可以通过检测血浆中 TNF-α 和 IL-6 水平完成。此外，通过测定血浆中 PCT 含量可以预知是否发生了细菌或真菌的感染，是否有内毒素血症的存在。毫无疑问，对于高危患者进行预防性干预比对已经发生脓毒症的治疗更具有优势，为提高免疫干预的有效性和针对性，明确免疫功能是否受损及其程度对于预警大手术或严重创伤后是否发生感染并发症具有重要意义。

第五节　免疫功能紊乱的调理措施

体液性介质和致炎症细胞因子如 TNF-α、IL-1β 以及 IL-6 可诱导天然免疫反应和引起 SIRS 的发生。近年来免疫治疗目标主要集中在抑制或减轻炎症反应。尽管动物实验和初步的临床观察取得了令人鼓舞的结果,但大规模的临床试验表明单纯抗炎治疗并不能提高生存率。临床试验未能取得预期效果的原因包括多个方面,其可能解释是:①中和一种特定的细胞因子不足以降低脓毒症的死亡率;②药物的效果依赖于其在脓毒症过程中给予的时间;③与其他有明确定义的疾病如风湿性关节炎(其抗 TNF-α 治疗是有效的)相比,脓毒症患者在临床上缺乏最佳的患者入选标准;④性别差异与基因多态性对脓毒症患者的预后均起重要作用;⑤对于免疫治疗药物使用的最佳时间、剂量以及持续时间都缺乏足够的认识;⑥以往免疫调节研究中所使用的大多数动物模型并不能准确模拟在脓毒症患者身上所观察到的"多重打击"的模式。

一、抗炎治疗

业已明确,宿主对细菌和(或)其成分作用产生的主要损伤效应是不可控制的全身炎症反应,其损伤组织反应是由于活化的巨噬细胞释放致炎症细胞因子(TNF-α、IL-1β、IL-6 和 IFN-γ)所引起的。机体炎症反应在细菌入侵早期即可启动,天然免疫系统的过度活化则对脓毒症患者常常带来严重后果。例如,致炎症细胞因子的大量产生以及对其下游介质[如 NO、血小板活化因子(platelet activating factor,PAF)、前列腺素]的诱生与高凝状态和内皮损伤有关,而高凝状态和内皮异常改变可以引起低血压、器官血流低灌注、细胞死亡,最终引起 MODS。近年有研究表明,实质器官的凋亡过程与 MODS 的发生密切相关,但凋亡在器官损伤中的确切作用目前还不完全清楚。过去与现在以免疫与炎症为基础的治疗目的大多在于阻止宿主防御系统活化或在于直接拮抗炎症介质。

(一)抗内毒素治疗

抗内毒素抗体包括特异性和非特异性抗体,它们曾用于阻止宿主免疫系统的活化。最初临床试验观察到,用大肠埃希菌抗血清治疗脓毒症患者可降低其死亡率,然而后来的一些试验却没有重复出这一结果。外科患者术前给予抗核心糖脂的抗血清降低了感染性/脓毒症休克的发生率,但与对照组相比患者感染率并没有明显不同。同样,有人采用可直接对抗细菌内毒素特异成分的免疫球蛋白(包括 IgM、IgG 和 IgA)治疗感染性/脓毒症休克的初步研究表明其可明显降低死亡率。然而应用其他特异性抗体如鼠源性(E5)和人源性(HA-1A)抗 LPS 脂质 A 抗体进行的临床试验疗效并不确切。初步观察提示这两种抗体能改善革兰氏阴性菌所致脓毒症患者的预后,然而,随后进一步多中心试验使用 E5 抗体并没有显著降低死亡率,仅仅器官衰竭得到改善。其后多项相关临床试验均未表现出有益的临床价值。

其他的抗内毒素方法还包括应用杀菌性/通透性增加蛋白(bactericidal/permeability-increasing protein,BPI)中和 LPS。BPI 是一种与内毒素有高度亲和力的蛋白,BPI 对于啮齿动物的大肠埃希菌脓毒症和儿童脑膜炎双球菌脓毒症是有效的。业已证明,BPI 和 LBP 均为体内调控内毒素活性作用的蛋白,它们在序列上具有同源性及交叉免疫活性。BPI 可与 LBP 竞争结合 LPS 分子,作为 LBP-LPS 复合物的拮抗剂存在。一般认为,LBP/CD14 具有增敏机体内毒素的细胞毒性作用,介导 LPS 诱发的多种细胞因子的合成及释放;而 BPI 则可显著抑制或阻断炎症介质的产生及中性粒细胞补体受体的上调。BPI 与 LPS 结合的能力比 LBP 强,rBPI$_{23}$ 对 LPS 的亲和力大约为重组 LBP 的 75 倍,因此能竞争抑制 LBP 与类脂 A 结合。但当 LBP/BPI 值增高时,BPI 不足以抑制 LPS 的激活细胞效应;提高 BPI 的浓度则可以拮抗 LBP 的效应。严重创(烧)伤、休克打击可广泛激活机体多种组织 LBP mRNA 表达,因此 LBP/BPI 值明显增高,导致机体促炎和抗炎症细胞因子比例发生失调。此时机体自身产生的 BPI 不足以抑制 LPS 的病理效应,因此给予外源性 BPI 以调节其平衡失调可能对改变机体的过度炎症反应状态及防止 MODS 的发生具有重要意义。另外,多黏菌素 B 是一种阳离子抗菌药物,它可以通过与脂质 A 结合使 LPS 灭活。用多黏菌素 B 的初步研究结果表明,它能降低感染性/脓毒症休克患者血浆内毒素水平,增加心脏收缩期的动脉血压。然而,由于多黏菌素 B 的毒性使其临床应用受到了限制。

基于抗内毒素试验未能取得成功,有学者质疑抗内毒素治疗是否对于所有脓毒症患者都合适。因为只有约 40% 的脓毒症患者是革兰氏阴性菌感染,所以抗内毒素治疗的患者中可能仅有少于一半的患者从中受益。因此治疗前鉴别出革兰氏阴性菌引起的脓毒症患者亚群非常重要。当然,要做到这一点也非常困难,因为革兰氏阴性菌与革兰氏阳性菌引起的脓毒症甚至是细菌培养为阴性的脓毒症在临床上没有明显差别。有研究表明,致炎症细胞因子 IL-18 可在脓毒症早期区分是革兰氏阳性菌还是革兰氏阴性菌感染所致脓毒症,这项研究对于解决上述问题可能会有帮助。

动物实验往往是在内毒素血症发生前或发生后立刻进行治疗,这样与动物实验相比,用抗内毒素疗法治疗患者的可行性较差。在许多病例中,当诊断了脓毒症并且考虑抗内毒素治疗时,机体过度炎症反应状态就已经存在了。目前还没有完全明确抗内毒素治疗应该是针对最初的革兰氏阴性菌感染还是在于干扰细菌移位引起的菌血症或内毒素血症,而后者可能是抗内毒素治疗的重点。

(二)拮抗细胞因子疗法

1. TNF-α 拮抗剂 宿主对分泌型 TNF-α 的反应通过两种表面受体 P55 和 P75 介导。有资料证实,创伤感染患者 TNF-α 水平与脓毒症的严重程度和预后相关,尽管循环中没有 TNF-α 并不代表局部不产生 TNF-α。中和 TNF-α 活性的两种主要方法包括使用单克隆抗体和可溶性 TNF 受体成分(包括免疫黏附因子)。近年来几次大规模临床试验使用了鼠源性单克隆抗体。总的来说结果令人失望,因为这些抗体对患者生存率无显著影响。

中和 TNF-α 的第二种方法是使用可溶性 TNF 受体结构包括 P75 受体胞外域或 P55 受体胞外域。大规模临床试验结果同样令人失望,并且使用 P75 免疫黏合素脓毒症患者死亡率随剂量增加而增加。死亡率的增加可能部分是由于其与 TNF 抗体相比对 TNF-α 的抑制作用延长。另一组临床试验采用 P55 免疫黏合素没有增加死亡率,但也并未使患者预后明显改善。

2. 白细胞介素-1 受体拮抗剂 白细胞介素-1 受体拮抗剂(interleukin-1 receptor antagonist,IL-1Ra)是 IL-1 天然产生的抑制剂,可以竞争地结合 IL-1 型受体。IL-1Ra 有助于减少脓毒症动物模型致炎症细胞因子的产生,降低死亡率。99 例患者的最初 Ⅱ 期临床试验表明 IL-1Ra 提高了脓毒症患者的生存率,但 Ⅲ 期临床试验并未取得有效的结果。IL-1Ra 未能提高生存率的原因之一可能是 IL-1 在脓毒症发病中并不起关键作用,正如在对灵长类动物的实验中观察到的那样。

除了高度特异性免疫调节药物如单克隆抗体外,其他拮抗促炎介质包括血小板活化因子、前列腺素、NO 合成或生物效应的药物也进行了动物实验和临床研究。尽管它们在动物实验中取得了令人鼓舞的结果,但这些药物对严重脓毒症患者的预后均没有明显影响。

脓毒症临床试验失败的原因比较复杂,其中重要一点与机体免疫系统动态变化有关。有资料提示,宿主的免疫系统在与微生物接触后不久就由过度的炎症反应转变为进行性免疫麻痹。单核细胞和巨噬细胞功能明显受到抑制,从而使致炎症细胞因子的合成与释放减少。另外,刺激免疫应答的淋巴因子如 IFN-γ 也减少,这干扰了巨噬细胞与 T 淋巴细胞之间的相互作用。免疫系统的这些改变可能就是临床上称之为代偿性抗炎反应综合征(CARS)的那种状态。因此,免疫功能低下的患者可能会受益于刺激免疫的药物,而不是抑制炎症反应的药物。

(三)免疫刺激剂

1. γ 干扰素(IFN-γ) IFN-γ 主要由抗原致敏的 T 淋巴细胞分泌,系作用最广泛地防御性细胞因子之一。IFN-γ 可以增加其他粒细胞如中性粒细胞和非专门性吞噬细胞的抗菌作用。此外,

IFN-γ 是单核细胞重要的活化剂,它主要通过上调 HLA-DR 和共刺激分子表达从而使免疫细胞增加由于内毒素诱导促炎症细胞因子的产生。正如之前描述的那样,脓毒症患者存在着一种继发性的低炎症反应状态(CARS),它以 TNF-α、IL-1β 和 IL-6 产生减少,淋巴细胞功能障碍,MHC-Ⅱ类抗原表达下调的单核巨噬细胞抗原提呈功能降低为特点。

一项大型双盲随机对照试验(randomized controlled trial, RCT)证实,接受重组 IFN-γ (recombinant IFN-γ,rIFN-γ)治疗的严重创伤、休克患者死亡率降低。早期有临床案例报道发现,使用 rIFN-γ 治疗糖尿病合并脓毒症患者,在治疗 1 周后,MHC-Ⅱ、HLA-DR 表达升高,并且 Th1 细胞比例也有所回升,患者的免疫抑制状态得到改善。基于这些事实,近年的一些研究观察了给予 HLA-DR 表达降低的脓毒症患者 IFN-γ 对 HLA-DR 表达的影响。结果显示,接受 IFN-γ 注射的患者单核细胞 HLA-DR 表达恢复,血浆 TNF-α 和 IL-6 水平也明显增加。其中一组资料发现 9 例患者中 8 例有效。然而,还需要进一步进行大规模试验来证明 IFN-γ 在严重脓毒症和免疫麻痹患者中的治疗作用。应该强调的是,在过度炎症状态下使用 IFN-γ 存在使炎症反应进一步恶化的风险,结果可能增加 MODS 的发生和增加死亡率。IFN-γ 治疗仅适用于出现免疫抑制的患者,尤其是明确有 HLA-DR 水平降低的患者。

2. 粒细胞集落刺激因子 粒细胞集落刺激因子(G-CSF)是一种造血生长激素,它在中性粒细胞的增殖、成熟和功能活化方面起重要调节作用。G-CSF 可增加创伤、术后患者白细胞数目,上调中性粒细胞功能,从而影响诱发脓毒症的风险。近年来一项研究采用静脉注射方式给予全身炎症反应综合征(SIRS)或脓毒症患者 G-CSF 并观察其疗效。有趣的是,在 10 例给予 G-CSF 的 SIRS 患者中没有人发生脓毒症和 MODS,且患者均存活。然而,在 10 例给予 G-CSF 的脓毒症患者中有 4 人死亡。这些结果表明可能只有某些患者受益于 G-CSF 治疗。相反,使用 G-CSF 预防性治疗急性创伤性颅脑损伤或脑出血减少了感染并发症的发生率,但并没有改善临床预后。

2011 年,Deng 等人对 12 项利用 G-CSF 或 GM-CSF 治疗脓毒症的 RCT 研究结果进行了荟萃分析。结果发现相较于安慰剂,治疗组患者感染情况得到有效控制(29.4% 比 21.8%),但是 14 d 和 28 d 死亡率并无明显差异。这与 2003 年针对新生儿感染临床研究的荟萃分析结果一致。尽管 G-CSF 或 GM-CSF 有确切的促进中性粒细胞和单核细胞成熟的作用,也可有效改善患者的感染情况,说明其在增强天然免疫反应方面具有一定的效果,但并不足以调节脓毒症时机体的免疫紊乱。考虑到以上研究并未评价患者的免疫状态,所采用的治疗剂量、给药途径和疗程也不尽相同。Meisalt 等首先通过检测患者 HLA-DR 水平指导 GM-CSF 治疗,研究只选取了 HLA-DR 表达量低下(<8 000 个/单核细胞)的 38 例患者,给予 GM-SCF 治疗。治疗组患者 HLA-DR 水平均很快恢复到正常范围,机械通气时间和 ICU 驻留时间、平均住院时间明显缩短,但研究未观察到患者死亡率改善。那些血浆中 G-CSF 水平较低或检测不到的脓毒症患者可能受益于 G-CSF 治疗。不适当的内源性 G-CSF 浓度可能与脓毒症的严重后果相关,因为血浆 G-CSF 浓度降低与急性细菌感染患者的死亡有关。此外,接受 G-CSF 治疗但缺乏适当反应的患者也预后不良。

与许多其他免疫调节药物相反,体内对 G-CSF 的反应可以通过粒细胞计数进行监测。目前还需要进一步研究来明确什么样的患者会受益于 G-CSF 治疗以及使用的剂量大小等问题。

二、严重创伤性休克后感染并发症干预新途径

新治疗策略的出现是以对炎症生物学机制深入认识为基础的,这包括了对胞外刺激细胞内信号通路的反应、炎的分子反应机制以及对器官衰竭机制的新认识特别是凋亡在其中作用的认识。除了炎症细胞因子释放增加和微循环的改变,程序性细胞死亡(凋亡)在器官功能障碍和衰竭中似乎发挥了关键作用。此外,随着对于调节细胞因子产生和免疫细胞活性信号通路的认识不断深入,为我们发现用于治疗许多炎症疾病的新方法敞开了大门。在这些炎症疾病中细胞因子的产生和凋亡过程的改变具有重要意义。

(一)调节凋亡过程

正常情况下,凋亡是一种连续的生理学过程,用于消除衰老细胞。凋亡最主要的细胞内调节因子是胱天蛋白酶。它们形成一组半胱氨酸蛋白酶,名字来源于它们特异性半胱氨酰天冬氨酸蛋白酶结构。胱天蛋白酶被认为是凋亡最主要的细胞内启动者和执行者,它们破坏细胞生存通路和诱导不可逆性细胞内重要成分蛋白的降解,如"死亡"底物。在静息细胞中,胱天蛋白酶以未活化的酶原形式存在。胱天蛋白酶系统的活化并不一定引起凋亡,因为胱天蛋白酶的活化也参与了其他生物学过程,如 T 淋巴细胞增殖、分化以及炎症。

胱天蛋白酶家族按照它们的结构、功能以及分裂特性不同可分为 3 组。第一组包括胱天蛋白酶-1/-4/-5/-11,参与致炎症细胞因子如 IL-1β 和 IL-18 的成熟,并不参与凋亡;第二组包括胱天蛋白酶-3/-6/-8/-10,作为凋亡的执行者通过分裂众多的死亡底物在凋亡过程中起关键作用;第三组包括胱天蛋白酶-2/-9,主要发挥调节效应,在蛋白复合物中通过募集死亡诱导信号复合物(death-inducing signaling complex,DISC)或凋亡小体或通过第二组胱天蛋白酶的反式激活而得以活化,从而启动胱天蛋白酶级联反应。Bcl-2 家族成员是细胞内胱天蛋白酶关键的调节因子。此外,还存在有凋亡前体(Bax、Bid)和抗凋亡(Bcl-2、Bcl-xL)反应成员。

胱天蛋白酶介导的凋亡途径主要有两条:死亡受体途径和线粒体途径。TNF-α 和 FasL 是激活第一条途径的主要因子,通过结合细胞膜的上受体 TNFR 和 Fas,募集细胞中 DICS 形成,通过胱天蛋白酶-8 活化胱天蛋白酶-3;第二条途径主要由线粒体功能调控,许多因素可以造成线粒体膜的通透性变化,细胞色素 c(cytochrome c,Cyt c)外泄,继而活化胱天蛋白酶-9、胱天蛋白酶-3,诱导细胞发生凋亡。

创伤失血小鼠体内,伤后早期即可见多种细胞表达 Fas 和 FasL 水平增高,伴随有大量的巨噬细胞和淋巴细胞凋亡。Fas 或 FasL 功能缺陷的转基因小鼠伤后凋亡明显减少;体外注射 Fas siRNA 也有类似作用,最终急性肺损伤等器官功能障碍的发生率和死亡率均有所降低。这可能与创伤性休克后,即刻升高的血清 TNF-α 相关。随着疾病进展,机体内缺血缺氧、缺血再灌注等应激因素将影响线粒体功能,线粒体凋亡途径随之活化。这可能是液体复苏后,免疫细胞反而凋亡增加的原因。由此可见,在创伤失血后,保护线粒体的功能,稳定线粒体膜完整性,对防止进一步细胞凋亡的发生至关重要。在动物实验和临床观察中,有文献报道相关干预措施,如 ATP 依赖性钾通道(ATP-sensitive potassium channel,K_{ATP})抑制剂 5-羟基葵酸盐、线粒体靶向抗氧化剂 Mito-Q 等,在创伤失血、脓毒症动物中可以有效保护线粒体功能,防止靶器官损伤,降低伤后死亡率。

有资料比较了死于脓毒症者与其他原因死亡的病例,研究表明50%以上死于脓毒症的患者表现为脾白髓衰竭以及其淋巴细胞凋亡增加。同时,死于脓毒症的多数患者淋巴细胞减少。因此,证明大部分脓毒症患者都可能存在淋巴细胞凋亡增加,导致淋巴细胞数量的耗竭,最终引起淋巴细胞减少症。胱天蛋白酶引起的淋巴细胞减少症可能有着重要临床意义,因为对于创伤和脓毒症患者的临床观察证明,淋巴细胞减少症与脓毒症和 MODS 的发展有明显相关性。

胱天蛋白酶-3 是凋亡级联反应中的主要效应器。使用胱天蛋白酶-3 抑制剂能降低盲肠结扎穿孔术(cecal ligation and puncture,CLP)所致脓毒症动物的死亡率。转基因小鼠中过表达抗凋亡蛋白 Bcl-2 则减少脓毒症动物淋巴细胞的凋亡,同时也降低了死亡率。与此相似,在肠上皮细胞过表达 Bcl-2 的转基因小鼠对肠道缺血再灌注损伤(ischemia-reperfusion injury,I/R injury)有较强抵抗力。

淋巴组织凋亡对于脓毒症死亡率影响的内在机制尚不十分清楚,淋巴细胞的减少可能损害了微生物入侵引起机体细胞调节的免疫反应。此外,凋亡的细胞被巨噬细胞和不成熟 DC 吞噬可引起免疫抑制,因为凋亡的淋巴细胞被巨噬细胞吞噬可刺激巨噬细胞产生抗炎症细胞因子如 IL-10,其结果将造成促炎症细胞因子合成受阻以及 Th1 细胞分化受抑制。与淋巴细胞凋亡增加相似,在内毒素引起的脓毒症模型中发现实质器官如肝组织、肾组织细胞凋亡也增加。在这些模型中,给予胱天蛋白酶抑制剂治疗有效,从而表明这类药物的潜在治疗效应。

尽管目前推荐采用抗凋亡的方法治疗脓毒症还不成熟,但进一步探讨十分必要。在临床应用前还需要解决一些问题,即如何成功作用于适当的信号通路和特异性细胞群。脓毒症诱导凋亡的潜在治疗靶点是介导脓毒症所致细胞死亡的特异性细胞内信号通路和效应器,包括胱天蛋白酶和多腺苷二磷酸核糖聚合酶[poly(ADP-ribose)polymerase,PARP]途径,它们的活化或分裂可能是线粒体或胞质凋亡通路的共同产物。此外,上调抗凋亡蛋白(Bcl-2、Bcl-xL)如使用IL-10,或抑制凋亡前体蛋白(Bax、Bid)也都证明是有效的。减轻凋亡的其他策略还有调节凋亡抑制因子(inhibitor of apoptosis protein,IAP)或阻止胱天蛋白酶-3或胱天蛋白酶-9的活化。

与淋巴细胞和实质细胞不同,脓毒症时中性粒细胞凋亡明显减少,从而可导致中性粒细胞在炎症局部积聚,释放有毒物质(蛋白酶、氧自由基)增加以及引起后续的组织损伤。尽管中性粒细胞寿命延长有利于宿主通过释放这些代谢产物清除微生物,但持续的中性粒细胞凋亡减少将诱发组织损伤和后续的器官衰竭。脓毒症时中性粒细胞寿命延长至少部分是由于细胞内蛋白——酪氨酸磷酸化作用上调或由于血管内外GM-CSF与G-CSF水平增加引起的。这样通过抗凋亡介质负向调节脓毒症诱导的中性粒细胞寿命延长是可能实现的,近年的一项体外研究支持这一观点,该研究表明IL-10恢复了内毒素诱导的从健康个体与脓毒症患者获得的中性粒细胞的凋亡。

(二)信号通路的调节

多条细胞信号通路都是通过细胞内蛋白激酶传递信息,其中对细胞丝裂原活化蛋白激酶(mitogen-activated protein kinase,MAPK)途径的研究较为深入。一般来说,MAPK家族包括4个成员:胞外信号调节激酶(ERK)、c-Jun氨基端激酶(JNK)、P38激酶和ERK5/大丝裂原活化蛋白激酶1(big mitogen-activated protein kinase 1,BMK1)。ERK主要被不同的生长因子(如血小板来源的生长因子)活化;而JNK激酶和P38激酶都可以被炎症刺激物所活化。P38激酶家族包括4个亚成员,它们的组织分布、对激酶活性的调节及其下游底物的磷酸化不同。作为对内毒素刺激的反应,P38激酶在不同类型细胞中均可上调促炎症细胞因子mRNA表达,而特异性抑制T淋巴细胞中P38激酶可减少IFN-γ和TNF-α的产生。以上述研究结果为基础,有人提出一种通过抑制P38激酶治疗SIRS和脓毒症的治疗方法。这种潜在的干预方法在内毒素血症动物模型中进行了验证,发现抑制P38激酶不仅降低了TNF-α水平也降低了动物死亡率。

炎症时其他信号通路中被活化的酶如磷酸肌醇3-激酶(phosphatidylinositide 3-kinase,PI3K)、蛋白酪氨酸激酶(protein tyrosine kinase,PTK)以及核因子κB(NF-κB)也与凋亡的调节、细胞因子产生以及后续的基因转录有关。抑制这些信号转导途径中的酶或转录因子可不同程度地提高脓毒症动物模型的生存率。总之,抑制信号通路或NF-κB活化的治疗性干预可能有益于降低炎症反应,缩短中性粒细胞存活时间。

(三)基因治疗

基因治疗(gene therapy)是治疗急慢性炎症性疾病的一种新的方式。目前基因治疗在遗传性疾病(如囊性纤维化和 α_1-抗胰蛋白酶缺乏)、慢性炎症性疾病[如丙型肝炎和人类免疫缺陷病毒(human immunodeficiency virus,HIV)感染]以及癌症患者中的临床试验正在进行。有资料表明,非遗传性疾病如急慢性炎症性疾病(风湿性关节炎、急性炎症以及创伤愈合延迟)均可受益于这种方法。

基因治疗是一种使目的蛋白在个别组织中表达的有效工具。通过修饰载体和启动子系统就可以实现组织特异性的高表达。传统药物治疗需要全身的高水平药物来获得局部的有效浓度;而基因治疗凭借高度的组织特异性实现其治疗作用,并不需要全身有可检测到的蛋白水平。近年建立了一种新方法,它使用一种肝急性期蛋白(也称急性期反应蛋白)的启动子,急性炎症时它就开启,炎症消退时则关闭。

基因治疗的优点之一就是持续表达某种基因和蛋白。这就意味着仅应用一种或几种基因疗法就可产生有效的蛋白水平,而传统的药物治疗是依靠药物的药代动力学和药效学的原理。传统药物治疗通常半衰期为几分钟到几个小时;而基因药物却可持续几天到几个月,时间的长短与载体有关。基因治疗更大优点是可以直接调节细胞内信号通路。

由于基因治疗有许多潜在的治疗靶点,这使基因治疗成为一种很有希望的治疗方法。与传统药物治疗相似,基因治疗也可以靶向于促炎症细胞因子的过度合成,如通过调节特异的信号通路或过表达IκB(IκB是NF-κB的天然抑制剂)抑制NF-κB使促炎症细胞因子的产生减少。这种策略在ARDS、风湿性关节炎、神经元损伤和内毒素攻击的致死模型中证明是有效的。目前问题仍然是什么样的患者会受益于基因治疗。

为了回答这个问题,就有必要在治疗前全面评估每个患者的免疫状态。与传统治疗方法相比,基因治疗可持续诱导目标蛋白的产生和分泌,因此它的一个主要优点是药物的半衰期长,不用多次给药。此外,因为给予免疫调节的药物必须与它们的天然配体竞争结合位点,为了有效必须给予相当高的浓度(100~1 000倍)。与基因治疗相比传统药物治疗就更难实现。

在基因治疗能够常规应用于患者之前还有一些问题需要解决和优化,特别是使用的基因包含在病毒载体中,如重组腺病毒。首先是病毒载体可能因剂量问题引起炎症反应;其次是患者对病毒载体产生的免疫反应可能妨碍反复的注射。然而,近年有研究证实对病毒基因组进行修饰可减轻对病毒的免疫反应。载体研制的进步将使基因治疗作为治疗急性炎症性疾病的一种潜在工具更加引人注目。

基因治疗是一种新工具,通过它传递基因产生蛋白从而影响脓毒症的级联反应。基因治疗还可以克服传统药物治疗无法克服的障碍。但是基因治疗并不是"魔弹",在基因治疗能够成功用于干预脓毒症患者之前,患者的炎症状态、给药时机以及药物剂量等重要问题都还需要解决。

(四)干细胞治疗

间充质干细胞(mesenchymal stem cell,MSC)的相关研究已经十分广泛,目前已有数百项有关MSC的临床试验正在进行。在一些疾病中,MSC治疗有利于疾病转归,如肝衰竭、肾功能不全等,在创(烧)伤、休克和脓毒症中也有少量相关研究。在动物创伤模型中,MSC治疗可以有效控制肺上皮细胞通透性和炎症反应,减少靶器官损伤,有利于创面的愈合,改善预后。早期的临床试验初步证实,MSC能够通过影响细胞因子分泌,干预DC和T淋巴细胞功能,调节机体的免疫抑制状态。如前所述,在创伤性休克患者体内,骨髓功能障碍,HPC功能异常,使机体造血功能出现紊乱,出现严重贫血。在相关临床中观察到,MSC治疗创伤出血性休克患者利于改善正常的骨髓造血功能,减少肺损伤和其他靶器官功能障碍的发生。

除MSC以外,骨髓单核细胞(bone marrow mononuclear cell,BMC)是较易获得和培养并具有分化潜能的干细胞。有研究报道,在脊髓损伤时BMC治疗可以促进神经组织再生。在失血性休克动物模型中,注射BMC有助于保护骨髓功能,促进HPC的正常分化,减少异常迁移,防止靶器官损伤的发生。HPC治疗在其他疾病的研究中也有少量报道,如缺血再灌注引起的肾损伤、骨损伤、血红蛋白病等。但是在创(烧)伤、失血性休克以及脓毒症领域,尚未见研究报道。

干细胞治疗在理论上具有一定的可行性,但在体内试验和临床试验中,存在大量不可控性因素,如体内微环境、自身免疫功能等,将直接影响干细胞分化,对机体免疫细胞和功能产生不可预见的作用。因此,虽然干细胞治疗具有广阔的应用前景,目前仍然需要大量研究证实其作用机制、调控方法,才有望应用于创(烧)伤、休克及脓毒症的免疫调节。

三、创伤性休克后脓毒症和MODS免疫调理新策略

虽然人们已就TNF-α、IL-1和内毒素等多种致炎因子的抗体进行了30余年的研究,但迄今尚无一种能够通过Ⅲ期临床试验。甚至有使用拮抗剂可增加死亡率的临床报道,如一组伴有低血压的脓毒症患者接受3种不同剂量sTNFR P75异构体治疗,该制剂并不能有效降低患者28 d死亡率,相反随着给药剂量的加大还可引起死亡率明显上升。随着人们对脓毒症病理生理学认识的不断深入,为脓毒症免疫调理治疗研究不断地注入新的活力。特别值得关注的是1996年美国学者Bone提出假说,明确指出脓毒症可以存在免疫麻痹,而非仅为"过度炎症反应"状态。其后,大量的基础研究进一步阐明了脓毒症免疫麻痹的确切机制,学习并理解这些进展无疑有助于制订更合

理的免疫调理治疗方案。

研究资料显示,脓毒症所致大量释放的促炎症介质在引发全身非特异性炎症反应亢进的同时,也诱发了免疫抑制的出现。目前已经确认,促炎症介质 TNF-α、FasL 和颗粒酶能够通过激活胞质内胱天蛋白酶促进细胞凋亡加速。几项脓毒症实验模型均显示,细胞凋亡加速现象可以广泛出现在包括肺、肝、肠道等器官,但以胸腺和脾受累最严重,而胸腺和脾则是特异性免疫细胞聚集的场所。因此,脓毒症往往造成以 B 淋巴细胞和 T 淋巴细胞,以及 DC 为主的免疫细胞数量的减少。众所周知,B 淋巴细胞和 CD4⁺ T 淋巴细胞是机体执行特异性免疫功能的主体;DC 虽然是非特异性免疫细胞,但其功能是向 CD4⁺ T 淋巴细胞呈递抗原,在连接非特异性免疫系统和特异性免疫系统中起到桥梁作用,因此 DC 凋亡加速也必然导致细胞免疫功能受损。综上所述,脓毒症造成的免疫抑制应该主要是特异性免疫功能下调。

在一部分致炎症细胞因子促进淋巴细胞凋亡的同时,另外一些促炎症细胞因子却可以延缓白细胞凋亡,包括 IL-1、IL-6 和 G-CSF 等。众所周知,白细胞是非特异性免疫系统的主体,是氧自由基、弹性蛋白酶、水解蛋白酶等在炎症反应中直接造成组织损伤物质的主要来源。所以,白细胞凋亡延缓意味着这些有毒炎症介质的来源增加。此外,包括感染在内的几乎所有物理、化学、生物性致病因素均可造成细胞膜损伤而引起细胞内容物外泄。胞质内含有大量的酶类物质,被释放到细胞外将不可避免地导致全身剧烈的非特异性炎症反应。这种损害如此普遍,乃至任何病损打击都或多或少地造成一定程度的炎症反应,但在脓毒症时尤其严重。

由此可见,在严重创伤、休克后脓毒症的发生和发展过程中,始终存在着同时导致特异性免疫功能抑制和非特异性免疫炎症反应亢进的双重因素(图 14-5)。

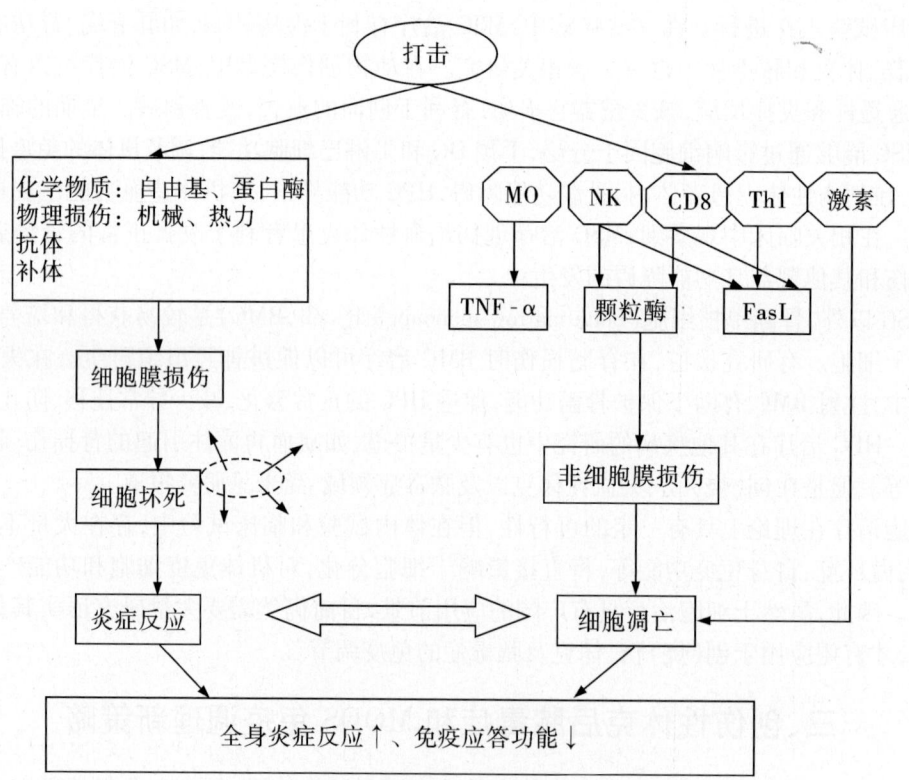

图 14-5 脓毒症状态下的全身炎症与免疫反应

(脓毒症的病理变化可以分别通过不同途径同时导致非特异性全身炎症反应亢进和特异性免疫抑制。由于相互促进,所以这种两者并存的状态可能较单纯的"炎症反应过度"或"免疫抑制"更多见。MO:单核细胞;NK:自然杀伤细胞)

基于上述认识,合理的脓毒症免疫调理方案看来应该是:针对特异性免疫麻痹的免疫刺激治疗与针对非特异性免疫炎症反应亢进的抗炎治疗并举。对此,有几个问题值得注意。

其一,尽管有报道称使用 IFN-γ 治疗器官移植术后脓毒症获得成功,但我们对其是否普遍地适宜于其他脓毒症患者治疗还须进一步确认。由于多数脓毒症存在非特异性炎症反应亢进(此与器官移植术后使用免疫抑制剂诱发的脓毒症可能有所不同),所以对本身就是炎症介质的药物作为脓毒症的免疫增强剂使用应该慎重。相比之下,姚咏明等认为,另一类免疫增强剂,如胸腺肽 α1 应该更安全和有效。其理据如下。

▲不像 IFN-γ、IL 等仅在病理状态下才被大量产生的物质,胸腺肽 α1 本身就是体内正常的生理物质,但随年龄增长而分泌减少。因此,给予外源性胸腺肽 α1 不但有助于提高其靶目标的功能,而且对于机体是十分安全的。目前已经认识到胸腺肽 α1 具有以下药理作用:①诱导 T 淋巴细胞分化和成熟。②增加 $CD4^+$ T 淋巴细胞 IFN-γ、IL-2 表达和释放。③抑制促胸腺细胞(免疫细胞)凋亡基因蛋白的表达。④抑制胱天蛋白酶的激活。⑤提高单核细胞的抗原提呈能力。⑥提高 Th1 细胞的活力和数量,抑制 IL-4、IL-10 的产生。

▲2004 年 4 月,胸腺肽之父——著名的美国学者 Goldstein 曾经在其访华演说中明确表示对胸腺肽 α1 治疗脓毒症充满信心,并计划将胸腺肽 α1 引入脓毒症治疗的研究。2013 年,国内进行的一项多中心 RCT 研究报道,胸腺肽 α1 治疗 3 d 后,患者血清中 HLA-DR 水平就有明显升高,说明免疫状态得到有效改善。同时 SOFA 评分降低,死亡率较对照组也明显降低(16% 比 35%)。限制该药在临床广泛应用的因素曾经是价格较昂贵,但目前国产胸腺肽 α1 已经进入市场,并在慢性肝炎的免疫调理和癌症的临床辅助治疗等方面具有一定疗效,此无疑是脓毒症患者的福音。

其二,在抗炎治疗方面,虽然上游细胞因子很重要,但单克隆抗体既不能覆盖种类繁多的促炎症细胞因子,也不能对机体提供免受"毒性"炎症介质攻击的直接保护,这可能是既往抗炎治疗"失败"的真正原因,因此多数学者已经主张放弃这种治疗。另外,糖皮质激素虽然具有强大的抗炎能力,但它同时也是加速特异性免疫细胞凋亡的主要物质之一,因此也不宜用于脓毒症的抗炎治疗。有鉴于此,拮抗下游有毒的炎症介质的治疗是一个较好和可行的选择,它不但能够对细胞和机体组织提供最直接的保护,而且不会造成类似激素的不良后果。对此,一个广谱的酶抑制剂——乌司他丁在脓毒症治疗中是极具潜力的。相信其在治疗重症胰腺炎中(一个典型的 SIRS 或脓毒症病症)所展现的效果,能够为人们将此药用于脓毒症带来有益的经验和充分的信心。乌司他丁已经被证实的作用包括:①同胸腺肽 α1 一样,乌司他丁也是人体内的正常物质,但在脓毒症时消耗增加。因此,补充外源性乌司他丁不但能够提高机体抗损伤能力,而且也是安全。②抑制胰蛋白酶、弹性蛋白酶、水解蛋白酶的活化。③拮抗氧自由基。④稳定生物膜。⑤通过抑制丝氨酸酶而抑制凝血系统活化等。姚咏明等认为,脓毒症时全身炎症反应和免疫抑制在多数情况下是同时存在的。所以,无论实施抗炎或免疫刺激,单一治疗均不足以有效逆转免疫炎症反应紊乱,而应该是抗炎与免疫刺激治疗并举。基于以上认识,同时进行抗炎和免疫刺激治疗显然较既往任何治疗都更合理和有效。我们相信,抗炎治疗不但能够减轻组织和器官的炎症损害,也能使免疫功能得到改善;而免疫刺激治疗则通过改善免疫功能,使感染能被更有效地控制,进而减轻炎症反应。此外,脓毒症免疫炎症反应紊乱的发生机制还要求对抗炎和免疫刺激药物进行恰当的选择,并且是成功治疗的关键。

为了评估联合抗炎和免疫刺激治疗严重脓毒症方法的有效性,林浩远和姚咏明等组织了全国范围的多中心、前瞻、随机对照临床试验研究。进入 ICU 内严重脓毒症(Marshall 评分 5~20)的成年患者入选,随机分为:①对照组,常规治疗;②治疗组1(第一阶段),常规治疗+乌司他丁30 万 U/d,胸腺肽 α1(迈普新)1.6 mg/d,连续 7 d;③治疗组2(第二阶段),常规治疗+乌司他丁60 万 U/d,迈普新3.2 mg/d,连续 7 d,进行 28 d 和 90 d 预后等疗效评估。结果显示,共 433 例患者进入本研究,其中第一阶段91 例,治疗组(治疗组1)与对照组 28 d 预后等各项疗效评估指标均无统计学差异。第二阶段342 例,治疗组(治疗组2)与对照组相比(意向治疗分析),28 d 死亡率分别为 25.14%、38.32%($P=0.009$),90 d 死亡率分别为 37.14%、52.10%($P=0.005$);28 d APACHE Ⅱ 评分为(12.70±9.39)、(14.32±9.24)($P=0.038$),28 d $CD14^+$ 单核细胞 HLA-DR 表达率为

（51.65±26.54）%、（40.13±21.96）%（$P=0.009$）。其他疗效评估指标，如 ICU 内治疗天数、呼吸机使用天数、抗菌药物使用天数等，两组无显著差异。上述结果证实，联合抗炎和免疫刺激治疗方案能够明显改善严重脓毒症患者 28 d 和 90 d 预后，因此具有积极推广价值，且治疗的有效性具有剂量依赖性。当然，该研究的治疗剂量未必是最佳剂量，尚值得进一步深入探讨。

上述临床试验证明联合使用乌司他丁和胸腺肽 α1 治疗严重脓毒症是成功的。28 d 治疗组死亡率明显低于对照组，即使采用极端的"全分析集"统计方法，也使绝对存活率提高 13.18%，相对存活率提高 21.37%；90 d 绝对存活率提高 14.96%，相对存活率提高 31.23%。这种疗效在迄今的脓毒症治疗研究中十分令人瞩目，无疑证明了此治疗理念和方法的正确性。

需要指出的是，上述免疫调理治疗的思想和药物选择在目前更多地还处在探索阶段，但近年来随着对脓毒症免疫状态了解的深入，确实为人们提供了制订更合理干预措施的依据，并有给予实施和研究的必要性。我们希望借此能够给目前低迷的免疫调理治疗研究带来新的活力，乃至寻找到真正的出路。

参考文献

[1] 姚咏明. 急危重症病理生理学[M]. 北京：科学出版社，2013.

[2] 脓毒症免疫调理治疗临床研究协作组. 乌司他丁、胸腺肽 α1 联合治疗严重脓毒症：一种新的免疫调理治疗方法的临床研究[J]. 中华医学杂志，2007，87（7）：451-457.

[3] 盛志勇，姚咏明. 加强对脓毒症免疫功能障碍及其监测的研究[J]. 解放军医学杂志，2011，36（1）：8-10.

[4] 吴田田，姚咏明. 脓毒症免疫紊乱及其临床意义[J]. 解放军医学杂志，2017，42（2）：95-102.

[5] 姚咏明，刘辉，盛志勇. 提高对神经-内分泌-免疫网络与创伤脓毒症的认识[J]. 中华创伤杂志，2006，22（8）：561-564.

[6] 姚咏明，栾樱译. 客观评价脓毒症生物标志物的临床意义[J]. 中国危重病急救医学，2012，24（9）：517-519.

[7] 姚咏明，张卉，李春盛. 脓毒症治疗新策略：免疫调理研究新认识[J]. 医学与哲学：B，2017，38（2）：8-31，42.

[8] 姚咏明，张庆红. 从神经内分泌途径认识脓毒症时免疫反应失调[J]. 中国急救医学，2012，32（2）：97-100.

[9] 姚咏明. 创伤感染并发症免疫功能障碍及其诊治的若干问题[J]. 中华外科杂志，2009，47（1）：37-39.

[10] ANGELE M K, FAIST E. Clinical review: immunodepression in the surgical patient and increased susceptibility to infection[J]. Crit Care, 2002, 6（4）: 298-305.

[11] ANGELE M K, KNÖFERL M W, AYALA A, et al. Testosterone and estrogen differently effect Th1 and Th2 cytokine release following trauma-hemorrhage[J]. Cytokine, 2001, 16（1）: 22-30.

[12] ANGELE M K, SCHWACHA M G, AYALA A, et al. Effect of gender and sex hormones on immune responses following shock[J]. Shock, 2000, 14（2）: 81-90.

[13] ANGUS D C, VAN DER POLL T. Severe sepsis and septic shock[J]. N Engl J Med, 2013, 369（21）: 840-851.

[14] AYALA A, LEHMAN D L, HERDON C D, et al. Mechanism of enhanced susceptibility to sepsis following hemorrhage: interleukin（IL）-10 suppression of T-cell response is mediated by eicosanoid induced IL-4 release[J]. Arch Surg, 1994, 129（1）: 1172-1178.

[15]BADAMI C D,LIVINGSTON D H,SIFRI Z C,et al. Hematopoietic progenitor cells mobilize to the site of injury after trauma and hemorrhagic shock in rats[J]. J Trauma,2007,63(3):596-602.

[16]BEDREAG O H,PAPURICA M,ROGOBETE A F,et al. New perspectives of volemic resuscitation in polytrauma patients:a review[J]. Burns Trauma,2016,4(5):1-7.

[17]ERTEL W,MORRISON M H,AYALA A,et al. Modulation of macrophage membrane phospholipids by n-3 polyunsaturated fatty acids increases interleukin 1 release and prevents suppression of cellular immunity following hemorrhagic shock[J]. Arch Surg,1993,128(1):15-20,35.

[18]FALLON E A,BIRON-GIRARD B M,CHUNG C S,et al. A novel role for co-inhibitory receptors/checkpoint proteins in the immunopathology of sepsis [J]. J Leukoc Biol, 2018, 103 (6): 1151-1164.

[19]GAUTIER E L,HUBY T,SAINT-CHARLES F,et al. Enhanced dendritic cell survival attenuates lipopolysaccharide-induced immunosuppression and increases resistance to lethal endotoxic shock[J].J Immunol,2008,180(10):6941-6946.

[20]HIRSIGER S,SIMMEN H P,WERNER C M,et al. Danger signals activating the immune response after trauma[J]. Mediators Inflamm,2012,2012:1-10.

[21]HOTCHKISS R S,COOPERSMITH C M,MCDUNN J E,et al. The sepsis seesaw:tilting toward immunosuppression[J]. Nat Med,2009,15(5):496-497.

[22]HOTCHKISS R S,OPAL S. Immunotherapy for sepsis:a new approach against an ancient foe[J]. N Engl J Med,2010,363(1):87-89.

[23]HUANG L F,YAO Y M,DONG N,et al. Association between regulatory T cell activity and sepsis and outcome of severely burned patients:a prospective,observational study[J]. Crit Care,2010,14(1):R3.

[24]HUNT J P,HUNTER C T,BROWNSTEIN M R,et al. Alteration in Kupffer cell function after mild hemorrhagic shock[J]. Shock,2001,15(5):403-407.

[25]JENSEN J U,HEIN L,LUNDGREN B,et al. Procalcitonin-guided interventions against infections to increase early appropriate antibiotics and improve survival in the intensive care unit:a randomized trial[J]. Crit Care Med,2011,39(9):2048-2058.

[26]JIANG L N,YAO Y M,SHENG Z Y. The role of regulatory T cells in the pathogenesis of sepsis and its clinical implication[J]. J Interferon Cytokine Res,2012,32(8):341-349.

[27]JUNGER W G,RHIND S G,RIZOLI S B,et al. Resuscitation of traumatic hemorrhagic shock patients with hypertonic saline-without dextran-inhibits neutrophil and endothelial cell activation[J]. Shock,2012,38(4):41-50.

[28]KANCZKOWSKI W,SUE M,ZACHAROWSKI K,et al. The role of adrenal gland microenvironment in the HPA axis function and dysfunction during sepsis[J]. Mol Cell Endocrinol,2015,408(5):241-248.

[29]KIMURA F, SHIMIZU H, YOSHIDOME H, et al. Immunosuppression following surgical and traumatic injury[J]. Surg Today,2010,40(9):793-808.

[30]KNÖFERL M W,ANGELE M K,DIODATO M D,et al. Female sex hormones regulate macrophage function after trauma-hemorrhage and prevent increased death rate from subsequent sepsis[J]. Ann Surg,2002,235:105-112.

[31]KNÖFERL M W,DIODATO M D,SCHWACHA M G,et al. Cyclooxygenase-2-mediated regulation of Kupffer cell interleukin- 6 production following trauma-hemorrhage and subsequent sepsis [J]. Shock,2001,16(6):479-483.

[32]KUMAR M,BHOI S. Impaired hematopoietic progenitor cells in trauma hemorrhagic shock[J]. J

Clin Orthop Trauma,2016,7(4):282-285.

[33] KUMAR M,BHOI S. Mesenchymal stem cells: can it be used for the treatment of trauma hemorrhagic shock? [J]. Int J Stud Res,2015,5(1):15-16.

[34] KUMAR M,RAO D N,BHOI S. Tumor necrosis factor-α and interleukin-6 suppressed hematopoietic stem cell growth in trauma hemorrhagic shock[J]. Shock,2015,44(Suppl 2):20.

[35] LIVINGSTON D H,ANJARIA D,WU J,et al. Bone marrow failure following severe injury in human[J]. Ann Surg,2003,238(5):748-753.

[36] LO C J,LO E J. Angiotensin Ⅱ inhibits interleukin-6 mRNA expression of LPS-stimulated macrophages through down-regulating calcium signaling[J]. J Surg Res,2013,181(2):287-292.

[37] LUAN Y Y,YAO Y M,SHENG Z Y. Update on the immunological pathway of negative regulation in acute insults and sepsis[J]. J Interferon Cytokine Res,2012,32(7):288-298.

[38] MARCU A C,KIELAR N D,PACCIONE K E,et al. Androstenetriol improves survival in a rodent model of traumatic shock[J]. Resuscitation,2006,71(3):379-386.

[39] MARCU A C,PACCIONE K E,BARBEE R W,et al. Androstenetriol immunomodulation improves survival in a severe trauma hemorrhage shock model[J]. J Trauma,2007,63(3):662-669.

[40] MATHESON P J, EID M A, WILSON M A, et al. Damage-associated molecular patterns in resuscitated hemorrhagic shock are mitigated by peritoneal fluid administration[J]. Am J Physiol Lung Cell Mol Physiol,2018,315(3):L339-L347.

[41] MITRA S,SCHILLER D,ANDERSON C,et al. Hypertonic saline attenuates the cytokine-induced pro-inflammatory signature in primary human lung epithelia [J]. PLoS One, 2017, 12 (12):e0189536.

[42] MURPHY F J,HAYES I,COTTER T G. Targeting inflammatory diseases via apoptotic mechanisms[J]. Curr Opin Pharmacol,2003,3(4):412-419.

[43] O'NEILL PJ,AYALA A,WANG P,et al. Role of Kupffer cells in interleukin-6 release following trauma-hemorrhage and resuscitation[J]. Shock,1994,1(1):43-47.

[44] PELTZ E D,MOORE E E,ECKELS P C,et al. HMGB1 is markedly elevated within 6 hours of mechanical trauma in humans[J]. Shock,2009,32(1):17-22.

[45] PERL M,CHUNG C S,SWAN R,et al. Role of programmed cell death in the immunopathogenesis of sepsis[J]. Drug Discov Today Dis Mech,2007,4(4):223-230.

[46] RIZOLI S B,RHIND S G,SHEK P N,et al. The immunomodulatory effects of hypertonic saline resuscitation in patients sustaining traumatic hemorrhagic shock: a randomized, controlled, double-blinded trial[J]. Ann Surg,2006,243(1):47-57.

[47] ROBINSON Y,HOSTMANN A,MATENOV A,et al. Erythropoiesis in multiple injured patients[J]. J Trauma,2006,61(6):1285-1291.

[48] TANG L,BAI J,CHUNG C S,et al. Active players in resolution of shock/sepsis induced indirect lung injury: immunomodulatory effects of Tregs and PD-1 [J]. J Leukoc Biol, 2014, 96 (5): 809-820.

[49] TANG L, BAI J, CHUNG C S, et al. Programmed cell death receptor ligand 1 modulates the regulatory T cells' capacity to repress shock/sepsis-induced indirect acute lung injury by recruiting phosphatase SRC homology region 2 domain-containing phosphatase 1[J]. Shock,2015,43(1): 47-54.

[50] TRAN A,YATES J,LAU A,et al. Permissive hypotension versus conventional resuscitation strategies in adult trauma patients with hemorrhagic shock: a systematic review and meta-analysis of randomized controlled trials[J]. J Trauma Acute Care Surg,2018,84(5):802-808.

［51］TSUNG A, HOFFMAN R A, IZUISHI K, et al. Hepatic ischemia/reperfusion injury involves functional TLR4 signaling in nonparenchymal cells［J］. J Immunol,2005,175(11):7661-7668.

［52］TSUNG A,SAHAI R,TANAKA H,et al. The nuclear factor HMGB1 mediates hepatic injury after murine liver ischemia-reperfusion［J］. J Exp Med,2005,201(7):1135-1143.

［53］VILLARROEL J P,GUAN Y,WERLIN E,et al. Hemorrhagic shock and resuscitation are associated with peripheral blood mononuclear cell mitochondrial dysfunction and immunosuppression［J］. J Trauma Acute Care Surg,2013,75(1):24-31.

［54］WANG F,HUANG X,CHUNG C S,et al. Contribution of programmed cell death receptor (PD)-1 to Kupffer cell dysfunction in murine polymicrobial sepsis［J］. Am J Physiol Gastrointest Liver Physiol, 2016,311(2):G237-G245.

［55］WING K,SAKAGUCHI S. Regulatory T cells exert checks and balances on self tolerance and auto-immunity［J］. Nat Immunol,2010,11(1):7-13.

［56］XIANG M,YUAN Y,FAN L,et al. Role of macrophages in mobilization of hematopoietic progenitor cells from bone marrow after hemorrhagic shock［J］. Shock,2012,37(5):518-523.

［57］YOKOYAMA Y,KITCHENS WC,TOTH B S,et al. Role of IL-10 in regulating proinflammatory cytokine release by Kupffer cells following trauma-hemorrhage［J］. Am J Physiol Gastrointest Liver Physiol,2004,286(6):G942-G946.

［58］YOUNG J S,HEFFERNAN D S,CHUNG C S,et al. Effect of PD-1:PD-L1 in invariant natural killer T-cell emigration and chemotaxis following sepsis［J］. Shock,2016,45(5):534-539.

［59］ZELLWEGER R,AYALA A,DEMASO C M,et al. Trauma-hemorrhage causes prolonged depression in cellular immunity［J］. Shock,1995,4(2):149-153.

［60］ZHANG Q,DONG G,ZHAO X,et al. Prognostic significance of hypothalamic-pituitary-adrenal axis hormones in early sepsis:a study performed in the emergency department［J］. Intensive Care Med, 2014,40(10):1499-1508.

第十五章

创伤性休克器官功能损害中炎症介质和细胞因子的作用

马 涛 赵 婕 张 腾

创伤性休克是严重威胁人类健康的一个综合征。人们在长期实践过程中逐渐加深了对创伤性休克的认识,力图提高临床疗效,降低发病率和死亡率。然而,创伤性休克是一个复杂的、动态的综合征,其发病机制极为复杂,目前的研究已逐步深入到细胞、亚细胞结构及分子水平。近年来,一些新发现的细胞因子、脂质介质、血管活性肽等介质得到广泛关注,这些介质在创伤性休克中可放大炎症反应,从而引起组织损伤。然而,在创伤性休克中不是所有介质都是有害的,部分介质具有免疫调节和保护性作用,这使我们对创伤性休克的病理生理学有了进一步的认识。目前,这些新的介质在创伤性休克领域中引起了人们的重视,其是参与固有免疫系统和适应性免疫系统的新兴角色。现就近年来关于创伤性休克与固有免疫系统和适应性免疫系统之间相关联的最新炎症介质和细胞因子进行总结,阐述其在创伤性休克病理生理过程中的作用及影响,以期进一步探明其发病机制,并为临床更好地治疗提供更多依据。

第一节　创伤性休克器官功能损害中炎症介质的作用

一、胺类介质的来源、结构及其在创伤性休克中的作用

（一）组胺

组胺（histamine,HA）是一种自体活性物质,是组胺酸（histidine）在组胺酸脱羧酶（histidine decarboxylase,HDC）作用下形成的体内作用最广泛的单胺类物质之一。自 20 世纪以来组胺受到了广泛关注,其生物学功能,包括组胺受体以及组胺受体细胞内信号通路均受到了广泛的关注。近年的研究发现,在免疫反应中,组胺与细胞因子之间存在复杂的相互调控关系,在一定程度上影响机体免疫反应过程;并与多种炎症性疾病的发生、发展及防治等密切相关,可以说组胺是免疫反应中重要的调控者。

组胺作为炎症反应中重要的介质之一,是通过其受体发挥生物学作用的。组胺受体属 G 蛋白偶联受体（G protein-coupled receptor,GPCR）家族成员,通过偶联激活特异性 G 蛋白进行信号转导。人体内的组胺受体（histamine receptor,HR）可分为 4 型,按被发现顺序命名为 H1R、H2R、H3R 和 H4R。这 4 种受体在表达、信号转导及其生理功能等方面均不同:组胺 1 型受体（histamine 1 receptor,H1R）属于 G 蛋白偶联受体超家族,主要分布于内皮和平滑肌等多种细胞,调节血管舒张和支气管收缩。组胺 2 型受体（histamine 2 receptor,H2R）能与环腺苷酸（cyclic adenylic acid, cAMP;也称环磷酸腺苷）系统偶联,主要调节胃酸分泌。组胺 3 型受体（histamine 3 receptor,H3R）

主要在神经系统作为突触前自身受体的方式进行表达。组胺 4 型受体（histamine 4 receptor，H4R）是新发现的受体，它高表达在与炎症反应有关的组织和与造血起源有关的细胞上，在骨髓、外周血细胞、脾、肺、小肠等与炎症相关部位的高度表达，在过敏反应、哮喘等疾病治疗中起到重要作用，是一种重要的与炎症反应有关的受体。组胺通过与上述不同组胺受体结合发挥多种生物学功能，在先天性和获得性免疫反应多个环节均发挥重要的作用。

在创伤性休克的过程中，组胺可以影响宿主体内免疫及炎症过程中的生理、病理反应。组胺可增强多种细胞和组织合成及分泌 IL-1α、IL-1β、IL-6 或 IL-8 等促炎症细胞因子及趋化因子，促进机体的炎症反应。血管内皮细胞也表达 H1R 和 H2R，组胺通过 H1R 作用使内皮细胞表达的多种黏附分子增多，同时组胺可调节其自身受体在内皮细胞的表达而影响炎症反应。此外，组胺具有作为典型白细胞趋化物质的生物学特点，通过其 H1R 或 H4R 增强嗜酸粒细胞和肥大细胞的趋化反应，诱导炎症介质或趋化因子的生成，使血管内皮细胞表达多种黏附分子，对炎症起促进作用。组胺通过 H2R 抑制炎症细胞的活化、脱颗粒、形成超氧化物以及趋化活性，对炎症起抑制作用。T 细胞一般表达 H1R 和 H2R 两种受体，其中 H1R 的表达在辅助性 T 细胞 1（helper T cell 1，Th1 cell）占优势，而 H2R 细胞主要表达于辅助性 T 细胞 2（helper T cell 2，Th2 cell）。组胺通过 H1R 增强 Th1 型反应，通过 H2R 则下调 Th1 型生物反应。组胺通过 H2R 诱导 DC 和 Th2 细胞产生 IL-10，增强 TGF-β 对 T 细胞的抑制活性，组胺还通过 H2R 抑制 Th2 细胞合成 IL-4 和 IL-13，并抑制 T 细胞增殖。上述现象提示 H2R 可能是参与外周 T 细胞耐受，或主动抑制炎症及免疫反应的关键受体之一。

组胺作为一种重要的化学介质，与其受体构成了一个复杂的系统。在创伤性休克的发展过程中，各型受体在免疫系统的表达随细胞分化阶段及微环境的不同而改变，并进而对机体的炎症反应产生不同的影响。通过拮抗体内组胺及组胺受体的作用，有望达到对创伤性休克进行干预，调节宿主免疫及炎症反应，从而达到对创伤性休克的治疗的目的。

（二）5-羟色胺

5-羟色胺（5-hydroxytryptamine，5-HT）又名血清素，是一种单胺类吲哚衍生物，是一种由色氨酸衍生而来的自体活性物质。5-HT 作为一种神经递质，通过结合相应的受体参与痛觉、睡眠和体温等生理功能的调节。自 1984 年 Slauson 等首次提出 5-HT 具有免疫调节效应以来，5-HT 在免疫系统中的功能逐渐引起人们关注。大量研究表明，它不仅是一种神经递质，还可作为免疫调节因子在机体免疫调节网络中发挥着重要作用，因此 5-HT 在创伤性休克后的免疫调节中有潜在的应用价值。

在免疫系统中，5-HT 可由肥大细胞、巨噬细胞、树突状细胞（dendritic cell，DC）和 T 细胞产生，并被 DC、T 细胞和 B 细胞摄取和储存。5-HT 必须通过相应受体的介导才能产生作用。迄今为止，在人类中已发现 7 个亚家族 14 个亚型的 5-HT 受体，有多种 5-HT 受体表达于免疫细胞；5-HT 通过结合不同的受体，可发挥相应的免疫调节功能。创伤性休克发展过程中，5-HT 可以介导肥大细胞和吞噬细胞黏附和趋化作用，并且在上述两类细胞中存在多种用于合成 5-HT 受体的 mRNA。5-HT 可刺激巨噬细胞合成 CCL2 蛋白增加，进一步募集单核细胞，由此增强固有免疫应答。5-HT 通过结合 5-HT1 和 5-HT2 受体而对未成熟 DC 产生趋化作用，同时加强 DC 向病灶淋巴结内迁移。5-HT 可以通过结合 5-HT4 和 5-HT7 受体影响成熟 DC 分泌细胞因子，从而调节适应性免疫应答类型，如 5-HT 可增加成熟 DC 中促进体液免疫反应的 Th2 细胞因子 IL-6 和 IL-10 的产生，对促进细胞免疫反应的 Th1 细胞因子 IL-12p70 则是抑制效应。同时，Th2 趋化因子（C-C 基序）配体 2 [chemokine（C-C motif）ligand 2，CCL2]表达增加，而 Th1 趋化因子（C-X-C 基序）配体 10 [chemokine（C-X-C motif）ligand 10，CXCL10]表达降低。此外，5-HT 主要与表达在初始 T 细胞上 5-HT7 受体结合，促进初始 T 细胞的增殖，从而在 T 细胞免疫应答过程中，有效保存一定数量初始的 T 细胞。T 细胞还可表达功能性 5-HT3 受体并自分泌产生 5-HT，5-HT3 受体可刺激加强 CXCL-12 介导的 T 细胞的迁移，从而促进 T 细胞外渗和迁移到炎症部位。这些变化与调控过程对创伤性休克过程中细胞免疫应答均具有重要意义。

综上所述，多种免疫细胞可以合成、分泌或储存 5-HT，并通过结合不同亚型的 5-HT 受体，发挥免疫调控作用。5-HT 作为免疫调节因子的作用已越来越多地引起了人们的关注。5-HT 具备增强固有免疫应答和适应性免疫应答的效应，这就为输注 5-HT、5-HT 类似物或 5-HT 受体激动剂以应用于创伤性休克的免疫性治疗提供了理论依据，也为靶向调控 5-HT 的新治疗策略的开发提供了思路。

（三）腺苷

腺苷（adenosine，A）即腺嘌呤核苷，作为机体内 ATP 代谢过程中的重要产物，广泛分布于机体内。腺苷是酶反应和细胞修复所需辅助因子的组成部分，也是一种独特的细胞调节物，其能影响机体内不同细胞的多种生理过程，从而调节不同组织器官的生理功能。细胞外腺苷有 2 种来源：细胞内腺苷的转运和细胞外腺嘌呤核苷的水解。其中，细胞外腺苷的产生由几个连续的步骤完成：①腺苷三磷酸去磷酸化变成腺苷二磷酸；②腺苷二磷酸由 CD39 迅速水解为腺苷一磷酸；③腺苷一磷酸由 CD73 水解为腺苷。而细胞内产生的腺苷，通过平衡型和浓缩型核苷转运蛋白可以转运至细胞膜外。腺苷受体（adenosine receptor，AR）存在于机体大多数组织细胞表面，目前已知其有 4 种亚型，即 A1 受体（A1R）、A2a 受体（A2aR）、A2b 受体（A2bR）和 A3 受体（A3R）。它们均属于 G 蛋白偶联受体家族，可与相应的 G 蛋白结合，进而调节腺苷酸环化酶（adenylate cyclase，AC/adenylyl cyclase，cAMPase）、离子通道及磷脂酶的活性。在不同的细胞，刺激腺苷受体可以激活不同的信号转导通路。A1AR 和 A3AR 主要与 Gi 蛋白偶联，激活 A1AR 和 A3AR 通过抑制腺苷酸环化酶（AC）从而降低环磷酸腺苷（cAMP）浓度和升高细胞内 Ca^{2+} 水平；而 A2aAR 和 A2bAR 主要与 Gs 蛋白偶联，激活后则可以活化 AC 并升高 cAMP 水平，由此表明腺苷受体由于表达水平和受体亚型的分布不同会有不同的生物学效应。

创伤性休克发生后，机体内的炎症介质被激活，细胞外 CD39 和 CD73 活性增强，从而产生大量的腺苷。与此同时，AR 的表达也明显增加，4 种腺苷受体均有免疫调节功能，其中激活 A2a、A2b 腺苷受体主要起抗炎作用，而激活 A1 和 A3 腺苷受体则既有抗炎作用也有促炎作用。

在创伤性休克初始炎症反应阶段，炎症局部血管内皮与中性粒细胞通过激活高亲和力受体 A1R 及 A2R，促进中性粒细胞黏附、穿过基膜、趋化到达反应灶。初始炎症部位的低浓度腺苷激活 A1R，导致中性粒细胞继续释放大量腺苷，促进炎症介质的释放，招募更多的炎症免疫细胞参与病原微生物的清除。当腺苷达到一定浓度后激活 A2R，抑制中性粒细胞的吞噬、脱颗粒、氧自由基及中性粒细胞"陷阱"的释放，促进中性粒细胞的凋亡与自噬，抗炎因子的释放，从而对炎症反应起到控制作用。因此在创伤性休克过程中，通过调控中性粒细胞的腺苷受体表达类型进而调节中性粒细胞的作用，密切调节宿主体内炎症的走向。腺苷对不同的细胞因子、协同共刺激分子、趋化功能等具有不同的调节作用。腺苷在树突状细胞（DC）上具有双重作用，腺苷通过 A1R 或 A3R 促进了不成熟 DC 向炎症区域的募集，聚集在炎症处后，通过 A2aR 产生抗炎型 DC，又可驱使诱导初始 T 细胞分化为 Th2 细胞亚群，与此同时，激活 A2aR 能够抑制初始 $CD4^+$ T 细胞 IL-2、IFN-γ 和 IL-4 的分泌和释放，并能够上调负向共刺激分子细胞毒性 T 淋巴细胞相关抗原-4（cytotoxic T lymphocyte-associated antigen-4，CTLA-4）和程序性细胞死亡因子-1（programmed cell death factor-1，PCDF-1），并下调正向共刺激分子 CD40L，并诱导调节性 T 细胞（regulatory T cell，Treg/Tr cell）分化从而抑制效应 T 细胞（effector T cell，Teff）活性，起到抑制宿主体内过度炎症反应的作用。

腺苷信号通路在创伤性休克的发生和发展中起着重要作用，然而在不同或相同类型的细胞中，各腺苷受体亚型的表达模式存在一定的差异。进一步关于腺苷受体亚型及特异性调节剂的研究将为创伤性休克的治疗带来新的希望。

二、脂类介质的来源、结构及其在创伤性休克中的作用

（一）二十烷类

创伤性休克的炎症介质可以调节机体炎症的发生、发展和结束，由长链多不饱和脂肪酸衍生合成的物质是其中一大类重要的炎症调节介质，主要包括 n-6 系列的二十烷类如花生四烯酸、前列腺素、白三烯等和 n-3 系列的二十二碳六烯酸。作为人体必需的脂肪酸，它们或具有促炎作用，或具有抗炎作用，在机体内共同调节炎症的强度和持续时间。

1. 花生四烯酸　花生四烯酸（arachidonic acid，AA），即 5,8,11,14-二十碳四烯酸，它是人体的一种必需脂肪酸。结构上属于不饱和脂肪酸，其中含有 4 个碳-碳双键，1 个碳-氧双键。AA 是 ω-6 系列多不饱和脂肪酸，AA 在体内主要以磷脂的形式存在于细胞膜上，决定着细胞膜的一些重要生物活性。细胞膜磷脂可在磷脂酶 A2（phospholipase A2，PLA2）和磷脂酶 C（phospholipase C，PLC）的作用下释放出 AA。AA 通常由亚油酸代谢而得到，然后 AA 再转变成前列腺素、白三烯、血栓素等类二十烷，AA 是这些二十碳衍生物的直接前体。这些生理活性物质对人体免疫系统具有很强的生物活性，参与神经内分泌，调节机体的免疫功能。

在正常的生理状态下，AA 在生物体内主要是以磷脂的形式存在于细胞膜上；当细胞膜受到各种刺激时，特别是创伤性休克导致的机体炎症反应发生时，在磷脂酶 A2 和磷脂酶 C 催化下，磷脂从细胞膜的磷脂池中释放出来，并在花生四烯酸代谢酶的作用下转变为具有生物活性的代谢产物，进而发生花生四烯酸的炎症级联代谢。目前知道至少有 3 类酶参与 AA 的代谢：环氧合酶（cyclooxygenase，COX）、脂加氧酶（lipoxygenase，LOX）和细胞色素 P450（cytochrome P450，CYP450）。AA 代谢通路复杂，代谢产物和关键酶在机体内起到重要的作用，而且 3 条通路两两之间也有相互影响，以促炎或者抑炎的方式参与炎症过程的调节。AA 代谢通路的关键酶及主要产物，与炎症的发生、发展及消退都有密切的关系。

总之，花生四烯酸类具有 20 个碳元素的不饱和脂肪酸，在连接多不饱和脂肪酸与免疫系统中起到了重要的桥梁作用。

2. 前列腺素　前列腺素家族由花生四烯酸经环氧合酶（COX）作用形成，当细胞受到刺激后，膜磷脂酶 A2 被激活并分解膜磷脂产生花生四烯酸氨基酸，花生四烯酸在环氧合酶-2（COX-2）的作用下生成前列腺素内过氧化物前列腺素 E_2（prostaglandin E_2，PGE_2）。PGE_2 在体内分布广泛，它是具有重要生物学活性的前列腺素物质，在免疫细胞如巨噬细胞、单核细胞、中性粒细胞中有表达。PGE_2 通过 4 种受体发挥其作用，I 型受体通过磷脂酶 C/肌醇三磷酸促进细胞内的钙释放；II 和 IV 型受体通过 G 蛋白偶联受体通路影响第二信使环磷酸腺苷（cAMP），进而调节免疫细胞中 IL-1β 介导的 IL-6 的表达以及调节血管生长因子（TAF）、巨噬细胞集落刺激因子（M-CSF）表达的功能。此外，PGE_2 通过增加血管通透性引起组织水肿，对白细胞有趋化作用，致炎症细胞浸润，PGE_2 可以协同白细胞介素（interleukin，IL；简称白介素）-23（IL-23）和 IL-1β，直接诱导和维持 Th17 淋巴细胞的免疫反应，作为一种非蛋白多肽的脂肪酸代谢产物，PGE_2 在创伤性休克患者体内各器官组织中都有较高的表达，介导机体炎症反应的发展，是创伤性休克患者宿主体内重要的免疫调节因子。

3. 白三烯　白三烯（leukotriene，LT）是花生四烯酸经 5-脂加氧酶代谢途径形成的代谢产物，由 Samuelsson 及其同事于 1982 年首次发现，并因此获得诺贝尔生理学或医学奖。1990 年，白三烯的成功合成再次作为重大成就，使得 Elias James Corey 获得诺贝尔化学奖。白三烯作为重要的炎症介质参与了呼吸系统、心血管系统、变态反应性疾病等的发病过程，时至今日仍是多学科的研究重点。白三烯是花生四烯酸代谢产生的重要炎症介质，因为其最初来源于白细胞，并且碳链中含 3 个不饱和双键，故称为白三烯。体内多种细胞包括中性粒细胞、单核细胞、嗜酸性粒细胞（eosinophil，EOS）、肥大细胞和嗜碱性粒细胞等都可以合成白三烯。内源性的白三烯是花生四烯酸经脂氧化酶等一系列催化反应途径生成的一系列产物，包括白三烯 B4（LTB4）和半胱氨酸白三烯（cysteine leukotriene，CysLT）即白三烯 C4（LTC4）、白三烯 D4（LTD4）和白三烯 FA（LTFA），因其

化学结构中均含有半胱氨酰基故合称为半胱氨酸白三烯。内源性的白三烯主要由炎症细胞合成，这些炎症细胞膜、核膜脂质双分子层在磷脂酶 A2 作用下产生花生四烯酸（AA），AA 通过环氧合酶（COX）和 5-脂加氧酶（5-lipoxygenase，5-LOX）代谢途径参与 LTs 的生物合成。AA 通过 5-、12-、15-脂氧化酶代谢为 5-羟过氧化二十碳四烯酸（5-hydroperoxy eicosatetraenoic acid，5-HPETE）后，经脱水酶迅速转换为不稳定的环氧化物 LTA4，经水解酶或谷胱甘肽-5-转移酶的作用转换为二羟酸 LTB4。

白三烯是众多炎症反应的最终直接效应物质，但在不同的疾病和不同的组织细胞，它们所发挥的生物学活性却相去甚远，这与其受体的分布与功能有关。白三烯受体按靶细胞不同分 2 种：一是由 LTB4 激活的 BLT 受体，一是由 CysLTs 激活的 CysLTR 受体。BLT 受体包括 BLT1 和 BLT2 两种亚型。BLT1 受体是高亲和力受体，在白细胞尤其是中性粒细胞、巨噬细胞和嗜酸性粒细胞上表达，其主要功能是参与白细胞尤其是中性粒细胞的化学趋化过程。BLT2 受体在白细胞、脾、肝、小肠有高水平表达，为低亲和力受体，目前认为 BLT2 受体的功能可能与 T 细胞免疫有关。CysLTR 受体在哮喘、心血管调节和神经内分泌调节等方面均具有重要的生物学功能。这两种受体均为 G 蛋白偶联受体，通过激活 G 蛋白下游 G q 导致细胞内钙离子升高，或激活 Gi 降低细胞内 cAMP 含量进一步激活下游蛋白酶产生瀑式反应。

作为一种强烈的致炎物质，白三烯在创伤性休克的发病过程中发挥较强的趋化作用和免疫调节作用。主要作用包括：①趋化中性粒细胞，LB4 是花生四烯酸代谢过程中对白细胞趋化作用最强的，可以使白细胞向炎症部位聚集。②诱导中性粒细胞与内皮细胞的黏附，引起白细胞依赖性的血管通透性增加，导致炎区的渗出水肿，这与中性粒细胞表面 CD11/CD18 表达增加有关。③诱导中性粒细胞脱颗粒与溶酶体酶释放，直接造成组织损伤，同时也能使其产生其他炎症因子。④使平滑肌强烈收缩，CysLT 引起平滑肌痉挛的作用是组胺的 1 000 倍，并且维持时间更长。⑤收缩血管并增加血管通透性，主要作用于毛细血管后静脉，由于血管内皮出现裂隙，造成血液中大分子成分外渗，继而水分渗出，导致水肿。这种作用比组胺强 100～1 000 倍。⑥加重 Th1/Th2 免疫失衡，主要是通过 BLT1 受体加速 Th2 型免疫应答及 Th2 类细胞因子（IL-5、IL-13）的释放，从而导致体液免疫处在高反应状态。⑦LTB4-BLT2 通路可能与 DC 的免疫作用机制相关，LT-B4 参与树突细胞的分化、成熟及活化过程，从而提高细胞毒性 T 淋巴细胞对靶细胞的杀伤作用，并对自然杀伤细胞也起到一定的活化作用。

总之，白三烯作为一种强有力的诱导剂和细胞趋附剂，是参与创伤性休克免疫反应的关键细胞因子。白三烯在创伤性休克的炎症及免疫应答反应中都有较高水平的表达，作为体内重要的炎症介质，早已被证实参与创伤性休克的发生发展过程。通过检测白三烯可用于病情严重程度的监测，靶向白三烯类及其受体通路的新药研发为创伤性休克的诊治提供新方向，这也为我们日后对创伤性休克的诊断方法及治疗提供了新的思路。

（二）血小板活化因子

脂质炎症介质血小板活化因子（platelet activating factor，PAF）化学名为 1-烷基-2-乙酰基-SN-甘油-3-磷脂酰胆碱，1972 年，在嗜碱性粒细胞中发现 PAF 具有激活血小板作用，故命名为血小板活化因子。PAF 来源广泛，中性粒细胞、血小板、单核细胞、巨噬细胞、血管内皮细胞等多种细胞，在受到内毒素、细胞因子、凝血酶等刺激时均能迅速合成大量 PAF。PAF 生成途径有两种：①修饰途径。甘油磷脂在磷脂酶 A2（PLA2）作用下脱酰基形成溶血性磷脂，后者在乙酰基转移酶的作用下形成 PAF。②新生途径。由基本底物烷基甘油磷酸经乙酰转移酶、磷酸胆碱转移酶等作用，逐步合成 PAF。PAF 通过与其受体结合发挥广泛的生物学作用，PAF 受体（PAFR）是一个由 342 个氨基酸组成的 G 蛋白偶联 7 次跨膜受体，广泛分布于多核白细胞、血小板、巨噬细胞、血管内皮细胞、子宫肌层细胞表面。PAF 与 PAFR 结合后，主要通过以下 2 种途径传导炎症信号，其一为 Gaq-PLC 途径，即 G 蛋白被激活后，产生第二信使，引起蛋白磷酸化和 Ca^{2+} 内流，同时 PAFR 作用于细胞核激活核因子 κB（NF-κB）而引起多种炎症介质的基因表达；其二为 Gai-AC 途径，即通过抑制腺苷酸环化酶，下调环磷酸腺苷，而从造成细胞损伤。

在创伤性休克过程中,致炎因子经 PAF 介导的炎症信号通路激活炎症效应细胞如中性粒细胞、单核细胞和血小板等,炎症效应细胞继而释放炎症因子,同时细胞间相互作用放大炎症反应,甚至引起组织脏器损伤。PAF 介导的中性粒细胞脱颗粒在炎症反应中占据最重要的作用,因为颗粒中含有的酶如弹力蛋白酶等直接介导了炎症导致的组织损伤,同时其局部大量释放也引起血液凝固。此外,PAF 激活中性粒细胞后通过信号通路在转录水平上影响其基因表达,导致体内炎症因子过度反应的发生。另外,PAFR 信号通路激活血小板后,血小板在黏附聚集过程中合成 IL-1 等炎症介质,进一步参与到炎症反应中来,引起凝血系统与炎症反应系统相互作用。单核细胞通过其表面的 PAFR 被 PAF 激活后,释放大量的化学因子、细胞因子和组织因子参与炎症反应。除此之外,PAF 通过其信号通路在转录水平调节单核细胞 NF-κB 而影响炎症介质 IL-8、TNF-α 等的表达。PAF 作为核心脂质介质参与的级联信号转导通路,是炎症发生和血栓形成的重要生物效应途径,因此 PAF 也被认为在创伤性休克的炎症反应中起到了核心作用。

血小板活化因子具有的致血小板聚集、中性粒细胞聚集、中性粒细胞脱颗粒和呼吸爆发、血管通透性增加、支气管收缩等生物活性作用,对于创伤性休克宿主体内的炎症反应与免疫反应有重要的推动作用,随着对 PAF 所介导的炎症信号转导通路,以及此通路和其他炎症信号通路的相关性研究进一步深入,这些基础理论将有望应用于创伤性休克的临床治疗。

三、肽类介质的来源、结构及其在创伤性休克中的作用

(一)感觉神经肽

近年来,随着神经、免疫、内分泌等学科领域的广泛研究与发展,神经-内分泌-免疫系统间组成了一个关系密切的联系网络,由此促进了人们对体内感觉生物肽更全面的认识。许多感觉生物肽依据其起源、分布及与其接触的靶细胞被视作神经递质、肽类激素或者是细胞因子而发挥生物学作用。

P 物质(substance P,SP)是最早发现的一种神经肽,也是第一个被发现同时由脑及肠道分泌的多肽类激素。P 物质属于哺乳动物速激肽家族,速激肽是一类有共同氨基酸末端序的神经肽家族。速激肽家族有 3 种受体神经激肽受体(neurokinin receptor,NKR),NK-1R、NK-2R 和 NK-3,SP 都可以与之结合发挥生理效应。但与这些受体的亲和力又有所不同,已知与 NK-1 受体的结合能力最大,该受体也被称之为 P 物质受体(substance P receptor,SPR)。NK-1R 是含有 7 个跨膜区并与 G 蛋白偶联的神经激肽受体。SP 与 NK-1R 结合后,通过 G 蛋白活化磷脂酶 C 催化磷脂酰肌醇二磷酸[phosphatidylinositol (4,5) bisphosphate,PIP2]产生肌醇三磷酸(inositol triphosphate,IP3),后者作为细胞内第二信使作用于膜上的 Ca^{2+} 通道,引起膜电位的去极化和蛋白激酶活性的改变,从而发挥其生物学效应。SP 以小囊泡的形式储存于初级感觉神经中枢和外周神经末梢,免疫细胞(如单核巨噬细胞、T 细胞和树突状细胞)等胞内存在编码 SP 的基因转录产物或 SP,说明免疫细胞也能产生 SP,以自分泌或旁分泌的方式作用于免疫细胞本身。

创伤性休克发生后,SP 主要与神经激肽-1(NK-1)受体结合,从而发挥多种生物学效应,包括促进平滑肌收缩、血管舒张、致痛觉以及调节炎症/免疫细胞功能等。SP 作用于内皮细胞上的 NK-1R,增加了血管的通透性,导致水肿的形成。SP 加重创伤性休克炎症反应的另外一个重要原因就是它能够促使炎症细胞聚集。如前所述,很多炎症细胞如巨噬细胞、嗜酸性粒细胞、淋巴细胞等可分泌 SP,它同时是淋巴细胞、单核巨噬细胞的化学诱导物,能够刺激单核巨噬细胞分泌细胞因子如 IL-1、IL-6 和肿瘤坏死因子-α(TNF-α),诱导中性粒细胞趋化和脱颗粒,刺激呼吸爆发,产生大量的 H_2O_2 和小颗粒物质,增加中性粒细胞对肺上皮细胞的黏附,并使 IL-1β 和 TNF-α 释放增加。此外,SP 刺激炎症细胞产生如单核细胞趋化蛋白(monocyte chemotactic protein,MCP)-1、巨噬细胞炎症蛋白(macrophage inflammatory protein,MIP)-1 以及巨噬细胞炎症蛋白-2(MIP-2)等趋化因子,且 SP 促趋化因子的合成依赖核因子 κB(NF-κB)。NF-κB 是重要的核转录因子,它通常是非活性状态,若被激活后可转入核内与靶基因 κB 基序结合而启动转录过程。被 NF-κB 调控转录的细胞因子有

TNF-α、γ干扰素（INF-γ）、趋化因子白细胞介素-8（IL-8）等，而这些炎症介质（inflammation mediator）在创伤性休克的发病过程中有很重要的作用。综上，SP主要依赖激活NK-1R受体介导炎症介质释放和炎症细胞浸润的作用，进而加剧创伤后病情。SP作为一种免疫调节因子，相信在对SP在创伤性休克发生发展中的作用再进一步深入研究之后，会为临床治疗创伤性休克提供新的观点，也可进一步促进治疗该病提供新的治疗思路。

（二）血管活性肠肽

血管活性肠肽（vasoactive intestinal peptide，VIP）是一种重要的神经递质，同时也是一种重要的内分泌免疫调节肽，具有广泛的生物学功能。其中在抗炎和免疫调节中发挥重要的作用，是近年来研究的热点。有关VIP最早的报道是在1970年，由Sami Said和Viktor Mutt从猪的小肠组织中分离得到，因其具有明显的扩血管作用而被命名为血管活性肠肽。VIP是由28个氨基酸组成非胆碱能非肾上腺能神经介质，属于分泌素/胰高血糖素超家族成员，在消化系统、呼吸系统、神经及免疫系统等多个器官组织均有分布，其分泌受中枢神经系统的调节。

VIP受体是一种G蛋白偶联的7次跨膜糖蛋白，属于G蛋白偶联受体（GPCR）家族，目前已经发现VIP有3种受体，依次为血管活性肠肽-1（vasoactive intestinal peptide-1，VIPR1）、血管活性肠肽-2（vasoactive intestinal peptide-2，VIPR2）、垂体腺苷酸环化酶激活肽受体（pituitary adenylate cyclase activating peptide receptor，PACAP receptor），国际药理协会对VIP受体统一命名，将上述3种受体命名为VPAC1-R、VPAC2-R和PAC1-R：第一类VIP受体为VPAC1受体，与腺苷酸环化酶系统偶联，表达于胸腺细胞和巨噬细胞。第二类受体为VPAC2受体，与腺苷酸环化酶和钙、氯通道偶联，表达于啮齿类淋巴细胞和鼠骨髓造血干细胞。第三类受体为VPAC1受体，表达于巨噬细胞而不是淋巴细胞，与腺苷酸环化酶和磷脂酶C偶联。VIP与其受体结合后，通过以下信号转导途径发挥作用：cAMP依赖的蛋白激酶途径、肌醇磷脂途径、鸟氨酸脱羧酶多胺途径，通过以上途径导致细胞产生一系列代谢变化，介导VIP的生物效应，引起宿主细胞生物学行为及体内炎症反应的改变。

在创伤性休克发展过程中，VIP作为一种内源性介质，通过与特异性受体结合发挥其免疫调节及强大的抗炎作用，主要表现在以下几个方面：①抑制炎症细胞因子如TNF-α、IL-6、IL-12的产生同时增加抗炎因子（IL-4、IL-10）的表达。②抑制炎症趋化因子、黏附分子的表达。③通过APC共刺激信号表达的抑制从而影响抗原特异性T细胞的活化，诱导免疫耐受。④通过调节不同细胞因子的产生来调整T细胞的分化，促进Th0细胞向Th2分化，调整Th1/Th2平衡。⑤促进调节性T细胞的生成，抑制Th17细胞反应，发挥免疫抑制和抗炎作用。值得一提的是，在适应性免疫应答中，T淋巴细胞作为VIP主要的靶点，VIP可以促进Th2型免疫应答，抑制Th1型免疫应答。

VIP对CD4+T细胞的活化及分化的影响表现在：①VIP抑制已致敏的T细胞IL-2的产生和增殖，抑制共刺激分子B7.1/B7.2在活化巨噬细胞的表达，抑制巨噬细胞诱导的抗原特异性T细胞活性。②VIP减少活化的巨噬细胞产生IL-12并且抑制后来的原始T细胞向有活性的Th1细胞分化。③VIP导致B7.2在静止巨噬细胞的表达并促进随后的原始T细胞向Th2细胞的分化。④VIP对CD4+T细胞有直接作用并且通过促进Th2转录因子的表达使Th1/Th2分化平衡向Th2倾斜。⑤VIP抑制Th2而非Th1细胞的程序性细胞死亡，促进Th2记忆细胞的增长。VIP能抑制抗原诱导的CD4+T细胞的凋亡、抑制FasL表达，阻止其诱导的CD4+T细胞克隆的清除，可能有助于记忆CD4+T细胞的局部产生，并使存活的细胞能抵御凋亡。VIP通过上述对巨噬细胞、肥大细胞、树突状细胞、T淋巴细胞发挥免疫调节及抗炎作用，减轻创伤性休克发生后体内过度的炎症反应，作为一种内源性保护作用的抗炎因子，从源头上减少创伤后炎症反应所导致的并发症的发生。

目前，对于如何提高VIP在创伤后各器官系统中的含量及VIP信号调节关键信号通路并不明确。阐明上述两个关键问题，可进一步加快将VIP作为治疗或诊断创伤性休克的关键靶点的临床研究进度，其研究价值需要深入挖掘。

四、自由基来源、结构及其在创伤性休克中的作用

自1900年，Comberg提出了"有机自由基"（organic free radical）这一概念，此后大量关于自由

基的医学和生命科学研究迅速开展起来,并开启了自由基生物学的新篇章。自由基(free radical, FR)指的是那些游离存在的,在外层电子轨道上含有单个不配对电子的原子、原子团和分子的总称。它们是机体正常代谢的产物,在体内有很强的氧化反应能力。自由基也是机体内不可缺少的活性物质,它可作为第二信使参与细胞信号转导。正常情况下,机体的氧化与抗氧化处于一种动态平衡,但在病理状态下,会出现由于自由基水平升高而导致的病理现象。

(一)氧自由基

活性氧(reactive oxygen species,ROS/reactive oxygen)是指由氧形成并在分子组成上有氧的一类化学性质非常活泼的物质的总称。氧自由基(oxygen free radical,OFR)是由活性氧衍生而来的一类自由基,其占机体总自由基的95%以上。氧自由基主要包括超氧阴离子、羟自由基、过氧化氢、单线态氧等,具有活性强、寿命短、反应呈锁链式等特性。氧自由基内源性产生途径主要包括黄嘌呤氧化酶系统、线粒体电子传递系统、中性粒细胞还原型氧化酶系统及花生四烯酸系统等途径。氧化应激是指ROS产生过多或代谢障碍并超过内源性抗氧化系统对其的清除能力时,过剩的ROS参与生物大分子氧化的过程,导致脂质过氧化、蛋白质变性,核酸受损及线粒体、内质网等细胞器损伤。机体在正常情况下,可通过自由基清除系统清除氧自由基。但创伤性休克时,由于组织缺血缺氧等因素,氧自由基清除系统功能下降甚至丧失,出现氧自由基的急剧堆积,这些氧自由基通过攻击细胞膜磷脂多聚不饱和脂肪酸侧链上的氢原子等,激发自由基连锁增殖反应,引起细胞膜流动性降低、钙离子通透性增加。此外,氧自由基还有趋化因子的作用,可吸附血小板及白细胞,产生更多自由基,进而在创伤性休克的发病过程发挥重要作用。ROS同时作为第二信使参与细胞信号转导,影响细胞生理功能,炎症刺激在信号传递过程中可介导ROS的产生,进而刺激信号通路造成细胞内核酸及蛋白表达改变。创伤性休克过程下,ROS作为上游信号分子,可以促进ERK1/2发生磷酸化,从而调控炎症细胞因子产生相关信号蛋白发挥促炎作用。ERK1/2和NF-κB可能参与了创伤性休克炎症细胞因子产生的信号通路,ROS在其中作为信号分子介导了促炎通路,并促进NF-κB细胞内转位,进而使得炎症细胞因子蛋白大量合成,最终导致创伤性休克过度炎症反应发生,甚至造成多器官功能障碍或死亡的发生。

大量研究表明,创伤失血性休克后会引发一系列的损伤性级联反应,被激活的各种细胞经呼吸爆发产生大量ROS引起氧化应激状态,而氧化应激损伤在创伤性休克的过程中起到了关键作用。因而,针对自由基将有更多的认识并在自由基与创伤性休克的诊断、治疗方面也应取得更大的突破。

(二)氮自由基

1980年,美国科学家Furchgott和Zawadzki在一项研究中发现了一种小分子物质,这种物质具有使血管平滑肌松弛的作用,后来被Palmer等命名为内皮细胞源性血管舒张因子(endothelium-derived relaxing factor,EDRF;也称内皮细胞舒血管因子)。后期研究表明一氧化氮(NO)除了调节血管张力外还调节许多生理过程。它广泛分布于生物体内各组织中,对心脑血管、神经、免疫调节等方面有着十分重要的生物学作用。NO是氮氧化物的中间产物,它含有一个不配对的电子,所以它被认为是一种自由基。一氧化氮主要由左旋精氨酸在一氧化氮合酶(nitric oxide synthase,NOS)的催化下合成。一氧化氮合酶目前确定有3种同工酶(NOS1、NOS2、NOS3),分别为神经型一氧化氮合酶(neuronal nitric oxide synthase,nNOS)、内皮型一氧化氮合酶(endothelial nitric oxide synthase,eNOS)、诱导型一氧化氮合酶(inducible nitric oxide synthase,iNOS)3种亚型:eNOS主要存在于心血管系统中血管内皮细胞;nNOS催化神经传递素NO的产生;iNOS则主要参与调节免疫应答或炎症反应。在创伤性休克的炎症反应中,iNOS是NO大量生成的关键酶,具有重要意义。

NO自由基在创伤性休克时可以大量产生,并且在创伤性休克中起着极其重要的作用。在创伤发生后,由于炎症因子等的刺激使iNOS在各种器官组织中表达,过量产生的iNOS导致NO大量释放,进而产生毒性作用,导致多脏器功能障碍。过量的NO可导致血管过度舒张和血管对收缩药物的反应性降低,血压持续下降。NO除了可以直接引起血管舒张以外,还可通过激活可溶性鸟苷酸环化酶(soluble guanylate cyclase,sGC),进而提高细胞内的环鸟苷酸(cyclic guanosine monophosphate,cGMP;又称环鸟苷一磷酸)浓度,激活依赖于 cGMP 的蛋白激酶,促使肌球蛋白轻链去磷酸化而松弛血管平滑肌,达到扩张血管的作用,进一步加重血管低反应性,造成循环衰竭。此外,NO 的氧化毒性作用还表现为 NO 释放造成超氧阴离子的反应及过氧硝酸盐的形成和随后羟基自由基等活性物质的形成而进一步促使自由基对细胞及组织造成损伤。

创伤性休克时可伴随 NO 过度生成,NO 是休克后血管低反应性过程关键执行者,通过抑制 NO 产生来逆转休克血管低反应性的发生,进一步揭示 NO 的产生途径和下游分子的效应机制有可能为临床防治创伤性休克的血管低反应性提供实验依据与理论参考,进而为以 NO 靶点防治创伤性休克提供新思路。

五、其他炎症介质在创伤性休克中的作用

(一)溶酶体及颗粒成分

溶酶体(lysosome)是一种细胞器,最初由克里斯蒂安·德杜费(Christian de Duve)等于 1955 年用分级分离技术从鼠肝细胞成功分离。这是一种含有多种水解酶,对蛋白质、核酸和多糖等起降解或消化作用的小体,故名溶酶体。溶酶体与人类疾病有着较密切的关系,溶酶体异常会引发多种疾病。溶酶体外包有单层膜,厚度为 7 ~ 10 nm。与其他细胞器膜不同的是,溶酶体膜的磷脂成分与质膜相近,便于质膜与溶酶体膜结合。与细胞其他膜结构上的不同,溶酶体膜上有 H^+-ATPase,它水解 ATP 将质子转运到溶酶体内,以维持其酸性环境;溶酶体膜上的转运蛋白,可将有待降解的生物大分子转运进溶酶体,并将水解的产物转运出去;溶酶体膜内表面含有大量糖链,可以防止膜被水解酶水解,膜外表面带负电荷,主要为唾液酸,可能与膜融合识别有关。溶酶体内含密度不等的酸性水解酶。现已知各类细胞的溶酶体中约含 60 种酶,包括蛋白质、糖类、脂类等物质的水解酶类,如酸性磷酸酯酶(acid phosphatase)、组织蛋白酶、核糖核酸酶以及芳香基硫酸酯酶 A 和 B 等。

创伤性休克过程中,机体微循环发生紊乱,组织缺血、缺氧,影响了供能系统,使膜不稳定,引起溶酶体酶的外漏,造成细胞与机体的损伤。休克时机体细胞内溶酶体增多,体积增大,吞噬体显著增加。溶酶体内的酶向组织内外释放,多在肝和肠系膜等处引起细胞和组织自溶。因此,在休克时,测定淋巴液和血液中溶酶体酶的含量,可作为细胞损伤程度的定量指标。通常以酸性磷酸酶、B2 葡萄糖醛酸酶与组织蛋白酶为指标。有人提出休克时由于缺血、缺氧,细胞 pH 值下降(pH值约为 5),酸性水解酶活化并水解溶酶体膜,最终导致溶酶体膜裂解而释放溶酶体酶,使组织细胞自溶。此外,溶酶体功能紊乱可以引起局部炎症反应,同时往往伴随严重氧化应激和内环境改变,如内质网应激、线粒体功能紊乱、Ca^{2+} 稳态失衡、活性氧(ROS)大量产生等,进一步加重创伤性休克后宿主体内炎症反应的进展。

目前针对溶酶体的研究多数仍以基础理论研究为主,这些基础研究成果虽然对溶酶体应用有一定的指导意义,但是许多问题还没有得到根本上的解决。对于溶酶体结构的完整性与机体炎症反应的相关性的研究等还处于初级阶段,许多机制需要进一步探索。另外,溶酶体作为靶点为创伤性休克治疗也同样提供了新的策略和思路。

(二)血浆源性介质

1.补体 补体系统在一百多年前被发现,因其在杀菌和吞噬过程中的辅助作用被命名为补体(complement,C),从 19 世纪后期发现补体系统开始,人们逐步发现补体系统参与了多种疾病的发生发展,在天然免疫和获得性免疫中均起到了重要的作用。补体系统是由血清和其他体液中补体的固有成分、可溶性和膜型补体调节蛋白以及补体受体等 50 余种糖蛋白组成的多级级联反应系统。具体包括:①固有成分,包括经典激活途径的 C1、C2、C4,凝集素途径的甘露糖结合凝集素、相关丝氨酸蛋白酶等。旁路激活途径的调控蛋白 B 因子、D 因子等,以及 3 条激活途径枢纽 C3。共同末端通路 C5、C6、C7、C8 和 C9。②多种调节因子,包括备解素、H 因子、I 因子等血浆可溶性因子

和腹膜蛋白等细胞膜结合蛋白。③补体受体,包括 CR1、CR5、C3aR、fH 受体等。生理情况下,血清中的大多数补体成分以无活性的酶前体形式存在。在某些活化物(激活物)作用下,补体系统可由经典途径、旁路途径和凝集素途径激活。经典途径起始于 C1,即识别单位包括 C1q、C1r、C1s,主要与免疫复合物结合,然后依次激活 C4、C2、C3,而旁路途径只消耗 C3 和 C3 之后的各补体成分。凝集素途径与经典途径基本相似,但其激活起始于炎症期产生的蛋白与病原体结合之后,而并非依赖与免疫复合物的形成。3 条途径分别通过不同的机制激活并在相应转化酶的作用下产生强有力的攻膜复合物(membrane attack complex,MAC,即 C5b-9)及过敏毒素(C3a、C4a 和 C5a),广泛参与免疫调节及炎症反应等多种活动。

创伤性休克引起全身失控的炎症反应后,补体系统作为天然免疫系统的一部分在早期即被激活。补体的适度激活可以发挥宿主防御的功能,在机体的严密的调控之下通过产生适量攻膜复合物(C5b-9)及过敏毒素,将体内过度释放的炎症因子杀死或清除。当短时间内如果大量的炎症因子释放入循环,补体被过度激活,就可导致机体产生过多的补体激活产物,远远超出机体的调控能力,造成创伤后组织器官的继发损伤。补体激活时间越长,C3a、C4a、C5a 和攻膜复合物(C5b-9)释放越多,创伤后患者预后越差。补体系统激活除了产生大量的过敏毒素,还能使终末补体复合物(C5b-7、C5b-8、C5b-9)聚集形成攻膜复合物。C5b-8、C5b-9 可导致扩膜孔隙形成,使细胞内外水、电解质无限制的流动,导致细胞溶解。MAC 可以激活小 G 蛋白 Ras,Ras 介导 Raf-1 染色体异位到细胞膜。Raf-1 具有丝裂原活化蛋白激酶(mitogen-activated protein kinase,MAPK)激酶的激酶(MAPK kinase kinase,MKKK)活性,可以通过丝裂原活化蛋白/胞外信号调节激酶的激酶(mitogen-activated protein/extracellular signal-regulated kinase kinase,MEK/MAPKK)1 和 MEK2(MAPKK2)的丝/苏氨酸磷酸化而激活 MEK1/MEK2,进而使胞外信号调节激酶(extracellular signal-regulated kinase,ERK)1/ERK2 通路活化。Ras 还介导 c-Jun、c-Fos 的表达,提高 AP-1、DNA 交联的活性。C5b-9 也能激活 JNK、P38MAPK 通路,活化的 MAPK 信号转导通路将细胞外信号从细胞表面传递到细胞核,在细胞分化、细胞凋亡、炎症反应中发挥重要作用。

此外,补体可以降低 B 细胞活化阈值,促进抗原的产生;C2、C3 代谢产物还可以促使记忆和效应 B 细胞生成,使抗原在淋巴组织中的转运中发挥重要作用。补体系统的效应成分(C3a、C5a、C3b 等)及补体受体(CD55、CD46、CR1、C3aR、C5aR 等)之间的相互作用能够改变局部的细胞因子分泌,通过影响微环境调控 T 细胞的分化方向,进而影响炎症结局。

由此可见补体不仅仅是辅助体液和细胞免疫,在某种程度上起着协调免疫强度和免疫方向的作用。体液和细胞免疫是创伤性休克患者宿主机体控制众多炎症因子的利器,我们有理由相信补体在创伤性休克的致病机制或免疫调节机制中扮演重要角色,对补体系统的调控有望成为创伤性休克治疗过程中新的治疗靶点与希望。

2.缓激肽 激肽释放酶-激肽系统(kallikrein-kinin system,KKS)广泛存在于体内各种组织中,通过多条信号通路产生多种生物学作用,参与多器官功能调节和多种病理生理过程。KKS 主要由激肽释放酶原、激肽释放酶(kallikrein,KLK)、激肽原、激肽和激肽受体组成,KKS 的终末效应物是缓激肽(bradykinin,BK)。缓激肽已经被确证为一种炎症介质,它主要来自组织损伤、缺氧和炎症时产生的激肽原,缓激肽通过相应受体结合而发挥一定生物学作用。缓激肽主要以局部激素形式通过两种 BK 受体,即 B1 和 B2 受体(B1R 和 B2R)发挥效应,两者都是膜 G 蛋白偶联受体(G protein-coupled receptor,GPCR)。缓激肽已知作用中的大多数途径是由 B2R 介导的:BK 通过与 G 蛋白偶联的 B2R 结合后诱导激活许多第二信息系统。磷脂酶 C 的激活可诱导肌醇三磷酸(inositol triphosphate,IP3)和甘油二酯(diacylglycerol,DAG;又称二酰甘油)的产生,IP3 与 DAG 又分别通过促进胞内 Ca^{2+} 动员和激活蛋白激酶 C 而影响细胞多方面的功能,导致细胞 Ca^{2+} 通道开放,NO 合成增多、细胞炎症因子和自由基释放。胞内 Ca^{2+} 浓度增加又可激活磷脂酶 A2(PLA2),而 PLA2 的激活可以促进花生四烯酸的生成,在环氧合酶和脂氧化酶的作用下生成大量的前列腺素类化合物。因此认为 B2R 主要在组织损伤后的炎症反应中发挥重要作用。

创伤性休克发生后,缓激肽受体快速、持续地表达,缓激肽通过自分泌和旁分泌途径以局部激素形式与缓激肽受体对机体内免疫细胞发挥重要的生物学作用。作为一种血管舒张因子,缓激肽可扩张小动脉,增加局部血流,增加血管通透性及使血管舒张,促使血压下降,造成休克后循环衰竭。同时还能引起白细胞渗出和致炎物质如一氧化氮(NO)、IL-1β 和肿瘤坏死因子-α 等大量释放。缓激肽通过调节炎症细胞因子的释放和调控免疫细胞参与创伤性休克后机体的炎症过程。目前对缓激肽的一些基本作用已有较深刻的认识,随着人们对其认识的逐渐深入,我们将更好地了解在正常和病理情况下缓激肽对机体炎症反应系统的生理和病理生理作用,为创伤性休克疾病治疗提供新的策略。

(三)黏附分子

细胞黏附分子(cell adhesion molecule,CAM)是由细胞产生的介导细胞与细胞间或细胞与细胞外基质之间相互作用的一类膜表面糖蛋白分子。它参与细胞的信号转导与活化,细胞的伸展和移动,细胞的生长及分化,炎症、血栓形成,肿瘤转移及创伤愈合等一系列重要的生理和病理过程。迄今已证实了有百余种细胞黏附分子,根据编码黏附分子的基因及其产物的结构功能特点可以分3 类:免疫球蛋白超基因家族、选择素家族和整合素家族。

免疫球蛋白超基因家族包括细胞间黏附分子-1(intercellular adhesion molecule-1,ICAM-1)和细胞间黏附分子-2、血小板内皮黏附分子-1、血管细胞黏附分子-1。其中,ICAM-1 是促进创伤性休克后宿主炎症反应的关键因子。ICAM-1 在内皮细胞、白细胞、上皮细胞和成纤维细胞微量表达,在创伤后缺血、缺氧、各种炎症因子刺激下表达上调。ICAM-1 表达受多种炎症因子的调控,如 TNF-1β、NF-κB 诱导下,ICAM-1 表达上调,促进白细胞、血小板牢固黏附内皮细胞表面,中性粒细胞浸润,器官组织释放大量活性氧、蛋白酶、促炎症介质,进一步促进机体炎症反应的程度。

选择素(selectin)家族主要介导白细胞与血管壁细胞的第一阶段即可逆性黏附阶段反应,使白细胞流动减慢,为进一步黏附创造条件。目前已发现选择素家族中有 3 个成员:L 选择素(L-selectin)、P 选择素(P-selectin)和 E 选择素(E-selectin)。L 选择素(CD62L)表达于白细胞表面,与其配体结合的亲和力低,加上白细胞活化后从膜表面脱落下来,使白细胞失去了与内皮细胞黏附的能力,因而白细胞与内皮细胞的黏附表现为滚动,而不是稳定的黏附,但这种相互作用为下一阶段的稳定黏附创造了条件。P 选择素(CD62P)表达于活化的血小板和内皮细胞表面,当血小板和内皮细胞被凝血因子和炎症介质(如组胺)等刺激物激活后,它从颗粒中迅速与质膜融合而表达于血小板或内皮细胞表面,介导血小板或内皮细胞与中性粒细胞结合。E 选择素(CD62E)表达于活化的内皮细胞表面,正常情况下不表达在内皮细胞上,但是炎症细胞因子、活性氧、细菌内毒素能通过信使核糖核酸(mRNA)的形成使 E 选择素表达,因而是内皮细胞受损的标志,在炎症部位的血管内皮细胞与中性粒细胞的黏附中发挥重要作用。

整合素(integrin)是一群由 α 和 β 两条多肽链以非共价键连接组成的异二聚体,最初发现它们主要介导细胞与细胞外基质的黏附,使细胞得以附着而形成整体而得名。整合素表达十分广泛,包括所有的白细胞和其他非造血系统的细胞中,主要作为内皮细胞的受体介导白细胞与血管内皮结合,是炎症时白细胞移向炎区组织中起重要作用的细胞黏附分子,促进白细胞黏附和渗透,也可促进血小板聚集。为白细胞更牢固结合于内皮细胞和介导它们的迁移创造了重要的条件。

第二节　创伤性休克器官功能损害中细胞因子的作用

细胞因子是由淋巴细胞、单核巨噬细胞、多形核中性粒细胞为主的炎症细胞与多种免疫细胞和某些非免疫细胞经刺激而合成、分泌的一类具有广泛生物学活性的小分子多肽或糖蛋白,作为细胞间信号传递分子,主要发挥调节免疫应答,参与免疫细胞分化、发育、介导炎症反应、刺激造血功能,并参与组织修复等功能。在创伤性休克发病过程中,细胞因子的研究一直是认识其病理生理过程的重要内容;同时,细胞因子的水平及其变化反映创伤性休克发生、发展及预后。近年来关于创伤性休克中细胞因子的作用已成为研究热点,大量研究证实细胞因子通过调控炎症免疫反应,影响创伤性休克的发生与发展,根据细胞因子在创伤性休克发展过程中的不同作用可分为促炎症细胞因子和抗炎症细胞因子,促炎与抗炎因子经常处在平衡、失衡相互对立统一的变化之中,且促炎和抗炎症细胞因子在创伤性休克的发病过程中均可以发挥关键作用。因此了解这些细胞因子的生物学特性和病理、生理作用对于深入理解创伤性休克调节机制将有很大帮助。本章节将简要概述不同类型细胞因子在创伤性休克发展中的调节机制,并探讨其参与的创伤性休克的诊断和治疗的意义,为进一步的研究及临床工作提供理论依据。

一、促炎症细胞因子的来源、结构及其在创伤性休克中的作用

(一)肿瘤坏死因子-α

肿瘤坏死因子(tumor necrosis factor,TNF)是 Garwell 等在 1975 年发现的一种能使肿瘤发生坏死的由氨基酸组成的一种多肽,按照结构可以分为两型:TNF-α 和 TNF-β。其中,TNF-α 是一个参与免疫调节活动的促炎症细胞因子,具有广泛的生物学活性。由多种细胞类型产生,包括单核细胞、巨噬细胞、淋巴细胞、中性粒细胞、嗜酸性粒细胞和肥大细胞等。TNF-α 由 157 个氨基酸组成,分子内有一对二硫键,无糖基侧链,分子量为 17 000,以二聚体、三聚体或五聚体的形式存在于溶液中,以三聚体形式与细胞表面的 TNF 受体(TNFR)结合,介导多种生物学活性。TNF-α 的信号转导主要通过与细胞膜表面受体结合实现,具体包括:1 型受体(TNFR1,又称 P60、P55、CD120a)和 2 型受体(TNFR2,又称 P80、P75、CD120b)。两种受体都是跨膜糖蛋白,胞外 N 端区域具有多个富含半胱氨酸的重复序列。两者的胞外区有 30% 的同源性,而胞内区则无相似性,所介导的信号转导通路有明显区别。两个受体胞内区最主要的区别在于 TNFR-1 有一个约 70 个氨基酸组成的死亡结构域,这一区域对 TNF-α 启动细胞凋亡是必需的。而 TNFR-2 及其胞内区域则主要介导炎症信号的传导。

创伤性休克发生后,创伤越严重,TNF-α 值越高,TNF-α 的监测对创伤性休克的辅助诊断、分期及预后判断均有重要意义。在创伤性休克的发病过程中,TNF-α 具有双重的生物学作用:一方面作为机体免疫防护的重要介质,能增加机体对创伤的防御能力;另一方面过多的 TNF-α 释放则可能使组织器官局部血管通透改变及炎症细胞浸润,造成机体的免疫病理损伤,并破坏机体的免疫平衡。TNF-α 作为机体炎症早期最主要的炎症因子,在炎症反应初期,TNF-α 除能动员血液循环中的中性粒细胞向炎症部位聚集,还能激活内皮细胞释放 E 选择素、L 选择素、细胞间黏附分子-1 和血管黏附因子-1 等黏附因子,进一步诱导 IL-1、IL-6、IL-8、CSF 等细胞因子的分泌,共同参与炎症反应。当中性粒细胞被激活后,TNF-α 又能增强中性粒细胞的吞噬能力,促进中性粒细胞脱颗粒和释放溶酶体,增强中性粒细胞呼吸爆发,产生大量脂质代谢产物,介导毛细血管内皮细胞损害,破坏毛细血管内皮细胞的屏障功能,刺激内皮细胞释放大量组织因子,同时抑制纤溶活性,损害毛细血管的抗凝功能,引起微血管舒缩异常和微血栓形成。在此过程中,TNF-α 又能激活单核巨噬细胞及中性粒细胞自身再次释放 TNF-α、IL-1 等炎症介质(inflammation mediator),形成正反馈进一步释放大量促炎因子,放大和延续全身或局部炎症反应,最终导致炎症失控。目前认为创伤性休克后机体产生过量 TNF-α,引起呼吸循环衰竭,甚至加速死亡,机体内 TNF 水平与创伤性休克的死亡率呈正相关。TNF-α 被认为是创伤性休克发生时炎症介质"瀑布样"反应的始动因子,在病程进展中发挥着极为重要的作用。因此,早期监测、早期针对 TNF-α 采取干预措施有可能成为治疗创伤性休克的新思路。

(二)γ 干扰素

干扰素(interferon,IFN)是一类具有多种生物学活性的低分子量蛋白质。根据来源、序列、活

性等方面的区别，IFN 分为Ⅰ型 IFN、Ⅱ型 IFN 和Ⅲ型 IFN。γ干扰素（interferon-γ，IFN-γ）属于Ⅱ型干扰素，是一类主要由活化 T 细胞和 NK 细胞分泌的可溶性糖蛋白，由 6 个 α 螺旋（A-F）组成并以二聚体的形式发挥功能，其中螺旋 A-D 位于二聚体的一侧，而螺旋 E 和 F 位于另一侧参与二聚体的连接。其受体有 2 种亚型，分别为 IFN-γR1 和 IFN-γR2。IFN-γ 能激活多条信号途径，其中最广为人知的是 Janus 激酶/信号转导和转录激活因子（Janus kinase/signal transducer and activator of transcription，JAK-STAT）信号途径。JAK-STAT 通路能够将细胞膜表面的信号迅速带到细胞核中，参与基因的转录和翻译。JAK-STAT 信号通路活化，包括 IFN-γ 与受体结合组装成复合物，促使 JAK 磷酸化进而催化 IFN-γR 多个氨基酸的位点发生磷酸化修饰，IFN-γR 的磷酸化位点能够招募并激活信号转导因子 STAT，磷酸化的 STAT 组装成二聚体，进入细胞核与激活序列结合，诱导 JAK-STAT 通路激活，从而激活细胞的免疫应答。

IFN-γ 是创伤后机体最早产生的多功能细胞因子之一，它具有巨噬细胞激活因子的作用，协同诱导巨噬细胞 TNF-α 及 iNOS 表达。此外，IFN-γ 能显著增加单核细胞、巨噬细胞、血管内皮细胞等 MHC-Ⅱ 类抗原的表达，增强抗原递呈细胞 T 记忆细胞的相互作用，使细胞毒性 T 细胞功能增强，抑制 Th2 细胞形成，下调体液免疫应答等免疫调节作用。IFN-γ 作为 Th2 类细胞的特征性细胞因子，在创伤性休克的发病过程中对机体炎症免疫反应的发展方向和转归起到重要的决定作用。IFN-γ 作为免疫调节的重要环节，在创伤性休克的发展过程中的免疫稳态作用中也日益显示出重要作用。

（三）白细胞介素-1

白细胞介素-1（interleukin-1，IL-1；简称白介素-1），是隶属于白细胞介素的一种细胞因子。IL-1 是免疫炎症反应的初始调控因子，同时可以诱发创伤性休克后的炎症反应和机体防御反应。IL-1 可由多种细胞合成分泌，如单核细胞、巨噬细胞、成纤维细胞、软骨细胞等，其中以活化的单核巨噬细胞最为重要。创伤性休克发生后，体内炎症反应激活后，释放内毒素、肽聚糖（peptidoglycan）、酵母聚糖或免疫复合物等物质被吞噬细胞吞噬后，吞噬细胞被活化并合成分泌 IL-1。IL-1 作为一种致炎因子，其生物活性主要表现如下：① 刺激下丘脑部位血管内皮细胞释放前列腺素（prostaglandin，PG）引起发热；② 可使血管内皮细胞产生前列腺素、前凝血物质、抗纤蛇原抑制因子、血小板活化因子（PAF），促进弥散性血管内凝血（DIC）；③ 使碱性粒细胞释出组胺、中性粒细胞释出溶酶体酶，进一步损伤血管和组织；④ 兴奋促肾上腺皮质激素（adrenocorticotropic hormone，ACTH）/内啡肽中枢释放内啡肽，从而拮抗儿茶酚胺、使平滑肌松弛、血管渗透性增强，血压下降；⑤ 促使 TNF 产生，损伤血管内皮；⑥ 促进补体 C3 等的合成，损伤血管内皮；⑦ 促发骨髓中多核粒细胞成熟进入血液循环；⑧ 使辅助性 T 细胞（helper T cell，Th cell）产生 IL-2，使 B 细胞产生抗体。IL-1 这一系列促炎作用由此驱动全身的炎症反应，进而加速创伤性休克的发展。

IL-1 存在 IL-1α 和 IL-1β 两种异构体，其中 IL-1α 发挥自分泌信使功能，主要表达于细胞表面或位于细胞内；IL-1β 则是血浆和组织液中的主要形式，由细胞释放出来，通过细胞表面而发挥其功能效应。IL-1β 作为最强大的促炎症反应细胞因子之一，主要通过以下机制。

创伤性休克启动后，IL-1β 分泌增多，激活磷脂酶 A2 氧化降解花生四烯酸，破坏细胞膜磷脂双分子层，细胞膜流动性降低，且代谢产物前列腺素及白三烯，均能促进微血管通透性增加，导致血管通透性增加，使得血液成分穿越内皮细胞和基底膜渗漏，形成毛细血管渗漏性水肿；同时创伤性休克启动后，细胞有氧代谢供应瞬减，腺苷三磷酸（adenosine triphosphate，ATP）生成不足及糖酵解增强，导致细胞无氧代谢发生，造成细胞代谢功能障碍。此外，IL-1β 促进内皮细胞间黏附分子表达上调，并与白细胞的整合素 β2LFA-1（CD11a/CD18）/Mac-1（CD11b/CD18）结合，加强二者紧密黏附，随后白细胞迁移至缺血器官或病灶，触发炎症反应，进一步加重创伤性休克后的炎症反应程度。

创伤性休克启动后 IL-1β 可以和其他的细胞因子协同作用下促进 B 细胞和 T 细胞活化以及增加其他炎症因子的生成。IL-1β 经白细胞介素-1 受体相关激酶（interleukin-1 receptor-associated kinase，IRAK）通路活化 IκB 激酶（IκB kinase，IKK），使其介导 IκB-α 磷酸化和泛素化，最终使胞核内 NF-κB 表达上调,诱导 IL-8、TNF-α 等靶基因转录增加。研究发现,IL-1β 调控 PI3K/AKT 通路刺激 IL-6 等细胞因子,协同作用于病灶区域,加重破坏效应;既往研究显示,上调 IL-6 等前炎症细胞因子表达,可促使 JAK2 磷酸化,催化受体和 STAT3 酪氨酸残基均发生磷酸化,p-STAT3 进入细胞核后与靶基因启动子区特定的 DNA 序列结合,上调 IL-6、IL-1β 和 TNF-α 基因转录,这种恶性循环导致炎症持续存在,使受损细胞无法恢复。IL-1β 凭借其强大的促炎效应通过各个途径影响创伤性休克发生后的病理生理过程,推动体内炎症反应过度进行。

由此可见,细胞因子 IL-1,尤其是 IL-1β 的水平测定对诊断创伤性休克具有指导意义,并且与其严重程度相关。IL-1 在创伤性休克早期的发生发展过程中起着重要的推动作用。

(四)白细胞介素-6

1986 年白细胞介素-6(interleukin-6,IL-6;简称白介素-6)被 Hirano 首次发现,IL-6 作为一种多功能的炎症细胞因子,在机体的免疫调节,炎症反应,造血调控等过程中均发挥重要的作用。IL-6 是一种分子量为 26 000 的单链糖蛋白细胞因子,由 212 个氨基酸组成,可由多种细胞合成,包括单核细胞、巨噬细胞、淋巴细胞、成纤维细胞、角化细胞、内皮细胞、肠上皮细胞(intestinal epithelial cells,IEC)和一些肿瘤细胞。生理情况下,IL-1、TNF、IFN、DNA 病毒、RNA 病毒和细菌内毒素可刺激 IL-6 生成。急性炎症反应时,IL-6 的产生主要依赖单核细胞和巨噬细胞,而在慢性炎症反应时,T 细胞是 IL-6 的主要来源。

IL-6 通过与广泛表达于多种细胞表面的 IL-6 受体(IL-6 receptor,IL-6R)结合从而发挥多种生物学效应,IL-6R 通过活化胞内一系列信号蛋白分子实现 IL-6 反应基因的活化表达。IL-6 与跨膜的 IL-6 受体结合,由此产生 IL-6/IL-6R 复合物,该复合物与细胞膜上负责信号转导的糖蛋白 130(glycoprotein 130,gp130)结合,产生同源二聚化的 gp130,激活细胞内的信号转导通路。此外,IL-6 还可与血清中的可溶性 IL-6 受体(soluble form of IL-6R,sIL-6R)结合,当细胞表面无跨膜的 IL-6R 时,如血管内皮细胞,IL-6/sIL-6R 复合物与 gp130 结合,同样可激活 gp130 信号转导通路。IL-6 与其受体结合后,激活下游 Janus 激酶/信号转导和转录激活因子(JAK/STAT)、丝裂原活化蛋白激酶/外信号调节激酶(MAPK/ERK)和磷脂酰肌醇-3-激酶/蛋白激酶 B(PI3K/AKT)信号通路,通过这 3 条通路提高 NF-κB 的水平,激活的 NF-κB 进入细胞核内,进而调节基因的表达。

在创伤性休克的发展过程中,IL-6 作为一种重要的非特异性炎症因子,是炎症急性期合成的重要介质,参与创伤性休克的炎症病理过程。在创伤性休克发生过程中 IL-6 主要通过 4 个途径产生。①应激激活途径:组织细胞缺血、缺氧、激活 MAPK 与信号转导和转录激活因子(STAT)等信号转导通路,这些信号通路能够激活核因子 κB(NF-κB),促进 IL-6 基因表达,导致 IL-6 大量产生。②氧自由基激活途径:炎症因子能诱导氧自由基的产生,而氧自由基也能促进炎症因子的释放。③炎症因子的放大作用:炎症因子通过正反馈环路具有自我放大效应,并可将炎症细胞募集到受损脏器部位,使局部细胞因子增加、炎症反应效应增强。④自主神经系统的应激反应:创伤性休克发生时,机体交感神经兴奋及肾素-血管紧张素-醛固酮系统的激活,导致去甲肾上腺素增加,血管内皮细胞和平滑肌细胞表达 IL-6 增加,从而引起 IL-6 含量升高。

创伤发生时,大量产生的 IL-6 可发出从局部病变到全身的炎症信号并触发宿主的防御系统。IL-6 是创伤性休克早期非常重要的炎症介质。适当的 IL-6 水平可以使细胞和器官的炎症得到控制,当 IL-6 水平过高时又是引起机体器官功能损害的核心因子,对创伤的严重程度及预后判断起着重要作用。

IL-6 是血管壁损伤和免疫细胞之间的重要连接,IL-6 的跨信号转导通路可激活血管内皮细胞发挥促炎作用,IL-6/sIL-6R 刺激内皮细胞可使血管内皮-钙黏着蛋白磷酸化,血管内皮-钙黏着蛋白是介导相邻的同源细胞结合黏附的重要结构蛋白,而它的分解会导致血管渗漏。同时,IL-6 能增加血管内皮生长因子(vascular endothelial growth factor,VEGF)的产生。VEGF 和血管内皮-钙黏着蛋白的磷酸化会产生强烈的血管通透效应,从而引起组织压力升高,导致组织损伤。此外,IL-6 可诱导某些补体成分产生,并激活补体级联反应或凝血酶,从而增加内皮细胞的反应性,使血管平滑肌收缩,使肥大细胞释放组胺,从而增加血管通透性。血管通透性的增加将导致间质水肿、组织的压力升高,进而导致组织损伤。

在创伤性休克的获得性免疫反应中,IL-6 也同样扮演着重要的角色。IL-6 是促炎介质中的核心成员,能激活 T 淋巴细胞,诱导 B 淋巴细胞分化。通过旁分泌、自分泌方式作用于组织细胞,刺激细胞生长,促进细胞外基质增生,参与炎症反应。当 IL-6 升高时,将造成组织损害加重。IL-6 诱导活化的 B 细胞分化为免疫球蛋白,促进 B 细胞的特异性分化。IL-6 也是 T 细胞活化的辅助细胞,尤其重要的是通过与 TNF-α 协同作用促进 T 细胞的增殖。创伤发生后,IL-6 信号途径被激活,使 CD4+T 细胞向 Th17 细胞分化增加,分泌 IL-17,继而促进中性粒细胞的动员,增加中性粒细胞杀死能力,促进粒细胞迁移。在创伤和炎症过程中,IL-6 不仅激活中性粒细胞,而且还能延迟吞噬细胞对衰老和丧失功能的中性粒细胞的吞噬,从而加剧了创伤后炎症介质的产生,促进创伤后全身炎症反应综合征的发生。

综上所述,IL-6 作为一种多效的细胞因子,对维持机体的生理平衡具有十分重要的作用。IL-6表达和分泌的异常是创伤性休克发生关键重要因素。因此,对 IL-6 基因表达的调控及其抗体或拮抗剂的研究可以为创伤性休克的发病机制的研究提供重要的理论和实验依据,并可能为其诊断和治疗提供新的途径。

(五)白细胞介素-8

白细胞介素-8(interleukin-8,IL-8;简称白介素-8)是一种趋化性细胞因子(chmoattraetant cytokine,CXC/chemokine),属于 CXC-α 亚家族(又称 CXCL-8)。作为一种内源性趋化因子,IL-8 可以由单核/巨噬细胞、内皮细胞、角质细胞、成纤维细胞等分泌产生,参与炎症和体内的免疫防御反应。IL-8 受体(CXCR)是由 59 kDa 和 67 kDa 两个亚单位组成的二聚体糖蛋白,属于 G 蛋白偶联受体超家族,共有 2 个亚型,分别为 CXCR1 和 CXCR2。这两种受体皆属 G 蛋白偶联受体。受体 N 端在细胞外侧,C 端在细胞内,中段形成 7 个跨膜螺旋结构、3 个细胞外环和 3 个细胞内环,其羧基端部分和第 3 个细胞内环与 G 蛋白相偶联,除氨基端部分外,CXCR1 和 CXCR2 的氨基酸序列有85% 的同源性,IL-8 被受体识别的关键区域则分布在 N 端。IL-8 的生物学作用是通过与其受体CXCR1 和 CXCR2 特异性结合后实现的。IL-8 与其受体氨基端结合后,激活腺苷酸环化酶、多种磷脂酶等产生第二信使 cAMP、DAG 等,通过影响腺苷酸环化酶-cAMP-PKA、PLC-DAG-PKC、PLC-IP3、Ca^{2+} 以及 PI-3K-PKB 等信号转导通路发挥其生物学效应,在创伤性休克的炎症反应中发挥重要作用。

IL-8 作为一种最主要的趋化因子,对中性粒细胞、T 淋巴细胞、嗜碱性粒细胞等细胞有趋化作用,在休克的病理生理过程中扮演重要角色。IL-8 对中性粒细胞具有明显趋化作用,它能够促进中性粒细胞形态改变,触发脱颗粒、表面黏附分子的表达及活性氧分子产物生成增加,激活中性粒细胞释放大量的超氧化物酶及蛋白酶等物质,增加中性粒细胞的穿透力,通过直接或间接的途径促使中性粒细胞进入组织间隙和炎症区域。IL-8 还能促进黏附分子(CD11a、b、c/CD18)的表达,增加中性粒细胞与内皮细胞和内皮下基质蛋白的黏附作用;并能趋化嗜碱性粒细胞,促进其释放组胺与白三烯,从而引起毛细血管膜损伤,导致大量蛋白及细胞成分渗透到肺血管外,促进血管通透性的增加,导致组织间隙水肿的形成与发展此外,此外,IL-8 作为一种重要的细胞因子,IL-1、IL-6、TNF-α 等都可以刺激它的产生,并与其他相关的炎症趋化因子在炎症反应中起着直接的介导作用,目前一致认为 TNF-α、IL-1、IL-6 诱发的炎症反应在很大程度上是通过 IL-8 为代表的趋化因子所介导完成的。IL-8 对循环血液中表达 CXCR1 和(或)CXCR2 的中性粒细胞、嗜碱性粒细胞和 T淋巴细胞等均表现出强烈的趋化作用。而上述这些生物学活性均与创伤性休克反应过程的炎症反应密切相关。因此抑制 IL-8 生成,减少中性粒细胞在损伤组织局部的内聚集,降低炎症反应,是创伤性休克临床治疗中需要考虑的重要环节之一。

(六)白细胞介素-12

白细胞介素-12(interleukin-12,IL-12;简称白介素-12)是 1990 年由美国 Stem 等领导的研究小组发现的一个细胞因子,按其基本生物学作用,最初称为自然杀伤细胞刺激因子或细胞毒性淋巴细胞成熟因子。IL-12 是目前发现的对体内免疫活性细胞诱导和调节作用最强、作用范围最广的细胞因子,具有调节和介导天然免疫与获得性免疫的作用。IL-12 是由两个亚单位构成的异源二聚体,也是迄今为止所发现的少数几个异源双链细胞因子之一,其中一个为 β 亚单位,分子量40 000,具有受体结合样活性;另一个为 α 亚单位,分子量 35 000,负责 IL-12 的生物活性;两个亚单位由 1 个分子间二硫键连接。IL-12 受体是 IL-12Rβ1 和 IL-12Rβ2 组成的二聚体,其中 β 亚基结合 IL-12Rβ1,α 亚基与 IL-12Rβ2 结合,单独的一个亚基结合受体为低亲和力,只有两者共表达后才能产生 IL-12 高亲和力结合的位点。IL-12 与受体结合后,主要是通过细胞内 JAKS-STAT4(酪氨酸蛋白激酶-信号转导和转录激活因子 4)信号转导途径发挥生物学效应,IL-12 与其受体的相互作用引起 JAK2 磷酸化而激活,进而催化受体发生酪氨酸磷酸化,募集含 SH2 结构域的 STAT4,使其在 JAK2 的作用下发生磷酸化,磷酸化的 STAT4 在胞质形成同源二聚体进入胞核,调节启动子对 NF-κB 的募集,进而促进基因的转录、表达而发挥作用。

多种细胞,包括单核细胞、巨噬细胞、中性粒细胞以及一些抗原提呈细胞如树突状细胞(dendritic cell,DC)、朗格汉斯细胞、B 细胞等都能分泌产生 IL-12。创伤性休克发生后,IL-12 可以调节 NK 细胞活化、T 细胞增殖和细胞因子的产生以及 B 细胞抗体产生,具有很强的免疫调节功能。IL-12 可直接作用于中性粒细胞,使其吞噬、杀菌能力增强;作用于自然杀伤细胞使其合成大量 IFN-γ,IFN-γ 反馈地使多种细胞产生大量 IL-12。IL-12 还是启动细胞介导的免疫反应的一个关键的细胞因子,IL-12 可以诱导 CD4$^+$Th 细胞向 Th1 分化,同时抑制 IL-4、IL-5 等细胞因子的分泌从而抑制 Th2 细胞产生和特异性 IgE 的合成。IL-12 在 Th 细胞亚群的分化过程中也起着关键的作用,可以直接抑制 Th2 型细胞因子 IL-4、IL-5、IL-10 等生成,并促进 Th1 型细胞因子 IFN-γ 和 IL-2 的产生,增强 Th1 细胞的免疫应答,被认为是促使 T 辅助细胞向 Th1 分化的使动因子。

创伤性休克发生时内源性抗炎症介质的释放,压制系统性炎症反应的发生。炎症介质正负反馈平衡是调节细胞损伤和影响临床结果的关键因素。IL-12 通过上述过程增强抗原提呈细胞的活性,促进 Th1 细胞的分化,活化中性粒细胞,促进促炎症介质的产生,并抑制 Th2 细胞的活化与功能,是体内炎症强有力的推动者,因而在创伤性休克的一系列免疫炎症反应中发挥重要作用。

(七)白细胞介素-18

1995 年 Okamura 等从热灭活的丙酸杆菌致敏后再注射脂多糖的裸鼠肝细胞中分离并克隆出一种新的前炎症细胞因子,它是一种能够诱导 T 淋巴细胞和 NK 细胞产生干扰素-γ 的细胞因子并将其命名为 γ 干扰素诱导因子(IFN-gamma inducing factor,IGIF),后来发现该因子还有诱导 γ 干扰素以外的许多生物学作用,而被重新命名为白细胞介素-18(interleukin-18,IL-18;简称白介素-18)。人类 IL-18 基因位于 llq22.2-q22.3 染色体上,具有与 IL-1 相似的 β-三叶草型空间结构,由 12 股 β 折叠链形成。有研究表明,IL-18 前体无生物活性,分子量为 24 000,无活性的前体经过 IL-1β 转化酶去除含有 36 个氨基酸的前导序列,转换为分子量为 18 000 的具有生物活性的成熟 IL-18,IL-18 通过与其受体,即 IL-18R 的结合来发挥其作用。IL-18 受体 IL-18R 由配体链接领域 α 链和信号转导领域 β 链组成。当 IL-18 连接到 IL-18Rα,IL-18Rβ 转导其信号来刺激 MAPK 通路,从而启动了通过 IL-18 受体激活激酶的反应,最终使核因子 κB(NF-κB)转位至细胞核内,诱导许多基因表达,从而发挥其生物学效应。

IL-18 广泛分布于人体的多种器官、组织及细胞中,IL-18 可由多种细胞如 Th1 细胞、B 细胞、自然杀伤细胞、活化的巨噬细胞、皮肤角质细胞、成骨细胞、血管平滑肌细胞、树突状细胞、库普弗细胞等产生,在成人胰腺、肾、脾、骨骼肌、肝、肺中均发现有 IL-18 mRNA 的表达。IL-18 在体内的生理效应主要有诱导 Th1 和 Th2 的增殖并调控其免疫应答以及加强 FasL 介导的 NK 细胞的细胞毒作用。此外,IL-18 还能通过与 Fas/FasL 系统的相互作用,进一步影响 T 细胞和 B 细胞的凋亡,从而达到免疫增强的生物学作用。

在创伤性休克的进展过程中,IL-18 在固有和适应性免疫之间发挥重要作用,并且是细胞和体液免疫的重要调节物质之一。IL-18 对 T 细胞的作用主要表现为激活 Th1 细胞介导的细胞免疫,促进 Th1 细胞诱导产生 γIFN、TNF-α、IL-2、IL-6 和 GM-CSF 等细胞因子,同时促进 Th1 细胞增殖分化。IL-18 对 NK 细胞的作用主要表现为可促进 NK 细胞增殖,调节 NK 细胞的杀伤活性,通过促进 FasL 的表达,直接增强 NK 细胞的杀伤功能,从而增强 NK 细胞对 Fas 阳性细胞的杀伤作用。此外,IL-18 还能调节 B 细胞免疫球蛋白的分泌,抑制活化的 B 细胞产生 IgE。上述这些变化会造成局部的炎症反应和器官的损害,导致机体系统的损害。

IL-18 是一种多功能和多效应的细胞因子,在创伤性休克的过程中促进炎症反应的进展。尤其 IL-18 对 T 细胞及 NK 细胞等细胞免疫的作用,对于创伤性休克的发生发展过程,具有重要的促进作用,是推动病程发生的重要促炎症因子之一。

二、抗炎症细胞因子的来源、结构及其在创伤性休克中的作用

(一)白细胞介素-4

白细胞介素-4(interleukin-4,IL-4;简称白介素-4)是在 T 淋巴细胞培养上清液中发现的一种促进 B 淋巴细胞增殖的因子,成人 IL-4 分子是由 129 个氨基酸残基组成、分子量为 18 000 ~ 19 000 的一种糖蛋白,有 2 个糖基化点,含有 6 个半胱氨酸,参与分子内二硫键的组成。IL-4 是由 T 细胞亚群、B 细胞和肥大细胞分泌的多效性细胞因子,是促进体液免疫的特征性细胞因子。

Th1 与 Th2 细胞间免疫反应失衡是导致创伤性休克发生发展的免疫学基础之一。在人体免疫系统中,Th1 和 Th2 分属两个不同的 $CD4^+T$ 细胞亚群,分泌不同的细胞因子,起着不同的调节作用。Th1 细胞以介导细胞免疫反应为主,Th2 细胞以调节体液免疫反应为主。在机体正常情况下,Th1/Th2 细胞的功能状态平衡,创伤性休克发生后这种平衡被打破,偏向 Th1 或 Th2 一方,这种免疫失衡的状态称为 Th1/Th2 平衡漂移。由于平衡漂移状态的产生,体内细胞因子网络也随之发生复杂变化,并与创伤性休克的发生和进展密切相关。IL-4 是 Th2 细胞分泌的细胞因子代表,在创伤性休克病程中起抑制炎症免疫应答的作用。IL-4 能促进 Th2 细胞发育分化并抑制 Th1 细胞分化,新转化的 Th2 细胞的形成反过来又分泌出更多的 IL-4,因此说 IL-4 是创伤性休克病程中导致免疫失衡的关键细胞因子。除此之外,IL-4 也是一种重要的抗炎症细胞因子,可强烈抑制 IL-1、IL-6、IL-8 和 TNF-α 等炎症介质合成等而发挥其抗炎作用,引发体内炎症反应失衡进一步加重。

(二)白细胞介素-10

白细胞介素-10(interleukin-10,IL-10;简称白介素-10)是近年来发现的具有抗炎作用的细胞因子,也称之为细胞因子合成抑制因子,最初发现是由 Th2 细胞产生的。近年的研究表明,许多组织和细胞都可产生 IL-10,在适应性免疫应答系统中 Th1、Th2、Th17、Treg、Th9 以及 $CD8^+T$ 细胞和 B 细胞均可以产生 IL-10。另外固有免疫系统中树突状细胞(DC)、巨噬细胞、肥大细胞、NK 细胞、嗜酸性粒细胞和中性粒细胞均可表达 IL-10。其他非免疫细胞包括角质形成细胞(keratinocyte,KC)、上皮细胞及肿瘤细胞也产生 IL-10。巨噬细胞和单核细胞是人内源性 IL-10 产生的主要细胞,IL-10 广泛的细胞和组织分布性也提示它在下调炎症反应中发挥着关键的作用。

人类 IL-10 是一个含有 178 个氨基酸的单链糖蛋白,分子量约 35 000,是由两个单体以非共价键形式结合而成的二聚体,包含两个"V"形结构域,每个结构域包含 6 个螺旋结构。IL-10 受体由 IL-10R1 和 IL-10R2 两条不同的链组成,IL-10 与 IL-10 受体的结合分为 2 步:首先 IL-10R1 以高度特异性与 IL-10 结合,IL-10/IL-10R1 的交互作用改变了 IL-10 的空间构造,继而与 IL-10R2 结合。IL-10 和 IL-10 受体结合可以磷酸化 JAK1 和 TYK2 途径,进而激活信号转导和转录激活因子 3(signal transducers and activators of transcription-3,STAT3),活化的 STAT3 通过激活信号转导淋巴细胞激活分子(signaling lymphocyte activating molecule,SLAM)、微小异源二聚体伴侣基因 1(small heterodimer partner gene-1,SHP-1)、细胞因子信号转导抑制因子 3(suppressor of cytokine signaling,SOCS3)等介导 IL-10 的生物学功能。SLAM 激活 SHP-1,可以去磷酸化和失活共刺激因子受体

CD28、可诱导共刺激分子(inducible costimulator,ICOS)和 CD2,而去磷酸化又可以抑制磷脂酰肌醇-3-激酶(phosphatidylinositol-3-kinase,PI3K)的募集从而阻断共刺激因子信号通路。同时,SOCS3不仅可以抑制 STAT 依赖的炎症因子 IL-6、TNF-α 和 IL-1β 的信号通路,还可以抑制 IL-23R 及 Th17 细胞表达 IL-17,使得促炎因子产生减少,进而发挥免疫抑制功能。虽然 JAK-STAT 通路在介导 IL-10 的免疫条件作用时发挥重要的作用,但是也存在其他的信号通路参与了 IL-10 介导的免疫应答。对于 CD3+T 细胞,IL-10 可以通过抑制 IKB 激酶的活化和抑制 NF-κB 的 DNA 相互结合的能力来阻断 NF-κB 的活化功能。IL-10 还可以诱导 CD34+ 前体细胞和生发中心 B 细胞 Bcl-2 的表达以及 c-fos 在人 B 细胞的表达。由此可见,IL-10 可以通过不同的信号途径对多种细胞的发育和功能的发挥起重要的作用。

创伤性休克发生后,IL-10 激活产生以抵消体内过度释放的炎症细胞因子的潜在有害影响,避免机体过度的免疫损伤。几乎所有的单核巨噬细胞都是 IL-10 抑制性作用的靶细胞,IL-10 能够抑制单核巨噬细胞的释放免疫介质和抗原提呈的功能发挥。此外,IL-10 能增强单核巨噬细胞的吞噬作用,进而促进各种受体的表达,并且这些受体能够与调理素或非调理素结合的病原微生物相结合,将病原微生物摄取入胞,进一步抑制或杀伤这些摄取的微生物。IL-10 可以直接作用于 T 细胞,不依赖于其对抗原提呈细胞的抑制。此外,它还能抑制 CD4+T 细胞的增殖和细胞因子的合成,包括抑制 Th1 细胞产生 IL-2 和 IFN-γ,以及抑制 Th2 细胞产生 IL-4 和 IL-5。在中性粒细胞中,IL-10 能抑制炎症介质的产生,从而抑制由介质释放而引起的 TNF-γ 及 IL-1β 等促炎症细胞因子的产生。此外,IL-10 能抑制各种趋化中性粒细胞化学因子释放,也能够抑制环氧合酶-2 和前列腺素 E$_2$ 的合成。在嗜酸性粒细胞中,IL-10 能抑制各种炎症介质(如 TNF-γ、GM-CSF 等)的产生,进而避免了炎症反应的进一步发展与加重。

IL-10 是体内重要的抗炎症细胞因子之一,具有较强的免疫抑制和抗炎作用,对多种免疫细胞、内皮细胞、组织成纤维细胞等细胞有直接的抗炎和免疫抑制特性。在创伤性休克免疫调节及防御功能上存在双向调节功能,一方面作为免疫调节反馈因子通过抑制机体的免疫反应而保护宿主在创伤发生后的炎症反应不用过度损伤机体,另一方面可以加强免疫防御功能来提高机体在创伤后的应激抵御能力。鉴于 IL-10 广泛的免疫调节作用,近年来对其在创伤性休克发生和发展过程中所发挥的功能也备受关注。这不仅有助于我们更深入的认识该病的发病机制,而且也为临床治疗提供了重要的理论依据,更有助于人们探索其在创伤性休克中的应用前景。

(三)白细胞介素-13

白细胞介素-13(interleukin-13,IL-13;简称白介素-13)在 1993 年由人类活化的 T 淋巴细胞分子克隆被首次发现和描述,人 IL-13 由 132 个氨基酸组成,分子量为 12 000,其基因定位于染色体 5q31,全长为 4.6 kb,由 4 个外显子和 3 个内含子组成。IL-13 主要由活化的 Th2(CD4+)淋巴细胞分泌,活化的单核细胞、CD8+ 细胞、B 细胞等也可分泌少量的 IL-13。IL-13 通过与细胞表面的 IL-13 受体结合而发挥其生物效应,由于 IL-4 也能与该受体结合,故亦称为 Ⅱ 型 IL-4 受体。IL-13 受体(IL-13R)是异源二聚体复合物,由 IL-4Ra 链和 IL-13 结合蛋白 IL-13Ra1 和 IL-13Ra2 组成。IL-13Ra1 包含 427 个氨基酸,与 IL-13 为低亲和力结合;IL-13Ra2 包含 380 个氨基酸,在缺乏 IL-4Ra 链时与 IL-13 以高亲和力结合,但它在信号转导中作用不大。IL-4Ra 只与 IL-4 结合,而不与 IL-13 结合。但 IL-13 通过活化其他细胞因子受体(如 IL-13Ra1 或 IL-2Rγ)可使 IL-4Ra 发生异二聚化,并主要通过 IL-4Ra 转导信号。IL-13 首先结合低亲和力的 IL-13al 链,然后 IL-4 与 IL-4Ra 结合。IL-13 与其受体复合物结合后,激活胞内的 3 条信号通路,即酪氨酸激酶/信号转导与转录激活因子(JAK/STAT)途径、磷酸肌醇-3 激酶(PI3K)途径和丝裂原活化蛋白激酶(mitogen-activated protein kinase,MAPK)途径。在 JAK/STAT 途径中,非受体酪氨酸蛋白激酶 2(tyrosine kinase 2,TYK2)与酪氨酸激酶1首先被激活,随后活化 STAT6。在 PI3K 途径中,胰岛素受体底物(insulin receptor substrate,IRS)是一种结合蛋白,将与其中酪氨酸磷酸化的 IL-4Ra 结合,IRS-2 参与 Th2 细胞的分化。在 MAPK 途径中,首先激活胞外信号调节激酶(ERK1/2)或者丝裂原活化蛋白激酶 P38,这些活化的激酶随后在免疫细胞中诱导炎症介质的释放,进而发挥其生物学效用。

创伤性休克发生后,IL-13 主要由激活的 T 细胞、肥大细胞和 B 细胞产生,在炎症、免疫及效应细胞增殖等方面发挥调节作用。创伤性休克发展过程中,IL-13 主要生物学作用为:①诱导单核细胞,尤其是 $CD4^+T$ 细胞向 Th2 方向进行分化,抑制促炎症细胞因子、趋化性细胞因子和 NO 等炎症介质产生;②减弱炎症因子如 IL-1β、IL-8 及 TNF-α 的分泌,降低 IL-1 和 TNF-α 的致热源作用;③诱导 B 细胞增殖/分化和抗体类型转换,促进 IgG、IgM、IgA 和 IgE 产生;④促进 B 细胞表达 CD23、CD72 和 MHC-Ⅱ类分子;⑤增强 NK 细胞杀伤活性;⑥协同 G-CSF 及 GM-CSF 的细胞集落形成效应。

随着对 IL-13 生物学特性认识的不断深入,IL-13 在创伤性休克发病机制中的重要地位已经得到认可。因此,通过对其发病机制的认识,希望为创伤性休克治疗提供一条新的有效途径。

(四)白细胞介素-35

白细胞介素-35(interleukin-35,IL-35;简称白介素-35)是一种由 Collison 等学者于 2007 年新发现的细胞因子,IL-35 作为 IL-12 细胞因子家族新成员,自报道以来很快便成为免疫研究领域的热点问题。IL-35 与 IL-12 家族其他成员 IL-12、IL-23 和 IL-27 一样,均为异源二聚体蛋白,其在结构上是由 EB 病毒诱导基因 3(Epstein-Barr virus-induced gene 3,EBI3)蛋白和 IL-12p35(IL-12α)亚基组成。尽管与 IL-12 家族其他成员有共同的配体和结构特征,IL-35 的表达和分泌的方式不同。IL-12 家族其他成员主要由巨噬细胞、单核细胞和树突状细胞(DC)等抗原提呈细胞(antigen presenting cell,APC)在被病原体激活后产生,而 IL-35 则主要由调节性 T 细胞($CD4^+CD25^+Foxp3^+$ nTregs)直接分泌,少数由活化的 B 细胞、内皮细胞、平滑肌细胞和单核细胞分泌。IL-35 的信号转导主要通过 P35 和 EBI3 亚基分别与相应受体的不同部位结合,相互作用后诱导的酪氨酸蛋白激酶(JAK)家族蛋白依赖的磷酸化作用,JAK 家族(JAKs)活化后激活信号转导及转录激活因子(STAT)(如 STAT1 和 STAT4),STAT 与其受体结合并在 JAK 激酶的作用下实现其磷酸化,两个磷酸化的 STAT 分子形成同异二聚体并离开受体进入细胞核,在核内他们与靶基因的启动子中特异的 DNA 序列结合,从而调节细胞因子特异的基因表达和相应的生物学效应。

与其他 IL-12 家族的促炎症细胞因子不同,IL-35 在创伤性休克的发生过程中,作为抑制性细胞因子发挥着独特的免疫抑制功能。IL-35 的功能主要表现为抑制效应性 T 细胞的增生和分化,以及抑制 Th17 细胞的增殖和分化,从而抑制促炎症细胞因子的表达与分泌。体内炎症反应激活后,初始 $CD4^+T$ 细胞可分化为 Th1、Th2、Th17 和 Treg 细胞,Th1 相关的细胞因子 γ 干扰素(IFN-γ)和肿瘤坏死因子-α(TNF-α)及 Th17 相关的细胞因子 IL-17 和 IL-22 参与免疫应答和某些炎症的发生,Th2 相关的细胞因子 IL-4、IL-5 和 IL-13 及 Treg 细胞相关的细胞因子/转化生长因子-β(transforming growth factor-β,TGF-β)和 IL-10 则参与免疫应答的负调节。IL-35 最首要的生物学作用是维持 T 细胞稳态,它使早期 T 细胞停留在细胞周期 G_1 期,阻碍 Th1 和 Th17 细胞增殖,通过抑制 GATA3 和 IL4 表达,阻碍 Th2 细胞的形成和分化,还可调控 Th1、Th2 向调节性 T 细胞转化。现已证实维甲酸孤核受体 α(rethinoic acid receptor-related orphan receptor α,ROR-α)和维甲酸孤核受体 γt(rethinoic acid receptor-related orphan receptor γt,ROR-γt)是调节 Th17 细胞分化及功能的特异性转录因子,IL-35 可通过抑制 ROR-α 和 ROR-γt 影响 Th17 细胞分化,进而直接抑制促炎因子 IL-17 的产生。现有的研究显示,Treg 细胞在调节创伤性休克过程中系统免疫耐受方面是不可或缺的,IL-35 是由 Treg 细胞分泌的抑制因子,也是 Treg 细胞发挥抑制作用所必需的细胞因子,反过来它也能促进 Treg 细胞的大量产生。

综上,IL-35 的免疫抑制、免疫调节及抑制炎症的作用,通过扩增 Treg 细胞以及抑制 Th17 细胞分化来阻止创伤性休克初期过度的自身免疫反应,进而阻止机体的免疫损伤。新型免疫抑制因子 IL-35 作为 10 余年来免疫学领域的重要发现,为创伤性休克发生后的体内免疫炎症反应治疗提供了一个新的治疗靶点。

目前,创伤性休克仍然是临床医师和研究人员面临的巨大挑战,虽然对创伤性休克的病理生理学机制和临床治疗进行了大量研究,然而迄今为止其发病率和死亡率仍然居高不下。临床上尚无有效而特异的药物或治疗方法,因而针对其发病机制的中心环节——炎症介质及细胞因子的研究一直成为人们关注的焦点。这些研究虽然在个别临床试验中能降低死亡率,但未被大规模的随机对照试验所证实。临床试验中也未得到充分的证实,由于细胞因子数量及其种类繁多相互作用复杂,形成了一个级联的网络系统,仅能针对几种细胞因子或介质的治疗难以阻止创伤性休克的发展。因而,进一步研究细胞因子网络的信号机制、研制新型速效抗细胞因子药物、基因治疗和寻找新的治疗靶点,将成为治疗创伤性休克的研究方向,当然,临床治疗是一个复杂的过程,不仅要靠阻断细胞因子网络,还需考虑及时、有效、全面的治疗。

参考文献

[1]曹雪涛.医学免疫学[M].北京:人民卫生出版社,2013.

[2]金惠铭,王建枝.病理生理学[M].6版.北京:人民卫生出版社,2006.

[3]吴阶平,裘法祖.黄家驷外科学[M].6版.北京:人民卫生出版社,2004.

[4]吴在德,吴肇汉.外科学[M].7版.北京:人民卫生出版社,2008.

[5]陈洪雷,潘铁文,徐志飞.一氧化氮治疗急性呼吸窘迫综合征的临床进展[J].创伤外科杂志,2011,13(4):374-377.

[6]陈潇毅,陈云飞.血管活性肠肽免疫调节作用的研究进展[J].细胞与分子免疫学杂志,2012,28(10):1107-1108.

[7]郝昱芳,耿立霞.脓毒症中介质的最新研究进展[J].中华危重症急救医学,2016,28(2):188-192.

[8]黄河玉,方峰.补体在适应性免疫中的调节作用[J].中国免疫学杂志,2016,32(4):600-608.

[9]景亚武,易静,高飞,等.活性氧:从毒性分子到信号分子ROS与细胞的增殖、分化和凋亡及其信号转导途径[J].细胞生物学杂志,2003,25(4):197-202.

[10]李娜,王庚,金连弘.腺苷受体信号通路和免疫细胞上腺苷受体的调节[J].细胞与分子免疫学杂志,2015,31(8):1133-1136.

[11]李树铁,张立民,赵自刚,等.一氧化氮在休克血管低反应性发生机制中的作用[J].中国老年医学杂志,2015,16(8):4693-4695.

[12]吕艳青,栗原博.组胺在机体免疫反应中的作用[J].中国药理学通报,2007,23(1):13-16.

[13]马樱,金伯泉.IL-12家族新成员及其在免疫应答中的重要调节作用[J].细胞与分子免疫学杂志,2008,24(11):1129-1132.

[14]陶迎秋,梁统,周克元.花生四烯酸三条代谢通路在炎症反应中的作用[J].国际免疫学杂志,2010,33(4):303-307.

[15]王慧,吴长有.白细胞介素-10免疫调节功能的研究进展[J].国际免疫学杂志,2010,33(4):315-319.

[16]王小茜,邢陈,黎燕,等.IL-12家族在自身免疫性疾病中的免疫调节作用[J].军事医学,2015,39(8):637-639.

[17]吴华,陈筱青.白三烯及其受体拮抗剂在肺部疾病中作用的研究进展[J].中华妇幼临床医学杂志:电子版,2017,13(2):234-239.

[18]张洪远,崔晓光.组胺在缺血再灌注损伤中作用研究进展[J].中华实用诊断与治疗杂志,2015,29(2):111-113.

[19]张伟洁,郑宏.IL-6介导免疫炎症反应作用及其与疾病关系的研究进展[J].细胞与分子免疫

学杂志,2017,33(5):699-703.

[20] 钟斐,蒋瑾瑾. 组胺及组胺受体对免疫系统调节作用[J]. 中华临床医师杂志:电子版,2013,7(21):9753-9755.

[21] ADRIAN O'HAR A,FEI-LING L I M,DAWN J,et al. Stimulation of inflammatory gene expression in human preadipocytes by marcrophage-conditioned medium:upregulation of IL-6 production by macrophage-drived IL-1beta [J]. Mol Cell Endocrinal,2012,349(2):239-247.

[22] AKDIS C A,BLASER K. Mechanisms of interleukin-10-mediated immune suppression [J]. Immunology,2001,103(2):131-136.

[23] AKSENTIJEVICH I,MCDENRMOTT M F. Lessons from characterization and treatment of the autoinflammatory syndromes [J]. Current Opinion in Rheumatology,2017,29(2):187.

[24] BASHASHATI M,REZAEI N,BASHASHATI H,et al. Cytokine gene poly-morphisms are associated with irritable bowel syndrome:a systematic review and meta-analysis [J]. Neurogastroenterol Motil,2012,24(12):1102.

[25] BLAHOIANU M A,RAHIMI A A,KOZLOWSKI M,et al. IFN-gamma-induced IL-27 and IL-27 p28 expression are differentially regulated through JNK-MAPK and PI3K pathways independent of JAK/STAT in human monocytic cells [J]. Immunobiology,2014,219(1):1-8.

[26] BLOTT E J,GRIFFITHS G M. Secretorylysosomes[J]. Nature Reviews,2002,3(2):122-131.

[27] BLUM A,SETIAWAN T,HANG L,et al. Interleukin-12 and Iterleukin-23 induction of substance P synthesis in murine T cells and macrophages is subject to IL-10 and transforming growth factor beta regulation [J]. Infect Immun,2008,76(8):3651-3656.

[28] BONIFACE K,BAK-JENSEN KS,LI Y,et al. Prostagland in E2 regualtes Th17 cell differentiation and function through cyclic AMP and EP2/EP4 receptor signaling[J]. Exp Med,2009,206(3):535-548.

[29] BORN T L,THOMASSEN E,BIRD T A,et al. Cloning of a novel receptor subunit,AcPL,required for interleukin-18 signaling [J]. Biol Chem,1998,273(45):29445.

[30] BRECHTER A B,PERSSON E,LUNDGREN I,et al. Kinin B1 and B2 receptor expression in osteoblasts and fibroblasts is enhanced by interleukin-1 and tumor necrosis factor-alpha [J]. Bone,2008,43(1):72-83.

[31] BRIGHTLING C E,SAHA S,HOLLINS F. Inteleukin-13:prospects for new treatments [J]. Clin Exp Allergy,2010,40(1):42-49.

[32] CALDER D C. Polyunsaturatedfattyacids and inflammatory processes:new twists in an old tale [J]. Biochimie,2009,91(6):791-795.

[33] CARROL M C,ISENMAND E. Regulation of humoral immunity by complement[J]. Immunity,2012,37(2):199-207.

[34] CARROLL M C. The complement system in regulation of adaptive immunity [J]. Nat Immunol,2004,5(10):981-986.

[35] CENCI S,TORALDO G,WEITZMANN W N,et al. Estrogendeficienty induces bone loss by increasing T cell proliferation and lifespan through IFN-gamma-induced class Ⅱ transactivator [J]. Pro Natl Acad Sci USA,2003,100(18):10405-10410.

[36] CHAMPANGNE B,TREMLAY P,CANTIN A,et al. Proteolytic cleavage of ICAM-1 by human neutrophil elastase[J]. J Immunal,2004,161(11):6398-6405.

[37] CHAO J,BLEDSOE G,YIN H,et al. The tissue kallikrein-kinin system protects against cardiovascular and renal diseases and ischemic stroke independently of blood pressure reduction [J]. Biol Chem,2006,387(6):665-675.

[38]CHAO J,CHAO L. Kallikrein-kinin in stoke,cardiovascular and renal disease[J]. Exp Physiol, 2005,90(3):291-298.

[39]CHATURVEDI V,COLLISON L W,GUY C S,et al. Cutting edge:Human regulatory T cells require IL-35 to mediate suppression and infectious tolerance [J]. J Immunol,2011,186(12):6661-6666.

[40]CHIOLEAIN N N,REDMOND H P. Cell response to surgery [J]. Arch Surg,2006,141(11):1132-1140.

[41]CHO D,SONG H,KIM Y M,et al. Endogenous interleukin-18 modulates immune escape of murine melanoma cells by regulating the expression of Fas ligand and reactive oxygen intermediates [J]. Cancer Res,2000,60(10):2703.

[42]CHUA A O,CHIZZONITE R,DESAI B B,et al. Expression cloning of a human IL-12 receptor component:a new member of the cytokine receptor superfamily with strong homology to gp130 [J]. J Immunol,1994,153(1):128-136.

[43]CHUA A O,WILKINSON V L,PRESKY D H,et al. Cloning and characterization of a mouse IL-12 receptor-beta component [J]. J Immunol,1995,155(9):4286-4294.

[44]CLAUS R A,RUSSWURM S,DOHRN B,et al. Plasma platelet-activating factor acetylhydrolase activity in critically ill patients [J]. Crit Care Med,2005,33(6):1416-1419.

[45]COLLISON L W,DELGOFFE G M,GUY C S,et al. The composition and signaling of the IL-35 receptor are unconventional [J]. Nat Immunol,2012,13(3):290-299.

[46]COLLISON L W,WORKMAN C J,KUO T T,et al. The inhibitory cytokine IL-35 contributes to regulatory T-cell function [J]. Nature,2007,450(22):566-569.

[47]DAINES M O,TABATA Y,WALKER B A,et al. Level of expression of IL-13R alpha 2 impacts receptor distribution and IL-13 sigaling [J]. J Immunol,2006,176(12):7495-7501.

[48]DEFRANCE T,CARAYON P,BILLIAN G,et al. Interleukin 13 is a B cell stimulating factor [J]. J Exp Med,1994,179(1):135-143.

[49]DELGADO M,GANEA D. Vasoactive intestinal peptide and pituitary adenylate cyclase activating polypeptide inhibit T cell-miediated cytotoxicity by inhibiting Fas ligand expression [J]. J Immunol,2000,165(1):114-123.

[50]DELGADO M,LECETA J,GOMARIZ R P,et al. Vasoactive intestinal peptide and pituitary adenylate cyclase-activating polypeptide stimulate the induction of Th2 responses by up-regulating B7.2 expression [J]. J Immunol,1999,163(7):3629-3635.

[51]DELGADO M,POZO D,GANEAD. The significance of vasoactive intestinal peptide in immunomodulation [J]. Pharmacol Rev,2004,56(2):249-290.

[52]DERETIC V,JIANG S,DUPONT N. Autophage intersections with conventional and unconventional secretion in tissue development,remodeling and inflammation[J]. Trends Cell Biol,2012,22(8):397-406.

[53]DINARELLO C A. Blocking IL-1 in systemic inflammation [J]. The Journal of Experimental Medicine,2005,201(9):1355-1359.

[54]DING Y,CHEN D,TARCSAFALVI A,et al. Suppressor of cytokine signaling 1 inhibits IL-10-mediated immune responses[J]. J Immunol,2003,170(3):1383-1392.

[55]FERNANDES D,ASSREUY J. Nitric oxide and vascular reactivity in sepsis [J]. Shock,2008,30(1):10-13.

[56]FERRY X,BREHIN S,KAMEL R,et al. G protein-dependent activation of mast cell by peptides and basic secretagogues [J]. Peptides,2002,23(8):1507-1515.

[57]FERSTL R,ADKIS CA,O'MAHONY L. Histamine regulation of innate and adaptive immunity[J].

Front Biosci,2012,17(1):40-53.

[58]FEUERSTEIN G Z,LIU T,BARONE F C. Cytokines inflammation and brain injury:role of tumor necrosis factor-alpha[J]. Cerebrovasc Brain Metab Rev,1994,16(4):341-360.

[59]FILIP M B. Overview on 5-HT receptors and their role in physilolgy and pathology of the central nervous system[J]. Pharmacol Rep,2009,61(5):761-777.

[60]FOGAL B,HEWETT S J. Interleikin-1beta:a bridge between inflammation and excitotoxicity [J]. J Neurochem,2008,106(1):1-23.

[61]FOPREMTINO D F,BOWND M W,MOSMANN T R. Two types of mouse T helper cell Ⅳ. Th2 clones secrete a factor that inhibits cytokine production by Th1 clones [J]. J Exp Med,1989,170 (6):2081-2095.

[62]FÖRSTERMANN U,SESSA W C. Nitric oxide synthases:regulation and function[J]. Eur Heart J, 2012,33(7):829-837.

[63]GAB AY C,LAMACCHIA C,PALMER G,et al. IL-1 pathway in inflammation and human diseases [J]. Nat Rev Rheumatol,2010,6(4):232-241.

[64]GONZALEZ-REY E,CHORNY A,FERNANDEZ-MARTIN A,et al. Vasoactive intestinal peptide generates human tolerogenic dendritic cells that induce CD4 and CD8 regulatory T cells [J]. Blood, 2006,107(9):3631-3638.

[65]GOSAIN A,GAMELLI R L. A primer in cytokines [J]. Burn Care Rehanbil,2005,26(2):7-12.

[66]GOTO T,KIDO MA,YAMAZA T,et al. Substance P and substace P receptors in bone and gingival tissues [J]. Med Electron Microsc,2001,34(2):77-85.

[67]GROS P,MILDER F J,JANSSEN B J C. Complement driven by conformational changes [J]. Nat Rev Immunal,2008,8(1):48-58.

[68]GU Y,KUIDA K,TSUTSUI H,et al. Activation of interferon-gamma inducing factor mediated by interleukin-1beta converting enzyme [J]. Science,1997,275(5348):206.

[69]GUICCIARDI M E,LEIST M,GORES G J. Lysosomes in cell death[J]. Oncogene,2004,23(16): 2881-2890.

[70]GUTTEK K,REINHOLD D. Stimulated human peripheral T cells produce high amounts of IL-35 protein in a proliferation-depent manner [J]. Cytokine,2013,64(1):46-50.

[71]HAHN M,FREY S,HUEBER A J. The novel interleukin-1 cytokine family members in inflammatory diseases[J]. Current Opinion in Rheumatology,2017,29(2):208-213.

[72]HASHEMI M,NADERI M,EBRAHIMI M,et al. Association between interleukin-1 receptor antagist (IL-1RN) variable number of tandem repeats(VNTR) polymorphism and pulmonary tuberculosis [J]. Ira J Allergy Asthma Immunol,2015,14(1):55-59.

[73]HASKÓ G,CRONSTEIN B. Regulation of inflammation by adenosine[J]. Front Immunol,2013,8 (4):85.

[74]HASKÓ G,LINDEN J,CRONSTEIN B,et al. Adenosine receptors:therapeutic aspects for inflammatory and immune diseases [J]. Nat Rev Drug Discov,2008,7(9):759-770.

[75]HÄUSLER S F,MONTALBÁN DEL BARRIO,STROHSCHEIN J,et al. Ectonucleotidases CD39 and CD73 on OvCA cells are potent adenosine-generating enzymes responsible for adenosine receptor 2A-dependent suppression of T cell function and NK cell cytotoxicity [J]. Cancer Immunol Immunother,2011,60(10):1405-1418.

[76]HE G,HU J,MA X,et al. Sympathetic histamine exerts different pre- and post-synaptic functions according to the frequencies of nerve stimulation in guinea pig vas deferens[J]. J Neurochem,2008, 106(4):1710-1711.

［77］HIRANO T. Revisiting the 1986 molecular cloning of interleukin 6［J］. Front Immunol,2014,23 (5):456.

［78］HIRSIGER S,SIMMEN H P,WERNER C M,et al. Danger signals activating the immune response after trauma［J］. Mediators Inflamm,2012(2012):315941.

［79］HOLERSV M. Complement and its receptors:new insights into human disease［J］. Ann Rev Immunol,2014,32(1):433-459.

［80］HOLMES W E,LEE J,KUANG W J,et al. Structure and functional expression of a human interleukin-8 receptor［J］. Science,1991,253(5025):1278-1280.

［81］HYKA N,DAYER J M,MODOUX C,et al. Apolipoprotein A-1 inhibits the production of interleukin-1-beta and tumor necrosis factor-alpha by blocking contact-mediated activation of monocytes by T lymphocytes ［J］. Blood,2001,97(8):2381-2389.

［82］IBRAHIM S A,GADALLA R,EL-GHONAIME E A,et al. Syndecan-1 is a novel molecular marker for triple negative inflammatory breast cancer and modulates the cancer stem cell phenotype via the IL-6/STAT3 Notch and EGFR signaling pathways ［J］. Mol Cancer,2017,16(1):57.

［83］JANG J H,NAM T S,PAIK K S,et al. Involvement of peripherally released substance P and calcitonin gene-related peptide in mediating mechanical hyperalgesia in a traumatic neurophthy model of the rat［J］. Neurosci Lett,2004,360(3):129-132.

［84］JONES S A,SCHELLER J,ROSE-JOHN S. Therapeutic strategies for the clinical blockade of IL-6/gp130 signaling ［J］. J Clin Invest,2011,121(9):3375-3383.

［85］KARASAWA K,HARADA A,SATOH N,et al. Plasma platelet activating factor-acethlhydrolase (PAF-AH)［J］. Prog Lipid Res,2003,42(2):93-114.

［86］KASAIAN M T,RAIBLE D,MARQUETTE K,et al. IL-13 antibodies influence IL-13 clearance in humans by modulating scavenger activity of IL-13Ralpha2［J］. J Immunol,2011,187(1):561-569.

［87］KIMURA A,KISHIMOTO T. IL-6:regulator of Treg/Th17 balance ［J］. Eur J Immunol,2010,40 (7):1830-1835.

［88］KOLEV M,LE FRIEC G,KEMPER C. Complement-tapping into new sites and effectors systems ［J］. Nat Revi Immunol,2014,14(12):811-820.

［89］KONSTANTIONS S,DIRK W,HEINA-PETER S,et al. Kinins in cardiac inflammation and regeneration:insights from ischemic and diabetic cardiomyopathy［J］. Neuropeptides,2010,44(2):119-125.

［90］KULLKA M,SHEEN C H,TANCOWNY B P,et al. Neuropeptides activate human mast cell degranulation and chemokine production ［J］. Immunology,2008,123(3):398-410.

［91］KUSHNIR-SUKHOV N M,BROWN J M,WU Y,et al. Human mast cells are capable of serotonin synthesis and resealse［J］. J Allergy Clin Immunol,2007,119(2):498-499.

［92］LALLI P N,STRAINIC M G,YANG M,et al. Locally produced C5a binds to T cell-expressed C5aR to enhance effector T-cell expansion by limiting antigen-induced apoptosis ［J］. Blood,2008,112 (5):1759-1766.

［93］LANGRISH C L,MCKENZIE B S,WILSON N F,et al. IL-12 and IL-23:master regulators of innate and adaptive immunity ［J］. Immunol Rev,2004,202(1):96-105.

［94］LASKIN D L,PENDINO K J. Macrophages and inflammatory mediators in tissue injuty ［J］. Annu Rev Pharmacol Toxicol,1995,35(4):655-677.

［95］LaskyLA. Selections:interpreters of cell-specific carbohydrate information during inflammation ［J］. Science,1992,258(5086):964-969.

［96］LE POOLE I C,RIKER A I,QUEVEDO M E,et al. Interferon-gamma reduces melanosomal antigen expression and recognition of melanoma cells by cytotoxic T cells [J]. Am J Path,2002,160(2):521-528.

[97]LEURS R,CHURCH M K,TAGLIALATELA M. H1-antihistamines:inverse agonism,anti-inflammatory actions and cardiac effects[J]. Clin Exp Allergy,2002,32(4):489-498.

[98]LEWIS R A,AUSTEN K F,SOBERMAN R J. Leukotrienes and other products of the 5-lipoxygenase pathway. Biochemistry and relation to pathobiology in human diseases [J]. N Engl J Med,1990,323 (10):645-655.

[99]LI H,LIN X. Positive and negative signaling components involved in TNF-alpha induced NF-κB activation[J]. Cytokine,2008,41(1):1-8.

[100]LI N,GHIA J E,WANG H,et al. Serotonin activates dendritic cell function in the context of gut inflammation[J]. Am J Pathol,2011,178(2):662-671.

[101]LI X,MAI J,VIRTUE A,et al. IL-35 is a novel responsive anti-inflammatory cytokine-a new system of categorizing anti-inflammatory cytokines [J]. PLoS One,2012,7(3):e33628.

[102]LI Y S,WANG J X,JIA M M,et al. Dragon's blood inhibits chronic inflammatory and neuropathic pain responses by blocking the synthesis and release of substace P in rats[J]. J Pharmacol Sci, 2012,118(1):43-54.

[103]LIU G,TSURUTA Y,GAO Z,et al. Variant IL-1 receptor-associated kinase-1 mediates increased NF-kappa-B activity [J]. J Immunol,2007,179(6):4125-4134.

[104]LUCAS S,GHILARDI N,LI J,et al. IL-27 regulates IL-12 responsiveness of naive CD4⁺T cells through Stat1-depent and independent mechanisms [J]. Proc Natl Acad Sci USA,2003,100(25):15407-15052.

[105]LUCIANA S,BRANCO-DE-ALMEIDA,MIKIHITO KAJIYA,et al. Selective serotonin reup-take inhibitors attenuate the antigen presentation from dendritic cells to effector T lymphocytes [J]. FEMS Immunol Med Microbio,2011,62(3):283-94.

[106]LUPPI F,LONGO A M DE BOER W I,et al. Interleukin-8 stimulates cell proliferation through epidermal growth factor recptor transactivation[J]. Lung Cancer,2007,56(1):24-33.

[107]LUTTICKEN C,WEGENK UM,YUAN J,et al. Association of transcription factor APRF and protein kinase JAK1 with IL-6 signal transducer gp130 [J]. Science,1994,263(5143):89-92.

[108]LUZIO J P,PRYOR P R,BRIGHT N A. Lysosomes:funsion and function [J]. Nat Rev Mol Cell Biol,2007,8(8):622-632.

[109]LYNCH K R,Ó NEILL G P,LIU Q,et al. Characterization of the human cysteinyl leukotriene Cys-LT1 receptor [J]. Nature,1999,399(6738):789-793.

[110]MA X,TRINCHIERI G. Regulation of interleukin-12 production in antigen-presenting cells [J]. Adv Immunol,2001,79:55-92.

[112]MACKENZIE K F,PATTRISON M J,ARTHUR J S. Transcripotional regulation of IL-10 and its cell-specific role in vivo [J]. Crit Rev Immunol,2014,34(4):315-345.

[113]MAGRINI E,SZABÒ I,DONI A,et al. Serotonin-mediated tuning of human helper T cell responsiveness to the chemokine CXCL12 [J]. PLoS One,2011,6(8):e22482.

[114]MARRACHE A M,GOBEIL F,BERNIER S G,et al. Proinflammatory gene induction by platelet-activating factor mediated via its cognate nuclear receptor [J]. Immunol,2002,169(11):6474-6481.

[115]MAYNARD C L,WEAVER C T. Diversity in the contribution of interleukin-10 to T-cell-mediated immune regulation[J]. Immunol Rev,2008,226(1):219-233.

[116]MCCOLL S R,ST-ONGE M,DUSSAULT A A,et al. Immunomodulatory impact of the A2A adeno-

sine receptor on the profile of chemokines produced by neutrophils [J]. Faseb J,2006,20(1): 187-189.

[117]MCKENZIE A N,CULPEPPER J A,DE WAALMALEFYT R,et al. Interleukin-13,a T-cell-derived cytokine that regulates human monocytes and B-cell function[J]. Proc Natl Acad Sci USA,1993, 90(8):3735-3739.

[118]MIKULSKI Z,ZASLONA Z,CAKAROVA L,et al. Serotonin activates murine alveolar macrophages through 5-HT receptors [J]. Am J Physiol Lung Cell Mol Physiol,2010,299(2):L272-L280.

[119]MINTY A,CHALON P,DEROCQ J M,et al. Interleukin-13 is a new human lymphokine regulatin inflammatory and immune responses [J]. Nature,1993,362(6417):248-250.

[120]MITTAL S K,ROCHE P A. Suppression of antigen presentation by IL-10[J]. Curr Opin Immunol, 2015,34(1):22-27.

[121]MOCELLIN S,MARINCOLA F,ROSSI C R,et al. The multifaceted relationship between IL-10 and adaptive immunity:putting together the pieces of a puzzle [J]. Cytokine Growth Factor Rev,2004, 15(1):61-67.

[122]MOREAU M E,GARBACKI N,MOLINARO G,et al. The kallikrein-kinin system : current and future pharmacological targets[J]. J Pharmacol Sci,2005,99(1):6-38.

[123]MORIERI M L,PASSARO A,ZULIANI G. Interleukin-6 "trans-signaling" and ischemic vascular disease:the important role of soluble gp130[J]. Mediators Inflamm,2017(2017):1396398.

[124]MOSER B,LOETSCHER P. Lymphocyte traffic control by chemokines[J]. Nat Immunal,2002,2 (2):123-128.

[125]MOSMANN T R,CHERWINSKI H,BOND M W,et al. Two types of murine helper T cell clone. I. Definition according to profiles of lymphokine activities and secreted proteins[J]. J Immunol, 1986,136(7):2348-2357.

[126]MÜLLER T,DÜRK T,BLUMENTHAL B,et al. 5-hydroxytryptamine modulates migration,cytokine and chemokine release and T-cell priming capacity of dendritic cells in vitro and in vivo[J]. Plos One,2009,4(7):e6453.

[127]MURPHY C,MCGURK M,PETTIGREW J,et al. Nonapical and cytoplasmic expression of interleukin-8,CXCR1,and CXCR2 correlates with cell proliferation and microvessel density inprostate cancer[J]. Clin Cancer Res,2005,11(1):4117-4127.

[128]MZXFIDLE F R,WUSTNER D. Intracellular cholesterol transport[J]. Journal of Clinical Investigation,2002,110(7):891-898.

[129]NGUYEN L S,VILLABLANCA A C,RUTLEDGE J C. Substance P increases micro-vascular permeability via nitric oxide-mediated convective pathways[J]. Am J Physiol,1995,268(4 Pt 2): 1060-1068.

[130]NIEDBALA W,WEI X Q,CAI B,et al. IL-35 is a novel cytokine with therapeutic effects through the expansion of regulatory T cells and suppression of Th17 cells [J]. Eur J Immunol,2007,37 (11):3021-3029.

[131]NIJMEIJER S,DE GRAAF C,LEURS R,et al. Molecular pharmacology of histamine H4 receptors[J]. Front Biosci,2011,17(3):2089-2106.

[132]O'GARRA A,VIEIRA P. Th1 cells control themselves by producing interleukin-10. Nature Rev Immunol,2007,7(6):425-428.

[133]O'SHEA J J,GADIN M,SCHREIBE R D. Cytokin signaling in 2020:new surprise in the Jak/ STAT pathway[J]. Cell,2002,109(2):S121-S131.

[134]O'SHEA J J,PAOL W E. Regulation of Th1 differentiatio controlling the controllers [J]. Nat Im-

munol,2002,3(6):506-508.

[135]OCHI H,HIRANI WM,YUAN Q,et al. T helper cell type 2 cytokine-mediated comitogenic responses and CCR3 expression during differentiation of human mast cells in vitro[J]. Exp Med,1999, 190(2):267-280.

[136]ODA T,MORIKAWA N,SAITO Y,et al. Molecular cloning and characterization of a novel type of histamine receptor preferentially expressed in leukocytes[J]. J Biol Chem,2000,275(47):36781-36786.

[137]OKAMURA H,TSUTSI H,KOMATSM T,et al. Cloning of a new cytokine that induces IFN-gamma production by T cells [J]. Nature,1995,378(6552):88.

[138]OUYANG W,RUTZ S,CRELLIN N K,et al. Regulation and functions of the IL-10 family of cytokines in inflammation and disease[J]. Annu Rev Immunol,2011,29(1):71-109.

[139]PARSONS P R,MATTHAY M A,WARE L B,et al. Elevated plasma levels of soluble TNF receptors are associated with morbidity and mortality in patients with acute lung injury[J]. Am J Physiol Lung Cell Mol Physiol,2005,288(3):L426-L432.

[140]PATEL D D,LEE D M,KOLBINGER F,et al. Effcet of IL-17A blockade with secukinumab in autoimmune diseases [J]. Ann Rheum Dis,2013,72(Suppl 2):116-123.

[141]PETERS-GOLDEN M,HENDERSON WR J R. Leudotrienes [J]. N Engl J Med,2007,357(18): 1841-1854.

[142]PETREACA M L,YAO M,LUI Y,et al. Transactivation of vascular endothelial growth factor receptor-2 by interleukin-8 is required for IL-8/CXCL-8 induced endothelial permeability [J]. Mol Biol Cell,2007,18(2):5014-5023.

[143]REISS L K,UHLIG U,UHLIG S. Models and medchanisms of acute lung injury caused by direct insults [J]. Eur J Cell Biol,2012,91(6/7):590-601.

[144]REUSER A J,DROST M R. Lysosomal dysfunction,cellular pathology and clinical symptoms:basic principles[J]. ActsPaediatrica Supplement,2006,95(451):77-82.

[145]RICCIOTTI E,FITZGERALD G A. Prostaglandins and inflammation [J]. ArteriosclerThrombVasc Biol,2011,31(5):986-1000.

[146]RICKLIN D,LAMBRIS J F. complement in immune and inflammatory disorders:pathophysiological mechanisms [J]. J Immunol,2013,190(8):3831-3838.

[147]ROSE-JOHN S,WAETZIG G H,SCHELLER J,et al. The IL-6/sIL-6 complex as a novel target for therapeutic approaches [J]. Expert OpinTher Targets,2007,11(5):613-624.

[148]ROUHANI F N,MEITIN C A,KALER M,et al. Effect of tumor necrosis factor antagonism on allergen-mediated asthmatic airway inflammation[J]. Respir Med,2005,99(9):1175-1182.

[149]SACKS S H. Complement fragments C3a and C5a:the salt and pepper of the immune response [J]. Eur J Immunol,2010,40(3):668-670.

[150]SAID S I,MUTT V. Polypeptide with broad activity:isolation from small intestine [J]. Science, 1970,169(3951):1217-1218.

[151]SAMUELSSON B,DAHLÉN J A,et al. Leukotrienes and lipoxins:structures,biosynthese,and biological effects [J]. Science,1987,237(4819):1171-1176.

[152]SARAIVA M,O'GARRA A. The regulation of IL-10 production by immune cells[J]. Nature Rev Immunol,2010,10(3):170-181.

[153]SCHOENBERGER S P. BLT for speed [J]. Nat immunol,2003,4(10):937-939.

[154]SCUMPA P O,MOLDAWE L L. Biology of interleukin-10 and its regulatory roles in sepsis syndromes [J]. Crit Care Med,2005,33(12):468-471.

[155] SHETH S,BRITO R,MUKHERJEA D,et al. Adenosine receptors:Expression,function and regulation [J]. Int J Mol Sci,2014,15(2):2024-2052.

[156] SHIU Y T,UDDEN M M,MCLNTIRE L V. Perfusion with sickle erythrocyts up regulates ICAM-1 and VACM-1 gene expression in cultured human endothelial cells[J]. Blood,2000(95):3232-3241.

[157] SINGH R K,GUPTA S,DASTIDAR D,et al. Cysteinylleukotrienes and their receptors:molecular and functional characteristics [J]. Pharmacology,2010,85(6):336-349.

[158] SO E Y,PARK H H,LEE C E. IFN-gamma and IFN-alpha posttranscriptionally down-regulate the IL-4 induced IL-4 receptor gene expression[J]. Immunology,2000,165(10):5472-5479.

[159] SOH J,DONNELLY R J,KOTENKO S,et al. Identification and sequence of an accessory factor required for activation of the human interferon gamma receptor[J]. Cell,1994,76(6):793-802.

[160] SONG M,MA X. The Immunobiology of Interleukin-35 and Its Regualtion and Gene Expression [J]. Adv Exp Med Biol,2016(941):213-225.

[161] SPECTOR A A,NORRIS A W. Action of epoxyeicosatrienoic acids on cellular function[J]. Am J Physiol Cell Physiol,2007,292(3):C996-C1012.

[162] SRAIVA M,CHRISTENSEN J R,VELDHOEN M,et al. Interleukin-10 production by Th1 cells requires interleukin-12-induced STAT4 transcription factor and ERK MAP kinase activation by high antigen dose[J]. Immunity,2009,31(2):209-219.

[163] STAHL N,BOULTON T G,FARRUGGELLA T,et al. Association and activation of JAK-Tyk kinase by CNTF,LIF,OSM,IL-6-receptor components [J]. Science,1994,263(5143):92-95.

[164] STREULI CHARLES H,AKHTAR N. Signal co-operation between integrins and other receptor systems[J]. Biochem J,2009,4183:491-506.

[165] SUHIMOTO T,MORIOKA N,ZHANG F F,et al. Clock gene Perl regulates the production of CCL2 and interleukin-6 through p38,JNK1 and NF-kappaB activation in spinal astrocytes [J]. Mol Cell Neurosci,2014,59:37-46.

[166] SZABÓ C,MÓDIS K. Pathophysiological roles of peroxynitrite in circulatory shock[J]. Shock,2010,34(1):4-14.

[167] TSUJI-TAKAYAMA K,MATSUMOTO S,KOIDE K,et al. Interleukin-18 induces activation and association of p56(lck) and MAPK in a murine Th1 clone[J]. Biochem Biophys Res Commun,1997,237(1):126-130.

[168] VALDEZ L,ARNAIZ S L,BUSTAMANTE J,et al. Free radical chemistry in biological system[J]. Biol Res,2000,33(2):65-70.

[169] VALKO M,LEIBFRITA D,MONCOL J,et al. Free radicals and antioxidants in normal physiological functions and human disease[J]. Int J Cell Biol,2007,39(1):44-48.

[170] VAN MEEL E,KLUMPERMAN J. Imaging and imagination:understanding the endo-lysosomal system[J]. Cell Biol,2008,129(3):253-266.

[171] VAN RIEMSDIJK-VAN OVERBEEKE I C,BEAN C C,NIESTERS H G M,et al. The TNF-alpha system in heart failure and fater heart transplantation:plasma protein levels,mRNA expression,soluble receptors and plasma buffer capacity[J]. Eur Heart J,1999,20(11):833-840.

[172] VANE J,CORIN R E. Prostacyclin:a vascular mediator [J]. Eur J Vasc Endovasc Surg,2003,26(6):571-578.

[173] VILLARINO A V,TATOC M,STUMHOFER J S,et al. Hepler T cell IL-2 production is limited by negative feedback and STAT-dependent cytokine signals [J]. J Exp Med,2007,204(1):65-71.

[174] WARTHA F,BEITER K,NORMARK S,et al. Neutrophil extracellular traps:casting the NET over

paghogenesis [J]. Curr Opin Microbiol,2007,10(1):52-56.

[175]WAXM A B,MAHBOUBI K,KNICKELBEIN R G,et al. Interleukin-11 and interleiukin-6 protect cultured human endothelial cells from H202-induced cell death[J]. J Respir Cell Mol Biol,2003, 29(4):513-522.

[176]WHITEMAN S C,BJANCO A,KNIGHT R A. Hummanrhinovius selectively modulates membranous and soluble forms of its intercellular adhnension molecule-1 receptor to promote epithelial cell infectivity[J]. J Biol B Chem,2003,278(14):11954-11961.

[177]WilkeCM,Wei S,Wang L,et al. Dual biological effects of the cytokines interleukin-10 and interferon-gamma [J]. Cancer Immunol Immunother,2011,60(11):1529-1541.

[178]WOLF J,WAETZIN G H,REINHEIMER T M,et al. A soluble form of the interleukin-6 family signal transducer gp130 is dimerized via a C-terminal disulfide bridge resulting from alternative mRNA splicing [J]. Biochem Biophys Res Commun,2016,470(4):870-876.

[179]WOLK K,KUNZ S,ASADULLAH K,et al. Cutting edge:immune cells as sources and targets of the IL-10 family members? [J]. J Immunol,2002,168(11):5397-5402.

[180]XU J,YANG Y,QIU C,et al. c-Maf regulates IL-10 expression during Th17 polarization[J]. J Immunol,2009,182(10):6226-6236.

[181]YAO Y,WANG L L. Research progress of IL-8[J]. Clin Pediat,2009,24(10):789-792.

[182]YILMAZ G,VITAL S,YILMAZ C E,et al. Selectin-mediated recruitment of bone marrow stomal cells in the postischemic cerebral microvasculature[J]. Stroke,2011,42(3):806-811.

[183]YOST C C,WEYRICH A S,ZIMMERMAN G A. The platelet activating factor(PAF) signaling cascade in systemic inflammatory responses[J]. Biochimie,2010,92(6):692-697.

[184]ZAIDI M U,MERLINO G. The two faces of interferon-gamma in cancer[J]. Clin Cancer Res, 2011,17(19):6118-6124.

[185]ZAREK P E,HUANG C T,LUTZ E R,et al. A2A receptor signaling promotes peripheral tolerance by inducing T-cell anergy and the generation of adaptive regulatory T cell[J]. Blood,2008,111 (1):251-259.

[186]ZHANG H H,HALBLEIB F. Tumornerosis factor-alpha sitmulates lipolysis in differentiated human adipocytes through activation of extracellular signal-related kinase and elevation of intracellular camp[J]. Diabetes,2002,51(10):2929-2935.

[187]ZHOU W. The new face of anaphylatoxins in immune regulation [J]. Immunobiology,2012,217 (2):225-234.

[188]ZINGARELLI B,ISCHIROPOULOS H,SALZMAN A L,et al. Amilioration by mercaptoetheylguanidine of the vascular and energetic failure in haemorrhagic shock in the anesthetized rat[J]. Eur J Pharmacol,1997,338(1):55-65.

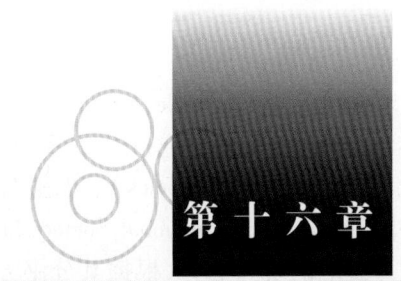

第十六章　创伤性休克中细胞外囊泡的作用

郑丹阳　刘良明

细胞外囊泡(extracellular vesicles,EV)是一群由细胞分泌的被脂质双分子层包裹的膜性囊泡,直径为30~4 000 nm,主要包括外泌体、微囊泡及凋亡小体等,它们广泛存在于体液中,参与多种病理生理过程。几乎所有细胞均能分泌EV,且这个过程被认为贯穿于从简单的原核生物到复杂的真核生物甚至植物。起初,EV的分泌被认为是细胞清除胞内多余蛋白、脂质、核酸等化合物的途径,在生物功能中无实质性作用。近年来随着技术的发展和研究的深入,发现EV在细胞间的信息交流中发挥着巨大作用,不仅在生理稳态中有作用,也在疾病发展中扮演重要角色。作为细胞间交流的新形式,EV在生理、疾病发生发展中的作用受到了越来越多的重视,甚至可以作为载体携带药物,为疾病治疗提供了潜在可能。

创伤性休克中,机体受到多种致病因素刺激,体内产生大量炎症因子,血管内皮细胞、血细胞、平滑肌细胞在损伤刺激下也会产生大量EV,这些携带了各种蛋白质、脂质、核酸的EV可以广泛的参与到凝血、免疫、炎症等病理生理过程,在疾病发展中起到不可忽视的作用。此外,EV在机体损伤早期即会大量生成,并在各类体液如血液、唾液、尿液中检测到,可以作为疾病早期的预警标志物(marker),因此充分的认识EV的特性及其致病特点,在创伤性休克的机制和治疗研究中具有重要意义。

第一节　细胞外囊泡的产生与组成

一、细胞外囊泡的基本特性

细胞外囊泡(EV)是近年的研究热点之一,早在1946年,Chargaff等发现血浆中含有可加速血栓生成的物质,但无法有效分离出。1967年,Wolf等首次从血小板悬液中分离提取到囊泡,最初认为这些囊泡是血小板清除的无功能性杂质,称之为血小板尘埃(platelet dust),后续研究中发现其具有促凝作用,因此提出将其命名为微粒(microparticle,MP),从此带动了科学界的研究热潮。1983年Johnstone等发现网织红细胞向成熟红细胞转化时会分泌大量微小颗粒,它们可携带红细胞代谢产物及脂质,认为它们起到辅助清除代谢废物的作用,这些颗粒即我们目前熟知的外泌体。随着超速离心及透射电镜等技术的发展,越来越多的科学家分离提取到这些微小的囊泡并观察到其具有双分子层结构,可以携带磷脂酰丝氨酸、胆固醇等阴离子脂质,以及大量蛋白质、核酸等,除了早期认为的作为清除细胞代谢废物的工具外,可参与细胞间信号交流,在疾病发展中发挥至关重要的作用。

EV在人体内分布十分广泛,人体内所有体液内均可检测到,如血液、尿液、唾液、支气管肺泡灌洗液、母乳及脑脊液等,这些囊泡与人体稳态的维持密切相关,在多种疾病如心血管疾病、炎症疾病、阿尔茨海默症、癌症中发挥着重要作用。

（一）细胞外囊泡的分类

由于早期对 EV 认知不够全面，EV 被先后赋予了诸多名称，如微粒（microparticle，MP）、出芽小泡（blebbing vesicles）、脱落小泡（shedding veslces）、核外颗粒体（ectosomes）、微囊泡（microvesicle，MV）、纳米小体（nanovesicles）、前列腺小体（prostasomes）、耐受小体（tolersomes）、外泌体（exosome）、凋亡小体（apoptotic bodies）等。基于此，国际细胞外囊泡学会（International Society for Extracellular Vesicles，ISEV）于 2016 年提出，使用细胞外囊泡作为囊泡的统一名称，根据其分泌方式及直径大小不同，EV 被分为了 3 类：外泌体、微囊泡、凋亡小体。

1. 外泌体　外泌体（exosome）以往也被称为外体、纳米小体等，直径为 30 ~ 150 nm，密度范围为 1.13 ~ 1.19 g/ml，是由内质网膜生成过程中，在由核内体（endosome）转向中间产物多囊胞内体（multivesicular endosomes，MVE；多囊体）的成熟中向内部萌芽生成的腔内囊泡（intraluminal vesicles，ILV），在核内体系统中起媒介作用，在多囊胞内体与细胞膜融合时被母细胞分泌出胞。基于其亚细胞起源，外泌体通常不含有内质网内的蛋白，而富含内质网膜蛋白、膜转运蛋白、热休克蛋白、脂筏（lipid raft）相关蛋白（如糖基磷脂酰肌醇锚定蛋白、alix、tsg101）及整合素等四分子交联体超蛋白家族（如 CD9、CD53、CD63、CD81、CD82）等。此外，外泌体还含有细胞 DNA 碎片、mRNA、miRNA、lncRNA、脂质等大量生物活性分子。外泌体被脂质双分子层包裹，膜上富含糖类、胆固醇、磷脂酰丝氨酸、神经酰胺及主要组织相容性复合体等。自从 20 世纪 90 年代中期，研究者发现 B 淋巴细胞和树突状细胞可以分泌外泌体，并具有免疫调节功能，在细胞间通讯中可以发挥重要作用，外泌体的研究开始变得越来越多。

2. 微囊泡　微囊泡（microvesicle，MV）曾被称为微粒、出芽小泡等，最初从血小板悬液提取得到，被称为血小板尘埃（platelet dust），认为只是细胞清除废弃物质的杂质，随后学者发现微囊泡具有促凝特性，其生物学特性才逐渐被人了解。目前认为，微囊泡是细胞在凋亡或受到刺激时由细胞膜分泌的微小膜性结构，直径为 100 ~ 1 000 nm，通过出芽方式从母细胞表面直接脱落产生，因此富含母细胞膜上以磷脂酸丝氨酸为代表的多种阴离子脂质、糖蛋白等，与外泌体类似，其内部也含有大量蛋白质，如选择素、整合素、组织因子等，还有脂质、DNA、mRNA、miRNA 等活性分子，可以广泛参与到炎症、凝血等病理生理过程。

3. 凋亡小体　凋亡小体（apoptotic bodies）泛指由细胞程序式死亡或凋亡时释放的直径为 500 ~ 5 000 nm 的膜性囊泡，形状不规则，富含浓缩的 DNA 碎片，可被巨噬细胞吞噬，由于其直径、生成方式及作用途径与外泌体、微囊泡有较大不同，虽然在 20 世纪 90 年代学者们把外泌体、微囊泡及凋亡小体作为同类物质进行研究，但近年来 EV 的研究主要聚焦在外泌体与微囊泡上。本章主要就外泌体及微囊泡的特性及在创伤性休克中的作用进行概述（表 16-1）。

表 16-1　几种不同细胞外囊泡的特点

特性	外泌体	微囊泡	凋亡小体
共性	囊泡样结构 几乎所有细胞均可分泌，广泛存在于体液内 富含大量蛋白质、脂质、DNA、RNA 等 可被电镜检测		
生成	由细胞内多囊体系统生成	细胞膜出芽生成	细胞死亡或凋亡时释放
直径	30 ~ 150 nm	100 ~ 1 000 nm	>1 000 nm
标志物	四分子交联体超蛋白（CD9、CD63、CD81） LAMP1 TSG101 乳凝集素	磷脂酰丝氨酸 母细胞表面抗原	磷脂酰丝氨酸

(二)细胞外囊泡的特征

1. EV 的获取　虽然外泌体和微囊泡生成机制不同,但由于它们直径均很小,因此提取方法类似。经过了多年的发展,EV 有多种分离提取的方法,包括差速离心、密度梯度离心、试剂盒提取、免疫磁珠分选等,目前 EV 提取使用最多的方法是差速离心法,该方法核心思想是,首先低速离心去除收集的液体(血清、体液、培养基上清液)中的死亡、脱落的细胞和大的细胞碎片,再使用高速离心去除小的细胞碎片、蛋白质聚集体及其他沉淀,最终使用超高速离心获得 EV。

由于外泌体和微囊泡直径范围不同,它们分离所需的最高离心力也不同。提取微囊泡时,低速离心推荐离心力为 300~600 g,离心时间 15~25 min;去除死亡细胞后,高速离心推荐离心力为 1 500~2 200 g,离心时间 15~25 min;去除细胞碎片后,超速离心推荐离心力为 15 000~50 000 g,离心时间 60~120 min。提取外泌体时,低速离心推荐离心力为 1 000~2 000 g,离心时间 20 min;高速离心推荐离心力为 10 000~20 000 g,去除细胞碎片和大的囊泡;超速离心推荐 100 000~200 000 g,离心时间 60~120 min。由于外泌体及微囊泡直径分布有重叠,且超速离心并不能将两种 EV 物理性的分离开,最终收集到的囊泡都不可避免的混有两种囊泡,但不影响后续的功能研究,因此超速离心仍是目前最常用的分离方法。

外泌体的分离方法还包括 Exoquick 外泌体快速提取试剂盒法、免疫沉降法、蔗糖密度梯度离心法、微流体分离法等。其中,密度梯度离心法利用了外泌体具有固定的密度范围,为 1.13~1.19 g/ml,因此,可设置不同密度的蔗糖溶液,与超速离心配合更高效地把外泌体提取出来。此外,因快速提取试剂盒、免疫沉降法等与外泌体本身特性及携带的特异性物质相关,本章不赘述。

在 EV 提取过程中,也可在最后一步超速离心前使用滤网滤掉液体中残留的血小板、蛋白聚集物等,提取微囊泡可使用 0.8 μm 孔径的滤网,提取外泌体可使用 0.22 μm 孔径的滤网。在实际提取中,由于离心机、转子类型不同,离心力及离心时间均应根据提取条件进行调整,以减少污染风险及样品损失。

在微囊泡及外泌体提取完成后,最好立即使用,以免长时间保存引起的蛋白丢失、囊泡之间的聚集以及内部携带 DNA、RNA 碎片的降解。如果短时间内无法使用,应置于 -80 ℃ 中快速冰冻,在 -80 ℃ 中可有效保存 6~18 个月,虽然冻存、解冻对 EV 的数量、成分有所影响,可能与 EV 内携带的大量蛋白、蛋白酶相关,但目前认为,快速降温至 -80 ℃ 储存是最有效的保存方式。解冻时应置于 37℃ 快速复温,复温后尽快使用,在使用过程中,尽量减少冻融循环,有条件时最好使用新鲜 EV。

2. EV 的特征标志物　由于 EV 直径微小,早期技术手段的匮乏限制了囊泡的研究,随着技术的发展,EV 的分离提取及鉴定得到了长足的发展。EV 均被脂质双分子层包裹,形状接近于球形,因此检测 EV 的金标准是显微镜,在透射电镜、原子力显微镜下,囊泡的大小、形态及膜结构都能被可视化观察。扫描电镜虽然也可以观察微小结构,但其只能检测 EV 的大小及立体结构,不能观察到其完整形态及膜结构,因此使用较少。

此外,EV 的膜表面均携带有母细胞的相关抗原,微囊泡还携带有大量阴离子脂质如磷脂酰丝氨酸[可以用膜联蛋白 V(annexin V)进行检测],外泌体携带有 alix、tsg101、CD81 等标志物,因此,可以使用流式细胞术来检测 EV 的表面标志物,如用 CD31、CD144、CD105、Ⅷ因子等可以鉴定血管内皮细胞来源 EV,CD61、CD62、CD41 等可以鉴定血小板来源 EV。但因目前常用的流式细胞仪检测最小精度为 200 nm,因此微囊泡可以使用流式细胞仪检测其表面标志物,而外泌体则误差较大,流式细胞术通常不作为检测的首选。近年来各流式细胞仪厂商推出了新系列仪器,如 Gallios(Beckman Coulter、Pasadena、CA、USA)、BD Influx(BD Biosciences、Franklin Lakes、NJ、USA)和 Apogee(Apogee Flow Systems Ltd.、Hemel He EV stead、UK),能够辨别 100~200 nm 大小的颗粒,可以有效地检测微囊泡,在检测外泌体方面也可以取得较好的效果。

粒径分析是近年来新兴检测 EV 的手段之一,这项技术被称为动态光散射(dynamic light scattering,DLS),也称作光子相关光谱或准弹性光散射,是一种物理表征手段,用来测量溶液或悬浮液中的粒径分布,也可以用来测量如高分子浓溶液等复杂流体的行为。其基本原理是利用光照射到微小粒子上后发生各个方向的散射,通过检测光强度的变化反映出粒子的直径与分布。马尔文公司据此最新开发出的纳米颗粒跟踪分析(nanoparticle tracking analysis,NTA)技术,还可以对溶液中的每个颗粒进行直接观测并自动跟踪,进行粒径计算,并且同时得到整个体系的粒径分布信息,绘制出颗粒直径分布及浓度曲线,是近年来 EV 尤其是外泌体检测的重要手段之一。

外泌体由于其分泌机制的特殊性,通常携带有 alix、tsg101、CD81 等标志物,因此还可以提取蛋白利用蛋白免疫印迹法(western blot,WB)进行检测。而微囊泡由于缺乏公认的标志蛋白,则很少用 WB 对其进行鉴定。

同理,早期有学者利用酶联免疫吸附测定(enzyme-linked immunosorbent assay,ELISA)来检测外泌体,同样是检测外泌体携带的标志物蛋白,这种方法精度偏低,在科研上应用较少,但其具有快速、简便的特点,在临床应用中具有较大前景。近年来,新兴的检测手段还有电阻脉冲传感(resistive pulse sensing,RPS)、拉曼广谱(raman spectroscopy,RS)等,电阻脉冲传感是基于康特效应开发出的一种可以高通量检测溶液中 EV 大小、浓度及电荷的方法,拉曼广谱是基于非弹性光散射检测 EV 浓度的方法,但由于检测机器较少,方法较为烦琐,目前尚未大规模普及,本章不再赘述。

二、细胞外囊泡的产生与调控

EV 主要包括外泌体及微囊泡,除直径差异外,其产生机制不同是它们最大的区别。外泌体的产生与内质网、核内体、多囊体等胞内囊泡系统相关,最后被细胞分泌出胞;而微囊泡由细胞出芽产生,与细胞骨架、内翻酶、外翻酶、Ca^{2+} 等相关。

(一)细胞外囊泡的产生机制

1.外泌体的产生机制 外泌体起始于细胞膜内吞作用,多与网格蛋白相关,质膜凹陷形成早期核内体,核内体向内出芽形成腔内囊泡(intraluminal vesicles,ILV),转变成动态亚细胞结构多囊体,即晚期内体。多囊体内充满了多个腔内囊泡,这也是外泌体的前身。早期核内体可通过两种机制生成多囊体,一是内吞体分选转运复合体(endosomal sorting complex required for transport,ESCRT)机制,另一种是 ESCRT 非依赖机制。ESCRT 依赖机制主要依赖于一系列胞内蛋白复合物,这些复合物可以识别泛素化修饰的膜蛋白,泛素标志物被 ESCRT-0 识别,富集到核内体膜并将泛素化蛋白传递给 ESCRT-Ⅰ 和 ESCRT-Ⅱ,ESCRT-Ⅰ 中的 Tsg101 识别二硫键并诱导核内体膜凹陷,再通过 ESCRT-Ⅲ 剪切核内体膜的颈部,最终形成多囊体。这些多囊体可以与溶酶体结合,最终导致其携带的内容物被降解;此外,多囊体可与细胞膜结合,生成小囊泡最终分泌出胞,即外泌体(图16-1)。

在 4 种 ESCRT 复合物成分均缺失时,细胞依然可以分泌外泌体,即通过 ESCRT 非依赖途径。这种情况下,需要中性 Ⅱ 型鞘磷脂酶的存在,该酶将鞘磷脂水解为神经酰胺。随后神经酰胺可以产生膜上负离子域,从而在膜上施加自发的负电流,使多囊体更加容易内陷。另外,神经酰胺可以代谢成 1-磷酸鞘氨醇,激活 G 蛋白偶联的 1-磷酸鞘氨醇受体,促进多囊体内生物活性分子进入 ILV。此外,多囊体上广泛存在的以 CD63 为代表的四分子交联体超蛋白,它们相互之间可以形成簇状的结构域,多个四分子交联体超蛋白聚集在一起,可以诱导多囊体向内萌芽,生成 ILV。ILV 在与细胞膜作用的时候分泌外泌体出胞。

在多数细胞中,不同多囊体亚群中含有的脂质和蛋白质种类不完全相同,同一种亚群可能通过两种机制生成外泌体,而某些亚型则可能主要通过某种机制生成,如包含黑素细胞蛋白的黑素细胞只能通过 ESCRT 非依赖机制分泌外泌体。总之,外泌体的生成机制很复杂,因内容物和细胞类型不同而不同,而且可能受到病理刺激的影响。

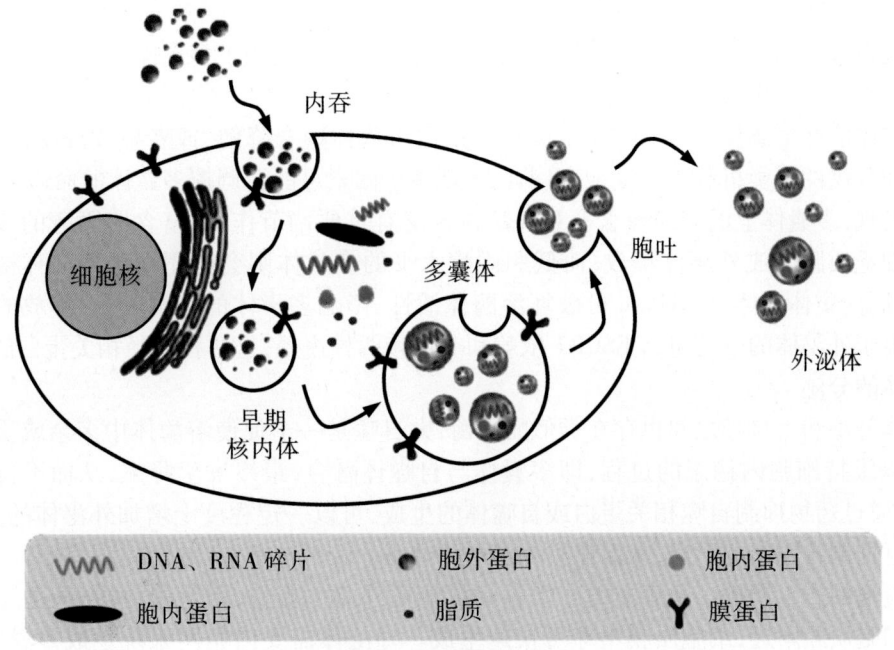

图 16-1　外泌体的产生

2.微囊泡的产生机制　微囊泡的产生与细胞膜出芽过程类似,主要与细胞受到激活时钙离子浓度变化及内翻酶(flippase)、外翻酶(floppase)、翻转酶(scramblase)活性相关。正常情况下,细胞膜表面的阴离子脂质分布具有不对称性,磷脂酰丝氨酸(phosphatidylserine,PS)等脂质分布于胞膜内侧,而鞘磷脂(sphingomyelin,SM)等分布于胞膜外侧。细胞受到激活时,胞内钙离子浓度增高,使钙依赖的蛋白酶活性增强,继而导致外翻酶及翻转酶活性增加,内翻酶活性受到抑制,同时细胞骨架蛋白受到破坏,共同引起细胞膜磷脂双分子层稳定性受到破坏,胞膜外翻形成微囊泡并分泌至胞外,同时伴有磷脂酰丝氨酸暴露至微囊泡膜表面。而细胞凋亡时微囊泡的产生主要与 Rho 激酶 I(Rho kinase I,ROCK I)、肌动蛋白及肌球蛋白的活化有关,共同引起细胞皱缩、骨架蛋白破坏,胞膜结构紊乱从而分泌微囊泡(图 16-2)。

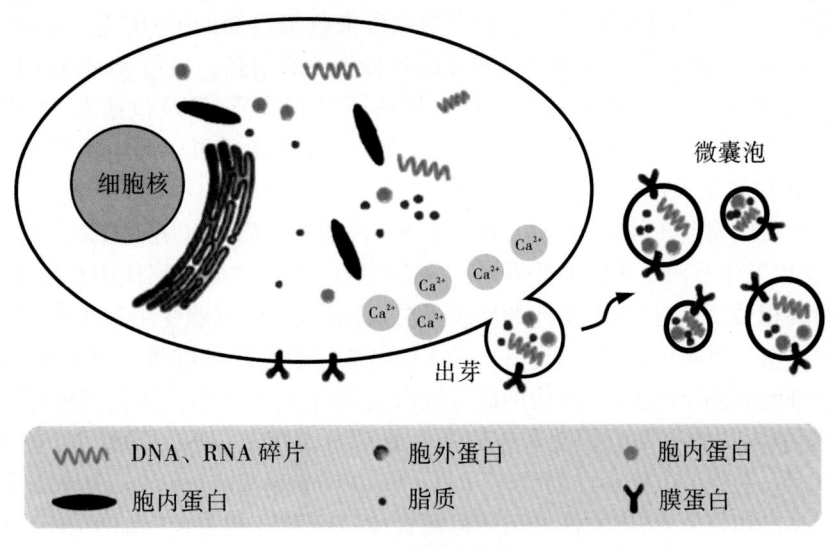

图 16-2　微囊泡的产生

（二）细胞外囊泡产生的调控

微囊泡在细胞膜受到刺激时出芽形成，而外泌体的分泌则依赖于多囊体的运输并形成 ILV，靶向至细胞质膜后分泌出胞。

1. 外泌体的产生调控　多囊体在生成后可以被溶酶体融合降解，或者生成外泌体分泌出胞，其中降解和分泌的平衡机制十分复杂，目前已发现多个因素可能会调控多囊体的命运。

研究发现，多囊体上的胆固醇水平对外泌体分泌有重要调节作用，富含胆固醇的多囊体可以被靶向至细胞质膜生成外泌体释放，而低胆固醇水平的多囊体则会被靶向至溶酶体被降解。此外，通过抑制内质体前体泵 ATPase 可破坏溶酶体活性，影响多囊体的降解，导致释放的外泌体含量增加。由于外泌体的分泌包括 ESCRT 依赖和非依赖两种途径，这两种途径相关蛋白的改变均会影响外泌体的分泌。

外泌体分泌和大自噬之间也存在类似的平衡，大自噬是一个促使溶酶体中多余或受损的细胞组分降解以维持细胞内稳态的过程，即多囊体与自噬体融合，最终发生降解，从而不再分泌外泌体。因此，通过药物抑制自噬相关蛋白或自噬体的生成，可以一定程度上增加外泌体的分泌，朊蛋白即可通过抑制自噬体的形成，从而促进外泌体的分泌。

2. 微囊泡的产生调控　微囊泡的产生过程可能比外泌体更快，因为蛋白质、核酸等内容物只需停留在细胞质膜附近，细胞质膜出芽可快速生成。外泌体需要内质网系统生成多囊体，多囊体将不同的内容物分拣至 ILV，在 ILV 靶向到质膜后才能被分泌出胞。与微囊泡相比，外泌体的调控更复杂一些。

微囊泡的分泌则与细胞骨架蛋白的稳定性密切相关。在外界损伤刺激情况下，循环内存在的大量炎症因子、细胞因子如 IL-1、TNF-α、IL-10 等可以促进微囊泡分泌，此外，细菌入血后产生的毒素也可以促进微囊泡释放增加。

微囊泡的释放需要从质膜上出芽，这一机制依赖于细胞骨架蛋白如肌动蛋白、肌球蛋白与 ATP 依赖性收缩的相互作用。因此，小 GTPase 蛋白的 Rho 家族、Rho 相关蛋白激酶（Rock）以及 Arf 家族蛋白在其中发挥重要作用，其活化导致肌球蛋白轻链（myosin light chain，MLC）的磷酸化和肌球蛋白收缩，从而使微囊泡从细胞膜上萌芽。

（三）细胞外囊泡携带的内容物

近年来大量研究分析了 EV 内携带的物质种类，包括蛋白质、mRNA、脂质、miRNA 等，由于 EV 内容物丰富，种类繁杂，研究者们还建立了数个数据库来收集已知的 EV 信息，常用的数据库包括 EVpedia 和 Vesiclepedia，里面囊括了 EV 内常见的各种分子的信息。目前 Vesiclepedia 收录了共计 349 988 种蛋白质，27 646 种 mRNA，10 520 种 miRNA，639 种脂质，涉及包括人、大鼠、小鼠在内的多达 41 种物种类型（截止到 2019 年 4 月），不同细胞、不同刺激后可以产生携带有不同内容物的 EV，这些内容物也决定了 EV 作用的多样性。

1. EV 与蛋白质　得益于技术的进步，近年来 EV 内的蛋白质可以用质谱来获取其中完整的蛋白质组信息。这项工作有两个重要的收获：一是某些蛋白在大部分外泌体中稳定表达，可能与外泌体的生成、组装相关，可以作为外泌体的标志蛋白，其他蛋白则可能受细胞类型以及所受刺激影响，而微囊泡中则很少有共性表达的蛋白；二是 EV 内蛋白组与母细胞蛋白组并不完全一致，其中 EV 内可能富含细胞质膜上的蛋白、内质网成分蛋白或胞质蛋白，而胞核蛋白则相对较少。

大部分外泌体内均含有四分子交联体超蛋白如 CD9、CD63、CD81、CD82 等，热休克蛋白家族 HSP 70、HSP 90 等，主要组织相容性复合体（major histocompatibility complex，MHC）Ⅱ 类抗原，脂质相关蛋白，黏附蛋白如整合素，内吞体分选转运复合体（ESCRT）相关蛋白如 Tsg101、Alix 等。但近期有研究指出，可能不是所有的外泌体中均恒定表达这些蛋白，某些外泌体亚群中可能不会表达这些蛋白，但这只存在于少部分情况下，目前大部分研究依然把这些蛋白作为外泌体鉴定的标志物。

微囊泡中也携带有大量的蛋白，如基质金属蛋白酶（matrix metalloproteinase，MMP），糖蛋白如

除了核酸以及疏水性小分子药物,EV 也是蛋白质的天然载体,但蛋白质不能自由地穿透 EV 表面的双分子脂质层,因此体外装载蛋白质面临着很大的挑战,虽然有研究利用超声等策略通过短暂破坏脂质双分子层诱导过氧化氢酶装载至 EV,但整个过程会对 EV 以及治疗性蛋白质本身造成破坏,虽然这些被改装的 EV 有一定的治疗效果,但由于 EV 及蛋白质的不稳定性影响了这种方法的应用,而体内装载策略则可以有效地避免这种问题。

体内策略主要依赖于治疗性分子的过度表达或者外源性分子的转导,前者可以通过特定刺激促使细胞内治疗性分子表达增加,使 EV 内治疗性分子富集,如树突状细胞被 IL-4 刺激后,分泌的 EV 内 TGF-β 与 IL-10 含量增加,从而发挥免疫抑制及血管内皮保护的作用;后者主要依赖于治疗性分子的外源性转导,目前应用最多的是外源性 miRNA mimic 的转导,经 miR-126 转导的血管内皮细胞可以分泌富含 miR-126 的微囊泡,这些微囊泡被靶细胞摄取后可促使细胞增殖迁移;经 miR-126b 转导的 MSC 分泌的 EV 可以抑制平滑肌细胞凋亡;miR-210 转导的神经祖细胞来源 EV 可以保护血管内皮细胞免受血管紧张素 II 诱导的细胞凋亡及氧化应激。

体内装载治疗性分子虽然可以有效地避免电转导等方式引起的 EV 损伤,但这种方法的缺陷是无法控制装载的效率,以及收集到的 EV 转载效率不一致,受到细胞状态以及分泌量的影响。

虽然 EV 装载治疗性分子仍处于早期阶段,有着很大的局限性以及很多问题需要解决,如 EV 供体细胞的选择,培养条件的确定,靶向方法的选择,以及 EV 的收集与储存等,但 EV 的治疗已经展现了巨大的治疗前景,有望在未来临床中广泛应用。

三、干细胞来源 EV 对器官功能的保护

干细胞或祖细胞是治疗疾病的重要手段之一,它们具有较强的增殖、分化潜能,促进周围细胞修复,或者分化成新的细胞代替死亡细胞。MSC 移植已在骨组织损伤、心肌梗死、肾、肺、脑、肝损伤中广泛应用。但干细胞应用仍存在一些问题,如干细胞在组织损伤部位存活率低,分化潜能有限等。因此,有学者对 MSC 的可塑性及转分化作用提出了质疑,认为移植的 MSC 在组织损伤部位的积极作用主要与 MSC 的旁分泌效应有关,其通过分泌生物活性因子,抑制细胞凋亡和纤维化,促进血管再生和刺激组织内在祖细胞有丝分裂或分化,并调节免疫反应促进损伤组织修复再生。同时,干细胞应用存在很多问题,如其免疫原性或者异体移植等多种因素导致其数量和功能的降低从而无法有效发挥效果。

越来越多的证据表明,EV 在组织损伤器官功能恢复过程中可能起到重要的或被低估的作用。EV 可以携带干细胞来源的大量蛋白质、脂质或者核酸,作为细胞间信号交流载体,其内部的治疗性细胞因子、miRNA 可以发挥治疗作用,且其免疫原性低,更容易被靶细胞融合或内化,因而其作用受到越来越多的重视。不同来源干细胞,如造血干细胞、间充质干细胞、脂肪干细胞、神经干细胞和心肌干细胞等释放的 EV 在不同的实验模型中,均能有效地抑制损伤组织细胞凋亡,刺激其增殖和促进微血管再生。开发利用干细胞来源 EV 用于组织再生和修复治疗,将是一种有效的替代干细胞的治疗策略。

(一)干细胞来源细胞外囊泡与组织损伤修复

MSC 作为目前临床和科研中应用最多的干细胞,具有易于培养、来源广泛等特点,大量研究均选取 MSC 作为母细胞以获取 EV,用于治疗多种疾病。

小鼠心肌缺血再灌注损伤时,给予脂肪来源 MSC 的培养液上清,可以显著减少心肌梗死面积,起到心脏保护作用,其中 MSC 分泌的 EV 发挥了重要主要作用,其机制可能与 EV 转运 miR let-7b 和 let-7g 相关。此外,MSC 来源 EV 内还存在高表达的 miR-221,是一种抗凋亡相关的 miRNA,这些 EV 被心肌细胞吞噬后,可以通过抑制凋亡、促进增殖等作用改善心肌功能。人骨髓来源 MSC 分泌的 EV 在肾组织损伤修复过程中可起到与 MSC 移植类似的作用,其中 EV 内携带的治疗性 miRNA、mRNA 相关,这些 EV 可以诱导肾小管细胞抗凋亡基因 *bcl-xL*、*bcl2* 等上调,抑制促凋亡基因 *bax* 等表达,实现对肾组织的保护。

目前认为,MSC 来源的 EV 主要通过干细胞相关的因子发挥作用,其本质类似于 MSC 的旁分泌作用,利用 EV 内携带的功能性 miRNA、mRNA 及生长因子等,有效地改善创伤性休克引起的损伤,起到治疗效果。

除 MSC 外,其他干细胞来源 EV 在损伤中也有大量的应用。研究发现,在切除 1/3 肝实质的大鼠模型中,给予人肝来源干细胞 EV,可加速肝形态和功能恢复,EV 可以有效地抑制肝细胞凋亡,并促进细胞增殖。此外,血管内皮祖细胞来源 EV 可促进组织再生和血管形成,其机制与 miR-126 和 miR-296 相关,血管内皮组细胞 EV 被血管内皮吞噬后,通过激活 PI3K-Akt 和 eNOS 通路,促进细胞增殖,有效保护缺血再灌注引起的肾损伤。

（二）干细胞 EV 的作用机制

目前认为,EV 对靶细胞的作用主要有直接作用及物质传递两种方式。EV 作为细胞凋亡及受到刺激时均可分泌的一种膜性囊泡,其表面可携带各种阴离子脂质及母细胞抗原,内部可运载细胞激活时产生的各种细胞因子、DNA 碎片、RNA、脂质等生物活性分子,因此可以在多种疾病中发挥作用。目前认为,干细胞 EV 中主要起作用的是内部携带的物质如细胞因子、脂质、DNA、RNA 等,干细胞通过 EV 将治疗性的物质传递至靶细胞,从而发挥治疗作用。

干细胞 EV 内含有丰富的生长因子等活性组分,可以促进血管内皮细胞、血管平滑肌细胞等增殖迁移,促进血管再生、组织修复。研究证实,干细胞 EV 内含有促细胞再生和分化的相关因子,如胰岛素样生长因子(insulin-like growth factor,IGF)、转化生长因子-β(transforming growth factor-β,TGF-β)、表皮生长因子(epidermal growth factor,EGF)等,可以通过调控下游增殖相关信号通路、调节细胞迁移、分化,从而促进靶器官功能恢复。

大量研究证实,干细胞来源 EV 内含有多种 miRNA,如 miR-191、miR-222、miR-21、let-7a 等可以参与细胞周期调节,miR-222、let-7f 等可参与血管再生,miR-19a 可以激活 Akt 和 ERK 通路,减轻肺损伤。这些 miRNA 可以由 EV 转运至靶细胞内部,调控下游蛋白表达,从而促进细胞增殖或者迁移。人脐血来源 MSC 分泌的 EV 内含有大量 miR-181c,可以有效抑制中性粒细胞内 Toll 样受体4 信号通路表达,从而减轻大鼠炎症,改善大鼠生存状态。此外,骨髓来源 MSC 分泌的 EV 可以向血管血管内皮细胞中运输 miR-125a,下调 Notch 配体基因 DLL4 表达,减轻血管内皮细胞损伤,促进血管生成。

通过比较 MSC 及其分泌 EV 内 miRNA,发现 EV 内 miRNA 与母细胞不完全一致,部分 miRNA 在 EV 内表达丰度很高,而部分 miRNA 主要在母细胞内表达丰度高,因此,EV 可能具有选择性富集某些 MiRNA 的能力,从而将这些 miRNA 运输至靶细胞内,发挥相应生物学功能。

参考文献

[1]郑丹阳.内皮细胞微粒对脓毒症大鼠血管渗漏的作用及机制[D].重庆:第三军医大学,2016.

[2]BOOS C J,GOON P K,LIP G Y. The endothelium,inflammation,and coagulation in sepsis[J]. Clin Pharmacol Ther,2006,79(1):20-22.

[3]BOULANGER C M,AMABILE N,TEDGUI A. Circulatingmicroparticles:a potential prognostic marker for atherosclerotic vascular disease[J]. Hypertension,2006,48(2):180-186.

[4]CAIVANO A,DEL VECCHIO L. Do we need to distinguish exosomes from microvesicles in hematological malignancies[J]. Leukemia,2017,31(9):2009-2010.

[5]DELABRANCHE X,BOISRAMÉ-HELMS J,ASFAR P,et al. Microparticles are new biomarkers of septic shock-induced disseminated intravascular coagulopathy[J]. Intens Care Med,2013,39(10):1695-1703.

[6] HELLUM M, ØVSTEBØ R, BRUSLETTO B S, et al. Microparticle-associated tissue factor activity correlates with plasma levels of bacterial lipopolysaccharides in meningococcal septic shock[J]. Thromb Res, 2014, 133(3):507-514.

[7] IRACI N, LEONARDI T. Focus on extracellular vesicles: physiological role and signalling properties of extracellular membrane vesicles[J]. Int J Mol Sci, 2016, 17(2):171.

[8] LAHER I. Microparticles have macro effects in sepsis[J]. Crit Care Med, 2011, 39(7):1842-1843.

[9] MATHIEU M, MARTIN-JAULAR L. Specificities of secretion and uptake of exosomes and other extracellular vesicles for cell-to-cell communication[J]. Nat Cell Biol, 2019, 21(1):9-17.

[10] MEZIANI F, DELABRANCHE X. Bench-to-bedside review: circulating microparticles-a new player in sepsis[J]. Crit Care, 2010, 14(5):236.

[11] MOSTEFAI H A, MEZIANI F, MASTRONARDI M L, et al. Circulating microparticles from patients with septic shock exert protective role in vascular function[J]. American Journal of Respiratory and Crit Care Med, 2008, 178(11):1148-1155.

[12] NIEUWLAND R, BERCKMANS R J, MCGREGOR S, et al. Cellular origin and procoagulant properties of microparticles in meningococcal sepsis[J]. Blood, 2000, 95(3):930-935.

[13] PEREZ-CASAL M, DOWNEY C, FUKUDOME K, et al. Activated protein C induces the release of microparticle-associated endothelial protein C receptor[J]. Blood, 2005, 105(4):1515-1522.

[14] TKACH M, THERY C. Communication by extracellular vesicles: where we are and where we need to go[J]. Cell, 2016, 164(6):1226-1232.

[15] VADER P, MOL E A, PASTERKAMP G, et al. Extracellular vesicles for drug delivery[J]. Adv Drug Deliv Rev, 2016, 106(Pt A):148-156.

[16] VAN DER POL E, BÖING A N, et al. Classification, functions, and clinical relevance of extracellular vesicles[J]. Pharmacol Rev, 2012, 64(3):676-705.

[17] VAN NIEL G, D ANGELO G, et al. Shedding light on the cell biology of extracellular vesicles[J]. Nat Rev Mol Cell Biol, 2018, 19(4):213-228.

[18] WOEI-A-JIN F J S H, DE KRUIF M D, GARCIA RODRIGUEZ P, et al. Microparticles expressing tissue factor are concurrently released with markers of inflammation and coagulation during human endotoxemia[J]. Journal of Thrombosis and Haemostasis, 2012, 10(6):1185-1188.

[19] ZAFRANI L, INCE C, YUEN P S T. Microparticles during sepsis: target, canary or cure[J]. Intensive Care Medicine, 2013, 39(10):1854-1856.

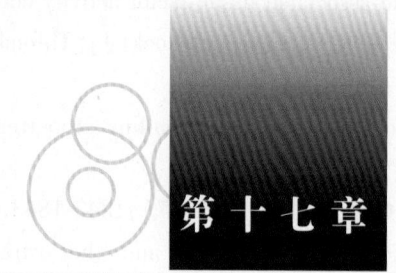

第十七章

创伤性休克氧代谢障碍与调控

何 洹 杨 静 屠伟峰

第一节 氧代谢动力学及监测

氧代谢是机体能量代谢的重要组成,细胞氧缺乏会造成生物能量代谢的异常,是许多危重病症的共同生理基础,在创伤性休克的病理生理演变过程中,氧代谢的改变是导致创伤性休克后一系列变化的重要基础。空气中的氧主要通过呼吸运动、肺泡扩散、血液循环和组织间隙扩散 4 个主要过程才能到达人体细胞,组织细胞氧供应效率是这几个过程共同作用的结果。生理学研究已经对呼吸和循环系统中氧供应进行了定性的描述,临床上也有大量关于低氧对于细胞伤害的研究报道。在低氧环境下,细胞线粒体会受到损伤,从而对机体产生严重伤害的机制也有很多阐述。氧代谢动力学异常,即氧输送(oxygen delivery,DO_2/oxygen transport,TO_2;也称"氧供应",简称"氧供")与氧耗量(oxygen consumption,VO_2;也称氧消耗,简称"氧耗")的不平衡。多数研究集中在对机体整体直接的氧供、氧耗及间接的血流灌注指标来反映这种失衡。

一、氧输送与氧供

氧输送(DO_2)是指空气中的氧输送到细胞内利用氧的部位(线粒体)的过程,具体包括肺通气、肺换气、氧在血液中的运输及氧在组织的释放共 4 个阶段。DO_2 又称整体氧供(global oxygen delivery,GDO_2)是指单位时间内循环系统向全身组织输送氧的总量。广义上讲,氧输送与氧供两个概念可以相互通用;但严格来讲,氧输送的氧是指由心脏泵入体循环中的氧,而氧供是指经过毛细血管输送到机体组织为新陈代谢所利用的氧量。换句话说,即是单位时间(每分钟)通过毛细血管输送到机体组织供细胞新陈代谢所需的氧量。因此,氧输送与氧供在概念上既有重合又有区别,前者强调氧气输送过程,后者强调氧气输送的结果。所谓氧量,有氧含量和氧容量两种概念,前者是指 100 ml 血液中物理溶解以及与血红蛋白(hemoglobin,Hb)化学结合的氧量,单位是 vol%(体积百分比)或 ml%,主要取决于 Hb 的质、量和动脉血氧分压(arterial partial pressure of oxygen,PaO_2),是反映机体氧合的指标之一;氧容量是指 100 ml 血液中的 Hb 在 PaO_2 为 150 mmHg,动脉血二氧化碳分压($PaCO_2$)为 40 mmHg 及体温为 38 ℃时所结合氧的毫升(ml)数,取决于血液中 Hb 的含量及其与 O_2 结合的能力。氧含量包括两部分:包括物理溶解的氧和红细胞携带的氧[又称血红蛋白(Hb)结合的氧量],前者是指单位 Hb 的携氧量,后者是指单位血液的携氧量。氧输送和氧供的监测:①氧吸入的监测包括动脉血氧分压(PaO_2)、氧合指数[(oxygenation index,OI)动脉血氧分压(PaO_2)/吸入气氧浓度(fractional concentration of inspired oxygen,FiO_2)]、肺泡-动脉血氧分压差(alveolar-artery oxygen partial pressure gradient,$P_{A-a}O_2$)、肺内分流量(intrapulmonary shunt;Qs/Qt);②氧转运的监测包括氧容量(oxygen capacity,CO_2 max)、动脉血氧含量(oxygen content in arterial blood,CaO_2)、总血红蛋白(total hemoglobin,tHb)、氧合血红蛋白(oxyhemoglobin,HbO_2);③氧释放的监测,即 P_{50},是指血红蛋白氧饱和度为 50% 时的氧分压。其中,DO_2 和 CaO_2 的计算公式为:

$$DO_2[ml/(min \cdot m^2)] = 1.34 \times SaO_2 \times Hb \times CO(L/min) \times 10$$

或

$$DO_2 指数[ml/(min \cdot m^2)] = CI \times CaO_2 \times 10$$

$$CaO_2(Vol\%) = Hb \times 1.34 \times SaO_2 + 0.003 \times PaO_2$$

CI：心脏指数（cardiac index, CI）。SaO_2：动脉血氧饱和度（oxygen saturation in arterial blood, SaO_2）。

从公式不难看出，氧供取决于心脏指数、血红蛋白含量和肺氧合功能，因此氧输送直接受循环、血液及呼吸系统的影响。DO_2 指数正常值为 $520 \sim 720\ ml/(min \cdot m^2)$；$CaO_2$ 正常值为 20Vol%。

二、氧耗量

氧耗量（VO_2）又称整体氧耗（global oxygen consumption, GVO_2），是指单位时间全身组织消耗氧的总量，它取决于机体组织的功能代谢状态，但并不能代表组织对氧的实际需要量[计算公式中混合静脉血氧含量（oxygen content in mixed venous blood, $C_{\bar{v}}O_2$）反映经过组织代谢后循环血液中所剩余的氧。混合静脉血来自肺动脉]。VO_2 正常值为 $110 \sim 180\ ml/(min \cdot m^2)$。

$$VO_2[ml/(min \cdot m^2)] = (CaO_2 - C_{\bar{v}}O_2) \times CO(L/min) \times 10$$

$$C_{\bar{v}}O_2 = Hb \times 1.34 \times S_{\bar{v}}O_2 + 0.003 \times PvO_2$$

正常生理状态下，DO_2 与 VO_2 互相匹配维持组织氧供需平衡。在发热、感染、器官功能增强或高代谢状态时，组织细胞氧摄取量增加，氧耗也随之增加。

三、心输出量

一侧心室每分钟射出的血液量，称为每分输出量，又称心输出量（cardiac output, CO）。一般健康成年男性在安静状态下 CO 为 $4.5 \sim 6.0\ L/min$，女性的心输出量比同体重男性低约10%，青年人的 CO 高于老年人。在剧烈运动时 CO 可达 $25 \sim 35\ L/min$；麻醉情况下则可降低至 $2.5\ L/min$。每分输出量取决于每搏输出量的多少和心率的快慢。在一定范围内，随着心率增加，心输出量也增加。但如果心率过快，心脏舒张期缩短，心脏充盈量不足，每搏输出量减少，CO 反而减少。每搏输出量受前负荷（心室舒张末期充盈量）、后负荷（心肌收缩后所遇到的阻力，即大动脉血压）和心肌收缩性能的影响。CO 还受体液和神经因素的调节。同血压相比，CO 能够提供机体功能或基础代谢率需求发生重大变化的早期报警；有时 CO 的变化达30%，而血压无明显变化，这是因为心血管系统有保证稳定血压（与重要脏器灌注有关）的代谢机制（血管收缩、扩张）。人在安静时的 CO 和基础代谢率与人的体表面积成正比，以单位表面积计算的 CO，称为心脏指数（CI），在安静及空腹状态下 CI 为 $3.0 \sim 3.5\ L/(min \cdot m^2)$。CO 和 CI 是血流动力学监测的核心内容，是诊断心脏泵血功能和心力衰竭的重要指标。危重患者基础代谢需求比同样健康的人要高很多，如果 CO 突然下降，CI 为 $2.0 \sim 3.0\ L/(min \cdot m^2)$，提示有生命危险；若 CI 低于 $1.8\ L/(min \cdot m^2)$ 提示严重生命危险，低于 $1.0\ L/(min \cdot m^2)$ 则无法维持生命。

CO 的测量方法：临床上现有的 CO 监测技术，根据测量原理和技术特点可以分为以下四类：第一类是以热稀释法和直接 Fick 法为代表的有创测量方法，至今仍被认为是 CO 测量的金标准；第二类是微创测量方法，其典型代表是脉搏指数连续心输出量（pulse-indicator continuous cardiac output, PiCCO）监测技术，是目前最常用的微创 CO 监测方法，也是热稀释的一种。有国内外文献报道了无创 CO 测定在急诊感染性/脓毒症休克患者以及 ICU 心脏术后患者中的应用，结果显示无创方法测得的 CO 与有创方法所测值具有很好的相关性;第三类是无创测量方法,包括心血管磁共振成像法、部分 CO_2 重呼吸法、心阻抗图法和脉搏波描记法;第四类是针对动态测量的需求,主要由心阻抗图法和脉搏波描记法等发展而来的穿戴式和移动式 CO 测量技术。微创 CO 测量技术由于其测量准确、可靠且稳定的优点,在临床和科学实验中的重要作用日益突出。

创伤性休克常合并出血和感染,是死亡率较高的一种复杂的临床综合征。在过去的 10 年里,其发病率和死亡率正不断增长,死亡率为 30%~40%。多项研究报道,血流动力学监测能早期提示患者心血管的病理生理变化,因此对危重患者进行血流动力学监测指导液体复苏具有重要的意义。而 CO 是血流动力学监测的主要指标,通过监测 CO,可较准确判断心功能及体循环血流灌注的情况,对评估病情、指导临床用药及改善预后有重要的意义。有效循环血量减少是创伤性休克核心的病理生理过程,改善组织血流灌注的首要途径是增加 CO,由 Frank-Starling 定律得知,只有当左、右均处于心功能曲线陡峭的升支部分时,患者容量的反应性好,液体复苏时增加前负荷导致CO 增加,氧负荷增加。

四、经皮氧分压

经皮氧分压(transcutaneous oxygen partial pressure,$TcPO_2$)仪是一种反映组织微循环情况的仪器,其原理为皮肤被该仪器的特殊电极加热,促使氧气从毛细血管中弥散出来,扩散到皮下组织、皮肤表面,电极监测皮肤的氧分压,反映组织细胞的实际氧供应量。$TcPO_2$ 可直接反映皮肤微循环情况,间接反映大血管情况。经皮肤测得氧分压在临床上用于评价微循环障碍敏感度及特异性均达到 90% 以上。临床上以 40 mmHg 为分界点,$TcPO_2 \geq 40$ mmHg 表示没有缺血表现,$TcPO_2 < 40$ mmHg 为缺血缺氧表现。$TcPO_2$ 最早用于新生儿吸氧效果的监测,与动脉血氧分压相关性极高。影响经皮二氧化碳分压(transcutaneous carbon dioxide partial pressure,$TcPCO_2$)的因素有:监测的准确性及相关性的因素有环境温度、皮肤的厚度、水肿、血管活性药物的使用、组织血流灌注不良及炎症。

长期以来,临床医师将反映全身循环和血流灌注的指标——心输出量(CO)、血氧饱和度(oxygen saturation,SO_2)和中心静脉压(central venous pressure,CVP)作为休克诊断和预后判断的主要指标。但近年来发现,由于休克患者血流动力学不稳定,以上指标往往与动脉血气变化不一致,不能准确反映局部组织血流低灌注和缺氧状态,给休克的诊治带来困难。随着人们对休克本质和组织缺氧研究的深入,$TcPO_2$ 在休克诊治中的价值逐渐受到重视。无论处于休克的哪一阶段,$TcPO_2$ 等指标均出现显著的变化,从不同预后患者各项指标比较来看,完美复苏患者和复苏后伴有并发症患者复苏后收缩压、$TcPO_2$ 开始不同程度上升,死亡患者复苏后收缩压、$TcPO_2$ 无显著变化,进一步说明 $TcPO_2$ 等可以反映局部组织血流灌注和氧代谢情况,对于休克治疗预后判断具有重要的价值。研究发现,$TcPO_2/PaO_2$ 可消除吸入气氧浓度和动脉血气的影响,较 $TcPO_2$ 绝对数值更加有价值。在循环不稳定时,$TcPO_2/PaO_2$ 的改变能够反映休克的严重程度。$TcPO_2/PaO_2 > 0.7$ 可作为组织血流灌注充足的指标。

经皮氧分压在其他领域的应用:外科手术后,Cicco 等用经皮氧分压仪评价糖尿病、高血压、脂蛋白累积病、外周动脉闭塞性疾病和肝衰竭的微循环情况,发现各组 $TcPO_2$ 均低于正常对照组,提示上述疾病存在外周微循环功能下降。目前认为 $TcPO_2$ 技术在高压氧治疗前应用,可评价伤口是否能从高压氧治疗中获益(如截肢的水平,或溃疡是否适合保守治疗)。另外,可以评价治疗后是否因 $TcPO_2$ 增加而促进创面愈合。Zimny 等研究发现 $TcPO_2$ 是早期发现糖尿病患者存在足部溃疡风险的有用指标。通过 $TcPO_2$ 能够发现周围神经病变,可估计是否要行血管成形术,可预测截肢后是否可以成功愈合。以 $TcPO_2 = 25$ mmHg 为切点,有较好的敏感性及特异性,并有最高的阳性预测值;当 $TcPO_2$ 低于 20 mmHg 表示被观察区血流灌注较低,需行外科血管重建术或截肢。$TcPO_2$ 也可应用于其他临床情形:通过观察并比较心脑血管疾病患者血液氧分压的改善情况以采用不同的治疗方法,肺部疾病如慢性阻塞性肺疾病的早期诊断等。

五、混合静脉血(中心静脉血)氧饱和度

混合静脉血氧饱和度(oxygen saturation in mixed venous blood,$S_{\bar{v}}O_2$)和中心静脉血氧饱和度(central venous oxygen saturation,$ScvO_2$)是静脉血氧定量测定的两种指标。在休克早期,当血压、心率、尿量和中心静脉压等监测指标基本正常时,全身组织血流灌注已发生改变,表现为 $S_{\bar{v}}O_2$ 降低,提示 $S_{\bar{v}}O_2$ 能较早地发现病情的变化。$S_{\bar{v}}O_2$ 可以动态反映全身氧供需平衡变化,与 DO_2、VO_2、Hb 含量、CI 有关[$S_{\bar{v}}O_2 = (DO_2 - VO_2)/1.34\ Hb \times CI$]。当 DO_2 降低或全身氧需求超过氧供给时,$S_{\bar{v}}O_2$ 降低,提示机体无氧代谢增加。$S_{\bar{v}}O_2$ 的正常范围是 65% ~ 75%。$S_{\bar{v}}O_2$ 评估的是全身,包括腹部及下肢的氧供需状况,$ScvO_2$ 测定的是上腔静脉的氧饱和度。两者在量值上虽不等同,但有一定的相关性。$ScvO_2$ 值要比 $S_{\bar{v}}O_2$ 值高 5% ~ 15%,两者所代表的趋势是相同的,可以反映组织血流灌注状态。严重感染和感染性/脓毒症休克患者,$S_{\bar{v}}O_2 < 70\%$ 提示死亡率明显增加,所以成人与儿科严重感染和感染性/脓毒症休克治疗指南明确推荐 $S_{\bar{v}}O_2$ 和 $ScvO_2$ 成为拯救脓毒症运动(surviving sepsis campalgn,SSC)早期目标引导性治疗之一。临床上,$S_{\bar{v}}O_2$ 降低的常见原因包括心输出量的减少、低氧血症、贫血以及如发热、甲状腺功能亢进等致氧耗增加的情形。

六、乳酸及乳酸清除率

人体内乳酸(lactic acid,LA)的产生来自乳酸脱氢酶(lactate dehydrogenase,LDH)对丙酮酸的降解,在正常生理状态下,这种作用不会形成乳酸堆积,且这种代谢途径只占总丙酮酸代谢的十分之一。在正常成年人中,24 h 产生 1 500 mmol 乳酸,但血乳酸水平基本维持在 2 mmol/L 以下。缺血缺氧情况下,丙酮酸在体内迅速聚集并几乎完全转化为乳酸,细胞内乳酸迅速增加,并快速分布至血液中。实验及临床研究均肯定了组织缺氧致乳酸聚集。单一的乳酸水平,尤其是入住 ICU 及急诊室时所获得的乳酸水平,被认为是随后器官功能不全及死亡的强预测因子。Trzeciak 等报道了初始乳酸水平高于 4 mmol/L 与增加急性期死亡有关,初始乳酸的预测价值也被其他大型队列研究肯定。

大部分研究定义乳酸清除率为 6 h 内血乳酸水平下降幅度[(初始乳酸水平至 6 h 后乳酸水平)/初始乳酸水平]×100%,也有研究使用 24 h 来定义乳酸清除率。Backer 等报道了乳酸清除率与毛细血管血流灌注密切相关且独立于其他血流动力学变量。不论何种原因的休克均存在微循环障碍,致氧输送至组织及器官受损,最终导致器官功能障碍。若没有迅速恢复血流灌注,持续的血流低灌注将导致致命的器官损害进而引起多器官功能障碍综合征。乳酸水平随着毛细血管血流灌注的增加而成比例降低,因此很多学者对乳酸清除率进行了大量研究。有学者通过对 15 篇原始文献的 Meta 分析得出乳酸清除率对死亡率预测的敏感性为 0.75(95% 置信区间 0.58 ~ 0.87),特异性为 0.72(95% 置信区间 0.61 ~ 0.80),当研究对象仅为重症监护病房患者时,敏感性为 0.83(95% 置信区间 0.67 ~ 0.92),特异性为 0.67(95% 置信区间为 0.59 ~ 0.75),提示高乳酸清除率预示着危重患者的低死亡率,这也预示着提高乳酸清除率可能会改善患者预后情况。

七、胃肠黏膜 pH 值

胃肠黏膜 pH 值(pH value of gastro-intestinal mucosa,pHi)是测量胃肠黏膜组织内的酸度,即 pHi。当全身各器官组织血流灌注不足时,胃肠道是血流灌注减少发生最早、最明显且恢复最迟的脏器。胃肠黏膜上皮在缺血缺氧时更易受损伤,导致黏膜的通透性增加,削弱了其免疫屏障功能,致肠道细菌内毒素移位,是诱发脓毒症及多脏器功能不全(MODS)的重要因素之一。pHi 正常值为 7.35 ~ 7.45,pHi 下降,表示胃肠道缺血严重。因此,在脓毒症、休克、创伤等器官组织缺血缺氧和血流低灌注情况下测定 pHi,可及早干预,阻断恶化链,改善预后。

八、局部微循环

早期目标导向治疗(early goal-directed therapy,EGDT)的容量复苏目标反映了全身的血流动力

学变化,无法反映微循环的功能变化。已有研究表明,按照 EGDT 进行复苏后,即使达到血流动力学目标,全身的组织血流灌注及氧代谢变化却与局部不一致,局部微循环功能仍存在明显障碍。微循环是组织进行氧合、营养废物交换的重要场所,微循环功能障碍将导致组织的氧供需失衡。将微循环的功能恢复作为复苏的目标可能是休克复苏全身血流动力学目标的有益补充。微循环的改变也是反映器官功能障碍和感染严重程度的重要指标之一。近年来随着正交偏振光谱(orthogonal polarization spectral,OPS)成像和侧流暗视野(sidestream dark field,SDF)成像等监测技术的发展,使床旁微循环监测成为可能。

由于舌下微循环的组织胚胎起源与内脏器官相同,解剖结构相似,监测舌下微循环变化可反映内脏器官血流灌注。采用 OPS 成像技术进行舌下微循环监测对感染性/脓毒症休克患者的早期诊断十分敏感。Hubble 等通过监测健康志愿者舌下黏膜微循环证明,SDF 成像技术 监测结果可用于指导休克复苏。Verdant 等对实验性胆管炎猪进行了观察性研究,发现感染动物舌下和肠道微循环之间存在明显相关性($r=0.920$,$P<0.001$)。这说明监测舌下黏膜的微循环变化可以反映内脏器官的血流灌注情况。OPS 和 SDF 成像技术均为无创可视化微循环监测技术。同时血管阻断试验联合激光多普勒血流计,以及 NIRS 测量血管反应性如组织氧合,都将成为微循环衰竭时极为重要的评价微血管功能的指标。

尽管微循环监测对于重症感染和感染性/脓毒症休克患者的监测及诊断具有一定的指导意义,但将微循环监测实际应用于指导临床诊疗仍面临诸多难点。其中对于 OPS 和 SDF 所采集图像的解读是难点之一。目前所采用半定量的解读方式,使得其结果容易受观察者主观因素的影响,导致不同观察者可能得到不同的结果。因此数据分析需要进一步发展为自动分析技术。微循环监测在实际的技术操作中也存在一定的问题,如监测对象表面必须保证无气泡,否则会对成像造成影响;而对于气管插管以及喉罩等声门上通气的患者,进行舌下黏膜监测则比较困难。

九、中心静脉-动脉血二氧化碳分压差

随着氧代谢监测理论的发展,临床医师改变了对危重患者的评估方法。但是面对临床病情的千变万化,单纯监测某一氧代谢指标并不能指导临床治疗,血流动力学监测结合氧代谢监测是未来指导重症患者治疗的方向。中心静脉-动脉血二氧化碳分压差(central venous-arterial carbon dioxide difference pressure,Pcv-aCO$_2$)升高表示外周循环没有足够血流冲洗组织所产生的 CO$_2$,可以反映血流量而并不能反映组织低氧。传统的氧代谢监测指标有 DO$_2$、VO$_2$、氧摄取率(oxygen extraction ratio,O$_2$ER)、ScvO$_2$、混合静脉血氧饱和度($S_{\bar{v}}O_2$)和乳酸等。DO$_2$、VO$_2$、$S_{\bar{v}}O_2$ 的监测需放置 Swan-Ganz 漂浮导管,其创伤大、风险高,且放置 Swan-Ganz 漂浮导管能否改善患者预后仍存在争议。ScvO$_2$ 和 $S_{\bar{v}}O_2$ 虽然绝对值不等,但是二者变化方向一致,因此临床上以 ScvO$_2$ 取代 $S_{\bar{v}}O_2$ 反映全身氧供需平衡状况。然而在感染性/脓毒症休克时,微循环出现血流分布异常,氧输送和氧利用都发生障碍,此时尽管 ScvO$_2$>70%,仍存在组织血流灌注不足、细胞缺氧。乳酸是细胞无氧代谢的产物,高乳酸血症表示患者存在组织器官血流灌注不足或者缺氧,但是在肝功能不全或者某些药物影响下,即使机体不缺氧也会出现高乳酸血症,且乳酸升高存在一定的滞后性。与传统氧代谢指标相比,Pcv-aCO$_2$ 不但可以快速、准确地反映组织的血流灌注情况,还可以反映 CO 的变化,且放置中心静脉导管操作简单、取样方便,在实际工作中更易普及,因此有广阔的临床应用前景。Mallat 等的一项前瞻性队列研究表明,依照 Pcv-aCO$_2$ 与 ScvO$_2$ 的联合监测结果对严重创伤患者进行容量调控,可以更有效地改善患者的氧合状态和循环功能。刘亚林等根据 Pcv-aCO$_2$ 水平将 119 例创伤性休克行液体复苏患者分为观察组(Pcv-aCO$_2$<6 mmHg,60 例)和对照组(Pcv-aCO$_2$<6 mmHg,59 例),比较两组患者液体复苏的效果。结果显示,与对照组比较,观察组 CVP、平均动脉压(mean arterial pressure,MAP)、ScvO$_2$ 和液体平衡量均明显升高,去甲肾上腺素和多巴酚丁胺用量明显减少,乳酸清除率、心脏指数(CI)明显升高,血肌酐(serum creatinine,SCr)、急性生理和慢性健康状况评价Ⅱ(acute physiology and chronic health evaluation Ⅱ,APACHE Ⅱ)和

序贯性器官衰竭评估（sequential organ failure assessment，SOFA）评分均明显降低（均 $P<0.05$）。故认为 Pcv-aCO$_2$ 对创伤性休克患者液体复苏效果具有重要的评价作用，其中 Pcv-aCO$_2$ 低水平患者复苏效果更明显，预后更佳。

第二节 休克与氧代谢障碍

一、休克的评估及氧供改变

传统上对休克的评估主要根据患者的症状和体征，如意识改变、躁动、脉搏细弱、四肢末梢发凉及血压不稳等。但上述症状和体征的出现并非是休克的早期标志，而是循环功能失代偿的反映。根据上述症状和体征显然很难对休克做出早期评估和预报。由于循环系统的主要功能是运输氧和能量物质，组织细胞是这些物质的消耗者，氧供（DO$_2$）、氧耗（VO$_2$）和氧摄取率（O$_2$ER）既反映循环功能，又反映组织的血流灌注或代谢状况。氧债和累积氧债指标可进一步提示休克的程度及评估其预后。因此，以氧代谢指标评估休克较之于传统方法应更为可靠。根据休克的发生机制及血流动力学特征可分为低血容量性、心源性、分布性和梗阻性休克 4 类。血液或体液丢失是低血容量性休克发生的原发病因，心泵功能衰竭是心源性休克的始动因素，血流通道（主要是心脏和大血管）受阻则是梗阻性休克的发病原因，此 3 类休克的共同特点是心输出量降低，DO$_2$ 减少。分布性休克多见于感染、创伤及过敏等，其基本机制是血管收缩舒张调节功能异常。血液动力和氧代谢特征与上述 3 类休克有所不同：体循环阻力较低，心输出量和 DO$_2$ 往往正常或增加，但由于血流及氧供分布不均，组织细胞同样存在缺氧或氧摄取利用障碍问题。因此，全身或局部性 DO$_2$ 不足和氧利用障碍是各类休克的共同病理生理基础。

二、休克时的氧供/氧耗关系变化

休克时除发生上述全身或局部性 DO$_2$ 减少外，氧供与氧耗（DO$_2$/VO$_2$）关系也发生变化（图 17-1）。

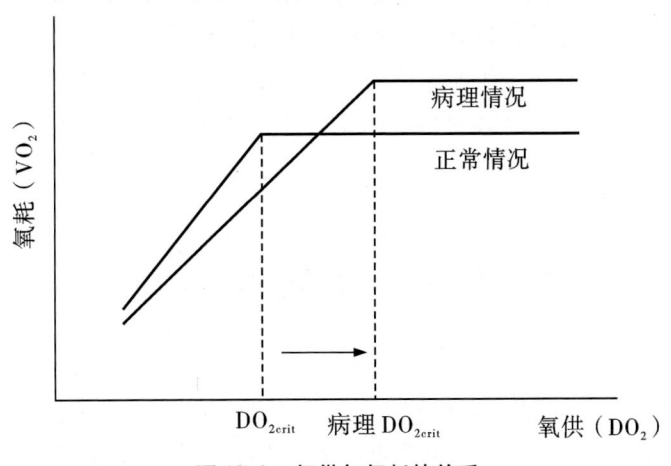

图 17-1　氧供与氧耗的关系

正常时 DO$_2$ 与 VO$_2$ 之间存在着呈线性相关的供氧依赖区及呈平台状非线性关系的供氧非依赖区，两区相交点为氧供临界点（DO$_{2crit}$）。当 DO$_2$ 低于 DO$_{2crit}$ 时，VO$_2$ 依赖于 DO$_2$ 的提高而增加，但当 DO$_2$ 高于 DO$_{2crit}$ 时，VO$_2$ 不再随之而增加。失血性休克或心源性休克在早期虽然出现持续的 DO$_2$

下降,但在降低到 DO_{2crit} 之前 VO_2 仍可维持在正常基础值。当 DO_2 进一步降低至 DO_{2crit} 以下时, VO_2 即随 DO_2 降低而减少。由于此时 DO_{2crit} 未发生明显改变,此时出现的 VO_2 对 DO_2 的依赖不应视为是病理性的。但无论何种原因,当 DO_2 低于正常或增高的 DO_{2crit} 时,即出现氧利用依赖于氧供的"氧供依赖性"氧利用受限现象。在休克的后期,随着微循环和细胞功能的损害及各类炎症因子的作用, DO_{2crit} 发生增高性改变,此时即使将 DO_2 提高至高于原先的 DO_{2crit} 水平,仍可能存在氧供依赖性氧利用问题,全身仍可能未达到合适的 VO_2 。此情况可称之为"病理性氧供依赖性氧利用受限"。感染或创伤性休克以及 SIRS、ARDS 等危重症的不同阶段,病理性的氧供依赖关系是十分普遍的现象, DO_{2crit} 明显增高,氧供依赖区明显扩大,成为此类危重症的显著特征。资料显示败血症休克时 DO_{2crit} 可高 811 ml/(min·m^2)。氧供依赖性氧耗的临床判断,可通过动态测定 DO_2 与 VO_2 的变化推断。例如通过支持治疗使 DO_2 提高 50~100 ml/(min·m^2)时,若 VO_2 也相应增加达 15~25 ml/(min·m^2),可认为存在氧供依赖性氧耗,须做进一步的治疗。病理性氧供依赖性氧利用受限可能与微循环的改变及组织细胞对氧的亲和性及摄取能力降低有关,是导致组织缺氧和无氧代谢增加的重要原因。感染性/脓毒症休克时,虽然循环呈高动力状态, DO_2 可高于正常,但由于内毒素及炎症因子的作用,微血管内皮遭受损伤,通透性和渗出增加,早期即可发生组织氧代谢障碍。在休克应激状态下,一方面是全身代谢增高、氧耗增加,另一方面是氧供不足或氧利用受限,使病情迅速恶化。

三、氧债与累积氧债

临床观测表明,患者的症状与体征以及某些临床指标如休克指数、动脉压及中心静脉压等,对休克的准确评估存在较大的局限性。现知,氧债是外科及其他临床危重症普遍存在问题。休克过程中由于组织血流灌注不良和氧合不足,氧债形成成为其显著特征之一。通过测定并计算累积氧债使之作为休克评估的量化指标应成为可能。累积氧债指组织缺氧的程度与持续时间的累积,既反映休克的程度,又提示休克的预后。实验或临床研究可采用半定量方法测算累积氧债。方法是先测定术前的 VO_2 值,如果是在麻醉后测定者应作麻醉及体温对氧耗影响校正。以此 VO_2 值为对照,与实验中或术后过程实测的 VO_2 值相减即得到氧债率。然后根据氧债率-时间曲线下积分面积求出任何时点的氧债累积量。由于临床情况十分复杂,休克患者在接受评估与治疗之时往往已无法得到发病前的对照值。此时的氧债评估可考虑采用正常平均值作为对照。临床观测证实,生存者与死亡者及有与无器官衰竭的存活患者之间,氧债的幅度和持续时间均存在非常明显的差距和有统计学意义的差异。累积氧债概念不仅展示了休克发展至器官衰竭的病理生理过程,也为休克治疗指出了新思路。设法提高 DO_2 使之达到或高于正常水平,纠正由于 DO_2 降低或 DO_2 依赖性增加造成的组织 VO_2 不足,以减少或偿还氧债,对于改善病情、逆转器官功能损害和降低死亡率均具有十分重要的作用。

第三节　氧代谢调控

创伤性休克时,微循环的改变是影响氧代谢的生理学基础。氧代谢动力学障碍的表现也是微循环不同组成血管在神经体液调节下不同程度收缩与舒张,导致微循环氧供求失衡的结果。氧代谢的调控,也就是对微循环血管的调控。微循环是指微动脉与微静脉之间的微血管中的血液循环,一般由微动脉、后微动脉、毛细血管前括约肌、真毛细血管、直捷通路、动-静脉吻合和微静脉组成。安静状态下,同一时间内,只有20%的真毛细血管处于开放状态,毛细血管关闭时,周围局部血管活性物质以及代谢产物浓度升高,导致局部后微动脉和毛细血管前括约肌舒张及毛细血管开放,微循环血流的增加,将这些物质冲刷带走,后微动脉和毛细血管前括约肌再次收缩,毛细血管关闭,如此不停地循环。灌与流(注)的平衡,是微循环氧代谢正常的基础,氧代谢异常会导致血流灌注失衡,而血流灌注失衡进一步加重组织氧代谢障碍。本节将从临床及微血管的收缩和舒张变化,阐述组织氧代谢的调节机制和过程。

一、临床氧代谢调控的基本目标及方法

临床发现,对外科高危患者早期实施改善组织血流灌注和增加 DO_2 的治疗措施,有助于预防术后 ARDS 的发生。临床观测显示,休克患者中最终生存者不仅在血流动力学方面与死亡者有着明显的不同,如血容量较充足稳定、肺内分流较小、心泵功能较好,心脏指数(CI)较高、中心静脉压(CVP)和肺动脉楔压(pulmonary artery wedge pressure,PAWP;又称肺毛细血管楔压)较低,肺血管收缩较弱,肺血管阻力(pulmonary vascular resistance,PVR)和肺动脉平均压(mean pulmonary artery pressure,MPAP)较低等,在氧代谢方面也存在着明显的差别,如血细胞比容(hematocrit,Hct;又称红细胞比容)较高(34%以上)、全身的 DO_2 和 VO_2 较高、氧摄取率较低、血气正常等。因此,全身或局部性 DO_2 或 VO_2 不足导致组织缺氧和氧债形成是休克过程中器官功能损害和病情恶化的重要因素,设法通过增加 DO_2、改善组织氧代谢和偿还氧债无疑成为休克治疗的基本目标。鉴于上述临床观测和休克时发生的全身及组织水平的氧代谢障碍,治疗的基本方法应当是:通过整体调整循环功能和提高血液携氧能力,使全身 DO_2 增加至合理水平;通过调整组织微血管张力,改善微循环血流灌注,使局部 DO_2 得到改善;通过应用细胞及通道特殊药物改善细胞的代谢及氧摄取能力,恢复组织细胞的 VO_2,最终达到偿还氧债、消除组织缺氧和逆转休克的目标(图17-2)。

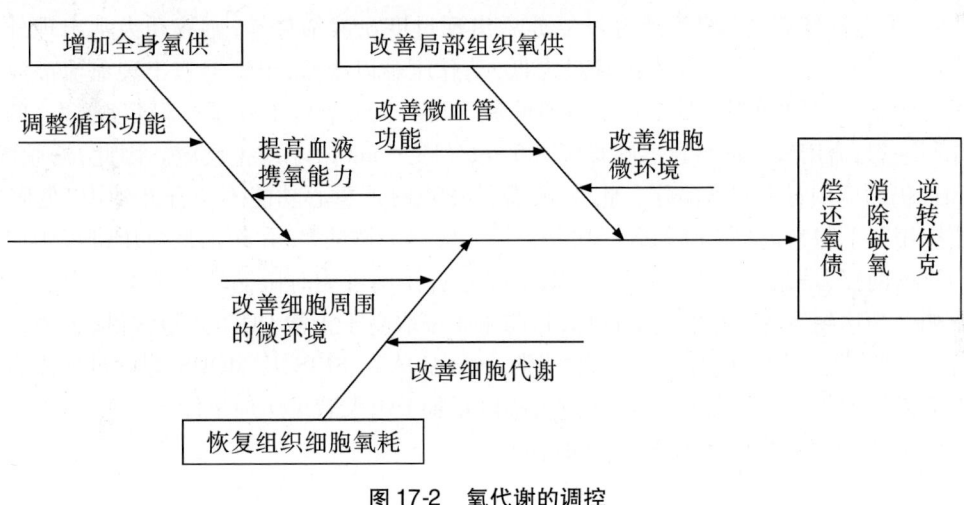

图 17-2 氧代谢的调控

二、提高全身的氧供

根据治疗后存活的休克及其他危重病患者的临床数据,休克纠治的基本要求是提高患者的全身 DO_2,使之达到此类患者的最佳水平。由于 DO_2 取决于 CI、血红蛋白(Hb)和动脉血氧饱和度(SaO_2),改善绝对供氧不足或增加 DO_2 的主要途径是:迅速补充循环容量,纠正失血或血液稀释所致的 Hb 减少,恢复血液的携氧能力;支持心泵功能、增加心输出量,使 DO_2 达到正常水平以上;改善肺的通气及换气条件和纠正低氧血症,提高血液的 SaO_2 和氧含量。

（一）容量扩充及其对氧代谢的作用

对于低血容量性休克,容量复苏是首要治疗步骤。临床上观察到,休克早期患者,当快速补充晶体液时,可使血压提升、心输出量和 DO_2 短暂增加,但如不及时补充血液或其他胶体液,CI 和 DO_2 将再度下降,原因是晶体液在血管内保留仅约45 min,此后2/3的液体进入血管外间隙。胶体液较之于晶体液扩张血浆容量的效果好,在血管内保存时间和维持容量的效应长,又不致使细胞

间隙过度扩张。胶体液中,血浆、白蛋白及各类代血浆制品均为临床常用。有报道提示,内毒素休克时采用高渗性羟乙基淀粉液容量复苏可改善微循环血流灌注和全身组织的氧摄取能力。临床研究表明,低血容量或败血症休克患者输入胶体液使 PAWP 达到 15 ~ 18 mmHg,可使 CI、DO_2 和 VO_2 恢复到正常水平。扩容治疗时机明显影响休克的复苏效果。感染性/脓毒症休克的早、中期(VO_2 值增加幅度最大的前后 48 h)对输入代血浆或白蛋白的疗效反应较好,与非感染患者相似,可使 CI、DO_2 和 VO_2 明显增加,但在休克后期(死亡前 72 h),由于毛细血管渗漏,扩容治疗的反应甚差,DO_2 和 VO_2 甚至低于基础值。因此,早期容量复苏对休克治疗具有重要意义。Hct 及血红蛋白含量对血流动力学、动脉携氧量和 DO_2 有重要影响。过度血液稀释不仅动脉氧含量减少,而且难以维持外周血管阻力、动脉血压和组织血流灌注。一般认为体质状况较好的患者,可以耐受 25% ~ 30% 的 Hct 水平,但体质较差的休克或术后高危患者,须使 Hct 达到 35% 以上方能达到较佳的 DO_2 和较稳定血液动力。因此,休克治疗既要求及时的容量复苏,又须避免血液过度稀释。

(二)循环支持及对氧代谢的作用

经过容量复苏治疗后,CVP 或 PAWP 增加达到 18 ~ 20 mmHg,但 CI 和 DO_2 仍未达到目标值时,提示须给予正性药物加强泵功能。最常用多巴胺 5 ~ 10 μg/(kg·min),可并用多巴酚丁胺 3 ~ 5 μg/(kg·min),使 CI 和 DO_2 提高至合适水平。也可同时给予硝普钠或硝酸甘油及前列腺素 E_1 等血管舒张药物,以降低心脏后负荷、增加心输出量。但在应用血管舒张剂时应确保充分的血容量补充。由于 $β_1$ 受体阻滞剂如普萘洛尔(心得安)等对心肌收缩有明显的负性作用,对于心源性休克或心功能损害者易致 CI 和 DO_2 降低,应尽量避免使用。对于某些高动力性休克状态,如感染性/脓毒症休克、失血性休克复苏延迟或容量复苏后出现过度血液稀释等,血液动力常出现外周血管阻力过低的"低阻"状态。由于外周血管阻力低,动脉压难以维持,组织器官出现血流灌注不足和氧代谢不良状态。此种"低阻"状态对较大剂量多巴胺甚至去氧肾上腺素(苯肾上腺素)的治疗反应有时并不理想,需用较大剂量肾上腺素[2 ~ 5 μg/(kg·min)]才产生反应。因此,遇顽固性"低阻"状态时,仍须应用肾上腺素治疗。此外,心源性休克时严重心功能不全合并外周"低阻"者,也常常需要应用肾上腺素进行心脏和血管功能支持。应当强调的是,在纠治低血压过程中应用儿茶酚胺类药物的前提,是充分的体液复苏,否则其缩血管作用可能对微循环水平的组织血流灌注产生不利影响。为达到休克治疗的基本目标,目前主张采取高于正常 DO_2 的"超常供氧"方法进行氧代谢支持。"超常供氧"的概念是基于严重感染、败血症休克、SIRS 及 MODS 等危重病患者常常存在病理性氧供依赖关系而提出的,试图通过大幅度增加 DO_2 来满足病理条件下的氧耗需求,努力使 VO_2 达最大值,达到偿还氧债和提高疗效的目的。

(三)组织氧代谢支持

休克时由于微循环功能障碍和组织氧利用受限,许多情况下单纯提高全身 DO_2 不一定能使组织氧代谢得到满意的改善。为了促进组织氧代谢的恢复常需要进行多方面的综合调整,包括:联合应用血管活性药物,改善微血管功能,恢复微循环的血流灌注;改善细胞周围的微环境,如维持正常电解质和酸碱平衡、清除细胞内及细胞间质中过多水分及炎症或毒性介质等;应用细胞代谢激动药物,改善细胞代谢等。多种血管活性药物可能有助于调整微循环和改善组织氧代谢。败血症患者应用多巴酚丁胺能增加全身的 VO_2;败血症患者应用前列环素(prostacyclin/prostaglandin I_2,PGI_2)和前列腺素 E_1(prostaglandin E_1,PGE_1)也可使氧代谢有所改善,使 DO_2 和 VO_2 均有所增加,其幅度与多巴酚丁胺相似近;内毒素休克犬应用 100 ng/(kg·min) PGE_1,可降低 DO_{2crit},提高 O_{2ER}。非洋地黄类强心药米力农(milrinone)和氨力农(amrinone)除通过正性肌力作用增加 CI 和 DO_2 外,其 $β_2$ 肾上腺素受体兴奋作用可能有助于舒张微循环血管,增加组织 DO_2 和改善 VO_2。此外,腺苷也有助于改善组织微循环和氧代谢。在应用心血管药物支持循环时应注意对微循环和组织氧代谢的不利影响。多份研究发现,败血症或内毒素休克时应用肾上腺素,虽然循环动力参数得到改善,但胃肠黏膜 pH 值及血乳酸浓度仍向恶化方向发展,而联合应用去甲肾上腺素和多巴酚丁胺或多培沙明(dopexamine)时,上述指标能保持稳定。休克过程中组织缺氧导致毛细血管渗透性增加,血浆蛋白渗出并伴随大量水分转移至组织间隙,致使组织间液膨胀、组织器官水肿和功能受损,并导致休克恶化、器官衰竭和死亡。此过程可被体内多类免疫化学介质所加剧。因此,休克治疗中除尽早恢复循环容量和维持电解质及酸碱平衡正常外,应注意维持血浆胶体渗透压,并通过静脉输液和应用利尿剂清除体内炎症介质和过多水分,对于改善细胞周围的微环境和组织氧代谢是十分重要的。临床上曾担心在休克尤其是休克晚期,输入血浆或白蛋白会因毛细血管渗漏增加而使组织水肿进一步加剧。事实上低蛋白血症对组织水肿和休克的治疗是十分不利的,维持正常血浆胶体渗透压是消除组织水肿的前提,应当予以强调。应用某些特殊药物改善细胞代谢状态,如1,6-二磷酸果糖通过增加细胞的能量利用,对各类休克时的细胞代谢有一定的改善作用。近期研究发现,失血性休克复苏时给予ATP依赖性钾通道(ATP-sensitive potassium channel,K_{ATP})通道拮抗剂格列苯脲(glibenclamide)10 mg/kg不仅可提高动脉血压和CI,对肝、肾及肠道等内脏器官的血流灌注和组织氧代谢指标也有明显的改善作用,提示抑制K_{ATP}通道的活动可能成为失血性休克治疗的新途径。

三、氧代谢调控的血管机制

(一)血管平滑肌收缩

1.细胞内钙与平滑肌收缩　细胞内钙离子浓度是平滑肌收缩的启动因子,当其浓度超过$10^{-6} \sim 10^{-5}$ mol/L时,Ca^{2+}与钙调蛋白(calmodulin,Cam)结合,形成复合物,激活肌球蛋白轻链激酶(myosin light chain kinase,MLCK),将其磷酸化,随后肌球蛋白牵动肌动蛋白而发生收缩,钙浓度降低后,则复合物分离,MLCK失活,在磷酸酶的作用下,脱磷酸,平滑肌舒张,整个过程都依赖ATP。但是,正常情况下,细胞内的钙离子浓度非常低,细胞内的钙离子浓度升高主要有两条途径——细胞外钙离子内流或者细胞内钙离子的释放。外来物质刺激下,例如高钾,细胞膜去极化,激活细胞膜上电压门控钙通道(voltage-gated calcium channel,VGCC),细胞外钙离子大量内流,这个过程,通过VOC的阻断剂证实,去甲肾上腺素等缩血管物质与其细胞膜受体结合后,则是与Gq/11偶联,激活磷脂酰肌醇特异的磷脂酶C(phospholipase C,PLC),后者催化质膜中的磷脂酰肌醇4,5-双磷酸(phosphatidylinositol 4,5-bisphosphate,PIP2)产生肌醇三磷酸(inositol triphosphate,IP3)和甘油二酯(diacylglycerol,DAG)。IP3通过内质网上的IP3受体促进细胞内钙的释放,DAG则通过活化蛋白激酶C(protein kinase C,PKC),磷酸化膜上相关钙通道,引起钙内流。一般来说,细胞内钙离子浓度与平滑肌细胞收缩幅度成正比,但也存在二者相分离的现象,原因可能是缩血管物质增加了收缩元件对细胞内钙离子的敏感性,也可能是细胞内钙离子分布的不均一所致。细胞内钙分布有收缩区和非收缩区,收缩区内钙浓度增加,引起血管平滑肌收缩,非收缩区的主要作用,可能是参与收缩过程的负反馈调节,不同分布区的钙离子浓度调节,也可能存在各自独立的机制。

2.酪氨酸激酶与血管平滑肌收缩　酪氨酸激酶(tyrosine kinase,TK)从功能上,主要可以分为3种类型——受体偶联的酪氨酸激酶、黏着斑激酶和核激酶。实验证实,TK的阻断剂可以抑制缩血管物质,如去甲肾上腺素引起的血管收缩,而对高钾、咖啡因等刺激引起的血管收缩抑制不明显。因此,TK可能通过G蛋白偶联的受体途径、激活VOC增加细胞内钙离子浓度以及增加收缩元件对钙敏感性等途径引起血管收缩。

3.PKC与血管平滑肌收缩　PKC的激动剂能引起细胞内钙离子浓度升高,而其抑制剂则可抑制细胞内钙离子浓度的增加。PKC可以通过钙依赖和非钙依赖两种途径引起血管收缩,其钙依赖途径可能是:磷酸化细胞膜上的电压门控钙通道,从而引起钙内流;磷酸化肌球蛋白轻链(myosin light chain,MLC),使Ca-CaM复合物激活MLC的途径部分受抑制。而其非钙依赖途径可能是:提高收缩蛋白对钙的敏感性;抑制肌球蛋白轻链磷酸酶的活性。

(二)血管平滑肌的舒张

血管平滑肌的舒张有赖于细胞内钙离子浓度的下降,其机制主要与细胞内cAMP及其蛋白激酶 A(protein kinase A,PKA)、cGMP 及其蛋白激酶 G(protein kinase G,PKG)和蛋白激酶 C(PKC)的作用有关。

cAMP 可能通过 PKA 磷酸化钾通道,使细胞膜超极化,从而抑制 VOC 的活动,也可能通过增加细胞内非收缩区钙离子浓度,激活膜上的钙激活钾通道,降低收缩区的钙离子浓度;cAMP 还可以抑制 MLCK 和激活 MLCP,从而降低收缩元件对钙离子的敏感性;另外,cAMP 通过抑制缩血管物质的信号通道,而抑制细胞内钙的释放,从而抑制平滑肌收缩,诱导平滑肌舒张。

参考文献

[1]侯广臣,李友,秦学亮.实用重症监护技术[M].汕头:汕头大学出版社,2019.

[2]罗正曜.休克学[M].天津:天津科学技术出版社,2001.

[3]佘守章.临床监测学[M].北京:人民卫生出版社,2009.

[4]王白燕,陈顺吉,郭莹叶.病理生理学[M].延吉:延边大学出版社,2017.

[5]中华医学会.重症医学分册:临床技术操作规范[M].北京:人民军医出版社,2009.

[6]ARAKAKI L S L,BULGER E M,CIESIELSKI W A,et al. Muscle oxygenation as an early predictor of shock severity in trauma patients[J]. Shock,2017,47(5):599-605.

[7]DE BACKER D. Detailing the cardiovascular profile in shock patients[J]. Critical Care,2017,21(S3):311.

[8]BREDLE D L. Elevation of cardiac output and oxygen delivery improves outcome in septic shock[J]. Chest,1993,103(4):1311-1312.

[9]CICCO G,CICCO S. Hemorheological aspects in the microvasculature of several pathologies[J]. Adv Exp Med Biol,2007,599(5):7-15.

[10]DANIELS R C,JUN H,TIBA H,et al. Whole blood redox potential correlates with progressive accumulation of oxygen debt and acts as a marker of resuscitation in a swine hemorrhagic shock model[J]. Shock,2018,49(3):345-351.

[11]DURET J,POTTECHER J,BOUZAT P,et al. Skeletal muscle oxygenation in severe trauma patients during haemorrhagic shock resuscitation[J]. Crit Care,2015,19(1):141.

[12]DUSCIO E,VASQUES F,ROMITTI F,et al. Hemodynamic Monitoring[M]. Berlin:Springer International Publishing,2019.

[13]GUTIERREZ G,PALIZAS F,DOGLIO G,et al. Gastric intramucosal pH as a therapeutic index of tissue oxygenation in critically ill patients[J]. Lancet,1992,339(8787):195-199.

[14]JENTZER J C,COONS J C,LINK C B,et al. Pharmacotherapy update on the use of vasopressors and inotropes in the intensive care unit[J]. J Cardiovasc Pharmacol Ther,2015,20(3):249-260.

[15]LIM H S. Cardiogenic shock:failure of oxygen delivery and oxygen utilization[J]. Clin Cardiol,2016,39(8):477-483.

[16]MEZGER V,BALZER F,HABICHER M,et al. Venous saturation:between oxygen delivery and consumption[J]. Med Klin Intensivmed Notfmed,2017,112(6):492-498.

[17]NELIGAN P J,BARANOV D. Trauma and aggressive homeostasis management[J]. Anesthesiol Clin,2013,31(1):21-39.

[18]RACKOW E C,ASTIZ M E,WEIL M H. Cellular oxygen metabolism during sepsis and shock. The relationship of oxygen consumption to oxygen delivery[J]. JAMA,1988,259(13):1989-1993.

[19]SCHILLER A M,HOWARD J T,Convertino VA. The physiology of blood loss and shock:new in-

sights from a human laboratory model of hemorrhage[J]. Exp Biol Med (Maywood),2017,242 (8):874-883.

[20]TIAN L H,GAO W,HU D,et al. Value of monitoring oxygen metabolism in multiple organ dysfunction syndrome after severe trauma[J]. Chinese Critical Care Medicine,2007,19(1):21-24.

[21]TISHERMAN S A. Targeted oxygen and temperature management during hemorrhagic shock:is it all in the timing? [J]. Crit Care Med,2016,44(5):1024-1025.

[22]TRZECIAK S,DELLINGER R P,CHANSKY M E,et al. Serum lactate as a predictor of mortality in patients with infection[J]. Intensive Care Med,2007,33(6):970-977.

[23]WHITE N J,WARD K R,PATI S,et al. Hemorrhagic blood failure:oxygen debt,coagulopathy,and endothelial damage[J]. J Trauma Acute Care Surg,2017,82(6S Suppl 1):S41-S49.

[24]WOLFF C B. Normal cardiac output,oxygen delivery and oxygen extraction[J]. Advances in Experimental Medicine & Biology,2008,599:169-182.

[25]ZHONG H,XIAO X. Lactate clearance is a useful biomarker for the prediction of all-cause mortality in critically ill patients:a systematic review and meta-analysis[J]. Crit Care,2014,42(9):2118-2125.

[26]ZIMNY S,DESSEL F,EHREN M,et al. Early detection of microcirculatory impairment in diabetic patients with foot at risk[J]. Diabetes Care,2001,24(10):1810-1814.

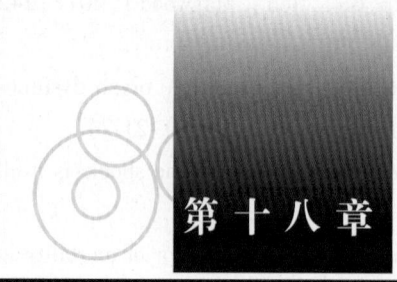

第十八章　创伤性休克与细胞死亡

罗炳生　刘靖华

　　细胞死亡(cell death)是细胞生命现象的终结。从 20 世纪 60 年代研究者发现程序性细胞死亡(programmed cell death,PCD)以及随后提出细胞凋亡(apoptosis)的概念开始,细胞死亡在生物生长发育中的生理学意义及病理状态下的病理学意义已逐渐受到科研工作者的密切关注。近 50 年来,研究者对细胞死亡的形态特征、理化性质、发生机制及其对机体的影响展开了深入研究,先后发现了十几种细胞死亡形式,如细胞凋亡、细胞程序性坏死[(programmed necrosis);也称坏死性凋亡(necroptosis)]、细胞焦亡(pyroptosis)等。人们已经认识到细胞死亡不仅对维持多细胞生物个体的正常发育和组织稳态有重要的作用,而且在病理情况下,细胞死亡对疾病的发生、发展与转归也有显著的影响。大量研究表明,创伤与细胞死亡之间有密切的关系,创伤可通过直接或者间接因素诱发细胞死亡,而细胞的死亡对创伤的发生与发展又有显著的影响。细胞死亡失调,可以加重创伤对组织器官的损害,甚至导致多器官功能衰竭的发生。深入探讨创伤时细胞死亡的形式及其调控机制,不仅有助于加深我们对严重创伤并发症的发生与发展的认识,而且可为其临床防治提供新的思路。本章节重点介绍几种主要的细胞死亡形式以及创伤对细胞死亡的调控。

第一节　概　述

一、细胞死亡的发现及研究历史

　　细胞(cell)这个词的来源要追溯到 1665 年。当时英国的物理学家 Robert Hooke 通过自制的显微镜观察软木薄片时发现,镜下的软木薄片呈现出类似于传教士居住的一个个"小房间",并用 Cell 一词来命名这些"小房间"。这是人类有史以来第一次观察到细胞。而后约在 1680 年,荷兰的显微镜学家 Antony van Leeuwenhoek 通过自己制作的放大倍数更高的显微镜观察到了"活"细胞。约 2 个世纪后,德国科学家 Carl Vogt 首先拉开了细胞死亡研究的序幕。1842 年,Carl Vogt 在他的专著 *The development of the midwife toad*《助产蟾蜍的生长发育》中首先描述了细胞死亡的现象。通过自制的显微镜,Carl Vogt 发现,在蟾蜍的生长发育过程中,原本已有的无尾脊索会渐渐消失不见,取而代之的是脊椎和颅骨。对于这个发现,Carl Vogt 提出了 2 种假说:①脊椎和颅骨的出现是由已有的脊索细胞转化而来的;②脊索细胞会自然"消失",脊椎和颅骨则是由新生的细胞分化而来。那么到底哪个假说才是正确的呢? Carl Vogt 通过实验证明了第二种假说才是正确的。除此之外,Carl Vogt 还观察到随着脊椎和颅骨的发育成熟,新生的细胞同样会"消失"不见。1858 年,德国的病理学家 Rudolf Virchow 在观察了大量的组织损伤和变性组织后,在其著作 *Vorlesungen über Cellularpathologie in ihrer Begründung auf physiologischer und pathologische Gewebelehre*《基于生理学和病理学中的细胞病理学》中提出,细胞在这些病理过程中肯定发生了死亡。遗憾的是,上述科学家都没有向"细胞死亡"方向继续深究。后来,随着对昆虫及蝇类变态发育的深入研究,细胞死亡才真正受到科研工作者的密切关注。

大约在1860年,德国生物学家 August Weismann 在研究双翅目昆虫的生长发育过程中发现,在昆虫化蛹的时候,有大量组织发生了"溶解",幼虫的某些器官组织会因大量的细胞死亡而逐渐消失不见。那些"溶解"了的组织和细胞,被其称为"脂肪变性"。之所以这么描述是因为他在这些细胞中发现了许多空泡,仿佛充满了脂肪。事实上,按照目前的理解,在这些组织"溶解"的过程中,其实是发生了细胞自噬。随后的20年间,虽然有许多研究者不断地对昆虫的变态发育进行研究,也发表了许多与"消失、溶解"相关的研究论文,但是对于细胞究竟为何会发生"溶解"或"消失",人们都无法科学合理地解释。往后大约在1883年,俄国人 Élie Metchnikoff 在研究蟾蜍肌肉功能时发现,一些吞噬细胞的胞质内可见细胞的碎片。那么消失的细胞是否是被巨噬细胞吞噬而消失不见的呢?现在我们知道,其实细胞的消失并非是因为巨噬细胞的吞噬。巨噬细胞内含有的细胞碎片是细胞死亡后的事件,而不是引起细胞死亡的主要原因。

1885年,英国的 Walther Flemming 在研究卵泡生理性闭锁的时候观察到了"细胞死亡"的发生,并将所观察到的细胞形态学改变"胞核碎裂,边缘不清,形成半圆形或半月形,胞质出现小液泡"称为"染色质溶解"(chromatolytic)。而这也是真正意义上提出了与"死亡"相关的形态学术语。其实在 Walther Flemming 发现卵泡闭锁之前,已经有研究者发现卵泡闭锁的现象,但是由于 Walther Flemming 发展和提高了组织学的固定及染色技术,即用铬酸、四氧化锇和乙酸的混合物去固定组织,并用番红/甲紫(龙胆紫)对组织进行染色,使得从形态上细致地观察死亡/闭锁的卵泡细胞成为可能。

在1960年以后的10年间,人们逐渐认识到生长发育过程中的细胞"消失"是机体自我调控的结果。如在1966年,Jamshed Tata 在研究蝌蚪尾巴退化现象时发现,蝌蚪尾巴的消失常伴随着某些细胞蛋白的合成。从那时起,程序性细胞死亡(PCD)的术语逐渐被生物学家所接受。而后大概在1972年,澳大利亚病理学家 John Kerr 在观察大量组织的细胞死亡形态后,在英国癌症杂志上发表了题为"*Apoptosis:a basic biological phenomenon with wide-ranging implications in tissue kinetics*"(细胞凋亡:对组织动力学有广泛的影响的基本生物学现象)的论文,提出了现代"凋亡"细胞形态学特点。John Kerr 从表皮组织、胸腺组织以及退化的蝌蚪尾巴等组织器官中观察到,这些组织或器官在生长发育过程中,有一些细胞会死亡,且这些死亡的细胞都有一些形态学的共同点,即细胞皱缩、核质凝缩、核碎裂并聚集在核膜边缘成半月形和胞膜起泡等,并用细胞凋亡(apoptosis)一词形容这种形态学表现。但是 John Kerr 并没有解释为何细胞会出现这种死亡形态。

随后到了1990年左右,随着生物技术的发展,从基因层面上分析介导细胞死亡的关键分子成为可能,科学家们找到了一些介导细胞死亡的关键分子,如胱天蛋白酶-3(caspase-3)、Bcl-2 和 Fas 等。鉴于细胞死亡研究的重要性,2002年诺贝尔生理学或医学奖颁给了为细胞死亡做出重大贡献的三位科学家 Sydney Brenner、John Edward Sulston 和 Howard Robert Horvitz。Sydney Brenner 用线虫(caenorhabditis elegans)作为实验对象,将基因功能与细胞的分裂、分化以及器官的发育联系起来,并且通过显微镜追踪了这一系列过程;John Edward Sulston 描绘了可以对细胞每一次分裂和分化过程进行跟踪的细胞图谱;Howard Robert Horvitz 则发现了介导细胞死亡的关键基因,如 *EG*1-1(*BH3-only*)、*Ced-9*(*Bcl-2*)、*Ced-4*(*Apaf-1*)和 *Ced-3*(*caspase-9*)等基因,通过上调或下调这些基因分子,可以决定线虫131个细胞的命运。至此,细胞死亡的研究进入到了基因时代。

随着生物技术的发展,科学家们发现了越来越多的程序性细胞死亡方式,既往简单地把细胞死亡分类为细胞凋亡及细胞坏死已经难以适应当前对细胞死亡研究的发展需要。下面简单介绍一下细胞死亡的分类。

二、细胞死亡的分类

有关细胞死亡的分类方式经历了多次变更,分类方式的演变从某种程度上反映了人们对细胞死亡的认识过程。1858 年，Rudolf Virchow 提出了两种细胞死亡方式，分别是"坏死"（necrosis）和"渐进性坏死"（necrobiosis）。Rudolf Virchow 认为，坏死是被动的由外界因素引起的病理性死亡事件，而渐进性坏死则是一种在生物生长发育中自然发生的死亡，而非暴力性打击引起的病理性死亡。这与后来提出的细胞凋亡与细胞坏死的分类相似。而程序性细胞死亡（programmed cell death，PCD）的概念则是在 1965 年由 Lock-Shin 首次提出。他在研究蛾的变态发育时发现，蛾在生长发育过程中，其幼虫的死亡是发育所必需的，是多细胞生物调控机体发育所必需的死亡。目前对程序性细胞死亡的定义是：细胞主动的、能够被细胞信号转导的抑制剂阻断的细胞死亡。

对于程序性死亡，其分类方式大致有两种：①基于死亡发生的分子机制分类；②基于死亡发生后的形态学特点分类。

基于机制分类可以简单分为依赖含半胱氨酸的天冬氨酸蛋白水解酶（cysteinyl-containing aspartate-specific proteinase；即胱天蛋白酶，caspase；也称半胱天冬酶）和非依赖胱天蛋白酶的细胞死亡；基于形态学分类则可以分为 Ⅰ、Ⅱ、Ⅲ 型细胞死亡，即 1990 年的 Clarke 分类：Ⅰ 型细胞死亡——细胞凋亡（apoptosis），表现为细胞皱缩、核质凝聚、核碎裂、膜起泡、最终形成凋亡小体；Ⅱ 型细胞死亡——自噬性细胞死亡（autophagic cell death），表现为胞质含大量自噬泡的细胞死亡；Ⅲ 型细胞死亡——坏死样程序性细胞死亡（necrosis like programmed cell death），表现为无序，没有特点的细胞死亡。

随着对细胞死亡研究的深入，细胞死亡命名委员会（The Nomenclature Committee on Cell Death，NCCD）制定了对细胞死亡进行科学命名的原则：①依据细胞死亡发生后的形态学特点；②依据细胞死亡发生所依赖的基因、生物化学分子；③依据不可逆的膜选择透过性缺失或有无细胞核碎裂来确定细胞是否发生死亡。随着命名的规范化，程序性死亡的概念也被可调控性细胞死亡（regulated cell death，RCD）所替代。程序性死亡的概念在出现的时候几乎等同于细胞凋亡，指的是细胞在生长发育过程中，由基因严格调控而发生的自主性细胞死亡。随着对细胞死亡研究的深入，研究者发现通过上调特定的基因表达或敲除某个特定的基因，或用小分子药物激活/阻断等实验手段，可以促进/抑制细胞死亡的发生。因此，科学家们认为，使用可调控性的细胞死亡一词更能突出/体现细胞死亡是可以被调控的这一特点。RCD 既包括生理状态下的 PCD，也涵盖因外源性/内源性细胞损伤而致的各种可控的细胞死亡。而因急剧的损伤，如高温、高压、高渗透压、pH 值、机械力等物理化学或生物因素引起的、细胞来不及进行调控在短时间内发生的死亡，则被称为意外性细胞死亡（accidental cell death，ACD）。

随着对细胞死亡研究的进一步深入，研究者发现了越来越多的细胞死亡方式。鉴于既往的细胞死亡分类方式已难以准确定义不同细胞死亡的特点，2018 年 NCCD 在延续以往分类原则的基础上，结合新发现的细胞死亡形式，从介导细胞死亡发生的分子机制角度，对目前的细胞死亡形式进行了更精确的分类，以便于研究细胞死亡领域的同行专家交流。具体的命名和分类如下。

1. 内源性凋亡　内源性凋亡（intrinsic apoptosis）是因细胞内稳态改变而引起的细胞凋亡，常由线粒体外膜通透性（mitochondrial outer membrane permeabilization，MOMP）改变引起。MOMP 发生后，细胞色素 c（cytochrome c，Cyt c）逸至胞质，与凋亡蛋白酶激活因子（apoptosis protease activating factor-1，Apaf-1）、胱天蛋白酶-9 形成凋亡复合体，激活胱天蛋白酶-3，介导内源性凋亡的发生。

2. 外源性凋亡　外源性凋亡（extrinsic apoptosis）是由死亡受体介导的细胞凋亡方式，如 Fas-FasL、TNF-α-TNFR1。在配体-死亡受体结合后，下游通路活化，激活胱天蛋白酶-8 后剪切胱天蛋白酶-3，介导外源性凋亡发生。

3. 线粒体通透性转换介导的坏死　线粒体通透性转换介导的坏死（mitochondrial permeability transition-mediated regulated necrosis，MPT-RN）是因线粒体通透性转换孔（mitochondrial permeability transition pore，mPTP）形成而发生的细胞死亡。MPT-RN 常由氧化应激、钙超载引起。这种死亡方式会在线粒体内膜上形成小孔，使得线粒体失去选择透过性，线粒体跨膜电位（Δψm）消失，MOMP 增高，继而引起线粒体的肿胀，最终导致细胞死亡。这种由线粒体外膜通透性增高引起的坏死依赖于亲环蛋白 D（cyclophilin D，CypD）。环孢素 A（cyclosporin A，CsA）、萨菲菌素 A（sanglifehrin A，SfA）可调控这种细胞死亡形式的发生。

4. 程序性坏死 程序性坏死(programmed necrosis,或 necroptosis)是一种由受体相互作用蛋白激酶 3(receptor-interacting protein kinase 3, RIPK3)介导的混合谱系激酶结构域样蛋白(mixed lineage kinase domain-like protein, MLKL)磷酸化后引起的促炎症细胞死亡形式。MLKL 被磷酸化后形成寡聚体,转位于胞膜,导致细胞膜完整性丧失,引起内外离子的顺浓度差流动,最终引起细胞死亡。Nec-1、Nec-1s、Nec-33、坏死磺酰胺(necrosulfonamide)等分子药物可以调控由 RIPK1-RIPK3-MLKL 通路介导的程序性坏死。

5. 铁死亡 在氧化应激损伤时,机体可以发生一种依赖于铁离子的细胞死亡称为铁死亡(ferroptosis)。这种死亡方式由膜脂修复酶——谷胱甘肽过氧化物分解酶 4[glutathione(γ-glutamyl cysteinyl glycine) peroxidase 4, GPX4]所调控。当胞质内的半胱氨酸因胞膜上的转运系统受损而减少时,谷胱甘肽的合成下降,GPX4 活性被抑制,引发膜脂上的活性氧(reactive oxygen species, ROS)积累,膜脂被氧化,胞膜破裂,最终发生铁死亡。因 ROS 的积累需要铁离子的参与,所以称这种死亡方式为铁死亡。铁死亡可以由抑制脂质过氧化的药物 Ferrostatin-1(Fer-1)、SRS11-92 所调控。

6. 细胞焦亡 细胞焦亡(pyroptosis)是一种由胱天蛋白酶-1/11 介导的细胞死亡形式,通常发生在胞内细菌感染的单核细胞和巨噬细胞。目前越来越多的实验发现,细胞焦亡的发生依赖于消皮素 D(gasdermin D, GSDMD)的活化,而 GSDMD 的活化是由胱天蛋白酶-1/胱天蛋白酶-4/胱天蛋白酶-5/胱天蛋白酶-11 介导发生的。泛胱天蛋白酶抑制剂 zVAD-FMK(Z-Val-Ala-Asp-fluoromethyl-ketone)、炎症体抑制剂如 Pralnacasan(VX-740)及 Belnacasan(VX-765)可以抑制细胞焦亡的发生。

7. PARP-1 依赖性的细胞死亡 PARP-1 依赖性的细胞死亡(PARP-1 dependent cell death, parthanatos)是一种依赖于多腺苷二磷酸核糖聚合酶-1[poly(ADP-ribose) polymerase-1, PARP-1]引起的细胞死亡。PARP-1 是一种 NAD$^+$ 依赖性的酶,被活化后可以介导凋亡诱导因子(apoptosis inducing factor, AIF)逸出线粒体。当 PARP-1 被过度激活时,会消耗大量的 ATP。同时,PARP-1 的过度活化可以导致 PAR 多聚体的形成,介导 MOMP 改变。Parthanatos 可以被 PARP-1 酶的抑制剂 3-氨基苯甲酰胺(3-aminobenzamide, 3-AB)、多腺苷二磷酸-核糖聚合酶-1 抑制剂所调控。

8. 侵入性细胞死亡 侵入性细胞死亡(entotic cell death)指的是一种发生在健康或者恶性肿瘤组织中细胞互相吞噬的死亡形式。一般而言,被吞噬的细胞会发生死亡。

9. 中性粒细胞胞外陷阱性细胞死亡 中性粒细胞胞外陷阱性细胞死亡(NETotic cell death)是由中性粒细胞胞外陷阱(neutrophil extracellular traps, NETs;也称中性粒细胞胞外诱捕网),驱动的一种 RCD 形式,其受 NADPH 氧化酶介导的 ROS 产生和组蛋白瓜氨酸化的调节。表现为中性粒细胞在释放胞外捕网状结构的同时伴有自身的死亡。胞外捕网状结构内含有 DNA、组蛋白和抗微生物蛋白等。DNA 和组蛋白构成中性粒细胞胞外陷阱的骨架,而抗微生物蛋白如弹性蛋白酶、组织蛋白酶 G 和髓过氧化物酶等则发挥杀菌功能。

10. 溶酶体介导的细胞死亡 溶酶体介导的细胞死亡(lysosome-dependent cell death)是因溶酶体膜通透性改变和组织蛋白酶沉淀导致的细胞死亡方式。

11. 免疫原性细胞死亡 免疫原性细胞死亡(immunogenic cell death)是一种依赖于胱天蛋白酶-8 的细胞死亡形式。近年来发现,用化疗药或放射线对肿瘤进行杀伤时,肿瘤细胞在发生凋亡的同时可以从非免疫原性细胞转化为免疫原性细胞,即重新表达肿瘤抗原,激发机体产生抗肿瘤的免疫反应。这种因肿瘤抗原的重新表达,由免疫细胞介导的杀伤肿瘤的死亡方式称为免疫原性细胞死亡。

12. 自噬性细胞死亡 自噬性细胞死亡(autophagic cell death)一种形态学表现为胞质内含有大量自噬泡的细胞死亡方式。自噬性细胞死亡可以被自噬抑制剂 3-甲基腺嘌呤(3-methyladenine, 3-MA)所延缓;当下调自噬发生的关键分子如 ATG5 或 Beclin1 时也可以延缓这种细胞死亡的发生。之所以将自噬性细胞死亡作为 RCD 的一种,是因为研究者在某些即将发生死亡的细胞中观察到大量的自噬泡形成,而抑制自噬的发生可以避免细胞发生死亡。目前,自噬能否引起细胞死亡尚有争议。

13. 细胞衰老　细胞衰老(cellular senescence)是细胞失去增殖功能,表现为特定的形态学改变和生物化学改变,形成衰老相关分泌表型(senescence-associated secretory phenotype,SASP),即出现经典的衰老形态学改变及合成大量外泌型蛋白。但是细胞衰老并不能作为一种RCD,之所以将其归类于此,是因为衰老细胞失去了增殖能力,虽然仍然具有代谢功能,但其最终结局是死亡。

14. 有丝分裂灾难　在细胞进行有丝分裂增殖的过程中,由于DNA损伤或纺锤体异常而导致染色体分离障碍,形态上表现为巨细胞形成、内有多个小核及染色体凝聚。有丝分裂灾难(mitotic catastrophe)可能是细胞的自我抑癌机制。有丝分裂灾难也不能称为RCD,因为有丝分裂灾难出现后,细胞不一定会死亡,其也可以表现为细胞衰老。

第二节　细胞死亡的主要形式

本节就目前研究地较为清楚的3种细胞死亡方式即细胞凋亡、细胞程序性坏死和细胞焦亡作详细介绍。

一、细胞凋亡

细胞凋亡(apoptosis)来源于希腊语,由前缀 apo-(off,离开)和后缀-ptosis(falling,飘零、落下)组成,其最初的意思是指秋天树叶从树枝上凋落的现象,这里指的是细胞像树叶一样自然凋落的死亡方式。从1972年John Kerr用apoptosis一词描述细胞死亡后呈现"细胞皱缩、核质凝缩、核碎裂并聚集在核膜边缘呈半月形和胞膜起泡等"的形态学变化开始,距今已近50年了。50年间,科学家们从死亡细胞形态改变开始,利用发育简单、通身透明的秀丽隐杆线虫作为模式生物,研究其发育过程中的1 090个细胞每一个细胞的发育过程,从受精卵开始,弄清楚了每个细胞在什么位置出现,什么时候出现,以及什么时候死亡消失;再从线虫身上"敲除"介导细胞凋亡的基因,一步步解开细胞死亡的谜题。最初人们认为细胞凋亡只会发生在生理条件下,是生物体生长发育所必须经历的过程。然而,目前我们知道,细胞凋亡不仅仅发生于生物体的生长发育过程中,也可发生在病理条件下。比如当使用化疗药物或者放射线对肿瘤进行治疗时会损伤肿瘤和正常组织细胞的DNA,在DNA无法修复的情况下,为了避免细胞往恶性方向发展,抑癌基因 $p53$ 会活化,进而激活相关信号通路,介导细胞发生凋亡;再如脓毒症免疫抑制期大量T细胞的凋亡,导致感染加重等。因此,弄清楚凋亡发生的分子机制,不仅有助于了解正常机体的生长与分化,而且对明确细胞凋亡与疾病之间的关系也有着重要的意义。

(一)细胞凋亡的分子机制

细胞凋亡的机制较为复杂。引起细胞发生凋亡的信号途径主要有两条:外源性/死亡受体途径和内源性/线粒体途径。无论是外源性或内源性途径,均可通过激活胱天蛋白酶(caspase)级联反应来介导凋亡的发生。胱天蛋白酶一般以酶原的形式存在胞质中,活化后可以剪切底物蛋白的天冬氨酸(aspartic acid,Asp)-X间的肽键,从而发挥一系列效应。已知的参与凋亡的胱天蛋白酶有凋亡启动蛋白分子胱天蛋白酶-2/-8/-9/-10和凋亡效应蛋白分子胱天蛋白酶-3/-6/-7。

1. 细胞凋亡的启动

(1)外源性/死亡受体信号途径:外源性/死亡受体信号途径是指细胞凋亡的发生依赖于细胞外的配体与胞膜表面的死亡受体,即肿瘤坏死因子(tumor necrosis factor,TNF)受体超家族胞膜蛋白的结合。TNF受体超家族成员在蛋白结构上相似,即胞外结构域富含胱氨酸,胞内结构域则是由约80个氨基酸组成的死亡结构域(death domain,DD)。胞外结构域主要负责接收死亡信号(与配体结合),胞内结构域DD则在介导细胞信号转导中发挥重要的作用。目前发现的死亡配体-受体对主要有：FasL/Fas（APO-1/CD95）、TNF-α/TNFR1、TRAIL/TNF 相关的凋亡诱导配体受体 2（TNF-related apoptosis-inducing ligand receptor，TRAILR2），而研究得相对透彻的是 FasL/Fas 和 TNF-α/TNFR1。当 FasL 与 Fas 结合后，3 个 Fas 通过同源聚合而被激活，随后通过其胞内的 DD 结构域招募接头蛋白 Fas 相关死亡结构域蛋白（Fas-associated protein with death domain，FADD）（图 18-1）。TNF-α 与 TNFR1 结合后招募的接头蛋白则是 TNF 受体相关的死亡结构域（TNF receptor-associated death domain，TRADD），之后再招募受体相互作用蛋白激酶 1（receptor interacting protein kinase 1，RIPK）（图 18-2）。在 FasL/Fas 通路中，当接头蛋白 FADD 被招募后，自身会通过其死亡效应结构域（death effector domain，DED）与另一个 FADD 分子结合，同时招募胱天蛋白酶-8 酶原，最终形成由 FADD、胱天蛋白酶-8 酶原组成的死亡诱导信号复合物（death-inducing signaling complex，DISC）。多个胱天蛋白酶-8 酶原相互靠近，进而发生自我剪切，形成活化的胱天蛋白酶-8。活化后的胱天蛋白酶-8 可以剪切底物胱天蛋白酶-3 酶原，使其构象发生改变，进而活化（图 18-1）。在这个过程中，一种称为细胞 FADD 样白细胞介素-1β 转化酶（FLICE）抑制蛋白［cellular-FADD like interleukin-1β converting enzyme（FLICE）-inhibitory protein，c-FLIP］分子同样可以结合到 FADD/胱天蛋白酶-8 的 DED 结构域，使得胱天蛋白酶-8 难以在距离上相互靠近，无法进行自我剪切，从而阻遏死亡信号的传导，抑制细胞凋亡的发生（图 18-2）。

（2）内源性/线粒体信号途径：内源性/线粒体信号途径引起细胞凋亡有别于外源性/死亡受体途径，其启动的因素来源于胞内的线粒体膜的通透性改变。引起线粒体活化的刺激因素有很多，大致可以分为缺乏性（absence）刺激和有害性刺激。缺乏性刺激主要是指缺乏生长因子、激素、细胞因子等，细胞因缺乏诱导分化或增殖信号而发生凋亡。而有害性的刺激则有很多，任何能够引起细胞损伤的因素都有可能使线粒体受损，进而活化凋亡通路，例如放射线、化学中毒、缺氧、高温、病毒感染、氧/氮自由基损伤等。

无论是何种刺激因素，最终都会引起线粒体的通透性（mitochondrial permeability transition，MPT）增高，使线粒体内膜跨膜电位（mitochondrial transmembrane potential，MTP）下降，导致 ATP 生成减少等。此外，Bcl-2 家族成员中的促凋亡分子如 Bcl-2 相关 X 蛋白（Bcl-2 associated X protein，BAX）和 Bcl-2 拮抗/杀伤因子 1（Bcl-2-antagonist/killer 1，BAK-1）在刺激因素作用下也会发生活化并寡聚化，然后转位到线粒体外膜上形成小孔，使 MPT 增高。上述 2 种因素共同促使线粒体外膜通透性增高，使两组促凋亡蛋白（Smac 和 Omi）从线粒体基质逸出至胞质中（图 18-1）。

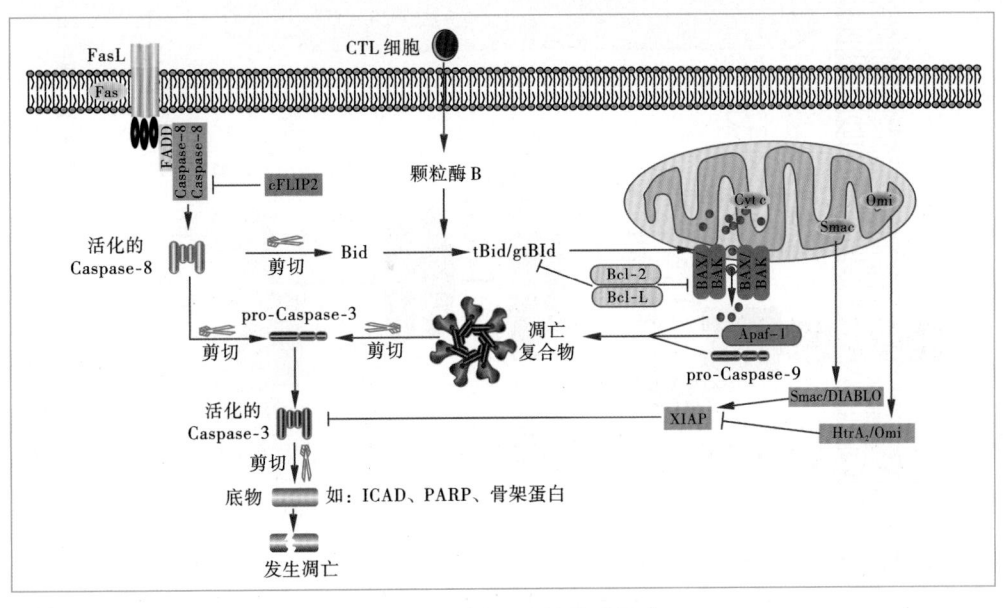

图 18-1　细胞凋亡的信号通路

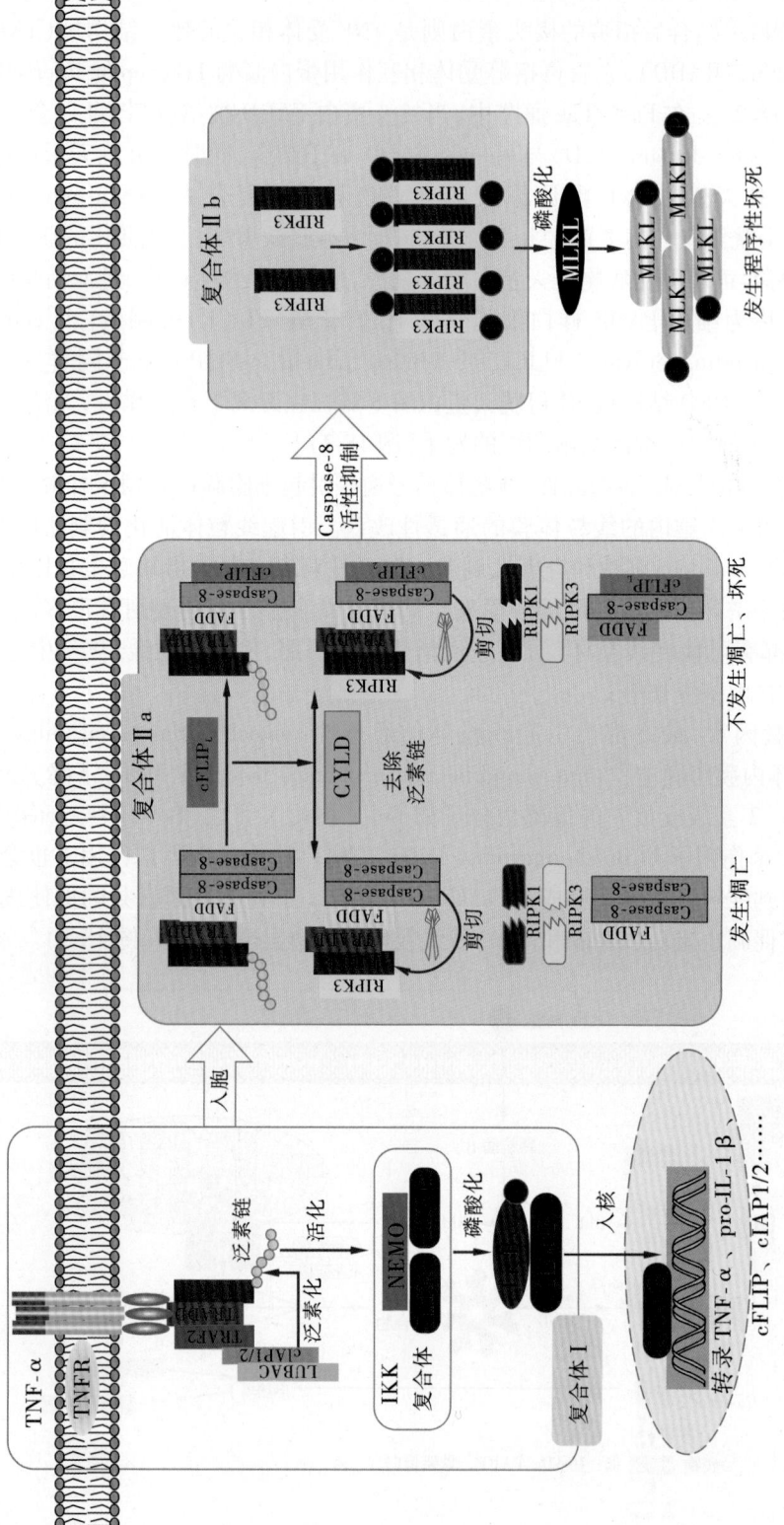

图18-2　TNF-α/TNF-R1 介导的细胞凋亡及程序性坏死信号通路

第一组促凋亡蛋白包括细胞色素 c、线粒体衍生的半胱天冬氨酸蛋白酶第二激活剂/与凋亡抑制蛋白直接结合的低等电点蛋白(second mitochondria -derived activator of caspase/direct IAP protein-binding protein with low PI,Smac/DIABLO)以及需高温的丝氨酸肽酶 2/Omi(high-temperature requirement serine peptidase 2/Omi,HtrA2/Omi)。当细胞色素 c(Cyt c)逸出到胞质后,会与胞质中的凋亡蛋白酶激活因子(Apaf-1)结合,形成 Cyt c-Apaf-1 凋亡复合体(apoptosome),在凋亡复合体的中心,Apaf-1 分子通过 CARD 结构域(caspase recruitment domain,CARD)招募多个胱天蛋白酶-9 酶原,使其在空间上相互靠近,进行自我剪切后活化。与此同时,Smac/DIABLO 和 HtrA2/Omi 则通过拮抗胞质内的 X 连锁凋亡抑制分子(X-linked inhibitor of apoptosis,XIAP),加强 Apoptosome 的活性(图 18-1)。在生理情况下,胞质中的 XIAP 通过与胱天蛋白酶-3、胱天蛋白酶-9 直接结合,抑制细胞凋亡的发生。

第二组促凋亡蛋白则是凋亡诱导因子(apoptosis inducing factor,AIF)及核酸内切酶 G(endonuclease G),这些分子在凋亡启动后也会从线粒体逸出至胞质。AIF 从线粒体逸出到胞质后,会转位至核内,将 DNA 剪切成 50～300 kb 大小的片段以及凝缩染色质,而内源性核酸内切酶 G 的作用与 AIF 类似。AIF 和核酸内切酶 G 介导的细胞凋亡发生时不依赖于胱天蛋白酶的活化,这意味着并非只有胱天蛋白酶才能介导细胞发生凋亡。

除了上述两种途径外,还有一种导致细胞发生凋亡的穿孔素/颗粒酶死亡途径。CD8$^+$T 细胞,即效应 T 细胞/细胞毒性 T 淋巴细胞(cytotoxic lymphocyte,CTL),除了可以通过 Fas-FasL 途径杀伤呈递 MHC-I 类抗原的细胞,还可以通过穿孔素/颗粒酶途径来杀伤肿瘤细胞或者病毒感染的细胞。CTL 细胞通过穿孔素在目标细胞胞膜打孔后,再将颗粒酶导入,引起目标细胞的凋亡。目前研究得较为清楚的颗粒酶是含丝氨酸的颗粒酶(granzyme)A 和颗粒酶 B。颗粒酶 A 介导的细胞凋亡的发生主要是通过活化 DNAse NM23-H1(一种抑癌基因 DNA 水解酶)使得 DNA 产生断裂,导致细胞凋亡,避免肿瘤细胞的增殖。DNAse NM23-H1 在生理情况下被内质网相关复合体(endoplasmic reticulum-associated complex)/SET 复合体抑制,无法对 DNA 进行剪切。SET 复合体含有与核小体组合的蛋白 SET、DNA 结合蛋白 HMG-2、碱基切除修复核酸内切酶 Ape-1(nucleosome assembly protein SET、DNA binding protein HMG-2、the base excision repair endonuclease,Ape1)等。颗粒酶 A 通过剪切 SET 复合物,释放 DNAse NM23-H1,进而使有向肿瘤发展倾向的细胞发生凋亡。颗粒酶 B 介导细胞凋亡的途径则依赖于胱天蛋白酶的活化:①颗粒酶 B 可以剪切胱天蛋白酶-10 酶原的 ASP-X 肽键,继而剪切半胱天冬酶激活的 DNAse 的抑制剂(inhibitor of caspase activated DNAse,ICAD),使 DNA 发生断裂。②颗粒酶 B 可通过线粒体途径,即内源性信号途径,使细胞发生凋亡。③颗粒酶 B 可以剪切含 BH3 结构域的促细胞死亡蛋白(BH3 interacting domain death agonist,Bid),形成颗粒酶截短 Bid(granzyme truncated Bid,gtBid)。Bid 是促凋亡的 B 细胞淋巴瘤/白血病基因 2(B-cell lymphoma/leukemia gene-2,Bcl-2)家族成员,可引起线粒体内膜上的细胞色素 c 的释放,启动内源性信号通路,引起细胞凋亡。④颗粒酶 B 也可以直接剪切胱天蛋白酶-3,使细胞发生凋亡。这种由穿孔素/颗粒酶介导的凋亡更多地体现在 CTL 对辅助性 T 细胞 2(helper T cells 2,Th2)的调控。研究者发现,当抑制了 CTL 的颗粒酶 B 活性时,Th2 细胞发生凋亡减少,而 Th1 则不受影响。由于穿孔素-颗粒酶途径最终也是通过内源性/线粒体途径来发挥凋亡效应,所以也可以归类为内源性/线粒体途径。

2. 细胞凋亡的效应　无论是哪一条通路启动凋亡,其最终是通过执行蛋白(execution caspase)胱天蛋白酶-3/胱天蛋白酶-6/胱天蛋白酶-7 或者非胱天蛋白酶途径(如上面提到的 AIF 和 endonuclease G)来实现细胞凋亡。胱天蛋白酶-3 是最重要的执行蛋白,其活化需要启动蛋白(initiator caspase)如胱天蛋白酶-9/胱天蛋白酶-8 的剪切。活化后的胱天蛋白酶-3 通过剪切 ICAD,将 CAD 从抑制蛋白中释放出来。解除了抑制的 CAD 进入胞核,对 DNA 以核小体为单位进行剪切,形成 180～200 bp 或其倍数的 DNA 片段,在电泳分析时呈"阶梯状"(DNA ladder)。这种特征性 DNA 片段化常被作为判断细胞凋亡发生的客观指标之一。而凋亡小体的形成则是由于胱天蛋白酶-3 作用于胞质的蛋白酶 Gelsolin 所导致的。Gelsolin 是一种肌动蛋白结合蛋白,可以调节肌动蛋白的多聚化,在细胞骨架形成以及信号转导中起作用。当胱天蛋白酶-3 将 Gelsolin 剪切后,

Gelsolin 片段可以剪切肌动蛋白形成 Filaments,从而将细胞骨架破坏,进而形成一个个气泡样的凋亡小体。作为 DNA 修复酶的 PARP-1,在被胱天蛋白酶-3 剪切后失去了对 DNA 进行修复的功能,使 $p53$ 激活,启动细胞凋亡(图 18-1)。

除了胱天蛋白酶-3 外,胱天蛋白酶-6/胱天蛋白酶-7 也是执行蛋白。胱天蛋白酶-6/胱天蛋白酶-7 通过作用于底物如 DNA 修复酶 PARP、胞膜骨架蛋白 Alpha fodrin,核有丝分裂蛋白(nuclear mitotic apparatus protein,NuMa)、ICAD 等,引起一系列凋亡的形态学改变。

在细胞凋亡晚期凋亡小体形成的过程中,从胞膜内面转位到胞膜表面(早期也可出现)的磷脂酰丝氨酸(phosphatidylserine,PS)形成"eat-me"信号,诱导邻近的巨噬细胞进行吞噬,从而避免凋亡小体发生继发性坏死。对于 PS 是如何外翻到胞膜面,目前仍不清楚。有研究提示这种外翻与氨基磷脂转位酶(aminophospholipid translocase)的失活相关,其失活会导致胞膜磷脂翻转失控。但也有研究提示胱天蛋白酶-3、Fas 以及胱天蛋白酶-8 在 PS 的外翻中发挥了相关作用,具体机制尚有待进一步研究明确。

(二)细胞凋亡的基因调控

细胞的生与死是对立统一的两个方面。在进化过程中,控制细胞生死的程序已经以基因的形式储存在细胞中。当细胞受到凋亡诱导因素的作用后,凋亡信号通过相关信号通路的传递,激活凋亡相关基因,细胞即按死亡程序自动走向死亡。但在细胞内同样存在着抑制凋亡的基因,对抗促进凋亡的基因。正常情况下这两类基因处于协调的对立统一状态,确保细胞生死有序。目前已知的细胞凋亡相关基因多达数十种,如 bcl-2 家族、$p53$、c-Myc、fas 等。本文主要介绍前两种。

1. bcl-2 家族　bcl-2 家族基因编码的蛋白整合了促凋亡和抗凋亡的信号,往往决定了细胞的生死命运。bcl-2 家族成员均含有一个或者多个 bcl-2 同源结构域,主要分布在线粒体、内质网膜、核膜等位置。依据功能的不同,bcl-2 家族成员可以分成 3 类:①促凋亡蛋白,Bax 和 Bak;②抗凋亡蛋白,Bcl-2、Bcl-xL、Mcl-1;③仅含有 BH3 的蛋白,Bid、Bim、Bad 以及 PUMA,其作用为促进促凋亡蛋白的活化,或者解除抗凋亡蛋白对促凋亡蛋白的抑制。生理情况下 Bcl-2 蛋白和 Bcl-xL 会抑制 Bax 或 Bak 的活性,使其处于失活状态;而当在刺激因素如 DNA 损伤、生长因子剥夺(缺乏)、内质网应激、活性氧(ROS)损伤等刺激下,Bax 或 Bak 被活化,发生构象改变后形成寡聚体插入线粒体外膜,使得线粒体外膜通透性增高,导致线粒体间隙的蛋白逸出至胞质。而另外 2 个仅含 BH3 结构域(BH3-only)蛋白,即 PUMA 和 Bad,则可以通过抑制抗凋亡的分子 Bcl-2 的活性,进而解除 Bcl-2 对促凋亡蛋白 Bak/Bax 的抑制(图 18-3)。一般来说,BH3-only 蛋白在内源性信号通路的上游。在外源性 FasL-Fas 通路中,活化后的胱天蛋白酶-8 可通过剪切 Bid,形成截短 Bid(truncated Bid,tBid)并使 tBid 与 Bcl-2 结合,解除 Bcl-2 对 Bax 或 Bak 的抑制,进而启动内源性凋亡途径。在穿孔素-颗粒酶 B 途径中,Bid 同样可以被颗粒酶 B 剪切。至此,我们可以发现,Bid 蛋白是 3 条途径相互联系的枢纽(图 18-3)。

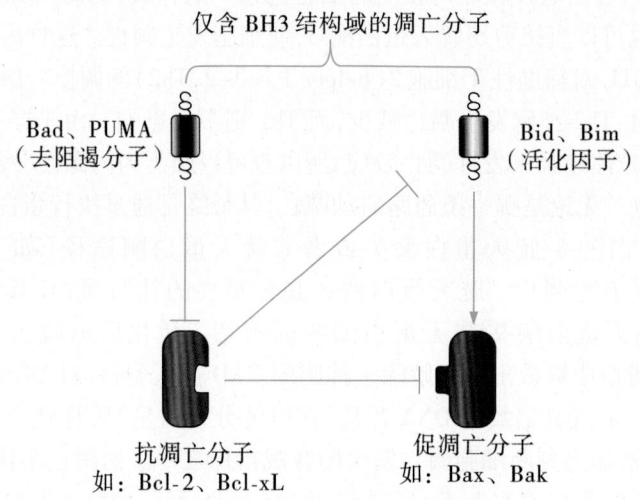

图 18-3　Bcl-2 家族蛋白间的相互作用

2. *p53* 基因　*p53* 基因编码的蛋白主要分布于细胞核内,能与 DNA 特异性结合,对靶基因发挥转录调控作用。P53 蛋白的生物功能好似"基因组卫士"(guardian of the genome),在 G_1 期检查 DNA 损伤点,监视基因组的完整性。当细胞的核 DNA 受到损伤时,P53 蛋白阻止 DNA 复制,使得细胞停留在细胞周期的 G_1/S 期;同时 P53 可以激活与 DNA 修复相关的蛋白酶,修复损伤的 DNA。如果 DNA 损伤过重,P53 则会通过调控 *bcl-2* 和 *bax* 的表达启动细胞凋亡的发生,避免这种 DNA 损伤的细胞继续增殖;如果 *p53* 基因的两个拷贝都发生了突变,对细胞的增殖失去控制,则导致细胞癌变。因此,*p53* 被称为抑癌基因。

（三）细胞凋亡发生的生物学意义

"生老病死"是生命的必经历程,也是自然界的基本运行规律。细胞作为生物体的基本结构和功能单位,在整个生命过程中经历了增殖、分化、衰老及死亡。其中,细胞凋亡对机体的正常发育和稳态发挥重要的作用。细胞凋亡的生物学意义主要有 3 个方面:①确保正常发育。细胞凋亡通过清除生长发育过程中多余的细胞保持机体形态正常。例如,人胚胎肢芽发育过程中的指(趾)间组织通过凋亡机制而被逐渐清除,形成指(趾)间隙。②维持内环境稳态。细胞凋亡参与了正常成年组织细胞的更新(如上皮细胞、血细胞、衰老细胞的清除)、生理器官的内分泌调控(如月经期子宫内膜的脱落)以及受损不能修复的细胞或者突变细胞的清除等过程。③发挥积极的防御作用。当机体受到病原微生物感染时,宿主细胞可通过凋亡这种主动死亡方式,使被感染细胞死亡,让微生物得到清除,起到主动防御作用。

由于细胞凋亡发挥重要的生物学意义,因此,凋亡调控异常可导致多种疾病的发生。①细胞凋亡不足,如肿瘤、病毒感染和自身免疫性疾病。②细胞凋亡过度,如神经退行性疾病、脓毒症免疫麻痹期,CD4$^+$、CD8$^+$T 细胞发生大量凋亡等。细胞凋亡失调已成为威胁人类健康的多种重大疾病的发病机制之一,进一步开展细胞凋亡在相关疾病中的调控机制研究,将有助于发现新的治疗靶点,从调控细胞凋亡角度开发新的药物。

二、细胞程序性坏死

在很长一段时间内,研究者认为细胞凋亡是细胞唯一一种自我调控死亡的方式,而细胞坏死(cell necrosis)则是非程序性死亡,是不可被调控的死亡方式。这是由于细胞发生坏死时往往都是由于遭受急剧的机械或化学等损伤,因细胞来不及进行调控而发生的。细胞坏死在形态学上一般表现为胞膜迅速破裂,细胞及细胞器如线粒体、内质网肿胀,胞质内容物大量外流出等无序现象。2005 年袁钧瑛等人发现一种化学小分子 Necrostatin-1(Nec-1)可以特异性抑制受体相互作用蛋白激酶 1(receptor-interacting protein kinase 1,RIPK1)的活性,进而避免了"细胞坏死"样的死亡,因此提出"细胞坏死"也是可以被调控的概念,并将这种可控性的细胞坏死命名为"Necroptosis"。Necro-前缀来自 Necrosis,表示"坏死的形态",-ptosis 后缀则来自 Apoptosis,意思是"可控制的",中文翻译成坏死性凋亡或程序性坏死。本文以"程序性坏死"一词代表 Necroptosis。2009 年,研究者发现与 RIPK1 相互作用的另一个 RIPK 蛋白即 RIPK3,才是调控程序性坏死发生的关键分子,RIPK1-RIPK3 相互作用并聚合在一起形成坏死小体(necrosome/ripoptosome)的蛋白复合物,介导程序性坏死(programmed necrosis)的发生。2012 年,研究者发现 MLKL 蛋白可以作为 RIPK3 的底物分子,被坏死小体磷酸化后活化,并形成寡聚体转位于胞膜形成孔洞,介导细胞膜的破裂。至此,程序性坏死发生的信号通路基本得到完善。

（一）程序性坏死的分子机制

目前认为,程序性坏死可以由 TNF 超家族的死亡受体、Toll 样受体 3(Toll-like receptor 3,TLR3)、TLR4 及干扰素受体介导发生。除了 TNFR1,含有 DD 结构域的受体还有 Fas/CD95/APO-1、TRAILR2 等,这些受体既可以通过死亡受体通路引起细胞凋亡,也可以经 RIPK1-RIPK3-MLKL 途径介导程序性坏死的发生。在损伤因素强度较低、刺激时间较短等情况下,这些受体介导的往往是 NF-κB 依赖的炎症因子的释放。当细胞不得不通过自杀方式避免对机体造成进一步损伤时，凋亡的死亡受体通路才会被激活。而当使用胱天蛋白酶抑制剂抑制细胞凋亡发生时，则会观察到程序性坏死的发生（图 18-2）。下面以研究较为系统的 TNF-α-TNFR1 介导的程序性坏死通路为例简要介绍程序性坏死发生的分子机制。

TNF-α 与 TNFR1 结合后会引起 TNFR1 受体的三聚化，并使其构象发生改变，招募接头蛋白 TRADD、TNF 受体相关因子 2（TNF receptor-associated factor 2，TRAF2）、RIPK1、细胞凋亡抑制蛋白 1 的抑制剂（cellular inhibitor of apoptosis protein 1，cIAP1，E3 连接酶）、cIAP2（E3 连接酶）及线性泛素链复合物（linear ubiquitin chain assembly complex，LUBAC，由 HOIL-1、HOIP 和 SHARPIN 组成）等蛋白共同形成"复合体 I"（complex I）。在复合体 I 中，cIAP1、cIAP2 与 LUBAC 中的 HOIL-1 组成重要的泛素系统，对复合体 I 中的分子进行泛素化。对于启动炎症反应来说，复合体 I 的泛素化非常重要。在生理状态下，胞质内的 IκBs（inhibitors of NF-κB，由 IκBα、IκBβ、IκBε 组成）与核因子 κB（NF-κB）相结合，从而抑制其生物活性。而当复合体 I 中的 RIPK1、TRAF2 被泛素化后，复合体 I 会招募并活化 IKK 复合物（inhibitor of κB kinase，IKK，由 IKKγ/NEMO、IKKα 和 IKKβ 组成），进而将 IκBα 磷酸化。带上磷酸基团的 IκBα 被 SCF-E3 泛素化酶（Skp，Cullin，F-box containing complex-E3 ubiquitin ligase）识别并发生泛素化，最后由蛋白酶体对其进行降解，从而解除了 IκBα 对 NF-κB 的抑制。活化的 NF-κB 转位入核，与靶基因启动子区的 NF-κB 结合位点结合，启动包括促炎因子，如 TNF-α、IL-1β 等因子、促细胞存活的基因，如 cFLIP$_L$（long form of cFLIP）、cIAP1、cIAP2 等基因的转录，避免细胞发生凋亡（图 18-2）。cFLIP$_L$ 阻止细胞死亡的机制有两个方面：①与胱天蛋白酶-8 酶原结合，阻遏其发生二聚化，从而阻止外源性信号通路介导的信号下传；②由 cFLIP-胱天蛋白酶-8 酶原组成的异二聚体可以剪切与程序性坏死相关的 RIPK1、RIPK3 和肿瘤抑制因子（cylindromatosis，CYLD）蛋白，避免细胞发生程序性坏死。

如果 RIPK1 的泛素链被去泛素化酶 CYLD 去除，其会转位入胞质并招募 FADD 和胱天蛋白酶-8 酶原，最终形成由 TRADD、RIPK1、FADD、胱天蛋白酶-8 组成的"复合体 IIa"（complex IIa）。由 FADD 招募的胱天蛋白酶-8 酶原二聚化后活化，进而介导细胞凋亡的发生，同时剪切 RIPK1、RIPK3。如果胱天蛋白酶-8 的活性被抑制，RIPK1、RIPK3 没有被剪切，复合体 IIa 则会转变成复合体 IIb，即坏死小体。RIPK1 和 RIPK3 通过 RIP 同源结构域（RIP homotypic interaction motif，RHIM）相互结合，寡聚化形成淀粉样复合物（amyloid-like complex）后，招募并磷酸化 MLKL 蛋白。RIPK3 可通过磷酸化 MLKL 蛋白的 357 位苏氨酸及 358 位的丝氨酸，使 MLKL 蛋白活化。活化后的 MLKL 会形成寡聚体并转位于胞膜形成小孔，使得细胞膜失去选择透过性，介导细胞发生坏死样改变（图 18-2）。所以人们将复合体 I 定义成一个"Check point"，其成员中的 RIPK1 的泛素化状态往往决定了细胞的命运是生存还是死亡。当 RIPK1 被泛素化时，选择 NF-κB 通路介导细胞生存；当 RIPK1 上的泛素链被去除后，即细胞选择发生死亡时，则会出现凋亡或者程序性坏死。

（二）细胞程序性坏死的生物学意义

程序性坏死细胞最大的特点是释放含有大量危险相关分子模式（danger-associated molecular pattern，DAMP）的胞内容物，参与炎症反应过程。坏死细胞释放的 DAMP 主要有高速泳动族蛋白 B1（high mobility group protein Box 1，HMGB1；也称高迁移率族蛋白 B1）、神经胶质细胞特异性蛋白 S100 蛋白、IL-33 及线粒体 DNA（mitochondrial DNA，mtDNA）等。研究证实，这些 DAMP 可与巨噬细胞胞膜或者胞内相应受体结合，活化炎症信号通路，促进炎症细胞因子如 TNF-α、IL-1β 等的表达和释放，放大炎症反应（详见第四节）。

对于感染了病原菌或者病毒的细胞而言，随着坏死细胞内容物的释放，病原菌或者病毒暴露在细胞外，一方面可能有利于周围炎症细胞的吞噬和杀灭；另一方面，如果处理不及时则可能造成病原菌或者病毒的迅速扩散，加重感染程度。因此，感染细胞的程序性坏死可能对机体有利有弊，视具体情况而定。但是，在严重感染时，大量细胞出现程序性坏死则对机体造成不利影响。例如，TNF-α 是脓毒症早期重要的致炎因子之一。研究者发现，用 TNF-α 刺激 RIPK3-/-小鼠，其 SIRS

的程度明显较野生型小鼠减轻,说明在脓毒症早期,TNF-α 介导的细胞死亡可能主要是程序性坏死,而程序性坏死释放的胞内容物又进一步放大炎症反应,最终形成恶性循环,导致全身炎症反应综合征(systemic inflammatory response syndrome,SIRS)发生。

对于无菌性炎症反应而言,大量细胞发生程序性坏死引起的炎症反应更多的是导致组织病理性损害。例如,在无菌性炎症如酒精性肝病研究中,研究者发现 RIPK3−/−小鼠发生肝细胞损伤的程度较野生型小鼠减轻;另外,在药物源性的肝病中,研究者也检测到 MLKL 蛋白的表达明显升高。在缺血再灌注(ischemia reperfusion,IR)引起的组织损伤中,RIPK3−/−小鼠在肾的缺血再灌注损伤(ischemia-reperfusion injury,I/R injury)中较野生型小鼠减轻。另外,使用 RIPK1 激酶的抑制剂 Nec-1 对于改善心肌的缺血再灌注损伤也有一定的作用。此外,有研究者通过静脉注射 TNF-α 诱导小鼠 SIRS 的发生后发现,血管内存在的促炎症细胞因子如 TNF-α 可诱导内皮细胞发生程序性坏死,介导血管渗漏综合征的发生;同时,内皮细胞坏死后释放的尿酸可进一步增强炎症反应,二者共同导致休克的发生。而在 RIPK3−/−或 MLKL−/−小鼠中,这种因内皮细胞死亡而发生的渗漏综合征则明显轻于野生型小鼠。所以,程序性坏死在无菌性炎症的发生发展中有重要的地位。目前认为,程序性细胞坏死在缺血再灌注损伤、创伤、肿瘤等多种疾病发生发展中起重要作用,深入研究 RIPK 介导的细胞程序性坏死的分子机制,将为上述疾病的治疗提供新的靶点。

三、细 胞 焦 亡

2001 年,Brad Cookson 等人在国际上首次使用细胞焦亡(pyroptosis)来形容在巨噬细胞发现的、胱天蛋白酶-1 依赖的细胞死亡方式。Pyroptosis 是由词缀 pyro-和-ptosis 组成,pyro-在希腊语中的意思是“火焰”,而-ptosis 则是与 Apoptosis 后缀同源,表示“可调控”的含义,组合在一起则意味着“一种细胞自我调控的引起炎症反应发生的死亡形式”。其特征主要包括:①它是由炎症胱天蛋白酶介导的程序性死亡。②炎症胱天蛋白酶激活导致质膜上形成孔道,使细胞膜对小分子的通透性增加,离子和水分子进入细胞引起细胞肿胀和裂解,导致细胞内容物释放到胞外;同时,细胞焦亡伴随着促炎因子 IL-1β和 IL-18 的释放,诱导强烈的炎症反应。③发生焦亡的细胞表现为 DNA 损伤并且脱氧核糖核苷酸末端转移酶介导的缺口末端标记法(terminal deoxynucleotidyl transferase mediated nick end labeling,TUNEL)实验阳性[细胞在发生凋亡时,会激活一些 DNA 内切酶,这些内切酶会切断核小体间的基因组 DNA。此时抽提 DNA 进行电泳检测,可以发现 180～200 bp 的 DNA ladder。基因组 DNA 断裂时,暴露的 3'-OH 可以在末端脱氧核苷酸转移酶(terminal deoxynucleotidyl transferase,TdT)的催化下加上荧光素（FITC）标记的 dUTP（fluorescein-dUTP）,从而可以通过荧光显微镜或流式细胞仪进行检测,这就是 TUNEL 法检测细胞凋亡的原理],但与凋亡相比阳性细胞率低。此外,焦亡过程中染色质固缩,但与凋亡相比,核相对比较完整。

细胞焦亡是研究巨噬细胞感染福氏志贺菌(Shigella flexneri,S. flexneri)时发现的。迄今为止,除了 S. flexneri 外,已经证实能诱导巨噬细胞发生焦亡的病原菌有伤寒沙门杆菌（Salmonella typhimurium,S. typhi）、李斯特菌(Listeria)、铜绿假单胞菌(Pseudomonas aeruginosa)、弗朗西斯菌属(Francisella)、嗜肺军团菌(Legionella pneumophila)以及鼠疫耶尔森菌(Yersinia pestis)等。这些病原菌可以诱导一种蛋白复合物,即炎症小体(inflammasome)的形成,对胱天蛋白酶-1 进行活化。除了胱天蛋白酶-1 之外,胱天蛋白酶-11 也参与了细胞焦亡的发生。尽管胱天蛋白酶-11 介导的细胞焦亡在形态特征上与胱天蛋白酶-1 相似,但是其活化及下游信号途径与胱天蛋白酶-1 有很大不同(见细胞焦亡的非经典信号通路)。活化后的胱天蛋白酶-1/胱天蛋白酶-11 都可剪切下游蛋白 GSDMD,使其形成有活性的氨基端 GSDMD(GSDMD-NT),介导细胞焦亡的发生。活化后的胱天蛋白酶-1 还可剪切由 TLR 信号通路介导所产生的 Pro-IL-1β 和 Pro-IL-18,形成成熟的 IL-1β(mature IL-1β,mIL-1β)和 mIL-18,介导炎症反应的发生。因此,胱天蛋白酶-1 介导的细胞焦亡被称为经典活化通路,而由胱天蛋白酶-11 介导的细胞焦亡被称为非经典活化通路。下面分别介绍这两条活化通路、效应及其生物学意义。

（一）介导细胞焦亡发生的信号通路

1. **细胞焦亡的经典活化通路** 细胞焦亡的经典活化通路又称为胱天蛋白酶-1 依赖的信号通路。胱天蛋白酶-1 是半胱氨酸天冬氨酸蛋白水解酶家族中的一种与炎症相关的炎症胱天蛋白酶，通常在病原体相关分子模式（pathogen associated molecular pattern，PAMP）和 DAMP 引起炎症小体复合物形成后被激活。目前确认的主要炎症小体包括含有 NACHT、LRR 和 PYD 域的蛋白质 1（NACHT，LRR and PYD domains-containing protein 1，NLRP1）；NLR 家族的含 PYRIN 域的蛋白质 3/NACHT、LRR 和 PYD 域的蛋白质 3（NLR family PYRIN domain-containing protein 3/NACHT，LRR and PYD domains-containing protein 3，NLRP3/NALP3）；含 NLR 家族的 CARD 结构域蛋白 4（NLR family CARD domain-containing protein 4，NLRC4）和黑色素瘤缺乏因子 2（absent in melanoma 2，AIM2）。NLRC4 炎症小体通常只被 PAMP 如鞭毛蛋白等激活，而 NLRP3 不仅仅可以被 PAMP 激活，同时也可以由 DAMP 激活，在识别和应答微生物刺激以及细胞损伤刺激中起关键作用。经典的 NLRP3 炎症小体是由各种病原体和内源性刺激物诱导形成的多蛋白复合物，其包括胞质先天免疫受体 NLRP3、接头蛋白 ASC 和胱天蛋白酶-1 前体蛋白（pro-caspase-1）三部分。NLRP3 可广泛表达于多种细胞如中性粒细胞、单核细胞、树突状细胞中。通常认为，经典的 NLRP3 炎症小体激活包括 2 个步骤：第一步为预刺激信号，被称为"Priming"或"Signal 1"，主要是细菌成分如脂多糖（lipopolysaccharide，LPS）通过 TLR-NF-κB 信号通路激活诱导炎症小体相关组分 NLRP3 及其下游分子 pro-IL-1β、pro-IL-18 等的基因转录。未受刺激的静息细胞中 NLRP3 的表达量不足以有效地激活炎症小体。第二步为多种刺激因子触发 NLRP3 炎症小体组装，诱导 NOD 样受体（nucleotide binding oligomerization domain，NOD like receptor，NLR）寡聚化和变构，并募集 ASC 和 pro-胱天蛋白酶-1，介导胱天蛋白酶-1 活化，这部分也称为"Triggering"或"Signal 2"。能够引起 NLRP3 活化的刺激因子很多，包括革兰氏阳性菌如金黄色葡萄球菌（Staphylococcus aureus，S. aureus）、革兰氏阴性菌如大肠埃希菌（Escherichia coli，E. coli）、病毒 DNA、细菌来源的毒素、鞭毛蛋白以及环境来源的二氧化硅、石棉、铝颗粒或内源性无菌性刺激因子如 ATP、尿酸结晶、透明质酸等。目前认为 NLRP3 炎症小体的激活机制有以下几个方面：①溶酶体不稳定。引起 NLRP3 炎症小体活化的各种颗粒物质和晶体成分被细胞吞噬后进入溶酶体，会引起溶酶体的破裂并释放溶酶体内的组织蛋白酶 B。②离子流。P2X7 受体与细胞外 ATP 结合能促进钾离子外流，可以触发 NLRP1 和 NLRP3 炎症小体的激活。此外，增加细胞外钙也在 NLRP3 激活中起重要作用，这一过程可能与质膜上的 G 蛋白偶联受体和钙敏感受体有关。③线粒体。不同类型的 NLRP3 激动剂都能触发 ROS 的产生，提示 ROS 可能是 NLRP3 炎症小体上的第二信号。线粒体 ROS 可以诱导硫氧还原蛋白氧化，使其从硫氧还蛋白相互作用蛋白（thioredoxin-interacting partner，TXNIP）上解离下来。释放的 TXNIP 可以直接与 NLRP3 相互作用并诱导 NLRP3 炎症小体的激活。

生理情况下，胱天蛋白酶-1 以无活性酶原前体 pro-胱天蛋白酶-1 的形式存在于细胞质中。当炎症小体激活后，即炎症小体形成大的分子平台并募集 pro-胱天蛋白酶-1，使其局部浓度增加，发生自体催化剪切，先形成 P20 和 P10 的异源二聚体，随后两个 P20/P10 异源二聚体再通过 P10 二聚化形成同源二聚体，即对称的 2 个（P20/P10）四聚体，成为有活性的胱天蛋白酶-1（图 18-4）。

2. **细胞焦亡的非经典活化通路** 非经典活化通路又称为胱天蛋白酶-11 依赖的信号通路。由于胱天蛋白酶-11 激活不需要上游炎症小体的活化，加上该通路不依赖胱天蛋白酶-1 活化，所以被冠之以"非经典激活通路"。小鼠胱天蛋白酶-11 是胱天蛋白酶-1 亚家族中的一员，二者有 46% 的同源性。胱天蛋白酶-11 在人类的同源基因是胱天蛋白酶-4 和胱天蛋白酶-5。生理状态下细胞或组织中只表达少量 pro-胱天蛋白酶-11，炎症刺激可诱导其大量表达。有研究发现，LPS 刺激小鼠后能诱导胸腺、脾、肝、肺，尤其是脾巨噬细胞和 B 细胞快速表达 pro-胱天蛋白酶-11 蛋白。纯化的 LPS 或外膜含有 LPS 的革兰氏阴性菌，包括大肠埃希菌、肠出血性大肠埃希菌（enterohemorrhagic Escherichia coli）、嗜肺军团菌（L. pneumophila）、鞭毛缺失的伤寒沙门菌、霍乱弧菌（Vibrio cholerae）等，均能诱导巨噬细胞中 pro-胱天蛋白酶-11 的表达，但革兰氏阳性菌则不能。进一步研究发现细胞内 LPS 是这一通路激活的关键因子,LPS 的脂质 A 可以直接与胞质内的胱天蛋白酶-11 相互作用,诱导胱天蛋白酶-11 的寡聚化,使胱天蛋白酶-11 分子足够靠近,形成具有催化活性的构象。活化后的胱天蛋白酶-11 可以介导细胞发生焦亡,但是不能直接剪切 pro-IL-1β 和 pro-IL-18。胱天蛋白酶-11 促进 mIL-1β 和 mIL-18 的释放可能是通过激活 NLRP3 炎症小体实现的(图 18-4)。

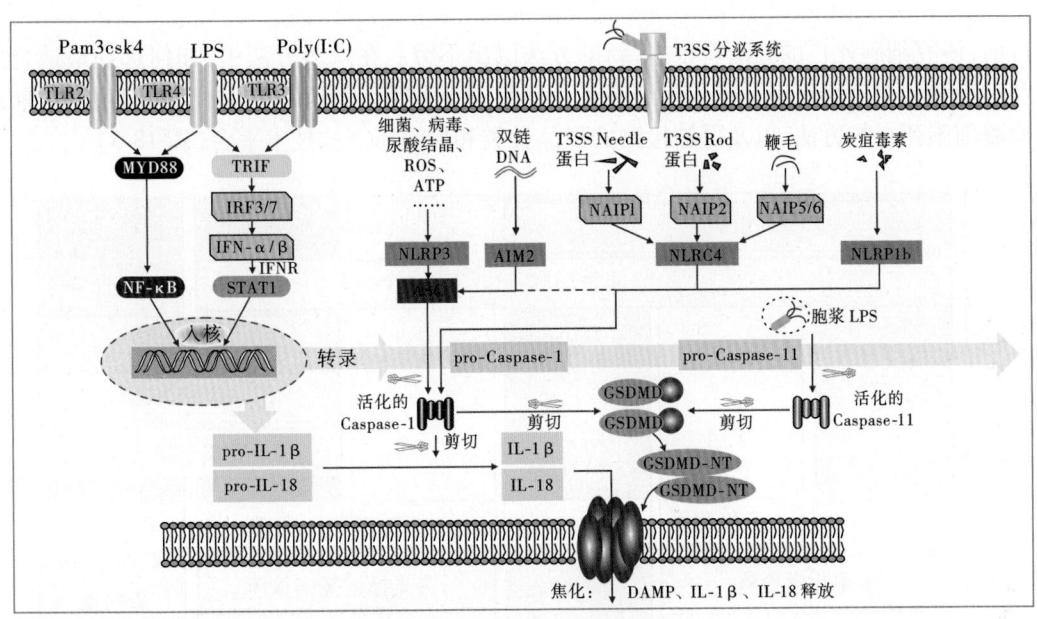

图 18-4　细胞焦亡的信号通路

(二) GSDMD 介导细胞焦亡效应

胱天蛋白酶-1 和胱天蛋白酶-11 活化可以介导细胞发生焦亡,但对于诱导焦亡发生的分子机制一直以来却知之甚少。GSDMD 的发现使我们对细胞焦亡的发生有了进一步的了解。GSDMD 属于一个被称为 Gasdermin 的功能未知的蛋白家族,该家族蛋白还包括 GSDMA、GSDMB、GSDMC、DFNA5 和 DFNB59。小鼠没有 GSDMB,但具有 3 种 GSDMA(GSDMA 1~3)和 4 种 GSDMC(GSDMC1~4)。Gasdermin 家族蛋白具有 45% 的序列同源性,而且 GSDMD-NT 结构域是最保守的区域。当 GSDMD、GSDMA、GSDMA3 活化后(Gasdermin-NT 形成),可以结合到胞膜内面的膜脂上,诱导哺乳动物细胞发生焦亡;同时,这些活性肽还可能通过靶向细菌直接发挥杀菌作用。羧基端 Gasdermin 结构域(Gasdermin-C)与氨基端结构域(Gasdermin-N)结合使全长的 GSDMD 处于无活性状态。炎症胱天蛋白酶活化后剪切 GSDMD 形成 30 kDa 的 GSDMD-NT 片段。多个活性片段寡聚化并迁移到胞膜,与细胞膜胞质面的磷酸肌醇和心磷脂结合,形成内径为 15 nm,外径为 32 nm 的稳定环形孔道。孔道形成使大量胞外液体进入胞内,导致细胞肿胀最后裂解,使细胞发生焦亡,同时也使胞内容物释放到胞外,启动炎症反应(图 18-4)。

(三) 细胞焦亡的生物学意义

感染的细胞发生焦亡能暴露细胞内利用吞噬体进行繁殖的病原体囊泡,使其更易于被其他吞噬细胞如中性粒细胞吞噬并清除,因此细胞焦亡是机体抗感染防御反应的重要手段。当细胞发生焦亡时,不仅可使胞内的细菌暴露在胞外,同时也释放了 IL-1β、IL-18、IL-1α、DAMP 等炎症介质,招募中性粒细胞到达感染局部,发挥杀菌的作用。但是,如果巨噬细胞焦亡过度,则会导致大量炎症介质释放到胞外,引起全身性炎症反应,导致 SIRS 的发生,并对组织和器官造成损害。同时,胞内的细菌也可借助于细胞焦亡进行广泛播散,最终可能导致脓毒症的发生。在非感染疾病中,一些分子如尿酸、石棉、粉尘、ATP、ROS 等也可以通过激活 NLRP3 进而介导细胞焦亡的发生,从而促进一些慢性疾病如动脉粥样硬化、自身免疫性疾病、痛风的发生发展。

第三节　细胞死亡的研究方法

目前,研究细胞死亡的方法有很多,新的方法层出不穷。在众多方法中,如何选择最适合的手段以及对检测结果进行正确分析成为细胞死亡研究中至关重要的问题。在此,我们列出目前最常见的检测细胞死亡的方法,以及可被检测的样品种类和检测所需的技术平台(图18-5)。

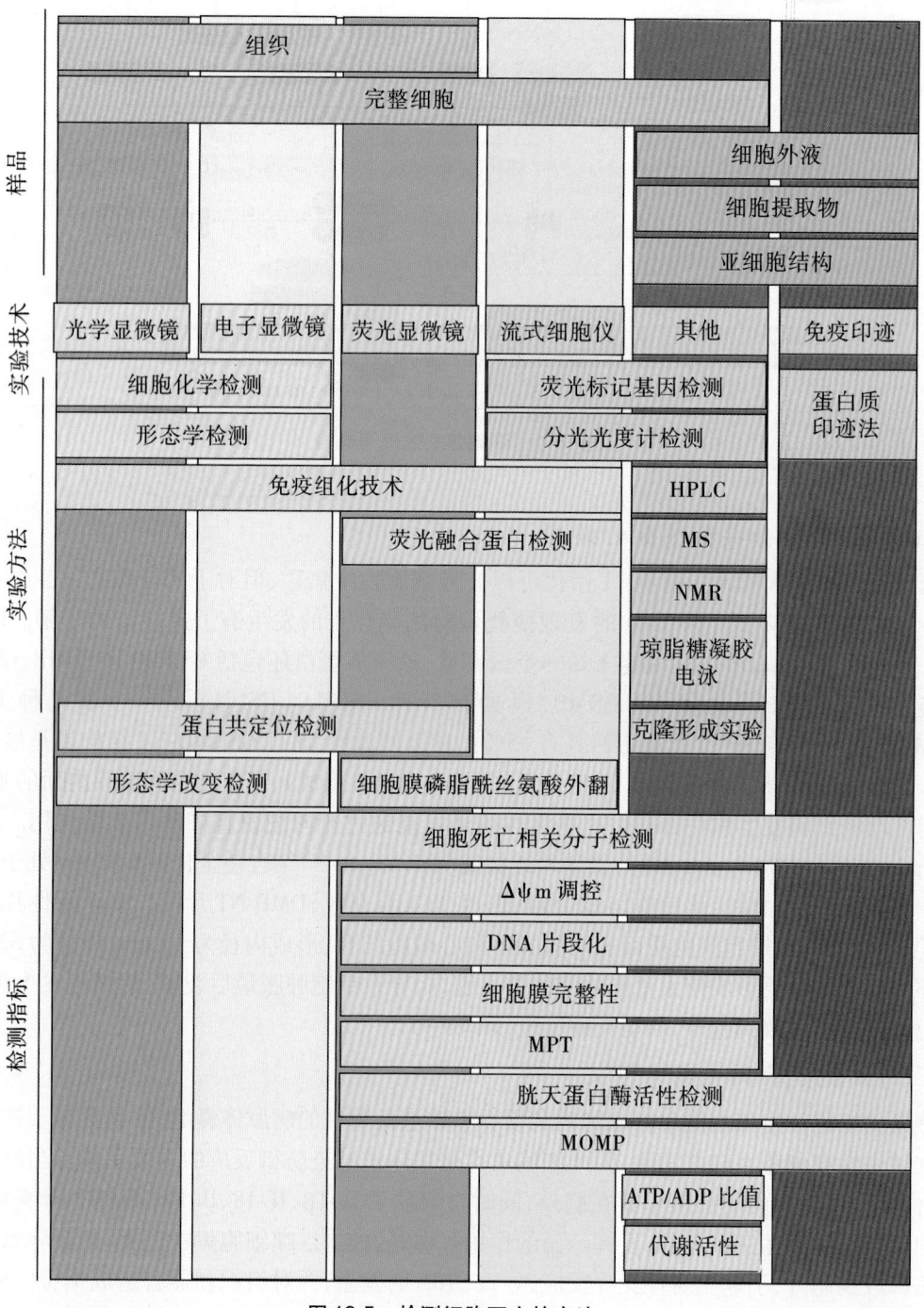

图18-5　检测细胞死亡的方法

注:$\Delta\psi m$ 为线粒体跨膜电位;HPLC 为高效液相色谱;MOMP 为线粒体外膜渗透性;MPT 为线粒体通透性转换;MS 为质谱分析;NMR 为核磁共振;PS 为磷脂酰丝氨酸;SDS-PAGE 为十二烷基硫酸钠–聚丙烯酰胺凝胶电泳

细胞死亡可以根据细胞的形态学改变、细胞膜的完整性以及细胞的生物化学和分子生物学特征来确定。最常用的方法是利用光学显微镜、荧光显微镜或电子显微镜等，结合各种染色或标记方法观察细胞、细胞核形态、细胞膜及细胞超微结构的改变情况；用流式细胞术（flow cytometry）或者蛋白质印迹法（Western blotting；又称免疫印迹法）等方法检测调控细胞死亡的关键分子的量和（或）活性变化，综合判断细胞是否死亡及其死亡方式。

一、细胞死亡的形态学检测

细胞的形态学改变是判断细胞死亡与否的重要指标，不同形式的细胞死亡往往具有不同的形态特征。本文以目前研究比较多的凋亡、坏死和焦亡为例概述如下。

1.细胞凋亡的形态学特征及检测　①普通光学显微镜下可观察到贴壁生长的凋亡细胞外形皱缩、变圆，甚至脱落，细胞的体积变小；细胞膜完整，可见胞膜发泡的现象；细胞凋亡晚期可见凋亡小体。用吉姆萨（Giemsa）染色或者瑞氏（Wright）染色的凋亡细胞，光镜下可见染色质浓缩、边缘化、核膜裂解、染色质被分割成块状和出现凋亡小体等典型的凋亡形态。②用细胞核的荧光染料，如 DAPI、Hoechst 等染色后，在荧光显微镜下可见凋亡细胞的核固缩或者形状不规则、碎裂等现象。③透射电子显微镜下可清晰地观察到细胞凋亡时超微结构的改变，如凋亡细胞表面微绒毛消失，胞膜起泡；细胞质浓缩，细胞器集中；核染色质凝聚、边缘化，呈新月形、马蹄形或舟状分布，或者聚集在核中央，称为染色质中聚；凋亡晚期的细胞核裂解为碎块，形成凋亡小体或出现凋亡小体被邻近巨噬细胞吞噬的现象。虽然光学显微镜下可以观察到胞膜起泡和凋亡小体，但凋亡细胞的形态学变化大多发生在超微结构，因此，迄今为止电镜仍然是最经典、可靠的判断各种细胞凋亡的方法，被认为是检测细胞凋亡的金标准。

2.坏死的形态学特征及检测　细胞坏死与细胞凋亡的形态学有明显不同，光镜或者电镜下可见坏死细胞肿胀、体积变大，胞膜通透性增高、破裂；细胞器变形或者肿大；早期细胞核无明显形态学变化，后期细胞核疏松呈网状；晚期细胞膜破裂，导致细胞内容物外溢的现象发生。值得注意的是凋亡细胞的晚期如果不能被及时处理（吞噬），也会发生坏死。

3.细胞焦亡的形态学特征及检测　细胞焦亡的形态学特征与细胞坏死相似，表现为细胞的肿胀、体积变大；但是细胞核表现为固缩。焦亡细胞的晚期，由于细胞膜破裂，细胞溶解，从形态学特征上很难区分细胞焦亡与细胞坏死，需要结合分子生物学实验进一步区分。

二、细胞膜完整性检测

细胞膜是否完整是判断细胞死亡与否的关键指标。通常认为，除了凋亡细胞（早期）的细胞膜通透性没有改变之外，其他形式的细胞死亡均出现不同程度细胞膜结构的损害，细胞膜通透性的增加，导致细胞内容物外溢，同时细胞外的一些小分子物质如水分子等进入胞内，使细胞的内稳态被破坏继而死亡。据此，研究者利用以下几种检测方法判断细胞膜的完整性。

1.台盼蓝排斥实验　台盼蓝（trypan blue）是检测细胞膜完整性最常用的染色试剂。该实验的原理是正常的活细胞由于胞膜结构完整，能够排斥台盼蓝，使之不能够进入胞内；而死亡细胞由于细胞膜不完整，胞膜的通透性增加，可被台盼蓝染成蓝色。所以台盼蓝染色后，通过显微镜下直接计数或者拍照后计数，就可以对细胞存活率进行比较精确的定量。由于台盼蓝染色可以非常简便、快速地区分活细胞和死细胞，该方法成为组织和细胞培养中最常用的死细胞鉴定染色方法之一。

2.乳酸脱氢酶的检测　乳酸脱氢酶（lactate dehydrogenase，LDH）是一种糖酵解酶，广泛存在于机体组织细胞的胞质内。当细胞受到损伤时，LDH 会被释放到培养基中，因此检测培养基中 LDH 量的变化可以作为测定细胞死亡的指标之一。

3.核酸染料染色试验　碘化丙啶（propidium iodide，PI）和 7-氨基放线菌素 D（7-aminoactinomycin D，7-AAD）是核酸染料，不能透过活细胞完整的细胞膜，但可以透过死细胞或者凋亡中晚期的细胞的细胞膜并与细胞核的核酸结合,据此可以利用荧光显微镜或者流式细胞仪将活细胞与死细胞区分开来。

三、细胞死亡的生物化学改变检测

细胞在死亡过程中会发生一系列生物化学改变,例如细胞膜上的磷脂酰丝氨酸由脂膜内侧翻向外侧,DNA片段化等,检测这些指标的变化成为判断细胞死亡以及死亡方式的重要参考指标。

(一)膜联蛋白 V-FITC/PI 双染检测分析法

常用于细胞死亡检测的标记物大致分为两类:一类是与细胞膜上磷脂酰丝氨酸有高度亲和力的膜联蛋白 V（annexin V）,另一种是核酸染料,如 PI 和 7-AAD。正常细胞中,磷脂酰丝氨酸只分布在细胞膜脂质双层内侧,发生凋亡时,细胞膜上的磷脂酰丝氨酸由脂膜内侧翻向外侧。膜联蛋白 V 作为一种磷脂结合蛋白,可与暴露在细胞外侧的磷脂酰丝氨酸结合,成为检测细胞早期凋亡的灵敏指标。PI 和 7-AAD 不能透过活细胞完整的细胞膜,但在凋亡中晚期或者其他形式死亡的细胞,如坏死细胞和焦亡细胞,可以透过细胞膜与细胞核结合。因此,用标记了 FITC 或者 PE 的膜联蛋白 V 作为荧光探针,与 PI 或 7-AAD 匹配使用,利用流式细胞仪通过荧光信号的检测可以将凋亡早期的细胞与晚期凋亡的细胞以及其他死亡细胞区分开来。流式细胞仪是对细胞进行自动分析和分选的装置,可收集经特异性荧光染色细胞的荧光信号,从而检测细胞发生了何种变化,如细胞周期的判断、细胞中某种蛋白分子的表达或者活性改变以及细胞死亡等。

(二)线粒体跨膜电位检测法

线粒体跨膜电位下降,被认为是细胞凋亡级联反应过程中最早发生的事件,它发生在细胞核凋亡特征(染色质浓缩、DNA 断裂)出现之前,一旦线粒体跨膜电位消失,则细胞凋亡不可逆转。线粒体跨膜电位的存在,使一些亲脂性阳离子荧光染料可结合到线粒体基质,其荧光的增强或减弱说明线粒体内膜电负性的增高或降低。目前,常用的亲脂性阳离子荧光染料包括罗丹明 123（rhodamine 123）、碘代 3,3′-二己氧基碳化青[3,3′-dihexyloxacarbocyanine iodide DiOC6（3）]、四氯四乙基苯并咪唑碳菁碘化物[tetrachloro-tetraethyl benzimidazol carbocyanine iodide（JC-1）]、四甲基罗丹明甲酯（tetramethyl rhodamine methyl ester,TMRM）等。

(三)DNA 片段检测

DNA 断裂是细胞凋亡的主要特征,在没有发现细胞焦亡这种死亡形式前,DNA 断裂可作为细胞凋亡的标志物。细胞发生凋亡时,DNA 断裂因子（DNA fragmentation factor,DEF）切割细胞核内的双链 DNA 成为核小体片段,这些片段大致为 180 bp 以及 180 bp 的倍数大小。我们将这些片段称为"DNA 阶梯"（DNA ladder）,并且可以利用琼脂糖凝胶电泳、酶联免疫吸附测定（enzyme-linked immunosorbent assay,ELISA）、TUNEL 法、原位寡核苷酸连接法（in situ oligo ligation,ISOL）以及一些较新的方法如彗星实验来检测这些片段化的 DNA。

当细胞发生焦亡时,其染色质 DNA 也会发生断裂,因此焦亡的细胞 TUNEL 染色也会表现为阳性。坏死细胞亦有 DNA 断裂情况,TUNEL 反应阳性。所以,TUNEL 实验的特异性较差。

四、调控细胞死亡的关键蛋白质分子检测

在细胞死亡过程中,调控细胞死亡的关键分子如胱天蛋白酶-1（焦亡）、胱天蛋白酶-3（凋亡）、RIPK3（程序性坏死）等活性发生了改变,检测这些指标的变化成为判断细胞死亡方式的关键指标。

(一)细胞凋亡相关蛋白的检测

参与细胞凋亡的分子较多,如外源性凋亡途径的肿瘤坏死因子受体 1（TNFR1）、Fas/CD95、DR3 等;线粒体相关途径中有 Bcl-2 家族蛋白（Mcl-1、NR-B、A1、Bcl-w、Bcl-x、Bax、Bad、Bak、Bim等)、细胞色素 c（Cyt c）、Apaf-1 等,以及共同途径的胱天蛋白酶-2、3、6、7、8、9、10 等。其中,胱天

蛋白酶-3 最具有代表性。通过流式细胞术或（和）免疫印迹的方法检测这些凋亡相关蛋白的表达量或者活性改变判断细胞是否发生凋亡。

（二）细胞程序性坏死相关蛋白检测

在细胞发生程序性坏死过程中，最关键的事件是坏死小体（necrosome/ripoptosome）的形成，即 RIPK1 和 RIPK3 形成复合物后，进而招募 MLKL 蛋白。RIPK3 通过磷酸化 MLKL 将其激活，进而细胞发生坏死样改变。所以，在判断细胞是否发生程序性坏死时可以通过蛋白质印迹法/免疫印迹法来检测死亡相关蛋白 RIPK1、RIPK3、MLKL 的磷酸化（活化）变化，免疫共沉淀（co-immunoprecipitation，Co-IP）结合蛋白质印迹法检测 RIPK1 与 RIPK3 以及 RIPK3 与 MLKL 是否形成复合体来明确有无细胞程序性坏死的发生。另外，用细胞免疫荧光检测 RIPK1 与 RIPK3 或者 RIPK3 与 MLKL 的共定位情况，也可以作为判断细胞程序性坏死的证据。

（三）焦亡相关蛋白的检测

细胞焦亡时，胱天蛋白酶-1 和（或）胱天蛋白酶-11 被激活，产生一个由两个活性亚基（p20 和 p10）组成的四聚体，活化的胱天蛋白酶-1 可切割 pro-IL-1β 以及 pro-IL-18，成熟的 IL-1β 和 IL-18 被分泌至胞外发挥促炎作用。通过免疫印迹的方法检测到胱天蛋白酶-1/11 的两个活化片段以及 ELISA 检测到细胞上清中 IL-1β 和 IL-18 的释放都可以证明有焦亡发生的可能。另外，检测到 GSDMD 分子的活化也是细胞焦亡的证据之一。

近几年来，随着生物技术的飞速发展，使细胞死亡的检测变得更加简便、快速和客观。由于细胞死亡的过程较为复杂，且发生各种死亡的信号通路有许多交叉，抑制其中任何一个细胞死亡形式可能会影响（抑制或促进）其他死亡形式，因此判断细胞的死亡需要同时采用多种方法，从不同角度分析才可能得出比较客观的结论。

第四节　创伤性休克与细胞死亡

当机体遭受严重创伤时，创伤局部的细胞往往来不及做出反应，发生不受调控的细胞坏死（意外性细胞死亡，ACD），造成胞内容物外溢，释放"损伤/危险因子"DAMP。DAMP 作为炎症诱导物，迅速启动炎症反应，而炎症反应反过来又成为启动 RCD 的信号，加强和放大炎症反应。如此循环往复，形成"死亡-炎症-死亡"循环，最终导致休克（shock）和多器官功能障碍综合征（multiple organ dysfunction syndrome，MODS）的发生（图 18-6）。在创伤过程中，血管内皮细胞、免疫细胞和脏器的实质细胞等多种细胞可发生各种方式的死亡。若机体调控细胞死亡失衡，如中性粒细胞凋亡延迟，或者巨噬细胞焦亡过度、T 细胞大量凋亡等，都会对机体造成不利的影响。下面着重讨论创伤过程中 DAMP 和 PAMP 分子如何启动炎症反应、介导细胞死亡的发生，以及创伤对细胞死亡的影响。

一、启动炎症反应的危险信号

（一）DAMP 分子

DAMP 是指细胞损伤或应激后释放的多种具有免疫调节活性/启动炎症反应的生物分子，又被称为危险信号。目前研究较多的 DAMP 有：①细胞内蛋白分子，有高速泳动族蛋白 B1（high mobility group protein Box 1，HMGB1；也称高迁移率族蛋白 B1）、热休克蛋白（heat shock protein，HSP）、冷诱导 RNA 结合蛋白（cold-inducible RNA-binding proteins，CIRP）、S100 等；②非蛋白类嘌呤分子及其降解产物，如腺苷三磷酸（adenosine triphosphate，ATP）、腺苷二磷酸（adenosine diphosphate，ADP）、腺苷（adenosine，A）、尿酸（uric acid）、脱氧核糖核酸（deoxyribonucleic acid，DNA）等；③细胞外基质降解产物,如透明质酸(hyaluronic acid,HA)、硫酸肝素(heparin sulfate)等;④以非经典分泌方式释放的无信号肽段的细胞因子 IL-1β、IL-1α、IL-33 及其可溶性受体 ST2 等。DAMP 作用于固有免疫细胞如巨噬细胞上的模式识别受体(pattern recognition receptor,PRR)介导促炎因子如 TNF-α、IL-1α、IL-1β、IL-33、IFN-γ 的转录和释放;释放到胞外的细胞因子同时激活和趋化更多的炎症细胞如巨噬细胞、中性粒细胞以及淋巴细胞浸润到局部炎症区域,产生更多的促炎因子,进一步加强炎症防御反应。

　　在众多的 DAMP 分子中,HMGB1 的研究最受关注。在生理情况下,HMGB1 作为非组蛋白的核蛋白,与 DNA 结合,影响 DNA 的转录调控、重组和修复等。而当细胞受到各种损伤发生细胞坏死时,核内的 HMGB1 可以逸出到胞外,发挥致炎作用。目前认为,HMGB1 作为脓毒症晚期的致炎因子较早期 TNF-α、IL-1 β 等速发的致炎因子有更重要的临床意义。而在无菌性损伤中,HMGB1 则是作为一种早期出现的炎症介质,激活巨噬细胞,使其分泌 TNF-α、IL-1β 等细胞因子,介导机体产生炎症反应。HMGB1 的受体有细胞膜表面的 TLR2、TLR4 和晚期糖基化终末产物受体(receptor of advanced glycation end product,RAGE),通过这些受体介导的信号转导,诱导巨噬细胞转录、表达并释放 TNF-α、IL-1β 等促炎因子,进而招募炎症细胞,放大局部的炎症反应,导致组织损伤。此外,HMGB1 还可以引起 TLR4 介导的还原型烟酰胺腺嘌呤二核苷酸磷酸(reduced nicotinamide adenine dinucleotide phosphate,NADPH)/三磷酸吡啶核苷酸氧化酶活化,介导产生更多的 ROS,对组织造成氧化损伤(图 18-6)。

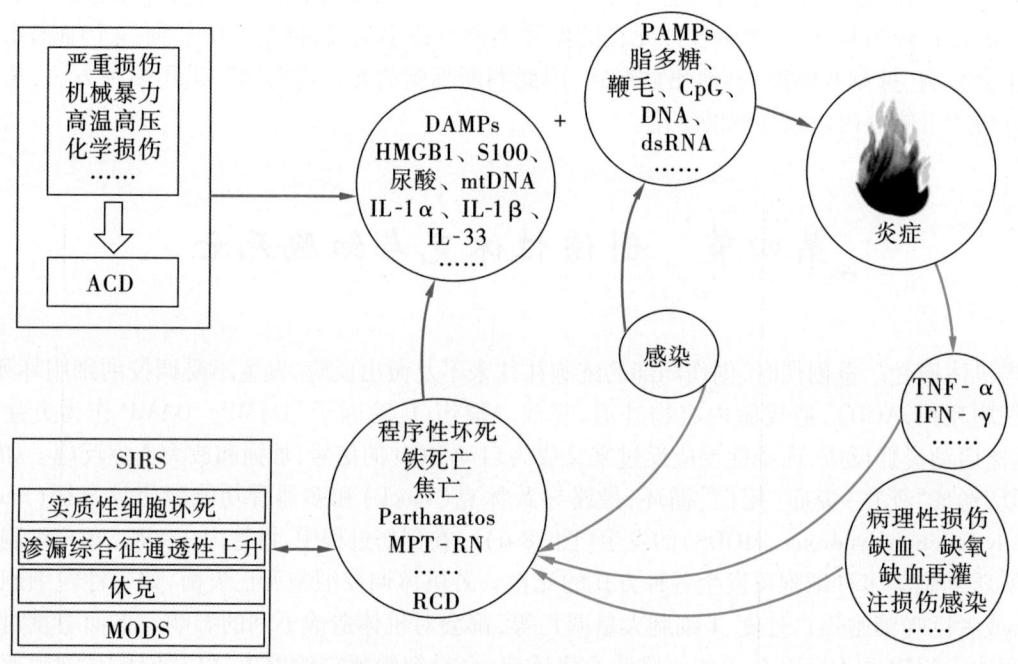

图 18-6　死亡-炎症-死亡循环

2007 年 Ted Dawson 与 Valina Dawson 发现了程序性脑细胞死亡的一种新形式,命名为"Parthanatos"(thawatos 为"希腊神话"中死亡的象征)

（二）病原体与 PAMP 分子

　　PAMP 是指病原微生物特有的、结构恒定且进化高度保守的分子结构。PAMP 也是微生物赖以生存的分子结构,如鞭毛(flagella),作为动力器官,使得细菌可以进行移动;脂多糖(LPS)、肽聚糖(peptidoglycan)、脂磷壁酸(lipoteichoic acid)是细菌胞壁的组分,对细菌生存起到支持和保护作用。目前对于 PAMP 的概念有所更新,人们更愿意用微生物相关分子模式(microbe-associated molecular pattern,MAMP)来表示这些微生物在进化上保守的结构,因为一些微生物,即使非致病,机体也可以对其进行识别。PAMP 主要包括两大类:①以糖类和脂类为主的细菌胞壁成分,如脂多糖、肽聚糖、脂磷壁酸、甘露糖(mannose)、脂蛋白(lipoprotein)、鞭毛等。②病毒产物及细菌胞核成分,如非甲基化的单链 CpG DNA 链、单双链 RNA。PAMP 分子既可以是病原体表面的成分,同时也可以是病原体产生的一些分子,如细菌的 T3SS、T4SS 系统分泌的毒力因子。

在开放性创伤或者严重创伤后期,往往伴随细菌感染。细胞感知 PAMP 信号的分子是 PRR,如 TLR、甘露糖受体(mannose receptor,MR)、清道夫受体(scavenger receptor,SR)、NLR、视黄酸诱导基因 1 样受体[Retinoic acid inducible gene1(RIG-1)-like receptor,RLR]等。PRR 不仅表达在胞膜表面,在胞质内同样也有分布。胞膜与胞内的 PRR 共同作用抵抗微生物感染。例如,在细菌感染时,巨噬细胞不仅可以通过胞膜上的 TLR 受体感知胞外的 PAMP,而且还能利用胞质内的受体 NOD1/NOD2 识别胞内的 PAMP,启动 MAPK、NF-κB 和炎症小体介导的信号通路,使 TNF-α、IL-6、IL-1β、IL-18 等促炎症细胞因子的产生大量增加,募集和趋化更多的炎症细胞到达感染部位,放大炎症反应。

二、炎症诱导细胞死亡

在炎症反应过程中,各种因素直接或者间接引起细胞死亡。其中,细胞因子的大量释放是造成细胞死亡的重要因素。例如,从死亡细胞释放或者浸润的炎症细胞分泌的 TNF-α,可诱导细胞发生凋亡或者程序性坏死;再如 IFN-γ 可通过 IFN 受体信号转导和转录激活因子 3(signal transducer and activator of transcription 3,IFNR-STAT3)-蛋白激酶 R(protein kinase R,PKR)-RIPK1-RIPK3-MLKL 介导邻旁细胞发生程序性坏死(图 18-7)。值得注意的是,DAMP 分子同样也可以直接引起细胞死亡,如 HMGB1 与 RAGE 受体结合后发生内化并与溶酶体融合,之后介导溶酶体里的组织蛋白酶 B 释放至胞质中,通过与 ASC 发生相互作用,活化胱天蛋白酶-1,介导细胞焦亡的发生。

除了细胞因子-死亡受体通路和 DAMP 可引起细胞死亡外,PAMP 也可直接引起细胞发生死亡。如由 TLR3/TLR4 受体识别 Poly(I:C)/LPS 后经 TRIF-RIPK3 通路介导的细胞程序性坏死发生;再如实质细胞内的依赖 DNA 的干扰素调节因子激剂/Z-DNA 结合蛋白 1(DNA-dependent activator of IFN regulatory factors/Z-DNA binding protein 1,DAI/ZBP1)分子,其可以识别病毒的双链 DNA,激活 NF-κB 通路,转录 I 型干扰素,诱导炎症反应;同时,因其分子结构含 RHIM 结构域,也可以与 RIPK3 发生相互作用,介导细胞发生程序性坏死(图 18-7)。

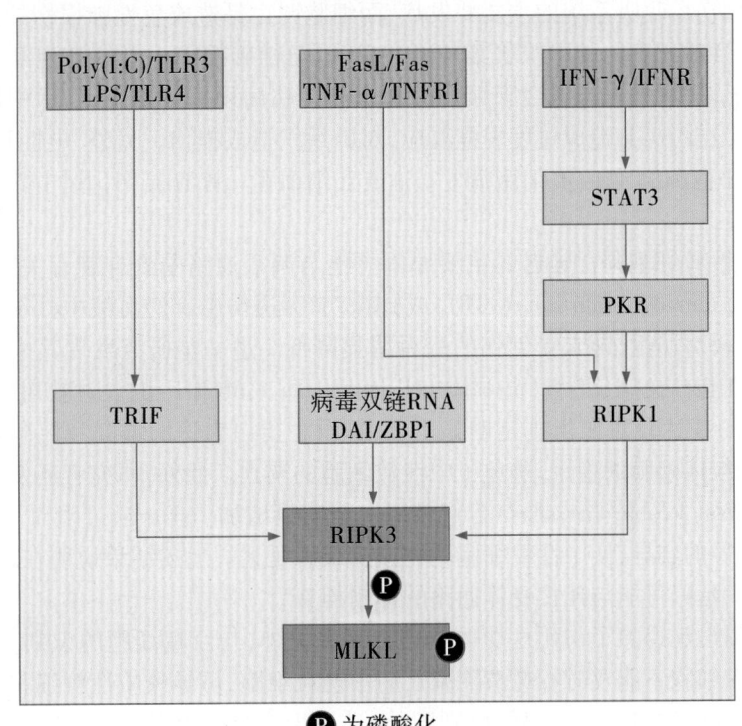

P 为磷酸化

图 18-7 炎症诱导细胞发生程序性坏死

综上所述,PAMP 与 DAMP 分子协同作用是导致创伤发生、发展的重要因素。在严重创伤过程中或其他病理性损伤中,ACD/RCD 释放的 DAMP 分子启动炎症反应,同时,炎症反应可诱导 RCD 发生,如细胞程序性坏死、MPT-RN、Parthanatos 或铁死亡等。我们把这个(ACD 或 RCD)-DAMP-炎症反应-细胞因子/DAMP/PAMP-RCD 环路称为"死亡-炎症-死亡"循环。如果没有及时对这个闭合的环路进行干预,可进一步造成组织损伤,甚至导致 SIRS 和 MODS 的发生。

三、创伤性休克对细胞死亡的调控

创伤、炎症与细胞死亡之间有密不可分的关系(详见上文的死亡-炎症-死亡循环)。一方面,创伤通过直接或者间接因素损伤细胞,引起细胞发生死亡,介导炎症反应的发生;另一方面,炎症反应释放的细胞因子也可介导细胞死亡的发生。两者互为因果,影响创伤的发展及转归。由于创伤性休克的发生与发展是一个多因素、多器官(多细胞)参与的复杂过程,因此,死亡细胞的种类以及死亡方式可能因致病因素、发展阶段、损伤部位不同而改变,甚至出现多种细胞死亡以及不同死亡形式混合的现象。下面以目前在创伤领域研究比较多的死亡形式为例概述创伤对细胞死亡的调控以及细胞死亡对创伤发生发展的影响。

(一)创伤性休克与中性粒细胞的凋亡延迟、继发性坏死

生理情况下,从骨髓造血干细胞分化成熟的中性粒细胞,在血液停留 6~8 h 后,穿过血管壁进入组织,一般继续存活 2~3 d 即发生凋亡。在体外培养的中性粒细胞则只能存活 8~12 h。在创伤时,损伤局部可见大量的中性粒细胞募集。其原因是损伤局部坏死的细胞释放的 DAMP 分子如 HMGB1、mtDNA 等被驻留在局部组织的巨噬细胞所识别,进而释放 TNF-α、IL-1β 和趋化因子如 IL-8 等炎症介质,趋化中性粒细胞向损伤组织募集,目的是吞噬并清除坏死的组织和细胞,并通过呼吸爆发和脱颗粒杀死病原菌。在完成任务后,中性粒细胞立即启动凋亡程序,极短的生存周期保护机体免受中性粒细胞非特异性杀伤作用的损害。吞噬了凋亡细胞的巨噬细胞会分泌抑炎因子如 IL-10、TGF-β 等抑制炎症反应,共同消除启动炎症的因素,转向组织修复。但是,在严重创伤、缺血再灌注损伤、脓毒症时,募集至局部的中性粒细胞因凋亡延迟而"长寿",持续活化的中性粒细胞在吞噬清除致炎物质的同时,会产生大量 ROS、释放组织蛋白酶及炎症介质等直接损伤组织。例如急性肺损伤是创伤后呼吸系统的主要并发症,而细胞凋亡是造成急性肺损伤的主要原因。急性肺损伤时,大量中性粒细胞向肺组织募集。研究发现,急性肺损伤患者的肺泡灌洗液中凋亡的中性粒细胞比例明显减少,并且与急性肺损伤的临床病情和病程呈负相关,提示中性粒细胞凋亡受抑制而延迟,持续发挥作用,造成过度炎症反应,对肺组织造成损伤。另外,中性粒细胞凋亡延迟,促进肺血管内皮细胞和肺泡上皮细胞凋亡,加重毛细血管-肺泡损伤,共同参与了对肺损伤的作用。

研究认为,中性粒细胞凋亡延迟的主要原因可能与凋亡通路受到抑制有关。有研究者发现,创伤性颅脑损伤(traumatic brain injury,TBI)或钝挫伤/穿透伤患者的血液中性粒细胞在体外培养时,其凋亡的比率较对照组,即未受创伤的患者明显降低。进一步研究发现其中性粒细胞中的抑凋亡蛋白——髓细胞白血病蛋白 1(myeloid cell leukaemia 1,MCL-1)的表达较对照组明显上调,而促凋亡蛋白 Bax 的表达较对照组则是明显下调,抑凋亡蛋白表达的增高和促凋亡蛋白表达的下降,共同维持了线粒体外膜的稳定,避免了中性粒细胞的凋亡。此外,研究者还发现多发伤的患者血清中的可溶性 Fas(soluble Fas,sFas)含量较对照组明显增加。sFas 通过阻碍 Fas 与 Fas 受体的结合,阻断凋亡信号的转导,使中性粒细胞凋亡减少或者延迟。上述结果说明在严重创伤患者中,中性粒细胞的凋亡延迟可能与死亡受体通路的抑制相关。

中性粒细胞凋亡延迟除了与死亡受体通路抑制有关外,与巨噬细胞的识别、吞噬功能下降也有关系。如果巨噬细胞不能及时吞噬清除凋亡的中性粒细胞,可导致中性粒细胞凋亡延迟甚至发生继发性坏死,使胞内的组织蛋白酶释放到胞外,进一步造成组织损伤,形成恶性循环。所以,适时控制中性粒细胞的数量,即诱导其发生凋亡并及时清除凋亡细胞,有利于减轻组织损伤。

除上述原因外,局部高浓度的细胞因子也是中性粒细胞凋亡延迟的主要原因。研究者发现,用粒细胞-巨噬细胞集落刺激因子(granulocyte-macrophage colony stimu-lating factor,GM-CSF)抗体与严重创伤血清共培养的中性粒细胞,其凋亡明显增加,说明 GM-CSF 可能是严重创伤介导中性粒细胞凋亡延迟的主要因素。进一步研究发现,GM-CSF 抗体可能通过抑制 Mcl-1 表达的上调,避免了中性粒细胞的凋亡延迟。在热应激损伤的大鼠中,研究者发现抑凋亡蛋白 Bcl-xL 的表达较对照组小鼠也明显上调。研究者还发现,给予 IL-18 抗体预处理,热应激损伤的大鼠中性粒细胞凋亡明显增加,提示 IL-18 在介导中性粒细胞凋亡中可能也发挥了作用。另外,IL-2、IL-6 等也能延缓中性粒细胞的凋亡。如何调控中性粒细胞的适时凋亡,将是未来研究的一个重要方向。

(二)细胞程序性坏死在创伤性休克后缺血再灌注损伤中的作用

严重创伤常常会导致出血,使机体的有效循环血量减少、微循环血流灌注不足;如果组织缺血、缺氧持续时间过长,会加重组织损伤;而随后的液体复苏可能会进一步加重缺血组织的损伤,即缺血再灌注损伤。缺血再灌注损伤可以分成 2 个阶段:可逆阶段和不可逆阶段。可逆阶段指的是因缺血造成的组织损伤,在血流再灌后可以修复如初。而不可逆阶段则是指因持续的缺氧、营养物质(缺能)缺乏时间过长,在复灌后不但不会使得组织修复,反而导致组织损伤加重的过程。在缺血的不可逆损伤中,组织损伤主要表现为细胞坏死和胞内线粒体的大量损伤;而缺血再灌注造成的损伤则与血液复灌后的中性粒细胞浸润、大量活性氧的生成以及细胞因子的大量产生密不可分。细胞损伤会导致细胞自噬、凋亡、坏死和程序性坏死等事件发生,加重组织和器官的损伤。上述细胞死亡方式可能在缺血再灌注过程中先后发生,也可能是同时发生,与病情的严重程度、损伤部位、损伤细胞的类型都有密切的关系。

以往的研究认为,细胞凋亡是缺血再灌注损伤过程中最主要的死亡方式,随着对程序性坏死研究的深入,目前认为细胞程序性坏死可能是造成缺血再灌注损伤过程中,心、肾、脑和视网膜组织损伤的重要细胞死亡方式。其主要证据来自使用 Nec-1 和 RIPK3 敲除基因鼠可不同程度减轻缺血再灌注组织或者脏器的损伤程度,有效保护脏器功能。例如,在动物的缺血再灌注损伤研究中,研究者首先构建了结扎器官的终末血管而致器官缺血的动物模型。利用该模型,研究者发现 Nec-1 可以显著降低缺血再灌注损伤引起的大脑梗死面积。同样,在心肌的缺血再灌注损伤模型中,使用 Nec-1 分子药物后,小鼠心肌的梗死面积降低、中性粒细胞浸润减少、细胞损伤减轻。此外,在视网膜、肾等器官的缺血再灌注损伤模型中,研究者同样发现了 Nec-1 的保护作用。值得注意的是,研究者发现无论是在结扎血管前或结扎血管后使用 Nec-1,器官的缺血再灌注损伤的程度均较未使用 Nec-1 组的对照组有所减轻。以上的结果提示,Nec-1 不仅可以有效地减轻缺血造成的损伤,而且可以减轻缺血后再灌注引起的损伤。同样,在 RIPK3 敲除基因鼠的研究中,研究者也发现,在心脏和肾的缺血再灌注损伤中,器官损伤程度与对照组相比同样是减轻的。此外,研究者在对缺血再灌注损伤的海马阿蒙角区(cornu amonis 1,CA1)神经元研究中发现,RIPK3 蛋白的表达量是升高的。在心脏的缺血再灌注损伤研究中,研究者检测到 RIPK3 的磷酸化增加,而且与 RIPK1 密切相关。而在肾移植中,不可避免的是缺血再灌注损伤,研究者在 RIPK3-/- 小鼠中发现,这种小鼠移植后的损伤较对照组明显减轻,同时也发现移植后的供体肾可以发挥更好的功能,并使动物的生存时间延长。结合 Nec-1 分子药物、RIPK3-/- 在缺血再灌注损伤模型中的研究结果,研究者提出,也许细胞程序性坏死是器官缺血再灌注损伤中细胞死亡的主要方式。程序性坏死的作用在创伤性颅脑损伤中也得到了证实。在大脑损伤、脊髓损伤、脑内出血性损伤中,研究者发现,若通过敲除 RIPK3 蛋白,阻遏细胞程序性坏死的发生,神经元的损伤较对照组有所减轻。

在缺血再灌注损伤过程中,导致细胞死亡的原因可能是由多种混合因素引起的,如饥饿、氧化应激、细胞因子、DAMP 等。氧气和糖源的剥夺在体外可以代表缺血细胞的能量代谢过程。在氧气和糖源缺乏造成海马神经元的能量物质代谢障碍后,研究者检测到小鼠大脑海马神经元的 RIPK1 和 RIPK3 蛋白表达上调,而胱天蛋白酶-8 的表达下调。这个结果提示,缺血可以引起细胞程序性坏死。

程序性坏死是近20年来发现的细胞死亡方式,已有证据表明它在免疫调节、组织损伤等方面具有重要作用。但目前有关组织损伤与细胞程序性坏死的研究仍然较少,未来在相关方面的深入研究必然会为创伤后组织损伤的治疗提供更多的治疗靶点,如何调控组织损伤过程中的细胞程序性坏死以改善患者的预后,将是未来研究的方向之一。

（三）创伤合并感染发生细胞焦亡

在开放性创伤及创伤性休克的后期,由于物理屏障的破坏以及机体免疫功能受损,机体易合并细菌感染。从细胞死亡研究的历史可以看出,细胞焦亡与细菌感染的发生发展密切相关。细胞焦亡主要发生在巨噬细胞和树突状细胞中,与机体杀灭和清除细菌的抗感染免疫防御反应有密切的关系。目前认为,感染细胞的焦亡可能通过以下几个方面参与杀灭细菌的过程。

1. 促进吞噬体成熟,提高杀菌能力　巨噬细胞识别胞外的细菌后,通过胞吞作用形成吞噬体把细菌吞入胞内,再与溶酶体融合形成吞噬溶酶体后杀灭细菌,此过程即吞噬体成熟。研究者发现,细胞焦亡相关的关键分子胱天蛋白酶-1/11在这个过程中发挥了重要作用。例如,胱天蛋白酶-1活化能促进细胞内包含嗜肺军团菌(*L. pneumophila*)囊泡和溶酶体的融合。在革兰氏阳性菌金黄色葡萄球菌感染时,胱天蛋白酶-1活化后能调控包裹细菌吞噬体的pH值,促进吞噬体快速酸化,增强巨噬细胞对内化细菌的杀灭。进一步研究发现,在嗜肺军团菌感染时,胱天蛋白酶-11和胱天蛋白酶-1可通过调控丝切蛋白(cofilin)的磷酸化和去磷酸化从而影响肌动蛋白的聚合与解聚,促进吞噬体与溶酶体的融合,增强对嗜肺军团菌的杀灭。

2. 细胞焦亡暴露胞内的细菌,促进细菌清除　当吞噬的细菌过多,细胞不足以通过胞内机制杀灭细菌时,或者细胞内某些细菌抑制吞噬体与溶酶体融合时,例如伤寒沙门菌(*S. typhi*)和嗜肺军团菌被巨噬细胞吞噬后,可分别通过其伤寒沙门菌致病岛2(*Salmonella pathogenicity island 2*, SPI2)的Ⅲ型分泌系统(type Ⅲ secretion system,T3SS)和嗜肺军团菌的Ⅳ型分泌系统(T4SS)维持吞噬体膜的稳定性,抑制吞噬体与溶酶体的融合,使其能够在巨噬细胞内利用吞噬体存活并大量繁殖,细胞可通过发生焦亡,将胞内细菌暴露在胞外,并由周围的中性粒细胞或者巨噬细胞再次吞噬、杀灭。同时,焦亡的细胞可释放出IL-1β和IL-18以及DAMP分子等炎症介质,通过加强炎症反应促进细菌清除。

3. 产生活化的GSDMD,直接杀灭胞内外细菌　研究者在体外研究发现,介导细胞焦亡发生的GSDMD-NT片段在体外可以对培养皿中的大肠埃希菌(*E. coli*)、金黄色葡萄球菌(*S. aureus*)和李斯特菌(*Listeria*)进行直接杀灭。进一步研究发现,GSDMD-NT可以结合在吞噬体的胞膜或者细菌的胞膜上,经寡聚化后嵌入到细菌胞壁形成孔道杀灭细菌。

尽管细胞焦亡在抗感染过程中发挥了重要作用,但是在严重感染时,大量巨噬细胞焦亡一方面降低了机体抗感染的能力,另一方面发生焦亡的细胞会释放大量DAMP分子放大炎症反应过程,加重对机体组织器官的损伤。因此,如何适度调控巨噬细胞焦亡,在不影响其有利的作用外,减轻其对组织器官的损害,将是未来研究的重点。

（四）脓毒症后期免疫抑制与T细胞的大量凋亡

T淋巴细胞在机体抵御病原微生物入侵的适应性免疫反应中发挥了重要作用。有研究者对死于脓毒症的成人、儿童和新生儿进行尸体解剖后发现,死者的脾组织中有大量凋亡的CD4+T细胞和B细胞。此外,在临床上可检测到脓毒症患者血液中的淋巴细胞数量较其他重症患者血液中的淋巴细胞数量明显减少。上述临床观察结果在脓毒症小鼠模型也得到了很好地证实。盲肠结扎穿孔术(cecal ligation and puncture,CLP)是公认的研究脓毒症的小鼠模型。研究发现,CLP后小鼠胸腺、脾或淋巴结的淋巴细胞表面Fas抗原表达增加,并发生大量凋亡;用抗Fas抗体阻断Fas抗原后动物生存率显著增加。因此推测,在严重脓毒症晚期,由于T淋巴细胞大量凋亡导致免疫细胞数目显著减少,机体不能有效调控特异性的免疫反应以抵抗病原体的感染,致使感染进一步播散,最终导致多器官衰竭甚至死亡。T淋巴细胞凋亡可能是脓毒症后期患者免疫功能下降的主要原因,是脓毒症发生发展的重要病理生理机制。因此,有学者提议,T淋巴细胞凋亡也许可以作为判断脓毒症患者免疫功能紊乱及病情严重程度的指标。

目前认为,T 细胞的凋亡原因主要考虑两个方面:①缺乏 MHC-Ⅱ类分子及共刺激分子的刺激,进而无法分化增殖;②调节性 T 细胞(Treg)数量增多及其介导的 IL-10 和 TGF-β 表达增多。但无论是什么原因导致 T 细胞最终发生凋亡,其发生仍然是通过外源性/死亡受体信号通路及内源性/线粒体信号通路来实现的。研究者发现,严重脓毒症患者的 T 淋巴细胞促凋亡分子 Bim 表达增多,而抑制凋亡分子 Bcl-2 或 Bcl-xL 减少。有研究者利用过表达 Bcl-2 和 Bcl-xL 的转基因鼠复制 CLP 模型的实验中发现,这种 CLP 小鼠的 T 细胞凋亡较对照组明显减少,与此同时小鼠的存活率则显著升高。除了上述的内源性途径参与了 T 细胞凋亡的发生外,外源性途径同样发挥了作用。胱天蛋白酶-8 是外源性激活途径中的中心环节,因为它既可介导凋亡的发生,同时也可以介导 NF-κB 通路的活化。通过胱天蛋白酶抑制剂或者胱天蛋白酶-8 敲除基因的方法对胱天蛋白酶-8 活化进行抑制后再复制 CLP 模型,研究者发现,T 细胞的凋亡较对照组相比也是明显减少,说明脓毒症时外源性途径也参与了 T 细胞的凋亡。此外,在严重损伤后的氧化应激损伤中,ROS 介导的内质网应激和线粒体损伤亦可以引起 T 细胞的凋亡。然而,目前尚不清楚 ROS 是如何介导凋亡的发生,其确切机制仍有待阐明。现在普遍认为,内源性信号通路、外源性信号通路以及内质网相关信号通路可能都参与了 T 细胞凋亡,它们虽然看似各自独立,但实则是相互关联,相关机制有待进一步研究查明。

针对脓毒症后期 T 细胞的大量凋亡,在国际上已经有研究者进行了相应的治疗研究。例如,研究者发现,利用泛胱天蛋白酶的抑制剂 Z-VAD-氟甲基酮(Z-VAD-fluoromethyl ketone,zVADFMK)可以显著减少 T 细胞凋亡,改善脓毒症小鼠的预后。但是,由于 zVADFMK 为一种泛胱天蛋白酶抑制剂,在临床应用可能会引起一系列并发症,不利于机体恢复,所以相关胱天蛋白酶抑制药物尚未获批进入临床治疗。以死亡受体通路作为靶点调控细胞凋亡,也是研究者试图改善脓毒症免疫功能障碍的方法之一。有研究者用 Fas 的融合蛋白(FasP,Amgen,Inc.)阻断受体与配体结合,从而阻断 Fas 信号通路后发现,该通路的阻断减少了 CLP 小鼠 T 淋巴细胞凋亡的数量、提高了组织血流灌注量、降低了 CLP 小鼠的死亡率。从上述实验结果我们可以发现,抑制 T 淋巴细胞凋亡可以提高脓毒症小鼠的生存率,但是,如何在临床上通过有效地调控 T 淋巴细胞凋亡改善患者的预后,并最大限度地减少副作用,仍然是一个难题。

四、小 结

在创伤的发生发展过程中,伴随着不同形式的细胞死亡,细胞死亡的方式、部位和种类,直接影响组织器官的损伤程度和功能状态,甚至创伤的转归。由于细胞死亡的可调控性,使靶向细胞死亡开发治疗创伤及其并发症的药物成为可能。近年来,研究者在深入探讨细胞死亡的分子机制的同时,积极开展了调控细胞死亡药物的研发工作,并取得令人欣喜的成果。例如,Nec-1 是一个小分子化合物,可以抑制 RIPK1 介导的细胞程序性坏死的发生。使用该药物可以明显改善缺血再灌注对动物心脏、肾、大脑等脏器的损伤,保护器官功能。程序性细胞死亡受体-1(programmed cell death receptor-1,PCDR-1)抗体和程序性细胞死亡受体-1 配体(PCDR-1 ligand-1,PCDR-L1)抗体可以抑制 T 细胞凋亡,用于抗肿瘤的免疫治疗非常有效;后来有研究发现用这两种抗体对严重创伤合并脓毒症小鼠(CLP 模型)也有明显的改善作用。原因可能是严重创伤合并脓毒症的动物或者患者,其晚期因大量的 T 细胞凋亡出现免疫抑制,最终因继发感染而死亡。使用 PCDR-1 抗体及 PCDR-L1 抗体疗法可以减少脓毒症晚期 T 细胞凋亡的数量,改善其免疫功能,发挥对脓毒症动物的保护作用。

尽管上述研究目前还局限在实验室,离临床应用还有较大的距离,但是我们有理由相信,未来随着对细胞死亡调控的深入解析,以及对创伤调控细胞死亡的全面认识,必将开发出针对细胞死亡有效防治严重创伤的新方法或者药物。

参考文献

[1] AZIZ M,JACOB A,WANG P. Revisiting caspases in sepsis[J]. Cell Death Dis,2014,20(5):e1526.

[2] CHAN F K,LUZ N F,MORIWAKI K. Programmed necrosis in the cross talk of cell death and inflammation[J]. Annu Rev Immunol,2015,33(1):79-106.

[3] CLARKE P G,CLARKE S. Nineteenth century research on cell death[J]. Exp Oncol,2012,34(3):139-145.

[4] ELMORE S. Apoptosis:a review of programmed cell death[J]. Toxicol Pathol,2007,35(4):495-516.

[5] GALLUZZI L,VITALE I,AARONSON S A,et al. Molecular mechanisms of cell death:recommendations of the nomencla 4 ture committee on cell death 2018[J]. Cell Death Differ,2018,25(3):486-451.

[6] GOULD T J,LYSOV Z,LIAW P C. Extracellular DNA and histones:double-edged swords in immunothrombosis[J]. J Thromb Haemost,2015,13(Suppl 1):S82-S91.

[7] GREEN D R,LLAMBI F. Cell death signaling[J]. Cold Spring Harb Perspect Biol,2015,7(12):a006080.

[8] HAZELDINE J,HAMPSON P,LORD J M. The impact of trauma on neutrophil function[J]. Injury,2014,45(12):1824-1833.

[9] LABBE K,SALEH M. Cell death in the host response to infection[J]. Cell Death Differ,2008,15(9):1339-1349.

[10] LAMKANFI M,DIXIT V M. Manipulation of host cell death pathways during microbial infections[J]. Cell Host Microbe,2010,8(1):44-54.

[11] LINKERMANN A,STOCKWELL B R,KRAUTWALD S,et al. Regulated cell death and inflammation:an auto-amplification loop causes organ failure[J]. Nat Rev Immunol,2014,14(11):759-767.

[12] LIU X,LIEBERMAN J. A mechanistic understanding of pyroptosis:the fiery death triggered by invasive infection[J]. Adv Immunol,2017(135):81-117.

[13] MAGNA M,PISETSKY D S. The role of HMGB1 in the pathogenesis of inflammatory and autoimmune diseases[J]. Mol Med,2014,20(1):138-146.

[14] MANSON J,THIEMERMANN C,BROHI K. Traumaalarmins as activators of damage-induced inflammation[J]. Br J Surg,2012,99(Suppl 1):12-20.

[15] PASPARAKIS M,VANDENABEELE P. Necroptosis and its role in inflammation[J]. Nature,2015,517(7534):311-320.

[16] PATIL N K,BOHANNON J K,SHERWOOD E R. Immunotherapy:a promising approach to reverse sepsis-induced immunosuppression[J]. Pharmacol Res,2016,111(1):688-702.

[17] PATIL N K,GUO Y,LUAN L,et al. Targeting immune cell checkpoints during sepsis[J]. Int J Mol Sci,2017,18(11):2413.

[18] PAUNEL-GORGULU A,KIRICHEVSKA T,LOGTERS T,et al. Molecular mechanisms underlying delayed apoptosis in neutrophils from multiple trauma patients with and without sepsis[J]. Mol Med,2012,18(3):325-335.

[19] SHI J,GAO W,SHAO F. Pyroptosis:gasdermin-mediated programmed necrotic cell death[J]. Trends Biochem Sci,2017,42(4):245-254.

[20] WALLACH D,KANG T B,KOVALENKO A. Concepts of tissue injury and cell death in inflammation:a historical perspective[J]. Nat Rev Immunol,2014,14(1):51-59.

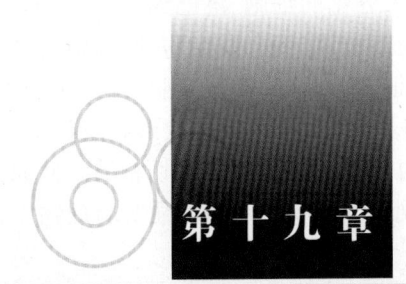

第十九章　创伤性休克多器官功能损害与线粒体功能障碍

匡　磊　李　涛

线粒体(mitochondrion)是参与细胞内多种生理过程的、处于持续不断动态变化中的细胞器,其功能的正常与否与个体健康密切相关。19世纪起,人们开始描述和研究线粒体,并逐渐发现其是三羧酸循环(tricarboxylic acid cycle)、脂肪酸氧化的发生部位,Hatefi等于1976年进一步鉴定出氧化磷酸化5个复合体,后来Mitchell在此基础上提出了氧化磷酸化的化学偶联假说。20世纪90年代线粒体的功能范围不断得到扩展,发现其除了可以为细胞提供能量外,还是代谢转换、脂质合成、钙离子稳态、细胞凋亡等重要生理及病理生理过程的关键参与者。此外,线粒体的结构与功能异常与多种疾病关系密切,包括神经退行性病变、糖尿病、肥胖等;同时,大量实验也证明在急性病理过程,如创伤性休克、脓毒症及多器官功能障碍中,线粒体的功能障碍也扮演了重要角色。作为细胞多种生命活动中的关键枢纽,线粒体已成为生命科学研究前沿热点,进一步揭示线粒体功能障碍与休克、脓毒症器官功能损伤关系,明确线粒体形态、功能在时间、空间中的复杂变化特点及其机制,并提出预防和纠正线粒体损伤的针对性措施,对治疗线粒体相关疾病和防止器官功能损伤、改善创伤性休克患者预后具有十分重要的意义。

第一节　休克后线粒体功能障碍表现

线粒体是一种具有半自主性的细胞器,含有自身独特的遗传系统。大多数进行有氧呼吸的酵母、原生动物和高等动植物细胞都有线粒体,这些生物体内的呼吸、生物合成、分泌及机械运动等生命活动所需的化学能几乎都可由线粒体的有氧呼吸提供。通过十分复杂而又相互关联的一系列综合反应和电子传递,线粒体利用糖和脂肪酸氧化过程中所释放的自由能,将腺苷二磷酸(adenosine diphosphate,ADP)和无机磷酸转化为细胞中的能量货币腺苷三磷酸(adenosine triphosphate,ATP)。创伤性休克最重要病理生理特征是循环血量不足和全身病理性缺氧,作为有氧呼吸主要参与者,线粒体在此种情况下对缺氧十分敏感,遭受打击后表现为线粒体功能障碍。随着对线粒体研究的不断深入,多种新技术的出现也使人们能够直接观察在体及离体细胞中线粒体的形态、结构与功能,为明确创伤性休克、脓毒症后线粒体结构和功能研究提供了极大便利。

一、线粒体的形态结构

线粒体这一名称是在1898年由Benda等提出的,它由希腊字根mitos(线)与chondrion(颗粒)合成的,它表明线粒体一般呈杆状或粒状的形态特征,通常直径为0.5~1.0 μm,长1.5~3.0 μm,但是随生物种类和生理状态而异,可呈环形、哑铃形、线形、树枝状或网络状。每个细胞内线粒体的确切数量难于计量,其数量也常因细胞种类不同而异。通常未分化的细胞、淋巴细胞、表皮细胞中的线粒体数量比较少,成纤维细胞、分泌细胞含有中等数量的线粒体,而心肌细胞、肝细胞、胃壁细胞、肾近端小管细胞和肾上腺皮质细胞中的线粒体数量往往很多。此外,大量实验表明,线粒体是存在高度动态变化的细胞器,其数量和细胞功能状态有密切关系,线状和颗粒状形态及数量能够发生迅速转换,此种结构转变与线粒体功能、细胞生理功能的转换和环境适应密切相关。例如,分泌活动增强时,唾液腺细胞中线粒体数量增多;在甲状腺素处理的、基础代谢增强实验动物中,其肌肉线粒体数量会增多。

线粒体的分布可因细胞生理状态不同而改变。大量的线粒体通常结合在细胞微管系统上,分布在细胞功能旺盛的区域,例如:线粒体在肝细胞中均匀分布,在肾细胞中靠近微血管,肠表皮细胞中呈两极分布(集中在顶端和基底部)。线粒体在细胞内的方位分布也具有一定规律,在柱状细胞中,线粒体的长轴和细胞长轴一般是平行的,在有分泌功能的细胞中,线粒体长轴与分泌运输的方向相同。所以,线粒体的方位与细胞物质扩散运动的方向和细胞基质的组织结构有一定关系。活细胞中的线粒体作为一种活动活跃、柔软可塑的结构,在分布和形态上连续发生各种各样的变化。线粒体以微管为导轨,在驱动蛋白(如 Kinesin、Dynein 等)的牵引下完成向不同区域转移和定位;此外,线粒体的分裂、融合过程也是由相应蛋白驱动实现的。

在电子显微镜下观察线粒体,可见其由内外两层膜封闭,形成了包括外膜、内膜、膜间隙和基质在内的 4 个功能区,每个功能区包含不同成分的功能蛋白。线粒体的外膜是由 40% 脂质和 60% 蛋白质构成,含有多组运输孔道,可以自由通过分子量在 10 000 以下的分子,且其中包含一些小分子蛋白质。线粒体膜间隙是内外膜之间的腔隙,宽 6~8 nm,由于外膜的高通透性,膜间隙的 pH 值与细胞质的 pH 值相似。线粒体内膜含有 100 种以上的多肽,其蛋白质/脂质比例更高,可达 2∶1。相比于其他膜结构,线粒体内膜的心磷脂(cardiolipin)含量很高,占磷脂成分的 20% 左右;相比于外膜,内膜对多数物质的通透性极低,仅允许不带电荷的小分子物质(分子量<1 500)通过,而各种代谢产物和离子需借助内膜上的不同转运蛋白选择性地向内、外转移。氧化磷酸化相关的呼吸复合体定位于线粒体内膜,决定了内膜在能量转化中起主导作用。内膜向线粒体基质折入形成嵴(cristae),可极大程度地增大线粒体内膜面积。线粒体基质是由内膜包围的空间,负责糖酵解以外的生物氧化过程,催化三羧酸循环、脂肪酸和丙酮酸氧化的酶类均位于基质中。此外,基质中含有完整的转录和翻译体系,包括线粒体 DNA(mtDNA)、70S 型核糖体、tRNA、rRNA、DNA 聚合酶、氨基酸活化酶等。在基质中还可观察到电子密度很高的颗粒状物质,一般认为其中含有 Ca^{2+}、Mg^{2+} 和 Zn^{2+} 等离子,可能参与酶活性的调节。

二、线粒体的功能

(一)生物氧化

糖、脂肪、蛋白质等营养物质在活细胞内彻底氧化生成 CO_2 和水、释放能量的过程称为生物氧化。此过程主要发生在活细胞的线粒体中,需要消耗 O_2、排出 CO_2,故又称为细胞呼吸。生物氧化分为 4 个阶段。

1. 营养物质(如葡萄糖、脂肪酸或氨基酸等)在线粒体外分解,释放低于占总能量 1% 的能量 葡萄糖或糖原在不需氧的条件下,分解为丙酮酸的同时生成 2 个还原当量[H](还原型烟酰胺腺嘌呤二核苷酸,NADH),而生成的丙酮酸进入线粒体进行下步反应;脂肪酸在细胞质、内质网和线粒体外膜上的脂酰 CoA 合成酶的催化下生成脂酰 CoA;生酮氨基酸在脱氨基后可代谢为乙酰 CoA 或乙酰乙酰 CoA 进入后续反应,全部反应过程均在细胞质中进行。

2. 相关中间代谢产物进入线粒体进一步分解生成[H]和乙酰 CoA 丙酮酸在有氧状态下进入线粒体,在丙酮酸脱氢酶复合体(丙酮酸脱氢酶、二氢硫辛酰转乙酰基酶和二氢硫辛酸脱氢酶及相关辅因子)的作用下脱氢生成乙酰 CoA、[H](NADH)和 CO_2;脂酰 CoA 在相应转运体系的作用下进入线粒体基质,脂酰 CoA 在线粒体基质内经过脱氢、加水、再脱氢、硫解连续反应生成比原来少 2

个碳原子的脂酰 CoA 和乙酰 CoA,上述反应反复进行直至脂酰 CoA 全部变成乙酰 CoA,称为脂肪酸的 β 氧化,这个过程也伴随着[H](NADH)的生成。

3. 乙酰 CoA 经三羧酸循环生成 CO_2 和还原当量[H] 葡萄糖、氨基酸和脂肪酸经代谢转化形成的乙酰 CoA,通过以柠檬酸合酶、异柠檬酸脱氢酶、琥珀酸脱氢酶为关键酶的三羧酸循环,经过 2 次脱羧、4 次脱氢反应生成 2 分子 CO_2、还原当量[H][3NADH 和还原型黄素腺嘌呤二核苷酸(reduced flavin adenine dinucleotide,FADH2)],同时底物水平磷酸化生成 1 分子 GTP。

4. 氧化磷酸化 还原当量[H]进入氧化呼吸链(即镶嵌在线粒体内膜上的一系列供氢体和递电子体按一定顺序排列所组成的反应体系,又称为电子传递链),通过电子传递,泵出质子,最终与氧气反应生成水,释放大量能量用于磷酸化合成 ATP 和维持体温。电子传递链由复合体 I,复合体 II、复合体 III 和复合体 IV 组成,另外 CoQ 和细胞色素 c(cytochrome c,Cyt c)辅助电子传递。由复合体 I、III、IV 组成的呼吸链主要催化 NADH 脱氢,称为 NADH 呼吸链;由复合体 II、III、IV 组成的呼吸链催化琥珀酸的脱氢氧化,称为琥珀酸呼吸链或 FADH2 呼吸链。呼吸链各组分按照标准氧化还原电位来确定顺序,可使电子按照氧化还原电位从低向高传递,逐级释放能量。呼吸链中的复合体 I、III、IV 属于质子泵,能够利用电子传递的能量驱动质子由线粒体基质转移到线粒体膜间隙,造成膜间隙与基质之间的质子梯度差,当质子顺梯度差经复合体 V 回到线粒体基质时,会驱动 F_0F_1-ATP 酶使 ADP 与磷酸合成 ATP,同时将势能转化为化学能。

(二)储存和缓冲 Ca^{2+}

研究发现,线粒体在细胞内甚至经分离后都能够吸收和释放钙离子(Ca^{2+})。线粒体膜间隙和线粒体基质中都存在钙离子,由于线粒体外膜对离子具有高通透性,膜间隙内的钙离子浓度与胞质内钙浓度相似。另外,线粒体周围胞质 Ca^{2+} 浓度对线粒体摄取 Ca^{2+} 的效率有显著影响:在一定范围内,胞质钙离子浓度越高,线粒体与钙离子亲和性越高,线粒体吸收钙离子就越迅速。在静息状态下,线粒体基质内的钙离子浓度与胞质平均钙离子浓度相当(约 100 nmol/L);当细胞处于兴奋状态时,胞质内一些微小区域内 Ca^{2+} 浓度很高(可达到 2~3 μmol/L),该区域内线粒体对钙离子亲和力会相应地极大提高,线粒体能够迅速主动摄取 Ca^{2+},此时线粒体基质内的 Ca^{2+} 浓度可以上升至 10 μmol/L(甚至更高,达 500 μmol/L)。线粒体对钙离子的吸收的动力主要来源于线粒体内膜膜电位,并通过外膜上电压依赖性阴离子通道(voltagedependent anion-selective channel,VDAC),内膜上的线粒体钙离子单向转运体(mitochondrial calcium uniporter,MCU)、线粒体快速钙离子吸收(rapid mitochondrial calcium uptake,RaM)和线粒体雷诺丁受体(mitochondrial ryanodine receptors,mRyRs)等协同形成的通道实现迅速内向转运。线粒体钙的释放是克服内膜负电势、逆电化学梯度的过程,需要与其他放能过程相偶联才能完成,具体机制尚未完全阐明;通常认为其经线粒体钠离子依赖的钙离子释放(mitochondrial Na⁺ dependent calcium efflux,mNCE)、线粒体钠离子非依赖的钙离子释放(mitochondrial Na⁺ independent calcium efflux,NICE)、甘油二酯(diacylglycerol,DAG;又称二酰甘油)激活的阳离子通道(DAG-activated cation-selective channel,DCC)和线粒体通透性转换孔(mitochondrial permeability transition pore,mPTP)几种途径完成。

线粒体相关内质网膜(mitochondria-associated endoplasmic reticulum,MAM)最初由 John Ruby 于 1969 年在电子显微镜下发现,在 1990 年 Jean Vance 用生化方法成功将这一结构分离出来并把将其正式命名为线粒体相关内质网膜。当前研究显示 5%~20% 的线粒体外膜与内质网相互接触,并通过形成一种动态的结构招募不同的分子,发挥对多种细胞生理功能的调节功能。在 MAM 中鉴定出的多种 Ca^{2+} 转运相关蛋白质,能够参与细胞增殖分化、突触传递、基因表达、细胞代谢以及细胞死亡等各种生理病理过程的调节。

(三)物质合成

肝线粒体除了利用乙酰 CoA 生成能量外,还能通过乙酰 CoA 合成酮体。肝组织脂肪酸氧化生成的乙酰 CoA,除部分进入三羧酸循环并提供肝组织本身需要的能量外,余下的乙酰 CoA 在乙酰乙酰 CoA 硫解酶等的作用下转变为酮体(包括乙酰乙酸、β-羟基丁酸和丙酮)。酮体可经血液循环运输到肝外许多组织,如心、肾、脑及骨骼肌等,这些组织具有活性很强的利用酮体的酶,能够将酮体重新转化为乙酰 CoA,再通过三羧酸循环将其彻底分解氧化快速生成能量,以实现能量物质的肝内合成和肝外利用。

线粒体也参与了尿素的合成。机体不断产生的氨以谷氨酰胺和丙氨酸两种形式不断运送至肝,通过鸟苷酸循环合成尿素并通过肾随尿排出。尿素的合成反应由线粒体和胞质协同完成,其中在线粒体发生的有两步反应:NH_3 和 CO_2 在氨基甲酰磷酸合成酶催化下合成氨基甲酰磷酸,氨基甲酰磷酸在鸟氨酸氨基甲酰转移酶的催化下,将氨基甲酰基转移至鸟氨酸合成瓜氨酸。瓜氨酸运出线粒体,在胞质中依次转变为精氨酸和鸟氨酸,同时生成 1 分子尿素,鸟氨酸再进入线粒体参加瓜氨酸的合成。

此外,体内多种细胞能够合成血红素,合成的血红素可作为肌红蛋白、细胞色素和过氧化物酶等的辅基。甘氨酸、琥珀酰 CoA 和 Fe^{2+} 是合成血红素的基本原料,合成的起始和终末阶段均在细胞线粒体内,而中间阶段在胞质内进行。

二磷脂酰甘油也称心磷脂,是线粒体内膜特征性磷脂,占内膜磷脂的 $10\% \sim 20\%$。心磷脂与蛋白内向运输及折叠、在内膜上装配和稳定以及内膜通透性维持有关。心肌、骨骼肌等组织在三磷酸胞苷参与下,将甘油二酯转变为二磷酸胞苷-二酯酰甘油,然后与 α-磷脂酰甘油结合生成心磷脂。

辅酶 Q(coenzyme Q,CoQ)又称泛醌(ubiquinone),是一种脂溶性醌类化合物,主要定位在线粒体内膜上。线粒体内合成 CoQ 是由 p-羟基苯甲酸和聚异戊二烯焦磷酸缩合形成前体,进一步经苯环修饰形成。CoQ 能辅助电子传递、参与氧化磷酸化过程,其还原形式还原型 CoQ 还具有很强的抗氧化能力。

三、休克致器官线粒体形态结构改变

如前述,线粒体是高度动态变化的细胞器,其形态结构与功能密切相关。正常成熟细胞线粒体一般呈棒状、条索状,排列一般与细胞的长轴平行,具有一定规律性。正常细胞中,大多数线粒体呈网络状或管状,少量为颗粒状,观察其超微结构可见完整的内外膜和紧密的线粒体嵴。而在衰老、糖尿病心肌损伤、神经退行性变等生理改变或疾病状态中,细胞中的线粒体常常存在数量、形态、分布的改变或超微结构破坏的现象,如表现为过度分裂、核周边聚集、基质肿胀、嵴结构消失等。

休克是以绝对或相对循环血量不足、全身性急性缺血缺氧为主要病理特征的危及生命的临床重症。线粒体作为耗氧的主要细胞器,严重创伤性休克造成的缺血缺氧对线粒体具有重大的影响,可以严重损伤线粒体的功能与结构。同时,创伤并发全身炎症反应综合征、脓毒症时,多种细胞因子(如 IL-1、IL-6、TNF-α 等)、内毒素等也能诱导线粒体结构和功能改变。

多组研究人员报道了缺血缺氧对器官线粒体的损伤作用。陈云燕等观察到大鼠重度失血性休克 30 min 后,血小板线粒体出现肿胀,嵴结构模糊消失;在大鼠心肌缺血及再灌注模型中损伤细胞内线粒体分裂明显,呈空泡状改变;吕明等在猪的心肌缺血再灌注模型中发现线粒体数量增多、体积变小,相对表面积增大。另外,肾对缺血缺氧也十分敏感,在缺血 10 min 后就能在观察到肾小管细胞内线粒体变短、片段化。李伟文等对大鼠失血性休克后肠上皮细胞线粒体的形态进行了定量分析,发现休克 2 h 后肠上皮细胞线粒体平均截面周长、平均直径都有所增加,表明缺血缺氧肠上皮细胞线粒体肿胀发展很快,嵴和基质破坏明显,而休克 5 h 后线粒体数量明显减少,线粒体呼吸控制率下降可达 32%,表明形态变化与线粒体功能变化相关。

创伤性休克后常并发脓毒症、内毒素血症,在此情况下各器官线粒体也存在显著的形态和结构变化。腹腔注射内毒素 24 h 后动物心肌细胞线粒体内、外膜完整性明显破坏,嵴变短并出现空泡样结构,脓毒症患者心脏病理学检查中也能发现类似改变。脓毒症大鼠的肝线粒体明显肿胀,内膜嵴断裂或消失,线粒体双层膜结构消失;腹腔注射脂多糖(lipopolysaccharide,LPS)建立大鼠脓毒症模型后 6 h 即可观察到肾线粒体嵴结构不清,第 24 小时线粒体基质凝固,部分空泡化。这些结果进一步证明了线粒体对病理性刺激具有高度敏感性和反应性。

通常,在各种疾病的发生发展中器官损伤先出现功能变化、后出现结构变化,代偿性改变在前,失代偿性改变在后,最终导致可逆性损伤向不可逆性损伤发展。以往有研究表明,线粒体功能障碍会导致结构破坏,释放 mtDNA、心磷脂等释放到胞质或胞外,进一步刺激炎症反应、损害细胞功能,这可以部分解释创伤和脓毒症后细胞和线粒体的形态结构改变。另一方面,越来越多的研究提示线粒体的形态改变可能发生在功能改变之前。活细胞中的线粒体始终处于运动、分裂和融合的动态变化中,其形态和运动受到遗传、环境等综合因素复杂而精密的调控。条索和网络状的线粒体氧化磷酸化效率更高,颗粒状线粒体由于其相对表面积的增加,物质交换更容易。颗粒状和条索、网络状线粒体的数量比值变化与线粒体呼吸功能变化、氧化磷酸化强度有关,对细胞适应环境有积极意义。所以,在一些病理刺激下线粒体迅速转变为片段化、颗粒状,可能是细胞对适应周围环境的有益改变;而当外界刺激持续,线粒体过度分裂,不利于氧化磷酸化,线粒体生成的 ATP 不足会造成细胞各项功能紊乱,甚至加重线粒体损伤,进一步导致疾病恶化。所以,线粒体为了适应环境而迅速发生的、早期的形态和数量变化,一般不伴随显著的线粒体功能障碍;当线粒体形态变化超过一定限度,如过度分裂造成颗粒状线粒体比例大幅增加,可影响线粒体的正常功能,造成 ATP 生成减少、细胞钙离子紊乱、mPTP 开放等;更强烈的或持续的病理刺激甚至会引起线粒体超微结构的损伤,如嵴断裂、基质凝固和空泡化等,最终会造成线粒体不可逆损伤并进一步诱导线粒体相关的细胞损伤、凋亡甚至坏死。

四、休克致器官线粒体功能障碍

线粒体功能障碍是各种原因引起的呼吸链抑制、酶活性降低、mtDNA 损伤、膜结构损伤等造成的能量代谢障碍及其导致的相互加重的一系列损伤过程的综合结果,这些因素互为因果。虽然有研究试图阐明它们之间的具体关系,但是由于线粒体本身的系统性和复杂性,仍有很多问题缺乏合理解释。在休克的发生发展中这个复杂过程可被简要理解为:缺血缺氧能直接造成线粒体被动耗氧减少,氧化磷酸化功能降低和有效 ATP 生成减少;ATP 供应不足直接引起蛋白质合成、物质转运及生命活动效率降低;功能损伤的线粒体不同程度地发生脂肪酸堆积、活性氧生成增加、离子通道开放,引起膜通透性增加、对钙离子缓冲能力下降、细胞色素 c 向细胞质释放等事件,可以进一步扩大氧化应激,加重钙超载、电子传递链功能障碍和导致细胞凋亡。随着研究深入,线粒体功能障碍在创伤性休克后器官组织损伤中的作用也越来越明确(图 19-1)。

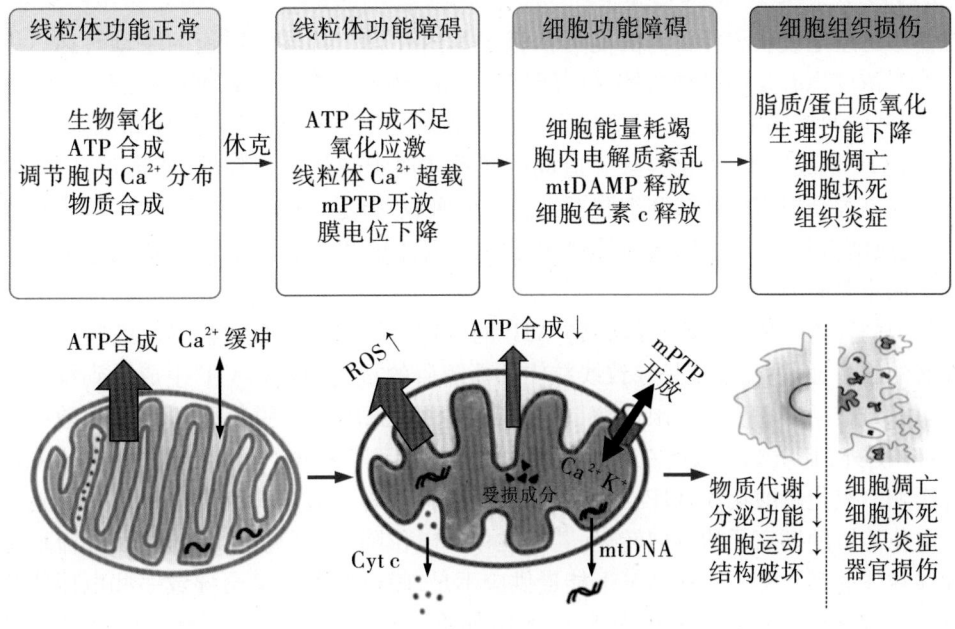

图 19-1 线粒体功能障碍与细胞组织损伤

（一）活性氧生成增加及氧化应激

在正常细胞中，大部分氧在线粒体内被还原为水，很小部分（3%~4%）氧被电子传递链中"漏出"的电子还原，这是细胞内生理水平活性氧（reactive oxygen species，ROS）的主要来源。同时，线粒体内存在有限水平的抗氧化机制，生理情况下生成的氧自由基可被包括超氧化物歧化酶、过氧化氢酶、谷胱甘肽过氧化物酶等在内的抗氧化酶和维生素 C、维生素 E 等抗氧化物清除。当细胞内生成的活性氧过多、超出其自身清除能力，氧化与抗氧化作用失衡并介导一系列反应称为氧化应激。急性大量生成的活性氧会首先攻击和损伤生成部位——线粒体，这些 ROS 可造成线粒体蛋白质、脂类及核酸的氧化，并通过抑制电子传递链酶复合体 Ⅰ、Ⅱ 和 Ⅲ 的活性等，最终导致线粒体能量合成障碍和线粒体功能异常。

脂质过氧化会导致线粒体膜流动性下降，膜的性质改变会伴随膜结合蛋白脱离。心磷脂是一种高度不饱和脂肪酸，相比于其他脂类更易受到活性氧的攻击，而实验证据也表明氧化应激导致的脂质减少以心磷脂的减少最为显著，其降低比例远高于其他脂类。线粒体内膜是最靠近线粒体超氧阴离子生成的部位，同时由于线粒体内膜含有大量的心磷脂，氧化应激能造成线粒体内膜性质的显著改变并直接引起内膜氧化磷酸化相关成分功能降低，进一步损伤线粒体。

活性氧对线粒体膜蛋白的作用既可以是上述脂质过氧化的间接结果，也可以是直接作用，如对胱氨酸、蛋氨酸的氧化修饰，使线粒体膜蛋白之间或与脂类发生巯基交联。此外脯氨酸、精氨酸和赖氨酸的氧化会产生羰基化蛋白。膜蛋白的氧化可导致线粒体内部分酶活性下降甚至完全失活，诱导 mPTP 开放。超氧阴离子增多可与一氧化氮反应引起硝基化应激，与氧化应激具有较高的相似性。氧化应激和硝基化应激不仅抑制线粒体功能，还可以上调解偶联蛋白表达、形成质子漏进和降低线粒体膜电位，造成 ATP 生成的进一步减少。

线粒体基因组是独立于细胞核基因组以外的另一基因组。mtDNA 编码区共 37 个基因，编码 22 个 tRNA 基因、2 个 rRNA 基因、13 个与氧化磷酸化有关的蛋白质基因，其基因产物均直接或间接与氧化磷酸化有关。mtDNA 转录的 mRNA 只编码线粒体内膜中呼吸酶复合体的 6 个亚单位的 13 个多肽，但这 6 个亚单位都是电子传递和氧化磷酸化的重要参与者。过度氧化应激可造成 mtDNA 损伤，mtDNA 损伤可能引起氧化磷酸化基因受损，影响 mtDNA 编码的氧化磷酸化有关蛋白质的正常合成；另外，mtDNA 突变引起的电子传递链的功能缺陷可能上调线粒体中 ROS 的生成，最终形成氧化应激的恶性循环。

（二）钙离子转运失常及钙紊乱

线粒体够迅速地吸收和释放钙的能力依赖于其内外膜上特异性通道的主动转运。细胞质和线粒体内 Ca^{2+} 浓度稳态是由多种受体共同调节的结果，这些受体表达在细胞膜、线粒体、内质网之间，相互作用共同调控着细胞的 Ca^{2+} 信号强度和细胞凋亡等过程，使信号转导和细胞功能相适应。病理情况下，ATP 生成减少、氧化应激等造成的线粒体离子转运能力降低、通道蛋白结构损伤、脂质膜通透性增高等会损害线粒体和细胞对钙离子的吸收、转运、释放功能，引起细胞内钙离子信号失常，甚至造成细胞凋亡。此外，线粒体钙离子外流载体饱和及钙离子转运系统损害也是引起线粒体钙超载的重要原因。

线粒体内的钙离子浓度会影响线粒体 ATP 的合成、线粒体 mPTP 的开放、细胞质内钙信号及胞质钙稳态的维持，而钙紊乱则是导致线粒体功能障碍的重要因素。ATP 生成受到线粒体 Ca^{2+} 摄取的影响。三羧酸循环 3 个关键限速酶，丙酮酸脱氢酶、酮戊二酸脱氢酶和异柠檬酸脱氢酶都是 Ca^{2+} 依赖的。另外，胞质 Ca^{2+} 浓度在生理范围内增高会上调 $NADH/NAD^+$ 比值，进一步对能量生成产生显著影响。氧化磷酸化和 ATP 含量又可以通过调节离子通道功能影响钙离子转运。正常的线粒体膜电位能协助钙离子的内向转运，若线粒体膜电位降低，钙离子摄取减少、外流增加就会导致细胞和线粒体的钙紊乱。一些情况下能量供应不足、膜电位下降又会导致一些电压依赖性 Ca^{2+} 通道持续开放，造成 Ca^{2+} 急剧内流，从另一方面加重了线粒体钙超载。氧化应激、质子漏增多、mPTP 开放等都能进一步影响钙离子相关酶的活性和信号转导进而加重线粒体的钙离子紊乱。细

胞 Ca^{2+} 增加进一步耗竭细胞内 ATP,同时通过活化蛋白酶、脂肪酶、核酸内切酶等,促进细胞的凋亡。

研究证实,线粒体钙离子单向转运体(MCU)是 Ca^{2+} 单向传递的通道结构,具有 Ca^{2+} 电传导通道活性,而此通道开放与心肌缺血后钙超载及功能损伤有密切关系,使用钌红(ruthenium red,RR)抑制 MCU,从而阻断 Ca^{2+} 的储存可以减少氧化应激,增加能量供给,逆转细胞色素 c、胱天蛋白酶-3 的损害作用,减少细胞凋亡。线粒体 Ca^{2+} 调节同时还受到线粒体 Ca^{2+} 摄入蛋白 1(mitochondrial calcium uptake 1,MICU1)和线粒体 Ca^{2+} 摄入蛋白 2(mitochondrial calcium uptake 2,MICU2)的双重调控。MICU1 通过感知 Ca^{2+} 浓度的变化,为细胞提供了一个"门控"功能以调节 MCU 的活动,从而防止线粒体钙超载。MICU1 表达下降可导致静息状态下 MCU 活动增加,从而引起线粒体钙超载。当细胞质内 Ca^{2+} 处于低浓度时,MICU2 起主导作用,能够抑制 MCU 的活动,减少细胞质内 Ca^{2+} 向线粒体内流;而当细胞质内 Ca^{2+} 呈高浓度时,MICU1 可以促进 Ca^{2+} 向线粒体钙库内流,以保证胞内 Ca^{2+} 的平衡,但同时会引起线粒体钙超载。线粒体钙离子单向转运体(MCU)必要调节子(essential MCU regulator,EMRE)是一个分子量约 10 000、拥有独立跨膜结构的多细胞动物特有蛋白,在 MCU 介导的钙超载过程中起到关键沟通作用;同时,EMRE 的表达也需要 MCU 及 MICU1 的相互作用,是 MICU1 和 MICU2 以及 MCU 传导 Ca^{2+} 的中间环节。

线粒体相关内质网膜 MAM 与钙信号相关的受体很多,有电压依赖性阴离子通道(VDAC)、三磷酸肌醇受体(inositol triphosphate receptor,IP_3R)和雷诺丁受体(ryanodine receptor,RyR)等。病理状态下,IP_3R 介导大量内质网 Ca^{2+} 向胞质释放,会导致细胞损伤;另外,IP_3R 激活引起 Ca^{2+} 向线粒体转运,可以瞬时提升线粒体 Ca^{2+} 浓度,是线粒体钙超载的重要促进因素;通过抑制 IP_3R 可以限制胞质和线粒体内 Ca^{2+} 浓度的升高,从而降低细胞坏死率。VDAC 是一类小分子亲基团,通常是 ATP、ADP、细胞色素 c、丙酮酸盐、苹果酸盐以及其他代谢产物的主要扩散孔道,在 MAM 区域可经 GRP75 与 IP_3R 偶联,从而发挥控制内质网 Ca^{2+} 信号进入线粒体的作用,这种 IP_3R-GRP75-VDAC 形成的复合结构是 MAM Ca^{2+} 转运的重要结构基础。RyR 够促进细胞 Ca^{2+} 向线粒体、内质网等 Ca^{2+} 储存单位内流动,其每次开放通过 Ca^{2+} 量是 IP_3R 的约 20 倍。内质网-线粒体偶联部位还有许多 Ca^{2+} 调节受体,如肌浆网钙泵(sarcoendoplasmic reticulum calcium atpase,SERCA)、磷酸集群分类蛋白-2(phosphoacidic cluster sorting protein-2,PACS-2)等,研究认为,这些受体在 Ca^{2+} 介导的线粒体和细胞损伤中也起着重要作用。

(三)线粒体通透性转变孔开放

线粒体通透性转换孔(mitochondrial permeability transition pore,mPTP)是位于线粒体内、外膜之间的非特异性高导电性的孔道,是由多种线粒体蛋白构成的复合体,其结构和调节机制还未完全阐明。目前认为 mPTP 可能是由复合体 V、VDAC、腺嘌呤核苷酸转位酶(adenine nucleotide translocase,ANT)、亲环蛋白 D(cyclophilin D,CypD)等构成。VDAC 位于线粒体外膜,具有阴离子选择性和电压依赖性,能形成亲水性的电压依赖通道。通常情况下,VDAC 处于稳定开放状态,对带负电荷的阴离子具有优先选择性;当跨膜电压突然大幅度升高或降低时,VDAC 开放受抑制,对阴离子的通透性明显降低。VDAC 结构和功能的异常能够直接影响细胞的物质交换,从而损伤线粒体的呼吸功能,引起能量代谢障碍。ANT 是线粒体内膜上含量最多的蛋白之一,其功能是将线粒体内合成的 ATP 运送至细胞质,同时将细胞质中的 ADP 运送至线粒体内,完成胞质与线粒体间 ADP 与 ATP 的交换。进入线粒体基质的 ADP 不仅参与线粒体的磷酸化作用,也能够对氧化呼吸功能起到刺激作用。CypD 位于线粒体基质,是具有 mPTP 关闭作用的环孢素 A 的结合位点,是 mPTP 开放的重要调节蛋白。当发生缺血再灌注时,CypD 的构型发生变化,会促进线粒体转换孔的形成。除了 VDAC、ANT、CypD 之外,参与构成 mPTP 的重要组成还可能包括外周型苯二氮䓬类受体、Bcl-2 家族蛋白、己糖激酶和肌酸激酶等。

在生理情况下,mPTP 通常处于关闭或低通透性状态,可允许一些小分子物质通过,这是线粒体进行细胞呼吸、合成 ATP 等生命活动的必要条件,作为线粒体与细胞质之间进行物质交换和信号传导的重要通道,其生理作用是调节线粒体膜的通透性,维持线粒体与细胞质间离子的相对恒定,对形成稳定的电势差和维持膜电位、调节能量代谢有重要作用,也是影响线粒体稳定性和细胞功能的关键因素。缺血、缺氧、氧化应激等刺激因素都可能引起 mPTP 开放,使线粒体通透性发生改变,这在细胞功能障碍及死亡过程中发挥了重要作用。当 mPTP 呈高电导模式的长时程、不可逆性开放时,大量 H^+ 会从线粒体膜间隙反流回基质,同时线粒体内膜全面去极化、线粒体膜电位崩溃、氧化磷酸化完全解偶联、ATP 合成停止,更严重者会出现线粒体基质外流、还原型谷胱甘肽耗竭、超氧阴离子大量生成,基质渗透压升高,线粒体明显肿胀,甚至导致线粒体外膜破裂,释放膜间隙中的细胞色素 c 和凋亡诱导因子,激活胱天蛋白酶通路引起细胞凋亡或死亡。随着研究的深入,人们发现线粒体膜电位下降、线粒体内 ATP 耗竭、游离脂肪酸增加、氧化应激、钙紊乱等因素均可刺激 mPTP 开放,钙离子紊乱和氧化应激在其中发挥了尤其重要的作用。

线粒体内和细胞质中的 Ca^{2+} 对 mPTP 的开放和关闭起着关键性的调节作用。线粒体基质中的 Ca^{2+} 浓度增加可引起 mPTP 的短暂开放,其他二价阳离子则可通过与 Ca^{2+} 竞争性结合 ANT,或者影响基质内的 Ca^{2+} 浓度,来抑制 mPTP 的开放。研究显示,VDAC 能够介导 mPTP 摄取 Ca^{2+},并诱导活性氧释放,进而诱导细胞凋亡。另外,无机磷酸盐可能在 mPTP 开放的调节过程中发挥着双向作用,它既可以和 Ca^{2+} 形成非晶体的基质沉淀物,降低 mPTP 的开放能力,又可以成为维持 pH 的良好缓冲剂,刺激 mPTP 开放。

活性氧既可诱导 mPTP 开放,也可抑制 mPTP 开放,其作用取决于所处的具体代谢环境。活性氧可以通过氧化不同靶点而调节 mPTP 开闭,例如 ANT 的 Cys160 和 Cys56。另外,活性氧可以增加 Ca^{2+} 浓度水平,Ca^{2+} 又可以促进活性氧生成,当达到阈值时,Ca^{2+} 又可以引起 mPTP 的短暂开放,诱导线粒体中活性氧产生,通过级联反应启动程序性细胞死亡。

此外,pH 值和膜电位对 mPTP 开放也有确切影响。高水平的内部负电位使 mPTP 处于关闭状态,而线粒体膜电位降低将使 mPTP 开放。pH 值升高或降低都将影响孔道的开放状态。促使 mPTP 开放的最适 pH 值是 7.4,当 pH 值大于 7 时,质子可以通过与 Ca^{2+} 竞争性结合调节位点来调节 mPTP 开放。

(四)导致细胞凋亡、坏死

细胞凋亡(apoptosis)是一种主动的、程序性的、受控的细胞自主性死亡方式。其形态特征是细胞质浓缩、核染色质凝缩、DNA 大量片段化、细胞膜内陷和形成凋亡小体等。细胞凋亡是一个主动过程,涉及一系列基因的激活、表达以及调控等的作用。不断增加的证据表明,线粒体是细胞凋亡调控的活动中心,是凋亡的执行者。细胞凋亡是由一组蛋白受控、激活介导细胞死亡的过程,它们包括细胞色素 c、凋亡诱导因子、Bcl-2 家族蛋白、胱天蛋白酶家族蛋白等。

细胞色素 c 由两个无促凋亡活性的前体分子亚铁血红素和脱辅基细胞色素 c 合成。释放到细胞质的细胞色素 c 在脱氧腺苷三磷酸(deoxy-adenosine triphosphate,dATP)存在的情况下,与凋亡蛋白酶活化因子 1(apoptosis protease activating factor 1,APAF-1)结合,形成多聚体,促使前者与胱天蛋白酶前体蛋白(pro-caspase)结合为凋亡小体,主要是结合并激活 pro-胱天蛋白酶-9,被激活的胱天蛋白酶-9 又能够激活其他胱天蛋白酶,如胱天蛋白酶-3 等导致细胞凋亡。

凋亡诱导因子(apoptosis inducing factor,AIF)是一种定位于线粒体膜间隙的重要凋亡效应蛋白,能诱导染色质凝缩和 DNA 大规模片段化。在线粒体 mPTP 开放时,凋亡诱导因子的释放便会增加。除直接作为效应因子之外,AIF 可以通过自身放大回路通过增加线粒体膜的通透性以促进更多的 AIF 释放,这些 AIF 可能通过作用于其他线粒体,整体地破坏细胞内线粒体的正常功能。

B 细胞淋巴瘤-2 家族蛋白(B cel lymphoma-2 family,Bcl-2)可以调控凋亡相关因子的释放和功能,在细胞凋亡过程中起着关键作用。Bcl-2 家族蛋白可被分类为抗凋亡成员(Bcl-2、Bcl-xL)和促凋亡成员(Bax、Bak、Bid、Bim)等。抗凋亡蛋白的相互作用能抑制细胞色素 c 的释放,阻止其他凋亡相关蛋白的释放。抗凋亡蛋白 Bcl-2 是该家族蛋白中最主要的抗凋亡蛋白,可以稳定线粒体膜,降低其通透性;Bcl-xL 可抑制线粒体内膜发生超极化,并保护外膜的完整性,抑制细胞色素 c 释放;

同时,Bcl-xL 还可以与线粒体外膜上的电压依赖阴离子通道 VDAC 结合,抑制 mPTP 开放。促凋亡蛋白 Bax 是最早被发现的促凋亡家族成员,细胞受到凋亡刺激后,Bax 能从细胞质转移到线粒体上,引起细胞色素 c 的释放;Bak 是一个定位于线粒体上的促凋亡蛋白成员,可以与线粒体外膜中的 Bcl-xL 结合而受到抑制。Bax 和 Bak 能共同促进 mPTP 开放,降低线粒体膜电位,并且促进细胞色素 c 的释放,进而诱导凋亡。

半胱氨酸天冬氨酸蛋白酶(胱天蛋白酶,caspase)家族可以特异性地切开半胱氨酸残基后的肽键,导致细胞发生凋亡。该家族共分为 3 类:凋亡启动因子、凋亡执行因子及炎症介导因子,它们协同作用能实现级联放大效应。凋亡启动因子处于级联反应的上游,包括胱天蛋白酶-2、胱天蛋白酶-8 和胱天蛋白酶-9 等,能在其他蛋白辅助作用下发生自我活化,并可以识别及激活下游的胱天蛋白酶。凋亡执行因子处于级联反应的下游,包括胱天蛋白酶-3、胱天蛋白酶-6 和胱天蛋白酶-7 等,通过作用于其特异性底物而导致细胞凋亡。胱天蛋白酶-3 是细胞凋亡过程中的主要效应因子,它的活化是细胞进入凋亡不可逆阶段的标志。炎症介导因子包括胱天蛋白酶-1、胱天蛋白酶-4 和胱天蛋白酶-5 等,可以介导炎症反应并在细胞凋亡过程中起辅助作用。正常情况下,活细胞中的胱天蛋白酶均以无活性的酶原形式存在,当受到凋亡诱导信号刺激后,其天冬氨酸残基被水解而激活,进而引发胱天蛋白酶级联反应,导致细胞发生凋亡。

研究发现在检测到细胞凋亡特征以前就可出现线粒体呼吸链电子传递中断、自由基产生增加和能量供应受阻,表明线粒体膜完整性已发生了重大变化。这些变化涉及线粒体内膜和外膜的改变,包括内膜跨膜电位的丧失和(或)蛋白质通过外膜的释放。在氧化应激诱发细胞凋亡的过程中,活性氧增加可直接或间接损伤线粒体膜,造成膜电位下降、mPTP 开放、膜去极化、细胞色素 c 从线粒体移位到细胞质并与 APAF-1 及 pro-胱天蛋白酶-9 形成凋亡小体。在 ATP 参与下,凋亡小体内的 pro-胱天蛋白酶-9 可自身激活,形成具有活性的胱天蛋白酶-9,后者进一步激活胱天蛋白酶-3、胱天蛋白酶-6、胱天蛋白酶-7 等,活化的胱天蛋白酶可导致线粒体膜破裂,使线粒体进一步释放其他一些胱天蛋白酶及激活因子,导致细胞凋亡。

mPTP 的开放引起的线粒体膜电位改变、胞质 Ca^{2+} 向线粒体内流增加、ROS 生成、促凋亡蛋白 Bax 向线粒体转移等可以又反过来促使 mPTP 过度开放。例如当线粒体膜通透性增大后,可以释放胱天蛋白酶家族激活因子,将胱天蛋白酶激活,胱天蛋白酶激活后又能增加膜的通透性。因此,mPTP 的开放是自我放大的过程,可以加速细胞的凋亡,并且能协调某些凋亡反应。

除此之外,坏死(necrosis)、自噬(autophagy)等细胞结局均与线粒体有关。mPTP 开放可导致线粒体内膜丧失产生 ATP 的能力,线粒体膜结构完整性则因渗透压变化被破坏。ATP 生成不足影响细胞质内各离子稳态和细胞的完整性,严重的会引起细胞坏死。自噬通常在细胞物质、能量供应不足时被激活,细胞通过自噬可以实现物质和能量的循环利用,从而增强细胞的生存能力。比如,当内质网向线粒体钙离子转运减少,NAPDH 的活性可受到抑制,ATP 生成减少,细胞会因能量不足而启动自噬。线粒体摄取钙离子减少同时也可激活细胞内的能量感受器 AMPK 通路,抑制自噬的负调节因子 mTOR 的活性,从而激活自噬。

第二节　线粒体功能障碍与休克多器官功能障碍

多器官功能障碍综合征(multiple organ dysfunction syndrome,MODS)及多器官功能衰竭(multiple organ failure,MOF)是指机体遭受到严重创伤、休克、感染、中毒、大面积烧伤、急诊大手术等损害 24 h 之后,以连锁或累加的形式出现的,2 个或 2 个以上器官发生序贯性、可逆性功能障碍及衰竭。随着医学进步及其他类危重病患治愈率的提高,MODS 及 MOF 的威胁日渐突显。文献报道,MOF 的死亡率为 70%~94%,且 4 个及 4 个以上器官衰竭患者的死亡率高达 100%。MODS 在

ICU 中的发生率可达 48%,现已成为 ICU 内导致病患死亡最主要的原因之一。但如果抢救成功,患者一般不遗留严重后遗症,仍可正常生活。

MODS 病因复杂、防治困难、死亡率极高,通常认为它系由感染性因素(如脓毒症)和非感染性因素(坏死性胰腺炎、多发性创伤、大面积烧伤、病理产科、心肺复苏等)诱发的全身炎症反应综合征(systemic inflammatory response syndrome,SIRS)启动。不同于正常的、自限性良性经过的应激反应,SIRS 是一种超限、超常应激反应,是统一、动态且连续的病理过程,MODS 的临床表现也存在多种多样,复杂易变的特点。MODS 是当今国际医学界共同瞩目的研究热点,是良性疾病患者死亡的最直接、最重要的原因之一,也是战伤与创伤外科、腹部外科和危重病急救医学的重大课题。尽管各国学者从细胞、亚细胞、分子水平等层面不断揭示 MODS 的发病机制,其诊断标准和方法、临床救治等手段和技术不断提高,但目前悬而未决的问题仍然很多,尚无令人满意的治疗手段。

迄今为止,MODS 的发病机制尚未完全阐明,经过 20 多年来不懈的研究和探索,国内外学者已提出多种有关 MODS 发病机制的假说,如"缺血再灌注假说""胃肠道假说""炎症失控假说""两次打击或双相预激假说""基因调控假说",也从"微循环障碍""细胞代谢障碍""免疫机制障碍""体液介质的作用"等多方面进行了研究。这些理论从不同角度解释了 MODS 的发病机制,互相之间存在一定的重叠和联系,但它们主要关注的是细胞因子、炎症损伤及信号转导在其中的作用。随着人们对线粒体认识的不断提升,其功能障碍(包括 ATP 生成不足、氧化应激、钙离子紊乱)及相应诱发的细胞损伤等在休克致各个器官功能损害中的关键作用越来越受到重视。

一、线粒体损伤相关分子模式与全身炎症反应综合征

大量工作表明线粒体起源于一种能分解分子氧并合成 ATP 古老的 α 变形菌。它们对氧的解毒功能给当时正积极适应富氧环境的真核生物提供一种独特、新型代谢方式,环境压力逐渐使古线粒体成为生活在真核生物中的内共生体,为真核生物进化为复制多细胞形式提供了机会。随着时间的推移,古线粒体将大部分遗传物质输送至细胞核,从而演化为细胞器。组织损伤会造成细胞内多种分子的释放,其中就包括一些线粒体成分,这些分子释放到细胞外时就能发挥固有免疫原的功能激活免疫系统。由于线粒体从古细菌进化而来,所以它与病原体共享的许多分子结构能够被模式识别受体系统识别而引起免疫细胞激活。线粒体具有多种损伤相关分子模式(damage associated molecular pattern,DAMP),部分还表现出病原体相关分子模式(pathogen associated molecular pattern,PAMP)的特性(如线粒体甲酰肽、心磷脂、血红素、ATP),所以线粒体既可作为内源性免疫激活因子,其在进化中保留的部分细菌特征也能激活免疫反应。由于这些特点,线粒体激活的免疫反应与脓毒症引起的免疫反应具有高度相似性,线粒体 DAMP 引起的免疫系统过度激活同样能造成 SIRS。

mtDNA 是被研究得最多的 DAMP 之一。mtDNA 结构类似于细菌 DNA,本身就是一种活性免疫原。当细胞发生应激或损伤时,mtDNA 会被释放进入循环中。血浆 mtDNA 水平在严重钝性创伤时会增加 1 000 倍甚至更多,而后迅速下降。此外,动物实验表明出血性休克、化学组织损伤也会导致 mtDNA 大量释放。mtDNA 未甲基化的"CpG"重复序列可与天然免疫细胞与 Toll 样受体(Toll-like receptor,TLR)结合,这与 TLR-9 结合细菌双链 DNA 的过程类似。能表达 TLR-9 的中性粒细胞、树突状细胞和 B 细胞受到激活后可以产生和释放促炎症细胞因子、趋化因子和干扰素。循环 mtDNA 最终在核内体(endosome)激活 TLR-9,进而导致 P38 丝裂原活化蛋白激酶(mitogen-activated protein kinase,MAPK)激活和促炎症细胞因子(包括 IL-8、TNF、MMP-8、IL-6 和 IL-1β)释放。此外,释放到胞质内的 mtDNA 也可以作为 DAMP,并通过环 GMP-AMP 合酶(cyclic GMP-AMP synthase,cGAS)-干扰素基因刺激蛋白(stimulator of interferon genes,STING)通路,上调 I 型干扰素的表达。同时,线粒体功能障碍时释放到胞质的 mtDNA 还可以激活 NLRP3 炎症小体,后者招募和激活胱天蛋白酶-1,进一步剪切和活化 pro-IL-1β 和 IL-18。mtDNA 还能够激活先天免疫细胞间的交互作用,例如促进中性粒细胞和内皮细胞黏附和增加血管通透性。研究分析认为,它是判断创

伤和脓毒症患者严重程度及全因死亡率的一个有效指标。

线粒体甲酰肽(mitochondrial formyl peptide,mtFP)可在创伤后进入血浆,类似于细菌肽,mtFP 都以 N-甲酰甲硫氨酸残基开始,这种残基赋予其甲酰肽受体(formyl peptide receptor,FPR)亲和力,并且各 mtFP 对 FPR 的作用强度与它们同革兰氏阴性菌甲酰肽相似程度直接相关。初步分析表明,在创伤性休克和脓毒症中,mtFP 在循环系统中的水平很高。虽然目前不清楚细胞核内合成的 1 200 种左右的线粒体肽会被免疫系统视为"自己"还是"非己",但线粒体产生的肽、RNA、DNA 和脂质似乎都有一定能力去启动天然和获得性免疫反应。其中 5 种 mtFP 具有促炎作用,它们能通过结合、激活中性粒细胞 FPR1,引起趋化运动,伴随 MAPK 激活、呼吸爆发和一氧化氮(nitric oxide,NO)合成。

一些其他线粒体相关分子在遭受创伤后也会被类似地动员入血,如 ATP、线粒体转录因子 A (mitochondrial transcription factor A,TFAM)、心磷脂、血红素和细胞色素 c,它们可以被 TLR 受体、TNF 受体、IL-1 受体、NOD 样受体、RAGE 受体、甲酰肽受体、嘌呤能受体等各类模式识别受体 (pattern recognition receptor,PRR)识别。随着研究深入,研究人员发现线粒体 DAMP 可能具有多种免疫效应,不仅可以促进炎症,一部分还能够发挥抗炎作用。揭示线粒体各成分在促进免疫细胞激活中的作用及机制有助于深入理解临床全身炎症反应和多器官功能障碍、衰竭的病理生理过程。

二、线粒体功能障碍与急性呼吸窘迫综合征

在 MODS 发生及发展过程中,多数情况下患者最早出现呼吸衰竭,肺也是常见的受累器官之一。急性呼吸窘迫综合征(acute respiratory distress syndrome,ARDS)是以肺受损为重要表现,它不是一种单一的疾病,而是一种临床的病理生理过程,主要表现为进行性呼吸困难、顽固性低氧血症。ARDS 的病理基础是急性肺损伤(acute lung injury,ALI),是在遭受严重感染、创伤、休克、有毒气体中毒、误吸等打击后,出现的以弥散性肺泡毛细血管损伤导致的肺水肿和微小肺不张为病理特征的一种肺部炎症与通透性增加综合征。

目前对 ARDS 所涉及的许多方面并不十分清楚,虽然近年来的研究,已经在概念、发生机制、临床过程及治疗方法等多个方面上有了很大的进展,但目前此病的死亡率仍居高不下。肺既是气体交换的唯一脏器,又是唯一接受全部心输出血量的器官,有丰富的毛细血管内皮细胞和肺泡上皮细胞。从呼吸系统或循环系统进入机体的有害物质,最早侵害上述两种靶细胞。目前研究表明线粒体呼吸功能障碍和酶活性改变、线粒体活性氧、线粒体钙超载及线粒体通透性转换与急性肺损伤有密切关联。

研究发现机械通气造成的 ALI 有大量 ROS 参与,氧化应激可使不饱和脂肪酸发生脂质过氧化反应使膜流动性下降、通透性增加,进一步加重线粒体氧化磷酸化和能量生成功能障碍。另外,氧自由基在肺动脉内皮细胞中导致的线粒体 DNA 损伤在 ALI 过程中也起着重要作用。钙超载对 ALI 的发生也有重要贡献,研究人员在大鼠肺泡巨噬细胞体外 ALI 模型中发现细胞内游离钙浓度增加,并引起了线粒体膜电位降低,凋亡显著增加。Ca^{2+} 既能激活与肺细胞膜有关的磷脂酶,产生溶血卵磷脂和花生四烯酸引起生物膜结构的破坏,也能激活蛋白酶,使黄嘌呤脱氢酶变为黄嘌呤氧化酶,促进氧自由基生成。此外,线粒体摄入过量 Ca^{2+} 是一个耗能过程,可导致 ATP 耗竭。不仅如此,Ca^{2+} 还能活化激活核酸内切酶引起 mtDNA 断裂。研究表明内毒素损害可引发内源性凋亡,在 LPS 诱导 ALI 时,肺血管内皮细胞线粒体结构明显破坏,ATP 酶和氧化磷酸化偶联过程受阻,能量代谢出现障碍,凋亡显著增多。Ⅱ 型肺泡上皮细胞(alveolar epithelial cell type Ⅱ,AEC Ⅱ;也称Ⅱ型肺泡细胞)是肺泡上皮细胞的干细胞,虽然凋亡是使 AETC Ⅱ 细胞保持正常生理功能和动态平衡的一种形式,但 ALI 病理过程中,AETC Ⅱ 凋亡显著增多,并导致肺难逆性损伤。

三、线粒体功能障碍与急性心肌损伤

在心肌细胞内线粒体异常丰富,可为心脏的不断跳动提供大量 ATP,这对于心肌细胞功能的

维持具有重要意义。线粒体既是心力衰竭时病理因子攻击的靶标,也是心力衰竭时各种病理变化的起源。因为线粒体使用氧作为主要底物,所以缺血(缺氧)再灌注(复氧)对其影响异常显著。心肌缺血再灌注损伤(ischemia-reperfusion injury,I/R injury)常见于急性心肌梗死后的复灌治疗,表现为心律失常和心脏舒缩功能降低(心肌顿抑)等现象,这些变化与心肌能量代谢障碍、微血管损伤、心肌细胞坏死或凋亡有关;有研究认为在缺血再灌注时心肌细胞最重要的改变是细胞内离子稳态的破坏。在缺血时的积累的代谢问题和化学改变,于再灌注期诱发了严重的线粒体功能障碍。据报道,pH值的恢复、钙超载、氧化应激可导致mPTP的突然开放,极大促进了心肌细胞的凋亡和坏死。因此,线粒体在对心脏的调节中起着重要的作用,也越来越公认线粒体是心肌保护信号的最后靶目标。

线粒体能量代谢障碍在心肌损伤和心力衰竭发生发展中起重要作用。在缺血状态下,心肌细胞中35%~80%的ATP被质子转运ATP酶消耗,用于维持线粒体膜电位,导致净生成ATP很少。缺血心肌再灌注时引起的过量的线粒体膜损伤,线粒体膜电位降低,加重了线粒体ATP合成障碍;另一方面线粒体功能障碍产生过多的ROS不能被及时清除可导致蛋白质和脂质过氧化,损害线粒体膜的通透性,进一步降低电子传递链酶活性,形成恶性循环而最终造成心肌细胞凋亡和坏死。在临床患者和多种动物模型的研究表明,心力衰竭时心肌线粒体存在着电子传递链和氧化磷酸化复合体等功能缺陷。在心力衰竭动物模型研究发现,心肌线粒体复合体Ⅳ、Ⅴ活性明显减低,复合体Ⅰ和复合体Ⅲ的活性也受到抑制,这些改变使线粒体ATP合成减少。心力衰竭时心脏出现代谢重塑,即能量代谢的主要底物从脂肪酸转变为葡萄糖。这种情况下虽然脂肪酸氧化大幅降低,但葡萄糖氧化并没有代偿性增加,使得衰竭心脏的能量生成进一步受损。心肌线粒体能量生物合成障碍和心力衰竭互为因果,恶性循环地促进了心力衰竭的发展。

在正常的心脏血流灌注中,线粒体消耗氧并产生能量,与此同时少部分(0.2%~2.0%)分子氧通过复合体Ⅰ和复合体Ⅲ的电子传递生成超氧化物,这些超氧阴离子形成的活性氧参与细胞内离子平衡(包括Ca^{2+}稳态)、信号转导等,调节细胞代谢、发育及损伤修复等,所以生理水平的ROS对于细胞功能、生存和凋亡有重要作用。心肌缺血时有少量活性氧生成,再灌注时氧浓度的瞬间增高加上高效的氧化磷酸化作用,可促使线粒体ROS爆发性生成,缺血时产生的少量ROS也能够破坏电子传递链并加速ROS的生成,诱导mPTP的开启和线粒体去极化。氧化应激通过氧化修饰心肌的肌原纤维蛋白,导致心脏收缩功能的进行性降低和心脏不可逆损伤;近期研究发现,在没有明显心力衰竭或轻度心力衰竭的患者中,心肌线粒体已表现出氧化磷酸化、呼吸链复合体和脂肪酸氧化能力的缺陷,而在病程的晚期则出现不可逆的线粒体质量受损。这些结果表明氧化应激在心肌损伤和心力衰竭进程中的重要作用。

线粒体对心肌细胞离子平衡维持也发挥了关键作用,其与肌浆网的密切配合调节的Ca^{2+}离子稳态对于心脏节律和收缩力有十分重要的意义。目前研究认为,缺血时呼吸作用底物和氧利用受限造成的膜电位下降、细胞质Ca^{2+}浓度的升高以及mPTP的开启均会影响线粒体Ca^{2+}平衡。缺血再灌注所引起的线粒体功能障碍和线粒体Ca^{2+}超载是导致心肌细胞死亡的重要原因。Ca^{2+}超载与ROS过量产生互为因果:ROS可改变线粒体膜的通透性,造成Ca^{2+}顺浓度梯度进入线粒体,并以不溶性磷酸钙的形式沉积于线粒体内膜,使氧化磷酸化障碍,ATP生成减少而ROS产生进一步增多;线粒体能量产生障碍可使心肌膜上ATP依赖性Na^+泵活性下降,细胞内Na^+浓度升高,激活Na^+-Ca^{2+}交换子,使胞内Ca^{2+}增多而加剧钙超载。

mPTP的不可逆高水平开放,直接导致线粒体膜电位降低,氧化磷酸化解偶联,离子平衡失调,线粒体肿胀和ATP水解,可引起细胞死亡。大量研究证明,心肌缺血再灌注损伤(I/R injury)可诱导mPTP开放,并且该现象更多发生于再灌注初期,因为该阶段线粒体ROS的爆发性生成、Ca^{2+}迅速聚集以及pH值的逐渐升高均为mPTP的开放提供了最佳环境。mPTP在一定程度的开放后(即使及时关闭)就能增加细胞凋亡,若mPTP持续高水平开放则能直接造成心肌细胞坏死。近年来研究发现心肌I/R injury与线粒体的形态变化相关,I/R injury过程中线粒体分裂融合过程被扰乱,线粒体趋向于分裂并发生片段化。对体外培养的 HL-1 细胞模拟缺血刺激,可观察到严重的线粒体片段化,复氧时也不恢复。直到目前,缺血缺氧诱导的细胞线粒体片段化机制还不清楚,多认为其与氧化应激、钙超载和 mPTP 开放有关,采用抗氧化剂能够一定程度地抑制缺血诱导的线粒体分裂。mPTP 的开放可能导致线粒体分裂,反过来通过抑制线粒体分裂或促进线粒体融合可减少 mPTP 开放。线粒体形态变化与疾病发生相关性正在逐步深入,进一步阐明线粒体分裂与心肌急性损伤中钙超载、ROS 产生及 mPTP 的开放之间的相互关系,将为急性心肌损伤、心功能障碍的防治提供新的途径。

四、线粒体功能障碍与急性肝功能障碍

肝除了具有解毒、合成能量物质、产生胆汁、参与消化等重要功能外,还是机体内环境稳定维持的关键器官。肝血流非常丰富,既接受动脉系统供给的含有氧和一般营养物质的血液,又接受门静脉系统收集到的含有丰富消化产物的血液。当机体受到严重损伤,多种细胞、组织分泌产生的 DAMP、炎症因子、趋化因子作为非感染性损伤因子打击肝;肠屏障受损、感染引起的内毒素血症、菌血症将会作为感染源性因子损伤肝细胞。

在多器官功能障碍的发展进程中,由于肝的强大的代偿能力,通常到较晚阶段才会出现能被临床监测到的肝功能衰竭,因此肝在多器官衰竭发生中扮演的角色常被掩盖或低估。许多研究表明,在血流低灌注状态下,肝细胞首先出现能量代谢的降低,并能够直接影响其他器官的能量代谢、代谢底物的供给,从而给代谢、内环境等带来严重的、全身性的影响。

肝细胞高度依赖于 ATP 和氧化磷酸化系统。为了满足能量储存(合成糖原)、合成多种蛋白质、解毒等多种生理功能能量所需,肝含有非常丰富的线粒体,占整个细胞质高达 70%。机体严重持续应激对肝细胞的损伤效应在线粒体上的表现十分显著,越来越多证据表明肝原发性或继发性损伤的原因可能与线粒体功能障碍有关。研究人员发现当线粒体功能因缺血缺氧受损,血酮体比值降至 0.4 以下时,患者都发生了多器官衰竭,肝供能物质减少是多器官衰竭发生的代谢基础。通过对血流低灌注下大鼠肝、肾、肺组织 ATP、AMP 进行了测定,结果发现肝不但最早出现 ATP 和 cAMP 水平的变化,而且其改变最为明显,这提示在多器官衰竭的发生中,肝可能发挥了关键作用甚至作为启动器官影响病理过程。

创伤性休克、脓毒症、手术和移植引起的肝缺血(及再灌注)损伤会严重损伤线粒体的功能,这可能与电子传递链的复合体 I 及电子漏有关。国外一组研究人员曾收集了多种诱因造成的肝衰竭患者肝组织,并研究了其呼吸复合体的功能,与正常组织相比,其中 25% 存在一种或多种呼吸链酶复合体的缺陷,44% 具有复合体 II 和(或)IV 的活性降低,具体来说在 55% 的肝硬化组织中存在复合体 II 的活性降低,20%~50% 胆道闭锁的患者中存在复合体 IV 活性降低和复合体 I、V 减少,所有急性肝衰竭患者中均检测到呼吸链缺乏和线粒体数量减少,表明线粒体呼吸功能及氧化磷酸化障碍在肝损伤中具有普遍性。

肝线粒体功能障碍也可以表现为氧化应激。在正常情况下,培养肝窦内皮细胞的线粒体膜电位稳定;缺氧 60 min 和 90 min 后,线粒体膜电位逐渐下降至基础值的 97%±6% 和 79%±7%。然而,线粒体膜电位在缺氧 60 min 再复氧后则突然下降至基础值的 45%±12%,且继续复氧灌注不能恢复已经下降的膜电位。通过给予抗氧化剂 TEMPO 可减少线粒体膜电位的损失,恢复细胞功能。在 LPS 诱导的小鼠急性肝损伤模型中,ROS 生成显著增加,应用抗氧化剂姜黄素可减少丙二醛、活性氧浓度,减轻线粒体膜电位的丢失。另外,在乙醇代谢过程中产生的活性氧化物可造成培养的肝细胞中的线粒体膜电位丢失和通透性变化。慢性和或急性乙醇暴露能导致细胞内特别是线粒体的抗氧化能力减弱,进一步通过氧化应激、降低线粒体膜电位等诱导 mPTP 开放,增加细胞对凋亡刺激的易感性。缺血再灌注损伤、胆汁淤积、药物毒性、内毒素等引起的肝细胞死亡可通过释放 DAMP 激活先天免疫细胞继而引发无菌炎症反应。DAMP 通过 Toll 样受体激活库普弗(Kupffer)细胞并趋化中性粒细胞和单核细胞,这些活化的吞噬细胞能够生成 ROS 发挥抗感染效

应,另一方面则诱导肝细胞内氧化应激并促进线粒体功能障碍和细胞凋亡、坏死。

肝功能障碍常伴有胆红素代谢障碍,胆汁淤积,胆汁流量受损。肝细胞内有毒的疏水性胆汁酸盐(如甘氨酸脱氧胆酸盐)积累是许多慢性人类肝疾病的重要特征。这些胆汁酸盐能增加细胞胞质游离钙和线粒体钙,导致线粒体蛋白酶活性增加约 1.6 倍;蛋白酶激活后作用于线粒体内膜相关蛋白质,导致线粒体内膜通透性增高及 mPTP 开放,引起氧化磷酸化障碍、活性氧产生增加,ATP 减少,最终会导致肝细胞死亡。

五、线粒体功能障碍与肠道功能障碍及肠屏障损伤

胃肠道具有容纳食物、消化食物及吸收营养物质的功能,是消化系统的重要组成部分,是维持人体营养、生存的重要器官之一,是体内最大的细菌库,而胃肠道黏膜是全身代谢最活跃的组织之一。肠黏膜屏障功能是肠道所具有的特定功能,能阻止肠道内细菌及其分解产物经肠壁移位至体内,防止对其他器官造成损伤。当患者发生胃肠道黏膜屏障功能衰竭和大出血,死亡率可高达 90%。

胃肠道功能衰竭常发生于急慢性内科疾病,也可发生于危重外科疾病,如严重创伤、休克,严重感染,大面积烧伤、严重颅脑损伤。在 ICU 治疗的重危患者,经全力抢救度过了休克期或急性期,或经一些有力的治疗措施,危重患者继发的器官并发症[如急性肾损伤(acute kidney injury,AKI)、ALI 等]得以控制、呼吸和循环系统维持稳定后,常常有一部分会出现胃肠道功能衰竭,并且这些患者经内窥镜检查几乎都能发现应激性溃疡。这种情况下的胃肠道功能衰竭是预后不良的重要特征,一旦进展并发生大出血,死亡率竟高达 90%。肠道屏障功能障碍,肠内细菌及内毒素易位是导致 SIRS、MODS 甚至 MOF 的一个重要因素。

肠道上皮细胞需要不断主动转运食物消化产生的营养物质、各种离子,并消耗大量 ATP;肠上皮细胞半衰期极短,肠上皮处于不断更新中,物质合成极为活跃。为满足生命活动能量需求,线粒体功能对肠道吸收、分裂增殖和屏障功能维持至关重要。肠道本身处于复杂环境中,多种细菌、内毒素、渗透压、酸碱度的波动等都会刺激肠上皮细胞,大量研究已证明肠道对于缺血缺氧、氧化应激等十分敏感。通过测量肠道线粒体呼吸功能发现,长时间的缺氧或短时间缺氧后再灌注会造成线粒体的不可逆损伤。多种细菌能引起肠道炎症,如肠致病性大肠埃希菌、幽门螺杆菌、鼠伤寒沙门氏菌等,它们能将效应蛋白靶向宿主细胞的线粒体,如用柠檬酸杆菌感染能诱导小鼠肠上皮细胞中线粒体功能和结构的破坏。线粒体功能障碍会进一步引起细胞功能障碍并造成黏膜细胞的功能和结构改变。

研究显示在大鼠急性 LPS 内毒素血症模型中,肠黏膜的氧分压明显降低,回肠黏膜线粒体氧利用显著受损,ATP 生成减少,细胞的增殖速率也显著降低,表明细胞病理性缺氧及线粒体氧利用障碍是肠道损伤的重要基础。慢性炎症性肠病通常被认为是一种复杂得多因素疾病,而近年研究显示在肠道炎症发生之前已存在肠上皮的线粒体异常,一些研究进一步观察到了炎症性肠病患者和接受实验性结肠炎的小鼠肠道上皮细胞内线粒体应激和线粒体功能改变,其中 ATP 生成减少十分显著,所以炎症性肠病又被认为是一种肠上皮的能量缺乏性疾病。

肠道对线粒体生成的氧自由基引起的损伤非常敏感。缺血再灌注导致肠道氧化应激和大电导钙依赖性钾通道(large-conductance calcium-dependent potassium channels,BK_{Ca})关闭,进一步导致线粒体膜电位降低、损伤线粒体结构、释放细胞色素 c,坏死的细胞还能诱导中性粒细胞趋化并造成黏膜组织炎症,进一步损伤周围邻近组织,应用硫化氢激活 BK_{Ca} 通道可以减轻线粒体和细胞损伤。一组研究通过在剖腹手术期间打开腹壁和处理肠来诱导手术应激,发现在极短时间内线粒体呼吸和硫醇氧化还原状态即可发生改变,它还与线粒体基质酶活性的改变、超氧化物歧化酶活性降低、钙通量增多、线粒体通透性增高有关,通过电子显微镜能观察到线粒体和细胞肿胀,说明手术应激可诱导肠道线粒体氧化应激,甚至进一步造成肠道功能受损。

六、线粒体功能障碍与急性肾损伤

在 ICU 救治患者中,肾是多器官功能障碍最常累及的器官之一,急性肾损伤(acute kidney injury,AKI)的发生率仅次于急性肺损伤,这可能是缺血及毒性损伤共同作用导致的。严重创伤、休克、脓毒症等可造成有效循环血量减少,组织普遍受累缺血,肾是最早影响的重要器官之一;急性链球菌肾小球肾炎、各种不明原因的急进性肾小球肾炎、风湿免疫性疾病、肾血管病变等会造成肾局部缺血,引起 AKI。另外,外源性毒素(如氨基糖苷类抗生素、头孢菌素类、含碘造影剂、重金属和多种生物毒素)和内源性毒素(如肌球蛋白、血红蛋白、尿酸钙等)也会引起 AKI。急性肾小管坏死是大多数 AKI 的特征,尽管器官功能损害已经很明显,但是组织学上损伤并不十分严重,有学者认为这与线粒体功能障碍、能量供应不足有关。肾是能量需求很高、线粒体含量丰富的器官,这决定了线粒体功能障碍在肾疾病的发生发展中起关键作用,其重要意义和在疾病发生发展过程中的地位越来越凸显。

肾小管上皮细胞(renal tubule endothelial cell,RTEC)具有重吸收和调节物质水电解质、酸碱平衡的功能。RTEC 处于具有丰富细胞毒素的环境中,使之成为各种肾病变中的主要受害者,是 AKI 发生发展中最主要受损的细胞之一。不同肾小管节段的代谢需求不同,如近端小管主要依靠有氧代谢和线粒体的氧化状态而远端小管节段更多利用糖酵解。近端小管缺乏合成谷胱甘肽的能力,所以近端小管必须从血液中摄取谷胱甘肽。这些原因综合导致近端小管特别易受线粒体功能障碍的影响,容易发生 RTEC 凋亡/坏死并引发肾纤维化。缺氧时,肾小管细胞会经历亚致死状态,表现出刷状缘丢失、线粒体肿胀和核固缩,如果缺氧状态不能得到及时纠正,会产生大量的 ROS,诱导细胞自噬或凋亡。此外,内毒素也会选择性抑制肾小管细胞氧化磷酸化基因并通过下调过氧化物酶体增殖物激活受体 γ 辅激活因子 1α(peroxisome proliferator-activated receptor-γ coactivator-1α,PGC-1α)抑制线粒体生成,进一步加重线粒体功能障碍。不仅如此,线粒体也是遗传和后天性肾病的关键参与者。尽管线粒体病常累及中枢神经系统和神经肌肉,但有时也会出现孤立的肾受累患者。例如,CoQ10 合成障碍和线粒体 DNA 3243 A>G 突变分别是儿童和成人局灶性节段性肾小球硬化的重要原因。对于非遗传性线粒体疾病,线粒体功能障碍促进了急性肾损伤中组织的病理损伤。

线粒体在肾实质修复中的作用和特征也不明确。肾在缺血 24 h 后出现功能障碍,尽管损伤后 144 h 肾功能部分恢复,但近端小管功能和损伤的标志物未完全恢复,肾小管扩张持续和刷状缘继续丢失。此外,缺血再灌注后复合体Ⅳ在肾皮质的近端小管中逐渐减少,线粒体呼吸复合体Ⅳ和Ⅴ表达和功能恢复延迟,线粒体氧化磷酸化能力持续降低。结果表明,即使在存在线粒体恢复信号和改善肾小球滤过的情况下,去除 AKI 的刺激因素后,仍存在线粒体稳态持续破坏和持续性肾小管损伤,其作用和机制尚不明确。

为了研究氧化应激和线粒体损伤在脓毒症中急性肾损伤发生中的作用,研究人员使用 LPS 刺激的近端肾小管上皮细胞模拟了体外脓毒症模型。结果显示近端肾小管上皮细胞诱导型一氧化氮合酶(inducible nitric oxide synthase,iNOS)和 NADPH 氧化酶 4(NOX-4)的表达增加,表明胞质中 NO 和活性氧、活性氮(reactive nitrogen species,RNS)的含量升高,并且它们能通过降低细胞色素 c 氧化酶活性来减弱线粒体氧化磷酸化,严重者会出现电子传递受阻、"质子漏"增加、线粒体膜电位降低,凋亡诱导因子释放和 ATP 耗竭;iNOS 抑制剂或抗氧化剂能减轻细胞损伤,证明了氧化应激在肾小管功能障碍和损伤中的作用,该研究揭示了氧化应激与线粒体呼吸链活动缺陷之间的关系,说明脓毒症中线粒体能量代谢障碍、氧化应激、凋亡激活共同导致了急性肾损伤。缺血组织再灌注期间活性氧的爆发可以触发线粒体 mPTP 的开放,导致线粒体去极化,ATP 合成减少和 ROS 产生增加;再灌注时 ATP 的快速恢复对于肾小管细胞的存活至关重要,通过抑制氧化损伤可以达到限制炎症、恢复电子传递链功能的目的。在缺血再灌注损伤的大鼠模型中,应用一种抗氧化肽 SS-31 能在早期再灌注期间保护线粒体结构和呼吸,加速 ATP 的恢复,减少小管上皮细胞的凋亡和坏死,恢复肾小管功能。

近10年来,越来越多研究关注到了应激、线粒体形态异常和急性肾损伤之间的关系。缺血和有毒物质可通过改变线粒体形态影响肾线粒体功能。在肾缺血再灌注和顺铂诱导的肾毒性的实验模型中线粒体有显著的形态变化,这种变化中伴随着线粒体膜通透性改变、促凋亡因子的释放以及细胞凋亡。在ATP耗竭或顺铂处理大鼠肾小管细胞后,在细胞色素c释放和凋亡之前就可观察到线粒体碎片化。体内试验也表明,在肾缺血再灌注小鼠模型和顺铂诱导的肾毒性模型中,近端肾小管细胞发生了线粒体碎片化。mdivi-1是一种线粒体分裂抑制剂,体内和体外试验都证明了它对肾小管细胞凋亡和急性肾损伤有保护作用。这些研究表明了线粒体形态、数量在肾损伤及修复中的重要意义,进一步阐明这些变化的特征和机制能为通过靶向线粒体恢复肾功能提供理论基础。

七、线粒体功能障碍与脑功能障碍

脑功能障碍指脑部病损发展到一定程度或其他器官、系统的原发病损累及脑部致使脑部受到继发损害,从而使脑功能发生障碍。脑功能障碍及衰竭既可以单独发生,也可以是多器官功能障碍及衰竭中的重要一环。其他器官功能障碍可以造成脑功能障碍,严重脑功能障碍也会诱发或合并其他器官功能障碍。脑功能衰竭则是脑功能障碍未能得到有效遏制,脑功能进一步恶化,进而出现的功能衰竭。在创伤患者中,脑功能障碍是导致患者死亡和残疾的首要因素,会给社会、家庭和患者带来巨大的痛苦和负担。按照脑功能障碍发生发展速度不同,可分为急性脑功能障碍和慢性脑综合征。前者以意识障碍为主要表现,后者则往往先表现为痴呆,最终进入昏迷状态。急性脑功能障碍具有重要的临床意义,因此临床上的脑功能障碍一般致急性脑功能障碍。

在发达国家创伤性颅脑损伤(traumatic brain injury,TBI)是死亡和残疾的重要原因,其病理过程复杂,包括原发性损伤和以一组级联反应为特征的二次损伤。研究显示,不同程度TBI中都存在线粒体功能障碍,此时细胞进行损伤修复的能量需求增加,但线粒体功能障碍导致的能量产生不足,这种矛盾会加重细胞损伤。TBI相关脑损伤的另一主要原因是继发性损伤,且与线粒体功能障碍引起的细胞能量供应不足、氧化应激、Ca^{2+}超载、神经兴奋毒性、凋亡有重要关联。针对线粒体相关的继发性损伤,一些临床前和临床研究尝试使用亚低温治疗、高压氧、运动和抗氧化剂来治疗TBI,治疗效果虽展现了部分前景但还需更深入的临床评估。此外,线粒体功能也会影响TBI预后,损伤急性期钙超载、氧化应激和底物耗竭会不同程度地破坏中枢神经系统线粒体群体,线粒体氧化应激能造成蛋白质和DNA氧化损伤进一步扩大,处于损伤边缘的细胞可能在恢复过程中发展为不可逆病理性改变,导致TBI幸存者的永久性病理损伤范围扩大、认知缺陷的逐渐加重和生活质量降低。

在脑缺氧/缺血再灌注损伤中线粒体功能障碍也扮演着重要角色。缺氧时,糖酵解代谢成为ATP产生的主要途径,乳酸和氢离子产生增加,ATP合成减少,细胞内出现离子紊乱以及Ca^{2+}积累。在再灌注时,线粒体功能虽然可能在极短时间内逆转,但此时细胞ATP水平反而会迅速降低,被称为"二次能量衰竭",这可能是灌注期间细胞内酸中毒、高磷酸盐和低腺嘌呤核苷酸水平促进了mPTP开放造成的。因此,线粒体在缺氧/缺血后协调中枢神经系统细胞死亡机制中起重要作用。

在脑和神经元中,线粒体动力学和线粒体自噬对于维持线粒体功能、降解损伤线粒体同样重要。在大鼠永久性大脑中动脉闭塞大脑缺血模型和PC12细胞缺氧模型中,细胞线粒体表现为明显的片段化,线粒体自噬水平增加。在抑制线粒体自噬后,细胞水平ROS、细胞色素c释放和胱天蛋白酶-3的激活程度均增加,说明线粒体分裂和线粒体自噬的协同调节可以及时清除受损的线粒体,减少线粒体介导的细胞凋亡。

第三节 休克致线粒体质量受损与多器官功能障碍

为了维持稳态,每个细胞须不断监测和调整自身能量代谢水平,而为了持续满足这种能量需求,需要细胞的能量的感知、代谢和能量转化等系统充分协调。线粒体是细胞的主要能量转换站,在不同的代谢状态下,线粒体会表现出大小、形状、功能和定位的不同特征,其形状可从单个、离散、颗粒状的细胞器变化为细胞内互连的网络状结构。线粒体通过在细胞内的重分布、融合、分裂和氧化磷酸化效率的动态变化来及时地调节细胞代谢并增强细胞对周围环境的适应性。线粒体与其他细胞器(如内质网、溶酶体等)也具有广泛联系,以实现对自身功能的调节并协助细胞完成物质生成、分泌、细胞迁移、收缩等生理功能。因为线粒体具有高度活跃的代谢活动,所以它也是蛋白质错误装配及氧化损伤、DNA损伤或突变发生概率极高的细胞器,为了维持线粒体正常功能,需要从不同层次控制线粒体质量,包括对遗传物质复制转录和翻译的监督、活性蛋白质组装的准确性控制、代谢状态转换、损伤线粒体的修复与衰老或无功能线粒体的及时清除等(图19-2)。这些过程的密切精确配合能维持线粒体的良好质量,当其中一个或多个环节出现失常会引起线粒体质量下降,同时造成线粒体内功能蛋白质和活性脂质的数量或质量不足以维持生理活动、甚至对细胞造成广泛的损害作用。

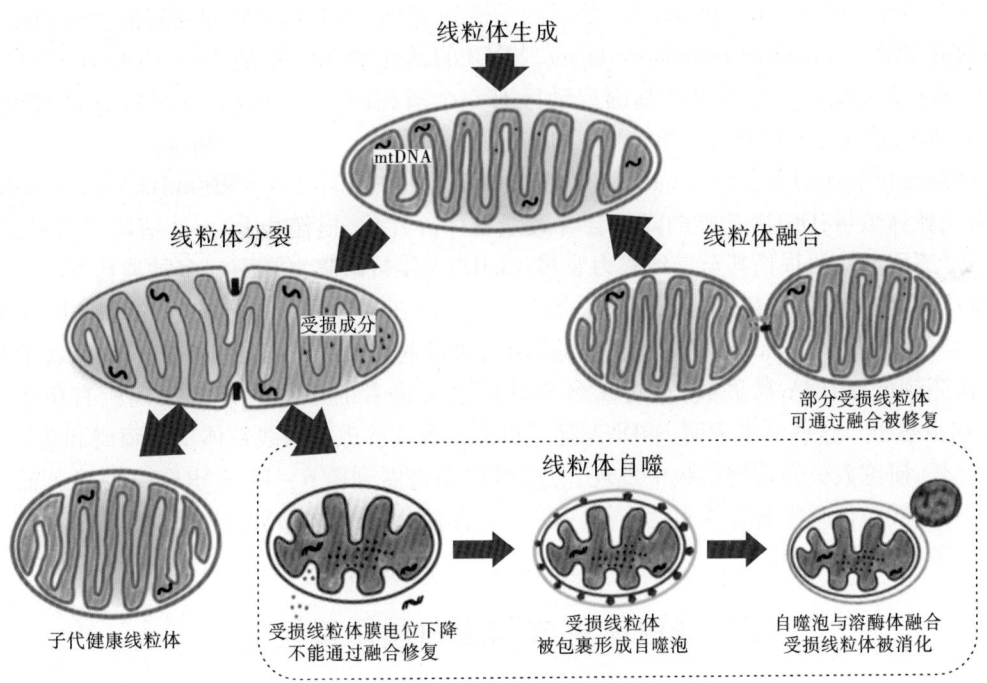

图19-2 线粒体的分裂、融合、生成和自噬

一、线粒体DNA损伤修复

人类线粒体DNA基因组结构简洁,仅有约16 000对碱基对,形成一个双链闭环的超螺旋DNA,由富含鸟嘌呤的重链和富含胞嘧啶的轻链组成。线粒体DNA基因组包含了37个基因,相邻基因间极少有非编码基因。线粒体DNA可独立于核DNA自主复制、转录和翻译。除了红细胞,人类体细胞中所有细胞均含有线粒体,每个线粒体中又有2~10个拷贝的线粒体DNA。线粒体DNA突变概率是核DNA(nuclear DNA,nDNA)的10倍左右,是因为:线粒体DNA与电子传递系统相接近,与活性氧接触的机会更大;线粒体 DNA 几乎不受 DNA 结合蛋白的保护;线粒体 DNA 复制频率和次数较核 DNA 高,容易受外界干扰;线粒体 DNA 复制采用的 DNA 聚合酶校对能力比细胞核 DNA 的差;在转运 RNA 的基因部位非常容易形成发夹样结构,在复制过程中发生错误的概率要远大于细胞核 DNA;线粒体 DNA 修复系统效率远低于核 DNA 修复系统;脂质含量要高于细胞核,多种致癌物由于对脂质亲和性很高而聚集在线粒体 DNA 上。

与核 DNA(nDNA)类似,若得不到及时有效的修复,细胞将发生基因突变。长期以来人们认为线粒体中不存在 DNA 的损伤修复,并认为这是造成 mtDNA 损伤积累的重要原因。但近年研究人员已经在线粒体中检测到了一些修复因子,揭示了线粒体中存在的 DNA 修复机制,包括能够清除 DNA 中单个碱基突变的碱基剪切修复途径、碱基片段剪切修复途径、错配修复和同源重组等相关酶。

线粒体转录因子 A(mitochondrial transcription factor A,TFAM)是核编码的与线粒体复制、转录和修复有关的蛋白质。人类中成熟 TFAM 能直接与 mtDNA 重链、轻链启动子结合而诱导线粒体 DNA 转录,并调节 mtDNA 拷贝数。mtDNA 聚合酶-γ(mtDNA polymerase gamma,mtPOLG)是目前发现唯一存在于脊椎动物的线粒体 DNA 聚合酶,定位于线粒体内膜,参与 mtDNA 的复制与修复。在 mtDNA 修复过程中,通过碱基剪切修复途径和碱基片段切除修复途径,mtPOLG 能够修复 $1 \sim 7$ 个核苷酸的错配或插入。8-氧鸟嘌呤的形成是 DNA 氧化损伤的代表,8-氧鸟嘌呤 DNA 糖基化酶 1(8-oxoguanine DNA glycosylase 1,OGG1)能够修复这种损伤。OGG1 在核和线粒体中均有分布,可识别和切除 8-氧鸟嘌呤并防止它的致突变作用;此外,OGG1 还具有脱嘌呤或脱嘧啶(apyrimidinic,AP)裂解酶活性,可在糖基化产生的 AP 位点将 DNA 链切除以修复自发性碱基丢失。

TFAM、POLG 和 OGG1 三种 mtDNA 修复因子受到 PI3K/PKB 信号转导通路的表达调控。PI3K 能调节核呼吸因子(nuclear respiratory factor,NRF)的活化和 TFAM 的表达。OGG1 启动区包括 NRF2 和 SP1 两个结合位点,POLG 基因启动区有一个潜在的可被 NRF1 识别的 DNA 结构域,因此,PI3K/PKB 通路可能对 OGG1 和 POLG 的表达有影响。

心脏缺血再灌注损伤会诱导 mtDNA 破坏,OGG1 能在氧化应激中保护 mtDNA、清除 mtDNA 损伤、维持线粒体数量;OGG1 功能的降低会导致线粒体碎片化、损伤 mtDNA 的清除显著减少、突变积累等,最终引起心肌损伤甚至导致心力衰竭。mtDNA 维持缺陷常常引起多种遗传性的线粒体疾病,如线粒体 DNA 缺失和耗竭(Pearson 综合征)。另外,在未检测到遗传缺陷的基础上,酒精导致的终末期肝病患者存在 mtDNA 降低,244 例患有各种肝病需要肝移植的肝功能衰竭患者中 66% 的病例中检测到低 mtDNA 拷贝数,在对 3 名急性肝衰竭患者的组织检查中发现所有患者都存在 mtDNA 拷贝数低。这些结果表明,mtDNA 降低可能导致这些患者的线粒体功能障碍和急性肝细胞死亡。此外,研究人员在动物实验中发现,急性肾损伤进展到第 $6 \sim 14$ 天也会出现显著的 mtDNA 拷贝数下降,线粒体呼吸复合体表达降低。以上结果证明,线粒体 DNA 数量和质量的下降与急性器官功能障碍有密切关系。

二、线粒体生成和蛋白质质量控制

线粒体虽拥有自身 DNA,但只有约 1% 的线粒体蛋白质由 mtDNA 编码并在线粒体核糖体内合成,而其余 99% 的线粒体蛋白质组是由细胞核 DNA(nDNA)编码。核基因编码的大部分蛋白质,通过线粒体高度选择的机制,转运、输送至线粒体中并发挥 ATP 合成等生物功能。因此核编码蛋白的正确合成、折叠、运输、分解和组装对于线粒体结构维持和功能发挥起着不可忽视的作用。

线粒体生成包含遗传物质(mtDNA)的复制和翻译、肽段导入和功能蛋白质形成、脂质生成和线粒体结构的组装等过程。核基因组编码的蛋白质在细胞质内组装并被转移进入线粒体,而线粒体 DNA 编码的蛋白质在线粒体内合成。线粒体的生成受到多种核转录因子的共同调节。PGC-1α 是线粒体生物合成的关键调节分子,属于 PGC-1 家族,该家族还有另外两个成员 PGC-1β 和 PGC 相关共激活因子(PGC related coactivator,PRC)。PGC-1α 最先在棕色脂肪细胞中被发现,它和 PPARγ 协同发挥作用,因此被称为 PPARγ 辅助激活因子。PGC-1α 可被一些环境因素激活(如寒冷、运动能量需求和热量摄入），它的表达和线粒体数量、氧化磷酸化相关酶的表达以及底物的利用程度有着密切关系，同时它还与代谢的其他方面有关，如葡萄糖的摄入、糖异生等。PGC-1α 转录的上游调控通路有几种，包括 AMPK、CaMK、NO-cGMP 和 MAPK-P38 调控的通路。除了转录调控外，PGC-1α 的活性还受翻译后调控：MAPK-P38 对 PGC-1α 的磷酸化可以使后者稳定，延长其半衰期；另外，磷酸化还使 PGC-1α 的抑制因子与之分离，促进了它活性的发挥。PGC-1α 还可以被赖氨酸去乙酰化酶——生存素（sirtuin 1，SIRT1）去乙酰化，去乙酰化后的 PGC-1α 能够调控肝葡萄糖的生成，但不影响线粒体的生成。此外，在棕色脂肪和肌肉中，PGC-1α 可以与启动它的转录因子协同作用，加强自身的转录。

PGC-1α 对线粒体生成的调节作用主要是通过与 NRF1、NRF2 共同转录线粒体组成蛋白及 TFAM。NRF1 负责调节氧化磷酸化相关蛋白、蛋白质导入和组装相关蛋白的表达，NRF2 可与一些氧化磷酸化蛋白编码基因启动子结合。TFAM 控制着线粒体 DNA 的复制与转录，从而将核 DNA 的转录与线粒体 DNA 的转录偶联起来，此外它还能通过结合线粒体 DNA，促进线粒体内氧化磷酸化相关蛋白的表达。另外，雌激素相关受体 α（estrogen related receptor α，ERRα）、cAMP 反应元件（cAMP response element，CREB）、阴阳转录因子 1（yin yang transcriptional factor 1，YY1）也在线粒体生成中发挥部分作用。

为了准确地行使一系列生物学功能，线粒体必须依赖由线粒体分子伴侣和线粒体未折叠蛋白反应（mitochondrial unfolded protein response，mtUPR）、蛋白酶等共同组成的一套对线粒体蛋白质正确地合成、折叠、运输、分解和组装等严格把关的质量控制系统，以维持线粒体蛋白质组的动态平衡。若线粒体及其蛋白质稳态调节能力下降或失衡，会导致功能受损线粒体的积累并引发细胞内环境的紊乱，影响线粒体功能的正常发挥。

热休克蛋白（heat shock protein，HSP）家族能与细胞质内合成的线粒体前体蛋白非共价地结合，使后者稳定处于非折叠或部分折叠状态，随后通过一些跨膜运输引导前体蛋白的辅助经线粒体膜定向转运至线粒体基质，再将蛋白重新折叠、卷曲，组装成有活性的空间结构，最终被加工成成熟线粒体蛋白。定位于线粒体的分子伴侣主要包括 HSP60、HSP10 和葡萄糖调节蛋白 75（glucose regulated protein75，GRP75）。在 ATP 存在时，HSP10 可与 HSP60 的一端或两端连接，形成一个突起的结构，从而使 HSP60 空间结构形成的内腔扩大近 1 倍，并将与其顶端结合的肽链放置到 HSP60 的空腔中，引发肽链的初步折叠。定位于线粒体内的 GRP75 又被称为线粒体 HSP70（mtHSP70），目前认为它能与线粒体外膜蛋白转运复合体上的蛋白结合，促进蛋白转入线粒体基质，随后通过与 HSP60 的相互作用，帮助蛋白质重折叠、成熟和发挥相应功能。另外，GRP75 还被认为参与了细胞增殖、信号转导和线粒体生成的调控。

生理状况下，线粒体内未折叠蛋白的承载量与分子伴侣的折叠能力和蛋白酶的降解能力相适应，维持线粒体蛋白量与质的平衡。当线粒体受到遗传病变、外界刺激的影响，线粒体内未折叠或错误折叠蛋白聚集，超过分子伴侣和蛋白酶的处理能力时，mtUPR 调控通路可被激活。哺乳动物细胞中线粒体膜间隙的未折叠蛋白可以通过 PKB-ERR-HtA2/NRF2 途径上调 mtUPR，而线粒体基质内未折叠蛋白会经 HSP/CLPP1-JNK-CHOP/CEBPβB 激活 mtUPR。此外，热应激会导致 SSBP1-HSF1 通路激活并直接促进线粒体分子伴侣的表达，这些分子伴侣能整体地上调 mtUPR 水平，并与应激过程中未折叠/错误折叠蛋白结合，减少蛋白沉淀和聚集，加速蛋白的再折叠和（或）降解，协助蛋白质恢复正常构象，达到重建线粒体蛋白质稳态的目的，对线粒体正常功能的发挥有着不可忽视的作用。

线粒体内存在复杂的蛋白酶体系对线粒体质量的调维持也起着至关重要的作用。定位于线粒体不同部位的蛋白酶通过剪切或降解线粒体融合蛋白调节线粒体分裂融合，一些水解酶能通过降解氧化和错误折叠的蛋白质控制蛋白质质量。另外，哺乳动物细胞线粒体受到应激后可衍生出包含来源于线粒体外膜、内膜和基质的囊泡（线粒体来源的囊泡，mitochondrial-derived vesicle，MDV），随后被运输至溶酶体或过氧化物酶体消化分解，进而控制线粒体质量。目前，关于线粒体应激后形成的囊泡为何被运输至过氧化物酶体仍不清楚。另外，泛素-蛋白酶体系统（ubiquitinproteasome system，UPS）对线粒体质量的调控也有非常重要的意义。UPS 是真核细胞内特异性蛋白降解系统,参与多种生物学活动,包括细胞周期调控、信号转导、细胞凋亡、蛋白质转录及翻译等。目前研究发现线粒体膜间腔、内膜及基质蛋白也都能够被泛素化修饰,这些线粒体区域内含有 UPS,故翻译或折叠错误的蛋白质在到达线粒体特性位点前可被线粒体内存在的 UPS 降解。

mtUPR 失常在神经退行性变中研究较多。痉挛性截瘫是一种线粒体相关的神经退行性疾病,在已知的导致痉挛性截瘫的 13 种突变中,有两种会损害线粒体伴侣蛋白 HSP60 和蛋白酶 Spg7。弗里德赖希(Friedreich)共济失调是一种神经退行性疾病,是由定位于线粒体的共济蛋白(frataxin)表达降低导致的。共济蛋白是铁-硫(Fe-S)簇生物发生和细胞内铁稳态所需的高度保守辅因子,能影响相关需要 Fe-S 簇作为辅因子的蛋白质的组装和功能,包括乌头酸酶和电子传递链中的几种蛋白质。许多肿瘤和癌细胞中 ROS 信号上调、细胞凋亡受到抑制、有氧呼吸减少、糖酵解增加,这种不寻常的线粒体代谢状态可能引起基因组改变,包括线粒体点突变和核基因组的突变,进一步改变蛋白质复合物的稳定性和化学性质并破坏蛋白质的合成和组装,最终表现为未折叠蛋白的积累增多,mtUPR 激活上调,线粒体伴侣蛋白水平增加等。

三、线粒体分裂与融合

细胞内线粒体处于动态变化中,包括线粒体形态、结构、分布的变化,线粒体的分裂和融合。线粒体主要聚集在能量需求高的区域中,与细胞不同位置的新陈代谢效率紧密联系。在神经元中,线粒体会在线粒体含量少的区域停止运动,最终能在轴突上几乎均匀地分布。线粒体在哺乳动物细胞中受到驱动蛋白牵拉沿着微管等细胞骨架运动,以保证线粒体在细胞内的分布以及细胞分裂过程中的分配。细胞所处的不同环境、代谢水平会引起线粒体形态改变以适应相应环境。近年来的研究表明,细胞内线粒体动态变化的紊乱与细胞病理性变化密切相关。

线粒体分裂是指一个线粒体通过分裂机制分为一个或多个的过程,能实现线粒体在细胞内的重分布,同时也满足细胞分裂对线粒体数量的需求,该过程对稳定线粒体基因组、调节线粒体能量生成和氧化信号有重要作用。生命活动中产生的功能不正常的线粒体也会通过不平衡的分裂机制得到分离。细胞中线粒体分裂和片段化以便于线粒体运动到需要 ATP 的相应位置,如海马神经元中线粒体向突触移动首先需要线粒体分裂。线粒体融合是指一个或多个功能正常的线粒体膜结构通过融合、形成一个完整功能线粒体的过程,是不同线粒体内容物混合和交流的机制,线粒体的 DNA、功能蛋白质在这个过程中得到混合、互补,这个过程也可以调节线粒体氧化磷酸化效率,减轻氧化应激,影响细胞分化、应激适应和物质合成等。损伤的线粒体由于膜电位降低,不能顺利与其他线粒体融合,将被细胞自身消化分解。通过融合形成的条索状的线粒体可以快速传递膜电位,具有更高的活性和氧化磷酸化效能。

线粒体的分裂主要由发动蛋白相关蛋白 1(dynamin-related protein 1,DRP1)介导。DRP1 蛋白是 Dynamin 超家族的成员之一,具有多个保守结构域,包括 GTPase 结构域(Dynamin domain)、中间区(middle domain)和介导自组装的羧基末端的 GTPase 效应结构域(GTPase effecter domain,GED)。DRP1 位于细胞质中,当线粒体分裂时 DRP1 受到激活从细胞质转位到线粒体外膜相关受体上,这些受体包括 Fis1、Mff 等。受到招募的 DRP1 进一步形成同源多聚体在线粒体外膜上聚集成环,并通过水解 GTP、变构造成外膜收缩,从而推动膜分裂。DRP1 受到包括 ERK、Cyclin/cdk、MAPK、RhoA/ROCK 等通路的磷酸化调节;另外,March5 对 DRP1 具有泛素化修饰,MAPL 能造成 DRP1 的 sumo 修饰,其修饰方式还包括巯基亚硝基化、O-葡糖氮乙酰化等(图 19-3)。

线粒体的融合包括外膜和内膜的融合。当细胞能量代谢需求旺盛、接收到融合上调信号时,线粒体外膜融合蛋白 Mitofusin1/2(MFN1/2)会启动外膜融合。MFNs 属于线粒体 Fzo 家族蛋白,酵母、果蝇和哺乳动物中均存在,且相当保守,其结构包括一个 GTPase 结构域(GTPase domain)、几个 coiled-coil 结构域(HR 区)、一个中间区和一个跨膜区(TM)。线粒体外膜融合发生时,会在外膜接触部位形成同源或异源二聚体(MFN1+MFN1,MFN1+MFN2,MFN2+MFN2),水解 GTP 并变构,稳定线粒体外膜的接触并促进外膜融合。当线粒体外膜完成融合,线粒体内膜视神经萎缩蛋白1 (optic atrophy protein 1,OPA1)通过水解 GTP 进一步促进线粒体内膜的融合。OPA1 均定位于线粒体内膜,既与内膜融合相关,也与线粒体嵴结构形成和内膜形态有关,属于 Dynamin 家族蛋白,包括氨基端的线粒体信号肽、两个疏水区、一个 GTPase 结构域、一个中间区和羧基末端的 GED 结构域。融合蛋白 MFN1、MFN2 和 OPA1 的表达水平会影响线粒体的融合状态,同时在转录后水平上 MFNs 会受到 USP30 的泛素化和 HDAC 的去乙酰化调节,而 OPA1 的调节方式主要是其受到多种蛋白酶的剪切修饰。OPA1 蛋白具有可剪切的末端,能够被内膜蛋白酶 YME1L 和 OMA1 的剪切,从而形成不同长度的 OPA1。目前在人类细胞中已发现多达 8 种不同长度的 OPA1,它们可能具有不同的生理效应,通常长链 OPA1 主要介导线粒体融合,而短链 OPA1 具有更少的促融合功能而有更多的诱导线粒体分裂特性。目前,线粒体分裂和融合的机制尚未完全阐明,许多问题有待解决,属于研究热点(图 19-3)。

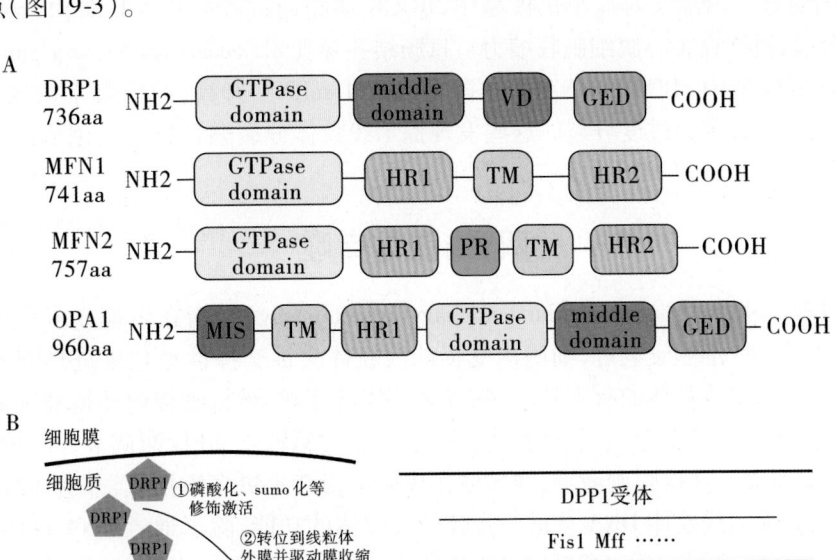

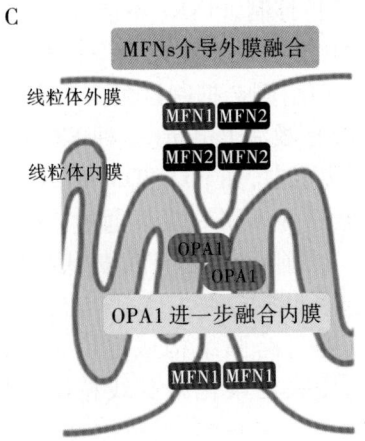

A.线粒体分裂融合蛋白结构示意图;B.线粒体分裂及其调节机制;C.线粒体融合及其调节机制。

图 19-3 线粒体分裂、融合及调节机制

实验证据表明线粒体的过度分裂可以引起各种器官、系统的病理变化。在创伤性大鼠模型中，心脏线粒体的数量增加，而广泛观察到较小尺寸的线粒体，同时 DRP1 的转位和其 ser-616 的磷酸化激活显著增加。线粒体片段化增加会破坏线粒体动力学和线粒体功能，最终引起细胞变性或死亡。线粒体分裂的有害作用在心肌缺血再灌注损伤中报道很多，包括氧化应激增加了 DRP1 ser-616 磷酸化的活化，同时降低了 DRP1 ser-637 的磷酸化抑制，导致 ATP 产生减少，心肌细胞死亡和心功能障碍。高血清水平的视黄醇结合蛋白 4（retinol-binding protein 4，RBP4）与心血管疾病有关，体外试验发现 RBP4 增加了增强了 HAEC 细胞中 DRP1 和 Fis1 蛋白的表达，线粒体碎片化增加而导致了氧化损伤。毒性胆汁盐糖基脱氧胆酸盐（GCDC）诱导的线粒体分裂与活性氧水平增加会诱导肝细胞死亡。在肺上皮中通过组织蛋白酶 E 诱导线粒体分裂有助于胱天蛋白酶活化和增加细胞凋亡，与肺损伤、肺气肿有关。过量的线粒体分裂也参与糖尿病肾病和环孢素 A（cyclosporin A，CsA）引起的肾毒性。内毒素血症小鼠模型中，ROCK 通路通过磷酸化丝切蛋白（cofilin）和 DRP1 增加线粒体分裂，最终损害心肌细胞收缩力。盲肠结扎穿孔术（cecal ligation and puncture，CLP）诱导的大鼠脓毒症模型中 MFN2 mRNA 显著降低，DRP1 mRNA 升高，而内毒素血症模型中 MFN2 mRNA 降低，线粒体表现为过度分裂。这些发现提示线粒体分裂融合异常在创伤性休克器官功能障碍中的作用。

四、线粒体自噬

线粒体自噬（selective mitochondrial autophagy or mitophagy）是指在生理或多种病理生理情况下，如氧化应激、饥饿、细胞衰老等，细胞内受损的线粒体会被选择性地包裹进自噬小体并与被溶酶体消化，以减少损伤线粒体的有害效应，完成线粒体的降解，维持细胞内环境稳定的过程。线粒体自噬在骨骼肌和心肌的发育、心肌细胞线粒体重塑和代谢转化、肝代谢调节、红细胞成熟等生理过程中具有重要意义。在疾病刺激下，线粒体在代谢中会产生更多活性氧，并造成线粒体 DNA 氧化损伤或突变，受损的线粒体 DNA 会进一步降低线粒体的功能，除了通过 DNA 损伤修复途径、线粒体未折叠蛋白反应、泛素-蛋白酶系统、MDV 等清除和修复微小损伤外，细胞通过线粒体自噬来清除无法恢复功能的线粒体，达到控制线粒体质量、减少细胞损伤和避免细胞凋亡目的。

线粒体的选择性自噬由两种途径介导。其一是 PINK1/Parkin 通路介导；其二是自噬受体介导的线粒体自噬。PINK1 是 PTEN（磷酸酶和张力蛋白同源物）诱导的磷酸酶 1［phosphatase and tensin homologue（PTEN）-induced putative kinase 1，PINK1］，在全身各种细胞中均有表达，尤其在心脏，肌肉和大脑等耗能高的器官里的表达比较高。PINK1 是线粒体极化状态的感受器，生成后被引导至线粒体外膜，在线粒体膜电位正常情况下会经线粒体膜上蛋白孔道被导入线粒体膜间隙和内膜中，进一步被早老素相关的菱形样蛋白（presenilins-associated rhomboid-like protein，PARL）蛋白降解。当线粒体功能受损并且膜电位下降时，PARL 功能被抑制，PINK1 不能被降解而定位在线粒体膜上。线粒体外膜蛋白，如 MFN1、MFN2 等处于泛素化和去泛素化的动态平衡中，若 PINK1 定位于外膜，并对已经泛素化蛋白上的泛素 ser-65 进行磷酸化，则会抑制该蛋白泛素的去泛素化，造成被泛素标记的外膜蛋白水平上升。PINK1 同时地磷酸化激活 Parkin（一种 E3 泛素连接酶），导致线粒体外膜蛋白被持续不断地泛素化标记。一些衔接蛋白，如 p62/SQSTM1、optineurin/OPTN、NBR1 等，可通过其一端泛素结合结构域结合在泛素链上，另一端可通过 LC3 作用区（LC3 interacting region，LIR）与 LC3 结合。LC3 定位于一种称为"前吞噬小体"的杯状膜结构（又称为自噬 Ω 小体），该结构可以包围线粒体，当线粒体被完全包裹形成自噬小体，再与溶酶体融合后线粒体就能够被消化和重新利用。特异性泛素酶 USP30（通过跨膜结构域定位于线粒体外膜）和 USP15（可以定位于线粒体）则能够通过对 OMM 蛋白中去泛素化减少线粒体自噬，是 PINK1/Parkin 自噬途径的抑制性因子（图 19-4）。

自噬受体是表达并定位在线粒体外膜上的蛋白，含有可直接与 LC3 结合的 LIR，这是第二种线粒体自噬途径。这些自噬受体一经翻译就通过跨膜结构域定位在线粒体外膜，受到转录水平的调节,而其活性与 LIR 磷酸化调节相关。目前鉴定到的自噬受体有 FUNDC1(FUN14 domain containing 1)、BNIP3(BCL2/adenovirus E1B 19 kDa protein-interacting protein 3)、BNIP3L(BCL2/adenovirus E1B 19 kDa protein-interacting protein 3-like)等。缺氧或线粒体解偶联能导致 PGAM5 对 FUNDC1 ser-13 去磷酸化,ULK1 通过磷酸化 FUNDC1 ser-17 可激活 LIR,导致其与 LC3 结合增加。相反地,CK2 可磷酸化 ser-13 并抑制 FUNDC1 与 LC3 结合。BNIP3 LIR 的 ser-17 和 ser-24 磷酸化后能特异性地促进与 LC3 和 GATE-16 的结合,但到目前仍未确定哪些激酶和磷酸酶负责控制 BNIP3 的磷酸化状态(图 19-4)。

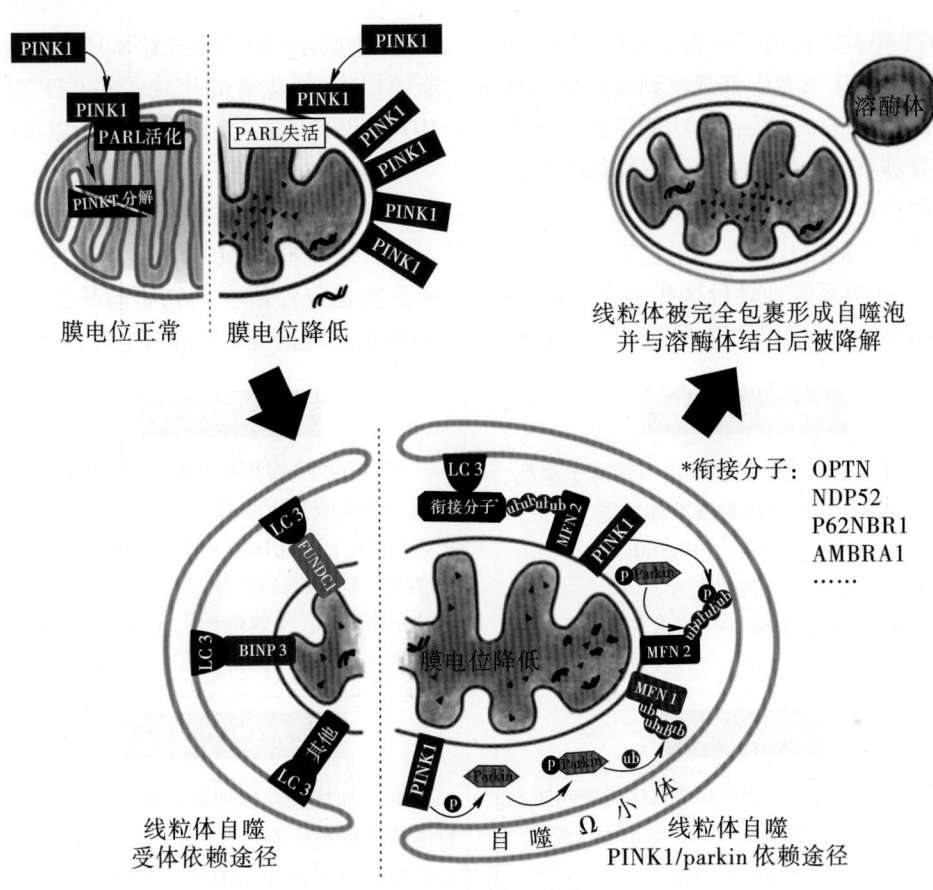

图 19-4　线粒体自噬机制

器官损伤中线粒体自噬激活后的作用效应十分复杂。向小鼠注射亚致死剂量的大肠埃希菌脂多糖,线粒体功能会出现暂时性降低并在稍后完全恢复;但 Parkin 缺陷的模型小鼠中线粒体代谢功能会不断降低,表现出心肌收缩力恢复减缓或不恢复,提示线粒体自噬的保护作用。缺血再灌注损伤在肝切除、失血性休克和复苏治疗中十分常见,由于营养和 ATP 耗竭、钙超载,缺血期间的氧化损伤,自噬相关蛋白 BECN1 和 ATG7 降解,导致自噬和线粒体清除不足,在再灌注期间诱导更多的 ROS 产生和细胞色素 c 释放,最终导致更严重的肝损伤,提示线粒体自噬不足的损伤作用,而在这种情况下通过增强线粒体自噬,可保护缺血性肝细胞和减少凋亡。在血管平滑肌中增强自噬也能减少低密度脂蛋白诱导的损伤作用,在肺上皮细胞提高自噬水平能减少缺氧性损伤。此外,自噬和细胞凋亡之间联系使情况变得更加复杂。心肌细胞缺血再灌注损伤(I/R injury)的小鼠模型表现出自噬水平增加,抑制自噬会减弱 I/R 诱导的氧化应激,同时心肌梗死面积减小,这提示表明 I/R 期间自噬可能具有损伤作用。以上结果提示线粒体自噬的时机和程度对其结果有多面性的影响,若在损伤早期自噬程度不足,对损伤的线粒体清除不足会造成 ROS 和细胞色素 c 等释放过多;若线粒体自噬进一步扩大,造成线粒体数量显著降低,反而会引起 ATP 耗竭和恢复延迟。

目前,线粒体自噬在神经退行性疾病和慢性疾病中研究较多,急性疾病状态下线粒体自噬的发生特征尚未阐明,支持这一假设的实验有限,线粒体自噬在休克器官功能损伤中的作用还需进一步研究。

第四节　创伤性休克后线粒体功能障碍防治措施

自1971年首次报道了啮齿动物模型脓毒症后线粒体超微结构损伤和线粒体呼吸抑制后,在其他动物模型和临床患者中都观察到线粒体结构和功能的损伤,氧化磷酸化减弱和 ATP 显著降低。尤其是骨骼肌和肝中的线粒体功能障碍与脓毒症和 MODS 患者的预后不良有关,所以线粒体功能障碍可能是器官衰竭发生的关键早期细胞事件。

由于线粒体在脓毒症和 MODS 发病机制中的核心作用越来越明确,越来越多研究者认为线粒体很可能成为新的治疗靶点。尽管人们对脓毒症和 MODS 中靶向线粒体的治疗潜力越来越感兴趣,但很少有研究系统地评价这些治疗方式,甚至许多药物也仅停留在动物实验甚至细胞实验阶段。本节内容通过对靶向线粒体药物做一粗略归类,以期为后续研究提供帮助(图 19-5)。

防止 mPTP 开放

通过改善细胞或线粒体内钙离子紊乱、抑制 mPTP 开放以保护线粒体功能。
1. MCU 抑制剂;钌红、Ru360。
2. CypD 抑制剂:环孢菌素 A。
3. ANT 构象转化抑制剂:苍术苷和米酵菌酸等。

增加 ATP 合成

通过提供底物和各种辅因子恢复电子传递链及氧化磷酸化活性,提高 ATP 合成能力。
1. 底物供应:NADH 和 FADH2、L - 肉碱、琥珀酸盐、外源性 ATP 等;
2. 补充辅因子:细胞色素 c、CoQ、硫辛酸、B 族维生素、咖啡因等。

抗氧化应激

通过增强抗氧化物质对线粒体的靶向能力,提高线粒体抗氧化本领,针对性地减少线粒体损伤,保护线粒体结构和功能。
1. 亲脂阳离子载体 (TPP) 偶联抗氧化剂:MitoQ、MitoE、MitoTEMPO、MitoCP 等;
2. Szeto - Schiller (SS) 肽:SS - 31 等。

促进线粒体更新

通过加快线粒体的新旧更替,增加功能线粒体的数量和比例。其中 PGC-1 是调控的中心环节,受到 P38、AMPK、MAPK 等通路的调节。

可能有效物质包括二甲双胍、AMPK 激动剂(AICAR)、胰岛素增敏剂匹格列酮、毛猴素、羟基酪醇和儿茶素等。

图 19-5　线粒体靶向治疗策略

一、增加底物供应

线粒体消耗氧气并通过氧化磷酸化产生 ATP 作为生命活动的能量来源。通过电子传递链 (electron transport chain, ETC) 中复合体的电子传递,使化学能转移到细胞直接能够利用的 ATP 超能磷酸键上。NADH 和 FADH2 是通过三羧酸循环 (Krebs cycle) 产生的底物,在 ETC 的复合体 I (NADH 氧化) 和 II (FADH2 氧化) 中提供电子。电子沿 ETC 向下流动到复合体IV。质子同时从复合体 I 和IV中泵出到膜间隙并产生质子化学梯度,复合体 V 利用这种梯度通过 ATP 合成酶将 ADP 磷酸化成为 ATP。氧是 ETC 中的最终电子受体,在复合体IV处接受 4 个电子并还原为水。电子传递和磷酸化系统中存在多个能够出现功能障碍的关键点,造成氧利用障碍和氧化磷酸化解偶联。于是,通过提供底物和各种辅因子来恢复电子传递链及氧化磷酸化活性可作为治疗靶点之一。

选择性地提供底物已被证明可增强脓毒症和多器官功能障碍期间的氧化磷酸化。线粒体 β 氧化和三羧酸循环中这两个关键上游代谢过程的功能生成的 NADH 和 FADH2,是供给复合体Ⅰ和Ⅱ以及 ETC 的电子传递黄素蛋白中的反应底物。β 氧化过程涉及脂肪酸的分解以产生乙酰 CoA,NADH 和 FADH2。乙酰 CoA 进入三羧酸循环,其进一步提供 ETC 底物 NADH 和 FADH2。通过增加三羧酸循环和 β 氧化过程的上游反应物提高 NADH 和 FADH2 产量,能够增强氧化磷酸化能力。化合物 L-肉碱能帮助长链胞质脂肪酸向线粒体的转运,足够的肉碱(carnitine)水平才能确保足够脂肪酸能够进入线粒体。脓毒症和 MODS 患者的脂肪酸代谢受损,可能与细胞肉碱储备的耗竭有关;多种 L-肉碱补充剂对氧化应激后线粒体产生了保护作用,并且越来越多的证据表明其有益于脓毒症和器官功能障碍。除了将脂肪酸运输到线粒体中的作用外,肉碱还通过抗氧化机制保护线粒体,这可以稳定线粒体脂质膜并能够刺激线粒体生成。

琥珀酸盐是 ETC 中复合体Ⅱ的底物,是另一种可能增加氧化磷酸化的化合物。虽然复合体Ⅰ功能通常在脓毒症和 MODS 期间被抑制,但复合体Ⅱ功能相对损伤较轻。因为复合体Ⅰ和复合体Ⅱ可以平行地将电子传递到复合体Ⅲ中,所以如果提高复合体Ⅱ中的琥珀酸盐供给可增加电子传递能力并改善线粒体耗氧和氧化磷酸化能力。在内毒素血症模型中,输注琥珀酸盐可防止肝 ATP 含量下降并提高乳酸清除率。在 CLP 诱导的脓毒症模型中,琥珀酸盐有效地延长了动物存活时间。

除了改善底物供应以增加 ETC 生成 ATP,有研究人员观察了外源性 ATP 输注对脓毒症细胞性缺氧的保护作用。由于游离 ATP 螯合血管钙和镁,会导致血流动力学不稳定,所以外源性 ATP 必须以 ATP-MgCl$_2$ 的形式输注。ATP-MgCl$_2$ 输注能有效改善感染性/脓毒症休克动物模型的心肺功能和存活情况,提高组织 ATP 水平,增加小肠黏膜细胞氧耗,改善肝乳酸清除率和糖原生成。

二、补充辅因子

辅因子是维持某些酶活性所必需的一类非蛋白类化合物或金属离子,被认为是辅助生物化学转化的"辅助分子"。辅因子可以被划分为两种,无机离子或复杂的有机分子(辅酶),其中辅酶大部分衍生自维生素或少量有机必需营养素等。其中多数维生素或维生素衍生物含有腺苷一磷酸(adenosine monophosphate,AMP)作为其结构的一部分,如 ATP,辅酶 A,FAD 和 NAD$^+$。一些酶或酶复合体需要多种辅因子。例如,在糖酵解和柠檬酸循环之间的多酶复合体丙酮酸脱氢酶需要五种有机辅助因子和一种金属离子:硫胺素焦磷酸盐,硫辛酰胺和黄素腺嘌呤二核苷酸,NAD$^+$ 和辅酶 A,另外还包含金属离子 Mg^{2+}。线粒体氧化磷酸化及其他功能的发挥需要多种酶的协同配合,这也要求足量的辅因子参与其中。一些研究发现通过补充线粒体内一些辅基或辅基前体物质能够延缓衰老、防止衰老和相关疾病,如神经退行性变、视网膜黄斑病变和糖尿病等,这也为治疗线粒体导致的多器官功能障碍提供新的途径。

(一)细胞色素 c

细胞色素 c(cytochrome c,Cyt c)是一种移动电子载体,能将电子从复合体Ⅲ转移到 ETC 的复合体Ⅳ。研究指出,线粒体中细胞色素 c 缺失会导致脓毒症和休克中复合体Ⅳ功能障碍,这可能与一氧化氮介导的竞争性抑制和线粒体通透性增加相关。通过在小鼠脓毒症模型中输注外源性细胞色素 c 能纠正细胞病理性缺氧和脓毒症引起的心肌功能障碍,并显著提高生存率。有趣的是,虽然细胞色素 c 释放到胞质中可能触发细胞凋亡触发因素,但该研究中细胞色素 c 尚未表现出损伤效应。可能是由于细胞色素 c 诱导细胞凋亡前提是其处于氧化状态,而全身给药的细胞色素 c 处于还原状态。该发现不仅证明了脓毒症模型中线粒体和器官功能障碍之间的因果关系,还表明外源性给予还原态的细胞色素 c 不会引发心肌细胞凋亡。

（二）辅酶 Q

辅酶 Q（coenzyme Q，CoQ；也称泛醌）能将电子从复合体Ⅰ或复合体Ⅱ转移至复合体Ⅲ。多个研究已证明其可以减弱氧化应激，并且能改善脓毒症中细胞病理性缺氧。诱导脓毒症前用辅酶 Q 预处理可提高肝 ATP 水平，抑制脂质过氧化，提高内毒素血症动物模型的存活率。另有研究提示辅酶 Q 预处理可减少氧化损伤标志物，提高还原型谷胱甘肽水平。在感染性/脓毒症休克的犬模型中，在大肠埃希菌输注之前使用辅酶 Q 处理除了降低脂质过氧化外还能改善心血管血流动力学指标（平均动脉压和心输出量）。

（三）α-硫辛酸

α-硫辛酸是一种含硫有机化合物，其中一种同分异构体是许多酶复合物的必需辅助因子，如线粒体丙酮酸脱氢酶。除了作为辅助因子的作用外，硫辛酸还具有清除 ROS 和抗氧化作用。在慢性炎症和退行性疾病的模型中，给予 α-硫辛酸可减少氧化应激和炎症反应。研究观察到在内毒素血症开始时单次腹腔内注射给予 α-硫辛酸可提高的线粒体呼吸功能、减少一氧化氮和氧化应激。

（四）B 族维生素

焦磷酸硫胺素（维生素 B_1，vitamin B_1）是由硫胺磷酰化形成的，是 α-酮酸脱氢酶、丙酮酸脱羧酶和 α-酮戊二酸脱氢酶的辅因子。研究指出高水平的焦磷酸硫胺素能减缓酶损伤，改善人和动物记忆力，延缓阿尔茨海默病（Alzheimer's disease，AD）进展。

核黄素（维生素 B_2，vitamin B_2）以黄素腺嘌呤单核苷酸和黄素腺嘌呤二核苷酸辅酶和蛋白质结合形式存在，同时这两种物质都参与各种氧化还原反应，是能量产生和细胞呼吸所必需的。用黄素腺嘌呤单核苷酸或黄素腺嘌呤二核苷酸作为辅因子的线粒体酶包括原卟啉氧化酶、电子传递链黄素蛋白、辅酶 Q（泛醌）氧化还原蛋白、乙酰辅酶 A 脱氢酶和线粒体复合体Ⅰ。核黄素可以改变线粒体复合体Ⅰ对 FMN/FAD 的米氏常数（Km），从而防止复合体Ⅰ活性的下降。

烟酸（维生素 B_3，vitamin B_3）是烟碱腺嘌呤二核苷酸（nicotinamide adenine dinucleotide，NAD^+ 或 NADH）和烟碱腺嘌呤二核苷酸磷酸（nicotinamide adenine dinucleotide phosphate，$NADP^+$ 或 NADPH）的前体，是复合体Ⅰ的底物/辅因子。用 NAD^+ 或 $NADP^+$ 作为辅助因子的线粒体酶包括：乙醛脱氢酶、复合体Ⅰ和长链 3-羟酰基-CoA 脱氢酶。NAD^+ 也是 ADP 核酶聚合酶的底物，它通过产生重复的多聚体序列整合到修复的 DNA 中参与核 DNA 碱基的切除修复机制中。烟酰胺可对抗衰老，也被尝试用于糖尿病和癌症的治疗。

生物素（维生素 B_7，vitamin B_7）一个具有硫酚结构的环状化学物质，是丙酮酸羧化酶、乙酰 CoA 羧化酶及羧化酶合成酶的辅因子。生物素对蛋白质、糖类和脂肪代谢有重要作用，有助于细胞生长、脂肪酸合成、碳水化合物的代谢并对其他 B 族维生素的生物利用有增效作用。

叶酸是一种造血维生素。各种一碳四氢叶酸酯的衍生物被用于生物合成反应，如胆碱、丝氨酸、甘氨酸、嘌呤和三磷酸脱氧腺苷的合成。叶酸缺乏会导致嘌呤和脱氧一磷酸胸嘧啶（deoxythymidine monophosphate，dTMP）含量下降，影响 nDNA 或 mtDNA 的合成。线粒体含有高水平的叶酸，如 5-甲基四氢叶酸、5,10-甲酰四氢叶酸脱甲酰酶、四氢叶酸酯，也有很多四氢叶酸酯合成酶，补充叶酸具有潜在的线粒体保护作用。

（五）咖啡因

咖啡因（1,3,7-三甲基黄嘌呤）能够提高 cAMP 水平，被认为可在创伤性休克、脓毒症中恢复线粒体功能。cAMP 是源自 ATP 的第二信使，用于细胞内信号转导。细胞色素 c 氧化酶在 cAMP 存在条件下的磷酸化可以刺激并优化氧化磷酸化效率。cAMP 分解成 AMP 由磷酸二酯酶催化，咖啡因是磷酸二酯酶抑制剂，可以通过增加 cAMP 水平增加细胞色素 c 氧化酶活性。在 CLP 脓毒症动物模型中，在诱导模型成功后 24 和 48 h 应用咖啡因可恢复心肌细胞色素 c 氧化酶活性至假手术组水平，甚至在 96 h 对心功能还有保护作用，并增加动物存活率。

三、抗氧化应激

氧化应激在器官功能损伤的发生、发展过程中发挥了重要作用,其中氧化和抗氧化系统的不平衡受到研究人员越来越多的重视,研究有效的抗氧化及氧自由基清除剂对未来休克器官功能障碍的治疗具有巨大潜力。一些经典的抗氧化剂,如维生素 E、辅酶 Q(泛醌)等的应用已有较多研究,而如何让抗氧化药物直接作用到线粒体是该领域研究的焦点。目前关于抗氧化药物治疗器官功能障碍的基础研究较多,对临床应用具有一定提示意义。

(一)亲脂阳离子载体偶联抗氧化剂

亲脂阳离子载体偶联抗氧化剂是将传统抗氧化剂(如泛醌、α-维生素 E 等)与亲脂性阳离子载体(三苯基阳离子基团,TPP)结合,合成三苯基泛醌(MitoQ)、三苯基维生素 E(MitoE)等新的化合物。亲脂性阳离子载体膜电位依赖地向线粒体基质分布,由于脂溶性苯基阳离子基团的存在,这一类抗氧化剂很容易通过包括血脑屏障、细胞膜在内的生物膜等结构。又因为这些化合物带有正电荷,它们可以利用线粒体内外膜间的电位差在线粒体内膜中集聚,提高抗氧化剂的作用效率。

MitoQ 是泛醌的一种衍生物,由 TPP 与泛醌连接合成。醌类在线粒体呼吸链中承担着电子载体的作用,同时又可以减少线粒体中 ROS 的产生。因此,当线粒体发生损伤时,醌类一方面可能修复由线粒体损伤造成的电子传递障碍;另一方面可以通过其清除 ROS 的作用,减轻线粒体的氧化损伤。根据 MitoQ 的线粒体靶向抗氧化的特性,研究人员将其应用在心肌缺血再灌注、脓毒症等以线粒体氧化损伤为主的相关疾病模型中,均显示了一定的治疗效果。体外试验证实,MitoQ 可抑制 LPS 刺激后人内皮细胞 ROS、维持线粒体膜电位,减轻线粒体损伤。在脓毒症小鼠模型中,MitoQ 也具有良好的抗炎、抗氧化效果,对心脏、肝、肾等重要器官均有保护作用,减轻脓毒症心功能障碍。

维生素 E 与 TPP 连接形成的 MitoE 也具有类似于 MitoQ 的效果,研究证明其在脓毒症小鼠模型中同样具有保护线粒体呼吸链、减少氧化应激损伤及的作用。Mito-Tempo 是具有与 MitoQ 类似的结构和线粒体靶向功能的另一种抗氧化剂,它能够降低 CLP 小鼠体内超氧化物浓度,对呼吸链复合酶起到保护作用,并恢复线粒体锰超氧化物歧化酶的活性,改善肾血管微循环,增加肾小球滤过率,减轻了脓毒症引起的急性肾损伤,进而提高 CLP 小鼠的生存率。此外,Tempo 可以通过抗氧化、促进微循环等作用,增加脓毒症小鼠肠系膜血管的血流,改善肝及肾的血流动力学,发挥器官保护作用,降低脓毒症小鼠的死亡率。此外,类似的还有 SOD 与 TPP 连接形成的 mito-CP,在急性肾损伤中具有保护作用。

Mito 类物质靶向线粒体所依赖的是线粒体内外膜的电位梯度,由于重症疾病(如休克、脓毒症)中线粒体会出现电位的变化(如去极化等),这些靶向药物对线粒体的亲和性和靶向能力会随之下降,导致其在线粒体内的有效浓度降低,最终其治疗效果也可能被减弱。

(二)Szeto-Schiller 肽

Szeto-Schiller 肽(SS 肽)是 Szeto 等人发现的含酪氨酸/二甲基酪氨酸或苯丙氨酸及一个碱性氨基酸的三氨基酸短肽,具有特异的线粒体靶向性和活性氧清除能力,这种靶向性对线粒体膜电位及线粒体的完整性依赖程度很低,且不具饱和性,所以 SS 肽的线粒体靶向机制在线粒体相关疾病防治中的效应具有重要的科学和临床应用价值。SS-31(D-Arg-2′,6′-dimethyltyro-sine-Lys-Phe-NH2)是其中一种,线粒体对其通透性强,同时还具有清除 ROS、保护线粒体的作用。研究显示,SS-31 对急性心肌梗死、卒中、急性肾损伤、糖尿病肾病等氧化应激参与的疾病具有抗炎、抗氧化及器官保护等作用。也有研究提示,SS-31 肽可减少 CLP 小鼠脑海马组织中线粒体 ROS 水平,抑制凋亡和炎症反应,改善脓毒症脑病小鼠的认知功能,并降低 7 d 死亡率。

四、纠正钙离子紊乱,抗 mPTP 开放

线粒体钙超载是导致线粒体氧化磷酸化功能减弱的和 mPTP 开放的重要诱因,是各种病症中

细胞死亡的主要原因之一。例如,神经元谷氨酸受体的过度活化能引起过量的钙进入细胞,是造成兴奋毒性和细胞死亡死亡的关键。另外,mPTP 在缺血引起的损伤中发挥关键作用,如急性心肌梗死和脑卒中。研究表明 mPTP 在组织局部缺血期间保持关闭,但一旦组织在缺血后再灌注,就会立即爆发性开放引起缺血再灌注损伤。因此,研究人员尝试通过改善细胞或线粒体内钙离子紊乱、抑制 mPTP 开放保护线粒体功能。

(一)线粒体钙调节剂

经典的钙通道阻滞剂(calcium channel blocker,CCB,也称钙拮抗剂)包括二氢吡啶类和非二氢吡啶类,通常是作为心血管病用药,用于降低血管阻力和动脉压。钙通道阻滞剂已被证明可以减少动物模型和急性缺血性卒中患者组织损伤,提示钙通道阻滞剂可能具有保护作用。在阿尔茨海默病(Alzheimer's disease,AD)中,线粒体钙离子紊乱与其发生发展有关,氯沙坦、氨氯地平、伊拉地平、法舒地尔已被用于阿尔茨海默病、帕金森病和肌萎缩性侧索硬化症治疗的临床试验中,但是大多并未达到预期效果,它们是否在神经系统以外器官或组织中发挥保护作用尚不明确。分究其原因,可能在于 Ca^{2+} 功能的多样性,由于 Ca^{2+} 是细胞信号转导的关键第二信使,具有多种生理功能,笼统地拮抗或阻断 Ca^{2+} 信号会导致广泛的细胞生理活动变化。特异性的作用于线粒体的 Ca^{2+} 调节剂的发展给这类疾病的治疗带来了曙光。

线粒体钙离子单向转运体(mitochondrial calcium uniporter,MCU)位于线粒体内膜,是 Ca^{2+} 进入线粒体的重要通道,MCU 可以将 Ca^{2+} 从细胞质转运至线粒体基质中。由于 MCU 可被钌红(RR)和 Ru360(一种高度特异性的 MCU 抑制剂)抑制,所以 RR 或 Ru360 很可能通过减少线粒体钙超载发挥一定程度的保护作用。实验研究表明抑制 MCU 能减少多巴胺能神经元的丢失,减轻帕金森病的发生。通过对分离脑组织线粒体的观察发现,$CoCl_2$ 能诱导线粒体通透性转换孔的开放,通过钌红抑制 MCU 能显著抑制 mPTP 的开放。另外,通过采用线栓法建立大鼠大脑中动脉闭塞模型,脑缺血 2 h 进行再灌注,使用钌红预处理能显著减轻大鼠神经功能障碍,降低血清丙二醛水平,减少细胞凋亡,说明通过 RR 抑制 MCU 能减轻脑缺血再灌注损伤。在大鼠离体心脏血流灌注模型中,通过结扎冠状动脉左前降支进行 30 min 的局部缺血处理,接着进行 120 min 的再灌注处理后,使用 RR 或 Ru360 处理能显著减轻心脏缺血损伤,表现为梗死面积减小,LDH 释放减少,mPTP 开放减少,并且保护效应与缺血预处理相似,这既表明了 MCU 在心肌缺血损伤中的作用,也说明了 MCU 抑制剂 RR 和 Ru360 对心肌缺血再灌注损伤的保护作用。虽然到目前为止,尚缺乏明确证据表明 MCU 抑制剂在其他器官损伤模型中具有保护作用,但以上结果表明通过靶向线粒体钙离子超载、保护线粒体并防止器官损伤的治疗途径具有巨大潜力。

(二)环孢素 A

环孢素 A(cyclosporin A,CsA)于 1969 年从多孔木霉中首次分离出来,它是一种含有 11 个氨基酸的肽段。CsA 是一种已被广泛用于预防器官移植排斥的免疫抑制剂,能通过抑制 T 细胞的活性和生长发挥抑制免疫系统作用。此外,很多研究揭示了 CsA 的抗凋亡和细胞保护作用,其机制可能是它能结合 mPTP 的重要组成蛋白 CypD,阻止 mPTP 开放并抑制细胞色素 c 的释放。

严重创伤和休克后常常发生血管低反应性,是导致难治性休克和患者死亡的重要原因。静脉注射 5 mg/kg CsA 可稳定和改善创伤失血性休克大鼠血流动力学,增加组织血流量,并改善肝和肾功能,恢复休克大鼠中的线粒体功能。进一步实验表明,CsA 显著改善了肠系膜上动脉对去甲肾上腺素和乙酰胆碱的血管收缩和扩张反应性。机制研究发现 CsA 可以恢复低氧导致的 ROCK 活性抑制,并减少缺氧处理的血管平滑肌细胞中 mPTP 的开放,证明 CsA 能通过抑制线粒体 mPTP 开放发挥对创伤性休克的保护作用。在 CLP 诱导的脓毒症大鼠模型中,CsA 能维持模型大鼠血压、保护心功能,机制上或与 AMPK 激活和钙调磷酸酶活性抑制相关。

缺血及缺血再灌注在休克后多器官功能障碍的发生中也扮演着重要角色,CsA 能有效抑制缺血及缺血再灌注后的 mPTP 开放,保护器官功能。通过结扎大鼠冠状动脉左前降支诱导大鼠心肌缺血模型后,于缺血期间在心脏局部给予 CsA 能在再灌注期间显著提高心功能,减少心肌梗死范围。在肺组织缺血再灌注损伤模型中应用 CsA 也能减少细胞凋亡,抑制细胞色素 c 释放。

急性缺血再灌注在神经元中引起氧化应激、mPTP 开放和细胞凋亡。CsA 可以直接作用于 mPTP 并抑制其开放。研究人员在体外培养的大鼠大脑皮质神经元缺血再灌注模型中发现,CsA 处理组细胞质中细胞色素 c 和胱天蛋白酶含量低于单纯缺血再灌注模型组,细胞凋亡比例低而细胞活力明显升高,表明 CsA 可通过抑制 mPTP 开放对神经元缺血再灌注损伤发挥保护作用。小胶质细胞(microglia,MG)是神经—免疫—内分泌系统的核心,抑制小胶质细胞的过度活化能减少相关炎症介质的表达和减轻脑缺血再灌注损伤,有明显的脑保护作用,其中定位在 MG 的诱导型一氧化氮合酶(iNOS)是 MG 活化的重要因子,也是 MG 影响脑缺血再灌注损伤程度的关键因素。大鼠局灶性脑缺血再灌注模型组 7 d、14 d 胼胝体髓鞘染色疏松、空泡形成,髓鞘密度明显降低。CsA 处理后 7 d、14 d 胼胝体髓鞘密度高于模型组;模型组 1 d 时 iNOS 表达最高,3 d 时下降但仍高于正常,7 d 时接近正常,CsA 处理组较模型组 1 d、3 d 表达减少。说明小胶质细胞及 iNOS 的过度活化和脑缺血再灌注损伤明确相关。此外,CsA 可显著减少脑缺血再灌注损伤后小胶质细胞的激活和 iNOS 的表达,表明对脑白质有保护作用。

(三)其他 mPTP 开放调节方式

线粒体腺嘌呤核苷酸转位酶(adenine nucleotide translocase,ANT)位于线粒体的内膜,能协助 ADP 和 ATP 跨膜交换,在 mPTP 的开放中也起到重要作用。ANT 具有两种构象:在 C 构象中,ANT 与核苷酸结合的亲水环朝外面向细胞质;而 M 构象的 ANT 中亲水环则朝里面向线粒体的基质,ANT 通过 C 构象和 M 构象相互转换来达到运送腺苷酸的目的。线粒体基质 Ca^{2+} 超载能够触发 ANT 形成 C 构象,此时 mPTP 开放,提示 ANT 的 C 构象改变可能是 mPTP 开放的必要条件。当 ATP、ADP 与细胞胞质侧的 ANT 底物结合位点结合时,可激活 mPTP 开放;当 ATP、ADP 与线粒体基质侧的 ANT 底物结合位点结合时,能抑制 mPTP 开放。Bcl-2 家族蛋白和病毒蛋白可以通过结合 ANT 调节 mPTP 的活性,进而调控细胞凋亡和坏死。近年来应用基因敲除的方法让人们对 ANT 在 mPTP 中的作用有了新的认识。在 ANT1/ANT2 敲除小鼠的肝细胞中,线粒体依然可以出膜通透性增加、细胞色素 c 的释放和肝细胞凋亡,但是与正常线粒体相比,引起 ANT 敲除肝细胞线粒体 mPTP 开放所需的 Ca^{2+} 浓度更高,ANT 的配体也不能调节 mPTP 的活性;而敲除 ANT3 的 QGY7703 肝癌细胞被喜树碱处理后,线粒体去极化和细胞凋亡发生较野生型 QGY7703 细胞少。由此推断 ANT 在 mPTP 中的调节作用与其对腺嘌呤核苷酸及其他配体的敏感性有关。苍术苷和米酵菌酸都是 ANT 的抑制剂,但其中苍术苷能促进 mPTP 开放,因为它只能与 ANT 的细胞胞质测结合,而米酵菌酸能与基质侧和胞质侧结合从而抑制 ANT 及减少 mPTP 开放。此外,ANT 的抑制剂 BKA 可抑制由钙离子、缺氧、氧化应激导致的 mPTP 开放。使用抗氧化剂,如醌类似物(MitoQ、SkQ1 和 SkQR1 等)、SS 肽,抑制氧化应激或调节钙离子稳态(RR、Ru360)也能抑制 mPTP 开放。

五、促进线粒体更新

当细胞受到一定程度的恶性刺激后,线粒体能通过分裂机制分离损伤线粒体并通过线粒体自噬机制降解,若此时线粒体生成能力正常,这部分被降解的线粒体就能得到补充。当刺激程度或时间超过细胞耐受,细胞内各种生理功能都会被抑制,线粒体自噬、生成不足,造成细胞内不健康、受损的线粒体积累或比例增多,健康、功能正常的线粒体数量绝对或相对不足,引起线粒体群体质量下降,最终造成细胞不可逆损伤。理论上,通过增加线粒体生成、促进线粒体自噬,可以加快线粒体的新旧更替,促进功能线粒体比例增加,减少损伤而发挥保护作用。

过氧化物酶体增殖物激活受体 γ(peroxisome proliferator activated receptor-γ,PPAR-γ)辅助激活因子-1α(PPARγ coactivator-1α,PGC-1α)是线粒体生物合成的关键调节分子,受到 P38、AMPK、MAPK 等通路的调节。TFAM 能通过结合线粒体 DNA,促进线粒体内氧化磷酸化相关蛋白的表达。所以,通过相关信号激活 PGC-1α、NRF1/2、TFAM 可能对线粒体生成有帮助。

二甲双胍和 AMPK 激动剂 AICAR 在人脐静脉内皮细胞系 HUVEC 中能诱导 NRF1 和 TFAM 的

mRNA 表达,同时刺激 PGC-1α 和抗氧化 MnSOD 的 mRNA 表达,引起线粒体数量和合成的增加。硫辛酸可以调控骨骼肌中 AMPK 的活性,AICAR 能够诱导下游涉及线粒体生成相关基因的表达,上调热休克蛋白表达。部分研究提示,硫辛酸和乙酰肉碱能够协同上调 PPARγ 和线粒体生成相关基因的表达(包括 PGC-1α、TFAM 和 NRF),在脂肪细胞中增加线粒体的数目、蛋白质和提高线粒体功能。

胰岛素的增敏剂噻唑烷二酮类药物可以通过改善线粒体的代谢,改善炎症和促进线粒体生成,其中匹格列酮还能够提高 PGC-1α 表达和线粒体 DNA 拷贝数,进而引起白色脂肪组织的氧化磷酸化上调。毛喉素可以通过增加线粒体的数目和增加线粒体生成相关基因的表达促进脂肪酸氧化,提高线粒体生成 ATP 的能力。

生物素能够改善多种糖尿病模型,被认为能够通过直接结合并激活鸟苷酸环化酶并提高 cGMP 浓度,进一步激活 PGC-1α 而提高线粒体的生成。羟基酪醇是一种在橄榄油中含量丰富的、有抗氧化功效的多酚类物质,在心血管和其他炎症相关疾病中有抗炎作用。能通过直接清除氧自由基、激活体内抗氧化酶的活性发挥抗氧化作用,也可能是一种能促进线粒体生成物质。在脂肪细胞中,生理浓度的羟基酪醇可以提高线粒体功能,增加线粒体呼吸复合体Ⅰ、Ⅱ、Ⅲ、Ⅳ和Ⅴ的活性,增加线粒体耗氧、降低游离脂肪酸含量,其机制可能与 AMPK-PGC-1α 信号通路激活及下游乙酰羧化酶的活性受抑制有关。

儿茶素是一种在绿茶中含量丰富、具有减肥作用的物质,能通过上调 PPARγ 以及其下游信号上调 PGC-1α 表达和 mtDNA 拷贝数,增加细胞线粒体的生成,显著改善脂肪细胞中的脂质存储和氧化功能。黄豆苷原、染料木素、鹰嘴豆素 A、芒柄花素、3-(2′,4′-二氯苯基)-7-羟基-4-h-苯并吡喃-4-酮(DCHC)、7-羟基-4-h-chromen-4-one(7-C)、4,7-dimethoxyisoflavone(4,7-D)和 5,7,4′-三甲氧基异黄酮(5,7,4′-T)也能增加 PGC-1α 表达并上调线粒体生成,提高 ATP 生成能力。

线粒体自噬的生理及病理生理作用虽已有较多研究,但其具体调节机制、作用特征还不清楚,例如线粒体自噬的启动时机、持续时间、自噬强度如何精确调节尚不清楚。目前一些研究提示,激动线粒体自噬可以促进线粒体更新,具有一定的器官保护作用。如在肝缺血损伤中,增强线粒体自噬后细胞凋亡减轻;低密度脂蛋白诱导的内皮细胞损伤可被增强线粒体自噬逆转;缺氧可诱导肺上皮细胞损伤,但增强线粒体自噬可保护肺上皮细胞。目前研究线粒体自噬的工具药包括自噬激动剂西罗莫司(雷帕霉素)、解偶联剂 CCCP/FCCP 等。

生理状态下,线粒体的生成和自噬受到十分精密的调节,所以单独调节生成或自噬对线粒体的影响并不总是有益的。线粒体自噬可以通过 PINK1、PGC-1α 间的交互作用促进线粒体的生成,且线粒体自噬与线粒体分裂、融合之间也具有广泛而复杂的联系,且尚未完全阐明。调节线粒体生成和自噬的治疗方法目前虽然大多处于探索阶段,但线粒体是多数细胞生理活动的能量来源基础,也是细胞死亡的重要调节中心,靶向线粒体的手段具有广泛的治疗前景。

线粒体形态异常与器官功能损伤

参考文献

[1]岳茂兴.多器官功能障碍综合征现代救治[M].北京:清华大学出版社,2004.

[2]刘健康,王学敏.线粒体医学与健康[M].北京:科学出版社,2012.

[3]孙易.能量工厂与机体健康:线粒体功能研究进展[M].北京:知识产权出版社,2017.

[4]李伟文.失血性休克时肠上皮细胞线粒体形态与功能变化研究[J].中国烧伤创伤杂志,2004, 16(1):9-12.

[5]杜萌,常平,刘占国.线粒体靶向抗氧化剂在治疗脓毒症中的研究进展[J].中华危重病急救医 学,2015,27(2):148-151.

[6]何鑫,张勤.脓毒症心肌线粒体改变与干预的研究进展[J].中华损伤与修复杂志:电子版, 2015,(2):175-179.

[7]高鹏,杨明,孙林.线粒体相关内质网膜(MAM)钙转运及调节蛋白介导线粒体钙稳态[J].中国 细胞生物学学报,2018,40(4):585-593.

[8]申屠路媚,牟艳玲.线粒体功能障碍机制及其相关疾病研究进展[J].生命科学,2018,30(1): 87-93.

[9]BROOKS C,WEI Q,CHO S G,et al. Regulation of mitochondrial dynamics in acute kidney injury in cell culture and rodent models[J]. J Clin Invest,2009,119(5):1275-1285.

[10]DARE A J,PHILLIPS A R,HICKEY A J,et al. A systematic review of experimental treatments for mitochondrial dysfunction in sepsis and multiple organ dysfunction syndrome[J]. Free Radic Biol Med,2009,47(11):1517-1525.

[11]HUNG C H,HO Y S,CHANG R C. Modulation of mitochondrial calcium as a pharmacological target for Alzheimer's disease[J]. Ageing Res Rev,2010,9(4):447-456.

[12]SZETO H H,LIU S,SOONG Y,et al. Mitochondria-targeted peptide accelerates ATP recovery and reduces ischemic kidney injury[J]. J Am Soc Nephrol,2011,22(6):1041-1052.

[13]LIU Y,KALOGERIS T,WANG M,et al. Hydrogen sulfide preconditioning or neutrophil depletion attenuates ischemia-reperfusion-induced mitochondrial dysfunction in rat small intestine[J]. Am J Physiol Gastrointest Liver Physiol,2012,302(1):G44-G54.

[14]FUNK J A,SCHNELLMANN R G. Persistent disruption of mitochondrial homeostasis after acute kidney injury[J]. Am J Physiol Renal Physiol,2012,302(7):F853-F864.

[15]LIANG X,WEI S Q,LEE S J,et al. p62 sequestosome 1/light chain 3b complex confers cytoprotection on lung epithelial cells after hyperoxia[J]. Am J Respir Cell Mol Biol,2013,48(4):489-496.

[16]SHARP W W,FANG Y H,HAN M,et al. Dynamin-related protein 1 (Drp1)-mediated diastolic dysfunction in myocardial ischemia-reperfusion injury:therapeutic benefits of Drp1 inhibition to reduce mitochondrial fission[J]. FASEB J,2014,28(1):316-326.

[17]STALLONS L J,WHITAKER R M,SCHNELLMANN R G. Suppressed mitochondrial biogenesis in folic acid-induced acute kidney injury and early fibrosis[J]. Toxicol Lett,2014,224(3):326-332.

[18]TORRES-GONZALEZ M,GAWLOWSKI T,KOCALIS H,et al. Mitochondrial 8-oxoguanine glycosylase decreases mitochondrial fragmentation and improves mitochondrial function in H9C2 cells under oxidative stress conditions[J]. Am J Physiol Cell Physiol,2014,306(3):C221-C229.

[19]CHE R,YUAN Y,HUANG S,et al. Mitochondrial dysfunction in the pathophysiology of renal diseases[J]. Am J Physiol Renal Physiol,2014,306(4):F367-F378.

[20]JENSEN M B,JASPER H. Mitochondrialproteostasis in the control of aging and longevity[J]. Cell Metab,2014,20(2):214-225.

[21]ZUO W,ZHANG S,XIA C Y,et al. Mitochondria autophagy is induced after hypoxic/ischemic stress in a Drp1 dependent manner:the role of inhibition of Drp1 in ischemic brain damage[J]. Neuropharmacology,2014,86:103-115.

[22]QUOILIN C,MOUITHYS-MICKALAD A,LECART S,et al. Evidence of oxidative stress and mitochondrial respiratory chain dysfunction in an in vitro model of sepsis-induced kidney injury[J].Biochim Biophys Acta,2014,1837(10):1790-1800.

[23]TABARA L C,POVEDA J,MARTIN-CLEARY C,et al. Mitochondria-targeted therapies for acute kidney injury[J]. Expert Rev Mol Med,2014,16:e13.

[24]ZHANG X,SHAN P,HOMER R,et al. Cathepsin E promotes pulmonary emphysema via mitochondrial fission[J]. Am J Pathol,2014,184(10):2730-2741.

[25]YU T,WANG L,LEE H,et al. Decreasing mitochondrial fission prevents cholestatic liver injury[J]. J Biol Chem,2014,289(49):34074-34088.

[26]ZAJA I,BAI X,LIU Y,et al. Cdk1,PKCdelta and calcineurin-mediated Drp1 pathway contributes to mitochondrial fission-induced cardiomyocyte death[J]. Biochem Biophys Res Commun,2014,453(4):710-721.

[27]BLIKSOEN M,BAYSA A,EIDE L,et al. Mitochondrial DNA damage and repair during ischemia-reperfusion injury of the heart[J]. J Mol Cell Cardiol,2015,78:9-22.

[28]WANG K. Autophagy and apoptosis in liver injury[J]. Cell Cycle,2015,14(11):1631-1642.

[29]HIEBERT J B,SHEN Q,THIMMESCH A R,et al. Traumatic brain injury and mitochondrial dysfunction[J]. Am J Med Sci,2015,350(2):132-138.

[30]FRANZ A,KEVEI E,HOPPE T. Double-edged alliance:mitochondrial surveillance by the UPS and autophagy[J]. CurrOpin Cell Biol,2015,37:18-27.

[31]NOVAK E A,MOLLEN K P. Mitochondrial dysfunction in inflammatory bowel disease[J]. Front Cell Dev Biol,2015,3:62.

[32]PREAU S,DELGUSTE F,YU Y,et al. Endotoxemia engages the rhoa kinase pathway to impair cardiac function by altering cytoskeleton,mitochondrial fission,and autophagy[J]. Antioxid Redox Signal,2016,24(10):529-542.

[33]EMMA F,MONTINI G,PARIKH S M,et al. Mitochondrial dysfunction in inherited renal disease and acute kidney injury[J]. Nat Rev Nephrol,2016,12(5):267-280.

[34]LANE M,BOCZONADI V,BACHTARI S,et al. Mitochondrial dysfunction in liver failure requiring transplantation[J]. J Inherit Metab Dis,2016,39(3):427-436.

[35]SWIADER A,NAHAPETYAN H,FACCINI J,et al. Mitophagy acts as a safeguard mechanism against human vascular smooth muscle cell apoptosis induced by atherogenic lipids[J]. Oncotarget,2016,7(20):28821-28835.

[36]LIAO Y,DONG Y,CHENG J. The function of the mitochondrial calcium uniporter in neurodegenerative disorders[J]. Int J Mol Sci,2017,18(2):248.

[37]HAUSER C J,OTTERBEIN L E. Danger signals from mitochondrial DAMPs in trauma and post-injury sepsis[J]. Eur J Trauma Emerg Surg,2018,44(3):317-324.

[38]PICCA A,MANKOWSKI R T,BURMAN J L,et al. Mitochondrial quality control mechanisms as molecular targets in cardiac ageing[J]. Nat Rev Cardiol,2018,15(9):543-554.

[39]YU S B,PEKKURNAZ G. Mechanisms orchestrating mitochondrial dynamics for energy homeostasis[J]. J Mol Biol,2018,430(21):3922-3941.

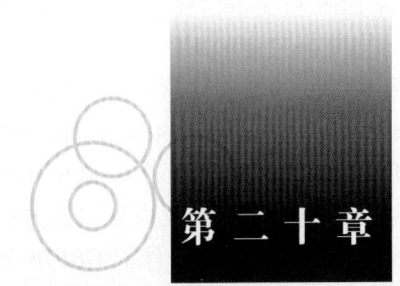

第二十章 创伤性休克器官功能损害与内质网应激

杨光明

第一节 内质网和内质网应激

一、内质网

内质网(endoplasmic reticulum,ER)是真核细胞的重要细胞器之一,是由膜组成的一个连续的网管状结构,广泛存在于除成熟红细胞以外的哺乳动物多种细胞中。内质网与细胞膜和核膜相连接,将细胞内的各种结构有机地联结成一个整体。通常按照功能和核糖体颗粒附着分为粗面内质网和光面内质网,是蛋白质合成和脂类代谢的主要场所。大部分分泌性蛋白和膜蛋白的合成、折叠、修饰、组装、分泌等均在内质网进行。同时,内质网还参与脂类的合成与代谢、糖类代谢、细胞钙水平调控等。内质网的功能在维持细胞稳态和应对外界刺激中有重要作用。

二、内质网应激

内质网应激(endoplasmic reticulum stress,ERS)是指由于生理变化或病理刺激等原因导致内质网生理功能发生紊乱的一种亚细胞器病理过程。例如,缺血缺氧、缺血再灌注损伤、创伤、脓毒症、严重感染、能量不足、钙稳态破坏、氧化应激、蛋白质合成异常、一些药物如衣霉素、毒胡萝卜素和布雷菲德菌素等,都会引起大量未折叠或者错误折叠的蛋白质在内质网中聚集,破坏内质网稳态,导致 ERS 发生。ERS 是细胞的一种自我保护机制,适度的 ERS 反应可以提高内质网功能、清除异常蛋白,维持细胞内环境稳态;但是过强的或持续时间过长的 ERS 反应,会导致细胞损伤,甚至引起细胞凋亡。因此,ERS 是把双刃剑,它既是细胞抵抗应激的重要机制,也是应激损伤细胞的重要机制,直接影响细胞在受到刺激后的转归:适应、损伤或凋亡,因此 ERS 已经成为预防和治疗多种疾病的研究热点。在创伤研究中,加强对 ERS 发生机制的认识,寻找有效的调控手段,对探索新的创伤性休克的治疗方法具有重要意义。

三、内质网应激的信号转导途径

内质网应激的 3 条重要通路包括:未折叠蛋白反应(unfolded protein response,UPR)、内质网超负荷反应(endoplasmic reticulum overload response,EOR)和固醇调节级联反应(sterol regulatory cascade response)。其中 UPR 是当前研究较多的通路,在 ERS 介导的细胞保护作用和细胞死亡过程中都有重要作用。

(一)未折叠蛋白反应

UPR 途径是内质网应激的首要中心环节。当未折叠和错误折叠蛋白质在内质网中蓄积引起

ERS 时,细胞将激活 UPR 途径,通过活化不同的下游靶基因,促进 ERS 相关蛋白转录、减少其他蛋白翻译、加强蛋白正确折叠、增加蛋白降解,以维持内环境稳态。当发生过度的 ERS 时,UPR 将激活细胞死亡信号通路,诱导细胞凋亡。UPR 主要由 3 种位于内质网膜的特异性应激感受蛋白所介导,包括:RNA 依赖的蛋白激酶样内质网激酶(double-stranded RNA-dependent protein kinase-like ER kinase,PERK)、肌醇需酶 1(inositol-requiring enzyme-1,IRE1)和活化转录因子 6(activating transcription factor 6,ATF6)。这 3 种跨膜蛋白所介导的信号通路在细胞应激保护反应和损伤过程中都有重要作用,并且存在复杂的交互作用。这 3 种跨膜蛋白的激活与内质网分子伴侣 GRP78 密切相关。葡萄糖调节蛋白78(glucose regulated protein 78,GRP78),也称为免疫球蛋白重链结合蛋白(immunoglobulin heavy chain binding protein,BIP),是热休克蛋白 HSP70 家族成员。正常情况下,GRP78 与上述 UPR 途径的三种信号蛋白结合使它们处于无活性状态。当发生 ERS 时,大量未折叠蛋白在 ER 中聚集,GRP78 与 3 种感受蛋白发生分离,转而与未折叠蛋白结合并促进其正确折叠,而 PERK、IRE1、ATF6 与 GRP78 分离后发生活化,启动 3 条主要的 ERS 信号转导通路(图 20-1)。

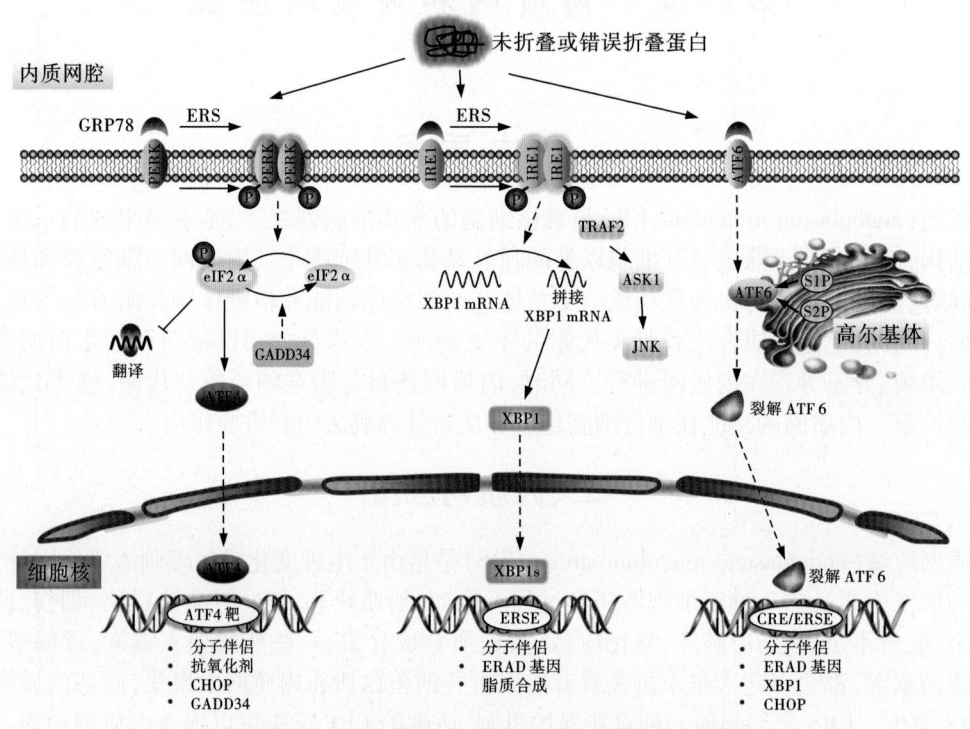

图 20-1　未折叠蛋白反应(UPR)经典信号途径

ERS:内质网应激;GRP78:葡萄糖调节蛋白78;PERK:RNA 依赖的蛋白激酶样内质网激酶;IRE1:肌醇需酶1;ATF6:活化转录因子6;eIF2α:真核翻译起始因子;ATF4:活化转录因子4;CHOP:CCAAT/增强子结合蛋白同源蛋白;GADD34:生长停滞和 DNA 损伤诱导蛋白34;XBP1:X 盒结合蛋白1;ERAD:内质网相关蛋白降解;TRAF2:肿瘤坏死因子受体相关因子2;ASK1:凋亡信号控制激酶1;JNK:c-Jun 氨基端激酶;CRE:cAMP 反应元件;ERSE:内质网应激反应元件。

1. PERK 信号途径　PERK 是定位于内质网的 I 型跨膜蛋白。它的内质网腔结构域作为感受器监测 ER 中蛋白的折叠情况,而其胞质结构域具有激酶活性。发生 ERS 后,PERK 与 GRP78 解离,通过寡聚化和自身磷酸化而激活。活化的 PERK 能够磷酸化真核翻译起始因子(eukaryotic translation initiation factor 2α,eIF2α)的丝氨酸 Ser51 位点,使 eIF2α 失活,进而抑制 mRNA 的翻译、减少蛋白质的合成。现有研究证实 eIF2α 磷酸化能抑制大多数蛋白质的合成。因此,PERK-eIF2α 途径能够减轻内质网的蛋白质合成负荷,从而减轻内质网应激。另一方面,与对大多数蛋白的翻译抑制作用不同,eIF2α 磷酸化能促进活化转录因子 4(activating transcription factor 4,ATF4)的翻译。ATF4 是一种参与多种功能调节的转录因子,在调节细胞凋亡、氧化应激、氨基酸代谢、谷胱甘肽合成等过程相关蛋白基因的表达中都有重要作用。例如,ATF4 能够调节 CCAAT/增强子结合蛋白同源蛋白(CCAAT/enhancerbinding protein homologous protein,CHOP)、生长停滞和 DNA 损伤诱导蛋白 34(growth arrest and DNA damage inducible protein 34,GADD34)、核因子 κB(nuclear factor-κB,NF-κB)等。此外,也有报道 PERK 的底物还包括 NF-E2 相关因子 2(NF-E2-related factor 2,Nrf2),一种调节氧化应激的关键转录因子。因此,PERK-eIF2α 通路同时具有发生 ERS 后细胞保护作用和介导细胞死亡过程的双重作用。

2. IRE1 信号途径　IRE1 通路是从酵母到人类在进化上具有高度保守性的信号途径,是 UPR 中研究最深入的信号通路。IRE1 也属于内质网 I 型跨膜蛋白,其面向内质网腔的结构域作为感应未折叠蛋白的感受器,而胞质结构域具有蛋白激酶和核糖核酸内切酶活性。在哺乳动物细胞发现了 IRE1α 和 IRE1β 两种亚型。IRE1α 分布广泛,而 IRE1β 主要分布于肠道组织。当内质网未折叠蛋白聚集引发 ERS 时,IRE1 与 GRP78 分离,通过寡聚化和自身磷酸化而激活。其核酸内切酶活性被激活,特异性剪切 X 盒结合蛋白 1(X-box binding protein 1,XBP1)mRNA,产生有活性的 XBP1。XBP1 转位到细胞核后,上调 UPR 和 ER 相关蛋白降解(ER-associated degradation,ERAD)途径相关基因的表达,加强蛋白质折叠功能和促进错误折叠蛋白质的降解,以减轻内质网应激。XBP1 还在蛋白分泌中有重要作用,对产生大量分泌性蛋白质的胰腺细胞和肝细胞的研究显示,XBP1 缺陷会导致细胞明显损伤。XBP1 能增强磷脂合成相关酶类的活性,间接调节内质网和高尔基体的合成。此外,XBP1 还与磷脂酰肌醇-3-激酶(PI3K)的 P85α 调节亚基、雌激素受体 α 等存在相互作用,参与 ERS 反应和疾病的调节。XBP1 还在免疫反应中有重要作用,如参与树突细胞的发育和生存调节,参与 Toll 样受体(Toll-like receptor,TLR)介导的抗病原体免疫反应。XBP1 能够识别多种靶基因,根据细胞类型和应激因素的不同来激活不同的信号途径和发挥不同的作用。除了作为核糖核酸内切酶调节 XBP1 相关通路,活化的 IRE1 也具有激酶作用,能够激活多条信号途径。IRE1 与肿瘤坏死因子受体相关因子 2(tumor necrosis factor receptor-associated factor 2,TRAF2)结合,激活下游的凋亡信号控制激酶 1(apoptosis signal-regulating kinase 1,ASK1)、丝裂原活化蛋白激酶(mitogen-activated protein kinase,MAPK)的主要成员 c-Jun 氨基端激酶(c-Jun N-terminal kinase,JNK)和 P38 MAPK。IRE1 介导的 TRAF2 途径在 B 淋巴细胞瘤-2 基因(B-cell lymphoma 2,Bcl-2)的蛋白磷酸化、Beclin-1 解离、磷脂酰肌醇-3-激酶(phosphatidylinositol 3-kinase,PI3K)复合物激活和自噬中发挥作用。IRE1 依赖性的 JNK 激活途径是 CHOP 和 NF-κB 激活的重要机制,这两个转录因子是重要的细胞凋亡和炎症反应的调控分子。此外,有研究报道,IRE1 与促凋亡蛋白 Bcl-2 家族成员 Bax 和 Bak、分子伴侣热休克蛋白 72(heat shock protein 72,HSP72)、硫氧还蛋白相互作用蛋白(thioredoxin-interacting protein,TXNIP)、微小 RNA(microRNA)等存在相互作用。这些研究显示,IRE1 信号通路在多种生理和病理过程中发挥重要作用,可能是潜在的疾病治疗靶点。

3. ATF6 信号途径　ATF6 属于内质网 II 型跨膜蛋白。哺乳动物中 ATF6 包括两种同源蛋白,ATF6α 和 ATF6β。正常情况下,ATF6 与 GRP78 结合而处于失活状态,这种结合状态掩盖了 ATF6 内质网腔区域的高尔基体定位序列,抑制其向高尔基体迁移。发生 ERS 后,ATF6 与 GRP78 分离,通过膜泡运输方式递送到高尔基体,在 S1P 和 S2P 蛋白酶的作用下,产生具有活性的 ATF6 片段。ATF6 活性片段转移到细胞核,与 DNA 上的 ERS 反应元件(ER stress-response element,ERSE)结合,调节 UPR 和 ERAD 相关基因的表达。例如,ATF6 能上调内质网分子伴侣 GRP78 基因的转录表达,GRP78 能结合未折叠蛋白质富含疏水氨基酸区域,帮助蛋白质折叠和阻止未折叠蛋白质聚集。持续激活的 ATF6 也可激活 CHOP 介导的凋亡途径。ATF6 既能调节 UPR 途径的另一主要分子 XBP1 的基因表达,也可与 XBP1 蛋白相互作用,调节 UPR 质量控制相关蛋白的表达。

4. 内质网应激介导的细胞死亡通路　在 ERS 持续时间过长或强度过大时,UPR 将激活细胞死亡信号通路,诱导细胞凋亡。ERS 介导的细胞凋亡通路,是除了死亡受体途径、线粒体途径以外,一条重要的凋亡诱导途径(图 20-2)。主要的凋亡分子包括 CHOP、胱天蛋白酶-12 和 JNK,它们介导了 ERS 途径的 3 条主要凋亡通路。①CHOP 途径:CHOP 属于 C/EBP 转录因子家族成员。PERK、IRE1 和 ATF6 通路都可以引起 CHOP 的表达上调,PERK-eIF2α-ATF4 是诱导 CHOP 的重要途径。CHOP 在生理情况下表达水平很低,而在发生 ERS 时表达明显增加,故常作为判断 ERS 的重要指标之一。CHOP 可以抑制抗凋亡基因 Bcl-2 的表达,诱导细胞凋亡。也有研究发现,CHOP 可通过调节促凋亡分子 Bax 来激活线粒体凋亡途径。②胱天蛋白酶-12 途径:胱天蛋白酶是与细胞凋亡密切相关的蛋白酶家族,其家族成员胱天蛋白酶-8、胱天蛋白酶-9、胱天蛋白酶-3、胱天蛋白酶-7 等是死亡受体途径和线粒体途径的重要介质,而胱天蛋白酶-12 是 ERS 介导的细胞凋亡通路的特异性介质。内质网损伤时,胱天蛋白酶-12 被水解活化,进而激活胱天蛋白酶-9 和胱天蛋白酶-3,诱导细胞凋亡。③JNK 途径:JNK 是丝裂原活化蛋白激酶(MAPK)家族成员。IRE1 介导的 TRAF2-ASK1 通路在激活 JNK 凋亡途径中起重要作用。

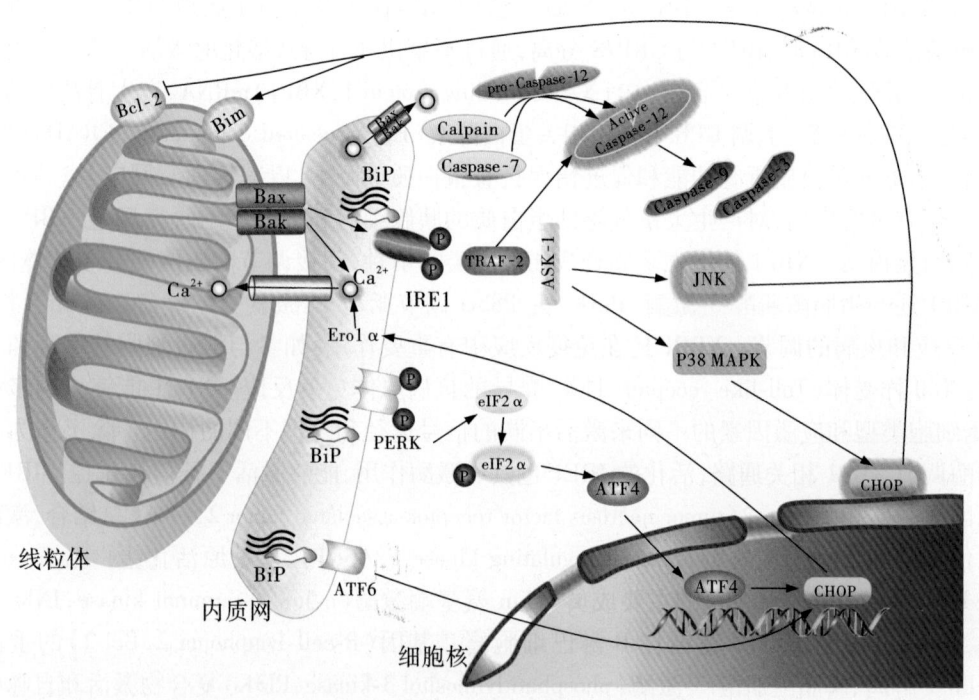

图 20-2　ERS 介导的细胞死亡通路

Bcl-2:B 淋巴细胞瘤-2;Bim:Bcl-2 相互作用细胞死亡调节因子;Bax:Bcl-2 相关 X 蛋白;Bak:Bcl-2 对抗蛋白;Ca^{2+}:钙离子;BiP:免疫球蛋白重链结合蛋白;Ero1α:内质网氧化还原酶;PERK:RNA 依赖的蛋白激酶样内质网激酶;IRE-1:肌醇需酶1;ATF 6:活化转录因子6;eIF2α:真核翻译起始因子;TRAF-2:肿瘤坏死因子受体相关因子2;ASK-1:凋亡信号控制激酶1;Calpain:钙蛋白酶;Caspase:胱天蛋白酶;P38 MAPK:P38 丝裂原活化蛋白激酶;JNK:c-Jun 氨基端激酶;ATF4:活化转录因子4;CHOP:CCAAT/增强子结合蛋白同源蛋白。

(二) 内质网应激的其他通路

除了 UPR 途径,内质网应激还可激活内质网超负荷反应(EOR)和固醇调节级联反应。EOR 也与蛋白质在内质网中过度聚集有关,NF-κB 是 EOR 的核心效应分子。EOR 激活 NF-κB 的机制可能与 ERS 引起的钙稳态失衡和活性氧生成有关,但具体机制尚不清楚。此外,有研究显示 EOR 与 IRE-1、GRP78 和胱天蛋白酶-12 有相互作用,提示 EOR 是与 UPR 相对独立但又相互影响的信号通路。固醇调节级联反应与内质网中胆固醇损耗有关。内质网膜含有固醇调节元件结合蛋白(sterol-regulatory element binding proteins, SREBP)和 SREBP 裂解激活蛋白(SREBP cleavage-activating protein, SCAP)。ERS 引起内质网膜表面的胆固醇损耗,激活 SREBP,在 SCAP 和水解酶的作用下,形成活性因子进入细胞核,影响靶基因转录,参与胆固醇和脂肪酸的调节。

ERS 除了自身介导的凋亡途径,还可传递信号引起线粒体途径的细胞凋亡,钙离子在其中发挥关键作用。内质网作为重要的钙离子储存场所,在细胞内钙稳态调节中有重要作用。研究显示,内质网释放 Ca^{2+} 可通过多种信号途径诱导细胞死亡,主要是通过线粒体途径介导凋亡。Bax 过表达可引起内质网释放 Ca^{2+},随后线粒体 Ca^{2+} 水平升高,导致 cytochrome c 从线粒体释放,诱导细胞凋亡。此外,Bcl-2 也参与了内质网对钙稳态的调节,JNK 可磷酸化 Bcl-2 抑制其保护作用,使内质网释放 Ca^{2+} 增加,激活线粒体介导的凋亡途径。钙网蛋白(calreticulin)也可影响内质网 Ca^{2+} 水平变化,引起心肌细胞凋亡。此外,在果蝇色素性视网膜炎模型的研究中发现一条 ERS 相关的新的信号途径,Cdk5 和 MEKK1 诱导的细胞凋亡,并不通过 UPR 的 3 条经典信号通路。此外,内质网与其他细胞器如线粒体、高尔基体等在结构和功能上都有密切的联系,ERS 也与其他应激反应有复杂的相互作用,包括氧化应激、炎症反应、自噬等,它们共同参与疾病的发生发展,因此对于 ERS 的信号途径和相互作用网络需要更深入的研究。

第二节 创伤性休克器官功能损害与内质网应激

一、内质网应激与创伤失血、失血性休克及缺血再灌注损伤

严重创伤、大失血和休克是强烈的刺激因素,会引起机体处于严重的应激状态。内质网对细胞内外环境变化非常敏感,创伤应激、缺血、缺氧、缺血再灌注损伤等刺激均可影响细胞内质网,导致 ERS 发生(表 20-1)。创伤失血还可导致免疫抑制,增加患者发生脓毒症、多器官功能障碍(multiple organ dysfunetion,MODS)的风险,在此过程中也发现 ERS 途径的激活。诸多资料表明,创伤失血、失血性休克及缺血再灌注损伤过程中,过度激活的 ERS 介导了有害的级联反应,导致组织器官损伤,甚至发生 MODS。

表 20-1 ERS 相关分子与创伤性休克器官功能损伤的关联

ERS 相关分子	主要功能	文献报道 ERS 分子参与的创伤性休克器官损伤
GRP78/BIP	ER 伴侣蛋白;结合 PERK、IRE1、ATF6 三种感受蛋白并调节其活性;结合未折叠蛋白以减轻 ERS	创伤失血性休克肝损伤;心、脑缺血再灌注损伤;脂多糖(LPS)诱导脓毒症模型肝、肾、肺、心等多器官损伤;盲肠结扎穿孔术(CLP)诱导感染性/脓毒症休克模型血管功能损伤
PERK	磷酸化 eIF2α、抑制蛋白合成;激活细胞死亡通路	创伤失血性休克肝损伤;创伤性颅脑损伤;心肌缺血再灌注损伤;LPS 诱导脓毒症心肌损伤;CLP 诱导脓毒症肺损伤
eIF2α	磷酸化后抑制大多数蛋白质合成、减轻 ERS;促进 ATF4 转录、介导系列级联反应	肝缺血再灌注损伤;LPS 诱导脓毒症;CLP 诱导脓毒症肺损伤
ATF4	多功能调节因子,广泛参与细胞凋亡、氧化应激、氨基酸代谢、谷胱甘肽合成等过程	LPS 诱导脓毒症;CLP 诱导脓毒症肺损伤
IRE1	作为核糖核酸内切酶调节 XBP1 相关通路;作为蛋白激酶参与细胞凋亡、炎症反应、自噬等过程调节	创伤失血性休克肝损伤;心肌缺血再灌注损伤;LPS 诱导脓毒症心肌损伤;CLP 诱导感染性/脓毒症休克模型心脏和血管功能、肝肾功能、肠道屏障功能损伤
XBP1	上调 UPR 和 ERAD 相关基因表达;蛋白质合成分泌;免疫反应	创伤失血性休克肝损伤;LPS 诱导脓毒症模型肝、肾、肺、心等多器官损伤

续表 20-1

ERS 相关分子	主要功能	文献报道 ERS 分子参与的创伤性休克器官损伤
ATF6	结合 ERSE、调节 UPR 和 ERAD 相关基因表达；激活 CHOP 介导的凋亡途径；调节 XBP1	创伤失血性休克肝损伤；肝缺血再灌注损伤；LPS 诱导脓毒症；CLP 诱导感染性/脓毒症休克模型心脏和血管功能、肝肾功能、肠道屏障功能损伤
CHOP	ERS 凋亡通路的关键分子之一，UPR 三条通路都可诱导 CHOP 通路；参与炎症反应调节	创伤失血性休克肝损伤；脑、心、肝、肾缺血再灌注损伤；创伤性颅脑损伤；LPS 诱导脓毒症模型肝、肾、肺、心等多器官损伤；CLP 诱导脓毒症肺损伤；CLP 诱导感染性/脓毒症休克模型心脏和血管功能、肝肾功能、肠道屏障功能损伤
caspase-12	ERS 凋亡通路的关键分子之一；参与炎症反应调节	失血性休克肝损伤；创伤性颅脑损伤；脑、心、肝缺血再灌注损伤；LPS 诱导肝、肺损伤；CLP 诱导脓毒症肺损伤

　　创伤失血性休克可引起机体多个组织器官的 ERS 反应，包括肺、脑、心血管、肝、肾等。对创伤失血性休克小鼠模型的研究显示，ERS 参与了休克引起的肺损伤，其机制与 TLR4 和高速泳动族蛋白 B1（HMGB1）激活有关，抑制 ERS 可减轻细胞凋亡和肺组织损伤的严重程度。多项研究资料证实 ERS 在创伤失血性休克诱导的肝损伤中有重要作用。在对小鼠模型的研究中，发现失血引起肝 ERS 和 UPR 途径的激活，肝组织中 GRP78、ATF6、PERK、IRE1α 和 CHOP 表达明显升高，提示 ERS 介导的凋亡通路在肝损伤中有重要作用。对大鼠模型的研究也有相似的发现，创伤失血性休克后大鼠肝组织中 XBP1s 和 CHOP 的表达上调。另有研究显示，在创伤失血性休克和复苏再灌注时期，与肝细胞损伤同步发生了 ERS，GRP78 表达升高和 UPR 三条信号通路分子的激活，而并未见氧化应激分子的上调。

　　血管功能障碍如血管低反应性是严重创伤和（或）创伤性休克以及多种临床重症都存在的一种血管舒缩功能障碍，是严重创伤性休克等临床重症出现难治性低血压的根本原因，也是机体随之出现 MODS、甚至死亡的主要原因。严重创伤失血性休克引起了血管反应性降低、肝肾组织血流量下降、反映肝肾功能损伤的指标升高，给予 ERS 特异性的抑制剂 4-苯基丁酸（4-phenylbutyrate，4-PBA）能改善血管功能和肝肾功能，实验中也发现，休克早期血管组织中 ERS 标志物并未明显升高，而氧化应激指标明显升高，在晚期 ERS 标志物出现上调。提示创伤失血性休克后 ERS 反应存在组织器官的差异性，且与多种机制相互作用。ERS 介导的凋亡途径也是缺血所致组织器官损伤的重要机制，抑制 CHOP 可减轻失血大鼠的血管损伤和细胞凋亡。

　　创伤性颅脑损伤也会激活 ERS 反应，持续 ERS 参与了神经元损伤，抑制 ERS 可减轻异常蛋白质积蓄和神经功能障碍。在失血性休克、蛛网膜下腔出血和脊髓损伤等引起的急性神经系统损伤中，也证实了 ERS 和 UPR 途径的激活。在爆炸伤引起的神经系统损伤中，发现 CHOP 和胱天蛋白酶-12、胱天蛋白酶-3 增加，钙稳态失衡是诱导 ERS 和的 UPR 途径的重要机制。采用 ERS 调节剂 Salubrinal 处理，可降低 PERK 介导 CHOP 表达上调、抑制细胞凋亡。

　　创伤失血和失血性休克的最有效的治疗措施是液体复苏，但它引起缺血再灌注损伤（ischemia-reperfusion injury，I/R injury）的风险也是明确的。缺血再灌注损伤是指缺血后再恢复血流，组织损伤反而加重的现象。目前多种器官缺血再灌注损伤模型中都证实有 ERS 发生。缺血再灌注损伤可影响内质网的完整性、蛋白质合成和折叠，还可通过氧化应激增强、钙稳态失衡、未折叠蛋白堆积等因素，诱导 ERS 反应、激活 UPR 途径。已证实 ERS 介导的 CHOP 通路参与了小鼠心肌的缺血再灌注损伤，CHOP 缺陷可减轻缺血再灌注损伤小鼠的心肌细胞凋亡。在小鼠肾缺血再灌注损伤模型中，也发现 CHOP 介导的细胞凋亡，提示 CHOP 可能为器官缺血再灌注损伤提供新的治疗靶点。采用4-PBA、N-乙酰半胱氨酸(N-acetyl-L-cysteine,NAC)或牛磺熊脱氧胆酸(tauroursodeoxycholic acid,TUDCA)抑制ERS,能减少内质网中未折叠蛋白的堆积,抑制CHOP、胱天蛋白酶-12和eIF2α的表达水平,抑制细胞凋亡,对小鼠肝缺血再灌注损伤有保护作用。用4-PBA或ATF6-siRNA调节ERS,可抑制小鼠库普弗细胞的促炎反应,抑制肝免疫反应,减轻肝缺血再灌注损伤。对脑缺血再灌注损伤的研究也发现ERS与神经元凋亡有密切关系,脑缺血再灌注后GRP78、CHOP和胱天蛋白酶-12的表达水平变化明显,但具体变化规律和调控机制需进一步研究。

创伤失血是创伤损伤引起急性大量血液丢失的病理过程,伤后失血、休克、组织缺氧、缺血再灌注损伤等因素,都会破坏内环境稳态,影响内质网的结构和功能,导致内质网应激(ERS)发生。适度的ERS是一种抵抗应激的保护性反应,然而严重创伤失血性休克常常导致过度且持续时间过长的ERS反应。众多资料表明,ERS在创伤失血性休克引起的组织细胞损伤和器官功能障碍中有重要的作用,提示抑制ERS可能成为创伤失血性休克后器官功能保护的有效措施。下一步研究需要阐明ERS在创伤失血性休克诱导细胞死亡和器官损伤中的具体机制,探索新的创伤性休克的治疗措施。

二、内质网应激与创伤后脓毒症和感染性/脓毒症休克

脓毒症和感染性/脓毒症休克是临床常见的急危重症,也是创伤患者中晚期常见的并发症和主要死亡原因。它的发病机制复杂,常常引起机体多个器官功能障碍,甚至导致多器官功能障碍综合征。尽管现代医学理论和技术发展迅速,但临床上的治疗效果并未得到明显改善。因此,国内外专家学者一直致力于深入阐明脓毒症和感染性/脓毒症休克发病机制,以期发现新的治疗靶点。近年来,内质网应激与创伤损伤、脓毒症和感染性/脓毒症休克的关系受到广泛关注,ERS在创伤后器官功能损伤中的重要作用得到了越来越多的研究支持。

严重创伤后脓毒症和感染性/脓毒症休克病理过程中,组织损伤、低氧、感染、炎症反应等都会影响内质网稳态,导致内质网应激反应的发生。ERS在创伤后脓毒症的病理进程和器官功能损伤中起重要作用。脂多糖(lipopolysaccharide,LPS)是脓毒症和感染性/脓毒症休克的关键致病因素。注射LPS可引起小鼠肝、肾、肺、心等多器官的GRP78、CHOP和XBP1s蛋白水平上调。应用蛋白组学方法分析脓毒症大鼠肝组织的蛋白变化,发现ERS相关蛋白的异常表达。在LPS诱导的肝损伤中,胱天蛋白酶-12介导了肝细胞凋亡。在LPS诱导的急性肾损伤中,GRP78的表达显著上调,采用siRNA抑制GRP78可改善细胞的增殖能力、减轻细胞凋亡,下调GRP78可影响CHOP、胱天蛋白酶-12、Bcl-2、Bax和NF-κB的表达。

在严重创伤和脓毒症病程中,肺是极易受累的器官。研究通过注射LPS建立急性肺损伤(acute lung injury,ALI)动物模型,结果显示LPS使大鼠肺组织的GRP78、CHOP和胱天蛋白酶-12的表达明显上调。在LPS注射小鼠模型中,也发现ERS和UPR相关标志物的上调,包括GRP78、CHOP、XBP1、ATF6、ATF4和phospho-eIF2α等,给予ERS特异性的抑制剂4-PBA能够减轻LPS引起的炎症反应。细胞水平研究也显示了相似的结果,采用4-PBA或TUDCA抑制ERS,可减轻LPS诱导的人和小鼠支气管上皮细胞凋亡。在采用盲肠结扎穿孔术(cecal ligation and puncture,CLP)建立脓毒症模型的实验中,也证实ERS参与了脓毒症肺损伤,肺组织PERK、eIF2-α、ATF4和CHOP水平升高,采用4-PBA抑制ERS能减轻肺损伤。基因动物实验研究显示,与野生型小鼠相比,胱天蛋白酶-12缺陷小鼠具有更强的抗肺部感染能力。这些研究提示ERS可能是感染引起肺部损伤的一个新的发病机制。

心脏是另一个脓毒症中易受损伤的器官,心肌抑制(myocardial depression)是常见的由脓毒症引起的器官功能障碍。研究显示,脓毒症大鼠心肌组织中ERS的标志物水平上调,包括GRP94、CHOP和胱天蛋白酶-12等,抑制ERS能够恢复心功能、减轻心肌细胞凋亡。对LPS诱导小鼠脓毒症模型的研究显示,心肌组织中ERS相关分子包括GRP78、CHOP、PERK和IRE1的水平上调,给予ERS抑制剂能改善LPS引起的心肌收缩功能损伤。在CLP脓毒症模型的实验中,也证实了心肌

组织中 ERS 激活及其在脓毒症心功能损伤中的作用。

　　严重创伤后出现的血管功能障碍,包括血管低反应性和血管渗漏,对脓毒症和感染性/脓毒症休克的发生发展和转归、特别是疾病救治有着重要影响,也是患者出现难治性低血压和组织器官损伤的重要原因。在 CLP 诱导的感染性/脓毒症休克模型中,休克大鼠的心脏和血管功能、肝肾功能、肠道屏障功能都明显损伤,同时伴随 CHOP、ATF6 和 IRE1α 的表达上调,给予 4-PBA 可抑制 ERS、改善上述器官功能,其机制与抑制 ERS 引起的炎症反应、细胞凋亡和氧化应激有关。ERS 参与了脓毒症休克后血管低反应性的发生,抑制 ERS 可显著恢复血管反应性,其作用机制可能与影响线粒体通透性转换孔开放有关。此外,感染性/脓毒症休克也导致了血管内皮细胞中 ERS 发生,GRP78 和 CHOP 的表达升高,ERS 参与了休克血管通透性升高(血管渗漏)的病理过程,其机制与三磷酸肌醇受体(IP_3R)介导的细胞内 Ca^{2+} 变化和应激纤维形成有关。

　　在脓毒症病程中,失控的炎症反应和免疫功能紊乱是引起组织损伤和细胞死亡的重要原因。大量研究资料表明,ERS 参与了炎症反应和免疫功能的调节,ERS 介导的凋亡途径在脓毒症诱导的免疫细胞死亡中起重要作用。树突状细胞(dendritic cell,DC)是重要的免疫调节细胞,广泛参与固有免疫和适应性免疫的调节。ERS 途径的关键调节分子 XBP1 对树突细胞的发育和生存至关重要,XBP1 敲除使小鼠树突细胞的数量和分泌功能都降低,导入 XBP1 活性片段可促进树突细胞发育。淋巴细胞是机体免疫应答功能的主要细胞成分,它的两种主要类型 T 细胞和 B 细胞的增殖活化和免疫应答都与 ERS 密切相关。急性感染可上调人单核细胞和小鼠 T 细胞中的 XBP1 表达。LPS 刺激 B 细胞增殖分化过程中,同时有 GRP78、GRP94 和 XBP1 的水平升高。而 B 细胞分化为浆细胞并产生分泌免疫球蛋白的过程也需要 XBP1 的参与。脓毒症病程中,大量淋巴细胞凋亡与高死亡率有密切联系。对 CLP 脓毒症小鼠模型的研究发现,ERS 参与了异常淋巴细胞凋亡过程。ERS 可通过多种机制参与炎症反应和细胞凋亡的调节,如钙稳态、活性氧、脱天蛋白酶和 NF-κB。一项研究显示,活化蛋白质 C 对脓毒症的治疗作用,可能与其抑制炎症反应和人血单核细胞凋亡的作用有关。近年来发现,ERS 凋亡通路的关键分子脱天蛋白酶-12 是炎症小体激活的负性调节分子。脱天蛋白酶-12 缺陷对脓毒症有保护作用,而脱天蛋白酶-12 存在会增强对病原体感染的易感性和脓毒症死亡率。CHOP 是 UPR 途径和 ERS 介导的凋亡途径的关键分子。在免疫刺激的巨噬细胞中发现了 ERS 和 CHOP 途径的激活。敲除 CHOP 可减轻 LPS 诱导的器官损伤。CHOP 可通过内质网氧化还原酶(endoplasmic reticulum oxidoreduction,Ero1α)-IP_3R 途径,诱导巨噬细胞凋亡。此外,近年来研究发现,CHOP 在脓毒症中可作为炎症介质参与炎症反应调节。报道显示,脓毒症小鼠的 CHOP 表达升高,CHOP 的作用是放大炎症反应,采用硫化氢(hydrogen sufide,H_2S)治疗能通过 Nrf2 途径抑制 CHOP 表达、提高动物存活率。另一方面,适度的 ERS 能增强免疫功能,如低浓度皮质酮处理,可诱导小鼠腹腔巨噬细胞发生 ERS 和激活 UPR 通路,进而增强巨噬细胞免疫功能。这些资料提示,ERS 途径可能为临床脓毒症免疫功能和炎症反应的调控提供新的靶点。

三、内质网应激在创伤性休克防治中的可能应用

　　严重创伤及其引起的早期失血性休克、晚期脓毒症和感染性/脓毒症休克,都使得机体处于持续的强烈应激状态,内环境稳态破坏,引起内质网应激的发生。内质网作为细胞生命活动和应激反应的关键细胞器,对内外环境变化非常敏感,能够感受到各种刺激因素对细胞微环境的影响,并做出迅速的应答反应,即是内质网应激。适度的 ERS 是一种保护性的反应,对细胞功能状态及存活至关重要,能够通过激活未折叠蛋白反应等途径,促进内环境稳态的恢复,增强细胞的适应能力。但是,刺激因素过强或持续时间过长时,过度的 ERS 可激活细胞凋亡途径,导致组织器官损伤。目前多种人类疾病的病理过程中都证实了 ERS 的发生及其在疾病发生发展中的重要作用,能否通过调控 ERS 反应寻找有效的治疗靶点成为临床专家和研究者关注的问题。

　　近年来围绕调控 ERS 开展了大量的研究工作,获得了可喜的成果。例如,调节 ERS 反应能够稳定蛋白构象、促进突变蛋白转运、改善内质网折叠能力、恢复内环境稳态,提示 ERS 可能为多种

疾病治疗提供新的治疗靶点,包括创伤、失血、休克、脓毒症和缺血再灌注损伤等。以 ERS 主要通路的关键信号分子为靶点,如 PERK、IRE1、ATF6、CHOP 和胱天蛋白酶-12,也显示了对疾病进程的调控作用和对器官功能的保护作用。通过基因技术促进内质网分子伴侣高表达等措施也显示了对细胞的保护作用。此外,通过诱导适度的 ERS 以发挥预适应保护效应,能增强机体对更强应激的抵抗力。这些资料为以 ERS 为靶点探索创伤性休克防治的新措施提供了支持。但是,围绕内质网应激仍有大量工作需要进行,如 ERS 参与疾病病程的确切机制,ERS 与其他细胞器和应激反应之间的交互作用,ERS 在组织器官功能保护和损伤中的作用机制、ERS 调控药物的研发等。这些工作不仅有助于完善疾病发病机制的研究,而且可为疾病预防和靶向性治疗提供新的措施。

参考文献

[1] 甘稼夫,胡畔,刘良明.内质网应激诱导血管反应性降低与线粒体通透性转换孔开放的关系[J].中国病理生理杂志,2013,29(2):231-235.

[2] 胡畔,李涛,丁晓莉,等.GRP78 和 CHOP 蛋白表达增加与脓毒性休克大鼠肺血管通透性改变的关系[J].第三军医大学学报,2013,35(9):854-857.

[3] 林丽,唐朝枢,袁文俊.内质网应激[J].生理科学进展,2003,34(4):333-335.

[4] 申龙健,殷香宇,孔迪,等.内质网应激与细胞死亡[J].神经损伤与功能重建,2015,10(3):230-232.

[5] 姚咏明,祝筱梅.提高内质网应激在脓毒症中作用和意义的认识[J].中国危重病急救医学,2010,22(9):513-515.

[6] 钟河江,蒋建新,王海燕,等.皮质酮诱导小鼠腹腔巨噬细胞发生内质网应激的作用[J].现代生物医学进展,2009,9(7):1233-1236.

[7] 朱娱,吴跃,田昆仑,等.4-苯基丁酸对大鼠脓毒症的保护作用[J].创伤外科杂志,2018,20(7):520-523,527.

[8] 祝筱梅,姚咏明,盛志勇.内质网应激与急性损伤后免疫反应[J].生理科学进展,2009,40(1):51-55.

[9] CEYLAN-ISIK A F,ZHAO P,ZHANG B,et al. Cardiac overexpression of metallothionein rescues cardiac contractile dysfunction and endoplasmic reticulum stress but not autophagy in sepsis [J]. J Mol Cell Cardiol,2010,48(2):367-378.

[10] CHEN X,WANG Y,XIE X,et al. Heme oxygenase-1 reduces sepsis-induced endoplasmic reticulum stress and acute lung injury[J]. Mediators Inflamm,2018,2018:9413876.

[11] DUVIGNEAU J C,KOZLOV A V,ZIFKO C,et al. Reperfusion does not induce oxidative stress but sustained endoplasmic reticulum stress in livers of rats subjected to traumatic-hemorrhagic shock [J]. Shock,2010,33(3):289-298.

[12] HANG B,LIU Y,ZHANG J S,et al. Cortistatin protects myocardium from endoplasmic reticulum stress induced apoptosis during sepsis[J]. Mol Cell Endocrinol,2015,406(5):40-48.

[13] HU X,WANG J,ZHANG L,et al. Postconditioning with sevoflurane ameliorates spatial learning and memory deficit via attenuating endoplasmic reticulum stress induced neuron apoptosis in a rat model of hemorrhage shock and resuscitation[J]. Brain Res,2018,1696(10):49-55.

[14] JIAN B,HSIEH CH,CHEN J,et al. Activation of endoplasmic reticulum stress response following trauma-hemorrhage[J]. Biochim Biophys Acta,2008,1782(11):621-626.

[15] KHAN M M,YANG W L,WANG P. Endoplasmic reticulum stress in sepsis[J]. Shock,2015,44

（4）:294-304.

[16] KOZLOV A V,DUVIGNEAU J C,HYATT T C,et al. Effect of estrogen on mitochondrial function and intracellular stress markers in rat liver and kidney following trauma-hemorrhagic shock and prolonged hypotension [J]. Mol Med,2010,16(7-8):254-261.

[17] LI H,ZHANG X,QI X,et al. Icariin inhibits endoplasmic reticulum stress-induced neuronal apoptosis after spinal cord injury through modulating the PI3K/AKT signaling pathway[J]. Int J Biol Sci, 2019,15(2):277-286.

[18] LIU L,WU H,ZANG J,et al. 4-Phenylbutyric acid reveals good beneficial effects on vital organ function via anti-endoplasmic reticulum stress in septic rats[J] Crit Care Med,2016,44(8):e689-e701.

[19] SODHI C P,JIA H,YAMAGUCHI Y,et al. Intestinal epithelial TLR-4 activation is required for the development of acute lung injury after trauma/hemorrhagic shock via the release of hmgb1 from the gut[J]. J Immunol,2015,194(10):4931-4939.

[20] TENG J,LIU M,SU Y,et al. Down-regulation of GRP78 alleviates lipopolysaccharide-induced acute kidney injury[J]. Int Urol Nephrol,2018,50(11):2099-2107.

[21] THIESSEN S E,VAN DEN BERGHE G,VANHOREBEEK I. Mitochondrial and endoplasmic reticulum dysfunction and related defense mechanisms in critical illness-induced multiple organ failure [J]. Biochim Biophys Acta Mol Basis Dis,2017,1863(10 Pt B):2534-2545.

[22] WEI Y,MENG M,TIAN Z,et alX. Pharmacological preconditioning with the cellular stress inducer thapsigargin protects against experimental sepsis[J]. Pharmacol Res,2018,141:114-122.

[23] WOLPERT A,OBERT D,FREY B,et al. Hepatic topographical changes of endoplasmic reticulum stress and unfolded protein response signaling after hemorrhagic shock and reperfusion [J]. J Surg Res,2018,231:278-289.

[24] XIE W,ZHOU P,SUN Y,et al. Protective effects and target network analysis of ginsenoside rg1 in cerebral ischemia and reperfusion injury:a comprehensive overview of experimental studies [J]. Cells,2018,7(12):E270.

[25] YANG G M,PENG X Y,HU Y,et al. 4-Phenylbutyrate Benefits traumatic hemorrhagic shock in rats by attenuating oxidative stress,not by attenuating endoplasmic reticulum stress [J]. Crit Care Med, 2016,44(7):e477-e491.

[26] YANG Z B,CHEN W W,CHEN H P,et al. MiR-155 aggravated septic liver injury by oxidative stress-mediated ER stress and mitochondrial dysfunction via targeting Nrf-2[J]. Exp Mol Pathol, 2018,105(3):387-394.

临床篇

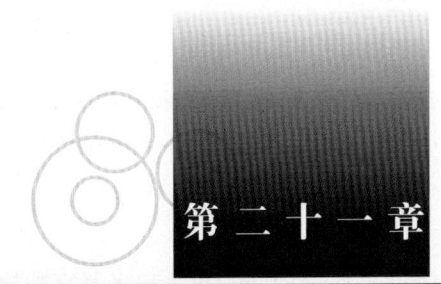

第二十一章 创伤性休克早期诊断与程度判断及监护

姚元章

第一节 创伤性休克的早期诊断

根据询问受伤史,检查患者的意识状态、生命体征,观察皮肤、黏膜颜色等,结合相关的实验室检查及特殊检查结果,创伤性休克的诊断并无困难。但有部分患者在创伤后早期,处于休克的代偿阶段,生命体征变化不明显,临床表现不典型,检查结果无特异性,或是由于医护人员对病情的观察不够仔细,思想认识不足等原因,要对创伤性休克做出及时、准确的判断,往往存在较大的困难。因此,医护人员只有对病情及生命体征进行动态观察或监测,才能做出及时、正确、准确的判断。临床上对休克判断有帮助的指标见表21-1。

表21-1 评估创伤性休克的常用指标

主要指标	正常值	次要指标	正常值
血压	80~120 mmHg	脉压	40 mmHg
脉搏	60~100 次/min	心电图	窦性心律
中心静脉压(CVP)	5~10 cmH_2O	肺动脉楔压(PAWP)	10~22 cmH_2O
心输出量	4~6 L/min	心脏指数	3.0~3.5 L/(min·m²)
尿量	50 ml/h	尿比重	1.010~1.030
动脉血气 PO_2 PCO_2 pH 值	80~120 mmHg 36~44 mmHg 7.35~7.45	BE BB SB	+3~-3 +3~-3 22~27 mmol/L
动脉乳酸盐	1.0~1.5 mmol/L	DIC 相关检查(血小板数、3P 试验等)	
血细胞比容	35%~45%	pHi	7.35~7.45

一、症状与体征

(一)休克早期

有外伤病史、受伤部位疼痛与出血,在发生休克前或休克发生的早期,可能出现轻度兴奋表现,患者意识尚清、口渴、烦躁、辗转不安、言语明显增多、焦虑不安;精神紧张,对外界反应强烈;面色、皮肤苍白,口唇甲床轻度发绀;心率加快(>100 次/min),呼吸频率增加,出冷汗,脉搏细速,血压可骤降,也可略降甚至正常或稍高,脉压缩小,尿量减少。

(二)休克中期

患者表现为烦躁不安,意识模糊或昏迷,呼吸浅快,四肢冰凉,心音低钝、遥远,脉细数速而弱,血压进行性降低,收缩压可低于 50 mmHg 或测不到,脉压小于 20 mmHg,皮肤湿冷或呈花斑样改变,尿少或无尿。

(三)休克晚期

休克晚期表现为弥散性血管内凝血(disseminated intravascular coagulation,DIC)和多器官功能衰竭(multiple organ failure,MOF)。

1. DIC 表现　顽固性低血压,皮肤发绀或广泛出血,大量呕吐咖啡样物,气管内吸出大量血性液体,甲床微循环淤血,血管活性药物疗效不佳,常伴有器官功能衰竭。

2. 急性呼吸功能衰竭表现　吸氧难以纠正的进行性呼吸困难,进行性低氧血症,呼吸急促,口唇发绀,或出现肺水肿和肺顺应性降低等表现。

3. 急性心功能衰竭表现　呼吸急促,口唇发绀,心率加快,心音低钝,可有奔马律、心律不齐。如出现心律缓慢、面色灰暗、肢端发凉,也属心功能衰竭征象,中心静脉压及肺动脉楔压升高,严重者可有肺水肿表现。

4. 急性肾衰竭表现　少尿或无尿、氮质血症、高血钾等水及电解质和酸碱平衡紊乱。

5. 其他表现　创伤性休克患者常有意识障碍,其程度反映脑供血情况;肝衰竭时可出现黄疸,血胆红素增加,由于肝具有强大的代偿功能,肝性脑病发病率并不高;胃肠道功能紊乱常表现为腹痛、消化不良、呕血和黑便等。

二、实验室及特殊检查

1. 实验室检查　休克的实验室检查项目包括:①血常规检查,白细胞增加($>10×10^9$/L),Hb 下降,血细胞比容下降;②血生化异常;③肾功能、尿常规及比重等检查指标异常,如尿素氮与肌酐不同程度增加,尿少而比重低于 1.010;④出、凝血指标检查结果异常(时间延长或指标增高);⑤血清酶学检查和肌钙蛋白、肌红蛋白、D-二聚体等均有不同程度的增加;⑥各种体液、排泄物等的培养、病原体检查阳性等。

2. 血流动力学监测　主要包括中心静脉压(central venous pressure,CVP),肺毛细血管楔压(pulmonary capillary wedge pressure,PCWP;也称肺动脉楔压,pulmonary artery wedge pressure,PAWP),心输出量(cardiac output,CO)和心脏指数(cardiac index,CI)等。在使用漂浮导管进行以上有创监测时,还可以抽取混合静脉血标本进行测定,并通过计算以了解氧代谢指标。

3. 胃肠黏膜 pH 值测定　胃肠黏膜 pH 值(pH value of gastro-intestinal mucosa,pHi)这项无创的检测技术有助于判断内脏供血状况、及时发现早期内脏缺血表现为主的"隐性代偿性休克",也可通过准确反映胃肠黏膜缺血、缺氧改善情况,指导休克复苏治疗的彻底性。

4. 血乳酸浓度　正常值为 0.4~1.9 mmol/L,血乳酸浓度的检测与休克预后有一定的相关性。

5. 感染和炎症因子的血清学检查　检查血中降钙素原(procalcitonin,PCT)、C-反应蛋白(C reactive protein,CRP)、脂多糖(lipopolysaccharide,LPS)、肿瘤坏死因子(tumor necrosis factor,TNF)、血小板活化因子(platelet activating factor,PAF)、白细胞介素-1(interleukin-1,IL-1),有助于快速判断休克是否存在感染、可能的感染类型以及体内炎症反应紊乱状况,间接指导治疗和评价患者的预后。

三、早期诊断策略

创伤性休克的简便诊断方法是:一看(看精神状态与意识变化,皮肤色泽,表浅静脉,毛细血管充盈时间);二摸(摸脉搏,摸肢体温度);三测压(测血压);四尿量(尿量每小时少于 30 ml 即表示循环量不足)。

1. **病史的重要性** 创伤性休克包括创伤失血性休克、心源性休克、神经源性休克等类型,80%以上创伤性休克由于失血引起,受伤史及受伤机制对了解创伤的性质、程度、造成休克的原因以及治疗的措施都非常重要,应详细了解创伤类型,是否有多发伤、挤压伤、重要脏器损伤,是高能量撞击伤还是坠落伤等,有条件时应进行创伤严重程度评分。创伤严重程度评分如简明损伤定级(abbreviated injury scale,AIS)及创伤严重度评分(injury severity score,ISS;也称损伤严重度评分)与创伤性休克的发生有一定的平行关系。

2. **生命体征监测的指导作用** 血流动力学监测对判断休克及程度非常重要,一般认为收缩压低于 90 mmHg,脉压小于 20 mmHg,可初步诊断为休克。但在休克早期,由于机体的代偿机制,或失血、失液速度较慢,血压可能并不降低,甚至可能因创伤应激作用,血压还可能正常或偏高。此时,应高度重视患者生命体征和其他指标的变化,并结合临床表现进行动态评估及连续监测。创伤性休克时脉搏多加快,常超过 110 次/min,且往往出现在血压下降之前,可作为早期诊断的指标之一;脉搏与收缩压的比值(休克指数,shock index,SI)大于 1.0 时,多提示已有休克存在。欧洲《休克与血流动力学共识》一文中,对于病史以及临床表现提示存在休克的患者,推荐经常评估心率、血压、体温和体格检查指标(包括血流低灌注体征、尿量和意识状态)。

3. **症状与体征的辅助作用** 休克早期的意识改变主要为烦躁不安、焦虑或激动、口渴、头晕等。当休克加重(血压降至 50 mmHg 左右)时,精神状态由兴奋转为抑制,表现为目光呆滞,表情淡漠,反应迟钝,意识模糊甚至昏迷。皮肤颜色和温度的观察部位有面颊、口唇和甲床,由红润转为苍白,由温暖转为湿冷是休克的一个重要表现,反映了周围小血管收缩,微循环血流灌注不足。如果口唇或甲床发绀,或毛细血管充盈时间延迟至 1 min 以上,是微循环的血流淤滞之表现,意味着推动微循环血流的动力不足。有时四肢皮肤出现灰白斑,是小血管弥漫性收缩或痉挛的表现。肤色的改变往往出现在血压、脉搏变化之前,而恢复在后。此外,表浅静脉的萎陷,也出现较早,与肤色改变同时存在。

第二节　创伤性休克的程度判断

创伤性休克的严重程度直接关系到患者的下一步治疗,并与患者的预后密切相关,临床实践中,一般根据创伤患者的出血量、病史、血流动力学参数和实验室检查等结果,来判断休克的严重程度。国外根据失血量及占比、血压、脉压、尿量、意识状态等等参数,将创伤失血性休克分为 4级,见表21-2。

表21-2　创伤失血性休克的临床表现及分级

项目	I 级	II 级	III 级	IV 级
失血量/ml	<750	>750 ~ 1 500	>1 500 ~ 2 000	>2 000
失血量/% BV	<15%	>15% ~ 30%	>30% ~ 40%	>40%
脉搏/次/min	<100	>100	>120	>140
血压	正常	正常	下降	下降
脉压	正常或增高	下降	下降	下降
呼吸频率/(次/min)	14 ~ 20	20 ~ 30	30 ~ 40	>35
尿量/(ml/h)	>30	20 ~ 30	5 ~ 15	可忽略不计
CNS/意识状态	轻度焦虑	中度焦虑	焦虑和意识不清	意识不清和昏睡

BV=血容量,CNS=中枢神经系统。

国内学者一般将创伤性休克分为三度:轻度休克、中度休克及重度休克(包括极重度休克)。

一、轻 度 休 克

患者失血量为全身血容量的 15% ~ 30%,患者的意识仍可处于清醒状态,定向能力尚好,但有时可出现激动甚至意识模糊,瞳孔大小及对光反射正常;脉搏≥100 次/min,脉搏强度较正常弱;平卧时可见颈静脉充盈,以手指压迫前额或胸骨部位的皮肤时,苍白可在 5 s 以上才恢复;血压可保持在正常范围或稍低,脉压可较正常值稍低(30 ~ 40 mmHg);尿量 6 ~ 8 ml/10 min(36 ~ 50 ml/h);休克指数 1.0 ~ 1.5。失血量如低于全身血容量的 15%(约 800 ml),机体往往可以代偿,不表现出明显的休克症状。

二、中 度 休 克

患者失血量为全身血容量的 30% ~ 40%。患者表现为烦躁不安、口渴、呼吸急促、言语时有含糊,定向力尚存,回答问题反应慢;瞳孔大小及对光反射仍正常,脉搏明显增快,约 120 次/min 或更快,但脉搏强度较弱;颈静脉充盈不明显或仅见充盈形迹,肢体末端厥冷,手指压迫前额或胸骨部位皮肤引起的苍白 1.5 s 以上恢复。平均动脉压(mean arterial pressure,MAP)在 60 mmHg 左右或收缩压 70 ~ 90 mmHg;尿量 4 ~ 6 ml/10 min(24 ~ 30 ml/h);休克指数 1.5 ~ 2.0。

三、重 度 休 克

患者失血量为全身血容量的 40% ~ 50%。患者意识模糊、丧失定向能力、无法正确对话,也可处于昏迷状态;瞳孔大小可正常,但也可扩大,对光反应迟钝;脉搏快而弱(>120 次/min),不易数清;颈静脉不充盈,前额及胸骨皮肤压迫后始终苍白,肢端厥冷,范围向近端扩大,冷汗;MAP 在 50 mmHg 或收缩压 70 mmHg 以下或测不到,脉压进一步缩小,休克指数>2.0。尿量则更少(<3 ml/10 min 或<18 ml/h)甚至无尿。失血量超过全身血容量的 50% 可认为是极重度休克,脉搏难以触及,无尿,昏迷,重度发绀。

第三节　创伤性休克的监护

休克是严重创伤患者最为常见的表现,也是导致创伤后并发症的重要原因之一。休克可发生在受伤后的任何时间段。因此,对已经休克的患者和可能发生休克的患者,应进行有计划、有目的的监测,以便对病情做出正确的判断,指导患者的治疗。

一、一般情况监测

休克的一般情况监测包括患者的精神状态、皮肤温度、色泽、血压、脉搏、尿量等指标,通过"一看、二摸、三测、四量"的方法实现。精神状态反应的是脑组织血流灌注情况和全身循环状况,是休克监测中的重要参数,包括意识是否清醒,定向能力及反应是否灵敏等。如患者意识状态进行性恶化预示休克程度在不断加重或发生了并发症,预后不良,应及早进行对因治疗,避免意识状态的进一步恶化;相反,意识状态的持续好转是病情好转的标志。皮肤的温度与色泽,则反映的是体表血流灌注情况,一般情况下,休克患者表现为脸色苍白、四肢发冷。动脉血压和脉压的改变,是休克患者最有效、最常用的监测指标,反映血容量丢失和休克严重程度的变化,患者血压下降、脉压缩小是休克患者的较早期表现,休克患者收缩压<90 mmHg,脉压<20 mmHg;严重休克时,血压和脉压明显降低,脉率快而弱,有时用听诊法难以准确测量,在有条件的情况下可采用有创的方法,

进行动脉插管直接测量,其结果更为准确。尿量的监测反映的是肾血流灌注的情况,休克早期尿量一般<25 ml/h,一般说来>30 ml/h 表示病情好转或休克已纠正。

二、休克指数

休克指数(shock index,SI)其实就是测得的脉率与收缩压的比值,即"休克指数=脉率/收缩压"。休克指数正常值约等于0.5。休克时,休克指数>1.0;>2.0 表示存在严重休克,预后不良。

三、生命功能监测技术与方法

通过放置中心静脉导管、漂浮导管、动脉导管等测量平均动脉压(MAP)、中心静脉压(CVP)、肺动脉嵌压(PAWP)、心输出量(CO)等。Swan-Ganz 导管通过热稀释原理测定心输出量是最经典的心功能监测方法,同时还可以测定 CVP、PAWP 和肺动脉压(pulmonary artery pressure,PAP),并通过上述血流动力学参数计算出血管阻力。

1.肺动脉压及肺动脉楔入压 利用 Swan-Ganz 肺动脉漂浮导管经周围静脉最终进入肺动脉,可以测定肺动脉(PAP)和肺动脉楔压(PAWP),并可测定心输出量,了解肺静脉、左心房和右心室舒张末期的压力。正确的 PAWP 测定应在呼气末,此时呼吸的人为影响因素最小。PAP 和 PAWP 监测主要用于评估左、右心室功能,特别是左心室前负荷。也可区别心源性或非心源性肺水肿。PAWP 与左心房内压接近,正常值为 8~12 mmHg,低于 8 mmHg 提示血容量不足,而且较中心静脉压敏感;高于 20 mmHg 可能是左心功能障碍。

2.心输出量(CO)与心脏指数(CI) 通过肺动脉插管和温度稀释法,可以测出心输出量,并计算出心脏指数。了解和检测上述各参数,在抢救创伤性休克患者时,有利于及时发现和稳定异常的血流动力学状态。但 CO 值会随着年龄、性别、身高、体重的不同而有所差异,一般正常值为 4~8 L/min。结合血气分析结果和血红蛋白(hemoglobin,Hb)测定,CO 的测定可计算出动-静脉氧含量差、氧运输、氧耗量和氧摄取率等参数。依据这些参数,能对全身组织器官的血流灌注状态进行综合评估,但不能反映局部组织的血液灌注情况。在 CO 测定的基础上,可根据体表面积计算心脏指数(CI),再结合平均动脉压和中心静脉压(CVP)可推算出外周血管阻力指数(systemic vascular resistance index,SVRI),对区分不同类型的休克有一定的参考价值,如创伤性休克多表现为低排高阻,而感染性/脓毒症休克则常表现为高排低阻。心脏指数的正常值为 3.0~3.5 L/(min·m²);还可按下列公式算出总外周血管阻力:

外周血管阻力指数(SVRI)= 80×[平均动脉压(MAP)-右心房压力(中心静脉压,CVP)]/心输出量

正常值为 100~130 kPa·S/L,或 1 200~2 000 dyn·s·cm⁻⁵·m²。

3.氧输送(DO₂)和氧耗量(VO₂) 循环监测从早年的血压、脉搏、尿量、肤色等简单的临床观察,发展20世纪70年代以来的血流动力学监测,是监测方法学上的巨大进步,但仅此还不够。循环系统的根本功能是向外周组织细胞输送足够氧以满足其代谢需要,因此,考察氧供与氧需是否平衡无疑是了解循环状态的更为深入的监测,并对治疗提出了更高的要求,这种认识是近年循环监测和治疗上又一项有突出意义的巨大进步。

休克时血流动力学监测还可以通过计算氧输送(oxygen delivery,DO₂)和氧耗量(oxygen consumption,VO₂)来明确组织的缺氧情况。先在原来的 CO 情况下通过强心、扩容措施,逐渐地提高 DO₂,观察 VO₂ 的反应。当 VO₂ 随 DO₂ 而相应提高时,称作"氧供依赖性氧耗",反映 DO₂ 不能满足机体代谢需要,提示应继续努力提高 CO 以免发生机体缺氧,直至 VO₂ 不再随 DO₂ 升高而增加为止。所以,DO₂是指单位时间里(每分钟)心脏通过血液向外周组织提供的氧输送量,它是由 SaO₂、Hb 和 CO 三者共同决定的,计算公式为:

$$DO_2 = 1.34 \times SaO_2(动脉血氧饱和度) \times Hb(血红蛋白) \times CO \times 10$$

正常机体的 DO_2 与代谢状态密切相适应,正常情况下,成人 DO_2 约为 1 000 ml/min。氧耗量(VO_2)又可称整体氧耗量,是指单位时间全身组织消耗氧的总量,它决定于机体组织的功能代谢状态。

$$VO_2 = [CaO_2(动脉血氧含量) - C_{\bar{v}}O_2(静脉血氧含量)] \times CO \times 10 \approx CI \times 1.38 \times Hb \times (SaO_2 - S_{\bar{v}}O_2)$$
$$[ml/(min \cdot m^2)]$$

正常值为 110 ~ 180 ml/(min·m²)。

正常生理状态下,DO_2 与 VO_2 互相匹配维持组织氧供需平衡。在发热、感染、器官功能增强或高代谢等状态时,组织细胞氧摄取量增加,氧耗量也随之增加。

四、中心静脉压监测技术与方法

休克时监测中心静脉压(CVP)对了解有效循环血量具有重要意义,可通过颈内静脉插管至上腔静脉或从大隐静脉至下腔静脉等方法来实现。CVP 代表了右心房或者胸腔段腔静脉内压力的变化,在反映全身血容量及心功能状况方面一般比动脉压要早;CVP 的正常值为5 ~ 10 cmH_2O,受循环血容量、静脉血管张力、右心室排血能力、静脉回流量及胸腔和心包内压力等因素的影响。当 CVP<5 cmH_2O 时,提示右心充盈欠佳或血容量不足;高于 15 cmH_2O,则预示右心功能不全或右心负荷过重;CVP 超过 20 cmH_2O 时,则表示存在充血性心力衰竭。临床实践中,通常进行连续测定,动态观察其变化趋势以准确反映右心前负荷的情况。如 CVP 和动脉压均低,且尿量少,说明血容量不足,应继续快速补充血容量;如 CVP 接近正常或偏低,动脉压正常,尿量增加,说明血容量已接近正常,应放慢补液的速度;如 CVP 及动脉压均偏高,且尿量已正常,说明输液已过量,应限制输液量并可适当利尿;当 CVP 升高而动脉压偏低,尿量少,说明右心排血功能不全,应限制补液量并消除病因。

五、血气分析及血乳酸监测技术与方法

1. 动脉血氧及二氧化碳分压　休克的发展及严重程度常与动脉血气改变一致。通过动脉血气分析来监测休克患者全身氧代谢和酸碱平衡情况,对掌握患者病情发展有重要的参考意义。正常 PaO_2 为 80 ~ 100 mmHg;75 ~ 80 mmHg 为轻度低氧血症;60 ~ 75 mmHg 为中度低氧血症;低于 60 mmHg 则为重度低氧血症。休克早期 PaO_2 可在正常范围,一般随休克的加重,PaO_2 也进行性降低,当低于 20 mmHg 时,脑组织即不能从血液中摄取足够的氧。休克时由于代偿性过度通气,血 $PaCO_2$ 可低于正常水平。由于组织缺血缺氧,血 pH 值常降低,但有时因过度通气,$PaCO_2$ 下降,即使血乳酸水平增高,有明显的代谢性酸中毒,pH 值仍可能不低,在分析时应加以注意。在监测血气的同时,应注意电解质的改变。休克时血电解质往往发生显著改变,不仅可加重休克,还可影响治疗的效果。常见的改变主要有血钾和血镁升高,血钠降低。但在分析电解时,应注意排除血液稀释和血液浓缩的影响。

2. 碱缺失　碱缺失是血气分析结果中重要的一项参考指标,不但可反映全身组织的酸中毒情况,还能准确反映休克的严重程度和复苏程度。与创伤后 24 h 内晶体和血液补充量相关,碱缺失加重与进行性出血大多有关。碱缺失增加而病情似乎平稳的患者需细心检查有无进行性出血。碱缺失可分为三度:轻度(-5 ~ -2 mmol/L),中度(-14 ~ -6 mmol/L),重度(≤-15 mmol/L)。碱缺失与患者的预后密切相关,碱缺失的值越低,多器官功能障碍综合征(MODS)发生率、死亡率和凝血功能障碍的概率越高,住院时间越长;碱缺失 ≤-15 mmol/L,则有生命危险。

3. 混合静脉血氧分压　此指标反映了组织耗氧的状态,故混合静脉血氧分压(partial pressure of oxygen in mixed venous blood,$P_{\bar{v}}O_2$)可作为组织缺氧程度的一个指标。临床上监测动静脉氧分

压及其差值($PaO_2-P_{\bar{v}}O_2$)则可了解组织对氧的利用情况。混合静脉血即肺动脉血,它所引流的组织包括了来自上腔、下腔静脉和冠状静脉窦的血液回流至肺动脉而混合的血,其真正反映了全身静脉的氧分压,即 $P_{\bar{v}}O_2$ 正常均值为 39 mmHg。在维持 $P_{\bar{v}}O_2>75\%$ 时,通过输注晶体和胶体液可以改善组织血流灌注,维持氧供需平衡,使各项生理指标逐渐恢复正常,此时没必要输血。根据 $P_{\bar{v}}O_2$ ≤75% 进行输血可能比血红蛋白值更敏感和精确。

4. 血乳酸测定　休克时,因缺血、缺氧,乳酸(lactic acid,LA)产生增多,同时肝代谢乳酸的能力下降,因此测定血乳酸(blood lactic acid)水平可从一个侧面反映组织血流和代谢状态。乳酸正常值为 2.0 mmol/L(120 mg/L)以下。休克时,乳酸水平不超过 4.0 mmol/L,患者救治的成功率高,预后好;如超过 8.0 mmol/L,则死亡率高达 90%。但血乳酸水平有时并不与休克严重程度相平行,乳酸升高也不一定反映组织缺氧状态,而可能与疾病有关,如肝疾病或中毒等。因此,在休克时,连续监测血乳酸水平的改变,测定乳酸/丙酮酸比值(正常为 10:1),可更好地反映细胞氧代谢的变化。

六、凝血功能监测技术与方法

严重创伤性休克时,有发生弥散性血管内凝血(DIC)的危险。复苏时大量输血输液也可能出现凝血和纤溶系统功能障碍,因此,有必要监测凝血纤溶系统的功能状态。常用的检测指标除血小板计数和出凝血时间外,还有凝血酶原时间(prothrombin time,PT)、白陶土部分凝血活酶时间(kaolin partial thromboplastin time,KPTT)、纤维蛋白(原)降解产物[fibrin(fibrinogen)degradation products,FDP]等。PT 正常值为 12.0 s±0.5 s,延长 3 s 以上即为异常,凝血酶原、凝血因子Ⅴ、Ⅷ、X 缺乏伴有纤维蛋白原减少可使之延长;KPTT 正常值男性为 37.0 s±3.3 s,女性为 37.5 s±2.8 s,超过正常值 7~10 s 即为异常,反映凝血因子Ⅰ、Ⅱ、Ⅴ、Ⅷ、Ⅸ、Ⅺ和Ⅻ减少 10%~20%;血液中纤维蛋白原正常为 5.9~11.8 μmol/L,若低于 4.4 μmol/L,应警惕 DIC 的发生;FDP 正常为 0~12 mg/L,DIC 时常常大于 40 mg/L。

七、胃肠黏膜 pH 值监测技术与方法

胃肠黏膜 pH 值(pHi)监测是休克时组织血流灌注和预后的重要指标之一,与其他指标相比,pHi 能够更好地反映局部组织血流灌注和缺血的状态。由于胃肠道是休克时最易发生缺血缺氧的器官,而且复苏后其血液循环和血流灌注的恢复也较其他组织缓慢,因此,监测 pHi 在某种程度上可反映组织器官血液循环和缺血缺氧的变化情况,特别是在发现隐性代偿性休克方面有重要的作用。pHi 测定最简单的方法是采用 pH 微电极直接进行检测,但不实用,目前临床上检测 pHi 前期采用间接方法,包括胃张力计导管法、胃张力测定仪法和胃管法等,只要能够获得胃肠黏膜内组织间液的 HCO_3^- 和 PCO_2,即可利用公式计算出胃黏膜内的 pH 值。pHi=6.1+log[HCO_3^-]a·PCO_2SS×0.03)。大量实验和临床研究表明,pHi 能够较敏感地反映胃肠黏膜缺血和代谢改变。有资料显示,低血容量性休克后,pHi 先于动脉血 pH 值降低,并与休克的严重程度相一致,而且循环血流动力学恢复后,pHi 仍持续低于伤前水平。ICU 中创伤性休克危重患者的死亡率与其入院时和入院后 24 h 内过低的 pHi 有关。此外,pHi 还可用于复苏效果的判断。

八、肾功能监测技术与方法

急性肾损伤(acute kidney injury,AKI)是创伤性休克常见和多发的并发症,监测肾功能改变对 AKI 的早期发现、诊断和防治都具有重要的意义。临床常用的监测指标是尿量和尿比重等。肾血流灌注充分时,每小时尿量约 50 ml,休克时由于肾血流灌注不足可使尿量降至 20 ml/h,甚至无尿。休克复苏时,观察尿量对判断治疗的效果有重要的参考价值。如在充分补液的情况下仍无尿或尿量很少,提示很可能存在严重的肾功能障碍。休克时,尿比重≥1.020 呈高渗尿时,提示肾血

流灌注不足,但肾的尿液浓缩功能尚好;如尿比重≤1.010呈等渗和(或)基本低渗时,则表明已存在肾功能损伤。此外,对尿液进行镜检,检查有无管型的存在,有助于判断肾功能损伤和明确肾小管坏死和AKI的诊断。

九、其他监测指标

1. 感染和炎症因子的血清学检查　通过血清免疫学检测手段,检查血中降钙素原(PCT)、C反应蛋白(CRP)、念珠菌或曲霉菌特殊抗原标志物或抗体,以及LPS、TNF、PAF、IL-1等因子,有助于快速判断休克是否存在感染、可能的感染类型以及体内炎症反应状况。

2. 舌下黏膜二氧化碳分压　有研究表明,舌下黏膜二氧化碳分压(sublingual carbon dioxide partial pressure,Psl-CO_2)改变与组织氧合状态具有良好的相关性,随着休克加重,Psl-CO_2升高,休克纠正,Psl-CO_2降至正常;并发现Psl-CO_2与动脉血乳酸变化呈高度一致性。因此提出,连续性监测Psl-CO_2对休克复苏具有指导意义。

3. 肠黏膜毛细血管氧合血红蛋白饱和度　用光纤导管置于胃内,用反射分光镜测定肠黏膜毛细血管氧合血红蛋白饱和度(oxygenated hemoglobin saturation,SgO$_2$)。已知SgO$_2$和混合静脉血氧饱和度(S$_{\bar{v}}$O$_2$)与pHi的相关性很好。

参考文献

[1]杜明华,潘菲,宋海楠,等.战伤大出血及失血性休克研究进展[J].临床急诊杂志,2017,18(10):719-721.

[2]高铁梅,吴冰清,茆顺翠,等.血乳酸监测对创伤失血性休克患者预后的评估[J].山西医药杂志,2017,46(13):1596-1598.

[3]黄养能,李涤病,方贤土.动态监测血乳酸水平对判断创伤性休克预后的意义[J].现代实用医学,2004,16(7):409.

[4]贾赤宇,陈璧.创伤性休克的新概念[J].中华损伤与修复杂志:电子版,2016,11(6):405-407.

[5]江霞,梁志平,邓炳青,等.PICCO监测技术在重症休克患者中的应用[J].护理实践与研究,2017,14(17):8-10.

[6]李智.创伤性休克组织灌流与细胞氧合作用的监测[J].国外医学:创伤与外科基本问题分册,1997,18(4):193-196.

[7]林家聪,林明强,吕有凯,等.动态监测血乳酸评估失血性低血容量性休克病人预后的临床价值[J].中西医结合心脑血管病杂志,2018,16(13):1932-1934.

[8]凌海华.脉搏指示连续心排量监测技术在重症医学科休克患者中的临床应用[J].吉林医学,2018,39(9):1763-1764.

[9]刘良明.创伤失血性休克早期救治规范解读[J].创伤外科杂志,2017,19(12):884-887.

[10]刘运良,钟伟.创伤与失血性休克的早期诊治[J].实用医学杂志,2007,23(21):3403-3404.

[11]王子琪.呼气末二氧化碳分压监测用于预测休克患者容量反应性的临床研究[D].保定:河北大学,2018.

[12]韦刚.外伤失血性休克的急诊诊治分析[J].世界最新医学信息文摘,2017,17,(92):200.

[13]魏传亭,聂玉红.创伤性休克的监测体会[J].山东医药,2000,40(6):56.

[14]吴健锋,管向东.欧洲重症协会"休克与血流动力学共识"解读[J].中华重症医学电子杂志,2016,2(2):110-114.

[15]姚亚宾,秦宇红.创伤性休克监测指标及意义[J].创伤外科杂,2015,17(2):191-193.

［16］于夕兰,林月华,毕宏政.创伤性休克的早期诊断及处理［J］.中国骨伤,2000,13(8):484.

［17］张墨云.PICCO 监测在多种休克治疗中的应用现状［J］.中国城乡企业卫生,2015,30(4): 26-29.

［18］张鹏,闫波,高素珍.血清降钙素原对感染性休克的早期诊断及预后评估意义［J］.实用医药杂志,2017,34(2):119-121.

［19］中国医师协会急诊分会.创伤失血性休克诊治中国急诊专家共识［J］.中华急诊医学杂志, 2017(12):1029-1038.

［20］ALAM H B,PUSATERI A E,KINDZELSKI A,et al. Hypothermia and hemostasis in severe trauma: a new crossroads workshop report［J］. J Trauma Acute Care Surg,2012,73(4):809-817.

［21］HOLANDA M S,DOMÍNGUEZ M J,LÓPEZ-ESPADAS F,et al. Cardiac contusion following blunt chest trauma［J］. Eur J Emerg Med,2006,13(6):373-376.

［22］JENSEN A R,HUGHES W B,GREWAL H. Secondary abdominal compartment syndrome in children with burns and trauma: a potentially lethal complication［J］. J Burn Care Res,2006,27(2):242-246.

［23］KAMOLZ L P,ANDEL H,SCHRAMM W,et al. Lactate: early predictor of morbidity and mortality in patients with severe burns［J］. Burns,2005,31(8):986-990.

［24］MATSUYAMA S,MIKI R,KITTAKA H,et al. Preoperative fluid restriction for trauma patients with hemorrhagic shock decreases ventilator days［J］. Acute Med Surg,2018,5(2):154-159.

［25］POVOAS H,P,WEIL M,H,WANG T,et al. Comparisons between sublingual and gastric tonometry during hemorrhagic shock［J］. Chest,2000,118(4):1127-1134.

［26］IVERS E,NGUYEN B,HAVSTAD S,et al. Early goal - directed therapy in the treatment of severe sepsis and septic shock［J］. N EngL J Med,2001,345(19):1368-1377.

［27］SOLLER B R,ZOU F,RYAN K L,et al. Lightweight noninvasive trauma monitor for early indication of central hypovolemia and tissue acidosis: a review［J］. J Trauma Acute Care Surg,2012,73(2 Suppl 1):S106-S111.

［28］VELMAHOS G C,WO C C,DEMETRIADES D,et al. Early continuous noninvasive haemodynamic monitoring after severe blunt trauma［J］. Injury,1999,30(3):209-214.

［29］WAXMAN K,WONG D H,O'NEAL K. Early diagnosis of shock due to pericardial tamponade using transcutaneous oxygen monitoring［J］. Crit Care Med,1987,15(12):1156-1157.

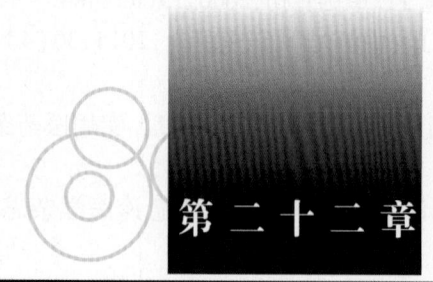

第二十二章 创伤性休克现场急救

屈纪富

严重创伤后患者有 3 个死亡高峰,分别是:①即刻死亡,指在严重创伤瞬间死亡,约占 50%;②早期死亡,是指创伤后数分钟或数小时死亡,约在 30%;③晚期死亡,是指严重创伤后数天或数周死亡,约在 20%。其中创伤性休克是严重创伤的早期救治的重点和关键,及时有效的现场急救有助于显著降低其死亡率,具有至关重要的意义。

研究表明,出血导致的死亡是一个重大的全球性问题,其中美国每年有超过 6 万人死亡,估计全球每年死亡人数有 190 万人,其中 150 万人是创伤造成的,占全球死亡总人数的 9%。由于创伤影响了相当多的年轻人,这 150 万人死亡导致了近 7 500 万的寿命损失年。重症创伤出血除了因为休克等原因直接增加短期死亡率,其最初的出血性损伤中存活的患者功能预后也较差,显著增加了长期死亡率。因此,如何提高创伤性严重出血的存活率是全世界共同面临的挑战,是医药卫生领域极为重要的焦点和难点问题。

第一节　创伤性休克的病理生理学变化

创伤性休克是在剧烈的暴力打击,重要脏器损伤、大出血、大量体液渗出,毒素的分解吸收基础上,附加疼痛、精神刺激等因素而造成的休克。常见原因包括创伤所致大血管破裂,腹部损伤引起的肝、脾破裂,胃十二指肠出血,大面积烧伤,复杂性骨折,挤压伤,颅脑损伤。

一、发病基础

不同类型的休克都具有共同的发病基础,即有效循环血量减少。而机体有效循环血量的维持由 3 个因素决定:①足够的血容量;②正常的血管舒缩功能;③正常心泵功能。各种病因均通过这 3 个环节中的一个或几个来影响有效循环血量,继而导致微循环障碍,引起休克。即临床常见的创伤性休克始动环节包括:血容量减少、血管床容量增加、心泵功能障碍等 3 个环节,但最常见的还是血容量减少。未控制的创伤出血是潜在的可预防的首位死亡原因,失血性休克是严重失血导致的低血容量性休克,如果不停地出血,死亡很快就会发生;另外,创伤患者也可能发生心源性休克(心脏压塞、张力性气胸和心脏钝性损伤)、神经源性休克(脊髓损伤)和脓毒症性休克(通常由于后期感染引起)。

休克的病理生理学改变包括微循环改变、体液代谢改变、炎症介质释放、重要器官继发性损害。但人们用了不止一个世纪的时间才理解严重创伤出血性休克的病理生理学机制及免疫反应。早期的理论认为创伤性休克是由神经系统功能障碍或从缺血组织释放的毒素引起的,该理论最终招致反驳并被新的观点所替代,即失血导致氧供不足并激活一些旨在保持重要器官血流灌注的稳态机制。直到现在,在细胞、组织及整个器官水平发生的上述复杂事件以及休克引起的血流灌注不足和创伤导致的组织损伤等病理过程已变得很清晰。

二、微循环变化特点与分期

创伤性休克根据微循环变化特点,一般将病程分为休克早期(缺血性缺氧期、代偿期)、休克期(淤血性缺氧期、失代偿期)、休克晚期(微循环衰竭期、难治期)。

1.休克早期　微循环是组织摄氧和排出代谢产物的场所,其变化在休克发生、发展过程中起重要作用。休克时,全身的循环状态包括总循环血量、血管张力和血压等发生了一系列变化。受其影响,微循环的状态也出现了明显变化,并有功能障碍。在休克早期,由于总循环血量降低和动脉血压的下降,有效循环血量随之显著减少。此时机体通过一系列代偿机制,选择性地收缩外周和内脏的小血管使循环血量重新分布,以达到保证心、脑等重要器官有效血流灌注的目的。由于此时组织缺氧尚不严重,若能积极治疗,休克状态常能逆转。

2.休克期　如果休克的原始病因不能及时清除,组织缺血缺氧持续存在,休克将继续发展进入失代偿期。微循环内动静脉短路和直接通道进一步开放,组织的血流灌注更为不足,细胞严重缺氧。微循环内则出现广泛扩张、血液滞留、毛细血管网内静水压升高、通透性增强等现象。由于血浆外渗、血液浓缩和血液黏稠度增加,进一步使回心血量降低,心输出量减少,以致心、脑器官血流灌注不足,休克加重。血压进一步下降,导致失代偿性低血压。

3.休克晚期　病情继续发展且呈不可逆性。微循环内淤滞的黏稠血液在酸性环境中处于高凝状态,红细胞和血小板容易发生聚集并在血管内形成微血栓,甚至引起DIC。由于组织得不到有效的血流灌注,细胞严重缺氧后溶酶体膜发生破裂,溢出多种酸性水解酶,后者则引起细胞自溶并损害周围其他细胞,以致组织及器官乃至多个器官受损,功能衰竭。

在组织水平,血容量不足和血管收缩导致血流灌注不足,肾、肝、肠道及骨骼肌等终末器官损伤,导致多脏器功能衰竭。在极度失血时,无脉导致脑和心肌血流灌注不足,几分钟内出现脑缺氧和致命性心律失常。出血也引起全身血管内皮剧烈变化。在出血部位,内皮和血液协同作用促进血栓形成。然而,氧债的积累和儿茶酚胺激增最终会因全身内皮细胞糖萼层破坏而导致所谓的血管内皮病。

在细胞水平,出血后,当氧输送不能满足有氧代谢的氧需求时,创伤性休克就会发生。在这种氧输送依赖性状态,细胞转变为无氧代谢。氧债增加后,乳酸、无机磷酸盐、氧自由基开始积聚。损伤相关分子模式(damage associated molecular pattern,DAMP,或警报分子)(如线粒体DNA、甲酰肽等)释放引发全身炎症反应。由于ATP供应减少,细胞失去稳态,最终会因坏死、凋亡或凋亡性坏死而死亡。

随着创伤出血和休克,血液中适应性和非适应性改变皆会发生。在出血部位,凝血级联和血小板被激活,形成止血栓。远离出血部位则是纤溶活性的增加,这推测是为了预防微血管血栓形成。但是,糖萼脱落引起过高的纤溶酶活性和自体肝素化可导致病理性纤溶亢进和弥散性凝血功能障碍。然而,将近一半的创伤患者存在高凝型纤溶停止。血小板耗竭、因贫血引起血小板聚集减少、血小板活性降低等均可导致凝血功能障碍并增加死亡率。医源性因素可进一步加剧活动性出血患者的凝血功能障碍。过度的晶体液复苏稀释携氧能力和凝血因子浓度。输注冷盐水会加剧出血、能量储存衰竭及环境暴露引起的热量丢失,还导致凝血级联相关酶的功能下降。最后,过度输注偏酸性晶体液加重由血流低灌注引起的酸中毒,并进一步损害凝血因子的作用,导致低体温、酸中毒和凝血功能障碍为一体的致死性三联征。

严重创伤和出血后有明显的基因反应。既往,普遍认为患者对严重损伤和休克的最初反应,即全身炎症反应综合征(systemic inflammatory response syndrome,SIRS)是很强的,随后便是免疫抑制,称为代偿性抗炎反应综合征(CARS),然后最终得以恢复。如果有任何并发症,另一个SIRS/CARS周期可再次启动。然而,损伤后不久,促炎症和抗炎症固有免疫基因上调的同时,适应性免疫基因下调。没有并发症的患者中,这些反应恢复期很快会恢复到基线水平,而有并发症患者其

469

反应更强烈,回到基线更缓慢。

第二节　创伤患者的紧急救治准备

　　理想的情况下,正如在美国外科医师协会创伤委员会(American College of Surgeons Committee on Trauma,ACSCOT)出版的《创伤患者救治资源》所描述的,应当在我们国家的每一区域建立创伤系统。如果有这个系统,最佳特征之一就是基于可利用的资源和患者需求制订救治和转运程序。各级治疗人员都应知道哪种类型的患者在哪个特定的机构能够得到治疗,当确定一名重症创伤患者需要后续处置或其需求超出了急诊救治能力,就应及时启动创伤救治绿色通道,以安全有效地转运到相关救治单元进一步处置。

　　创伤患者最初时间是救治的黄金小时,此时对于创伤患者良好预后有极大的影响。这个黄金小时的概念并不是指60 min,而是明确患者是否需要立即进行生命或者肢体的救治,从而取得良好预后所需的时间。对某些患者,这个时间窗也许就是几分钟(如气道有问题的患者);对其他患者,也许就是在数小时(如没有出血的外周血管损伤患者)。大约60%的创伤死亡发生在这个关键阶段。有研究表明,评估和复苏不充分将使可预防的死亡率达到35%。对于创伤患者的诊疗计划应该贯穿于患者的院前处置和入院后处置的整个过程之中。在患者来院之前就必须做好院前人员的相关培训计划和方案,明确现场哪些步骤应该做而哪些可以不做。具体可参照美国国家急救医学技师(emergency medical technicians,EMTs)协会的院前创伤生命支持(pre-hospital trauma life support,PHTLS)课程。在每一个地区,必须对于如何转运患者、转运至何处以及转运什么样的患者做出决定。最好将患者转运到一个专门的或指定的创伤救治中心,若没有,至少要运送到一个对于严重创伤患者具有救治能力的医院。部分院前准备工作包括训练院前急救人员获取需要救治患者的信息资料,包括事故过程、环境、损伤机制和患者既往医疗病史等情况是非常重要的,而院前可能是获取这些信息的唯一途径。院前准备工作应建立患者检伤分类系统,以确保能够将患者转运到正确的医院进行救治。院前人员能够查明患者的损伤机制以及严重程度。根据以往制定的标准来决定患者是否需要转运到创伤中心或者其他急诊室。对创伤进行检伤分类非常重要,特别是当有大量创伤患者时。所有的创伤系统应做好应对大批量患者或灾难事件的准备工作。

　　另外一个需要准备的地方是医院。必须充分地预见到患者来的时候可能出现的情况并提前做好相应的决定及应对措施,参与救治的医师应该熟悉复苏区,并且复苏区内必须有良好的医疗设备。当严重创伤患者来到的时候决定呼叫哪位医师也非常重要。当严重创伤患者到来时,医院应该建立各种机制确保救治人员及时到达,这些人员不仅包括医师,同时应该包括那些受过专门技能训练的人员,包括护理、实验室检查、放射检查以及呼吸循环支持等方面的救治。

　　准备工作还应该包括保护救治人员避免传染性疾病。应包括通用的预防措施,如面罩、眼罩、防护服、护腿、手套等,这样可以使接触含有潜在传染性疾病的体液的机会降到最低。

第三节　创伤性休克的现场评估

一、现场检伤分类

　　现场检伤分类是指快速、准确地评估患者损伤程度和所需的恰当医疗服务级别的过程。其目标是转运所有重伤的患者到可以提供合适救护的医疗服务机构,同时避免不必要的转运非重患者到创伤中心。总体而言,使用检伤分类工具应该注意:宁愿检伤不足(增加灵敏度),即使其存在鼓励过度检伤(降低特异性)的风险。根据美国外科医师学会,5%检伤不足比例是可以接受的,而接受过度检伤率可以高达50%。

创伤患者院前检伤分类是否合适取决于很多因素,包括事件的性质、患者数量、可用资源、转运时间和院前人员的判断。例如,对机动车辆事故中多个患者检伤分类包括确定哪些患者受伤最严重,并确保立即被转运往创伤中心。大规模人员伤亡事件可致当地医疗资源严重不足,此时创伤救护优先次序要做改变。在这种情况下,优先救护最有可能生存的患者;不能生存的严重患者优先级应降低,因为他们所消耗的资源与救治结局不成比例。

评分系统的建立对院前救护人员检伤分类有帮助作用。理想的院前检伤分类工具要求:使用简便、不同的临床医师使用时结果一致、准确区分严重伤和轻伤。评分系统主要基于事故类型、救护人员、可用资源和急诊医疗服务(emergency medical service,EMS)主管的偏好等,目前并没有一个最好的评分系统。大多数评分系统纳入多种标准来区分严重伤和轻伤,包括:生理(如血压升高,意识水平)、解剖(如长管状骨骨折、烧伤面积)、损伤机制(如坠落高度,行人被汽车撞击)、年龄和伴随疾病。

在过去的20年中,创伤专家已经建立了多种院前检伤分类评分系统。大多数包括神经、呼吸和循环等功能的简单评估。这些检伤分类评分工具包括院前指数(prehospital index,PHI)、修正创伤评分(revised trauma score,RTS)、创伤严重度评分(injury severity score,ISS;也称损伤严重度评分)、CRAMS评分[代表5个参数的英文字头,即C(circulation)循环,R(respiration)呼吸,A(abdomen)腹部,M(motor)运动,S(speech)语言]和MGAP[创伤机制(mechanism)、格拉斯哥昏迷评分(Glasgow coma score,GCS)、年龄和收缩压评分(age and arterial pressure score)]。

其中PHI评分应用收缩压、脉搏、呼吸和意识4个生理指标作为评分参数,若有胸或腹部穿透伤,另加4分。<3分为轻伤,3~7分为中伤,>7分为重伤。是目前院前检伤评分体系中最好的一种定量分类法,国际广泛应用。GCS是根据患者睁眼、言语、运动对刺激的不同反应给予评分,从而对意识状态(中枢神经系统损伤程度)进行判定,总分15分,最低3分,8分以下可判定昏迷,分数越低则昏迷程度越深。ISS评分为身体3个最严重损伤区域的最高简明损伤定级(abbreviated injury scale,AIS)分值的平方和,AIS是对器官、组织损伤进行量化的手段,按照损伤程度、对生命威胁性大小将每处损伤评为1~6分。ISS评分范围为1~75分,如果单区域评分达6分,总体评分则直接为75分。通常ISS≥16分为严重创伤,此时死亡风险为10%,随着评分升高死亡风险增加。TRISS评分是一种以伤后生理参数变化(RTS)、ISS和年龄(A)3种因素为依据的结局评估方法。以存活概率(survival probability,Ps)反映患者结局,通常认为Ps>0.5的患者可能存活,Ps<0.5者存活可能性小。

野战人员创建了简单检伤分类和快速治疗(simple triage and rapid treatment,START)院前分诊系统用于确定哪些患者需要立即进行确切性救治和转运。START系统可依次观察患者行动、呼吸、血流灌注和意识状态来进行伤情评估,该系统设计简单、易于使用,适用于时间上不允许进行综合评价的大规模伤亡事件的检伤分类。

急救人员的判断也是检伤分类的重要组成部分。一项观察性研究发现,由经验丰富的城市急救人员识别危重创伤患者,其评估准确性几乎与3个常用的评分系统一致。另一项观察性研究的结果表明:院前人员可以使用创伤检伤分类工具准确地区分出严重创伤患者。

大规模人员伤亡事件院前检伤分类包括标记系统。在美国广泛使用的医疗急诊分诊标签(METTAG™)系统可能是最为有名的。该系统采用彩色编码的标签来区别不同的患者,并指定其检伤类别:黑色为死亡,红色为严重伤,黄色为重伤,绿色则为轻患者。

美国疾病控制和预防中心(US Centers for Disease Control and Prevention,CDC)制定了大规模人员伤亡检伤分类的指南,以促进其处置的一致性。CDC根据现有证据和专家共识制订的SALT路径(排序、评估、救命干预、治疗和运输),其纳入了多个检伤分类系统中的变量。

无论采用哪种检伤分类系统,所有的院前救护人员都必须熟悉所选用的系统,必须定期进行练习,以保证掌握相关知识和技能。到达现场后首先要做3件事情:

其一,对于每一个人来说,达到创伤事故现场的第一件要做的事情就是评估现场。

其二,区别多发性患者事件和大规模伤亡事件(mass casualty incidents,MCIs)。在MCI中,首先要做的应是挽救最多的患者,而不是集中所有资源在损伤最严重的患者身上。

其三,一旦完成简单的现场评估,就应将注意力转向评估个体患者。在资源允许的情况下,通过关注危重患者,开始评估和处理过程。重点应该放在以下几个方面,顺序如下:

第一,可能导致死亡的情况。

第二,可能导致丧失肢体的情况。

第三,所有其他不威胁生命和肢体的情况。

根据损伤的严重程度,受伤的患者数量,以及与收治机构的距离,不威胁生命或肢体的情况可以暂时不用处理。但是严重创伤出血和休克患者应及早进行有效的救治,尽快处理危及生命的创伤。

二、初级评估

救治严重多系统创伤的患者,首先应迅速确定和处理危及生命的情况。90%以上的创伤患者都是简单损伤,仅累计一个系统(比如,一个肢体的骨折)。对于单个系统创伤的患者,有时间进行彻底地初级评估和次级评估。对于严重损伤的患者,救护人员不能仅作初级评估。应该强调快速评估、启动复苏和转运到合适的医疗机构。这并不是不再需要院前处理,而是意味着院前处理应该完成得更加迅速、更加有效,并在到达收治机构的途中完成。

应该常规确定救治顺序和对威胁生命的损伤进行初始评估。因此,需要熟记初级评估和次级评估的内容,理解评估和治疗的顺序。缺乏充足的组织氧供是致死性损伤的最常见的病理基础,并会导致无氧代谢。而产能减少伴随无氧代谢被称为休克。正常代谢包括3个必须的部分:①红细胞在肺中的氧合;②将红细胞运输至全身细胞;③将氧传递给细胞。初级评估活动致力于纠正前两部分的问题。

(一)初步印象

初级评估开始时,应该对患者的呼吸、循环和神经系统情况进行局部或全身评估,以确定明显或者重要的外部问题,例如供氧不足、循环障碍、出血或严重畸形。当接近患者时,院前救护人员应该观察患者呼吸是否正常,是清醒还是昏迷,是被动运动还是自发活动。一旦到达患者旁边,应该首先询问患者:"发生了什么事情?"如果患者可以用完整的句子表达清晰的意思,院前救护人员就可以推断出患者的呼吸道是通畅的。有效的呼吸功能有助于维持语言功能,充足的大脑血流灌注和正常的神经功能,在这种情况下,患者生命就不存在立即威胁。

如果患者不能够回答上述问题,就应该开始详细的初级评估确定威胁生命的问题。通过询问以下问题(例如:"你在哪里受的伤?"),进一步评估呼吸道的通畅性和观察呼吸功能。快速检查桡动脉搏动有助于院前救护人员评估呼吸活动的表现、质量和频率(非常快、非常慢或者基本正常)。通过观察皮肤颜色和毛细血管血流再灌注,救护人员可以同时感觉到皮肤的温度和湿度。患者合适的语言反应决定其意识和心理水平。然后,从头到脚快速扫描患者,通过收集初级评估的初始数据寻找出血体征。通过完成这些事情,就完成了快速、整体地观察患者,前几秒应该完成患者整体状况的全身检查和评估,确定可能威胁生命的情况。获得的信息有助于确定救治顺序,将患者损伤和情况的严重程度进行分类,并确定哪些损伤或者情况需要优先处理。在15~30 s内获得患者整体情况的初步印象。

对患者是否当前或者马上将处于危机情况和患者的整体情况进行评估初建立初步印象。全身检查和初步印象将为决定是否需要额外的资源[例如高级生命支持(advanced life support,ALS)]提供必要的信息。如果用直升机转运患者合适的话,就应该决定用直升机转运。延迟决定使用额外资源只会增加现场耽搁的时间。早做决定将会最终缩短现场耽搁的时间。一旦获得患者情况的初步印象,就应该进行初级评估,除非存在并发症需要更多的救治和评估。

初级评估的过程一定要迅速。以下介绍了初级评估的特殊内容和理想状态下处理患者的先后顺序,包括:气道管理和颈椎固定(A)、呼吸(通气)(B)、循环和出血(C)、丧失功能(D)、暴露/环境(E)。

1.第一步——气道管理和颈椎固定

(1)气道快速检查患者的气道,确定是否通畅(开放和干净),有没有堵塞的危险存在。如果气道受累,应当立即开放,初期使用人工方法(抬下颌压额头),如果需要,应清除血液、体内物质和异物。最后,在设备和时间允许的情况下,使用机械通气(经口,经鼻,经声门上通气,或者气管插管)或经气管壁的方法(经气管壁穿刺通气)。

(2)颈椎固定和初级创伤培训中所学的内容一样,在脊椎损伤被确定排除前,每个创伤的患者都应该考虑脊椎损伤。因此,当确定气道开放后,应该考虑颈椎损伤的可能性。由于脊椎骨折时会发生脊椎压迫,所以过多的移动会导致或加重神经损害。解决的方案是当气道开放和进行必要通气时,用手保持患者的颈部处于中间位置。但这并不意味着上述气道维持过程不适用。相反,意味着在进行上述过程中应该保护患者的脊椎不进行不必要的移动。在预防早期颈椎损伤后,患者的整个脊椎应该被固定。患者的整个身体必须被保护成一条直线。

2.第二步——呼吸(通气) 是将氧气有效的运输至患者的肺部。

(1)评估患者呼吸(通气)的状况。低氧源于肺通气不足,并会导致患者组织缺氧。一旦患者的气道开放,可以根据下列情况评估患者呼吸(通气)的状况。

1)检查患者是否有呼吸。

2)如果患者无呼吸(窒息),在继续评估前立即开始通过面罩给氧辅助通气。

3)确定患者的气道是通畅的,持续辅助通气,并且准备经口,经鼻或经声门上通气,插管,或者提供其他方式的机械通气保护。

4)如果患者有呼吸,估计呼吸的频率和深度,判断患者是否获得足够的空气,并评估氧供情况。确保吸入氧气浓度维持在85%以上。

5)快速观察患者的胸部起伏,如果患者有意识,通过听患者说话来评估他或她是否能够不费力地讲出完整的句子。

(2)呼吸频率可以分为以下5个水平。

1)窒息:患者没有呼吸。

2)慢:小于12次/min。患者呼吸频率下降,提示脑部缺氧。如果患者呼吸频率低于12次/min,说明患者需要面罩辅助通气。进行辅助通气的面罩时需要进行额外供氧,氧气浓度不低于85%,或者吸入氧分数不低于0.85。

3)正常:12~20次/min。如果患者呼吸频率在12~20次/min,说明呼吸正常,但依然需要救护人员密切观察患者状况。

4)快:20~30次/min。如果呼吸频率在20~30次/min,需要密切观察患者的情况是否会进一步恶化。患者肺内二氧化碳的增多或者是氧气的减少都会导致呼吸频率的加快。如果患者呼吸异常,需要查明原因。呼吸加快说明组织缺氧。缺氧导致无氧呼吸,进一步导致组织内二氧化碳的增加。机体感觉到CO_2增多,从而加快了呼吸频率。因此,呼吸频率的加快提示患者需要更好的血流灌注或更多的氧气。在全面评价患者的整体状况之前,要维持血氧饱和度不低于85%。需要关注患者通气是否充足,防止情况进一步恶化。

5)非常快:大于30次/min。呼吸频率高于30次/min提示患者缺氧,无氧呼吸,甚至发生酸中毒。需要立即使用辅助通气设备,例如氧浓度高于85%的呼吸装置。查找呼吸频率加快的病因,明确是否因为氧供问题或者是红细胞的运送问题所致。一旦明确病因,则应迅速采取相应措施。

如果患者发生通气障碍,需要暴露胸部,观察呼吸状况并快速触诊。听诊肺部是否有异常、降低或者消失的呼吸音。张力性气胸,脊髓损伤或者颅脑创伤等会阻碍通气。应该在初级评估时确定这些损伤,并立刻启动通气支持。评价患者的呼吸状况时,需要同时评价呼吸的频率和深度。一个患者的呼吸频率可能正常(16 次/min),但是呼吸深度却明显减弱。相反,患者可能呼吸深度正常,但是呼吸频率加快或减慢。呼吸的频率和深度共同影响患者的呼吸状况。

3.第三步——循环(出血和灌注) 救治患者的下一步是评价患者的循环状况。氧合红细胞没用被运送至组织细胞对患者来说是无益的。在创伤患者的初级评估中,必须确定和控制外部出血。救护人员通过估计患者的心输出量和组织血流灌注量,从而获取整体评估印象。

(1)止血:初级评估要确定和控制外部出血。止血包括在循环系统的评估中,因为大量出血会导致死亡率增加。止血至关重要,因为每个红细胞都很重要。处理创伤患者最重要的就是快速止血。除非出血被控制,否则初级评估无法继续进行。万一发生外部出血,救护人员应在将患者运转至手术室之前,采用压迫止血的方法控制大出血。初级评估时应开始止血,并贯穿于转运途中。救护人员需要助手来协助通气和止血。如果怀疑内出血,应该立即对患者的胸部和腹部进行视诊及触诊。还有骨盆触诊,因为骨盆往往是内出血的地方。骨盆骨折的患者需要立即进行运送,如果可能要使用抗休克裤。如果骨盆不稳定,需要向静脉快速输注温暖的液体。许多院外出血难以控制。因此院前救治需要立即将患者运送至有条件的医疗机构,并在手术室快速止血。

(2)灌注:通过检查搏动、皮肤的颜色、温度和湿度以及毛细血管血流再灌注时间,可以确定患者的整体循环状况。

4.第四步——功能丧失 评估和纠正影响氧气运输至肺和影响全身循环的因素后,初级评估的下一步就是评估脑功能。确定患者的意识水平(level of consciousness,LOC)以及是否有可能存在缺氧。

在排除缺氧之前,院前救护人员可以通过患者的意识不清、易激惹、好斗和不配合等行为推断缺氧。大多数患者生命受到威胁时都希望得到救治。如果患者拒绝,则可能存在问题。当救护人员出现时,患者感到恐惧了吗? 如果这样就要努力建立信任。如果环境中没有危险因素,就要考虑患者出现这样表现的生理原因,确定和治疗可逆损害。在评估的过程中,病史有助于确定患者自受伤以来是否有过意识丧失,会是哪种物质导致的中毒,患者之前有过什么情况会导致 LOC 下降和行为异常。

院前救护人员应该警惕 LOC 下降的以下 4 种原因。

其一,大脑缺氧(缺氧、缺血导致)。

其二,神经系统损伤。

其三,药物或乙醇过量。

其四,代谢紊乱等(糖尿病、癫痫、心源性休克)。

颅脑损伤的伤情轻重不一,国际上较通用的一种方法是依据格拉斯哥昏迷评分(GCS)所作的伤情分类法(表 22-1)。GCS 检查包括 3 部分:睁眼、言语、运动。分值范围 3~15 分。轻型颅脑损伤 GCS 14~15 分。可能出现意识丧失,但通常很短暂(<10 min)。这类患者尽管 GCS 分值很高,也可能会有颅内病变,需要密切观察 24 h;中型颅脑损伤 GCS 9~13 分。这类患者需要严密监护,可能需要更多有创治疗;重型颅脑损伤 GCS 3~8 分。这类患者死亡率、病残率都很高,需要住重症监护室。

表 22-1 格拉斯哥昏迷评分

睁眼反应(E)	语言反应(V)	肢体运动(M)
4 分:自然睁眼	5 分:回答正确	6 分:遵嘱动作
3 分:呼唤睁眼	4 分:回答错误	5 分:定位动作
2 分:刺痛睁眼	3 分:可说出单字	4 分:刺激回缩
1 分:刺激无反应	2 分:可发出声音	3 分:疼痛屈曲

睁眼反应(E)	语言反应(V)	肢体运动(M)
C 分:肿胀睁不开	1 分:无任何反应	2 分:刺激伸直
	T 分:插管或气切无法发声	1 分:无任何反应
		P+分:肢体瘫痪

注:昏迷程度以 E、V、M 三者分数加总来评估,得分值越高,提示意识状态越好,14 分以上属于正常状态,8 分以下为昏迷,昏迷程度越重者的昏迷指数越低分,3 分多提示脑死亡或预后极差

5.第五步——暴露/环境 早期脱去患者衣服,暴露肢体,便于发现所有受伤部位。有种说法是"越是没有暴露的部位,越可能是受伤最严重的部位",可能并不一定正确,但最好做一个完善的全身检查。而且衣服上可能沾上血,难以辨别。检查完毕后,救护人员可以将其衣服重新穿上以保温。尽管暴露肢体检查患者是必需的,必须注意由此带来的低体温等严重问题。只有必须要暴露的部位才可以暴露。一旦患者转移到温暖的抢救设施中,完成了全面的检查,应尽快覆盖患者肢体。

脱去患者衣服的数量和患者受伤的情况有关。一般来说是尽可能最大限度地暴露身体。救护人员在脱去患者衣物时没有必要害怕,因为这是抢救必不可少的步骤。有时候,患者可能会遭受多种创伤,如枪伤后又遭遇车祸。如果检查患者不够全面,一些致命伤可能就会被忽视。检查没有完成前不要对伤口进行处理。对于受害者衣物的处理要格外小心,以防止破坏犯罪证据。

三、次 级 评 估

次级评估是对患者从头到脚的评估。当初级评估完成时,威胁生命的危害已经确定和处理,在开始复苏之后,次级评估的目的是确定初级评估中没有确定的项目。因为在初级评估中已经确定了所有致命因素,所以次级评估就是确定不太严重的问题。因此,初级评估后严重创伤的患者应该尽快转运,不应该在现场进行静脉置管或次级评估。

(一)次级评估的要点

次级评估利用"看、听、感觉"的方法来评估患者的全身各部位。除了一次性全身视诊之外,还要进行全身的听诊和触诊,院前救护人员要仔细检查患者全身。救护人员应该一个区域接着一个区域的确定损伤和纠正问题,从头开始,到脖子、胸部、腹部和四肢,其中包括详细的神经检查。下面几句话包涵了整个评估过程的精髓。

看,不仅仅是看。

听,不仅仅是听。

感觉,不仅仅是触摸。

1.看 看的定义是利用眼睛仔细地观察,去发现。听是利用听力仔细的检测。检查患者时,要为制订计划获得足够的信息。救护人员不能只是单纯的运输患者,而要尽可能提高患者的生存率。

检查全身皮肤。

注意观察内出血和外出血的体征,如腹肌紧张,四肢张力增高和增大的血肿。

注意检查软组织损伤,包括擦伤、烧伤、血肿、刺伤等。

注意检查骨骼畸形和血肿。

注意皮肤异常的压痕和颜色。

注意一切不正常表现。

2.听 注意患者呼吸时发出的不正常声音。

注意听诊胸部是否有异常声音。

注意全肺的呼吸音是否相等。

听诊颈动脉和其他血管杂音。

注意其他血管杂音，以防止存在血管损伤。

3. 感觉　在一定区域内小心地移动骨骼。注意是否有骨擦音，疼痛和异常活动。

触诊全身，注意是否有不该发生的移动，是否有柔软感，患者是否有压痛，哪里能触及脉搏，哪里触及不到血管搏动，是否可以触及所有的搏动。

（二）重要体征

次级评估要对患者的脉搏、呼吸频率进一步评价，因为这些可能会发生显著变化。要尽快对重要的体征进行定量的测量和检测，对四肢感觉情况进行评估，在初次检查得出结论之前不能结束上述评估。后续救护人员应该视情况，从首次救护人员哪里获得重要的生命体征信息，避免延迟。在初期处理严重多系统创伤的患者时，脉率、呼吸频率和血压的准确"数字"并不是十分重要。因此，可以在完成患者的复苏和固定之后，再准确测量这些数字。

一系列重要的体征包括血压、脉率、呼吸速率（包括呼吸音）和肤色及体温。每 3~5 min 就要记录 1 次，而当患者状况发生明显变化时则要随时记录。

（三）病史

次级评估的一个重要部分就是病史。由于患者可能是意识不清、可能是麻醉或其他药物吸收后的继发性损害或者可能是简单的意识混乱，常常无法取得对损伤事件的回顾，在院前救治人员离开前应当向他们询问，因为他们通常了解事件发生的情况，经常能够提供损伤机制的细节。

便于记忆的 SAMPLE 对基本的病史要素做了描述，这是由芝加哥库克县医院（Cook County hospital in Chicago）的 Freeark 和 Baker 制定的，国际创伤生命支持学会（International Trauma Life Support，ITLS）培训课程也采用这个方法。

S：症状（symptoms）。

A：过敏史或变态反应（allergies）。

P：既往病史和手术史（past medical history and surgical history）。

L：上一餐饮食情况（last meal）。

E：与创伤相关的事件和环境（environment and incident related to trauma）。

患者症状是重要的临床诊断线索，也是评估病情的重要依据。但应注意其信息可能并不与伤情完全匹配，紧急情况下其获取也并不完整。受伤部位一般都发生疼痛；但神经系统受伤后失去知觉甚至意识；并发深度休克时患者常不自诉疼痛。伤后 2~3 d 疼痛可缓解；如果反而加剧，常因并发感染加重。各部位的组织器官伤后发生功能障碍，可出现相应的症状。例如：颅脑伤后可有意识障碍、肢体瘫痪等；胸部伤后除了胸痛，还可有呼吸困难、咳嗽、咯血等。

药物过敏史的信息清楚就可以避免变态反应的发生。患者接受治疗的药物不仅表明患者其他的慢性病情况，而且这些药物会影响患者对休克的生理反应。β 受体阻滞剂、洋地黄和钙通道阻滞剂使创伤患者心率不能增加并掩饰血容量不足。抗惊厥药或硝酸甘油类药物的使用史应当提示有由于创伤事件引起癫发作或者心脏病发生的可能性。要确定免疫接种情况，尤其是破伤风。既往疾病和手术有时可以解释现在发现的一些情况，陈旧性风心病的心脏杂音和胸部创伤后急性杂音有着不同的表现。因为药物和血糖水平，上一次就餐的时间对糖尿病患者非常重要，或者对有可能呕吐或误吸的患者也非常重要。

与创伤相关的事件及环境因素对评估都是非常重要的。对创伤机制的了解能提供有关可能的损伤类型的有价值的信息，常关系到创伤的病变，例如：刺伤的伤口小而深度超过口径，腹部刺刀伤的外口不大，却可使内脏破裂。又如：从高处直身坠落，足着地时身体前屈，可发生肢体骨折，还可发生脊柱骨折。车祸伤、跌落伤、职业伤和娱乐过程中的损伤通常导致钝性伤。与车祸相关的有用的信息包括速度、减震装置（安全带和安全气囊）的使用、碰撞方向、弹出情况、车辆变形、方向盘和挡风玻璃情况；损伤类型经常和碰撞的方向有关，从车内摔出发生头和脊柱损伤非常常见，但是任何损伤都有可能发生,这不仅取决于撞击的方向,而且还取决于着地和着地速度。小汽车(自行车和摩托车)撞击行人往往导致多种损伤,包括下肢骨折和头部、躯干损伤。

枪伤的损伤类型和程度取决于武器到被伤害人的距离、子弹的质量和速度(动量)、身体损伤的区域。烧伤可能会伴有烟雾和其他有害物质的吸入,从而导致气道不通畅或者一氧化碳中毒等严重问题。环境、开放的或封闭的空间、燃烧的物质都会对患者产生影响。化学火焰和塑料制品的燃烧可能导致特别严重的吸入性损伤而难以治疗,在这些例子中病史是非常重要的。

继发于寒冷气候下的低体温可能是一个严重的问题。甚至在温度适度的情况下由于饮酒或者使用其他药物、湿衣物、不活动而不能保温而引起低体温。

导致患者损伤的危险物同样也会对医务工作者造成伤害。每一地区或社区卫生保健系统必须意识到来自他们所在区域的化学物质、毒素、放射性物质的潜在危害,并且可能需要治疗。急诊室的工作人员必须准备适当的解毒药品和防护设施。地区性毒物控制中心(Regional Poison Control Center)是获取这些信息的有价值的资源。

(四)头部检查

检查患者的头部,是否有擦伤,挫伤,骨骼不对称,出血,面部骨缺损,眼睛异常,以及外耳道,嘴巴和下颌有无异常。检查头部时应该按照以下步骤。

第一,检查头发看是否有软组织损伤。

第二,检查瞳孔对光反射,瞳孔是否等大,对称,形状是否异常。

第三,触诊面部骨骼,看是否有压痛或者异常活动(特别是对于无法对面部损伤进行影像学评估的患者)。

(五)颈部检查

检查颈部看是否有擦伤,挫伤,如果有异常要对此采取相应措施。触诊可以发现患者是否有皮下气肿等。颈部无压痛可以排除患者有颈椎损伤,但是有压痛时常常提示骨折,错位或者韧带损伤。进行触诊时要小心,维持脊柱的中立位,使躯体保持一条直线。

(六)胸部检查

因为胸廓比较强壮、有弹性,可回弹,因此它在创伤中可以吸收一部分能量。为了检查潜在的伤情,需要仔细对胸廓进行视诊以确定是否有畸形、矛盾运动、擦伤等。另外,抢救者还需要对夹板固定、胸廓两侧是否对等,肋间隙、锁骨上窝和胸骨上窝是否有凹陷等进行仔细检查。

例如,胸骨挫伤可能是心脏受伤的唯一征象。胸骨旁的刺伤可能导致心包压塞的发生。从前面第4肋间隙到侧面第6肋间隙,再到后面第8肋间隙画线是心脏在体表的上界投影。在这条线以下发生的穿透损伤可能导致胸腹腔的联合损伤。

除了眼和手,听诊器是院前急救的抢救者最重要的用来检查胸部的工具。一般患者是仰卧位,所以能听诊的部位只有前面和侧面。在这种体位下,要能够辨别出呼吸音是否减弱。胸骨骨折很可能会导致严重的潜在肺挫伤。胸部的任何压伤都可能导致气胸。呼吸音的减弱或消失提示气胸,张力性气胸或者血胸。后面听到的湿啰音提示肺挫伤。心包压塞的特点是心音遥远。然而由于抢救和转运途中往往噪声很大,所以很难听清楚。皮下气肿可以通过触诊检查出来。

(七)腹部检查

腹部的检查和其他部位的检查一样,也是从视诊开始。擦伤或者淤血提示潜在的损伤。对于脐周的腹部必须仔细检查,尤其是有类似安全带体征的患者。50%的具有这种体征的患者可能伴随肠管损伤。腰椎骨折可能也会有安全带体征。

检查腹部也包括触诊每个象限看是否有压痛、腹肌紧张和包块。当触诊腹部时,抢救者要注意患者是腹部松软或者腹肌紧张。如果发现腹部压痛,那么就没必要进一步触诊了。因为进一步再触诊的话得不到更多的信息,反而会使患者感觉难受,并且延误后送时机。类似的,腹部听诊并不能在触诊的基础上对评价患者而言获得更多信息。

（八）盆腔检查

盆腔主要是视诊和触诊。首先视诊观察是否有擦伤、挫伤、开放性骨折,异常肿胀。骨盆骨折可能导致严重的内出血,使患者情况迅速恶化。

在进一步评估患者时,触诊只需要进行一次即可。因为触诊可能加重出血,因此这种检查只能进行一次。触诊的具体方法是首先用手掌根部由前向后压迫耻骨联合,然后向中心挤压髂嵴,看是否有异常活动和疼痛。任何骨盆稳定性的异常都提示有骨盆出血的可能。

（九）背部检查

对背部进行检查以评估伤情。这种评估最好是在将患者滚动到平板上时进行。胸部后面可以对患者的呼吸音进行听诊,同时可以检查脊柱是否有压痛和畸形。

（十）四肢检查

对四肢的检查是从上肢的锁骨和下肢的骨盆开始的,一直到达肢体的最远端。每个独立的骨骼和关节都要检查,看是否有畸形、血肿、瘀斑、压痛和反常运动。怀疑骨折时要进行固定,直到进行影像学检查。同时检查肢体远端的循环、运动和感觉神经的功能。如果肢体是固定的,那么固定后应该检查脉搏、运动和感觉。

（十一）神经检查

像之前的其他检查一样,在第二步评估中,神经检查要进一步细化。GCS 的计算,运动和感觉的评价,瞳孔反射的检查都包括在内。当检查患者的瞳孔时,要检查两侧瞳孔大小和对光反射是否一致。一小部分人的瞳孔是不同于正常人的(两侧不等大)。即使是这种人,他们的瞳孔对光反射也应该是类似的。瞳孔对于光线反射的速度不一样,可以认为两侧瞳孔不对等。昏迷患者的瞳孔不等大提示患者有颅内高压或者是动眼神经受压,这些是由于脑水肿或者是颅内血肿迅速扩大导致的。直接的眼睛损伤也可以导致瞳孔的不等大。

对神经反应的总体检查可以发现四肢感觉是否缺失,以明确是否需要进一步检查。整个脊柱,也就是整个人都需要固定。这时候就需要平板、颈托、头板和皮带。只固定颈部和头部是不够的。如果没有固定身体,那么身体的移动就会导致身体和头部之间发生错位,进一步导致脊髓损伤。因此,对整个脊髓的保护时时刻刻都很重要。

四、持续评估

当初级评估和复苏性抢救完成时,要继续对患者进行监测,生命体征需要重新评估,当转运延迟时,需要在现场对患者进行多次评估。不断地对患者进行重复评估,可以早期发现新出现的伤情。特别要注意患者体征是否发生明显变化,当患者情况发生变化时,就要及时的重新评估。

换句话说,持续对患者进行检测有助于发现前期评估时可能忽略的问题。患者的体征常常并不明显,通过视觉和听觉对患者进行仔细观察可以获取很多信息。保证收集信息的全面性比信息怎么收集更重要。重新评估应该尽早而全面地进行。在延迟转运时对患者的监护在后面将进行详细的描述。

总之,评估是救治患者的基础。对于创伤患者和其他危重患者,评估是所有处理决定和转运决定的基础。评估的首要目的是确定患者当前的状况,通过评估建立病情的整体印象,并且获取患者呼吸、循环和神经系统的基本情况。其中初级评估前准备工作非常重要,是接手患者即应开始进行的评估,检查气道、呼吸、循环、神经功能障碍、显露/环境(ABCDE),并同时进行复苏。初级评估及其配套的初步复苏完成后,应该进行次级评估,包括从头至脚的完整的检查和详细的体格检查。作为次级评估的补充应该包括更为复杂的诊断检验。次级评估同样需要进行反复评估以免遗漏任何创伤。最后,需要对复苏和诊断检验结果进行评估,并继续对创伤患者确定进一步恰当的治疗方案。一个重要的概念是,次级评估是连续的,并且在患者的评估过程中可能要反复几次进行持续评估。

为减少在现场所花费的时间,需要快速且有效地完成以上这些步骤。除非转运需要固定,患者被困或存在其他并发症阻碍早期转运,否则危重患者应尽早离开现场,缩短现场耽搁的时间,迅速将患者转运合适的医疗机构。成功的评估和干预需要有扎实的创伤生理学知识基础,并能够迅速有效地执行完善的处理预案。

第四节　创伤性休克的临床特点和诊断

不同部位出血有其相应的表现,而不同程度出血其临床表现也各不相同,严重时表现为创伤性休克。但患者在不同阶段其临床表现不尽相同,其病情轻重也各不相同。创伤性休克患者可按临床表现进行不同的分期和分级。早期识别失血性休克和迅速采取措施止血是拯救生命的关键,因为从发病到死亡的中位时间仅为 2 h。迅速控制出血来源、恢复患者的血管内容量和携氧能力,使休克的深度和持续时间得到限制,同时偿还积累的氧债,以期氧债在休克变得不可逆转之前得到偿还。

一、创伤性休克临床分期

创伤性休克临床分期如下。

1.休克代偿期　患者表现为精神紧张或烦躁、面色苍白、手足湿冷、心动过速、过度换气等。血压可骤然降低(如大出血),也可略降,甚至可正常或轻度升高,脉压缩小。尿量正常或减少。此期如果处理得当,休克可以得到纠正;若处理不当,则病情发展,进入休克抑制期。

2.休克抑制期　患者出现意识淡漠、反应迟钝,甚至昏迷、口唇发绀、冷汗、脉搏细数、血压下降、脉压更小。严重时,全身皮肤黏膜明显发绀,四肢湿冷,脉搏不清、血压测不出,无尿,代谢性酸中毒等。皮肤黏膜出现瘀斑或表现为消化道出血,提示已进展至 DIC 阶段,最终导致 MODS 的发生。

二、创伤性休克临床分级

创伤性休克临床分级见表22-2。

表 22-2　创伤性休克临床分级

临床表现		轻度	中度	重度	极重度
血液丢失/ml(%)		<750(15)	>750~1 500(15~30)	>1 500~2 000(30~40)	>2 000(>40)
意识		意识清、焦虑	意识清、表情淡漠	意识模糊、反应迟钝	昏迷,呼吸浅不规则
口渴		口干	非常口渴	极度口渴或无主诉	无反应
皮肤黏膜	色泽	面色苍白、肢端稍发绀	面色苍白、肢端发绀	皮肤发绀、可有花斑	极度发绀或皮下出血
	温度	四肢温暖或稍凉	四肢发凉	四肢湿冷	四肢冰冷
血压		SBP 80~90 mmHg,脉压<30 mmHg	SBP 60~80 mmHg,脉压<20 mmHg	SBP 40~60 mmHg	SBP<40 mmHg
脉动		有力,<100 次/min	脉细数,>100~120 次/min	脉细弱无力	脉搏难以触及
心率		<100 次/min	>100~120 次/min	>120 次/min	心率快、慢不齐

续表 22-2

临床表现	轻度	中度	重度	极重度
体表血管	正常	毛细血管充盈迟缓	毛细血管充盈极度迟缓	毛细血管充盈极度迟缓
尿量	尿量略减	<17 ml/h	尿量明显减少或无尿	无尿
休克指数	0.5 ~	1.0 ~	1.5 ~	>2.0

休克指数(shock index,SI)是脉搏(次/min)与收缩压(mmHg)的比值,是反映血流动力学的临床指标之一,可用于失血量粗略评估及休克程度分级。SI 的正常值为 0.5~0.8,SI 增加的程度与失血量呈正相关性。

三、创伤性休克的诊断

创伤性休克的诊断标准:①有休克的诱因,即受伤病史;②意识障碍;③脉搏>100 次/min 或不能触及;④四肢湿冷、胸骨部位皮肤指压阳性(再充盈时间>2 s);皮肤花斑、黏膜苍白/发绀;尿量<0.5 ml/(kg·h)或无尿;⑤收缩压<12 mmHg;⑥脉压<4 mmHg;⑦原高血压者收缩压较基础水平下降>30%以上。

创伤性休克的诊断不难,但关键是早期识别,特别是代偿期的判断极为重要。血压降低是休克最常见、最重要的临床特征,但若临床发现休克做出诊断,则必然耽误和影响其治疗效果。创伤失血性休克的快速识别主要是根据致伤机制、组织血流低灌注临床表现以及血乳酸水平等临床指标。建议临床医师联合使用患者生理指标、损伤解剖类型、损伤机制以及患者对初始复苏的反应对患者出血程度进行综合评估。

失血性休克的表现,特别是隐匿性出血来源,往往是难以辨别的。在大多数患者中,强健的代偿机制使低血压成为休克的一个不敏感指标,直到患者的失血量超过30%(表 22-2)。提示为休克的更敏感的临床表现包括焦虑、呼吸急促、外周脉搏微弱、四肢冰冷伴皮肤苍白或花斑。

鉴于休克类型的诊断直接关系到治疗措施的选择。常见休克类型包括感染性/脓毒症休克、过敏性休克和神经源性休克、低血容量性休克、心源性休克、梗阻性休克。这些休克的共性是血流动力学发生异常,鉴别的关键是导致休克的原因、休克的特点。创伤性休克最常见原因是低血容量性休克,但临床上部分病例可同时伴有多种原因,应注意甄别,对难以鉴别的休克可采取诊断性治疗(对治疗的反应性)。

在最初的评估中,应该确定出血的潜在来源。在创伤患者中,四肢来源的出血在休克发生之前是明显的,但严重出血后可能不再出血。此外,大腿近端和腹膜后可以容纳大量的血液,在最初评估时可能并不明显。创伤患者腔内出血的来源包括胸部、腹部及骨盆。使用胸片、骨盆片、腹部创伤超声重点评估(focused assessment with sonography for trauma,FAST)及 CT 等检查可快速评估这些部位是否有潜在的出血。

四、创伤性休克的影像学检查和监测

存在血流动力学不稳定者(对容量复苏无反应),应尽量限制实施诊断性的影像学检查。腹部创伤超声重点评估(FAST)是一种重要的检查方法,但其阴性并不能完全排除腹腔内和腹膜后出血。对怀疑存在出血的患者,如果血流动力学稳定或对容量复苏有反应,应考虑进行 CT 扫描。对于严重创伤的患者,不能根据 FAST 评估结果来决定是否需要进行 CT 扫描。

对以下情况应进行全身 CT 扫描(部分患者还需要动态复查):交通伤、高空坠落伤、受力部位不清楚、创伤、严重钝性创伤或多发伤的成年患者。不建议对儿童创伤患者常规进行全身 CT 扫描,应根据临床判断限制 CT 扫描区域,确保仅对必要部位进行 CT 扫描。

虽然 CT 在危重患者病情评估的应用非常普遍,但只能在出血来源仍然不确定、患者情况经初始复苏已经稳定下来后才开始进行。通常情况下,严重出血患者更佳的快速干预是既是诊断性又是干预性的措施,如手术探查、血管造影栓塞或胃肠镜检查等。

有效的监测可以对创伤失血性休克患者的病情和治疗反应做出正确、及时的评估和判断,以利于指导和调整治疗计划,改善患者预后。创伤失血性休克患者伤情常具有隐匿性、变化快、进展快等特点,因此,在严密动态观察临床表现的同时,须尤其强调对前述重要指标进行动态监测和评估。

第五节 创伤性休克的现场急救程序

创伤性休克的现场急救程序内容包括:①气道管理(A:airway);②呼吸支持(B:breathing);③循环支持(C:circulation);④神经功能缺失的防治(D:disability);⑤疼痛及温度管控(E:evaluation of pain and temperature);⑥快速转运(F:fast transport);⑦病史资料(G:general records);⑧交接和沟通(H:handover);⑨院内接收(I:in hospital receiving)。

一、气道管理

虽然用基础手法来保护气道是有用的,但严重创伤患者常常需要确切的气道控制与气管插管(endotracheal intubation,ETI),是否应该在院前执行 ETI 还有争议。有系统性综述结果发现,在急性患者(伤员)处理中进行 ETI 的严谨性研究目前尚缺乏,对城市创伤患者施行院前插管是"非必需的"。

一些研究人员宣称院前 ETI 改善预后。在一个大城市 EMS 系统进行的回顾性病例对照研究中,研究人员发现 671 例重型颅脑损伤患者的死亡率下降与现场插管有关联。在该研究中,研究者根据格拉斯哥昏迷评分(GCS)对患者进行了分层,但没有校正其损伤严重度度评分或其他相关指标。另有少部分研究也表明,现场 ETI 和改善患者生存之间存在类似关联性。

然而,也有许多研究发现,现场气管插管增加患者并发症发生率和死亡,并质疑其益处。这种更糟的结果主要归因于延迟转运、不正确地放置气管内导管、吸痰及通气不当和其他并发症。一项回顾性研究分析了一个大城市急诊医疗服务(EMS)系统的急救人员对 496 例患者进行气道支持的资料,结果发现,面罩通气(bag-mask ventilation,BMV)的患者比那些应用 ETI 的患者更有可能生存。在控制损伤程度后,BMV 通气患者的存活率比 ETI 通气患者高 5.3 倍(95% CI 2.3,14.2)。其他也有研究者发现类似的结果。

但是具有充气套囊的气管插管是手术室外气道管理的理想气道装置。气管插管相对于面罩通气和声门上气道装置通气的优点包括能保持气道开放,避免误吸胃内容物或误吸口咽的血液,在胸部按压时能提供充足的潮气量,能抽吸气管内分泌物,提供给药途径,以及保证高正压通气顺利进行。因此,由有经验的医护人员实施的气管插管仍是保证气道安全的金标准。

是否应在院前条件进行药物辅助插管或快速诱导插管(rapid sequence intubation,RSI)也有争议。快速诱导插管通常由空中医疗救护时使用,当然一些地面 EMS 系统也已成功应用。然而,几项研究结果表明,接受 RSI 进行标准 ETI 的患者发生了多种相同的并发症。例如,一项在大城市 EMS 系统执行的院前 RSI 的前瞻性研究中,纳入了 209 例进行 RSI 的重型颅脑损伤患者和 627 例对照组患者。本研究学者发现 RSI 组的患者死亡率和并发症发生率显著增加。

有指南建议:如果患者转运至严重创伤中心(major trauma center,MTC)的路程小于 60 min,可在转运达到 MTC 后实施 RSI。如果转运途中患者气道无法维持或到达 MTC 的时间大于 60 min,则在最初急诊呼救的 45 min 内即应开始实施 RSI,而且最好是在事故现场,或可转运至就近的创伤单元(trauma unit,TU),气道处理妥当后再决定进一步转运。

允许或要求院前 ETI 的 EMS 系统,尤其是那些有 RSI 要求者,必须有方案和程序来确认气管导管放置在合适的位置。急救人员经常通过听诊双侧呼吸音和无胃部声音来确认导管位置,但这种方法往往是不准确,难以在严峻的院前条件中执行。呼气末 CO_2(利用颜色变化来定性,或者使用数值或波形从串联或测流设备进行定量)可以更准确地进行评估。脉搏血氧仪也可发挥重要作用。

院前的 ETI 方案必须包括一种气道处置失败的救急设备。例如,食管气管联合导管(Combitube™)和喉罩(LMA™)。急救人员必须掌握并熟练使用所选的救急设备,遇到困难气道或在三次尝试气管内插管失败时应该毫不犹豫地选用。院前持续尝试 ETI 存在转运延迟和长时间缺氧的风险。

实施环甲膜穿刺术后可以使用经皮气管通气,可作为常规气道支持手段失败或者无法执行时的最后手段,来提供氧合和通气。例如,在严重面部外伤时,院前人员无法辨明解剖标志或保持面罩的足够密闭,或者大量的血液或分泌物干扰气道操作,这些情况都需要环甲膜穿刺术。

对于大多数成年人可以采用标准的 14 号针进行环甲膜穿刺术。穿刺点皮肤应该用碘剂消毒。一旦正确插入导管和去除导针,应立即进行通气。如果没有射频通气系统,EMS 人员可使用 3.0 mm 或 3.5 mm 小儿气管导管接头连接球囊面罩。这种通气方法的效果也较为满意。

环甲膜穿刺术可保持氧合,但约 20 min 后可能发生过度通气。环甲膜穿刺术的并发症包括导管放置不当、出血、气压伤和感染。

由于更加有创,环甲膜切开术具有更大的风险和更多的潜在并发症。目前已有更多有效的气道辅助用具可供选用,如喉罩、口咽通气管和食管气管联合导管,因此 EMS 人员需要进行环甲膜穿刺术和环甲膜切开术的机会较少。许多院前人员也在质疑是否有必要掌握这么多技术,但是随着掌握技术的减少,患者的治疗效果也在变差。

对气管插管的患者应小心搬动,特别注意预防气管导管(endotracheal tube,ETT)和静脉管路移位或脱出。气道管理者应精心组织所有插管患者的搬动,否则可能导致气管导管脱出或移位到食管。正确的搬动插管患者的方法如下。

- 在移动之前有限过度换气。
- 搬动之前移开球囊面罩。
- 在整个搬动过程将导管安全地固定于嘴唇。
- 用清晰的口令来协调搬运过程。
- 在搬动后立即重新连接球囊面罩。
- 完成搬动后重新评估 ETT 位置。

综上所述,对于不能自我保护气道或通气的严重创伤患者,药物快速诱导麻醉与插管是保护气道的确定性方法。如果 RSI 失败,应首先采用基础气道策略和(或)声门上装置,直到通过外科建立气道或气道内辅助装置成功放置。如果现场无法实施 RSI,如果患者气道反射消失,则考虑使用声门上装置。若患者气道反射存在或无法获取声门上装置,则使用基础气道策略或气道辅助设备(口咽通气道等)。

二、呼吸支持

胸部创伤可以从不同的角度进行分类,方法较多。发达国家将胸部创伤分为钝性伤(包括冲击伤)和穿透伤两大类,亦有分为穿透伤和非穿透伤者。这种分类是以伤口是否穿透胸膜,如未穿透胸膜,则为钝性伤或非穿透伤,如穿透胸膜则为穿透伤。我国亦分为闭合性和开放性两类,其含意与西方国家的分类含意相同。但在一些创伤专著中根据致伤原因和伤情,是否穿入胸腔或纵隔,分为闭合性(胸壁无伤口)和开放伤(胸壁有伤口)两大类。又将开放伤分为非穿透伤和穿透伤,前者伤口仅限于胸壁者,称为胸壁伤;后者伤口进入胸腔或纵隔,故又称为胸腔伤。

胸部是呼吸循环重要器官所在部位,任何重症胸部创伤均可影响呼吸、循环功能,重症胸部创伤如果救治不及时,将威胁生命;若能及早诊治,即使采取简易的措施,也使80%以上危重患者得以存活。因此,对胸部创伤患者应进行迅速而准确的诊断、及时有效的治疗是十分重要的。

（一）胸部创伤的院前管理重点

应用相关临床评估方法来诊断气胸,特别是张力性气胸,以便于实施引流或其他干预措施。如果配备专业超声小组,则使用扩大的腹部创伤超声重点评估（extended focused assessment with sonography for trauma,eFAST）来增加临床评估的准确性,但不能因此而耽误转运。需要注意的是,即使胸部 eFAST 阴性也不能完全排除气胸。仅仅对于血流动力学不稳定或已经出现严重的呼吸功能障碍的疑似张力性气胸患者进行胸腔减压术。若有专业人员在场,对于有自主呼吸的患者,进行常规胸腔闭式引流术,而非针刺减压。胸腔减压术后应严密观察是否存在复发性张力性气胸体征。

对开放伤患者应仔细检查伤口,包括大小、朝向、有无出口,结合受伤姿态及致伤凶器,对估计可能损伤的脏器有一定的帮助。对已经急救密封包扎的开放性气胸,应在做好初期外科处理的准备下,才可打开敷料进行检查。对于开放性气胸患者,使用单纯包扎闭合开放性伤口,并密切观察是否发生张力性气胸。

呼吸支持时提供恰当的呼吸频率和潮气量对所有创伤患者来说至关重要。过度换气会导致肺部过度膨胀,从而降低前负荷,并危及心输出量。过度换气也可以导致或加剧高气道压力,诱发气胸。颅脑损伤患者需要气管插管以保护气道,另外还要控制其通气量,维持呼气末 CO_2 在 33 ~ 35 mmHg,这样做可以防止颅内压（intracranial pressure,ICP）升高,有助于维持足够的脑组织血流灌注压。以前认为过度换气有降低颅内压作用,其实并非如此。一般说来,通气率低于 15 次/min 即可。

（二）胸部创伤的现场急救主要措施

（1）任何胸部创伤,在未明确诊断之前,均按重伤处理。保持气道通畅,彻底清除口咽腔血液、异物和分泌物。一些患者需要气管内插管作为现场急救挽救生命的措施。如果颈段气管有较大损伤,最简单有效的处理是通过气管缺损处置入气管内管道。

（2）胸部开放性创伤,立即用无菌敷料、急救包封闭伤口,用宽胶布固定或绷带包扎。

（3）患者严重呼吸困难,气管移位,伤侧叩诊呈鼓音,呼吸音减弱或消失,多为张力性气胸。立即在患侧锁骨中线第 2 肋间插入粗针头排气,患者症状即可迅速减轻,后送时宜改为活瓣针法（图 22-1）。

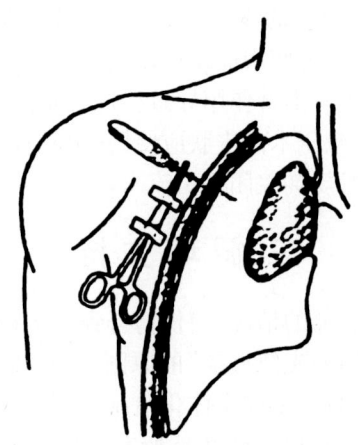

图 22-1　张力性气胸急救处理的活瓣针排气法

(4)连枷胸患者应立即用敷料、沙袋或衣物置于软化区,加压包扎,控制反常呼吸。

(5)当患者有喉或气管损伤时,需紧急做环甲膜切开术以维持气道的通畅。严重呼吸道梗阻,经吸痰无效,也应立即做环甲膜切开术,吸出气管内分泌物或血凝块。

(6)胸骨骨折患者,应过伸仰卧搬运,防止继发性损伤。

(7)前胸壁心前区穿透伤,伤道口有鲜血外溢,不应包扎伤口,否则,可引起心包内压迅速升高,发生与加重心脏压塞。

(8)所有胸部创伤患者,在伤情未明之前,均应暂时禁食。

(9)肋骨骨折疼痛剧烈者,可行断端封闭或肋间神经阻滞。

(三)胸腔穿刺减压术

对出现休克的张力性气胸患者应用针刺胸腔减压术可挽救其生命。如果只是怀疑张力性气胸但实际并不存在,针刺胸腔减压术会增加其并发症。

急救人员在院前可能难以确证存在张力性气胸。损伤的机制可以提示张力性气胸的可能,但物理检查如呼吸音减弱,颈静脉怒张和气管移位都不可靠。如果患者的病情足以忍受到抵达医院,那么通过临床检查或胸片就会甄别出是否存在张力性气胸。如果临床高度怀疑张力性气胸(如肋骨骨折伴随浮动胸和呼吸困难),患者出现明显低血压,EMS人员应执行紧急针刺胸腔减压术。

几项研究对院前针刺胸腔减压术对疑似张力性气胸的效果进行了评估。有研究人员进行了一项大型前瞻性观察性研究,评估了某大城市创伤中心的6 000多例创伤患者针刺胸腔减压术的使用频率和效果,结果发现,虽然针刺胸腔减压很少执行,但是可以提高少数创伤患者的预后。

也有其他研究质疑在院前使用针刺胸腔减压术的效果。在另一项观察性研究中纳入了2 000多例创伤患者,其中19例进行了针刺胸腔减压术,但存在张力性气胸的明确证据并且通过胸腔闭式引流术进行证实的只有4例。因此,有学者认为,院前可能会过度使用针刺胸腔减压术,并且往往是无效的。另一项研究发现,33例因疾病或创伤接受针刺胸腔减压术的患者,发生心搏骤停的14例患者在预后方面没有改变,并且只有10例患者有气胸的临床证据,4例幸存患者在减压前全部不存在血流动力学或呼吸不稳定情况。

基于这些研究,我们认为,很难确定何时应该执行院前针刺胸腔减压术,但建议最可能有用的情况包括:①损伤机制提示存在气胸的可能性;②尽管已给氧,但患者仍处于呼吸窘迫(基于临床症状和体征)和低氧状态(脉搏血氧仪监测);③存在血流动力学不稳定;④转运时间很长;⑤院前人员应该明白,如果是局限型张力性气胸,是没有效果的。

采用14号针进行针刺胸腔减压术,选择的穿刺点包括锁骨中线第2或第3肋间(前路),腋前线或腋中线第5肋间(侧路)。根据患者的体型,8 cm的穿刺针即可有效地实施穿刺技术。我们建议院前条件下使用前路进行穿刺。因为使用前路可以进行直接固定,在移动的救护车也方便继续观察;侧路穿刺点的置管可能会因患者手臂作用导致移位或脱出,也更容易阻塞,但是腋路(侧路)操作更容易一些。在进行针刺胸腔减压术前皮肤应使用碘剂消毒。

针刺胸腔减压后,一般应施行常规胸腔闭式引流术。

三、循 环 支 持

对创伤患者,应优先解除危及生命的情况,使伤情得到初步控制,然后进行后续处理,遵循"抢救生命第一,保护功能第二,先重后轻,先急后缓"的原则。因此,循环支持是创伤失血性休克治疗的关键环节,其总目标是积极控制出血,采取个体化措施改善微循环及氧利用障碍,恢复内环境稳定。成功的复苏需要通过积极的措施,以尽快止住所有出血来源和恢复血管内容量,防止进一步氧债积累和偿还现有的氧债。

(一)损害控制性复苏

损害控制性复苏的方案如下:

（1）避免或纠正低体温。

（2）止血：肢体出血，在出血部位直接压迫或其附近使用止血带；交接部位出血使用止血敷料。

（3）延迟液体复苏：应用在特定患者（穿透性躯体创伤及院前转运时间短者），直至确定性止血。

（4）最少量晶体液输注（前6 h<3 L）。

（5）使用大量输血方案，确保能迅速获得足够的血液制品。

（6）避免延迟：确定性手术、内镜或血管造影栓塞止血。

（7）优化止血：最大限度地减少血浆、血小板和红细胞输注的不平衡。

（8）获得凝血方面的功能性实验室检查（例如通过血栓弹力图），以指导从经验性输血转为目标性治疗。

（9）选择性地使用辅助药物逆转任何的抗凝药物，以应对持续的凝血功能障碍。

（二）院前出血的管理

控制出血的基本措施包括直接按压伤口，以及随后的加压包扎，或用辅助装置对出血点进行加压。某些解剖部位的穿透性损伤发生的出血难以单独通过加压包扎来控制。例如，大腿枪伤时严重出血可能不甚明显，但在院前阶段的整个救治过程，必须直接手动按压以确保尽可能好地控制隐匿性的内出血。在少数情况下（例如，爆炸伤等创伤所致完全或几乎完全的下肢离断），需要应用止血带来控制危及生命的下肢伤口严重出血，但应该标明使用时间。

氨甲环酸（tranexamic acid，TAX）是一种抗纤溶药物，可以降低特定创伤患者的死亡率。当创伤失血性休克患者存在或怀疑存在活动性出血时，应尽快静脉使用氨甲环酸，防治创伤性凝血病。如果可以在伤后1 h内给药，院前使用TXA可使收缩压<75 mmHg的创伤患者受益。TAX具体用法是首剂1 g（≥10 min），后续1 g输注至少持续8 h。如果创伤失血性休克患者受伤超过3 h，避免静脉应用氨甲环酸，除非有证据证明患者存在纤溶亢进。制订创伤出血处理流程时，建议在患者转送医院的途中应用首剂的氨甲环酸。颅脑、肝、脾等重要脏器损伤出血时可考虑选择矛头蝮蛇血凝酶等止血药物静脉或局部应用止血。对于发生凝血病并发大出血者亦可在充分的凝血底物替代输注治疗后使用重组凝血因子Ⅶ。不稳定性骨盆损伤，如"开书样"骨折涉及骶髂关节损伤，可导致腹膜后出血。院前处理这种损伤包括通过保护盆腔捆缚带或床单紧紧包裹骨盆，以使骨盆骨折处于稳定"闭合"的状态。为了避免加剧腹膜后出血，不应进行骨盆骨折的连续性检查。

逆转抗凝剂的作用：创伤失血性休克存在活动性出血的患者，若之前使用了影响凝血功能的药物，应快速逆转抗凝剂的作用。如因心脑血管疾病经常使用华法林、抗血小板制剂（氯吡格雷、阿司匹林）、抗凝血酶制剂（达比加群）、抗X因子制剂（利伐沙班），即使是轻伤，也很容易发生出血事件。有活动性出血的严重创伤患者，应立即使用凝血酶原复合物浓缩物（prothrombin complex concentrate，PCC）等药物来逆转拮抗剂的作用。当患者无活动性出血或可疑出血的时候，无使用逆转抗凝剂的必要。对于维生素K依赖的口服抗凝药患者，推荐早期使用浓缩的PCC进行紧急拮抗；为减轻使用新型口服抗凝剂的患者发生创伤后致命性出血，建议给予PCC；如果纤维蛋白原水平正常，血栓弹力图监测提示凝血启动延迟时建议使用PCC或血浆。

（三）院前循环通路的建立

若患者明显或预计需要液体复苏或输注药物治疗，EMS人员应放置两个大口径（16号或更大）静脉通路。尽可能在转运过程中放置，以避免延长现场时间。当不可能或有困难建立周围静脉通路时，不管成人还是儿童都可以建立髓内（intraosseous，IO）通路。初步观察性研究结果表明，多种IO设备都可在院前条件是建立有效的IO通路。

（四）院前容量复苏策略

对于活动性出血的患者，采取限制性补液策略，直到出血已明确被控制。

院前采取滴定式的容量复苏来维持可触及的脉搏（颈动脉或股动脉）。根据院前液体复苏的系统综述研究,有弱证据表明,创伤患者伴有低血容量性休克的表现时,最好给予间断少量静脉输液(如,250 ml 的生理盐水)。急救人员可以少量重复输注(每次 250 ml)以维持足够的脉搏和血压。但是过度静脉输液可导致凝血功能障碍和死亡等不良后果。静脉输注液体量超过 500 ml 时,密切观察患者的反应极为重要。除血压外,其他指标(如精神状态、脉搏强弱)也应密切监测,特别是在长时间转运过程中,必要时可额外给予少量液体(每次 250 ml)。不应使用加压袋或快速输液泵。

在院前环境下,针对失血性休克和创伤性颅脑损伤并存患者,如失血性休克为主要问题,应持续进行限制性容量复苏;如创伤性颅脑损伤为主要问题,则进行相对宽松的限制性容量复苏以维持脑组织血流灌注。具体控制目标:对于无颅脑损伤的患者,在大出血控制之前实施可允许性低血压,应将收缩压维持在 80 ~ 90 mmHg;对于合并严重颅脑损伤(GCS≤8 分)的患者,应维持平均动脉压 80 mmHg 以上。

(五)院前复苏液体种类

院前急救时,如无获得成分血的条件,则仅使用晶体液进行补液。

对于成人患者(≥16 岁),按照血浆与红细胞=1∶1 的比例进行补液。对于儿童患者(小于 16 岁),按照血浆与红细胞=1∶1 的比例进行补液。同时依据儿童体重调整容量。

在早期即有 25% 的严重创伤患者可发生凝血病。创伤时大量失血、内皮细胞下基质蛋白暴露引起的血小板和凝血因子消耗、低体温性血小板功能障碍和酶活性降低、酸中毒诱导的凝血酶原复合物活性降低以及纤溶亢进等因素均与凝血病有关。虽然复苏时大量液体输入引起的血液稀释也与凝血病的发生和发展有一定关系,但多数重症创伤患者在晶体液和胶体液复苏前就已存在凝血功能障碍。

创伤失血性休克患者在入院时确定其是否伴凝血病非常重要,开展凝血功能床边快速检验是诊断凝血病的有效手段。推荐使用标准的实验室凝血指标和(或)血栓弹力图制定目标化策略指导复苏。

除控制出血外,应尽早检测并采取措施维持凝血功能。对大出血患者,早期处理推荐血浆输注,并根据纤维蛋白原、血红蛋白检验结果判断是否需使用纤维蛋白原及红细胞。

大量输血方案动员万能献血者的血液制品(例如红细胞、血浆、血小板及冷沉淀物),按照预先设定的比例在患者床边进行输注及使用辅助药物如钙和氨甲环酸。这些方案为急性出血患者提供生存益处。激活方案的任何延迟与死亡率增加有关。目前有很多评分系统帮助治疗团队决定哪些患者需要大量输血。对患者有益的红细胞、血浆及血小板比例尚无定论。然而,两项前瞻性研究和一项系统性综述表明血浆、血小板及红细胞的比例接近 1∶1∶1[6 U 血浆、1 单元机采血小板(约相当于 6 U 血小板)与 6 U 红细胞]时是安全的,并减少外伤出血患者的短期死亡率。对于非创伤性出血的患者,近年的一项回顾性研究显示血小板与红细胞的比例大于 1∶2 会在头 48 h 内降低死亡率,但是这一比例的血浆与红细胞没有显示出任何益处。

上述血液制品含有枸橼酸,健康人能通过肝迅速代谢。但是,在接受大量血液制品的失血性休克患者中,枸橼酸可能会变成有害的,能引起危及生命的低钙血症和进行性凝血功能障碍。因此,在大量输血期间应经验性给予钙剂(例如,在输入前 4 U 任何血液制品后,静脉注射 1 g 氯化钙),并应经常检测电解质水平。

等渗晶体液复苏在出血的早期管理中已使用了数十年。然而,除了暂时扩充血管内容量外,该治疗没有实质的益处。当大量输注等渗晶体时,包括呼吸衰竭、隔室综合征(腹部和肢体)及凝血病等在内的并发症风险将会增加。因此,作为急性出血患者急诊治疗的一部分,建议在抵达医院后的头 6 h 内将晶体液输注量限制在 3 L 以下。这个限制不包括血液制品。与上述院前复苏一样,使用胶体、右旋糖酐或高渗盐溶液作为严重出血的院内早期治疗也没有获益。

促凝止血药可用于促进出血患者的血凝块形成。药物包括活化重组凝血因子Ⅶ、氨甲环酸、凝血酶原复合物及纤维蛋白原浓缩物。除了服用华法林的患者推荐使用凝血酶原复合物,以及血友病患者推荐使用活化重组人凝血因子Ⅶ或氨甲环酸,上述药物均为超适应证使用。其潜在的益处包括减少大量输血,甚至降低死亡率。然而,这些益处必须权衡血栓性并发症、反常性出血及多器官功能衰竭。因此,在创伤患者中使用这些药物应基于对原始研究和当前指南的仔细解读。目前,当大量输血方案被激活时,建议选择的止血辅助药物是氨甲环酸。补充血管升压素是另一种可能降低失血性休克患者的血液制品和液体需求的治疗。但是失血性休克早期给予升压药目前仍然是有争议的,因而并不常规推荐使用。对于出现血管收缩反应不良或血管麻痹时,使用升压药可能会避免循环骤停的发生。如果存在威胁生命的低血压,对液体复苏无反应,则推荐在继续液体复苏的同时使用血管活性药物维持目标血压,去甲肾上腺素是失血性休克的一线升压药。如果存在心功能不全,推荐使用强心药(可使用多巴酚丁胺或肾上腺素)。若心功能不全无法评估,而患者对充足的液体复苏和去甲肾上腺素均无反应的情况下应怀疑存在心功能不全。如果真的认为有必要,则可以给予血管升压素,指南建议对于正在接受血小板抑制剂治疗或血管性血友病(von willebrand disease,vWD)的患者给予去氨升压素治疗(0.3 μg/kg)。需要注意的是,在容量复苏不充分的情况下使用血管升压药反而会增加患者的死亡率。血管升压素具有细胞缺血和皮肤坏死的可能,尤其是与中-大剂量去甲肾上腺素合用时。如果休克原因尚未明确且对液体复苏无反应,急诊室应首选给予去甲肾上腺素,如果平均动脉压仍小于 70 mmHg,应联用第二种血管加压药。

四、神经功能缺失的防治

神经功能缺失的防治主要指对脑功能和脊髓功能的保护,防止其功能受损加重、致残或完全丧失。其中对脑功能的保护主要是通过稳定呼吸循环来保证合适的脑组织血流灌注和血流量,以及气道建立及呼吸支持时防止加重脑损伤;而保护脊髓功能应是院前创伤救护中非常关键但又常常忽略的重要问题。

(一)脑功能保护及颅脑损伤防治

1.颅内压的控制

(1)渗透性药物:可使液体从细胞内和组织间隙转移到血管内,还可能有抗炎及其他保护作用。①甘露醇用于 ICP>20 mmHg 持续 10 min 以上时,常用剂量为 0.5 ~ 1.0 g/kg,每 4 ~ 6 h 一次。这用于血容量正常的患者。除了 ICP 下降,渗透梯度>10,血清钠>160 mEq,或血渗透压>320 mOsm 是治疗终点。渗透梯度指测量的血渗透压与计算的血渗透压之间的差值。渗透梯度增加提示患者血清中持续存在甘露醇,再给更多的甘露醇无效。应用甘露醇可能的风险包括低血容量、肾功能衰竭,以及甘露醇进入损伤的脑组织使脑水肿加重。随时间延长,甘露醇降颅压的作用减弱。②高渗盐溶液有多种用法。输注 3% NaCl,125 ~ 250 ml,每 6 h 一次,或以 0.5 ~ 1.0 ml/(kg·h)持续输注以达到目标 ICP。输注 23.4% NaCl,30 ml,用时 30 min 以上(每 4 ~ 6 h 一次),也是降 ICP 的有效方法。小样本的随机研究发现给颅脑创伤的患者静脉注射高渗盐溶液能更有效地控制 ICP。可能的不良反应包括脑桥中央脱髓鞘、癫痫、充血性心力衰竭、低钾血症、高氯性酸中毒、凝血异常、静脉炎和肾功能衰竭。

(2)袢利尿剂:如呋塞米 10 ~ 20 mg/次,静脉注射,每 4 ~ 6 h 一次,可用于颅内高压的亚急性治疗。

(3)体位:所有有脑出血(intracerebral hemorrhage,ICH)风险的患者均应保持头部抬高 30° ~ 45°。其他体位管理包括避免头部转动,因可阻碍静脉回流。确保颈托不太紧。

(4)镇静、镇痛:静脉应用短效的麻醉药和镇静药如硫酸吗啡、芬太尼或丙泊酚等确保患者舒适、颅内压更低。

(5)代谢治疗:①巴比妥类药物通过降低脑氧代谢率(cerebral metabolic rate of oxygen,$CMRO_2$)、降低脑血流量和脑血流、抑制氧自由基的生成,从而降低 ICP。戊巴比妥是最常用的巴比妥类药。首剂 10 mg/kg 静脉注射,30 min 以上,之后 5 mg/kg 静脉注射,3 h 一次,然后维持

1 mg/(kg·h)持续输注,达到血药浓度 300~400 mg/L。巴比妥类药物的不良反应包括低血压、心肌抑制、血管扩张、肠梗阻、体温调节异常及感染风险增加。用苯巴比妥诱导昏迷的患者需要足够的液体复苏,经常需要用缩血管药、正性肌力药。应用巴比妥类药物的患者的肺炎、肝功能衰竭、全身性感染的发病率增加。②硫喷妥钠的研究比较少,常用于有 ICP 升高风险的患者插管前给药。静脉注射 250 mg 硫喷妥钠可使 ICP 下降 15~20 mmHg。

(6)亚低温治疗:降低脑温可以通过降低脑代谢和减少脑血流从而降低 ICP。轻、中度的低温治疗(33~36 ℃)有利于降低颅脑损伤患者 ICP、$CMRO_2$,使脑血流和 $CMRO_2$ 更加匹配,预后明显改善。不推荐早期(2.5 h 内)或短时程(伤后 48 h 内)采用预防性亚低温治疗以改善伴弥漫性脑损伤的重型颅脑创伤患者预后。可能的并发症包括凝血异常、低血压、心动过缓、易感染。诱导低温的禁忌证是未经控制的出血。

(7)糖皮质激素:糖皮质激素对外伤性颅内高压无效。应用糖皮质激素仅对颅内肿瘤迅速增长所致的严重血管源性水肿导致的颅内压升高有益。对颅内肿瘤相关的脑水肿,地塞米松 10 mg 静脉注射每 4 h 一次可能减轻脑水肿,改善神经功能。细菌性脑膜炎的患者经验性应用激素不论是否有 ICP 升高均可改善预后。

2. 全身治疗

(1)脑灌注和血压:颅脑损伤患者院前出现低血压者预后很差。一般说来,颅脑损伤患者平均动脉压应维持在 80~90 mmHg。全身性低血压导致脑组织血流灌注压下降,会加重继发脑损伤。脑血管自身调节机制可保护患者避免脑组织血流低灌注,但颅脑损伤患者脑血管自身调节机制受损,下降的脑组织血流灌注压可能被放大。

(2)脑氧合:全身性低氧血症导致脑氧输送下降,进一步致继发性脑损伤。动脉血氧饱和度低,不能维持足够的脑氧合。治疗创伤性颅脑损伤尤其是颅内高压的患者,建议积极地维持正常的血氧饱和度(>93%)。

(3)通气:最佳的通气 PCO_2 应维持在 35~40 mmHg。短暂过度通气可有效降低颅内压,持续过度通气会使神经系统预后更差。预后不良与过度通气和 PCO_2 <30 mmHg 时血管收缩有关。一般说来,通气率低于 15 次/min 即可。闭合性颅脑损伤患者面临特殊问题,如关于这类患者是否应在院外气管插管的争论仍在继续。在院前条件下,最重要的是保护气道和控制通气,使颅脑损伤患者处于侵袭性最小状态,尽量减少颅内压升高。如果转运时间短暂,单独使用面罩通气(bag-mask ventilation,BMV)即以足够。成功进行 BMV 至关重要,应该在有创气道处理尝试失败时更多应用,它可以立即供氧,并能确保成功通气。院前人员遇到下颌紧闭或其他气道受损的颅脑损伤患者,第一步是执行手法(如抬下颌)打开气道,然后提供足够 BMV。经鼻或经口咽通气道有助于维持气道通畅。操作过程中必须注意保持颈椎固定。在 EMS 系统与院前气管插管方案中,急救人员可以确定是否需要气管插管。颅脑损伤患者插管应注意速度和技巧并重,应将气道操作的影响降低到最低限度,以防颅内压升高,加剧潜在的颅脑损伤。

(4)控制高热:高热对中枢神经系统损伤的不良影响包括增加脑代谢率、颅内压升高、癫痫发作阈值降低。所有严重神经系统损伤的患者均应积极治疗高热。治疗措施包括解热药物如对乙酰氨基酚、体表降温、血管内降温,控制寒战。颅脑损伤患者使用的某些药物(如抗惊厥药、抗生素)可能导致继发高热。难治性的高热应避免使用上述药物,或调整用药。

(5)控制血糖:在不同类型的严重的神经创伤的患者中,高血糖与神经预后差相关。控制高血糖是否能改善神经创伤患者的整体预后仍有待明确。脑内微透析导管的研究已经表明全身性低血糖时脑内低血糖会更重。严重颅脑损伤患者控制高血糖时应避免发生低血糖。合理的血糖目标是 6.67~8.33 mmol/L。

(二)脊髓功能的保护

大多数的 EMS 系统要求急救人员在院前排除颈椎损伤。一些 EMS 系统在院前条件也使用临床标准来排除颈椎损伤,如美国国家急诊 X 射线及利用研究(National Emergency X-Ray and

Utilization Study,NEXUS)或加拿大颈椎规则(Canadian C-spine rule,CCR)。

观察性研究结果表明,急诊科临床医师和院前人员在应用临床指南来排除颈椎损伤的可靠性方面的结果不一。如果 EMS 主管决定纳入院前排除颈椎损伤的临床标准,那就必须确保其院前人员在知识和技能方面都能应用该标准,以避免遗漏脊柱损伤。

恰当的脊柱固定包括硬质颈托、侧方移位挡板(例如,泡沫垫、卷折的毛巾)和长背板。当翻动患者时放置长背板,同时检查后背并触诊脊柱错位畸形和压痛。也可使用平抬加滑移(lift-and-slide)的转运技术,以减少疑似胸腰椎损伤患者的脊柱运动。

五、疼痛及温度管控

(一)疼痛管理

院前人员往往不能提供足够的镇痛。但是在院前提供镇痛药非常重要,不仅可以立即镇痛,而且可以提高其在急诊科的疼痛治疗。院前不愿提供镇痛可能在于缺乏足够的、年龄相关的评估方案,或者基于患者的病情的考虑。考虑的因素包括掩盖症状从而影响诊断、加剧血流动力学不稳定状态、导致呼吸困难患者的呼吸状况恶化、加剧意识改变患者的意识状况。尽管有这些考虑,但对明显疼痛的患者审慎地使用短效阿片类药物通常是安全和有效的,不会掩盖明显伤情或影响预后。例如,单独下肢损伤等情况,没有理由拒绝应用镇痛药。

(二)疼痛评估

参照相关指南中有关成年患者疼痛评估相关内容。根据患者年龄、疾病发展阶段以及认知功能选择合适的疼痛评估量表,常规对严重创伤患者进行疼痛评估。入院后,继续使用与院前相同的疼痛评估量表进行疼痛评估。

(三)疼痛处理

如果时间允许,可以在转运过程中稳定长管状骨骨折,或用夹板固定。对明显股骨骨折可以通过牵引和小夹板固定来减轻疼痛,并可将软组织损伤和出血降到最低。

将吗啡注射液作为严重创伤患者的首选镇痛药物,并且通过调节剂量达到镇痛充分。应注意评估患者血流动力学状态,如血流动力学状态不稳定或患者无法耐受吗啡,则应使用芬太尼注射液进行镇痛;芬太尼是短效阿片类药物,起效快,不像其他阿片类药物有导致低血压作用,所以有血流动力学不稳定风险的创伤患者可优先选用。无低血压患者使用剂量可达到 100 μg 或 150 μg(静脉注射或肌内注射)。一些观察性研究的结果表明,即使在院前,创伤患者也可安全地给予芬太尼,也可用吗啡,但其效果持续时间更长,更容易引起低血压;无低血压的创伤患者使用剂量可以达到 10 mg 或 15 mg(静脉注射或肌内注射)。对血流动力学不稳定的剧烈疼痛患者,大约每10 min 可以给 25 μg 芬太尼(或 2 mg 吗啡),同时准备少量静脉输注液体以纠正低血压。顽固性低血压患者需要审慎地使用纳洛酮。院前人员应认真监测所有接受阿片类药物患者的呼吸和血流动力学状态。如静脉通路尚未建立,则经鼻雾化吸入二醋吗啡(二乙酰吗啡)或氯胺酮。氯胺酮作为二线镇痛药物。氯胺酮曾作为一种创伤患者院前使用的镇痛药来进行研究。但是我们认为,包括氯胺酮在内的具有致定向障碍和可能升高颅内压的药物,应用于颅脑损伤患者的潜在风险极大。在等待进一步研究确证之前,我们不建议它用在院前治疗创伤相关的疼痛。

总之,在严重创伤疼痛处理中,应把握 4A 原则,即 Acute(早期),Adequate(足量),Access(快速通路),Analgesic(高效镇痛剂)。

(四)体温管控

在院前急救时,减少热损失,应将严重创伤患者的持续热损失降到最低。特别注意防止低体温。创伤失血性休克患者低体温发生率高达 10%~65%。低体温被认为是严重创伤患者预后不良的独立危险因素。因此,对创伤失血性休克患者,应尽量保温以减少持续的热量丢失。对于低体温的处理:对于体温 32~35 ℃的患者,建议通过提高环境温度、加温毯或者增加主动活动(如果病情允许)来提高核心温度;对于体温低于 32 ℃ 的患者可以考虑加温输液,如仍无效可考虑通过体外膜氧合(extracorporeal membrane oxygenation,ECMO;也称体外膜肺)治疗。

六、快速转运

首先需要意识到,发生严重创伤的患者,最佳的救治场所是严重创伤中心(MTC)。一旦准备转运,院前人员必须确定哪个医院最适合患者。多数大城市的救护车服务可以送到一级、二级和三级创伤中心。美国外科医师学会建立了基于特定标准(如适用于神经外科或小儿外科等)的指定医院,以进一步提高相关创伤患者的救治效果。一级和二级创伤中心的临床能力相当,但一级创伤中心一般是学术机构,承担更多的科学研究和培训教育任务。很少有研究来确定哪些患者最好直接转运到一级创伤中心,指南常常由当地医疗部门来制定。通常其适应证包括:伴血流动力学不稳定的躯干或头部钝性或穿透性损伤患者、严重烧伤(如大于 25% 体表面积、吸入性损伤、高压电烧伤)、伴神经功能受损的脊柱损伤、上肢或下肢严重离断、损伤严重度评分 ≥15 分。

黄金一小时目前也被称为"黄金时期",因为这段重要的时期未必是 1 h。有些患者接受救治的时间不到 1 h,另一些则需要更多的时间。院前救护人员需要认清紧急情况,并尽快将患者转运至医疗机构接受确定性的治疗。为了将患者转运接受确定性治疗,应该迅速确认威胁患者生命的损伤因素,现场的急救措施仅在必需的情况下开展,应快速将患者转运到合适的医疗机构。在许多城市院前急救系统中,平均到达患者受伤现场的时间是 8~9 min。通常还需要 8~9 min 用来转运患者。即使院前救护人员仅在现场花费 10 min,当患者到达接受机构时也会花掉黄金时期中的 30 min。在现场多花 1 min 就会导致出血延长 1 min,也会导致黄金时期中宝贵时间的流逝。为救治严重创伤,快速、有效的评估和处理是我们的最终目标。现场时间不应该超过 10 min,且越短越好。患者在现场花费的时间越长,失血和死亡的可能性就越大。延迟脱离现场,延迟转运和其他意外情况的发生都会导致上述时间参数的变化。

(一)患者

首先要给患者提供安全、温暖,有保证的环境。将轮床固定在救护车上,患者固定在轮床上。需要强调的是,低温对创伤患者是严重的潜在并发症,患者需要足够的保温。患者固定在一个可以最大限度地接近患者的地方,特别是受伤区域。运输前检查所有通气设备是否牢靠,所有辅助设备要固定牢靠,防止救护车急转弯时发生碰撞。附属设备不应该放置在患者身上,以免导致压力性溃疡。运输中,所有静脉通路和导管都固定牢靠,防治滑脱。

患者在初次评估以及后续的一系列评估中应该保持合适的间隔。患者的心电监护,血压监护要一直维持,包括潮气末二氧化碳,在插管的患者也要评估。陪伴患者的院前救护人员应该接受合适的训练,参与到患者的救治中。重伤患者的救治者需要高级训练。如果患者需要输血时,还需要另外的人员陪护,甚至需要专业的护士。

应该设立两套方案。首先是医疗方案,用来处理发生的意外情况。必要的设备、医药要准备好。第二个是到达医院的最快路线。天气、路况、交通状况(如堵车)都应该考虑周全,防止在运送到目的地前发生无法处理的情况。

(二)救护人员

EMS 人员的安全和患者的安全同等重要。救护人员需要适当的安全设备,如安全带,在运输中要固定到座位上,除非需要照顾患者。救护人员使用标准预防措施,要有足够的手套和其他个人防护装备。

(三)设备

运输设备包括救护车、设备、药品、监护仪和通讯仪器。救护车燃料足够,准备好备胎。救治者需要保证仪器、药品足够,包括固定用的纱布和棉片,静脉液体,氧气和镇痛药。药物根据患者需要准备,包括镇静药、中风药和抗生素。最好是多准备 50% 的设备和药品。仪器的工作状态要良好,包括监护器(报警功能良好),氧气调节器和吸入器。成功的运输需要有效的沟通,包括成员之间的沟通,以及和医疗机构之间的沟通。

中转运患者可追溯到第一次世界大战,但是直到朝鲜和越南战争,其重要性才急剧突显。以医院为基础的第一次空中医疗服务始于1972年丹佛圣安东尼医院。直升机用来转运从创伤现场到医院之间的患者;固定翼飞机用于长途转运。空中转运的研究还有限,需要进行更多的研究。

医疗转运直升机的优点包括:提供更高水平的现场创伤救护,缩短到达创伤中心的时间。基于直升机转运的EMS还提供了从社区医院到创伤中心期间的重症监护功能。

能否有效地为创伤患者使用直升机转运服务取决于地面负责人对患者病情的判断能力,以确定其是否允许空中医疗转运,必须制定方案并进行培训以确保恰当的检伤分类标准。过分严格的标准可以阻碍快速救护和转运创伤患者;宽松的标准则可能导致直升机仅仅转运从急诊出院的病情良好患者的尴尬现状,也会影响其性价比。

决定是否用直升机运送患者时需要考虑的最重要因素是机组人员和患者的安全。此外必须考虑天气、空中流量和距离(例如,从创伤现场到距离最近的一级创伤中心)。

有些人质疑空中医疗服务的安全。随着空中转运服务项目及其使用数量的增加,坠机事件也相应增加。与医疗转运直升机严重坠机事件相关的因素包括:夜间飞行、恶劣天气和坠机后起火。

总之,快速转运到医院非常重要,院前人员必须竭尽所能减少在现场花费的时间。虽然文献中关于创伤管理中应用不同程序的重要性方面的结果并不完全一致,但有证据表明,在医院内进行有创操作的创伤患者死亡率低于途中进行者。另有研究比较了转运时间方面的差异,结果发现,由ALS人员进行创伤救护做得更好。院前人员应尽早通知接收医疗机构,以尽可能确保医院的工作人员有足够的时间来准备所需的人员(如外科医师、介入放射人员),并准备相关设施(如气道设备、手术室、CT等)。这对于拥有创伤急救队的EMS系统尤其重要。在转运期间,院前人员应不断重新评估患者的生命体征和临床状态,直至到达医院。途中应持续进行三联心电监护和脉搏血氧饱和度监测。气管插管患者应不断监测呼气末CO_2来帮助保持恰当的通气。

七、病史资料

病史资料包括院前信息记录和院前救治报告。

(一)院前信息记录

通过结构系统,记录如下病历信息:患者年龄及性别、事故发生时间、损伤机制、可疑损伤部位、体征,包括生命体征及GSC评分、目前的治疗措施、预计到达急诊科的时间、特殊需求、救护车呼叫信息,呼叫人姓名及呼叫时间。

严重创伤患者院前记录可使用(<C>ABCDE)进行助记,包括如下内容:C(catastrophic haemorrhage)是否存在致命性大出血、A(airway with in line spinal immobilisation)气道是否与固定的脊柱位置协调、B(breathing)呼吸、C(circulation)循环、D[disability(neurological)]残疾(神经性)、E(exposure and environment)暴露与当时的环境。如果情况许可,同时记录患者院前处置情况及其病情是否改善或恶化。

(二)院前救治报告

填写院前救治报告(prehospital care report,PCR)同样重要。一份好的PCR非常有用,因为:①帮助就诊机构仔细了解患者受伤时间,患者情况,即使当院前救护人员已经离开。②通过详细的回顾病理可以帮助对院前救护进行质量控制。

因此,院前救护人员仔细准确地填写PCR很重要。报告应该和患者一起送达,如果报告送达时间延迟数小时或数天的话,价值就会大大降低。

PCR是患者医疗档案的一部分。它可以成为如何救治患者的一份法律依据。要记住一条谚语,"报告中应该记录所有院前救护人员知道的,看到的,以及对患者的处理。提供的PCR的拷贝可以作为创伤中心档案记录的一部分"。它们记录了所有救治过的患者。院前救护信息是数据库的重要部分,可以用来进行有意义的研究。

总之,在院前病史资料记录中应做到"5A",即真实(athentic)、准确(accurate)、全面(adequate)、动态(alteration)、伴随(accompany)

八、交接和沟通

院前救治信息的转交强调了患者救治的团队理念。和接诊机构进行交流越早越好。关于患者的状况、处理以及路上花费的时间这些信息都应该及时的传递给医疗机构。向医疗机构汇报患者的受伤机制,受伤特点,患者数量,以及其他情况可以协助医疗机构更好地了解患者的情况。

院前救护人员可以通过口头形式将患者的照顾责任转交给救治机构的医师和护士。这份口头报告显然比无线电报告更详细,但是不如手写的报告详细。是对院前救护人员的行为,以及患者对这些行为的反应所做的一个有意义的总体回顾。报告应该包括患者期间所有状况的变化。

向患者及家属详细交代:已知损伤的相关信息、目前给予的检查以及治疗措施,如果可能,应包括具体时间、治疗的预期预后,恢复日常活动的时间,可能对生活质量造成的永久作用,如疼痛、功能丧失或心理作用。面对面交代病情时,应提供每一个治疗阶段的信息。关于治疗方案的所有关键谈话均应记录。

如果情况允许,询问患者是否希望有人(家庭成员、陪护人员或朋友)陪伴;在取得患者同意的情况下,请其家庭成员、陪护人员或朋友进入复苏室;但应确保有工作人员陪同,确保他们的行为不会干扰评估、诊断以及治疗。对于严重创伤的儿童或者体弱成年患者,务必使其家属或陪伴认真看管,或安排专门的工作人员帮助无人照顾的儿童及体弱成年患者。尽快为之前有心理或精神疾病的患者联系精神健康小组,以评估既往相关病史是否会加重损伤或影响患者在院期间的治疗。

九、院内接收

一般说来,创伤患者送至医院以后,情况多数比较危急,特别是创伤患者或有多个患者时,救治人员往往只注重最明显的创伤而忽视了其他隐匿性创伤和对患者全身系统的检查。因此,应根据各部位创伤后危及生命的急迫程度,笔者总结了如表22-3的救治流程,以期提高救治的时效及针对性。

表22-3　严重创伤患者院内救治流程及时间控制

总时间/min	时间分配/min	步骤	具体工作	人员分工
10（铂金十分钟）	1	接诊	转运至抢救床	护工及医护人员
	2	初级评估	ABCDEF及监护	医师及巡回护士
	3	呼吸支持	畅通呼吸道、吸氧,必要时气管插管及呼吸机支持	医师及呼吸护士
	4	循环支持	输液通道及抗休克,必要时深静脉穿刺(抽血送检)	医师及循环护士
60（黄金一小时）	5	次级评估	CRASH PLAN	医师及巡回护士
	10	稳定性治疗	VIPCO	医师及护士
	20	明确诊断	影像学检查及血液学检查	医师、护士及护工
	15	确定性治疗	完善术前准备,送手术室或TICU	病房或专科医师、护士、护工

　　创伤性休克患者到达医院后,即应按 ABCDEF 的程序进行初级评估,接着在快速有效的呼吸循环支持下按 CRASHPLAN 程序进行次级评估,在进行重点部位的检查后,需根据相应的伤情采取相应的急救处理,当然主要为稳定性治疗,可按 VIPC 程序进行;在此基础上,再通过系统性全身检查和必要的辅助检查检验来明确诊断,并根据伤情采取相应的确定性治疗措施。其中初级评估 ABCDEF 程序中的 A(airway),气道:指呼吸道是否通畅;B(breathing),呼吸:指有无胸部损伤影响呼吸功能;C(circulation),循环:包括两个方面,一是对周围循环血量和大出血的判断,二是对心泵功能的估计;D(disability),神经系统障碍:包括两个部分,一是对脊柱脊髓损伤的判断,二是对颅脑损伤的估计;E(exposure),暴露:上述工作程序完成后应充分暴露患者全身,检查和发现除上述部位以外的脏器损伤;F(fracture),骨折:四肢骨折的判断。次级评估按"CRASHPLAN"(心脏-呼吸-腹部-脊柱-头部-骨盆-四肢-动脉神经)原则进行重点部位体格检查。

　　急救及稳定性治疗的 VIPC 程序主要包括:V(通气);I(输液抗休克);P(心泵功能监测,必要时心肺脑复苏);C(控制出血,包括手术及非手术技术)。

　　严重创伤患者进入院内时,创伤救治小组组长或负责人应确认患者交接,根据相关指南确定创伤级别。急诊科护师或创伤救治小组组长负责接收相关病历资料和相关信息,应该迅速被告知创伤救治小组,监测必要的病情并写入患者病历中。除医疗专业救治外,同时提供必要的信息沟通和心理支持。主要注意点包括:当患者家属以及陪护人员沟通交流时注意管理其预期,并避免信息失真。在你的能力范围内,真实地回答问题以及提供信息。切勿妄加推测,在谈到进一步检查、诊断以及预后时,避免过分悲观和乐观。询问是否还有其他问题。在向儿童及体弱成年患者的家属交代病情时,应考虑到患者的年龄、病情发展阶段以及认知功能。

第六节　特殊创伤患者现场救治的考虑

一、烧伤管理

　　烧伤患者院前治疗始于稳定气道、呼吸和循环。患者有明确的或即将发生气道受损的迹象时应立即气管插管治疗。任由吸入性损伤时肿胀的气道持续进展而不积极干预将出现棘手的气道管理难题,导致并发症和死亡增加。

　　明显的烟雾吸入性损伤及可能需要插管的常见症状包括:①持续咳嗽、喘鸣或喘息;②声音沙哑;③面部或颈周深度烧伤;④鼻孔炎症或头发烧焦;⑤碳质痰或口鼻烧焦物;⑥起水疱或口咽部水肿;⑦抑郁的意识状态,包括使用药物或乙醇的证据;⑧呼吸窘迫;⑨低氧血症或高碳酸血症。

　　院前人员应确定烧伤的严重性(如全层皮肤与部分厚度)和烧伤范围(即 %体表面积)。这些计算结果用来确定复苏所需的静脉输注液体量。任何烧伤性休克或严重烧伤的患者应立即开始积极液体复苏。

　　根据 Parkland(或 Baxter)公式计算,在治疗的最初 24 h 内,静脉输注的液体量是 4 ml/(kg·% TBSA)(表皮烧伤除外)。在第一个 8 h 内,给予计算液体量的一半。另外,除基于烧伤面积计算的液体量外,还要间断静脉给以少量液体以维持血压。

　　如果时间可行,包括伤口冷却和敷料包扎在内的其他治疗方法也应考虑,其中快速冷却是有用的,必须在 30 min 内实施才有效。对过于广泛的表面积进行快速冷却会导致体温过低。单独的下肢烧伤可立即进行快速冷却,更大烧伤面积的冷却应覆盖干燥、干净的床单或其他合适的敷料。应加热救护车以帮助防止体温过低。

　　严重烧伤患者应直接转运到能够提供全面的烧伤救护的医疗机构。如果本地没有这种机构,可将患者转送到距离最近的能够提供初步稳定治疗的医院,并安排二次转运到指定的转诊烧伤中心。根据美国烧伤协会,明显烧伤包括:①成人烧伤身体总表面积超过 20% 的,年幼的儿童或老年人超过 10%;②全厚度烧伤总表面积超过 5%;③涉及脸、眼睛、耳朵、手、脚或会阴烧伤;④主要关节烧伤或下肢环形烧伤;⑤高压电烧伤。

二、创伤性心搏停止救治

(一)概述

创伤导致的心搏停止和医疗干预导致的心搏停止有以下三点不同。

(1)许多医源性心搏骤停是由于呼吸问题导致的,如呼吸道异物梗阻,以及院前急救者可以处理的心律失常。创伤导致的心搏停止经常是由于失血过多导致的,很少是由于生命不协调的因素所导致的,如颅脑损伤或者脊髓损伤,患者在处理时不能合适的实施复苏救治。

(2)医源性心搏停止最好是在稳定患者时就给予处理(如去除呼吸道异物,除颤)。相对而言,创伤性心搏停止最好是将患者迅速送到能对患者输血和急救的医疗机构进行。

(3)因为病因和处理的不同,创伤导致的心搏停止患者往往生存率很低。低于 4% 的需要 CPR 的患者出院时是活着的,许多研究已经表明穿透性损伤的患者和钝挫伤的患者相比只多了很少的生存率。对于很少能够存活的出院患者,许多仍有明显的神经功能受损。

除了很低的生存率,院前救护人员对很可能生存的患者进行急救时要将自己暴露于大量的血液和体液中,这包括交通事故。这些不成功的复苏手段导致可以使患者生存的机会丧失。因此,对于创伤导致心搏停止的患者的复苏,急救者必须有很好的判断和熟练的操作。

(二)基础生命支持

美国心脏学会近年修订颁布了心搏停止的处理指南。采用牵拉下颌法打开呼吸道后,评估呼吸通气功能。如果患者呼吸暂停,评估颈动脉搏动超过 10 s。如果没有脉搏,开始进行闭胸心脏按压(close chest cardiac massage;也称胸外心脏按压)。按压通气比率为 30∶2,当两者之间互相转换时,尽可能地减少按压暂停的时间,任何明显的大出血都要进行有效的止血。一旦建立高级气道,通气频率可以调整为 8~10/min(每 6~8 s 一次)。闭胸心脏按压的实施者每 2 min 更换 1 次,防止疲劳。如果有体外自动除颤仪,评估心脏节律,有心室颤动时要及时除颤。

(三)高级生命支持

当保证颈椎中立位时要维持呼吸道的通畅。听诊呼吸音,同时排除患者是否有张力性气胸的可能性。当患者呼吸音减弱时可能有张力性气胸,通气时胸部扩张不足。如果怀疑患者有张力性气胸,要及时对患者胸腔进行减压。只有当患者处于正压通气条件下时,才可以同时对双侧胸腔进行减压。

如果患者发生低血容量性休克,要建立大口径静脉通道,输注等张晶体液,防止发生心搏骤停。有条件时对患者实行心电监护,评估心脏节律。应该注意以下可能的心律失常:

无脉性电活动。如果患者有无脉性电活动,应该评价看患者是否有低血容量,张力性气胸和心包压塞。如果有,应该对患者实施输液,保暖,胸腔减压和心包穿刺。

心动过缓。如果患者有这种情况,应该查看患者是否有严重的缺氧或者低血容量。保证患者呼吸道的通畅,开始容量复苏。必要时可以注射阿托品和肾上腺素。

心室颤动或无脉性室性心动过速。处理这些心律失常的首要步骤是电除颤。如果除颤仪是双相的,应该选择 200 J。如果是单向除颤仪,应该选择 360 J。肾上腺素,抗心律失常药物(胺碘酮或利多卡因),镁离子可以用来治疗心律失常。

(四)终止心肺复苏

院前人员在某些情况下可以不给予生命支持性救护。例如,院前人员对那些损伤后完全没有生命迹象的[如被烧得难以识别、被砍头、无生命体征的腹部和(或)胸钝挫伤],或那些具有明显的死亡表现(如死后尸斑、尸僵或腐烂)等不需要给予救护。应谨慎建立急救人员不给予救护的方案。有些地方具有规定以限制院前人员做出这种不给予救护决定的能力。

即使已经开始复苏,在某些情况下,院前人员停止救治并宣布患者死亡也是合理的。此时应根据临床情况来定(例如,闭合性与穿透性损伤)。美国 EMS 医师联盟和 ACS 创伤学会联合发表了院前停止或终止 PCR 的指南。落水、电击、低温受伤的患者由于受伤的机制和临床表现不相符合(提示可能是非创伤性损伤),在停止复苏之前要特别注意。在创伤现场发生心搏停止的患者很可能因为医学问题(如心梗)曾经经历过心搏停止,特别是如果患者年龄大而且受伤征象不明显时。

如果院前环境中有下列情况,可以终止 CPR 和 ALS。①创伤患者心搏停止,而且 15 min 的心肺复苏无效。②心搏骤停患者需要超过 15 min 的路途才能送到急救中心或者创伤中心。

院前人员对所有宣布抢救后死亡的患者都应执行并记录以下内容:一套完整的生命体征和多导联心电监护,包括打印的心电图。

第七节　创伤性休克救治中的批判性思维

为了使针对特定患者的救治措施符合科学原则及确定最佳优先措施,批判性思维的技巧或许和实施干预措施所需的技巧一样重要,有时甚至比后者更重要。医学上的批判性思维需要医疗救护者对境况、患者和所有可用资源进行评估,然后快速分析整合信息,以便对患者提供最佳救治。这需要救治者制订行动计划,实施计划,并且随着救治的开展根据患者的病情变化重新评估及调整该计划。此过程要持续到该阶段的救治结束。像其他技能一样,批判性思维是一种可以通过使用和积累经验而不断提高的技能。如果想要成为合格的医疗救护者,他们必须终身学习,并且具备在快速发展并不断变化的世界里获取并处理信息的批判性思维。

批判性思维的步骤如下:

1. 评估　发生了什么事情? 需要做些什么? 有哪些可用的资源可以利用? 分析包括:现场调查,辨识有无对患者或是施救者构成危险的事物,患者的病情,需要多快解决问题,救治地点(战场,运输途中,或抵达医院后),现场患者人数,所需运输工具的数量,所需的快速运输工具(医用飞机),以及如何将患者运送到可提供适当救治的地点。

2. 分析　上述提及的每一项均需结合施救者的知识水平、可用资源以及最佳救治步骤进行快速、独立的分析。

3. 制订计划　为获得最佳救治效果,应该制订救治计划并且审慎检查修正。步骤是否有误? 计划的所有步骤是否都可以实现? 资源是否可获取以确保计划的实施? 这些措施更有可能改善患者预后吗?

4. 行动　计划已制订并开始实施。行动要果断,命令要有力执行,以便每个参与的个人对哪些事情需要完成,谁在指挥,谁在做决策都没有任何问题或犹疑。如果决策是不正确的,不完全的,或过于困难或复杂去完成,行动的指挥者必须做出适当的调整,指挥者通过观察或其他途径获得信息来决定是否需要调整计划。

5. 重新评估　过程都是正确的吗? 现在的境况改变了吗? 患者的病情怎样? 治疗计划是如何改变患者病情的? 行动计划需要改变吗?

6. 不断调整　由指挥者确定的任何变化都需按上述方法进行评估和分析,并做出适当改变,以便持续为患者提供最佳救治。做出决策和重新评估患者病情时不能有以下忧虑,"如果我改变计划,是不是就意味着领导力的薄弱和最初决策的不佳?"事实上,基于患者所需做出改变并不代表软弱,而是坚强。做出一个决定以后,施救者要随着救治的进行、境况和患者病情的变化重新评估并做出适当改变,以便给予患者最佳救治。

对于院前创伤施救者,救治的过程开始于调度派遣时所提供的初始信息,并持续到在医院里将患者移交给下一个救治环节。这种思维要求院前创伤施救者首先要在遇到患者时对其境况进行评估和重新评估。在从现场运送到有更好设施的救治地点的过程中也要重复此过程。批判性思维还涉及为患者选择最好/适当的设备,可用的资源,以及到附近各救治地点的运输时间。所有这些关键性决策都基于当时具体境况、患者的病情、院前施救者的知识水平和可用的装备。

通过使用、分析和整合所有信息,现场施救者会为救治患者制订一个最初的计划并推进其实施。在实施计划的每一步时,施救者必须准确评估患者对干预措施的反应。院前创伤施救者要么按着计划继续治疗,要么因为获得额外信息而采取措施修改原来的计划,所有的这些都取决于施救者履行其职责使用批判性思维。批判性思维基于苏格拉底所教导的不接受任何表面呈现,而总是问"为什么?"以及波普尔所传授的伪证理论。

批判性思维的运用过程不能是独断教条或是轻易相信的,而必须要持怀疑态度并且毫无偏见,施救者必须有质疑所有方法是否科学准确的精神。这就是为什么救治者需要有广博、扎实的知识作为基础来做出适当决定的原因。然而,也要适度而止。亚里士多德认为,一个人对事物确定性的要求不应超过主体所允许的范畴。

换言之,批判性思维就是要求施救者依据观察到的实时境况,更好地满足患者所需,提供符合原则的救治方法。这体现了 PHTLS 所提倡的"判断基于知识",是适当的医疗救治的基础。Robert Carroll 把批判性思维描述为基于概念和原则、并非严格的规则或按部就班的程序而做出判断的过程。PHTLS 课程始终强调通过机械回忆过往的救治方案而实施救护对患者是毫无益处的。救治患者的指导原则必须是灵活的,所以批判性思维也要求灵活性。成型的救治步骤只是简单的帮助施救者理顺思路的指导方案。它们不是确定的、不容改变的流程,实战中我们应对现状进行深入、有见地的分析,并采用适当措施保证为独特境况下的患者提供最好的救治。

此外,所有的医疗救护者都会有偏见,这将影响批判性思维和对患者救治决策的制定。所以在救护过程中必须认识并且排除这些偏见。这些偏见往往来源于以往有显著疗效或毫无疗效的经验,要意识到并且控制偏见,考虑各种情形,基于对自己"要证实假设中的最糟糕的损伤并不存在"和"不要有进一步的伤害"这样的告诫上采取行动。施救者所认为的导致此情形的"显而易见"的原因可能并不是正确的,救治计划不应建立在此观点上。例如,对一个情形的最初印象是司机醉酒驾车,这可能是正确的,但也可能存在其他情况。因为这个患者除了醉酒可能还有别的损伤。他意识模糊的精神状态有可能是脑部损伤或大脑缺血休克造成的,而不仅仅是因为醉酒。

通常各种各样问题的答案一般要到患者到达医院,甚至数天之后才能得到;因此,院前创伤施救者的批判性思维和治疗决策必须立足于最坏的境况,而且必须根据可获取的最佳信息做出判断。批判性思考者要不断地寻找"其他信息"。当施救者能够把它们转变为有用信息并且依此采取行动时,说明他是一个优秀的批判性思考者。批判性思维必须贯穿于对患者、境况和条件进行评估的整个过程。批判性思考者要一直寻找新的信息,做出判断和修改,并且要基于当前的境况做出接下来两到三个阶段的治疗规划。

急诊救护是一个要求快速行动的领域,依赖于施救者具有对不同表观和不同疾病做出明确判断的能力。这种快速行动需要批判性思维的技能和做决定的能力,这些要基于现有的知识和对优先措施的选择,即哪些步骤能够为患者的生存提供更好的机会,而不是刻板固定的程序。

在急救现场的批判性思考必须迅速、全面、灵活和客观。急救者在急救现场可能只有几秒来评估境况、伤情和可用的资源,然后做出决策并开始救治患者。这包括辨别、分析、评估、判断和重新评估的过程,并做出新的决定,直至患者最终到达医院。另一方面,危重患者的医院管理员可以有几天、几周甚至几个月的时间用来思考,制订救护计划。在急救中,施救者所具备的丰富的知识和将自己明确的判断与所有参与施救的人员进行沟通的能力是进行批判性思考的前提。

正如在患者评估章节中所描述的,信息的获取要求施救者运用多种感官,包括视觉、嗅觉、触觉和听觉,并同时聚集到大脑的"电脑"里。施救者根据先前确定的优先顺序对数据进行分析,包括最初的观察(气道、通气、循环)、复苏术以及快速转运到合适的医疗机构并根据特定患者选择适当的处置措施。通常情况下,评估一位创伤患者可根据 ABCDE 的优先顺序。然而,如果该患者由于严重的持续性外出血而休克,那么对严重出血部位的加压包扎(如果不成功可使用止血带)是最恰当的第一步。运用批判性思维会认识到如果按照标准的 ABCDE 优先顺序可能使那位呼吸正常的患者因出血过多而造成失血性贫血,此时对气道的关注并不是首位的,止血才是最适当的第一步。而且如果直接加压和加压包扎均无效,需要另寻他法,使用止血带止血则是接下来的最佳步骤。依靠批判性思维,基于对境况、患者病情、施救者的知识水平、施救者的技能和可用的设备的评估,施救者才能做出如此决定。批判性思维是一种普遍的技能,包括审查、鉴别、评价信息和思考信息,以做出判断并且体现在临床决策上。

医学的艺术性和科学性,医疗原则的理解,以及对优先措施的适当选择会为特定境况下的患者进行最佳救治措施,并带来预期的效果。对急性创伤患者的救治一般分为 4 个步骤:①院前阶段;②院内的初级复苏阶段;③稳定和明确的救治阶段;④患者功能重建所需的长期恢复和康复阶段。所有这些阶段的每个步骤都遵循相同的救治原则。在救治患者的整个过程中,施救者都要使用批判性思维。批判性思维的运用起于患者受伤伊始,并持续到患者康复出院。经过批判性思维所实施的救治步骤并不完全相同,这取决于救治的可用资源和救治过程中每个患者的病情。因此,理解处理原则及可选方案,随着境况和病情变化的重新评估,以及在救治过程中修改治疗计划等都需要使用批判性思维。

急救人员直接参与初始(院前)阶段的救治,但必须使用批判性思维,并清楚整个过程,以便患者在救治阶段的转换过程中能得到不间歇、无疏漏的救护。现场施救者不能只顾及现况,还应考虑到患者明确的救治需要和最终的救治结果。总体目标是控制患者的伤情并让患者以最好的状态出院。

总而言之,重症创伤出血及失血性休克是全球死亡和残疾的主要原因。休克是一个从亚临床阶段的组织血流灌注不足向多器官功能障碍综合征(MODS)/多器官功能衰竭(MOF)发展的连续过程。创伤性休克是在剧烈的暴力打击,重要脏器损伤、大出血、大量体液渗出,毒素的分解吸收基础上,附加疼痛、精神刺激等因素而造成的休克。通过提高对出血病理学的理解,强调迅速实现确定性止血,从院前治疗开始,患者从大出血中生存及在失血性休克中恢复现在已成为可能。临床诊治过程中,应注意早期识别,持续监测。若在休克早期,及时采取措施,祛除病因和诱因,恢复有效的组织血流灌注,可限制细胞损害的程度和范围;否则代谢紊乱将逐渐加重,细胞损害广泛扩散,导致 MODS 或 MOF 的发生。因此,创伤性休克治疗的关键在于处理并控制病因和诱因,补液是抗休克的基本治疗,有助于恢复有效循环血量和稳定生命体征;当然,纠正微循环障碍,恢复正常代谢,防治并发症也非常重要。

第八节　创伤性休克现场急救的质量控制

EMS 的医务主管应负责监管 EMS 的各项工作,包括沟通交流、临床管理、教育培训和质量改进等。主要任务及目标如下。

第一,建立院前患者救护方案,以作为特定疾病或损伤的实践指南,这些方案应尽可能标准、规范和具体,以便院前人员能在预定条件下执行指定的程序或用药,以减少或避免因从临床医师获取许可和指令所造成的延误。这是院前救护中的一项重要职责。

第二,在创伤院前救护中应负责建立检伤分类和院内救护方案,以确保接收医院调动必要的资源,充分准备,有效收治转运的重症创伤患者。严重创伤救治小组的重要性、小组成员及组长的责任以及严重创伤救治小组如何高效运作。

第三,确保创伤救治中心的医护人员具有创伤救治相关的训练与技术,并进行必要更新训练。

由于院前急救人员常常要负责管理最困难的气道,EMS 系统应将 RSI 纳入其管理方案,并努力确保急救人员正确执行操作程序。对核心急救人员进行有效的培训、定期再培训、密切监测和定期操作考核有助于达成目标。

第四,注意临床救治流程、技术及其相关数据的审查作用,并对有意义的病历进行回顾总结和讨论分析,这对进一步流程优化和质量改进都具有极为重要的意义。

参考文献

[1]邓小明,姚尚龙,于布为,等.现代麻醉学[M].4 版.北京:人民卫生出版社,2014.

[2]王正国.外科学与野战外科学[M].北京:人民卫生出版社,2010.

[3]王正国.野战外科学[M].北京:人民卫生出版社,2010.

[4]张连阳,姚元章.简明创伤救治学[M].重庆:重庆出版社,2008.

[5]于学忠,黄子通.急诊医学[M].2 版.北京:人民卫生出版社,2014.

[6]陈星月,陈栋,陈春慧,等.中国创伤性脊髓损伤流行病学和疾病经济负担的系统评价[J].中国现代医生,2018,18(2):143-150.

[7]顾旭东,聂时南.法国院前创伤急救体系介绍[J].创伤外科杂志,2013,15(3):286-288.

[8]关骅,陈学明.脊髓损伤 ASIA 神经功能分类标准:2000 年修订[J].中国脊柱脊髓杂志,2001,11(3):164-165.

[9]郭小微,李开南.创伤评分的研究进展[J].中国骨与关节损伤杂志,2013,28(4):399-400.

[10]何冠华.多发伤院前院内一体化急救探讨[J].中外医学研究,2017,15(13):144-145.

[11]李小勇,王忠诚.创伤性颅脑损伤治疗新进展[J].中华神经外科杂志,1999,15(1):55-57.

[12]刘佰运.从 2016 年美国《重型颅脑创伤治疗指南(第四版)》解读临床救治中的三个重要问题[J].天津医药,2017,45(8):791-795.

[13]刘谦民,李锦安.院前创伤评分方法及其临床应用[J/CD].中华卫生应急电子杂志,2016,2(2):92-95.

[14]刘中民.改善急救模式提高创伤救治水平[J].中华急诊医学杂志,2002,11(2):79-80.

[15]努尔艾力·艾尼,马吾浪·乌布利艾拉,景海涛.创伤评分在严重多发伤救治中的应用[J].新疆医学,2013,43(7):79-80.

[16]屈纪富,刘明华,姚元章,等.严重腹部创伤患者死亡危险因素分析[J].临床误诊误治杂志,2015,28(7):63-66.

[17]屈纪富,姚元章,李银燕,等.从临床误区谈创伤性休克的早期识别与规范救治[J].临床误诊误治杂志,2015,28(7):56-59.

[18]屈纪富,刘明华,文亮,等.强化时效观念,优化救治流程,大力提高严重创伤救治成功率[J].创伤与急诊电子杂志,2013,1(1):8-10.

[19]于布为,吴新民,左明章,等.困难气道管理指南[J].临床麻醉学杂志,2013,29(1):93-98.

[20]张连阳.多发伤的致伤机制与紧急救治原则[J].中华创伤杂志,2009,25(2):97-99.

[21]张玲,张进军.严重创伤院前救治流程:专家共识[J].创伤外科杂志,2012,14(4):379-381.

[22]中国急诊气道管理协作组.急诊气道管理共识[J].中华急诊医学杂志,2016,25(6):705-708.

[23]中华医学会麻醉学分会.困难气道管理专家共识[J].临床麻醉学杂志,2009,25(3):200-203.

[24]Difficult Airway Socirty Extubation Guidelines Group. Difficult Airway Society Guidelines for the management of tracheal extubation[J]. Anaesthesia,2013,68(2):217.

[25]MATTHEW M,ALEC B. Front line surgery:a practical approach[M]. New York:Springer,2010.

[26] MABRY R L. Challenges to improving combat casualty survivability on the battlefield[J]. Joint Force Quarterly,2015,201501(76):78-84.

[27] WARTERS R D,SZABO T A,SPINALE F G,et al. The effect of neuromuscular blockade on mast ventilation[J]. Anaesthesia,2011,66(3):163-167.

[28] DANIEL Y,HABAS S,MALAN L. Tactical damage control resuscitation in austere military environments[J]. J R Army Med Corps,2016,162(2):419-427.

[29] YILDIZ T S,SOLAK M,TOKER K. The incidence and risk factors of difficult mask ventilation[J]. J Anesth,2005,19(1):7-11.

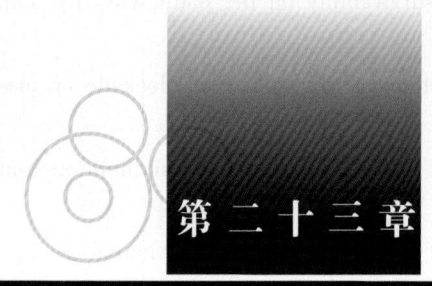

第二十三章 创伤性休克早期液体复苏

导致创伤性休克的原因很多,剧烈的疼痛、大量失血失液、组织坏死等均可引发休克。其中大量失血所致的低血容量性休克为创伤患者休克的主要类型。创伤患者失血后是否引起休克,取决于失血量和失血速度:一般在 15～20 min 内失血少于全身总血量的 10%～15% 时,机体可以通过代偿保持血压和组织血流灌注量在正常范围内;若在 15 min 内快速大量失血超过总血容量的 20%(大约 1 000 ml),超出机体的代偿能力,即可引起心输出量和平均动脉压下降而发生失血性休克;如果失血量超过总血容量的 45%～50%,会很快导致死亡。本章重点介绍创伤失血性休克的早期评估与诊断、救治流程和液体复苏。

第一节 创伤性休克早期的范畴

一、休克的病理生理分期

根据近年来休克的微循环学说,休克的基本发病环节是微循环血流灌注障碍,故而将休克病理生理过程分为 3 期:微循环缺血期、微循环淤血期及微循环衰竭期。

（一）微循环缺血期

微循环缺血期亦称为休克早期或休克代偿期。此期中交感-肾上腺髓质系统、肾素-血管紧张素系统等兴奋,儿茶酚胺、血管紧张素、血管升压素、内皮素等缩血管物质大量释放入血,使得全身小血管,包括小动脉、微动脉、后微动脉、毛细血管前括约肌和微静脉、小静脉都持续收缩痉挛,外周阻力升高,大量真毛细血管网关闭。同时,儿茶酚胺含量提高也使得微循环-静脉短路开放,血液绕过真毛细血管网直接进入微静脉。这两个因素使得微循环血流灌注减少,组织缺血缺氧,故而此期又称为缺血性缺氧期。交感神经兴奋及缩血管物质的大量释放,在导致皮肤、腹腔脏器及肾等器官缺血缺氧的同时,也有对机体重要的代偿意义。首先,小血管的收缩,可以减小静脉血管床容量,迅速而短暂的增加回心血量,有利于动脉血压的维持。而毛细血管前阻力血管比微静脉收缩强度更大,致使毛细血管中流体静压下降,组织液进入血管,起到了自身输液的作用。其次,休克早期交感神经兴奋和儿茶酚胺增多可使心率加快,心收缩力加强,心输出量增加,且小动脉痉挛收缩使外周阻力增高,有助于血压的维持。第三,冠状动脉和脑动脉受儿茶酚胺影响较小,在此期仍能在一定水平上维持心、脑微血管血流灌注量,保证心、脑等重要生命器官的血液供应。

（二）微循环淤血期

微循环淤血期亦称为可逆性休克失代偿期或休克进展期。由于休克原始病因未能及时消除,组织缺血缺氧持续存在,进而导致酸中毒、扩血管物质生成,引起微动脉、后微动脉和毛细血管前括约肌收缩性逐渐减弱甚至扩张,大量血液进入真毛细血管网,又因血流缓慢,细胞嵌塞,使微循环流出阻力增加,血液淤滞于微循环中,组织呈现淤血性缺氧状态。血液大量淤滞于微循环内,使得回心血量急剧减少,有效循环血量进一步下降。同时,血管内流体静压因血液淤滞而升高,使组织液进入毛细血管的缓慢"自身输液"停止,甚至有血浆渗出到组织间隙。血浆外渗使得血液浓缩血黏度增加,加之微循环淤滞,使有效循环血量进一步减少,形成恶性循环。由于回心血量及有效循环血量的进一步减少,动脉血压进行性下降,当平均动脉压低于 50 mmHg 时,心、脑血管对血流量的自身调节作用丧失,导致冠状动脉和脑血管血流灌注量明显减少。

(三)微循环衰竭期

微循环衰竭期又称难治期、DIC 期或不可逆期。长期严重的酸中毒、大量一氧化氮和局部代谢产物的释放以及血管内皮和血管平滑肌的损伤,导致微血管发生麻痹性扩张,毛细血管大量开放,微循环中形成微血栓,血流停止,出现不灌不流的状态,组织几乎完全不能进行物质交换,得不到氧气和营养物质供应。此时即使通过输血补液治疗,血压可一度回升,但微循环血液灌注量也无明显改善,毛细血管中淤滞停止的血流也不能恢复流动。因微循环中血液浓缩,血液处于高凝状态,严重缺氧、酸中毒等损伤血管内皮细胞,激活凝血系统,此期极易发生 DIC。此期由于微循环的无复流及微血栓形成,导致全身器官的持续血流低灌注,内环境受到严重破坏,造成组织器官和细胞功能损伤,严重时可导致多器官功能障碍甚至死亡。

根据休克发展的病理生理特点,进入后两期的休克患者通常面临严重的临床后果,救治难度大且预后不良,因而及早给予休克患者积极有效的救治,干预、阻断休克病程的发展,对休克患者的预后改善至关重要。在休克代偿期,虽然患者可能于短期内丢失了占体重 10%~15% 乃至更多的血液,造成微循环血流障碍,组织缺血缺氧,但此时的微循环血流障碍是因交感兴奋、儿茶酚胺生成增多引起微血管收缩所致,酸中毒、扩血管物质生成尚未发生,微循环中也未形成血流淤滞及微血栓,血管平滑肌和血管内皮细胞未受明显损伤,尚保有正常的收缩、舒张功能,处于易于纠正的可逆时期。同时由于机体代偿功能,患者此时尚能维持基础动脉血压,心脑等重要器官的血流灌注量仍可维持正常。如能及时去除休克病因,并予以妥善处置,休克可在较短时间内得到纠正,并不造成严重的器官组织的损伤。因而休克代偿期作为休克病程的早期阶段,处于休克救治中的关键时期,休克早期救治理应着重于在休克代偿期进行。

二、创伤失血性休克早期范畴

基于休克的病理生理分期,临床中所诉的创伤性休克早期,应指患者自快速失血开始直至出现明显休克症状之前的这一时期,为微循环缺血期。这一时期中,发生休克的病理生理过程已经启动,交感-肾上腺髓质系统激活兴奋,全身微血管开始收缩,血液自皮肤、肌肉、内脏等处再分配至心、脑等部位。由于上述的代偿机制,患者出现兴奋或躁动、心率加快、少尿、脉压减小等症状,而动脉压可能并不减低甚至轻度升高。此期中虽然患者典型的休克症状不明显,但救治者应立即启动休克救治程序,采取有效止血措施,控制休克病因,及早开始复苏治疗,力争迅速恢复有效循环血量,阻断休克病程继续进展恶化。

第二节 创伤失血性休克早期的诊断与评估

一、创伤失血性休克的早期诊断

创伤失血性休克的早期诊断与评估对患者的预后有至关重要的影响。近期的专家共识将创伤失血性休克的诊断标准规范如下：①有明确的原发病因，如导致大出血的创伤；②意识改变，如烦躁不安或意识模糊、昏迷等；③脉搏细速，>100 次/min 或不能触及，休克指数>1.0；④皮肤微循环功能障碍，如皮肤湿冷，胸骨部位皮肤指压痕阳性（指压后再充盈时间>2 s），皮肤可见花斑，黏膜苍白或发绀，尿量<30 ml/h 或无尿；⑤收缩压<80 mmHg；⑥脉压<20 mmHg；⑦原有高血压者收缩压较原收缩压下降30%以上。

符合上述条件①，以及②、③、④ 项中 2 项，或⑤、⑥、⑦项中 1 项，即可诊断为创伤失血性休克。该诊断标准综合了休克患者的病因及典型症状体征，并对其进行了相应的量化规范，具有较强的临床实用性。对于临床症状相对较轻、处于休克代偿期患者的早期诊断，亦具有良好的指导作用。

二、创伤失血性休克的程度判定

依据失血量和临床表现，创伤失血性休克一般分为轻、中、重、危重 4 级，判定依据如下。

1. 轻度休克　失血量为全身血量的15%～20%，休克症状不明显；意识变化不大，可能清醒，也可能躁动或轻度模糊；瞳孔大小及对光反射正常；脉搏较快，100 次/min 左右，强度正常或稍低；血压正常或稍低，脉压稍低 30～40 mmHg；尿量 36～50 ml/h，休克指数>1.0～1.5；微循环变化不明显。

2. 中度休克　失血量为全身血量的20%～40%，表现烦躁不安、口渴、呼吸急促、定向力尚存，有时意识模糊，说话含糊，回答问题反应慢，瞳孔大小及对光反射正常；脉搏增快，约 120 次/min 或更快，强度较弱；收缩压 70～90 mmHg 甚至可降至 60～80 mmHg 以下，脉压<20 mmHg；颈静脉充盈不明显或仅见充盈形迹，肢体末端厥冷，手指压迫前额或胸骨部位皮肤引起的苍白2 s 以上恢复，尿量仅 24～30 ml/h，休克指数 1.5～2.0。

3. 重度休克　失血量达全身血量的40%～50%，意识模糊，定向力丧失，甚至昏迷，瞳孔大小正常或扩大，对光反射迟钝；脉搏快而弱（>120 次/min），收缩压<60 mmHg 或测不到，脉压进一步缩小，休克指数>2.0；颈静脉不充盈，前额及胸骨皮肤压迫后始终苍白，肢端厥冷，范围向近端扩大，冷汗，尿量<18 ml/h 甚至无尿；重要生命器官如心、脑的血液供应严重不足，患者可发生昏迷甚至出现心脏停搏。

4. 危重休克　失血量超过全身血量的50%，脉搏难触及，无尿，昏迷，重度发绀。

第三节　创伤失血性休克早期的救治流程

绝大多数创伤失血性休克患者于事故现场受伤时起即开始发生大量失血逐步发展至休克，因而失血性休克的救治是一个分为不同阶段但又彼此紧密联系序贯的过程，需要院前急救人员、急诊科、创伤外科、手术室及重症医学科密切衔接，环环相扣，通力协作以达到最佳的救治效果。

一、现场急救：初次伤情评估及基本创伤生命支持

急性失血及失血性休克所致死亡占自然灾害、交通事故等各类创伤早期死亡的30%～40%，及时有效的现场止血、休克预防和急救是提高救治成功率的关键。因此，当患者被救助至相对安全的环境后，急救人员应首先简要评估患者生命征情况及有无活动性出血情况，采取有效的止血措施，积极控制四肢、交界部位和躯干体表的活动性出血，处理原发创伤；现场急救时，应争取建立静脉及骨内输液通道，快速补充晶体液，防止休克的发生。

二、院内急救：紧急评估与生命支持

（一）失血性休克患者的紧急评估

对送至急诊室的休克患者，首先要对休克程度做出快速地评估。由于条件有限，时间紧迫，不可能进行复杂或者耗时长的检测，因此临床监测最为常用和简便。观察内容包括意识状态、呼吸、血压、脉搏、体温、尿量、皮肤颜色和温度、颈静脉和外周静脉的充盈度等。当出现以下一种或几种症状时，就能提示休克的存在，包括血压低于 90/60 mmHg，心率>100 次/min；意识烦躁或模糊；呼吸困难，浅快或深慢；脉搏细速；体温下降，肢端体温与中心体温的温差加大，超过 3 ℃；皮肤苍白，发绀，湿冷；静脉塌陷等。而血常规，血细胞比容，尿常规等实验室检查，也应在患者到达急诊室的同时就开始进行，在较短时间内获得结果，以便评估休克的程度。

（二）失血性休克患者的紧急生命支持

对失血性休克患者，应在现场或到达急诊室的最短时间内采取积极有效的措施，去除致死性因素，保护重要器官组织功能，为后续治疗赢得机会和时间。

1. 保证气道通畅，充分给氧　清理口咽部分泌物、呕吐物、血凝块等，抬起下颌，面罩给氧。如口咽部存在活动性出血或呼吸道通畅但呼吸困难仍不能改善，应予以气管插管、呼吸机辅助呼吸。插管困难时可紧急气管切开或环甲膜穿刺。

2. 控制危及生命的活动性出血　采取加压包扎、填塞、指压、止血带等方法，控制活动性出血，避免循环血量继续丢失。在情况不明时，不推荐使用钳夹法。对于内出血患者，应尽快进手术室止血。

3. 保护重要脏器　对于合并有胸腹部的开放伤，当伴有活动性大出血时，应及时将伤口封闭，使之成为闭合性胸外伤或避免腹部内脏的进一步脱出。

4. 预防低体温　对于失血性休克患者应防止低体温，因为低体温是导致休克死亡的重要因素之一，虽然低温可以减少脑细胞的死亡，但相对于维持生命而言，低温的危害性更大。低体温建议复温。

应该尽一切办法进行复温，建议的复温温度为 37 ℃，包括对患者身体的复温和输入液体的复温。

三、建立有效可靠的静脉通道

休克患者复苏治疗需要输注大量液体，安全、通畅的静脉通道是进行液体复苏治疗的必要手段和保障。

建议 1：股静脉穿刺。对失血性休克患者首选外周静脉穿刺。如外周穿刺困难，首选股静脉穿刺，因为穿刺容易及速度快，并且并发症少和容易控制。但由于股静脉穿刺护理较困难，所以患者在转至 ICU 后建议换成锁骨下静脉或颈内静脉穿刺。

建议 2：骨髓腔内注射。操作简便省时，输液速度快，特别适于大面积烧伤、儿童、心脏骤停等静脉通道建立困难者。

建议 3：快速输液加压器。对于需要快速补液者，可借助快速输液加压器加快输液速度，如因失血性休克导致的心脏骤停者，需在 5～10 min 内输入 3 L 液体，才能达到最佳的抢救效果。

不建议：对失血性休克患者不建议用锁骨下静脉穿刺，因为休克会引起锁骨下静脉收缩而穿刺困难，并且一旦造成出血后难以止血。对创伤患者不建议用颈外静脉穿刺，因为不确定是否存在颈椎或脊柱损伤。

四、救治措施

（一）高效止血

在现场和后送途中,应采用有效的方法,使用止血材料如止血带(如旋压止血带、橡皮止血带等)、止血绷带或止血敷料加压包扎等方式,积极控制四肢、交界部位和躯干体表出血。有条件应积极采取措施控制或减少内出血。存在出血或有出血风险的患者,创伤后 3 h 内尽早使用氨甲环酸用于止血治疗,首剂 1 000 mg,8 h 可重复一剂。晚期不宜使用。

（二）血管活性药物早期应用

为配合实施限制性复苏,减少活动性出血量,维持更好的血流动力学参数,延长黄金救治时间窗,为确定性治疗赢得时间,在创伤现场或后送途中,患者出血凶猛或者休克严重,采取其他措施不能维持可接受的低血压(收缩压 80 mmHg)时,可小剂量应用缩血管药物如去甲肾上腺素,5 ~ 10 mg 加入 50 ml 盐水泵入或 100 ~ 250 ml 静脉滴注,根据可接受的最低血压调整。

（三）致死性三联征防治原则和措施

严重休克不能及时纠正,会发生致死性三联征(the triad of death):低体温、酸中毒和凝血功能障碍,是休克的晚期表现。应积极预防和控制,避免发生休克及致死性三联征。

1. 低体温处理　创伤失血性休克伴低体温患者在救治过程中注意保温复温。措施包括去除湿冷衣服、增加环境温度、覆盖身体防止体温散发、输注温热液体等。

2. 酸中毒处理　推荐5%的碳酸氢钠,24 h 用量轻度酸中毒是 300 ~ 400 ml,重度酸中度是600 ml。伴有心和肾功能不全或忌用钠者可用3.5%的氨基丁醇,轻症剂量为300 ~ 400 ml,重症剂量为500 ~ 800 ml。

3. 凝血功能障碍处理　凝血功能障碍是严重创伤性休克患者的常见并发症,应及时纠正。根据实验室检查结果可选用新鲜全血、浓缩红细胞(concentrated red blood cell, CRBC/packed red blood cell, PRBC)、新鲜冰冻血浆(fresh frozen plasma, FFP)、血小板(platelets, PLT)以及重组人凝血因子Ⅶa(recombinant human coagulation factor Ⅶa, rhⅦa)等防治凝血功能障碍。当血红蛋白<70 g/L,建议输全血或 PRBC;当血小板<50 000/ml,或伴颅脑损伤者血小板<100 000/ml 应输注PLT;当血浆纤维蛋白原水平<1.5 ~ 2.0 g/L 或血栓弹力图(thromboelastography, TEG)显示有明显的纤维蛋白原缺乏时应给予补充,首先给予 3 ~ 4 g 的纤维蛋白原或 50 mg/kg 冷沉淀,进一步的补充应根据实验室检测结果确定;TEG 测定若纤溶>3% 即应启动抗纤溶治疗。

（四）液体复苏

液体复苏参见第四节。

第四节　创伤失血性休克早期的液体复苏

创伤失血性休克的主要病因是机体丢失大量血液而导致循环血量不足,血流动力学不稳定。因而其治疗主要从两方面入手:一方面积极去除休克病因,控制出血;另一方面则需迅速补充有效循环血量,恢复并维持血流动力学稳定。通过静脉系统快速输液补充有效循环血量的方法为液体复苏。

一、液体复苏的时机

由于大量的快速失血,急性失血性休克快速进入机体失代偿状态,死亡发生率高。创伤患者第一死亡高峰是创伤后 1 h 内,死亡率占 50%。急救黄金一小时是世界公认的最佳时机。早期的容量复苏是降低急性失血性休克 1 h 内死亡率的关键措施。因此,一个快速、有效的液体复苏应及早开始,并贯穿至整个抢救过程。

二、复苏液体的选择

1.等渗晶体液　乳酸林格液和生理盐水,为目前最常用的复苏液体,安全而易于获取,能有效补充循环血量,其缺点为所需剂量大,短期输注困难,造成血浆蛋白稀释及胶体渗透压的下降,大部分渗漏于组织间隙,增加组织水肿,大量输注或引起电解质紊乱,稀释性凝血病。

2.等渗胶体液　目前常用的为等渗右旋糖酐或羟乙基淀粉溶液,其他还包括明胶溶液等。其优点为不易渗漏于组织间隙,能维持胶体渗透压,恢复循环血量效果持续时间较长。其缺点同样需要较大剂量(较等渗晶体液少),短时间内输注困难,大量输注可能导致凝血功能障碍。

3.高渗氯化钠+胶体溶液　目前国内已上市的多为 7.5% 氯化钠+6% 羟乙基淀粉(或右旋糖酐)溶液。输注高渗氯化钠+胶体溶液,可迅速提高循环血液中的渗透压,使组织间液等内源性液体从细胞和组织间隙进入血管内,从而快速恢复有效血容量,而其中的胶体成分则能维持一定胶体渗透压,延长血容量恢复效果时间。实验证实快速输注高渗氯化钠+胶体溶液,在机体失血 20% 的情况下,可以在 1 min 内使循环血量完全恢复并维持 30 min 以上,使复苏时间大大缩短。同时,输注高渗氯化钠+胶体溶液还可以减少休克导致的内皮细胞水肿和白细胞内皮贴附,优化微循环,减少缺血再灌注损伤,改善预后。

4.血液及其制品　包括全血、浓缩红细胞、血浆等。输血治疗对失血性休克患者的治疗效果是其他液体难以替代的。在失血性休克早期,就要做好输血前的准备工作。对血红蛋白浓度明显降低的患者,应及早进行输血治疗(按相关输血指南进行)。

建议 4:目前尚无明确证据证实胶体液与晶体液在液体复苏中谁更具有优势,因而在急救过程中,可根据实际情况选用晶体或者胶体液。一般采取先晶体后胶体的方式,按晶胶 2∶1 比例。如有多个静脉通道,可同时输注晶体液及胶体液。但应避免持续大量单独输注晶体液的情况。

建议 5:输注小剂量的高渗氯化钠胶体溶液,可以在短时间内恢复循环血量,缩短休克时间,即所谓的"小容量复苏"。故在液体复苏治疗开始时,可常规首先予以高渗氯化钠胶体溶液快速输注(3~4 ml/kg,一般为 5 min 内予以 250 ml),其后继续予以足量的标准容量治疗(等渗晶体及胶体液),以继续稳定血管内的循环血量。但由于高渗氯化钠胶体液的复苏机制为提高血管内液体渗透压,内源性液体从细胞核组织间隙进入血管内,从而快速恢复有效循环血量,故而不推荐反复大量使用高渗氯化钠胶体溶液进行复苏治疗,因大量反复输注该液体并不能提高复苏效果,并有加重电解质紊乱的可能。推荐小容量复苏在院前急救或紧急情况下使用。

建议 6:在失血性休克患者复苏治疗早期,即应完成相关实验室检查及输血准备。如患者血红蛋白浓度低于 70 g/L,则应尽早开始输血治疗。在现在成分输血的前提下,应在输注浓缩红细胞的同时继续输注等渗胶体或晶体液,并按照(4~5)∶1 的比例给予血浆输注。如存在凝血功能障碍,则应补充相应凝血因子及血小板。如 24 h>10 U,建议增加血浆用量,各个单位应制订规范化的输血流程。

三、液体复苏过程中的监测指标

1.血压　对出血未控制的失血性休克患者,目标血压是收缩压≥80 mmHg 或平均动脉压≥50 mmHg,以保证重要脏器的基本血流灌注,并尽快送往手术室止血。对伴有颅脑出血的失血性休克患者,目标血压是平均动脉压 ≥90 mmHg。

2.心率　休克往往会伴随心率的升高,但心力衰竭时心率也会表现为减慢,所以能在一定程度上反映休克程度和心功能。

3.心脏彩超　心脏彩超是检查和监测心功能最有效的方法,且操作简便快速,但要求操作者受过一定的超声培训才能掌握和识别。

4. 尿量　由于失血性休克患者在急诊停留的时间往往较短,短时间内难以通过尿量监测休克程度,但留置尿管可为入院后的继续监测提供条件。

5. 乳酸　乳酸是酸中毒的指标之一,而休克往往会伴有酸中毒,所以乳酸也是休克的检测指标之一。

6. 中心静脉压　因急诊不易行锁骨下静脉穿刺,难以获得中心静脉压(central venous pressure, CVP)数据,且 CVP 评估容量状态受心功能和肺循环等因素影响大,所以不建议在急诊使用 CVP 作为液体复苏的指标。而在患者初步复苏进入 ICU 后,条件允许时,可监测 CVP。

7. 凝血功能　注意在液体复苏开始,应监测凝血功能,及时纠正凝血功能紊乱,避免 DIC 的发生。

四、液体复苏的目标

对于活动性出血已受控制的休克患者,在心肺功能耐受的情况下,可采用较大量的液体快速输注,尽早恢复机体有效循环血量及微循环血流灌注,稳定血流动力学,保持正常的血压和各脏器的功能。此方式也称为确定性复苏或正压复苏。

对于失血性休克患者出血尚未得到控制者,既要保证重要组织器官血流灌注,又要尽量减少出血,所以在急诊时不需要完全复苏,只需达到复苏目标即可转入手术室或 ICU 进一步复苏,即所谓限制性复苏。进行限制性复苏时,建议复苏目标血压控制在收缩压 80～90 mmHg(平均动脉压在 50～60 mmHg)为宜,低压复苏时间不宜过长,最好不超过 120 min,若限制性复苏时间过长,可利用短时间低温(局部)辅助措施,以降低机体代谢,保护重要器官功能。颅脑损伤和老年患者,允许限制性复苏目标应适当提高,建议收缩压控制在 100～110 mmHg;有胸部爆震伤或肺挫裂伤,适当减慢输液速度和液体总量。

建议 7:失血性休克液体复苏的主要目标应保证收缩压≥90 mmHg 或平均动脉压≥60 mmHg,尿量≥0.5 ml/(kg·h),如有锁骨下静脉置管者,保证 CVP 为 8～12 mmHg。

参考文献

[1]王建枝,殷莲华.病理生理学[M].8 版.北京:人民卫生出版社,2013:169-174.

[2]林冠妤,白祥军,唐朝晖.小容量高渗晶体等渗胶体溶液在创伤失血性休克早期容量复苏中应用的临床研究[J].临床急诊杂志,2008,9(4):199-201.

[3]刘大为,严静,邱海波.低血容量性休克复苏指南[J].中国实用外科杂志,2007,27(8):581-587.

[5]刘良明,白祥军.创伤失血性休克早期救治规范[J].创伤外科杂志,2017,19(12):881-883.

[6]BENNETT B L,HOLCOMB J B. Battlefield trauma-induced hypothermia:transitioning the preferred method of casualty rewarming[J]. Wilderness Environ Med,2017,28(2S):S82-S89.

[7]BUTLER FK J R. Fluid Resuscitation in tactical combat casualty care:yesterday and today [J]. Wilderness Environ Med,2017,28(2S):S74-S81.

[8]CHICO-FERNÁNDEZ M,TERCEROS-ALMANZAL L. Innovation and new trends in critical trauma disease[J]. Med Intensiva,2015,39(3):179-188.

[9]ENDO A,SHIRAISHI A,OTOMO Y,et al. Development of novel criteria of the "Lethal Triad" as an indicator of decision making in current trauma care:a retrospective multicenter observational study in Japan[J]. Crit Care Med,2016,44(9):e797-e803.

[10] GIORDANO S, SPIEZIA L, CAMPELLO E, et al. The current understanding of trauma-induced coagulopathy (TIC) : a focused review on pathophysiology [J]. Intern Emerg Med, 2017, 12 (7) : 981-991.

[11] HONEYBUL S. Reconsidering the role of hypothermia in management of severe traumatic brain injury [J]. J Clin Neurosci, 2016, 28 (1) : 12-15.

[12] JACOB M, KUMAR P. The challenge in management of hemorrhagic shock in trauma [J]. Med J Armed Forces India, 2014, 70 (2) : 163-179.

[13] OOSTENDROP S E, TAN E C, GEERAEDTSLM G. Pre-hospital control of life-threatening truncal and junctional haemor- rhage is the ultimate challenge in optimizing trauma care : a review of treatment options and their applicability in the civilian trauma setting [J]. Scand J Trauma, Resusc and Emerg Med, 2016, 24 (1) : 110-123.

[14] ROSSAINT R, BOUILLON B, CERNY V, et al. The European guideline on management of major bleeding and coagulopathy following trauma : fourth edition [J]. Crit Care, 2016, 20 (1) : 100-108.

[15] SCHOCHL H, GRASSETTO A, SCHLIMP C J. Management of hemorrhage in trauma [J]. J Cardiothorac Vasc Anesth, 2013, 27 (4) : 35-43.

[16] TOBIN J M, DUTTON R P, PITTET J F, et al. Hypotensive resuscitation in a head-injured multi-trauma patient [J]. J Crit Care, 2014, 29 (2) : 313. e1-e5.

[17] VAN HAREN R M, THORSON C M, VALLE E J, et al. Vasopressoruse during emergency trauma surgery [J]. Am Surg, 2014, 80 (5) : 472-478.

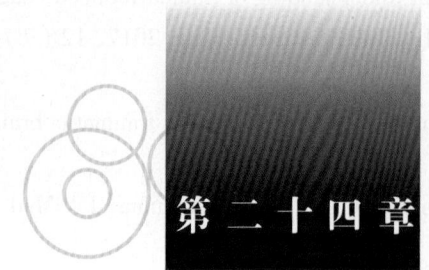

第二十四章

创伤性休克早期血管活性药物应用与循环支持

黄英姿　邱海波

创伤性休克是常见的休克类型,由于机体遭受暴力作用后,发生了重要脏器损伤、严重出血、凝血功能障碍等情况,导致患者有效循环血量锐减,组织器官血流灌注不足,器官功能障碍和细胞代谢紊乱的一组临床综合征。由于创伤后的剧烈疼痛、恐惧等多种因素综合形成的机体代偿失调的综合征。因此创伤性休克较单纯失血性休克的病因、病理要更加复杂。

第一节　创伤性休克的特点及主要病理生理学变化

一、创伤性休克的特点

创伤性休克患者死亡有 3 个高峰期:①伤后数秒至数分钟内,多因颅脑、高位脊髓、心脏或大血管损伤而立即死亡;②伤后数分钟至数小时内,多因窒息、呼吸循环功能不全、未能控制的大出血而早期死亡;③伤后数天至数周内,因器官功能衰竭或感染等是患者晚期死亡的主要原因。因此,完善的院前急救和急救网络的快速反应是提高多发性创伤患者生存率的首要条件。

创伤性休克的救治中,需改变常规的诊疗模式,由诊断→治疗模式转变为抢救→诊断→治疗模式。精准详细的诊断和确定性治疗必须是抢救工作获得一定成效后再进行,决不能因诊断而延误抢救时机。伤后 60 min 是决定患者生死的关键时刻,属危重抢救阶段,被称为抢救的"黄金一小时"。应及时而准确地全面评估伤情,有全局、整体观念,及时处理危及患者生命的器官损伤,要突出"快、准、及时、高效"的急救原则。

二、创伤性休克的主要病理生理学变化

(一)创伤性休克大循环变化

创伤性休克早期多会出现有效循环血量的丢失,创伤、失血后是否发生休克不仅取决于失血的量,还取决于失血的速度。休克往往是在快速、大量失血而又得不到及时补充的情况下发生的。血流动力学表现为心输出量降低,右心室、左心室充盈压(前负荷)降低,以及代偿性血管收缩引起的后负荷(外周血管阻力)增加。

创伤出血早期特征是代偿性的静脉和动脉血管收缩,使动脉血压正常。在休克最初这种机制被认为是有效的。在这个阶段血管活性药物使用意义不大。然而,创伤性休克持续的时间也可能改变血管收缩反应。随着创伤、失血的进展,交感兴奋性下降、血流低灌注、低血压、酸中毒及全身

和局部强烈炎症反应释放炎症因子等,血管收缩反应会降低,使得血管阻力下降。

休克的代偿机制涉及复杂的神经内分泌反应,并以此试图增加组织血流灌注和氧合。在创伤性休克中,交感缩血管反应调整血流从低氧需求器官(比如皮肤)至氧依赖器官(比如脑和心脏)。代偿性的血管收缩能够在创伤性休克早期尽可能地维持血压,舒张压升高,脉压缩小。严重的休克会导致强烈血管收缩使得肢端湿冷、组织器官血流灌注不足、酸中毒。此外,低体温也是血管收缩严重的表现之一。

(二)创伤性休克微循环变化

创伤性休克的微循环变化包括微循环缺血期、微循环淤血期和微循环凝血期3个阶段。

1. 微循环缺血期　此期微循环变化的特点是:①微动脉、后微动脉和毛细血管前括约肌收缩,微循环血流灌注量急剧减少,压力降低;②微静脉和小静脉对儿茶酚胺敏感性较低,收缩较轻;③动静脉吻合支可能有不同程度的开放,血液从微动脉经动静脉吻合支直接流入小静脉。

2. 微循环淤血期　小动脉和微动脉收缩,动静脉吻合支仍处于开放状态,进入毛细血管的血液仍很少。

由于组织缺氧,组胺、缓激肽、氢离子等舒血管物质增多,后微动脉和毛细血管前括约肌舒张,毛细血管开放,血管容积扩大,进入毛细血管内的血液流动很慢。

由于交感神经兴奋,肾上腺素和去甲肾上腺素分泌增多,使微静脉和小静脉收缩,毛细血管后阻力增加,结果毛细血管扩张淤血。

3. 微循环凝血期　由于组织严重缺氧、酸中毒,毛细血管壁受损害和通透性升高,毛细血管内血液浓缩,血流淤滞;另外,血凝固性升高,结果在微循环内产生播散性血管内凝血。

由于微血栓形成,更加重组织缺氧和代谢障碍,细胞内溶酶体破裂,组织细胞坏死,引起各器官严重功能障碍。

第二节　创伤性休克早期的血管活性药物应用

一、创伤性休克早期使用血管活性药物的作用机制

创伤性休克早期使用血管活性药物的作用机制包括以下几点。

1. 提高动脉压,改善器官的血流灌注压　应用缩血管药物可以提高动脉压,改善局部器官的血流灌注压,一定程度地保证了局部脏器的血流灌注,如用缩血管药物可以提高创伤颅脑损伤患者平均动脉压、提高脑组织的血流灌注压,从而改善预后及神经系统结局。

2. 增加静脉回心血量　应用血管活性药物如去甲肾上腺素、血管升压素等在引起动脉血管收缩的同时,也可引起静脉血管收缩,使得非应激容积向应激容积转移,导致应激容积增加(动员非应激容量),提高平均体循环充盈压,增加静脉回心血量,进而增加了心输出量。此外,有研究显示:早期输注血管活性药物通过收缩内脏血管减少门静脉血流,可能通过减少内脏血管血流量,保证其他重要器官血流灌注。

3. 增强心脏收缩力　创伤出血性休克患者常常存在不同程度的血管麻痹和心肌受损,血管活性药物在缩血管的同时,还有一定的正性肌力作用,从而可以增加心输出量。

4. 收缩内脏血管,有利于止血　创伤失血性休克早期使用血管活性药物,可引起内脏血管收缩,减轻内脏血管出血。因此理论上在容量治疗时配合应用血管活性药物维持目标能基本保证组织血流灌注的血压较为合适。

5. 减少输液、减轻组织水肿　早期积极液体复苏是创伤性休克早期必要的抢救措施。然而,过度过多的液体复苏可引起组织器官水肿、水钠潴留、继发性全身炎症反应等病理生理学变化,因

此在创伤性休克早期在有目标的液体治疗同时使用血管活性药物,可有效恢复重要器官血流灌注,减少过多输注液体带来的危害。Feinstein 等在颅脑损伤合并出血的创伤性休克动物模型中比较输注晶体液与输注晶体液+血管活性药物,输注晶体液+血管活性药物组动物补液量明显减少,ARDS 发生率减少,甚至降低了动物的颅内压。

二、创伤性休克使用血管活性药物的时机

血管活性药物在创伤出血性休克早期的应用仍存在一定争议,传统观念认为创伤早期为了维持组织血流灌注,早期应积极补液来恢复血容量。然而这种方法可能会增加静水压、导致组织水肿,引起凝血因子的稀释和患者低体温。有研究显示积极复苏策略增加了严重肢体损伤患者继发性腹腔间室综合征(abdominal compartment syndrome,ACS)发生的可能性,早期大量的晶体液输注是继发性 ACS 的最大影响因素。另外,德国创伤数据库的一项回顾性分析,纳入 17 200 名多发伤患者,随着静脉输注液体量的增加,凝血功能障碍的发生率逐步增加,当输注液体量>2 000 ml、>3 000 ml 和超过 4 000 ml 时,凝血功能障碍发生率分别是 40%、50% 和 70%。于是提出"损害控制性复苏"的概念旨在用低于正常的血压,也称为"允许性低血压",基本保证/维持全身器官组织的基本血流灌注,为了避免大剂量液体早期积极复苏的不利影响,应在恰当时机使用血管活性药物维持能基本保证血流灌注的"允许性低血压"。

2016 年发表的欧洲创伤出血休克指南推荐:当创伤性休克出现威胁生命的低血压时,在积极液体治疗的同时加用血管活性药物以维持目标血压,保证血流灌注。如出现心功能障碍,需加用正性肌力药物。多数研究倾向于在充分液体复苏后血压仍难以维持(收缩压<80 mmHg)的时候,才给予血管活性药。所以推荐当创伤性休克液体治疗无反应时,应尽早使用血管活性药物以维持目标血压。

尽管血管活性药物在出血性休克的复苏中可使患者受益,但有效的液体复苏、血制品输注仍是出血性休克的首选根本措施。在未进行充分的容量复苏前提下盲目应用血管升压药,反而加重病情,增加死亡率。为此,未经足量液体复苏,仓促盲目以升高血压为目的应用血管活性药物的抢救处理措施是不恰当。

三、创伤性休克早期血管活性药物使用的种类

1. 去甲肾上腺素　去甲肾上腺素(norepinephrine,NE/noradrenaline,NA)具有较强的 β 肾上腺素能作用,主要作用为收缩血管。作用在动脉 α 肾上腺素受体上,可增加动脉阻力,增加了心脏后负荷,NE 也可以诱导静脉收缩特别是内脏静脉血管,使内脏血液量积极地转移到全身大循环。这种作用可以使得血液从静脉非应激容积中挤出一部分血液变成应激容量,参与循环。另外,β_2 肾上腺素受体兴奋后也可降低静脉阻力,增加静脉回流。大出血的动物模型研究中发现,NE 输注减少了达到预设目标动脉压所需的复苏液体量。去甲肾上腺素还可提高心肌收缩力,提高心输出量和增加冠状动脉血流灌注。改善创伤性休克患者脑、肾等器官血流灌注。因此 NE 适用于创伤性休克,被推荐为创伤性休克的一线缩血管药物。但需要关注的是 NE 不能代替液体输注和创伤性休克原发病的治疗。

2. 血管升压素　血管升压素(vasopressin;又称血管加压素、抗利尿激素)是一种内源性神经垂体激素,作用于血管中的 V1 受体,将血液从皮肤、内脏和骨骼区域分流到心脏和大脑,从而维持心脑等重要器官的血流灌注。同时,血管升压素还能减少肠系膜和门静脉的血流量,减少了肠系膜血流灌注,所以尤其适用于腹部出血患者。创伤出血性休克时,若经过有效止血、充分液体复苏、使用儿茶酚胺类药物后血压仍难以维持,可考虑联用血管升压素。低剂量的血管升压素能减少休克时总液体入量,减轻器官组织水肿。

3. 多巴酚丁胺及肾上腺素　应用于合并心功能障碍的创伤性休克患者。虽然在多数急诊创伤情况下并不能有效评估心功能受损情况,当出现充分的液体及去甲肾上腺素应用后反应不佳,

应考虑心功能障碍的可能。心脏挫伤、心包积液或继发于颅内高压的颅脑损伤的创伤患者心功能障碍很常见。应创造条件评估心脏、心腔结构、心功能、监测心输出量,当心肌功能障碍时需要用多巴酚丁胺(dobutamine)或肾上腺素(adrenaline,AD/epinephrine,E)的正性肌力药物治疗。

由于缺乏关于临床数据,关于何时在创伤失血性休克中使用血管升压药,以及使用血管活性药是否会降低失控的创伤出血患者的死亡率,仍然存在争议。尽管大多数观点支持在创伤失血性休克管理中较早使用血管活性药物可能有益,但不应破坏液体复苏与缩血管维持血流灌注压这一平衡,在液体复苏不充分的情况下盲目使用血管活性药物缩血管是不合适的。

第三节　创伤性休克的循环支持

创伤患者为早期控制创伤,争取手术及器官功能恢复的时机,可考虑在紧急情况下使用循环辅助装置,如体外膜氧合(extracorporeal membrane oxygenation,ECMO)、左心辅助等,目前临床上有条件在床边紧急开展的是 ECMO。1972 年第一例成功放置 ECMO 的幸存患者就是创伤后的 ARDS 患者,但由于血管实体器官的损伤、凝血功能障碍等原因限制了 ECMO 在创伤失血性休克的抢救中的应用。

掌握 ECMO 上机指征十分关键:①创伤引起的出血和器官功能障碍是急性可逆的;②ECMO 可以为患者转运至有条件的医疗机构创造条件、争取时机。

一、适 应 证

1.致命性的胸部创伤　胸部创伤导致的主支气管离断、支气管瘘、心脏外伤等或创伤性肺叶切除、心脏停搏等手术,即需要暂时性的心和(或)肺支持的患者

2.创伤所致重度 ARDS　严重创伤导致重度 ARDS,常规机械通气不能保证肺通气和(或)肺换气。

3.严重创伤患者的转运　创伤患者常常由于受伤地点远离有条件救治的医疗机构,需要转运。ECMO 是此类患者安全转运的重要保障。对于高风险创伤患者,如严重胸部创伤、骨盆创伤患者,使用 ECMO,为转运至高级创伤治疗中心创造机会。

4.严重创伤、失血　创伤所致的低血容量可能会导致心肺衰竭,或四肢的大血管损伤导致的出血量多,ECMO 可以起到暂时的循环支持作用,为进一步的处理创造机会。

二、模 式 选 择

ECMO 能够通过膜肺和泵提供氧合血,部分替代心肺功能,利于心功能恢复;纠正低氧血症,排出二氧化碳。创伤患者若循环不能维持应放置动脉-静脉体外膜氧合(arteriovenous extracorporeal membrane oxygenation,VA-ECMO);若严重的肺损伤,呼吸衰竭,应放置静脉-静脉体外膜氧合(VV-ECMO);循环和呼吸均不能维持应放置静脉-静脉-动脉体外膜氧合(VV-A ECMO)。

三、临 床 操 作

(一)ECMO 前评估

准备进行 ECMO 辅助患者,需全面评估患者病情,权衡利弊,如有条件应进行必要的检查包括:胸部 X 射线;动脉血气分析;血乳酸;凝血功能(凝血酶原时间、活化部分凝血活酶时间、IRN、D-二聚体、纤维蛋白原);全血细胞计数(保证患者的血红蛋白 ≥ 90 g/L);血清电解质;肾功能;肝功能;心脏超声检查等。

（二）ECMO 前准备

1. 仪器耗材与药品　检查离心泵、进行氧合器和管路的安装预充、根据患者病情选择模式和患者血管情况选择合适的动静脉穿刺导管。

2. 人员准备　ECMO 放置到管理均需要团队合作。负责 ECMO 操作的医师（具备重症超声、ECMO 管路预充和置管操作、ECMO 管理能力的医师）和血管外科医师（必要时进行外科切开动静脉置管）、ICU 医师（进行穿刺或建立动静脉通路，进行循环功能的监测和评价）、护理人员（处理静脉内输液或给药并监测患者的生命体征变化）。

3. 根据 ECMO 的模式选择穿刺部位，建立血管通路　目前常规 ECMO 导管置入方式包括穿刺法和切开法两种。VV-ECMO 目前多采用经皮穿刺置管建立静脉-静脉通路，可以采用股静脉-颈内静脉通路，或者颈内静脉单针双腔导管建立循环通路。股静脉-颈内静脉置管是常选择的置管位置，建议超声引导下血管穿刺置管，置管成功后需要确认导管位置。VA-ECMO 的通路常选择股动脉引血、颈内静脉回血。注意：股动脉置管警惕远端肢体缺血。

4. 管路安装　准备预充液，管路预冲液一般选用平衡盐 2 000 ml 加普通肝素（unfractionated heparin，UFH）（预充液内肝素 5 mg/500 ml）配制而成。也可根据患者情况加入白蛋白、血浆、红细胞。管路和氧合器预充完全，确认管路内无气体，管路通畅无误，固定各连接处，检查渗漏，连接管路准备运行 ECMO。

5. ECMO 的抗凝　一般患者在 ECMO 时使用肝素进行抗凝，调整并维持活化凝血时间（activated coagulation time，ACT）在 160～220 s，或活化部分凝血活酶时间（activated partial thromboplastin time，APTT）维持在 40～60 s（根据患者凝血情况决定）。但创伤患者有明显出血且往往伴有凝血功能异常，目前的氧合器和管路一般均有肝素涂层，故短期内可不用抗凝剂。

四、并 发 症

ECMO 常见临床并发症见表 24-1。

表 24-1　ECMO 常见并发症

机械并发症	患者相关并发症
氧合器功能障碍	出血
通气/血流比例失调	肾功能不全
血栓形成	血栓形成及栓塞
血浆渗漏	感染
插管置管并发症	循环系统并发症
导管置入困难	神经系统并发症
出血，局部血肿	脑出血
导管位置异常导致引流不畅	脑栓塞
压力过大动脉插管崩脱，血液破坏	溶血
插管及管路松脱	高胆红素血症
设备故障	肢体末端缺血
离心泵故障	

液体复苏及血制品输注仍是创伤失血性休克起始复苏治疗的最主要措施。血管活性药在继发性血管麻痹以及单独液体及血液治疗无效时发挥一定作用。推荐最常用的升压药是去甲肾上腺素和血管升压素。多巴酚丁胺和肾上腺素作为正性肌力药推荐应用于存在心肌功能障碍创伤

性休克患者。ECMO 为严重创伤性休克患者转运、原发病的处理和抢救赢得一定机会,需掌握好上机指征,切不可因上 ECMO 而耽误根本的病因治疗或手术时机。

参考文献

[1]邱海波,黄英姿. ICU 重症监测与治疗技术[M]. 2 版.上海:上海科学技术出版社,2017.

[2]AHMAD S B,MENAKER J,KUFERA J,et al. Extracorporeal membrane oxygenation after traumatic injury[J]. J Trauma Acute Care Surg,2017,82(3):587-591.

[3]BIANCHI M E. DAMPs,PAMPs and alarmins:all we need to know about danger[J]. J Leukoc Biol, 2007,81(1):1-5.

[4]BICKELL W H,WALL MJ J R,PEPE P E,et al. Immediate versus delayed fluid resuscitation for hypotensive patients with penetrating torso injuries[J]. N Engl J Med,1994,331(17):1105-1109.

[5]BURRIS D,RHEE P,KAUFMANN C,et al. Controlled resuscitation for uncontrolled hemorrhagic shock[J]. J Trauma,1999,46(2):216-223.

[6]FINFER S,BELLOMO R,BOYCE N,et al. A comparison of albumin and saline for fluid resuscitation in the intensive care unit[J]. N Engl J Med,2004,350(22):2247-2256.

[7]GEBHARD F,HUBER-LANG M. Polytrauma-pathophysiology and management principles[J]. Langenbecks Arch Surg,2008,393(6):825-831.

[8]GIANNOUDIS P V,HARWOOD P J,LOUGHENBURY P,et al. Correlation between IL-6 levels and the systemic inflammatory response score:can an IL-6 cutoff predict a SIRS state[J]. J Trauma, 2008,65(3):646-652.

[9]GUPTA B,GARG N,RAMACHANDRAN R. Vasopressors:Do they have any role in hemorrhagic shock?[J]. J Anaesthesiol Clin Pharmacol,2017,33(1):3-8.

[10]HIETBRINK F,KOENDERMAN L,RIJKERS G,et al. Trauma:the role of the innate immune system[J]. World J Emerg Surg,2006,1(5):15.

[11]JOHNSON J W,GRACIAS V H,SCHWAB C W,et al. Evolution in damage control for exsanguinating penetrating abdominal injury[J]. J Trauma,2001,51(2):261-671.

[12]LENZ A,FRANKLIN G A,CHEADLE W G. Systemic inflammation after trauma[J]. Injury,2007, 38(12):1336-1345.

[13]LEVY R M,MOLLEN K P,PRINCE J M,et al. Systemic inflammation and remote organ injury following trauma require HMGB1[J]. Am J Physiol Regul Integr Comp Physiol,2007,293(4): R1538-1544.

[14]MOCK C,QUANSAH R,KRISHNAN R,et al. Strengthening the prevention and care of injuries worldwide[J]. Lancet,2004,363(9427):2172-2179.

[15]MORLEY J R,SMITH R M,PAPE H C,et al. Stimulation of the local femoral inflammatory response to fracture and intramedullary reaming:a preliminary study of the source of the second hit phenomenon[J]. J Bone Joint Surg Br,2008,90(3):393-399.

[16]MYBURGH J,COOPER D J,FINFER S,et al. Saline or albumin for fluid resuscitation in patients with traumatic brain injury[J]. N Engl J Med,2007,357(9):874-884.

[17]NOLAN J. Fluid resuscitation for the trauma patient[J]. Resuscitation,2001,48(1):57-69.

[18]PAPE H C,HILDEBRAND F,PERTSCHY S,et al. Changes in the management of femoral shaft fractures in polytrauma patients:from early total care to damage control orthopedic surgery[J]. J

Trauma,2002,53(3):452-461,461-462.

[19]PUGIN J. Dear SIRS, the concept of "alarmins" makes a lot of sense[J]. Intensive Care Med, 2008,34(2):218-221.

[20]ROSSAINT R, BOUILLON B, CERNY V, et al. The European guideline on management of major bleeding and coagulopathy following trau- ma:fourth edition[J]. Crit Care,2016,20(1):100.

[21]ROY J W, GRAHAM M C, GRIFFIN A M, et al. A novel fluid resuscitation therapy for hemorrhagic shock[J]. Shock,1998,10(3):213-217.

[22]RYU K M, CHANG S W. Heparin-free extracorporeal membrane oxygenation in a patient with severe pulmonarycontusions and bronchial disruption[J]. Clin Exp Emerg Med,2018,5(3):204-207.

[23]SOREIDE E, DEAKIN C D. Pre-hospital fluid therapy in the critically injured patient-a clinical update[J]. Injury,2005,36(9):1001-1010.

[24WU M Y, CHOU P L, WU T I. Predictors of hospital mortality in adult trauma patients receiving extracorporeal membraneoxygenation for advanced life support:a retrospective cohort study[J]. Scand J Trauma Resusc Emerg Med,2018,26(1):14-25.

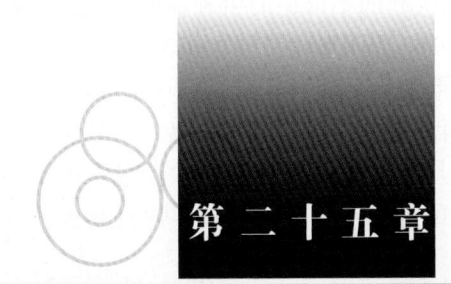

第二十五章　创伤性休克损害控制与致死性三联征处理

张连阳

随着社会的不断发展,高速公路及机动车辆普及,高层建筑物的不断涌现,高速、高能致伤武器在战争中的应用等,无论在平时或战时,致伤动能在不断加大,组织、器官损伤的严重程度大大增加,多发伤、复合伤、多部位伤的比例显著增高;群死群伤发生频繁,事故现场死亡率增高。创伤已经成为当今人类死亡的主要原因之一,仅次于心血管疾病和肿瘤,在人口死因构成中列第 4 位,而在 36 岁以下人群死因中居第 1 位。而在美国,创伤大出血每年导致近 50 万人死亡。故创伤性休克的救治面临严峻挑战,损害控制(damage control,DC)是创伤性休克救治中一个极有实用价值的外科处理原则,可以有效降低创伤性休克患者的死亡率;但同时创伤性休克患者经过损害控制后,也存在明显的并发症和再入院率。

第一节　创伤性休克损害控制

创伤尤其是严重多发伤并发休克后,出现严重生理功能紊乱和机体代谢功能失调,患者出现低体温、酸中毒和凝血功能障碍致死性三联征,机体处于生理极限状态,患者面临着死亡和出现严重并发症的危险:①低体温(hypothermia),指机体中心温度低于 35 ℃,大多数创伤患者离开手术室都有低体温,创伤性休克患者低体温占 66%。②凝血功能障碍(coagulation disorder,coagulopathy),约 90% 的创伤处于高凝状态,仅 10% 的创伤患者发生凝血功能障碍,主要是创伤性休克者发生凝血病,创伤后早期凝血病是死亡的独立预测因子。③代谢性酸中毒(metabolic acidosis),指创伤性休克早期血液 pH 值<7.25,出现代谢性酸中毒和碱缺乏是创伤患者预后不良的预测指标。

一、创伤性休克损害控制定义及适应证

严重创伤导致死亡最主要的原因包括重型颅脑损伤和出血,后者是潜在可预防死亡最主要的创伤所致的损害。失血性休克和致死性出血是严重创伤死亡的主要原因,在战伤中占到手术室内死亡的 80% 以上,以及 24 h 内死亡的 70%。构建高效的区域性创伤救治体系以及医院内高效的严重创伤救治绿色通道,可以为此类患者成功救治提供救治模式和机制上的保证,在此基础上,应遵循损害控制性策略,避免在救治过程中应用不恰当的策略和技术,或救治策略和技术的不恰当应用,是患者最终获救的核心。

（一）创伤性休克损害控制定义

损害控制是针对创伤性休克患者进行阶段性修复的外科策略,旨在避免由于体温不升、凝血

病、酸中毒互相促进形成致死性三联征（the triad of death）而引起的不可逆的生理损伤。创伤患者发生多器官功能障碍综合征（multiple organ dysfunction syndrome，MODS）的"二次打击"机制有助于了解损害控制的原理。"第一次打击"代表损伤的类型和严重度及生物学反应，第一次打击时诱导炎症反应。"第二次打击"代表治疗的类型和结果，依赖于第一次打击的严重度，第二次打击使患者向有害的结局发展。损害控制是通过减少由创伤性休克导致的第一次打击和救治过程中的第二次打击的强度，调节创伤后炎症反应，选择最合适于患者的外科干预策略和技术以提高救治成功率。

损害控制可以开始于受伤现场、急诊科或手术室，对于需要采取损害控制性策略的患者越早开始效果越好，应避免在手术中无法稳定生命体征才决定采用损害控制。损害控制通常包括3个不同的阶段：①第一次手术，包括判断损伤程度、控制出血和污染。②转运到ICU进行复苏、升温、纠正酸中毒和凝血功能障碍。③计划性再次手术，通常在24~48 h内回到手术室，给予损伤脏器以确定性的处理修复。

（二）创伤性休克损害控制适应证

大多数创伤性休克患者可按非损害控制方式处理，并不需要采取损害控制及计划再手术模式处理。只有那些少数生理潜能临近或已达极限患者，虽然技术上能达到创伤一期修复和重建，但生理潜能临近耗竭，进行大而复杂的外科手术则超过患者生理潜能极限，必须采取损害控制性处理模式。主要适用于高能量躯干钝性创伤或多发性躯干穿透伤合并休克时，具体适应证包括：①严重脏器损伤伴大血管损伤，如胸部心脏血管伤、严重肝及肝周血管伤、骨盆血肿破裂和开放性骨盆骨折。②严重脏器损伤，如严重胰十二指肠伤等。③严重多发伤，创伤严重度评分（injury severity score，ISS）≥25。④严重失血，估计失血量>4 L；收缩压<70 mmHg等血流动力学不稳定；或输血量>10 U；或手术室内血液置换大于4 L；或所有手术室内液体置换大于10 L。⑤出现致死性三联征，体温<35 ℃；pH值<7.30，碱剩余大于14；凝血功能障碍。⑥估计手术时间>90 min。

二、创伤性休克损害控制方法

创伤性休克患者在院外和院内救治中面临重重矛盾，首先是要紧急处理创伤带来的致命威胁，如大出血导致的休克、气道梗阻和血气胸等；同时还要避免各种救治措施带来的损害或影响，如输液带来的现场滞留，转运途中的生命威胁，以及批量患者时的分拣不当等。这些矛盾的恰当处理，目标都是减轻创伤性休克和医疗救治措施可能带来的病理生理改变，避免机体陷于濒临死亡状态，都属于广义的损害控制的范畴。

创伤性休克救治可能涉及多部位、多学科，难度大，除遵循腹部、胸部及骨关节损伤的损害控制原则外，还应认识到某些多发伤的特殊性。如肺损伤合并长骨损伤时，髓内容物的暴露和操作可能使脂肪从骨折部位释放入循环，最终脂肪栓塞肺和其他重要部位，应用髓内针的手术固定会有更高的肺并发症发生率，而外固定和预防性机械通气会减少术后并发症和肺功能衰竭的发生率。而颅脑损伤合并骨损伤时，应通过控制血压、抬高头部、高通气和脱水等，使脑组织的血流灌注压保持在60~70 mmHg，确保充足的脑供氧，然后再施行骨折固定处理等。

（一）各部位创伤损害控制基本原则

1. 腹部创伤损害控制　腹部创伤损害控制是损害控制性策略最初应用领域，典型的包括3个步骤：①初次手术，控制活动性出血、控制污染和暂时性腹腔关闭。②复苏和重症监护。③再次手术，给予损伤脏器确定性处理，移去填塞物，再次探查首次手术时漏诊的损伤，关闭腹部切口。

2. 胸部创伤损害控制　胸部创伤损害控制包括3个步骤：①初次手术，控制活动性出血、解除心脏压塞和支气管瘘等。②复苏和重症监护。③再次手术确定性修补，已行暂时搁置操作，如脉管系统分流、用计划的分流术结扎脉管系统的患者，或需要更正式的食管修补的患者，在病情稳定后应尽快返回手术室，完成确定性手术，并完成胸壁的止血和关闭，至少应放置两根大的胸腔引流管。与腹部损伤损害控制不同,胸部创伤需要初次手术时行确定性处理,以确保循环和呼吸功能的稳定。

3.骨关节创伤损害控制　骨关节创伤损害控制也包括3个步骤:①急诊处理,不稳定性骨折早期临时或确定性外固定,以及采用手术、介入等方法处理血管损伤等。②复苏和重症监护。③延期的骨折确定性手术,应视脏器功能恢复、全身感染控制和局部组织情况等确定,通常在伤后14 d进行。

(二)多发伤院内紧急救治的损害控制方法

1.损害控制性初次手术　初次手术是损害控制性策略的首要关键技术,有时甚至是唯一的技术,如腹部创伤的损害控制多数仅与救治的初期有关,可不包括确定性修复阶段。初次手术期间损害控制性技术的常见错误包括延迟决定采用损害控制性策略,与麻醉师、护士和重症监护队伍的沟通差,未监测术中温度,在急诊科或手术室未监测血气,液体复苏的容量监测不充分,外科医师过于自信等。在行损害控制的初次手术前应通知手术室提前完成有关准备:①手术间加温到27 ℃。②做好大量失血的救治准备,如复苏液体、血液回收机、启动特殊供血机制等。③在切开腹部之前准备好填塞纱布。④准备好两套吸引器,但在剖腹术的早期避免使用吸引器。⑤在手术控制出血前应限制性复苏。

(1)腹部创伤

1)控制出血:根据具体情况采取结扎、缝合、切除、固定、栓塞和填塞等方法控制出血。损伤血管结扎可能是唯一可选择的救命手术,损伤动脉结扎可带来缺血性损害。控制活动性出血是损害控制性剖腹术的首要目标。通过正中切口进腹。如果出血量巨大,则用手移除较大血凝块后快速填塞全部4个象限,应配备血液回收机最大限度收集和回输自体血。在填塞的同时应判断最明显损伤的部位。腹膜一旦打开,可能导致急剧和严重的低血压;如果在填塞后患者仍有严重低血压,就应当着手控制主动脉血流,方法是快速在膈裂孔位置用拇、示指压迫或用手直接压向脊柱阻断主动脉。在主动脉阻断和腹内填塞双重作用下,大多数明显出血可得以暂时的控制,然后从最不可能大出血的区域开始依次移除填塞物,确定并快速处理各种损伤导致的出血。

具体损伤的处理方法包括:①肝损伤,控制肝出血的方法包括电凝、生物蛋白胶等局部应用、清创性肝部分切除、缝扎止血和肝动脉结扎等,对于严重肝损伤,尤其伴肝后腔静脉损伤等导致的严重出血应果断用大块无菌敷料或干净的织物填塞至创腔或伤口内。②脾、肾损伤,应采用简捷的脾、肾切除术。③知名血管损伤可采用快速的动、静脉缝合。复杂动脉损伤的确定性修复应当延迟,补片修补仅用于确信能快速修复且确认无肠道损伤时。腹主动脉、肠系膜上动脉、髂总或髂外动脉可采用旁路手术方法。④非动脉源性出血,包括静脉渗出或凝血紊乱引起者首选填塞法。

2)控制污染:是损害控制性剖腹术的第二目标,但不包括胃肠道连续性的重建和修复。目的是控制消化道、泌尿道和开放伤导致的污染,通常采用夹闭、结扎、缝合、引流、修补或外置等方法。

具体方法包括:①胃肠道损伤,胃及小肠损伤为防止内容物溢出到腹腔,可缝合、结扎或钳夹破裂处,放置于腹腔外或腹腔内。结直肠损伤为减少腹腔污染可行结肠外置或造口。②胆胰管损伤,可行外引流,或加填塞。胰管损伤可放置负压封闭引流。胆道损伤可行造瘘术引流。③泌尿道损伤,输尿管损伤应插入双J管后缝合,膀胱损伤一般可经尿道插入尿管或在耻骨上造瘘置管引流;膀胱广泛损伤时,可行双侧输尿管插管。

3)暂时性腹部切口关闭:为预防腹腔间室综合征和便于二期确定性手术,损害控制性剖腹术时常规关腹既无必要,又浪费时间,通常采用简明方法暂时腹腔关闭术(temporary abdominal closure,TAC),目的是限制和保护腹内脏器,腹腔扩容防治腹腔间室综合征,控制腹部分泌,保持填塞区域的压力,防止体液和体热丢失,并为最终关闭奠定基础。尚无公认的暂时性腹部关闭方法,多数推荐采用假体植入于腹壁筋膜间的方法。Fabian提出了三阶段治疗技术:在初次手术时植入假体,14 ~ 21 d后植皮形成计划性腹疝,6 ~ 12个月后行确定性重建。缝合在筋膜层的假体材料分为不吸收和可吸收两种,前者包括橡胶、聚丙烯、聚四氟乙烯、Wittmann补片等,也有波哥(Bogota)

大袋、膀胱冲洗袋、X射线盒盖的报道;后者如聚乙醇酸、聚乙醇910网。负压封闭引流(vacuum sealing drainage,VSD)技术辅助的切口关闭方法是将无菌塑料膜衬于腹膜下、内脏表面,周围不与腹膜缝合(便于渗出引流),超出切口5 cm;根据切口大小将具有极强的吸附性和透水性的多聚乙烯醇明胶海绵泡沫材料置于塑料膜表面,四周与前鞘或白线缝合,包埋于海绵中的多侧孔引流管从切口上下方引出;清洁切口周围皮肤,擦干,用具有良好的透氧和透湿性的生物透性膜覆盖达到密封;引流管维持60~80 mmHg的负压,持续24 h负压吸引。该法使用生物透性膜封闭,使腹腔与外界隔开,可防止细菌入侵,不需要常规换药;可维持有效引流5~7 d,无须更换;持续负压有利于腹腔渗液的引流及炎症和水肿的消退;可使切口相互靠拢有利于伤口愈合。其他方法包括单纯皮肤缝合法、单纯筋膜缝合法或纱布填塞法等,由于腹腔扩容不足够、不能防止体热丧失、不能有效保护腹腔脏器等,逐渐被废弃。

(2)胸部创伤:胸部创伤损害控制性策略也用于面临死亡威胁的胸部创伤患者,但与腹部损害控制相反,胸腔内损伤需要初期手术时行确定性修补。首先应气管插管或切口等确保气道通畅,安置胸腔闭式引流导管,建立大口径的静脉通道,备血液回收装置,行配血和交叉配血。

1)急诊科剖胸术(emergency department thoracotomy,EDT):主要用于血流动力学不稳定的穿透性胸部创伤,而不建议用于钝性胸部创伤患者。急诊科剖胸术目的是解除心脏压塞、控制胸腔内出血、控制巨大空气栓塞或支气管胸膜瘘、胸内心脏按压等。通常经采用左前外侧切口开胸,从胸骨到第5肋间,迅速显露整个胸腔,需要时可切开心包;心脏缺损可暂时用手指堵压控制,迅速缝合控制;通过用血管钳钳闭肺门或分离下面的肺韧带并在其轴线上旋转180°来控制严重的肺出血或大量漏气;胸腔内、胸廓出口血管的出血可用手指压迫、导管阻断或血管钳钳闭。一旦出血、漏气暂时控制,也可将患者送入手术室行确定性修补。

2)手术室损害控制性剖胸术:应注意保温,插置动脉导管监测血流动力学变化,应用单侧排气的气管插管。心脏损伤的修补应注意保护冠状动脉。肺损伤的治疗包括肺止血术、楔形切除术、肺段切除术、肺叶切除术和肺切除术。胸腔内血管损伤关键是设计最佳的手术入路和显露,必要时可于正中切开胸骨或扩大到锁骨上,首选修补或重建,也可行腔内分流,大于5 mm的血管可选用人工血管,如果患者濒临死亡和没有足够的时间放置移植物可行暂时性分流。气管损伤少见的,在怀疑有气管损伤的紧急条件下,近端支气管损伤可先放置气管内插管,修补时注意确保黏膜与黏膜的相接,结应打在气管壁外面;远端支气管损伤可行肺叶切除术或肺切除术。

3)暂时性胸腔关闭:一般不采用,以避免胸壁血管的出血。也可将胸廓、肌肉和皮肤用连续交锁缝合一层关闭。对于应激扩张的心脏可用"Bogota袋"行暂时性覆盖,以免产生过度的胸腔压力。

(3)颅脑创伤:损害控制性神经外科(damage control neurosurgery,DCNS)的初次手术包括颅内出血控制、颅内血肿清除、颅脑创伤伤口早期手术清创等,预防性或治疗性去骨瓣术仅用于大脑水肿存在或可能加重时。对于有明显的颅内血肿、处于昏迷状态、瞳孔散大、GCS评分低的情况,应争取紧急开颅手术。非神经外科医师因缺乏神经外科手术经验和担心无法控制的脑肿胀或出血,不愿行急性硬脑膜下血肿手术,但对于硬脑膜外血肿则较自信。应注意即使是脑内血肿的部分清除,也可能是挽救生命的操作,应避免不经清除血肿就向上级医院转运。快速开颅术是指没有电动工具(开颅器)时由非神经外科医师进行的快速打开颅骨的方法,在血肿上方行颅骨钻孔,然后用咬骨钳扩大开口,可用于引流硬脑膜外血肿等。

(4)四肢创伤:四肢创伤存在以下状况时应行损害控制。①ISS>20分的多发伤。②同时合并AIS>2的胸部创伤。③ISS>40分,未合并胸部创伤。④胸部X射线片提示双侧肺挫伤。⑤最初平均肺动脉压>24 mmHg;或在插置髓内钉过程中肺动脉压升高>6 mmHg。

初次手术的时间应争取在伤后6 h内,目的是不稳定性骨折的早期暂时性固定和出血控制,对于四肢骨折最普通的是暂时应用外支架固定骨折,简便、省时,可在急诊室或ICU完成;股骨干骨折处理的金标准是髓内针,其愈合率达到了99%,但其是否导致脂肪栓塞综合征和ARDS等肺部并发症仍有争议。

二次手术的时间是在伤后第 6～8 天,避开严重的创伤后炎症反应阶段,以降低 ARDS 等脏器功能障碍发生率。

(5)骨盆骨折:骨盆骨折占所有骨折 3%,是最常见的多发伤种类,其中 13% 伴有大出血。骨盆骨折被称为"杀手骨折",是交通伤中死亡率仅次于头部伤和胸部伤的创伤类型。骨盆骨折的出血来源包括骨折断面、损伤的盆腔肌肉组织、损伤静脉(盆腔静脉面积较动脉大 10～15 倍)和知名中小动脉,骨盆骨折 60%～100% 伴随静脉损伤。10%～15% 伴随臀上、骶外侧、闭孔或阴部动脉损伤,动脉出血更常见于休克患者。怀疑或明确骨盆骨折伴出血时,除避免过度的、重复的骨盆检查,保持小腿内旋固定外,也可在两侧臀部外以沙袋固定,或骨盆带、床单包裹,尽快将患者转运到能提供确定性救治的医院。

1)损害控制性复苏(damage control resuscitation,DCR)。对任何创伤后失血性休克的患者,在排除外出血后,均应建立静脉通道,怀疑骨盆骨折时忌用下肢静脉。开放性骨盆骨折应紧急闭合(以敷料填塞或手压迫等)伤口,恢复骨盆填塞效应。积极实施损害控制性复苏,包括晶体液、胶体液、血液制品输注恢复血容量、携氧功能和纠正凝血功能,防治低体温,尽快到达复苏终点。结合骨盆包裹,损害控制性复苏可以有效逆转 2/3 的骨盆骨折伴出血患者,尤其是骨折断端、软组织和静脉源性出血。

2)床单或骨盆带加压包裹。可迅速稳定骨折,减少骨盆容积,控制出血效果类似外支架,适用于院前临时急救时。包裹时以股骨大转子为中心,髂窝加棉垫后加压包扎,利用骶髂关节后侧"张力带"关书样作用,使骨盆逐渐复位固定。若骨折复位矫枉过正,可能导致神经血管损伤及骨盆内脏器损伤,或压迫损伤皮肤。需要定时松解,一般使用应不超过 36 h。

3)外固定架。是控制骨盆静脉丛和骨折断端出血的标准方法,常规用于院内血流动力学不稳定性骨盆骨折的固定。立即使用可有效减低休克发生率,使死亡率从 22% 降至 8%。包括经髂骨翼固定的前方外固定架(固定前环)和从两侧骶髂关节固定的"C"形钳(固定后环)。外固定架可稳定骨盆环,减少骨折块移动,防止凝血块脱落;纠正旋转移位,复位骨折,使骨折端相互挤压,促进凝血块形成;避免耻骨联合过度分离,限制骨盆腔和后腹膜间隙容积增大。外固定架具有损伤小,操作简单;可调节,并发症少,床旁可完成;不影响腹部、下肢和开放伤口检查处理;并有利于患者翻身和护理。

4)动脉造影及栓塞。适用于积极复苏和骨盆固定后血流动力学仍不稳定者,是控制动脉源性出血的标准方法,可栓塞臀上动脉、阴部动脉或髂内动脉等。10%～15% 骨盆骨折需要动脉造影,63%～66% 栓塞有效。美国东部创伤外科学会推荐适应证包括:①不论血流动力学状况,CT 发现造影剂外溢,或开书样、垂直剪切等严重不稳定性骨盆骨折的 60 岁以上患者;②血流动力学不稳定性骨盆骨折,或排除非骨盆来源后有进行性出血者,骨盆骨折造影后无论是否栓塞,排除非骨盆来源后仍然进行性出血者。由于血管痉挛、不稳定血凝块、低血压、凝血功能改变、骨折移位等可导致间歇性出血,对血流动力学不稳定的骨盆骨折推荐非选择性栓塞。造影栓塞应在短时间内完成,最好能在急诊科完成,甚至有提出应在腹腔积血患者的剖腹探查术前完成。但动脉栓塞对静脉源性出血和松质骨出血效果不佳,部分动脉出血需反复栓塞。一般认为双侧栓塞很少有严重并发症,不影响性功能,臀肌坏死可能与直接损伤和长期制动相关。经腹股沟韧带下方股动脉切开,插入 Fogarty 导管 20 cm 于腹主动脉下端,球囊充水 8～10 ml 可暂时性阻断腹主动脉,为血管造影或手术探查创造机会,一般阻断不超过 60 min。有报道应用于 23 例,100% 成功,阻断时间 15～120 min(平均 46 min),手术 2～7 h(平均 4.2 h)。对于救治血流动力学不稳定患者不失为可供选择的方法。

5)腹膜外骨盆填塞。骨盆填塞对盆腔内部直接加压,联合外支架固定骨盆环,可加强容积压迫效应达到止血目的,而不必等待出血自身填塞造成过多输血和浪费时间。对静脉源性出血效果优于动脉源性,但争议较大,主要担心手术时破坏腹膜后血肿,需二次取出,并增加内固定手术时感染的风险增加。多作为外支架和（或）栓塞之后的补救措施。一般经过下腹正中 8 cm 纵向切口，分别于一侧骶髂关节下方、骨盆窝中部和耻骨后窝填塞 3 块纱布，然后再填塞另外一侧。骨盆填塞术后需要再次评估患者血流动力学状态，并 24 ~ 48 h 内去除或更换纱布，填塞时不必清除血凝块。欧洲国家常用，Cothren 等报道骨盆直接填塞术后患者的死亡率为零。

（6）血管损伤：四肢动脉干结扎可导致骨筋膜隔室综合征（osteofascial compartment symdrome，OCS）、截肢。颈内动脉结扎可带来偏瘫的危险，应予高度警惕。作为在面对严重生理紊乱和濒死时重要血管确定性修复的一种选择，胸、腹及四肢大血管非横断及血管壁失活的损伤可行血管壁修补。

2. 损害控制性复苏　随着损害控制概念的推广，ICU 中进行复苏的严重创伤患者和休克患者增加。这些患者对 ICU 队伍是巨大挑战，从本质而言损害控制的重症监护与其他高质量的重症监护完全一致，强调多学科优化创伤患者处理，同时处理多种生理紊乱，争取在数十小时内达到最好的恢复，将可能的并发症控制到最少。

损害控制患者在手术时决定采取损害控制性策略时，应在到达 ICU 之前通知 ICU，描述创伤的细节、初期复苏和外科干预措施，以便 ICU 根据患者情况做好准备，包括一间室温较高的独立房间、准备机械通气和透析治疗等特殊设备，通知血库可能需要的血液制品。送达 ICU 后，外科医师应与 ICU 医师讨论酸中毒、凝血紊乱和低体温的程度并制定出相应措施，包括讨论是否需要行动脉造影处理活动性出血。

在到达 ICU 后，应重新评估，确定气道、呼吸和循环功能状态，在转运中不稳定或发生严重事件的患者在到达 ICU 后应立即处理。

ICU 复苏的根本原则是提供最佳恢复的生理支持，中心是逆转低血容量，确保足够的心输出量和氧输送以及纠正代谢性酸中毒、凝血病和低体温。

（1）纠正致死性三联征：包括减少体热丢失、主动加热和避免输入冷的液体纠正低体温，建立特殊供血机制，输注血小板、新鲜冰冻血浆（fresh frozen plasma，FFP）和冷沉淀等血液制品纠正凝血功能障碍，扩容、提高血细胞比容和血红蛋白浓度，提高动脉血氧分压和提高碱储备等，纠正代谢性酸中毒，详见本章第二节。

（2）循环和呼吸功能支持：通过生命体征、尿量、血乳酸、碱缺乏、混合静脉血氧饱和度和胃肠黏膜 pH 值等监测，尽快恢复血容量维持血流动力学稳定。对那些需要机械通气的患者，给予不引起进一步损害的充分氧化的损害控制性机械通气。

（3）常见并发症防治

1）腹腔间室综合征（abdominal compartment syndrome，ACS）：应用损害控制性剖腹术处理的患者发生腹腔内高压和腹腔间室综合征的危险性高，可导致腹部扩张、需要增加机械通气压、颅内压增加、进行性少尿，甚至无尿、心输出量下降和低血压等，需要动态监测腹腔内压力，多数情况下通过插入尿管测量膀胱内压代表，压力>25 ~ 30 mmHg 证实存在 ACS，需要回到手术室进行减压，改善脏器血流灌注、心功能和机械通气。

2）消化性溃疡：在充分复苏的基础上，给予 H_2 受体阻滞剂或质子泵抑制剂等，早期肠道营养也有保护作用，但最好延迟到酸中毒纠正、内脏血流灌注足够时。

3）静脉血栓：入住 ICU 时就应给予压力袜、进行腓肠肌压迫，凝血病纠正后应给予肝素，低分子肝素可供选择，但其肾损害和早期计划性再手术限制其在创伤后早期数天内的应用。

4）ARDS：由于胸部创伤、误吸、低血压和大量液体复苏或输血相关性急性肺损伤，损害控制患者有较大的发生 ARDS 的危险，应给予肺保护通气。

5）医院内感染：患者头高位有助于减少医院性肺炎，应限制抗生素预防性应用，证实感染后应针对性应用抗生素。使用广谱抗生素可增加细菌耐药性，应该避免。

6）胸、腹部并发症：胸部创伤损害控制后常见并发症是心脏压塞和漏气。心脏压塞表现为低血压、颈静脉扩张和心音低沉。如果有肺动脉插管，可看到相同的肺动脉压和全身动脉压。超声心动图对诊断有帮助。治疗包括打开心包以解除压塞。漏气应尝试通过胸腔闭式引流非手术治疗。持续漏气可能需要再手术修补或肺实质的切除。高频通气机的应用可以减少支气管压力,可能有助于治疗。腹部损害控制后应注意观察和早期处理腹腔内感染、肠瘘和切口裂开等并发症。

3. 损害控制的再次手术　如果患者的代谢性酸中毒、低温、凝血功能障碍得到纠正,生命体征平稳,治疗进入第三阶段,对患者行确定性手术,包括针对出血、遗漏的损伤及各种创伤或手术后并发症的处理,以及有计划的分期手术,腹部手术多在24~48 h内进行,在72 h后再回手术室的患者会有更高的并发症发生率(脓肿率)和较高的死亡率;骨关节创伤手术则可延至10 d后。

(1)积极控制出血:多发伤患者损害控制性简明手术后在ICU期间出血的可能原因如下。①初次手术时因血管痉挛、血流低灌注等未发现的血管损伤,因复苏体温升高、再灌注而引起活动性出血。②初次手术未行确定性处理的部位出血。③由于大量失血导致持续的血小板和凝血因子丢失所致消耗性凝血功能障碍。④由于复苏所需输入大量晶体、胶体,包括不含血小板和凝血因子的浓缩红细胞,导致凝血因子和血小板稀释。⑤低体温、酸中毒、低钙血症、凝血因子合成减少等导致的凝血功能障碍。

早期诊断是救治的关键,应动态检查凝血功能情况,血栓弹力图可评价从最初的血小板纤维蛋白结合到血凝块溶解全过程,大约20 min,在ICU期间非常实用。应针对每名多发伤患者的具体情况制定纠正凝血病的策略,除纠正低体温、维持有效的循环血量和组织氧合外,输新鲜冰冻血浆、血小板、凝血因子等是关键,应注意补充钙和维生素K等。在发生凝血功能障碍不能解释的出血时,应积极给予外科处理,中国人民解放军陆军军医大学(原第三军医大学)大坪医院全军创伤中心2006—2008年的168例多发伤中有14例发生出血,手术指征包括:①胸部钝性伤行胸腔闭式引流后考虑胸腔进行性出血者,引流总量>1 500 ml;或连续4 h引流量>200 ml/h;行剖胸探查肋间血管缝扎、肺裂伤缝合或部分切除术。②腹部进行性出血者,虽经积极复苏,但血流动力学仍不稳定,腹腔穿刺、床旁超声检查等有阳性发现者;行剖腹探查肝清创性切除、肠系膜血管缝扎、肝动脉栓塞术等。③骨盆碾压伤致阴道撕裂出血,给予纱布填塞。④骨盆骨折致腹膜后血肿进行性增大者,行外支架固定术。

(2)遗漏损伤的处理:多发伤致伤能量大,由于血流动力学不稳定需要紧急救命处理,在急诊科或手术室常发生检查不全面、遗漏损伤的情况,在ICU期间生命体征稳定后应行全面的体格检查和放射学检查等,避免遗漏损伤(有时甚至是严重的损伤),即使是小的骨折或韧带损伤也常导致长期功能障碍。常见的遗漏损伤包括肠道损伤、骨折、韧带损伤、胸腔出血等,特别应注意的是肠道损伤早期可能因症状体征轻微而被忽视,待肠蠕动恢复后、腹腔或腹膜后严重感染时诊断则已丧失早期治疗机会,我们曾收治3例基层医院早期漏诊的患者,教训深刻,分别是刀刺伤剖腹术后漏诊脾曲结肠损伤14 d、坠落伤骨盆骨折漏诊直肠损伤7 d、交通事故伤回肠穿孔漏诊3 d,应强调根据致伤机制警惕腹内脏器损伤的可能,动态体格检查、反复应用CT或超声检查等。

(3)创伤或手术并发症的外科处理:多发伤紧急救治后常见腹腔间室综合征、消化性溃疡、深静脉血栓、ARDS、医院内感染及胸腹部并发症等,其中主要涉及外科处理的并发症包括如下几种。

1)腹腔间室综合征:常因腹腔内出血、大量失血大量液体复苏后或腹腔内严重感染致腹腔脏器水肿等引起,可导致腹部扩张、需要增加机械通气压、颅内压增加、进行性少尿,甚至无尿、心输出量下降和低血压等,对于此类患者应常规动态监测膀胱内压力,早期诊断。可采用切口负压封闭引流辅助暂时性腹腔关闭术扩大腹腔容积,7~10 d压力降低后确定性关腹;对清创性肝切除、填塞止血术后仍有出血者,可采用腹腔穿刺置管引流腹腔血液减压、并肝动脉栓塞止血。由于此阶段生理紊乱重,应继续采取损害控制性策略,选用简单、有效的措施降低腹腔内压力,改善脏器血流灌注、心功能和机械通气。

2)消化性溃疡:早期纠正内脏缺血缺氧性损害、预防性应用质子泵抑制剂等可显著降低应激性溃疡的发生率,多发伤等危重患者一旦发生应激性溃疡大出血,提示预后不良,手术与否常难以决断,甚至胃镜检查也无法进行。应首选胃镜介入止血,也可果断在进入致死性三联征前手术止血。

3)医院内感染:多发伤由于大量失血、皮肤或空腔脏器损伤、大量导管插置等,在 ICU 期间是医院内感染的高发人群,应注意以下几点:对于污染或感染,手术中"超量"(数十升)接近体温的盐水冲洗是防止感染的第一步,也是最重要的一步,将污染"稀释"到最低程度,并注意清除严重污染、无生机的组织,此类清创性手术可以在紧急手术时实施,也可在 ICU 期间实施;对于局限性的感染灶应果断采取外科处理,如行腹腔脓肿穿刺引流术;对于高度怀疑腹腔感染、漏诊肠道损伤、持续高热等严重脓毒症患者,笔者认为"阴性的影像学检查(CT、超声等)不能阻止外科医师行剖腹探查术",以避免灾难性后果。

(4)计划性分期手术实施:多发伤患者损害控制性简明手术、ICU 复苏后的计划性分期手术分两个阶段:①早期计划性手术,24~48 h 后实施,成功复苏、纠正凝血功能障碍、低体温和酸中毒后,包括再次探查、损伤脏器的确定性处理、骨牵引等。②后期计划性手术,7~14 d,生命体征稳定、SIRS 缓解、组织水肿减轻、开放伤口愈合后,包括骨折钢板或髓内钉内固定术、硬脑膜下积液颅骨钻孔引流、凝固性血胸清除等。

第二节　创伤性休克致死性三联征防治

严重创伤尤其是多发伤并发休克后,出现低体温、酸中毒和凝血功能障碍致死性三联征,三者形成恶性循环,使机体处于生理极限状态,是临床医师面临的严峻挑战,应高度警惕,首先是预防其发生,其次是早期认识积极救治,才能降低此类患者的死亡率。

一、创伤性休克后低体温及其防治

人体具有的一定的温度,称为体温。体温是机体进行新陈代谢和正常生命活动的必要条件。当机体的核心温度(core temperature)低于 35 ℃,则称为低体温。创伤性休克后常发生低体温,早期曾被认为是机体代谢下降,创伤后抑制期的常见现象。近年来,人们已经逐渐认识到低体温是创伤性休克后的一种并发症,是创伤患者预后不佳的重要标志之一。大多数创伤患者离开手术室都有低体温,创伤性休克患者低体温占 66%。创伤性休克后低体温对机体损害巨大,低体温常常是创伤患者预后不良的重要标志之一。低体温不仅增加了创伤后感染的发生率,延迟伤口愈合,延长住院时间,而且随着低温程度越重,持续时间越长,对机体的损害越强。有报道证实,创伤患者低体温持续 4 h,死亡率可达 40%,体温若降至 32 ℃,死亡率为 100%。

(一)创伤性休克后低体温机制

机体通过下丘脑体温调节中枢的控制,维持机体的产热和散热的动态平衡,最终达到维持相对恒定的体温。低体温的形成,离不开产热与散热这一对立过程。产热减少、散热增加或者两者一起,均可导致低体温。

1.创伤性休克后低体温的发生　热量丢失在创伤现场就开始,但创伤后并发低体温的机制尚未完全明了,为大多数人接受的是以下两种假说。一种为代谢衰竭假说,机体在创伤早期是抑制期,机体组织血流低灌注,低氧血症,氧耗减少,使机体的代谢下降,产热减少,最终导致体温下降。另一种是休克代偿假说。创伤后常并发休克,低血压、低氧血症和脑缺血会影响下丘脑体温调节中枢,下移体温调定点,抑制了寒战等耗氧产热反应,这种对低体温的生理性接受被认为是机体对创伤的一种调节性适应能力。

(1)低体温发生原因:

1)手术及麻醉:手术中胸腹腔的开放,使机体内部长时间暴露于低于体温的环境温度下,此外,手术中体腔的冲洗也可带走大量的热量,使体温下降。

全身麻醉可以明显地抑制机体的正常体温调节功能,使下丘脑调节机制、血管舒缩反应、寒战及其他反射都受到抑制;椎管内麻醉则可降低脊髓温度调节中枢的作用;阻滞麻醉由于阻滞区域内的肌肉松弛,血管扩张,使热量丢失增加。另外肌肉的麻痹,也使产热下降。

2)输液及输血:创伤后大量的输注温度较低的液体,或低温血制品,可明显降低体温。

3)环境温度:外周环境的温度对保持体温也很重要。室温较低,或患者转运途中,较低的室外温度均可导致体温下降。

(2)低体温影响因素:如年龄因素,儿童由于体温调节中枢发育不完善,更容易受环境温度的影响。而老年人则由于基础代谢低,体温下降的发生率也较高。

2.创伤性休克后低体温分级及分类

(1)低体温分级:

1)轻度低体温:核心温度在 34~35 ℃。患者自我感觉不舒适,有时合并有寒战来增加机体产热,同时造成机体氧耗加快,使病情出现不稳定,甚至进一步恶化。

2)中度低体温:核心温度在 32~34 ℃。此时患者的生理功能下降,但早期在数小时内,通过积极的干预因素,可以使体温恢复。

3)重度低体温:核心体温低于 32 ℃,此时机体将完全丧失体温调节能力,只能被动地接受或丢失热量,死亡率接近 100%。

(2)低体温分类:

1)原发性低体温:指因环境导致的体热丧失超过体热产生所致的低体温。创伤后脱去衣物、打开体腔、输入大量液体,以及应用肌松药、镇静药、麻醉药和镇痛药等都可加重原发性低体温。其相关影响因素包括脱险时间、损伤严重度、出血量、年龄和是否饮酒等。儿童和老年人尤其容易发生。

2)继发性低体温:指体热产生减少所致的低体温。正常体热是氧耗的结果,当创伤性休克时,氧耗下降,机体产热明显减少。

3.低体温对机体的影响

(1)对代谢的影响:低体温可降低机体的物质代谢率。体温每下降 1 ℃,代谢率降低 6%。低温可增加血红蛋白与氧的结合,使氧离曲线左移。体温每下降 1 ℃,血红蛋白与氧的亲和力增加 5.7%。氧气释放的减少,造成组织缺氧,酸中毒,有氧代谢显著降低。此外,体温致酶活性下降,导致某些药物的体内代谢时间延长,或增加其药物的毒性,如丁哌卡因(布比卡因)的心脏毒性。

(2)对凝血功能的影响:导致凝血功能障碍,低体温与凝血紊乱之间存在恶性联系,35 ℃ 以下凝血功能明显障碍,包括内源性和外源性凝血因子功能障碍。低体温降低了凝血酶的活性,诱发血小板释放肝素样因子,起到抗凝作用,血小板的形态和功能被影响。在低体温情况下,由温度依赖的酶反应构成的凝血连锁是无效的。创伤性休克患者,常易发生低体温、酸中毒和凝血功能障碍致死性三联征。其容易形成恶性循环,患者预后不良。

(3)对心血管系统的影响:心血管对低体温的早期反应表现为心率下降和血压上升,这是由交感神经兴奋介导的。随着体温的继续下降或持续不升,则导致心率减慢,心肌收缩力下降,排心血量降低,外周血管阻力增加。低温还可影响心脏传导系统而发生心律失常,严重者出现心室颤动,心搏骤停。低温可使既往有心脏病的患者手术中发病的概率大大增加。

(4)对呼吸系统的影响:低温可直接抑制延髓呼吸中枢,抑制咳嗽反射,使气管、支气管纤毛运动减弱,造成呼吸道损伤。低温还可降低呼吸频率和潮气量。

(5)对其他系统的影响:低温降低肝肾功能,损害机体的免疫功能,抑制交感神经活性,抑制中枢神经系统的神经元活性,减少促肾上腺皮质激素、胰岛素等的产生和释放。加重酸中毒,血红蛋白氧离曲线左移,氧释放减少,加重组织缺氧。

低体温可显著增加死亡率,低体温与死亡率之间的近乎直线关系,当中心温度从 34 ℃ 降至 32 ℃ 时,患者死亡率从 40% 升至 100%。低温时间越长,全身多器官功能障碍综合征发生率越高,死亡率也越高。

（二）创伤性休克后低体温诊断

1.体温的测量　人体的外周组织即皮肤、皮下和肌肉的温度称为表层温度，其受环境影响大，不稳定。而机体深部（心、肺、腹腔等）的温度称为深部温度，比较恒定。体温则是指机体深部的平均温度，即核心温度。临床上常用直肠温度和腋窝温度来代表体温。直肠温度的正常值在36.9～37.9 ℃，而其中最常用的腋温正常值在36.2～37.2 ℃，此时体温多测自于直肠，亦可来自食管或膀胱温度，但因其测量不易，临床应用较少。

2.低体温的临床表现和诊断

（1）临床表现：创伤后低体温的临床表现根据机体对体温的调节反应的不同阶段而有不同的表现。

1）功能代偿阶段：在体温降低初期，机体一方面增强机体代谢，产热量增加，以维持机体的中心温度，心率加快，血压上升，呼吸次数增加，肌肉收缩，出现寒战。另一方面表现为外周血管收缩，毛孔关闭，停止排汗，以减少散热。如体温继续下降，四肢皮肤温度逐渐降低，皮肤发凉，苍白，而后中心体温下降。当直肠温度降至33 ℃时寒战停止，肌肉活动减少。关节和肌肉发硬，大小便失禁，血压下降。当直肠温度降至30 ℃时，知觉迟钝，昏迷，进入衰竭期。

2）衰竭阶段：由于体内能源储备耗尽，体温将继续下降，机体各个系统都由代偿期进入衰竭期。

ⅰ.神经系统：由于体温的不断下降，则逐渐出现疼痛性发冷，知觉迟钝至痛觉丧失，意识模糊、意识丧失至深昏迷，逐渐呈假死状态，最后死亡。

ⅱ.循环系统：由于体液由血管内移至组织间，血液浓缩，浓度增加，同时外周血管收缩，循环阻力增大，冠状动脉血流降低，心输出量减少，血压下降，心率下降，出现传导阻滞甚至心室颤动等。

ⅲ.呼吸系统：随着体温下降，呼吸中枢受到抑制，呼吸变浅，变慢，以致呼吸、心搏骤停。

ⅵ.泌尿系统：由于肾血管痉挛，肾小球滤过压下降，如持续过久，可导致代谢性酸中毒、氮质血症及急性肾功能衰竭。

（2）诊断：结合病史及体温测量结果，即可诊断。体温的测量一般测腋窝温度，或者直肠温度。一旦明确诊断，应警惕其常伴发的凝血功能障碍、酸中毒，即评估是否合并致死性三联征。

（三）创伤性休克后低体温防治

1.创伤性休克后低体温预防

（1）提高环境温度：提高外界环境的温度，尤其是手术中，对于创伤性休克可能或已经发生低体温的患者，应保持手术室、ICU房间温度在25～28 ℃，能有效减少热量的传导。在多床位的ICU病房困难，但在单床的ICU病房相对容易。

（2）加强保暖：通过非手术区的覆盖可以减少热量的散发。此外，还可以使用一些加温措施，如在手术中使用暖风机，在ICU病房使用加热空气毯等，取得较好的效果。遮盖或保护患者，减少对流、传导和辐射导致的热量丢失，并避免不必要的暴露。移去任何湿的床单和衣物，保持患者干燥，以减少蒸发的热量丢失。

（3）加温液体输入：对要输注的液体或血制品加温到接近体温，尤其是血制品，在输注前，使用温水浴加温是非常有必要的。而手术中，适当加温的体腔的冲洗液，亦可有效地预防体温下降。许多研究已经证明，液体或血制品加温到37 ℃左右，并不会影响药物的成分，血制品也不会造成不良反应，血制品中的各种成分亦无明显变化。虽然尚无十分成熟的持续加温输液的方法，但市场上有数种设备提供连续的液体加温，包括低、高流量液体加温器，高流量液体加温器能够以0.5～1.5 L/min的速度将液体从4 ℃升至体温。

另外，机械通气患者应注意气体湿化和加温，这时加温的水浴增湿器比加热和湿气交换装置更有效。

2.创伤性休克后低体温治疗　对低体温的治疗主要是机体复温。复温包括有体表复温和中

心复温。由于体表复温效果不好,目前,多使用中心复温的方法。中心复温法如心肺旁路和体外旁路血管循环加温法,由于其操作复杂,设备昂贵,限制了其在临床的应用,因此加温输液成为临床上最为常用而又方便有效的复温手段。

复温方法也可分为外源性和内源性,采用强力空气加热设备、加温水毯或辐射加热器等称为外源性装置;使用预先加温的液体、高容量液体加温(如快速输液系统)、胃灌洗、膀胱灌洗、腹腔和胸腔灌洗等称为内源性复温方法。

另外,在全身麻醉状态下,氨基酸的产热作用是平常的5倍,因此,术中输注氨基酸也可增加产热,抑制低体温的发生。

二、创伤性休克后凝血功能障碍及其防治

凝血过程需要多种生物学成分参与及相互作用,包括血管壁完整性、内皮细胞功能、血小板功能、凝血因子活性和纤维蛋白溶解等,在血管发生损伤时作为一种生理反应以维持血管的完整性。创伤、休克及其治疗中输注晶体导致血液稀释,并发的低体温、炎症反应等都可影响凝血反应的各个环节。一旦发生凝血功能障碍,可异常导致广泛渗血、弥散性血管内凝血(DIC)、血栓形成等,成为影响伤者结局及导致死亡的重要原因。

近年来对凝血机制的病理生理过程及调控进行了不断深入的研究,有助于临床医师对创伤后凝血机制及功能变化的了解。关于凝血功能障碍的确诊,多需借助于实验室检查,除了常规的临床检验外,能描记出动态的凝血信息图并从总体上反映凝血块形成、纤溶过程的血栓弹力图(thromboelastography,TEG),可更准确诊断凝血功能变化。据统计创伤后死亡的原因40%是由于出血引起的,而在创伤患者治疗过程中常可出现稀释性或消耗性凝血病,1/4的创伤患者在入院时即有凝血功能障碍,合并凝血功能障碍的患者死亡率增加了4倍。因而应当重视创伤后凝血功能障碍,控制由于其引起的出血具有重要意义,否则处理不当将危及患者的生命安全。

(一)正常凝血过程

1.凝血级联反应 形成血凝块的途径包括外源性与内源性两种途径。

(1)内源性凝血途径:需要激肽释放酶原、高分子量激肽原,因子XI、XII接触到负电荷表面(在体内为血管受损后所暴露的胶原纤维,在体外常为玻璃表面、白陶土等)发生接触活化,然后发生液相活化,参与的凝血因子多,反应步骤复杂。

(2)外源性凝血途径:直接在组织损伤部位被释放的组织因子(tissue factor,TF,因子III)启动,后者广泛地存在于各组织,而以脑、肺、胎盘中含量最多,由于参与的因子较少,故反应迅速,显示出外源性途径在启动凝血级联反应中具有更重要的作用,尤其是创伤时由于组织因子释放入血而启动的凝血反应。

尽管上述两种途径的启动机制不一样,但是均涉及30多种凝血因子,最终均能激活X因子,通过共同途径发生凝血反应。凝血第二阶段即凝血酶形成阶段,内、外源性凝血途径激活因子X后,与V因子、Ca^{2+}在磷脂表面形成凝血酶原激活物,水解凝血酶原而成为凝血酶。凝血第三阶段即纤维蛋白形成阶段,纤维蛋白原在凝血酶作用下,最终形成纤维蛋白聚合体以网罗血细胞形成凝血块(图25-1)。

2.细胞-基础模式的凝血过程 以细胞-基础模式的凝血过程和传统"瀑布"模式一样,也包含3个步骤。

(1)启动:凝血的启动是在"组织因子-提供细胞"上产生第一个激活因子FVIIa。这种组织因子途径仍称为外途径激活。正常"组织因子-提供细胞"是在血管外,包括基质成纤维细胞、单核细胞、巨噬细胞和内皮细胞等。通常组织因子不与血液接触,直至发生创伤或炎症时才进入血内。

(2)放大:血管损伤后使凝血成分离开血管。其中最重要的是血小板、凝血因子FVIII和vWF。它们在血管外和"组织因子-提供细胞"表面上生成的凝血酶接触,被完全激活后黏附在创伤的血管壁处形成栓。

（3）蔓延：凝血因子FⅨa在激活的血小板表面和凝血因子FⅧa结合。凝血因子FⅨa的来源是在"组织因子–提供细胞"的表面，由组织因子/凝血因子FⅦa激活，如果未被组织因子途径抑制物（tissue factor pathway inhibitor，TFPI）抑制，能够扩散到激活的血小板表面，但它可被抗凝血酶（antithrombin，AT）缓慢抑制。凝血因子FⅨa也可在血小板表面被凝血因子FⅪa所激活生成。一旦形成了凝血因子FⅨa/FⅧa复合物，就可激活凝血因子FⅩ成FⅩa，立即与凝血因子FⅤa结合形成凝血因子FⅩa/FⅤa复合物，使大量凝血酶原转化成凝血酶。进一步裂断纤维蛋白原成单体，再聚合以加固血小板血栓形成稳定的纤维蛋白凝块。

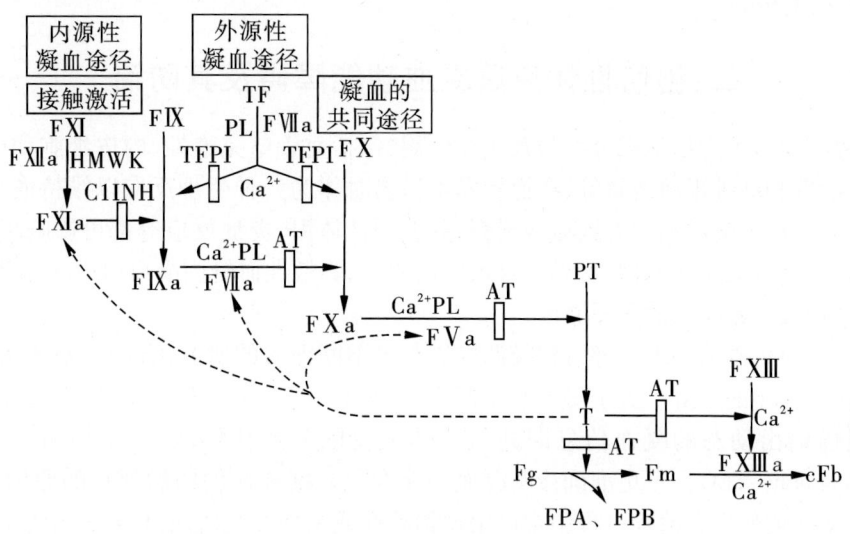

图25-1　凝血过程示意

3. 抗凝血功能　正常的抗凝血功能是保证血液在循环系统中正常运行和防止血栓形成的必要条件。主要通过以下3个方面实现。

（1）细胞抗凝机制：体内的单核巨噬细胞系统和肝细胞对进入血流的促凝物质和被激活的凝血、抗凝血因子进行吞噬、清除或摄取、灭活，使它们失去活性。

（2）体液抗凝机制：以下物质能与有关凝血因子结合而影响凝血反应的各个环节。

1）抗凝血酶Ⅲ：抗凝血酶Ⅲ由肝和内皮细胞合成，是一种多功能的丝氨酸蛋白酶抑制物，在肝素介导下，灭活凝血酶，以及因子Ⅸa、Ⅹa、Ⅺa等丝氨酸蛋白酶。

2）蛋白质C系统：蛋白质C和蛋白质S是由肝细胞合成的依赖维生素K的抗凝蛋白，在凝血酶和血栓调节蛋白的作用下，蛋白质C转变为活化蛋白质C（activated protein C，APC），APC在蛋白质S协同下，灭活因子Ⅴa、Ⅷa和激活纤溶系统。

3）组织因子途径抑制物：组织因子途径抑制物由内皮细胞和肝细胞合成，具有抑制TF-FⅦa复合物和FⅩa的作用。

4）其他抗凝蛋白：如α_2-巨球蛋白、α_1-抗胰蛋白酶等，其抗凝作用较弱。

（3）纤溶系统：纤溶过程分为纤溶酶的生成和纤维蛋白溶解两个阶段。血管内皮细胞合成、释放的组织型纤溶酶原激活物（tissue-type plasminogen activator，tPA）、肾小球和内皮细胞合成释放的尿激酶型纤溶酶原激活物（urokinase-type plasminogen activator，uPA）及外源性药物等都能使纤溶酶原转变为纤溶酶。纤溶酶原作为一种活性很强的丝氨酸蛋白酶，作用于纤维蛋白原或纤维蛋白发生水解。纤溶抑制物广泛存在于机体组织和体液中，如纤溶酶原激活物抑制物-1（plasminogen activator inhibitor-1，PAI-1）、α_2-纤溶酶抑制物。

（二）创伤性休克后凝血功能障碍机制

创伤后除导致心、肝、肺、肾及胃肠道等功能异常，还常引起凝血功能障碍，常出现非外科性创面广泛渗血，导致创伤后凝血功能障碍的原因主要从以下几个方面考虑。

1. 组织损伤　创伤后常发生组织损伤,但是损伤程度的差异较大,例如挤压伤、爆炸伤较之于穿透伤造成的组织损伤严重,损伤严重性与凝血功能异常程度密切相关。组织损伤局部通过组织因子和因子Ⅶ发生凝血反应,当凝血活酶释放入血或发生了广泛内皮细胞损伤时全身凝血反应发生了活化,凝血酶和纤维蛋白单体形成,从而可能导致凝血因子大量消耗。此外,创伤后还常发生纤溶亢进,因为组织型纤溶酶原激活物能直接释放,同时内皮细胞在有凝血酶时组织型纤溶酶原激活物也表达增加,这可能有助于限制血管损伤部位血凝块的过度形成。组织损伤启动了凝血、纤溶反应,但是单纯创伤在临床上很少引起凝血功能异常。

2. 失血　休克常由于失血引起,失血后可导致凝血因子、纤维蛋白原、血小板丢失,但是由于循环血液中有丰富的凝血成分,并不一定延长凝血时间(PT 或 APTT)。有人发现,因子Ⅴ、Ⅶ、Ⅺ、Ⅹ降低到正常水平的1%～5%,才引起了凝血能力的50%变化。近年,通过凝血级联反应的数学模型,采用 Michaelis-Menten 动力学计算酶反应,发现凝血因子要低于正常值的20%才轻微延长凝血时间。故单纯的轻度失血不足以延长凝血时间;但多发伤如合并重度失血,则可影响凝血功能。

另外,失血后由于血管内静水压降低,导致胞内及组织间隙液体进入血管内,它们本身缺乏凝血因子,同时稀释了血液,导致血液中凝血因子浓度降低。

3. 休克　组织损伤常合并休克,临床上患者尽管有严重组织损伤,但是没有发生休克的很少发生凝血功能障碍,凝血酶原时间(PT)或部分凝血活酶时间(APTT)可能正常,且死亡率相对较低,即便是广泛的挤压伤虽然可能明显活化凝血系统,但是并未见特别报道其单独引起了凝血功能障碍。通过测定凝血酶原时间、活化部分凝血活酶时间,发现组织血流低灌注严重程度同凝血功能异常存在相关性。碱剩余(BE)低于-6时,1/4 的患者可能发生凝血功能障碍。

尽管休克是促进创伤后早期凝血功能障碍的主要因素,但是目前其机制还不清。酸中毒能够影响凝血反应中的蛋白酶功能,但是酸中毒并不严重时临床上有时也出现了明显凝血功能异常。休克时发生的广泛的内皮细胞损伤或活化,可能影响了凝血、纤溶系统。研究发现在血栓调节蛋白活性增加后蛋白质 C 发生活化,由于蛋白质 C 消耗了血浆纤溶酶原激活抑制物-1(PAI-1)或减少了凝血酶活化的纤溶抑制物活化,最终同组织损伤一样休克也可发生纤溶亢进。

总之,直接的组织损伤和引起全身血流低灌注的休克是引起创伤后即发生凝血功能异常的主要因素,进行性失血、液体复苏等可进一步加重这些变化。

4. 液体复苏及输血　创伤后常进行液体复苏,可导致血液稀释。短时间内输注大量液体,超过总血容量50%以上,甚至1倍,或使血红蛋白浓度<50 g/L,血细胞比容<0.25,可致临床上所谓的"稀释性凝血病"。血液稀释可导致凝血因子浓度及血小板计数降低,还引起纤维蛋白原浓度降低。一些胶体液能直接影响凝血功能,而且由于胶体较晶体液扩容效力强可能更促使凝血成分稀释。

大量输血是指在24 h 内用库存血细胞置换患者全部血容量或数小时内输入血量超过4 000 ml。临床上见于大出血的抢救、严重创伤、大手术(肝移植等)、体外循环等;换血疗法亦属于此范畴。临床表现为创面渗血不止,或手术后继发性出血等。其导致凝血功能异常的机制包括:①凝血因子(主要是Ⅴ、Ⅷ因子)和血小板的丢失和稀释。②休克对肝和骨髓的影响,凝血因子减少,释放的血小板缺乏止血功能。③库存血中凝血因子和血小板少。④发生 DIC 和纤溶亢进。⑤抗凝血酶Ⅲ、蛋白质 C 抑制物等调节物质不足。⑥枸橼酸中毒。⑦库血中高钾、低钙、pH 值下降等。⑧低体温。

大量输液、输注红细胞等由于稀释性血小板减少导致凝血功能异常。血液在4 ℃储存24 h 导致不可逆的血小板形态、功能丧失,但是对于除了因子Ⅴ、Ⅷ外的绝大部分凝血因子血浆水平没有明显影响,而降低的凝血因子对于凝血功能没有明显影响。如果血液储存超过2 d,测血小板功能基本丧失。一些患者尽管血小板计数水平正常,但是可能由于血小板功能失常导致异常出血。因此大量输入液体或红细胞时应考虑补充血小板、凝血因子、钙剂及采取保温措施等。

5. 低体温、酸中毒　创伤性休克后常发生低体温、酸中毒,它们不仅能导致机体发生了凝血功

能障碍,且能加重常凝血功能障碍。由于临床检验常在 37 ℃ 离体条件下进行,这样的检验结果可能导致低估低体温对机体凝血功能的影响。

(1)低体温。主要通过减少凝血因子活性和抑制血小板功能而影响凝血功能。低体温可降低凝血因子活性,凝血过程是由一系列酶促反应组成,温度每降低 10 ℃ 酶反应活性降低 50%,组织因子-FⅦa 复合物在 28 ℃ 时仅具有 50% 的活性,但是低体温对凝血因子 FⅦa 和其他蛋白酶活性影响小,仅仅通过 Q_{10} 效应(体温每升高 1 ℃,新陈代谢增加 10%)并不一定导致凝血时间延长。在 30 ℃ 时能明显减少血栓素 A_2 产生,影响血小板活化。低体温还可降低血小板功能和计数,低体温可减少血小板 α 颗粒数目,上调血小板 α-颗粒膜蛋白,下调 GPⅠb-Ⅸ 复合物;低体温可使血小板计数减少,但其机制不清,可能与低温抑制血小板聚集、黏附,导致循环血小板清除增加,最终使血小板计数减少。

(2)酸中毒。创伤性休克患者常出现代谢性酸中毒。其发生机制包括:①休克时血流低灌注组织发生无氧代谢产生大量乳酸堆积。②复苏时随生理盐水等大量氯离子输入。③输血,红细胞在储存时随着时间的延长 pH 值也降低,21 d 时 pH 值为 6.87,35 d 时为 6.73。正常情况下红细胞输注后能很快被肝代谢,但是在休克时代谢受到影响,在快速输注时甚至无法代谢。在 pH 值 7.2 时凝血因子 FⅩa/Ⅴa 复合物活性降低 50%,在 pH 值 7.0 时降低 70%,在 pH 值 6.8 时降低 90%。单个凝血因子酶活性在 pH 值 7.0 时降低 90%。增加的氢离子浓度,影响了蛋白质间的离子和在血小板表面呈负电的磷脂与凝血因子复合物的相互作用。此外,酸中毒也能促进纤维蛋白原降解。尽管酸中毒能通过碱性液纠正,但是并不能纠正凝血功能异常,说明纠正引起酸中毒的原因更重要。

6. 创伤患者并存疾病情况　创伤患者常合并一些疾病,如高凝状态和肝、肾疾病,同时由于治疗的需要,常使用了一些药物,这些基础情况一样也可能影响凝血功能。

(1)高凝状态:患者的病理生理状态(如高龄、心脏病、静脉曲张、肥胖、癌症)以及与创伤相关的因素均是术后高凝状态的高危因素。这些因素作用于血管或血小板,影响血流速度、血液黏稠度和凝血过程,最终导致血栓形成。临床上将其原因分为 3 种。

1)血液凝固性增高:激活凝血系统和血小板,抗凝作用减弱,大手术后患者 AT、蛋白质 C 和纤溶酶原的血浆含量降低。

2)血管壁损伤和破坏:促血栓形成作用增强和抗血栓形成作用减弱,组织纤溶酶原激活物的抑制剂释放增加,有利血栓形成。

3)血流减慢和血黏度增高:血流减慢或形成涡流,血黏度增高。

(2)肝疾病:急性和慢性肝疾病可伴随有临床意义的凝血功能异常。可由以下因素引起。

1)蛋白合成降低:肝细胞合成除 FⅧ 之外的所有凝血因子,疾病影响肝实质细胞导致凝血因子合成减少。

2)维生素 K 缺乏:凝血因子 Ⅱ(凝血酶原)、Ⅶ、Ⅸ 或 Ⅹ 的合成均需要维生素 K 的羧化。肝疾病患者由于营养缺乏、吸收障碍和胆汁淤积导致维生素 K 缺乏,阻碍脂溶性维生素的吸收。

3)血小板减少症:最常见由于门静脉高压症导致脾功能亢进和脾扣押。

4)纤溶活性增加:有明显肝疾病的患者纤溶活性增加,是一种代偿的低度 DIC。纤维蛋白原水平常常是低的,并且有异常的纤维蛋白原分子被合成(纤维蛋白原异常血症)。纤维蛋白和纤维蛋白原降解产物(FDP 和 D-二聚体)升高是由于肝清除较困难。纤溶酶抑制物($α_2$-纤溶酶抑制物)在肝合成能力减弱,使该酶的含量减少,导致纤溶酶活性不可调节,纤溶活性增加。

5)贫血:虽然不是肝疾病直接的结果,但是贫血是在肝疾病,特别是酒精引起肝功能衰竭常见的情况。酒精直接引起骨髓抑制,常伴有叶酸和铁的缺乏。中等度的肝功能障碍的患者,最常见是亚临床止血异常。严重肝疾病的患者可以有致命性出血。

(3)肾疾病:肾疾病患者常存在凝血功能异常,甚至发生自发性出血,包括紫癜、鼻出血和月经过多、呕血、便血或尿血。而中枢神经系统、腹膜后、心包和其他内出血较少见。患者遇手术或创

伤即使积极处理,也可能发生致命性出血。肾疾病患者的出血倾向与尿毒症的程度和持续时间有关。尿毒症患者的出血时间延长是最常见的,有许多因素造成出血恶病质:尿毒症的潴留产物、慢性贫血、血小板功能障碍、凝血因子缺乏和血小板减少症。贫血使血小板在内皮下损伤部位聚集困难而导致出血。当血细胞比容维持在26%～30%时,血小板的功能可以正常。肾病综合征的患者常常还有获得性凝血因子缺乏。

(4)血友病:先天性凝血因子缺乏,是出血性疾病,血友病A为Ⅷ因子缺乏,血友病B为Ⅸ因子缺乏。通常自幼儿时期即有出血倾向,但是轻症病例至青年或成年时才发病。出血表现呈发作期与缓解期交替出现,出血程度与凝血因子的浓度(或活性)有一定关系。出血部位以四肢易受伤处最多见,但也可出现深部组织血肿。根据典型的临床表现、APTT的测定和凝血因子活性检测结果,血友病的诊断不甚困难。在创伤救治前应注意询问病史,必要时做全面的凝血功能检查,以避免误诊、漏诊血友病所致的创伤后和手术后持续出血。

(5)干扰凝血的药物

1)非甾体抗炎药(nonsteroidal anti-inflammatory drug, NSAID):由于心脏瓣膜置换或心脑血管疾病患者植入了支架,NSAID如阿司匹林等需要长期应用,可产生时间-剂量依赖性抑制血小板凝集及血小板颗粒释放,延长出血时间。其机制是通过干扰环氧化酶途经抑制血小板膜对ADP的亲和力,抑制血小板凝集,循环中血小板生存期为7～14 d,停止阿司匹林治疗后4～10 d或药物从体内排出消除血小板方可恢复正常。因此,临床上可导致凝血异常与出血的危险,尤其选择椎管内麻醉时有发生硬膜外腔或蛛网膜下腔出血的危险,为此应停用NSAID两周以上行椎管内穿刺麻醉为安全。

2)循环性抗凝物质:获得性血液凝固抑制物,即循环抗凝物质,多数仅是实验室现象、少有临床意义,但有时也可能出现严重的临床后果。这些抑制物是抗体,直接对抗一种或多种凝血因子。FⅧ抑制物是一型特殊的抑制物,只直接对抗FⅧ。狼疮抗凝物是一种非特异性的抑制物,可直接对抗几种凝血因子。

3)其他抗凝药物:除了肝素、溶栓药物(尿激酶、链激酶)外,其他药物如硝酸盐、β受体阻滞剂、钙通道阻滞剂、化疗药、抗生素、前列环素等,可抑制血小板功能,它们最终影响凝血。

总之,组织损伤是创伤后引起凝血功能异常的启动因素,休克是促进凝血功能异常的主要因素,随着休克的发展及输液、输血,血液稀释加重了凝血功能异常。如果没有较好控制出血,在机体合并影响凝血功能的基础疾病情况下,低体温和酸中毒会进一步加重已存在的凝血功能异常。

(三)创伤性休克后凝血功能障碍诊断

1.病史及临床表现 询问患者及家族成员有无出血和血栓栓塞史;是否曾输血,有无出血倾向的表现,如手术和月经时有无严重出血,是否易发生皮下瘀斑、鼻出血或牙龈出血等;是否同时存在肝、肾疾病;有无服用阿司匹林等NSAIDS药物、降血脂药、抗凝治疗药物(如心房颤动、静脉血栓栓塞、机械心瓣膜置换等情况下)等。创伤患者应注意其损伤部位,严重多发伤患者尤其要注意是否合并严重休克、大量失血或是否进行大量输液、输注红细胞。

机体凝血功能障碍体征常表现为皮肤、黏膜出血点、瘀斑或缺血改变,患血液疾病者还可能有脾大。严重创伤患者除了组织损伤外,常影响全身体征变化,如心率增快、低血压、低体温,凝血功能障碍可能表现为引流管持续引流出血液,但最常表现为非外科原因引起的创面广泛渗血。仔细询问病史和体格检查有助于诊断凝血功能障碍,但是要明确诊断还常需借助于实验室检查。

2.常规临床检验

(1)凝血酶原时间(PT)测定:主要用以反映外源性凝血途径的酶活化情况,国际标准化比值(INR)即被检血浆的PT值与正常血浆PT值的比值,涉及因子Ⅶ、Ⅹ、Ⅱ的活化,它们含量降低PT常延长。PT缩短主要见于血液呈高凝状态时。

(2)活化部分凝血活酶时间(APTT)测定:主要用以反映内源性凝血途径的情况,正常情况下APTT较PT长得多,涉及因子Ⅷ、Ⅸ、Ⅺ,它们含量降低,APTT常延长。DIC高凝期APTT缩短。

（3）凝血酶时间（TT）测定：检测凝血、抗凝及纤维蛋白溶解系统功能的一个简便试验，是指受检血浆中加入"标准化"凝血酶溶液，测定开始出现纤维蛋白丝所需的时间。

（4）纤维蛋白原水平：由于纤维蛋白原在体内代谢较快，补偿较快，甚至在应激时（如炎症、创伤）含量增加，因而凝血功能障碍时其水平并不一定降低。

测定以上4项指标相对容易，耗时短，成本低，临床医师常根据它们的变化来诊断凝血功能是否异常。但是尽管机体凝血功能已有变化，以上指标仍可处于正常范围。有研究证实，创伤后发生凝血功能异常患者，临床检验PT发生异常变化的为97%，而APTT和血小板计数分别为70%、72%。

（5）血细胞比容或血红蛋白浓度：血细胞比容或血红蛋白浓度降低说明存在血液稀释。此外，稀释的红细胞也影响凝血功能。红细胞除了在血块内同血小板、纤维蛋白发生作用，它还促进血小板在毛细血管壁和内皮细胞的附壁，内皮细胞表面的局部血小板浓度较血中高近7倍。在血小板减少和不减少的动物模型中，贫血与出血时间的延长呈正相关，急性血细胞比容降低会增加出血时间。

（6）血小板计数：当血小板<50×10^9/L常常伴随着出血的并发症，视为手术禁忌；血小板<10×10^9/L就可发生自发性出血，包括中枢神经系统出血。获得性血小板减少症的原因有骨髓浸润（肿瘤或感染）、再生障碍性贫血、药物（噻嗪类、雌激素、乙醇、α干扰素、化疗剂）、放射治疗、特发性血小板减少性紫癜、血栓性血小板减少性紫癜、溶血性尿毒症综合征、弥散性血管内凝血（OIC）、大量出血、血液透析及体外循环等。无论血小板数量的多少，先天性或获得性的血小板功能异常可以伴随大量出血。

（7）血浆D-二聚体（DD）测定：DD是诊断静脉血栓、溶栓监测及DIC的常用指标。在DIC、创伤性休克、长期卧床、大手术后等情况下可发生继发性纤溶亢进，DD水平升高。但是陈旧性血栓形成等原发性纤溶症为DD不升高。

以上指标仅主要测定了全血中的部分情况，且影响因素较多，不能确定到底是哪一个环节发生了变化。

3. 血栓弹力图（TEG）　尽管TEG最早于1947年即已出现，但一直较少应用，随着组织激活剂、计算机软件及一次性耗材的发展，方便并加快了该技术的应用。近年来临床上对凝血异常的确诊广泛借助于TEG。

TEG的工作原理是在血凝块开始形成后，血标本中凝血级联反应使探针感受到不同程度的切应力，通过传感器转换成数字信号，并在TEG分析软件中描记出动态的凝血信息图。它较常规的凝血试验更准确，可动态地监测血栓的形成、血小板功能、纤维蛋白原和纤溶等异常情况，涉及血浆、血小板的相互作用，提供了凝血全过程的信息，甚至被认为是凝血功能诊断的金指标。常通过测量血凝块形成及溶解的5个主要参数，来评估TEG分析仪显示的图形信息（图25-2）。

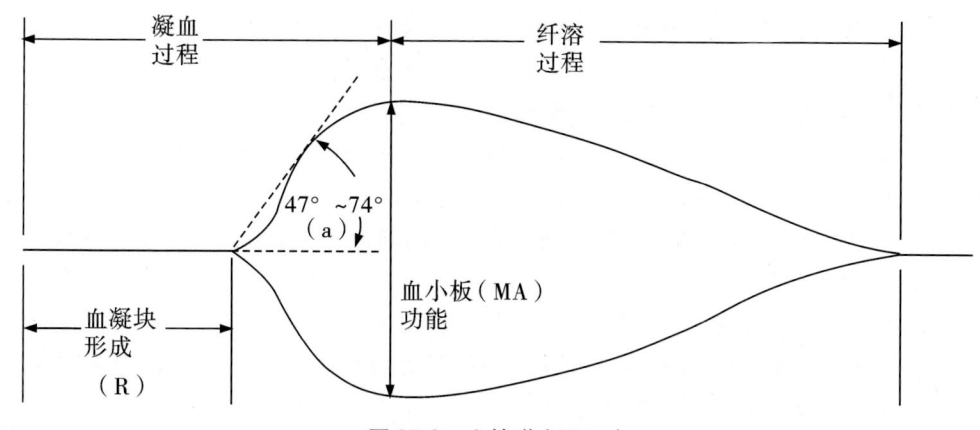

图25-2　血栓弹力图示意

（1）R 时间：是血样开始检测，直到第一纤维蛋白凝块形成之间的一段潜伏期。参数反映参加凝血启动过程的凝血因子的综合作用，包含了内、外源性通路和共同通路的内容，直至纤维蛋白凝块开始形成。

（2）K 时间：评估血凝块强度达到某一水平的速度。反映纤维蛋白和血小板在血凝块开始形成时的共同作用的结果，即血凝块形成的速率，其中以纤维蛋白的功能为主，而影响血小板功能及纤维蛋白原的抗凝剂均可使 K 值延长。

（3）α 参数：评估纤维蛋白块形成及相互联结（凝块加固）的速度。α 参数与 K 参数相同，反映纤维蛋白和血小板在血凝块开始形成时的共同作用的结果，在极度低凝时它要比 K 参数更直观。

（4）血小板凝聚功能最大振幅（maximum amplitude，MA）：直接反映纤维蛋白与血小板通过 GPⅡb/Ⅲa 相互联结的纤维蛋白凝块的最终强度，显示了正在形成的血凝块的最大强度及血凝块形成的稳定性，主要受血小板及纤维蛋白原两个因素的影响，其中血小板的作用要比纤维蛋白原大，约占 80%，血小板质量或数量的异常都会影响 MA 值。

（5）纤维蛋白溶解 30 min 下降幅度（LY30）：测定的是 MA 出现后 30 min 幅度下降的比例。LY30>7.5%，表示处于高纤溶状态，即纤溶亢进。除了以上参数，还有几个辅助参数有助于评估血凝块的其他方面。

近年来，TEG 的血小板图（platelet mapping）开始用于临床，可快速、准确监测血小板聚集功能。TEG 的纤维蛋白原活性检测试剂也已上市，该试剂通过 TF 激活外源性凝血通路，并使用血小板抑制剂抑制 GPⅡb/Ⅲa 受体，由于抑制了血小板，其血块强度 MA 仅包含了纤维蛋白原的功能 MA。

（四）创伤性休克后凝血功能障碍防治

准确诊断凝血功能障碍是进行凝血功能障碍防治的前提，尤其是 TEG 的运用，有助于指导临床针对凝血功能障碍的具体环节正确使用血液制剂，减少不合理使用，并可能减少输注量。

1. 创伤性休克后凝血功能障碍预防　最有效的预防措施是生理状态的维持。创伤性休克早期扩容的同时即考虑补充血浆、血小板，并注意成分输血时的红细胞、血小板、血浆蛋白的平衡。创伤性休克救治时要首先维持机体的血流灌注和氧供，并注意患者的保温（如室内升温，输注的液体、血液加温，电热毯等），还要维持正常的 pH 值及电解质浓度（尤其是 K^+、Ca^{2+}、Mg^{2+}）。进行了确定性手术止血后，可以选择性在出血部位局部使用止血药，如使用基质蛋白、纤维蛋白胶、凝血酶等。多发伤手术后，要注意活动肢体，可使用弹力袜以预防深静脉血栓形成。

2. 创伤性休克后凝血功能障碍治疗

（1）常用于治疗的血液制剂

1）血浆制剂：新鲜冰冻血浆（FFP）是在采集后 6 h 内分离储存于 -18 ℃ 以下，其内含有全血中的所有凝血因子。普通冰冻血浆（frozen plasma，FP）只含有稳定凝血因子。可用于凝血因子缺乏所致的出血、渗血，大量输血后的凝血因子缺乏的补充，血小板减少性紫癜，以及免疫缺陷的治疗等，但不作为扩容剂及营养支持治疗。PT 及 APTT>正常值 1.5 倍的患者可用 FFP 或 FP 治疗。通常 10~15 ml/kg 可增加凝血因子 30%。现在一般认为血浆应在复苏早期即给予，以防止随后输液、输血发生的血液稀释引起的凝血功能障碍。关于理想的 FFP 与红细胞（red blood cell，RBC）比值还不清楚，通过模型计算为 2:3，甚至 1:1。

2）血小板：浓缩血小板（platelet concentration，PC）用于血小板减少症（<50×10⁹/L）和血小板功能异常者。一个单位 PC 可使血小板计数增加 $10×10^9/L$。由于创伤后存在血小板功能失常，有人甚至认为在患者有外科性出血时应不管血小板计数即应给予血小板。以前推荐的给予血小板的阈值 $50×10^9/L$ 较低，目前认为所有血小板计数 $<100×10^9/L$ 的患者不管基础的病因如何，应立即接受血小板输注。数学模型显示血小板与红细胞的比例在较高比值（0.8:1.0）时较合适。成人的用法为 24 h 内输注 1 单位/10 kg。

3）凝血因子制剂：

ⅰ.冷沉淀（cryoprecipitate）：每袋 20~30 ml 内含纤维蛋白原（>150 mg）、FⅧ（80~120 U）及

血管性血友病因子(von Willebrand factor,vWF)。主要用于先天或获得性纤维蛋白原缺乏症等。尽管输注 FFP 也能补充纤维蛋白原,但是在纤维蛋白原浓度低于 1 g/L 时,即应补充冷沉淀。1 U(10~20 ml)冷沉淀含纤维蛋白原的浓度是血浆的 2 倍,输注 1 U/10 kg 冷沉淀可增加纤维蛋白原 0.5 g/L。

ⅱ.凝血酶复合物:适用于Ⅱ、Ⅶ、Ⅹ、Ⅸ缺乏所致出血的防治。

ⅲ.Ⅷ因子浓缩物:适用于中、重度血友病患者及术中出血的防治。

ⅳ.重组人凝血因子Ⅶa(recombinant human coagulation factor Ⅶa,rhⅦa):美国 FDA 最早批准 rFⅦa 仅在先天性Ⅶ因子缺乏或有Ⅷ因子抑制物的血友病 A 或 B 患者发生创伤性休克出血或围手术期出血时使用。但是,近年来,在创伤性休克等严重出血或有出血倾向情况下也可应用。随机对照试验临床研究表明,在钝性创伤中使用 rFⅦa 能明显减少 RBC 输注量,甚至成人呼吸窘迫综合征发生率也降低,但在穿透性创伤中使用却相差不显著。

4)新鲜全血:新鲜全血即采集的血液在 22 ℃条件下储存不超过 24 h,近年的研究显示储存时间可达 72 h。在创伤性休克复苏中使用新鲜全血能纠正血液稀释效果,处理难治性微血管渗血,增加血小板计数,并在可能给予较多血制品时减少血液分离、暴露时间。关于新鲜全血的使用存在争论。不过,新鲜全血仍然是创伤时一种补充血小板和(或)血浆的重要血制品,尤其在条件简陋、血源有限时,在紧急创伤救治液体复苏时,还能节约时间。

(2)抗凝药物:

1)肝素:防治血栓性疾病中应用较广的一种抗凝剂。皮下或静脉注射肝素,可以预防血栓形成或防止已形成的血栓扩大和播散。肝素不通过胎盘屏障,所以在妊娠期间如需抗凝治疗则是优先选择的药物。肝素的剂量取决于临床症状。肝素的治疗一般是通过 APTT 来监测,该值应维持在正常值 1.5~2.5 倍。肝素治疗的主要并发症是出血,如果发生有明显的出血并发症,可用硫酸鱼精蛋白来中和肝素。

低分子肝素(分子量 7 000 以下)常用来预防矫形外科手术后的深静脉血栓和治疗急性深静脉血栓。低分子肝素不需要通过实验室检测,如果需要,可以通过测定 FⅩa 活性来判断其抗凝效果。低分子肝素的副作用包括出血,肝素诱发血小板减少症,局部皮肤反应,紫癜,极罕见皮肤坏死。长期治疗,血小板计数应定期检测。重要的是注意不同的低分子肝素,要按照该制剂特殊的剂量来给药。

2)重组水蛭素(lepirudin):一种新的抗凝剂,近年用于肝素诱发的血小板减少症而又需要抗凝的患者。在肝素停用 4~6 d 后血小板计数常恢复正常。但这些患者是否能再用肝素治疗还有争论。长期使用肝素>1 个月,伴随有加速骨质疏松。

3)华法林(warfarin,双香豆素):是一种应用较广的口服维生素 K 拮抗剂。有 25% 服用华法林的患者有出血并发症和凝血因子缺乏。通常用 PT 进行监测,大剂量的华法林也能引起 APTT 延长。华法林过量的治疗依赖于临床表现的严重性,而不是 PT 延长的程度。如果有出血的症状,暂时停用华法林,并用新鲜冰冻血浆或维生素 K 治疗(静脉、肌内或皮下注射)。

(3)促进凝血药物:

1)立止血:立止血是一种类凝血酶。它能促进创面血小板迅速聚集,使凝血酶形成,再促进纤维蛋白前期物质变成稳定的纤维蛋白,快速遏制创面的大量渗血。术前 20 min 静脉注射 1~2 kU,术后肌内注射 1 kU,可减少 50% 的失血。

2)氨甲环酸:当创伤失血性休克患者存在或怀疑存在活动性出血时,应尽快静脉使用氨甲环酸,防治创伤性凝血病。首剂 1 g(≥10 min),后续 1 g 输注至少持续 8 h。如果创伤失血性休克患者受伤超过 3 h,避免静脉应用氨甲环酸,除非有证据证明患者存在纤溶亢进。建议在患者转送医院的途中应用首剂的氨甲环酸。

深入了解创伤性休克后凝血功能障碍并对其进行正确诊断、防治具有重要意义,有助于最终提高创伤性休克的救治成功率。由于凝血功能异常能导致进一步出血和生理功能紊乱(如休克、低温、酸中毒),输液、输血又可加重凝血功能障碍并形成恶性循环,故损害控制性复苏策略在创伤早期即积极采用各种办法以纠正凝血功能异常,以缩短休克时间和减少血液稀释、低温的发生,如在大量输液、输血患者早期即予大剂量新鲜冰冻血浆;在创伤、手术时由于凝血成分消耗或者稀释容易出血,但是其后由于纤溶抑制物的恢复和细胞因子刺激组织因子释放导致容易形成血栓,因而应动态监测凝血功能,根据不同阶段的结果合理恰当地选择相应措施以维持促凝、抗凝的平衡;避免严重的手术创伤,采用损害控制性外科策略缩短手术创伤时间,必要时延期手术,减轻对机体凝血功能的过度干扰,小心进行有创治疗(包括麻醉操作),以防损伤导致出血不止。

三、创伤性休克后代谢性酸中毒及其防治

体液的 H^+ 浓度(pH 值)维持在恒定范围内是保证机体生命活动正常进行的必要条件。依靠体内的缓冲系统,特别是肺和肾的调节作用,机体能在不断变化的内外环境下保持体液的酸碱平衡。一般依据动脉血的 pH 值来判断体内的酸碱平衡状态,而正常 pH 值的维持依赖于血液中 HCO_3^- 与 $PaCO_2$ 的比值保持在 20/1,此时正常值为 7.35 ~ 7.45,平均为 7.40。诊断酸碱平衡的指标主要有动脉血 pH 值、动脉血二氧化碳分压($PaCO_2$)、实际碳酸氢盐(AB)和标准碳酸氢盐(SB)、缓冲碱(BB)和碱剩余(BE)、阴离子间隙(AG)等。

当动脉血 pH 值小于 7.35 时,称为酸中毒或酸血症。代谢酸中毒是指原发性 HCO_3^- 减少导致的 pH 值下降;呼吸性酸中毒是指原发性 $PaCO_2$ 升高导致的 pH 值下降。

创伤性休克后发生的酸中毒与凝血功能障碍、低体温所构成的致死性三联征是创伤后早期的主要死亡原因之一。这三者之间相互影响,形成恶性循环,使组织细胞代谢紊乱,进而器官功能障碍,发生 MODS 甚至死亡。因此,及时纠正创伤后的酸中毒,特别是纠正代谢性酸中毒,是控制"死亡三角"恶性循环进一步发展的重要环节,也是创伤后全身综合治疗的重要组成部分。

(一)创伤性休克后代谢性酸中毒发生机制

创伤性休克后,特别是多发伤后常可发生代谢酸中毒和呼吸性酸中毒。创伤后引起酸中毒的原因很多,机制也较为复杂,在治疗过程中,不同的病理阶段引起酸中毒的原因和机制也各不相同。如在创伤早期,休克导致的微循环障碍、乳酸堆积是导致代谢性酸中毒的主要原因;当创伤后合并急性肾衰竭时,非挥发性酸在体内蓄积过多导致酸中毒等。

1.酸过多 是指非挥发性酸产生过多或蓄积。

(1)乳酸堆积:正常血浆中乳酸浓度低于 1.5 mmol/L,超过 4 mmol/L 即为乳酸中毒。乳酸是丙酮酸的代谢产物,丙酮酸来源于葡萄糖的代谢,一部分丙酮酸在细胞线粒体内通过乙酰辅酶 A 进入 Krebs 循环,最终产物为 CO_2 和 H_2O。另外一部分丙酮酸经代谢后生成乳酸,该过程受细胞内还原型烟酰胺腺嘌呤二核苷酸(reduced nicotinamide adenine dinucleotide,NADH)与氧化型烟酰胺腺嘌呤二核苷酸(oxidation nicotinamide adenine dinucleotide,NAD^+)比例的影响。还原型烟酰胺腺嘌呤二核苷酸是在糖酵解期间产生的,在创伤性休克后,由于缺氧、休克、低温、重度贫血等,组织氧供减少,机体糖酵解代偿性增强,还原型烟酰胺腺嘌呤二核苷酸堆积,同时因缺氧致还原型烟酰胺腺嘌呤二核苷酸氧化为氧化型烟酰胺腺嘌呤二核苷酸的过程发生障碍,还原型烟酰胺腺嘌呤二核苷酸/氧化型烟酰胺腺嘌呤二核苷酸比例相应增加,丙酮酸生成乳酸的反应加速,乳酸生成增多。发生脓毒症或休克时,细胞本身因发生功能障碍而不能充分利用氧,也会使还原型烟酰胺腺嘌呤二核苷酸堆积,乳酸生成增多。

乳酸主要在肝细胞线粒体内代谢。休克时因组织血流灌注减少,乳酸生成增加;若出现肝血流灌注急剧减少,肝缺血缺氧引起肝功能损害,使乳酸代谢减慢,乳酸蓄积,也可发生乳酸中毒。体内乳酸增加伴随 H^+ 增加和 HCO_3^- 的减少,出现高 AG 型代谢性酸中毒。

(2)酮体堆积:酮体包括丙酮、乙酰乙酸和 β-羟丁酸,来源于游离脂肪酸的代谢。乙酰乙酸和 β-羟丁酸是强酸,二者的蓄积引起酮症酸中毒,属高阴离子间隙型代谢性酸中毒。原有糖尿病患者在创伤后应激的状态下出现内分泌紊乱,胰高血糖素分泌增加,胰岛素分泌减少,葡萄糖利用障

碍,使中性脂肪分解亢进,游离脂肪酸释放增加;同时游离脂肪酸转变成甘油三酯的比例减低而转变成酮体的比例增加,引起酮血症或酮症酸中毒。

(3)硫酸根和磷酸根堆积:硫酸根和磷酸根等非挥发性酸主要由肾排泄。创伤性休克后休克、腹腔间室综合征等所致肾缺血缺氧以及挤压综合征均可引起急性肾衰竭。在轻、中度肾功能不全患者,功能性肾单位减少、肾小球滤过率降低,当肾小球滤过率减少至 $40 \sim 50$ ml/min 时,NH_4^+ 排泄量降低,不能排出全部 H^+ 导致代谢性酸中毒。同时肾小管对 HCO_3^- 重吸收减少而丢失,引起代谢性酸中毒。当肾小球滤过率减少至 10 ml/min 以下时,由蛋白质代谢所产生的磷酸、硫酸等将在体内蓄积,引起高阴离子间隙型代谢型酸中毒。

(4)外源性固定酸输入过多:在创伤救治过程中,大量使用水杨酸制剂、氯化铵、盐酸精氨酸或盐酸赖氨酸等,可造成代谢性酸中毒。肠外营养时营养液中丰富的精氨酸、赖氨酸等也可引起代谢性酸中毒。

(5)高钾血症:创伤后因各种原因发生高钾血症时,K^+ 与细胞内 H^+ 交换,使细胞外 H^+ 增加,HCO_3^- 减少,发生代谢性酸中毒。此外,原有基础疾病如近端或远端肾小管酸中毒的患者,因其肾小管分泌 H^+ 减少,血浆中 HCO_3^- 下降,也可发生代谢性酸中毒。应注意这类患者创伤后发生的代谢性酸中毒。

2. 碱过少

(1)碱丢失过多:消化液(胰液、胆汁和肠液)均为碱性,其 HCO_3^- 含量为 $50 \sim 70$ mmol/L。腹部损伤后腹腔感染、肠管破裂发生肠瘘以及胃肠减压等均可使 HCO_3^- 大量从肠道丢失而发生代谢性酸中毒,并常伴有低钾血症。使用大剂量利尿剂 HCO_3^- 可从尿中丢失;大面积烧伤或者大面积皮肤撕脱伤时血浆大量渗出,常伴有 HCO_3^- 的丢失。

(2)HCO_3^- 被稀释:在进行液体复苏时,快速输入大量无 HCO_3^- 的液体,如葡萄糖溶液和生理盐水等,使血液中 HCO_3^- 被稀释,造成稀释性代谢性酸中毒。

(二)创伤性休克后代谢性酸中毒诊断

1. 创伤性休克后代谢性酸中毒临床表现　除了创伤及休克的临床表现外,代谢性酸中毒可有其特殊的临床症状。

(1)全身症状:代谢性酸中毒可以引起中枢神经系统的代谢障碍,出现乏力、倦怠、神经功能紊乱,甚至意识障碍等,最后可因呼吸中枢和血管运动中枢麻痹而死亡。其机制与酸中毒时谷氨酸脱羧酶活性增强,抑制性神经递质 γ-氨基丁酸生成增多有关。此外,代谢性酸中毒时,血液中大量 H^+ 在脑组织毛细血管膜电位作用下,迅速靠壁运动,通过 HCO_3^- 的缓冲,生成大量 CO_2 弥散进入脑脊液,脑组织酸中毒,影响氧化磷酸化过程,ATP 生成减少,脑组织能量供应障碍。

(2)心血管系统症状:急性代谢性酸中毒早期阶段表现为心率加快而血压无明显变化。若出现高钾血症,则可能发生室性心律失常。重度高钾血症时由于严重的传导阻滞和心肌兴奋性消失,可造成致死性心律失常和心搏骤停。当动脉血 pH 值<7.2 时,酸中毒阻断肾上腺素对心脏的正性肌力作用,心肌收缩力减弱,心肌弛缓,发生心功能不全。酸中毒还使血管对儿茶酚胺的反应性降低,尤其是毛细血管前括约肌更为明显,血管容量不断扩大,回心血量减少,血压下降。

(3)骨骼系统症状:慢性酸中毒时,由于骨骼中钙盐被动员缓冲,以及 $1\text{-}\alpha$ 羟化酶受抑,活性维生素 D 合成减少,从而诱发骨病,如骨软化症等。

(4)呼吸系统症状:急性代谢性酸中毒时,呼吸系统以代偿性呼吸加深加快为主,表现为呼吸深大,以利于 CO_2 排出。

(5)其他症状:代谢性酸中毒时,由于细胞的缓冲,细胞 H^+ 和 K^+ 交换加强,以及肾小管上皮分泌 H^+ 增多,排钾减少均可引起高钾血症。

2. 创伤性休克后代谢性酸中毒诊断及监测　依据病史、致伤机制、部位和程度、体格检查和实验室检查等来综合判断是否发生酸中毒。特别是血气分析的普及,极大方便了酸碱平衡紊乱的诊断和治疗。根据血气分析,单纯的酸中毒诊断并不困难。但对于混合性酸碱平衡紊乱,需根据代

534

偿程度来进行综合分析。

原发性 HCO_3^- 减少，即可诊断为代谢性酸中毒。对于严重多发伤后出现较长时间的低体温、休克的患者，由于微循环障碍、组织血流灌注不足，几乎不可避免地会发生代谢性酸中毒。原发性 HCO_3^- 降低的程度与代偿性 $PaCO_2$ 下降的程度呈一定比值，即 HCO_3^- 每降低 1 mmol/L，$PaCO_2$ 代偿性降低 1.2 mmHg。代偿预测的公式为 $\Delta PaCO_2(mmHg)=1.2\Delta HCO_3^-\pm2$ 或 $PaCO_2(mmHg)=1.5\times HCO_3^-+8\pm2$。若实测 $PaCO_2$ 值超出预测代偿的最大值，说明呼吸代偿不足，可能合并呼吸性酸中毒；若实测 $PaCO_2$ 小于预测代偿值，则可能存在呼吸性碱中毒。

以下指标对创伤复苏效果的评估具有重要意义。

(1)血乳酸：血乳酸水平可以反映组织氧供和氧需求平衡情况以及组织血流低灌注和休克的严重程度，是判断休克的客观指标。若能在复苏的第一个 24 h 血乳酸浓度恢复正常(≤2 mmol/L)，表明改善血流动力学参数以清除血中乳酸的方法对休克复苏是有效的。在此期间若病因得以消除，患者的存活率可明显增加。因此，血乳酸是创伤后休克复苏终点的标志之一。

(2)碱缺失(BE)：BE 直接反映血乳酸的水平以及全身组织酸中毒的程度。在失血性休克时，BE 能准确反映休克的严重程度和复苏效果，达到正常碱缺失可视为复苏的终点。碱缺失可分为轻度(−5~−2 mmol/L)、中度(<−14~−6 mmol/L)、重度(≤−15 mmol/L)。碱缺失水平与创伤后复苏第一个 24 h 晶体液和血液补充量相关，若碱缺失加重，可能有进行性出血存在。因此对于碱缺失增加而似乎病情平稳的患者须细心检查有否进行性出血。碱缺失与出血量也有一定相关性，碱缺失值越大，说明出血量越大，休克越严重，也说明复苏效果越差。

(3)胃肠黏膜内 pH 值(pHi)：胃肠黏膜是休克受累最敏感的组织，不仅在休克中最先受到影响，也是复苏时最后恢复血流灌注的器官，因此是测量区域血流灌注情况的理想部位。休克复苏后，虽然体循环血流动力学指标已恢复到伤前水平，但如果 pHi 仍较低，则说明胃肠道组织仍然处于缺血状态，酸中毒的状况并未得到纠正，即存在"隐匿型代偿性休克"。其危害是导致胃肠黏膜屏障受到损害，造成细菌移位和内毒素刺激肌酸激酶的释放，进而诱发严重的脓毒血症和 MODS。相反，如果 pHi 恢复到较理想水平，说明休克导致的机体低灌注影响已消除。pHi 代表了内脏或局部组织的血流灌注状态，因而对休克具有早期预警意义，并与低血容量性休克患者的预后具有相关性。常把 pHi>7.32 作为复苏终点，并努力将达到这一终点的时间限制在 24 h 内，对预防 MODS 的发生具有积极意义。

(4)组织氧分压、二氧化碳分压及 pH 值：对血流灌注是否充分的最终评价是细胞氧分压水平，最切实的方法是评价组织氧合的情况。运用微穿刺技术，通过氧电极可测定肌肉组织内氧运输参数及组织氧分压、二氧化碳分压、pH 值。其中组织内二氧化碳分压反映了组织血流灌注，与复苏成功与否具有相关性；而测定肌肉组织氧分压对于判断复苏后的疗效也具有重要价值。虽然目前应用尚待推广，但有资料认为，测定组织内氧分压及代谢状况是观察复苏是否有效、是否达到复苏目的的最直观方法。

(三)创伤性休克后代谢性酸中毒防治

1. 创伤性休克后代谢性酸中毒的预防

(1)创伤高级生命支持：对创伤性休克患者立即启动高级创伤生命支持(advanced trauma life support，ATLS)程序，即按照气道(airway，A)、呼吸和通气(breathing，B)、循环(circulation，C)顺序开始复苏，是预防酸中毒最重要措施。有效的 ATLS 对减轻酸中毒的程度、缩短酸中毒的持续时间以及提高患者生存率和脑功能恢复都具有重要意义。

1)气道(airway，A)：立即畅通气道，包括清除呼吸道内异物或分泌物，托下颌或头后仰消除舌后坠引起的气道梗阻等。在具备条件的情况下进行面罩辅助呼吸，放置口咽或鼻咽通气道以及喉罩等；具备气管插管指针的患者实施气管插管或环甲膜穿刺、气管切开等措施。同时应保护颈椎。

2)呼吸和通气(breathing，B)：观察患者呼吸状况，出现呼吸窘迫者应分析原因。胸部穿透伤者紧急闭合开放性气胸，粗针头减压张力性气胸，有条件时行胸腔闭式引流术。大量血胸和连枷胸患者须迅速后送。

3）稳定循环（circulation,C）：采取有效止血措施，包括直接压迫、抬高肢体、止血带、敷料加压包扎或夹板固定等。有条件时可进行早期限制性容量复苏，保障组织血流灌注。

（2）有效容量复苏：迅速纠正休克，改善组织血流灌注和氧合是防治创伤性休克后代谢性酸中毒的根本措施。在迅速补充血容量后，对复苏效果进行评估，以指导进一步的治疗措施。

2.创伤性休克后代谢性酸中毒的治疗

（1）去除病因：创伤后代谢性酸中毒主要是休克、低体温、感染等导致组织缺血缺氧的结果，其中组织细胞缺氧是创伤后代谢性酸中毒的直接原因。因此，创伤性休克后的及时地给氧、液体复苏、复温、足量抗生素治疗等均是治疗代谢性酸中毒的重要组成部分。

防止和改善机体缺氧状态是严重多发伤患者代谢性酸中毒治疗过程中的核心问题。休克、感染等引起氧供（DO_2）和氧需求（VO_2）关系失常，组织氧合障碍和产生氧债（oxygen debt），这也是创伤后脓毒症患者发生多器官功能障碍的重要因素。在 DO_2 能够满足 VO_2 时，即使继续提高 DO_2，VO_2 仍保持不变；但当 DO_2 逐渐下降至某一阈值，不能满足 VO_2 时，VO_2 也逐渐下降，即在这个阈值之上 VO_2 保持稳定，不随着 DO_2 的升高而变化，这称为 VO_2 的"平台"现象。但当 DO_2 低于阈值时，VO_2 伴随 DO_2 而消长。当 VO_2 处于阈值以下，则组织细胞借助无氧代谢途径生成 ATP，并产生乳酸堆积。创伤性休克或脓毒症时，机体将处于高代谢状态，其 VO_2、DO_2 都升高，但氧摄取率（ERO_2）却有下降趋势，给这类患者扩容提高 DO_2 后，VO_2 也伴随升高，说明机体出现氧供依赖，存在氧债。为提高此类伤员的救治水平，应监测全身和组织氧合状况（如胃肠黏膜内 pH 值和乳酸等），以便更早发现和纠正氧债，从而决定进一步的治疗对策。

（2）补充碱剂：补碱是为了纠正酸血症。轻度酸血症（pH 值>7.20 或 HCO_3^->16 mmol/L）可以少补或不补碱。补碱的目标是将动脉血 pH 值提高到 7.20 之上。应在血气监护下，根据 BE 负值和 HCO_3^- 减少的程度，分次补碱。

一般情况下，每减少 1 mmol BE，每千克体重应补充 $NaHCO_3$ 0.3 mmol。也可根据公式：HCO_3^- 缺乏量=（24-实测 HCO_3^-）×体重（kg）×0.4 或 HCO_3^- 缺乏量=BE 负值×体重（kg）×0.6。应注意的是，按公式计算的所需补碱量是根据细胞外液来计算的，因此，可先补充 1/3 或 1/2 为妥，避免矫枉过正，发生代谢性碱中毒。

常用碱性药物包括碳酸氢钠、乳酸钠以及三羟甲基氨基甲烷（trihydroxymethyl aminomethane,THAM）。碳酸氢钠作用快，且为直接作用，中和 H^+ 后产生的 CO_2 自肺排出，但肺功能障碍者可能引起 CO_2 蓄积。乳酸钠进入体内后，经肝转化成 HCO_3^-，肝功能不全或乳酸中毒时不能使用。

补碱时还应注意，在酸中毒纠正后，因钾离子向细胞内转移，可能发生低钾血症；血浆中游离钙在酸中毒纠正后也明显减少，可发生低钙血症。同时，碳酸氢钠和乳酸钠均为含钠溶液，过多过快输入可能诱发或加重心力衰竭。

参考文献

[1]李阳,张连阳,王毅,等.多层螺旋 CT 对严重多发伤患者低血容量性休克的预测价值[J].解放军医学杂志,2013,38(1):30-35.

[2]刘良明,白祥军,李涛,等.创伤失血性休克早期救治规范[J].创伤外科杂志,2017,19(12):881-893,891.

[3]张连阳,李阳.创伤失血性休克进展[J].临床急诊杂志,2018,19(3):145-148.

[4]张连阳,李阳.大出血的损害控制性复苏:挽救战伤伤员的关键[J].解放军医学杂志,2017,42(12):1025-1028.

［5］张连阳.骨盆骨折大出血救治的外科技术［J］.创伤外科杂志,2015,17(1):1-4.

［6］中国医师协会急诊分会.创伤失血性休克诊治中国急诊专家共识［J］.解放军医学杂志,2017,42(12):1029-1038.

［7］CANNON J W. Hemorrhagic shock［J］. N Engl J Med,2018,378(4):370-379.

［8］CHRISTIAN N T,BURLEW C C,MOORE E E,et al. The FAST exam can reliably identify patients with significant intraabdominal hemorrhage in life threatening pelvic fractures［J］. J Trauma Acute Care Surgery,2018,84(6):924-928.

［9］LOZANO R,NAGHAVI M,FOREMAN K,et al. Global and regional mortality from 235 causes of death for 20 age groups in 1990 and 2010:a systematic analysis for the Global Burden of Disease Study［J］. Lancet,2012,380(9859):2095-20128.

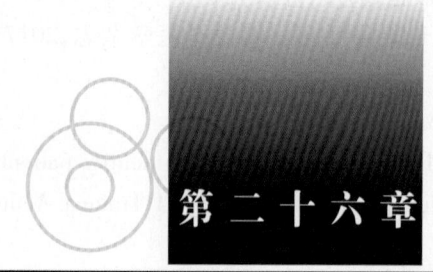

第二十六章
创伤性休克早期输血

李　涛

创伤所导致的死亡是继心脏和肿瘤疾病之后的第三大死亡原因,在1～44岁年龄阶段中超过了其他原因致死的总和。2020年,全球每年因创伤所导致的死亡人数为350万～580万,在我国因创伤所导致的死亡每年超过20万。人类历史在很大程度上就是一部战争史,战伤是战争的不幸产物,是作战时由敌方武器直接或间接所造成的损伤,战斗行动和战争环境所造成的某些损伤如交通事故伤、冷(冻)伤等也属战伤范畴。根据创伤死亡构成时间比发现,80%患者死亡发生在伤后30 min以内,因此对患者的早期急救尤其重要。

大量失血是创伤尤其是战创伤患者早期死亡的重要原因,由失血所致的死亡占创伤死亡的近50%。对创伤患者早期救治,除了保持呼吸道通畅、快速止血包扎固定外,输血与输液是维持血流动力学稳定、预防凝血功能障碍和防治器官功能损害的重要措施。人类在历次大的战争中获得的诸多救治经验证实,输血治疗在战创伤早期急救中有重要的意义,及时输注红细胞改善携氧功能,输注新鲜冰冻血浆、冷沉淀和血小板等血液制品纠正凝血功能障碍,是降低创伤死亡率的关键。

失血后输血的应用已有100多年的历史。从第一次世界大战开始,由美国食品药品监督管理局(Food and Drug Administration,FDA)批准开始应用全血,而后到修饰全血,转到成分血和晶体液的应用。在第一次世界大战时,全血输注被认为是重要的医疗进步。在第二次世界大战时期,随着血液成分的发展及其易储存、个性化输注的特点,成分血的输注变成了创伤复苏最重要的选择。本章就创伤性休克早期液体复苏及输血进行相关阐述。

第一节　创伤急救止血与早期液体复苏

一、创伤急救止血

失血所致死亡占创伤早期死亡近50%,快速有效的止血对后续救治,特别是输血措施的选择具有重要作用,快速止血是创伤患者早期急救的重要措施。根据创伤救治指南,对有肢体出血的患者,在创伤现场尽快使用止血带对防止出血引起的死亡尤其重要,对发生在肢体端的动脉出血,无论是贯通伤还是钝性伤,或者是断肢,止血带都是一种简单快速的控制出血的方法。止血带在创伤的救治中已经被作为一种标准配置。旋压止血带被国内外广泛认可,由一条长约1 m的高强度束带、固定带扣、绞棒及绞棒固定卡槽和安全带构成,能够实现肢体快速止血。研究显示,点压止血效果并不理想,主要是由于侧支循环在几秒就建立,因此止血效果并不理想。

对创伤患者,四肢出血可以应用止血带,对躯干伤或关节结合部位大出血,止血带并不能有效实现止血,止血药物的应用显得极其重要。近年来,相关研究机构也着眼研发一些先进的止血药物,现已应用于实际战事中。沸石止血敷料被认为改变了130多年创伤止血效果不佳的局面。沸石是硅氧四面体和硅铝四面体构成的微孔结构矿物质,具有分子筛吸附离子交换性和催化功能。美国科学家发现沸石具有止血作用。在动物实验中发现,沸石能够提高血凝块的强度和抗张力性能,含有沸石的血凝块干燥、强度大、与组织黏附牢固。该止血机制在较大的表面积、内部强电场以及对水等极性分子方面有很强的吸附作用,可使血液中凝集成分浓缩。沸石止血剂第1、2代产品是天然沸石为基础制成,这些干燥矿物颗粒与血液接触时可使血液快速凝固。但报道显示用沸石止血时,局部温度达到95 ℃,且导致部分皮层损伤,尽管止血有效率达92%,但由于其发热副作用,限制其应用。针对第1、2代沸石产品的问题,目前改进的产品降低其与水接触后产热效果,包括 QuikClo® ACS+™,目前应用效果较好。高岭土敷料也是目前认为比较好的快速止血药。高岭土是一种有激活内源性凝血途径和加速伤口凝血块形成的激活剂。QuikClot Combat Gauze(QCG)是把高岭土均匀分布在纱布上的凝血敷料。美国陆军外科研究所和美国海军医学研究中心研究结果显示,该产品有急救应用前景。壳聚糖敷料是一种天然的可生物降解的来源于贝类的多糖——甲壳几丁聚合物,其止血原理通过红细胞膜的阴极与壳聚糖表现的阳极产生静电反应来止血。当壳聚糖渗入止血敷料后,便能使红细胞吸附在覆盖伤口的绷带上,从而密封黏合伤口,最终止血。2002 年用的 Hemcon Gauze 是一种含壳聚糖的纱布,该止血敷料能在重度静脉出血和肝损伤的模型中有效降低失血量和提高生存率。为便于血液黏附,增强凝血效果,止血敷料必须直接覆盖在出血伤口上。其他相关产品均是在 Hemcom Gauze 基础上的进一步改进,如 HemconChito Flex、HemconChito Gauze、Celox Gauze 等。近年来的研究证实,氨甲环酸对大量出血患者有着重要意义。通过对896 名美国和英国战伤患者数据分析发现,在使用氨甲环酸的患者,死亡率明显低于对照组,且应用氨甲环酸患者的创伤评分明显高于对照组。

二、创伤早期液体复苏

液体复苏是创伤大失血后早期急救重要的措施。关于创伤大失血后液体复苏有大量的研究,提出了许多新的液体复苏理念和观点,对提高创伤早期救治水平发挥了重要的作用。

(一)创伤早期液体复苏原则

大量的基础和临床研究均证实,有活动性出血创伤患者进行大量输液可引起凝血因子稀释,血液黏稠降低,血压的增加引起凝血栓子被冲掉等增加出血,加速伤者的死亡,因此对有活动性出血者提出了低压复苏和延迟复苏的原则。其目的是在彻底止血前满足器官组织的基本血流灌注需要,以最大限度地减少血液丢失;对有休克表现的(桡动脉脉搏微弱或缺失)可用乳酸林格液(lactate Ringer solution,LRS)或6%的羟乙基淀粉维持平均动脉压在50～60 mmHg,即桡动脉脉搏可触及,即收缩压为80～90 mmHg。对控制性出血休克无休克表现者,建立静脉通道,伤情稳定(桡动脉脉搏强)者可不予输液,但应密切观察,同时提倡口服补液。限制性(低压复苏)时间不宜过长,尽可能不要超过2 h,过长时间的低压复苏会造成组织细胞的缺血缺氧损害。出血控制后进行确定性治疗包括输血、输液、器官功能保护等。

(二)创伤早期复苏液体种类

尽管液体复苏是严重创伤失血恢复组织血流灌注的首要措施,但目前对于是用晶体液还是胶体液,以及具体使用哪一种晶体液或胶体液目前没有定论。以往大量的创伤研究中应用0.9%氯化钠作为晶体液复苏,但近期的研究显示0.9%氯化钠在志愿者和危重患者均可引起酸中毒和增加肾功能损伤。相反平衡电解质溶液能改善酸碱平衡使高氯血症减少。因此创伤患者避免大量使用0.9%氯化钠溶液,最大量限制在1～1.5 L。对颅脑创伤患者为了防止液体转移至损伤的脑组织,避免使用低张液体乳酸林格液;另外能恢复 pH 值的溶液对创伤患者是有益的。近期通过Meta 分析发现,对ICU 的危重患者,并没有发现胶体液可降低死亡率。此外有研究比较了9 920 例患者使用白蛋白和晶体液的效果,发现羟乙基淀粉(hydroxyethyl starch, HES)、修饰明胶或晶体液并没有好的或不好的效果。此外,胶体液由于其凝血功能副作用尽量避免使用;对于高渗盐溶液在创伤失血中的应用也有大量研究,通过对比高渗盐溶液、HES和晶体液的效果发现对器官衰竭以及无ARDS患者的死亡无明显影响;对颅脑创伤患者,与胶体液相比高渗盐溶液能更有效地降低颅内压,但研究发现相比于常规液体,高渗盐溶液对颅脑创伤后6个月后的神经功能并没有明显优势。在早期(院前)考虑到液体携带的问题,也可用7.5%氯化钠和6% Dextran[高渗氯化钠右旋糖酐(hypertonic sodium chloride dextran,HSD)]250 ml(缓慢输注,至少15 min以上),如患者无反应再给250 ml,总量不超过500 ml,其后根据情况可给一定量等渗溶液。

除了液体复苏外,在创伤早期适度联合应用血管活性药物对提高创伤早期救治有一定帮助。对无颅脑创伤的患者在没有彻底止血前液体复苏收缩压80~90 mmHg,对存在严重颅脑创伤患者止血前的平均动脉压维持在80 mmHg以上;对严重的低血压,在使用液体复苏维持血压的基础上推荐使用血管升压素,使用液体复苏联合血管升压素(一次性给予4 U或2.4 U/h持续5 h),对于维持动脉血压和组织血流灌注是有益的,可以明显减少液体需求量。对于使用其他的血管活性药物在失血性休克的作用报道较少,但是对感染性/脓毒症休克患者使用去甲肾上腺素可引起内脏循环血管收缩,使血液从内脏转运到全身,对存在心功能障碍的患者推荐使用正性肌力药物,如多巴胺、肾上腺素等。

(三)创伤早期液体复苏对凝血功能的影响

大量文献资料显示创伤大失血收住入院的患者中有1/3会发展成为创伤凝血病,这是导致MODS和患者死亡的重要原因。早期凝血病与创伤损伤,包括出血引起休克,组织损伤引起凝血酶-血栓调节蛋白(thrombin-thrombomodulin)复合物的形成,抗凝血因子和纤溶系统的活化等有关。在战争环境或野外环境可加重凝血病的发生。在严重创伤/创伤性休克后期,血液稀释、低温、酸中毒和凝血因子消耗导致系统获得性凝血功能障碍。创伤早期液体复苏使创伤患者凝血因子的过度消耗和稀释;以及失血和低温液体的大量输入而发生的低体温延长凝血级联酶反应,使血小板和纤维蛋白溶解,功能失调,加重凝血功能紊乱,也是创伤凝血功能紊乱的主要原因;酸中毒尤其当pH值下降到7.2时,直接降低内、外源性凝血途径凝血因子的活性,并限制血小板功能,最终均导致进一步凝血功能障碍。

不同液体对凝血功能的影响是复杂的(表26-1)。当血液稀释到20%~40%时,液体通过稀释抗凝因子如抗血栓和血小板的激活引起高凝状态;但当稀释到60%时,不管晶体液还是胶体液均引起低凝状态。动物实验研究表明,对有活动性出血休克,0.9%氯化钠比乳酸林格液更易减轻高凝状态。通过对比研究发现,对腹主动脉破裂出血的患者,0.9%氯化钠比乳酸林格液,对血小板和血液产品的需要量增加,但对凝血参数而言无显著差异。与晶体液相比,在低的血液稀释状态下,胶体液易引起凝血病。胶体可在一定程度上防止血小板活化和高凝状态。

表26-1　不同液体对创伤凝血功能的影响

液体种类	对凝血功能的影响
乳酸林格液(LRS)	为优先选择的创伤复苏的等张液体,但由于含钙不能与血液混合
0.9% NaCl	仅用于血液输注或PRBC稀释;多种原因引起高氯性酸中毒
Hespan(6% HES加入0.9% NaCl)	高分子量的HES,由于对凝血功能的影响,不推荐创伤患者使用
类血浆溶液(平衡的电解质溶液含Hextend,6% HES)	高分子量的HES,相比Hespan而言,对凝血和血小板功能的影响小,最大剂量10~15 ml/kg
低分子和中分子的HES	较高分子的HES而言,对凝血和血管功能影响减小,可增加肌肉氧张力;相比于LRS而言对炎症和内皮活化影响较轻。在欧洲和加拿大使用较多,在美国不推荐使用

液体种类	对凝血功能的影响
白蛋白(5%)	对凝血功能影响较小。对内皮水肿或微循环血流灌注损伤引起的血管完整性受损时,白蛋白输注可进入组织间隙。对颅脑创伤患者输注可增加死亡率
明胶	由于对凝血功能的影响、过敏等原因已经在 USA 停止使用
高渗盐溶液	根据浓度不同而有差异。与胶体液联合应用可延长作用时间。可有效地恢复血管内容积、降低血管外容积和组织水肿,对颅脑创伤院前急救推荐应用

第二节 创伤输血

输血是实施创伤救治的重要治疗方法,包括血液采集、保存、供应(运输)临床应用等一整套技术,必须有相应的输血组织并采用现代输血技术有效地完成。患者可能在短时间内大批发生,伤情复杂,用血量大,情况紧急,常急需输血或大量输血。创伤所致大出血不仅可由于有效循环血量的大幅减少而导致严重的循环衰竭,还由于红细胞和血红蛋白的大量丢失而产生严重的缺氧和凝血功能障碍。因而,除了积极控制出血、使用液体等复苏外,输注红细胞、血浆等血液制品仍是创伤紧急救治挽救生命的不可代替的手段。

一、输血的种类

(一) 全血

全血(whole blood,WB)是指血液直接采集到一次性无菌血袋中而未经分离的血液。全血含血液中的全部成分,但当全血储存 24 h 后,不稳定凝血因子会减少,白细胞迅速凋亡,血小板功能和活性迅速丧失。随着时间的推移,全血会发生多种变化。因此储存后全血的主要有效成分为红细胞、血浆蛋白和稳定的凝血因子。由于全血存在较多弊端,现代输血主张不用或少用全血,输全血的适应证越来越少,在成分输血普及后,全血可用于急性大量血液丢失可能出现低血容量性休克的患者,或存在持续活动性出血,估计失血量超过自身血容量30%的患者。美国平时创伤患者新鲜全血的输注从 20 世纪 70 年代后逐步减少。从全血输注到成分血输注可增强输血质量的控制同时达到复苏的目的。但全血输注在美军仍然在应用,特别是在野战条件下当血小板不能及时获得时。"移动血库"(mobile blood bank,MBB)在军队的战创伤救治中应用较为有益,因为供者可以随时提供全血。

1. 全血输注的优点　尽管输注全血越来越少,由于全血仍然有许多优点是成分血无法比拟的,在很多环境下仍然需要应用。如:简化对同一患者输注多种成分血的复杂性;防止输注晶体液引起血液稀释的副作用;减少了供体的数量;减少了高钙血症的风险;减少了输注成分血的低体温的风险。

2. 全血输注的缺点　其仍然限制大范围应用:细菌感染的风险;安全性检测较复杂;保存期限较短(常温条件下保存时间仅为 8 h);增加输血相关的供体-受体相关疾病;操作要求高,30 min 内完成血液收集和操作。尽管新鲜全血有缺点,但其仍然是战伤救治的主要措施。从 2010 年到 2013 年的阿富汗战争中,尽管新鲜全血的应用少于成分血的输注,但在战伤救治中,输注新鲜全血仍然是重要措施。

（二）成分输血

以往对创伤大失血患者采用输注新鲜全血来救治，然而到 20 世纪 80 年代后期，成分输血被作为常规应用。成分输血可减轻患者的感染和增强各种成分的应用效率。根据成分不同，分为红细胞制品，血浆制品及血小板制品等。

1. 红细胞制品　红细胞主要用于纠正贫血，提高携氧能力，保证组织氧供。输注红细胞指征：①对于急性大量失血和血流动力学不稳定和（或）组织氧供不足的患者，需要输注红细胞。②对于复苏后的患者，血红蛋白（Hb）<70 g/L 和（或）血细胞比容（Hct）<0.21 时，推荐输注红细胞，使 Hb 维持在 70 ~ 90 g/L，或 Hct 维持在 0.21 ~ 0.27。③对于复苏后的患者，Hb 在 70 ~ 100 g/L 和（或）Hct 在 0.21 ~ 0.30 时，应根据患者的贫血程度、心肺代偿功能、有无代谢率增高及年龄等因素决定是否输注红细胞。若无组织缺氧症状，暂不推荐输注红细胞；若合并组织缺氧症状，如混合静脉血氧分压（partial pressure of oxygen in mixed venous blood，$P_{\bar{v}}O_2$）<35 mmHg，混合静脉血氧饱和度（oxygen saturation in mixed venous blood，$S_{\bar{v}}O_2$）<65% 和（或）碱缺失加重、血乳酸浓度增高，推荐输注红细胞。④对于复苏后的患者，Hb>100 g/L 时，可以不输注红细胞。⑤对于术后的患者，若存在胸痛、直立性低血压、心动过速且输液无效或充血性心力衰竭症状时，当 Hb≤80 g/L 时，考虑输注红细胞。⑥对于合并严重心血管疾病的患者，当 Hb<100 g/L 时，考虑输注红细胞。⑦对于中度和重度颅脑损伤患者，Hb<100 g/L 时，考虑输注红细胞。⑧在复苏完成后，如果患者合并有急性肺损伤（acute lung injury，ALI）或 ARDS 的风险，应尽量避免输注含有白细胞成分的红细胞。⑨对于需要大量输血的严重患者，推荐输注储存时间<14 d 的红细胞，以减少创伤性凝血病、ALI、感染、高钾血症及肾功能衰竭等并发症的发生。

红细胞制品根据提取处理不同，分为下列几种。

（1）悬浮红细胞（suspended red blood cell，SRBC）：是将采集到全血中绝大部分血浆在封闭条件下分离出后，并向剩余部分加入红细胞添加液制成的红细胞成分血。200 ml 全血制备的红细胞为 1 U。每单位含 200 ml 全血的全部红细胞及 50 ml 添加剂。血细胞比容为 0.50 ~ 0.65。保存期随添加剂的配方不同而异，一般可在（4±2）℃条件下保存 21 ~ 35 d。悬浮红细胞适用于各种急性失血和慢性贫血。

（2）浓缩红细胞（concentrated red blood cell，CRBC/packed red blood cell，PRBC）：又称压积红细胞或少浆血，是早期红细胞制品，含有全血中全部红细胞、白细胞、大部血小板和部分血浆。总量 110 ~ 120 ml 为 1 U 的浓缩红细胞，血细胞比容为 0.65 ~ 0.80。含血浆 30 ml 和抗凝剂 8 ~ 10 ml，保存条件与悬浮红细胞相同。随着悬浮红细胞的日益普及，本制品在临床已较少使用，现主要用于不能耐受添加剂的新生儿输血。

（3）少白细胞悬浮红细胞（less suspension red blood cell）：是将白细胞从血液中分离出来，剩下的血液制品。每单位少白细胞悬浮红细胞来源于 200 ml 全血，血红蛋白含量≥18 g/L，白细胞残留量≤2.50×10^{6}个，血细胞比容为 0.45 ~ 0.60。主要用于输血反复发热的患者，降低非溶血性发热性输血反应的发生率以及长期输血的患者，以降低人类白细胞抗原同种免疫的发生率，并减少经输血传播巨细胞病毒感染的风险。

（4）洗涤红细胞（washed red blood cell）：200 ml 或 400 ml 全血离心后去除血浆和白细胞，用无菌生理盐水洗涤后，悬浮于 150 ml 生理盐水中即为洗涤红细胞。可去除 80% 和 90% 以上的白细胞和血浆，能回收大于 70% 的红细胞。同时在此过程中也去除了钾、血氨、乳酸及微小凝块。本制品需在 6 h 内输注，（4±2）℃条件下，仅能存放 24 h。适应于对血浆蛋白过敏的贫血患者；反复输血已产生白细胞或血小板抗体引起发热反应的患者；阵发性睡眠性血红蛋白尿症；高钾血症及肾功能障碍需要输血者和新生儿输血。

（5）辐照红细胞（irradiated red blood cell）：是使用一定剂量的 γ 射线，灭活其中具有免疫活性的淋巴细胞，以防止输血相关性移植物抗宿主病（transfusion associated graft versus host disease，TAGVHD）的发生。我国现执行的辐照剂量为 25 Gy。辐照红细胞是目前预防 TAGVHD 的唯一有效方法,主要针对易发生 TAGVHD 的人群。如先天性免疫缺陷病患者及儿科输血、获得性免疫抑制人群以及直系亲属供血(Ⅰ、Ⅱ级亲属间)等,若这些患者需红细胞输血,均应使用辐照红细胞。

(6)冰冻红细胞(frozen red cell):是采用高浓度甘油作为冷冻保护剂,深低温冰冻保存,需要时再进行解冻,洗涤去除甘油的特殊红细胞制品。解冻后洗去甘油后,重悬于无菌生理盐水或者红细胞添加剂或者血浆中。其中红细胞回收率应>80%,甘油残余量<1%,白细胞去除率应>98%,血浆则应>99%。冰冻红细胞在-80 ℃条件下可保存 10 年,解冻后在(4±2)℃仅能保存 24 h。主要适用于稀有血型患者输血和自体血长期保存。

2. 血浆制品

(1)新鲜冰冻血浆(fresh frozen plasma,FFP):采集后储存于冷藏环境中的全血,最好在 6 h[保养液为酸性枸橼酸盐葡萄糖(acidic citrate dextrose,ACD)]或 8 h[保养液为枸橼酸盐磷酸葡萄糖(citrate phosphate dextrose,CPD)或柠檬酸磷酸葡萄糖腺嘌呤(citrate phosphate dextrose adenine,CPDA-1)]内,不超过 18 h 将血浆分离出并速冻成固态的成分血。新鲜冰冻血浆保存期为 1 年。200 ml 新鲜冰冻血浆的血浆蛋白含量≥50 g/L,Ⅷ因子含量≥0.70 U/ml。新鲜冰冻血浆含有几乎全部的凝血因子及血浆蛋白。主要用于多种凝血因子缺乏伴有严重出血的患者,也用于严重肝病或大量输血并发凝血功能障碍者。新鲜冰冻血浆输注。用于补充凝血因子以预防出血和止血,应避免将 FFP 用于扩容、纠正低蛋白血症和增强机体免疫力,其指征如下。①当凝血酶原时间(prothrombin time,PT)、活化部分凝血活酶时间(activated partial thromboplastin time,APTT)>1.5 倍参考值,国际标准化比值(PT-TNR)>1.5 或血栓弹力图(TEG)参数 R 值延长时,推荐输注 FFP;②对于严重大出血、预计需要输注≥20 U 红细胞的患者,推荐尽早积极输注 FFP;③对于明确存在凝血因子缺乏的患者,推荐输注 FFP;④推荐输注的首剂量为 10~15 ml/kg,然后根据凝血功能以及其他血液成分的输注量决定进一步输注量;⑤对于既往有口服华法林的患者,为紧急逆转其抗凝血作用,推荐输注 FFP 5~8 ml/kg。

(2)普通冰冻血浆(frozen plasma,FP):从保存已超过 6~8 h 的全血中分离出来的血浆;全血有效期以内或分离出来的血浆;保存 1 年后的新鲜冰冻血浆。普通冰冻血浆在-20 ℃以下可保存 5 年。与新鲜冰冻血浆相比,普通冰冻血浆除缺少不稳定的 FV 和 FⅧ外,尚缺乏纤维蛋白原、血管性血友病因子、纤维结合蛋白和 FⅫ。因此,血浆用于补充稳定的凝血因子和血浆蛋白治疗。

(3)冻干血浆:是将健康人捐献的全血经分离获得的血浆(或经血液成分单采机采集的血浆),按照不同血型一定比例混合后,经过病毒灭活和冷冻干燥制成的固态粉末状血液成分制品。第二次世界大战期间,美军曾在前沿战场广泛将冻干血浆用于失血性休克复苏,效果显著。1951 年,为适应抗美援朝战争的需要,中国军事医学科学院生化系开展了冻干血浆的研究,当时制备的冻干血浆曾支援过古巴。20 世纪六七十年代,冻干血浆作为国家计划产品/战备血浆,直接委托给原国家卫生部的六大生物制品所及中国医学科学院输血研究所进行生产。由于上述冻干血浆未经病毒灭活处理,有传播肝炎和艾滋病等病毒性疾病的风险,各国纷纷禁止了该类产品的使用。20 世纪 90 年代以后,随着病毒灭活技术不断发展以及该产品的独特优势,冻干血浆再次成为创伤救治研发的热点之一。1994 年,法军研制的冻干血浆被批准用于海外军事行动。此后经过数年改进,包括去除白细胞、有妊娠史妇女血浆的人类白细胞抗原(human leucocyte antigen,HLA)抗体筛查以及病毒灭活方法改进等,该产品质量不断提高。2011 年,法国医疗产品卫生安全局批准在特殊环境和紧急条件下(无法获得融化的血浆时),法国平民可以使用。1990 年版《中国生物制品规程》收录了该品种。目前已明确应用血浆或其他血液制品可以提高战场存活率,降低或预防有害后遗症。冻干血浆输注指征:与新鲜冰的血浆类似,与红细胞配合使用,在严重战伤早期,二者按照 1∶1 的比例应用,有助于纠正凝血因子紊乱,缩短凝血酶原时间,提高止血能力,增加患者的存活率。

(5)冷沉淀(cryoprecipitate):新鲜冰冻血浆在 4 ℃融化至仅剩少量冰碴时取出,低温离心后,去除上层血浆后,底层剩下的不溶解的白色沉淀即为冷沉淀。冷沉淀应放置在-18 ℃以下保存,有效期至采血之日起为 1 年。冷沉淀中主要包含 5 种成分:FⅧ、vWF、纤维蛋白原(fibrinogen,Fg)、

FⅩⅢ和纤维结合蛋白。其中FⅧ含量相当丰富。1 U冷沉淀中含量≥40 U,同时含 wWF 因子相当于100 ml 血浆中的含量,纤维蛋白原≥75 mg。冷沉淀主要针对缺乏所含成分的人群,包括甲型血友病、vWF 以及纤维蛋白原缺乏症患者。冷沉淀还有大量的纤维蛋白原,也可以用于手术中出血、DIC 等治疗。

(6)血浆衍生物:

1)凝血酶原复合物:用不同技术制备的凝血酶原复合物(prothrombin complex,PTC)中所含的凝血因子有所不同。有的制品中含有 4 种凝血因子,分别为Ⅱ、Ⅶ、Ⅸ和Ⅹ,有的仅含有Ⅱ、Ⅸ和Ⅹ三种凝血因子。凝血酶原复合物中凝血因子的浓度为正常新鲜冰冻血浆中含量的 25 倍。

适用于如下疾病:乙型血友病,我国尚无 FⅨ因子浓缩剂,主要依赖凝血酶原复合物治疗乙型血友病;维生素 K 依赖性凝血因子缺乏;紧急逆转华法林使用过量,华法林是维生素 K 拮抗物,因此,逆转华法林主要通过输注提升维生素 K 依赖型凝血因子(FⅡ、FWⅦ FK 和 FⅩ)。

2)纤维蛋白原浓缩剂:纤维蛋白原的制备主要通过直接提取和基因重组两种方法。物理状态呈无菌、无防腐剂低温冻干的固态粉状物质。主要用于先天性或获得性纤维蛋白原缺乏症。

纤溶酶原(plasminogen;也称纤维蛋白溶解酶原)与冷沉淀的输注指征:①当出血明显且血栓弹力图(TEG)表现为功能性 Fg 缺乏或血浆Fg<1.5～2.0 g/L时,推荐输注 Fg 或冷沉淀;②推荐输注的首剂量为 Fg 3～4 g 或冷沉淀(2～3)U/10 kg(100 ml 冰冻血浆制备的冷沉淀为 1 U,对于70 kg 的成年人而言,是 15～20 U);③推荐根据 TEG 参数值及时决定是否继续输注。

3. 血小板

(1)血小板(platelet,PLT)分离制备:血小板是血液有形成分中相对密度最小的一种血细胞,比重约为1.040。利用较大的比重差,用离心法可以从全血中提取较纯的血小板制剂。

1)手工分离浓缩血小板:由 200 ml 或 400 ml 全血制备。将室温保存的多联袋内的全血,于采血后6 h 内在(22±2)℃的全封闭条件下离心分离血小板并悬浮在血浆内。

2)富集血小板血浆制备法:①第 1 次轻离心后将富含血小板血浆转移至转移袋,将红细胞保存液袋内的红细胞保存液转移至红细胞袋,热合断离,生成 1 袋悬浮红细胞和 1 袋富含血小板血浆;②将富含血小板血浆袋重离心,上清为血浆,沉淀物为血小板;留取适量血浆,将多余的血浆转移至已经移空的红细胞保存液袋,热合断离,生成 1 袋浓缩血小板和 1 袋血浆,将血浆袋速冻,低温保存;③将浓缩血小板袋在室温静置 1～2 h,待自然解聚后,轻轻混匀血袋制成浓缩血小板混悬液,在(22±2)℃的环境下振荡。

(2)临床使用的血小板分类:按制备方式不同大体上可分为两类,浓缩血小板和单采血小板。

1)浓缩血小板:1 个 U 的浓缩血小板由 200 ml 全血分离所得。所含血小板数量应≥2.5×10^{11},其中含有一定数量的红细胞和白细胞,红细胞数量≤1×10^9/袋。(22±2)℃下振荡保存,保存期为 24 h。

2)单采血小板:国内规定用细胞分离机单采技术,采集单个供血者循环血液中血小板。每袋中血小板的含量约2.5×10^{11}。单采血小板纯度高。(22±2)℃下振荡保存,保存期为 5 d。血小板的输注主要用于提升血小板数量以预防或者治疗因血小板数量减少或者血小板功能障碍导致的出血。

(3)对于大量输血的患者,应尽早积极输注血小板,其指征包括:①血小板<50×10^9L 时,考虑输注。②血小板计数(50～100)×10^9/L,应根据是否有自发性出血或伤口渗血决定。③血小板>100×10^9/L,可以不输注。④对于创伤性颅脑损伤或严重大出血多发伤的患者,血小板计数应维持在100×10^9/L 以上。⑤推荐输注的首剂量为 2 U/kg 浓缩血小板或 1 个治疗量单采血小板(1 袋),推荐根据 TEG 参数 MA 值及时调整血小板输注量;如果术中出现不可控制的渗血,或存在低体温,TEG 检测显示 MA 值降低,提示血小板功能低下时,血小板输注量不受上述限制。

二、战时及灾害救援时血液供应

战时及灾害救援时血液供应包括后方供血和就地采血。

（一）战时及灾害救援时后方供血

后方供血一般采用各型血液混合装箱运输,对血型装箱的比例,根据中国人血型的分布率按4∶3∶2∶1的比例混合装箱,每箱装O型4瓶、A型3瓶、B型2瓶和AB型1瓶,附装箱单说明一份,箱外标清各型的数量及供血单位以及日期。运输血液需考虑震动、速度和温度的影响。以飞机、轮船运输震动较小;其次是火车;再次是汽车。飞机、轮船、火车或冷藏(汽)车均需有电源可供运血冰箱或冷藏柜使用。血液运输的关键在于整个运输过程中维持相对恒定的温度,需维持全血和红细胞在2~8℃,冰冻血浆低于-10℃(最好低于-20℃)。全血和冰冻血浆因温度要求不同,应分别装箱。

（二）就地采血

1.异体供血　除采用后方血源供应外,必要时还应就地组织采血、供血,根据战区及灾害规模,患者多少组织血源。根据历次战争资料表明,患者输血人数占总患者数的20%~25%,每人按照400 ml计算,某野战医院每天通过患者数300人,预计需血量约30 000 ml,需70~100人献血。美军的历次战争经验提示,在前方救治机构储存的血液消耗殆尽或无法及时补充时,均可开展应急采集、输注新鲜全血以及时救治患者。参与应急新鲜全血的捐献者通常为医疗机构成员和驻扎在其附近的军人,这些血液捐献者被形象地称为"移动血库"(mobile blood bank,MBB)。在野战及灾害等特殊情况条件下,来自"移动血库"的新鲜全血可就地采血,随采随用,在后方供血受限时高效补充血液来源,可作为野战及灾害救援时成分输血的重要替代方案,便于野战及灾害困境下及时开展输血救治。战时及灾害救援时新鲜全血的优势在于:①血小板、FP和冷沉淀的储存条件高,在战争、自然灾害等极端条件下或成分血输送中断时,新鲜全血显示出其独特的价值;②新鲜全血的成分比例与患者失血的成分比例大致相同。美军野战条件下新鲜全血输注的适应证为出现威胁生命的严重战伤患者,具体操作是在战争环境时在紧急生命救援条件下,如果库存血液产品不足或患者对库存产品输注无效时,可输注新鲜全血。

2.自体输血　对于严重战创伤腹腔内出血者,如外伤性肝脾破裂,或手术过程中失血较多者,推荐采用回收式自体输血。对于开放性战创伤超过4 h,或非开放性损伤在体腔内积聚超过6 h的积血,有溶血及污染危险,不能使用回收式自体输血。对于合并全身情况不良,如肝、肾功能不全及血液可能混有癌细胞的严重战创伤患者,也不能使用回收式自体输血。

我军的供血原则是以后方供血为主,前方就地采集为辅,后方供血机构为各大军区及各省市血液中心、血站及血液制品厂,前方供血机构主要是在战役后方设立的野战血库(血站),后方基地二线医院设立的基地血库(一线医院设立的分血库组成的野战供血系统)。目前国内的现状是只有患者从受伤现场转移到中心医院以上医疗机构后才有输血。而现代战争与传统大意义上的战争无论从武器装备还是战术思想上都发生翻天覆地的变化,现代战争没有前、后方之分。应急机动医院的任务是在第一时间尽可能地挽救患者的生命,如果不具备输血条件,将患者转往中心医院以上的机构再经过血型鉴定,交叉验血等步骤然后再进行输血,这对于失血性休克患者的救治是十分不利的。时间越长组织缺氧缺血造成的损伤就愈加严重,往往会因此丧失最佳的治疗时机。

三、血液储存和运输

（一）血液储存

1.红细胞和全血的储存　红细胞和全血必须始终保持2~6℃温度范围内。任何情况下都不能冰冻。根据保存液配方的不同分为ACD与CPD两大类,两者的差别是CPD中加有腺嘌呤及磷酸盐,因此可延长红细胞的保存期达35 d,并使红细胞释放氧功能增强。ACD液pH值较低,对于保存红细胞不利,只能保存21 d且释放氧能力下降。故应用CPD保存液保存全血及红细胞应为野战及灾害条件下的首选方法。应急血库和机动血库应储存一定数量的O型全血及O型红细胞。

2. 血小板的储存　血小板是血液的重要组成部分,它主要参与血栓形成和凝血过程,在大量失血造成的血小板减少患者的治疗过程中,需要进行血小板输注。保证血小板足够的储备和供应显得尤为重要。血小板 22 ℃恒温持续振荡保存是保存血小板最经典的方法。近年来,国内外广泛开展了血小板的研究,充分肯定了 22 ℃保持振荡保存对血小板活性维持的可靠性和稳定性。许多国家已将 22 ℃作为保存血小板的常规温度。但是在野战及灾害条件下,尤其是在恶劣的自然环境和气候环境中,很难做到这一点。而且在 22 ℃保持振荡条件下血小板最多只能保存 5 d,不能满足大量长期储存和远距离运输,这就极大地限制了这种方法在野战及灾害条件下应急机动医院中的应用。除了 22 ℃保存的血小板用于临床外,冰冻血小板已经在国内较多地区使用,主要用于急诊血小板输入。研究表明,冰冻血小板输注的有效性与新鲜血小板相当。冰冻血小板目前的保存方法主要有两种:一种是浓缩血小板中加入 5% 二甲基亚砜(dimethyl sulfoxide, DMSO)在 -135 ℃保存,另外一种是浓缩血小板中加入 6% DMSO 在 -80 ℃保存,使用时 37 ~ 40 ℃快速融化。这两种方法保存的血小板,功能较新鲜血小板都有不同程度的下降。但其保存期长,6% DMSO 的血小板在 -80 ℃可保存 10 d 以上。虽然冰冻血小板融化后出现多种形态学改变,部分体外功能丧失,但仍保持体内活性。有研究表明,冰冻保存血小板止血效果明显优于液体保存血小板,并在大量临床应用中得到了满意的疗效。冰冻血小板是目前应急机动医院、野战医院的首选方法,尤其是 6% DMSO 在 -80 ℃下的保存方法。血小板在常温下的保存期限是 5 d,在 -80 ℃条件下冰冻保存可以大大地延长血小板的保存时间,但需要笨重的冰箱保存设备。目前,另一种保存血小板的方法即冷冻干燥保存血小板的方法研究取得了突破性进展。血小板冻干是将加入保护剂的血小板在 -30 ℃条件冷冻干燥,以固态形式储存在常温下的一种保存血小板的方法。Wolkers 等在血小板的冻干保存体系中添加了海藻糖,使得冻干血小板再水化后达到了 85% 的存活率,同时再水化冻干血小板对凝血酶、胶原蛋白的反应与新鲜血小板几乎完全相同。这项技术一旦成熟,将彻底改变应急机动医院和野战医院由于受血小板储运技术的限制而使输血救治始终处于较低水平的现状,对于提高野战及灾害条件下输血救治水平,抢救战创伤患者的生命具有重要的意义。

3. 血浆的储存　血浆含有多种凝血因子和血浆蛋白,在输注其他血液成分的同时,及时输注血浆对救治战场严重战创伤患者是有重要的意义。目前应用最多的是新鲜冰冻血浆,血浆在 -20 ℃下冰冻保存,保存期可长达 1 年。

战时及灾害救援时血液储备的种类根据人群的血型和急救需求来储备。美军根据 5 级救治阶梯卫勤保障规则,在第 1 救治阶梯不使用血液,第 2 救治阶梯只使用 O 型血,第 3、4、5 救治阶梯使用多个血型的血液。野战及灾害条件下使用 O 型通用血具有明显优点,O 型红细胞膜表面没有 A 抗原、B 抗原,给异型患者输注后不会引起任何不良免疫反应,不需交叉验血,可以节省很多时间,特别是在战争和灾难救援方面,一方面能快速对患者进行救治。另外,因为战前对各型血液需要量的估计具有不可预测性,O 型血液异型输注可避免血液资源的巨大浪费和血液资源的供给不足,还可以避免在紧急状态下,因过多的操作步骤带来的人为操作失误引起的严重后果。目前在国外急救中心首选的方法是采用 O 型血液作为"通用血"输注。朝鲜战争中美军对所有血型的患者仅使用 O 型 Rh 阳性低滴度血,即冷凝集滴度为 1∶100 以下的 O 型血。1952 年美军输血超过 6 万人次,仅 4 例输血后出现血红蛋白尿,且均为当地采集的特异型血,有 2 例是由于血型配错,1 例是 B 型血患者输入 8 000 ml 的 O 型血后 8 ~ 10 h 又输入了 2 800 ml 新鲜 B 型血出现肾功能衰竭死亡。越南战争初期美军只使用 O 型血,随着血液需求增加,后方医院开始使用各种血型血。值得注意的是,大量输 O 型血给其他血型患者会引发有临床症状的输血反应。要避免大量输入 O 型血(如 7 000 ml 以上)后再输入同型血液。另外,并非所有的 O 型血都是安全的,部分 O 型血含有高滴度的抗体(抗 A、抗 B 和抗 AB),与红细胞抗原结合,在补体的作用下,会引发严重的急性溶血反应。

O 型全血与人通用型 O 型红细胞在我国人群中 O 型血的比例较 A 型、B 型、AB 型高,约 33.7%。一旦战争爆发,尤其是在紧急情况下,O 型全血的供应难以满足抢救用血的需要。国内外都在进行将 A 型、B 型、AB 型转化为 O 型的研究工作,目前国内外都已经成功地完成了 B 型红细胞转化成 O 型红细胞的工作。将28%的 B 型血改造成通用 O 型血,提高 O 型血的储存和使用比例,以缓解战争、恐怖袭击、突发事件等紧急状态下对 O 型血的大量需求。国内宫锋等运用 α-半乳糖苷酶成功地将 B 型红细胞改造成 O 型红细胞,并可使用四联通用袋批量进行 B 型血向 O 血型改造。这一研究成果的运用,可以大大地缓解血源的紧张,而且输注红细胞的安全性比输注全血的安全性高。

(二)血液运输

目前,血液的运输主要用汽车和飞机。应急机动医院主要依赖我军配发的某型野战储运车进行运输,野战储运血车可以满足全血、红细胞及血浆的运输。但由于运输过程中的颠簸震荡影响了血液储运效果,经过长途运输的血液血浆 K^+、pH 值就会超出正常范围,研究表明震荡性溶血的原因主要包括机械力(震动、剪切力、压力、温度等)自由基对红细胞膜的损伤以及由于红细胞膜的损伤使细胞的变形指数下降,渗透性和机械性增加等。如何减少运输过程中的震荡性溶血,保证血液的质量和用血安全也是应急机动医院野战输血要注意的问题。针对震荡性溶血的主要原因,有文献报道了几种红细胞保护液的添加剂可以增加红细胞膜的流动性及对机械压的抗性,减少自由基对红细胞膜的损伤来减少震荡性溶血,这些保护剂有明胶、谷氨酰胺、肉碱等。血小板的储运和运输是野战输血的一个难点。22 ℃保存血小板的方法不能满足长期储存和远距离运输,也不适应应急机动医院野战输血的需要,-80 ℃保存冰冻血小板应作为储运首选方法。刘景汉等的研究表明,-80 ℃冰箱储存的冰冻血小板在-70 ~ -40 ℃温度段短时间保存后,其质量不发生明显变化,但是在-30 ℃ ~0 ℃温度段却发生了显著变化。也就是说,冰冻血小板可以在-40 ℃以下运输。在野战及灾害条件下如何在无电条件下将冰冻血小板的保存温度维持在-40 ℃以下,研究采用高效发泡材料为主要隔热材料、以食品级干冰砖作为冷源的血小板储运材料方法值得借鉴。干冰与血小板以 1/3 体积混合保存在 23 ~26 ℃环境无电条件下,将冰冻血小板保存在温度-70 ℃以下可维持 95 h。空中运输血液在投送等过程中是有风险的,这种风险包括冲撞、降落、燃烧以及其他的一些因素。尽管空中运输的风险,但对空中救援来说,这也是必需的。

(三)输血方法、速度及输血注意事项

1.输血方法 静脉输血是目前临床上使用最普遍、最方便的输血途径。静脉输血应选用表浅暴露、血管弹性好的血管。如上肢选用贵要静脉和肘正中静脉,下肢选用大隐静脉。遇到大量输血时可采用颈内静脉、锁骨下静脉或中心静脉置管进行输血。穿刺有困难时,可以行静脉切开。手术中输血时,为防止血液输注后未进入心脏而从创面流失,上肢及以上手术,应在下肢部位进行输血;腹部以下手术则应选择上肢以及颈部静脉进行输血。静脉输血所用针头最佳规格为 18 G,以防止在输注过程中损伤红细胞。

动脉输血因其过程操作复杂,并且有肢体缺血和动脉栓塞等并发症的风险发生,如发生在心脑部位,可致患者突然死亡,现已极少使用。主要用于急性大出血,静脉输血无效,或穿刺困难者,主要用于严重休克、濒死期或临床死亡期患者的输血治疗。切开动脉置管,于短时间内注入 300 ~ 600 ml,升高血压,增加冠状动脉及延髓生命中枢血流量。多用于复苏患者。血液温度最好与体温接近,以免温度太低使动脉痉挛。

加压输血在大量失血的情况下,需快速输入大量血液制品,以保证组织血流灌注。这时,仅靠重力作用进行输血是远远不够的,因此需要外部加压以增加输血速度。加压输血:一种可采用手压输血袋的方式,另一种可选择使用加压输血器。一般来说,输血过程中只要输血管道和静脉通路能承受输入的血容量,外部压力是不会损伤红细胞的。研究发现,外部压力最好不要超过 300 mmHg,否则有可能使血袋破裂。

2.输血速度 输血速度根据伤情而定,一般为 60 ~90 滴/min,小孩、老年人及心功能不全者速度应减慢。开始输注前 15 min 时速度宜慢,观察若无不良反应,才调整速度。通常 1 U 的血液制品输注时间不宜超过 4 h。如遇紧急大量输血时应加压快速输血,尽快恢复血容量,速度可快到

50~100 ml/min,但不宜超过心输出量的范围。输血的整个过程中应严密监测患者的各项生命体征,随时调整输血速度。

3.输血注意事项

(1)不滥加药物:血液中不能加各种药物,也不能加5%葡萄糖溶液,以免引起溶血、血液凝固、血浆蛋白变性或细菌污染。需要稀释血液时,只能用生理盐水。

(2)严格查对:输血前必须仔细核对患者和供血者姓名、血型和交叉配血单,并检查血袋是否渗漏,血液性状有无异常。

(3)严密观察病情:输血开始速度宜慢,并严密观察受血者,若无不良反应,再根据伤情和年龄调整输注速度;若有不良反应立即停止输血,同时以生理盐水维持静脉通路,记录患者情况,及时处理。

野战及灾害环境条件下,治疗环境、设备差,不便于对患者的观察,为了确保输血安全和治疗效果,应做到以下几点:全血和红细胞在离开2~6℃的储存温度后的30 min以内开始输注。输血应该在开始后的4 h内完成,在炎热的夏季应当缩短输注时间。浓缩血小板应在收到后尽快输注,每袋血小板应该在20 min内输完,新鲜冰冻血浆应该在融化后尽快输注,以避免不稳定凝血因子的破坏,1 U(200~300 ml)一般应在20 min内输完。输血反应的识别和早期处理对于急性输血反应的抢救至关重要。对意识清楚的正在发生严重溶血性输血反应的患者来说,在输入5~10 ml的最初几分钟即可出现临床症状和体征。因此,在每袋血输注的开始阶段对患者进行密切观察是至关重要的意义,对意识不清楚或麻醉的患者来说,低血压和出血不止可能是不配型输血的唯一表现。一旦出现上述症状,应当立即处理,以确保输血安全。

第三节　创伤大量输血

大量失血是导致创伤早期死亡的重要原因,创伤患者中有9%需要输注血液制品,严重创伤者输血的概率更高、总量更多。虽然接受大量输血的创伤患者生存率较前有所改善,但总体生存率仍仅为60%。近10年来大量研究表明严重创伤容易并发凝血功能障碍,称为创伤性凝血病,其显著增加严重创伤患者的死亡率。因此,早期纠正凝血病在创伤复苏中至关重要。对于严重创伤的活动性出血,在积极手术止血的同时,应尽早使用血液制品以补充凝血因子和血小板。但以往大部分的复苏策略始于单纯使用浓缩RBC和晶体液,只是在输注一定数量RBC后才开始补充FFP、血小板和冷沉淀等凝血底物,不能有效地纠正凝血功能障碍。另外,输血相关性并发症也不容忽视,包括低体温、酸碱失衡、电解质紊乱、枸橼酸盐中毒以及传播HIV、肝炎病毒等血源性疾病。输血相关性急性肺损伤(transfusion-related acute lung injury,TRALI)也越来越受到关注,研究表明每输注5 000 U浓缩RBC、2 000 U的FFP或400 U血小板就可能发生1例TRALI。此外,大量输血会抑制机体免疫功能,增加感染和多器官功能衰竭的发生率,与患者的不良预后相关。大量输血的提出正是基于上述问题,其目的在于减少血液制品输注量、提高输注效率、早期纠正创伤性凝血病和减少输血并发症。

相对于择期手术的大量输血,创伤大量输血有以下几点不同之处:创伤出血到治疗开始之间的时间间隔差异很大,且创伤患者常会发生低体温、低血容量和休克;创伤范围大,出血往往难以控制;在止凝血检测方面,创伤患者在得到其凝血结果时,创伤性凝血病往往已经发生。大量出血患者的输血,旨在提高患者的携氧能力和凝血功能,同时预防潜在的输血不良反应,否则会导致严重的后果。因此,掌握创伤患者的大量输血治疗具有重要意义。

一、大量输血的定义

大量输血治疗方案(massive transfusion protocol,MTP)是指24 h内全部血容量被置换一次,输注的红细胞超过 10 U(因国外 1 U 定义为 450 ml 全血制备的红细胞,10 U 相当于我国 20 U 红细胞)。21 世纪前多数国家一直沿用该定义。该定义在一定程度上反映了患者病情,但也存在弊端,如规定 24 h 时限过长,极重患者难以体现,另外,不能够真正反映出血速度和输血速度等。现在多数国家已经使用体现缩短规定时限或以出血速度/输血速度为标准的大量输血。现行国内对大量输血的定义为:成人输注超过 20 U 红细胞;或输血超过患者自身血容量的 1.0 ~ 1.5 倍;或 1 h 内输血大于 50% 自身血容量;或输血速度>1.5 ml/(kg · min)。大量输血对输血科的血液库存消耗很大,随之也对整个医疗机构的成本消耗很大,合理的大量输血方案的建立和实施势在必行。

二、大量输血治疗方案的启动标准

3% ~ 4% 的创伤患者需要接受大量输血,MTP 正是适用于这些伴有活动性出血的严重创伤患者。但目前各创伤中心尚无客观而统一的 MTP 启动标准,一般是由临床医师做出判断。初步的经验认为,需急诊手术、血流动力学不稳定的患者是 MTP 潜在的获益人群。Como 等回顾性分析了 5 645 名创伤患者的资料,发现损伤严重患者的输血需求明显增高;接受输血的患者中有 30% 早期输注的浓缩 RBC ≥ 10 U,其平均创伤严重度评分(ISS)为 32,而输注 10 U 以下者平均 ISS 值为 21,并发现多处损伤和腹部、骨盆或四肢伤简明创伤定级(AIS)>4 的创伤患者接受大量输血的概率增高。针对美军战斗伤员数据库的研究证实,与创伤性颅脑损伤相比,对于有躯干及四肢损伤的患者,决策者启动 MTP 的可能性更大。这同样说明了临床医师做出 MTP 的决策更依赖于经验,而不是客观指标。Fox 等对四肢血管严重损伤、动脉搏动消失的战地患者术前实施 MTP,结果使血管修复的手术时机延长,并且术后的血管再通情况良好。因此,致命性血管损伤的患者可能也是 MTP 的适用对象。

近年来许多大量输血预测评分方法,如创伤相关严重出血评分(traurma - associated severe hemorrhage score,TASH)、耗血量评估(assessment of blood consumption score,ABC)、大量输血评分(massive transfusion score,MTS)、香港威尔斯亲王医院(Prince of Wales Hospital,PWH)评分(Rainer 等 2011 年报道,用于中国人的评分法)等。Nunez 等设计的 ABC 评分仅对患者入院时收缩压、心率、腹部创伤超声重点评估(focused assessment with sonography for trauma,FAST)、穿透伤机制 4 项指标进行评估,认为当评分≥2 分时,患者需要大量输血。该评分方法简单易得,在患者入院数分钟内就可完成。2011 年 Maegele 等更新了 TASH 评分方法,对患者收缩压、心率、性别、血红蛋白、碱剩余、FAST、四肢和骨盆骨折 8 个变量进行加权评分,认为 TASH 评分≥18 分时,大量输血可能性>50%。2011 年 Mitra 等应用 PWH 评分对患者收缩压、心率、血红蛋白、碱剩余及格拉斯哥昏迷评分(Glasgow coma score,GCS)、FAST 等进行综合评估,认为 PWH 评分≥6 分时,则需要大量输血。创伤患者大量输血预测评分方法的应用不但大大缩短了患者入院后 MTP 启动时间,为患者争取了抢救时机,而且有效提高了 MTP 启动的准确度,保护了血液资源。Brockamp 等利用受试者工作曲线(receiver operating characteristic,ROC)对 ABC、TASH、PWH 的诊断性能进行了分析,结果显示 TASH 评分方法灵敏度和特异度最佳,可达 88.4% 和 78.4%,大量输血风险预测评分方法仍值得进一步深入的研究。

三、大量输血治疗方案的内容及原则

(一)共同的原则

目前尚没有学术组织或机构颁布统一的 MTP 应用原则,而是由各医疗机构根据自身条件单独制定,但都体现了下列共同的原则。

1. 输注红细胞时强调 ABO 血型相容即可,无须交叉配血 通常患者到达急诊室后,从抽取血样本进行血型鉴定和交叉配血、到根据结果输注红细胞(RBC)和 FFP 大约需要 40 min,这对致命性大出血的创伤患者而言显然不合适。因此,MTP 强调可以抢先输注 ABO 血型相容的 RBC 4 ~

8 U。如果输血量 RBC>4 U/h 或输血量已大于自身血容量,可以不经过交叉配血而直接使用 O 型或 ABO 相容的 RBC。

2. 血液制品的提供模式　由被动的"补救"模式转为主动的"积极"模式。要求创伤复苏室中常规存有 4~12 U 未交叉配血的 O 型 RBC,随时供临床紧急应用。考虑到可能收治妊娠的创伤患者,因此其中 2~4 U 须为 Rh 阴性。该预存 RBC 主要用于交叉配血之前的紧急输注。

3. 血库以组合的形式供给血液制品　通常血库每轮提供的血液制品组合有以下几种:6 U 的 RBC+4 U 的 FP、5 U 的 RBC+2 U 的 FP、10 U 的 RBC+10 U 的 FFP、10 U 的 RBC+4~8 U 的 FP。在两轮之间根据具体情况补充血小板和(或)冷沉淀。每完成一轮输送组合,血库都要联系创伤科医师是否准备下一轮组合。

4. 复苏液体输注的顺序和比例　一般是按照晶体、RBC、FFP、血小板、冷沉淀的顺序进行。交替输注 RBC 和 FFP,在两者都已输注 10 U 以后,再输注 6~11 U 血小板。MTP 要求在输注 20 U 以上 RBC 后,尽量使已输注的 RBC、FFP、血小板比例达到 1:1:1。

5. 输血的同时监测凝血功能　但常规的凝血功能测定需要 30~40 min,对于正在出血的患者,凝血功能数据并不能真实反映当前的凝血状态。

（二）血制品输注目标

MTP 以预定比例输注血液制品,能避免根据不精确的实验室结果而做出不当的决策,MTP 包含的血制品输注目标如下。

1. 红细胞（RBC）　受伤后最初 24 h 内应输注 RBC 尽量维持血红蛋白 Hb>100 g/L。有研究显示,对重度创伤性颅脑损伤的患者来说,Hb<90 g/L 会增加死亡率。

2. 新鲜冰冻血浆（FFP）　强调在输注 RBC 的同时补充足够的 FFP。FFP 和 RBC 的比例一般为 4 U 的 FFP/6~8 U 的 RBC。如果出血明显可将 FFP/RBC 提高到 6~8 U 的 FFP/8 U 的 RBC。一旦凝血酶原时间（PT）和活化部分凝血活酶时间（APTT）>1.5 倍正常值,应立即输注 4 U 的 FFP 进行纠正并复查。

3. 血小板　保证血小板计数>50×10^9。在输注 10 U 的 RBC 后补充血小板,建议输注剂量为 1 U/kg 体重。

4. 冷沉淀　冷沉淀含有纤维蛋白原、FⅧ及 FⅩⅢ等凝血因子和血管性血友病因子（vWF）。输注 18~20 U 的 RBC 后应检查纤维蛋白原水平,如果低于 1 g/L,给予 10 U 的冷沉淀。如果治疗过程中出血表现仍明显,也可以使用冷沉淀。

5. 纤维蛋白原（Fg）　一般在患者纤维蛋白原低于 12 g/L 时输注纤维蛋白原。

6. 重组活化凝血因子Ⅶ　如果常规治疗（输注 10 U 的 RBC、8 U 的 FFP、8 U 的血小板和 10 U 的冷沉淀）后还存在明显出血倾向和凝血功能紊乱,可以考虑使用重组活化凝血因子Ⅶ（recombinant activated factorⅦ,rFⅦa）,剂量为 60~100 g/kg。一旦出血控制、血流动力学稳定,应通知血库终止 MTP,下一步重点就是监测并维持血液系统的稳定。建议在出血控制后的 12 h 内每 6 h、12 h 复查实验室指标,结合临床表现来指导输血治疗。如果存在渗血,应输注 FFP 使 PT 达到正常值。并维持血小板计数>50×10^9/L。出血控制后的 24 h 内建议维持 Hb>100 g/L,随后结合患者的临床表现采取严格的输血指征（维持 Hb 在 70~90 g/L）。

四、大量输血治疗方案的实施效果

MTP 的实施效果在多个中心得到证实。2005 年 Malone 等进行的调查表明,只有北美、欧洲等少数几个大学附属医院和医疗中心制定了 MTP,接受调查的专家一致认为严重创伤患者能从 MTP 中受益。2007 年初对欧洲、中东、美洲和亚太地区的 80 家创伤中心进行问卷调查,结果表明尽管具体内容存在差异,45% 的机构都结合自身特点制定了 MTP 来指导严重创伤患者的输血治疗。Holcomb 等研究显示创伤患者早期高比例使用血浆可提高患者生存率。Bhangu 和 Sanworth 等研究发现严重创伤患者使用血浆∶红细胞（red blood cell,RBC）=1∶2 比例输注,生存率更高。但亦有研究显示过度提高血浆输注比例也会增加患者多器官衰竭和急性肺损伤等并发症的发生率。杨江存等进行的多中心调查结果显示大量输血患者 24 h 内或 72 h 内血浆与红细胞输注比例 1 : (1~2)最佳,过高或过低均会导致患者住院期间死亡率增高。Holcomb 等对 22 个创伤中心 2 312 名患者病例资料回顾性分析显示,创伤患者血小板 : 红细胞按 1 : 1 比例输注的 24 h 与 30 d 生存率明显高于 1 : 2 和 1 : 20。Sha 等研究显示大量输血过程中 1 : 1 使用冷沉淀和红细胞患者生存率也明显升高。多数 MTP 研究认为使用 1 : 1 : 1 固定比例输注血浆、血小板、红细胞要优于其他比例,但 2015 年 Holcomb 等完成的一项多中心随机对照试验研究,对 1 : 1 : 1 和 1 : 1 : 2 比例输注血浆、血小板、红细胞的疗效进行了评价,结果显示 1 : 1 : 1 输注比例的患者 24 h 内出血死亡率明显降低,但总死亡率与其他临床指标并无差异,亦有研究显示 1 : 1 : 1 比例输注可能会造成血液制品的浪费,因此,在 MTP 实施过程中,临床医师应根据患者临床改善与实验室实时监测情况,及时调整 MTP 使用比例。

MTP 的启动时间对实施效果有明显的影响。O'Keee 等发现实施 MTP 后,从医嘱下达到开始输血的时间由原来的 42 min 缩短到 10~20 min,RBC、FFP 和血小板使用量较之前明显减少。MTP 启动后能确保在救治严重创伤患者时迅速、持续得到足够的血制品。Cotton 等的研究表明,尽管 MTP 组患者术中血制品使用多于非 MTP 组,但 24 h 内 RBC、FFP 和血小板使用量明显降低。由于血制品输注总量减少,血库的工作量也相应减少。此外,虽然总住院费用变化不大,但住院期间血制品的费用减少了 1/5。

MTP 可减轻创伤性凝血病的严重程度,复苏时大量使用晶体液会造成循环衰竭、腹腔间室综合征、炎症介质释放和凝血功能紊乱等并发症。大量晶体液复苏往往造成临床上显著的"稀释性"凝血功能紊乱和血小板功能障碍。Cotton 等实施 MTP 后,术中输注的晶体液从以前的 6.7 L 减少到 4.9 L。MTP 强调合理输注血液制品,避免应用大量晶体液进行复苏,降低了凝血功能紊乱的风险。研究表明,以预定比例输注 FFP、血小板和 RBC 能降低创伤相关的凝血功能紊乱的严重程度。

MTP 能降低脏器功能衰竭发生率、改善严重创伤者的生存率。以 MTP 指导输血治疗的患者,严重全身感染、感染性/脓毒症休克和呼吸机相关性肺炎的发生率减少了 50% 以上,单个脏器功能衰竭和多器官功能衰竭的发生率也相应减少,对损伤严重程度及总体输血量进行调整后,多器官功能衰竭发生率降低了 80%,MTP 组患者原发性腹壁切口裂开的发生率也降低了 80%。这些预后改善的主要原因可能是血液制品输注总量明显减少。另外,早期纠正凝血功能紊乱和休克也是器官衰竭发生率降低的原因。Cotton 等的研究在早期积极合理输注血液制品,MTP 组患者死亡率显著低于未实施 MTP 组,对年龄、性别、损伤机制、创伤相关的严重程度评分和血液制品使用量等因素进行调整后,降低死亡率的效应依然很明显。

MTP 可能会减少输血相关的并发症。有研究显示,即使是在非大量输血的情况下,血液输注能够增加创伤患者多种并发症,特别是急性呼吸窘迫综合征(ARDS),此外还有多脏器功能衰竭、肺炎以及败血症等。虽然尚缺乏大样本的临床研究,但因为 MTP 减少总体血制品使用量,理论上将会降低上述输血相关并发症的发病率和严重程度。尽管有研究报道美伊战争中使用重组活化凝血因子Ⅶ(rFⅦa)后血栓并发症明显增高,但是未发现实施 MTP 会增加患者血栓性并发症的发生率。

五、大量输血并发症

(一)酸中毒

严重创伤患者由于大量失血造成组织血流灌注不足,机体无氧代谢明显增强,产生大量酸性代谢产物而导致代谢性酸中毒。库存红细胞中酸性代谢产物亦会随着存储时间的延长而增加,短时间输入大量库存红细胞可能会进一步加重患者酸中毒。研究显示当患者机体 pH 值下降时,血小板和凝血酶等部分凝血因子活性会受到明显抑制,纤维蛋白原溶解加速,凝血-纤溶系统功能紊乱,进而导致患者创伤性凝血病加重,死亡率升高。

（二）低体温

严重创伤患者大量失血快速输注大量库存血可导致患者体温下降。当机体体温降低时，心肌收缩力明显下降，心输出量减少，甚至出现心律失常和心房颤动等临床症状。研究显示患者机体体温每下降1℃，凝血因子活性可下降10%~15%，而且体温下降还会抑制组织因子途径、抗凝血酶和PC活性，进一步加重患者凝血纤溶系统功能紊乱。

（三）凝血功能障碍

严重创伤患者在复苏和MTP救治过程可引发凝血因子和血小板稀释，进而导致机体凝血功能障碍，机体低体温和酸中毒可进一步加重凝血功能障碍，三者互为因果，使患者死亡率明显增加。有研究显示在大出血低压损害控制性复苏过程中应尽量减少晶体液使用，提倡积极输血，推荐早期输注FP和红细胞，以改善患者凝血功能和纠正贫血，预防病情恶化和患者死亡。因此，严重创伤患者的出血和凝血病管理对患者的输血疗效和生存预后至关重要，临床医师要充分做好患者凝血功能监测评估与维护，以及时纠正和改善凝血功能。目前临床上凝血功能监测评估常见的有凝血酶原时间（PT）、活化部分凝血活酶时间（APTT）、凝血酶时间（thrombin time，TT）、纤维蛋白原（Fg）等指标，但其在反映患者凝血全貌与动态实时监测上尚存在一定的局限性，只能反映患者部分凝血状态。近年来，血栓弹力图（thromboelastography，TEG）和旋转血栓弹力图（rotational thromboelastometry，ROTEM）技术可动态监测从血小板聚集凝血到纤溶的整个凝血过程，且具备一定的床旁检测优势，在创伤、产科、心血管等大出血患者的出血和凝血病管理中得到了广泛的应用。Da Luz等研究显示TEG和ROTEM可诊断创伤患者早期凝血功能异常，亦有研究显示ROTEM相关指标可预测创伤患者大量输血需求，敏感性高达77.5%。

（四）输血相关性急性肺损伤

输血相关性急性肺损伤（transfusion-related acute lung injury，TRALI）是输血严重并发症，死亡率较高。血液制品大量输注，尤其是血浆输注可增加TRALI的发生风险。供者血浆中人类白细胞抗体或人类中性粒细胞抗体与受者白细胞相应抗原结合后，活化受者白细胞，并借助上调表达的表面黏附分子大量黏附至肺血管内皮细胞，由于炎症因子的大量分泌，介导肺血管内皮细胞损伤，诱发TRALI。

六、总结与展望

失血是导致创伤早期死亡的重要原因，输血、输液是创伤早期维持血流动力学，预防创伤性凝血功能障碍的重要措施，及早做好患者出血和凝血病管理，早期使用合适的血液制品，并通过大量输血预测评分有效识别患者大量输血风险，按照流程启动MTP，采用既定比例输注血浆、血小板、红细胞等血液制剂，可有效预防或纠正患者凝血功能障碍提高输血疗效，改善患者临床转归，降低患者死亡率。

参考文献

[1] 季守平，宫锋，何跃忠. 损害控制性复苏及其对野战输血研究的启示[J]. 军事医学，2012，36（12）：950-953.

[2] 张玉华，徐雷，周虹，等. 现代战争条件下美军野战输血保障情况分析及思考[J]. 军事医学，2014，38（6）：474-477.

[3] 张玉华，周虹. 美军野战输血保障现状及特点分析[J]. 中国输血杂志，2014，27（5）：554-556.

[4] BAWAZEER M，AHMED N，IZADI H，et al. Compliance with a massive transfusion protocol（MTP）

impacts patient outcome[J]. Injury,2015,46(1):21-28.

[5]COTTON B A,PODBIELSKI J,CAMP E,et al. A randomized controlled pilot trial of modified whole blood versus component therapy in severely injured patients requiring large volume transfusions[J]. Annals of Surgery,2013,258(4):527-533.

[6]GOFORTH C W,TRANBERG J W,BOYER P,et al. Fresh whole blood transfusion:military and civilian implications[J]. Critical Care Nurse,2016,36(3):50-57.

[7]LAL D S,SHAZ B H. Massive transfusion:blood component ratios [J]. Current Opinion in Hematology,2013,20(6):521-525.

[8]LISTED N A. Practice guidelines for perioperative blood management:an updated report by the american society of anesthesiologists task force on perioperative blood management [J]. Anesthesiology,2015,122(2):241-275.

[9]MITRA B,GABBE B J,KAUKONEN K M,et al. Long-term outcomes of patients receiving a massive transfusion after trauma[J]. Shock,2014,42(4):307-312.

[10]NAPOLITAN O,LENA M. Guideline compliance in trauma:Evidence-based protocols to improve trauma outcomes? [J]. Critical Care Medicine,2012,40(3):990-992.

[11]NESSEN S C,EASTRIDGE B J,CRONK D,et al. Fresh whole blood use by forward surgical teams in Afghanistan is associated with improved survival compared to component therapy without platelets [J]. Transfusion,2013,53(1):7.

[12]SHACKELFORD S A,DELJUNCO D J,DUNFORD N,et al. Association of prehospital blood product transfusion during medical evacuation of combat casualties in afghanistan with acute and 30-day survival[J]. JAMA,2017,318(16):1581.

[13]SLICHTER S J,JONES M,RANSOM J,et al. Review of in vivo studies of dimethyl sulfoxide cryopreserved platelets[J]. Transfusion Medicine Reviews,2014,28(4):212-225.

[14]SPAHN D R,BOUILLON B,CERNY V,et al. Management of bleeding and coagulopathy following major trauma:An updated European guideline[J]. Critical Care(London,England),2013,17(2): R76.

[15]VALERI C R,GIORGIO G R. Response to the article on dimethyl sulfoxide-cryopreserved platelets published in transfusion medicine reviews volume 28(4)[J]. Transfusion Medicine Reviews,2015,29(3):205-206.

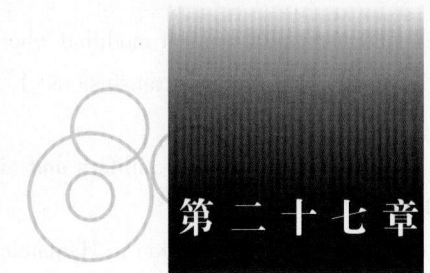

第 二 十 七 章

创伤失血性休克目标导向复苏

张　丹　陈晓迎

　　创伤是造成全世界 40 岁以下人群死亡和伤残的主要原因,创伤导致死亡的主要原因有:创伤失血性休克、严重颅脑损伤、多器官功能障碍综合征(multiple organ dysfunction syndrome,MODS)和脓毒症(sepsis)等。其中急性大量出血所致失血性休克是创伤后死亡的主要原因之一,创伤总体死亡的 30%~40% 和创伤后最初 24 h 死亡的 50% 是由于未控制的活动性出血导致的,止血是减少创伤死亡的非常重要的治疗手段。与导致创伤死亡的其他病因不同,创伤失血性休克病情进展快,迅速发生的大量出血危及患者生命,可能导致患者在 2~3 h 内死亡。因此,对于有活动性出血的创伤患者,早期识别创伤受伤机制和病理生理紊乱至关重要,一旦发现存在休克状态,应立即实施循环复苏。

　　创伤失血性休克患者的管理复杂而困难,治疗过程中需要多学科协作,面临诸多挑战。随着医学的发展,我们对创伤失血性休克的病理生理学认识逐渐加深,监护和救治技术不断提高,尤其是损害控制性复苏(damage control resuscitation,DCR)策略的发展,基于体格检查、血流动力学(hemodynamics)和实验室指标进行目标导向复苏,同时准确及时地控制出血,最终改善了创伤患者的预后。创伤失血性休克的目标导向复苏策略应当具有明确的复苏目标,在保证有效复苏的同时,又必须限制和避免液体超负荷和大量输血的不良风险。

第一节　创伤失血性休克的病理生理学特点和复苏目标

一、创伤失血性休克的病理生理学特点

　　创伤失血性休克的主要病理生理机制是由创伤造成机体大量失血导致有效循环血量减少、组织血流灌注不足、细胞代谢紊乱和器官功能受损。创伤失血性休克是一种血容量减少和氧输送能力受损的病理状态,常常合并低血压[收缩压(systolic blood pressure,SBP)<90 mmHg,脉压<20 mmHg,或原有高血压者 SBP 自基线下降≥40 mmHg]。创伤所致的急性血容量减少导致静脉回流曲线左移(图 27-1),机体代偿机制通过神经内分泌反应向循环系统释放儿茶酚胺促使心功能曲线向左上移位(图 27-2),增加心输出量,但这种代偿程度有限,为达到机体所需的心输出量必须通过容量复苏[volumetric resuscitation;又称液体复苏(fluid resuscitation)]来纠正这种急性血容量减少状态。创伤失血性休克时,组织血流灌注不足和氧输送不足,导致无法满足周围组织的氧代谢需求,引起代谢性酸中毒、炎症和凝血功能障碍,表现为从代偿性休克到失代偿休克的一系列生理紊乱。创伤患者中出现失血性休克与高死亡率相关,患者早期死亡主要与未控制出血和复苏失败有关,晚期死亡主要与缺血再灌注损伤、器官功能衰竭和脓毒症等并发症有关。一项对 208 例创伤失血性休克患者的研究中,54% 的患者死亡,死亡患者中 31% 在 2 h 内死亡,12% 在 2~24 h

内死亡,11% 在 24 h 后死亡。在生存时间超过 24 h 的患者中有 39% 发生了感染,24% 出现了器官功能衰竭。由此可见,创伤患者中发生失血性休克将极大程度的增加患者死亡率,而临床医师进行抢救和治疗的时间却非常有限。

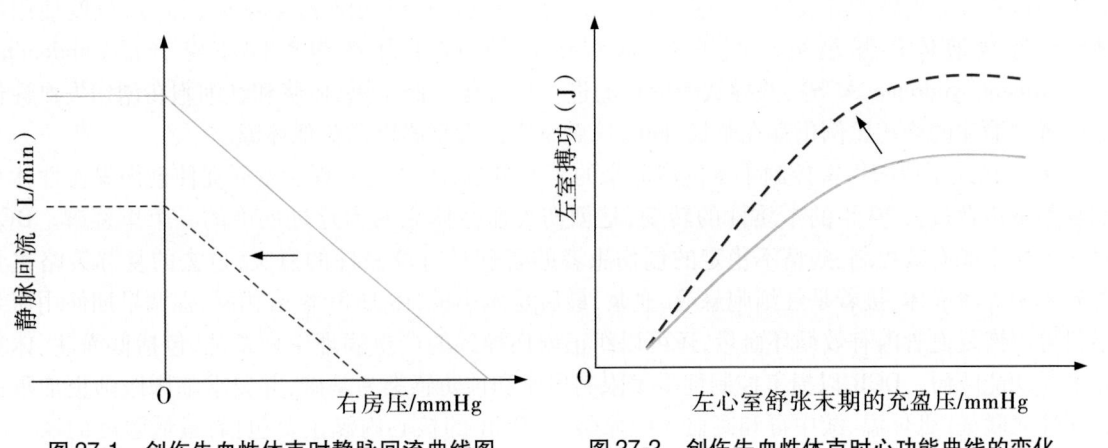

图 27-1　创伤失血性休克时静脉回流曲线图　　图 27-2　创伤失血性休克时心功能曲线的变化

　　创伤患者可能有不同程度的失血性休克,部分创伤患者仅有短暂的低血压和轻微休克表现,这些患者休克较容易纠正。但另外一部分患者会存在严重的失血性休克,需要积极复苏,避免多器官功能障碍和最终死亡。另外,到达医院的严重创伤患者往往会呈现出隐匿性休克或代偿性休克,这部分患者中,即使心血管系统能够通过代偿起到一定的维持循环血流灌注的作用,但却可能存在组织缺氧。因此深入了解患者的血流动力学状态和代谢指标的情况可能有助于确定休克生理紊乱及其程度,并为复苏提供指导。

　　对于创伤失血性休克的治疗,由于出血是创伤后死亡的重要影响因素,在急性出血期,临床医师治疗的重点是尽快止血。随着对创伤患者病理生理认识和治疗手段的不断发展,越来越多临床医师认识到创伤失血性休克患者的容量复苏(包括纠正休克状态和相关生理紊乱)与创伤的手术治疗一样具有非常重要的意义。在控制出血的同时,临床医师必须通过各种积极的治疗措施维持氧输送,以缓解组织缺氧、炎症反应和器官功能损伤。有效的积极治疗措施包括输血、容量复苏、使用血管活性药物以及预防和纠正创伤导致的急性凝血功能障碍。其中实现最佳复苏策略,选择合适的复苏液体的类型、量和输注时间,尽早达到复苏目标,对于治疗创伤失血性休克尤为重要。

二、损害控制性复苏策略

　　创伤失血性休克的治疗在战争时期获得较大的进展,在其发展历史中重要的里程碑包括:第一次世界大战期间开始建立血库;第二次世界大战期间干燥血浆得到应用和发展;越南战争中认识到休克和凝血功能障碍的密切联系;阿富汗和伊拉克战争中,损害控制复苏理论的提出。其中损害控制性复苏(damage control resuscitation,DCR;也称损伤控制性复苏)策略是创伤失血性休克治疗的一个重大理念转变。

　　“损害控制”(damage control,DC)一词起源于美国海军术语,指“一艘军舰承受损害和维持完整性的能力,尤其是指仅仅为了使受损船只尽快到达目的地而采取的临时性措施”。后来在1993 年 Rotondo 和 Schwab 首次提出 DCR 策略,用来描述在创伤后使用简捷有效的外科手术以第一时间延缓危及生命的出血损伤,等到充分复苏、脱离生命危险后再进行二期手术治疗的创伤治疗策略,并且随着对“如何在创伤危重患者中更好地降低死亡率”的不断研究,DCR 在创伤患者中得到了深入的发展和广泛的应用。

　　DCR 是一种综合了允许性低血压、止血复苏和损害控制手术的治疗策略。允许性低血压的基础是维持足够的血流灌注压,以保证主要器官组织血流灌注的同时,又避免破坏不稳定的血凝块和加重出血。对于可疑颅脑损伤患者,不应考虑允许性低血压,因为需要在颅内压升高的情况下维持足够的脑组织血流灌注压,以确保向大脑提供充足的氧输送。止血复苏的原则是早期发现和纠正低体温和酸中毒,早期使用血液制品,限制晶体液使用。在复苏中使用血液制品比例应以与全血相似的比例为目标。合适的输血比例与最小化的晶体液输注可以协同防止稀释性凝血病和大量晶体液复苏所致的并发症。大量容量复苏导致血液稀释进而降低凝血因子浓度,过度使用晶体液会导致液体渗漏至组织间隙,引起组织水肿、肺水肿和腹腔间室综合征(abdominal compartment syndrome,ACS),并导致酸中毒的进一步恶化。血小板、血浆和红细胞在创伤失血性休克患者中输注的确切比例仍存在争议,同时输血时应注意复温以避免低体温。

DCR 描述了伴随损害控制手术发展起来的复苏策略,DCR 的出现和发展促使创伤失血性休克的复苏策略在过去 20 年的本质性的转变,是创伤失血性休克的治疗进展中的一个里程碑。DCR 对于失血未能有效控制、病情不稳定的创伤患者的管理具有革命性的意义,过去的复苏策略主张首先采用等渗晶体,接着是红细胞悬液、血浆,最后是血小板,而 DCR 恰恰相反,强调早期使用血浆不仅可以恢复血管内有效循环血量,还可以纠正创伤导致的严重病理生理紊乱,包括低灌注、休克和凝血功能障碍。DCR 以损害控制性手术限制出血和预防感染为基础,并要求临床医师更加重视致死性三联征(低体温、酸中毒和凝血功能障碍)。DCR 的核心内涵主要包括:最低限度的输注晶体液、允许性低血压、平衡血液制品输注比例和目标导向地纠正凝血功能障碍等,其中较为明确的是,血浆已取代晶体液作为创伤失血性休克扩容治疗的主要选择。DCR 能够改善严重创伤所致的病理生理紊乱患者的生存率,但同时也与一些并发症(包括腹疝、手术部位感染和呼吸机依赖等)增加相关。

三、创伤失血性休克的治疗目的与目标

创伤性失血性休克的成功治疗需准确认识治疗目的和目标,目的的把握和目标的确定,直接影响到临床行为和治疗抉择。目的和目标需依据疾病的病理生理过程设定。创伤失血性休克的主要病理生理机制是创伤造成机体大量失血导致有效循环血量减少,组织血流灌注不足引起的机体氧合障碍,进而导致细胞代谢紊乱和器官功能受损等严重生理紊乱。因此,积极控制出血,采取个体化措施改善微循环及氧利用障碍,恢复组织氧合和器官功能,最终拯救创伤患者生命是创伤失血性休克的治疗目的。

目标是治疗的基础,每一阶段治疗细节目标的制定都会影响最终治疗目的的达成。同时治疗的目标也不是一成不变的,在创伤失血性休克的不同病程阶段,应制定相应的目标进行临床干预,并根据干预的结果及时调整复苏目标,再制定新的干预措施,形成动态的滴定式治疗,从而达到最终的治疗目的。创伤失血性休克在休克期的治疗目标是恢复足够的组织血流灌注,因而在出血控制后复苏目标应着眼于恢复组织氧合,同时避免过度复苏和相关并发症。不断改善复苏方案、优化复苏过程要求设置具体的"复苏目标"作为是否充分复苏的标志,已用于临床评估和指导的复苏指标包括全身指标(血压、心率和尿量、乳酸、碱剩余、混合静脉血氧饱和度、心室舒张末期容积)和局部指标(胃张力测定法、近红外光谱测量肌肉组织氧饱和度)等。

任何类型的休克复苏都不能依靠单一的复苏目标,只要对复苏具有指导意义的任何指标,都可以对其进行理性的解读和应用。生命体征、体格检查、损伤机制、实验室指标和血流动力学参数的综合判断使临床医师能够针对特定患者更好地进行目标导向复苏。复苏是一个"连续"的过程,即在每个时间点上、每个阶段上都应该有明确的目标,如监测并解读各个器官的血流量、血流阻力和压力值,来判断最合适的药物剂量和治疗措施,从而调整治疗方法、治疗强度和治疗目标。复苏也是一个"动态"的过程,需要对不断变化的参数有正确的认识,及时调整治疗目标、了解治疗反馈,调整局部治疗策略,服务整体治疗目标。

第二节　创伤失血性休克复苏时的血流动力学指标

一、创伤失血性休克中传统临床指标的应用

传统的评估休克和指导复苏的方法是通过对损伤机制的早期识别和对血压、心率、意识状态、尿量和皮肤血流灌注等床旁评估方法来实现的,尽管相对于血流动力学(hemodynamics)其他指标而言,传统指标在准确性、及时性方面有一定局限,但鉴于多数创伤发生时的现场医疗条件往往有限,传统指标对于创伤失血性休克的初期救治仍具有极其重要的指导意义。

(一)血压

1. 血压的测量及其对创伤失血性休克的意义　血压是临床医师进行容量复苏时常选用的一个指标,它很容易获得,而对于重症创伤患者,动态血压监测有利于更好地了解病情、指导复苏。血压的测量可采用无创血压监测和有创血压监测,无创血压通过袖带充气测量,在现场和院前转运途中均易于获得,但容易受心脏节律、测压时患者活动等因素影响,在血压过高或过低时也可能与动脉内测压不一致。有创血压监测是 ICU 内最常用的直接测压方法,可选择桡动脉测量,对于创伤失血性休克患者,因血流动力学不稳定、需频繁采集动脉血标本等因素,建议进行有创血压监测。平均动脉压(mean arterial pressure,MAP)用以评估除心脏外所有器官的血流灌注压。创伤失血性休克时医师必须通过早期的容量复苏提高 MAP 从而保证重要器官的血流灌注,但为提高血压的大量液体输注,不可避免的稀释凝血因子、降低体温进而促进创伤性凝血病的发生。同时过高的 MAP 又可能阻止凝血块形成,甚至使已形成的凝血块脱落从而加重出血,因而对于创伤失血性休克必须选择合适的血压目标,一方面能够保证重要器官的血流灌注,同时另一方面又要尽量减少潜在的出血风险。

2. 创伤失血性休克时的"允许性低血压"治疗　在第一次世界大战期间,Cannon 首次认识到,通过大量补液提高血压本身可能就是一种危险。在休克状态下因为血压过低或血流量的不足,血液难以冲破血凝块屏障,出血逐渐缓解甚至停止。但大量补液升高血压增加了出血的风险,因为在手术有效止血前血压过高会损害脆弱的血凝块而加重出血。Sondeen 在活动性出血的猪模型中证实平均动脉血压达到(64 ± 2) mmHg 时可出现血凝块脱落,再次出现活动性出血。一个包含 9 项动物研究的荟萃分析发现失血性休克复苏时采用允许性低血压相对于正常血压的复苏目标可以降低死亡风险(相对风险 0.37,95% 可信区间 0.33～0.71)。在复苏结局联盟(Resuscitation Outcomes Consortium,ROC)进行的一项多中心试验中,随机选取 192 例院前低血压创伤患者,分为目标 SBP 为 110 mmHg 的高血压组和目标 SBP 为 70 mmHg 的低血压组,结果显示钝挫伤患者中低血压组的 24 h 生存率提高(82% 与 97%),而穿透伤患者两组之间无差异(81% 与 81%)。还有多项研究也支持创伤失血性休克采取允许性低血压,如 Morrison 和 Cotton 的研究表明在穿透伤和钝挫伤的患者中采用允许性低血压可以减少凝血功能障碍,并且增加生存率。Cotton 的研究还发现采用 DCR 策略(允许性低血压、最低限度的晶体液输注)对已经实施腹部损害控制手术的患者可以减少血液制品的使用量,增加 30 d 生存率。需要注意的是,由于多数研究排除了严重颅脑损伤的患者,所以允许性低血压策略并不适用于严重颅脑损伤患者。在大鼠主动脉损伤所致的活动性出血模型中,积极复苏和不进行容量复苏均与死亡率升高相关,而接受中度程度复苏的实验组存活率最高,这项结果也提示在出血控制之前需要适度的容量复苏。当然也有一些研究显示出了不同的而结果,如 2002 年 Dutton 对 110 例急诊科创伤失血性休克患者随机分组到 SBP 为 100 mmHg 的高血压组和 SBP 为 70 mmHg 的低血压组进行初始容量复苏,结果显示两组间死亡率无显著性差异。其他一些研究也发现允许性低血压与传统的复苏手段相比死亡率相当,允许性低血压策略并

未增加患者死亡风险,也未提高生存率。

综上,已有的研究表明以低血压水平为目标的小容积容量复苏会在一定程度上限制出血,同时虽然不一定能够降低死亡率,但至少不会增加死亡风险,积极的容量复苏策略至少应延迟至手术控制出血之后。"低血压"和"低容量复苏"这两个概念的主要内涵是统一的。"低血压"或"低容量"复苏在创伤失血性休克的初始复苏阶段越来越被接受,在活动性出血被有效控制之前,积极的容量复苏可能会增加出血。低容量复苏比传统的积极大量容量复苏更可取,同时通过限制性容量复苏策略和实时启动大量输血预案来预防血液稀释及创伤性凝血病也是至关重要的。

3. 创伤失血性休克复苏时的目标血压　创伤失血性休克早期治疗目标是尽快控制出血,维持最小的动脉压以改善组织缺氧,但最佳目标血压仍有争议。Dutton 发现在活动性出血的初始容量复苏时控制血压水平低于正常收缩压并不会影响死亡率。Morrison 将需要紧急手术的创伤失血性休克患者的目标 MAP 分别设为 50 mmHg 的低血压复苏组和 65 mmHg 的标准容量复苏组,结果发现低血压复苏策略是安全的,能显著减少血液制品的输注量和整体静脉补液量,并减少术后凝血功能障碍。但尽管该研究设置了不同的目标血压,两组之间最终实际 MAP 并没有差异(分别为 64.4 mmHg 与 68.5 mmHg),可能的原因是低血压复苏组可以通过自身调节将 MAP 升高。动物研究也发现"低血压"复苏的潜在益处,即在院前阶段维持 MAP 为 40 mmHg 这样一个低血压水平可以获益。在院前如何设置合适的复苏血压目标仍不清楚,在血流动力学相对稳定的患者中,SBP 维持在 90 mmHg 或可触及脉搏在部分创伤患者中可能已经足够,但在另一部分创伤患者中如严重颅脑损伤患者中却可能不足。

到目前为止,还没有足够的高质量证据来确定在出血未有效控制的创伤失血性休克患者的最佳血压目标水平,也未有任何创伤学术组织给出明确结论。对允许性低血压策略,血压保持在多低、保持多长的时间才能确保利大于弊仍需进一步探讨。另一个需要考虑的问题是,对于严重颅脑损伤的患者,必须考虑到脑组织血流灌注压,即平均动脉血压与颅内静脉压之差,脑组织血流灌注压代表大脑实际血流灌注情况。严重颅脑损伤患者即使发生短暂的低血压也可能大大增加颅脑损伤相关并发症的发病率和死亡率。现有证据表明,在没有严重颅脑损伤的情况下允许性低血压可能在短时间内是安全的,欧洲出血创伤患者管理指南建议无严重颅脑损伤患者在创伤后初始阶段,活动性出血停止之前,将 SBP 控制在 80~100 mmHg,而当创伤失血性休克合并严重颅脑损伤时,必须通过增加动脉压来维持脑组织血流灌注压,以防止继发性脑损伤,故在直接监测颅内压之前,必须通过经颅多普勒来确定最佳动脉压水平,以确定最佳脑组织血流灌注和增加出血风险之间的平衡。

2017 年我国《创伤失血性休克诊治中国急诊专家共识容量复苏策略》建议对存在活动性出血的患者,使用限制性的容量复苏策略,直至已确定完成早期出血控制。在院前通过滴定方式进行容量复苏以维持大动脉搏动在可明显感知状态,一般以维持 SBP 为 80 mmHg 或者可触及桡动脉搏动为目标。如果达不到,可降至触及颈动脉搏动或者维持伤者基础意识。在院内应快速控制出血,在此前提下进行滴定式容量复苏以维持中心循环,直至出血得到控制。针对失血性休克和颅脑损伤并存的患者,如果失血性休克为主要问题,应持续进行限制性容量复苏;如严重颅脑损伤为主要问题,则进行相对宽松的限制性容量复苏以维持脑组织血流灌注。具体的复苏血压目标为:对于无脑损伤的患者,在大出血控制之前实施可允许性低血压,应将 SBP 维持在 80~90 mmHg;对于合并严重颅脑损伤[格拉斯哥昏迷评分(GCS)≤8 分]的患者,应维持 MAP 在 80 mmHg 以上。

(二)体温

低体温、酸中毒和凝血功能障碍被称为创伤失血性休克患者的致死性三联征。低体温是指患者的中心温度低于 35 ℃,临床上多测于直肠、食道、膀胱等部位,以直肠测温较为方便。创伤低体温的病理机制尚不明确,目前主要有两种解释,一种为休克代偿假说,即创伤后低血压与低氧血症使下丘脑体温调节中枢体温调定点下移,抑制产热运动;另一种为代谢衰竭假说,即机体在创伤早期因血流低灌注、低氧血症等因素,代谢下降明显,不能产生足够的热量维持体温。创伤失血性休克患者低体温发生率可达 10%～65%。低体温被认为是严重创伤患者预后不良的独立危险因素。Gentilello 将创伤患者低体温分为 3 个等级:轻度(36～34 ℃),中度(34～32 ℃),重度(<32 ℃),低体温的创伤患者有凝血功能障碍的风险,低体温的程度与较高的死亡率相关:>36～34 ℃ 死亡率为 7%;33～34 ℃ 死亡率为 40%;32～33 ℃ 死亡率为 67%;<32 ℃ 死亡率为 100%。因此,对创伤失血性休克患者,应尽量保温以减少持续的热量丢失,对于体温过低的患者应从院前开始就积极的给予复温措施,住院治疗期间继续进行,建议从患者身上取下所有的衣服,换上加热毯或空气加热装置。严重低体温患者可能需要采取额外的复温措施,包括静脉注射液体预复温、复温用温盐水、加热导管、体外复温等。第 5 版创伤后大出血患者救治的欧洲指南推荐早期采取积极措施以减少热量丢失,对低体温者进行复温,以达到并维持正常的体温。

(三)尿量、皮肤血流低灌注以及毛细血管再充盈减慢

1. 尿量　尿量可以反映患者肾血流灌注情况,是评价休克复苏的重要指标,对于休克患者,维持患者尿量>0.5 ml/(kg·h)的目标是有必要的,但对比其他容量前负荷的功能性指标如下腔静脉变异度等,尿量监测反映脏器血流灌注常常是滞后的。传统尿量监测并不精确,新开发的尿排出电监测仪器也许可以帮助临床医师更精确地掌握尿量动态变化情况。

2. 皮肤花斑　休克患者可以出现皮肤花斑,其特征是分布不均匀,反映了皮肤末梢循环的血流灌注情况。通常以膝关节部位比较明显。花斑计分从 0 到 5 分,分数越高表明皮肤花斑的面积越大(例如:从膝部花斑至全腿花斑),越高的花斑评分预示着休克患者预后越差。

3. 毛细血管再充盈时间　毛细血管再充盈时间(capillary refilling time,CRT)是指手指受压再放松后血液回流肤色再现所需的时间。CRT 反映了手指受压再放松后血液重新回流到末梢血管床,有研究证实 CRT 与血流灌注相关,正常值在 2 s 内,超过 4.5 s 具有临床指导意义,提示外周组织血流灌注不足,也有研究提示花斑评分和 CRT 均与腹腔脏器血流灌注有较好的相关性。

此外,前臂至手指所测温度的差别(Tskin-diff,茨金差异)也可应用于评估外周血流灌注,Tskin-diff 为 0 ℃ 为正常表现,超过 4 ℃ 与严重的血流低灌注相关。

目前为止,尽管临床表现,如低血压、尿量、皮肤血流低灌注以及毛细血管再充盈减慢和意识改变等对提示血流低灌注有帮助,但是这些指标的改善并不能及时准确的反映组织血流灌注的有效改善,因此不能仅仅依靠这些临床参数作为复苏的最终目标,需要更加有时效性的指标作为复苏目标。

二、创伤失血性休克中前负荷指标的应用

由于出血和低血容量是绝大多数创伤患者休克的主要病因,因此确保足够的心输出量是创伤失血性休克患者维持组织血流灌注的重要手段。Starling 定律也表明调整前负荷是改善心脏做功的重要措施,强调前负荷在改善心输出量的重要地位,因此通过测量前负荷确定容量复苏是否充足是必要的,也就是说前负荷指标作为创伤失血性休克的复苏目标具有一定的可行性。目前常用的前负荷指标主要包括由压力和容量指标组成的静态前负荷指标和动态前负荷指标。

(一)压力指标

休克时需进行精细的血流动力学监测,前负荷压力指标如中心静脉压和肺动脉楔压较早在临床应用,并且随着血流动力学监测的精细化,压力指标的临床意义得到了更进一步的诠释和理解。

1. 中心静脉压　中心静脉压(central venous pressure,CVP)是指上、下腔静脉靠近右心房处的压力,是评估血容量和右心功能的重要指标。CVP 主要由 4 个部分组成:右心室充盈压、静脉内壁压即静脉内血容量、静脉外壁压即静脉收缩压和张力、静脉毛细血管压。CVP 正常值是 3.68～7.35 mmHg(5～10 cmH$_2$O;1 cmH$_2$O≈0.098 kPa,1 mmHg≈1.36 cmH$_2$O),反映体内血容量、静脉回心血量、右心室充盈压及右心功能状态的综合变化。CVP<3.68 mmHg(5 cmH$_2$O)提示血容量不足,CVP>11.03～14.71 mmHg(15～20 cmH$_2$O)提示血容量过多或心功能不全可能。CVP 测量通

常选择在锁骨下静脉、颈内静脉置入中心静脉导管。影响 CVP 测定值的主要因素有体位、导管尖端位置、腹腔内压以及其他病理因素(如心力衰竭、肺梗死和张力性气胸)等。

CVP 反映右房压,它受右心泵血功能、循环血量及体循环静脉系统血管张力 3 个因素影响。CVP 反应前负荷的重要前提条件是心脏舒张末期右房压等于右室舒张末压,CVP 能够间接反映右室舒张末压从而进一步反映前负荷。但压力和容量之间并非线性关系,CVP 能否反映容量还取决于心脏顺应性,若临床中出现引起心脏顺应性改变的因素,如心肌梗死、瓣膜病、快速型心律失常等,CVP 将不可避免的显著增高,但此时容量未发生相应改变,以上因素会影响 CVP 反映前负荷的准确性。因而 CVP 反映前负荷是必须与心功能结合起来一起评价。

CVP 是否是可以作为容量复苏的良好目标一直存在争议。临床上常用判断容量负荷的"$1.47 \sim 3.68\ mmHg(2 \sim 5\ cmH_2O)$"原则指导液体治疗,CVP 也曾作为感染性/脓毒症休克早期目标导向治疗(early goal-directed therapy,EGDT)的主要指标用来指导容量复苏,但是系统评价证实 CVP 预测容量反应性的曲线下面积仅为 0.5,CVP 并不能预测容量反应性,感染性/脓毒症休克指南推荐 CVP 不能单独用于指导容量复苏,尤其是 CVP 值在相对正常的范围时[$5.88 \sim 8.82\ mmHg$($8 \sim 12\ cmH_2O$)]。但测定 CVP 仍然是有临床意义的,因为 CVP 容易获取和能被连续监测,并在心脏功能状态相对正常的情况下,能较好地反映前负荷和心脏功能并决定静脉回流时阻力。正常 CVP 水平对于确保足够的静脉回流和心输出量是必要的,而且高水平 CVP 是损害器官血流灌注的一个主要因素,器官血流的驱动力是动静脉之间的压力差。肾脏受到高 CVP 的影响尤其明显,增加的静脉压导致肾脏包膜下压力增加,且肾血流减少,肾小球滤过率降低。过高的 CVP[$> 8.82\ mmHg(12\ cmH_2O)$]也提醒临床医师此时必须谨慎评估是否应进行容量复苏。

2. 肺动脉楔压　肺动脉楔压(pulmonary artery wedge pressure,PAWP)可以通过肺动脉导管测得,是将肺动脉导管尖端气囊充气后,导管远端嵌顿在肺动脉的分支测量到的气囊远端压力,正常值 $6 \sim 12\ mmHg$。当 PAWP 满足测定要求时,与左房压、左室舒张末压具有良好的相关性,同时动脉系统的流量更取决于左心室输出量,而左室前负荷与心排出量更相关,故 PAWP 可以反映左室前负荷,而心室功能下降最早的表现就是 PAWP 升高。同样,休克患者存在过高的 PAWP > 12 mmHg 也提醒临床医师应谨慎评估是否应进行容量复苏。但是 PAWP 受多种因素影响,如心脏顺应性、胸腔内压力变化等,因此在呼吸困难患者或者机械通气患者中 PAWP 的测量受外界因素影响较大。

许多研究已经证明,在危重创伤患者中,由于心脏顺应性改变、胸腔内压和腹腔压力增加,PAWP 作为前负荷指标具有一定的局限性,尤其是在有增加腹内压和腹腔间室综合征风险的患者中,PAWP 受腹内压影响大,不能准确反映前负荷,因此,尽管仍有研究使用 PAWP 和心脏指数来指导创伤的复苏,但 PAWP 并不是一个可靠的前负荷指标。

(二)容量指标

理论上心室舒张末容积才是反映心脏前负荷的指标,容积指标能够更直接反映前负荷,采用压力指标间接反映前负荷受多种因素影响,如胸腔内压力、心室顺应性及心脏瓣膜功能等。随着近年来各种监测技术的进展,心脏前负荷容积监测应用越来越广泛,能够获得许多代表心脏容积的参数,包括全心舒张末期血容量指数(global end diastolic volume index,GEDI)、胸腔内血容量指数(intrathoracic blood volume index,ITBVI)、右室舒张末期容积指数(right ventricular end-diastolic volume index,RVEDVI)、左室舒张末期容积指数(left ventricular end-diastolic volume index,VEDVI)等。

GEDI 和 ITBVI 的测量需要借助于热-染料双指示剂法或单指示剂法获得,目前临床上主要采用脉搏指数连续心输出量(pulse-indicator continuous cardiac output,PiCCO)技术进行测量。

RVEDVI 需要经 Swan-Ganz 右心导管通过热稀释法测量,根据温度的变化通过计算获得心输出量和射血分数。RVEDVI 可以作为反映右室前负荷的指标,已有研究表明 RVEDVI 与心输出量具有非常好的相关性,尤其是在正压机械通气中反映前负荷要优于传统的压力指标。虽然已被证明 RVEDVI 是比 CVP 等更好的前负荷指标,但 RVEDVI 在创伤失血性休克复苏时的最佳值尚不清楚。一项对 19 例危重患者的研究发现最佳 RVEDVI 可通过测量连续输注 500~1000 ml 液体后的心室顺应性变化来确定,该研究提示标准复苏方案中目标 RVEDVI 值应大于或等于 120 ml/m²。此外,RVEDVI 与心脏指数的相关性也高于 PAWP。然而 RVEDVI 的测量值也受到许多因素的影响,因其测量方式主要是通过热稀释方法计算获得,当出现静脉血混合不充分、心脏瓣膜疾病以及快速型心律失常时可能影响其准确性。

另外,左心室输出功(left ventricular power output,LVP)在创伤失血性休克中也有一定的应用,Chang 在一项回顾性研究中发现,在创伤失血性休克复苏期间保持 LVP 大于 320 mmHg×L/(min·m²),能更好地缓解酸中毒和改善创伤失血性休克的生存率。另一项前瞻性研究发现,维持最佳 LVP 的创伤失血性休克患者在 24 h 内碱剩余明显降低,器官功能障碍明显减少,但生存率的组间差异无统计学意义。

考虑到患者心功能曲线随着不同时期和病理生理情况变化的多样性,仅仅根据一个静态前负荷指标,难以准确判断患者心功能曲线是处于上升段还是平台段,因此上述前负荷指标不能单独用于预测容量反应性,只有当心功能曲线基本正常,静态前负荷指标值处于其正常范围上限或者下限值之间时,其用于指导容量复苏才具有一定的临床意义。

三、创伤失血性休克中容量反应性指标的应用

容量状态与容量反应性是两个不同的概念,容量状态与容量反应性具有一定的相关性,但不能完全替代容量反应性。容量反应性即每搏输出量(stroke volume,SV)对液体负荷变化的反应,受静脉回流和心功能两方面的影响。容量反应性可以反映前负荷的储备,若扩容时每搏输出量明显增加提示容量反应性良好,此时扩容可以进一步改善组织血流灌注。但若在容量反应性不佳时盲目补液,可能难以获益反而增加心力衰竭、肺水肿等容量过负荷风险。判断容量反应性目的在于优化循环,避免过度甚至是有害的补液。

由于传统的静态的压力性指标如 CVP、PAWP 等受影响因素多而且不能据此判断患者前负荷处于心功能曲线的位置,因此越来越多的人认识到容量状态的静态指标缺点(包括心率、MAP、CVP、肺动脉舒张压及 PAWP)。选择动态的、可以准确评估患者心功能状态变化的指标对指导创伤失血性休克患者的容量复苏尤为重要。动态性血流动力学监测是建立在心肺交互作用原理基础上,根据前负荷情况与循环系统受呼吸运动影响的相关原理,以此为基础来预测循环系统对液体负荷的反应,进而对循环容量状态进行判断的动态监测方式。可用于判断液体反应性(fluid responsiveness,FR;又称容量反应性,volume responsiveness)的指标包括每搏输出量变异度(stroke volume variation,SVV)、脉压变异度(pulse pressure variability,PPV)、呼气末屏气试验(end-expiratory occlusion test,EEOt)、被动抬腿试验(passive leg raising test,PLR)、腔静脉变异度(下腔静脉扩张指数,inferior vena cava dilation index,ΔSVC%;下腔静脉呼吸变异率,inferior vena cava respiration variability,ΔIVC%)等功能性指标。

(一)心肺交互作用

心肺交互作用为动态评价容量状态提供了生理学基础,心肺交互作用造成胸腔内压、肺循环回心血量以及最终左心功能的改变。在自主通气期间,吸气相胸腔内负压增加,导致静脉回流增加,增加右心室容积,右心室体积的增加导致室间隔左移,左室前负荷减少,进而减少每搏输出量和脉压,因而在左心室的每搏输出量吸气时减少,呼气时增加(图 27-3);正压通气的患者则相反,由于正压通气后胸腔内压的变化,动脉压在吸气时上升,左室前负荷增加同时左室后负荷减小,因而在左心室的每搏输出量吸气时增加,呼气时下降(图 27-4)。

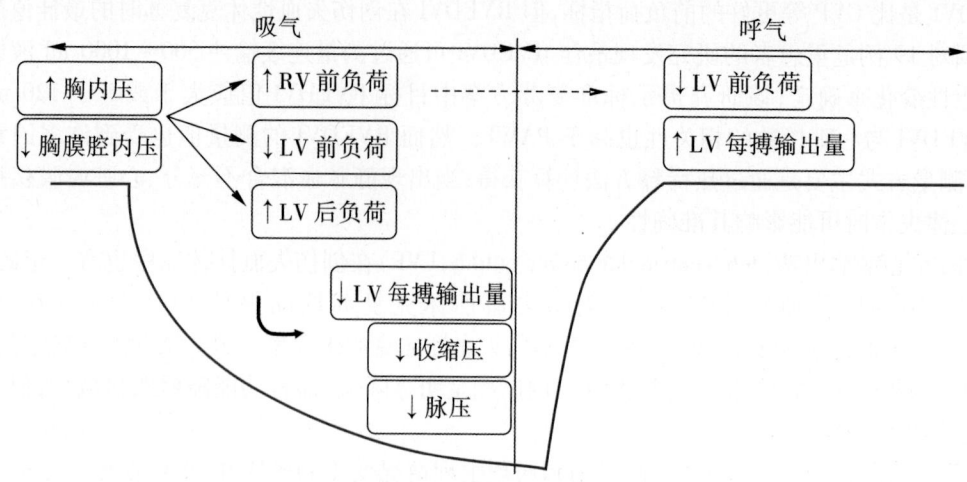

图 27-3 自主通气时的心肺交互作用机制

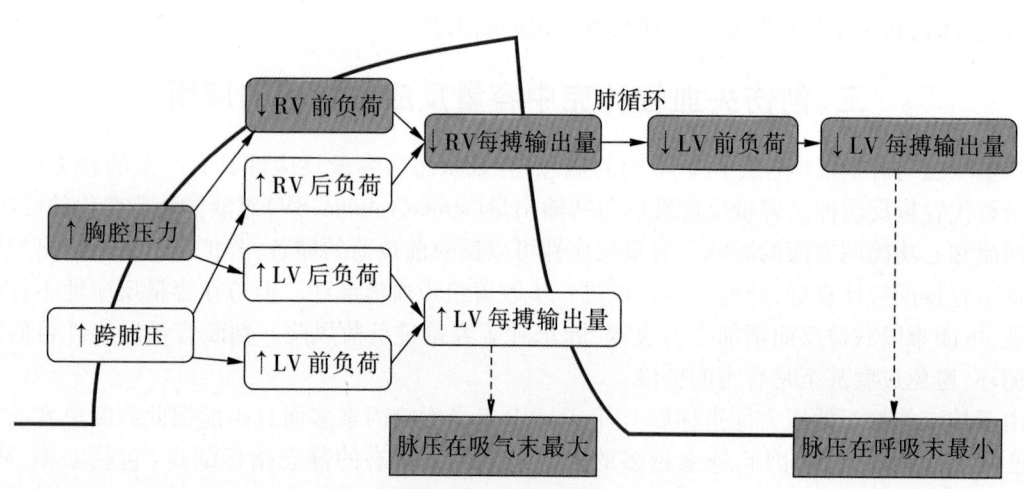

图 27-4 正压通气时的心肺交互作用机制

利用心肺交互作用进行动态血流动力学监测主要适用于机械通气而无自主呼吸时,此时由于胸腔内压随着正压通气压力的变化而变化造成对左右心功能的直接影响。首先,机械通气对右心前负荷有一定的影响:机械通气导致胸腔内压升高,右房压增加,从而导致循环平均充盈压与右心房压差值下降,静脉回流减少,并且随着机械通气时呼气末正压的增高,导致上下腔静脉塌陷,静脉回流阻力大于右房压,右心室舒张末期容积减少。其次机械通气对于左心前后负荷也有影响:机械通气时,回心血量减少导致左心室前负荷减少,同时胸腔内压增高导致右心室压力增高,室间隔左移导致左心前负荷进一步下降,而胸腔内压增加又可以导致心脏表面压力升高,左心室跨壁压减小,即左心后负荷减少。根据以上心肺交互作用的原理,衍生出一系列用于临床血流动力学监测的指标。

(二)动态血流动力学指标

动态血流动力学指标为进一步评价容量反应性提供了工具。SVV 和 PPV 能够反映容量反应性,并依赖于机械通气患者心肺交互作用的原则。对于机械通气患者,心输出量随呼吸周期的变化而变化。与呼吸有关的心输出量变化越大,患者对液体的反应性越高,补充血容量就越可能导致心输出量增加,对于创伤失血性休克患者就越有可能从中受益。

1.每搏输出量变异度(SVV) SVV 是指至少 3 个呼吸周期过程中或者 30s 内心脏每搏输出量(stroke volume,SV)最大值和最小值之间的变异程度,即呼吸周期 SV 变化的百分比[SVV(%)=

（$SV_{max}-SV_{min}$）/SV_{mean}]，可采用动脉导管得到的脉压波形分析计算 SV。这种分析技术基于商业设备中使用的专有算法如 FloTrac™、PiCCOplus™。通过 FloTrac™ 系统计算 SV，原理为采用脉冲波分析脉冲压力对血管阻力和顺应性的影响。PiCCOplus™ 系统计算 SV 是通过测量动脉压波下的面积，并将这一面积除以主动脉阻抗。这是基于胸腔内压力变化会导致 SV 在吸气时升高，呼气时下降这一生理学原理。血容量不足时，机械通气导致的 SV 变化更为显著，通常认为 SVV>12% 代表有容量反应性，可以作为创伤失血性休克患者判断容量反应性的预测值，此时表明每搏输出量对机械通气所致的前负荷变化敏感。但应注意到只有在充分镇静、无自主呼吸、无心律失常的机械通气患者中 SVV 才有预测价值。同时也需要指出的是，研究表明，SVV 在急性呼吸窘迫综合征（ARDS）患者采用小潮气量、高呼气末正压通气（positive end expiratory pressure，PEEP）时，或伴有心律不齐和使用高剂量血管活性药物患者中的应用价值有限。

2. 脉压变异度（PPV）　PPV 是一个动态变量，用于描述机械通气患者在呼吸循环过程中脉搏压力宽度的变化[PPV =（PP_{max} – PP_{min}）/PP_{mean}]。脉压是单次心搏 SBP 与舒张压（diastolic blood pressure，DBP）之差（脉压=SBP-DBP），PPV 是另一种已经被证明可预测容量反应性的指标，可以由 FloTrac/Vigileo 或 PiCCO 等监测方法获得。它可以通过评估患者的动脉波形监测和使用标准床边监护仪计算。通过确定至少 3 个呼吸周期过程中或者 30 s 内的最大脉压和最小脉压变异程度。PPV 超过 13% 的提示休克患者具有容量反应性。同 SVV 一样，只有在充分镇静、无自主呼吸、无心律失常的机械通气患者中 PPV 才有预测价值，而且机械通气时过高或者过低的潮气量均可影响其准确性。应用这一指标的前提是患者保持正常的窦性心律，在没有自主呼吸的情况下，且潮气量不小于 8 ml/kg 的机械通气控制模式下。荟萃分析数据显示，PPV>12% 与容量反应性相关，敏感性和特异性分别为 0.89 和 0.88。创伤患者 SBP 变化增加的原因包括血容量不足、心脏压塞（cardiac tamponade）、左心功能障碍、大面积肺栓塞、气胸和胸膜腔内压或腹内压升高。

（三）呼气末屏气试验

呼气末屏气试验（end-expiratory occlusion test，EEOt；也称呼气末阻塞试验）是指机械通气呼气末暂停通气 15 s，观察每搏输出量（SV）相关参数变化，可以很好地预测容量反应性。判断容量反应性的基本原理是，机械通气时每次吸气过程均增加胸腔内压并减少静脉回流，因此在呼气相时长按呼气保持键 15 s，消除吸气时胸腔内压增加对静脉回流的影响，增加心脏前负荷（图 27-5），达到类似补液试验的效果，通过监测心输出量的变化判定患者容量反应性（液体反应性）。一般而言，EEOt 引起的 SV 或心输出量的变化大于 10% 被认为是具有容量反应性。EEOt 判断容量反应性对心律失常患者仍然有效，但仍然只适用于充分镇静、无自主呼吸的机械通气患者，过高或者过低的机械通气潮气量均可影响 EEOt 结果的准确性。

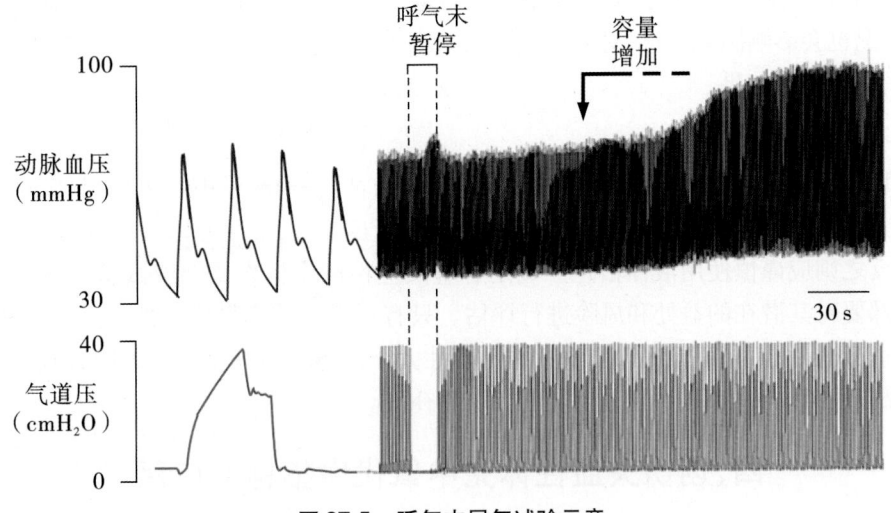

图 27-5　呼气末屏气试验示意

[Monnet X，Critical Care Medicine，2009，37（3）：951-956]

（四）被动抬腿试验

被动抬腿试验(passive leg raising test,PLR)的方法是将通过调整床的位置,使原来处于45°仰卧位的患者上半身处于平卧位同时将下肢抬高到45°的位置(图27-6),从而增加体循环压力,进而增加静脉回流,PLR过程中通过重力作用,可使下肢及腹腔300~500 ml血液回流至心脏,通过短时间内测量(在5 min内,通常1~2 min内)实时测量患者SV或心输出量的变化,其增加的变化值在10%~15%及以上为PLR阳性,可以认为休克患者具有容量反应性,建议继续容量复苏。PLR操作的优势是未增加额外液体输入,其扩容效应可以逆转,因此可以避免不必要的液体输入。PLR还适用于心律失常、自主呼吸和机械通气低潮气量的患者,而且机械通气类型与复苏液体类型均不影响其诊断性能。但此方法在腿部截肢、某些泌尿科或妇科手术患者以及头部创伤或合并颅内压增高患者中的使用仍然会受到限制。

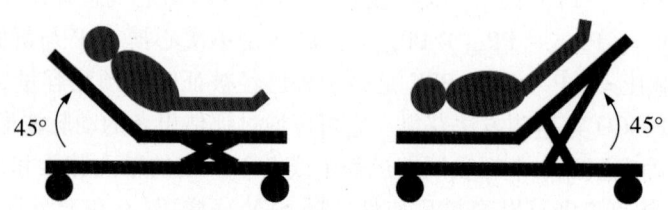

图27-6 被动抬腿试验示意

[Monnet X,Teboul J L. Critical Care,2015,19(1):18]

（五）腔静脉呼吸变异度

通过经食管超声心动图(transesophageal echocardiography,TEE)或者经胸超声心动图(transthoracic echocardiography,TTE)检测上腔静脉(superior vena cava,SVC)或者下腔静脉(inferior vena cava,IVC)直径和横截面面积随机械通气呼吸变化周期的变异度,进而判断循环系统对液体治疗的反应性和循环容量状态,可以得到一系列动态容量反应性的指标,如腔静脉呼吸变异度[上腔静脉塌陷指数(superior vena cava collapse index,SVC-CI)、下腔静脉塌陷指数(inferior vena cava collapse index,IVC-CI)、上腔静脉直径变化率(superior vena cava diameter change rate,ΔSVC%)、下腔静脉直径变化率(inferior vena cava diameter change rate,ΔIVC%)]。其中,由于SVC需要TEE检查来测得,临床应用相对受限,而IVC可以通过TTE获得,更易于临床操作和评估,因此下腔静脉呼吸变异度应用更为广泛。在机械通气时,IVC在吸气时增加,在呼气时塌陷,SVC刚好相反,在吸气时减小,在呼气时增加。这种变化在相对低血容量的患者中更加明显。通常认为ΔIVC% >12%和ΔSVC% >36%与容量反应性相关。需要注意的是,超声方法受操作者的经验限制,患者身体状态和腹部情况也会影响图像质量,对有呼吸困难、腹内压增高等胸腹内压力变动较大的患者应谨慎解释测量所获得的结果。

（六）容量负荷试验

容量负荷试验是临床最常用的判断容量反应性的方法,快速给予患者250~500 ml的液体后,如果患者心输出量或者SV增加10%以上则表明有容量反应性,继续液体治疗能增加心输出量,使患者受益,反之则应谨慎使用液体治疗。确定容量反应性的金标准是补液试验后SV的变化。每次扩容前,都要对其潜在的益处和风险进行评估。只有在患者有容量反应性并且可能从中获益时才可以进行快速补液。只有血流动力学获益可能性大于液体过负荷带来的风险,患者才应继续扩容。容量反应性消失时,患者不应再重复进行快速补液。

四、创伤失血性休克中氧代谢指标的应用

创伤失血性休克时,由于活动性出血导致有效循环血量急剧减少,心输出量降低和血红蛋白

的下降最终导致氧输送(oxygen delivery,DO_2)减少。因而创伤失血性休克复苏中以全身代谢指标作为指导也具有可行性,已有临床研究的代谢指标主要包括乳酸及乳酸清除率、碱剩余、混合静脉血氧饱和度和中心静脉血氧饱和度等。

(一)乳酸及乳酸清除率

乳酸是目前公认的代表组织血流灌注水平的有效标志物,休克状态时组织缺氧,乳酸生成增加,在传统血流动力学监测指标如血压、心率等改变之前,就有可能出现组织血流低灌注和缺氧,此时乳酸水平就已经升高。乳酸是全身血流低灌注时无氧代谢的直接产物,可以作为反映组织血流低灌注、细胞代谢失衡的一个指标。在氧输送不足时,机体开始进行无氧代谢,葡萄糖进行无氧酵解后产生丙酮酸,丙酮酸在无氧条件下直接转化成乳酸。在无氧条件下,机体通过分解碳水化合物产生能量(ATP),由下式表示:

$$Pyruvate+NADH+H\longleftrightarrow Lactate+NAD$$

正常人血乳酸水平为 1 mmol/L,血液中乳酸大于 2 mmol/L 可提示机体氧供需失衡,无氧代谢增加。高乳酸血症与创伤失血性休克患者的死亡率增加相关。因此,考虑到乳酸升高是组织缺氧及氧输送不足的结果,用乳酸这一指标来指导创伤失血性休克的容量复苏,并将乳酸恢复到正常水平作为复苏目标可能是有益的。在休克初期和低血容量期,高乳酸血症与全身的血流动力学状态相吻合,越高的乳酸水平提示越差的血流动力学状态,此时以快速降低乳酸为目标的容量复苏抗休克策略在保障重要器官和组织的血流灌注方面是有效的。而在休克的亚急性期,乳酸达到正常或降低过程变得缓慢,虽然即使全身血流动力学得以恢复稳定,但微循环障碍和组织缺氧可能持续存在,乳酸变化受到多因素影响,因此在这段时期单纯采用乳酸作为指导容量复苏的目标有可能导致液体过负荷,并可能造成其他严重并发症如 ARDS、创伤再出血等。

与乳酸相比,乳酸清除率对休克患者预后的预测作用也被很多学者认可,乳酸清除率是指容量复苏前的乳酸浓度与容量复苏后乳酸浓度差值,其差值与容量复苏前乳酸浓度的比值即为乳酸清除率,计算公式为:乳酸清除率=(初始乳酸值-复测血乳酸值)/初始乳酸值×100%。较高的乳酸清除率与较好的预后相关,并可反映容量复苏治疗的有效性。24 h 内不能改善血清高乳酸水平预示着最终预后不良,因而早期血清乳酸清除率是反映复苏有效性的可靠指标,并可预测最终预后情况。一项对 137 例创伤患者的研究发现,入院初始至 24 h 的乳酸水平升高与死亡率增加有关,创伤患者入院后乳酸升高反映机体处于休克状态,组织血流灌注不足,该研究还发现如果乳酸在 2 h 内恢复正常,死亡率仅为 10%,而如果乳酸在 48 h 内恢复正常,死亡率为 24%,如果在 48 h 内乳酸没有恢复正常,死亡率高达 67%。另一项对 95 例血流动力学监测的危重患者的研究也发现了类似的结果,在小于 24 h 内乳酸水平恢复正常的患者中死亡率最低(3.9%),而在 24~48 h 恢复正常的死亡率为 13.3%,在 48~96 h 恢复正常的死亡率为 42.5%,最终没有达到正常乳酸水平的院内死亡率 100%,多因素分析证实乳酸清除率是死亡的独立预测因子,这项研究清楚地证明乳酸清除时间的延长与死亡率的增加相关。

然而,血清乳酸水平及清除率不仅仅受清除能力影响,还同时取决于产生和代谢水平,也与其他非组织血流低灌注因素有关,如应激时或肾上腺素应用后出现的血乳酸浓度升高,被认为与儿茶酚胺引起的糖酵解增多继而导致血乳酸的上升有关。需要注意的是,因为组织内乳酸进入血液需要一定时间,可能出现血乳酸水平较组织乳酸水平改变延迟的现象。另外,严重创伤可能伴随局部组织的缺血缺氧造成局部乳酸潴留,在肝肾功能受损时,乳酸代谢受到影响,导致乳酸蓄积性升高,不能准确反映容量复苏的有效性及原发疾病的好转情况,因而乳酸和乳酸清除率作为创伤失血性休克的复苏目标应用时可能会受到多因素的影响,不宜作为单一因素来指导复苏和判断复苏效果。

（二）碱剩余

血清碱剩余（base excess，BE）或碱缺失（base deficit，BD）是指血液 pH 值偏酸或偏碱时，在标准条件下（38 ℃，1 个标准大气压，二氧化碳分压 40 mmHg，SaO_2 100%），用酸和碱将 1 L 血液 pH 值调至 7.40 所需加入的酸或碱量。BE 表示全血或者血浆中碱储备增加或减少的情况，正常值为 -3 ~ +3 mmol/L。BE 可以反映全身组织代谢性酸中毒的程度，为组织血流低灌注和酸中毒的重要实验室指标，是创伤患者死亡风险的预测指标。BE 可以在血气分析中迅速获得，临床应用便捷，可分为轻度（-5 ~ -2 mmol/L）、中度（-15 ~ -5 mmol/L）、重度（<-15 mmol/L）。酸中毒的程度主要取决于组织血流灌注不足导致的乳酸增加，创伤失血性休克复苏过程中 BE 的升高反映了氧利用率的下降，同时 BE 也与创伤失血性休克的死亡率、输血需求和腹腔内损伤相关，还与血流低灌注时间、急性失血量相关，其数值越低，多器官功能障碍、凝血功能障碍发生率及死亡率越高，住院时间越长。入院后 24 h 内未纠正 BE 是病情恶化的标志，BE 小于-6 mmol/L 提示患者需要输血和不良预后。BE 的变化可以及时反映复苏充分性和有效性，应用时需连续测量。创伤失血性休克患者的酸中毒程度可影响凝血功能和血流动力学，pH 值<7.10 的患者出现心律失常、肺血管收缩、心排血量减少、全身血管张力降低以及对儿茶酚胺反应性降低的风险增加。

美国东部创伤外科手术临床实践指南中关于复苏目标的一级建议：入院初始患者的 BE，乳酸水平或胃肠黏膜内 pH（pHi）值水平可以用于区分哪些患者需要及时进行容量复苏。值得注意的是，虽然已有研究证明了动脉血气分析乳酸水平、BE 与创伤中的不良预后相关，但仍缺乏前瞻性研究明确标准化创伤复苏策略中，以乳酸水平、乳酸清除率和 BE 为复苏目标是否能改善预后。同时临床应用中必须谨慎地解释 BE 在创伤失血性休克复苏中的意义，因为 BE 会受到治疗用药的干扰而影响其反映组织血流灌注状态的价值，尤其是在接受了大量容量复苏、大量输注生理盐水导致的高氯血症的患者，使用碳酸氢钠纠酸、补钠的患者，酒精或可卡因使用的患者以及糖尿病患者中。

（三）混合静脉血氧饱和度和中心静脉血氧饱和度

静脉血氧饱和度提供了一种监测全身氧代谢情况的方法，是氧输送、氧耗量以及全身组织氧供情况的反映，是一个反映心输出量、动脉血氧含量和机体氧耗量平衡情况的总和指标，为指导容量复苏、增加心输出量和氧输送到周围组织提供了很有价值的信息。混合静脉血氧饱和度（oxygen saturation in mixed venous blood，$S_{\bar{v}}O_2$）和中心静脉血氧饱和度（central venous oxygen saturation，$ScvO_2$）是反映体内耗氧量和供氧量关系的定量指标，代表组织供氧的状态。二者不同之处取决于静脉血的取样位置，在肺动脉毛细血管摄氧前对静脉血进行取样是评估静脉血氧饱和度的最佳方法。

$S_{\bar{v}}O_2$ 的测量需要使用肺动脉导管，从肺动脉导管远端提取血样进行间断测量，或使用光纤导管通过分光光度计连续测量，$S_{\bar{v}}O_2$ 反映全身的氧供和氧需的平衡，可用于判断全身组织血流灌注、机体摄氧能力和氧利用的情况，其数值与心输出量、血红蛋白含量、动脉血氧分压和动脉血氧饱和度直接相关，与机体的代谢率成反相关。$S_{\bar{v}}O_2$ 测量肺动脉的氧饱和度，其正常值为 60% ~ 80%。正常状态下，$S_{\bar{v}}O_2$ 为 75%，$S_{\bar{v}}O_2$>65% 为氧储备适当，$S_{\bar{v}}O_2$ 在 50%~60% 时为氧储备受限，而 35%~50% 为氧储备不足。$S_{\bar{v}}O_2$ 下降表明机体氧需求超过氧输送、氧摄取率增加；$S_{\bar{v}}O_2$ 增加，尤其>80% 时表明机体氧输送增加或者氧需求下降或者组织氧利用率下降。但这种技术通常用于 ICU，而不是创伤单元或手术室。

通常使用的中心静脉导管可以定位在导管尖端位于右心房的水平，在这个位置取样进行静脉血气分析得到的氧饱和度被称为 $ScvO_2$，$ScvO_2$ 测量中心静脉局部静脉血氧饱和度，其正常值约为 70%。这种方法的缺点是下腔静脉、上肢腔静脉和冠状窦的血液混合不完全，正常的 $ScvO_2$>65%。$ScvO_2$<65% 是组织氧合受损的标志，$ScvO_2$>80% 的患者提示微循环分流、细胞毒性缺氧或左向右分流。因为 $S_{\bar{v}}O_2$ 只能通过放置肺动脉导管测得，通常用更易测得的 $ScvO_2$ 来替代 $S_{\bar{v}}O_2$，但需注意的是 $ScvO_2$ 不一定等同于 SvO_2，$ScvO_2$ 通常比 SvO_2 低（2%~4%），因为 $ScvO_2$ 测量时大多数取样的血液来自 SVC,在 SVC 中上半身的吸氧率较高,但其变化程度和趋势与 $S_{\bar{v}}O_2$ 的变化基本一致。

以 $ScvO_2>70\%$ 为目标导向的脓毒症分布性休克复苏策略使脓毒症患者死亡率显著降低,使用 $S_{\bar{v}}O_2/ScvO_2$ 作为复苏的目标是可行的,因为它提供了一种快速、实时、连续的方法来评估组织氧合。该方法是在创伤患者干预前后评估 $S_{\bar{v}}O_2$ 或 $ScvO_2$,从而评价干预措施(容量复苏、血管加压素或正性肌力药物)的有效性。尽管在失血性休克、颅脑损伤和颅脑术后等均证实了 $ScvO_2$ 对全身性组织血流灌注不足是良好的指标,但是目前尚缺乏足够的循证医学证据来证实 $ScvO_2$ 作为低血容量性休克或其他类型休克复苏治疗指导目标的价值。

因此在评估创伤休克患者氧输送状态时,乳酸和中心静脉血氧饱和度均存在一定局限性,应该把乳酸清除率和 $ScvO_2$ 与其他评估工具(比如超声多普勒、静脉–动脉血二氧化碳分压差等)相结合,综合评价,更好地了解休克的原因、严重程度及预后。

(四)其他氧代谢指标

1. 供氧量、耗氧量和氧摄取率　氧摄取率(oxygen extraction ratio,O_2ER)是周围组织耗氧量的指标,计算方法为耗氧量即氧耗量(oxygen consumption,VO_2;也称氧消耗)与供氧量即氧输送(oxygen delivery,DO_2)之比:

$$O_2ER = VO_2/DO_2 = (SaO_2 - S_{\bar{v}}O_2)/SaO_2$$

DO_2 是每分输送到组织的氧气总量,VO_2 是每分从血液中移出的氧气总量。正常的氧摄取率在 $20\% \sim 28\%$,$O_2ER>50\%$ 是组织缺氧的标志。

Shewmaker 首次对心脏指数(cardiac index,CI)、氧供指数(oxygen delivery index,DO_2I)和氧耗指数(oxygen consumption index,VO_2I)作为复苏目标在改善严重创伤患者预后的指导价值进行了前瞻性评估。该研究将复苏目标设定为在入院 24 h 内 $CI \geq 4.5$ L/(min·m²)、$DO_2I \geq 670$ ml/(min·m²)、$VO_2I \geq 166$ ml/(min·m²),对照组复苏目标为正常的生命体征、尿量和 CVP,研究结果显示实验组患者的死亡率明显降低[9/50(18%)与 24/65(37%)],实验组患者器官功能衰竭发生更少,该研究证明严重创伤中提高 24 h 内的 CI、DO_2I 和 VO_2I 与改善生存率相关。但也有一些研究结果显示将 VO_2 与 DO_2 作为创伤复苏目标不能在复苏患者中提高生存率。Durham 报道在创伤患者中以氧代谢参数为目标导向的复苏策略与常规复苏组患者的器官功能衰竭和死亡率没有差异,Velmahos 报道对 75 例严重创伤患者进行前瞻性随机对照研究,以氧代谢参数为复苏目标,最终患者的死亡率、器官功能衰竭、败血症发病率,ICU 住院时间和总住院时间与对照组相比没有差异,但发现能达到良好血流动力学状态的亚组患者分析中,以氧代谢参数为复苏目标组比对照组患者生存率更高。另一项研究以床旁检测的 DO_2I 作为创伤失血性休克复苏目标,复苏措施为最初的 24 h 内采用血液制品和容量复苏达到 DO_2I 目标值,两组 DO_2I 分别设为 600 ml/(min·m²)和 500 ml/(min·m²),两组之间死亡率并无差异,但采用 DO_2I 作为复苏目标可以显著降低晶体液和血液制品的输注量,在 ICU 治疗最初 24 h 中,$DO_2I \geq 500$ ml/(min·m²)组输注乳酸林格液量和输血量的总体积小于 $DO_2I \geq 600$ ml/(min·m²)组(乳酸林格液输入量:8 L±1 L 与 12 L±2 L,红细胞:3 U±1 U 与 5 U±1 U,$P<0.05$)。

2. 动静脉 CO_2 分压差/动静脉 O_2 含量差　动静脉 CO_2 分压差/动静脉 O_2 含量差($\Delta Pv\text{-}aCO_2/\Delta Ca\text{-}vO_2$)也是反映组织血流灌注的一个指标,并且可能会成为未来的复苏目标。休克时 $\Delta Pv\text{-}aCO_2$ 增高反映了循环血流淤滞和低灌注状态,组织产生的 CO_2 不能及时由组织回流到肺循环。当 $ScvO_2$ 降低时,$\Delta Pv\text{-}aCO_2$ 增高主要反映了心输出量降低。然而当 $ScvO_2$ 高于正常的时候,$\Delta Pv\text{-}aCO_2$ 增高可能反映了微循环血流低灌注状态。研究表明在感染性/脓毒症休克患者中,$Pv\text{-}aCO_2>6$ mmHg 提示在 $ScvO_2$ 已经正常化的患者预后不良。进入 ICU 后的最初 6 h 内 $Pv\text{-}aCO_2$ 的变化更值得关注,初始 $Pv\text{-}aCO_2>6$ mmHg,经治疗后恢复正常的患者,死亡率降低。

呼吸商通过 CO_2 生成除以氧消耗计算得出。根据 Fick 方程,这个比率可以计算为:

$$呼吸商 =(心排量×动静脉 CO_2 含量差)/(心排量×动静脉 O_2 含量差)$$

可简化为：

$$呼吸商 = 动静脉 CO_2 含量差 / 动静脉 O_2 含量差$$

由于血液中 CO_2 含量与 CO_2 分压成正比，而 CO_2 分压更容易测得，继而呼吸商转换为动静脉 CO_2 分压差/动静脉 O_2 含量差（$\Delta Pv\text{-}aCO_2/\Delta Ca\text{-}vO_2$）。这个比率不仅可以预测 VO_2/DO_2 依赖关系的发生，其比值>1.6 也与不良预后相关。

3. 无创经皮氧和二氧化碳张力　无创经皮氧气分压（partial pressure of transcutaneous oxygen，$PtcO_2$，或 $TcPO_2$）和经皮二氧化碳压力（transcutaneous carbon dioxide pressure，$PtcCO_2$）张力可直接反映皮肤氧合和 CO_2 含量，也可用于客观评价创伤患者初始复苏时皮肤氧合和血流灌注情况。一项对 48 名创伤患者的研究表明，与幸存者相比，死亡患者从复苏早期开始 $PtcO_2$ 值明显降低，$PtcCO_2$ 值明显升高。所有在监测过程中维持 $PtcO_2$>150 torr（20 kPa，1 torr≈133.322 Pa）的患者均存活。大于 60 min $PtcO_2$<50 torr（6.66 kPa）或大于 30 min $PtcCO_2$>60 torr（8.00 kPa）与 90% 的死亡率相关。因此 $PtcO_2$ 和 $PtcCO_2$ 被推荐可以用于持续的组织血流灌注监测评估，并可以作为早期复苏时预测创伤危重程度的指标。

五、创伤失血性休克中微循环监测的应用

微循环是指微动脉与微静脉之间微血管的血液循环，也是血液和组织间进行物质代谢交换的最小功能单位。20 世纪 20 年代提出微循环障碍学说，认为休克时发生的微循环缺血缺氧是造成器官组织内皮细胞和实质细胞结构和功能损伤的主要原因。对于休克患者，尤其是创伤失血性休克患者早期，监测微循环障碍对复苏有一定意义，随着正交偏振光谱成像技术和测流暗视野成像技术的发展，监测微循环功能已经成为一种可行的临床应用。

（一）正交偏振光谱

正交偏振光谱（orthogonal polarization spectral，OPS）主要工作原理是利用线性偏振光照射体内组织后通过正交偏振镜成像，该方法不需要通过使用荧光染料实现微循环实时成像。其优点在于成本低，成像装置及操作技术简单，常用于休克患者舌下黏膜的微循环监测。但该技术只能进行半定量分析，结果分析耗时长，并且当创伤患者存在腹内压高于 10 mmHg 时，舌下黏膜微循环反映内脏微循环状态准确性受到影响。OPS 技术被用于发现和指导纠正休克中的微循环障碍。Boerma 通过 OPS 技术的临床研究发现在休克时舌下微循环和肠道微循环呈紊乱状态，Sakr 采用舌下微循环指导休克患者的复苏治疗。

（二）侧流暗视野成像

侧流暗视野成像（sidestream dark field imaging，SDF）成像技术的原理与 OPS 类似，其主要差异为两种技术的光源和偏振镜数量不同。该技术是 OPS 的一种衍生，光源的改进更有利于消除因为组织表面污染而造成的误差，并且可以监测更深部位的血流，对红细胞和白细胞成像更加清晰。但该技术仍然存在耗时长的缺点。SDF 技术具有微循环成像的高对比度和清晰的特点，已成为广泛在临床和研究中应用的成熟技术。Dubin 使用 SDF 成像技术直视下观察 20 名感染性/脓毒症休克患者应用去甲肾上腺素后的微循环状况，Sitina 运用 SDF 技术对机械通气的家兔脑脊膜微循环参数进行监测，成功地观察出脑脊膜内微小血管的分布密度。

六、创伤失血性休克复苏中的监测技术

(一)有创技术

1. Swan-Ganz 导管　Swan-Ganz 导管即肺动脉导管,于 1979 年 Swan 和 Ganz 共同设计并引入到临床应用,适用于对血流动力学和机体组织氧合的监测,曾被认为是血流动力学和机体组织氧合的金标准。Swan-Ganz 导管的发明被认为是血流动力学发展的里程碑,开创了真正的血流动力学监测时代到来。从 Swan-Ganz 导管所获得的直接血流动力学指标包括:右房压、肺动脉压、肺动脉楔压、心输出量,并且通过计算还可以获得肺循环阻力、体循环阻力、每搏功以及心脏指数等,通过该导管可以采集混合静脉血从而获得混合静脉血氧饱和度。

2. 脉搏指数持续心输出量　脉搏指数连续心输出量(PiCCO)监测技术主要包含两种技术的整合:经肺热稀释法和脉搏轮廓分析法。测量时需要放置有创动脉导管和中心静脉导管,采用热稀释法可以测量时间点上的心输出量,通过分析动脉压力波形的曲线下面积可以获取连续心输出量,PiCCO 还可以通过计算获取的血流动力学指标有:全胸腔血容量(intrathoracic blood volume index,ITBV)、血管外肺水指数(external venous lung water index,EVLW)、肺血管通透性指数(pulmonary vascular permeability index,PVPI)、全心舒张末期容积(global end-diastolic volume,GEDV)、每搏输出量变异度(stroke volume variation,SVV)、脉压变异度(pulse pressure variability,PPV)、全心射血分数(global ejection fraction,GEF)、心功能指数(cardiac function index,CFI)和外周血管阻力(systemic vascular resistance,SVR)等(图 27-7、表 27-1)。

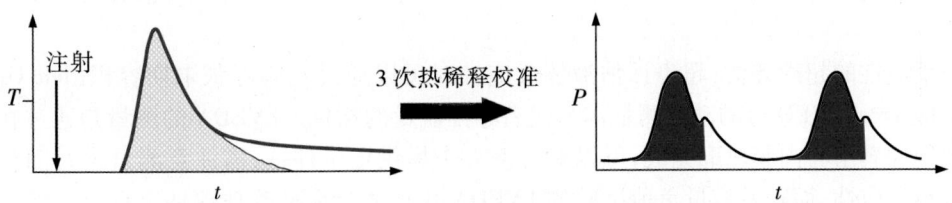

经肺热稀释技术　　　　　　　　　动脉脉搏轮廓分析技术

3 次热稀释校准

图 27-7　PiCCO 中包含的两种技术

表 27-1　PICCO 监测技术可获得的血流动力学指标

经热稀释方法得到的非连续性参数	动脉轮廓分析法得到的连续性参数
心输出量(cardiac output,CO)	脉搏连续心输出量(pulse contour cardiac output,PCCO)
全心舒张末期容积(global end-diastolic volume,GEDV)	动脉压(arterial pressure,AP)
胸腔血容量(intrathoracic blood volume index,ITBV)	心率(heart rate,HR)
血管外肺水指数(external venous lung water index,EVLW)	每搏输出量(stroke volume,SV)
肺血管通透性指数(pulmonary vascular permeability index,PVPI)	每搏输出量变异度(stroke volume variation,SVV)
心功能指数(cardiac function index,CFI)	脉压变异度(pulse pressure variability,PPV)
全心射血分数(global ejection fraction,GEF)	外周血管阻力(systemic vascular resistance,SVR)
	左心室收缩力指数(left ventricular contractile index,dPmx)

PiCCO 相对于 Swan-Ganz 导管创伤更小,可以对心脏搏动进行动态测量,能够分析全心功能而不以右心功能代表整个心功能,同时在测量时受机械通气等外部压力变化影响较小。PiCCO 结合了热稀释法和脉搏波形分析技术而获得的一系列血流动力学参数,已被证明可用于危重创伤患者的血流动力学和肺水管理,因为 PiCCO 技术可以测量胸腔内血容量、血管外肺水和心功能相关指标,这些参数被认为是心脏前负荷、心脏收缩力和肺水肿的代表性指标。

(二)无创技术

对于创伤患者来说,有创技术要求在复苏过程中放置肺动脉导管或股动脉导管来获得血流动力学连续的相关监测数据,而无创血流动力学监测方法是一个重大的进步。临床应用较广泛或已有研究数据的无创技术主要有超声、生物阻抗、经皮氧和二氧化碳传感器等。

1. 创伤失血性休克中超声的应用 在重症创伤患者中经胸和经食管超声的使用,改善了休克患者的诊断评价。经过训练,急诊医师、外科医师和 ICU 医师均可以进行超声引导的目标导向复苏,通过超声获得左心和右心的形态和功能指标,测量心输出量、鉴别心脏压塞(cardiac tamponade)以及评估液体反应性。心脏超声检查可以提供有价值的信息,并帮助指导危重患者复苏。心脏超声主要对 3 个解剖区域的扫描:胸骨旁(长轴和短轴)、心尖四腔心切面、剑突下四腔心切面。心脏超声可以用来评估静态和动态指标,从而对创伤患者的整个循环状态进行综合评估。以下测量被用来评估血流动力学和容量状态:IVC 直径,SVC 变异率,IVC 变异率,LV 舒张期面积,LVC 流出道速度时间积分。心脏超声还可以动态评价液体反应性,但仅限于使用容量控制模式通气、正常窦性心律、无心房颤动和无腹腔内压力增加等条件。心脏超声可以发现左右心功能亢进,左室收缩末期和舒张末期容积变小,左室射血分数降低以及 IVC 变异率阳性时均提示患者处于低血容量状态。另外,胸部创伤患者可以应用心脏超声在心尖四腔心等切面检查排除心脏压塞,因为对任何有血流动力学不稳定的创伤患者排除心脏压塞很重要,一旦发现心脏压塞将要求紧急干预。

容量反应性的超声评估:超声评估液体反应性时可以通过左心舒张末期容积(left ventricular end diastolic area,LVEDA)的动态测量作为代表心排血量的指标。LVEDA 的测量是通过在胸骨旁短轴视图中勾勒出心内膜轮廓完成,可以对心室大小提供定量评估,需注意测量绝对面积不能准确评估容量反应性,而随着容量负荷试验的 LVEDA 变化才能更准确地评估容量反应性。若心脏超声提示左心室功能高度亢进,LVEDA<10 cm^2 提示低血容量。LVEDA 随呼吸状态的变化也被证明可以预测容量反应性(ΔLVEDA>16%)。容量负荷试验也可以用心脏超声监测心功能变化,通过一次给予 500 ml 的补液,在液体负荷后 30 min 内再次进行超声心功能评估。心脏超声测量 SV 是评估容量反应的理想方法,SV 可通过测量主动脉瓣血流速度时间积分(velocity-time integral,VTI)乘以主动脉瓣横截面面积获得。超声监测可对被动抬腿试验的容量反应性进行有效评估,研究结果显示容量复苏时 VTI 增加 12.5% 对预测心输出量增加>15% 有 77% 的敏感性和 100% 的特异性。

另外,采用超声技术对创伤患者进行腹部创伤超声重点评估(focused assessment with sonography for trauma,FAST),可以有效判断是否存在腹部脏器以及心脏损伤,该方案的评估部位包括:肝肾间隙、右结肠旁沟、脾肾间隙、左结肠旁沟、盆腔及心包。

2. 近红外光谱技术 近红外光谱技术(near infrared spectrum,NIRS)虽然尚未广泛应用于临床,但已成为国内外研究热点,此项技术具有无创便捷、经济效益高等优点。其原理为近红外光谱可以穿透一定深度的组织,组织内含氧血红蛋白和去氧血红蛋白对近红外光的吸收存在差异,经过进一步技术分析后可以获得组织血氧参数,其主要测量指标有组织氧饱和度(tissue oxygen saturation,StO$_2$)、器官血流量、细胞色素氧化酶氧化还原状态。

目前应用于创伤失血性休克复苏的指标通常采用代表全身血流灌注情况的参数,其缺点为不能直接反映局部组织的供氧情况。NIRS 可以用于监测创伤失血性休克和复苏过程中的局部组织氧合情况,通过无创监测 StO$_2$ 来反应局部组织的氧合情况,尤其是在脑组织血流灌注和代谢方面研究较多,但该技术只能提供半定量检测。动物研究已证实用 NIRS 测量的局部组织氧合与全身氧代谢的相关性高。在羊的体外循环心肺复苏模型中,对照组和实验组分别采用有创心输出量或 NIRS 测得的骨骼肌氧饱和度作为复苏目标,结果显示不同的复苏目标对严重失血性休克羊模型的抢救均有效,并且以骨骼肌 NIRS 为复苏目标组在复苏4h内所需的液体量仅为对照组的一半。另外一项研究发现在猪失血性休克模型中,用 NIRS 测定的无创后肢肌肉组织氧合比一些传统有创氧代谢变量($ScvO_2$、动脉乳酸、BE 等)作为复苏目标更可靠,并认为 NIRS 可能是衡量创伤后休克严重程度和容量复苏有效性的改进方法。Cohn 等人报道了在成人创伤患者中使用 NIRS 无创对707 名志愿者和145 例创伤患者足底肌肉氧饱和度测量,最终研究人员确定了志愿者的正常 StO_2 范围平均值为 $86.6\% \pm 6.4\%$,而在创伤患者中 StO_2 显著减少,为 $58.6\% \pm 28.4\%$。另外,NIRS 还可以反映组织呼吸链的终末环节(细胞色素 c 氧化酶的功能情况),从而得到线粒体呼吸链的活动信息,从细胞色素 c 转化酶功能角度反映组织缺氧程度。NIRS 技术对于理解评估组织血流灌注有一定帮助,在创伤失血性休克复苏患者中的进一步临床研究,可以为指导其临床应用提供更多的循证医学证据。

3.生物阻抗技术 生物阻抗技术为休克患者提供了安全的血流动力学监测方法,已较多的应用于临床,其基本原理是生物容积变化时引起电阻抗的变化。心脏射血时血管容积改变,可引起电阻抗相应的改变,容积增大时电阻抗变小,容积减小时电阻抗变大。因而电阻抗可反应血管容积的变化,并通过计算得出每搏输出量和心输出量。一项对38 例钝挫伤重症患者的研究发现通过生物阻抗和 PiCCO 技术测量的心输出量结果之间具有良好的相关性($r = 0.91$)。热稀释法或生物阻抗等监测技术也已经应用于创伤循环衰竭患者的早期诊断和指导复苏。

第三节 创伤失血性休克复苏时纠正 凝血功能障碍的目标导向

创伤失血性休克中出血是首要的死亡原因,若病程中并发创伤性凝血病会增加创伤患者的死亡率,约有1/4 的死亡患者存在创伤性凝血病。导致急性创伤性凝血病的主要临床因素是不同程度的组织损伤和组织血流灌注不足,进而造成内皮损伤、组织因子失控释放。其他促进创伤性凝血病发生的因素包括血液稀释、低温、酸中毒、全身炎症反应和遗传易感性等。创伤性凝血病时出现无法控制的凝血酶产生和凝血因子消耗,最终导致凝血级联障碍而导致无法控制的出血。创伤性凝血病出现后进一步加重酸中毒、低体温和低灌注,并形成恶性循环。因而在创伤失血性休克中早期识别创伤性凝血病、积极纠正凝血因子丢失和凝血功能障碍至关重要。

一、创伤失血性休克凝血功能障碍的监测指标

(一)传统凝血功能指标

对创伤患者凝血功能评估的传统指标为凝血酶原时间(prothrombin time,PT)、活化部分凝血活酶时间(activated partial thromboplastin time,APTT)、国际比值(international ratio,INR)、纤维蛋白原(fibrinogen,Fg)、血小板计数(platelet count,PLT)等。APTT 和 PT 分别代表了内源性和外源性凝血功能。这些传统的凝血功能指标可以作为指导创伤性凝血病患者血液制品输注治疗时的指标,其中 INR>1.5 是可能需要启动大量输血预案的标志。但传统凝血指标不能准确反映创伤时潜在的凝血功能障碍,因为它们只代表凝血级联的血浆成分和止血过程中的开始过程,这些结果不能用于评估级联放大的凝血过程和纤维蛋白溶解的增加,同时缺乏识别特定凝血因子缺陷的能力,PT、APTT 和 INR 的准确性还受低体温的影响,而且检测过程需要很长时间,通常需要 30 ~ 60 min 才能获得结果,临床应用会一定程度受到时间延迟的影响。

（二）血栓弹力图和血栓弹性测量技术

过去的几十年，对创伤性凝血病的病理生理学有了更多了解，利用细胞基础凝血模型，可将体内凝血行为描述为3个重叠阶段：起始阶段、放大阶段和扩展阶段。该模型可以更加精确地描述凝血系统功能。描述血栓形成过程血液黏弹性分析的方法学（黏弹性凝固法，viscoelastic coagulation assay，VCA）成为评价出血和凝血功能障碍的有效方法，VCA提供了从血小板聚集开始的整个凝血级联的功能度量。该方法通过评价血凝块起始时间、形成时间、血凝块稳定性和纤维蛋白溶解时间，为凝血系统提供了动态监测。

全血分析，包括血栓弹力图（thromboelastography，TEG）或旋转血栓弹力图（rotational thromboelastometry，ROTEM），可以快速评估凝血块的形成、强度和溶解，反映整个止血过程。正是由于实验室检查的处理和接收标本过程导致时间延迟，以及传统凝血指标的局限性，越来越多的医院正在使用包括TEG和ROTEM床旁检测，可使创伤性凝血病得到更早、更快的诊断。凝血级联中不同组分的缺乏在TEG或ROTEM检测结果中的显示，为使用血液制品或其他辅助药物针对性地纠正凝血功能缺陷提供可能，已被证明在肝移植和心脏手术中使用TEG和ROTEM检测可以减少血液制品的使用和改善患者预后。

1. TEG　TEG是快速评估血液黏弹性的一种有效方法。1948年由德国学者Hartert首次提出TEG检测技术，并用于描述和评估患者凝血状态，这项技术依靠小样本（0.3 ml）全血放入一个杯子，将一个扭力线悬挂在杯内，振荡杯子以模拟静脉流动，当血栓开始形成时，血液与针的结合对扭转线施加扭矩，通过扭矩的测量和振动的峰值记录，生成了一系列的实测值和计算值。TEG的不同参数表示凝血过程的不同阶段：启动、血凝块形成与增长、纤溶3个阶段，从而准确地分析凝血异常的原因。TEG获得的数值和图形可用于识别凝血过程中特定阶段的异常，让临床医师发现血栓形成过程中的特定阶段的缺陷，从而引导和调整患者的个体化凝血复苏策略。已有临床研究采用TEG指标的目标导向进行凝血功能管理，结果显示采用TEG指标指导的平衡补液法止血复苏策略可以改善止血效果。尽管TEG的普及和实用性在不断提高，但仍缺乏创伤失血患者中的临床研究比较TEG指标导向的输血治疗与标准输血治疗的临床疗效，因此TEG在指导创伤失血性休克复苏中的确切作用仍不清楚。

2. ROTEM　ROTEM是基于血液黏弹性分析的另外一种监测凝血功能的手段。Schöchl在一项创伤性休克患者的回顾性分析中，根据ROTEM指标进行目标导向凝血功能管理，使用纤维蛋白原浓缩液和凝血酶原复合物浓缩物（prothrombin complex concentrate，PCC）治疗，结果发现使用ROTEM指标为导向的输血策略可以比传统治疗策略显著减少红细胞或血小板浓缩物的输注，减少MODS和ARDS以及静脉血栓栓塞的发生风险。

通过患者实时凝血功能检测技术结果指导凝血治疗，实现对创伤患者个体化的凝血管理。对于较为稳定的创伤患者，手术止血、大量输血预案未被启用时，使用TEG和ROTEM检测结果指导进一步的血液制品使用也是有必要的，也是损害控制性复苏的重要组成部分。一项单中心的随机对照试验（randomized controlled trial，RCT）（$n=111$）研究表明，在严重创伤患者复苏时使用TEG凝血指标导向的大量输血预案与常规凝血实验指标导向的大量输血预案相比，TEG凝血指标导向组生存率显著提高［死亡构成比分别为：11/56（TEG）与20/55（常规凝血实验），$P=0.049$］。

然而，采用凝血指标引导的大量输血预案和固定比例输注成分血的大量输血预案孰优孰劣存在争议。PROPPR研究在二次数据分析时表明，血浆：血小板：红细胞悬液低比例组（1∶1∶2），在启动凝血指标进行目标导向输血方案后，仍需输注额外的血浆和血小板，最终24 h达到的比例接近1∶1∶1，因而提示最优比可能为1∶1∶1。目前还缺乏固定比例与凝血指标导向的大量输血预案之间的疗效比较研究，也许这两种输血策略本质上是内涵相似的而并非相互排斥的。

创伤失血性休克早期凝血指标监测对于确定创伤性凝血病和实施目标导向输血策略至关重要。基于传统凝血指标和新型床旁凝血功能分析方法，可以准确发现创伤患者凝血功能异常机制，使患者输血和复苏策略个体化。已有证据支持采用新型床旁凝血功能检测技术在创伤患者的临床应用。以床旁凝血功能检测为导向的纠正凝血功能障碍治疗方案可以针对患者特异性凝血异常采取靶向治疗,减少不必要的血液制品输注及潜在的输血治疗副作用。

二、创伤失血性休克的凝血复苏目标

(一)PT 与 APTT 水平

传统指标 PT 与 APTT 仍然是创伤失血性休克患者中最常用的凝血功能监测指标,当出现 PT 与 APTT 异常时应当尽早补充凝血因子的不足,因而创伤失血性休克输注红细胞悬液的同时应当配合新鲜冰冻血浆(fresh frozen plasma,FFP)的输注。当 PT 或 APTT 大于正常值的 1.5 倍时,建议使用 FFP,初始推荐剂量为 10 ~ 15 ml/kg,进一步的补充取决于后续各项凝血指标的检测结果。

(二)血小板和纤维蛋白原水平

创伤失血性休克时大量输血预案的血液制品成分中应包含血小板,以便更完全地补充丢失的各种血液成分。多项回顾性研究发现输注了血小板/浓缩红细胞较高比例的患者获得了较多血小板输注,其存活率也有所增加。PROMMTT 研究表明,血小板与浓缩红细胞比例中每增加 1 U 血小板,在前 6 h 内死亡的危险比降低 0.55。当血小板计数<50×10⁹/L 时,建议输注血小板。在发生严重颅脑损伤时,血小板水平应保持在较高水平,100×10⁹/L 以上。

纤维蛋白原是凝血过程中的必要组分,应积极纠正血浆纤维蛋白原异常水平以促进血凝块形成,有利于止血。尽管先前的研究表明纤维蛋白原可接受的临界阈值为 1.0 g/L,但近期的研究提示临床上需要更高水平的纤维蛋白原才能改善出血。美国大学创伤外科医师委员会建议输注冷沉淀以保持纤维蛋白原≥1.80 g/L,欧洲指南要求最低维持纤维蛋白原在 1.5 ~ 2.0 g/L。一项研究对 52 例大量输血创伤患者的研究发现,纤维蛋白原通常是第一个达到危急值水平的凝血指标。另外一项研究对 1 332 例大量输血的战伤人员的研究发现,在第一个 24 h 内使用冷沉淀与存活率提高相关。这些数据显示通过纤维蛋白原浓缩物或冷沉淀,纤维蛋白原的早期输注能使患者受益。基于新的循证医学证据,建议在急性出血时采用纤维蛋白原浓缩液或冷沉淀使血浆纤维蛋白原水平提高至 1.5 ~ 2.0 g/L,这个新阈值的制定是基于 TEG 凝血指标的改善,在创伤失血性休克急性期补充纤维蛋白原可以显著纠正 TEG 异常。但研究结果显示,单纯输注 FFP 不能迅速纠正由出血引起的低纤维蛋白原血症。Chowdary 的研究表明复苏时使用 10 ~ 15 ml/kg 的 FFP 仅将纤维蛋白原血浆水平提高到 0.4 g/L,需要超过 30 ml/kg 的 FPP 才能将纤维蛋白原血浆水平提高到 1 g/L。

(三)纤溶系统

纤溶系统失调是创伤性凝血病和创伤相关死亡的重要因素,其产生机制可能是由于血清中溶栓调节素和组织纤溶酶原激活物的水平升高。研究显示纤溶蛋白超过 3% 时应该启动抗纤溶蛋白治疗,氨甲环酸可以通过抑制过度纤维蛋白溶解而减少输血需求,降低创伤患者的死亡率,推荐在出血的创伤患者或有严重失血性休克风险的患者中尽早(创伤发生 3 h 内)使用。同时,随着 TEG 和 ROTEM 的广泛使用,有利于 TEG 和 ROTEM 凝血功能指标导向的个体化凝血功能管理方案的实施。

第四节　创伤失血性休克复苏液体的选择

创伤失血性休克患者往往伴有大量血液或体液丢失,同时创伤应激时导致的全身炎症反应引起毛细血管渗漏综合征,大量体液渗至人体第三间隙。因而在休克期需要尽快补充液体进行复苏,迅速恢复有效循环血量,从而减少重要器官血流灌注不足的时间,维持基本生命体征。但是在早期容量复苏时所选用的液体种类一直备受争议,晶体、胶体、血液制品在创伤失血性休克中均有应用,如何选择最合适的液体进行休克复苏仍在探索中。

一、等渗晶体

损害控制性复苏出现之前,等渗晶体曾经是创伤失血性休克患者容量复苏的首要选择。早在20世纪80年代,有学者发现在危重外科患者中,早期复苏中维持心输出量、氧输送与生存率之间存在着必然的联系,自此开始在创伤失血性休克患者中采用大量容量复苏策略,即通过补充等渗晶体增加心输出量和氧输送达到正常水平。以大量等渗晶体液进行容量复苏配合止血手术在创伤患者救治中取得了一定的成功,但同时也暴露了其他问题,如在腹部损伤患者大量容量复苏后出现肠道和腹膜后的严重水肿,腹腔高压并且腹壁无法闭合。2003年,Balogh等人发现大量晶体液容量复苏增加创伤患者腹腔间室综合征和MODS的发生率,增加了患者死亡率,另外一项对208例创伤失血性休克患者的研究中发现,在最初的24 h内晶体液的大量输注与死亡率增加密切相关($P<0.001$)。自此以后,越来越多的学者对大量容量复苏的不良影响进行更加深入的研究,并发现大量晶体液输注可导致组织细胞内水肿,进而影响机体多种重要生理过程,例如胰腺胰岛素的合成和释放、肝细胞葡萄糖代谢、心肌细胞兴奋性等。在创伤患者中大量等渗晶体输注与稀释性凝血病、ARDS、MODS、腹腔间室综合征等并发症和不良预后明显相关。随着对大量容量复苏弊端的研究,一部分学者开始尝试在创伤患者或择期手术中采取"限制性"液体输注策略,并发现限制液体输注后并发肠梗阻、心肺并发症及伤口愈合不良等情况有所减少。但相对较小量的等渗晶体输注同样存在安全性隐患,Ley的研究回顾分析了3 000例创伤患者,发现急诊科输注1.5 L等渗晶体是增加死亡率的独立危险因素,另外一项研究发现在1 200多例钝挫伤并出现低血压患者中,虽然院前输注超过500 ml等渗晶体液增加入院后凝血功能障碍的发生,但低于500 ml等渗晶体液输注组患者的死亡率并未减少。因此现有观点认为,在创伤失血性休克患者中输注过多的等渗晶体是有害的,并且即使小量晶体液也不能有益,创伤失血性休克复苏中应当尽量减少等渗晶体的输注。

二、高渗盐水

有研究表明在休克的早期复苏中采用高渗盐水,尤其是与胶体液一起使用时存在一定的优势:迅速提高心输出量和平均动脉压、改善微循环,减少内皮细胞水肿以及免疫调节作用。创伤失血性休克采用高渗盐水早期复苏可使促炎因子和抗炎因子减少,在合并颅脑损伤患者中,高渗盐水可降低颅内压。但也有研究发现创伤患者使用高渗盐水并未改善患者预后,并认为早期复苏采用高渗盐水可能掩盖血容量减少的表现,延迟失血性休克的诊断,并且Bulger的研究发现钝挫伤失血性休克患者单纯采用高渗氯化钠右旋糖酐进行复苏与输血组比较死亡率增加。在853例院前复苏创伤患者的研究中,比较了生理盐水、高渗盐水或高渗氯化钠右旋糖酐在创伤失血性休克的早期复苏效果,结果发现两组死亡率并无差异,并且高渗溶液组,尤其是使用高渗氯化钠右旋糖酐复苏的患者在入院时凝血功能障碍更加严重。因此现有观点认为包括高渗盐水在内的高渗液体作为初始复苏液体并不能使创伤失血性休克患者受益。

三、胶体液

胶体液可短时间内提高血浆胶体渗透压从而形成快速持久的扩容效果,迅速恢复循环目标,但目前并无有利的证据表明胶体液在创伤失血性休克患者复苏中预后优于晶体液,并且晶体液具有经济方面的优势。Groeneveld的临床研究比较了羟乙基淀粉、明胶、右旋糖酐或白蛋白对ICU患者治疗的安全性,并发现羟乙基淀粉可能导致凝血功能障碍、出血和急性肾损伤发生率增高。在Perner的研究中严重脓毒症患者接受羟乙基淀粉复苏后的90 d死亡率高于接受林格液复苏的患者,羟乙基淀粉组患者需要更多的肾脏替代治疗。脓毒症和创伤在炎症反应激活过程中具有共同的病理生理机制,因而羟乙基淀粉用于创伤患者容量复苏的安全性值得商榷。在危重患者(包括创伤、烧伤或手术后)的文献荟萃分析中同样没有得到使用胶体液复苏比晶体液具有优势的 RCT证据。SAFE 研究虽然证实了白蛋白对重症患者容量复苏的安全性,但亚组分析却发现在创伤患者中使用生理盐水可能优于白蛋白,并且在合并颅脑损伤患者中使用白蛋白死亡风险更高。因此在创伤失血性休克中早期使用胶体液作为复苏液体仍然存在争议。

第五节 创伤失血性休克时血液制品的输注

一、创伤失血性休克中输血的时机和比例

因创伤失血性休克患者大量容量复苏和血液成分的大量丢失和消耗,常常会伴有稀释性凝血病和血小板减少等并发症,输注红细胞悬液、血小板和血浆等血液制品对于创伤失血性休克的治疗非常必要。输血的主要目的是恢复血容量、控制出血和改善凝血功能,与此同时,必须有效止血比如外科手术治疗。随着研究的深入,发现过度输血有害无益,如 TRICC 试验发现限制性输血策略(目标血红蛋白 70 g/L)与自由输血策略(目标血红蛋白 100 g/L)在失血性危重患者中死亡率相似,限制性红细胞输血策略对重症多发伤患者是安全有效。大量输血与创伤患者的不良并发症相关,包括 MODS、全身性炎症反应、感染、ARDS 以及较长时间的微循环障碍。

创伤失血性休克输血策略中首先需要确定输血开始时间,现有观点支持早期输注,研究发现早期使用红细胞悬液和血浆可以改善创伤失血性休克患者的预后。因此,在可能的情况下患者应尽快开始输注血浆至关重要,理想情况是输注血浆与输注红细胞悬液同时进行。输血应当是创伤失血性休克患者的积极治疗措施,目的是尽快恢复生理止血功能,达到迅速控制出血的目的。输注血液制品治疗创伤失血性休克的时机应在持续性出血和持续休克状态时,如出现低血压、心动过速、少尿和乳酸性酸中毒时,尤其是耗氧量已经开始依赖血红蛋白浓度时。因此,必须合理地认识创伤失血性休克的输血指征,并且在出血得到有效控制后,保证失血性贫血纠正的同时,尽量减少使用血液制品的输注量。

输血方案中的另一个关键问题是如何选择合适的血液制品输注比例,平衡血液制品输注比例是创伤失血性休克输血策略中的重要部分。相关研究结果显示创伤失血性休克中维持红细胞悬液/新鲜血浆的输注比例为 1:1 可以改善预后,但一些研究可能存在潜在的生存偏倚,因为早期死亡的患者更有可能获得较高比例的红细胞悬液/新鲜血浆比率。在伊拉克和阿富汗战争,严重创伤患者的早期复苏策略得到了显著的发展,在此之前主要采用大量容量复苏策略包括输注大量晶体液和浓缩红细胞,然后使用新鲜血浆和血小板,与之不同的是 2004 年美国战地医院制定了一项临床实践指南推荐对需大量输血的患者早期使用 1:1:1 比例的血浆、血小板和红细胞,选择这一比例是为了更接近患者失血的全血成分。后来对军事资料的回顾分析结果显示通过增加红细胞悬液输注比例提高红细胞比容的患者得到了更好的临床预后,于是浓缩红细胞、新鲜冰冻血浆、血小板等血液制品开始被推广至医疗创伤中心广泛使用。之后的多项研究表明随着新鲜冰冻血浆、血小板及浓缩红细胞输注比例的平衡,创伤患者死亡率有所降低。Holcomb 等人通过前瞻性观察性多中心研究(PROMMTT 研究)对重大创伤输血成分进行分析,证明早期使用平衡血液成分治疗的重要性,研究通过比较创伤早期 6 h 内使用血浆、血小板和浓缩红细胞悬液比例的不同疗效,结果 1:1:1 比例组比与 1:1:2 比例组死亡率降低了 30%~40%。但部分国家有不同的指南推荐意见,澳大利亚和新西兰指南对患者的输血管理建议新鲜血浆:血小板:浓缩红细胞比例为 1:1:2,法国也提出了类似的建议。创伤失血性休克中合理采用红细胞与新鲜血浆比值是创伤失

血性休克复苏时大量输血预案的重要组成部分,其最优输注比值仍存在争议。不同创伤中心采用各种血液成分输注比例存在差异,但一般建议使用新鲜冰冻血浆∶血小板∶浓缩红细胞的比例 1∶1∶1 至 1∶1∶2 区间。

2017 年我国《创伤失血性休克诊治中国急诊专家共识容量复苏策略》中建议,创伤失血性休克患者需及早进行快速输血维持血容量,改善微循环血流灌注,保证主要脏器的氧供。建议通过生理学指标(包括血流动力学状态、容量反应性)来启动大出血抢救预案。医疗机构应建立针对成人患者(≥16 岁)和儿童患者(<16 岁)的紧急输血预案。针对存在活动性出血的患者,应首选固定比例的成分输血,并尽快过渡到以实验室检查结果为指导的输血预案上。对于成人和儿童患者进行输血治疗时,血浆与红细胞的比例为 1∶1,儿童患者还要基于儿童的全身血容量进行计算总输入量。院前环境下无法获得成分血,对活动性出血的患者可应用等渗晶体液进行扩容治疗。在院内,对活动性出血的患者不建议使用晶体液补液,建议按照 1∶1 使用血浆和红细胞。大量输入晶体液会导致稀释性凝血病发生,提升血压使已形成的血凝块脱落进一步加重出血,血液黏稠度低不易形成新的血凝块,同时还增加了发生 ARDS 和 MODS 等并发症的风险。考虑胶体液对机体止血的不良影响,也被建议限制使用。

二、创伤失血性休克中血液制品的选择

(一)红细胞悬液

创伤失血性休克复苏时的最佳血红蛋白水平还无法确定,至今为止,还没有评估血红蛋白水平与出血危重患者不良预后关系的研究证据。另外,血红蛋白水平目标可能还需取决于患者的基础情况(年龄、心血管疾病史)和创伤类型(是否有脑损伤)。一般认为,当血红蛋白水平<70 g/L时,给予红细胞悬液输注是必要的。该推荐主要基于重症监护中的输血要求(transfusion requirements in critical care,TRICC)研究的结果。TRICC 研究中,在没有血流动力学监测情况下,对创伤患者进行自由复苏策略或者限制复苏策略随机分组,自由复苏策略目标血红蛋白水平为 100～120 g/L,限制复苏策略目标血红蛋白水平为 70～90 g/L。研究结果发现两组的死亡率相似,表明限制性输血策略和自由输血策略一样安全。研究发现通过输注储存血而增加血红蛋白水平不能改善微循环血流灌注,红细胞悬液输注疗效可能与储存时间、储存红细胞与内皮黏附增加、储存血液中游离血红蛋白结合一氧化氮、供体白细胞、宿主炎症反应和红细胞变形能力降低等因素有关。因此,在创伤患者完成失血性休克复苏后,采取一切措施限制红细胞输注是可取的。在合并严重颅脑损伤患者中,没有足够的研究数据说明是否需要将血红蛋白提高至正常水平,而许多医院给严重颅脑损伤患者输血以达到 100 g/L 的血红蛋白水平,主要因为血红蛋白提高后可以改善局部大脑氧合。

(二)血浆

损害控制性复苏(DCR)策略主张早期输注血浆可以改善创伤失血性休克患者的预后,但其具体机制尚不清楚,血管内容量恢复和凝血功能障碍纠正可能是其原因。在失血性休克动物模型中,血浆复苏与晶体液复苏相比,减轻了纤溶亢进和血小板功能障碍。凝血功能相关蛋白质只占人类血浆蛋白质的小部分,除了血管内容量和凝血因子的恢复,输注血浆还有内皮损伤修复的优势。严重创伤、糖尿病、脓毒症和缺血再灌注等炎症条件都可能导致内皮受损,导致微血管完整性丧失和毛细血管渗漏,血管内液体渗出到组织间隙。采用晶体液和人工胶体进行复苏在不修复内皮损伤的情况下增加了静水压力,导致水肿和水肿相关并发症,这在 DCR 应用之前非常常见。体外和动物模型的失血性休克试验表明,血浆可以通过修复内皮细胞糖萼层(endothelial glycocalyx layer,EGL)的机制恢复微血管完整。在同时发生失血性休克并发严重颅脑损伤的大型动物模型中,与晶体或人工胶体复苏相比,新鲜血浆复苏继发脑损伤较少,并可促进脑内皮恢复。在创伤患者中,循环中的糖孢粉成分(EGL 损伤的标志物)的增加与创伤的严重程度、凝血功能障碍和死亡

率之间具有相关性。有人主张将对创伤失血性休克患者血浆输注提前至院前阶段。一项回顾性研究纳入了677例严重创伤患者,结果发现在直升机转运过程中输注血浆能改善酸碱失衡,减少最初24 h内血液制品的整体输注,并最终降低了死亡率。实用随机最佳血小板与血浆比例(practical random optimal platelet to plasma ratio,PROPPR)研究表明,高水平创伤中心能够快速、持续地为创伤出血患者提供血浆。但创伤失血性休克采用血浆复苏仍存在一些限制,血浆的供给、保存、运输以及凝血因子的丢失均限制了临床使用,大量输注血浆还可能增加输血相关急性肺损伤、ARDS和MODS等并发症的风险。

(三)新鲜全血

新鲜全血可以在室温下存储长达8 h,≤6℃时可长达24～48 h,若不能及时以新鲜全血的方式使用,需被加工成各种成分血。新鲜全血对于创伤失血性休克复苏有一定优势:①输注新鲜全血避免了抗凝物和其他添加物的副作用,如输注1∶1∶1的成分血时添加成分可降低红细胞比容、凝血因子活性和血小板含量。②因血液制品储存时间越长,输血相关并发症发生率及死亡率越高,使用新鲜全血可以防止血液制品成分受储存时间过长的影响。③使用新鲜全血可减少使用血液的献血者数量,降低血液传播疾病的风险。④输注新鲜全血在储存、管理等方面上比输注成分血更简单,并可减少管理过失造成的伤害。但新鲜全血也存在一些问题,如冷热储存、保质期以及快速筛选新鲜全血的传染性病原体和血型的兼容性等。需要改变区域血库的供血处理能力,确保对创伤患者快速安全输注新鲜全血的储备能力,需要改变区域血库的供血处理。新鲜全血在战争中有广泛的应用,而出于经济和其他方面的原因,目前新鲜全血几乎很少民用。

第六节　创伤失血性休克目标导向复苏的方法

创伤失血性休克时,各器官组织存在血流低灌注状态,容量复苏是治疗创伤失血性休克的主要方法。研究者一直致力于改善创伤失血性休克的治疗方法,并将研究重点放在充分复苏上。以往以恢复正常的血压、心率和尿量为复苏的终点,然而,研究表明采用这些终点作为目标可能会导致大量创伤患者,甚至可达50%～85%的患者过度抗休克治疗,增加死亡率。大量容量复苏曾是创伤失血性休克的标准治疗方案,这一观点目前却被多数研究者反对,尤其是损害控制性复苏的出现和发展,低血压或延迟复苏已被认为是降低创伤失血性休克死亡率的一种方法,在活动性出血确定控制之前过度的容量复苏可能导致出血加重。正是对传统复苏方案的质疑,传统临床指标已经不能满足创伤失血性休克容量复苏的要求,于是研究者开始对其他复苏目标进行了评估,包括氧输送变量(混合静脉血氧饱和度、氧供量和氧耗量)、乳酸水平、碱剩余和胃肠黏膜pH(pHi)值等,有研究者支持创伤失血性休克复苏治疗中应该在受伤后的24 h内将这些复苏目标或组织血流灌注标志物恢复到正常。另外在危重患者和创伤患者中,要评估足够的血管内容积或容量负荷仍然困难,使用单一的指标如肺动脉楔压、混合静脉血氧饱和度和氧输送作为复苏目标都存在困难。临床上要求医师必须对血流动力学、氧代谢和凝血指标及其变化趋势综合判断,以确定最佳的治疗方案。

创伤失血性休克的复苏需分阶段进行,不同阶段应有不同的复苏目标。创伤失血性休克患者由于大量失血、创面渗液、体液丢失或重新分布等因素,均存在血容量的绝对不足。有效容量复苏尽快恢复创伤失血性休克患者的有效循环血量、恢复器官组织血流灌注、纠正氧供和氧耗的失衡、及时纠正凝血功能紊乱,同时限制和避免并发症是创伤失血性休克容量复苏的共识。在创伤失血性休克早期容量复苏中,复苏的时机、液体量、输注速度、液体的选择以及复苏目标的判断仍然存在争议。创伤失血性休克的复苏应当分阶段进行,通常认为复苏应分为3个阶段:①院前和创伤复苏单元;②术中复苏;③术后/ICU复苏。院前和创伤复苏单元的早期复苏应以损伤机制的识别、临床检查(包括床旁超声检查)和床旁生命体征监测为指导,在此基础上,对血液制品的使用和手术干预方式提出决策性意见并实施。术中复苏以失血量、生命体征、动脉波形数据、乳酸和碱剩余代谢参数、经食道超声心动图(TEE)的使用为指导。早期复苏以后的阶段为ICU复苏,在ICU中,容量复苏是由生命体征、动脉波形数据、乳酸和碱剩余等代谢参数、TEG参数以及其他更加高级的血流动力学指标、局部或全身氧代谢指标等来指导完成。

单一目标不能满足创伤失血性休克复苏的要求,应当对不同复苏指标进行合理解读应用和综合评估。尽管有许多监测手段和指标被用来作为创伤复苏的目标,但仍没有明确的统一的方法来指导最佳复苏。作为容量复苏的目标,从基本的生命体征、体格检查等传统指标,到血流动力学指标和氧代谢指标,各项指标均有一定的意义,但同时又可能出现评估复苏状态相冲突的信息,因而创伤失血性休克复苏时如何对所获得的各项复苏指标进行临床整合是一个挑战,需要对每一个创伤失血性休克患者仔细评估、监测参数和趋势,个体化地选择最佳复苏方案。动态心肺交互作用原理为临床医师提供了一个有效的血流动力学评估工具:脉压变异和每搏变异率,混合静脉血氧饱和度和中心静脉血氧饱和度的测量可以作为系统氧提取的标志,床旁超声技术显著提高了休克患者的诊断评价,组织血流灌注的代谢标志物(包括氧提取、乳酸和碱剩余)是微循环复苏的指标,局部氧输送和组织血流灌注的监测是一个随着新技术发展而不断的活跃领域。这些监测技术从不同角度为创伤失血性休克患者提供了用于复苏的指导指标,理解各项指标的产生机制和复苏中的临床意义才能正确地评估创伤失血性休克患者的容量状态,以最小的液体输注获得最大的效益,同时避免各种复苏并发症的发生。

创伤失血性休克患者在复苏时必须动态监测、反复评估血流动力学和代谢指标。创伤失血性休克患者可能存在未控制的活动性出血,可能出现新的病情改变如迟发性损伤等,以及出现复苏不足或复苏过度导致的进一步损害,因此在病情观察和早期复苏过程中需要反复、动态评估血流动力学和氧代谢参数,直到临床改善。评估频率取决于患者代谢紊乱的严重程度,创伤不同阶段评估频率可以不同,未控制的活动性出血患者可能需要对复苏目标进行更加频繁或持续实时监测,而对ICU中出血已手术控制的创伤者,可以减少血流动力学和代谢功能监测次数,对于经损害控制性手术和复苏后相对稳定的创伤患者可能需要更少评估。对创伤失血性休克患者早期复苏阶段的动态密切监测非常有必要,根据监测的结果及时调整治疗方案可以改善创伤失血性休克患者的预后。

创伤失血性休克复苏需重视稀释性凝血病的发生,目标导向改善凝血功能障碍,合理输注血液制品。创伤失血性休克患者中凝血病非常常见,发生率为10%~34%,是影响创伤失血性休克患者死亡率和预后的独立危险因素,其发生取决于创伤和休克的严重程度,包括"丢失-稀释"现象、凝血功能的过度激活、纤溶亢进以及低体温、酸中毒等。床旁血栓弹性成像技术指导止血复苏可能优化创伤失血性休克患者的个体化复苏方案,从而减少不必要的血液产品的使用。对于创伤失血性休克患者的管理必须做到以下两点:①通过临床和凝血功能指标检测定时评估输血治疗的疗效;②对活动性出血的创伤失血性休克患者必须要有合适的大量输血预案作为保障。

创伤失血性休克复苏过程中应及时有效地避免和限制各种并发症的发生。过度容量复苏会导致稀释性凝血病、凝血块不稳定再出血,因而允许性低血压、及时的凝血因子补充以及维持合适的血红蛋白水平在创伤失血性休克复苏时需得到重视。需要注意的是,对某些创伤者,尤其是合并严重颅脑损伤患者的血压和血红蛋白应当保持在较高的水平。大量输血、容量复苏会导致肺水肿、低体温等并发症,导致不良预后。输血相关急性肺损伤的特征是输血后数小时内炎症介导的肺水肿和低氧血症。尽管任何血液制品都可能导致急性肺损伤,但输血浆的风险最高,研究发现优化血浆筛选程序和优先使用男性捐献者的血浆能够有效地减少输血相关急性肺损伤的发生。另外对创伤失血性休克患者,应尽量保温以减少持续热量丢失。

2019年欧洲创伤后大出血与凝血病处理欧洲指南[第5版]为创伤失血性休克患者的提供了一些具体的治疗目标,总结如表27-2。

表 27-2　2019 年欧洲创伤后大出血与凝血病处理欧洲指南(第 5 版)推荐治疗目标

项目	推荐意见
血压	推荐使用限制性容量复苏策略达到目标血压,直到出血得到控制(1B) 　无脑损伤的患者在大出血控制之前应将收缩压维持在 80～90 mmHg(平均动脉压 50～60 mmHg)(1C) 对于严重颅脑损伤(GCS≤8 分)的患者,推荐维持平均动脉压在≥80 mmHg(1C)
体温	推荐早期采取措施减少热量丢失,已发生低体温者需进行复温,达到并维持正常的体温(1C)
休克评估指标	推荐以血乳酸或碱剩余作为评估、监测出血和休克程度的敏感指标(1B)
血红蛋白	推荐将初始血红蛋白水平作为与创伤性凝血病相关的严重出血的指标(1B) 推荐血红蛋白作为活动性出血的标志物,建议重复检测(1B) 推荐维持目标血红蛋白在 70～90 g/L(1C)
大量输血预案	启动大量输血预案时推荐: 输注血浆(新鲜血浆或者灭活血浆),血浆与红细胞比例至少为 1∶2(1C) 输注纤维蛋白原和红细胞(1C)
凝血监测	推荐到达医院时应立即采取措施,监测和支持凝血功能(1B) 推荐在标准的实验室凝血指标和(或)血栓弹力图指导下,采用目标导向策略指导复苏(1B)
PT 以及 APTT	推荐使用血浆维持 PT 以及 APTT 在正常范围的 1.5 倍以内(1C)
纤维蛋白原	血栓弹力图提示功能性纤维蛋白原缺乏或血浆纤维蛋白原水平≤1.5 g/L,推荐输注纤维蛋白原浓缩物或冷沉淀(1C),建议初始的纤维蛋白原治疗量为 3～4 g。重复使用的剂量应在血栓弹力图和实验室测定纤维蛋白原水平的指导下给予(2C)
血小板	推荐输注血小板以维持血小板计数≥50×10^9/L(1C) 对于持续性出血或严重颅脑损伤患者,建议维持血小板计数在 100×10^9/L 以上(2C) 输注血小板的起始剂量为 4～8 U 单血小板,或者 1 份单采的血小板(2C)
钙	推荐在大量输血治疗时监测离子钙水平并保持在正常范围内(1C) 建议使用氯化钙纠正低钙血症(2C)
液体选择	推荐使用等渗晶体液对创伤出血引起的低血压患者进行初始复苏(1A) 推荐使用平衡电解质溶液,避免使用生理盐水,如果使用,最大用量为 1～1.5 L(1B) 建议对于严重颅脑损伤患者,避免使用乳酸林格液等低渗液体(1B) 推荐限制使用人工胶体液(1C)

　　为了提高患者生存率,需要对创伤患者进行早期和目标导向复苏,以逆转休克病理生理紊乱和纠正凝血功能障碍。监测创伤复苏目标和遵循损害控制性复苏的原则已成为创伤失血性休克治疗的重要手段。本章的目的是着重讨论可以用于创伤失血性休克患者目标导向复苏的一些指标。为指导创伤危重患者的早期复苏,改善预后,需要对创伤失血性休克复苏目标进行细致动态的监测,并加强止血复苏的认识。复苏目标由宏观和微观指标组成,目前已有许多不同的复苏目标可以用以指导临床,但需准确解读每一个指标的内涵,根据患者的实际情况选择针对性目标,实施个体化复苏。体格检查、血流动力学参数、氧代谢指标及微循环指标的有效结合将有助于指导最佳复苏,采用损害控制性复苏策略,包括快速出血控制、早期使用血液制品、尽量减少晶体液输注并结合凝血病防治,从而提高创伤失血性休克患者的生存率。

参考文献

［1］王小亭,刘大为.2015 年《重症血流动力学治疗－北京共识》解读［J］.中华重症医学电子杂志,2016,2(2):115-118.

［2］中国医师协会急诊分会.创伤失血性休克诊治中国急诊专家共识［J］.中华急诊医学杂志,2017,26(12):1058-1065.

［3］BOUGLÉ A,HARROIS A,DURANTEAU J. Resuscitative strategies in traumatic hemorrhagic shock［J］. Ann Intensive Care,2013,3(1):1-9.

［4］CHANG R,HOLCOMB J B. Optimal fluid therapy for traumatic hemorrhagic shock［J］. Crit Care Clin,2017,33(1):15-36.

［5］DUCHESNE J C,JR M S N,COTTON B A,et al. Damage control resuscitation:the new face of damage control［J］. J Trauma,2010,69(4):976-990.

［6］GROUP P G U. Level 3 guideline on the treatment of patients with severe/multiple injuries:AWMF Register-Nr. 012/019［J］. Eur J of Trauma Emerg Surg,2018,44(Suppl 1):3-271.

［7］HARRIS T,THOMAS G O,BROHI K. Early fluid resuscitation in severe trauma［J］. BMJ,2012,345(sep11 2):e5752.

［8］HEBERT P C,WELLS G,BLAJCHMAN M A,et al. A multicenter,randomized,controlled clinical trial of transfusion requirements in critical care. Transfusion requirements in critical care investigators,canadian critical care trials group［J］. N Engl J Med,1999,340(6):409-417.

［9］HOLCOMB J B,TILLEY B C,BARANIUK S,et al. Transfusion of plasma,platelets,and red blood cells in a 1:1:1 vs a 1:1:2 ratio and mortality in patients with severe trauma:the PROPPR randomized clinical trial［J］. JAMA,2015,49(1):122-122.

［10］HOLCOMB J B,DEL JUNCO D J,FOX E E,et al. The prospective,observational,multicenter,major trauma transfusion(PROMMTT)study:comparative effectiveness of a time-varying treatment with competing risks［J］. JAMA Surg,2013,148(2):127-136.

［11］MCBETH P B,CHOW L. Monitoring and end-points of trauma resuscitation［J］. Curr Trauma Rep,2017,3(4):1-11.

［12］MONNET X,TEBOUL J L. Passive leg raising［J］. Intensive Care Med,2008,34(4):659-663.

［13］MONNET X,TEBOUL J L. Volume responsiveness［J］. Curr Opin in Crit Care,2007,13(5):549-553.

［14］SPAHN D R,BOUILLON B,CERNY V,et al. The European guideline on management of major bleeding and coagulopathy following trauma:fifth edition［J］. Crit Care,2019,27,23(1):98.

［15］SCHREIBER M A,MEIER E N,TISHERMAN S A,et al. A controlled resuscitation strategy is feasible and safe in hypotensive trauma patients:results of a prospective randomized pilot trial［J］. J Trauma Acute Care Surg,2015,78(4):687-695.

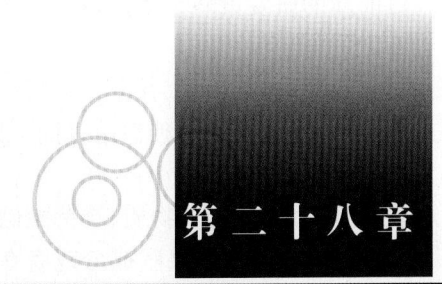

第二十八章 血液代用品研究与创伤性休克应用

刘嘉馨

休克是机体有效循环血量不足,组织血流灌注减少,出现器官障碍的一种综合征,大致可分为低血容量性休克(失血性休克)、感染性/脓毒症休克、过敏性休克、心源性休克以及神经性休克等5类。严重的失血性休克可导致微循环衰竭,微循环血流停止,组织得不到氧气和营养物质的供给,因而致使机体出现重要器官的功能衰竭并导致死亡。

及时恢复血容量、组织血流灌注和氧供是失血性休克复苏的首要任务。理想的复苏液应满足如下的几个要求:①能快速恢复血容量,及时改善微循环血流灌注和氧供;②有携氧功能;③无明显的不良反应,如免疫反应等;④具备细胞保护作用;⑤保存期长、易储存运输且价格合理等。按照理想的复苏液应满足的几个要求,目前作为失血性休克复苏液而广泛使用的几种晶体液或胶体液各有其优势和不足,而近几十年来正在研发的血液代用品(本章特指红细胞代用品)应该更符合理想中的失血性休克复苏液的要求。

第一节 血液代用品的分类

1. 血液代用品　血液代用品(blood substitutes)是指能替代血液中各种成分主要功能的人造非细胞溶液。广义的血液代用品有血浆代用品和血细胞代用品等。狭义的血液代用品不包括血浆代用品,而仅限于红细胞、血小板和白细胞等3种有形成分的代用品。血液代用品早期曾定名为人工血液(artificial blood),20世纪80年代之后国际统一命名为血液代用品。

2. 红细胞代用品　红细胞的主要生理功能是参与运输氧气和二氧化碳,此外,还具有参与物质运输、免疫反应、信息传递及药物作用等功能。目前国内外研究的红细胞代用品(red cell substitutes)仅是行使红细胞携氧、释氧和增加血容量、调节胶体渗透压等的主要生理功能。根据红细胞代用品的特点,美国FDA建议将红细胞代用品定名为氧载体(oxygen carrier)。理想的红细胞代用品应具有无病原体污染、无须交叉配型、无免疫原性、与人体内血液成分具有相容性,半衰期长、具备运输氧、二氧化碳的能力,代谢产物能经过正常的渠道排出,储存时间长,价格合理等特点。目前主要的研究种类有:①血红蛋白类红细胞代用品;②氟碳化合物乳剂类红细胞代用品。

3. 血小板代用品　血小板主要的生理功能是参与正常的止血过程,此外,还具有参与炎症、免疫调节及支持内皮完整性、促进组织创面修复的功能。自20世纪80年代末,欧美、亚洲等地区先后开展了具有止血功能的血小板代用品(platelet substitutes)的研制。研发方向主要是:①模拟血小板黏附的血小板膜类代用品;②模拟血小板聚集的胶原纤维类代用品;③模拟血小板全功能的血小板样代用品。大多数血小板代用品目前均处在实验研究阶段,虽然少数产品进入了临床前和临床研究阶段,但尚没有任何一种血小板代用品应用于临床。目前新的研发策略是模拟血小板功能及其物理、力学特性,减少免疫反应和巨噬细胞清除。

4.白细胞代用品　白细胞的主要生理功能是吞噬和杀伤细菌,包括黏附、趋化、吞噬和杀菌等4个方面。由于多年来成功地研发了大量的抗感染药物,且白细胞在临床上很少单独输用,目前很少开展白细胞代用品(leucocyte substitutes)的相关研究。

5.血浆代用品　血浆的主要生理功能是维持循环血量、运载细胞、氧气和能量物质、维持酸碱平衡和渗透压等。广义上的血浆代用品(plasma substitute)是指能代替血浆中的某些成分或者在一定程度上代替血浆的功能,在一定时间内维持乃至增加血容量,维持循环血量,改善微循环,发挥运载血细胞为机体供氧和供能的作用,因此血浆代用品又称血浆扩容剂(plasma expander)。广义上的血浆代用品按分子量大小可分为晶体液(crytalloids)和胶体液(colloids)两大类,狭义上的血浆代用品是一种高分子量的胶体溶液,通过胶体渗透压的作用扩张循环血量。血浆代用品也是重要的失血性休克的复苏液。

第二节　红细胞代用品的研发

一、血红蛋白类红细胞代用品研发概况

(一)概述

由于血源紧缺和病毒污染问题推动了血液代用品的研究,血红蛋白类红细胞代用品(hemoglobin-based oxygen carrier,HBOC)成为研究的重点。血红蛋白(hemoglobin,Hb)是红细胞运送氧气的载体,利用血红蛋白研究和制备红细胞代用品是一种理想的选择。

血红蛋白的分子量为64 000,由2个α亚基和2个β亚基共4个亚基构成,在与人体环境相似的电解质溶液中血红蛋白的4个亚基可以自动组装成$\alpha_2\beta_2$的形态。每个亚基由一条肽链和一个血红素分子构成,肽链在生理条件下盘绕折叠成球形结构称之为珠蛋白,珠蛋白把血红素(heme)分子包在里面。血红素是一个具有卟啉结构的小分子,在卟啉分子中心,由卟啉中4个吡咯环上的氮原子与一个Fe^{2+}配位结合,珠蛋白肽链中第8位的组氨酸残基中的吲哚侧链上的氮原子从卟啉分子平面的上方与Fe^{2+}配位结合,Fe^{2+}居于环中,Fe^{2+}的6个配位键中有4个与吡咯环的N配位结合,1个与近端的HisF8结合,第6个用来结合O_2等外源性配体,未结合配体时该配位键是空的,故生理状态下Hb的血红素–铁是“五配位”形式(图28-1)。

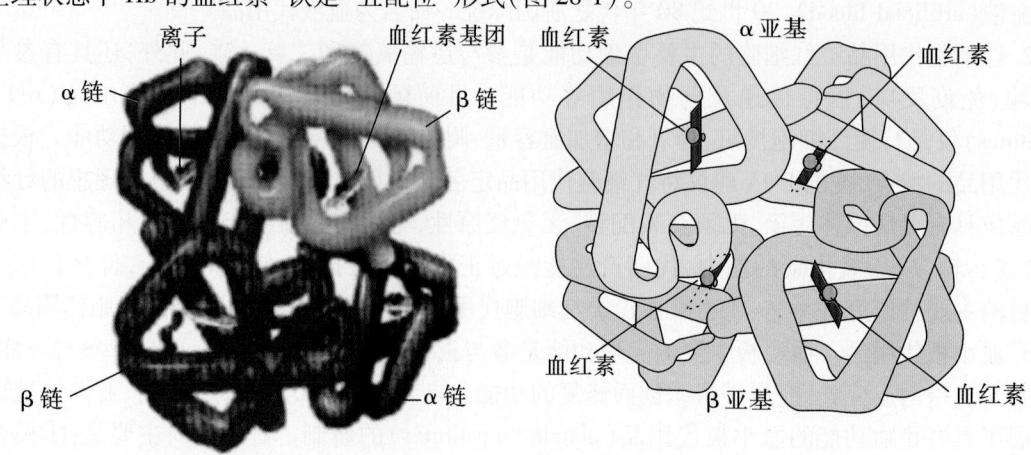

图28-1　血红蛋白结构

当血红蛋白不结合氧分子时,就有一个水分子从卟啉环下方与 Fe^{2+} 配位结合,4 个珠蛋白亚基之间的相互作用力很强,没结合氧的血液呈淡蓝色。当 Hb 与氧结合时,则一个氧分子就顶替了水分子的位置形成氧合血红蛋白(HbO_2),使血液呈鲜红色。每个珠蛋白结合 1 个血红素,其 Fe^{2+} 可逆地结合 1 个氧分子。

血红蛋白的载氧功能:血红蛋白的载氧功能与其亚基结构的 2 种状态有关。在含氧丰富的肺中,亚基结构呈松弛状态(R 状态),O_2 极易与血红素结合成 HbO_2,HbO_2 将氧运载至需氧组织;在缺氧组织中,亚基处于紧张状态(T 状态),血红素不能与氧结合,HbO_2 快速解离,将 O_2 释放。血红蛋白与 O_2 结合的过程是一个非常神奇的过程。首先一个 O_2 与血红蛋白的一个亚基结合,与 O_2 结合之后的珠蛋白结构发生变化,引起整个血红蛋白结构的变化,这种变化使第二个 O_2 更容易与血红蛋白的另一个亚基结合,以此类推直到构成血红蛋白的 4 个亚基分别与 4 个 O_2 结合。在组织内释放氧的过程也是这样,一个 O_2 的离去会刺激另一个 O_2 的离去,直到完全释放所有的 O_2,这种现象称为协同效应。血红素分子结构由于协同效应,血红蛋白与 O_2 的结合曲线呈 S 形(图 28-2),在特定范围内随着环境中氧含量的变化,其结合率有一个剧烈变化的过程,生物体内组织中的氧浓度和肺组织中的氧浓度恰好位于这一突变的两侧,因而在肺组织,血红蛋白可以充分地与 O_2 结合,在体内其他组织处则可以充分地释放所携带的 O_2。当环境中的氧含量过高或过低的时,氧结合曲线却非常平缓,血红蛋白与 O_2 的结合率没有显著变化,因此健康人即使呼吸纯氧,血液运载氧的能力也不会有显著的提高,从这个角度而言,健康人吸氧所产生作用远不及直接输注血红蛋白,特别是在人体大失血的情况下,血红蛋白的作用更是吸入纯氧所无法替代,这是因为血红蛋白不仅有载氧功能,而且还有维持血压稳定的功能。

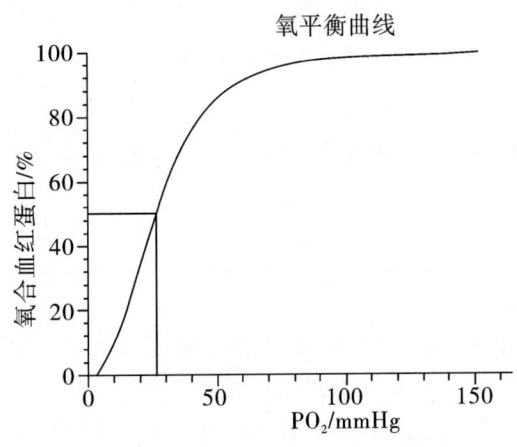

图 28-2　血红蛋白氧解离平衡曲线

1934 年,Amberson 等曾用牛血红蛋白的 Locke-Ringer 溶液给犬、猫、兔动物换血时发现,上述溶液除有一定的携供氧能力外,还有足够的胶体渗透压,但输入这种液体也会引起凝血活性增高,出现弥散性血管内凝血和肾明显损害,甚至导致动物死亡。20 世纪 50 年代,Earnshaw、佐野、日高等先后研制出能模拟红细胞携氧功能的血红蛋白组氨酸钴制剂的"人工血液",在与右旋糖酐(dextran)等给猫输注的比较实验中有延长存活时间的作用;做离体蛙心脏血流灌注实验观察到有增强心肌收缩力的效应,但在生理条件下释氧效果欠佳。Rabiner 等经过长期研究,首次阐明裂解红细胞膜所得的血红蛋白溶液引起毒副反应的原因是红细胞膜基质颗粒和水溶性磷脂物质,1967 年他和 Doclye 等率先研制出的无基质血红蛋白(stroma-free Hb,SFH)给犬换血至血细胞比容0.03 时,动物仍能存活一定时间而血流动力学变化不大。Bunn 和 Jandi 于 1967 年研制出交联血红蛋白,延长了血红蛋白在血液循环中的半衰期。Benesch 在 1972 年通过 5-磷酸吡哆醛(pyridoxal 5-phosphate,PLP)与血红蛋白的结合,降低了血红蛋白与氧的结合力,增加了氧对组织的释放。随着 20 世纪 80 年代人们对于艾滋病等经输血传播病毒的血液安全性的担忧,许多学者和科技公司在血红蛋白纯化、交联或与大分子物质结合等方面进行了开创性研究。

自 20 世纪 90 年代起,美国食品药品监督管理局(FDA)先后批准了 Baxter 公司聚合人 Hb 溶液(HemAssist)、Northfield 公司聚合人 Hb 溶液(PolyHeme)、Biopure 公司聚合牛 Hb 溶液(Hemopure、HBOC-201)、Somatogen 公司重组 Hb 溶液等多种红细胞代用品开展 I 期临床试用,至1999 年完成或接近完成了 Ⅲ 期临床试用研究(表 28-1)。1999 年 9 月 27—29 日,FDA 在美国主持召开了 HBOC 的临床应用安全和效果讨论会。2001 年南非和 2011 年俄罗斯先后曾批准 Biopure公司产品 HBOC-201 用于急性或恶性贫血治疗。但在 2008 年和 2009 年,Natanson 和 Silverman 分别在《美国医学会杂志》(The Journal of the American Medical Association,简称 JAMA)和《麻醉学》(Anesthesiolgy)杂志上发表了对各公司 HBOC 产品临床研究结果的综述性报告,统计表明虽然HBOC 制品对失血性休克和临床围术期失血患者治疗的总存活率达 90% 左右,与对照组无统计学差异,但其不良反应发生率却明显高于对照组。鉴于对 HBOC 产品安全性的担忧(如血管收缩导致患者的血压升高、炎症反应、氧化应激反应、肾毒性及致死率高于常规输血对照组)是美国 FDA最终没有批准 HBOC 产品上市申请的主要原因。目前仍有部分公司和机构的 HBOC 产品处于研发和临床研究过程中。HBOC 作为缺氧治疗剂用于院前急救,治疗重度失血性休克、缺血性心脑血管疾病以及作为肿瘤的放化疗增敏剂和离体器官保护液等方面的应用仍具有很强的现实意义。

表 28-1　开展临床研究的几种血红蛋白类红细胞代用品

制品简称	原料来源	修饰方式	公司
Polyheme	人血	戊二醛交联、PLP 修饰	美国 Northfield 公司
Poly-Bovine Hb	牛血	戊二醛交联	美国 Biopure 公司
Hemolink™	人血	开环棉子糖交联、PLP 修饰	加拿大 Hemosol 公司
DCLHB	人血	双阿司匹林分子内交联	美国 Baxter 公司
rHb1.1	重组血红蛋白	大肠埃希菌表达、分子内交联	美国 Somatogen 公司
PEG-Hb	牛血	PEG 共价结合	美国 Enzon 公司
PHP	人血	聚氧乙烯共价结合	美国 Ajinomoto/Apex 公司

游离血红蛋白(Hb)在血液循环中很快由四聚体分解成二聚体并通过肾排出,不能直接作为红细胞代用品,需要进行化学修饰稳定血红蛋白的四聚体结构、交联聚合血红蛋白提高分子量以延长在体内的循环时间,以及获得适合的 P_{50} 值(氧饱和度为 50% 时的氧分压)和 S 形氧解离曲线,满足向缺血组织输送氧气的需求。

HBOC 是一类将同种异体(过期人血、胎盘/脐带血等)、异种(牛、猪、海蚯蚓等)血红蛋白进行修饰或包装,或经基因工程重组的血红蛋白,具有向组织输送氧气的功能。HBOC 按结构可分为化学改构和微囊化血红蛋白。其中化学改构主要有高聚物修饰、分子间交联或分子内修饰等;微囊化技术有脂质包埋化血红蛋白(lipid-embedded hemoglobin,LEH)和纳米材料包囊血红蛋白等。HBOC 按功能可分为第一代如磷酸吡哆醛、戊二醛等修饰交联的血红蛋白,具有携释氧功能;第二代为聚乙二醇(polyethylene glycol,PEG)修饰、微囊包裹的血红蛋白等,具有携释氧和减少免疫反应的功能;第三代为包含红细胞酶类的交联血红蛋白,不但具备携释氧功能,还具备一定的抗氧化、清除自由基的功能。

(二)交联类血红蛋白制品

血红蛋白 $\alpha_2\beta_2$ 亚基接触有两类:一类是 $\alpha_1\beta_1$ 接触和 $\alpha_2\beta_2$ 接触,这类接触被称为装配接触,其接触面积较大较为稳定,当血红蛋白从脱氧形式变为氧合形式时它们保持不变;另一类是 $\alpha_1\beta_2$ 接触和 $\alpha_2\beta_1$ 接触这类接触称为滑动接触。由氢键和盐桥起着稳定作用,当血红蛋白因氧合作用而发生构象变化时,这些接触也发生改变,由于滑动接触易受盐、pH 值、温度等的影响,这种作用力容易断裂,造成血红蛋白四聚体容易解聚成 2 个 αβ 二聚体,直接输入人体具有很强的毒性。因此在设计 HBOC 分子时,主要通过稳定血红蛋白四聚体并增加分子量或者增加分子半径来克服纯化血红蛋白的缺点。

交联型血红蛋白主要分为两类:分子内交联型和分子间交联型。

1. 分子内交联血红蛋白　分子内交联主要以特殊结构的小分子如吡哆醛衍生物、双阿司匹林等插入到血红蛋白的空穴中,在分子内使血红蛋白交联。

(1)美国 Baxter 公司研发并设计的 DCLHb 由双阿司匹林交联人过期血 Hb 分子,其 Hb 浓度大约为 100 g/L,分子量 64 000,P_{50} 约为 32 mmHg,pH 值(37 ℃)为 7.4,胶体渗透压为 42 ~ 44 mmHg,是一种研究较为成熟的稳定的四聚体。但临床研究发现单个四聚体血红蛋白分子可扩散进入血管壁内层的细胞间隙结合 NO,引起血管收缩导致的高血压,以及由血红蛋白引起的氧化应激等不良反应,1998 年中断了临床研究。

(2)中国香港新意康公司同样采用双阿司匹林交联牛 Hb 形成的单个四聚体血红蛋白后使用巯基封住 NO 结合位点,使其不能清除 NO 从而防止引起高血压,同时采用小分子抗氧化剂 *N*-乙酰半胱氨酸(*N*-acetyl-L-cysteine,NAC)修饰血红蛋白以解决其引起的氧化应激等问题。该产品目前已经完成临床前安全评价,被英国批准进入 I 期临床研究。

2. 分子间交联血红蛋白　早期研究发现聚合血红蛋白可以延长血管内保留时间并降低胶体渗透活性;聚合后的血红蛋白分子量较大,可以减弱其输注后引起的血管收缩等不良反应。血红蛋白表面有多个赖氨酸残基,利用多醛基分子如戊二醛、氧化棉子糖、氧化腺嘌呤等醛基和氨基基团反应形成希夫碱将多个血红蛋白互相交联起来形成血红蛋白的分子间交联。

(1)PolyHeme 是美国 Northfield 实验室用过期人血经过溶解红细胞和一系列的过滤得到纯化的人 Hb,用吡哆醛分子内交联,再用 Chang 1971 年建立的戊二醛分子间聚合的基本方法形成 Hb 聚合体。该产品中 Hb 浓度大约为 140 g/L,P_{50} 约为 20 mmHg,含 85% 聚合 Hb,15% 左右四聚体 Hb,二聚体 Hb 含量<1%。其胶体渗透压为 20 ~ 25 mmHg,高铁血红蛋白含量小于 8%。在完成Ⅲ期临床研究后,因未获 FDA 批准,PolyHeme 于 2009 年终止开发。

(2)Hemopure(HBOC-201)是美国 Biopure 公司采用超纯的牛 Hb,用戊二醛做交联剂,进行分子内和分子间交联形成的聚合牛血红蛋白溶液。HBOC-201 在等渗乳酸林格液中 Hb 浓度为 130 g/L。其在血浆中的清除时间根据输入剂量的变化而变化,当剂量为 45 g 时,血浆中清除的半衰期大约为 20 h。与人红细胞的 P_{50} 约为 27 mmHg 相比,HBOC-201 的 P_{50} 可达到 38 mmHg 以上,具有较低的氧亲和力,能够有效向组织供氧。其平均分子量为 250 000,四聚体血红蛋白含量< 2%,pH 值 7.40±0.05,胶体渗透压为 25 mmHg,黏度为 1.3 cp。2001 年 4 月,HBOC-201 在南非批准用于急性贫血的治疗,88% 的患者减少或延迟了异体 RBC 输血;2011 年 7 月获准在俄罗斯用于急性贫血的治疗。

(4)Hemolink 是加拿大 Hemosol 公司采用氧开环棉子糖作为交联剂,分子内共价交联形成稳定的四聚体,然后用开环棉子糖与四聚体表面的氨基酸反应,分子间聚合形成 128 ~ 600 000 大小的聚合物,最终的产品 Hemolink 包括约 40% 的四聚体和约 55% 的聚合物,胶体渗透压为 26 mmHg。在完成心脏手术的Ⅱ和Ⅲ期临床试验后,基于安全性(高血压、黄疸、尿液变色和胰酶升高)考虑,暂停了对 Hemolink 的临床试验。

(5)戊二醛聚合猪血红蛋白制品由中国国家微纳检测工程技术研究中心、西北大学和陕西佰美基因股份有限公司合作开发的聚合猪血红蛋白(polymerized porcine hemoglobin,pPolyHb),是以猪血为原料,进行分子内和分子间交联形成 pPolyHb。产品 Hb 浓度为(105±5)g/L,平均分子量为 600 000±50 000,pH 值 7.4±0.05。产品引入抗自由基系统,采用独特的戊二醛交联技术,可有效减轻或避免血压升高、自由基损伤等不良反应。

(6)Chang 和 Bian 在他们原有 Poly-[Hb-SOD-CAT]制品研究的基础上,又偶联了红细胞中另外一种重要的酶组分——碳酸酐酶(carbonic anhydrase,CA),形成了一种可溶性纳米级 Poly-[Hb-SOD-CAT-CA]新制品。该制品兼具红细胞特有的 3 种生理功能:携供氧、清除氧自由基及运输二氧化碳。他们在失血 2/3 的失血性休克大鼠模型中等量还输上述制品,90 min 后,被试动物 100% 成活,而且更能有效地保持血液内的 PCO_2 水平,同时,检测血液 PO_2、血浆乳酸盐、肌钙蛋白等指标均无明显变化。Chang 等称此项制品为全功能的红细胞代用品。

(三)化学修饰类血红蛋白制品

20 世纪 70 年代,美国罗杰斯大学的 Frank Davis 教授发明了聚乙二醇修饰蛋白质技术。聚乙二醇修饰克服了非人体来源蛋白质输入人体时可能出现的免疫原性,并可延长蛋白质在体内的半衰期。除了分子内交联和分子间聚合外,用聚乙二醇修饰血红蛋白不仅可以通过增大血红蛋白的尺寸和分子量避免血红蛋白尿的产生和肾损伤,而且通过聚乙二醇的屏蔽作用也可避免动物源血红蛋白作为人血液代用品时可能出现的免疫原性,能够利用丰富的动物来源的血红蛋白;同时,聚乙二醇修饰也具有延长被修饰血红蛋白在血液中的半衰期。聚乙二醇修饰血红蛋白的研究大部分是以牛血红蛋白为原料,主要原因是除了牛血红蛋白来源丰富之外,牛血红蛋白在结构稳定性上优于人血红蛋白和猪血红蛋白,而且其携释氧功能仅需要通过氯离子调节,溶液中有氯化钠的存在就可以实现载氧。

美国 Enzon 公司的 PEG-Hb 是聚乙二醇修饰的牛血红蛋白,Sangart 公司的 Hemospan 是聚乙二醇修饰的人血红蛋白,两者都曾被 FDA 批准进行过大规模的临床试验。

(四)包囊类血红蛋白制品

成熟红细胞富含血红蛋白但没有细胞核和细胞器,利用生物工程技术将血红蛋白装载在封闭的结构中能够实现类红细胞的功能。Chang 早在 1957 年就尝试将血红蛋白用聚合物膜包裹起来,并提出了"人工红细胞"的概念。与化学改性血红蛋白相比,这种模拟红细胞的胞体结构理论上具有以下优点:①由于没有经过化学修饰,能够更好地保持血红蛋白的功能;②可包裹携氧效应调节因子,降低血红蛋白的氧亲和力,增强释氧能力;③可同时加入各种酶体(如高铁血红蛋白还原酶),模拟天然红细胞的携氧代谢系统;④血红蛋白经包裹后,降低了整体的胶体渗透压,可以实现高浓度血红蛋白的灌输;⑤可对微囊膜的成分进行调整,使其在循环系统中具有较长的半衰期。

根据载体材料与血红蛋白的结合方式不同,细胞(包囊)型红细胞代用品可分为微囊型红细胞代用品、复合型红细胞代用品和微凝胶负载血红蛋白。

1. 微囊型红细胞代用品

(1)脂质体包囊型红细胞代用品:磷脂可以在水相中组装成脂质体,脂质体由于其类细胞的结构与组成,被认为是一种包裹血红蛋白的理想材料。日本早稻田-庆应大学课题组在脂质体包裹血红蛋白做出了杰出的工作,他们以天然存在的脂质为基础,通过筛选和改性,确定了卵磷脂、胆固醇、负离子脂质和聚乙二醇化脂质等混合组分为膜材,包裹血红蛋白、调节因子、还原剂等,并通过后期挤出、超滤、灭菌等工序,解决了包裹效率、蛋白活性维持、蛋白泄露、颗粒聚集融合及体内相容性等诸多问题,制备出粒径均一、稳定、高蛋白含量的脂质体颗粒。其制备的血红蛋白囊泡(hemoglobin-vesicles,HbV)具有以下优势:①血红蛋白在脂质体中的浓度达到 350~400 g/L,得到的脂质体分散液为 100 g/L,接近于人体血液血红蛋白的浓度;②优化后的磷脂可有效抑制血小板活化和补体活化,减轻免疫反应;③聚乙二醇(PEG)修饰提高了产品的血液相容性和体内循环半衰期,产品在室温可以存储 1 年以上,且保持性能基本不变;④脂质体的胞体结构避免了血红蛋白分子带来所有毒副作用;⑤尺寸为 250 nm 的 HbV 颗粒在血浆中可以均匀分散且可通过较窄的毛细血管。其将 HbV 产品分散于 5% 重组人血清白蛋白中制成的血液代用品在失血性休克、血液稀释、换血等大量动物模型中都取得了良好的复苏效果,且未出现第一代血液代用品相关的毒副作用,目前其制造工艺已初步形成,正在寻求风险公司的投资以实现大规模生产和临床试验。

(2)高分子纳米囊型红细胞代用品:高分子微囊用于血红蛋白载体具有生物相容性好、可设计性强以及易于规模化生产等特点,特别是近年来生物可降解聚合物的发展,具有可体内降解、无免疫反应等优势,用于包裹血红蛋白具有巨大的应用前景。

Chang 在 20 世纪 90 年代开始用生物可降解的聚乳酸(PLA)、聚乳酸-羟基乙酸(PLGA)、氰基丙烯酸异丁酯、磷脂等材料通过乳化成球或乳液聚合的方法得到亚微米结构担载血红蛋白,血红蛋白的携氧能力和协同效应都得到很好的保持。另外,Chang 等人选用两亲性共聚物 PEG-PLA 通过双乳液法纳米包裹血红蛋白[原始(胎儿)血红蛋白,primitive(fetal)hemoglobin,HbP],通过优化组成可以将血红蛋白在大鼠体内的循环半衰期由 1.3 h 提高到 16 h,体内灌输 1/3 血液体积的 HbP 分散液,未对肾、肝、脾等器官产生永久损伤。Chang 等人还尝试以 PEG-PLA 纳米囊同时包裹血红蛋白和红细胞酶体,膜层良好的通透性可以使葡萄糖、氧气等小分子自由通过,具有完全仿生红细胞的结构。

通过改变聚合物的亲疏水比例,可以在水溶液中自聚集成类脂质体的中空囊泡结构,为红细胞代用品的设计提供了新的途径。Palmer 首先尝试用聚乙二醇-聚丁二烯(polyethylene glycol-polybutadiene,PEG-PBD)、PEG-PLA、PEG-PCL 等生物相容性的材料通过自组装手段制备了包裹血红蛋白的高分子囊泡(聚合物包裹的血红蛋白,polymersome encapsulated hemoglobin,PEH),并证明其可以实现在体内循环状态下的有效载氧。我国在生物可降解聚合物微囊包裹血红蛋白方向也做了大量深入的研究。景遐斌和黄宇彬课题组详细研究了生物可降解的聚肽、聚酯类材料在水溶液里的自组装行为,并探索发展了多种无损包裹血红蛋白的技术,得到了多种包裹血红蛋白的胶囊产品,并对其协同携氧能力、高铁血红蛋白含量、体外稳定性及血液相容性等性能进行了大量的优化研究。另外,将胶囊产品与血浆代用品(羟乙基淀粉,HES)联用,制备成了 HbV/HES 复苏液,在大鼠血液稀释-换血模型进行液体灌输,不仅起到了很好的扩容供氧作用,而且有效避免了游离血红蛋白引起的肾毒性。目前该课题组的研究处于国际领先水平。

2. 复合型红细胞代用品　在纳米囊型红细胞代用品的实际应用中,由于血红蛋白是物理包裹在纳米囊内,都出现了不同程度的泄露,而游离血红蛋白的产生增加了体内灌输的风险。研究人员尝试了多种手段来提高纳米囊的稳定性,如优化包裹技术,交联、键合高分子量聚合物等,Chang 等人还尝试将多聚血红蛋白包裹在高分子纳米球中,用以避免游离血红蛋白的泄露。近年来随着微纳米制备技术的发展,为了彻底避免游离血红蛋白的产生,人们尝试将血红蛋白固定在载体中,作为微结构的一部分,兼具化学修饰血红蛋白和纳米囊型红细胞代用品的特点,出现了一系列新型的血红蛋白载体,呈现出巨大的研究发展前景,其中以胶束、层层自组装和纳米凝胶结构研究较为深入。

3. 微凝胶负载血红蛋白　水凝胶是一类具有三维网络结构的材料,具有在水溶液中可逆溶胀收缩的性质,有利于包载蛋白、细胞等,而且其可以通过引入多种刺激响应性物质来调节凝胶的渗透能力。Palmer 等人通过脂质体包裹凝胶单体 N-异丙基丙烯酰胺(N-isopropylacrylamide,NIPAM)和牛血红蛋白,利用 NIPAM 的原位光引发聚合,得到具有温度敏感的微凝胶,同时将蛋白键合在凝胶内,通过温度变化来诱发 PNIPAM 水凝胶纳米粒的膨胀和收缩,进而调节氧气传输速率。Palmer 等人用同样的方法将牛血红蛋白键合在 pH 敏感的聚丙烯酰胺(polyacrylamide,PAAM)水凝胶中,得到高氧亲和力的氧载体,通过改变体系的 pH 值调节血红蛋白的交联程度,进而影响血红蛋白的携氧能力。

(五)重组类血红蛋白制品

血红蛋白的晶体结构早已解析清楚,对血红蛋白每个氨基酸所起的作用也有了较深刻的了解。利用基因工程技术在细胞中表达的人重组血红蛋白(recombinant hemoglobin,rHb)制备基因重组型血红蛋白载氧体(recombinant hemoglobin-based oxygen carriers,rHBOC)是红细胞代用品研究的一种重要方法。

重组型血红蛋白载氧体除了具有化学修饰的血红蛋白载氧体的优点之外,还具有以下优点:①所表达的重组蛋白质和人血红蛋白有完全一样的序列;②可以发酵生产,血红蛋白来源不受限制;③无病原微生物污染;④重组血红蛋白分子大小均一;⑤能够通过重组技术将突变引入蛋白质,表达的重组血红蛋白性能更有利于制备载氧药物,有更低的不良反应。作为载氧体的重组血红蛋白,一般认为需要有以下特征:①更大的分子量,防止透过血管内皮细胞向外渗透;②适宜的氧亲和力 P_{50},有利于血红蛋白载氧体对氧的运输和在需氧组织释放;③降低 NO 和氧合血红蛋白双加氧反应的速率,降低对 NO 清除(NO scavenging)的作用和诱发高血压的作用;④提高对自身氧化(autoxidation)和氧化作用的抗性,阻止氧自由基的产生。

rHb1.1 和 rHb2.0 分别是美国 Somatogen 公司和 Baxter 公司的产品,也是到目前为止进行了临床试验的重组血红蛋白载氧体产品。其他重组血红蛋白载氧体产品临床试验尚未见报道。rHb 1.1 在临床 Ⅰ 期人体安全性评价试验中,没有显示出肾毒性,但显示出典型的血红蛋白载氧体产品的不良反应:使用后外周血管阻力增加,血压显著增高,在失血性和创伤性休克治疗中有增加出血的可能。该公司已停止了 rHb1.1 的研究工作。rHb2.0 是在 rHb1.1 的基础上进行了改进,产品的安全性和有效性较 rHb1.1 有所改善,Ⅰ 期临床试验表现了较好的效果。但 Baxter 公司仍然在 2003 年终止了 rHb2.0 的研发。近年来,通过置换酪氨酸与珠蛋白相关位点的氨基酸残基构建电子传递途径成为重组血红蛋白载氧体研究的新的方向。

(六)临床研究效果及存在的共性问题

1. HBOC 制品的理化指标和临床研究效果　自 1989 年起美国 FDA 已先后批准多家有代表性的 HBOC 制品投入临床研究,其制备工艺和理化性质不尽相同(表 28-2)。各公司对其产品的临床研究均有报道。Natanson 和 Silverman 分别于 2008 年和 2009 年在 JAMA 和 Anesthesiology 杂志上做了综合性报告。其统计表明,HBOC 制品对失血性休克和临床围术期失血者治疗均取得了可喜的结果,救治总存活率达 90% 左右,与对照组无统计学差异,但其不良反应发生率明显却高于对照组(表 28-3)。

表 28-2　美国临床研究的 5 个 HBOC 产品的理化特性

项目	Hemopure 聚合牛 Hb	HemoAssist 内聚人 Hb	Hemospan 人 Hb-PEG	Polyheme 聚合人 Hb	Hemolink 聚合人 Hb
血红蛋白浓度/(g/L)	120 ~ 140	100	43	100	100
P_{50}/mmHg	38	32	4 ~ 6	20 ~ 22	39
胶体渗透压/mmHg	25	42	50	20 ~ 25	26
黏度/cp	1.3	1.2	2.5	1.9 ~ 2.2	N/A
平均分子量	250 000	64 000	95 000	150 000	32 000 ~ 500 000
高铁血红蛋白/%	<10	<5	<10	<5	N/A
半衰期/h	19	6 ~ 12	20	24	14 ~ 20
保质期/年	3	1+	1.25	1+	N/A
储存温度/℃	2 ~ 30	<5	−20	4 ~ 8	N/A

表 28-3　美国临床研究的 5 个 HBOC 产品的病死率及主要不良反应统计

公司	Baxter ($n = 1\ 009$)		Biopure ($n = 1\ 326$)		Hemosol ($n = 401$)		Northfield ($n = 1\ 080$)		Sangart ($n = 130$)	
项目	实验组 (504)	对照组 (505)	实验组 (708)	对照组 (618)	实验组 (209)	对照组 (192)	实验组 (623)	对照组 (457)	实验组 (85)	对照组 (45)
死亡数	78	61	25	14	1	4	73	39	2	0
构成比/%	15.5	12.1	3.5	2.3	0.5	2.1	11.7	8.5	2.4	0.0

公司	Baxter ($n=1\,009$)		Biopure ($n=1\,326$)		Hemosol ($n=401$)		Northfield ($n=1\,080$)		Sangart ($n=130$)	
项目	实验组 (504)	对照组 (505)	实验组 (708)	对照组 (618)	实验组 (209)	对照组 (192)	实验组 (623)	对照组 (457)	实验组 (85)	对照组 (45)
高血压	76	38	166	59	113	75	N/A	N/A	7	1
构成比/%	15.1	7.5	23.4	9.5	54.1	39.1	N/A	N/A	8.2	2.2
充血性心力衰竭	N/A	N/A	0	1	0	2	17	20	N/A	N/A
构成比/%	N/A	N/A	0.0	0.2	0.0	1.0	2.7	4.4	N/A	N/A
心肌梗死	6	1	14	4	14	7	29	2	2	0
构成比/%	1.2	0.2	2.0	0.6	6.7	3.6	4.7	0.4	2.4	0.0
急性肾功能衰竭	1	3	10	4	2	2	N/A	N/A	N/A	N/A
构成比/%	0.2	0.6	1.4	0.6	1.0	1.0	N/A	N/A	N/A	N/A

表 28-3 内所列不良反应显示,HBOC 组在死亡数、高血压、心肌梗死等发生率明显高于对照组。引起这些不良反应发生的原因目前尚无统一定论。但多数学者分析认为其主要原因是:①现有的 HBOC 输入后迅速大量结合血液中和血管内皮细胞内的舒张因子一氧化氮(NO)而引起血管收缩、血压升高等不良反应;②由于血红蛋白的自氧化反应所产生活性氧、自由基对组织器官的损伤作用。因此,有关血红蛋白类红细胞代用品临床毒副作用产生的机制及其解决方案已经成为目前血液代用品研究领域的热点问题。

2. HBOC 制品临床研究中存在的共性问题及研究策略

(1)降低或控制血管活性反应:HBOC 在临床前试验研究和临床试验中出现的血管活性反应,如心率加快、血管收缩、血压持续升高和胃肠不适等不良反应,已初步证实主要是由于四聚体或多聚体血红蛋白对血管舒张因子一氧化氮(NO)的结合速度和能力远超过正常红细胞所引起。HBOC 输入体内后不仅能迅速地降低循环血流中的 NO 含量水平,而且小分子血红蛋白能通过血管内皮屏障而结合血管内皮细胞间隙的 NO,从而引起血管收缩、平滑肌痉挛,进一步导致高血压和胃肠疼痛等不良反应。据此,中国香港黄炳镠等采用先以 NO 封住 Hb 分子上结合 NO 的巯基位点的方式阻止 NO 的再结合;美国 Enzon 公司、Sangart 公司和中国苏志国等以 PEG 在巯基位点上修饰 Hb 而形成 PEG-Hb 复合物,PEG-Hb 还增加了 HBOC 制品的分子量和分子半径,PEG 又形成了 HBOC 制品外围的亲水层,有利于延长其在血液循环内的半衰期和降低异种蛋白的免疫原性;Alayash 等合成出触珠蛋白(haptoglobin,也称结合珠蛋白)的血红蛋白复合物。这些途径均初步解决了 HBOC 制品引起的血管活性反应导致的毒副作用问题。

(2)降低或消除血红蛋白的氧化应激反应:正常红细胞内除有 95% 左右的 Hb 外,还含有相适应量的超氧化物歧化酶(superoxide dismutase,SOD;又称过氧化物歧化酶)、过氧化氢酶(catalase,CAT)等还原酶体系,在生理条件下始终保持氧化与还原的平衡,输入正常红细胞不会引起氧化应激反应。由于血红蛋白离开红细胞膜后非常容易自氧化,所产生的氧自由基等所引起的氧化应激反应可导致心肌受损等严重不良反应。学者们采用仿生学理念制备了各种抗氧化应激反应的 HBOC 制品。加拿大 Chang 等率先将牛血红蛋白与牛红细胞中的 SOD 和 CAT 形成聚合血红蛋白复合物(PolyHb-SOD-CAT);Hsia(夏长任)等合成出血红蛋白与抗氧化剂聚合一氧化氮的复合物;杨成民、刘嘉馨、黄炳镠等在 HBOC 溶液中加入适当的小分子抗氧化剂等。这些改进措施均在动物实验中得到了预想的效果,可有效解决自由基引起的氧化应激的不良反应。

（3）适当降低和优选合适的 HBOC 的剂量：任何药物的安全与疗效均与使用剂量直接相关。HBOC 制品在 1989 年开始试用临床时，参照红细胞输血的标准将 HBOC 浓度定为 12% ~ 14% ，对持续出血的患者，一次连续输用量高达 4 000 ml/ 人以上，个别达 10 000 ml/ 人。后来的研究发现：由于脱离了红细胞膜，HBOC 的供氧能力是红细胞内血红蛋白供氧能力和效率的 5 ~ 10 倍，与红细胞输血时相比，相同血红蛋白剂量的 HBOC 易造成体内的"氧过载"。当将 HBOC 的浓度逐渐从10% 、8% 、6% 直至最低降至 4.2% 时，与输注高浓度的 HBOC 相比，在改善缺血缺氧方面并无显著性差异。适当降低和优选合适的 HBOC 的剂量在保证必要疗效的前提下也将有利于降低不良反应和制品成本。

（4）降低平均分子量：20 世纪 90 年代开展临床研究的 HBOC 制品的平均分子量偏大（400 000 ~ 600 000），临床研究中发现超大分子量的溶液其黏度高、血液流变学和血流动力学效果不良，而且在长时间保存中易于出现不溶微粒，目前倾向于将分子量控制在 100 000 ~ 300 000。

（5）增加血红蛋白类携氧载体的生理功能：根据红细胞的主要生理功能，除了向组织器官有效供氧外，还要带走排泄废物二氧化碳。Bian 等在 PolyHb-SOD-CAT 制品的基础上，又加入碳酸酐酶（carbonic anhydrase，CA）而聚合成 PolyHb-SOD-CAT-CA 的多功能复合物。他们研究报告表明，这种复合化合物除了能有效地保持给缺氧组织器官的供氧功能外，也可能防止由自由基引起的毒副作用，同时还能携带二氧化碳通过肺排出而有利于预防酸中毒。

二、全氟碳化合物类红细胞代用品研发概况

（一）全氟碳化合物类红细胞代用品的研发进展

全氟碳化合物（perfluorocarbon，PFC）是一类通过化学合成产生、具有良好氧气溶解能力的生物惰性化合物，其分子量通常在 450 000 ~ 500 000。PFC 对氧气有很好的溶解特性，有液态氧之称。1966 年，美国 Cincinnati 大学的 Clark 发现小鼠在美国 3M 公司生产的氟碳化合物 FX-80（含氟丁基四氢呋喃）的溶液中常压下可以自由呼吸而存活，开启了 PFC 作为氧载体的红细胞代用品研究。

氟碳化合物乳剂溶解氧的能力是水的 20 倍，氧分压与氧含量呈直线关系，能根据环境氧分压的高低而溶解或释放氧气。氟碳化合物乳剂具有类似人血红细胞的重要功能，能将从肺部吸进的氧气输送到人体的各个部位，又能将各个脏器排出的二氧化碳输送到肺部排出体外。不同的是，全氟化碳人造血输送气体是个单纯的物理溶解过程，氧气和二氧化碳极易溶解在全氟化碳液体中，在流动中完成气体的传递。100 ml 的全氟碳化合物能溶解氧气 50 ml，是人血载氧能力的1.5 倍；全氟碳化合物和氧的结合速度是 14 ~ 20 s，比红细胞快得多。氟碳化合物乳剂曾经是较理想的红细胞代用品。

20 世纪 70 年代，日本绿十字公司研制出第一代氟碳类血液代用品 Fluosol-DA（F-DA），1979 年在日本首先获得批准试用于健康志愿者并获得成功。因其具有心脏保护作用而于 1989 年被 FDA 批准用于高危的 PTCA 术中，在美国、加拿大被批准临床定向试用。但其与冠状动脉内用药的高效性相比，在治疗贫血方面无能为力，且其携带的氧气在到达毛细血管网之前就释放殆尽，因而，几年后就被撤出了市场。我国在 20 世纪 60 至 70 年代，由中国科学院上海有机化学研究所与原中国人民解放军第三军医大学陈惠孙等合作，1980 年 6 月第一次将研制的"白色血液"人造血应用于临床研究，有 14 个患者获得满意的结果，1982 年研究成功的红细胞代用品"Ⅱ号氟碳辅剂"曾用于了战伤救护。1983 年，苏联研制出新的氟碳化合物乳剂 Perftoran™ 已经相继在俄罗斯和墨西哥获准用于临床。输注 Perftoran™ 能够促进氧输送，减轻各种阻塞性血管疾病的缺血症状，提高整形外科移植物的存活，减少炎症反应，阻止移植排斥反应，激活肝解毒功能，抑制逆转录病毒感染，局部应用还可加速伤口和溃疡愈合，显著减少再输注异体红细胞；然而，有研究报道 Perftoran™ 可使肺部产生不良反应。1992 年美国 Alliance 药物公司研制出新一代溴化氟碳化合物乳剂 Oxygent™ 和 HemoGen 公司的 Oxyfluor™，与 F-DA 相比增加了 5 倍氧携带量并有 X 射线不透性，特别易于从机体内排出，对肺功能无损害，其稳定性均较第一代有所提高，半衰期 24 ~ 48 h，在室温

下可存放 1 年多,不产生对血流动力学的影响。Oxygent™在美国、欧洲、加拿大都完成了Ⅲ期临床试验,但Ⅲ期临床后期发现其能够增加患者中风的发生率,因而暂停了临床试验。Thoolen 等 1993 年报道了杜邦公司开发出一种新的氟碳乳剂 Therox。

PFC 是一类完全由化学合成的具有高气体溶解能力、低黏度、理化上惰性的氟碳化合物,因其较难溶于水,所以需要经过乳化变为可溶性乳剂,但在临床研究和使用中氟碳类血液代用品的乳剂不稳定;全氟碳化合物乳剂的气体溶解能力符合亨利定律(Henry law),其携氧能力与氧分压成正比,在生理状态的氧分压条件下,全氟碳化合物的携氧能力较低,输用时患者必须带氧罩吸纯氧或在高压氧舱内才能发挥其在体内携释氧效应,使用不方便;另外,由于在临床使用时出现的不良反应,如短暂的流感样症状,血小板数量降低,在网状内皮系统滞留时间较长,易补体激活以及对使用的乳化剂存在潜在毒性等的担忧,最终氟碳化合物乳剂类红细胞代用品未被批准或撤销上市。

PFC 的优点是生产制备不依赖于过期的人血或其他动物的血液,可以直接用化学方法合成,价格低廉,能够大批量生产。对于不愿意接受别人血液或者血液替代品的宗教信仰者,可使用这种化学合成物。

（二）全氟碳化合物的临床潜在用途

PFC 的用途已由初期单纯的红细胞代用品逐渐成为多种需氧治疗的辅助制剂,可在心血管系统广泛应用,对各种肺部疾患疗效显著,并可治疗烧伤和肿瘤化疗与放疗等辅助增敏剂。另外,PFC 还可作为造影剂和药物释放载体,并尝试作为肝酶诱导剂、脂质吸附剂和抗炎剂,在临床各科均有潜在的应用价值。目前也将其用于缺氧性疾病治疗和离体器官保存领域的研究,以及细胞培养技术等。

第三节　红细胞代用品的应用

一、目前对 HBOC 临床研究及使用的共识

2011 年,美国 NIH/FDA/DOD 氧疗联合工作组召开会议一致同意:目前临床上对缺氧治疗的需求尚未得到满足,如果有相应的产品是可以用来挽救生命的。HBOC 在一个或多个以下种类的应用中具有重要价值。

1. 输血前采用的措施　输血前采用的措施(bridge to red blood cell transfusion)有红细胞输血的指征且有必要输血,但 ABO 同型或相容性血液不能及时供应。例如:①偏远地区院前输血;②军事现场急救中(长撤离时间时),或没有红细胞可用时;③患者难以通过配型获得相容性的血液;④稀有血型患者,需要等待来自远方的相容性血液;⑤群体意外。

2. 替代红细胞输血　替代红细胞输血(alternative to red blood cell transfusion)用途与红细胞相同,主要用于不能输红细胞时,或相比之下对缺氧治疗更有效时:①患者拒绝输红细胞(如宗教原因);②在大量输血时为节约红细胞,仅在凝血功能恢复正常后再输红细胞;③用于需要在一定时期内持续输血的贫血患者,以避免同种免疫(如镰刀状红细胞病,地中海贫血);④红细胞供应能力有限或缺失的发展中国家,在这些地区可能没有血液供应体系,或者血液质量低下(如病毒感染率高)等。

3. 不能应用红细胞的新治疗领域　不能应用红细胞的新治疗领域(novel opportunities where red cell transfusion is not an established therapy)如下。

(1)治疗急性缺血,此时通常不能通过输红细胞来治疗:①动脉血流不足导致的心肌缺血;②主要脑血管血流不足导致的脑缺血;③动脉血流不足导致的肢体急性缺血;④创伤性颅脑损伤;⑤镰状细胞危象时,预防或治疗血流灌注不足;⑥脊髓缺血;⑦重建外科——游离或相连的皮瓣。

（2）其他新的应用,如 CO 中毒、器官保存（organ preservation）（移植、心脏手术等）、作为多功能复苏液的一个组分、肿瘤放化疗时的增效剂等。

二、红细胞代用品的应用前景

（一）失血性休克或严重创伤

重度失血性休克（hemorrhagic shock,HS）会导致广泛的血管收缩和显著减少部分重要器官供氧与代谢需求不平衡的生理状态。在紧急情况时,创伤患者在输血前会先大量补充晶体溶液（生理盐水或乳酸林格液）,借以扩充容量和恢复心输出量,达到维持缺血组织的氧供。但是,最理想的治疗是在到院前或未有血液制品供应前,就对急性低血容量性休克的创伤患者补充同时具有携氧能力和扩容能力的 HBOC 产品,缓解延迟输血所可能导致的不良反应。HBOC 对组织氧合和血流灌注的效果曾在不同动物模型中得到验证,包括大鼠、仓鼠、猪和犬等。以 HBOC-201 对大型哺乳动物的失血性休克模型（如猪和犬）的疗效研究最为广泛。研究证实,在失血性休克状态下,组织氧合明显好转且存活时间也相应延长。创伤性颅脑损伤（traumatic brain injury,TBI）是创伤性死亡的主因之一,常伴有失血性休克,预后一般较差。这类患者因为大脑受损而丧失自身调节功能,令本来就已缺血的脑组织又受到继发性缺血的伤害。如能在到院前就以 HBOC 进行液体复苏治疗,伴有失血性休克的创伤性颅脑损伤患者可能是最大受益者。在近年报道的 4 个以 HBOC 进行复苏的猪创伤性颅脑损伤临床前研究中,研究人员模拟了送院前的护理步骤,在失血后 30 ~ 75 min 及开始输血前,以 HBOC 或对照液进行液体复苏,借以比较 HBOC 和标准复苏治疗对外伤性颅脑创伤的预后影响。虽然利用 HBOC-201 对外伤性颅脑创伤伴失血性休克的动物模型进行复苏治疗时,会致一过性系统性高血压,但不论是控制性或非控制性失血性休克模型的实验动物,其脑组织的氧合均有提升。实验猪接受平均 2.6 大气压力的创伤性颅脑损伤合并失血 64.4 ml/kg 后,经过 75 min 的模拟院前护理,以 HBOC-201 或乳酸林格液进行复苏抢救,前者能更为显著地降低动脉乳酸水平和碱剩余水平,实验动物的 6 h 存活率由 9% 大幅提升到 62%。简而言之,HBOC 复苏能显著改善创伤性颅脑损伤造成的失血性休克动物模型的脑部血流灌注和组织氧合,为 HBOC 在头部创伤患者的临床应用提供宝贵数据。同样的,其他研究团队利用另一种 HBOC 产品 Hemospan 与不同复苏液（如醋酸林格液、无基质血红蛋白或 10% 低分子量羟乙基淀粉（pentastarch）进行比较,结果发现在非控制性出血的猪模型中,Hemospan 组的血乳酸水平和碱剩余水平均有改善,且生存期延长。

（二）器官保存

进行器官移植时,组织配型和交叉配型可以减轻炎症反应和排斥反应,进而大大提升移植的安全性。但是,截至目前,仍无法解决与抗原无关的缺血再灌注损伤。在肝移植中,大约 10% 的患者因此而导致早期器官衰竭,急性和慢性排斥的发生率较高。虽然冷冻保存法（cold preservation）能降低器官的代谢率,减小缺血造成的影响,但在保存过程中,即使只有 1 ℃ 都仍有大量代谢活动在进行,以维持有氧代谢转换为无氧代谢。已有报道显示,部分细胞对冷冻过程中发生缺血再灌注损伤反而更敏感。

由于 HBOC 类产品具有携氧能力,理论上可作为器官移植的保存液,但这个构想一直缺乏临床数据。直至 2015 年,Fontes 等人报道了第一例利用一种新的 HBOC 溶液在亚常温状态下（21 ℃）对移植肝进行充分氧合。移植肝先被随机分为两组,一组以灌注仪灌注 HBOC-201（MP 组）,另一组则以标准低温静置法保存肝组织（CSP 组）。经过 9 h 的低温缺血状态,移植肝再分别移植到实验猪体内,并于术后连续观察 5 d。结果发现,MP 组的移植肝没有出现或仅是轻度的再灌注后综合征（postreperfusion syndrome,PRS）;而 CSP 组则表现为中至重度。对移植肝进行活检发现,根据缺血再灌注损伤评分,MP 组的组织仅有轻度,甚至没有出现缺血再灌注损伤。这可能与 MP 组组织中的 IFN-α 和 IFN-γ 下调以及灌注法有关,这两个因素对缺血再灌注损伤引起的炎症和细胞凋亡起重要作用。另外,研究还发现 MP 组的移植肝肝功能保存良好,与 CSP 组相比,MP 组的胆汁分泌明显较多。在 MP 组中,亲水性胆汁分泌较多,可在再灌注后较好的保护胆道上皮细胞。总体来说,MP/HBOC 系统可以改善肝的保存,使移植肝在实验猪体内达到 100% 存活(但 CSP 组仅有 33%),同时维持移植肝具有良好的功能。

2019 年 4 月,Nature 杂志封面报道了耶鲁大学医学院的一项最新研究成果。科学家使用一种由"氧合血红蛋白(HBOC-201)、葡萄糖、细胞死亡抑制剂、蛋白质破坏抑制剂、抗生素和神经保护剂"等混合而成灌注液,在猪大脑在死亡 4 h 后,通过动脉持续注入猪脑,模拟猪脑的血液循环,震惊的发现这些猪脑居然能被部分"复活":一些脑细胞能恢复基本功能,一些神经活动得到重现,整个猪脑的代谢也再次变得活跃起来,并至少维持了 6 h。过去科学家一直认为,如果血液中断时,大脑就会因为缺氧而死亡,除非能迅速恢复血液供给,否则结果是不可逆转的。但本研究结果表明,细胞死亡是一个逐步的过程,其中一些步骤可能会被延迟、维持甚至逆转。此研究说明,含 HBOC 的载氧体灌注液对细胞具有保护作用。

(三)肿瘤放疗化疗的增敏作用

肿瘤的特性是生长速度快、形成的血管网呈杂乱、异质状态,使得红细胞不易通过,氧供不足。由于实体肿瘤的血管形成异常导致肿瘤微环境缺氧,进而促使肿瘤细胞的无氧化代谢。这些细胞因为长期处于缺氧的环境,渐渐对标准的化疗和放疗产生耐药性,且在治疗后很快便会复发。此外,肿瘤切除手术的应激损伤很难避免地会对组织造成缺血和缺氧,研究已经显示严重缺氧与治疗耐受和肿瘤进展、血管新生及转移有关,肿瘤处于缺氧状态的患者,其预后较差且肿瘤的侵袭性较强。因此,通过对缺氧的肿瘤组织在进行放疗或化疗前给予 HBOC,对肿瘤组织中的缺氧组织进行靶向性供氧,可被视为加强肿瘤对治疗的敏感性和减低转移机会的理想方法。

Teicher 等曾进行一系列的实验研究证明 HBOC 可增加肿瘤内缺氧组织的氧分压,并探讨了增加肿瘤的氧合是可以增强肿瘤对放疗及化疗的敏感性性。研究是对呼吸正常空气(21% 氧气)或卡波金(Carbogen,95% 氧气和 5% 二氧化碳混合气体)的动物,以氧侦测探针直接测量其肿瘤内的氧分压,结果显示给予血红蛋白溶液可有效增加肿瘤内的供氧和减轻缺氧状态。后续的研究也证实,注射不同配方的 HBOC 都可增加研究动物的肿瘤组织氧分压,且实体肿瘤内的缺氧区域也相应下降。

参考文献

[1] 杨成民,刘进,赵桐茂. 中华输血学[M]. 北京:人民卫生出版社,2017.

[2] ALAYASH A L. Blood substitutes:why haven′t we been more successful? [J]. Trends Biotechnol,2014,32(4):177-185.

[3] BORETTI F S, BUEHLER P W, D′AGNILLO F, et al. Sequestration of extracellular hemoglobin within a haptoglobin complex decreases its hypertensive and oxidative effects in dogs and guinea pigs[J]. J Clin Invest,2009,119(8):2271-2280.

[4] BUEHLER P W, D′AGNILLO F, HOFFMAN V, et al. Effects of endogenous ascorbate on oxidation, oxygenation,and toxicokinetics of cell-free modified hemoglobin after exchange transfusion in rat and guinea pig[J]. J Pharmacol Exp Ther,2007,323(1):49-60.

[5] CABRALES P, FRIEDMAN J M. HBOC vasoactivity:interplay between nitric oxide scavenging and capacity to generate bioactive nitric oxide species [J]. Antioxid Redox Sign, 2013, 18(17):2284-2297.

[6] CHANG T M. Red blood cell replacement, or nanobiotherapeutics with enhanced red blood cell

functions？［J］. Artif Cell Nanomed B,2015,43(3):145-147.

［7］CHEN J Y,SCERBO M,KRAMER G. A review of blood substitutes:examining the history,clinical trial results,and ethics of hemoglobin-based oxygen carriers［J］. Clinics,2009,64(8):803-813.

［8］FDA. Guidance for industry:efficacy evaluation of hemoglobin-and perfluorocarban-based oxygen carries［S］. 1997.

［9］LI Y,YAN D,HAO S,et al. Polymerized human placenta hemoglobin improves resuscitative efficacy of hydroxyethyl starch in a rat model of hemorrhagic shock［J］. Artif Cells Nanomed Biotechnol, 2015,43(3):174-179.

［10］MER M,HODGSON E,WALLIS L,et al. Hemoglobinglutamer-250(bovine) in South Africa: consensus usage guidelines from clinician experts who have treated patients［J］. Transfusion,2016, 56(10):2631-2636.

［11］NATANSON C,KERN SJ,LURIE P,et al. Cell-free hemoglobin-based blood substitutes and risk of myocardial infarction and death:a meta-analysis［J］. JAMA,2008,299(19):2304-2312.

［12］SILVERMAN T A,WEISKOPF R B. Hemoglobin-based oxygen carriers:current status and future directions［J］. Anesthesiology,2009,111(5):946-963.

［13］SONG B K,NUGENT WH,MOON-MASSAT P F,et al. Effects of a hemoglobin-based oxygen carrier (HBOC-201) and derivatives with altered oxygen affinity and viscosity on systemic and microcirculatory variables in a top-load rat model［J］. Mirovascular Research,2014,95(9): 124-130.

［14］VRSELJA Z, DANIELE S, SILBEREIS J, et. al. Restoration of brain circulation and cellular functions hours post-mortem［J］. Nature,2019,568(7752):336-343.

［15］WEISKOPF R B,BELIAEV A M,SHANDER A,et al. Addressing the unmet need of life-threatening anemia with hemoglobin-based oxygen carriers［J］. Transfusion,2017,57(1):207-214.

［16］WEISKOPF R B,SILVERMAN T A. Balancing potential risks and benefits of hemoglobin-based oxygen carriers［J］. Transfusion,2013,53(10):2327-2333.

［17］WINSLOW R M. Blood Substitutes［M］. London:Academic Press,2006.

［18］YOUNG M A,LOHMAN J,MALAVALLI A,et al. Hemospan improves outcome in a model of perioperative hemodilution and blood loss in the rat:comparison with hydroxyethyl starch［J］. J Cardiothorac Vasc Anesth,2009,23(3):339-347.

［19］YU B,SHAHID M,EGORINA E M,et al. Endothelial dysfunction enhances vasoconstriction due to scavenging of nitric oxide by a hemoglobin-based oxygen carrier［J］. Anesthesiology,2010,112(3): 586-594.

［20］BIAN Y, CHANG T M. A novel nanobiotherapeutic poly-［hemoglobin-superoxide dismutase-catalase-carbonic anhydrase］ with no cardiac toxicity for the resuscitation of a rat model with 90 minutes of sustained severe hemorrhagic shock with loss of 2/3 blood volume［J］. Artif Cell Nanomed B,2015,43(1):1-9.

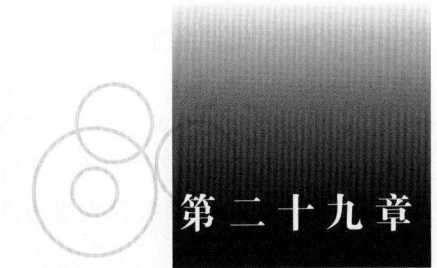

第二十九章 创伤性休克急性呼吸窘迫综合征与呼吸支持

蒋东坡

第一节 急性呼吸窘迫综合征的概念与发病机制

一、概　念

急性呼吸窘迫综合征(acute respiratory distress syndrome,ARDS)是在严重感染、休克、创伤及烧伤等非心源性疾病过程中,肺毛细血管内皮细胞和肺泡上皮细胞损伤造成弥漫性肺间质及肺泡水肿,导致的急性低氧性呼吸功能不全或衰竭。以肺容积减少、肺顺应性降低、严重的通气/血流比例(V/Q)失调为病理生理特征,临床上表现为进行性低氧血症和呼吸窘迫,肺部影像学上表现为非均一性的渗出性病变。

多种危险因素可诱发 ARDS,主要包括:①直接肺损伤因素:严重胸部创伤,肺部感染,胃内容物吸入,肺挫伤,吸入有毒气体,淹溺、氧中毒等;②间接肺损伤因素:严重感染,严重的非胸部创伤,急性重症胰腺炎,大量输血,体外循环,弥散性血管内凝血等。

二、发病机制

目前研究发现肺损伤发病的机制较为复杂,一般认为通过直接与间接两条途径损伤肺组织。如肺挫伤、误吸、溺水、毒物吸入、弥漫性肺部感染等因素可对肺泡上皮细胞产生直接损伤作用;而脓毒血症、急性重症胰腺炎、肺部以外的严重损伤、休克等急性全身炎症反应可直接损伤肺毛细血管内皮细胞及间接损伤肺组织,其机制可能与细胞内钙的增加和结合钙降低有关。正常情况下,细胞内 Ca^{2+} 浓度维持在一定范围,在内毒素和其他致伤因素作用下,引起细胞兴奋增强和 Ca^{2+} 浓度升高,导致细胞损伤或死亡。

(一)炎症反应

近年来强调炎症反应在 ARDS 中的重要作用,炎症反应涉及细胞和体液两大因素,前者主要包括单核巨噬细胞(mononuclear phagocyte)、多形核中性粒细胞(plymorphonuclear neutrophil, PMN)、血管内皮细胞(vascular endothelial cell,VEC)等,后者主要包括细胞因子、脂类介质、氧自由基、蛋白酶、补体、凝血和纤溶系统等。

1. 单核巨噬细胞分泌　在毒素因子的作用下,单核巨噬细胞可分泌 100 余种细胞因子或炎症介质,其中肿瘤坏死因子-α(TNF-α)、白细胞介素-1(IL-1)、白细胞介素-8(IL-8)等最为重要。此外还可激活血管内皮细胞(VEC)产生 IL-1、IL-8 和血小板活化因子(platelet activating factor,PAF),并可释放各种氧自由基、蛋白酶和细胞因子,直接或间接参与肺损伤,从而对血管内皮细胞和肺泡上皮细胞产生损害作用。

2. 中性粒细胞激活　多形核中性粒细胞(PMN)激活是引起肺部内皮细胞受损的主要原因。正常情况下肺间质内 PMN 数量相当少,在各种原因引起的急性肺损伤(acute lung injury, ALI)早期,肺细胞能产生多种直接趋化 PMN 物质,如 PAF、TNF-α、补体 C5a 等,可激活 PMN,使大量 PMN 迁移并"扣押"在肺循环中,黏附在肺毛细血管表面并释放一系列损伤内皮细胞的有害物质,并可直接进入肺泡腔,引起肺泡上皮损伤和肺泡炎。内皮和上皮损伤后引起肺泡-毛细血管膜通透性增加,使富含蛋白的液体渗漏入间质和肺泡腔。

3. TNF-α 产生　TNF-α 是引起 ARDS 的启动因子,它可通过诱导一氧化氮(NO)、内皮素、氧自由基、多肽递质、脂质递质和黏附分子等的产生而发挥作用,使中性粒细胞黏附并停留在肺组织的受损部位,并和 EC 结合,再转移至肺实质。研究表明 PMN 黏附于肺毛细血管 EC 是导致 ARDS 的一条重要途径。

4. 磷脂酶 A2 激活　磷脂酶 A2(phospholipase A2, PLA2)激活在 ARDS 发病机制中起重要作用。由 PLA2 催化膜磷脂生成的溶血卵磷脂、花生四烯酸(AA)、PAF、白三烯及各种前列腺素(如血栓素等)为强效致炎因子。TNF-α 和 IL-1 可诱导多种细胞合成和向细胞外分泌 PLA2,PLA2 又可诱导 PMN 脱颗粒、产生和释放毒性自由基,使肺泡-毛细血管膜通透性增加。

（二）微循环障碍

ARDS 的发生与凝血、纤溶、补体系统的触发激活密切相关:革兰氏阴性菌内毒素、细胞损伤等可直接激活凝血因子Ⅻ,引起凝血系统的内源性激活,导致高凝倾向和微血栓形成,是 ARDS 发生的重要原因。Ⅻ可使激肽释放酶原转化为激肽释放酶引起缓激肽的大量释放,诱导肺毛细血管扩张和通透性增高,是介导 ARDS 的重要介质。内毒素及免疫复合物等均可激活补体系统,终产物直接损伤细胞,同时中间产物 C3a、C5a 可诱导毛细血管痉挛和通透性增加,并对中性粒细胞、巨噬细胞具有趋化、激活作用,亦可能诱导肺损伤。

国内外学者近年来又从信号转导、细胞凋亡、肺泡水肿液的清除和基因易感性等方面探讨了 ARDS 的发生机制,已经取得了一定的成就。

（三）ARDS 与信号转导

从细胞表面至细胞核的信号转导主要包括 Toll 样受体(TLR)、G 蛋白、各种蛋白激酶家族、JAK 激酶/信号转导因子、转录激活因子(JAK/STAT)和核因子κB(NF-κB)等信号转导通路。脂多糖(LPS)与 CD14 结合后,经 TLR 与信号分子(MyD88、IRAK、IRAK2、TRF6 等)之间的相互作用,最终导致核因子κB(NF-κB)活化。目前已证实 NF-κB 是细胞中一个重要的转录因子,广泛参与机体免疫、炎症、应激反应等生理病理过程。

（四）ARDS 与细胞凋亡

在 ARDS 中多形核中性粒白细胞凋亡延迟,而肺泡巨噬细胞凋亡率增加,可能与炎症失衡有关。另外,凋亡在 ARDS 后期组织修复中,通过清除肺组织中白细胞、Ⅱ型肺泡上皮细胞碎片、过剩的成纤维细胞和内皮细胞,能有助于恢复正常的肺结构。

（五）肺泡水肿液清除障碍

研究表明,肺组织水肿液清除主要是通过激活钠离子通道和 Na^+, K^+-ATP 酶,近期也证实氯离子转运与液体清除有关。在动物实验和 ARDS 患者均发现,肺泡上皮细胞的液体清除功能受损,而患者的死亡率与肺泡液体清除率显著相关。通过使用增加细胞内 cAMP 的药物,如 β_2 肾上腺素激动剂可促进肺泡上皮细胞的液体转运。水通道蛋白(aquaporin, AQP)是新近发现的一组与水通透性有关的细胞膜转运蛋白。目前从哺乳动物中鉴定出 10 种水通道蛋白,其中分布于肺组织的水通道蛋白有 6 种,AQP 可能不参与肺泡大量液体的转运,但在 ALI/ARDS 水肿液的吸收中发挥一定的作用。

（六）ARDS 与基因易感性

由于 ARDS 是一种多病因、多基因引起的急性肺损伤,目前许多研究人员正试图采用基因芯片技术从基因易感性角度,探讨该病的发病机制,并为预防和治疗打下基础。

第二节 急性呼吸窘迫综合征的病理与病理生理

一、病 理 分 期

（一）渗出期

渗出期(early exudative phase)一般发生于发病后 24～96 h,主要特点是毛细血管内皮细胞和 I 型肺泡上皮细胞受损。毛细血管内皮细胞肿胀,细胞间隙增宽,胞饮速度增加,基底膜裂解,导致血管内液体漏出,形成肺水肿。由于同时存在修复功能,与肺水肿的程度相比,毛细血管内皮细胞的损伤程度较轻。肺间质顺应性较好,可容纳较多水肿液,只有当血管外肺水超过肺血管容量的 20% 时,才出现肺泡水肿。I 型肺泡上皮细胞变性肿胀,空泡化,脱离基底膜。II 型肺泡上皮细胞空泡化,板层小体减少或消失。上皮细胞破坏明显处有透明膜形成和肺不张,呼吸性细支气管和肺泡管处尤为明显。肺血管内有中性粒细胞扣留和微血栓形成,有时可见脂肪栓子,肺间质内中性粒细胞浸润。电镜下可见肺泡表面活性物质层出现断裂、聚集或脱落到肺泡腔,腔内充满富蛋白质水肿液,同时可见灶性或大片性肺泡萎陷不张。

（二）增生期

增生期(proliferative phase)发生于发病后 3～7 d,显著增生出现于发病后 2～3 周。主要表现为 II 型肺泡上皮细胞大量增生,覆盖脱落的基底膜,肺水肿减轻,肺泡膜因 II 型肺泡上皮细胞增生、间质多形核白细胞和成纤维细胞浸润而增厚,毛细血管数目减少。肺泡囊和肺泡管可见纤维化,肌性小动脉内出现纤维细胞性内膜增生,导致管腔狭窄。

（三）纤维化期

纤维化期(fibrotic phase)即肺组织纤维增生,出现于发病后 36 h,7～10 d 后增生显著,若病变迁延不愈超过 3～4 周,肺泡间隔内纤维组织增生致肺泡隔增厚,III 型弹性纤维被 I 型僵硬的胶原纤维替代。有研究显示,死亡的 ARDS 患者其肺内该胶原纤维的含量增加至正常的 2～3 倍。电镜下显示肺组织纤维化的程度与患者死亡率呈正相关。另外,可见透明膜弥漫分布于全肺,此后透明膜中成纤维细胞浸润,逐渐转化为纤维组织,导致弥漫性不规则性纤维化。肺血管床发生广泛管壁增厚,动脉变性扭曲,肺毛细血管扩张。肺容积明显缩小。肺泡管的纤维化是晚期 ARDS 患者的典型病理变化。进入纤维化期后,15%～40% ARDS 患者死于难以纠正的呼吸衰竭。

二、病理学特征

ARDS 肺部病变的不均一性是其特征性、标志的病理变化,这种不均一性导致 ARDS 机械通气治疗策略实施存在困难。不均一性主要包括:病变部位的不均一性、病例过程的不均一和病理改变的不均一。

1.病变部位的不均一性　ARDS 病变可分布于下肺,也可能分布于上肺,呈现不均一分布的特征。另外,病变分布有一定的重力依赖性,即下肺区和背侧肺区病变重,上肺区和前侧肺区病变轻微,中间部分介于两者之间。

2.病理过程的不均一性　不同病变部位可能处于不同的病理阶段,即使同一病变部位的不同部分,可能也处于不同的病理阶段。

3.病因相关的病理改变呈多样性　不同病因引起的 ARDS,肺的病理形态变化有一定差异。全身性感染和急性胰腺炎所致的 ARDS,肺内中性粒细胞浸润十分明显。创伤后 ARDS 肺血管内常有纤维蛋白和血小板微血栓形成。而脂肪栓塞综合征则往往造成严重的肺小血管炎症改变。

三、病理生理特点

(一)肺容积减少

ARDS 患者早期就有肺容积减少,表现为肺总量、肺活量、潮气量和功能残气量明显低于正常,其中以功能残气量减少最为明显。严重 ARDS 患者实际参与通气的肺泡可能仅占正常肺泡的 1/3。因此,ARDS 的肺是小肺(small lung)或婴儿肺(baby lung)。

(二)肺顺应性降低

肺顺应性降低是 ARDS 的特征之一。主要与肺泡表面活性物质减少引起的表面张力增高和肺不张、肺水肿导致的肺容积减少有关。表现表现为肺泡压力-容积(P-V)曲线与正常肺组织相比有显著不同,需要较高气道压力,才能达到所需的潮气量。

以功能残气量(functional residual capacity,FRC)为基点,肺泡压力变化为横坐标,肺容量变化为纵坐标绘制的关系曲线为肺顺应性曲线(肺 P-V 曲线)。正常肺 P-V 曲线呈反抛物线形,分为二段一点,即陡直段和高位平坦段,二段交点为高位转折点(upper inflection point,UIP)。曲线陡直段的压力和容量的变化呈线性关系,较小的压力变化即能引起较大的潮气量变化,提示肺顺应性好;而在高位平坦段,较小的容量变化即可导致压力的显著升高,提示肺顺应性减低,发生肺损伤的机会增加。正常情况下,UIP 为肺容量占肺总量 85%~90% 和跨肺压达 35~50 cmH_2O 的位置。

ARDS 患者由于肺泡大量萎陷,肺顺应性降低,故肺 P-V 曲线呈现"S"形改变,起始段平坦,出现低位转折点(lower inflection point,LIP),同时 FRC 和肺总量下降,导致中间陡直段的容积显著减少。低位平坦段显示随着肺泡内压增加,肺泡扩张较少,提示肺顺应性低;随着肺泡内压的进一步升高,陷闭肺泡大量开放,肺容积明显增加,肺 P-V 曲线出现 LIP,代表大量肺泡在非常窄的压力范围内开放;随着肺泡内压的进一步增加,正常肺组织和开放的陷闭肺组织的容积增加,出现陡直段;同正常肺组织相似,肺容积扩张到一定程度,曲线也会出现 UIP 和高位平坦段,提示肺泡过度膨胀,肺顺应性降低。

在 ARDS 的纤维化期,肺组织广泛纤维化使肺顺应性进一步降低。

(三)通气/血流比例失调

通气/血流比例(V/Q)失调是导致低氧血症的主要原因。ARDS 由于肺部病变的不均一性,通气/血流比例升高和通气/血流比例降低可能同时存在于不同的肺部病变区域中。

1.通气/血流比例降低及真性分流　间质肺水肿压迫小气道、小气道痉挛收缩和表面活性物质减少均导致肺泡部分萎陷,使相应肺单位通气减少,通气/血流比例降低,产生生理学分流。另外,广泛肺泡不张和肺泡水肿引起局部肺单位只有血流而没有通气,即出现真性分流或解剖样分流。ARDS 早期肺内分流率(Qs/Qt)可达 10%~20%,甚至更高,后期可高达 30% 以上。

2.通气/血流比例升高　肺微血管痉挛或狭窄、广泛肺栓塞和血栓形成使部分肺单位周围的毛细血管血流量明显减少或中断,导致无效腔样通气。ARDS 后期无效腔率可高达 60%。

(四)对 CO_2 清除的影响

ARDS 早期,由于低氧血症致肺泡通气量增加,且 CO_2 弥散能力为 O_2 的 20 倍,故 CO_2 排出增加,引起低碳酸血症;但到 ARDS 后期,随着肺组织纤维化,毛细血管闭塞,通气/血流比例升高的气体交换单位数量增加,通气/血流比例降低的单位数量减少,无效腔通气增加,有效肺泡通气量减少,导致 CO_2 排出障碍,动脉血 CO_2 分压升高,出现高碳酸血症。

（五）肺循环改变

1.肺毛细血管通透性明显增加　由于大量炎症介质释放及肺泡内皮细胞、上皮细胞受损,肺毛细血管通透性明显增加。通透性增高性肺水肿是主要的 ARDS 肺循环改变,也是 ARDS 病理生理改变的特征。

2.肺动脉高压　肺动脉高压,但肺动脉嵌顿压正常是 ARDS 肺循环的另一个特点。ARDS 早期,肺动脉高压是可逆的,与低氧血症和缩血管介质(TXA2、TNF-α 等)引起肺动脉痉挛以及一氧化氮生成减少有关。ARDS 后期的肺动脉高压为不可逆的,除上述原因外,主要与肺小动脉平滑肌增生和非肌性动脉演变为肌性动脉等结构性改变有关。值得注意的是,尽管肺动脉压力明显增高,但 ARDS 肺动脉嵌顿压一般为正常,这是与心源性肺水肿的重要区别。

第三节　急性呼吸窘迫综合征的临床表现与诊断

一、临床表现

ARDS 由于病因复杂,部分患者存在严重创伤,包括截肢、巨大创面及骨折等,同时又具有强烈的精神创伤,故临床表现可以隐匿或不典型,主要表现为呼吸困难不典型,临床表现与 X 射线胸片明显不一致,临床医师必须高度警惕。

（一）症状

呼吸频速、呼吸窘迫是口唇及指端发绀 ARDS 的主要临床表现之一。其特点是起病急,呼吸频速、呼吸困难和发绀进行性加重是其临床特点。通常在 ARDS 起病 1~2 d 内,发生呼吸频速,呼吸频率大于 20 次/min,并逐渐进行性加快,可为 30~50 次/min。随着呼吸频率增快,呼吸困难也逐渐明显,危重者呼吸频率可达 60 次/min 以上,呈现呼吸窘迫症状。

随着呼吸频数和呼吸困难的发展,缺氧症状也愈益明显,患者表现烦躁不安、心率增速、唇及指甲发绀。缺氧症状以鼻导管或面罩吸氧的常规氧疗方法无法缓解。此外,在疾病后期,多伴有肺部感染,表现为发热、畏寒、咳嗽和咯痰等症状。

（二）体征

疾病初期除呼吸频数外,可无明显的呼吸系统体征,随着病情进展,出现唇及指甲发绀,吸气时锁骨上窝及胸骨上窝下陷,有的患者两肺听诊可闻及干、湿啰音和哮鸣音,后期可出现肺实变体征,如呼吸音减低或水泡音等。

（三）辅助检查

1.X 射线胸片　早期胸片常为阴性,进而出现肺纹理增加和斑片状阴影,后期为大片实变阴影,并可见支气管充气征。ARDS 的 X 射线改变常较临床症状延迟 4~24 h,而且受治疗干预的影响很大。为纠正休克而大量液体复苏时,常使肺水肿加重,X 射线胸片上斑片状阴影增加,而加强利尿使肺水肿减轻,阴影减少;机械通气,特别是呼气末正压通气(PEEP)和其他提高平均气道压力的手段,也增加肺充气程度,使胸片上阴影减少,但气体交换异常并不一定缓解。

2.CT 扫描　与正位胸片相比,CT 扫描能更准确地反映病变肺区域的大小。通过病变范围可较准确的判定气体交换和肺顺应性病变的程度。另外,CT 扫描可发现气压伤及小灶性的肺部感染。

3.肺气体交换障碍的监测　监测肺气体交换对 ARDS 的诊断和治疗具有重要价值。动脉血气分析是评价肺气体交换的主要临床手段。ARDS 早期至急性呼吸衰竭期,常表现为呼吸性碱中毒和不同程度的低氧血症,肺泡-动脉血氧分压差($P_{A-a}O_2$)升高,高于 35~45 mmHg。由于肺内分流增加(>10%),通过常规氧疗,低氧血症往往难以纠正。对于肺损伤恶化、低氧血症进行性加重而实施机械通气的患者,PaO_2/FiO_2进行性下降,可反映 ARDS 低氧血症程度,与 ARDS 患者的预后直接相关,该指标也常常用于肺损伤的评分系统。另外,除表现为低氧血症外,ARDS 患者的换气功能障碍还表现为无效腔通气增加,在 ARDS 后期往往表现为动脉血二氧化碳分压升高。

4.肺力学监测　肺力学监测是反映肺机械特征改变的重要手段,可通过床边呼吸功能监测仪监测。主要改变包括顺应性降低和气道阻力增加。

5.肺功能检测　肺容量和肺活量、功能残气量和残气量均减少;呼吸无效腔增加,无效腔量/潮气量>0.5;静-动脉分流量增加。

6.血流动力学监测　血流动力学监测对 ARDS 的诊断和治疗具有重要意义。ARDS 的血流动力学常表现为肺动脉嵌顿压正常或降低。监测肺动脉嵌顿压,有助于与心源性肺水肿的鉴别;同时,可直接指导 ARDS 的液体治疗,避免输液过多或容量不足。

7.支气管灌洗液　支气管灌洗及保护性支气管刷片是诊断肺部感染及细菌学调查的重要手段,ARDS 患者肺泡灌洗液的检查常可发现中性粒细胞明显增高(非特异性改变),可高达 80%(正常小于5%)。肺泡灌洗液发现大量嗜酸性粒细胞,对诊断和治疗有指导价值。

8.肺泡毛细血管屏障功能和血管外肺水　肺泡毛细血管屏障功能受损是 ARDS 的重要特征。测定屏障受损情况,对评价肺损伤程度具有重要意义。测定肺泡灌洗液中蛋白浓度或肺泡灌洗液蛋白浓度与血浆蛋白浓度的比值,可反映从肺泡毛细血管中漏入肺泡的蛋白量,是评价肺泡毛细血管屏障损伤的常用方法。

肺泡灌洗液中蛋白含量与血浆蛋白含量之比>0.7,应考虑 ARDS,而心源性肺水肿的比值<0.5。血管外肺水增加也是肺泡毛细血管屏障受损的表现。肺血管外含水量测定可用来判断肺水肿的程度、转归和疗效,目前用热燃料双示踪剂稀释法测定。正常人血管外肺水含量不超过500 ml,ARDS 患者的血管外肺水可增加到 3 000～4 000 ml。

9.电阻抗断层成像技术　电阻抗断层成像(electrical impedance tomography,EIT)技术由于具有无辐射、无创伤等优点,被认为是有广泛应用前景的床旁呼吸监测技术。EIT 能较准确反映肺不同区域气体分布状态和容积改变,有研究发现 EIT 可能是实现 ARDS 床旁个体化潮气量选择、实施肺复张和指导 PEEP 选择的重要手段和希望。

二、诊　断

目前急性呼吸窘迫综合征(ARDS)诊断采用 2012 国际重症监护医学会议制定的新的 ARDS 诊断标准,称为柏林定义(表 29-1)。

表 29-1　急性呼吸窘迫综合征诊断标准

项目	ARDS 的欧美共识会议(AECC)标准	ARDS 的"柏林定义"诊断标准	柏林基加利(Kigali)修改标准
时间	急性发作	1 周以内急性起病或加重的呼吸系统症状	1 周以内急性起病或加重的呼吸系统症状
氧合情况	$PaO_2/FiO_2 \leq 200$ mmHg(急性肺损伤则为 $PaO_2/FiO_2 \leq 300$ mmHg)	轻度 200 mmHg$\leq PaO_2/FiO_2 \leq 300$ mmHg 中度 100 mmHg$\leq PaO_2/FiO_2 \leq 300$ mmHg 重度 $PaO_2/FiO_2 \leq 100$ mmHg	$SpO_2/FiO_2 \leq 315$ mmHg
PEEP 需要达到的要求	无	有创机械通气使 PEEP 需达到 5 mmHg(若轻度 ARDS 可接受无创机械通气)	无

项目	ARDS 的欧美共识 会议(AECC)标准	ARDS 的"柏林定义"诊断标准	柏林基加利(Kigali)修改 标准
胸部影像 学检查	胸片正位片:双肺 浸润	胸片和胸部 CT:双肺浸润不能用胸腔 积液、结节、肿块、肺叶塌陷完全解释	胸片和胸部 CT:双肺浸 润不能用胸腔积液、结节、 肿块、肺叶塌陷完全解释
肺消肿来源	没有左心房高压证 据,PAWP≤18 mmHg	呼吸衰竭无法用心功能不全、液体超负 荷解释,如果没有危险因素,需客观指标 (如超声心动图)排除高静水压性肺水肿	呼吸衰竭无法用心功能 不全、液体超负荷解释,如 果没有危险因素,需客观 指标(如超声心动图)排除 高静水压性肺水肿

ARDS 突出的临床征象为肺水肿和呼吸困难。在诊断标准上无特异性,因此需要与其他能够引起和 ARDS 症状类似的疾病相鉴别。如冠心病、高血压性心脏病、风湿性心脏病和尿毒症等引起的急性左心功能不全,导致的心源性肺水肿;肝硬化和肾病综合征等疾病导致的肺水肿等。

第四节　急性呼吸窘迫综合征的呼吸支持治疗

一、原发病治疗

控制原发病,积极控制感染(包括有效清创;感染灶充分引流;抗生素合理选用),早期纠正休克,改善微循环。遏制其诱导的全身失控性炎症反应,是预防和治疗 ARDS 的必要措施。

二、呼吸支持治疗

(一)氧疗

ARDS 患者应及时进行氧疗,改善气体交换功能,保证氧输送,防止细胞缺氧。患者治疗的基本目的是改善低氧血症,使 PaO_2 达到 60～80 mmHg;但吸入氧气浓度尽可能<60%,如吸入更高浓度氧尽可能小于 24 h,一旦氧合改善就应尽快调整吸入氧气浓度。根据低氧血症改善的程度和治疗反应调整氧疗方式,首先使用鼻导管,当需要较高的吸氧浓度时,可采用可调节吸氧浓度的文丘里面罩或带储氧袋的非重吸式氧气面罩。ARDS 患者往往低氧血症严重,大多数患者一旦诊断明确,常规的氧疗常常难以奏效,机械通气仍然是最主要的呼吸支持手段。

(二)无创机械通气

无创机械通气(non-invasive mechanical ventilation,NIV)可以避免气管插管和气管切开引起的并发症,近年来得到了广泛的推广应用。但无创正压通气(non-invasive positive ventilation,NIPV)在 ARDS 急性低氧性呼吸衰竭中的应用却存在很多争议。

当 ARDS 患者意识清楚、血流动力学稳定,并能够得到严密监测和随时可行气管插管时,可以尝试 NIPV 治疗。如 NIPV 治疗 1～2 h 后,低氧血症和全身情况得到改善,可继续应用 NIPV。若低氧血症不能改善或全身情况恶化,提示 NIPV 治疗失败,应及时改为有创通气。

应用 NIPV 可使部分合并免疫抑制的 ARDS 患者避免有创机械通气,从而避免呼吸机相关肺炎(ventilator-associated pneumonia,VAP)的发生,并可能改善预后。免疫功能低下的患者发生 ARDS,早期可首先试用 NIPV。

（三）有创机械通气

1. 机械通气的时机选择　ARDS 患者经高浓度吸氧仍不能改善低氧血症时,应及时气管插管进行有创机械通气。ARDS 患者呼吸功明显增加,表现为严重的呼吸困难,早期气管插管机械通气可降低呼吸功,改善呼吸困难。虽然目前缺乏 RCT 研究评估早期气管插管对 ARDS 的治疗意义,但一般认为,气管插管和有创机械通气能更有效地改善低氧血症,降低呼吸功,缓解呼吸窘迫,并能够更有效地改善全身缺氧,防止肺外器官功能损害。

2. 肺保护性通气　由于 ARDS 发生后大量肺泡塌陷,肺容积明显减少,常规或大潮气量通气易导致肺泡过度膨胀和气道平台压过高,加重肺及肺外器官的损伤。小潮气量通气是 ARDS 病理生理结果的要求。目前认为潮气量设置为 6 ml/kg（理想体重）左右,推荐维持气道平台压<30 cmH$_2$O。

由于 ARDS 肺容积明显减少,为限制气道平台压,有时不得不将潮气量降低,允许 PaCO$_2$ 高于正常值,但保持 pH 值>7.20,即所谓的允许性高碳酸血症。允许性高碳酸血症是肺保护性通气策略的结果,并非 ARDS 的治疗目标。

3. 肺复张　充分复张 ARDS 塌陷肺泡是纠正低氧血症和保证呼气末正压通气（positive end expiratory pressure, PEEP）效应的重要手段。为限制气道平台压而被迫采取的小潮气量通气往往不利于 ARDS 塌陷肺泡的膨胀,而 PEEP 维持复张的效应依赖于吸气期肺泡的膨胀程度。而且肺复张有利于减少肺泡反复开放与萎陷所致的剪切损害。目前临床常用的肺复张手法包括控制性肺膨胀、PEEP 递增法及压力控制法（PCV 法）。其中实施控制性肺膨胀采用恒压通气方式,推荐吸气压为 30～40 cmH$_2$O,持续时间 30～40 s。

肺复张手法的效应受多种因素影响。实施肺复张手法的压力和时间设定对肺复张的效应有明显影响,不同肺复张手法效应也不尽相同。另外,ARDS 病因也影响肺复张手法的效果,一般认为,肺外源性的 ARDS 对肺复张手法的反应优于肺内源性的 ARDS;ARDS 病程也影响肺复张手法的效应,早期 ARDS 肺复张效果较好。

值得注意的是,肺复张手法可能减少心输出量,影响患者的循环状态,还可引起气胸,实施过程中应密切监测。

4. 呼气末正压通气的选择　ARDS 广泛肺泡塌陷不但可导致顽固的低氧血症,而且部分可复张的肺泡周期性塌陷开放而产生剪切力,会导致或加重呼吸机相关肺损伤。充分复张塌陷肺泡后应用适当水平 PEEP 防止呼气末肺泡塌陷,改善低氧血症,并避免剪切力,防治呼吸机相关肺损伤。因此应采用能防止肺泡塌陷的最低 PEEP。

ARDS 最佳 PEEP 的选择目前仍存在争议。一般使用 PEEP 在 5～15 cmH$_2$O 之间,合理选择目标是尽可能避免肺泡萎陷的趋势下将 PEEP 对机体不利影响降到最低。具体可以在维持吸入压不变的情况下,逐渐增加 PEEP,观察潮气量以及循环的变化。有学者建议可参照肺静态压力-容积（P-V）曲线低位转折点压力来选择 PEEP。Amoto 及 Villar 的研究显示,在小潮气量通气的同时,以静态 P-V 曲线低位转折点压力+2 cmH$_2$O 作为 PEEP,结果与常规通气相比 ARDS 患者的病死率明显降低。若有条件,应根据静态 P-V 曲线低位转折点压力+2 cmH$_2$O 来确定 PEEP。也有学者建议采用氧合法确定最佳 PEEP 值:即在进行充分的肺复张后,直接将 PEEP 设置到较高的水平（如 20 cmH$_2$O）,然后每隔 5～10 min 将 PEEP 降低 2 cmH$_2$O,直到氧合指数小于 400 mmHg 或降低>5%（提示肺泡重新塌陷）,然后重新进行肺复张,再将 PEEP 值调至氧合指数降低时的 PEEP+2 cmH$_2$O 进行通气,即为最佳 PEEP。

5. 自主呼吸　自主呼吸过程中膈肌主动收缩可增加 ARDS 患者肺重力依赖区的通气,改善通气/血流比例失调,改善氧合。尽可能保有自主呼吸是有创呼吸中比较重要的趋势。一项前瞻对照研究显示,与控制通气相比,保留自主呼吸的患者镇静剂使用量、机械通气时间和 ICU 住院时间均明显减少。因此,在循环呼吸功能稳定、人机协调性较好的情况下,ARDS 患者机械通气时需要保留自主呼吸。

6.半卧位 ARDS 患者合并 VAP 往往使肺损伤进一步恶化,预防 VAP 具有重要的临床意义。可能由于气管插管或气管切开导致声门的关闭功能丧失,且患者胃肠内容物易反流误吸进入下呼吸道,导致 VAP。低于 30°角的平卧位是 VAP 的独立危险因素。因此,除非有脊髓损伤等体位改变的禁忌证,机械通气患者均应保持半卧位(30°~45°),可显著降低机械通气患者 VAP 的发生。

7.俯卧位通气 俯卧位通气通过降低胸腔内压力梯度、促进分泌物引流和促进肺内液体移动,明显改善氧合。如无明显禁忌,可考虑采用俯卧位通气。Gattinoni 等采用每天 7 h 俯卧位通气,连续 7 d,结果表明俯卧位通气明显改善 ARDS 患者氧合,但对病死率无明显影响。然而,若依据 PaO_2/FiO_2 对患者进行分层分析结果显示,$PaO_2/FiO_2<88$ mmHg 的患者俯卧位通气后病死率明显降低。此外,依据简化急性生理评分 II (simplified acute physiology score II ,SAPS II)进行分层分析显示,SAPSII高于 49 分的患者采用俯卧位通气后病死率显著降低,其明显优于仰卧位。近年,另外一项每天 20 h 俯卧位通气的随机对照试验(RCT)研究显示,俯卧位通气有降低严重低氧血症患者病死率的趋势。可见,对于常规机械通气治疗无效的重度 ARDS 患者,可考虑采用俯卧位通气。

严重的低血压、室性心律失常、颜面部创伤及未处理的不稳定性骨折为俯卧位通气的相对禁忌证。当然,体位改变过程中可能发生如气管插管及中心静脉导管意外脱落等并发症,需要予以预防,但严重并发症并不常见。

8.镇静和镇痛与肌松 机械通气患者应考虑使用镇静和镇痛药,以缓解焦虑、疼痛,减少过度的氧耗。合适的镇静状态、适当的镇痛可保证患者安全和舒适,改善人机同步性。

机械通气时应用镇静剂应先制订镇静方案,包括镇静目标和评估镇静效果的标准。以 Ramsay 评分 3~4 分作为镇静目标,并实施每日唤醒,必要时为使患者舒适可酌情合用镇痛剂。重症患者应用肌松药后,可能延长机械通气时间、导致肺泡塌陷和增加 VAP 发生率,并可能延长住院时间。机械通气的 ARDS 患者应尽量避免使用肌松药物。在肌松药物使用过程中应监测肌松水平以指导用药剂量,以预防膈肌功能不全和 VAP 的发生。

（四）液体通气

部分液体通气是在常规机械通气的基础上经气管插管向肺内注入相当于功能残气量的全氟碳化合物,以降低肺泡表面张力,促进肺重力依赖区塌陷肺泡复张。有研究显示,部分液体通气 72 h 后,ARDS 患者肺顺应性可以得到改善,并且改善气体交换,对循环无明显影响。但患者预后均无明显改善,病死率仍高达 50% 左右。部分液体通气能改善患者气体交换,增加肺顺应性,可作为严重 ARDS 患者常规机械通气无效时的一种选择。

（五）体外膜氧合技术

建立体外循环后在肺外进行气体交换可减轻肺负担、有利于肺功能恢复。非对照临床研究提示,严重的 ARDS 患者应用体外膜氧合(extracorporeal membrane oxygenation, ECMO)后存活率为 46%~66% 。但 RCT 研究显示,ECMO 并不改善 ARDS 患者预后。随着 ECMO 技术的改进,需要进一步的大规模研究结果来证实 ECMO 在 ARDS 治疗中的地位。

三、药物治疗

（一）液体管理

高通透性肺水肿是 ARDS 的病理生理特征,肺水肿的程度与 ARDS 的预后呈正相关,由于肺毛细血管通透性增加和肺毛细血管静水压增加可加重肺水肿。适当利尿和限制液体输入,保持较低前负荷,PAWP<12 mmHg,降低肺毛细血管静水压以减轻肺间质水肿。因此,通过积极的液体管理,改善 ARDS 患者的肺水肿具有重要的临床意义。研究显示液体负平衡与感染性/脓毒症休克患者病死率的降低显著相关,且对于创伤导致的 ARDS 患者,液体正平衡使患者病死率明显增加。但是利尿减轻肺水肿的同时可能会导致心输出量下降,器官血流灌注不足。因此,ARDS 患者的液体管理必须考虑到二者的平衡,必须在保证脏器血流灌注的前提下进行。

近年,急性呼吸窘迫综合征网络(ARDSnet)完成的不同 ARDS 液体管理策略的研究显示,尽管限制性液体管理与非限制性液体管理组病死率无明显差异,但与非限制性液体管理相比,限制性液体管理(利尿和限制补液)组患者第 1 周的液体平衡为负平衡(-136 ml 与+3 992 ml),氧合指数明显改善,ICU 住院时间明显缩短。特别值得注意的是,限制性液体管理组的休克和低血压发生率并无增加。可见,在维持循环稳定,保证器官血流灌注的前提下,限制性的液体管理策略对 ALI/ARDS 患者是有利的。

ARDS 患者输注晶体还是胶体液进行液体复苏一直存在争论。近年的大规模 RCT 研究显示,应用白蛋白进行液体复苏,在改善生存率、机械通气时间及 ICU 住院时间等方面与生理盐水无明显差异。但值得注意的是,胶体渗透压是决定毛细血管渗出和肺水肿严重程度的重要因素。研究证实,低蛋白血症是严重感染患者发生 ARDS 的独立危险因素,而且低蛋白血症可导致 ARDS 病情进一步恶化,并使机械通气时间延长,病死率也明显增加。因此,对低蛋白血症的 ARDS 患者,有必要输入白蛋白或人工胶体,提高胶体渗透压。有两个多中心 RCT 研究显示,对于存在低蛋白血症(血浆总蛋白<50 g/L)的 ARDS 患者,与单纯应用呋塞米(速尿)相比,尽管白蛋白联合呋塞米治疗未能明显降低病死率,但可明显改善氧合、增加液体负平衡,并缩短休克时间。因此,对于存在低蛋白血症的 ARDS 患者,在补充白蛋白等胶体溶液的同时联合应用呋塞米,有助于实现液体负平衡,并改善氧合。人工胶体对 ARDS 是否也有类似的治疗效应,需进一步研究证实。

(二)糖皮质激素

全身和局部的炎症反应是 ARDS 发生和发展的重要机制,研究显示血浆和肺泡灌洗液中的炎症因子浓度升高与 ARDS 病死率呈正相关。糖皮质激素对机体炎症反应有强烈的抑制作用,有减轻肺泡上皮细胞和毛细血管内皮细胞损伤,降低血管通透性,减少渗出的作用。长期以来,大量的研究试图应用糖皮质激素控制炎症反应,预防和治疗 ARDS,但仍存争议。目前不推荐 ARDS 患者常规使用糖皮质激素。

(三)一氧化氮吸入

一氧化氮(NO)吸入可选择性扩张肺血管,而且 NO 分布于肺内通气良好的区域,可扩张该区域的肺血管,显著降低肺动脉压,减少肺内分流,改善通气/血流比例失调,并且可减少肺水肿形成。临床研究显示,NO 吸入可使约 60% 的 ARDS 患者氧合改善,同时肺动脉压、肺内分流明显下降,但对平均动脉压和心输出量无明显影响。但是氧合改善效果也仅限于开始 NO 吸入治疗的 24～48 h 内。两个 RCT 研究证实 NO 吸入并不能改善 ARDS 的病死率。因此,吸入 NO 不作为 ARDS 的常规治疗手段,但在一般治疗无效的严重低氧血症时可考虑应用。

(四)肺泡表面活性物质

ARDS 患者存在肺泡表面活性物质减少或功能丧失,易引起肺泡塌陷。肺泡表面活性物质能降低肺泡表面张力,减轻肺炎症反应,阻止氧自由基对细胞膜的氧化损伤。因此,补充肺泡表面活性物质可能成为 ARDS 的治疗手段。但目前肺泡表面活性物质的应用仍存在许多尚未解决的问题,如最佳用药剂量、具体给药时间、给药间隔和药物来源等。因此,尽管早期补充肺表面活性物质,有助于改善氧合,还不能将其作为 ARDS 的常规治疗手段。有必要进一步研究,明确其对 ARDS 预后的影响。

(五)前列腺素 E_1

前列腺素 E_1(prostaglandin E_1,PGE_1)不仅是血管活性药物,还具有免疫调节作用,可抑制巨噬细胞和中性粒细胞的活性,发挥抗炎作用,抑制血小板聚集,降低肺和体循环阻力,提高心输出量。但是 PGE_1 没有组织特异性,静脉注射 PGE_1 会引起全身血管舒张,导致低血压。有研究报道吸入型 PGE_1 可以改善氧合,但这需要进一步 RCT 研究证实。因此,只有在 ARDS 患者低氧血症难以纠正时,可以考虑吸入 PGE_1 治疗。

（六）N-乙酰半胱氨酸和丙半胱氨酸

抗氧化剂 N-乙酰半胱氨酸（N-acetyl-L-cysteine，NAC）和丙半胱氨酸（procysteine）通过提供合成谷胱甘肽（GSH）的前体物质半胱氨酸，提高细胞内 GSH 水平，依靠 GSH 氧化还原反应来清除体内氧自由基，从而减轻肺损伤。静脉注射 NAC 对 ALI 患者可能可以改善全身氧合和缩短机械通气时间。目前，尚无足够证据支持 NAC 等抗氧化剂用于治疗 ARDS。

（七）环氧化酶抑制剂

布洛芬等环氧化酶抑制剂，可抑制 ARDS 患者血栓素 A_2 的合成，对炎症反应有强烈抑制作用。小规模临床研究发现布洛芬可改善全身性感染患者的氧合与呼吸力学。对严重感染的临床研究也发现布洛芬可以降低体温、减慢心率，但是，亚组分析显示，布洛芬既不能降低重症患者 ARDS 的患病率，也不能改善 ARDS 患者 30 d 生存率。因此，布洛芬等环氧化酶抑制剂尚不能用于 ARDS 常规治疗。

（八）细胞因子单克隆抗体或拮抗剂

炎症性细胞因子在 ARDS 发病中具有重要作用。动物实验应用单克隆抗体或拮抗剂中和肿瘤坏死因子（TNF）、白细胞介素（IL）-1 和 IL-8 等细胞因子可明显减轻肺损伤，但多数临床试验获得阴性结果。细胞因子单克隆抗体或拮抗剂是否能够用于 ARDS 的治疗，目前尚缺乏临床证据。因此，不推荐细胞因子单克隆抗体或拮抗剂用于 ARDS 治疗。

参考文献

[1] 邝静. 俯卧位通气护理对严重创伤后 ARDS 患者预后的影响[J]. 承德医学院学报，2020，37（1）：52-54.

[2] 刘东昇，张婷，王曼，等. 严重创伤患者发生急性呼吸窘迫综合征的危险因素分析[J]. 局解手术学杂志，2019，28（9）：731-735.

[3] 张威威. 为创伤失血性休克合并 ARDS 患者采用限制性液体复苏疗法进行治疗的效果观察[J]. 当代医药论丛，2019，17（3）：112-113.

[4] FAUST H E，REILLY J P，ANDERSON B J，et al. Plasma mitochondrial DNA levels are associated with ARDS in trauma and sepsis patients[J]. Chest，2020，157（1）：67-76.

[5] GOATLY G，GUIDOZZI N，KHAN M. Optimal ventilator strategies for trauma-related ARDS[J]. Journal of the Royal Army Medical Corps，2019，165（3）：193-197.

[6] LIU S，ZHANG T，SUN T，et al. Current status of spleen-mediated inflammatory response in traumatic acute respiratory distress syndrome[J]. Zhonghuaweizhongbing Ji Jiuyixue，2019，31（5）：654-657.

[7] REILLY J P，ZHAO Z，SHASHATY M G S，et al. Low to moderate air pollutant exposure and acute respiratory distress syndrome after severe trauma[J]. American journal of respiratory and critical care medicine，2019，199（1）：62-70.

[8] VAN WESSEM K J P，HIETBRINK F，LEENEN L P H. Attenuation of MODS-related and ARDS-related mortality makes infectious complications a remaining challenge in the severely injured[J]. Trauma Surgery & Acute Care Open，2020，5（1）：e000398.

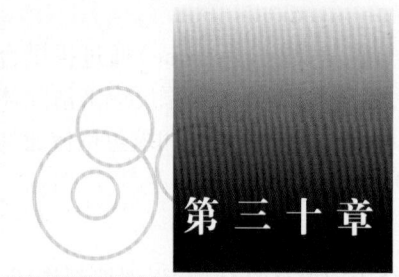

第三十章 创伤性休克酸碱平衡与肝肾功能支持

苏 磊 潘志国

第一节 创伤性休克的酸碱平衡

创伤患者由于失血造成低血容量和组织血流灌注不足,持续血流低灌注状态下细胞能量代谢由需氧代谢转为乏氧代谢,导致体内乳酸堆积,引起代谢性酸中毒。血清 pH 值并不能反映缺氧组织的 pH 值,即使是血 pH 值在正常范围内,它仍维持在酸中毒状态。在严重创伤病情演变过程中,低温所致心功能不全进一步加重酸中毒;而酸中毒又损害凝血功能,凝血功能障碍引起的组织血液低灌注继续加重了低温和酸中毒,三者之间互为因果,形成恶性循环,称为"致死性三联征(或称创伤死亡三角)"。

1. 酸中毒对心脏的影响 此时肾常因血流灌注低下,对酸性代谢产物的排泄障碍。其结果会造成代谢性酸中毒和心肌内 H^+ 蓄积。后者不仅可通过糖酵解限速酶和氧化磷酸化酶及 ATP 转换酶的抑制,妨碍 ATP 的产生,间接导致心肌舒缩障碍;而且还通过 H^+ 与 Ca^{2+} 竞争结合肌钙蛋白和降低收缩蛋白对 Ca^{2+} 的敏感性,直接引起心肌收缩性能减弱。当 H^+ 蓄积酸中毒时,主要影响心肌的收缩功能。但当休克发展到后期,心肌舒缩功能的障碍,往往是心肌能量不足和代谢性酸中毒共同作用的结果。

2. 酸中毒对凝血功能的影响 酸中毒抑制凝血系统的活性。对比轻度改变体温,轻度改变 pH 值对抑制凝血系统活性有更大的作用。大多数凝血蛋白酶都有类似于胰蛋白酶的结构,需要在碱性范围(pH 值为 8.0~8.5)内才有最合适的功能,在酸性组织中不能很好发挥它们的止血作用。pH 值从 7.4 下降至 7.0 以下,可降低酶复合物的活性,使 70% 以上凝血酶难以激活。纠正酸中毒对凝血病的出血可有明显的改善。由此可见,酸中毒促进凝血紊乱,并可加重出血。

3. 创伤性休克酸中毒的治疗 休克时组织血流灌注不足,无氧代谢增强,产生乳酸增多,且细胞内失钾,常出现酸中毒和高血钾。处理酸中毒的根本措施是快速补充血容量,改善组织血流灌注,适时和适量地给予碱性药物。轻度酸中毒的患者,随扩容治疗时输入平衡盐溶液所带入的一定量的碱性物质和组织血流灌注的改善,无须应用碱性药物即可得到缓解。但对酸中毒明显、经扩容治疗不能纠正者,仍需应用碱性药物,可选用碳酸氢钠纠正乳酸蓄积过多的代谢性酸中毒。首选是 5% 碳酸氢钠溶液,重度酸中毒 600 ml;患者有心、肾功能不全或忌用钠者可用 3.5% 的氨基丁醇,重度酸中毒 24 h 用量为 500~800 ml。高血钾也要积极纠正,除可采用碳酸氢钠静脉滴注外,还可使用葡萄糖酸钙静脉滴注,以钙离子拮抗钾离子对心脏的毒性作用。此外,尚可通过葡萄糖、胰岛素和碳酸氢钠联合静脉滴注,使血中 K^+ 进入细胞内以降低血钾。

第二节　创伤性休克的肾损害及支持

急性肾衰竭(acute renal failure,ARF)是创伤性休克的主要并发症。休克引起急性肾衰竭称为"休克肾"。临床表现为尿量减少,同时伴有氮质血症、高钾和代谢性酸中毒。休克时血液重分配,为保证心和脑组织的血流灌注,肾血流减少,肾血管阻力增强。肾缺血是引起休克后肾功能障碍最常见的原因,平均动脉压为 60~70 mmHg 或更低时,即可发生急性肾前性肾衰竭。若肾血流灌注得以及时纠正,肾功能可立刻恢复,否则 2 h 后可发展为器质性肾衰竭即急性肾小管坏死(acute tubular necrosis,ATN)。急性肾小管坏死是休克后引起急性肾衰竭的常见原因,统计结果表明休克后发生急性肾小管坏死时死亡率明显升高,在难治性休克中,休克后急性肾衰竭与 ARDS 以及 MODS 是导致休克死亡的三大因素。休克并发急性肾衰竭不仅增加了休克的救治难度,同时带来一系列与肾功能损害相关的特殊问题,如液体平衡的管理、电解质及酸碱平衡的调节、药物应用等,均需考虑肾功能的损害情况。虽然急性肾衰竭是十分严重的病理过程,但也是为数不多可以通过合理治疗达到完全逆转的器官衰竭,采用正确的治疗措施,数周后肾小管坏死的上皮可以再生修复,数月后可以完全恢复。

创伤性休克引起急性肾损伤(acute kidney injury,AKI),其治疗的第一步是积极处理原发病,去除病因,控制继发感染,优化全身血流动力学,停止使用导致肾损害的药物,维持内环境稳定,防止急性肾损伤进一步加重。

AKI 的分期及分级标准与患者的预后密切相关,即肾损伤的程度越重,患者的死亡率越高。此时的防治不仅仅是防止 AKI 的出现,还在于如何阻止 AKI 由轻向重进展。对于 AKI 的Ⅰ期和Ⅱ期,我们要做的是采取有效措施,阻止其向Ⅲ期发展;对于 AKI 的Ⅱ期和Ⅲ期,我们需慎重决定是否进行肾替代,肾替代的方式和剂量,以及在肾替代过程中如何保证血流动力学稳定,以防止 AKI 向尿毒症发展,减少患者对透析的依赖和改善预后。

一、血流动力学管理

伴有休克的重症 AKI 患者需要谨慎应用补液和血管活性药物。当循环血量不足时,血管收缩剂会减少组织血流量。相反,AKI 患者也面临容量超负荷的风险,不考虑血管内容量增加而一味补液也会导致损伤。补液和血管活性药物的应用需要慎重,同时应在严密监测血流动力学指标的情况下滴定使用。

(一)液体管理

液体管理是 AKI 治疗中最基本的一个环节,无论是在少尿期还是多尿期,无论是防止 AKI 的加重还是促进 AKI 的恢复,都离不开恰当的液体管理。

液体复苏是临床上治疗休克及改善组织血流灌注的最常用的手段。容量不足会导致血流低灌注,加重肾损伤或增加死亡率,因此,当患者存在容量不足时应积极地进行液体复苏。但临床上也经常遇到这样的问题:如果复苏至心输出量正常,平均动脉压满意的状态,肾却持续恶化,还应该如何复苏? 有些医师倾向于继续给予液体,直至肾功能指标好转,如尿量增多。但这种做法的风险在于,如果患者的尿量始终不见增多,则会发生明显的液体过负荷。而越来越多的研究表明:容量过负荷也同样会加重 AKI 的程度,甚至影响预后。

容量过负荷会加重 AKI 的原因如下:首先,容量过负荷会引起腹腔脏器水肿,导致腹腔高压的发生,腹腔高压会引起肾静脉回流障碍,从而导致肾纤维囊内压力增高和肾血流减少,引起或加重已经存在的 AKI。其次,即使不发生腹腔高压,液体过负荷引起的静脉压力增高和肾间质水肿也会导致肾纤维囊内压力增高,从而降低肾血流和肾小球滤过率。肾小管压力增加也会影响肾功能的恢复。若液体过负荷持续存在,则会导致 AKI 持续加重,甚至最终难以恢复,并使患者死亡率增加。

可见,重症 AKI 患者无论容量不足还是容量过多都会导致 AKI 加重,甚至影响预后。因此,重症 AKI 患者应该进行血流动力学监测,认真评估患者的容量状态,加强对液体的管理,避免医源性容量不足或液体过负荷的发生。

在肾损伤的不同时期,液体管理的策略是不同的。对于轻度 AKI,主要是评估患者容量状态,一方面防止血流低灌注的发生,另一方面防止容量过负荷的出现。在肾功能衰竭的少尿期,应保持液体平衡,在纠正了原有的体液缺失后,坚持"量出为入"的原则。每日输液量为前一日的尿量加上显性失水量和非显性失水量约 400 ml(皮肤、呼吸道蒸发水分 700 ml 减去内生水 300 ml)。在肾功能衰竭的多尿期,尿量明显增多后要特别注意水及电解质的监测,尿量过多可适当补给葡萄糖溶液、林格液,用量为尿量的 1/3 ~ 2/3。

液体复苏时采用何种液体,胶体溶液和晶体溶液孰优孰劣,一直存在争议。就恢复有效循环血量的速度和效率而言,胶体溶液明显优于晶体溶液;但在预后的改善上循证研究并未证明其存在优势。有研究表明,10% 羟乙基淀粉的使用可能会增加 AKI 的发生。

(二)利尿剂的利弊

重症患者由于液体复苏和水、溶质的排泄障碍,常发生体内容量过多。越来越多的证据表明,液体负荷过多会影响重症患者的预后。重症患者如果发生急性肾损伤和少尿,治疗选择很有限,主要包括优化全身血流动力学、液体治疗、补充液体或开始肾替代治疗。袢利尿剂(特别是呋塞米)是目前合并急性肾损伤的重症患者临床上最常用的药物之一,有研究表明,70% 的 ICU 急性肾损伤患者接受利尿剂治疗,其中 98% 使用呋塞米。

临床上应用呋塞米的主要目的是改善少尿患者的液体管理,保证营养支持的给予和电解质的平衡。但呋塞米对肾本身有何影响,尚不完全清楚。从理论上讲,袢利尿剂可能通过抑制钠离子转运降低髓袢(亨利袢,Henle loop)的氧耗,减轻最脆弱的外髓肾小管的缺血性损伤;呋塞米还能对阻塞肾小管的坏死组织进行冲刷,并通过抑制前列腺素脱氢酶来降低肾内血管阻力、增加肾血流量。因此,呋塞米可能在肾的缺血性损伤中起到保护作用。少数研究提示利尿治疗可以缩短急性肾损伤的时间或减少患者对肾替代的需求。但多数临床研究表明袢利尿剂不能预防 AKI 的发生,对已经发生 AKI 的患者,呋塞米对其生存率及肾的恢复并无改善作用,甚至可能有危害。因此,尚需要大样本、设计合理的前瞻性临床试验进一步明确袢利尿剂在急性肾损伤中的作用。除用于防治容量过负荷之外,2012 年改善全球肾脏病预后组织(Kidney Disease:Improving Global Outcomes,KDIGO)指南已不推荐用利尿剂来防治 AKI。

临床上使用利尿剂之前首先要对机体的容量情况进行评估,如果存在血容量不足,则不宜使用利尿剂,否则可能会加重肾血流灌注不足,从而加重急性肾损伤。使用过程中必须避免低血压的发生,因为已经损伤的肾对血流灌注压的降低等进一步损害非常敏感。呋塞米可静脉注射或静脉泵入,剂量从小到大。大剂量使用呋塞米可导致耳鸣、耳聋等不良反应,因此要注意总量不宜过大。如果患者对大剂量的利尿剂敏感性变差,即发生耐药,尤其是当利尿剂容积与尿量的比值>1 时,应停止使用利尿剂,考虑开始肾替代治疗,以避免耳毒性的发生。

有研究表明:呋塞米负荷试验(furosemide stress test,FST)可以很好评估肾小管损伤程度和急性肾损伤的严重程度,并指导 RRT 治疗。即一次性静脉给予 1.0 或 1.5 mg/kg 负荷量呋塞米,2 h 内尿量<200 ml 提示肾损伤程度严重,容易快速进展至 AKI Ⅲ期或需要 RRT 治疗。

(三)血管活性药物的选用

各种原因的休克是导致肾血流低灌注、引起肾损伤的主要原因之一。治疗休克的常用治疗药物主要包括了多巴胺、去甲肾上腺素等血管活性药物。

小剂量的多巴胺(或者说肾剂量多巴胺)[2 ~ 5 μg/(kg·min)]曾在临床上被广泛用于急性肾衰竭的防治。因为一些动物及小规模临床研究认为这个剂量的多巴胺具有兴奋肾内 D1、D2 和 D4

受体,选择性肾扩张血管而增加肾血流和利钠利尿的作用,因此可能用来预防和治疗 AKI。相反的研究认为,虽然小剂量多巴胺能够增加患者的尿量,但主要与其抑制近曲小管 Na^+,K^+-ATP 酶的活性,减少钠的重吸收有关,并不会增加肌酐清除率;反而因抑制了对肾起保护作用的管-球反馈及增加外层髓质的氧动力学,可能引起肾损伤加重。几个循证医学分析也都得出小剂量多巴胺不能预防 AKI 的发生,不能减少透析和死亡率,甚至会使肾血流灌注恶化。故小剂量多巴胺并无肾保护作用,临床上不应常规用来防止 AKI 发生。

去甲肾上腺素有着很强的 α 肾上腺素能兴奋作用,是种非常有效的血管收缩药物,但在正常或低血容量性休克的机体,有研究证明去甲肾上腺素会减少肾血流量和尿量。

二、维持内环境稳定

轻度高钾血症(<6 mmol/L)只需密切观察及严格限制含钾量高的食物和药物的应用。如血钾>6.5 mmol/L,心电图出现 QRS 波增宽等不良征兆时,应及时处理。措施有静脉注射 10% 葡萄糖酸钙 10 ~ 20 ml,2 ~ 5 min 内注射完;静脉注射 5% 碳酸氢钠 100 ml,5 min 注射完,有心功能不全者慎用;50% 葡萄糖溶液 40 ml 静脉注射,并皮下注射胰岛素 10 U;或及早行肾脏替代治疗。多尿期应注意钾的丢失,防止低钾血症的出现。

血钠的监测为补液量提供依据。不明原因的血钠骤降提示入液量过多,尤其是输入水分过多,导致稀释性低钠血症。血钠急骤增高表明处于缺水状态,引起浓缩性高钠血症,则不必过分严格限制低张液体的摄入。轻度的水过多,仅需严格限制水的摄入。明显的水过多,上述措施无效,应即行肾替代治疗。

第三节 创伤性休克的肝损害及支持

肝是人体内实质器官中血供最丰富的器官,具有代谢、免疫、解毒等多种重要生理功能,肝是体内代谢的中枢环节,创伤后代谢改变与肝细胞活动有密切关系。创伤后,为满足周围组织代谢上的需要,肝的代谢负荷增加。创伤及休克状态下,肝的血流灌注下降,导致底物和氧的供给减少,在缺氧状态下,乳酸的积累造成细胞内酸中毒,刺激磷酸果糖激酶活性,加快糖原分解,加之创伤后由于能量供应不足,肝不能合成葡萄糖。实验证明,肾上腺皮质激素在创伤时能促进肝的葡萄糖合成,因而在创伤性休克时,恰当使用肾上腺皮质激素是对肝代谢最好的支持。由于伤后蛋白质大量分解,作为燃料以提供热量,给肝的去氨处理造成严重的负担,进一步消耗能量,而此时肝已经丧失充分利用丙氨酸生成葡萄糖的能力。因此,严重创伤后利用全胃肠外营养减少周围组织的分解代谢,减少肝在处理氮生成尿素的能量消耗,保存肌肉蛋白质,有利于创伤愈合。

目前认为,肝缺血后再灌注、微循环损害肠道内细菌和内毒素移位至肝损害肝细胞及单核/巨噬细胞系统,激活释放的细胞因子在休克后急性肝功能障碍的发生与发展过程中具有重要作用。肝功能障碍又可通过肝代谢紊乱、生物转化作用减弱等加重休克,成为患者致死的又一重要原因。

一、一般治疗

目前肝衰竭的内科治疗尚缺乏特效药物和手段。原则上强调早期诊断、早期治疗,针对不同病因采取相应的病因治疗措施和综合治疗措施,并积极防治各种并发症。肝衰竭患者诊断明确后,应进行病情评估,必要时转 ICU 治疗。有条件者早期进行人工肝治疗,视病情进展情况进行肝移植前准备。

(一)支持治疗

1.休息 卧床休息,减少体力消耗减轻肝负担。

2.加强病情监测　建议完善凝血酶原活动度(prothrombin activity, PTA)、国际标准化比值(INR)、血氨及血生化的监测,动脉血乳酸、内毒素、嗜肝病毒标志物、铜蓝蛋白、自身免疫性肝病相关抗体检测,以及腹部 B 超(肝、胆、脾、胰及腹水)、胸部 X 射线检查、心电图等相关检查。

3.推荐肠道内营养　包括高碳水化合物、低脂、适量蛋白饮食,提供每千克体重 146.10 ~ 167.44 kJ(35 ~ 40 kcal)总热量,肝性脑病患者需限制经肠道蛋白摄入,进食不足者,每日静脉补给足够的热量、液体和维生素。

4.积极纠正低蛋白血症　补充白蛋白或新鲜血浆,并酌情补充凝血因子。

5.密切监测血气　注意纠正水电解质及酸碱平衡紊乱,特别要注意纠正低钠、低氯、低镁、低钾血症。

6.预防医院感染　注意消毒隔离,加强选择性肠道去污(selective digestive decontamination, SDD)和选择性口腔去污(selective oral decontamination, SOD),预防医院感染发生。

(二)病因治疗

肝衰竭病因对指导治疗及判断预后具有重要价值,包含发病原因及诱因两类。对其尚不明确者应积极寻找病因以期达到正确处理的目的。

1.病毒性肝炎　对病毒性肝炎肝衰竭的病因学治疗,目前主要针对 HBV 感染所致的患者。对 HBV DNA 阳性的肝衰竭患者,不论其检测出的 HBV DNA 滴度高低,建议立即使用核苷(酸)类药物抗病毒治疗,应注意晚期肝衰竭患者因残存肝细胞过少、再生能力严重受损,抗病毒治疗似难以改善肝衰竭的结局。在我国上市的核苷(酸)类药物中,拉米夫定、恩替卡韦、替比夫定、阿德福韦酯等均可有效降低 HBV DNA 水平,降低肝衰竭患者的病死率。其中前 3 种更加强效快速,而阿德福韦酯则较为慢速,但对于高病毒载量且过去有过核苷(酸)类药耐药者,阿德福韦酯则为不可或缺的药物。今后,随着替诺福韦的上市,将可增加一种良好选择。考虑到慢性 HBV 相关肝衰竭常为终生用药,应坚持足够的疗程,避免病情好转后过早停药导致复发;应注意后续治疗中病毒耐药变异,并做出及时处理。对免疫抑制剂所致 HBV 再激活者应以预防为主,放宽核苷(酸)类药物的适应证(HBV 血清学标志物阳性即可)。

甲型、戊型病毒性肝炎引起的急性肝衰竭,目前尚未证明病毒特异性治疗有效。对确定或疑似疱疹病毒或水痘-带状疱疹病毒感染引发的急性肝衰竭患者,可使用阿昔洛韦(5 ~ 10 mg/kg,静脉滴注,每 8 h 一次)治疗,并应考虑进行肝移植。

2.药物性肝损伤所致急性肝衰竭　停用所有可疑的药物,追溯过去 6 个月服用的处方药、中草药、非处方药、膳食补充剂的详细信息(包括服用、数量和最后一次服用的时间)。尽可能确定非处方药的成分。已有研究证明,N-乙酰半胱氨酸(NAC)对药物性肝损伤所致急性肝衰竭有益。其中,确诊或疑似对乙酰氨基酚(paracetamol, APAP)过量引起的急性肝衰竭患者,如摄入 APAP 在 4 h 之内,在给予 NAC 之前应先口服活性肽。摄入大量 APAP 的患者,血清药物浓度或转氨酶升高提示即将或已经发生了肝损伤,应立即给予 NAC。怀疑 APAP 中毒的急性肝衰竭患者也可应用 NAC。必要时给予人工肝吸附治疗。对于非 APAP 引起的急性肝衰竭患者,应用 NAC 亦可改善结局。

3.确诊或疑似毒蕈中毒的急性肝衰竭　可考虑应用青霉素 G 和水飞蓟素。

4.妊娠急性脂肪肝/溶血性肝酶升高和血小板计数低综合征　对妊娠急性脂肪肝/溶血性肝酶升高和血小板计数低综合征(hemolysis, elevated liver function and low platelet count syndrome, HELLP)所导致的肝衰竭,建议立即终止妊娠,如果终止妊娠后病情仍继续进展,须考虑人工肝和肝移植治疗。

5.组织血流低灌注导致的急性肝衰竭　应积极循环复苏,纠正休克,纠正组织缺氧从而尽快改善肝血流灌注,以改善肝功能。

(三)其他治疗

1.肾上腺皮质激素治疗　目前对于肾上腺皮质激素在肝衰竭治疗中的应用尚存在不同意见。

非病毒感染性肝衰竭,如自身免疫性肝炎是其适应证,可考虑使用泼尼松,40~60 mg/d。其他原因所致肝衰竭前期或早期,若病情发展迅速且无严重感染、出血等并发症者,也可酌情使用。

2. 促肝细胞生长治疗 为减少肝细胞坏死,促进肝细胞再生,可酌情使用促肝细胞生长素和前列腺素 E_1 脂质体等药物,但疗效尚需进一步确定。

3. 微生态调节治疗 肝衰竭患者存在肠道微生态失衡,肠道益生菌减少,肠道有害菌增加,而应用肠道微生态制剂可改善肝衰竭患者预后。根据这一原理,可应用肠道微生态调节剂、乳果糖或拉克替醇,以减少肠道细菌移位或降低内毒素血症及肝性脑病的发生。

(四)防治并发症

1. 脑水肿 ①有颅内压增高者,给予甘露醇0.5~1.0 g/kg;②袢利尿剂,一般选用呋塞米,可与渗透性脱水剂交替使用;③人工肝支持治疗;④不推荐肾上腺皮质激素用于控制颅内高压;⑤急性肝衰竭患者使用低温疗法可防止脑水肿,降低颅内压。

2. 肝性脑病 ①去除诱因,如严重感染、出血及电解质紊乱等;②限制蛋白饮食;③应用乳果糖或拉克替醇,口服或高位灌肠,可酸化肠道,促进氨的排出,调节微生态,减少肠源性毒素吸收;④视患者的电解质和酸碱平衡情况酌情选用精氨酸、鸟氨酸、门冬氨酸等降氨药物;⑤对慢性肝衰竭或慢加急性肝衰竭患者可酌情使用支链氨基酸或支链氨基酸与精氨酸混合制剂以纠正氨基酸失衡;⑥对Ⅲ度以上的肝性脑病建议气管插管;⑦抽搐患者可酌情选用半衰期短的苯妥英或苯二氮䓬类镇静药物,但不推荐预防用药;⑧人工肝支持治疗。

3. 合并细菌或真菌感染 ①推荐常规进行血液和其他体液的病原学检测;②除了慢性肝衰竭时可酌情口服喹诺酮类作为肠道感染的预防以外,一般不推荐常规预防性使用抗菌药物;③一旦出现感染,应首先根据经验选择抗菌药物,并及时根据培养及药敏试验结果调整用药。使用强效或联合抗菌药物、激素等治疗时,应同时注意防治真菌二重感染。

4. 低钠血症及顽固性腹水 低钠血症是失代偿肝硬化的常见并发症,而低钠血症、顽固性腹水与急性肾损伤等并发症常见相互关联及连续发展。从源头上处理低钠血症是预防后续并发症的关键措施。水钠潴留所致稀释性低钠血症是其常见原因,而现有的利尿剂均导致血钠排出,且临床上传统的补钠方法不仅疗效不佳,反而易导致脑桥髓鞘溶解症。托伐普坦(tolvaptan)作为精氨酸血管升压素 V2 受体阻滞剂,可通过选择性阻断集合管主细胞 V2 受体,促进自由水的排泄,已成为治疗低钠血症及顽固性腹水的新途径。

5. 急性肾损伤及肝肾综合征 ①保持有效循环血量,低血压初始治疗建议静脉输注生理盐水;②顽固性低血容量性低血压患者可使用系统性血管活性药物,如特利加压素或去甲肾上腺素加白蛋白静脉输注,但在有颅内高压的严重脑病患者中应谨慎使用,以免因脑血流量增加而加重脑水肿;③保持平均动脉压≥75 mmHg;④限制液体入量,24 h 总入量不超过尿量加500~700 ml;⑤人工肝支持治疗。

6. 出血 ①推荐常规预防性使用 H_2 受体阻滞剂或质子泵抑制剂。②对门静脉高压性出血患者,为降低门静脉压力,首选生长抑素类似物,也可使用垂体后叶素(或联合应用硝酸酯类药物);食管胃底静脉曲张所致出血者可用三腔二囊管压迫止血;或行内镜下硬化剂注射或套扎治疗止血;可行介入治疗,如 TIPS。③对显著凝血功能障碍患者,可给予新鲜血浆、凝血酶原复合物和纤维蛋白原等补充凝血因子,血小板显著减少者可输注血小板;对弥散性血管内凝血(DIC)者可酌情给予小剂量低分子肝素或普通肝素,对有纤溶亢进证据者可应用氨甲环酸或氨甲苯酸等抗纤溶药物。④肝衰竭患者常合并维生素 K 缺乏,故推荐常规使用维生素 K(5~10 mg/d)。

7. 肝肺综合征 PaO_2 <80 mmHg 时应给予氧疗,通过鼻导管或面罩给予低流量氧(2~4 L/min),对于氧气需要量增加的患者,可行加压面罩给氧或者行气管插管后上同步呼吸机。

二、人工肝支持治疗

(一)治疗机制和方法

人工肝支持系统是治疗肝衰竭有效的方法之一,其治疗机制是基于肝细胞的强大再生能力,通过一个体外的机械、理化和生物装置,清除各种有害物质,补充必需物质,改善内环境,暂时替代衰竭肝的部分功能,为肝细胞再生及肝功能恢复创造条件或等待机会进行肝移植。

人工肝支持系统分为非生物型、生物型和混合型3种。非生物型人工肝已在临床广泛应用并被证明确有定疗效。在临床实践中,血液净化常用方法有血浆置换(plasma exchange,PE)、血液/血浆灌流(hemoperfusion,HP 或 plasma perfusion,PP)、血液滤过(hemofiltration,HF)、血浆胆红素吸附(plasma bilirubin absorption,PBA)、连续性血液透析滤过(continuous hemodiafiltration,CHDF)等,我国学者创建了新一代个体化的非生物型人工肝支持系统 PE(血浆置换)、血浆置换(PE)联合持续性血液透析滤过(continuous hemodi-afihration,CHDF)、血浆滤过透析(plasma diafiltration,PDF)、血浆置换联合体外血浆吸附和血液滤过(PEAF)。上述技术针对不同病因、不同病情、不同分期的肝衰竭患者均有较显著疗效,统称为李氏人工肝系统(Li's artificial liver system,Li-ALS)。临床上应根据患者的具体情况合理选择不同方法进行个体化治疗:在药物和毒物相关性的肝衰竭应用 PBA/PEF/PED/PEAF 治疗,在严重感染所致的肝衰竭应用 PEF 治疗,在病毒性肝炎肝衰竭早期应用 PE 治疗,在病毒性肝炎肝衰竭中期应用 PEF 或 PAEF 治疗,伴有脑水肿或肾功能衰竭时,可选用 PEF 或 PED 治疗;伴有水及电解质紊乱时,可选用 PED 或 PEF 治疗,对伴有显著淤胆症状者可用 PBA。其他原因所致肝衰竭治疗亦可参照应用该系统进行治疗。应注意人工肝支持系统治疗操作的规范化。

生物型及混合生物型人工肝支持系统不仅具有解毒功能,而且还具备部分合成和代谢功能,是人工肝发展的方向。国内外生物型/混合型人工肝尚处于临床试验阶段,部分系统完成了Ⅱ/Ⅲ期临床试验并证明了其对部分肝衰竭患者的有效性。现在生物型/混合型人工肝研究的方向是确认其生物安全性,同时提高疗效,在此基础上扩大临床试验的规模进行验证。干细胞治疗肝衰竭是具有应用前景的研究方向,但其机制仍未阐明。虽然干细胞治疗在动物实验中获得了较好疗效,但在临床应用中尚缺乏足够的经验及证据。

(二)适应证与禁忌证

1.适应证

(1)各种原因引起的肝衰竭早、中期,INR 在 1.5～2.5 之间和血小板>50×10⁹/L 的患者为宜。晚期肝衰竭患者亦可进行治疗,但并发症多见,治疗风险大,临床医师应评估风险及利益后做出治疗决定;未达到肝衰竭诊断标准,但有肝衰竭倾向者,亦可考虑早期干预。

(2)晚期肝衰竭肝移植术前等待供体、肝移植术后排斥反应、移植肝无功能期的患者。

2.相对禁忌证

(1)严重活动性出血或并发 DIC 者。

(2)对治疗过程中所用血制品或药品如血浆、肝素和鱼精蛋白等高度过敏者。

(3)循环功能衰竭者。

(4)心脑梗死非稳定期者。

(5)妊娠晚期。

(三)并发症

人工肝支持系统治疗的并发症有出血凝血、低血压、继发感染、过敏反应、低血钙、失衡综合征等,需要在人工肝支持系统治疗前充分评估并预防并发症的发生,在人工肝支持系统治疗中和治疗后要严密观察并发症,随着人工肝技术的发展,并发症发生率将进一步下降。

三、肝 移 植

肝移植是治疗中晚期肝衰竭最有效的挽救性治疗手段。当前可用的预后评分系统有 MEID 等对终末期肝病的预测价值较高,但对急性肝衰竭意义有限,因此,不建议完全依赖这些模型选择肝移植候选人。

参考文献

[1] ASFAR P, MEZIANI F, HAMEL J F, et al. High versus low blood-pressure target in patients with septic shock[J]. N Engl J Med,2014,370(17):1583-1589.

[2] AZZALINI L, SPAGNOLI V, LY H Q. Contrast-induced nephropathy:from pathophysiology to preventive strategies[J]. Can J Cardiol,2016,32(2):247-255.

[3] CHAWLA L S,DAVISON D L,BRASHA-MITCHELL E,et al. Development and standardization of a furosemide stress test to predict the severity of acute kidney injury [J]. Crit Care, 2013, 17 (5):R207.

[4] DELLINGER R P,LEVY M M,RHODES A,et al. Surviving sepsis campaign:intemational guidelines for management of severe sepsis and septic shock:2012[J]. Crit Care Med,2013,41(2):580-637.

[5] GUASTONI C,BELLOTTI N,POLETTI F,et al. Continuousvenovenous hemofiltration after coronary procedures for the prevention of contrast-induced acute kidney injury in patients with severe chronic renal failure[J]. Am J Cardiol,2014,113(4):588-592.

[6] HERRLER T, IISCHER A, MEYER A, et al. The intrinsic renal compartment syndrome:new perspectives in kidney transplantation[J]. Transplantation,2010,89(1):40-46.

[7] HEUNG M, WOLFGRAM D F, KOMMAREDDI M, et al. Fluid overload at initiation of renal replacement therapy is associated with lack of renal recovery in patients with acute kidney injury[J]. Nephrol Dial Transplant,2012,27(3):956-961.

[8] MUTTER T C, RUTH C A, DART A B. Hydroxyethyl starch(HES)versus other fluid therapies: effects on kidney function[J]. Cochrane Database Syst Rev,2013,7:CD007594.

[9] PATEL N N,ROGERS C A,ANGELINI G D,et al. Pharmacological therapies for the prevention of acute kidney injury following cardiac surgery:a systematic review[J]. Heart Fail Rev,2011,16(6): 553-567.

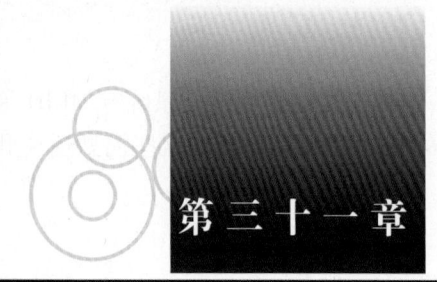

第三十一章　创伤性休克肠道屏障功能保护

赵　觐　刘克玄

创伤引起全身组织血流灌注量不能满足组织代谢的需求,这种严重的后果称之为创伤性休克(traumatic shock)。创伤性休克主要发生于严重创伤,尤其是伴有内脏损伤和大量失血的患者。战时常见于枪弹伤、烧伤、冲击伤以及核武器伤等,平时多见于交通事故伤、挤压伤、高处坠落伤、自然灾害伤(如地震)以及较大的手术打击等。同其他类型休克相比,创伤性休克是一个更为复杂、更难预测的病理生理过程。创伤性休克时除失血、失液引起血容量下降外,创伤还引起剧烈的疼痛,刺激交感神经兴奋和儿茶酚胺增多,组织的严重损伤、大量的组织因子释放入血以及严重创伤导致机体免疫力下降等因素决定了其过程更为复杂和严重。应激反应、缺血、缺氧和炎症反应失控是创伤早期共同的基本问题。多器官功能障碍综合征(multiple organ dysfunction syndrome, MODS)是创伤性休克最严重的并发症,休克时全身有效循环血量锐减,继而可能出现"休克心"、急性呼吸窘迫综合征、急性肾功能不全、急性肝功能不全、胃肠道功能不全。创伤性休克是临床常见的急症性危象,病情危重、进展快速、处置难度大。对其病理生理机制和临床救治的研究始终是医学研究的重点。胃肠道是对缺血最敏感的器官,在休克及复苏后能量代谢损伤较早,恢复较慢,胃肠道处于缺血状态时,其他监测可能尚未出现异常或均已恢复正常,亦称为隐形代偿性休克。胃肠组织能量代谢障碍和缺血性损伤是不可逆性休克和 MODS 的始动因素。创伤性休克后的缺血、缺氧造成肠黏膜屏障损伤,导致肠道细菌移位和肠源性内毒素血症,因此,保护肠黏膜屏障功能是创伤性休克治疗中的一个重要环节。本章主要介绍创伤性休克过程中肠屏障受损伤的机制及如何预防和治疗肠道损伤,使其结构和功能尽可能恢复。

第一节　创伤性休克导致肠道屏障功能障碍的机制

休克是由各种创伤或致病因素导致有效循环血量的不足,急性微循环障碍、神经体液因子失调而使重要生命器官缺血、缺氧,从而导致血压下降,脉搏快速而微弱,外周血管收缩,脸色及肢端苍白,反应迟钝,甚至昏迷等一系列症状和体征的综合征。

创伤性休克的伤因众多,但其共同特点是发生突然,伤情的发展迅速,严重创伤可导致大量失血、血浆外渗到组织间隙,心搏出量明显降低,微循环血流灌注量下降,组织细胞因微循环障碍而发生代谢障碍最终可导致细胞坏死、生命器官功能衰竭。

创伤性休克发生过程中各种应激始动因素(创伤、疼痛、失血等)兴奋交感-肾上腺髓质轴,儿茶酚胺物质(肾上腺素、去甲肾上腺素、多巴胺等)大量释放,使皮肤、骨骼肌、胃肠道、脾等血管收缩,使血液重新分布,以保证重要生命器官血流灌注。同时此类激素可加速心率,增强心肌收缩力,增加心输出量,其对休克早期机体代偿性反应具有重要意义。当病因持续一定时间,休克将进入失代偿期,毛细血管中血流淤滞,微循环血流灌注量进一步减少。微循环血流淤滞主要见于肝、肠、胰、肺、肾、皮肤、骨骼肌。休克后期为不可逆期,微循环中微血管反应性显著下降,毛细血管出现无复流现象,可能合并发生 DIC,器官进一步发生栓塞、梗死、出血,加重器官功能衰竭。

肠道是与外界相通的器官,它的功能主要包括消化、吸收、分泌、排泄、肠道黏膜屏障功能。肠道黏膜能隔离机体内环境与肠腔中的外环境,正常情况下,肠道黏膜特定的屏障功能能防止肠道内细菌、细菌代谢产物、内毒素等有害物质移位。肠道屏障由机械屏障、免疫屏障、微生物屏障、化学屏障共同构成。机械屏障是肠屏障最为重要的部分,其结构基础包括完整的肠黏膜上皮细胞以及上皮细胞间的紧密连接。生理情况下,紧密连接只允许 2 μm 大小的离子或小分子物质通过,使机体内外环境相互交流。广义的机械屏障还包括肠道的运动功能,肠黏膜上皮细胞纤毛摆动及肠管蠕动等可减少病原体与黏膜上皮细胞间吸附的机会,使细菌不能在局部肠黏膜长时间滞留,起到肠道自洁作用。肠是机体最大的免疫器官,占整个机体免疫组织的 70%～80%,肠道的淋巴组织含机体近 40% 的免疫细胞,人类每日分泌免疫球蛋白中 60% 以上是 IgA,其中绝大多数是由肠道黏膜内浆细胞分泌。因此,肠道免疫屏障作为阻止细菌入侵的第一道防线,主要由肠道内浆细胞分泌型免疫球蛋白 A(secretory immunoglobulin A,sIgA)、肠道相关淋巴组织(gut-associated lymphoid tissue,GALT)以及肝的防御功能(肠-肝轴)组成。它们通过体液免疫及细胞免疫作用,共同防止致病性抗原对机体的伤害。肠道微生物为人体最大的细菌库,占人体总微生物的 78%,其中 95% 以上为厌氧菌。肠内正常寄生菌群对外来菌株有抵抗作用,是肠道生物屏障。厌氧菌阻止肠道条件致病菌的定植与增殖,促进肠蠕动和黏液流动,并与肠黏膜上皮细胞表面的特异性受体结合,形成正常菌膜结构。化学屏障由肠黏膜上皮分泌的黏液、消化液以及肠腔内正常寄生菌产生的抑菌物质构成。可杀灭细菌、稀释毒素及与内毒素结合防止内毒素吸收,从而保证肠道不受致病菌及内毒素侵害。机体因损伤、休克,血流灌注不足、氧供障碍、内源性炎症介质的产生均可破坏肠道结构和功能。肠道屏障功能受损通透性增加,造成细菌、内毒素入血,引发肠源性感染,甚至发生MODS。

正常情况下肠道黏膜是血流最为丰富的部位,由于肠道微循环的结构及黏膜代谢有其特殊性,肠绒毛中央微动脉、微静脉及毛细血管之间存在动静脉短路支,当血液流经该短路支时,容易导致绒毛缺血;绒毛营养血管从母支直角分发,导致绒毛顶部的氧分压大大低于动脉血中的水平,这一现象在腹部创伤、严重烧伤、颅脑创伤、外科手术等严重打击导致血流低灌注时更为明显。肠道组织对缺血有较高的易感性,甚至在体循环血流动力学指标恢复正常后仍存在肠道循环血流灌注障碍。特别是严重创伤后肠道血流灌注急剧而持久地降低,加剧肠黏膜氧供不足形成肠黏膜的缺血、缺氧性损害,导致肠功能障碍的发生。

在创伤、休克等严重应激下,肠道应激后缺血再灌注损伤(ischemia-reperfusion injury,I/R injury)是其共同的病理生理过程,肠道缺血再灌注损伤时,细胞内钙超载、氧自由基的释放等致使血管及淋巴管内皮细胞通透性增加,血浆及淋巴液外渗、回流障碍,造成组织细胞的炎症水肿,同时增加了细菌及毒素进入循环的机会。肠黏膜上皮细胞炎症水肿,造成绒毛塌陷,细胞间紧密连接受损,分泌型免疫球蛋白分泌障碍等——机械及免疫屏障受损;胃肠道腺体肿胀,造成消化液分泌障碍,肠道内环境紊乱——化学屏障受损;肠道内环境紊乱使得肠道中细菌的相互作用失衡,正常菌群定植力下降,致病菌过度增殖——生物屏障受损;同时由于肠黏膜水肿、神经节细胞功能障碍以及自主神经系统失衡等因素,使肠道动力发生障碍,造成细菌及毒素的滞留。上述因素共同促进了细菌及毒素的移位,引起了全身炎症反应的发生。

肠道屏障功能障碍的机制目前尚未明确,可能的机制如下。

一、血流再分配

机体在正常情况下,循环血流的 30% 流经胃肠道。当机体遭受严重创伤或休克时,机体为了保护心、脑等重要器官,使全身血液重新分配,胃肠道血流明显减少。若全身血流量减少 10%,即可导致胃肠道血流减少 40%。加上肠黏膜绒毛血管的特殊解剖结构,导致病理情况下,肠道绒毛顶端更易遭受缺血损伤。

二、缺血再灌注损伤

在创伤性休克等应激情况下,肠道等组织血流低灌注,细胞氧供量降低,以至于不能满足正常线粒体呼吸,糖酵解代谢率增加,细胞内 ATP 耗竭,细胞内酸中毒,引起肠道绒毛的微循环结构损害,肠道黏膜上皮通透性增高,引起肠屏障功能障碍。

肠上皮细胞内缺氧引起线粒体功能受损,导致 ATP 耗竭。ATP 耗竭后将引起甘油醛 3-磷酸酯脱氢酶及线粒体 ADP 磷酸化的抑制,引起细胞酸中毒。酸中毒通过抑制糖酵解限速步骤磷酸果糖激酶来正反馈地促进 ATP 耗竭。ATP 耗竭增加上皮或内皮通透性的机制还不清楚,可能是 ATP 耗竭破坏肌动蛋白微丝,而肌动蛋白是细胞骨架的重要结构,对维持正常肠上皮结构完整性和通透性十分重要。此外,ATP 耗竭还可通过干扰正常的细胞内钙平衡而促进细胞骨架紊乱,造成肠上皮细胞结构损害。

肠上皮细胞缺氧时,为保持足够的能量水平,细胞无氧代谢增加,ATP 耗竭,造成细胞酸中毒。酸中毒引起肠上皮通透性增高的确切机制尚不清楚,可能是通过促进氧化剂形成来提高肠上皮通透性。酸中毒可促进脂质过氧化及氧化剂介导的细胞损伤,还能促进细胞内储存的自由铁移位,而氧化剂应激至少部分依赖于铁的移位。酸中毒增强氧化剂介导的损伤,还与谷胱甘肽还原酶和谷胱甘肽过氧化物酶的抑制有关。此外,酸中毒改变肠上皮细胞通透性的另一个途径是增加细胞内 Ca^{2+} 浓度。细胞内 H^+ 浓度增加引起 Ca^{2+}-H^+ 交换及激活 pH 值依赖的浆膜 Ca^{2+} 通道。细胞内 Ca^{2+} 浓度增加,可松解紧密连接及提高肠上皮通透性。

肠道缺血后再灌注过程中,在黄嘌呤氧化酶催化途径和中性粒细胞氧化酶催化途径作用下,组织中自由基产生增加,脂质过氧化增强,损伤生物膜。膜受体、膜蛋白酶、离子通道和膜转运系统等的脂质微环境改变,功能障碍。脂质和膜蛋白及某些酶交联成二聚体或更大的聚合物,从而导致膜的基本特性如变构、离子转运、酶活性等发生改变。自由基引起细胞膜脂质过氧化增强,使膜的液态流动性减弱、通透性增加,细胞外钙内流导致细胞内钙超载。自由基也能造成蛋白变性和酶活性降低、破坏细胞间基质;缺血血氧时,细胞内 pH 值降低,再灌注时,细胞内外形成 pH 梯度差,激活 Na^+-H^+ 交换,使细胞内 Na^+ 增多,再灌注后,由于恢复了能量供应和 pH 值,从而促进 Na^+-Ca^{2+} 交换的恢复,细胞外 Ca^{2+} 大量内流,造成细胞内钙超载。Na^+-Ca^{2+} 交换使细胞内钙增加,激活磷脂酶而使膜磷脂降解,细胞膜通透性增高,促使大量 Ca^{2+} 进入细胞。氧自由基破坏线粒体结构,ATP 生成减少,肌膜及肌浆膜钙泵功能障碍,促进大量 Ca^{2+} 进入细胞。进入线粒体的 Ca^{2+} 与含磷酸根的化合物结合形成磷酸钙沉积,干扰线粒体的氧化磷酸化,ATP 生成减少。Ca^{2+} 与钙调蛋白结合增多,激活多种钙依赖性降解酶而导致细胞膜及细胞器膜受损、细胞骨架及核酸断裂。钙超载使钙敏感蛋白水解酶活性增高,促使黄嘌呤脱氢酶转变成黄嘌呤氧化酶,使自由基生成增加;缺血再灌注时,白细胞增多,由于组织损伤过程中,花生四烯酸代谢产物增多,其中白三烯、PGE_2、血小板活化因子(platelet activating factor,PAF)以及补体和激肽等具有很强趋化作用,进而吸引大量白细胞进入组织或黏附于血管内皮。黏附在内皮细胞上的白细胞,阻塞有效毛细血管血流,使所支配的细胞处于低氧环境。白细胞能产生各种还原性氧的毒性产物,加剧细胞膜的脂质过氧化,并损伤细胞内的重要成分。白细胞释放的酶颗粒成分(如弹性硬蛋白酶、胶原酶、明胶酶等)和炎症因子(TNF-α、IL-1β、IL-6),导致组织进一步损伤。

三、菌 群 失 调

肠道系统内的细菌极为复杂,包括多种需氧菌、兼性厌氧菌和厌氧菌,其中 90.0% ~ 99.9% 为厌氧菌。整个肠腔内都存在大量细菌,正常情况下,这些细菌并不致病,称为肠道正常菌群。

肠道菌群和宿主形成相互依存又相互制约的微生态环境,既有动态变化又相对稳定。道菌群能将不被宿主消化的食物残渣进行分解代谢,该过程既为宿主提供代谢所需能量和可吸收的营养物质,又给细菌本身生长繁殖提供了能量和营养物质;正常微生物群与宿主免疫的相互关系也极为重要。缺乏微生物的免疫刺激,无菌(germ-free)动物体内淋巴细胞的密度低,专性滤泡结构少,血液循环中的免疫球蛋白浓度低。一旦肠道内微生物接触,上皮内的淋巴细胞的数量立即大量增加,生发中心的淋巴细胞在滤泡和固有层中快速出现,血清中免疫球蛋白浓度也大量提高;肠道正常菌群也参与到宿主的肠道防御反应中。对于抵御外来微生物的定植,寄居在肠道的正常菌群是一道极其重要的防线。肠道定植的正常菌群间相互平衡使得正常条件下个体内菌群数量保持稳定。肠菌在肠道黏膜表面附着,甚至穿透入上皮,阻碍了致病菌与肠黏膜的接触。细菌之间相互竞争肠道上皮细胞刷状缘上的附着点,附着的非病原菌能阻止肠侵袭性病原菌对上皮细胞的黏附和进入。细菌还能竞争肠道内共同生态环境中的营养供给,并通过支配和消耗所有的营养来源,来维持它们共同的栖息地,宿主与正常细菌之间的共生关系能防止不需要的营养物质的过度产生。细菌产生一种细菌素的抗菌物质来抑制竞争者的生长。大部分肠道内的微生物群体能合成这种细菌素,而消化酶能降解大部分的细菌素的蛋白质成分,因此,宿主能控制这种物质的生成。

肠道正常菌群对宿主的器质性、功能性的改变即为敏感,外界的各种变化都将引起正常菌群的变化,其又能反馈性地引起宿主的一系列生理病理反应。严重创伤性休克后,肠道菌群失调,且危重患者长期使用广谱抗生素,肠道内拮抗平衡被破坏,条件致病菌过度生长,导致肠道黏膜屏障功能被破坏,大量细菌和内毒素侵入血液循环。

第二节 肠道屏障功能障碍后的病理生理变化

一、肠道通透性增加

肠道通透性是指肠黏膜上皮容易被某些物质以简单扩散方式通过的特性。正常情况下,肠黏膜上皮紧密连接只允许 $2~\mu m$ 大小的离子或小分子物质通过。肠屏障功能障碍最早出现的病理生理变化即为肠道通透性增高,因此,细菌或内毒素等即可穿过肠黏膜发生移位。由于内毒素比细菌分子量小,更易穿过黏膜屏障,因此,肠黏膜屏障功能障碍时内毒素血症往往先于细菌移位。内毒素可单独或协同细菌致病。

二、细菌移位及肠源性感染

细菌移位即为肠内细菌经肠黏膜移位至局部淋巴结、血液或其他脏器,由此可以发肠源性感染。细菌从肠道侵入机内有3种途径:淋巴循环、门静脉循环和腹腔途径,其中经淋巴系统—肠系膜淋巴结—胸导管—体循环是主要途径。失血性休克或者烧伤动物实验表明,休克前分流淋巴可以防止休克引起的肺通透性的增加,而休克后分离淋巴液则没有作用。人们通过结扎胸导管或者肠系膜淋巴管阻断淋巴途径,使肠源性促炎物质不能直接进入体循环引起炎症反应,结果显示结扎肠淋巴管可以对肺产生保护作用。大量研究表明,阻止肠系膜淋巴液进入全身循环可以防止创伤或低血容量性休克引起的肺损伤及由此引起的肺中性粒细胞的活化、内皮细胞的损伤和黏附分子的表达等。

细菌和内毒素由肠道侵入体内形成肠源性感染是一个渐进性的发展过程:①正常情况下,肠道中细菌偶尔可通过肠黏膜移位到肠系膜淋巴结,机体免疫防御作用下将对其进行杀灭。在失血性休克、创伤早期或单纯肠道菌群紊乱时,肠道细菌主要移居到肠系膜淋巴结中。如果原发病因持续存在,肠道细菌持续侵入到肠系膜淋巴结中,或肠道细菌虽已停止侵入,但侵入到肠系膜淋巴结中的细菌与机体防御功能之间处于一种相持状态,这种情况下,可表现为"亚临床型感染",淋巴结中的细菌能够刺激局部免疫细胞,释放肿瘤坏死因子、白细胞介素-1等多种生物活性因子,引起机体出现发热、代谢紊乱等病态反应。②创伤性休克时,肠黏膜屏障损伤、肠道菌群失调和机体免疫功能低下等多种因素共同作用,使肠道细菌突破肠系膜淋巴结的局部防御屏障,侵入到肝、脾等内脏中,如果机体的防御机制尚可与之对峙,细菌则被限制在肝、脾等内脏的巨噬细胞系统中,患者表现出全身感染的多种症状和体征,但血培养阳性率很低,形成"无菌性感染"。③肠道细菌进一步突破体内肝、脾等单核巨噬细胞系统,进行性侵入血液循环,表明肠黏膜和单核巨噬细胞系统抗感染的屏障功能已经处于衰竭状态。血培养呈阳性。此时为肠源性感染的晚期阶段。

三、全身炎症反应综合征和多器官功能衰竭

全身炎症反应综合征是由于严重的生理损伤引发的全身炎症反应,表现为过度的全身炎症反应、高动力循环状态和持续高代谢状态。创伤、休克、严重感染及内毒素血症或脓毒血症时,机体遭受细菌或内毒素的打击,炎症细胞大量激活或炎症介质异常过度释放,进入血液循环产生持续的全身炎症反应,造成自身组织破坏,最终导致多器官功能衰竭,甚至死亡。

第三节　创伤后肠道的病理改变

肠道是对严重创伤、休克等反应比较敏感的部位,腹腔感染所致的全身多器官衰竭时,肠道通常是始终受损的器官。

1. 肉眼观察　主要为肠道黏膜充血、水肿、出血、应激性溃疡形成,出血可呈散在斑点状或为节段性、片状出血或伴有黏膜溃疡。

2. 光镜观察　损伤早期肠道可呈现显著的充血、出血、水肿,并可见微血栓形成,部分区域黏膜有小灶性缺损,形成糜烂或是溃疡,部分绒毛顶端或上皮下有空泡形成,绒毛间有多量细胞碎片,黏膜下层亦呈现显著充血、水肿、出血,并伴有中性粒细胞、淋巴细胞浸润。

3. 电镜观察　肠黏膜上皮细胞病变较明显,轻者绒毛变短或减少,胞质基质水肿,重者黏膜上皮坏死,肠吸收细胞微绒毛变形、脱落,胞核固缩,线粒体肿胀空化,内质网扩张,肠上皮细胞间隙增大,肠毛细血管内皮细胞均呈高度肿胀,向腔内伸出指状突起。

第四节　创伤性休克胃肠道功能受损的临床表现

创伤性休克早期,由于机体的代偿机制及应激反应,交感神经兴奋,儿茶酚胺类物质分泌增加,作用于以 α 受体为主的胃肠道血管收缩,血供减少,导致胃肠道一系列表现。胃肠道缺血缺氧,使消化液分泌抑制,胃肠道运动减弱,消化与吸收功能障碍。若休克进一步进展,胃肠道持续性缺血,将导致胃肠道黏膜发生应激性溃疡。应激性溃疡常较表浅,临床症状主要为出血,出血可轻可重,常表现为呕血或黑便,出血严重可致死,应激性溃疡出血的特点是无痛性胃肠道出血,可能反复发作。若伴有激烈疼痛,则表明溃疡已侵及肌层,有胃和十二指肠穿孔的可能,但极少见。此外,胃肠道缺血缺氧或微循环淤滞,将导致胃肠道黏膜屏障功能减弱或破坏,致肠道细菌毒素吸收入血,引发肠源性内毒素血症,甚至导致全身炎症反应综合征和多器官功能衰竭。

2012 年,欧洲危重病学会(European Society of Intensive Care Medicine,ESICM)提出了急性胃肠损伤(acute gastrointestinal injury,AGI)的概念,即将"胃肠功能"定义为消化、吸收、屏障、免疫及内分泌的功能,并认为血流灌注、胃肠道的分泌及蠕动、肠道-微生物协调的相互作用是保证肠道功能的重要因素,并将"急性胃肠功能障碍"定义为"由急性疾病引起的重症患者胃肠道功能的损伤"。

其中提到在急性胃肠功能障碍时,主要的胃肠道症状有以下几点。①呕吐与反流:任何可视的胃内容物反流,无论呕吐物量的多少;②胃潴留:单次胃液回抽超过200 ml定义为大量胃潴留,欧洲腹部疾病工作组(European Working Group on Abdominal Problems,WGAP)仍将24 h残留总量超过1 000 ml作为异常胃排空的一项指征;③腹泻:每天3次以上稀水样便,且便量 > 200~250 g/d(或 > 250 ml/d),建议在ICU中,将其分为疾病相关性、药物相关性、食物/喂养相关性腹泻;④消化道出血:任何进入胃肠道内腔的出血,并经呕吐液、胃内容物或粪便等标本隐血试验证实;⑤下消化道瘫痪(麻痹性肠梗阻):在没有机械性梗阻的情况下,至少3 d肛门停止排便,肠鸣音存在或消失;⑥异常肠鸣音:减弱、消失或者亢进;⑦肠管扩张:腹部平片或CT显示结肠直径超过6 cm(盲肠超过9 cm)或小肠直径超过3 cm;⑧喂养不耐受综合征(feeding intolerance syndrome,FI):连续肠内营养72 h未达到83.72 kJ/(kg·d)的营养需求目标,或者由于任何临床原因需要中止肠内营养的。根据主要的临床表现规定了诊断标准。据此对各个AGI等级的定义和诊断列表如下(表31-1)。但是这个分级标准仍存在一些局限性,如缺乏对胃肠功能的客观测量方法,未依据某些数字化的变量,不能量化。

合理有效的指标应该具备以下几点特性:①反映功能细胞的数量;②可以用病理生理模型解释;③便于临床医师操作,对患者创伤小,成本低,能够快速获得结果,足够精确。

表 31-1　AGI 分级的定义和临床表现

AGI 分级	定义、症状和体征
Ⅰ级	具有胃肠功能障碍或衰竭的风险 ①恶心 ②呕吐 ③腹胀——胃肠道功能部分受损 ④大便次数减少或未解大便为明确的相关胃肠道症状,且具肠鸣音减弱(<3 次/min)有自限性
Ⅱ级	胃肠功能紊乱——胃肠道不能 ①胃轻瘫伴胃潴留或反流(4 h)正常地消化、吸收营养物质和胃残余量超过150 ml水分来满足机体需求,但患者 ②下消化道麻痹,腹胀并未出现与胃肠道问题有关的 ③腹泻(>3 次/d,且便量>250 g/d)一般情况变化 ④IAH Ⅰ级(IAP:12~15 mmHg) ⑤胃内容物或粪便可见出血 ⑥肠内营养不耐受,72 h内肠内营养供能无法达到至少83.72 kJ/(kg·d)
Ⅲ级	胃肠功能衰竭——即使进行干预 ①大量胃潴留(4 h >300/ml 也无法恢复胃肠功能,或>1 000 ml/d) ②麻痹性肠梗阻、发生肠扩张或加重 ③IAH Ⅱ级(IAP:15~20 mmHg) ④低腹腔灌注压(APP<60 mmHg) ⑤持续喂养不耐受,72 h内肠内营养供能无法达到至少83.72 kJ/(kg·d) ⑥持续存在 MODS,或新增器官衰竭
Ⅳ级	胃肠衰竭——并对其他器官功能 ①肠缺血坏死产生严重不良影响。此时 AGI 已经 ②胃肠道出血导致失血性休克对生命构成直接、急速的威胁 ③Ogilvie 综合征(呕吐、腹痛、腹胀,结肠显著扩张,但无器质性梗阻存在) ④腹腔间隔室综合征(IAP>20 mmHg),并需要积极减压治疗 ⑤MODS 加重,存在>3 个器官能衰竭(不包括胃肠器官)

第五节　创伤性休克肠黏膜屏障功能损伤的诊断

肠道是人体最大的细菌和内毒素储存场所,正常情况下,肠道有选择性渗透吸收营养物质和阻止细菌及内毒素等有害物质进入血液和其他组织器官的能力,即肠道具有屏障功能。在各种病理因素如创伤性休克过程中,肠道内的细菌和内毒素可通过肠壁进入血液循环,使机体出现一系列病理生理改变,严重者甚至危及患者生命。肠道屏障功能已成为判断为重患者预后的一个重要指标,对肠道屏障功能的研究也成为当今医学领域研究的一个重要课题。肠道黏膜屏障功能的评价可经直接检测也可间接评估。光镜与电镜下肠黏膜组织学表现可直观地反映出肠黏膜上皮细胞组织的病理变化。肠道黏膜通透性和肠黏膜细胞连接相关蛋白测定也可以反映肠黏膜屏障功能。间接检测手段主要是指检测由于肠道细菌移位继发感染病原学的试验,如细菌学检测、内毒素及抗体等。

一、组织学检测方法

(一)光学显微镜

1. 普通光学显微镜　可用于各种常规染色、免疫组织化等结果观察,主要用于观察肠绒毛、肠腺、肠上皮细胞及淋巴组织和淋巴细胞的变化,可利用图像分析系统测定肠绒毛高度、绒毛直径和隐窝深度等,进行定量分析。常用的肠道黏膜损伤病理评分标准为肠黏膜 Chiu 评分(表31-2)。

2. 荧光显微镜　组织或细胞中有些物质受紫外照射后可发荧光,另一些物质本身虽不能发荧光,但如果用荧光显燃料或荧光抗体染色后,经紫外线照射亦可发荧光。荧光显微镜就是对这类物质进行定性和定量研究工具之一,目前主要用于免疫细胞化学研究。

3. 激光共聚焦扫描显微镜　激光共聚焦扫描显微镜用激光作为扫描光源,逐点、逐行、逐面地快速扫描成像。扫描的激光与荧光收集共用一个物镜,物镜的焦点及扫描激光的聚焦点,也是瞬时成像的特点。其分辨率较高,约为普通显微镜的 3 倍。系统经一次调焦,扫描限制在样品的一个平面内。调焦深度不一样时,就可以获得样品不同深度层次的图像。这些图像信息都储存在计算机内,通过计算机分析和模拟,就能显示细胞或组织的立体结构。主要用于观察组织细胞形态,也可以用于组织细胞内生化成分的定量分析、光密度统计以及形态的测量。

4. 倒置相差显微镜　用于观察组织培养中活细胞形态结构的,活细胞无色透明,一般显微镜下不易分辨细胞轮廓及其结构。相差显微镜的特点是将活细胞不同厚度及细胞内各种结构对光产生的不同折射作用,转换为光密度差异(明暗差),使镜下结构反差明显,影像清楚。

表 31-2　肠黏膜 Chiu 评分

评分	病理形态改变
0 分	正常小肠黏膜绒毛和腺体
1 分	绒毛顶端上皮下出现囊状间隙增大,通常在绒毛的尖端,常伴有毛细血管充血
2 分	绒毛顶端上皮下间隙进一步扩大,绒毛尖端上皮抬高与固有层中度分离
3 分	绒毛两侧上皮层大量的同固有层分离,部分绒毛顶端破损
4 分	绒毛破损伴随固有层毛细血管暴露,可能观察到固有层的细胞成分增多
5 分	固有层消化、崩裂,有出血和溃疡形成

（二）电子显微镜

1. 透射电子显微镜　电子显微镜的放大倍数最高可达近百万倍,实现了对组织细胞<0.2 μm 的超微结构,如肠黏膜上皮细胞表面微绒毛排列是否整齐、柱状上皮细胞结构是否完整,细胞质内细胞器是否异常,固有层内腺体结构是否正常。

2. 扫描电子显微镜　可用来观察标本的表面结构,如肠黏膜上皮细胞表面微绒毛的排列情况、柱状上皮细胞内细胞器变化情况和肠上皮细胞间紧密连接。

二、肠道通透性检测

（一）乳果糖和甘露醇的比值（L/M）

乳果糖(lactulose,L)和甘露醇(mannitol,M)在肠道内回收率高,受肠腔渗透压影响较小,是目前比较理想的糖分子探针。常用的测定方法有气相色谱法、比色法、酶学法、液相色谱法。气、液色谱法可避免干扰,方法简单,准确性高,现多采用这两种方法测定。L/M 实验是功能性检测肠屏障通透性的金标准。乳果糖为分子量 342(0.92 nm)的双糖,它主要通过小肠黏膜上皮细胞间的紧密连接（细胞旁途径）而吸收。甘露醇是分子量为 182(0.67 nm)单糖,主要通过小肠上皮细胞的细胞膜上的水溶性微孔吸收。二者无毒性、无免疫原性,在小肠内不代谢,且在体内受胃肠运动、细菌降解、肾功能的影响基本相同。二者从肠道吸收入血,后经尿液排出,在尿液中进行准确和定量测定,反映其吸收量。当肠黏膜受损时,肠黏膜细胞间紧密连接蛋白破坏,乳果糖经细胞旁途径吸收增加,而从细胞膜途径吸收的甘露醇的量变化不大,故尿乳果糖排泄量增加,而甘露糖基本不变,因此尿 L/M 比值升高。有研究证明尿 L/M 指标可作为肠道屏障功能评估的实用指标,当 L/M>0.178 时,结合临床症状可考虑患者出现肠屏障功能障碍。此实验灵敏度和特异度均较高且无创伤,目前主要用于肝硬化、炎症性肠病患者肠黏膜屏障通透性的检测,也可用于评价不同治疗方法对肠屏障功能的作用。因 L/M 试验需要口服乳果糖和甘露糖 6 h 后检测,因此耗时较长,且对禁食患者应用受限,目前重症患者应用较少。

（二）D-乳酸测定法

D-乳酸是肠道内细菌的代谢产物。当肠道发生缺血损伤时,导致肠黏膜绒毛顶端上皮脱落,肠黏膜通透性增加,细菌产生的大量 D-乳酸进入血液循环。哺乳动物没有 D-乳酸脱氢酶,在 D-2-羟酸脱氢酶作用下代谢为丙酮酸,但全身清除率低,只有 L-乳酸的 1/5。肠黏膜受损和通透性增加时,血液中 D-乳酸水平升高,故检测血中 D-乳酸水平在一定程度上反映肠黏膜损伤程度和通透性变化。由于只需采集外周血即可检测,特异度和灵敏度均较高,目前血浆 D-乳酸可作为临床评价肠屏障功能的较为理想的指标。

（三）同位素探针检测法

^{51}Cr-乙二胺四乙酸（^{51}Cr-ethylenediamine tetraacetic acid,^{51}Cr-EDTA）、^{99m}Tc-乙三胺五乙酸（^{99m}Tc-ethylenetriaminepentaacetic acid,DTPA）和 ^{125}I 清蛋白是常用的同位素探针,通过检测其在尿中的排泄率可以反映肠黏膜通透性。同位素探针的优点是容易检测,但由于只能采用一种同位素探针进行试验,其结果可受各种因素的影响,准确性差。另外,同位素探针具有放射性,对人体损害较大,很难用于临床。

（四）二胺氧化酶检测

二胺氧化酶(diamine oxidase,DAO)存在于哺乳动物的黏膜或绒毛上层,其中大部分存在于小肠黏膜绒毛,以空、回肠活性最高,且主要位于肠绒毛顶端细胞内,极少部分存在于子宫内膜绒毛中。DAO 具有高度活性的细胞内酶,其活性与绒毛高度和黏膜细胞内的核酸和蛋白质合成密切相关。正常情况下,血浆 DAO 水平很低,急性胃肠损伤时,肠黏膜缺血缺氧,肠绒毛坏死,DAO 可快速通过肠细胞间隙或淋巴管释放入血,导致血浆 DAO 水平升高。当肠黏膜上皮细胞损伤后,一方面,是细胞内释放 DAO 活性增加,进入肠细胞间隙、淋巴管和血流,使血浆 DAO 升高;另一方面,使肠黏膜 DAO 活性降低。因此通过测定血和小肠组织中 DAO 的活性变化,反映肠道黏膜屏障功能,在无创的情况下,测定血 DAO 活性可以反映肠道损伤和修复情况。

（五）血清瓜氨酸浓度测定

瓜氨酸是一种由小肠上皮细胞产生的氨基酸,血清正常瓜氨酸浓度为 20 ~ 40 $\mu mol/L$,血清瓜氨酸浓度主要由肠上皮细胞产生及肾降解之间的平衡决定。瓜氨酸不能被肝利用,但能被肾转化为精氨酸,因此通常被认为是精氨酸经过加工后的一种形式。各种急性和慢性肠上皮细胞减少都与低血清瓜氨酸浓度有关,休克的重症患者通常都有急性肠上皮数量减少以及肠道产生瓜氨酸减少,导致低血清瓜氨酸浓度。血清瓜氨酸浓度与预后之间也具有一定的相关性。24 h 内低血清瓜氨酸浓度是不良预后的独立危险因素,另外,低血清瓜氨酸浓度的患者有更高的血清 CRP 浓度和院内感染率以及更低的血清精氨酸浓度。

（六）肠黏膜 pH 值测定

正常肠黏膜内 pH 值与肠道内氧供密切相关,能够反映肠道黏膜的通透性和完整性。肠黏膜缺血性损伤在肠屏障功能障碍及其发生、发展过程中其关键作用,故监测肠黏膜有无缺血是了解肠屏障功能状况的重要手段,肠黏膜内 pH 值是反映肠黏膜氧合情况的可靠指标。肠黏膜 pH 值正常,表明其氧合和通透性正常。利用肠腔内气体分压测定仪可准确地测定之。气体分压测定仪由一根透气的细长管及位于其顶端的弹性硅胶透气套囊组成,经鼻或肛门导管置入肠腔内,将套囊置于待测部位,注入生理盐水使之充盈。由于 CO_2 很容易在组织间弥散,可以认为肠腔内 PCO_2 与肠壁内 PCO_2 相等,并容易经套囊弥散至平衡,此时抽出套囊内的生理盐水,采用普通血气分析仪即可测得肠黏膜 PCO_2,再假定肠黏膜内[HCO_3^-]与动脉血所测数值相同,通过 Henderson-Hasselbalch 公式即可算出肠黏膜 pH 值:[$pHi = 6.1 + log(HCO_3^- \alpha / PCO_2 ss \times 0.03)$,正常值 7.32]。肠黏膜 pH 值降低,说明肠道黏膜缺血、缺氧、肠屏障功能可能受损。故临床中监测肠黏膜 pH 值可有助于缺血性肠黏膜损伤的早期诊断,判断危重患者的预后,指导抗休克复苏治疗等,是监测肠道黏膜屏障功能状态的重要指标。

（七）紧密连接蛋白检测

肠道上皮屏障的完整性可通过肠上皮结构形态学及紧密连接评估。目前电子显微镜常用于检测肠道上皮屏障超微结构变化,蛋白印迹法或实时荧光定量聚合酶链反应(real-time quantitative PCR,qPCR)技术多用于肠道组织标本紧密连接的表达分析。紧密连接是肠黏膜上皮细胞之间的主要连接方式,对于维持肠上皮细胞屏障的完整性具有重要意义,其包含超过 50 种类型的蛋白复合物(闭合蛋白、咬合蛋白、连蛋白、连接黏附分子等)。体外研究表明,肠上皮紧密连接的开放引起细菌位移的增加。紧密连接由大分子组成在上皮细胞顶端形成特殊的膜区域,作为一个高度动态性结构,它的通透性、组合和(或)分解可以通过一系列细胞和代谢调节物来调节。调节紧密连接的物质包括免疫调节物和紧密连接蛋白等。其中两种跨膜闭锁连接蛋白和闭合蛋白是最主要的紧密特异整合膜蛋白,它们可以通过羧基末端结合于紧密连接蛋白(tight junction protein,TJP;也称闭锁小带蛋白,zonula occludens protein,ZO),如闭锁小带蛋白-1 和闭锁小带蛋白-2 的 PDZ 结构域(盘状同源区域),后者又于肌动蛋白的细丝相连,起到紧密连接簇和肌动蛋白维系交叉连接的功能。其中闭锁连接蛋白更重要,因为它不仅直接作用于相关紧密连接簇,还可以动态地调节闭合蛋白相关紧密连接簇。

（八）肠型脂肪酸结合蛋白检测

肠型脂肪酸结合蛋白(intestinal fatty acid-binding protein,I-FABP)是在成熟肠细胞细胞质中发现的水溶性小蛋白(14 000 ~ 15 000),当肠道细胞膜完整性丧失时其释放到血液循环中,并快速被肾清除,因此可通过 ELISA 法测定 I-FABP 在血浆和尿中的含量。正常情况下,I-FABP 在周围血液中含量很低,基础 I-FABP 水平反映正常的上皮周转率,而在肠缺血、全身炎症反应综合征和坏死性小肠结肠炎患者中发现 I-FABP 浓度上升明显。血浆 I-FABP 的峰值高度可反映与小肠缺血和再灌注持续时间相关的肠黏膜损伤的严重程度，>355 ng/L 被证明与危重病患者的 28 d 病死率相关，>1 300 ng/L 可能提示小肠不可逆损伤。人体外周循环中 I-FABP 的半衰期很短(11 min)，这使得血浆 I-FABP 水平可作为肠道损伤的实时监测。国外临床研究表明 I-FABP 诊断肠缺血的敏感度和特异度分别为 71.4% 和 94.6%。虽然血浆 I-FABP 可作为早期肠道损伤的标志物，但其不能预测肠坏死。孔令尚等发现肠屏障功能障碍的发生与 24 h 尿 I-FABP 总量、血内毒素水平密切相关，外科危重症患者若出现消化道症状和体征，同时伴 24 h 尿 I-FABP 总量>17.12 ng 及血内毒素水平>8.0μg/L 提示可能发生肠屏障功能障碍。因此，监测 24 h I-FABP 水平有助于避免肠损伤的进展和降低肠屏障功能障碍的发病率。

(九)三叶因子家族检测

三叶因子家族(trefoil factor family，TTF)是一群由胃肠道黏液细胞分泌的具有三叶形结构的小分子(12 000～22 000)多肽。目前哺乳动物体内主要存在 3 种 TTF，分别为 TTF1、TTF2、TTF3，其中 TTF1 主要表达于胃，TTF2 主要表达于胃和十二指肠，TTF3 主要表达于小肠和结肠内的杯状细胞，其可通过多种途径参与胃肠道黏膜的再生和修复。TTF3 可与黏蛋白相互作用增强肠屏障功能，以减少肠上皮的细胞旁通透性。另外，当肠道功能损伤时 TFF3 表达明显增加，通过抑制血小板活化因子诱导闭合蛋白-1 和闭锁小带蛋白-1 的下调增强肠屏障功能。因此，TTF 可作为肠道功能损伤的评价指标。

三、肠道细菌移位的检测

(一)血中内毒素的检测

内毒素是存在于革兰氏阴性细菌细胞壁中的脂多糖，以肠杆菌属的细胞壁尤为多见，内毒素分子量为 10×10^7，可降解为 10 000、6 000 及<2 000 的光滑型、粗糙型亚单位及碎片胞壁肽物质。肠道是体内最大的内毒素库，而健康人由于肠屏障功能完整，内毒素不易进入血液循环。若肠屏障功能障碍，内毒素穿过肠黏膜，进入血液循环，形成内毒素血症。因此，监测外周血中内毒素水平，成为了解患者肠屏障功能的重要手段。

(二)外周血中细菌 DNA 片段检测

外周血中检测到细菌的 DNA 片段可以间接反映肠黏膜屏障受损。肠道细菌移位最常见的是大肠埃希菌，占 50% 以上。若外周血中检出大肠埃希菌，则提示已发生肠屏障功能障碍。传统的血培养检测法，耗时长、阳性率低。而传统的聚合酶链式反应(PCR)技术对外周血中的细菌 DNA 片段检测迅速，阳性率可显著提高，并且有较高的敏感度和特异性，但对细菌 DNA 检测是一种定性检测，所以无法对肠屏障损伤的严重程度进行很好的评估。更为先进的实时定量 PCR 技术，重复性好、灵敏度高、污染低、能实时定量测定反应物起始 DNA 模板等特点。细菌移位研究通常检测患者血液、其他体液和组织，对这些标本中细菌进行定量检测有助于检测患者是否发生细菌移位。细菌定量检测不仅可以反映肠屏障是否损伤，还可以对肠黏膜屏障损伤程度进行评估。

(三)粪便中分泌型 IgA 检测

分泌型 IgA(sIgA)是体内分泌量最多的免疫球蛋白，是胃肠道和黏膜表面主要免疫球蛋白，由于 sIgA 抵抗肠腔内的蛋白水解，不激活补体或炎症反应，是肠黏膜理想的保护剂，对消化道黏膜防御起重要作用，是防御病菌在肠道黏膜黏附和定植的第一道防线。通过检测粪便中 sIgA 含量能反映肠道黏膜免疫屏障功能。

肠道屏障功能状态已成为判断为重患者预后的重要指标之一，而检测肠道屏障功能受损的指标很多，其大部分正处于实验室研究阶段，目前尚缺乏早期或明确的肠屏障功能损害的评价指标。

在临床上肠黏膜屏障功能障碍除了原发病的各种表现外，主要表现为腹痛、腹胀、腹泻或便秘，甚至下消化道大出血、肛门排便、排气停止等，常伴有消化、吸收功能障碍，或出现不能耐受食物等症状。根据中华医学会消化病分会"肠屏障功能障碍临床诊治建议",以下作为肠屏障功能障碍主要诊断依据：①患者存在可能导致肠屏障功能障碍的危重疾病。②在原发病基础上出现腹痛、腹胀、腹泻或便秘或消化道出血、不能耐受食物等症状以及肠鸣音减弱或消失等体征（需排除麻醉和药物引起的肠鸣音变化）。③血浆内毒素水平增高（ELISA 法 > 55.34 EU/L）。④通透性增加高效液相色谱分析 L/M > 0.178）或肠低灌注［尿液 24 h 肠型脂肪酸结合蛋白（I-FABP），ELISA 法 > 17 ng］。⑤血、腹水培养细菌阳性而无其他明确的感染病灶。1+2 为诊断所必须条件，1+2+3+4 项或 1+2+5 项可基本确诊，1+2+3 项可作为拟诊病例。

第六节　创伤性休克肠屏障功能障碍的防治

肠功能障碍的治疗应遵循以下原则：积极治疗引起肠屏障功能障碍的原发疾病；调整内环境稳定，改善肠道微循环；重建肠道的连续性；合理实施营养支持治疗；促进肠黏膜修复；维持肠道菌群平衡。创伤性休克过程中，肠道黏膜缺血发生较快，恢复较慢，肠道黏膜屏障极易受损，因此，要积极纠正休克，同时也要纠正因肠道缺血造成的隐形代偿性休克，使肠道尽早恢复组织血流灌注、细胞氧合代谢。

一、维持有效循环血量，增加胃肠道血流量

肠道黏膜的高代谢状态与绒毛微血管结构的特点导致肠道黏膜对血流灌注不足特别敏感。低血容量时，肠系膜血管收缩，胃肠道血流减少，并且在低血容量纠正后，这些改变仍将持续一段时间。预防和治疗低血容量是维护肠组织血流灌注的基础，是预防肠功能障碍的主要措施。维持肠道黏膜正常血供，首先应早期迅速纠正低血容量，维持体循环稳定，以保证对内脏器官尤其是胃肠道供应充足的营养和氧气、稳定肠道内环境、促进肠黏膜上皮细胞更新，以维持肠屏障功能。体循环血流动力学指标恢复正常不意味着肠道血流已恢复，因此，可酌情使用血管活性药物，以改善肠微循环。小剂量多巴胺［2 μg/（kg·min）］常被用于改善休克患者的内脏器官血流灌注，但其扩血管作用不持久，一旦停药，作用将会消失，而且还会增加组织代谢率和氧耗量，这对缺氧组织不利。PGI_2 及血管紧张素转换酶抑制剂也可增加肠道血流量。研究表明，内源性 NO 可通过调节肠血流、保护肠道微血管完整性、且阻止血小板和白细胞黏附保护肠黏膜免遭内毒素损坏对肠道损伤有保护作用，因此，NO 供体对肠道缺血的治疗可能有一定作用。但 NO 是一种具有广泛生物学作用的信使分子。它在许多生理和病理生理状态中具有递质、信使和细胞功能调节因子作用。在一氧化氮合酶（NOS）作用下，L-精氨酸转化成瓜氨酸，释放出 NO，NOS 可分为固有型（cNOS）和诱生型（iNOS）两类，iNOS 在 TNF 等刺激下，活性增加，NO 过度表达，并通过其毒性代谢产物过氧亚硝基阴离子损伤肠黏膜。

二、预防缺血再灌注损伤

缺血再灌注过程中产生的氧自由基、内毒素、蛋白酶、溶酶体酶、TXB_2、PLA_2 等均能损伤肠道组织。研究表明，相应的拮抗剂如自由基清除剂 SOD、黄嘌呤氧化酶抑制剂、PLA_2 抑制剂等对肠道缺血再灌注引起的肠道损伤有一定的保护作用。

三、早期肠内营养

早期肠内营养是指 24～48 h 内开始肠内营养，前提是血流动力学相对稳定、无肠内营养禁忌证，如存在休克或使用大剂量升压药等急性复苏早期阶段应暂缓肠内营养。肠内营养是经口或喂

养管提供维持人体代谢所需的营养素的一种营养干预方法,其优点在于:肠内营养支持能改善门静脉系统循环,有利于恢复肠蠕动、维护肠屏障功能、改善肝胆功能,整个过程符合生理状态,弥补了肠外营养支持的不足。肠内营养也能刺激胃泌素和生长激素等消化道激素的分泌,有助于维持肠黏膜细胞结构和功能的完整性,支持肠道黏膜屏障,能明显减少肠源性感染和严重代谢并发症的发生。早期肠内营养支持是保护肠黏膜屏障的首要措施,尤其是添加谷氨酰胺、精氨酸、多不饱和脂肪酸、核苷酸、维生素 A 等特殊物质的肠内营养。

(一)谷氨酰胺

谷氨酰胺(glutamine,Gln)是体内含量最丰富的非必需氨基酸,也是血液游离氨基酸池中含量最高的氨基酸,约占体内总游离氨基酸池的60%,正常血浆浓度为0.5~0.9 mmol/L。机体内 Gln 的75%储存于骨骼肌中(比血液中高30倍),其余在肝中。Gln 是机体不可缺少的氨基酸,是合成氨基酸、蛋白质、核酸和许多其他生物分子的前体物质,在肝、肾、小肠和骨骼肌代谢中起重要的调节作用,是机体内各器官之间转运氨基酸和氮的主要载体,也是迅速生长细胞的主要燃料。

作为肠道的主要能量来源及肠道黏膜代谢的必需营养物质,在机体处于分解代谢情况下,利用 Gln 的组织细胞(如肠黏膜和受到刺激的免疫细胞)对 Gln 的需求量增加,骨骼肌加速产生 Gln,肌肉释放的 Gln 可占游离氨基酸池的50%。在严重应激状态下,机体对 Gln 的利用量超过生成量,若不能补充足够的外源性 Gln,将造成 Gln 的相对缺乏,导致肠道黏膜萎缩、绒毛变稀变短甚至脱落、隐窝变浅,肠黏膜通透性增加,肠道屏障功能损伤,从而导致肠道细菌移位、肠源性内毒素血症、脓毒血症。诸多动物实验和临床研究表明,添加适当剂量 Gln 的肠外营养和肠内营养,可以增加肠绒毛高度、降低肠黏膜通透性及增强肠免疫功能,防止细菌移位,进而维持肠黏膜屏障。

Gln 具有维持肠道免疫功能、微生态环境、黏膜屏障功能和黏膜结构等作用。Gln 减轻肠黏膜结构损伤及改善肠道屏障功能的机制目前尚不明确,可能的机制有:①Gln 直接或间接地影响肠道上皮细胞内的一些介质,如 cAMP 和 Ca^{2+},以增强细胞间紧密连接程度、改变紧密连接对流动物质的选择性和降低乳糖跨紧密连接的弥散率。②Gln 保护肠道上皮细胞免受氧自由基的损害。③Gln可减低胰岛素/胰高血糖素比值,增强肠道上皮细胞内谷胱甘肽合成和抗氧化能力。④Gln可降低肠道炎症反应,减少细胞因子和一些炎症介质、趋化因子的产生,限制多形核中性粒细胞(plymorphonuclear neutrophil,PMN)从血管内向肠黏膜上皮的迁移和浸润,从而减轻因 PMN 迁移对肠上皮细胞间紧密连接的破坏,达到 Gln 对肠道黏膜结构和屏障功能的保护作用。⑤Gln 参与葡萄糖三羧酸循环氧化生成 ATP 功能,并参与黏膜细胞核酸及蛋白质合成代谢,促进肠黏膜细胞的更新和再生,保持其超微结构的完整性。⑥刺激机体产生胰高血糖素,使萎缩肠黏膜中谷氨酰胺酶活性增加,以改善其自身组织结构。

(二)精氨酸

精氨酸(arginine,Arg)在正常情况下属于非必需氨基酸,但在创伤等严重应激情况下,为机体所必需。精氨酸是细胞质、核酸蛋白的主要成分,还是天冬氨酸、谷氨酸、脯氨酸、羟脯氨酸、聚胺(腐胺、精脒、精胺)等转换为高能磷酸化合物的中间体,并作为鸟氨酸循环的中间体,参与尿素的生成。在生理活性方面除与生长激素、胰岛素和胰高血糖素素等激素诱导有关外,还是血管舒张因子一氧化氮(NO)的前体物质。

在严重创伤、休克等情况下,精氨酸保护肠道黏膜作用机制可能为:①精氨酸促进肠道黏膜的增殖可能是通过其在体内的代谢产物(如多胺、NO 等)发挥作用。细胞受到刺激或损伤时,细胞外液中的多胺摄取增加,肠黏膜损伤减轻。研究表明,在其中发挥作用的分子机制有:转化生长因子-β(TGF-β)/Smad 介导细胞增殖信号;Ca^{2+}/E-粘连素途径,E-粘连素黏附连接中的主要物质,在细胞与细胞之间的连接中起关键作用,也是肠黏膜屏障功能形成所必需的;Ca^{2+}/Rho 蛋白激酶/肌球蛋白磷酸化通路介导肠上皮修复作用;NO 又称内皮源性舒张因子,有强烈的扩张血管功能。能够缓解由于血管舒缩异常而引起的血供障碍。精氨酸对肠道免疫屏障也具有调节作用。精氨酸的代谢产物如 NO 等能直接参与机体的免疫防御功能,通过增加 NO 含量来清除部分自由基,减轻肠黏膜脂质过氧化损害以及增强巨噬细胞的吞噬能力和活性,并增强淋巴因子的反应性和脱氧核糖核酸的合成,从而杀灭病原微生物。精氨酸也能通过 NO 合成来降低 IL-6、IL-8 的产生,从而减轻这些炎症因子对肠黏膜组织的损伤。

(三)生长因子

生长因子(growth factor,GF)是一类对细胞生长及分化具有显著调节作用的多肽或蛋白质。它们分布在机体的各种组织中,含量极微,但作用巨大。生长因子是通过结合细胞表面特异性受体对细胞产生作用,它们能够诱导炎症细胞的趋向性,促进修复细胞的增殖分化,影响伤口的愈合和组织的重建。生长因子的生物学作用包括:①生长因子对细胞的趋向性,可促进所有与修复有关的细胞包括炎症细胞、成纤维细胞和内皮细胞等向创伤部位移动;②生长因子促进修复细胞的分裂增殖;③生长因子刺激新生血管的形成;④生长因子刺激细胞间基质成分的合成与分解。

1. 表皮生长因子　表皮生长因子(epidermal growth factor,EGF)广泛存在于体内众多组织中,尤以胃肠道为甚。EGF 的生物学效应有:①促进有丝分裂,能促使细胞从 G_0/G_1 期进入 S 期;②促进 DNA、RNA 合成;③促进肠黏膜对 Gln 的转运。EGF 生物活性是通过与特异性受体结合而实现的。EGF 受体(EGFR)存在于细胞膜,它与特异性受体结合后发挥激素样生理作用,激活酪氨酸激酶,促进核酸和蛋白质合成,刺激黏膜增生。肠黏膜细胞膜的 EGFR 分别位于刷状缘及基膜,前者负责物质转运,后者介导细胞生长发育。

EGF 具有促进肠道黏膜上皮细胞分化和更新、维持肠道屏障完整的作用。EGF 还可增高肠黏膜刷状缘上的碱性磷酸酶及氨基酸转肽酶活性,增进肠黏膜对 Gln 的转运和利用,加强 Gln 对小肠黏膜的营养作用,减轻胃肠组织形态学损害,减少细菌移位。Gln 可增加黏膜 DNA 及蛋白质含量,增加黏膜厚度。而 EGF 可明显促进 Gln 的作用,使其发挥最大的作用,并可持续刺激小肠蛋白合成。蔗糖酶及麦芽糖酶是小肠重要的双糖酶,主要存在于小肠绒毛顶端,对小肠的消化及吸收功能有重要的意义,同时也是检测小肠功能受损的最敏感的指标之一。EGF 可促进糖酶的活性,改变质膜的流动性,从而影响葡萄糖等营养物的转运以及 Na^+、K^+-ATP 酶活性和水的通透性,在胃肠道的再生和修复中起重要的作用。有研究发现,采用全胃肠外营养时,补充表皮生长因子可以减少肠道细菌移位,降低病死率。

2. 胰岛素样生长因子-1　胰岛素样生长因子-1(insulin-like growth factor-1,IGF-1)主要在生长激素的作用下由肝细胞产生,肠道亦能少量合成。IGF-1 是肽类促细胞分裂剂,可激活鸟氨酸脱羧酶(一种细胞增生的关键酶),并能促进肝合成 Gln。它通过内分泌以及旁分泌方式作用于肠上皮的 IGF-1 受体发挥促进肠上皮生长的效应。动物实验研究发现,它可刺激肠黏膜细胞 DNA 和蛋白质合成增加。减轻肠黏膜萎缩和屏障的破坏,降低肠系膜淋巴结移位率及感染致死率。

四、抗自由基

自由基(free radical,FR)是外层电子轨道上有一个或多个不配对电子的原子、原子团和分子的总称。自由基的种类很多,包括氧自由基(OFR),由氧诱导的自由基,如超氧阴离子(superoxide anion)、羟自由基(hydroxyl radical,HR)、脂质自由基(lipid free radical),氧自由基与多聚不饱和脂肪酸作用后生成的中间代谢产物,如烷基自由基、烷氧自由基、烷过氧自由基;其他,如氯自由基、甲基自由基、一氧化氮自由基等。人体内95%以上的自由基属氧自由基,其常为生成其他自由基及过氧化物(基)的起因。

氧化应激是指人体组织细胞的生物大分子因过氧化物/抗过氧化物的生成与清除失衡而受到的氧化损伤。正常状况下,人体组织细胞内的过氧化物的生成和抗氧化物的清除水平处于一种动态平衡,当某种因素的作用使活性氧的生成增加而过氧化物清除减少,导致组织细胞遭受氧化损伤、结构和功能发生异常。在严重创伤、休克等危重患者,因严重应激导致体内大量免疫活性细胞被激活,细胞内线粒体发生呼吸爆发而释放大量氧自由基;同时,由于缺氧再灌注损伤导致的体内游离金属离子和金属蛋白大量产生,使体内氧化能力大大超过抗氧化能力而发生氧化应激,引起生物膜脂质过氧化、细胞内蛋白及酶变形、DNA损害,最终导致细胞死亡或凋亡;该过程又促进炎症介质的进一步释放,如此恶性循环,最终导致全身脏器发生病理性损害而出现多器官功能障碍综合征。由此可见,氧自由基介导的氧化应激是严重创伤、休克脓毒症、MODS等危重疾病重要的病理生理特征之一。

在缺血和缺血再灌注过程中,一方面由于组织细胞缺血和细胞膜功能受损,ATP生成不足,细胞不能维持跨膜离子浓度,大量钙内流造成细胞内Ca^{2+}浓度增高并激活蛋白酶,后者促使黄嘌呤脱氢酶不可逆地转变为黄嘌呤氧化酶;另一方面ATP不能用来释放能量,并依次降解为ADP、AMP和次黄嘌呤,故在缺血组织内次黄嘌呤大量堆积。当再灌注开始时,大量分子氧随血流进入缺血组织,黄嘌呤氧化酶在催化次黄嘌呤氧化为黄嘌呤及黄嘌呤氧化为尿酸过程中,同时也催化O_2接受单电子还原为超氧负离子。后者是羟自由基的主要前体物质,而羟自由基是引发细胞内生物大分子损伤的主要活性氧形式。同时,由于缺血、缺氧,细胞内线粒体呼吸功能受损,使超氧化物歧化酶和细胞色素c氧化酶活性下降,细胞不能有效地清除再灌注过程中产生的过多氧自由基。因此,再灌注组织内氧自由基大量积聚。各器官对再灌注损伤的易感性有所差异,心、脑、肠道较肌肉易感性高。肠道一旦遭受氧化应激损伤,肠黏膜屏障功能受损,肠道内细菌移位,将诱发全身性感染。

人体内抗氧化的物质主要包括抗氧化酶类和非抗氧化酶类物两大类。抗氧化酶是人体防御氧化应激的重要系统,包括多种酶,如超氧化物歧化酶、过氧化氢酶、谷胱甘肽过氧化酶、谷胱甘肽还原酶等。非酶抗氧化物多为一些体内合成和外源性摄入的营养物质。

主要的抗氧化物有:①谷胱甘肽由谷氨酸、半胱氨酸和甘氨酸通过肽键缩合而成的富含巯基的三肽化合物。其分子中半胱氨酸的巯基是其主要的功能基团,具有还原性,是细胞内合成的一种抗氧化物,能保护体内蛋白质或酶分子的巯基免遭氧化损害并维持其活性状态。②谷氨酰胺为谷胱甘肽的主要前体物质,其在抗氧化方面的功能主要通过谷胱甘肽而实现。③牛磺酸为半胱氨酸的代谢产物,主要生理功能包括结合胆汁酸,调节钙平衡,维持渗透压,抗氧化稳定膜结构。④核苷酸是核酸的基本构成单位,有碱基核糖和磷酸组成的化合物。适量的核苷酸有利于提高人体的免疫功能、肝细胞的再生、受损小肠功能的恢复和刺激双歧杆菌的生长。⑤维生素类,例如维生素E是非抗氧化酶系统中重要的抗氧化剂,能清除体内的自由基并阻断由自由基引发的链反应,防止生物膜(细胞膜、细胞器膜)和脂蛋白中多不饱和脂肪酸、细胞骨架及其他蛋白的巯基免遭自由基和氧化物的攻击。维生素C又称抗坏血酸,是体内重要的水溶性抗氧化剂,人体不能合成,基本无储存,只能依靠外源性补给。维生素C通过逐级供给电子转变为半脱氢抗坏血酸和脱氢抗坏血酸后才能起到清除体内超氧负离子、羟自由基、有机自由基和有机过氧机等自由基的作用。维生素A又名视黄醇,研究发现血清视黄醇水平越低,乳果糖与甘露醇的比值越高,机体越可能出现肠黏膜完整性受损。因此,补充适量维生素有利于肠道完整性的维护或修复。⑥微量元素铜、锌、锰为构成超氧化物歧化酶的必要成分;硒是多种抗氧化酶(谷胱甘肽过氧化物酶、硫氧还蛋白还原酶等)的必需组成,有文献报道,硒处理的大鼠肠缺血再灌注后,脂质过氧化减轻,NF-κB通路活性下调。⑦膳食纤维蔬菜、水果、谷物中含量丰富。其抗氧化特点包括:直接清除自由基;作为螯合物防止由金属介导的损伤;增加肠腔内非固定水层的厚度,减少反应产物向黏膜组织扩散。⑧其他,曲匹地尔(Trapidil)是一种磷酸二酯酶、血小板源性生长因子抑制剂。曲匹地尔能抑制脂质过氧化、改善NO代谢、抑制血栓素A2(thromboxane A2,TXA2)和促炎因子的产生,从而发挥保护肠缺血再灌注后肠屏障功能的作用。褪黑素是一种松果体分泌的内源性激素,具有抗氧化效应。褪黑素或其天然中间产物(n-乙酰血清素)进行预处理,能减轻肠缺血再灌注后肠和肺组织损伤。丙酮酸能有效清除活性氧(ROS),可直接中和过氧化物和过氧亚硝酸盐以及清除羟基自由基。用丙酮酸腹膜透析液(pyruvate-peritoneal dialysis solution,PDS)静脉液体复苏出血性休克大鼠,其能通过减少氧自由基、抑制中性粒细胞募集和炎症反应改善肠屏障功能。白藜芦醇是一种重要的植物抗毒素。大量的研究证实,白藜芦醇能通过抗氧化、抗炎、抗凋亡减轻肠缺血再灌注损伤。

另外,赵翾、刘克玄课题组的研究发现临床上常用的麻醉药物异丙酚、瑞芬太尼、右旋美托咪啶及中药(四逆汤、银杏叶的提取物)对缺血再灌注(ischemia reperfusion,IR)肠损伤有保护作用,其机制与减轻脂质过氧化反应、抑制肠黏膜细胞凋亡有关。

五、抗内毒素治疗

肠道是大量细菌及内毒素的储存场所。内毒素是细胞壁中脂多糖的组成成分,主要来源于革兰氏阴性菌,在细菌裂解后释放,感染机体将能够引起发热、休克、器官损害等病理反应。当肠黏膜屏障受损时,细菌和内毒素入血,内毒素成为细菌感染时致病的主要毒力因素,造成内毒素血症。

(一)内毒素的作用

内毒素的作用:①激活膜上腺苷酸环化酶,损伤溶酶体膜和线粒体膜,加重肠黏膜上皮细胞的损害;②激活血管活性物质,影响血管舒张功能,引起肠道血流灌注不足,加重肠黏膜屏障的损害;③激活补体系统、凝血系统、纤溶系统及激肽系统,引起骨髓坏死及外周血液中细胞数量变化;④影响糖代谢过程;⑤激活单核巨噬细胞系统,对内毒素产生耐受性,激活淋巴细胞产生抗体及干扰素,增强抗感染的非特异性免疫。

(二)抗内毒素治疗

1.清除内毒素　通过腹膜灌洗或血液透析或活性炭吸附来清除内毒素。

2.全肠道灌洗和肠道准备　全肠道灌洗可减少肠内菌群的数量,因而可以减少肠内内毒素的量。

3.选择性肠道去污　针对肠道革兰氏阴性杆菌需氧菌采取选择性肠道去污(selective digestive decontamination,SDD;也称选择性消化道去污)的措施:可通过抑制肠道内革兰氏阴性杆菌数量而减少肠道内毒素的产生。目前,临床上普遍采用 PTA 方案(多黏菌素 B、硫酸妥布霉素及两性霉素 B)进行 SDD。多黏菌素 B 是一种多肽类抗生素,其抗菌活性针对革兰氏阴性细菌,通过细菌的细胞壁,降解破坏细菌细胞壁,其表面的活性环肽能打破内毒素聚合物。由于多黏菌素 B 与脂质 A 之间能相互作用,所以它可以作为识别不同来源的内毒素的选择性配体。硫酸妥布霉素为氨基糖苷类抗生素。两性霉素 B 为抗真菌抗生素,作用机制为与真菌细胞膜上的麦角甾醇结合,改变膜的通透性,导致细胞内钾离子、氨基酸、核苷酸等重要物质外漏,从而影响细胞正常代谢,抑制其生长。

4.乳果糖　乳果糖是一种无毒的合成双糖,口服应用可以预防或消除系统内毒素血症(endotoxemia,ETM)。乳果糖通过减少或改变肠内菌群从而降低可被吸收的内毒素的量,也有人认为它具有直接的抗内毒素作用。

六、传统中医治疗

中医理论"经络所过,主治所及",经络是沟通人体各个组织及器官的通路,是体表和脏腑之间相互联系。中医的多种方法促进肠功能恢复疗效明显,特别是按摩疗法以其见效快、方法简便、疗效好、无不良反应等优点,日益受到广大患者的青睐。相关试验已证实足部按摩结合穴位(足三里穴、梁丘穴、合谷穴、迎香穴等)按揉能更显著加快胃肠道术后肠蠕动恢复,灸疗或中药联合穴位按摩能有效促进术后肠蠕动的恢复,可预防术后腹胀的发生,也有研究发现低频电流结合穴位按摩可明显缩短剖宫产术后胃肠功能恢复时间,有利于产妇进食、睡眠及子宫复旧等康复。另外,动物实验证实中药生姜泻心汤、铃蟾肽(蛙皮素)、大黄等可通过减少腹腔感染时炎症介质及内毒素的释放,降低肠黏膜通透性,保护肠黏膜屏障。血塞通注射剂,其主要成分是三七植物的三七皂苷。

有研究发现,大鼠肠缺血前血塞通腹腔注射预处理1周(每日1次),大鼠缺血再灌后,肠蠕动明显改善、肠黏膜凋亡明显减轻。人参皂苷Rb1能通过激活核因子E$_2$相关因子2(nuclear factor-erythroid 2-related factor 2,Nrf2;称核转录因子红系2相关因子2)/血红素加氧酶-1(heme oxygenase-1,HO-1)途径,小鼠肠缺血再灌注后肺组织损伤减轻、抑制炎症反应。本课题组发现,银杏叶的提取物EGb761及四逆汤能减轻肠缺血再灌注后的肠及肺损伤。

七、干细胞治疗

干细胞(stem cell)是具有增殖和分化潜能的细胞,具有自我更新复制的能力,能够产生高度分化的功能细胞。干细胞可分为胚胎干细胞和成体干细胞。目前,干细胞用于疾病的治疗手段备受关注。许多研究证实干细胞在疾病治疗方面发挥了有利的作用。实验过程中由于伦理问题,成体干细胞成为此类研究中绝大多数的干细胞来源。骨髓干细胞经血管内途经移植后能向体内特定的损伤器官迁移、定植并分化而加速受损组织修复。大量的动物实验和临床研究中,外源性干细胞移植被陆续应用于肠道损伤的治疗。Shen等报道骨髓移植能通过抑制闭锁小带蛋白-1的下调和紧密连接的破坏防止肠缺血再灌注后肠屏障功能障碍。Jiang等的研究表明外源性骨髓干细胞在特定条件下具有向肠上皮分化的潜能。Devine等发现同种异体移植的骨髓干细胞能够分布到胃肠道,并且在黏膜组织中增殖。此外,Semont等发现骨髓干细胞可迁移至放射损伤的肠道组织,并将其修复。脂肪来源的间充质干细胞较骨髓干细胞显示出更强的增殖潜能,其易于获取和通过皮下脂肪组织的脂肪抽吸无限供应使它们用途更广。Jensen等阐述用人脂肪源性的基质细胞处理大鼠,能改善与其肠缺血再灌注相关的肠黏膜损伤和7 d生存率,而用人脐带间充质干细胞和骨髓间充质干细胞处理大鼠发现同样的保护效应。Chang等研究发现褪黑素与脂肪源性间充质干细胞联合处理,肠缺血再灌注后,联合处理保护作用优于任一单独使用。

参考文献

[1]黄宗海,孙英刚.创伤性休克的研究现状及前景[J].解放军医学杂志,2003,28(8):675-678.

[2]赵克森.创伤性休克的新概念[J].中华创伤杂志,2005,21(1):29-31.

[3]中华医学会消化病学分会.肠屏障功能障碍临床诊治建议[J].中华消化杂志,2006,26(9):620.

[4]BEN SHAHAR Y,SUKHOTNIK I,BITTERMAN N,et al. Effect of N-acetylserotonin on intestinal recovery following intestinal ischemia reperfusion injury in a rat[J]. Eur J Pediatr Surg,2016,26(1):47-53.

[5]CHANG C L,SUNG P H,SUN C K,et al. Protective effect of melatonin-supported adipose-derived mesenchymal stem cells against small bowel ischemia-reperfusion injury in rat[J]. J Pineal Res,2015,59(2):206-220.

[6]COLAK T,OZTURK C,POLAT A,et al. Effects of trapidil on intestinal mucosal barrier function and bacterial translocation after intestinal ischemia and reperfusion in an experimental rat model[J]. Curr Ther Res Clin Exp,2003,64(6):355-366.

[7]HARM S,GABOR F,HARTMANN J. Low-dose polymyxin:an option for therapy of Gram-negative sepsis[J]. InnateImmun,2016,22(4):274-283.

[8]JENSEN A R,DOSTER D L,HUNSBERGER E B,et al. Human adipose stromal cells increase survival and mesenteric perfusion following intestinal ischemia and reperfusion injury[J]. Shock,2016,46(1):75-82.

［9］JENSEN A R,MANNING M M,KHANEKI S,et al. Harvest tissue source does not alter the protective power of stromal cell therapy after intestinal ischemia and reperfusion injury［J］. J Surg Res,2016, 204(2):361-370.

［10］JIANG Y, ZHOU Z, MENG Q T, et al. Ginsenoside Rb1 treatment attenuates pulmonary inflammatory cytokine release and tissue injury following intestinal ischemia reperfusion injury in mice［J］. Oxid Med Cell Longev,2015,2015,843721.

［11］KIM Y,KIM D C,CHO E S,et al. Antioxidant and anti-inflammatory effects of selenium in oral buccal mucosa and small intestinal mucosa during intestinal ischemia-reperfusion injury［J］. J Inflamm(Lond),2014,11(1):36.

［12］LIN Z L,TAN S J,CHENG M H,et al. Lipid-rich enteral nutrition controls intestinal inflammation, improves intestinal motility and mucosal barrier damage in a rat model of intestinal ischemia/ reperfusion injury［J］. J Surg Res,2017,213(1):75-83.

［13］LIU C,SHEN Z,LIU Y,et al. Sevoflurane protects against intestinal ischemia-reperfusion injury partly by phosphatidylinositol 3 kinases/Akt pathway in rats［J］. Surgery,2015,157(5):924-933.

［14］LIU K X,CHEN S Q,HUANG W Q,et al. Propofol pretreatment reduces ceramide production and attenuates intestinal mucosal apoptosis induced by intestinal ischemia/reperfusion in rats［J］. Anesth Analg,2008,107(6):1884-1891.

［15］LIU K X,HE W,RINNE T,et al. The effect of ginkgo biloba extract(EGb 761)pretreatment on intestinal epithelial apoptosis induced by intestinal ischemia/reperfusion in rats:role of ceramide［J］. Am J Chin Med,2007,35(5):805-819.

［16］MO L Q,CHEN Y,SONG L,et al. Osthole prevents intestinal ischemia-reperfusion-induced lung injury in a rodent model［J］. J Surg Res,2014,189(2):285-294.

［17］REINTAM BLASER A,MALBRAIN M L,STARKOPF J,et al. Gastrointestinal function in intensive care patients:terminology, definitions and management. recommendations of the ESICM working group on abdominal problems［J］. Intensive Care Med,2012,38(3):384-394.

［18］SHEN J T,LI Y S,XIA Z Q,et al. Remifentanil preconditioning protects the small intestine against ischemia/reperfusion injury via intestinal delta-and mu-opioid receptors［J］. Surgery, 2016, 159 (2):548-559.

［19］SHEN Z Y,ZHANG J,SONG H L,et al. Bone-marrow mesenchymal stem cells reduce rat intestinal ischemia-reperfusion injury,ZO-1 downregulation and tight junction disruption via a TNF-alpha-regulated mechanism［J］. World J Gastroenterol,2013,19(23):3583-3595.

［20］TAS U,AYAN M,SOGUT E,et al. Protective effects of thymoquinone and melatonin on intestinal ischemia-reperfusion injury［J］. Saudi J Gastroenterol,2015,21(5):284-289.

［21］TASSOPOULOS A,CHALKIAS A,PAPALOIS A,et al. The effect of antioxidant supplementation on bacterial translocation after intestinal ischemia and reperfusion［J］. Redox Rep,2017,22(1):1-9.

［22］WU C,WANG X,JIANG T,et al. Partial enteral nutrition mitigated ischemia/reperfusion-induced damage of rat small intestinal barrier［J］. Nutrients,2016,35(Suppl 1): S6.

［23］XU X,LI D,GAO H,et al. Protective effect of the traditional Chinese medicine xuesaitong on intestinal ischemia-reperfusion in jury in rats［J］. Int J Clin Exp Med,2015,8(2):1768-1779.

［24］YANG B,NI YF,WANG W C,et al. Melatonin attenuates intestinal ischemia-reperfusion-induced lung injury in rats by upregulating nmyc downstream-regulated gene 2［J］. J Surg Res,2015,194 (1):273-280.

［25］ZHANG JJ,ZHANG ZZ,KE J J,et al. Protection against intestinal injury from hemorrhagic shock by direct peritoneal resuscitation with pyruvate in rats［J］. Shock,2014,42(5):464-471.

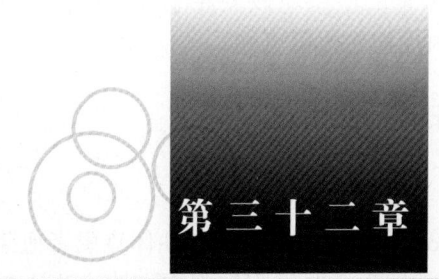

第三十二章 创伤性休克血管功能障碍防治措施

张 杰 朱 娱

创伤性休克晚期存在血管功能障碍,主要包括血管屏障功能障碍和舒缩功能障碍,严重影响创伤性休克的治疗和预后。近年来,对其诱发因素和发生发展机制进行了大量研究,取得了显著进展。本章就创伤性休克血管舒缩功能障碍和屏障功能障碍的防治措施作简要介绍。

第一节 创伤性休克血管屏障功能障碍的防治措施

血管屏障功能障碍即血管渗漏,是指创伤性休克后血管通透性升高,大量血浆大分子蛋白渗漏至组织间隙,是最终导致多器官功能衰竭和死亡的重要病理过程。因此,防治创伤性休克血管渗漏的发生尤为重要。近年来,针对其诱发因素和发生机制进行了大量的防治措施研究。除对症、常规治疗措施外,也发现了许多针对性的防治措施。

一、临床常规治疗措施

(一)纠正酸中毒改善内环境紊乱

创伤性休克存在组织血流低灌注和细胞缺血缺氧,细胞无氧代谢会产生大量乳酸,导致乳酸堆积,内环境紊乱。针对轻症酸中毒可口服碳酸氢钠片,对严重的酸中毒患者可给予碱性药物治疗。常用的碱性药物是碳酸氢钠,因其可直接补充血浆缓冲碱,作用迅速,为临床治疗所常用。补碱的剂量和方法,应根据酸中毒的严重程度确定,一般主张血气监护下分次补碱,补碱量不宜过大。其他补碱药物丙酮酸钠(sodium pyruvate,SP)是丙酮酸的钠盐,在体内以丙酮酸根离子形式存在。研究表明,其可以提高失血性休克动物的生存率、保护心、脑、肾、肺、肝和肠等重要器官功能,并且能够改善失血性休克引起的乳酸性酸中毒,具有很好的纠酸效果。然而,丙酮酸钠能否研发为新型纠酸药物应用于临床尚需进一步研究。

(二)使用糖皮质激素

肾上腺糖皮质激素具有强效抑制炎症反应及改善毛细血管通透性的作用,在防止毛细血管渗漏具有潜在的应用价值。肾上腺皮质激素具有抑制花生四烯酸和血栓素 A2(thromboxane A2,TXA2)合成、抑制炎症介质释放、抑制白细胞和血小板聚集、减轻氧自由基产生的作用。在血管渗漏的急性期使用,其对炎症介质介导的血管内皮损伤有效,可控制症状。对于重症毛细血管渗漏患者,在糖皮质激素基础上家用补体 C1 脂酶抑制剂,可有效降低肺水肿的病死率。但随着大剂量糖皮质激素的应用失败,现在大多数学者认为肾上腺皮质激素的应用应该关注小剂量替代性治疗。研究也发现小剂量的激素治疗对炎症介质所致的血管内皮损伤效果更好。

二、针对血管渗漏诱发因素的防治措施

(一)针对细胞因子的防治措施

研究证实白细胞介素-1(IL-1)和肿瘤坏死因子-α(TNF-α)等细胞因子在创伤性休克患者血浆中的含量显著升高,并在血管渗漏中发挥重要作用,其主要通过激活白细胞和内皮细胞产生大量炎症介质,进一步损伤血管内皮而引起血管通透性增高。因此能够减轻细胞因子在血浆中的含量或抑制其产生的抑制剂或抗体以及对抗炎症反应的药物均能有效保护血管内皮屏障功能。

对抗炎症反应药物是控制血管内皮通透性的重要措施。活化蛋白质C(activated protein C,APC)是一种内源性抗凝物质,具有对抗炎症反应、减轻毛细血管通透性的作用,治疗作用确切。此外,前列腺素 E₁(prostaglandin E₁,PGE₁)能抑制炎症反应,可用于治疗血管渗漏,同时 PEG₁ 还减轻中性粒细胞及血小板在肺内聚集、抑制血管内皮激活,减轻内皮损伤,并减少由此引起的肺损伤。血必净注射液含有红花、赤芍、川芎、丹参、当归等多味中草药中的有效成分提取物。现代医学研究发现,血必净注射液在调控炎症反应、调节免疫功能紊乱、改善微循环障碍、保护血管内皮损伤等方面发挥重要的作用。目前血必净用于临床试验也有较好的效果,脓毒症组患者接受治疗后血浆中THF-α,IL-6,全身炎症反应综合征发生率、多器官功能障碍综合征发生率、总病死率较对照组显著降低,中性静脉压和收缩压等显著升高,进一步证实血必净注射液较好的临床疗效。

床旁血液净化技术是保护创伤后血管内皮屏障功能的重要非药物治疗方式,其主要通过弥散及滤过原理清除炎症因子,由于具有连续性静脉-静脉血液滤过(continuous veno-venous hemofiltration,CVVH)模式独特的缓慢清除水分功能,降低组织和器官水肿,临床治疗毛细血管渗漏综合征多采用 CVVH 模式。

(二)针对炎症介质的防治措施

创伤性休克后血浆中大量炎症因子是导致患者出现血管内皮功能障碍的主要原因,这些炎症因子主要包括一氧化氮(NO)、组胺、白三烯(LT)、内皮素-1(ET-1)和血栓素 A2(TXA2)等。研究证实其中以 NO 在调节休克血管内皮通透性中最为重要。NO,一是可诱导 cGMP/PKG 通路激活,进而引起血管渗漏;二是通过蛋白质巯基亚硝基化诱导血管通透性升高。蛋白质巯基亚硝基化会导致内皮细胞内的黏着连接蛋白 β-连环蛋白(β-catenin)和 P120 连环蛋白(P120-catenin)磷酸化,介导这两种蛋白从细胞膜上内吞,并向细胞质转移,使黏附连接的功能破坏。因此抑制 NO 产生成为控制血管渗漏的重要措施。

防治药物主要包括鞘氨醇受体2、镍化合物和纳米金。鞘氨醇受体2能够通过抑制诱导型一氧化氮合酶和蛋白激酶 B 的活性,抑制休克诱导的血管通透性升高。氯化镍(NiCl)是一种新型的金属化合物,研究发现氯化镍具有可调节血管内皮细胞 NO 的释放,进而发挥保护血管内皮屏障功能的作用。研究者用炎症因子刺激血管内皮细胞,模拟体外血管通透性升高模型,发现氯化镍可通过拮抗环氧合酶-2 抑制剂和下调诱导型一氧化氮合酶,发挥保护血管内皮屏障功能的作用。另外研究还发现,纳米金也具有调节血管内皮 NO 释放的作用。纳米金和钌络合物形成一个聚合物,抑制 NO 的释放,进而发挥保护血管内皮屏障的作用。

组胺是一种血管活性物质,可诱导血管内皮快速且短暂的通透性升高。组胺诱导血管通透性升高与肌球蛋白轻链(myosin light chain,MLC)磷酸化和 RhoA/Rho 激酶激活有关。此外,凝血酶可诱导 MLC 磷酸化水平和内皮细胞内钙离子浓度升高,钙离子浓度升高可进一步激活肌球蛋白轻链激酶(myosin light chain kinase,MLCK),使细胞骨架收缩,引起血管渗漏。

组胺和凝血酶导致血管通透性升高均通过激活 MLCK 实现,因此针对 MLCK 为靶点的药物可有效抑制组胺和凝血酶诱导的血管渗漏,主要包括:心房肽、己酮可可碱(pentoxifylline)、百日咳毒

素和地塞米松等。心房肽又称心房利钠因子,是一种内分泌激素,存在于心房肌细胞内的颗粒中,调节机体水平衡和影响血压。研究发现心房肽有降低休克血管通透性的作用。心房肽通过调节鸟苷酸交换因子-H1(guanine nucleotide exchange factor-H1,GEF-H1),抑制 RhoA/Rho 激酶通路和 MLCK 活性,下调 MLC20 的磷酸化水平,发挥保护内皮屏障功能的作用。MLCK 抑制剂 PIK 和己酮可可碱可以降低烧伤引起的肠道微血管内皮通透性增加,对肠道血管内皮细胞屏障具有一定的保护作用。百日咳毒素和地塞米松也可通过降低胞内 cAMP 浓度,同时激活 Rac 通路,并抑制 MLC 磷酸化,发挥保护血管内皮屏障功能的作用。

(三)针对血管内皮生长因子的防治措施

血管内皮生长因子(vascular endothelial growth factor,VEGF)能高度特异地作用于血管内皮细胞的有丝分裂原,促进内皮细胞增殖,增加微血管通透性。创伤性休克时,由于组织缺血缺氧或机体感染,引发全身炎症,可诱导体内 VEGF 水平升高,使毛细血管通透性增加。

研究发现血管生成素-1(angiopoietin-1,Ang-1)、蛋白磷酸酶1和丙戊酸钠能够保护 VEGF 诱导的血管通透性升高。血管生成素-1 是一种新发现的内源性蛋白因子,能够保护由炎症因子和 VEGF 等诱导的血管通透性升高,抑制效率达到 70%。其机制是血管生成素-1 能够通过与其受体特异性结合,激活下游 PI3K/FAK 信号通透,通过稳定血管内皮细胞间的连接结构,保护血管内皮屏障功能。蛋白磷酸酶1 是 Src-1 的抑制剂,Src-1 表达及其磷酸化水平升高可激活 VEGF,抑制血管生成素-1 的表达。蛋白磷酸酶1 可有效抑制 Src-1,通过保护内皮细胞间的紧密连接保护 VEGF 诱导的血管通透性升高。组蛋白去乙酰化酶抑制剂丙戊酸钠可以抑制 HIF-1α,减少 VEGF 和 MLCK 的表达,减少 MLC 磷酸化水平和紧密连接间闭锁小带蛋白-1 的降解,保护烧伤后动物模型肠道血管内皮细胞屏障功能。

三、针对血管渗漏发生机制的防治措施

快速发展的基础和临床研究证实 cAMP 和 cGMP 依赖信号通路、MAPK 信号通路、Rho/Rock 信号通路和 Src 家族酪氨酸激酶(Src family tyrosine kinase,SFK)信号通路参与血管通透性的调控,故针对这些信号通透的靶向药物对血管渗漏具有较好的防治作用。

(一)针对 cAMP 和 cGMP 依赖信号通路的防治措施

目前主流观点认为 cAMP/PKA 和 cGMP/PKG 通路对血管内皮屏障主要还是发挥保护作用。因此,具有激活 cAMP 和 cGMP 依赖信号通路药物成为治疗血管渗漏的有效措施。主要药物包括前列腺素、艾塞那肽和吲哚利旦。前列腺素可通过激活 cAMP/PKA 通路,进而激活下游 Tiam1/Rac1 通路保护血管内皮屏障。胰高血糖素样肽-1 类似物艾塞那肽可通过 PKA 和 Epac 激活 Rac1,协同发挥稳定血管内皮屏障的作用。此外,cAMP 和 cGMP 由磷酸二酯酶催化降解,因此抑制磷酸二酯酶活性也可保护血管内皮屏障。研究发现,磷酸二酯酶Ⅲ抑制剂吲哚利旦(LY195115)和 SKF94120 均可治疗凝血酶引起的血管通透性升高。

(二)针对 Rho/Rock 为治疗靶点的防治措施

Rho/Rock 信号通路是体内重要的信号转导通路。ROCK1 和 ROCK2 过表达均会导致 MLC 磷酸化,后者通过诱导细胞骨架改变,进而增大肺血管通透性。到目前为止,法舒地尔是唯一一种在临床应用且有较好治疗效果的针对 Rho/Rock 为靶点的抑制药物。有关法舒地尔研究主要集中在其心血管系统疾病的治疗,例如其对蛛网膜下腔出血导致的血管痉挛的治疗等。近年来研究发现法舒地尔对血管内皮病变也有保护作用。Li 等研究发现 Rho/Rock 抑制剂法舒地尔能减轻高糖环境引起的单核细胞与内皮细胞的黏附,具有抗炎和抗动脉粥样硬化,保护血管内皮屏障功能的作用。此外,Hollanders 等研究还发现一种新型 ROCK 抑制剂 AMA0428 可剂量依赖性减轻 VEGF 诱导的新生血管通透性的增大,并且具有抗炎、抗纤维化的作用。

（三）针对 MLCK 为治疗靶点的防治措施

肌球蛋白轻链激酶（MLCK）的主要功能是对肌球蛋白轻链（MLC）进行磷酸化。MLC 的磷酸化是生物屏障通透性增加的分子基础，磷酸化型 MLC 通过活化肌球蛋白重链头部的 ATP 酶，产生能量介导骨架蛋白微丝滑动，促使细胞收缩和细胞间连接改变，最终细胞间隙形成，通透性增加。MLCK 抑制剂 ML7 能够保护家兔动脉粥样硬化模型的内皮功能，其机制是 ML7 通过稳定内皮细胞间的紧密连接实现。Marchenko 等合成模拟 MLCK 抑制区域的九肽分子（Nonapeptide H-Arg-Lys-Lys-Tyr-Lys-Tyr-Arg-Arg-Lys-NH2），并证实这种九肽分子能够稳定的存在于人血浆中。九肽分子能够通过抑制 MLCK，减轻凝血酶刺激引起的单层内皮细胞通透性的升高，提示这种九肽分子有望成为一种治疗血管渗漏的药物。此外，由于 MLCK 受到上游信号通路的激活，如 cAMP 依赖激酶通路和 Rho/ROCK 通路等，因此一些药物如百日咳毒素、地塞米松和心房肽等药物可通过作用于上游通路，间接抑制 MLCK 活性，发挥保护血管内皮屏障功能的作用。

（四）针对 SFK 为治疗靶点的防治措施

SFK 是人体内最大的非受体型酪氨酸激酶家族，含 LYN、FYN、LCK、HCK、FGR、BLK、YRK、YES 和 c-SRC 等 9 个成员，在调节细胞增殖、分化、黏附及运动方面起非常重要的作用。Scr 活性的调节主要发生在两个位置，其中任何一个的改变均将导致相反的结果。激酶区活化环上 Tyr-416 的磷酸化使酶激活，而 C 端 Tyr-527 的磷酸化使酶失活。活化环在调节激酶活性中起关键作用，Scr 的 Tyr-416 的磷酸化是大部分激酶的完全活化所必需的，环状结构构成底物识别区域的一部分。SFKs 可通过调节活化环上的 Tyr-416 磷酸化，参与微血管内皮通透性的调节。研究发现 Src 激酶 Tyr-416 磷酸化介导血管内皮钙黏蛋白（VE-cadherin）内吞，参与了 VEGF，TNF-α 和 ROS 等诱导的肺血管通透性的升高。黏着斑激酶（focal adhesion，kinase，FAK）是 Src 的底物，Src 激活可磷酸化 FAK，介导 FAK 与整合素 αvβ5 连接，破坏整合与细胞基质的连接，导致血管内皮通透性增大。在人的皮肤微血管细胞中，活化的中性粒细胞可通过激活 Src 增大血管通透性。在人肺微血管内皮细胞中，Src 可进一步激活 MLCK，后者通过引起细胞骨架收缩和应急纤维的形成，破坏血管内皮屏障。此外 Src 激活还能通过磷酸化小窝蛋白-1（caveolin-1）和发动蛋白-2（dynamin-2，也称缢断蛋白-2），介导内皮细胞内吞作用，通过增强跨细胞转运，增大血管通透性。研究发现，HSP90 可诱导 v-Src 构象变为激活状态，同时质谱分析发现 Src 介导 HSP90 主要磷酸化位点酪氨酸残基 Tyr309 磷酸化。LPS 引起的 HSP90 的磷酸化和 Src 激活均可被 HSP 抑制剂 17-AAG 和 Src 抑制剂 PP2 阻断。可见 HSP90 与 Src 之间具有相互调节激活的作用，两者的激活具有协同作用。因此，针对 HSP90 和 Src 为治疗靶点的药物是潜在的血管渗漏防治药，如 PP1、PP2、达沙替尼和格尔德霉素衍生物 17-AAG 等。Kim 等通过动物整体模型和离体细胞模型均证实达沙替尼能够抑制 VEGF 诱导的视网膜血管通透性升高，同时还对糖尿病视网膜血管渗漏发挥一定的治疗作用。

（五）针对 FAK 为治疗靶点的防治措施

正常生理情况下，FAK 磷酸化对稳定黏着斑和维持血管内皮屏障发挥重要作用。研究发现 FAK 可通过募集 p120RasGAP 和 p190RhoGAP 形成复合物，进而引起 p190RhoGAP 磷酸化，抑制黏着斑前沿的 RhoA 活性，调节血管内皮钙黏蛋白磷酸化水平保护血管内皮屏障，同时 FAK 介导的黏着斑复合物还能抑制炎症因子诱导的跨膜电阻值下降。然而也有研究提示 FAK 可能破坏血管内皮屏障。如在人脐静脉内皮细胞中，FAK 酪氨酸残基磷酸化，可导致其向黏着斑转位聚集，增加血管通透性。在细胞和动物水平实验发现，基因或药物抑制 FAK 则拮抗 VEGF 对血管通透性的增大作用。同样的，在肺血管细胞中，FAK 的 Try397、576、925 位点都磷酸化是可参与凝血酶诱导的血管通透性升高，而当仅有 Try576 磷酸化时，可发挥增强细胞屏障功能的作用。提示，FAK 不同位点磷酸化可能对血管内皮屏障的作用不同。总体来讲，以 FAK 为治疗靶点的药物研究近年来进展较快。主要集中在与细胞增殖、迁移和凋亡相关的疾病模型。但也有研究报道了 FAK 抑制剂对血管通透性的影响。例如，Lederer 等利用急性肺损伤动物模型，研究发现 FAK 抑制剂 PF-573 和 PF-

228 可显著抑制凝血酶引起的肺血管通透性升高,减轻的急性肺损伤。细胞实验发现,30 ~ 100 mmol/L 剂量的 PF-573 和 PF-288 可显著抑制 FAK 的 Try397 位点磷酸化,抑制细胞的迁移。提示,PF-573 和 P288 可能是通过抑制 FAK 的 Try397 位点磷酸化,进而保护血管内皮屏障的。另外,针对 FAK 支架蛋白抑制剂 C4,青花素和化合物 CEP-3744 的研究主要集中于对肿瘤等疾病的治疗,但这些药物是否对创伤性休克血管内皮屏障功能有保护作用,则需要进一步的研究。

(六)针对 MAPK 为靶点的防治措施

MAPK 通路主要包括 4 条经典的 MAPK 信号通路:胞外信号调节激酶(ERK)通路,P38MAPK 通路(P38MAPK),c-Jun 氨基端激酶通路/应激激活蛋白(JNK/SAPK)以及 ERK5/BMK1 通路。参与血管通透性调控的 MAPK 主要是 ERK 和 P38 通路。基础研究显示抑制 ERK1/2 和 P38 可阻断内皮细胞微管解离,细胞骨架重排,保护肺血管内皮屏障功能。ERK1/2 抑制剂 PD98059 和 P38 蛋白激酶抑制剂 SB203580 均抑制多种因素导致的血管通透性升高。Xiong 等研究发现 P38 抑制剂 SB239063 能显著减轻肠道缺血再灌注诱发的急性肺损伤,降低血管通透性,改善肺水肿。但目前有关针对 MAPK 为靶点的防治药物临床研究,大多集中在肿瘤疾病的防治上,在治疗临床血管渗漏少见报道,需要进一步的研究。

四、针对血管内皮屏障结构破坏的保护措施

血管内皮屏障功能主要由存在于内皮细胞间的紧密连接结构和内皮细胞本身的吞吐运输大分子物质能力所决定。当内皮细胞间的紧密连接结构功能异常时,内皮细胞间的间隙增大,血浆中的白蛋白等大分子物质渗漏到组织间隙,引起水肿缺氧,这一过程即是血管渗漏的旁细胞途径;当内皮细胞内吞作用增强,将血浆中的大量血分子蛋白转运到组织间隙,组织间胶体渗透压增大,进而诱发水肿。这一病理过程即是血管渗漏的跨细胞途径(也称穿细胞途径)。近年来针对血管渗漏的这两条途径的基础和临床研究发展迅速,取得了很大进步。

(一)针对血管渗漏旁细胞途径的防治措施

血管渗漏发生的旁细胞途径主要是指疾病条件下,血管内皮细胞间的缝隙增大,血浆中一些大分子蛋白直接渗漏到组织间隙,引起组织水肿。其主要与细胞间的紧密连接、黏着连接和缝隙连接功能异常相关。

紧密连接是存在于血管内皮细胞间的一种连接结构,其将相邻的内皮细胞连接在一起并严格调控通过内皮间隙的大小和物质通过。其主要构成蛋白包括闭合蛋白(claudin)、咬合蛋白(occludin)、连接黏附分子(junctional adhesion molecule,JAM)和闭锁小带蛋白-1(zona occludens protein 1,ZO-1;又称带状闭合蛋白 1)。研究证实闭合蛋白亚型闭合蛋白-5 和闭锁小带蛋白亚型闭锁小带蛋白-1 表达降低对紧密连接的功能影响最大。黏附连接主要以血管内皮钙黏蛋白(VE-cadherin)为中心,通过 p120-连环蛋白、α-连环蛋白、β-连环蛋白与细胞骨架相互作用,维持血管内皮屏障功能的完整性。血管内皮钙黏蛋白是血管内皮细胞最早表达的特异性标记基因之一。β-连环蛋白、p120-连环蛋白和血管内皮钙黏蛋白的磷酸化和表达水平都会显著影响血管内皮的通透性。缝隙连接(gap junction,GJ)是介导相邻细胞间直接通讯的特殊膜通道,以往研究证实 GJ 主要负责细胞间通讯功能,介导多种离子和小分子物质在细胞间的交流。近年来研究发现,缝隙连接与血管通透性密切相关,发挥作用的缝隙连接蛋白主要是 Cx43 和 Cx40。

目前,针对紧密连接的血管通透性保护药物基础研究已有很大进展。乌司他丁、地奥司明、齐墩果酸(oleanolic acid)和梓醇等均有保护内皮细胞间紧密连接的作用。乌司他丁是一种尿胰蛋白酶抑制剂,研究发现在脓毒症大鼠模型中,其可通过抑制炎症反应,降低 NF-κB 和 MAPK 通路激活,增强闭合蛋白-5 和闭锁小带蛋白-1 表达,稳定紧密连接结构和功能,发挥保护血管屏障功能的作用。地奥司明(diosmin)是一种增强静脉张力性药物和血管保护剂。对于静脉系统,可通过延长肾上腺素作用于静脉壁引起收缩的时间,从而增强静脉张力;对于微循环系统,其可降低毛细血管

的通透性。研究发现地奥司明可通过增加紧密连接蛋白闭锁小带蛋白-1和咬合蛋白表达,保护紧密连接结构和功能,保护血管屏障功能。研究发现齐墩果酸和梓醇可通过增加闭锁小带蛋白-1,闭合蛋白-5和咬合蛋白表达并抑制骨架重排,保护血管内皮屏障功能。己酮可可碱可以通过抑制大鼠烧伤后炎症介质水平的增高,从而降低烧伤引起的肠道微血管内皮通透性增加,对肠道血管内皮细胞屏障具有一定的保护作用。此外,抗氧化合物4-羟基-2,2,6,6-四甲基哌啶-N-氧基(4-hydroxy-2,2,6,6-tetramethylpiperidine-N-oxyl,TEMPOL)也可通过抑制氧化应激,保护紧密连接,发挥保护中枢血脑屏障的作用。

针对黏附连接结构保护的药物研究,主要包括磷酸鞘氨醇(sphingosine 1 phosphate,S1P)、R-spondin3、乌司他丁和人重组活化蛋白质C等。研究报道Wnt及其同源物R-spondin3可通过稳定血管内皮钙黏蛋白在细胞膜上的定位,维持细胞骨架稳定,保护内皮细胞间黏附连接,发挥保护血管通透性的作用。乌司他丁通过减轻感染性/脓毒症休克患者血管通透性,减少血管外肺水来改善循环血流灌注和组织氧合作用,可以降低复苏胶体需要量,提高复苏质量和效果。另外,乌司他丁可通过抑制NF-κB和MAPK信号通路,降低TNF-α表达,进而保护内皮细胞间紧密连接结构和功能,减轻脓毒症血管渗漏。APC具有抗凝、抗炎、抗凋亡及保护内皮屏障的生物学功能,改善多种疾病的结局及预后。研究证实,重组人APC通过EPCR依赖的PAR-1激活,刺激鞘氨醇激酶1(SphK-1)形成血管内皮屏障稳定物——S1P,保护内皮屏障。S1P激活S1P受体1(S1P1),保护细胞骨架的稳定性,加强内皮细胞之间的缝隙连接,保护内皮屏障。HDAC6是Ⅱb类去乙酰化酶,主要通过去乙酰化及泛素化作用调节底物发挥功能。HDAC6底物主要包括α-微管蛋白(α-tubulin)、HSP90、皮层肌动蛋白(cortactin)。近年来,许多研究表明抑制HDAC6基因表达除了具有明确的抗肿瘤,免疫抑制,抗炎作用外,特异性HDAC6抑制剂或HDAC6基因敲除可改善炎症介导的肺内皮细胞屏障功能障碍,其主要通过诱导α-微管蛋白及β-连环蛋白乙酰化作用及降低胱天蛋白酶-3活动性,从而增加细胞连接及细胞骨架结构的稳定性,维持细胞屏障功能的完整性。

根据目前研究提示,参与调节血管内皮细胞通透性的主要是缝隙连接蛋白Cx43和Cx40以及缝隙连接通道。基础研究显示,针对缝隙连接的靶向抑制剂甘珀酸(生胃酮,carbenoxolone,CBX)和18-α甘草次酸均能有效地抑制脓毒症大鼠肺血管内皮通透性升高,并提高脓症大鼠的24 h生存率。在一些中枢性退行性疾病动物模型中,如神经元蜡样脂褐质沉积症,其血脑屏障功能明显降低,在给予口服CBX后,血脑屏障功能得到显著改善。

(二)针对血管渗漏跨细胞途径的防治措施

跨细胞途径是指内皮细胞通过浆膜结构向胞体凹陷,多种蛋白参与调节形成的一种以小泡转运为主的大分子物质运输形式。对于吞饮小泡在大分子物质跨内皮运输中的作用的认识有一反复过程。过去曾一度认为这是大分子转运的主要途径;后又发现这种小泡没有吞饮转运的功能。但近年来的研究重新认识到血浆大分子物质等的运输有一部分通过特化了的浆膜结构向胞体凹陷,再以小泡形式转运,并且这种转运也是一个复杂的传导过程,有特异的蛋白质参与。其中发挥主要作用的是小窝蛋白(caveolin)。

研究证实小窝蛋白在调节血管通透性中发挥重要作用。Minhshall等研究发现中性粒细胞通过细胞黏附分子作用于血管内皮细胞,引起血管内皮通透性升高,小窝(caveolae)介导这种作用。随后研究发现src介导小窝蛋白-1(caveolin-1)的磷酸化在小窝介导的血管通透性升高中发挥重要作用。

小窝蛋白-1还可通过存在于内皮中两种膜性结构参与调节血管通透性,这两种膜性结构是小囊液泡器(vesiculo-vacuolar organelles,VVO)和小窝蛋白富集微区(caveolin-enriched microdomain,CEM)。VVO是一种横跨内皮的葡萄状结构,介导大分子蛋白的穿内皮细胞转运,与血管通透性升高密切相关。早先有研究报道,小窝蛋白-1是VVO的重要组成蛋白,抑制小窝蛋白-1可通过阻碍VVO结构的形成,抑制血管通透性升高。但近年来研究发现,基因敲除小窝蛋白-1的确可以抑制VEGF引起的血管通透性升高,但对VVO的结构无显著影响,说明小窝蛋白-1可能是过调节VVO功能参与血管通透性的调节的。小窝蛋白富集微区(CEM)是一种存在于内皮细胞中50～100 nm

大小的浆膜微结构。研究证实 CEM 对调节血管内皮屏障的结构和功能的完整性发挥重要作用。小窝蛋白-1 是 CEM 的主要成分蛋白,研究发现在小窝蛋白-1 基因敲出小鼠的内皮细胞中,CEM 的数量显著减少,小鼠的微血管通透性明显升高。

根据小窝蛋白-1 调节血管渗漏的机制,针对小窝蛋白-1 为靶点治疗血管渗漏主要包括两个方面。一方面,抑制小窝蛋白-1 的磷酸化可能成为抑制治疗血管通透性升高的潜在靶点。多份研究报道,提示 Src 抑制剂 PP2 除了可抑制 Src,还可抑制小窝蛋白-1 的磷酸化,抑制血管通透性升高。另一方面,抑制 CEM 的形成也是血管通透性升高的潜在靶点。研究发现鞘氨醇激酶(sphingosine 1-phosphate,SIP)、肝细胞生长因子(hepatocyte growth factor,HGF)以及氧化磷脂(oxidized phospholipids)可通过抑制细胞膜 CEM 的形成,介导的血管内皮屏障功能的保护作用。近年有研究发现高分子量透明质酸(high molecular weight hyaluronan,HMW-HA)可诱导 CEM 释放 enlargeosomes,可增强内皮细胞的屏障功能,降低血管内皮通透性。抑制 CEM 的形成可显著降低血管通透性。

五、干细胞治疗

(一)间充质干细胞治疗

干细胞治疗是把健康的干细胞移植到患者或自己体内,以达到修复病变细胞或重建功能正常的细胞和组织的目的。干细胞疗法就像给机体注入新的活力,是从根本上治疗许多疾病的有效方法。间充质干细胞是从循环血液,骨髓等组织中提取的具有自我更新能力的干细胞。研究证实对休克大鼠静脉给予间充质干细胞能够有效抑制炎症反应,脑血管内皮损伤和凋亡,保护缺血脑组织损伤。通过抑制细胞骨架重排,保护脑血管内皮屏障功能。但目前由于间充质干细胞提取和纯化技术的原因,限制了间充质干细胞治疗的应用。

(二)周细胞治疗

周细胞首先于 1923 年由 Zimmermann 提出,又称 Rouget 细胞或壁细胞,它和内皮细胞一起构成了微血管和组织间隙的屏障,是维持内环境稳定的重要因素。既往的研究绝大多数集中于内皮细胞,对其作用已有了较多的认识。相比于内皮细胞,人们对周细胞的了解还十分有限,但周细胞在一些疾病中的作用逐渐引起人们的关注。如在微血管疾病中,周细胞缺失,微血管壁失去了其完整性,易于发生动脉瘤;同时周细胞在维持血管屏障功能中具有重要意义。

周细胞是毛细血管的支持细胞,包绕内皮细胞的外周细胞有助于微血管屏障的维护,周细胞收缩变化会改变内皮细胞和周细胞的连接,从而导致毛细血管渗漏。Donoghue 等研究发现许多因素可调节周细胞收缩,影响细胞骨架的变化,而改变内皮细胞和周细胞连接的超微结构,从而调节毛细血管的通透性。在炎症情况下可看到周细胞收缩导致毛细血管通透性增加和水肿形成。以上研究提示,周细胞可能是预防血管渗漏的一个重要靶点,但目前针对周细胞保护血管内皮屏障功能方面的研究很少,有待进一步的研究。刘良明实验室发现,创伤性休克后周细胞的脱落增大了血管通透性,而静脉输注外源性的周细胞可以抑制创伤性休克后血管通透性增大,其机制研究发现静脉输注的外源性周细胞可能通过分泌周细胞来源的微囊泡,经过旁分泌途径改善血管内皮屏障功能。

第二节 血管低反应性的防治措施

血管低反应性是指休克晚期全身阻力血管对血管活性药物的反应性降低,难以维持有效的组织血流灌注的病理过程。目前,针对休克血管低反应性的诱发因素和发生机制,研究发现了一些防治措施,取得一定效果。

一、针对诱发因素

(一)纠正酸中毒和使用类固醇皮质激素

休克时组织血流灌注不足,无氧代谢增强,产生乳酸增多,常出现酸中毒。酸中毒是导致平滑肌细胞舒张,血管低反应性的主要诱发因素。可选用碳酸氢钠纠正乳酸蓄积过多的代谢性酸中毒。首选5%碳酸氢钠溶液,24 h用量:轻度酸中毒为300～400 ml,中度酸中毒为600 ml;患者有心、肾功能不全或禁用钠者可用3.5%的氨基丁醇,轻症剂量为300～400 ml,重症500～800 ml。

应用类固醇皮质激素能增强心肌收缩力,保护肝肾功能。较大剂量应用可阻断α受体,使血管扩张,降低外周阻力,改善微循环。类固醇皮质激素可增加细胞内溶酶体膜的稳定性,防止蛋白水解酶的释放,减少心肌抑制因子产生;还可以降低细胞膜通透性,减少毒素进入细胞,并有中和毒素的作用。感染性/脓毒症休克时既往主张大剂量早期使用,值得注意的是,应用类固醇皮质激素超过24 h,尚有免疫抑制作用,使感染易于扩散,产生应激性溃疡等副作用。因此类固醇皮质激素一般只用于在补足血容量后,纠正酸中毒后患者情况仍不见明显改善,或创伤性休克血压急剧下降者。如见到皮肤砖红,脉搏由细弱转为洪大,血压上升后即可停止。

近年来多项试验及分析报告否定了大剂量糖皮质激素(glucocorticoid)替代疗法对创伤后感染性/脓毒症休克救治的应用价值。小剂量糖皮质激素替代疗法有利于血流动力学的稳定,缩短休克复苏时间,减少大剂量糖皮质激素带来的不良反应,已得到多项临床观察证实。Annane等证实小剂量皮质激素能显著降低合并肾上腺功能不全脓毒症患者的病死率。小剂量糖皮质激素替代疗法基本以氢化可的松为主,剂量200～300 mg/d,平均疗程5～7 d。

(二)拮抗细胞因子和炎症介质

1.拮抗细胞因子　控制、阻断或干扰机体过度的炎症反应,可改善休克血管低反应性,减轻对机体的损伤作用,对改善创伤性休克患者预后有重要意义。

肿瘤坏死因子-α(TNF-α)和白细胞介素-1(IL-1)被认为是导致休克血管低反应性最重要的细胞因子,因此,抗TNF-α和IL-1治疗具有潜在的临床应用价值。动物实验发现,TNF-α的单克隆抗体和IL-1受体拮抗剂能改善创伤性休克动物的血管低反应性,降低休克动物的病死率。一些药物可抑制或减少细胞因子的合成与释放:如己酮可可碱、氨力农(氨吡酮)、某些β受体阻滞剂(包括多巴酚丁胺)等,它们均可通过抑制TNF-α基因转录、翻译阻止TNF-α的合成,某些抗炎介质如PGE_2、IL-4、IL-10、IL-13均可通过抑制IL-1、IL-6、IL-8和TNF-α释放,从而缓解过度炎症反应,改善休克血管低反应性。

近年来,利用血液净化治疗,直接清除炎症因子的研究报道逐年增多,包括连续性血浆滤过吸附术(continuous plasma filtration adsorption,CPFA)、连续性静脉-静脉血液滤过(continuous veno-venous hemofiltration,CVVH)或连续性肾脏替代疗法(continuous renal replacement therapy,CRRT)等连续血液净化(continuous blood purification,CBP)技术。在创伤性休克早期使用CBP能排除促细胞因子,有利于休克血管低反应性改善;后期应用CBP虽然促炎症因子无变化,但是单核细胞的抗原提呈功能恢复到正常水平,抗炎症因子(如IL-10)略有下降。表明CBP既能排除炎症介质,又能调节机体免疫状态,重建免疫系统的内稳状态。但血液净化治疗有其局限性:各种细胞因子具有不同的清除率、蛋白结合率和带电荷量,筛选系数均不同,无法指令定量清除某种递质;血滤时间和血流量因人因病种而异;滤膜面积和孔径对细胞因子的作用也不明确;机体合成和释放细胞因子处于动态变化中,血液净化如何维持一种平衡状态,仍需深入研究。

2.拮抗炎症介质　创伤性休克血管产生过量的NO是导致休克血管低反应性的主要原因之一,因此iNOS抑制剂是防治休克血管低反应性的主要措施。研究者们先后发现了一些具有一定血管反应性恢复作用的药物,如氮-单甲基-L-精氨酸(L-NMMA)、氮-硝基-L-精氨酸乙酯(L-NAME)等许多L-Arg类似物,具有竞争性抑制NOS活性的功能,而非氨基酸类中胍类、鞣酸、亚甲蓝、异硫脲等已广泛用于临床心脑血管疾病防治。一氧化氮合酶抑制剂 L-NAME，K_{ATP} 通道的抑制剂格列本脲(再查基础治疗药物和措施)，钙依赖性钾通道(calcium-dependent-potassium channel，BK_{Ca})抑制剂。蛋白酪氨酸激酶的大豆异黄酮在动物实验中，研究者们发现五味子乙素能降低 iNOS mRNA 转录水平，抑制 NO 合成与释放，从而减轻染矽尘大鼠肺组织的纤维化程度;槲皮素通过降低心肌组织 iNOS 的表达及活力，抑制脓毒症时心肌组织中过量的 NO 产生，从而减轻心肌损伤。NO 是一个具有双向作用的信号分子，其利弊与浓度密切相关，内毒素除可引起血管收缩反应性降低外，还能抑制血管的内皮细胞依赖性舒张反应。而血管的舒张反应特别是微血管的舒张对维持组织器官的血流具有重要的作用，尤其是在休克时血液中血管收缩物质增加的情况下更是如此。抑制 NO 的作用，将加重血管收缩和组织缺血，特别是对肝、肾、肠。休克时血管内皮依赖性舒张功能降低可能与内皮细胞结构和功能受损，NO 释放减少及内皮细胞表面受体及信号传递系统的改变有关。

内皮素(ET)是机体在休克或缺血缺氧时分泌的一种内源性致伤因子。病理状态下，ET-1 的合成分泌增加可进一步升高血浆中 IL-1、IL-6 和 TNF-α，进而导致血管内皮损伤，使血管对血管活性物质反应性降低。随着 ET 轴信号通路的研究进展，各种类型的 ET 受体拮抗剂不断出现，并用于临床心脑血管疾病的治疗，波生坦(bosentan)作为非选择性 ET 受体拮抗剂，早在 2001 年成为第一个获得 FDA 批准的口服用于治疗肺动脉高压、充血性心力衰竭的药物。

内源性阿片样肽(endogenous opioid peptide，EOP)在各种休克病理生理中起着重要作用，它可通过突触前抑制、突触后抑制或抑制性调制抑制交感神经放电，抑制肾上腺髓质释放儿茶酚胺，同时可直接抑制肾上腺素受体系统，从而抑制心脏和血管功能。

阿片受体拮抗剂纳洛酮、纳曲酮、纳布啡的抗休克作用国内外已有大量文献报道，但因它们对阿片受体的选择性不高，可阻断 μ 阿片受体，降低休克患者的痛阈，不宜用于创伤等休克的治疗，况且研究发现对创伤、烧伤、过敏及蛇毒中毒等休克无效。国内外研究表明，与循环休克有关的阿片受体主要是 δ 和 κ 受体，因此用它们的特异性拮抗剂来抗休克可能较纳洛酮等有更为广阔的前景。研究者用 δ 阿片受体的特异性拮抗剂 M154129 治疗大鼠内毒素休克取得了较好效果;δ、κ 阿片受体的特异性拮抗剂 ICI174、864 和诺比纳吗啡(nor-binal torphimine，Nor-BNI)脑室给药可明显逆转创伤失血性休克的心脏和血管功能下降，进一步发现 δ 阿片受体拮抗剂 ICI174、864 还可以通过调节血管平滑肌细胞的 BK_{Ca}，改善休克血管低反应性。

二、针对休克血管低反应性发生机制的防治措施

(一)肾上腺素受体失敏机制的防治措施

肾上腺素受体(adrenergic receptor，AR)失敏是指休克时，血中儿茶酚胺(catecholamine，CA)呈数倍至上百倍增加。长期高浓度 CA 刺激 AR，会导致 AR 失敏。目前肾上腺素受体失敏的防治药物主要包括 $α_2$-AR 激动剂，$β_1$-AR 拮抗剂和糖皮质激素等。尽管 $α_2$-AR 激动剂是一种能够通过负反馈抑制去甲肾上腺素分泌，减慢心率的药物。但研究发现，$α_2$-AR 激动剂右旋美托咪啶和可立定可通过抑制交感神经系统，改善肾上腺素受体失敏。Gertler 等利用小动物和中型动物模型，发现 $α_2$-AR 激动剂可显著改善血管对血管收缩药物的反应性，其主要机制可能是 $α_2$-AR 激动剂抑制了交感神经系统，同时减少了炎症因子的分泌。$β_1$-AR 拮抗剂也是一种肾上腺素受体失敏的防治药物。Morelli 等研究发现与对照组相比 $β_1$-AR 拮抗剂，艾司洛尔明显减少去甲肾上腺素治疗休克时的用量，更好的稳定感染性/脓毒症休克患者的血流动力学。随后体外试验研究发现，小剂量的艾司洛尔可显著改善血管的低反应性，并且对心率没有显著影响。其机制可能与抑制血管炎症信号通路 NF-κB 有关。Hernandez 等还研究了 $α_2$-AR 激动剂和 $β_1$-AR 拮抗剂对感染性/脓毒症休克动物模型血液中外源性乳酸的影响，结果发现这两种药均能明显降低感染性/脓毒症休克动物血液中的乳酸含量。糖皮质激素能够改善休克血管反应性已有大量报道。糖皮质激素可通过抑制花生四烯酸级联反应、炎症因子信号通路、抑制 iNOS 和 COX2 合成和上调 α-AR 表达等改善血管低反应性。临床研究也证实感染性/脓毒症休克患者给予小剂量糖皮质激素后，其血管反应性明显

升高。但是,对于小剂量的糖皮质激素对感染性/脓毒症休克的死亡率的影响上存在争议。

(二)针对平滑肌细胞膜超极化机制的防治措施

平滑肌膜超极化是创伤性休克血管低反应性的主要原因之一,其主要发生机制与 ATP 依赖性钾通道(K_{ATP})、大电导钙依赖性钾通道(BK_{Ca})和电压门控钙通道(voltage-gated calcium channel,VGCC)过度开放有关。

休克平滑肌细胞膜超极化的防治措施,主要包括针对 K_{ATP} 通道的抑制剂、BK_{Ca} 通道的抑制剂和 VDCC 的激动剂。K_{ATP} 通道最常见的抑制剂是临床用来治疗 2 型糖尿病的格列本脲类药物格列本脲。研究发现格列本脲能改善休克血管低反应性。失血性休克 2 h 血管反应性明显下降,引起微动脉收缩的去甲肾上腺素(norepinephrine,NE/noradrenaline,NA)阈值浓度提高至休克前的 15 倍。NS 组在给盐水治疗后阈值仍不断上升,2 h 达休克前 25 倍;治疗对照组在给药后有一定的防止血管反应性恶化的作用,它使升高的 NE 阈值保持在休克前 17 倍,不再继续上升,但未能使其下降;格列本脲治疗组在给药后 NE 阈值迅速下降,治疗后 2 h 降至休克前 6 倍。随着反应性的恢复,格列本脲治疗组给多巴胺的升压效应也为 NS 组的 1.8 倍,而且在回输血液后血压呈上升和稳定的趋势,各时相点的血压值均高于 NS 组。微循环的观察证明,格列本脲治疗组微循环的血流量明显增多,输血后 2 h 血流量为 NS 组的 2 倍。由于重要生命脏器微循环流量的增加,使休克动物存活时间提高。但格列本脲注射并未带来血管口径显著改变,微循环血流量的增加主要是由于血压恢复和流速加快。它进一步证明恢复血管反应性和提升动脉压对休克的治疗有重要的意义。此外,5-羟色胺体外可以抑制心室肌细胞 Kir6.2/SUR2A,同时还对线粒体的 K_{ATP} 通道有抑制效应。但是 5-羟色胺作用机制较为复杂,在完整细胞中发现其效应下降。HMR-1098,常被用作心肌细胞肌膜 K_{ATP} 通道的特异性阻滞剂,但是新近的研究发现,它可以影响多种亚型的 K_{ATP} 通道。另外,Ba^{2+}、TEA、4-氨基吡啶,可以竞争 K^+ 蛋白孔道抑制 K_{ATP} 通道。

在 BK_{Ca} 阻滞剂中研究最多的是伊比利亚蝎毒素(iberiotoxin,IBTX),其他还包括四乙胺、钡、蕈青霉素、北非蝎毒素等。研究显示,在冠状动脉环收缩的动物实验中,用 IBTX 阻断 BK_{Ca} 后,冠状动脉环的压力出现显著升高,并且压力升高的程度和 IBTX 剂量有依赖效应,提示 BK_{Ca} 在血管张力方面发挥重要作用。

(三)针对钙失敏机制的防治措施

关于休克血管低反应性的发生机制,目前认为主要与肾上腺素受体失敏(受体失敏学说)和血管平滑肌细胞膜的超极化(膜超极化学说)有关,但这两学说不能完全解释休克后的血管低反应现象,如重症休克或休克晚期,血管平滑肌细胞并非少钙,而是多钙,甚至钙超载,但仍然存在血管反应性降低的问题。基于肌肉收缩效率取决于力/钙比率,即肌肉收缩蛋白对钙的敏感性,张杰实验室提出并证实了休克后血管平滑肌细胞肌肉收缩蛋白可能存在钙失敏。同时针对钙失敏机制提出了针对性防治措施。

1. 精氨酸血管升压素和特利加压素

(1)精氨酸血管升压素(arginine-vasopressin,AVP):是下丘脑合成的神经垂体激素(neurohypophysial hormone),因其明显的抗利尿作用而被用于治疗尿崩症,近年来它在心血管系统中作用引起了广泛关注。研究发现 AVP 具有较好的抗休克作用,可以改善休克大鼠的血流动力学指标,提高休克动物的 24 h 存活率,同时还证实了 AVP 的抗休克作用与其改善休克动物血管反应性和钙敏感性密切相关。AVP 改善休克血管反应性和钙敏感性与激活 Rho 激酶和 PKC α 和 ε 亚型有关,具体机制是 AVP 通过激活 Rho 激酶和 PKC 亚型,进而抑制 MLCP 活性,使 MLC_{20} 磷酸化水平升高,最后增加血管平滑肌细胞的钙敏感性,升高血管反应性。虽然 AVP 具有改善休克血管钙敏感性和低反应性的作用,但其在血浆中的半衰期较短,毒副作用明显。

(2)特利加压素(terlipressin,TP):是临床常用的缩血管药物,相比于 AVP,其具有半衰期长,与受体结合特异性更高,毒副作用小的特点。基础研究显现小剂量血管升压素 AVP 或 TP 复合 NE 可显著改善感染性/脓毒症休克动物的血管反应性,提高动物存活状态,TP 及 TP 复合 NE 效果优于 AVP 及 AVP 复合 NE。临床研究结果提示,对 NE 无反应的感染性/脓毒症休克患者使用 TP 后,不仅能有效帮助实现早期复苏目标,降低远期并发症,延长患者存活时间,而且可减少 NE 用量,减少副反应,是严重感染性/脓毒症休克患者实现早期复苏目标的良好急救措施。机制研究发现 TP 能显著增强血管平滑肌细胞内 Rho 激酶和 RhoA 的活性,提示 TP 通过影响 RhoA-Rho 激酶活性,进而改善血管低反应性,发挥抗感染性/脓毒症休克作用。此外,研究还发现雌激素对血管反应性有一定保护作用,特别是对创伤失血性休克动物,雌激素治疗可能是临床创伤或感染性/脓毒症休克等危重患者一良好的辅助治疗措施。

2.缺血预处理和药物预处理

(1)缺血预处理(ischemic preconditioning,IPC):是指在暴露于一种短期的应激状态(缺血、缺氧、热休克等)及某种生化或药理试剂后,组织对随后损伤(如缺血、缺氧性损伤)所获得的一种保护性反应。研究显示缺血和药物预处理对创伤性休克血管低反应性具有一定保护作用。

近年来研究发现,IPC 作为一种自我保护机制,可有效防止休克时组织血流低灌注和组织缺氧所致的休克后器官损伤和功能障碍。研究者应用不同的 IPC 方法,观察失血性休克大鼠 24 h 存活率和存活时间,结果发现夹闭腹主动脉 1 min,开放 5 min,重复 3 次的 IPC 方法可明显提高休克大鼠 24 h 存活率和存活时间。同时在体实验发现 IPC 能显著增加失血性休克大鼠 NE 的升压效应和休克大鼠肠系膜动脉(shock rat mesenteric artery,SMA)对 NE 的收缩反应性,在休克 3 h 和 4 h,IPC 组大鼠给予 NE 后 MAP 上升幅度分别为休克对照组的 1.84 倍和 2.19 倍,SMA 收缩幅度分别为休克对照组的 2.62 倍和 3.41 倍;离体实验则发现 IPC 组在休克早期(休克即刻和 30 min)血管对 NE 的收缩反应性明显低于休克对照组,这可能有助于组织血流灌注;而在休克中、后期(休克 2 h、3 h、4 h)血管反应性明显高于休克对照组,这些结果均提示 IPC 诱导了休克后期血管低反应性的保护效应,并可通过改善血管反应性降低休克所致的死亡率。随后机制研究发现,IPC 通过活化 PKC 亚型和 Rho 激酶诱导失血性休克后血管反应性和钙敏感性的保护。

(2)药物预处理:是在 IPC 的基础上发展起来的,是通过药物激发或模拟机体内源性物质而呈现的保护作用。药物预处理具有可控性好,可行性强等优点,因而利用药物预处理为休克血管低反应性的防治开辟了新的研究方向。

NS1619 是 BK_{Ca} 通道开放剂,而 BK_{Ca} 的开放对休克血管低反应性具有保护作用。研究证实 BK_{Ca} 通道开放剂 NS1619 预处理具有对休克后期血管反应性和钙敏感性的保护作用,并最终改善失血性休克大鼠的存活率和存活时间。

吡那地尔预处理是目前常用的诱导内源性保护的药物预处理方法。研究者发现失血性休克 2 h 后,NE 作用下 MAP 增幅、肠系膜上动脉管径变化以及血管反应性和钙敏感性较正常组均显著降低,吡那地尔预处理可改善随后休克导致的上述变化,以 25 μg/kg 吡那地尔预处理效果最为显著,且 25 μg/kg 吡那地尔预处理 30 min 使 MAP 增幅、肠系膜上动脉管径变化、NE 的 E_{max}、Ca^{2+} 的 E_{max} 的恢复程度最高。提示吡那地尔预处理可以诱导对大鼠失血性休克后血管反应性和钙敏感性的保护效应,最佳的预处理条件是 25 μg/kg 吡那地尔休克前 30 min 预处理。其具体机制是吡那地尔通过活化失血性休克后血管反应性的重要内源性保护分子 PKC α 和 PKC ε 发挥失血性休克大鼠血管反应性和钙敏感性的保护作用。

(四)针对线粒体功能的保护措施

创伤性休克导致的线粒体器质性损伤可能是休克晚期一个体内普遍存在的现象,参与了创伤性休克难治性低血压的发生发展。在创伤性休克条件下,除了微循环障碍带来血管平滑肌细胞氧气和营养物质供应不足以外,还存在血管平滑肌细胞内线粒体损伤,进而诱导 mPTP 开放,mPTP 自身的开放就能诱发 ROS 的产生,大量的 ROS 又诱发更多还未开放的 mPTP 开放,进而导致血管损伤和血管低反应性的发生。因此针对线粒体 MPTP 孔开放的防治措施可改善休克血管低反应性。

白藜芦醇和环孢素 A 是国际公认的线粒体保护剂。白藜芦醇通过螯合氧化反应所需的二价铁抑制氧化应激,又能够抑制线粒体 CypD,减少氧自由基生成,发挥保护线粒体的作用。和白藜芦醇一样,环孢素 A 通过作用于 CypD 抑制线粒体通透转变孔开放发挥保护线粒体的作用。虎杖苷(polydatin,PD)的化学名称是白藜芦醇苷(白藜芦醇结合了一个分子的葡萄糖),是从中药虎杖中提纯的一种单体。研究者分析比较了 3 种保护剂,环孢素 A、白藜芦醇和虎杖苷对休克线粒体的保护作用。发现 3 种线粒体保护剂能抑制了休克线粒体结构损伤:在线粒体保护剂治疗后,线粒体肿胀减轻,嵴断裂减少,基质电子密度增加,抑制休克诱导的线粒体结构损伤,在虎杖苷治疗组最为显著,线粒体结构基本恢复正常。其中,线粒体保护剂明显抑制重症休克线粒体通透转变孔开放。在线粒体保护剂治疗后,线粒体钙黄绿素荧光出现不同程度的恢复,其中虎杖苷的作用效果最明显,在血管平滑肌细胞中,休克组由正常水平的 31.16% ±0.05% 增加到 50.83% ±5.49%,提示虎杖苷有效地抑制了重症休克诱导的线粒体通透转变孔开放。同时,线粒体保护剂改善了重症休克的血管反应性、血压:休克大鼠在经输血给药治疗 2 h 后,休克组去甲肾上腺素阈值增加到失血前的 29.3 倍,平均动脉压降至 47.23 mmHg±11.28 mmHg;在环孢素 A 和白藜芦醇治疗组,去甲肾上腺素阈值分别降至失血前的 10.4 到 11.8 倍,同时平均动脉压升至 55.23 mmHg±9.92 mmHg 和 57.10 mmHg±15.74 mmHg;但是在虎杖苷治疗组去甲肾上腺素阈值为失血前的 4.8 倍,平均动脉压为 89.38 mmHg±16.31 mmHg,提示线粒体保护剂不同程度地纠正了重症休克血管低反应性和顽固性低血压,其中虎杖苷的作用效果最显著。提示线粒体保护剂通过抑制重症休克时氧化应激和随后发生的溶酶体膜通透及线粒体通透转变孔开放发挥了保护多脏器线粒体的作用,纠正重症休克顽固性低血压和血管低反应性。

此外,研究发现缺血预处理(IPC)后 Ca^{2+} 诱导 mPTP 开放的阈值明显增高,使 mPTP 延迟开放,减轻再灌注损伤,明显降低梗死面积和细胞凋亡。大量研究证实,IPC 的心肌保护作用与其抑制 mPTP 在再灌注期间的开放密切相关。IPC 可以开放线粒体 K_{ATP} 通道(mitochondrial K_{ATP} channel),阻止 mPTP 开放而发挥保护作用。研究者在灌注心脏中,使用[3H]DOG 技术,应用氚标记的脱氧葡萄糖(2-deoxy[3H] glu-cose,[3H]DOG)直接证实,IPC 不仅可减少再灌注早期 mPTP 的开放,而且可增加再灌注晚期 mPTP 的关闭。但是 IPC 需在缺血前施予,而在临床实践中,往往很难预料患者急性缺血发生的确切时间,因此 IPC 的临床运用价值受到了很大的限制。

参考文献

[1]陈惠孙,刘良明,赵克森.现代创伤休克基础与临床[M].北京:人民军医出版社,1999.
[2]姚咏明.急危重症病理生理学[M].北京:科学出版社,2013.
[3]赵克森,金丽娟.休克的细胞和分子基础[M].北京:科学出版社,2002.
[4]刘良明.严重创伤休克后血管低反应性研究概况[J].创伤外科杂志,2008,10(3):197-199.
[5]DUAN C Y,ZHANG J,WU H L,et al. Regulatory mechanisms,prophylaxis and treatment of vascular leakage following severe trauma and shock[J]. Mil Med Res,2017(4):11-22.
[6]HUANG Q B. Barrier stabilizing mediators in regulation of microvascular endothelial permeability[J]. Chinese journal of traumatology,2012,15(2):105-112.
[7]LEVY B,COLLIN S,SENNOUN N,et al. Vascularhyporesponsiveness to vasopressors in septic shock:from bench to bedside[J]. Intensive Care Med,2010(36):2019-2029.
[8]LEVY B,FRITZ C,TAHON E,et al. Vasoplegia treatments:the past,the present,and the future[J]. Critical Care,2018,22(1):52-63.
[9]SIDDALL E,KHATRI M,RADHAKRISHNAN J. Capillary leak syndrome:etiologies,pathophysiology and management[J]. Kidney Int,2017,92(1):37-46.
[10]SIMON L,CREAGH-BROWN B C,JULIE H,et al. Definitions and pathophysiology of vasoplegic-shock[J]. Critical Care,2018(22):174-182.

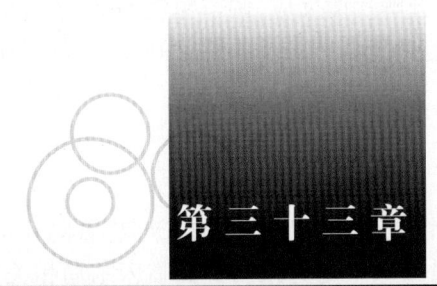

第三十三章　创伤性休克营养支持

许红霞

营养支持(nutritional support,NS)是20世纪医学的重大进展之一,营养支持也是重症患者综合治疗的重要组成部分,并挽救了众多重症患者的生命。创伤、烧伤、失血、感染、过敏或心源性原因均可引起休克。休克分为早期、中期和晚期。长期以来,一直认为在血流动力学不稳定的情况下,不能给予营养支持,但在整个休克过程中,尤其在休克转归的过程中,血流动力学逐渐稳定,但由于临床难以完全区分这一问题,因此,不少临床研究关注重症患者早期(如进入重症监护病房的24 h内)是否能给予营养支持,以及其安全性和可能带来的临床获益,本章节将在此进行综合阐述。

第一节　创伤性休克患者的营养相关问题

创伤性休克的患者归属于重症患者,重症患者的营养支持是临床长期关注的课题,大量研究显示,重症患者的营养不良发生率高,重症患者的营养状况影响了患者的临床结局。在重症监护病房(intensive care unit,ICU)重症患者当中,营养不良是非常常见的,有报道称,营养不良的发生率可高达40%,而高的营养不良发生率与死亡率的增加是密切相关。大多数危重症患者存在至少一种器官的严重功能衰竭并因而需要积极的支持治疗。本节主要阐释创伤性休克患者可能发生的营养相关问题,为后继的营养治疗提供依据。

一、创伤患者的营养代谢特点

1942 年,Cuthbertson 首次描述应激状态下的代谢改变,用衰退(ebb)和上升(flow)来描述创伤后的代谢抑制和亢进两个阶段。应激状态下的代谢改变是一种对外界刺激的生理反应,但如果持续时间过长,此刺激将是病理性的,可能增加发病率和死亡率。在应激代谢的消落、起涨和恢复期,机体分别表现为消落期的低合成代谢、低分解代谢,起涨期的高合成代谢、高分解代谢,以及恢复期的高合成代谢、低分解代谢。与饥饿相比,应激带来的代谢变化包括静息能量消耗、呼吸商、对抗调节激素的升高,糖异生增加,脂肪和氨基酸作为主要能源物质,酮体产生、蛋白质水解增加、支链氨基酸氧化增加,尿氮损失增加,肝蛋白质合成及急性期蛋白合成增加,体重下降等。

机体能量代谢发生明显变化,三大营养素具体表现为:①创伤后血糖升高,乳酸升高,糖异生增强,糖酵解加快,氧化磷酸化受到抑制。②游离脂肪酸浓度升高,脂肪氧化率升高,提示脂肪分解与利用加强。③蛋白分解代谢超过合成代谢,蛋白净损失增加,糖异生底物增多。上述代谢变化是导致机体蛋白质消耗增加,负氮平衡,患者能量以及各营养素需求量摄入相对增加的主要原因。同时,由于休克患者不能正常进食,肠道应激导致肠道消化吸收力减弱,多种炎症应激因子分泌导致代谢异常等,患者发生一系列营养问题,如不能及时通过规范的营养治疗补充机体所需能量及营养素,将不利于疾病转归。营养治疗还能降低创伤的分解代谢反应,调节免疫功能,改善消化道概念,促进伤口愈合,从而有助于改善患者临床结局。包括降低感染及非感染并发症、促进疾病转归、缩短住院日甚至减少相关花费。

二、营 养 不 良

创伤性休克患者的营养不良(malnutrition)发生率高,饥饿或营养不足会增加 ICU 患者的并发症发生率和死亡率,因此必须提供营养支持。危重患者能量摄入不足与预测不良临床结局相关。一项多中心研究显示,在全世界 26 个国家 201 家中心的 3 390 例接受机械通气的 ICU 患者中,有 74% 患者的实际能量摄入未能达到目标量的 80% ,其中 BMI<25 kg/m^2 或 ≥35 kg/m^2 或危重症营养风险评分(nutrition risk in critically ill score,NUTRIC score)评分 ≥5 是患者死亡的独立危险因素。2015 年欧洲肠外肠内营养学会(European Society for Parenteral and Enteral Nutrition,ESPEN)提出新的营养不良(malnutrition)概念涵盖了"饥饿相关的营养不良、恶病质(cachexia)/疾病相关的营养不良、肌肉减少症、衰弱症(frailty)",将其与微量营养素(包括维生素和微量元素)的缺乏区分开来。创伤性休克患者存在多种营养紊乱,包括恶病质/疾病相关的营养不良、肌肉减少症、衰弱症以及电解质紊乱、微量营养素缺乏等,其临床问题复杂,需要进行联合营养治疗在内的综合治疗。

三、肌 肉 减 少

随着年龄的增减,即使看起来健康的老年人其骨骼肌也逐渐减少,肌力下降,体能减弱。1989 年 Irwin Rosenberg 建议用"Sarcopenia"一语来描述年龄相关瘦体重(lean body mass,LBM)降低。中文对 Sarcopenia 有多种翻译,包括少肌症、肌少症、肌衰症、肌肉疏松症、肌肉衰减症、肌肉耗竭症、肌肉减少症等,目前肌少症或肌肉减少症两个词用得较多。肌肉减少表现为肌量(muscle mass)、肌力(muscle strength)和体能(physical fitness)的下降。对重症患者的肌肉减少的重视始于 20 世纪 80 年代,据报道,约 50% 的 ICU 患者发生肌肉减少,肌力下降,称为 ICU 获得性虚弱(ICU-acquired weakness,ICU-AW)。研究显示,败血症发生数小时即出现呼吸肌肌力降低,其特征为肌力下降、肌肉萎缩;其原因与肌肉与循环中的促炎症细胞因子升高、骨骼肌内炎症白细胞异常浸润有关。创伤性休克时炎症与应激反应相互促进,导致肌蛋白分解增强,肌肉萎缩。Puthucheary 分别在 ICU 第 1、3、7、14 天测量重症患者的肌肉体积,发现入住后第 7 天 ICU 超声显示患者股四头肌横截面积下降了 13% ,对股四头肌进行肌肉活检,发现患者肌肉组织出现肌细胞坏死及炎症细胞浸润。ICU-AW 不仅有骨骼肌的衰减,也包括呼吸肌的削弱,Supinski 的研究发现,内毒素导致呼吸肌力量减弱并最终导致呼吸衰竭。

制动是引起肌肉萎缩的重要因素。在 ICU 患者中,肢体约束非常普遍,多种治疗措施包括机械通气(mechanical ventilation,MV)、连续性肾脏替代疗法(continuous renal replacement therapy,CRRT)、镇静剂、睡眠等导致患者制动,其肌肉表现为失用性萎缩。多数文献报道,MV 实施大于 1 周,肌无力发生率为 50% ~ 60% ,在采用控制性机械通气(controlled mechanically ventilation,CMV)的患者中,ICU-AW 更为常见。研究发现,在 CMV 期间予以短时自主通气,可延缓 CMV 导致的膈肌牵张能力下降。

Weijs 等对 240 例机械通气(MV)的重症患者的回顾性研究,比较入 ICU 前 24 h 和入 ICU 后第 4 天 CT 检查的 L3 水平的骨骼肌面积,结果发现 63%(152 例)的 MV 重症患者发生了肌肉减少,与正常骨骼肌面积组(88 例)相比,其骨骼肌量(skeletal muscle mass)、骨骼肌指数(skeletal muscle index)及骨骼肌面积(skeletal muscle area)均显著下降,重症早期低骨骼肌面积是 MV 重症患者死亡的独立预测因素。研究显示,早期管理(包括营养支持)及早期康复训练能防治 ICU-AW 的发生或严重程度,提高 ICU 患者存活率。因此,重症患者营养支持的目标是尽量减少肌肉组织的丢失并保护其功能。

四、电解质紊乱

有报道称,危重症患者中低血钠(血清钠水平<135 mmol/L)发生率为14%。低血钠可发生于低张力、高张力和等张力状态。高血糖是高张性低钠血症最常见的情况,是由于高血糖引起的高渗透压使液体(水)从细胞内向细胞外转移。重症患者的抗利尿激素分泌失调综合征(syndrome of inappropriate secretion of antidiuretic hormone,SIADH)引起尿液异常浓缩,尿钠升高及血钠下降,是低张性低钠血症。在血容量丢失的患者中,如脱水、呕吐或腹泻、利尿剂使用情况下,要考虑到钠的丢失为等张性低钠。肠内营养可补充一定的钠,但仍需配合静脉补充并需要密切监测血钠水平。高钠血症在重症患者的发生率约6%,重症患者发生高钠血症其总体死亡率增加。高钠血症需要给予低张液体,从肠内给予最为理想。如果同时使用肠内营养液,可以考虑给予限电解质(低钠)的肠内营养配方。

危重患者可能出现低磷血症、高磷血症等。低磷血症可能是创伤应激代谢引起,也可能由过度喂养综合征引起,需要及时纠正。危重患者出现的低镁血症、高镁血症、高钾血症及低钾血症,均需要及时处理。出现低电解质血症时一方面肠外营养及肠内营养可以补充,同时可能还需要额外的相关药物补充,需及时监测及调整。

五、低白蛋白血症

危重患者血清急性期蛋白,包括白蛋白、前白蛋白等的下降极为常见,且原因复杂。研究发现这些蛋白是反映疾病严重程度的有效指标,但不一定是反映营养支持效果良好的监测指标。对血清蛋白的连续观察比单次检测更有价值。氮供给不足在 ICU 患者中常见,Heyland 等发起的国际多中心调查显示,201 个 ICU 中心的 3 390 例患者,平均蛋白质摄入量仅达到目标量的57.6%。且高蛋白质供给降低接受机械通气外科危重患者的死亡率。低白蛋白血症是重症患者预后不良的预测指标。

六、微量元素和维生素的缺乏

微量营养素包括了铁、锌、碘、铜等多种微量元素,以及所有的维生素。这些微量营养素在体内参与多种功能蛋白的构成、参与多种生化反应,其缺乏可造成相应的营养素缺乏症。重症患者的营养不良也包含宏量元素的缺乏及微量营养素的缺乏。如常见的如维生素 D 的缺乏,贫血患者常见的铁、叶酸、维生素 B_{12} 缺乏等。

第二节 危重患者的营养风险筛查与营养评估

一、营养风险筛查

(一)营养风险筛查 2002(NRS2002)

营养风险是营养相关因素对患者临床结局(包括感染、并发症、住院日、住院费用等)产生不利影响的风险。欧洲肠外肠内营养学会(ESPEN)指南(2003)和中华医学会肠外肠内营养学分会(Chinese Society of Parenteral and Enteral Nutrition,CSPEN)指南(2008)均推荐在住院患者中使用NRS2002(Nutritional Risk Screening 2002,营养风险筛查 2002)作为营养风险筛查的首选工具。NRS2002 是以 Kondrup 为首的 ESPEN 工作小组在 2002 年推出的筛查工具,是根据之前 20 多年在国际发表的 128 个随机对照试验(randomized controlled trial,RCT)研究进行系统评价的基础上开发的营养风险筛查工具,是国际上第一个采用循证医学方法开发的、为住院患者进行营养风险筛查的工具,其信度和效度均已得到验证。

NRS2002操作简单易行,同样适用于重症患者。美国肠外肠内营养学会(American Society for Parenteral and Enteral Nutrition, ASPEN)2016年关于成年重症患者的营养指南推荐,NRS2002和NUTRIC评分为ICU患者的营养风险筛查工具。NRS2002总评分包括营养状态受损状况评分、疾病评分、年龄评分3个部分内容,总评分≥3分表明患者有营养风险,需继续进行下一步营养评估。如NRS2002总评分<3分,则需每周重复一次营养风险筛查。其中营养状态受损通过体重指数(body mass index, BMI)、体重下降的程度及速度以及摄食量下降来评价。NRS2002不足之处包括:若患者卧床无法测量体重,或者有水肿、腹水等影响体重测量的因素,以及意识不清无法回答评估者的问题时,该工具的使用将受到限制。NRS2002本身只属于筛查工具,不能判定患者是否存在营养不良及程度。中华医学会肠外肠内营养学分会(CSPEN)"营养风险–营养不足–营养支持–临床结局–成本/效果比(Nutritional Screening-Undernutrition-Support-Outcome-Cost/Effectiveness Ratio, NUSOC)多中心协作组"对NRS2002进行了横断面调查及队列研究,完成了NRS2002在中国的临床有效性验证,结论显示,对有营养风险的患者进行营养支持治疗,可改善临床结局。由于CSPEN的长期努力,《国家基本医疗保险、工伤保险和生育保险药品目录》在2017年版和2018年版的"凡例"中规定,参保人员使用西药部分"胃肠外营养液""丙氨酰谷氨酰胺注射剂"及"肠内营养剂",需经营养风险筛查明确具有营养风险时方可按规定支付费用。目前我国多数三甲医院采用的营养风险筛查工具即是NRS2002。

(二)危重症营养风险评分

危重症营养风险评分(nutrition risk in critically ill score, NUTRIC score)是用于判断危重症患者营养治疗是否获益的一种评估工具,其内容包括患者年龄、疾病严重程度、器官功能情况、并发症、炎症指标及入住ICU前的住院时间,适用于ICU病情危重、意识不清卧床患者的营养风险评估,能弥补常用营养风险筛查工具的缺陷。研究显示,NUTRIC评分结果为有高营养风险的重症患者营养治疗获益,在重症患者的NUTRIC评分基础上的营养干预,临床结局更好。

NUTRIC评分由加拿大医生Heyland等于2011年提出,目的在于筛选出最可能从积极的营养支持治疗中获益的重症患者。其研究基于3个三甲医院内科和外科ICU的598名重症患者,并从中识别可能影响预后(28 d死亡率)的变量。将可能影响患者营养状态及预后的关键指标进行多元回归分析,将存在统计学差异的指标整合进入NUTRIC评分概念模型。最终,该模型由饥饿、营养状态和炎症水平3个部分构成,包含年龄、APACHE II评分、SOFA评分、合并症和并发症数量、入ICU前住院时间及血浆白细胞介素-6(interleukin-6, IL-6)水平6个项目,每个项目根据其损伤水平赋予0~3分的分值。总分0~4分为低营养风险组,5~9分为高营养风险组(表33-1)。对于不进行常规检测白细胞介素-6的医院,可采用不包含白细胞介素-6项目的营养风险评分,即改良NUTRIC(mNUTRIC)评分,总分0~4分,认为存在低营养风险,5~9分认为存在高营养风险(表33-2)。

表33-1 重症营养风险评分(NUTRIC score)表

相关参数	范围	分值
年龄/岁	<50	0
	50~	1
	≥75	2
APACHE II 评分	<15分	0
	15分~	1
	20分~	2
	≥28分	3

续表 33-1

相关参数	范围	分值
SOFA 评分	<6 分	0
	6 分 ~	1
	≥10 分	2
并发症的数量	0 或 1	0
	≥2	1
入住 ICU 前住院时间/d	<1	0
	≥1	1
IL-6/(ng/L)	0 ~ 400	0
	>400	1

表 33-2　NUTRIC 评分表与改良 NUTRIC 评分表总结

分值		分类	解释
纳入 IL-6	不纳入 IL-6		
6 ~ 10	5 ~ 9	高分	常伴有较差的临床结局(死亡、机械通气等);这些患者最可能获益于积极的营养治疗
0 ~ 5	0 ~ 4	低分	患者发生营养不良的风险较低

NUTRIC 评分中包含了 APACHE Ⅱ 评分、SOFA 评分,这两个评分是目前 ICU 应用最广泛的危重症评分表,其量化了患者疾病严重程度和预后情况,是预测 ICU 患者死亡率的重要指标。因此,NUTRIC 评分对预测患者临床结局具有重要意义。Rahman 等人对 1 199 例 ICU 患者的调查显示,患者 NUTRIC 评分平均得分为 5.5 分,得分越高,28 d 及 6 个月死亡率越高,评分每增加 1 分,28 d 死亡率增加 1.4 倍。2016 年的一项 1143 例研究对象的多中心队列研究发现,555 例患者有高营养风险,NUTRIC 评分平均为 4.4 分,28 d 死亡率为 32.7%,得分>5 分的患者,其住院时间、机械通气时间更长,28 d 死亡率更高。对于手术后入住 ICU 的患者来说,NUTRIC 评分与患者发生肺炎、心房颤动、谵妄、肾功能衰竭、机械通气时间相关。

在对患者营养风险筛查阳性的基础上给予积极的营养支持可以使患者受益。Wang 等人在评估了 742 名 ICU 患者在不同的营养风险状况下,能量摄入与临床结局之间的关系。根据 mNUTRIC 评分将患者分为高营养风险组(n=559)和低营养风险组(n=183)。在高营养风险组中,每日平均能量摄入超过 3 348.8 kJ(800 kcal)与较低的住院时间、14 d 和 28 d 死亡率相关,但在低营养风险组中,平均能量摄入与临床结局之间没有显著关系。Rahman 等人的研究结果中发现,在高营养风险组(NUTRIC 评分为 6 ~ 10 分)中,给予充足的营养支持与 28 d、6 个月生存率死亡率之间存在正相关关系,但在低营养风险组(NUTRIC 评分为 0 ~ 5 分)中不相关。

不过,2014 年 Kondrup 等对 NUTRIC 评分的评估效度提出三点质疑:第一,NUTRIC 评分营养评估模型包含的是疾病的严重程度相关变量,而非经典的反映营养状态的指标;第二,按照 NUTRIC 评分标准,相同分值的患者可能存在完全不同的病情和代谢状态,针对这两种疾病状况完全不同的患者进行营养支持,其临床获益结果肯定不同;第三,NUTRIC 评分未考虑时间因素对重症患者营养支持效果的影响,因为营养支持作用的发挥往往需要一段较长的时间才能充分体现。2014 年 Heyland 进行了另一项多中心、前瞻性、观察性研究,研究结果是,NUTRIC 评分分值与临床结局无明显相关,NUTRIC 评分营养评估的价值也因此受到质疑。因此,能否单独应用 NUTRIC 评分分值进行危重症患者的营养风险及从营养支持中获益的程度评估仍需要更多的临床实践验证。

二、营 养 评 估

在营养筛查的基础上,还需要对患者进行综合的营养评估,以更加全面地了解患者的营养状况,并为制订具体的营养治疗方案提供依据。综合的营养评估包括体格测量,实验室检查,营养评估量表,人体成分分析以及重要脏器的功能评价等。

(一)体格测量

人体体格测量(anthropometry)包括体重、身高、皮褶厚度、各种围度等,它们不但受遗传、环境因素的影响,而且与营养状况、体育锻炼有着密切的关系。尽管人体测量指标变化并不十分灵敏,但因其操作简便、无创,被广泛应用于营养筛查和营养状况评价。

1.体重 由于卧床,重症患者的体重(body weight,BW)可能难以获得体重数据,但带有体重测量的重症监护床可以获得体重数据。患者一旦病情好转,要尽早获得体重数据。连续监测和记录体重变化是营养评估中最重要、最简便的方法。通过体重和身高计算的体重指数[body mass index,BMI;BMI(kg/m²)=体重(kg)÷身高²(m²)]是重要的营养不良诊断指标,也是重症患者营养支持的临床研究中的重要参数(变量)(体重过轻 BMI<18.5 kg/m²,正常范围 18.5 kg/m²≤BMI<24 kg/m²,超重 24 kg/m²≤BMI<27.9 kg/m²,轻度肥胖 27.9 kg/m²≤BMI≤30 kg/m²,中度肥胖 30 kg/m²≤BMI<35 kg/m²,重度肥胖 BMI≥35 kg/m²)。

2.三头肌皮褶厚度 重症患者通常能够测量皮褶厚度,皮褶厚度是通过测定皮下脂肪的厚度来推算体脂储备和消耗,间接反映摄入能量变化,评价能量摄入是否合适的指标。其中三头肌皮褶厚度(triceps skinfold thickness,TSF)是临床上最常用的测定指标。连续检测 TSF 可以更好地监测患者营养状况变化。

3.上臂围和上臂肌围、小腿围 上臂围(mild arm circumference,MAC)可反映营养状况,与体重密切相关。上臂肌围(arm muscle circumference,AMC)可通过测量 TSF 和 MAC 后计算,公式如下:AMC(mm)=MAC(mm)-3.14×TSF(mm)。这些都是反映肌蛋白储存和消耗程度的营养评价指标,小腿围(calf circumference)是重要的营养评估指标,尤其在老年患者中,小腿围常被纳入营养评估量表,如微型营养评估量表(mini-nutritional assessment scale,MNA)及简易微型营养评估量表(short-form mini-nutritional assessment scale,MNA-SF)。在重症患者中,迅速出现的骨骼肌减少可以从小腿围的减少获得证据,因此,建议在重症患者中连续测量小腿围。

4.腰围和腰臀比 腰臀比(waist hip ratio,WHR)是腰围(waist circumference,WC)和臀围(hip circumference,HC)的比值,是判定中心性肥胖的重要指标。

5.握力 握力(handgrip strength,HGS)是反映肌肉总体功能的一个指标。握力评价的是被测者肌肉静力的最大力量状况,主要反映前臂和手部肌肉的力量,因其与其他肌群的力量有关,测量握力也可反映患者上肢肌力情况,间接体现机体营养状况的变化。握力适用于患者肌力和营养状态变化的评价,连续监测,可以评估患者骨骼肌肌力恢复情况。测量时通常选用非利手(或非损伤手)握力。创伤患者只能在上肢未受损的情况下测量,因而可能受到限制。

(二)实验室检查

血液学检查是对评价重症患者营养状况中评价的重要组成部分,可以确定营养素的缺乏或过量,以指导临床营养的治疗。主要检测血常规、血脂、血浆蛋白、血电解质、血维生素、血微量元素水平、免疫功能以及重症相关的细胞因子、炎症分子以及肝功能、肾功能等。

1.血常规 血红蛋白和红细胞低于正常值,可能存在蛋白质、铁、叶酸或维生素 B_{12} 等营养素的缺乏,需要进行其他检查加以明确。淋巴细胞总数是反映营养状况的一个重要指标,淋巴细胞总数的减少和淋巴细胞比例的减少可能反映机体的负氮平衡。

2.血浆蛋白 血浆蛋白水平可反映机体蛋白质营养状况,常用的指标包括血白蛋白、前白蛋白、转铁蛋白和视黄醇结合蛋白。重症患者摄入蛋白质含量不足,或休克导致肠缺血引起蛋白质吸收不良,创伤后或炎症引起的蛋白分解代谢增加,以及合并肝功能受损导致蛋白质合成障碍等综合因素引起血浆蛋白水平下降。研究显示创伤患者的白蛋白低水平与不良预后相关。血清前白蛋白(prealbumin,PA)属于非急性时相反应蛋白,在判断患者营养状况和评价营养干预效果肝功能方面比白蛋白更为灵敏,而视黄醇结合蛋白主要反映近期膳食蛋白质摄入。

3. 血电解质、微量元素及维生素水平　血液中钾、钠、钙、镁、磷等电解质水平,不仅一定程度反映了这些化学元素在机体的水平,也反映了机体水及电解质平衡、酸碱平衡,是维持机体生化反应的基本条件。微量营养素包括了铁、锌、碘、铜等多种微量元素,以及所有的维生素。不推荐对这些微量营养素进行常规检测,但对于经过膳食调查及临床症状显示可能有缺乏者,建议进行针对性检测。

4. 免疫功能及炎症分子水平　营养不良时,外周血 T 淋巴细胞的数量和比例下降。严重营养不良时细胞免疫功能、巨噬细胞功能,补体系统功能、抗体产生等均受影响。某些单一营养素如锌、硒、铁、维生素 A、维生素 C、维生素 E 等缺乏,也会引起免疫功能受损。创伤性休克时多种炎症因子升高,包括白细胞介素-6(interleukin 6,IL-6)、白细胞介素-1(interleukin 1,IL-1)、γ 干扰素(interferon-γ,IFN-γ)等,是介导机体代谢异常的主要因素之一,也与营养不良密切相关。多项研究显示 C 反应蛋白(C-reactive protein,CRP)高水平不仅与患者营养不良密切相关,同时是患者预后不良的危险因素。

5. 重要脏器功能　经消化道获得的营养素进入循环系统后需要在肝进行代谢,肝同时是机体多种功能蛋白合成的主要器官。良好的肝功能是好的营养状态的反映,肝功能的障碍也引起营养状态的下降,包括血浆蛋白水平的下降。肾功能不仅反映肾代谢机体代谢物的能力,也能一定程度反映机体的营养水平。如一些长期膳食蛋白摄入较低的患者,在肾小球滤过率正常的情况下,可表现为血肌酐和(或)尿素水平低于正常值。同时,在患者需要较大量的额外蛋白质补充时,需要结合肾功能的情况给予,当肾功能下降时,蛋白质的量需要限制和蛋白质的质量需要仔细衡量。

（三）营养评估量表

重症患者常用的复合营养评估量表是主观整体营养评估(subjective globe assessment,SGA)量表,SGA 量表包括了体重变化、膳食摄入变化、胃肠症状、活动能力、疾病与营养需求之间的关联性等 5 个方面。

表 33-3　SGA 量表

项目		评分等级
（1）体重改变	6 个月内体重变化	A=体重变化<5%,或5%～10%但在改善 B=持续减少 5%～10%,或由 10% 降至 5%～10% C=持续减少>10%
	2 周内体重变化	A=无变化,正常体重或恢复到<5% 以内 B=稳定,但低于理想或通常体重,部分恢复但不完全 C=减少/降低
（2）进食	摄食变化的量	A=好,无变化,轻度、短期变化 B=正常下限,但在减少;差,但在增加;差无变化(取决于初始状态) C=差,并在减少;差,无变化
	摄食变化的时间	A=<2 周,变化少或无变化 B=>2 周,轻度—中度低于理想摄食量 C=>2 周,不能进食,饥饿

续表 33-3

项目	评分等级
(3)胃肠道症状	A=少有,间断 B=部分症状,>2周;严重、持续的症状,但在改善 C=部分或所有症状,频繁或每天,>2周
(4)活动能力	A=无受损,力气/精力无改变;或轻至中度下降但在改善 B=力气/精力重度下降但在改善;通常的活动部分减少;严重下降但在改善 C=力气/精力严重下降,卧床
(5)疾病和相关 营养需求	A=无应激 B=低水平应激 C=中度—高度应激

　　SGA 总体评分等级为:A—营养良好(大部分是 A,或明显改善);B—轻到中度营养不良;C—重度营养不良(大部分是 C,明显的躯体症状)。SGA 是 ASPEN 推荐的营养评估量表,同样适用于重症患者营养评估,其信度及效度已得到大量检验。2014 年一项研究对 185 例的重症患者用 SGA 评价营养状况,发现在 ICU 停留的时间少于 48 h 的患者 45.5% 有营养不良,而在 ICU 停留时间长于 48 h 的患者中,营养不良的患者增加到 70.3%,表明入住 ICU 时间越长患者的营养状态越差。SGA 评估发现的营养不良的重症患者其并发症更多,临床结局更差。

　　(四)人体成分分析及代谢车测定

　　1. 人体成分分析　　人体成分分析近年来逐渐成为营养评估和监测的一个重要指标。传统的方法有总体水法、总体钾法、水下称重法等。近年发展起来的新技术包括了生物电阻抗分析法、计算机断层扫描(CT)、磁共振成像(MRI)、双能 X 射线吸收法、B 超等。众多方法中,利用生物电阻抗原理设计的人体成分分析仪以其使用简便、无创、精确度高、重复性好、费用低等优势在临床上广泛应用。生物电阻抗(分析)法(bioelectrical impedance analysis,BIA)是一种通过电学方法进行人体组成成分分析的技术,能客观、准确地测定人体组成,因此成为目前常用人体成分分析的方法之一。BIA 可用于测定机体中体脂肪(body fat,BF)和瘦体组织量,细胞内、外液量等多项内容。其测定原理主要利用人体瘦体重(lean body mass,LBM)和体脂肪(body fat,BF)的电流导电性差异对身体组成成分进行测量。人体成分分析仪可提供多样性的分析指标,并提出建议值,可供临床参考。主要测定项目包含体重(BW)、体重指数(BMI)、瘦体重(LBM)、体脂肪(BF)、体脂百分比(percent body fat,PBF)、身体总水分(total body water,TBW)、腰臀比(WHR)、基础代谢率(basal motabolie rate,BMR)、矿物质(mineral)等。常用的床旁 BIA 检测仪有 BI-450、Inbody 系列设备。多款站立式 Inbody 人体成分分析仪不适合重症患者,移动式 Inbody S10 也需要患者坐位测量,同样不适合。BI-450 可测量卧床患者。由于疾病、代谢、营养、制动等因素的影响,重症患者很快发生体成分的改变。主要表现为肌肉减少。以检测骨骼肌减少或者 ICU-AW 为目的的检测,可以采用 CT 测量的 L_3 水平骨骼肌面积,或者 MRI 检测骨骼肌,但这两种方法对于 ICU 重症患者实施有障碍,不适合动态评估。最现实的方法是采用床旁超声,其具有安全无创、动态可重复性等特点,可在床旁随时进行,已在 ICU 逐渐成为常规。床旁超声主要测量股四头肌、肱二头肌等表浅肌的厚度,肌纹理回声强度的变化并与健康人群比较反映骨骼肌萎缩程度。

　　2. 代谢车检定　　目前临床较多还是采用公式法方法估计患者的静息能量消耗(resting energy expenditure,REE),但多项研究表明,利用公式法(如 HB 公式)得到的静息代谢值可能高于或低于患者的实际值,据此给予的营养支持的能量值可能过低或过高,可能造成患者的营养不良或过度营养。尤其对于重症患者,营养给予不足或过度均对临床结局造成不良影响。因此建议实际测量 ICU 重症患者的静息能量消耗,临床建议用间接测热法(indirect calorimetry,IC)测量。间接测热法是测定能量消耗的金标准,具体通过精确测定患者摄氧量、二氧化碳呼出量,计算呼吸商,从而精确测定静息能量消耗;同时结合尿素氮测定,还可以测定患者碳水化合物、脂类及蛋白质的各自能量代谢比例。临床实施"间接测热法"采用的设备称为"营养代谢车"。营养代谢车还可以直接连接呼吸机,为机械通气的患者进行静息代谢能量值的测定。ASPEN 在 2016 年发布的关于成年重症患者的营养治疗指南也推荐"如果有条件且不影响测量准确性的因素时,建议应用间接能量测定(间接测热法)确定能量需求"。

第三节 营养支持的能量及营养底物

一、能量需求

(一)能量过度及能量不足的危害

诸多研究发现危重患者能量摄入是关系营养疗效和临床结局的重要因素,能量缺乏或不足可造成危重患者不同程度的蛋白质消耗,影响器官的结构和功能,从而影响患者预后;但能量过度可能同样有害,因此能量需求的考量特别重要。重症患者营养支持在 20 世纪 70 年代,提出营养干预早期的高能量营养支持(静脉营养),人们认为严重创伤、感染等危重患者机体能量消耗增加,处于严重代谢分解状态,需要提供高能量、高蛋白才可以纠正负氮平衡。当时,经过静脉营养给予 $[192.56 \sim 251.16 \text{ kJ}/(\text{kg} \cdot \text{d})]$ $[46 \sim 60 \text{ kcal}/(\text{kg} \cdot \text{d})]$ 能量是危重患者营养支持的主流。但是,过高能量和蛋白质摄入不仅使得临床营养支持难以达标,同时出现高血糖、肝功能受损等代谢性并发症。不仅起不到有效的营养作用,相反会造成代谢并发症,影响患者预后。

目前主张在危重患者提供必需的营养底物的同时,必须充分考虑到尽量不增加机体各器官的代谢负荷。因此,低氮、低能量摄入又成了危重患者早期营养支持的主流观点,提出"允许性摄入不足"的概念,主张在严重应激的高峰期,也就是创伤性休克的早期,宁可少给点、欠一点,也不要过度喂养。研究显示,在营养干预的早期,给予重症患者目标量能量的 80% ~ 90% 、<80% 以及达到目标量的 90% ~ 100%,三者比较,适当减少能量供给(达到 80% ~ 90% 目标量)组危重症死亡率最低。

但在实际工作中,仍有相当一部分重症患者的能量摄入不足。在重症患者当中,Heyland 等在全世界的多中心研究显示,3 390 例 ICU 患者中,其中接受机械通气的患者有 74.0% 患者实际能量摄入未能达到目标量的 80%,而蛋白质的摄入量只达到了目标量的 57.6%。危重患者能量不足显示不良临床结局。Villet 等的研究显示,危重患者能量供给不足增加患者感染并发症,能量负债越多,感染并发症发生率越高。而提高能量供给有助于降低住院死亡率,Pichard 等的研究显示,来自多中心 1 209 例患者,实施早期肠内营养(early enteral nutrition,EEN)组在 ICU 的前 3 d 能量供给量为 11 436.15 kJ±4 755.30 kJ(2 732 kcal±1 136 kcal),对应延迟肠内营养(enteral nutrition,EN)组的 2 088.81 kJ±1917.19 kJ(499 kcal±458 kcal),EEN 组 ICU 死亡率为 13.4%,延迟肠内营养组的 ICU 死亡率为 18.6%($P=0.026$)。住院总体死亡率为 18.7% 比 24.2%($P=0.035$)。

(二)确定成年危重病患者能量需求的最佳方法

对于重症患者,给予营养不足或过度均对临床结局造成不良影响,目前多项关于营养的指南推荐危重患者能量摄入量尽可能接近机体能量消耗值。因而,怎样获得机体能量消耗值,即获得营养干预的(能量)目标值尤为重要。前面"营养评估"相关内容提到利用公式法得到的静息代谢值可能高于或低于患者的实际值,据此给予的营养支持的能量值可能过低或过高,可能造成患者的营养不良或过度营养。ASPEN 成人重症患者营养治疗指南提出,如果有条件且不影响测量准确性的因素时,建议应用间接能量测定(间接测热法,indirect calorimetry,IC)确定能量需求。根据专家共识,当没有 IC 时,建议使用已发表的预测公式或基于体重的简化公式,比如以 104.65 ~ 125.58 kJ/(kg·d)[25~30 kcal/(kg·d)]来确定能量需求。当然,关于计算能量所采用的体重值,对于消瘦或有营养不良的患者,建议以实际体重计算;体重在正常 BMI 范围(18.5~24.0 kg/m²)的患者,按照实际体重计算能量需求量。对于肥胖患者,则按照:实际体重+1/2(实际体重-理想体重)得到的体重来计算每日能量摄入量目标。其目的是使无论消瘦患者还是肥胖患者,经过营养治疗,使患者更趋近理想体重。

$$理想体重(kg) = 身高(cm) - 105$$

或

$$理想体重(kg) = 22 \times 身高^2(m^2), \pm 10\%$$

身高 165 cm 的成人,理想体重为 165-105=60 kg。

大量的研究表明,要想获得较理想的临床结局,能量的摄入量至少要达到目标量的 80%。

二、蛋白质需求

足够的蛋白质供给对于危重患者预后起着重要作用。对于应激状态下的危重患者,影响机体氮平衡的最主要因素是总能量摄入量、蛋白质供给量和患者的代谢状况。因此在供给足够能量的前提下,补充适当氮可起到纠正负氮平衡,修复损伤的组织、合成蛋白质的目的。外科的危重患者推荐的每日蛋白质摄入量为 1.3~2.0 g/(kg·d)。Ferrie 等在 119 例 ICU 患者中实施随机对照试验临床研究,通过肠外营养(parenteral nutrition,PN)给予能量及营养素,低剂量蛋白质补充组每天给予 0.8 g/kg 氨基酸,高剂量组每天补充大于 1.2 g/kg 氨基酸,结果发现,对于接受 PN 的 ICU 患者,每天补充大于 1.2 g/kg 氨基酸较 0.8 g/kg 显著改善氮平衡,高剂量蛋白质组疲劳程度评分显著低于低剂量组($P=0.045$)。Weijs 等的前瞻性队列研究,在 419 例外科危重机械通气的非脓毒症患者中,按蛋白质摄入量不同分为 4 组:<0.8 g/kg($n=223$)、0.8 g/kg ~($n=60$)、1.0 g/kg ~($n=68$)、≥1.2 g/kg($n=68$),4 组营养支持均不超过标准量,结果发现随蛋白质摄入增加,患者死亡率下降,其中≥1.2 g/kg 这组死亡率降低最多,生存率也最高。再次强调足量补氮的重要性。ASPEN 2016 年关于成年重症患者的营养指南推荐,建议充分的(大剂量的)蛋白质供给,蛋白质需求预计为 1.2~2.0 g/(kg·d),烧伤或多发伤患者对蛋白质的需求量可能更高,并建议患者在 48~72 h 内提供>80% 预计蛋白质与能量供给目标量。

三、其他营养素底物

(一)谷氨酰胺

谷氨酰胺是机体中含量最丰富的氨基酸,是危重患者的必需氨基酸(essential amino acid,EAA),约占总游离氨基酸的 50%,它是合成氨基酸、蛋白质等前体物质,是各器官之间转运氨基酸和氮的主要载体,也是所有快速增殖细胞(小肠黏膜细胞、淋巴细胞等)生长所特需的能源物质。谷氨酰胺对免疫系统的各个部分均有作用,它是淋巴细胞、巨噬细胞、中性粒细胞等的重要能量来源。创伤、烧伤、脓毒血症、大手术等应激状态下,谷氨酰胺可被不同免疫组织利用,致使机体对其需要量明显增加。另一方面,此时机体易出现免疫功能抑制,伴随着肌肉和血浆谷氨酰胺浓度的显著下降,体内快速增殖的细胞对谷氨酰胺具有很高的摄取率,如肠黏膜细胞、免疫细胞、成纤维细胞等。当血液和组织中谷氨酰胺浓度下降时,组织细胞不能发挥正常的功能,免疫细胞对此更为敏感。谷氨酰胺还能促进肠黏膜细胞增殖并维持肠屏障功能,刺激生长激素的合成,通过 IL-2 同源受体直接或间接地上调免疫功能,支持谷胱甘肽的合成,维持抗氧化系统从而参与机体的免疫保护作用。

由于谷氨酰胺有助于维护肠道黏膜结构和功能的完整性,因此它对于肠道是非常重要的。2016 年一项 Meta 分析显示,富含谷氨酰胺的营养支持对于急性重症胰腺炎的患者,能够降低其死亡率。多项 RCT 研究与 Meta 分析显示,急性胰腺炎患者营养支持使用谷氨酰胺制剂具有明显的益处,主要体现在可降低并发症发生率、胰腺外感染率及腹胀缓解时间等方面。比较补充谷氨酰胺的静脉营养支持与早期肠内营养支持对急性重症胰腺炎的效果,发现静脉补充谷氨酰胺 $0.5\ g/(kg\cdot d)$ 可明显缩短住院时间,其他方面效果与肠内营养支持组类似。因此推荐使用肠外营养支持的急性胰腺炎患者,可考虑进行谷氨酰胺强化治疗。而使用肠内营养支持的急性胰腺炎患者,不推荐常规添加谷氨酰胺。在老年重症患者当中,由于老年人各器官处于衰老状态,国内外多项 RCT 研究均表明,老年重症患者补充谷氨酰胺作强化营养治疗后,可改善患者营养状况及免疫功能、降低肠黏膜通透性,进而减轻其炎症状态及发生多脏器功能障碍的风险。

(二)ω-3 脂肪酸

ω-3 脂肪酸存在于食物当中,不能由人体合成,只能通过外源性补充的一种多不饱和脂肪酸。常用的 ω-3 脂肪酸包括二十碳五烯酸(eicosapentaenoic acid,EPA)和二十二碳六烯酸(docosahexaenoic acid,DHA)。EPA 和 DHA 可以给机体提供营养支持,包括提供脂类,还可以调节危重患者机体免疫和炎症反应、保护脏器、降低感染并发症以及降低死亡率。临床应用 ω-3 脂肪酸还可改善瘦体重及体重,提升血清白蛋白含量。有研究显示,ω-3 脂肪酸还可能通过调节恶病质患者的代谢从而缓解恶病质。关于 EPA 的临床研究,同样有阴性报道。Ida 的研究显示,围手术期术前 7 d 及术后 21 d,干预组每天给予 2 511.6 kJ(600 kcal)肠内营养(含 2.2 g EPA),对照组常规饮食,结果发现两组间的外科并发症发生率、术后 1 个月平均体重丢失无统计学意义,进一步分析发现可能与术后干预组的依从性仅为 54% 有关。

值得注意的是:ω-3 脂肪酸改善预后的效果是具有一定剂量依赖性特点的。同时,这一作用还与疾病的严重程度有关,对于炎症反应较轻和无器官功能障碍的围手术期患者,其没有显示出特殊优势。

(三)精氨酸

Meat 分析显示,精氨酸降低手术后感染并发症,缩短手术患者的住院时间。研究显示,多种免疫营养制剂联合应用可能有更好的效果。ASPEN 成人重症患者营养治疗指南指出,建议在内科重症监护室(medical intensive care unit,MICU)不常规使用免疫调节型肠内营养制剂(含有 EPA、DHA、精氨酸、谷氨酰胺与核苷酸)。但上述制剂可用于颅脑创伤与外科重症监护室(surgical intensive care unit,SICU)的围术期患者。表明添加免疫调节成分的(精氨酸、核苷酸和 ω-3PUFA 的混合物)肠内营养的应用有益于经受较大手术的营养不良患者或创伤患者,可增强其免疫、改善临床结局。

第四节　肠内营养的支持

在进行充分的营养风险筛查和营养评估后,对于有营养不良的患者,需要进行营养支持,营养支持首选的方式是肠内营养。研究发现,重症患者早期肠内营养(early enteral nutrition,EEN)与临床结局密切相关。

一、早期肠内营养

多数文献认为,对于重症患者或者创伤性休克患者,早期肠内营养(EEN)优于没有肠内营养干预,EEN 同样优于肠外营养。EEN 的益处非常明显,不仅能提供能量和营养素,更有助于维持肠道屏障功能、免疫功能、内分泌功能等,尽早实施 EN 可能对患者有益。早期肠内营养在重症患者中的应用有 3 个关键的问题:一是多早开始实施肠内营养? 二是 EEN 需要提供多少能量? 三是是否给予补充性肠外营养? 其衡量指标为是否有利于患者临床结局的改善,包括改善伤后代谢、降低感染率、改善多器官功能衰竭(MODS)、缩短住院(或 ICU)时间、降低死亡率、节约住院费用等。

(一)实施早期肠内营养时间点

对于 EEN 的"早",一直没有公认的时间点。多数研究认为入院(或入 ICU)后 48 h 以内给予肠内营养就是"早期肠内营养";另一些研究认为入院(或入 ICU)后或损伤造成后的 24 h 以内为"早期肠内营养";对于不同的研究当中,计时开始的时间点的确定也有不同。有些研究以进入 ICU 的时间开始计时;有的则以肠内营养喂养管插管(intubation)的时间开始计时。Gordon 等 2009 年发表的 Meta 分析比较了接受 EEN(<24 h)与不接受 EEN 的重症患者的临床结局,其筛选了超过 500 篇随机对照试验的临床研究,最后得到 6 篇文献共 234 名重症患者进行分析,结果发现,尽管不同研究之间存在异质化,但 EEN 的实施使死亡率下降了 66% $[OR=0.34,95\% \ CI(0.14,0.85)]$,EEN($<$24 h)还使肺炎的发生降低了 69% $[OR=0.31,95\% \ CI(0.12,0.78)]$。2011 年发表在 *Injury* 的 Meta 分析纳入 4 篇文献 126 名患者,结果显示在创伤患者中进行 EEN(<24 h)支持,创伤患者死亡率下降 80% $[OR=0.20,95\% \ CI(0.04,0.91)]$。

(二)EEN 提供足量营养还是滋养营养

EEN 的能量供给主要有 2 种方式:一个是早期的低剂量肠内营养,又称为滋养营养(trophic feeds,TF);另一种方式是早期给予全量肠内营养(total enteral nutrition,TEN)。2012 年发表在 JAMA 上的一项多中心随机对照试验临床研究(EDEN 研究)显示,1 000 名因急性肺损伤发生呼吸衰竭的患者,比较在进入 ICU 的前 6 d 分别实施滋养喂养(TF)及全量肠内营养(TEN),比较两组每天能量摄入量和能量达标量,发现 TF 组在第 7 天才达到 TEN 同样的能量和蛋白质,结果显示两组患者的临床结局的差异没有显著性,包括死亡率、脱呼吸机的时间以及感染并发症。比较两组的胃肠道不耐受情况,发现 TEN 组的肠道不耐受性比 TF 组更差。EDEN 研究进一步对 1 000 名患者中的 525 名随访 1 年(随访到病后的 6 个月和 1 年),比较两组生活质量包括 SF-36、EQ-5D、IES-R 等指标,没有发现两组在临床结局上有显著性差异,包括认知功能和肌肉力量的检测均没有差异,这两项研究显示在重症早期,滋养营养并没有使患者的近期及远期临床结局更差。但从纠正营养不良的角度上来说,仍建议尽早达到能量及营养素的目标量。

(三)EEN 不足时是否给予补充性肠外营养

见第五节肠外营养相关部分。

二、肠内营养的途径

肠内营养的途径主要包括经口,鼻或者造口,如果患者无法自主进食,但胃肠功能良好,我们进行短期的鼻胃管(<4 周),若患者胃功能不良(胃排空障碍)、有高度肺吸入风险、胃肠减压者,我们则建议患者通过鼻肠管进行肠内营养。颅脑损伤的患者和食管癌的患者更多使用鼻饲管喂养。肠内营养也可以进行经皮内镜下胃造口术(percutaneous endoscopic gastrostomy,PEG)或者经皮内镜下空肠造口术(percutaneous endoscopic jejunostomy,PEJ),或者在术中进行胃造口或空肠造口。确定不同的途径给予肠内营养需要考虑误吸风险及患者的舒适度。

(一)口服营养补充

口服营养补充(oral nutritional supplements,ONS)是最常用的肠内营养给予方式。肠内营养制剂相与正常性状的食物比较,其优点在于:高能量密度,营养素齐全,基本不需消化、易于吸收,残渣少,体积小,性质稳定,应用方便,且适用范围广。多项临床研究发现,ONS 改善患者临床结局。Gariballa 等发现:使用 ONS 把 6 个月再次住院的概率从 40% 降低到 29%。Norman 等发现:使用 ONS 把 3 个月再次住院的概率从 48% 降低到 26%。2013 年一篇关于 ONS 的匹配对照研究获得广泛关注。该研究基于 Premier Perspectives 数据库,该数据库纳入全美超过 500 家医院急诊部,包括 4 610 万例住院患者,可涵盖美国 20% 的患者。其中使用 ONS 患者 810 589 例(时间跨度为 11 年,2000—2010 年),通过倾向得分匹配方法,使用 ONS 的成年患者匹配非 ONS 成年患者(获得经过匹配的样本 580 044 例/组,共 1 160 088 例),结果发现 ONS 组住院天数从 10.88 d 缩短到 8.59 d,ONS 减少每个患者平均住院费用为 4 734 美元,使再次住院概率下降了 2.3%。因此建议重症患者在可以经口进食(即使少量)时,给予 ONS。

（二）经鼻路径

1. 鼻胃管　鼻饲管终端达到胃,称为鼻胃管。建立鼻胃管路径需要条件包括:咽反射完整,没有胃食管反流,胃排空能力正常,胃没有原发性疾病。相比于其他营养路径,鼻胃肠内营养在相同风险、相同营养效果的前提下,技术最简单。临床试验并没有表明此时从幽门后建立路径更有优越性。

经胃路径的主要优点在于它容易建立。由于它利用了胃可以作为容器的功能和对微生物的屏障作用,以及胃在有食物时会发生膨胀和相关的激素变化,比如分泌 IgA 和肠内激素,因而胃部路径给予肠内营养更接近正常的生理状态。胃部路径有以下优势:容易建立,训练有素的护士甚至可以在病床旁"盲插"鼻胃管,插入胃中显然比插入肠道中更容易;胃具有容纳食物的功能,患者可以耐受更高渗透压的制剂;胃酸能够抵抗微生物;胃部路径允许间断性给予营养。由于它的舒适性和它不需要长期的肠内营养泵,对于可以活动的患者来说,也许是最合适的肠内营养方法。

曾经认为,经胃给予肠内营养会使肺部误吸胃容物的风险增高,并且,同连续给予营养相比,间断给予营养更增高这种风险。然而,Esparza 等学者的研究表明,胃部路径和幽门后路径相比,两者造成误吸的概率是相等的。经胃的肠内营养如果间断性给予,患者容易产生饱腹感,这既是一种优势,也可以是一种缺点。作为优势是由于它可以给予患者警醒,建立正常的进食时间节律。它作为一个缺点是因为,同时口服和经胃管饲肠内营养的患者,肠内营养部分容易阻碍口服营养物质或食物,从而更晚过渡到完全经口饮食。

2. 鼻肠管　当患者有胃轻瘫,胃排空障碍,或者胃原发性疾病,而又需要实施鼻饲肠内营养时,肠内营养途径建议选择经十二指肠路径。为避免反流并发症,或者当可能引起反流时,建议经十二指肠途径给予肠内营养,又称幽门后肠内营养途径。

当胃、十二指肠和消化道附属器官(胆道、胰腺)出现损伤时,需要使用胃空肠营养管。比如胃部有肿瘤、胃潴留或反流,以及胆管损伤、胰腺炎或者肠道上段有瘘管时,推荐使用空肠营养管。其优点在于能减少肺部误吸的风险,同时可以早期刺激肠道,有利于肠道功能恢复,包括肠动力的恢复以及黏膜完整性和肠道消化吸收功能的恢复。

经十二指肠或空肠喂养的缺点在于:潜在对喂养量的无法耐受,需要持续的给予营养;建立路径更加困难;喂养管可能发生移位;对制剂的生物化学品质有更严格的要求;必须采用营养泵给予持续的输入。同时十二指肠或空肠喂养管的放置通常需要内镜、荧光镜或者手术方法来确保放置。虽然有一些参考文献报道了"床旁"放置,这种放置需要经过训练,成功率依赖于临床医师的专业水平。幽门后营养管的插入和保持放置都比胃管困难。选择空肠营养意味着缺少了胃部微生物屏障的保护,因而确保营养制剂的最大安全性非常必要。

（三）造口术

造口术包括手术造口、内镜下造口和经皮造口。营养管的放置终端可分为胃造口和空肠造口。经皮内镜下胃造口术(PEG)是指在内镜下,在胃与腹壁间造口,放置营养管。胃造口营养管经过腹壁直接进入胃部,常用于需要中期到长期营养支持的患者或者放置鼻胃管困难的患者。胃造口营养管通常在内镜的帮助下放置,但也可以在影像学和手术的帮助下放置。空肠造口术管经腹壁进入空肠,并且常在手术的条件下放置。然而,很多空肠造口术管也可以通过影像学或内镜的方法放置。具体方法是,胃穿刺,通过扩张的幽门,然后进入十二指肠或空肠。如经皮内镜下胃空肠造口术(PEJ)。一个大型的多中心试验结果显示,期待 PEG 比鼻饲管(nasogastric gavage,NG)具有显著优势是不现实的。同时,PEG 插入有较高的死亡率/发病率。然而,长期营养支持的患者相比于 NG,更偏爱 PEG,因为 PEG 不容易移位,可以保持不可见,并且更加舒服。患者在经鼻胃管营养支持 2~4 周表明其可以耐受胃部营养给予或者患者不能耐受鼻胃管时,应该考虑 PEG。在一次急性的神经系统事件,比如中风发生后,插 PEG 应该被推迟,直到可以预测患者的预后。

三、特殊医学用途配方食品

(一)特殊医学用途配方食品的法规及定义

我国于 2013 年 12 月 26 日颁布了《特殊医学用途配方食品通则》(国家标准,以下简称《通则》),其中特殊医学用途配方食品(foods for special medical purpose,FSMP)定义为:是为了满足进食受限、消化吸收障碍、代谢紊乱或特定疾病状态人群对营养素或膳食的特殊需要,专门加工配制而成的配方食品。该类产品必须在医师或临床营养师指导下,单独食用或与其他食品配合食用。FSMP 是临床营养支持的重要手段,FSMP 属于特殊膳食用食品,不是药品,不能代替药物治疗,也不能声称对疾病的预防和治疗功能。当人群无法进食普通膳食或无法用日常膳食满足其营养需求时,FSMP 可以作为一种营养补充途径,起到营养支持作用。针对不同疾病的特异性代谢状态,FSMP 营养素含量有特别的规定,能够更好地适应特定疾病状态或疾病某一阶段的营养需求,为患者提供有针对性的营养支持。FSMP 包括全营养配方食品、特定全营养配方食品以及非全营养配方食品。

(二)全营养配方食品

全营养医学用途配方食品是可作为单一营养来源满足目标人群营养需求的 FSMP,主要针对有医学需求且对营养素没有特别限制的人群,如体质虚弱者、严重营养不良者等。患者可在医师或临床营养师的指导下,根据自身状况,选择使用全营养配方食品。

全营养配方食品可根据提供的蛋白质是整蛋白还是短肽,称为整蛋白型及短肽型,后者更适合消化吸收力差的患者,通常在重症患者刚启动肠内营养时使用。指南对于整蛋白型和短肽型没有推荐意见,主要根据患者的消化道情况选择。

(三)特定全营养配方食品

特定全营养配方食品是可作为单一营养来源能够满足目标人群在特定疾病或医学状况下营养需求的 FSMP。是在满足全营养配方食品的基础上,依据特定疾病对部分营养素的限制或需求增加而进行适当调整后的产品。《通则》规定了 14 种特定全营养配方食品,适用于不同的疾病,包括:糖尿病、呼吸系统疾病、肾病、肿瘤、肌肉衰减综合征、创伤/感染/手术及其他应激状态、炎症肠病、难治性癫痫、胃肠道吸收障碍/胰腺炎、脂肪酸代谢异常、肥胖减脂手术等 13 种疾病专用配方。重症患者可选用"创伤/感染/手术及其他应激状态"类型 FSMP,也可以根据患者的基础疾病、疾病不同阶段以及营养状况具体情况选用其他类型。

(四)非全营养配方食品

非全营养配方食品是可满足目标人群部分营养需求的 FSMP,不适用于作为单一营养来源。按照其产品组成特征,包括营养素组件、电解质配方、增稠组件、流质配方、氨基酸代谢障碍配方。由于该类产品不能作为单一营养来源满足目标人群的营养需求,需要与其他食品配合使用,故对营养素含量不作要求。

1. 营养素组件 营养素组件是指以宏量营养素为基础的非全营养配方食品。包括蛋白质组件、脂肪组件和碳水化合物组件。蛋白质组件也称氨基酸组件,由蛋白质和(或)氨基酸构成,蛋白质来源为一种或多种氨基酸、蛋白质水解物、肽类或优质整蛋白,如乳清蛋白、酪蛋白和大豆蛋白等。该类产品主要适用于需要增加蛋白质摄入的患者,如创伤烧伤患者、术后患者等。脂肪组件也称脂肪酸组件,由脂肪和(或)脂肪酸构成,包括长链三酰甘油、中链三酰甘油,适用于对脂肪有特殊需求的人群,例如对部分脂肪不耐受或脂肪吸收代谢障碍患者等。临床上应用的脂肪酸组件主要有中链脂肪酸组件、ω-3 脂肪酸组件。ω-3 脂肪酸:能提供能量及脂肪酸;抗炎、下调炎症细胞因子,减轻全身炎症反应综合征;减少多器官创伤炎症应激;对心血管疾病治疗有降脂、抗凝等有益作用。碳水化合物组件是由碳水化合物组成,其来源包括单糖(葡萄糖、果糖和半乳糖)、双糖(蔗糖、乳糖和麦芽糖)、多糖(淀粉、低聚糖、葡萄糖聚合物和麦芽糊精)。主要适用于对碳水化合物有特别需求的人群,或作为基质与其他产品配合使用等。

2.电解质配方　电解质配方是以碳水化合物为基础并添加适量电解质的非全营养配方食品,适合呕吐腹泻的脱水症患者,用于迅速补充水分,提供必需的电解质,维持身体电解质的平衡。该类产品的使用可以降低患者术后胰岛素抵抗、改善围手术期患者临床状态,减少术后住院时间。

3.增稠组件　增稠组件是增加液体食品的黏稠度减低其流动性的非全营养配方食品。该类产品以碳水化合物为基础,添加一种或多种增稠剂或适量添加膳食纤维,用以增加液体食物的黏稠度,以延迟气道保护机制的启动时间,防止或减少吞咽过程中误吸的发生,适用于吞咽障碍或有误吸风险的患者。重症患者可以经口部分进食,包括经口给予肠内营养后,可能需要增稠组件降低误吸的发生。

4.流质配方　流质配方是以碳水化合物和蛋白质为基础,选择性添加多种维生素、矿物质和膳食纤维的非全营养配方食品,一般为液态。该类产品不含脂肪,适合需要限制脂肪摄入,神经性厌食,吞咽困难,肠道功能紊乱和围手术期等患者。

5.氨基酸代谢障碍配方　氨基酸代谢障碍配方是以氨基酸为主要原料,不含或仅含少量与代谢障碍有关的氨基酸,适量加入脂肪、碳水化合物、矿物质和其他成分,加工而成的非全营养配方食品。

第五节　肠外营养的支持

一、全肠外营养

在肠内营养(EN)无法实施或存在 EN 禁忌证时,需要实施肠外营养(parenteral nutrition,PN)。在重症休克患者中,尤其早期的营养支持,最可能的营养支持方式是全肠外营养(total parenteral nutrition,TPN)。无论 EN 还是 PN,其目的都是满足急重症患者的能量及营养素需求,满足患者自身代谢及疾病消耗的需求。重症患者由于分解代谢增强,甚至合成代谢也增强,其能量需求可能高于静息代谢能量。研究显示,提高能量供给,能降低住院死亡率。一项来自多中心的 1 209 例 ICU 患者的研究显示,在入住 ICU 的前 3 d,早期营养组给予能量为 11 436.15 kJ/d±4 755.30 kJ/d(2 732 kcal/d±1 136 kcal/d),延迟营养组给予能量为 2 088.81 kJ/d±1 917.19 kJ/d(499 kcal/d±458 kcal/d),临床结局显示早期营养组的 ICU 死亡率为 13.4%(50/374),延迟营养组为 18.6%(155/835 例)($P=0.026$),住院总体死亡率为 18.7% 比 24.2%($P=0.035$)。

2000 年 JPEN 杂志发表了关于营养不良的胃肠道肿瘤手术患者围手术期 PN 的临床研究,纳入 90 例胃癌及结直肠癌患者,手术前体重丢失大于 10% 者 TPN 给予了 144.84 kJ/kg±26.37 kJ/kg(34.6 kcal/kg±6.3 kcal/kg)非氮热卡,同时额外给予(0.25±0.04)g N,术前给予 10 d,术后给予 9 d,而对照组(CTR)术后给予 3 934.84 kJ/kg(940 kcal/kg)非氮热卡+80 g 氨基酸,最后显示并发症发生率,TPN 组为 37%,而 CRT 组为 57%($P=0.03$),对照组 5 例死亡,TPN 组没有死亡($P=0.05$)。

二、补充性肠外营养

补充性肠外营养(supplemental parenteral nutrition,SPN)是指肠内营养(包括饮食)不足时,部分能量和蛋白质需求由肠外营养来补充的混合营养支持治疗方式。研究发现,危重患者单独通过 EN,很难达到目标能量。Mata 分析显示纳入全球 208 个 ICU 的 2 946 例患者,发现仅通过 EN 其能量达标量仅为目标量的 45.3%。周华等对我国 26 个 ICU 的调查发现,443 例患者能量达标量为目标值的 31.8%。研究显示,危重症患者的能量摄入不足与死亡率相关。Alberda 等前瞻性研究显示,来自 37 个国家的 167 个 ICU 中心,2722 例患者,其平均能量摄入仅为 4 328.32 kJ/d(1 034 kcal/d),蛋白质为 47 g/d;结果显示,每天增加 4 186 kJ(1 000 kcal)与死亡率降低相关($P=0.014$),患者 BMI 为 25 ~ 35 kg/m² 是降低死亡率的保护因素。同样,在 ICU 患者中,能量不足,增加感染并发症。Villet 的研究显示,能量负债越多,感染并发症发生率越高。Heidegger 等在 ICU 患者开展的一项 RCT 研究中,ICU 患者给予能量目标为 104.65 ~ 125.58 kJ(25 ~ 30 kcal)/(kg·d),对照组仅实施 EN,干预组 EN 给予能量小于目标量的 60% 时,不足部分由 SPN 补充;结果显示,干预组患者的院内感染率低于单纯 EN 组($P=0.034$)。因此,从患者获益的治疗目的出发,当肠道不能耐受目标量的 EN 时,需要实施 SPN。

关于何时实施 SPN,不同的研究结果不同。一项来自 33 个中心的 RCT 显示,早期 SPN 组(686 例)在患者入 ICU 后 24 h 内实施 PN 6 d,在肠道功能恢复后实施 EN 3.1 d;常规治疗组(686 例)在患者入 ICU 后 2.8 d 开始实施 PN 2.9 d,在肠道功能恢复后实施 EN 4.0 d;结果显示,两组间死亡率无显著差异,早期 PN 组的 ICU 时间有缩短趋势($P=0.06$),早期 PN 显著改善总体健康评分(RAND-36),早期 PN 显著缩短机械通气时间,两组间感染发生率无显著差异;结果总体显示早期 SPN 改善临床结局。而另一项研究(EpaNIC 研究)在成年 ICU 患者中比较 SPN 从第 2 天开始(2nd)和第 8 天(8th)开始 SPN 的临床结局,两组患者均严格控制血糖,结果显示,与早期 SPN 组比较,延迟 SPN 组出 ICU 时的存活率高 6.3%,且 ICU 停留天数要少 1 d。可能并不是任何时候开始的 SPN 都是有益的,过早开始可能有害。这些不同结果的研究可能源于其具体研究的重症患者的异质性。

三、肠外营养的静脉通路及输注系统

(一)中央静脉通路

中央静脉通路即中心静脉导管(central venous catheter,CVC)的途径包括上腔静脉和下腔静脉途径。上腔静脉途径具体包括颈内静脉、锁骨下静脉、输液港等,下腔静脉途径主要通过股静脉。使用中心静脉通路的优点在于:①可输注高渗透压药物;②避免多次静脉穿刺的痛苦和不适;③快速输液,纠正容量不足;④保护外周静脉,避免静脉炎;⑤可长时间留置;⑥部分可进行中心静脉压监测;⑦减少护理工作等。

中心静脉通路包括中央静脉插管和经外周静脉植入中央静脉导管(peripherally inserted central catheter,PICC)。PICC 的植入静脉主要在肘部,包括贵要静脉、肘正中静脉和头静脉,其导管尖端位于上腔静脉。PICC 在临床推广应用已超过 20 年,各地进行了 PICC 专职护士培训,实施 PICC 需要获得 PICC/CVC 证书,并每年进行继续教育,便于更好的规范实施 PICC,减少并发症。PICC 与 CVC 比较,其外周穿刺的特点是其穿刺危险小,穿刺成功率高;外周留置特点是其感染率低(<2%),留置时间更长,可达数月至一年;更加适用于长期静脉输液。

(二)外周静脉通路

外周静脉通路即外周静脉导管(peripheral venous catheter,PVC)的途径,适应于:①肠内营养无法给予或通过肠内途径营养量给予不足;②短期内予 PN 支持;③轻、中度营养不良或所需热量、氮量不高的 PN;④无法行中心静脉途径 PN。一般国际认为经外周静脉的 PN 最终渗透压不宜超过 900 mOsm/L,氨基酸浓度不宜超过 3%,葡萄糖溶液浓度不宜超过 10%。我国建议经外周静脉给予肠外营养渗透压为 800～900 mOsm/L。

(三)肠外营养输注系统

历史上,甚至目前临床仍然不乏平行或序贯输注 PN 的多瓶系统。其缺点在于常导致高血糖和电解质紊乱,营养素的利用不理想,可能发生管腔阻塞等。无论是单瓶输注氨基酸或脂肪乳,以及平行或序贯输入葡萄糖与氨基酸液、葡萄糖与脂肪乳、葡萄糖/氨基酸液/脂肪乳均影响疗效,并可能发生并发症。只有将所有营养素混合,也就是全合一(all in one)方式才是理想的 PN 输注方式。

混合肠外营养液需要注意:①只有在可配伍性得到保证的前提下,才能把药物加入肠外营养液中;混合后宜当天用完;②尽量不加抗生素、激素到"全合一"中,以免降低药物效价及使溶液不稳定;③确须输入抗生素时,单独输注,结束后冲管,再输注肠外营养液。

四、肠外营养配方

肠外营养配方应能满足营养不良患者或高风险者对水、电解质、矿物质以及多种营养素的全面需求,并且配比适当,有利于各种成分在体内的生物利用。水是肠外营养配方中必不可少的各种成分的溶媒和载体。一般情况下,成人每天约需水 2 L,相当于 30 ml/kg,患有心、肺功能衰竭或肾病的患者则应酌情减少。总能量的供给应视患者基本病情、有无应激、额外丢失和年龄等因素而定。总能量由糖(葡萄糖)、脂肪(乳)和蛋白质(氨基酸)构成,前两者构成非蛋白质能量。葡萄糖除供能外,还可提供生物合成所需的碳原子;脂肪乳除了供能和供碳原子外,还可提供必须脂肪酸,促进脂溶性维生素的吸收;氨基酸是构成蛋白质的基本单元,也是合成机体内抗体、激素和酶类等生物活性物质的原料。糖、脂肪和氨基酸分别占总能量的 50%～60%、30%～40% 和 15%～20%。糖脂比约为 2∶1,氮与非氮供能量比约为 1 g∶627.9 kJ(150 kcal)。除水和三大营养素外,电解质和矿物质的主要作用是维持血液的酸碱度、电解质平衡和机体内环境的稳定,其需要量根据生理需要量和丢失量计算和调整。维生素以及微量元素的需要量虽很少,但在人体生理代谢和生化反应过程中却具有特殊而重要的作用,不可缺少。为促进合成代谢和营养素的有效利用,部分患者还需加用胰岛素。

严重创伤患者有严重的分解代谢紊乱,易造成机体营养不良并产生非特异性免疫缺陷,采用常规营养和代谢支持方法往往不能取得满意的临床效果。Shaw 等提出代谢调理概念,希望采用抑制分解激素分泌或促进蛋白质合成的方法,降低应激状态时的分解代谢,减少蛋白质的消耗。另外,危重患者在营养支持时在普通营养液中添加某些能促进蛋白质合成、具有免疫调节作用的特殊物质,以用来上调损伤后机体的免疫反应、控制炎症反应、改善氮平衡和蛋白质合成,将有利于调节机体的代谢和免疫功能。具有这一类免疫药理作用的营养物质被研究的越来越多,目前肠外营养中研究较多的包括谷氨酰胺和 n-3 多不饱和脂肪酸(n-3 poly unsaturated fatty acid, n-3 PUFA),可上调免疫系统,减少感染的发生为肠黏膜提供营养底物,改善肠血流供应,预防或减轻肠屏障损害等。

欧洲肠外与肠内营养学会(European Society of Parenteral and Enteral Nutrition,ESPEN)2009 年发表的 ICU 肠外营养指南中,将 PN 配方添加 0.2～0.4 g/(kg·d)谷氨酰胺[0.3～0.6 g/(kg·d)二肽]作为证据 A 级推荐。同时多项 RCT 研究显示 PN 添加谷氨酰胺能降低患者的死亡风险并缩短住院时间。但亦有一些 RCT 对谷氨酰胺的临床有效性提出质疑。2011 年一项由 Andrews 等人进行的大样本多中心双盲 RCT 显示,含有谷氨酰胺的 PN 并不能降低 ICU 患者的死亡风险[$OR=1.17$,95% $CI(0.80,1.71)$,$P=0.42$],并且对新发感染没有显著影响[$OR=1.07$,95% $CI(0.75,1.53)$,$P=0.71$]。2013 年,Bollhalder 等进行 PN 使用谷氨酰胺的系统评价,在 40 个 RCT 中,Andrews 研究样本量最大,但存在选择偏倚:患者的病情危重程度差异很大,统一使用谷氨酰胺 20.2 g/d 及固定 8 372 kJ/d(2 000 kcal/d)(1 kcal=4.186 kJ)能量供给而未考虑谷氨酰胺的量效关系具有个体化影响,同时在干预措施上也控制得不好,研究指标产生很大偏倚。因此进行亚组分析时排除了该项研究,以确保系统评价的质量。对比纳入和排除 Andrews 研究前后的研究结果,系统评价显示谷氨酰胺可降低感染并发症,住院时间也相应减少。

因此,在给予充分能量和平衡氨基酸的前提下,危重患者接受适量谷氨酰胺可能是有益的,可降低感染并发症发生风险,并缩短住院时间,但对于谷氨酰胺在特定危重病患者中的最佳剂量、疗程及代谢调节作用,还需更多研究。

脂肪乳注射液作为肠外营养的必需成分在医学临床中已应用多年。它能为人体提供足够的能量和必需脂肪酸。人体不能合成的 α-亚麻酸和亚油酸,分别属于 n-3 和 n-6 多不饱和脂肪酸(polyunsaturated fatty acid,PUFA),必须由食物供给,也称为必需脂肪酸。n-3 多不饱和脂肪酸(n-3 PUFA)除了能为患者提供热量以外,还能调控免疫应答,其调节免疫应答的作用主要通过调节脂质递质的生成来实现。n-3PUFA 可影响细胞膜结构的完整性、稳定性和流动性,影响细胞运动、受体形成、受体与配体的结合等,从而减少细胞因子的释放。因此,n-3PUFA 是有效的免疫调理营养素,为机体提供这种脂肪酸可影响递质的构成,发挥抗炎、抗血栓形成以及免疫调节效应,这对于手术后或创伤患者如烧伤、脓毒症、多器官功能衰竭或其他炎症疾患的重症患者特别有益。经过大量的基础和临床研究证明,n-3PUFA 加入 PN 配方中是安全和有效的。有研究表明,与标准大豆油脂肪乳制剂相比,脓毒症患者补充含有鱼油脂肪乳制剂的肠外营养支持 5 ~ 10 d 后,血中白细胞和 C 反应蛋白的浓度明显降低,中性粒细胞产生的炎症反应较弱的白三烯 B5(leukotriene B5,LTB5)增多,内毒素刺激单核细胞产生的 TNF-α、IL-1β、IL-6 等促炎介质无明显升高,而标准大豆油脂肪乳制剂的肠外营养输注仅 2 d 后,这些促炎介质水平就升高,这说明含 n-3PUFA 的鱼油脂肪乳制剂能调控炎症介质的表达,减弱促炎反应过程。在急性肺损伤、重症胰腺炎、腹部大手术、创伤患者中,n-3PUFA 同样具有明确的降低炎症反应的作用。2018 年欧洲重症患者营养治疗指南建议,对于接受肠外营养支持治疗的患者,可在肠外营养液中添加富含 EPA 和 DHA 的脂肪乳制剂[相当于鱼油脂肪乳 0.1 ~ 0.2 g/(kg·d)]。

第六节　关于休克时营养支持的争论

一、营养支持的时机

实际上本章节提及的营养支持证据多来自对重症患者的临床研究,真正仅针对休克患者的营养支持临床研究极少。由于创伤性休克患者本身疾病处于动态过程,其综合救治措施在院外为急救过程,在院内多转入重症监护病房,因此其营养支持遵循重症患者的营养支持规范。通常建议在血流动力学稳定后即可实施营养支持,包括肠外或肠内营养支持。如果胃肠道有功能,优先实施肠内营养。关于血流动力学稳定通常定义为:无血管加压药使用,或 24 h 内没有接受稳定剂量的血管加压药,且动脉血压维持在≥65 mmHg。

二、早期实施肠内营养还是肠外营养

多数临床研究认为应尽可能早的实施肠内营养。2014 年发表于《新英格兰医学杂志》(NEJM)的一项大样本随机对照试验针对既往一致性地宣传 EEN 的好处,而认为早期肠外营养(EPN)有害的说法进行了临床研究。他们假设 EPN 优于 EEN,将入组患者随机分为 EPN 组和 EEN 组,在入院后 36 h 内实施营养支持,两组的能量摄入相似,持续时间为 5 d。主要结局终点为 30 d 各种原因引起的死亡率。共有 2 388 例患者纳入分析(EPN 组 1 191 例,EEN 组 1 197 例)。EPN 组死亡率为 33.1%,EEN 死亡率 34.2%[$RR=0.97$;$95\%\ CI(0.86,1.08)$,$P=0.57$],两组差异没有显著性。低血糖发生率 EPN 组明显低于 EEN 组（3.7%与6.2%，$P=0.006$），且呕吐发生率 EPN 组也明显低于 EEN 组（8.4%与16.2%，$P<0.001$）。在感染性并发症上两组差异没有显著性（0.22与0.21，$P=0.72$）、90 d 死亡率差异也没有显著性（37.3%与39.1%，$P=0.40$），在其他14 项次要结局和不良结局的发生率差异也不显著。因此，学者认为，在 ICU 患者的早期营养支持中，不同的营养支持途径在 30 d 死亡率上并没有差别，即认为 EEN 并不优于 EPN，或者 EPN 并不比 EEN 差。

三、肠内营养配方是否含可溶性纤维或使用短肽配方

美国肠外肠内营养学会（ASPEN）关于《成人重症患者营养治疗指南》建议，成年危重病患者不应常规预防性应用混合纤维配方的商品化肠内营养制剂，以促进肠动力或预防腹泻。建议如有持续性腹泻表现，可考虑应用含有混合纤维配方的肠内营养制剂。膳食纤维，尤其是可溶性膳食纤维，可能有助于保护肠黏膜功能，从而有助于缓解肠内营养不耐受的情况。陈亭等对重症胰腺炎的随机对照试验研究发现，肠内营养中添加了菊粉，有助于改善肠道动力，增加患者对肠内营养的耐受，缩短了肠内营养达标时间。

对于肠道缺血或严重胃肠道动力障碍的高危患者，建议避免选择含有可溶性与不可溶性纤维的配方。对于持续性腹泻、可疑吸收不良、肠缺血或纤维耐受不佳的患者，建议使用短肽型肠内营养配方。

四、免疫调节型肠内营养制剂能否影响 ICU 重症患者的临床结局

Fujitani 等的研究显示 244 例营养状况良好的胃癌患者，在胃切除术术前干预 5 d，对照组常规饮食，免疫营养组给予膳食加含免疫营养素的营养制剂 1 000 ml/d，其中含有 EPA 2.0 g、DHA 1.4 g、精氨酸 12.8 g、RNA 1.3 g，术后 3~4 d 观察临床结局，结果发现其外科伤口感染（surgical site infection，SSI）、感染并发症、术后总体发病率两组间没有差异。分析该研究显示综合干预没有改善临床结局的原因可能在于一方面患者术前均为营养状况良好，另一方面可能由于是术前干预时间短，且术后仅观察 3~4 d 的临床结局，观察时间太短等有关。ASPEN 关于成人重症患者营养治疗指南建议在 MICU 不应常规使用免疫调节型肠内营养制剂（精氨酸及其他药物，包括 EPA、DHA、谷氨酰胺与核苷酸），但上述制剂可用于颅脑创伤与 SICU 的围术期患者。

五、EEN 的经济学分析

由于营养支持作为一项医疗措施，本身需要一定的花费，因而需要计算成本效益比。Doig 依托美国急症救护医院系统（US Acute Care Hospital System），开展了一项基于大规模的 1 000 例患者随机模型的蒙特卡罗模拟成本效益分析的研究，评价实施早期肠内营养（EEN）和标准护理的平均成本花费。结果发现：给重症患者提供 EEN 是一种主流技术：患者 ICU 停留天数、机械通气天数减少，生存率显著提高，医疗总成本也降低。保守估计，实施 EEN 的急性住院治疗每名患者总费用减少 11 462 美元（95% CI 为 5 464,23 669）。该研究还计算出，每拯救 1 条生命，提供 EEN 的增量成本为 2 499 美元（95% CI 为 1 839,3 786）。这些结果连同所有的敏感性分析（包括用欧洲的成本数据进行的敏感性分析）强有力地表明了 EEN 可有效降低总花费。

参考文献

[1]陈敏章,蒋朱明.临床水与电解质平衡[M].3版.北京:人民卫生出版社,2013.

[2]蒋朱明,于康,蔡威.临床肠外与肠内营养[M].2版.北京:科学技术文献出版社,2010.

[3]石汉平,詹文华.围手术期病理生理与临床[M].北京:人民卫生出版社,2011.

[4]中华医学会.临床诊疗指南-肠外肠内营养学分册[M].北京:人民卫生出版社,2008.

[5]陈亭,孙海岚,许红霞,等.膳食纤维对重症急性胰腺炎患者肠内营养实施效果的影响[J].重庆医学,2018,47(5):675-677.

[6]周华,杜斌,柴文昭,等.我国危重症患者营养支持现状调查分析[J].肠外与肠内营养,2009,16(5):259.

[7]ALBERDA C,GRAMLICH L,JONES N,et al. The relationship between nutritional intake and clinical outcomes in critically ill patients:results of an international multicenter observational study[J]. Intensive Care Med,2009,35(10):1728-1737.

[8]ANDREWS P J D,AVENELL A,NOBLE D W,et al. Randomised trial of glutamine,selenium,orboth,tosupplement parenteral nutrition for critically ill patients[J]. BMJ,2011,342:d1542.

[9]BOLLHALDER L,PFEIL A M,TOMONAGA Y,et al. A systematic literature review and meta-analysis of randomized clinical trials of parenteral glutamine supplementation[J]. Clin Nutr,2013,32(2):213-223.

[10]BOZZETTI F,GAVAZZI C,MICELI R,et al. Perioperative total parenteral nutrition in malnourished,gastrointestinal cancer patients:a randomized,clinical trial[J]. JPEN J Parenter Enteral Nutr,2000,24(1):7-14.

[11]CASAER M P,MESOTTEN D,HERMANS G,et al. Early versus late parenteral nutrition in critically ill adults[J]. N Engl J Med,2011,365(6):506-517.

[12]CEDERHOLM T,BOSAEUS I,BARAZZONI R,et al. Diagnostic criteria for malnutrition:an ESPEN consensus statement[J]. Clin Nutr,2015,34(3):335-340.

[13]DE FREITAS E R. Profile and severity of the patients of intensive care units:prospective application of the APACHE Ⅱ index[J]. Rev Lat AM Enfermagem,2010,18(3):317-323.

[14]DE JONGHE B,LACHERADE J C,SHARSHAR T,et al. Intensive care unit-acquired weakness:risk factors and prevention[J]. Crit Care Med,2009,37(10 Suppl):S309-S315.

[15]DÉCHELOTTE P,HASSELMANN M,CYNOBER L,et al. L-alanyl-L-glutamine dipeptide-supplemented total parenteral nutrition reduces infectious complications and glucose intolerance in critically ill patients:the French controlled,randomized double-blind,multicenter study[J]. Crit Care Med,2006,34(3):598-604.

[16]DOIG G S,CHEVROU-SÉVERAC H,SIMPSON F. Early enteral nutrition in critical illness:a full economic analysis using US costs[J]. Clinicoecon Outcomes Res,2013,2013(5):429-436.

[17]DOIG G S,HEIGHES P T,SIMPSON F,et al. Early enteral nutrition,provided within 24 h of injury or intensive care unit admission,significantly reduces mortality in critically ill patients:a meta-analysis of randomised controlled trials[J]. Intensive Care Med,2009,35(12):2018-2027.

[18]DOIG G S,HEIGHES P T,SIMPSON F,et al. Early enteral nutrition reduces mortality in trauma patients requiring intensive care:a meta-analysis of randomised controlled trials[J]. Injury,2011,42(1):50-56.

[19]DOIG G S,SIMPSON F,SWEETMAN E A,et al. Early PN Investigators of the ANZICS Clinical Trials Group. Early parenteral nutrition in critically ill patients with short-term relative contraindications to early enteral nutrition:a randomized controlled trial[J]. JAMA,2013,309 (20):2130-2138.

[20]DROVER J W,DHALIWAL R,WEITZEL L,et al. Perioperative use of arginine-supplemented diets:a systematic review of the evidence[J]. J Am Coll Surg,2011,212(3):385-399.

[21]ESPARZA J,BOIVIN M A,HARTSHORNE M F,et al. Equal aspiration rates in gastrically and transpylorically fed critically ill patients[J]. Intensive Care Med,2001,27(4):660-664.

[22]FERRIE S,ALLMAN-FARINELLI M,DALEY M,et al. Protein Requirements in the Critically Ill:A Randomized Controlled Trial Using Parenteral Nutrition[J]. JPEN J Parenter Enteral Nutr,2016,40 (6):795-805.

[23]FONTES D,GENEROSO S D V,Toulson Davisson Correia M I. Subjective global assessment:a reliable nutritional assessment tool to predict outcomes in critically ill patients[J]. Clin Nutr,2014, 33(2):291-295.

[24]FUJITANI K,TSUJINAKA T,FUJITA J,et al. Prospective randomized trial of preoperative enteral immunonutrition followed by elective total gastrectomy for gastric cancer[J]. Br J Surg,2012,99 (5):621-629.

[25]FUTIER E,CONSTANTIN J M,COMBARET L,et al. Pressure support ventilation attenuates ventilator-induced protein modifications in the diaphragm[J]. Crit Care,2008,12(5):R116.

[26]GARIBALLA S1,FORSTER S. Effects of dietary supplements on depressive symptoms in older patients:a randomised double-blind placebo-controlled trial[J]. Clin Nutr,2007,26(5):545-551

[27]GAYAN-RAMIREZ G,TESTELMANS D,MAES K,et al. Intermittent spontaneous breathing protects the rat diaphragm from mechanical ventilation effects [J]. Crit Care Med, 2005, 33 (12): 2804-2809.

[28] GRAU T, BONET A, MIÑAMBRES E, et al. The effect of L-alanyl-L-glutamine dipeptide supplemented total parenteral nutrition on infectious morbidity and insulin sensitivity in critically ill patients[J]. Crit Care Med,2011(39):1263-1268.

[29]HARVEY S E,PARROTT F,HARRISON D A,et al. CALORIES Trial Investigators. Trial of the route of early nutritional support in critically ill adults [J]. N Engl J Med, 2014, 371 (18): 1673-1684.

[30]HEIDEGGER C P,BERGER M M,GRAF S,et al. Optimisation of energy provision with supplemental parenteral nutrition in critically ill patients:a randomised controlled clinical trial[J]. Lancet,2013, 381(9864):385-393.

[31]HEYLAND D K,DHALIWAL R,DROVER J W,et al. Canadian Critical Care Clinical Practice Guidelines Committee. Canadian clinical practice guidelines for nutrition support in mechanically ventilated,critically ill adult patients[J]. JPEN J Parenter Enteral Nutr,2003,27(5):355-373.

[32]HEYLAND D K,DHALIWAL R,WANG M,et al. The prevalence of iatrogenic underfeeding in the nutritionally "at-risk" critically ill patient:Results of an international,multicenter,prospective study[J]. Clin Nutr,2015,34(4):659-666.

[33]HEYLAND D K,DHALIWA R. Identifying critically ill patients who benefit the most from nutrition therapy:the development and initial validation of a novel risk assessment tool[J]. Crit Care Med, 2011,15(2):268-270.

[34]IDA S,HIKI N,CHO H,et al. Randomized clinical trial comparing standard diet with perioperative oral immunonutrition in total gastrectomy for gastric cancer[J]. Br J Surg,2017,104(4):377-383.

[35]JIE B,JIANG Z M,NOLAN M T,et al. Impact of nutritional support on clinical outcome in patients at nutritional risk: a multicenter, prospective cohort study in Baltimore and Beijing teaching hospitals[J]. Nutrition,2010,26(11/12):1088-1093.

[36]JIE B, JIANG Z M, NOLAN M T, et al. Impact of preoperative nutritional support on clinical outcome in abdominal surgical patients at nutritional risk[J]. Nutrition,2012,28(10):1022-1027.

[37]KHWMQNIMIT B. A comparison of three ogan dysfunction scores:MODS, SOFA and LODS for predicting ICU mortality in critically ill patients[J]. J Med Assoc Thai,2007,90(12):1074-1081.

[38]KONDRUP J,RASMUSSEN HH,HAMBERG O,et al. Nutritional risk screening(NRS-2002):a new method based on an analysis of controlled clinical trials[J]. Clin Nutr,2003,22(3):321-336.

[39]KONDRUP J. Nutritional-risk scoring systems in the intensive care unit[J]. Curr Opin Clin Nutr Metab Care,2014,17(2):177-182.

[40] MAYER K, FEGBEUTEL C, HATTAR K, et al. Omega-3 vs. omega- 6 lipid emulsions exert differential influence on neutrophils in septic shock patients:impact on plasma fatty acids and lipid mediator generation[J]. Intensive Care Med,2003,29(9):1472-1481.

[41]MCCLAVE S A,TAYLOR B E,MARTINDALE R G,et al. Guidelines for the provision and assessment of nutrition support therapy in the adult critically ill patient:society of critical care medicine(SCCM) and american society for parenteral and enteral nutrition(A. S. P. E. N.)[J]. J Parenter Enteral Nutr,2016,40(2):159-211.

[42]MCCLAVE S A, WEI-KUO C. Feeding the hypotensive patient:does enteral feeding precipitate or protect against ischemic bowel? [J] Nutr Clin Pract,2003,18(4):279-284.

[43]MENDES R, POLICARPO S. Nutritional risk assessment and cultural validation of the modified NUTRIC score in critically ill patients:a multicenter prospective cohort study[J]. Clin Nutr,2016,8(1):45-51.

[44]NEEDHAM D M,DINGLAS V D,BIENVENU O J,et al. One year outcomes in patients with acute lung injury randomised to initial trophic or full enteral feeding:prospective follow-up of EDEN randomised trial[J]. BMJ,2013,346:f1532.

[45]NORMAN K,KIRCHNER H,FREUDENREICH M,et al. Three month intervention with protein and energy rich supplements improve muscle function and quality of life in malnourished patients with non-neoplastic gastrointestinal disease—a randomized controlled trial[J]. Clin Nutr,2008,27(1):48-56.

[46]ÖZBILGIN Ş, HANC V, ÖMÜR D, et al. Morbidity and mortality predictively of nutritional assessment tools in the postoperative care unit[J]. Medicine,2016,95(12):40-47.

[47]PHILIPSON T J,SNIDER J T,LAKDAWALLA D N,et al. Impact of oral nutritional supplementation on hospital outcomes[J]. Am J Manag Care,2013,19(2):121-128.

[48]POLDERMAN K H,SCHREUDER W O,STRACK VAN SCHIJNDEL R J,et al. Hypernatremia in the intensive care unit: an indicator of quality of care? [J]. Crit Care Med, 1999, 27 (6):1105-1108.

[49]PUTHUCHEARY Z A,RAWAL J,MCPHAIL M,et al. Acute skeletal muscle wasting in critical illness[J]. JAMA,2013,310(15):1591-600.

[50]RAHMAN A,HASAN R M,AGARWALA R,et al. Identifying critically-ill patients who will benefit most from nutritional therapy: Further validation of the "modified NUTRIC" nutritional risk assessment tool[J]. ClinNutr,2016,35(1):158-162.

[51]RICE T W,WHEELER A P,THOMPSON B T,et al. National Heart, Lung, and Blood Institute Acute Respiratory Distress Syndrome(ARDS) Clinical Trials Network. Initial trophic vs full enteral

feeding in patients with acute lung injury:the EDEN randomized trial[J]. JAMA,2012,307(8):795-803.

[52]SCHWEICKERT W D,POHLMAN M C,POHLMAN A S,et al. Early physical and occupational therapy in mechanically ventilated,critically ill patients:a randomised controlled trial[J]. Lancet, 2009,373(9678):1874-1882.

[53]SHAW J H,HOLDAWAY C M,HUMBERSTONE D A. Metabolic intervention in surgical patients: the effect of alpha- or beta-blockade on glucose and protein metabolism in surgical patients receiving total parenteral nutrition[J]. Surgery,1988,103(5):520-525.

[54]SIMPSON F,DOIG G S. Parenteralvs. enteral nutrition in the critically ill patient:a meta-analysis of trials using the intention to treat principle[J]. Intensive Care Med,2005,31(1):12-23.

[55]SINGER P,BLASER A R,BERGER M M,et al. ESPEN guideline on clinical nutrition in the intensive care unit[J]. Clin Nutr,2019,38(1):48-79.

[56]SINGER P,BERGERM M,VANDEN BERGHE G. ESPEN Guidelines on parenteral nutrition:intensivecare care[J]. ClinNutr,2009,28(4):387-400.

[57]SUPINSKI G S,VANAGS J,CALLAHAN L A. Eicosapentaenoic acid preserves diaphragm force generation following endotoxin administration[J]. Crit Care,2010,14(2):R35.

[58]TAO K M,LI X Q,YANG L Q,et al. Glutamine supplementation for critically ill adults[J]. Cochrane Database Syst Rev,2014(9):CD010050.

[59]VAN WAGENBERG L,WITTEVEEN E,WIESKE L,et al. Causes of mortality in icu-acquired weakness[J]. J Intensive Care Med,2020,35(3):293-296.

[60]VILLET S,CHIOLERO R L,BOLLMANN M D,et al. Negative impact of hypocaloric feeding and energy balance on clinical outcome in ICU patients[J]. Clin Nutr,2005,24(4):502-509.

[61]WANG C Y,FU P K,HUANG C T,et al. Targeted energy intake is the important determinant of clinical outcomes in medical critically ill patients with high nutrition risk[J]. Nutrients,2018,10(11):1731.

[62]WEI J,CHEN W,HU M,et al. Guidelines for parenteral and enteral nutrition support in geriatric patients in China[J]. Asia Pac J Clin Nutr,2015,24(2):336-346.

[63]WEIJS P J,LOOIJAARD W G,BEISHUIZEN A,et al. Early high protein intake is associated with low mortality and energy overfeeding with high mortality in non-septic mechanically ventilated critically ill patients[J]. Crit Care,2014,18(6):701.

[64]WEIJS P J,LOOIJAARD W G,DEKKER I M,et al. Low skeletal muscle area is a risk factor for mortality in mechanically ventilated critically ill patients[J]. Crit Care,2014,18(2):R12.

[65]YONG L,LU Q P,LIU S H,et al. Efficacy of Glutamine-enriched nutrition support for patients with severe acute pancreatitis:a meta-analysis[J]. JPEN J Parenter Enteral Nutr,2016,40(1):83-94.

[66]ZHANG H,WANG Y,JIANG Z M,et al. Impact of nutrition support on clinical outcome and cost-effectiveness analysis in patients at nutritional risk:a prospective cohort study with propensity score matching[J]. Nutrition,2017,37(1):53-59.

[67]CHEN T,MA Y,XU L,et al. Soluble dietary fiber reduces feeding intolerance in severe acute pancreatitis:a randomized study[J]. J Parenter Enteral Nutr,2021,45(1):125-135.

特殊类型创伤性休克篇

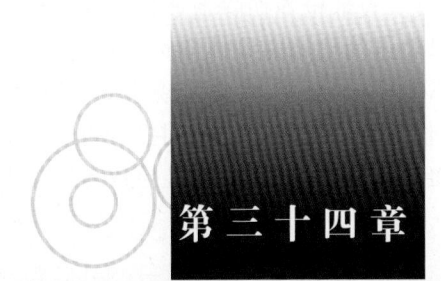

第三十四章 战伤性休克

周学武

第一节 战伤性休克的致伤因素

一、枪 弹

现代战争条件下,各种类型的射击步枪仍然是最为常用的单兵武器,因此枪弹致伤是主要的伤类之一。射击步枪发射的高速枪弹质量轻、体积小、初速快、能量大,容易发生翻滚、变形和破裂,击中人体后,大量能量迅速传递给机体组织,造成严重损伤。机枪发射的连发、速射枪弹,由于口径、体积大,并且有穿甲燃烧或者爆炸能力,击中人体后,致死率很高。夜视瞄准装置的使用,极大地增加了夜战枪弹伤的发生率。枪弹主要有切割、瞬时空腔、远达效应等3种致伤因素。

(一)切割

枪弹头侵彻机体组织时,其作用力沿着弹道的轴线方向前进,直接切割、离断、撕裂和击穿弹道上的组织,并且产生与弹轴方向垂直、向四周扩散的侧冲力,挤压弹头周围组织,形成原发伤道。其特点是弹道入口小,弹道长,出口较大;伤口大多为小圆形。如果击中机体组织的弹头动能小,弹头常常存留在体内,形成非贯通伤(non-penetrating wound;又称盲管伤,blind tract wound);如果弹头动能大,可以造成贯通伤;如果弹头沿切线方向擦过体表,则形成切线伤。

(二)瞬时空腔

高速枪弹具有很大的动能,枪弹在通过组织时,将动能传递给组织,产生低频、高位移的压力波,即剪切波。伤道周围组织在剪切波的作用下向周围扩张,并且在弹头通过后继续运动,形成比弹头直径大10倍甚至20倍以上的空腔,腔内压力可达100~200个大气压(10~20 MPa)。随后空腔迅速缩小,腔内压力低于大气压。瞬时空腔(temporary cavity)形成多次脉动,造成空腔周围组织挫伤,最终止于原发伤道。

瞬时空腔脉动使皮肤、肌肉、血管和神经等弹性组织发生牵拉和撕裂,造成肌纤维断裂、血管出血、血管栓塞、筋膜下血肿、神经损伤和断裂等。弹性差的实质脏器如肝、肾、脾等可以发生碎裂。瞬时空腔脉动压力产生的剪切力还可以导致伤道外骨骼间接骨折。美军在越南战争中,有10%的肢体骨折伤员是伤道外间接骨折。瞬时空腔是枪弹伤道污染的重要原因,空腔膨胀期形成的腔内负压,可以将污染的破碎组织和各种异物吸入伤道,造成伤道组织严重污染,伤员容易发生感染。

(三)远达效应

高速枪弹击中人体时,由于枪弹冲击波和压力波的作用,常常发生伤道以外的组织器官损伤,即远达效应(far-reaching effect)。颈部软组织贯通伤时,常常伴有脊髓损伤,伤员可以发生高位截

瘫。胸腔贯通伤时，虽然膈肌完整，却可以导致腹腔脏器破裂。腹部枪弹伤除造成枪弹弹道路径的器官破裂、腹内大血管断裂外，枪弹冲击波和压力波可以经过消化道内液体向远处传播，造成胃、肠道黏膜下出血、肌层断裂、浆膜下血肿甚至穿孔。腹壁切线伤伤员，常常发现小肠、胰腺破裂；腹部贯通伤可以导致腰椎骨折。肢体软组织伤时，邻近伤道的骨骼可以发生间接骨折。枪弹冲击波和压力波通过血流扰动等机制，引起血流动力学和血液流变学的变化，并且导致与伤道没有直接解剖学联系的远隔部位的脏器损伤。

二、爆炸性武器

爆炸性武器包括地雷、炸弹、炮弹、航弹、导弹等，是现代战争中的主要战略战术武器。爆炸性武器所导致的损伤，简称爆炸伤，是现代战争的主要伤类。在海湾战争、波黑战争和科索沃战争中，爆炸伤的发生率均在80%以上。爆炸性武器的致伤因素包括爆炸冲击波、弹片和破片、动压和固体冲击波、高温和有害气体等。

燃料空气炸弹以环乙氧烷、环氧丙烷、甲烷、硝酸丙酯等液体燃料作为装填料，沸点低，容易挥发，使用时将燃料喷洒在目标上空，与空气接触形成气溶胶状云雾，爆炸后释放大量能量，产生强大的冲击波，对人员造成冲击伤、烧伤和窒息。

(一)爆炸冲击波

高爆武器爆炸时，瞬间产生大量的爆炸产物，即高压气体，同时释放大量的热量。高压热气体迅速向四周膨胀，造成弹壳破裂，高速抛掷弹片，并将能量传递给周围的空气介质，形成冲击波。冲击波通过内爆效应、剥落效应、压力差效应、惯性效应、负压效应和血液扰动效应，对人体造成损伤，即冲击伤。

1. 内爆效应　当冲击波通过机体时，体内的液体成分基本上不被压缩，而气体成分却明显压缩。冲击波通过后，受压缩的气体极度膨胀，变成许多新的"爆炸源"，呈放射状向四周传播能量，从而损伤周围组织。内爆效应可以造成肺泡壁和肺毛细血管撕裂，肺泡中的空气被压入肺毛细血管内，形成血管内空气栓塞。

2. 剥落效应　当压力波从致密组织传入至疏松组织时，在两者的界面上引起反射和折射，在致密组织表面形成拉应力区。当拉应力达到组织临界断裂应力时，组织发生断裂。剥落效应可以造成心内膜下出血、膀胱黏膜出血、颅内出血等。

3. 压力差效应　冲击波超压作用于头部，形成颅内外压力差，造成脑实质挫伤。在冲击波压力下，外耳道压力远高于鼓室内压力，可以造成鼓膜破裂、穿孔。冲击波作用后，肺毛细血管内血液和肺泡内气体之间形成压力差，致使微血管撕裂，引起肺出血，气体从破裂的血管进入血液循环，形成空气血栓。

4. 惯性效应　冲击波压缩胸壁组织，肋间组织较肋骨位移更大，速度更快，两者对应的肺组织获得不同的加速度，使肺组织间产生剪切力，形成血性肋间压痕。惯性效应还导致胸腔、腹腔实质脏器损伤。

5. 负压效应　负压效应造成严重肺损伤，例如，肺出血、肺泡破裂、微血栓形成等。

6. 血液扰动效应　在冲击波超压、负压的交替作用下，胸腔、腹腔急剧压缩和扩张，造成心、肺、脑等重要脏器的血流量发生剧烈变化，导致这些重要脏器微血管破裂出血和组织损伤。

(二)弹片和破片

高爆武器爆炸后，形成并且抛掷弹片和破片，是致伤的主要因素。弹片和破片的杀伤半径远大于冲击波超压，其致伤效应与枪弹头基本一致，以切割、瞬时空腔、远达效应等形式传递能量。但是，弹片和破片形状不规则，飞行的空气动力学特性比枪弹头差，飞行速度衰减快。爆炸时，弹片和破片呈扇形或者立体投射，杀伤面积大，导致人体多部位、多器官、多种组织损伤。越南战争中40%的伤类，中东战争中56%的伤类，海湾战争中74%的伤类为弹片伤或者弹片复合伤。

近距离弹片和破片伤常常是毁损性的,靠近爆心的人员大多发生弹片和破片贯通伤、躯干或者肢体毁损伤。软组织和骨组织广泛缺损,伤部周围血管神经受损,关节、骨质、肌腱等外露,严重影响功能,手术修复难度大。距离爆心较远的弹片和破片,速度衰减快,动能小,弹片和破片在伤员体内翻转、散射,形成多方向次级盲管,可以造成多处骨折。有的弹片和破片嵌于伤员体表软组织中,造成软组织伤、浅表非贯通伤。

高效子母弹爆炸威力巨大,在杀伤半径内,造成大量人员伤亡。钢珠弹呈现"面杀伤"效应,一定范围内含有许多钢珠散布,同一人可以同时被许多钢珠击中,从而造成多处损伤。钢珠表面光滑、阻力小,射入人体的入口为整齐的圆形。钢珠进入体内后,遇阻力极易改变方向,造成迂回曲折的复杂伤道,最终存留于体内,形成深浅不一的非贯通伤。深的可以停留在胸腔、腹腔、长骨骨髓腔或者颅腔内,浅的可以停留在皮下。对440例钢珠弹伤员的统计表明,非贯通伤占72.3%,贯通伤占15%,切线伤占12.7%。颅腔内钢珠弹伤几乎全部都是非贯通伤。

弹药击中装备如坦克、装甲车等产生的破片,以及爆炸超压、动压毁损防护工事、建筑物等所产生的飞石、玻璃碎片等,形成继发性破片。继发性破片速度低,主要以切割、挤压等形式传递能量。质量大的继发性破片造成人员毁损伤,质量小的继发性破片造成头部、胸部和腹部非致命性的软组织伤。继发性破片夹杂泥土、沙石、碎屑等,造成伤道严重污染。

（三）动压和固体冲击波

1. 抛掷效应　在一定强度的动压作用下,人体四周承受的压力不同,对人体产生向上或者向前的力,使人体被抛掷。在抛掷起始是加速,而在落地或者撞击物体时则发生突然减速。损伤主要发生在减速期。装甲车辆或者舰船整体抛掷、跌落时,舱内和甲板上的人员可能发生碰撞伤和胸腹腔脏器闭合性损伤。

2. 固体冲击波　装甲车辆或者舰船触雷爆炸时,舱板或者甲板传播的冲击波可以造成人体接触部位软组织挫伤、骨折、胸腹腔脏器和神经系统损伤。弹药在装甲车辆、舰船、坑道工事等闭合环境爆炸时,爆炸冲击波遇到坚硬物体、建筑,会发生反射、绕射,形成复杂波,加之局部环境温度的升高,冲击波超压峰值增加,正压时间延长,造成闭合环境爆炸伤加重。

3. 摔打效应　爆心附近人员在冲击波超压和动压的作用下,发生摔打效应,导致创伤性骨折,骨折大多发生在肢体关节部位。

（四）热损伤

1. 火球效应　火球效应包括高温火球造成的直接烧伤、火球热辐射烧伤和烟雾吸入损伤。高温火球可以造成火球区内人员致命性烧伤。火球热辐射可以引起体表暴露皮肤烧伤,以Ⅰ、Ⅱ度烧伤为主,较少引起Ⅲ度烧伤。吸入高温烟雾人员,可以在短时间内发生严重的鼻腔、口腔和咽喉部烧伤。严重者发生气管和支气管的黏膜充血、水肿,组织坏死脱落,气道阻塞,伤员迅速死亡。同时,火球燃烧,迅速耗尽周围氧气,导致人员窒息。

2. 爆轰效应　高爆弹药爆炸时,发生高温、高压的爆轰效应,靠近爆心的重度冲击伤伤员大多合并爆轰高温烧伤,深度可以达Ⅲ度,大多数伤员现场死亡。爆炸产生的高温弹片可以直接造成人体烧伤。穿甲弹、钻地弹在侵彻目标时,强大的撞击力会使弹芯或者弹体温度急剧升高。贫铀穿甲弹在穿甲过程中产生的贫铀微粒可以发生自燃。破甲弹在爆炸瞬间,形成微小金属碎片组成的金属射流,温度可以达到1 000 ℃。

3. 纵火烧伤效应　爆炸高温产物可以引燃爆心周围环境易燃物质,造成人员继发烧伤。爆炸性武器打击装甲车辆、舰船、坑道工事等舱室时,纵火燃烧造成的继发性烧伤是主要的战伤类型。1982年,在马岛战争中,英军运兵船被航弹击中后,179名伤员中,有83名烧伤伤员,占伤员总数的46%。纵火燃烧可以产生大量高温有毒烟雾,吸入后除可以造成呼吸道烧伤、水肿和肺水肿外,还可以引起全身中毒症状,严重者发生死亡。

三、燃烧性武器

现代战争中,各种燃烧性武器如凝固汽油弹、燃烧弹、磷弹、镁弹、铝热弹及火焰喷射器等大量使用,使火焰烧伤的发生率急剧增高。美军在越南战争中,以色列在中东战争中,均使用了凝固汽油弹,使烧伤伤员的比例大幅度增加,占伤员总数的8%~10%。

(一)油性燃烧性武器烧伤

凝固汽油或者煤油呈凝胶状,液滴能够较牢固地黏附在皮肤上,而且燃烧时间长,典型的凝固汽油或者煤油烧伤发生在体表的裸露部位,特别是手、头面部、足部和小腿。靠近火焰的人员,因吸入热空气和烟雾,可以发生吸入性损伤,伤员咽喉部、气管和支气管的黏膜充血、水肿,组织坏死脱落,肺水肿严重,呼吸困难。油性燃烧剂燃烧产生高浓度的一氧化碳,在密闭空间内燃烧时,容易造成一氧化碳中毒。

(二)磷弹烧伤

磷弹烧伤时,侵入到皮肤内的磷颗粒可以持续燃烧几小时甚至几天。磷燃烧氧化成五氧化二磷,遇水后产生磷酸,造成磷酸烧伤,可以深及骨骼。磷烧伤的Ⅱ度创面呈棕褐色,Ⅲ度创面呈黑色,其创面愈合的时间比一般火焰烧伤长。伤员吸入大量的五氧化二磷后,在呼吸道内形成磷酸,对呼吸道黏膜造成腐蚀性损伤。磷烧伤后,无机磷从创面吸收入血,可以造成肝、肾功能损害和全身中毒症状。

(三)镁弹和铝热弹烧伤

镁弹和铝热弹均以高温和火焰致伤。由于燃烧的镁停留在皮肤上,进而穿入到深部组织,因此镁烧伤形成的溃疡开始较小,以后逐渐扩大,溃疡的底部常常很不规则。残留在烧伤创面或者吸入到呼吸道、进入到眼眶内的镁颗粒可以与体液反应,生成氢氧化镁,造成碱烧伤。燃烧着的铝热剂可以造成铁质弹壳熔化,飞溅到身上的铁颗粒引起小而深的烧伤,严重者可以深及内脏和骨组织。

(四)混合型燃烧性武器烧伤

混合型燃烧性炸弹兼有凝固汽油弹、磷弹和铝热弹烧伤特点,燃烧时能够产生3 000 ℃高温,对人员的杀伤作用大。

第二节　战伤性休克的发生特点和规律

一、创伤失血性休克是战伤性休克的主要类型

战伤性休克是伤员伤后1~3 d死亡的主要原因,其死亡人数占伤死人数的35%~75%。在常规战争中,战伤性休克的发生率为10%~20%,死亡率占3%~3.7%。我军在中越边境自卫反击战中,对一线医院1 685例伤员的统计表明,战伤性休克的发生率为13.8%。未来信息化高技术局部战争条件下,战伤性休克的发生率会大大增加,据估计可以到25%~30%。创伤失血是发生战伤性休克的主要原因,阵亡人员几乎全部死于创伤失血。

我军在抗美援朝战争期间,团一线的战伤性休克伤员占全部伤员的2.2%~29.6%,平均为6%,师一线的战伤性休克伤员占全部伤员的7.4%。在师一线以前的伤亡中,死于战伤性休克的伤员占伤死率的61.4%。我军在中越边境自卫反击战中,在团救护所,战伤性休克发生率为11.1%;在师救护所,战伤性休克发生率达21.7%,其中,创伤失血性休克占战伤性休克的95%以

上;在二线医院和后方医院,战伤性休克发生率为9.4%,其中,创伤失血性休克占战伤性休克的80%~85%。对1 318例战伤性休克伤员的战伤部位与休克发生率的关系统计表明,主要以四肢伤为主,占休克伤员总数的30.7%,特别是下肢伤发生率最高;其次是多处伤,占休克伤员总数的25.4%;胸背部伤占休克伤员总数的17.5%,头颈部伤占休克伤员总数的13.1%,胸腹部伤占休克伤员总数的11.5%;大多数伤员以失血为主。对567例战伤性休克伤员的统计表明,受伤后1~8 h占35.1%,8~16 h占32.1%,16~24 h占21.5%,24~48 h占9.7%,48 h以后占1.6%。伤后24 h内,休克发生率最高;失血失液越多,休克越重。

美军第93后送医院在1966年1月—1968年6月期间,共收治6 927名伤员,其中,死亡121人;大失血是导致死亡的主要原因,占53.6%。另有统计资料表明,美军在越南战争期间,有超过2 500名士兵由于四肢大失血而死亡,占死亡人员的60%。但是,美军在阿富汗战争和伊拉克战争中,由于普遍性地使用了新式止血带,这一比例得以下降。与此同时,躯体战伤失血成为战场上死亡的主要原因。对美军4 596例战伤死亡的统计分析表明,有90.9%可以挽救的战伤死亡是由于致命性大失血,其中,躯体失血占可以挽救的战伤死亡的67.3%。美军在2003—2004年期间的死亡人员中,失血占87%;在2006年的死亡人员中,失血占83%。在失血伤员中,50%是由于非挤压性的躯体创伤失血,33%是由于四肢创伤失血。

二、枪弹伤和弹片伤是主要伤类

(一)枪弹伤

枪弹伤是常规战争中的最经典战伤。在第一次世界大战期间,枪弹伤伤员占伤员总数的39.6%。我军在抗美援朝战争中,枪弹伤占伤员总数的17.2%;在珍宝岛自卫反击作战中,枪弹伤占伤员总数的22.6%;在中越边境自卫反击战中,枪弹伤占伤员总数的一半以上,达55.7%。美军在越南战争中的枪弹伤占伤员总数的52%,以色列军队在中东战争中的枪弹伤占伤员总数的11.6%,英军在马岛战争中的枪弹伤占伤员总数的31.8%,北约军队在海湾战争中的枪弹伤占伤员总数的19%。美军在科索沃战争中,腹部战伤有36.9%是枪弹贯通伤。

颅脑枪弹伤造成脑实质广泛性毁损、碎裂,死亡率高。胸部枪弹伤造成肋骨骨折,肺、心脏和大血管破裂出血。腹部枪弹伤除造成肝、肾、脾和腹腔内大血管破裂出血外,枪弹冲击波和瞬时空腔脉动产生的压力波可以经过消化道内液体向远处传播,造成胃、肠道黏膜下出血、肌层断裂、浆膜下血肿甚至穿孔。肢体枪弹伤常常造成肌束、血管断裂出血和骨折,严重时发生筋膜间隙综合征。美军在越南战争期间,枪弹伤虽然只占贯通伤的30%,但是造成的人员死亡却占45%。

(二)弹片伤

弹片伤是现代战争条件下最为多见的致伤因素。在第一次世界大战中,炮弹伤占伤员总数的58.2%。我军在抗美援朝战争中,弹片伤占伤员总数的62.2%;在上甘岭战役中,弹片伤多达79.4%。在珍宝岛自卫反击作战中,弹片伤占伤员总数的60.7%。在西沙海战中,弹片伤占伤员总数的65.7%。在中越边境自卫反击战中,弹片伤占伤员总数的64%。美军在第二次世界大战中和朝鲜战争中,弹片伤占伤员总数的75%以上。美军在越南战争后期,弹片伤占伤员总数的70%。以色列军队在中东战争中的弹片伤占伤员总数的53%。英军在马岛战争中的弹片伤占伤员总数的55.8%。美军及其盟军在阿富汗战争和伊拉克战争中,弹片伤占伤员总数的75%~85%,是颅脑战伤的主要伤类。这些数据表明,在现代战争中,爆炸性武器是主要的致伤武器。

能够产生弹片的爆炸性武器很多,包括地雷、手榴弹、炮弹、炸弹、航弹、火箭弹等。高能高爆性武器是现代战争中的主要战略战术武器,弹片多,杀伤面广。弹片的形状不规则,有棱角,伤口大小不一、伤道复杂。多棱角的方形、三角形弹片入口大多为星状。低速弹动能小,致伤后弹孔周围的皮肤回缩,入口很小。多个小弹片同时击中人体后,能够造成多处点状伤。箭头弹和钢珠弹造成的伤口多,高部位损伤多。钢珠弹伤有两个以上伤口者,占伤员总数的61%~66%。我军在中越边境自卫反击战中,多处伤发生率高。在四肢战伤中,伤口数为 1~2 个者占伤员总数的 57.8%,3~4 个者占伤员总数的 28.4%,5 个以上者占伤员总数的 12.7%。美军在越南战争中,多处伤大约占全部战伤的 50%;在海湾战争中,伤员平均有 9 处以上的损伤。

弹片伤大多为非贯通伤,伤道组织损伤范围广泛,异物存留多。我军在中越边境自卫反击战中,对某医院 933 例伤员的战伤统计结果表明,炮弹片伤占伤员总数的 75%,非贯通伤占弹片伤的 92.4%。弹片伤也能够造成深部组织的极大破坏,可以超过伤口数倍。高速弹片动能大,伤道入口大、出口小。大的弹片常常造成广泛的撕裂伤或者毁损伤、创伤性截肢和大伤口的开放性气胸等。定向地雷能够造成下肢广泛损伤。

三、冲击伤和爆震伤休克常见

现代战争条件下,由于高能高爆性武器的大量使用,冲击伤非常多见。高能高爆性武器一方面通过弹片致伤,另一方面其冲击波也是非常重要的致伤因素。燃料空气炸弹产生的冲击波是其主要的致伤因素。战术核武器强冲击波弹的杀伤作用更为突出,由此造成的冲击伤更多、更严重。美军在阿富汗战争和伊拉克战争中,在后送的战伤伤员中,大约有 67% 是冲击伤;在 II 级医疗救治机构的伤员中,有 88% 是冲击伤;爆炸冲击伤是导致颅脑战伤的主要机制,占 81.1%。美军士兵全部装备凯夫拉(kevlar)防弹衣和防弹头盔后,虽然有效地减少了贯通性颅脑战伤的发生,但是闭合性颅脑战伤却成倍地增加,反映了冲击伤的增多。在海湾战争、波黑战争和科索沃战争期间,爆炸伤的发生率超过 80%,主要是弹片和冲击波的双重作用。

冲击波的动压可以造成肝、脾破裂出血,肋骨和四肢骨折;超压可以造成不同程度的鼓膜破裂、出血,肺出血、水肿和破裂,血管内空气栓塞,胃肠道空腔脏器损伤等。冲击伤的主要特点表现如下。

(一)外伤掩盖内伤

单纯的超压致伤时,体表大多完好无损,但是,常常有不同程度的内脏损伤,即呈现出外轻内重的伤情特点。当冲击伤合并其他外伤时,外伤常常掩盖内脏损伤,而决定伤情转归的却是严重的内脏损伤。腹腔脏器冲击伤大多见于地雷爆炸、舱室爆炸和水下爆炸。通常腹部皮肤完整,但是,胃、小肠、结肠可见浆膜下出血和血肿、挫伤、穿孔,肝、脾和肾等实质脏器可见包膜下血肿、撕裂伤等。

(二)伤情发展迅速

重度以上冲击伤伤员,在伤后短时间内可以有一个相对稳定的代偿期,此时生命体征基本正常。但是,在伤后不久,就会因为代偿失调和伤情加重而使全身状况急剧恶化,尤其是有严重颅脑损伤,双肺广泛出血、水肿或者内脏破裂的伤员,伤情发展更为迅速,如果不及时救治,伤员会很快死亡。

(三)爆震伤休克

爆炸产生的冲击波引起严重损伤,尤其是听器、脑部、胸腔和腹腔内脏器损伤、破裂、大出血,导致休克。伤员常常伴有昏迷和呼吸功能衰竭。

四、烧伤和烧伤性休克占有一定的比例

燃料空气炸弹、凝固汽油弹、金属燃烧性武器如磷弹和镁弹、喷火器等燃料武器在现代战场上广泛使用,造成一定比例的烧伤和烧伤性休克。建筑物、树林等被炸弹击中后,发生大火,造成人员烧伤。贫铀武器造成的高温可以引起烧伤。原子弹或者氢弹爆炸时,热辐射可以引起烧伤,灰尘中 β 射线可以造成放射性烧伤。

在第一次世界大战期间,烧伤的发生率为 1%。在第二次世界大战期间,由于凝固汽油弹、磷弹、火焰喷射器和芥子气等被广泛使用,烧伤的发生率上升为 3%。我军在西沙海战中,烧伤占伤

员总数的 16.4%。我军在中越边境自卫反击战中,对 113 例战时烧伤伤员的统计分析表明,烧伤面积≤30%的比例占 81.4%;烧伤面积>30%的比例占 18.6%,其中,38.1%的伤员合并有吸入性肺损伤,42.9%的伤员并发休克;50.8%的烧伤伤员合并有复合伤,包括爆炸伤、肺爆震伤、骨折、软组织伤和贯通伤等。美军在越南战争期间,烧伤的发生率为 5%;在一组燃料空气炸弹伤员中,101 例伤员的烧伤发生率高达 46.5%。1973 年,在第一次中东战争中,烧伤的发生率为 10%;到第四次中东战争时,烧伤的发生率就上升至 16%。英军在马岛战争中,烧伤伤员占伤员总数的 34%。美军在阿富汗战争和伊拉克战争中,严重烧伤伤员的死亡率超过 80%。核战争发生烧伤的比例更高,1945 年,日本广岛原子弹爆炸后,据估计在受伤人员中的烧伤发生率高达 75%以上。

炽热的火焰和高热环境(空气温度可达 800~1 200 ℃)造成人体表面和肌肉烧伤,热空气进入肺内引起呼吸道烧伤和吸入性肺损伤。大多数烧伤累及身体裸露部位如手、足、头面部等,愈合后常常遗留难以整复的瘢痕挛缩畸形和严重的功能障碍。凝固汽油弹造成的局部烧伤,可以深达肌肉和骨骼。磷烧伤是热力和化学复合物损伤,一般造成深度烧伤,严重者可以深达肌肉和骨骼,磷颗粒和磷烧伤产物五氧化二磷烟雾被人体吸入后,造成严重吸入性损伤和肺水肿。燃烧剂产生的有毒气体如一氧化碳、苯、醛等造成战场人员中毒,燃料炸弹爆炸时消耗大量氧气并产生超压,造成局部空间缺氧,引起致命的窒息。

严重烧伤导致烧伤性休克。大于体表面积 15%的Ⅱ度、Ⅲ度烧伤,在伤后 48 h 内,由于血浆外渗,可以导致低血容量性休克。在烧伤治疗过程中,随时可能因为其他病理生理变化而发生休克。在烧伤后 2~3 周内,伤员常常因为细菌感染而发生脓毒症和感染性/脓毒症休克。

现代战争条件下,致伤因素叠加复合,不同致伤因素的武器可能会同时使用,同一种武器有时也可能有多种杀伤因素,因而复合伤的数量也会增加,常见的有烧冲复合伤和弹片伤复合烧伤。战时烧伤复合伤的发生率可以高达 24%。

五、伤口污染严重,感染发生率高

枪弹可以直接将弹头污染菌、人体表面污染物带入伤道内,瞬时空腔效应产生的脉动波可以吸入细菌、污物,造成枪弹伤道严重污染。爆炸弹片能够将伤员体表污染物带入伤道深层,爆炸冲击波也可以将骨折碎片、泥土、沙石、草屑等继发投射物挤压入组织内,造成的伤道污染程度远较枪弹伤重。爆炸伤致使软组织缺损严重,伤口周围及其深层存有泥土、碎屑、毛发等异物,创面污染严重,感染发生率高。

中国人民解放军原第三军医大学野战外科研究所的研究表明,我军在中越边境自卫反击战中,清创前的早期伤口细菌种类繁多,可以检出需氧菌 29 种,厌氧菌 16 种。这些细菌与作战区土壤中的许多菌种是相同的。清创后细菌种类数量减少,但是阳性率仍然高达 66.7%~75.0%。对 215 例战伤伤员早期创面细菌培养结果显示,1/3 的伤员可以培养出厌氧菌,需氧菌中革兰氏阴性杆菌与革兰氏阳性杆菌之比为 3.3∶1.0,伤口检出 2 种以上细菌的伤员占 61.5%。对 110 例关节伤伤员的统计表明,在到达后方医院时,伤口有感染者为 70 例,占 63.6%。

美军在伊拉克战争中,对肢体枪弹伤细菌培养的结果显示,93%的检出细菌为革兰氏阳性菌;爆炸伤伤员的感染发生率高达 84%,远高于战伤 15%~25%的总体感染发生率。爆炸伤感染的细菌种类与枪弹伤相同。在腹部贯通伤、骨盆会阴部受伤时,大多数伤员有肠道细菌污染。伤道内组织坏死、血管破裂出血,成为细菌繁殖的良好培养基,同时可以降低白细胞功能。伤道内的污染细菌在受伤 6~8 h 后大量增殖,向组织深层侵入,并且进入血液循环,最终发展成为全身感染。伤员在受伤几天或者几周后,死于感染性/脓毒症休克和多器官功能衰竭。

第三节　战伤性休克的病理生理变化

一、神经内分泌系统反应

(一)蓝斑-交感神经-肾上腺髓质轴

战伤性休克时,有效循环血量减少,通过主动脉弓和颈动脉窦的压力感受器,刺激蓝斑-交感神经-肾上腺髓质轴兴奋,肾上腺髓质大量产生和释放儿茶酚胺。血液中儿茶酚胺,包括多巴胺(儿茶酚乙胺)、去甲肾上腺素、肾上腺素等急剧增加,其中,以肾上腺素的增加最为显著,发挥代偿性调节作用。儿茶酚胺一方面加快心率,增加心肌收缩力,维持血压和血流动力学的相对稳定;另一方面,收缩皮肤、骨骼肌、肾和胃肠道的血管,促进血液回流,保证心脏、脑等重要生命器官的血流灌注。战伤引起的剧烈疼痛,也可以直接刺激交感神经,交感神经末梢分泌去甲肾上腺素增多。交感神经兴奋,还可以直接通过传出神经收缩血管,升高血压。

(二)下丘脑-垂体-肾上腺轴

战伤失血引起的血容量减少,通过右心房的容量感受器和颈动脉窦的压力感受器,刺激下丘脑-垂体-肾上腺轴兴奋。下丘脑-垂体前叶-肾上腺皮质轴兴奋,下丘脑释放促肾上腺皮质激素释放激素,刺激垂体前叶释放促肾上腺皮质激素,促肾上腺皮质激素刺激肾上腺皮质大量产生和释放糖皮质激素。糖皮质激素通过以下生理功能发挥代偿性调节作用:①增强心肌收缩力,通过增敏心肌细胞对儿茶酚胺的反应性,增强心肌收缩力;②保护细胞功能,稳定细胞膜和细胞器膜,尤其是溶酶体膜,防止溶酶体破裂和溶酶体酶释放;③保持血管内皮的完整性,保护血管内皮细胞,保持血管内皮的完整性,减少血浆外渗,维持血容量;④抑制炎症反应,糖皮质激素通过糖皮质激素受体,抑制炎症介质的释放,减轻炎症反应;⑤促进糖原异生,减少葡萄糖的氧化和利用,增加肝、肌肉糖原含量,升高血糖。下丘脑-垂体后叶轴分泌抗利尿激素,抗利尿激素促进肾远曲小管和集合小管对水分的重吸收,减少水、钠的排出,维持有效循环血量。

(三)肾素-血管紧张素-醛固酮系统

战伤失血引起的循环血量减少,导致肾入球小动脉的压力下降,刺激牵张感受器,引起肾近球细胞分泌肾素,致使肾素分泌增多。肾素通过降低肾小管的滤过率而维持有效循环血量。同时,肾素能够促使血浆中的血管紧张素原转化成血管紧张素Ⅰ,后者经血浆中血管紧张素转化酶的作用,形成血管紧张素Ⅱ。血管紧张素Ⅱ有收缩血管、升高血压的作用,并且刺激肾上腺皮质球状带分泌醛固酮。醛固酮有明显的保钠排钾作用,能够促进肾远曲小管对 Na^+、Cl^- 和水的重吸收和对 K^+、H^+ 和重碳酸盐的排出,升高血压。

(四)其他激素的作用

战伤后,大量应激激素分泌增加,包括胰高血糖素、胰岛素、生长激素等。胰高血糖素能够促进糖原、蛋白质、脂肪分解代谢,提高血浆中葡萄糖、氨基酸和脂肪酸水平。胰岛素能够促进糖原、蛋白质、脂肪的合成。生长激素可以抑制组织对葡萄糖的利用,促进糖异生,升高血糖;促进蛋白质分解,提高血浆中氨基酸的浓度;促进脂肪分解,增强脂肪酸的氧化。

二、心脏和血管功能变化

(一)心功能变化

战伤性休克早期,由于维持了营养血流甚至稍有增加,心脏相对受到保护。同时,交感神经兴奋,儿茶酚胺释放增加,致使心率加快、心肌收缩力增强,心功能代偿性加强。即使休克时间稍长,心功能仍可能适当维持。但是,如果战伤性休克不能及时得到有效纠正,冠状动脉血流灌注减少,就会造成心肌缺血、缺氧损伤。而在休克复苏后,心肌在缺血再灌注过程中,产生大量氧自由基,通过脂质过氧化作用,造成心肌细胞损伤。乳酸性酸中毒和高钾血症都可能加重心肌损伤。在失代偿期,可以发生心功能衰竭。

(二)血管功能变化

战伤性休克早期,交感神经兴奋,儿茶酚胺释放增加,皮肤、肌肉、肾、胃肠道血管收缩,外周血管阻力增加,以满足心脏、脑等重要生命器官的血流灌注。此时,血压可以维持正常,甚至略高于正常。如果休克持续时间过长,外周阻力血管对儿茶酚胺、血管紧张素等缩血管物质的反应性降低,血管舒张,甚至出现血管麻痹,导致不可逆性低血压。发生血管低反应性的机制主要有三点:①肾上腺素受体失敏,持续高浓度的儿茶酚胺刺激、缺血缺氧损害、炎症介质作用,均可以导致肾上腺素受体失敏,包括受体磷酸化、受体数目下调、受体亲和力下降、受体-腺苷酸环化酶脱偶联等。②一氧化氮产生过多,一氧化氮主要由血管内皮细胞产生,是一种强烈的扩血管物质,在维持血管基础张力和血压的稳定中起重要作用;战伤失血后,血管内皮细胞功能受损,一氧化氮分泌增多。③细胞膜离子通道改变,血管平滑肌细胞功能障碍,ATP 依赖性钾离子通道、大电导钙依赖性钾离子通道开放,L-型电压依赖性钙离子通道关闭,导致血管反应性降低。

三、微循环变化

(一)缺血性缺氧期

战伤性休克早期,交感神经兴奋,皮肤、肌肉、肾和胃肠道的血管由于受交感神经支配而 α 受体又占优势,因而这些部位的小动脉、微动脉、后微动脉、毛细血管前括约肌和微静脉、小静脉收缩,尤其以微动脉和毛细血管前括约肌的收缩最为强烈,血液进入真毛细血管网的量急剧减少。儿茶酚胺兴奋 β 受体,促使微循环中动-静脉吻合支大量开放,血液主要通过直捷通路或者开放的动-静脉短路回流,引起组织缺血缺氧性损害。毛细血管前括约肌收缩导致毛细血管内静水压降低,从而促进组织间液回流进入血液循环。此时,微循环的变化有代偿作用,所以又称为微循环代偿期。

(二)淤血性缺氧期

微循环缺血缺氧持续一段时间后,终末血管床对儿茶酚胺的反应性降低,微动脉、后微动脉、毛细血管前括约肌收缩逐渐减弱,微静脉扩张。毛细血管中白细胞嵌塞,缗钱状红细胞串联;微静脉内壁白细胞滚动、附壁、黏着,红细胞和血小板聚集,血流减慢;大量血液淤滞在微循环的血管内。在无氧代谢状态下,乳酸、组胺和激肽等活性物质增多,使毛细血管通透性增高,促进血浆外渗,引起血液浓缩,造成有效循环血量进一步减少。早期的代偿作用不复存在,回心血量越来越少,所以又称为微循环失代偿期。

(三)弥散性血管内凝血期

休克后期,微血管对儿茶酚胺等缩血管物质的反应性降低甚至无反应。血管内皮细胞肿胀,真毛细血管管腔狭窄甚至闭锁,管腔内扣押大量白细胞,毛细血管出现无复流现象。微静脉内,白细胞黏附于血管内皮细胞上。中性粒细胞激活后,释放氧自由基和溶酶体酶,进一步增加毛细血管通透性。微循环内淤滞的黏稠血液在酸性环境中处于高凝状态,红细胞和血小板发生聚集、形成微血栓;损伤组织释放大量凝血活酶,激活外源性凝血系统;引起弥散性血管内凝血。组织缺血缺氧和酸中毒更为严重,组织细胞发生不可逆性损伤,重要生命器官功能衰竭,此期又称为休克难治期或者不可逆期。

四、细胞代谢和功能变化

（一）细胞代谢变化

休克时，组织血流灌注不足，细胞缺血缺氧，这时糖代谢的主要途径从有氧代谢转变成无氧酵解。无氧酵解的结果，一方面使其代谢产物乳酸大量积聚，造成代谢性酸中毒；另一方面 1 mol 葡萄糖在无氧酵解时只能产生 2 mol 的 ATP，几乎只有有氧代谢的 1/20。因此，无氧酵解成为细胞能量产生减少的主要原因，而且随着休克时间延长和休克程度加重，这些变化也越来越明显。

（二）细胞功能变化

细胞能量产生减少，使细胞膜和亚细胞膜包括线粒体膜、溶酶体膜等不能维持正常的结构和功能。细胞膜离子泵特别是 Na^+-K^+ 泵、Ca^{2+} 泵功能障碍，Na^+、Ca^{2+} 进入细胞内，而 K^+ 从细胞内向细胞外逸出，细胞外液随 Na^+ 进入细胞内，引起弥漫性的细胞水肿和肿胀，最终导致细胞死亡。细胞内钙超载，线粒体内发生钙沉积，抑制线粒体功能。线粒体膜发生肿胀和变形，内部致密结构和嵴消失，三羧酸循环受抑制，无氧糖酵解加强，产能效率下降；乳酸产生增多，加剧代谢性酸中毒。高尔基器和内质网膜受损，影响蛋白质的生物合成。溶酶体膜受损后，溶酶体肿胀、破裂，释放大量的溶酶体酶，一方面引起细胞自溶，另一方面可以破坏周围的组织细胞；胰腺细胞溶酶体破坏后，还可以释放心肌抑制因子，抑制心功能和单核巨噬细胞功能。

五、细胞因子和炎症介质变化

战伤性休克后，变性、坏死的组织细胞释放大量具有生物学活性的细胞因子和炎症介质进入血液循环，参与休克的病理生理过程。

（一）肿瘤坏死因子

肿瘤坏死因子是失血后最先释放的细胞因子，主要由肝巨噬细胞产生和分泌，介导前炎症反应。肿瘤坏死因子在调节细胞分化、促进细胞增殖，特别是对炎症反应和其他前炎症介质具有强烈的刺激作用，包括中性粒细胞的呼吸爆发和脱颗粒、肝细胞合成急性期蛋白和 T 淋巴细胞激活等。

（二）白细胞介素-1

白细胞介素-1 是一种激素样肽类物质，主要由单核细胞合成和分泌。白细胞介素-1 是创伤后早期的炎症介质，对中性粒细胞、巨噬细胞和淋巴细胞具有一定的趋化和增强作用，能够诱导其他多种细胞因子如白细胞介素-2、白细胞介素-6 和肿瘤坏死因子等分泌，参与免疫调节。白细胞介素-1 有促进创面肉芽组织血管增生、组织修复的作用。

（三）白细胞介素-6

白细胞介素-6 主要由巨噬细胞、T 淋巴细胞、血管内皮细胞和成纤维细胞产生，为多克隆集落刺激因子和肝刺激因子，促进淋巴细胞分化、血细胞增生和肝细胞合成急性期蛋白。急性期蛋白中，C 反应蛋白可以抑制蛋白酶、促进凝血，并且参与清除异物和坏死组织。

（四）一氧化氮

一氧化氮是一种不稳定的小分子气体，由 L-精氨酸在一氧化氮合酶的作用下，通过体内 L-精氨酸—一氧化氮途径生成，可以迅速与水、氧和超氧自由基反应生成亚硝酸盐和硝酸盐。一氧化氮具有扩张血管、抑制血小板黏附和聚集、抗血栓形成、传递信息、促进炎症反应、保护细胞等作用。

（五）内皮素

内皮素是目前已知作用最强的血管收缩肽，主要由内皮细胞合成。在正常情况下，血浆中内皮素浓度极低。缺血、缺氧可以促进前内皮素原的基因表达，增加内皮素的合成和释放。内皮素以旁分泌和自分泌的方式作用于血管内皮细胞上的特异性受体,引发强烈的缩血管效应。在休克早期,血浆内皮素浓度升高,使外周血管收缩和血液回流,保证心脏、脑等重要器官的血液供应,对于维持有效循环血量、回心血量、血压有重要的代偿意义。在休克失代偿期,血浆内皮素浓度显著升高,使各器官的血流灌注进一步下降。

(六)P选择素

P选择素(P-selectin)是黏附分子家族中的一种,由一系列蛋白区域片段所构成,通常储存于内皮细胞的分泌颗粒(Weibel Palede 小体)中,当内皮细胞受到凝血酶或者组胺等刺激后,P选择素迅速表达于细胞表面,在缺血再灌注损伤过程中起着重要的作用。同时,P选择素在活化的血小板表面表达,能够促进中性粒细胞、单核细胞对血小板的清除。

(七)肾上腺髓质素

肾上腺髓质素是一种生物活性多肽,在体内广泛分布于外周组织和血液中,通过自分泌和旁分泌方式发挥作用。肾上腺髓质素具有舒张血管、降低血压和利钠利尿的作用,参与调节心脏和血管功能。休克后,肾上腺髓质素明显增多,在血流动力学变化中起重要作用。

(八)热休克蛋白

热休克蛋白是一类存在于所有原核细胞和真核细胞内,具有高度保守性的蛋白家族。当生物细胞受到缺血、缺氧等作用刺激时,就会启动热休克蛋白合成基因,促使热休克蛋白合成,对细胞起保护作用。

(九)前列腺素

细胞膜上的磷脂经磷脂酶 A2 的作用产生花生四烯酸,花生四烯酸经环氧合酶途径产生前列腺素。失血后,缺血、缺氧刺激细胞合成前列腺素,其中 PGE_2 和 PGI_2 具有扩血管作用,而 $PGF_{2\alpha}$ 和 TXA_2 具有缩血管作用和促进血小板聚集的作用;PGE_2 还能够引起免疫抑制。

此外,其他很多细胞因子和炎症介质也参与了战伤性休克的病理生理过程。例如,白三烯 LTC_4 和 LTD_4 产生增多,收缩血管平滑肌,加剧组织血流低灌注;血小板活化因子分泌增多,促使血小板聚集、增加血管通透性;血栓素可以收缩血管;缓激肽可以增加血管通透性;补体系统激活,通过化学趋化和调理吞噬作用,产生炎症反应;巨噬细胞转移抑制因子是一种促炎症细胞因子,在战伤伤员血液中明显升高,与战伤的严重程度呈正相关;高移动组合蛋白 1 是起迟发作用的促炎症细胞因子。

六、全身代谢变化

(一)糖代谢变化

肝、肌肉糖原分解加强,葡萄糖生成明显增加。肝将非糖类物质如氨基酸、乳酸、丙酮酸和甘油转化为葡萄糖,糖异生作用增强。组织对葡萄糖的摄取增加,分解加快,但是完全氧化率低于正常,而通过乳酸再循环的比例增加。由于在生理功能上拮抗胰岛素作用的应激激素如糖皮质激素、胰高血糖素、肾上腺素、甲状腺素和生长激素等分泌量增加,胰岛素受体数目下调和亲和力下降,胰岛素受体酪氨酸激酶活性降低,胰岛素受体后信号转导异常,因此,虽然伤员的胰岛素分泌增多,但是组织细胞对其反应性和敏感性降低,出现胰岛素抵抗,表现为高糖血症和高胰岛素血症并存。

(二)蛋白质代谢变化

糖皮质激素、胰高血糖素、肾上腺素、甲状腺素和生长激素等分泌增加,而胰岛素相对不足,促使蛋白质分解增加。组织热量消耗增加、供应不足,增加了蛋白质的分解。炎症反应也促使蛋白质分解。蛋白质分解加速,血浆中氨基酸含量增加。一部分氨基酸进入肝,重新合成蛋白质,供应创伤组织修复;肝合成的急性期蛋白可以增强机体免疫力;另一部分氨基酸经过氧化分解,供应能量,或者作为糖异生原料,合成葡萄糖。

(三)脂肪代谢变化

胰高血糖素、肾上腺素等分泌增加,而胰岛素相对不足,使脂肪动员增加。脂肪分解增加,血浆中游离脂肪酸和甘油的浓度升高。脂肪酸在肝内经重酯化作用,形成三酰甘油或者磷脂,部分通过形成脂肪酸-肉碱复合物,进入线粒体,经 β 氧化产生能量,以及乙酰辅酶 A,后者进一步代谢,产生酮体。

七、重要器官功能变化

(一)肺功能变化

战伤性休克后,肺是最早和最容易受损的器官。肺功能障碍在早期常常表现为急性肺损伤,伤员在循环相对稳定的状态下,出现代偿性过度换气,呼吸加快,$PaCO_2$ 明显降低,但 PaO_2 仍高于 60 mmHg,X 射线检查正常或者仅见少量肺浸润阴影。如果伤情没有得到及时控制,由于肺血管内中性粒细胞扣押、红细胞和血小板聚集、炎症反应,使毛细血管通透性增加,肺水肿、萎陷和结构破坏,则进一步发展成为急性呼吸窘迫综合征,表现为呼吸频速而困难、难以纠正的进行性低氧血症、肺顺应性下降以及不同程度的高碳酸血症。急性肺损伤和急性呼吸窘迫综合征可以进一步发展到多器官功能衰竭,有极高的死亡率。

(二)肾功能变化

急性肾衰竭是战伤性休克的严重并发症。有效循环血量减少,使肾血管血流灌注压显著降低。低血压时,靠近肾髓质和深层皮质区域的血管收缩和血液浓缩。造成肾局部缺血,进而使肾小球滤过率下降,发生肾前性尿毒症,但是,尚无肾的实质性损害。当休克长时间得不到纠正时,肾血管强烈而持续性地收缩,肾血流显著减少,引起肾实质细胞、肾小管上皮细胞缺血、缺氧坏死,导致急性肾衰竭。红细胞破坏产生的血红蛋白及其基质、肌细胞坏死产生的肌红蛋白及其代谢产物高铁血红素,也都能够加重肾损伤;细菌内毒素能够直接损伤肾细胞,也可以通过激活单核巨噬细胞产生大量炎症介质而间接损害肾细胞;导致急性肾小管坏死和肾功能衰竭。

(三)胃肠道功能变化

战伤应激时,支配胃肠蠕动的交感、副交感神经功能紊乱,影响胃肠运动的神经肽如 β-内啡肽、胃动素、胆囊收缩素等分泌失调,导致胃肠蠕动减弱甚至出现假性麻痹性肠梗阻。胃肠道是对缺血最敏感的器官之一,损伤较早,恢复较迟。战伤性休克后,胃肠道因微循环痉挛而发生严重缺血,继而转变为淤血,缺血、缺氧造成肠道黏膜屏障功能损害,肠道黏膜通透性增加,肠道细菌移位至肠系膜淋巴结和血液中,内毒素移位至门静脉和外周血中,刺激循环血液中的白细胞分泌炎症介质,诱发全身性炎症反应。同时,胃肠道黏膜的溃疡或者坏死出血,进一步降低血容量,加重休克。胃肠道组织缺血性损伤和能量代谢障碍是不可逆性休克和多器官功能衰竭的始动因素。

(四)肝功能变化

战伤性休克时,肝血流低灌注引起肝细胞缺血缺氧,导致肝细胞代谢和功能障碍。由于血流淤滞,肝中央静脉和肝窦均扩张淤血,导致中央静脉周围细胞脂肪变性和坏死。肝细胞线粒体肿胀肥大、内部结构松散。肠道产生的毒性物质经门静脉入肝,加重肝细胞损伤。细菌、内毒素除可以直接损伤肝细胞外,还可以持续刺激肝单核巨噬细胞产生多种细胞因子,间接造成肝细胞损伤。肝合成凝血酶原和纤维蛋白原的能力受损,解毒能力下降,血液中谷丙转氨酶、谷草转氨酶和乳酸脱氢酶增高,血糖异常。战伤引起的血气胸、休克后出现的急性呼吸窘迫综合征等均可以增高肝静脉系统压力,造成肝细胞损伤。当休克发展到不可逆阶段时,肝血管内形成血栓,出现门静脉高压。

(五)脑功能变化

战伤性休克早期,中枢神经系统起维持心、脑等重要生命器官血流灌注和循环系统相对稳定的作用。由于血液的重新分布和脑循环的自身调节，保证了脑的血液供应，脑功能没有明显障碍。当动脉血压明显下降、脑供血不足时，大脑皮质电活动和神经反射受到抑制。如果休克持续较长时间，脑组织血流灌注量明显减少，脑细胞缺血、缺氧，发生脑细胞损害和脑水肿，可以引起抽搐、意识模糊甚至昏迷。严重休克后期，即使恢复有效循环血量和组织血流灌注，中枢神经系统功能也不能恢复至伤前水平。

（六）骨骼肌功能变化

骨骼肌代谢不活跃，比其他器官组织更能够耐受缺血。休克时，乳酸和自由基大多数由缺血的骨骼肌细胞产生。战伤性休克时，如果伤及四肢，或者发生肢体严重挤压伤，均可以引起血管损伤、通透性增高，血浆外渗、进入组织间隙，血容量减少，组织水肿，局部血液循环障碍。此时，肢体严重肿胀，张力增大，筋膜鞘包裹的肌肉受压、缺血坏死。如果不及时做深筋膜切开术，就可以引起肢体肌肉广泛性坏死，甚至导致筋膜间隙综合征。

（七）免疫功能变化

战伤、失血均可以降低机体的免疫功能，促使战伤性休克伤员早期发生细菌感染、脓毒症和感染性/脓毒症休克。伤员体温过低、大量输血输液、肠道菌群移位、手术等，均可以激活免疫系统，导致免疫功能紊乱。

第四节　我军战伤性休克的分级救治

战伤性休克的救治遵循分级救治原则。分级救治，又称为阶梯救治，是战伤救治长期坚持的基本原则之一。战争时期，受战场环境的制约，而且伤员数量大、伤类多，伤员救治不可能像平时那样，自始至终由一个救治机构完成，只有采取分级救治的方法组织实施。分级救治是将伤员救治的整个过程从时间上、距离上分开，由若干救治机构分工分时段组织实施，共同来完成伤员的救治任务。分级救治必须按照战伤救治的时效规律来组织实施。战伤性休克必须实行分级救治，严格按照本级救治范围，执行战伤救治原则，分级处置，前后继承，逐级补充，最终达到完善治疗的目的。

虽然高技术局部战争的作战样式、形态有所改变，但是，分级救治的延续性、继承性和完整性的规律不会变化。即使在对方掌握制空权、制海权和战场主动权的情况下，伤员救治仍然需要由前到后配置的各医疗点分级共同完成。分级救治不排除根据战时的需要，适时调整医疗救治力量，缩短后送阶梯，扩大或者缩小救治范围。在坚持分级救治的同时，组织外科手术队和专科救治组前伸，是提高战伤救治效果和质量的重要措施。

一、我军的医疗后送体系

（一）医疗后送体系的构成

我军经过朝鲜战争、中印边境自卫反击战和中越边境自卫反击战，逐步形成和建立了"三区七级"的医疗后送体系，在战伤的分级救治中发挥了重要作用。在未来信息化条件下的高技术局部战争中，可以在此基础上进一步改进和完善。

我军战伤分级救治的医疗后送体系包括：①战术后方（作战区），分为连抢救组、营救护所、团救护所、师救护所，共4级阶梯；②战役后方（兵站区），分为一线医院、二线医院、中转医院，共2级阶梯；③战略后方区，分为后方医院、专科医院、总医院，共1级阶梯。

（二）伤员分类

1.伤员分类的意义　野战条件下，各级救治机构在处理成批伤员时，由于伤员数量大，伤类、伤情复杂,加上救治力量有限,时间紧迫,必须进行伤员分类。伤员分类根据每个伤员伤情的轻重和救治的缓急,确定救治和后送的先后次序,以保证危重伤员优先得到救治,其他伤员得到不失时机的救治,使伤员救治、后送工作有条不紊地进行,取得最好的救治效果。否则,就会顾此失彼,抓不住重点,造成漏诊、误诊。

2. 伤员分类的基本形式　根据分类目的,各级救治机构对伤员进行分类,一般有3种形式:收容分类、救治分类和后送分类。

(1)收容分类:通常由负责分类的人员在分类场进行。主要通过简单地询问伤员或者护送人员,查看伤标、伤票、伤情和伤部,探测放射性沾染剂量等方法,按照救治机构的编组情况,把伤员及时送往相应救治组,避免救治工作的混乱。一般是优先把危重伤员或者休克伤员送往手术室或者急救室。然后把一般伤员、传染病伤员、染毒并需要洗消的伤员分开,送往相应救治组,进行救治。

(2)救治分类:救治分类是收容分类的继续和补充,是在各救治组进行的。通过对伤员进行详细检查,确定初步诊断和采取相应的救治措施。救治分类关系到伤员的救治质量和预后,并为后送打下基础。

(3)后送分类:通常根据伤员的诊断、预后判断和下一步救治需要,确定伤员的后送地点、顺序、运输工具种类和体位,以保证伤员后送去向明确和途中安全。

3. 伤员分类的基本要求

(1)伤员分类的基本要求:①必须考虑到影响伤员的全部因素;②必须迅速及时,绝不能因为分类而耽误救治时间;③必须指定具有丰富战伤救治经验,并且有较强组织工作能力的军医担任;④必须使用全军统一规定的分类标志;⑤分类时要抓住重点,确定其主要伤害及其紧急程度。

(2)一般可以分为3类:①需要复苏和紧急手术的伤员,不立即手术就有生命危险,例如,窒息、大出血等;②需要早期手术可能同时需要复苏的伤员,不及时手术就可能出现严重并发症,例如,没有严重内出血的内脏伤,可以作为第二批手术;③需要手术,但是不太紧急的伤员,可以推迟几小时而无重大危险的,例如,腹部潜在性损伤等。

4. 伤员分类以诊断为基础　对于战伤,我军历来采用伤部、伤型、伤因、伤情四者结合的诊断方法。既可明确诊断,也能够表明损伤的严重程度。例如,右上胸部贯通枪伤,合并开放性血气胸,重度休克。

(三)伤员后送

伤员后送是分级救治的重要手段。后送顺序是:先重伤后轻伤,先急后缓,先我军后战俘。只有迅速安全地后送伤员,才能保证他们得到及时有效的分级救治,保证及时腾空前方救治机构床位,随时准备收治新的伤员,提高治愈率,减少死亡和伤残率。为了做好伤员安全后送工作,必须注意以下几点:①掌握后送指征;②做好后送前一切准备工作;③选择合适的运输工具和体位;④采用医疗空运后送有很多优点;⑤做好途中急救和护理工作。后送时,要有统一格式的医疗文件,例如,伤票、野战病历和后送文件袋等。对此必须认真填写,随伤员后送,作为前后继承、救治和总结经验的依据。

二、战 场 急 救

战场急救的任务是把阵地上的伤员抢救下来,迅速通气、止血、包扎、固定、搬运,为以后各级救治创造条件,这是整个救治工作的基础。战场急救任务主要由连、营抢救组担负,也可以是战士的自救互救和卫生兵的急救。我军在中越边境自卫反击战中,1979年2月,自救互救率为72.6%;1981年5月,自救互救率达80.1%。

(一)保持呼吸道通畅

对于口腔、颌面和颈部战伤,战场急救的主要环节是解除窒息。发生窒息的主要原因是呼吸道的阻塞。及时清除呼吸道异物，掏出口腔内积存血液、分泌物、血块、泥沙、折断的牙齿和碎骨片等。牵出下坠舌，将舌体固定在口腔外。将头后仰、颈部伸直，但是有颈椎骨折或者其他颈部战伤伤员禁用此法。经口腔或者鼻腔插入通气导管、喉罩等。必要时做环甲膜穿刺和切开术。

（二）控制出血

及时正确地止血，是减少战场死亡的最重要措施。战场的紧急止血主要是对外出血的临时性止血。用指压法能够压住的出血伤口或者血管，一般采用加压包扎法，使用制式急救包，包扎后适当抬高伤肢。大多数四肢软组织伤或者中、小血管伤，均可以采用加压包扎止血。软组织内出血，可以采用加压填塞法止血。四肢大血管出血，无法加压包扎止血时，采用止血带止血。常用制式止血带有橡皮止血带和充气止血带；橡皮止血带施压面积小，容易造成局部组织和神经损伤；充气止血带与体表接触面积大，可以减少局部组织和神经损伤。

（三）包扎伤口

使用灭菌敷料或者干净布包扎伤口，起到保护伤口、止血、减少污染和预防感染的作用。对于头皮软组织伤，应该加压包扎止血。对于胸部贯通伤，及时用大急救包或者厚敷料密闭伤口，将开放性气胸变为闭合性气胸。不能够将脱出的肠管送回腹腔，也不要强行回纳四肢开放性骨折外露部分，应该在原位加敷料覆盖、包扎并且固定。

（四）固定伤肢

所有骨折、关节损伤、肢体挤压伤、血管神经伤和广泛软组织伤的伤员，都需要妥善包扎并加以固定，尤其是对下肢骨关节损伤的固定更为重要，对防止搬运后送途中发生或者加重休克有明显作用。常用的制式固定器材有折叠式铁丝夹板、梯形铁丝夹板和充气夹板等。也可以就地取材，例如，使用树枝、木棍、箱板、枪支和伤员健肢等做临时固定。使用充气夹板，除能够充分固定骨折外，还具有防震、镇痛和止血的作用。对于骨盆骨折，可以使用抗休克裤充气固定。抗休克裤的使用，对保证休克时重要生命器官的血流灌注、稳定血流动力学具有独特的效果，同时还有固定骨折、防震、镇痛和止血的作用。

（五）搬运后送

快速后送可以在"黄金救治时间"内为伤员提供有效救治，大幅度降低失血死亡率和伤死率。战场搬运后送通常有徒手搬运和担架搬运两种。脊椎、脊髓损伤时，要使用担架搬运。在搬运颅脑损伤昏迷伤员时，应该采用半俯卧位。开放性气胸封闭后，伤员取半坐位搬运。开放性腹部伤伤员采取屈髋、屈膝仰卧位搬运。

三、紧急救治和抗休克治疗

紧急救治和抗休克治疗由团救护所及相当机构担负。我军在中越边境自卫反击战中，团救护所和师救护所担负对伤员进行初期伤情分类，对各种威胁生命的急症实施紧急救治，包括抗休克治疗。

（一）紧急救治

1. 维持呼吸功能　对于不能保持呼吸道通畅的伤员，应该立即建立人工气道。如果伤员舌体、口底、软腭、咽喉部水肿压迫气道，可以进行气管插管或者气管切开。在确保气道通畅后，通过面罩或者导管给氧。对于伴有呼吸功能障碍的伤员，应该给予机械通气。

2. 紧急手术止血　除纠正不正确的包扎、固定等一般处理外，对有活动性大出血的四肢伤，紧急手术止血。对肢体残端进行修整、加压包扎。凡使用止血带的伤员，到团救护所后，都要解除止血带，结扎血管。

3. 紧急颅脑手术　对威胁生命的颅脑创伤进行紧急处理，例如，对有颅内血肿或者有脑疝形成的伤员，钻颅减压；对颅脑损伤大出血，用咬骨钳扩大颅骨孔排血，清除颅内血肿，消除血肿压迫。

4. 紧急胸部手术　对张力性气胸和血气胸,可以穿刺排除胸腔内的气体和血液,迅速减压。对开放性气胸,快速清创、缝合胸部开放伤口,变开放性气胸为闭合性气胸,另做切口置胸腔闭式引流管。对连枷胸,采用加垫压迫法纠正反常呼吸。我军在中越边境自卫反击战中,对126例胸部贯通伤伤员的统计表明,在到达医院前,伤口经包扎处理73例,发生休克仅8例,休克发生率为10.9%;而未经包扎处理的53例伤员,18例发生休克,休克发生率达35.2%;两者有显著差别。说明对胸腔开放伤,必须及时进行包扎封闭。

5. 紧急腹部手术　对有腹腔脏器伤或者大血管损伤的伤员,要立即剖腹探查。对腹腔实质脏器损伤进行修补,对肠管损伤进行吻合和造口术。对腹腔内大血管破裂出血,必须在快速扩容的同时进行剖腹探查,手术一旦控制了出血灶,休克也能很快纠正。

6. 早期清创　必须遵循早期清创、延期缝合的原则。但是,对于颜面部、会阴部和手部受伤的伤员,必须在清创之后施行初期缝合。除去伤口表面的血块、组织碎片、弹片等异物,切除失活组织,彻底冲洗创面,伤口深部用过氧化氢(双氧水)溶液冲洗,充分引流。对伤肢肿胀的伤员,及时施行筋膜切开减压术,抬高伤肢减压。及时、正确地更换敷料、绷带,保持引流通畅。

7. 药物治疗　我军在中越边境自卫反击战中,参战人员普遍接受了"四联"疫苗和破伤风类毒素的加强注射。大多数伤员自连抢救组、营救护所开始口服抗生素。在团救护所和师救护所,对伤员补充注射破伤风抗毒血清,使用各种抗生素。对有明显疼痛或者烦躁不安的伤员,适当口服或者肌内注射镇痛药物和镇静药物。

(二)抗休克治疗

1. 口服补液　口服补液可以纠正轻度战伤性休克,对部分中度战伤性休克伤员起到辅助治疗作用。在战场恶劣环境下或者体表血管损伤时,有时很难立即建立静脉输液通道,因此无法及时进行静脉复苏。采用口服补液,可以延缓战伤性休克的发生,争取抢救时间。口服溶液不必像静脉复苏溶液那样,要求严格无菌,满足饮用标准的水即可用来配制口服复苏溶液。因此,在战场恶劣环境下,只要找到洁净水源或者用普通运输方法运送饮用水,就能及时实施复苏。我军在中越边境自卫反击战中,有的参战部队配制了糖水、电解质溶液、果汁水、牛奶、米汤等,提供给无腹部战伤的伤员口服,少量多次饮用,总量一般控制在1 000~1 500 ml,预防和治疗轻度战伤性休克。

2. 建立静脉通道　迅速建立多条静脉通道,快速输液,补足血容量,是抗休克的重要措施。一般情况下,可以经上、下肢表浅静脉、颈外静脉建立2~3条输液通道;其中一条用普通穿刺针插入,作为给药途径;其余的均以16~18号针头穿刺或者切开静脉,建立静脉输液通路,供加压快速输液使用。根据需要,可以加装静脉加压输液输血器备用。

3. 快速输液　抢救战伤性休克,以补充液体和扩充血容量为首要措施。复苏溶液首选平衡盐溶液,即乳酸林格液。平衡盐溶液所含电解质成分、酸碱度和渗透压等均与血浆、细胞外液相接近,能够迅速补充血容量和扩充细胞外液,减少组织间液向血管内转移,维持有效循环血量,提高心输出量。同时,平衡盐溶液能够稀释血液,增加血流速度,驱散聚集的红细胞,改善微循环,防止弥散性血管内凝血。平衡盐溶液还能够增加肾的血流灌注量,既可以利尿、又能够排钾,防止肾功能衰竭。由于增加血流量,维持有效血流灌注,可以迅速带走乳酸,降低血乳酸盐的含量。此外,平衡盐溶液是一种良好的碱化剂,能够起缓冲作用,预防和纠正酸中毒。在平衡盐溶液用量不足的情况下,也可以选用生理盐水作为复苏溶液。

复苏溶液还可以使用胶体溶液,包括羟乙基淀粉和右旋糖酐溶液。羟乙基淀粉是一种较好的血容量扩充剂,维持血容量时间较长,有良好的抗休克作用,而且无毒性、无抗原性、无热原性等毒副作用。中分子右旋糖酐治疗休克,其扩充血容量的作用可以维持6 h。低分子右旋糖酐能够改善微循环,减少红细胞和血小板聚集,使毛细血管床得到充分的血流灌注;同时,有渗透性利尿作用,可以增加休克早期的尿量和氮排出量。

我军在中越边境自卫反击战中,在团救护所和师救护所大量使用平衡盐溶液抗休克治疗。由于战伤性休克伤员大多数是青年战士,心肺功能良好。在快速输液时,一般首次在30~40 min内输入平衡盐溶液 1 000 ~ 2 000 ml。对于失血量不大、血细胞比容(hematocrit，Hct)≥25% 的伤员，单纯输注平衡盐溶液后，大多数伤员的脉搏、血压能够基本稳定。对中度休克伤员，输液量可达 3 000 ~ 4 000 ml;对重度休克伤员，输液量可达 4 000 ~ 6 000 ml;最大输液量可达 8 000 ml，甚至 10 000 ml 以上。同时，为了保证输液安全，注意了以下几点:①每输入 1 500 ~ 2 000 ml 平衡盐溶液，就输入一定量的胶体溶液，可以是右旋糖酐、冻干血浆或者全血，保证晶体与胶体的比例在 (3 ~ 4):1;②当伤员心率 >120 次/min 或者有心力衰竭先兆时，给予毛花苷 C(西地兰)0.4 ~ 0.8 mg、毒毛花苷 K 0.25 mg 等强心剂，预防心力衰竭、肺水肿的发生;③为了防止血液过度稀释，一般维持血细胞比容 ≥20%;④观察尿量，如果血压回升后，仍然少尿，则酌情使用呋塞米。

4. 输血治疗 输血治疗包括输全血和输成分血。全血是采入含有适量抗凝剂或者保存液血袋内，未做进一步成分分离加工，含有各种血液成分的血液。按照保存时间的不同，全血可以分为新鲜全血和储存全血。成分血是从血液中分离制备的各种血液成分制品的总称。常用的成分血有红细胞成分血，包括悬浮红细胞、洗涤红细胞、浓缩红细胞等;血浆成分血，主要有新鲜冰冻血浆、普通冰冻血浆、冷沉淀、白蛋白等;血小板成分血;凝血因子制品等。成分血具有浓度高、疗效好、不良反应少、充分利用血液资源等优点。

输注全血是为了利用血液中的有形成分，增强血液的携氧能力和胶体渗透压。但是，血细胞比容增高，有可能在微循环中造成血液淤积，或者红细胞聚集，反而影响组织的血流灌注。因此，在战伤性休克的早期，并不需要输入全血，相反地，输入全血反而不利。对于中、重度失血性休克，当血红蛋白 <5 g，血细胞比容 <25% 时，如果一直单纯输入晶体溶液或者胶体溶液，虽然扩充了血容量，但是血液过度稀释，携氧能力下降，组织缺氧将更为严重;如果不给予输血，大多数伤员预后不良。此时，应该输入全血，以恢复血液成分的常态，改善心功能。

我军在中越边境自卫反击战中，在团救护所，就对少数严重战伤性休克伤员输注全血，但是，由于地域受限，前送血液困难，输血率较低。在师救护所，输血率有所增加。到一线医院以后，有充足的血液供应，可以根据需要输全血或者输成分血。输血方式以静脉输入为主，方法简单，操作方便。但是，也有个别伤员心搏停止后，立即采取桡动脉加压注射，输全血而得救。对一线医疗救护所 48 例中、重度战伤性休克伤员的统计表明，血红蛋白最低者仅有 2 g，平均为 5.5 g;血细胞比容最低者为 8%，平均为 21.8%。显然，如果没有足够的全血及时输入，其中部分重度休克伤员是难以挽救的，即使勉强度过休克期，早期手术救治也是非常危险的。因此，充足、及时的全血供应是降低战伤性休克死亡率的重要因素。

5. 抗休克药物

(1)心血管药物:在紧急抗休克时，不轻率地使用心血管药物，而是要紧紧抓住迅速扩容、改善微循环血流灌注这一主要矛盾。但是，在充分扩容后，如果血压仍然不能回升或者不稳定时，可以适当选用心血管药物予以支持。多巴胺的使用最为广泛，低剂量有较强的增加肾血流量的作用，常用剂量为 10 ~ 20 μg/(kg·min)。多巴酚丁胺有正性肌力作用，可以增加心输出量，纠正和维持体循环的血流灌注和组织氧供，使用剂量 2 ~ 20 μg/(kg·min)。对多巴胺无反应的休克伤员或者高动力型休克伤员，可以适当应用血管收缩剂，常用去甲肾上腺素，使用剂量 1 ~ 3 μg/(kg·min)，能够有效地升高血压，而又不影响肾和其他器官的血流灌注。伤情一旦稳定后，应该及时减量和停药。

大多数战伤性休克伤员受伤后，饥饿、疲劳、寒冷交加。在使用大容量平衡盐溶液扩容时，可以早期静脉给予 50% 葡萄糖溶液 50 ~ 100 ml，加入少量强心药物。这样，除了可以提供心脏、脑的能量供应，加强心肌收缩力外，还可以预防心功能减弱和心力衰竭、肺水肿的发生。但是，不能多用，以防细胞内更加脱水。

(2)碱性药物:战伤性休克时，由于微循环血流灌注不足，造成伤员代谢性酸中毒。储存全血几乎都是酸性的，快速输血可能会加重酸中毒。因此，需要应用碱性药物，纠正酸中毒。对于中、重度战伤性休克伤员，在抗休克时，静脉给予 5% 碳酸氢钠溶液 250 ~ 500 ml，有利于早期纠正休克。

（3）利尿剂:在大量快速输入平衡盐溶液、充分补充血容量后,如果休克伤员少尿或者无尿,可以使用呋塞米等利尿剂,促进尿液排出,同时也可以观察肾功能变化。但是,在使用利尿剂后,要注意维持血容量和水、电解质平衡。

（4）激素:对于战伤性休克伤员,在使用足量抗生素的前提下,可以适当使用地塞米松或者氢化可的松等激素类药物。实践证明,这类药物能够加强心肌收缩力,降低外周血管阻力,增强机体的应激能力,保护细胞功能。但是,一般用量不宜太大,次数也不宜过多。一旦休克已经纠正,就及时停用。

四、早期治疗和防治休克并发症

早期治疗是在紧急救治基础上的补充,包括紧急手术后的治疗和护理,观察和监护伤情变化,及时处理危及生命的伤情,防治并发症。防治休克并发症是早期治疗的重要内容。早期治疗在一线医院实施,防治休克并发症则根据伤情在一、二线医院实施。

（一）急性肾衰竭

1. 发生情况　急性肾衰竭(acute renal failure, ARF)是战伤后常见而且严重的并发症,死亡率极高。美军在第二次世界大战和朝鲜战争期间,战伤性急性肾衰竭的发生率大约为0.5%,死亡率为70%~90%。1979年,我军在中越边境自卫反击战中,急性肾衰竭占全部战伤的0.25%;有报道,四肢严重战伤并发急性肾衰竭高达71.4%;死亡率在80%以上。

四肢严重战伤,例如,小腿或者前臂的严重枪弹伤、爆炸伤和爆震伤等,均可以引起肢体严重肿胀,张力增大,致使筋膜鞘包裹的肌肉受压,产生水肿和循环障碍,导致肌肉坏死。如果连续较长时间绑扎止血带,也可以引起肢体肌肉缺血、坏死。其最严重的并发症就是急性肾衰竭。伤员在受伤后的几小时到几天的时间内,伤情逐步加重,尿量减少,尿变成酸性,并且有肌红蛋白的颜色。如果治疗不及时或者治疗不当,3 d以内就可以死亡。

2. 发病机制

（1）肾小球滤过率下降:战伤性休克时,有效血容量减少,肾动脉收缩,引起肾血流量降低。肾血流重新分布,大部分血液由弓状动脉经直小动脉至髓质毛细血管网,而不流经皮质,皮质血流可以减少50%~60%,引起皮质坏死。纤维蛋白代谢亢进,纤维蛋白降解产物增多,加上血小板的凝集,导致肾小球血管内血液凝固,发生肾皮质缺血缺氧。肾素-血管紧张素系统活性增加,肾内前列腺素的合成或者释放减少,均可以收缩肾小球小动脉。肾皮质缺血,肾小球滤过率减少,尿的生成减少或者停止。肾小球细胞缺血缺氧,能量代谢障碍,Na^+和水进入细胞内,内皮细胞肿胀,引起肾小球滤过率下降。有效毛细血管表面积或者肾小球基底膜水的通透性改变,均可以引起肾小球超滤系数降低。肾小球除滤过降低外,毛细血管和鲍曼囊的渗透增加,原来不能通过的蛋白质部分进入滤过液。

（2）肾小管功能改变:肾供血不足,肾氧需求和氧消耗之间平衡失调,导致肾小管上皮细胞坏死。由于肾小管的血液供应主要来自肾小球的出球小动脉,因此,肾血流量降低时,肾小管所受的影响比肾小球重。肾小管上皮发生从变性、坏死到细胞破裂的变化。所以,急性肾衰竭的主要病变表现为肾小管坏死。肾小管上皮在功能上失去选择性重吸收的能力和屏障作用,肾小管内的滤过液逆行扩散到间质内,引起间质水肿、炎症。肾间质压力的增高,又进一步降低肾小球的滤过功能。

（3）肌红蛋白和血红蛋白释放:由于广泛的肌肉损伤,大量的横纹肌溶解,释放肌红蛋白,进入血液循环。休克、创伤、严重感染造成血液红细胞破坏和溶血,产生大量血红蛋白。肌红蛋白、血红蛋白代谢产生高铁血红素或者羟化高铁血红素,这两者既不携带氧气,又有肾毒性,能够收缩肾血管,造成肾血管长时间痉挛,肾更加缺血,使尿量减少。同时,肌红蛋白、血红蛋白经肾小球进入滤过液,由于肾小球的渗透性增加,可以达到比较高的浓度。滤过液流入肾小管时,浓度逐渐增高,并且变成酸性尿液。肌红蛋白、血红蛋白在酸性尿液中结晶、沉淀,形成肾小管内管型,造成阻塞性少尿。肾小管内压增加,增加尿液的逆行扩散,也使肾小球滤过减少。原中国人民解放军第303医院的资料表明,在中越边境自卫反击战中受伤并发生急性肾衰竭的30例伤员,四肢爆炸伤居多,17例有肌红蛋白尿和血红蛋白尿,占伤员数的56.6%。

3.防治

(1)积极治疗原发伤:防治急性肾衰竭的关键在于控制起始因素,使之发生逆转,因此,积极治疗原发伤是至关重要的。对战伤性休克伤员快速扩充血容量,改善组织血流灌注,保证肾血流量。快速、彻底清创,对肢体已经坏死、特别是有气性坏疽的伤员,应该尽早截肢,避免毒素和肌红蛋白吸收。积极防治感染,做好阶梯治疗,及时后送。

(2)合理用药:在抗休克治疗过程中,正确使用血管活性药物,尽量避免使用能够引起肾血管收缩的升压药。静脉输注甘露醇、呋塞米和利尿酸(依他尼酸),维持伤员的尿量。一般先用呋塞米,如果无反应,则加用甘露醇。适当输入碱性药物,例如,5%碳酸氢钠溶液,碱化尿液,促使肌红蛋白、血红蛋白等由肾排出。根据药敏试验使用抗生素,控制感染和脓毒血症;避免使用氨基糖苷类抗生素,以免损害肾功能。使用高渗葡萄糖溶液加胰岛素,降低高血钾。

(3)透析疗法:透析疗法可以清除尿素、肌酐等代谢产物和肌红蛋白、炎症介质等有害物质,降低高血钾,维持水、电解质和酸碱平衡;还能够控制高分解代谢,提高机体抗感染能力,保持正常凝血机制,稳定内环境。透析疗法可以采用腹膜透析,也可以采用血液透析。腹膜透析方法简便,适用于无腹部战伤的休克伤员。透析疗法能够大大降低死亡率,战伤性急性肾衰竭经透析疗法治疗后,其死亡率由95%降至50%~75%。

(4)营养支持:严重战伤性休克伤员必须加强营养,纠正机体的生理代谢紊乱。给予高热量饮食,补充各种维生素,维持伤员的额外需要和透析疗法中的丢失。静脉输入氨基酸混合液、新鲜血液、血浆和人血白蛋白等;肌内注射人血球蛋白、转移因子等;提高伤员的免疫力和抵抗力。在透析治疗过程中,不宜过分限制伤员摄入水分和蛋白质。足够的营养可以改善负氮平衡,促进伤口愈合。

(二)急性呼吸窘迫综合征

1.发生情况 急性呼吸窘迫综合征(acute respiratory distress syndrome,ARDS)是继发于严重创伤、休克、大手术、感染和救治过程中的急性、进行性、缺氧性呼吸衰竭,以非心源性肺水肿和顽固低氧血症为特征。其死亡率为35%~85%,是战伤和战伤性休克最严重的并发症和晚期死亡原因之一。美军在越南战争中,急性呼吸窘迫综合征是主要死亡原因,死亡率超过70%。原成都军区昆明总医院报道,在中越边境自卫反击战中,战伤伤员在前线经抗休克治疗和初期外科处理,送后方再次手术,低氧血症发生率达42%。

战伤性休克伤员经过前线抗休克和初期外科处理后,在继续救治过程中,突然出现呼吸频速、困难,心率增快,唇指发绀,烦躁不安。以上症状进行性加重,呼吸可以达35次/min,以鼻管或者口罩吸入高浓度氧气,仍然不能改善。随着伤情急剧发展,双肺均可以闻及弥漫性湿啰音。肺部X射线片,早期肺血管纹理增多,双肺出现斑点状或者片状阴影。血气分析显示严重低氧血症。血小板计数低。急性呼吸窘迫综合征在战伤后1~2d即可出现。

2.发病机制 美军经过第二次世界大战和朝鲜战争后,逐渐认识到,对于战伤性休克伤员,不仅要补充血管内液体,也要补充细胞外液体。因此,在越南战争中,将等渗晶体溶液作为休克复苏的初始溶液,代替血液和胶体溶液,大容量输注。其直接后果是,战伤性休克后,急性肾衰竭发生率开始下降,而急性呼吸窘迫综合征成为主要死亡原因。由此可见,急性呼吸窘迫综合征的发生与大容量输注晶体溶液有密切关系。以后的研究也进一步证实,快速、大量输注晶体溶液是造成急性呼吸窘迫综合征的重要原因。我军在中越边境自卫反击战中的经验表明,对于四肢战伤性休克伤员,在救治过程中,过速、过量地输注平衡盐溶液是诱发急性呼吸窘迫综合征的常见原因。大容量输注晶体溶液,引起血管内液体超负荷,大量血浆和蛋白质外渗,进入肺泡和肺组织间质,导致肺水肿。胸部战伤和肺挫伤,直接影响肺功能,加重低氧血症。

急性呼吸窘迫综合征的病理生理改变以肺顺应性降低、肺内分流增加和通气/血流比例失衡为主。其主要病理特征是以中性粒细胞为主介导的肺毛细血管通透性增加,肺泡渗出液中富含蛋白质,形成透明膜,并且伴有肺间质纤维化。战伤性休克后,血液循环中和肺自身释放的各种炎症介质,例如,激肽、补体蛋白和前列腺素等,都可以增加肺毛细血管通透性。大量输血后,血凝块引起肺毛细血管微栓塞,逐渐加重肺换气功能障碍,在 1～2 d 内就可以损害肺气体交换。

肺血管脂肪栓塞也是引起急性呼吸窘迫综合征的重要原因之一。四肢骨受伤后,骨髓中的游离脂肪滴进入血液循环,堵塞肺毛细血管和细小动脉。血管内的脂肪分解成脂肪酸,其刺激作用引起肺损害,使肺循环分流量增大,导致低氧血症;脂肪分解形成前列腺素衍生物,增加肺毛细血管通透性。战伤早期用髓内针做骨固定,能够增加骨髓中的游离脂肪滴溢出。

3. 防治

(1)积极治疗原发伤:应该在紧急救治的基础上,尽早对创面再次彻底清创、充分引流,可以用过氧化氢或者杆菌肽滴注、冲洗伤口深部,防治感染。对于脊柱脊髓伤、脑脊液漏,可以进行肌瓣修补,引流伤口,并且用抗生素液滴注,预防感染。在休克复苏和手术过程中,控制输注平衡盐溶液的速度和输入量。密切关注伤员的呼吸、心率、意识和动脉血气变化,及时处理。

(2)保持呼吸道通畅,加压通气:保持呼吸道通畅和湿化,定时超声雾化吸入,促进黏稠痰液咳出。积极供氧,预防肺不张。伤员一旦出现急性呼吸窘迫综合征的先兆症状,即应采取正压呼吸。在决定加压人工呼吸后,应该及早做气管切开,用带气囊的导管做气管插管,管端连接于同步人工呼吸机,进行呼气末正压通气,迅速提高氧分压。呼气末正压通气的压力维持在 5～8 cmH_2O,动脉血氧分压至少达到 60 mmHg。在持续应用呼气末正压通气时,注意防止并发张力性气胸。

(3)输血:输注新鲜血、血浆和白蛋白,扩充血容量,提高血液胶体渗透压,改善携氧能力。血液胶体渗透压增加,有利于消除肺间质和肺泡水肿。大量输血时,尽量采用新鲜血,并用微孔过滤器过滤。新鲜血液中加入过氧化氢,形成新鲜氧合血。输入新鲜氧合血后,经过氧化氢酶催化、释放出大量新生态氧,迅速向血浆和细胞扩散,一部分与血红蛋白结合,一部分溶解在血浆内,增加氧含量和氧的弥散,能够迅速提高氧分压。

(4)药物治疗:静脉滴注地塞米松或者氢化可的松,对肺泡上皮细胞和毛细血管内皮细胞有保护作用,能够降低肺泡和肺毛细血管通透性,缓解支气管痉挛。使用利尿酸、呋塞米等利尿剂,既能够排出体内过多的水分,减轻肺水肿,又能够使小气道迅速开放,减少生理性分流,增加动脉血氧分压。血管扩张药如 α 受体阻滞剂,可以扩张肺血管、减少肺小静脉痉挛,降低肺静脉内压力,减轻肺水肿,改善微循环和呼吸功能。应用山莨菪碱和东莨菪碱,有缓解血管痉挛、改善血液微循环的作用。在心率加快时,适量给予洋地黄类强心药,可以保护和支持心功能,应用毛花苷 C 效果良好。应用抗凝剂,例如,双嘧达莫(潘生丁)、低分子右旋糖酐和肝素联合治疗,有协同作用。合理有效地应用抗生素,控制感染。

(三)弥散性血管内凝血

1. 发生情况　弥散性血管内凝血(disseminated intravascular coagulation,DIC)是以全身凝血因子广泛激活和微血栓形成为特点的临床综合征,既可以表现为单纯的出凝血指标异常,也可以表现为严重出血、血栓形成和多器官功能衰竭。战伤性休克后,创伤、手术、脂肪栓塞、输入异型血或者污染血液、感染等诱因,均可以诱发弥散性血管内凝血。大量输注平衡盐溶液,可以引起稀释性凝血功能障碍。失血、低体温和酸中毒等因素,均可以引起凝血因子的消耗和功能障碍。大量输入库存血,例如,24 h 内输入库存血 8 个单位(1 个单位血为 450 ml)以上,就有可能出现凝血功能障碍。大约有 25% 的严重创伤伤员,会出现凝血功能紊乱。如果伤员在手术后,出现难以用伤情解释的休克或者低血压,出血倾向或者多部位出血,重要脏器的栓塞症状,实验室检查结果在凝血酶原时间、血小板计数、纤维蛋白原定量、试管法凝血时间和3P试验等 5 项凝血试验中,有 3 项异常者即可确诊为弥散性血管内凝血。

2. 发病机制　人体内的组织和器官,例如,血管内皮细胞、白细胞、肺、脑组织等广泛存在组织因子,即凝血因子Ⅲ。当战伤和战伤性休克致组织、血管损伤和白细胞激活后,大量组织因子释放入血,通过激活Ⅶ因子,启动外源性凝血途径,引起血管内凝血。战伤引起内皮细胞损伤,细菌感染和细菌内毒素均可以损伤血管内皮,激活内源性凝血系统,导致血管内凝血。红细胞和血小板损伤,释放加速凝血的磷脂。磷脂是外源性和内源性凝血系统所必需的一种成分,通过一系列的触发作用,促使凝血酶释放,进入血液循环,导致血液凝固。由于广泛性的纤维蛋白沉积和血小板凝集,引起微循环内的微血栓形成,致使循环系统和各脏器发生功能障碍。

血管内凝血后,继发性纤溶系统活性增强。大量纤溶酶原激活物释放是导致纤溶活性增加的主要机制。血管内皮细胞受损,释放纤溶酶原激活物,激活原纤维蛋白溶酶,转变为纤维蛋白溶酶,后者溶解纤维蛋白。休克引起肝功能障碍,凝血因子合成不足,纤溶酶原激活物抑制物-1合成减少;肝对纤溶酶原激活物的灭活和清除减少。因此,纤溶系统功能增强,纤维蛋白溶解。同时,由于血液中的血小板和凝血因子的大量消耗,产生凝血功能障碍。纤溶系统的原发抑制减少和继发激活,最终结果导致机体广泛性出血。

3. 防治

(1)积极治疗原发伤:积极处理战伤,及时而正确地手术治疗。防治休克,改善微循环和组织氧供。维持水、电解质和酸碱平衡。早期使用抗生素,预防和控制感染。营养支持,保护心、肺、肾和肝等重要脏器功能。

(2)抗凝治疗:肝素是主要的抗凝药物,通过激活抗凝血酶发挥抗凝作用。肝素能够抑制血浆中凝血活酶的形成,抑制凝血活酶和凝血酶的活性,阻止纤维蛋白原转化为纤维蛋白。早期应用可以防止纤维蛋白形成和凝血因子的消耗。但是,肝素不能溶化已经形成的血栓。酸中毒时,肝素活性下降。在弥散性血管内凝血的失代偿期,使用肝素会增加出血的机会。因此,使用肝素要根据具体情况,遵循个体化原则。联合应用肝素、双嘧达莫和低分子右旋糖酐,可以作用于凝血功能障碍的不同环节,产生协同作用,不仅能够提高疗效,而且可以减少肝素用量、增加其安全性。

(3)补充凝血因子:战伤性休克并发弥散性血管内凝血的伤员,大多数伴有失血性贫血和低蛋白血症。在抗凝治疗的基础上,多次输入新鲜全血和血浆,补充凝血因子,可以起到止血、纠正贫血和低蛋白血症的作用,从而提高疗效。替代性地补充凝血因子,主要包括新鲜冰冻血浆、冷沉淀物和血小板。新鲜冰冻血浆为首选,既可以补充血容量,也可以补充凝血因子。冷沉淀物比血浆多含10倍的纤维蛋白原,用于严重的低纤维蛋白原血症。血小板用于血小板减少的伤员。

(4)抗纤溶治疗:由于在弥散性血管内凝血的病理过程中,大多数阶段都存在纤溶活性降低,因此,一般不使用抗纤溶药。只有对于继发性纤溶亢进明显的伤员,才给予抗纤溶药。常用的抗纤溶药有6-氨基己酸、抗血纤溶芳酸、氨甲环酸和抑肽酶。使用抗纤溶药时,要同时给予小剂量肝素,以防止弥散性血管内凝血继续发展。

(四)多器官功能障碍综合征

1. 发生情况 多器官功能障碍综合征(multiple organ dysfunction syndrome,MODS)是指机体在创伤、休克、大手术、炎症、感染等原发病发生24 h后,同时或者序贯性地发生两个或者两个以上器官或者系统功能不全的一种临床综合征,继续发展可以导致多器官功能衰竭。多器官功能障碍综合征和多器官功能衰竭是战伤性休克最严重的并发症,死亡率极高,达80%以上。

许多治疗措施或者技术上的错误,都会加剧多器官功能障碍综合征和多器官功能衰竭的发生。例如,心肺复苏、输液量过多、多次输血、各种手术操作、水和电解质平衡失调、酸中毒以及血管活性药物、抗生素选用不当等。除了战伤和战伤性休克外,感染是导致多器官功能障碍综合征和多器官功能衰竭的重要因素。战伤性休克增加伤员的外源性和内源性感染的易感性。原中国人民解放军303医院对脑部战伤并发多器官功能衰竭死亡的分析结果表明,伤员在休克的基础上,均有不同程度的感染,培养出致病菌占70%,脓毒血症占30%。

2. 发病机制 战伤性休克的多器官功能障碍综合征和多器官功能衰竭可以分为单相型和双相型两种类型。单相型大多发生在创伤后12~36 h内,首先为急性呼吸窘迫综合征,随后相继出现肾功能衰竭、弥散性血管内凝血和肝功能衰竭等。这类多器官功能衰竭大多是由创伤、休克等因素直接引起的,与脓毒血症关系不大。双相型的特点是,创伤后早期先出现急性呼吸窘迫综合征,也可能发生肾功能衰竭、弥散性血管内凝血;好转后,于第一周末再次发生肾功能衰竭、弥散性血管内凝血和肝功能衰竭等;大多是由感染引起的脓毒血症所致。这种双相型迟发性多器官功能衰竭经历了从多器官功能障碍综合征,最终发展到多器官功能衰竭的全过程。

全身性炎症反应是多器官功能障碍综合征的发病学基础和形成的根本原因。参与多器官功能障碍综合征的细胞因子主要来源于单核巨噬细胞、T淋巴细胞、B淋巴细胞、中性粒细胞等,形成细胞因子网络,并且相互作用,产生细胞因子级联效应。细胞因子和炎症介质构成复杂的、相互叠加、相互作用的网络系统,产生连锁反应,即全身炎症反应综合征(systemic inflammatory response syndrome,SIRS)。机体对致炎因素的反应和表达,促炎因子所致的强烈炎症反应,导致多器官功能障碍综合征,其终末阶段即为多器官功能衰竭。在全身性炎症反应的后期,还会因为抗炎机制而发生代偿性抗炎反应综合征(compensatory anti-inflammatory response syndrome,CARS),以及促炎和抗炎反应均处于亢进状态的混合性拮抗反应综合征(mixed antagonist response syndrome,MARS;也称失代偿性炎症反应综合征)。前者引起免疫抑制或者免疫麻痹,增加机体对感染的易感性;后者造成更为严重的免疫功能紊乱。

3. 防治

(1)积极治疗原发伤:早期处理原发创伤组织和器官,控制内、外出血,对骨折进行有效的固定,防止伤情进一步发展。维持呼吸道通畅,对连枷胸做肋骨牵引,对血气胸做闭式引流。对颅脑损伤、颅内高压,及时脱水、利尿。补充血容量,积极抗休克治疗,恢复伤员的血压、脉搏、外周血流灌注和尿量。根据血红蛋白含量和血细胞比容,输血治疗。尽量输新鲜血,并应用过滤装置,以滤除凝集的血小板和微栓子。及时补充5%碳酸氢钠溶液,使动脉血pH值保持在7.4左右。在液体复苏的同时,给予抗氧化剂,常用的有维生素C、还原型谷胱甘肽(glutathione,GSH)。

(2)维持器官功能:对于多器官功能障碍综合征和多器官功能衰竭,迄今为止,仍然无特效治疗手段。正确的治疗是对已经发生或者即将要发生衰竭的器官功能给予支持。注意某一器官功能不全的征象,通常首发的是肺功能衰竭,继而连锁反应累及其他器官,最终导致多器官功能衰竭。所以,尤其要重视肺功能不全的表现,给氧,辅助呼吸支持。在低氧血症不能纠正时,采用呼气末正压通气支持。根据需要使用血液透析、人工肝,选用合适的心血管药物。

(3)控制感染:对于双相型迟发性多器官功能衰竭,在维持器官功能的同时,主要是控制感染。在抗休克的同时,妥善处理脏器损伤和伤口,引流脓液和清除无活力的组织,阻止炎症反应。及时、有针对性地使用抗生素,尽量避免使用对肝肾有损害的药物。根据细菌培养和药敏试验,调整抗生素。注意保持肠腔内正常的菌群生态学平衡,防止细菌移位引起肠源性感染。

(4)营养和代谢支持:供应足够的营养物质,尽可能经口腔和胃肠道进食,促进胃肠道恢复血供,保护胃肠黏膜屏障功能,降低代谢亢进程度。补充肠黏膜上皮细胞滋生的营养物质谷氨酰胺,有助于纠正肠道内菌群紊乱。只有在胃肠营养无法进行时,才采用静脉内营养。除了给予葡萄糖外,还需要补充脂肪乳、氨基酸、维生素和微量元素等。代谢支持着重支持器官的结构和功能。控制葡萄糖的摄入,减少葡萄糖的负荷,增加脂肪、氨基酸和蛋白质的供应,主要由脂肪提供热卡。

(5)介质疗法:抗炎和免疫调理治疗是治疗多器官功能衰竭的方法之一。抗脂多糖抗体能够阻断内毒素的作用。使用重组人抗TNF抗体,可以抑制或者阻断炎症介质的作用。应用蛋白酶或者黄嘌呤氧化酶生成剂,可以阻止中性粒细胞与内皮细胞发生相互作用。CD11/18作用于中性粒细胞,抗ELAM-1或者抗ICAM-1抗体作用于内皮细胞,可以防止中性粒细胞黏附于血管内皮。钙通道阻滞剂和非类固醇抗炎药物能够抑制还原型辅酶Ⅱ氧化酶活性,减弱中性粒细胞的损伤效应。别嘌呤醇能够阻断自由基生成。超氧化物歧化酶和过氧化物酶能够清除自由基。

五、专科治疗和康复治疗

专科治疗主要在二线医院,对伤员实施确定性的专科手术,术后伤员有条件留治观察,可以提高疗效和减少后送途中的死亡。后方医院则采取手术、药物、护理、理疗等综合性的治疗方法。加强营养,改善伤员伙食,加强基础护理,对伤员进行康复治疗。采用紫外线、超短波、电磁疗法、药物离子导入等多种理疗,降低伤口感染率,提高治愈率,缩短疗程。通过物理康复,促进运动功能的恢复。进行心理康复和心理治疗,加强对伤员认知、情绪、记忆等功能的恢复,促使伤员早日融入社会和重返战斗岗位。

第五节 美军战伤性休克的分级救治

一、美军的医疗后送体系

美军在阿富汗战争和伊拉克战争中,医疗后送体系由五级医疗阶梯组成,每级阶梯救治衔接紧密,较以往更为快速。伤员后送体系涵盖了从火线抢救、专科治疗到伤后康复的全过程。

（一）一级阶梯

一级阶梯为自救互救和一线卫生员急救。美军单兵携带有简单、易用的抢救器械,能够在伤后即刻进行自救和互救。战斗救生员负责止血和静脉输液。卫生兵负责基本创伤生命支持,包括通气、封闭胸部伤口、止血、静脉输液、包扎和骨折固定。营救护所负责高级创伤生命支持,首次由军医或者医助救治,保持呼吸道通畅、通气,以及进行胸腔引流;评估伤员状态,确定优先后送顺序,将伤员送至二级医疗阶梯。

（二）二级阶梯

二级阶梯由卫生连和前线手术队组成。卫生连配备有急诊医师和护士,首次留治伤员,有药房、实验室和X射线检查,可以开展牙科治疗。前线手术队,由1名或者2名普外科医师、1名骨科医师和相关辅助人员组成,配备有2张手术台、8张ICU床位,能够实施挽救生命的紧急手术和四肢伤手术,伤员只留治8 h。

（三）三级阶梯

三级阶梯为战区医院,共有6张手术台、248张床位,配备有神经外科医师、战伤处理医师和骨科医师,并且首次有战伤管理ICU的专家参与,有检验科、放射科等辅助科室的支持。战区医院设在战区后方,能够在24~48 h内展开,是在伊拉克战区内最高级别的医疗机构。战区医院具备各外科专科手术能力,能够开展确定性外科治疗,提供复苏、手术和术后医疗护理服务,可以对伤员做进一步治疗。但是,如果估计伤员需要住院3 d以上,则送后方医院。

（四）四级阶梯

四级阶梯主要是德国的兰德斯图尔医学中心,为美军的海外基地医院,能够对复杂的伤情进行综合治疗,开展确定性治疗和专科治疗,以及恢复治疗。当伤员伤情稳定后,由美军空军重症医疗运输队将伤员从战区医院后送到该医学中心。重症医疗运输队由内科医师、护士和呼吸管理人员组成。伤员留治期限为30 d。

（五）五级阶梯

五级阶梯为美国本土的军队治疗中心和医院。需要长期治疗和恢复的伤员最终被送回美国本土,接受后续和康复治疗。严重伤员从战场受伤到后送至美国本土的时间,平均大约为4 d。

二、前沿外科手术队

美军前沿外科手术队(forward surgical team,FST)于海湾战争后成立,取代陆军移动外科医院,并被成功地应用于阿富汗战争和伊拉克战争的前线救治,有效地降低了阵亡率和伤死率,极大地提升了战伤时效救治能力。FST作为现行救治阶梯的补充,弥补了救治批量伤员时、一线手术力量的不足。

(一)人员组成

FST通常由20~30名不同专业的医疗人员组成。美军标准20人的FST包括:3名普通外科医师和1名骨科医师(其中1人兼任队长),2名注册麻醉护士,3名注册护士(急诊室、手术室、ICU病房各1名),1名卫勤管理人员,3名手术技师,3名执业护士,4名医护兵;按职责不同,分属于指挥组、高级创伤生命支持组、外科手术组、术后重症监护组。

(二)职能任务

FST的主要职责是支援Ⅱ级救治阶梯,以"时效救治"为目的,以"损害控制"为原则。其具体任务包括检伤分类、早期复苏、初期手术和术后监护。FST没有辅诊设备,手术限于2 h内,留治不超过6 h。FST只对需要立即手术才能挽救生命或者平稳后送的伤员进行手术,通常只限于紧急救命手术和损害控制性手术,而非确定性手术,稳定伤情后快速后送到战区医院。

三、战术战伤救治

战术战伤救治(tactical combat casualty care,TCCC)的概念最早于1996年由美国海军特种作战部队提出,在阿富汗战争和伊拉克战争中,成为美军在战术环境中实施伤员救治的规则。战术战伤救治的应用,使美军达到了有史以来的最低伤亡率。

(一)战术战伤救治指南

《战术战伤救治指南》的内容包括:①战术环境中分阶段救治,将战术战伤救治分为3个阶段,即火线救治、战术战场救治和战术后送救治;②在火线救治阶段,伤员和卫生员的重点是赢得和保持战术优势,对危及生命的肢体出血,推荐应用止血带止血,对不适用止血带的外部危及生命出血,推荐应用止血纱布控制出血,以及应用战备夹钳控制交界部位出血;③颌面部创伤伤员要保持坐位,尽量前倾,以便血液从口咽引流,并清理气道,如果不能保持坐位或者身体前倾,应考虑气道切开;④应用克氏针行胸廓造口术,预防张力性气胸发生;⑤应用人造血浆进行低血压复苏;⑥创伤性颅脑损伤伤员快速应用液体复苏和给氧,以防低血压和缺氧;⑦静脉输注吗啡和经口给予芬太尼枸橼酸盐黏膜剂,快速有效地实施战场镇痛;⑧应用改进的技术,防止伤员热量丢失、体温过低和凝血病的发生;⑨应用氟喹诺酮类、厄他培南或者头孢替坦作为战场用抗生素,减少伤口感染的发生;⑩在战术后送阶段,对休克伤员按1∶1的比例,给予血浆和压缩红细胞;⑪在战术后送阶段,将氧气给予最有可能获益的伤员;⑫应用氨甲环酸止血,减少出血导致的可以挽救的死亡发生。

(二)战术战伤阶段救治

战术战伤阶段救治指的是Ⅰ级救治阶梯中对伤员的救治,包括火线救治、战术战场救治和战术后送救治。3个阶段的划分,使救治任务更加明确,救治效率大大提高。

1. **火线救治** 火线救治是在敌对交火环境中,士兵开展的自救和互救,以及卫生员在伤员受伤地点提供的紧急救治,仅限于使用士兵或者卫生员急救包内的装备。伤员应该尽快战术转移到距离最近的掩体中,以免再次受伤。

2. **战术战场救治** 战术战场救治是在非恶劣交火环境中进行的救治,由卫生员提供救治,也仅限于使用士兵或者卫生员急救包内的装备。卫生员有更多的时间处理伤情,对有望归队参战的伤员进行快速伤口处理。救治装备、救治条件和救治技术较火线救治相对改善,可以提供基础生命支持,为下一阶段的救治创造条件。

3. **战术后送救治** 战术后送是将伤员从复杂危险的战术环境即受伤地点后送到能够提供高级医疗救治的安全地点这一过程,该阶段是伤员在战场上首次接受专业医务人员的救治。一些高级生命支持设备和技术可以配置并在转运飞机、轮船、汽车中使用，能够对伤员进行监护，保持战场和后方整个战伤救治过程的连续性，从而获得最佳的救治效果。

（1）战术后送包括医疗后送和伤员后送。医疗后送飞机通常有红十字标识，配有专业的医务人员，可以提供途中救治，属于非战斗后送平台。伤员后送飞机没有红十字标识，没有途中救治能力，属于战斗后送平台，由快速反应部队提供火力支援，适合从恶劣的战术环境中后送伤员。

（2）战术后送伤员分为4类：①紧急外科手术伤员，在2 h内需要进行救生、截肢或者视力损伤治疗的伤员；②优先后送伤员，在4 h内经过救治、可以存活的伤员；③普通伤员，在24 h内经过救治、可以存活的伤员；④轻伤伤员，在受伤地点接受伤口处理并且不影响继续作战的伤员。美军规定，必须在伤员伤后15 min内，决定是否后送。

（3）战术后送原则：①优先后送休克伤员；②胸部贯通伤伤员，如果不能通过穿刺减压、减轻呼吸窘迫，应该立即后送；③面部钝器伤或者贯通伤伴气道障碍的伤员，应该尽快建立气道、后送；④头部钝器伤或者贯通伤伴颅骨贯通伤和有意识的伤员，应该立即后送；⑤头部钝器伤或者贯通伤伴大面积脑损伤和意识丧失的伤员，可能无论后送与否，都不能存活；⑥胸部或者腹部贯通伤伤员，伤后15 min评估没有休克的，可能会由于慢性体内损伤出血而发生休克；⑦软组织损伤，如果没有伴出血或者气道损伤，不会致命；⑧肢体出血，应用止血带或者止血敷料止血，如果应用止血带超过4 h后，截肢的概率就会增加。

（三）损害控制性复苏

损害控制性复苏（damage control resuscitation，DCR）是指采取积极的救治失血性休克伤员的损害控制性复苏策略。该策略强调通过初步使用血液制品和药物，来阻止低体温、酸中毒和凝血功能障碍致死性三联征的病理变化，并最终达到延长伤员生存时限的目标。自2007年1月起，美军开始在陆军范围内应用，以提高重伤伤员的复苏效果，降低或者预防有害后遗症。

1. 损害控制性复苏指征　正确识别需要实施损害控制性复苏的伤员，既节约战伤救治资源，又可以提高伤员的生存率。需要进行损害控制性复苏伤员的指征包括：躯干贯通伤，近端创伤性截肢，不容易控制的躯干、腋窝等部位的大出血，广泛性软组织伤，失血性休克等；伤员收缩压<80 mmHg，心率>105次/min，血红蛋白<110 g/L，血细胞比容<32%，pH值<7.25。

2. 止血复苏　战术战伤救治有一系列院前急救技术，例如，使用止血带和给予氨甲环酸等，快速控制大出血。必要时，在Ⅱ级救治机构内实施手术，控制致命性大出血。作为初始复苏液体，尽量减少晶体溶液和胶体溶液的使用，尽早使用血浆、新鲜的红细胞和血小板等血液制品，降低新鲜冰冻血浆和红细胞的输注比例。将解冻血浆和压缩红细胞按照1:1的比例输注给伤员。从手术室到ICU病房，对于需要大量输血的伤员，按照1:1:1的比例输注红细胞、血浆和血小板。

3. 可允许性低血压复苏　美军将可允许性低血压复苏列为院前救治策略，不再推荐通过液体复苏、迅速恢复正常血压。输液量以满足重要器官血流灌注为宜，减少或者避免稀释凝血因子和血红蛋白，防止血凝块被破坏和再次出血。复苏10 min后，如果血压、脉搏和意识状态等指标无明显好转，则需要补充更多的血液制品并重复复苏。维持目标收缩压在80~90 mmHg。

（四）液体复苏指南

基于损害控制性复苏的证据，美军认为，对于需要大量输液的重伤员，应用血液制品，可以提高救治效果。为此，美军战术战伤救治委员会修订了战伤失血性休克的液体复苏指南，推荐优先使用血液制品，而不是晶体类或者胶体类溶液。

2014年修订的战术战伤救治对战伤失血性休克液体复苏指南包括：①可供战伤失血性休克复苏的液体，按照优先次序，分别是全血，血浆、红细胞、血小板按照1:1:1的比例混合，血浆、红细胞按照1:1的比例混合，血浆、红细胞，Hextend，晶体溶液（乳酸林格液或者血浆-Lyte A）。②采用全血复苏，如果没有全血，采用血浆、红细胞、血小板按照1:1:1的比例混合复苏；如果没有，则采用血浆、红细胞按照1:1的比例混合复苏；如果没有，则采用冻干血浆、液体血浆、溶解血浆或者红细胞复苏。③每输1个单位，就对伤员进行一次评估；一直复苏到桡动脉可以触及，或者意识状态改善,或者收缩压达到 80～90 mmHg。④如果伤员处于休克状态,而无血液制品可用,则首先用 Hextend 复苏;如果没有 Hextend,则用乳酸林格液或者血浆-Lyte A 复苏;静脉输注每 500 ml 液体后,就对伤员进行一次评估;一直复苏到桡动脉可以触及,或者意识状态改善,或者收缩压达到 80～90 mmHg;上述任何一个指标达到要求,就停止输液。如果怀疑是创伤性颅脑损伤引起意识改变的伤员,脉搏微弱或者不能触及,就一直复苏到恢复并且维持正常的桡动脉搏动。如果可以监测血压,就要维持目标收缩压不低于 90 mmHg。反复评估伤员,是否再次发生休克。如果再次发生休克,就重新检查体表止血措施,确保其有效性;重复液体复苏措施。

第六节　特殊环境战伤性休克的特点与救治

一、高原战伤性休克特点与救治

(一)高原战伤性休克特点

高原地区有其特殊的气候环境因素。空气稀薄,大气压低。氧分压低,海拔 4 000 m 的氧分压仅为海平面氧分压的 61%,缺氧。空气干燥,湿度只有平原的 1/10,水分蒸发快,容易导致机体脱水。气候寒冷,昼夜温差大,极端天气多并且变化快,紫外线辐射强。地形复杂,交通不便。这些特殊的气候环境因素使人体发生一系列病理生理改变,机体对创伤的应答就不完全与平原地区相同。高原战伤性休克与平原战伤性休克相比,有其自身的特点。

1. 伤情危重,死亡率高　高原缺氧,使机体对创伤和失血的耐受能力降低,人体受伤后容易发生休克,失血量仅 300～500 ml,伤员即可发生休克。失血使本已经存在的缺氧加重,极容易造成低氧血症,而低氧血症又进一步降低机体的应激能力和耐受力。因此,高原战伤性休克程度明显加重,发展迅速,死亡率高。我军在中印边境自卫反击战中,对 703 例伤员的分析结果表明,休克发生率为 12%,而在朝鲜战争中的休克发生率为 6%～7%;34 例伤员死亡原因中,70.6% 死于战伤失血性休克。而在中越边境自卫反击战中,我军死于战伤失血性休克的比例为 38.8%。

高原世居藏族人对缺氧有极强的耐受力,因而更能够耐受战伤性休克。在伤情和失血量相近的情况下,高原世居藏族人的休克程度较高原移居汉族人轻。其原因可能是由于高原世居藏族人先天性遗传,具有较高的肌红蛋白和酶系统活性。研究表明,高原世居藏族人体细胞内的线粒体数量和线粒体内嵴的数量明显多于高原移居汉族人,线粒体内酶系统的活性也明显高于高原移居汉族人,这可以解释高原世居藏族人能够耐受低氧环境和缺氧的原因。

2. 伤员自救率低,后送困难　高海拔地区,气压和氧分压低;气候寒冷,恶劣多变,严冬季节气温在零下 20～30 ℃;地形复杂,高山峻岭、密林峡谷。这些气候和环境因素,都容易加重伤情。我军在中印边境自卫反击战中,对 73 例伤员阵地抢救情况的统计表明,自救率仅占 9.6%,远远低于朝鲜战争期间 21.2% 的自救率。表明高原地区的阵地伤员,伤情严重,自救困难。

高原地形复杂,山高谷深,高差在 1 500～3 000 m 之间,坡度大多在 50°左右;每年 11 月至次年 5 月,大雪封山;春、夏季,经常发生山洪、泥石流和塌方等;山路崎岖,交通不便,有些地区不通公路,甚至无法通车。转运伤员困难,在 30～50 km 内转运伤员,需要耗时 2～3 d。确定性治疗医院远离前线,一般在 600～800 km 以外。有些地段,即使是用专车后送伤员,也需要 5～6 d 时间。我军在中印边境自卫反击战中,对 1 039 例伤员后送到达团救护所的时间统计结果表明,6 h 内到达者只占 45.2%;838 例伤员后送到达师救护所的时间,24 h 内到达者只占 18.7%,2～4 d 到达者占 63.5%。在一次战斗中,伤员从火线运送到公路边的转运站,大约 100 km 距离,人背后送 5～6 d,然后担架后送 2～3 d 才到达,早已失去了最佳的治疗时机。对 52 例伤员的统计表明,在 12 h 内得到初期外科处理者,仅占 9.6%。

高原自然、气候条件恶劣,缺氧,伤情严重,后送困难。这些因素使厌氧菌容易生长,战伤气性坏疽发生率高;细菌感染率高。我军在中印边境自卫反击战中,战伤气性坏疽发生率为3.5%;而在朝鲜战争期间,仅为0.4%。高原战伤早期,细菌学检查以金黄色葡萄球菌为主。四肢战伤合并粉碎性骨折,骨髓炎的发生率为13.6%。

3. 肺水肿和脑水肿的发生率高　高原缺氧,刺激抗利尿激素分泌,引起水钠潴留,肺和脑组织水分增加。创伤加重原有的低氧血症,刺激肺动脉收缩;失血使血容量减少,交感-肾上腺髓质系统强烈兴奋,儿茶酚胺分泌增多,肾素-血管紧张素-醛固酮系统分泌活跃;这些因素均可以引起肺动脉收缩,导致肺动脉高压,毛细血管静水压升高。创伤、失血,进一步加重缺氧所引起的肺和脑组织毛细血管通透性增加。大量失血,引起血浆胶体渗透压下降;大量输液后,血液稀释,血浆胶体渗透压进一步降低。因此,高原战伤性休克伤员对液体负荷的耐受性差,在大量、快速输液过程中,特别容易发生肺水肿和脑水肿等液体超负荷并发症。对海拔3 658 m的一组52例中、重度创伤性休克伤员的统计结果表明,其补液量还未达到失血量的3~4倍,而肺水肿和脑水肿的发生率却高达17.3%。

4. 容易发生右心衰竭　高原低氧环境和战伤性休克引起的肺动脉收缩和肺动脉高压,增加了右心后负荷;而在救治战伤性休克过程中,大量、快速输液又使中心静脉压升高,增加了右心前负荷;两者均导致右心负荷增加。同时,缺氧和休克引起心脏能量代谢障碍,能量产生不足,心脏泵功能下降,容易导致右心功能衰竭。

5. 多器官功能衰竭发生早　高原缺氧环境加速了战伤性休克后多器官功能衰竭的发生。一般情况下,单项速发型器官功能衰竭,在高原地区,可以在受伤后24 h内发生;而在低海拔地区,一般在伤后1周发生,最快在伤后36 h发生。肺水肿常常诱发呼吸衰竭,脑水肿可以诱发脑功能衰竭,多器官功能衰竭以循环功能衰竭-肺功能衰竭和循环功能衰竭-肺功能衰竭-脑功能衰竭较为多见。不能够对伤员实施及时救治,以及对休克救治不力,也容易引发多器官功能衰竭。

（二）高原战伤性休克救治

1. 及时火线急救、迅速后送　加强阵地抢救力量,迅速后送到确定性医疗机构,是高原战伤性休克抢救工作的重心。将医疗机构前伸,扩大救治范围,对伤员实施早期外科处理。及时彻底地施行清创术,清除异物,消灭无效腔。清创前使用生理盐水或者高锰酸钾溶液进行冲洗。对骨折伤员予以固定。除特殊部位外,所有战伤伤口不缝合,必要时予以广泛切开。术后严密观察局部和全身情况,及时处理伤口。注意保暖和复温。采用直升机后送伤员,降低海拔高度,改善伤员的生理状态。

2. 给氧　保持呼吸道通畅,必要时行气管插管或者气管切开,避免呼吸道阻塞,减少无效腔。给予纯氧,低流量、长时间地吸入,一般为2 L/min。可以采用面罩给氧。对于合并有严重胸部、脑部创伤的伤员,可以采取早期大流量间断或者正压给氧,4~6 L/min,迅速改善缺氧状态,然后改为中流量间断给氧,给氧时间一般持续5~10 d。对于严重伤员,以及并发肺水肿和脑水肿的伤员,需要给氧更长的时间;根据伤情,采用呼气末正压通气。纠正低氧血症,维持正常的血氧分压和血氧饱和度,保证组织氧供。

3. 液体复苏　液体复苏遵循个体化原则,输液速度先快后慢。一般地,急进高原战伤性休克伤员,早期可以耐受的晶体溶液量为失血量的1.0~1.5倍、维持血压所需的胶体溶液用量为失血量的1.0~1.5倍,晶胶比大约为1:1,总量不超过失血量的2.5倍。移居汉族伤员输入晶体溶液的量为失血量的1.5~2.0倍,维持血压所需的胶体溶液用量为失血量的0.75~1.00倍,晶胶比大约为2:1,总量不超过失血量的3倍。世居高原藏族伤员,按照平原地区标准快速液体复苏,输入晶体溶液为失血量的3~4倍,晶胶比大约为4:1。在输液过程中,动态监测血压、脉搏和尿量变化。

如果伤员的血细胞比容<30%,就需要输血。对于高原中、重度战伤失血性休克伤员,急进高原汉族伤员的输血量为失血量的1/3~1/2,移居高原汉族伤员的输血量为失血量的1/4~1/3,世

居藏族伤员的输血量为失血量的 1/5 ~ 1/4。在输血过程中,必须常规和动态测定血细胞比容,使血细胞比容保持在 35% 以上,以保证血液的携氧能力。

4.药物治疗 使用多巴胺 20 ~ 40 mg,加入 5% 葡萄糖溶液 250 ~ 500 ml 内静脉滴注,改善心脏和血管功能,保证重要脏器血流灌注。使用山莨菪碱,改善微循环,减轻组织细胞缺氧。静脉注射毛花苷 C 0.2 ~ 0.4 mg,增强心肌收缩力,提高心搏出量。静脉滴注 1,6-二磷酸果糖或者 ATP-MgCl$_2$,供应心肌细胞能量。大剂量使用抗氧化剂维生素 C,降低肺和脑组织毛细血管通透性。使用 25% 甘露醇,或者静脉注射呋塞米 20 mg,促进尿液排出。早期大剂量、短时间使用糖皮质激素,保护细胞功能,预防肺水肿和脑水肿。合理使用 5% 碳酸氢钠,纠正酸中毒。给予黏膜保护剂,例如,硫糖铝、氢氧化铝凝胶等,保护胃肠功能。补充蛋白质、氨基酸、脂肪乳、能量合剂、维生素等营养物质,纠正机体的高分解、低合成代谢状态。

二、海战伤性休克特点与救治

(一)海战伤性休克特点

海上作战环境不同于陆地作战。四面环水,伤员落水后,很容易发生淹溺。海水低温,降低人体体温,可以引起心肌电兴奋性下降,电传导速度减慢,心肌顺应性降低,心肌收缩力减弱。海水中含有大量的 Na$^+$、Mg^{2+}、Ca^{2+}、K$^+$ 和 Cl$^-$,Na$^+$ 含量为人体血浆 Na$^+$ 含量的 3 倍,渗透压为 1 250 ~ 1 350 mOsm/L,是人体血浆渗透压的 4.3 倍。海水的 pH 值为 8.2,呈碱性。因此,相对于人体的细胞外液和细胞内液而言,海水是一种高渗、高 Na$^+$ 和碱性的环境,容易引起高渗性脱水、高钠高氯性血症和严重的代谢性酸中毒,并且导致心律失常、低血压和心脏停搏等,加重战伤失血性休克。海水中含有大量细菌,经过海水浸泡的伤口感染细菌数大约为普通伤口的 10 倍,同时由于海水浸泡导致人体伤口局部和全身抵抗力下降,因此感染加重。

舰船一般为全封闭式,舱室狭窄,人员密集,通风条件差,管路复杂,油料、弹药等易燃易爆物质多。舰船遭到攻击后,往往瞬间出现大批伤员。其中,烧伤和爆炸伤是海战伤员最主要的致伤因素。船舱爆炸起火,造成大批人员烧伤。各种燃烧物产生大量的烟雾和有毒气体,容易导致吸入性损伤、毒气中毒和窒息。落水人员还可能会受到水下冲击波致伤,造成肺损伤、腹腔胃肠道出血和穿孔,以及肝脾破裂出血等。舰船上医疗条件有限,一旦发生大批量伤员,医务人员数量、设备、药物和耗材等均难以满足现场急救的需要。由于战况、海况、气象、打捞和转运力量等多方面的影响,海战伤常常难以得到及时、有效的救治。海战伤员的休克发生率为陆战的 2 倍,死亡率为陆战的 5 ~ 10 倍。

我国海军在历次海战中,以爆炸伤和烧伤为主。其中,"八·六"海战中,伤员均为爆炸伤。西沙海战中,爆炸伤占 65.7%,烧伤占 16.4%,复合伤占 8.9%;头颈部伤占 21.6%,四肢伤占 44.9%,多发伤占 31.3%。日本与俄国的战争中,沙俄海军的伤类主要是爆炸伤,大约占 79.3%,烧伤仅占 4.7%。在第二次世界大战中,海战伤减员以爆炸伤居多,占 70% 左右。美国海军 4 529 例伤员资料表明,伤类以贯通伤比例最高,占 39.2%;其次为烧伤和复合伤,分别占 26.1% 和 11.4%;而骨折和其他伤类仅占 23.3%。美军的 Franklin 号航空母舰受到攻击后,724 例死亡人员中,烧伤死亡 210 人,占 29%;窒息死亡 133 人,占 18.4%。苏联海军在海战伤中,爆炸伤占伤员总数的 90%~95%,为陆战伤员的 2 倍;烧伤较陆战伤员高 2 ~ 3 倍,休克伤员占伤员总数的 18%~24%,为陆战的 2.5 ~ 3.0 倍;大多数伤员有 2 ~ 5 处部位受伤;受伤部位以下肢为主,其次是上肢和头颈部。

1967 年,以色列驱逐舰 Eliat 号在地中海被埃及的导弹击中后,32 人受到水下爆炸致伤。其中,5 例仅有腹部损伤,8 例仅有肺部损伤,19 例两者均有。27 例伤员在到达医院时,只有 3 例表现出肺水肿严重低氧的体征,但是,在随后的检查中,24 例伤员均被证实存在肺部损伤。1982 年,在马岛战争中,英军舰艇伤员以烧伤为主,占 34%,其次为爆炸伤,另有部分毒气伤和复合伤。1987 年,美国海军"斯塔克"号护卫舰被伊拉克的导弹击中,烧伤死亡占死亡人员总数的 81%。

由此可见,海战伤种类多,以烧伤、爆炸伤和复合伤多见,其次是毒气中毒、吸入性损伤和水下冲击伤,还可以发生淹溺、海水浸泡伤和冻伤,甚至会发生有害生物伤。伤情复杂,伤势严重,休克发生率高,救治难度大。

(二)海战伤性休克救治

1. 现场急救　迅速将伤员转移至安全地点。如果衣物着火,应该尽快脱去衣服,就地翻滚,扑灭火焰。对于中、小面积的四肢烧伤,可以使用自来水冲淋,或者浸入15~20 ℃冷水中,减少创面余热对组织的损伤,防止创面进一步加深,还有减轻疼痛的作用。将落水伤员打捞出水,排出体腔内残留的海水。去除湿衣服,擦干身体,使用盖被、温热电热毯等包裹复温;不宜使用热水袋加温,以免烫伤皮肤和使皮肤血管扩张、破坏机体的调节功能。

2. 保持呼吸道通畅　及时清理呼吸道内的异物,保持呼吸道通畅,维持有效通气,给氧治疗。如果烧伤面积大、面颈部烧伤严重,往往需要实施预防性气管切开术。如果口腔黏膜或者鼻腔黏膜苍白、水肿、声音嘶哑、呼吸困难,或者头颈部特别是口鼻周围有深度烧伤,呼吸困难时,应该立即行气管切开术,防止气道水肿和窒息。有条件时,可以采用高频喷射通气和高压氧治疗,增加动脉血氧含量,提高氧分压,增强肺泡内氧气的弥散,提高组织氧供。

3. 建立静脉通道,液体复苏　采用浅静脉穿刺、深静脉置管或者静脉切开等方法,快速建立2条以上静脉通道。输入低张液体,通常使用5%的葡萄糖溶液,稀释浓缩的血液,纠正血液的高渗状态,增加有效循环血量。待血压、心率好转,血流动力学指标稳定后,根据伤员的高渗性脱水、代谢性酸中毒和呼吸性酸中毒等情况,输入平衡盐溶液,必要时输血治疗。

4. 保护创面　妥善保护创面。可以用单层碘伏、氯己定纱布覆盖创面,无菌敷料包扎,定期换药。如果创面有大水疱形成,可以用注射器抽出水疱液。对于海水浸泡伤口,用生理盐水反复冲洗创面,尽早清创,减压引流,促进组织修复。

5. 抗感染治疗　在海上特殊环境下,预防和抗感染治疗十分重要。根据海水的细菌谱,早期使用广谱和抗弧菌抗生素,可以选用氨苄西林、羧苄西林和头孢菌素等。对于中、小面积烧伤,可以口服抗生素预防感染;对于大面积烧伤,一般静脉滴注抗生素。除使用抗生素治疗外,还需要常规对伤员肌内注射破伤风抗毒血清1 500 U。

三、高温高湿环境战伤性休克特点与救治

(一)高温高湿环境战伤性休克特点

高温高湿环境,平均气温高,极限温度可以达到38~41 ℃;空气湿度大,夏季可以达到85%~98%;雨季时间长,地面有水面积多;热期长,日辐射强。人员容易出现体内蓄热和过热,汗液多,体内水分丢失严重,容易导致水和电解质代谢紊乱。高温使人体的免疫功能、抵抗力下降;蚊蝇叮咬,休息不好,容易疲劳。

气候炎热、潮湿,能量和水分消耗大,容易发生中暑、脱水和虚脱。饮水供应困难,作战人员在战斗行动中,由于出汗、体液丢失较多,再加上伤后失血,更加重了有效循环血量的不足,造成全身各器官血流灌注不足,极容易发生休克,而且症状严重。我军在1979年中越边境自卫反击战中,团救护所战伤性休克发生率为12.4%,师救护所为17.3%,一线医院为7%;在1984年两山战斗中,团救护所战伤性休克发生率为17.1%,师救护所为20.9%,一线医院为12.1%。致伤因素主要为爆炸伤,占78.3%。伤部以下肢比例最高,占25.6%;其次为上肢,占20.9%。广西百色地区医院的资料显示,由一线医院转来的伤员,有口渴、眼窝凹陷、尿少三者之一或者三者均有的严重脱水征者,占50%~70%。

气候温热,湿度大,伤口局部组织代谢旺盛,分解代谢增强,肌肉坏死严重,各种细菌容易生长繁殖。战伤伤口如果不能够得到及时处理,很容易感染化脓。在两山战斗中,对伤员创面分泌物细菌培养的结果显示,革兰氏阴性杆菌的检出率最高,占42.3%;其次是气性坏疽杆菌,占30.8%;

革兰氏阳性球菌占 19.2%;休克伤员的细菌检出率高达 92.9%。细菌检出率与致伤武器有明显的关系,地雷伤为 100%,炮弹和手榴弹伤为 62%~67%,枪弹伤为 41.7%,说明爆炸伤的伤口污染比枪弹伤严重。美军在越南战争期间,对 17 726 例伤员的统计表明,感染率为 3.9%。四肢伤容易感染并且大多数伴有骨折。对 100 例需要截肢的四肢伤伤员的细菌学检查结果显示,阳性率为 100%。其中,绿脓杆菌占 47%,葡萄球菌占 20%,两者共占整个阳性率的 70%。值得注意的是,所有的四肢开放性骨折伤员,均在伤后 1 h 内接受了抗生素治疗,但是,感染仍然不容易得到有效控制。伤口细菌繁殖迅速,产生大量毒素,加上机体屏障功能减弱,免疫力下降,容易导致脓毒血症,甚至发生中毒性休克。

由于机体的免疫功能低下,疲劳,蚊蝇叮咬,作战人员容易罹患传染性疾病。在中越边境自卫反击战期间,我军因为传染病住院的伤病员占 44%,其中以痢疾、肝炎最多。一旦受伤,往往出现伤病并存的状况。山岳丛林地带,伤员分散隐蔽,寻找困难。草深林密,闷热潮湿,山高路险,道路泥泞,给伤员的救治和后送工作带来很大困难。

(二)高温高湿环境战伤性休克救治

1.早期急救、彻底清创　及时抢救伤员,保持气道通畅,对伤口进行止血、包扎,固定骨折。实施气管切开、开放性气胸封闭、血管结扎、胸腔闭式引流、残端修整等紧急救命手术。尽早施行清创术,彻底切除失活或者坏死的组织,清除异物,妥善止血,消灭无效腔,充分引流,最大限度地减少感染机会。

2.充分补充有效血容量　高温高湿环境下的战伤性休克,伤员对液体的需求量比平时大,伤员的输液量比平时外科的用量大。我军在中越边境自卫反击战中,抗休克治疗所消耗的液体总量较原总后勤部卫生部规定的基数大 2~6 倍。液体应用的原则是:快丢快补,慢丢慢补;缺什么,补什么;需多少,补多少。实施静脉穿刺或者静脉切开术,使用 16~18 号粗针头、采用 2~4 条静脉通道、快速度、大剂量输注平衡盐溶液。在输液早期可以加压输液。晶体溶液也可以输注葡萄糖生理盐水。按照晶胶比为(3~4):1 的比例输入中分子右旋糖酐或者代血浆。如果伤员出血不止、手术时继续出血或者血细胞比容<25%,就需要适当地输血治疗。在血源困难的情况下,对于胸腹腔大出血的休克伤员,可以采用自体血回输,回输时限以不超过伤后 12~48 h 为宜。

3.抗感染治疗　就战伤而言,抗感染最根本、最有效的措施是早期彻底清创。但是,使用抗生素也是很重要的抗感染措施。预防性用药时,轻伤员可以口服长效磺胺;重伤员可以给予大剂量青霉素、庆大霉素、卡那霉素或者四环素族抗生素;在抗休克的同时,加入液体中静脉输注。治疗性用药时,在伤后早期,尚无明显感染时,选用针对厌氧菌和化脓性革兰氏阳性球菌的抗生素。在伤后稍晚的时间,则应着重考虑革兰氏阴性杆菌感染的可能性较大。伤口出现感染后,应该对伤口分泌物做细菌培养和药物敏感试验,选择对伤口致病菌敏感的抗生素。可以采用 2~3 种抗生素联合使用,产生协同效应,提高疗效,减少耐药菌的产生。

4.合理用药　在使用大剂量平衡盐溶液扩容时,为了预防心力衰竭、肺水肿的发生,早期静脉给予 50% 的葡萄糖溶液 50~100 ml,加入毛花苷 C 0.4~0.8 mg,或者毒毛花苷 K 0.25 mg。当中毒性休克的血容量已经补足,而血压仍然不能回升或者不稳定时,选用多巴胺、去氧肾上腺素(新福林)或者间羟胺(阿拉明)等心血管药物予以维持。使用山莨菪碱改善微循环。使用哌替啶、异丙嗪镇痛镇静,加速休克的好转。对于中、重度休克伤员,静脉给予 5% 碳酸氢钠溶液 250~500 ml,纠正代谢性酸中毒。在中、重度休克伤员少尿、无尿时,或者输入一定量的液体后,可以使用呋塞米等利尿剂。抢救战伤危重休克和中毒性休克时,在使用足量抗生素后,短时间使用地塞米松或者氢化可的松,保护细胞功能,增强机体的应激能力。

四、沙漠地区战伤性休克特点与救治

(一)沙漠地区战伤性休克特点

沙漠地区常年干旱少雨,夏季日照时间长,辐射强,气候干燥,白天气温为 38~42 ℃,沙面温度最高可达 80 ℃,湿度在 20% 以下,水源缺乏,人体基本需水量大。人员通常由于高温、缺水,导致出、入量失衡,从而发生脱水、中暑等现象。受伤后,创面水分蒸发快,加上失血和水电解质平衡紊乱,能够明显加重伤员的伤情。沙漠中,道路常常被流沙掩埋和沙尘封阻,车辆一旦驶入沙窝,就难以前进,通过陆路运输伤员非常困难,后送难度大。风沙大,空气中沙尘多,伤员的伤口、创面容易污染;炎热的环境,使伤口感染增多,容易化脓,感染发生率高。急性失血后,血液的再生显著延缓,伤口不容易愈合。战伤性休克的发生率和死亡率高。

(二)沙漠地区战伤性休克救治

保持呼吸道通畅。及时清创,尽可能地清除组织碎片、切除坏死的组织,彻底止血。对烧伤产生的大水疱,应该用针头刺破,或者用针管吸出渗液,以免因为天气热而化脓。及时补充体液的损耗,大量饮水,静脉输入平衡盐溶液或者代血浆。防止沙尘污染伤口,在后送途中,对开放性伤口和暴露创面,要用无菌敷料覆盖。积极控制感染。

五、高寒环境战伤性休克特点与救治

(一)高寒环境战伤性休克特点

高寒环境中,机体皮肤小动脉收缩并且痉挛,而小静脉是扩张的,因此,部分血液淤滞在小静脉内,使回心血量减少。战伤失血导致机体内释放大量儿茶酚胺,收缩小动脉。这种双重收缩小动脉的作用促使休克向重度发展。恶劣的气候和积雪,容易使伤员发生冻伤,甚至冻僵,延迟伤员后送。1969 年冬季,在珍宝岛自卫反击作战中,我军冻伤伤员占伤员总数的 5.8%。如果没有保暖措施,寒冷刺激和疼痛,会加重休克程度,使创伤不重、出血不多的轻度休克发展成中、重度休克。在低温条件下,枪弹伤后,细菌繁殖相对静止期延长,伤后组织细菌量增加缓慢,感染发展的速度和严重程度都低于常温条件下的枪弹伤,而且感染基本局限在伤口局部。

(二)高寒环境战伤性休克救治

做好防寒保暖工作,防止继发性冻伤,保证热食、热水供应。可以将伤员的冻伤肢体浸泡在40 ~ 42 ℃的温水中复温,直至皮肤颜色转为潮红。对肢体肿胀明显的重度冻伤伤员,在坏死组织界限尚不分明时,应该早期切开减压、引流,改善血液循环,避免组织坏死,对坏死肢体及时施行截肢术。保持呼吸道通畅,给予吸氧。建立静脉通路,加温输液。在充分扩容的基础上,使用抗乙酰胆碱类药物山莨菪碱或者东莨菪碱,解除血管痉挛,改善微循环。

参考文献

[1]付小兵,王正国,李建贤.中华创伤医学[M].北京:人民卫生出版社,2013.

[2]陈伯华,龚国川.美国海军海战伤研究动态[J].人民军医,2007,50(6):263-264.

[3]胡松山."两山"作战战伤特点及救治经验[J].人民军医,1985,28(7):7-10.

[4]华积德,方国恩.创伤性休克与多器官功能衰竭[J].陕西医学杂志,1988,17(11):8-10.

[5]黎介寿.谈谈战伤救治中抗生素的应用[J].人民军医,1985,28(4):10-12.

[6]李国璋,蔡广,刘云峰.战伤致急性肾功能衰竭30例[J].人民军医,2003,46(11):637-639.

[7]李丽娟,刁天喜.美军前沿外科手术队的发展和启示[J].军事医学,2014,38(7):560-562.

[8]李丽娟,刁天喜.美军伊拉克和阿富汗战争战伤救治新理念[J].军事医学,2013,37(6):477-478.

[9]李主一.战伤的分级救治[J].人民军医,1988,31(3):6-8.

[10]陆熙昶.建国三十年来战伤救治工作回顾[J].人民军医,1979,22(10):29-32.

［11］沙丽君,王民怀.27 例战伤并发成人呼吸窘迫综合征抢救体会［J］.解放军医学杂志,1985,10(5):362.

［12］王民怀.战伤并发弥散性血管内凝血 9 例分析［J］.解放军医学杂志,1982,7(1):35-36.

［13］吴曙霞.伊拉克战争战伤救治研究进展［J］.军事医学,2012,55(1):10-11.

［14］谢金标.扣林地区对越作战战伤救治基本情况分析［J］.人民军医,1982,25(1):3-6.

［15］张鸿祺,朱诚,吴灿,等.探讨高原战伤救治特点［J］.中华创伤杂志,1991,7(1):120-121.

［16］BENNETT B L,HOLCOMB J B. Battlefield trauma-induced hypothermia:transitioning the preferred method of casualty rewarming［J］. Wilderness Environ Med,2017,28(Suppl):S82-S89.

［17］BUTLER FK J R. Fluid resuscitation in tactical combat casualty care:yesterday and today［J］. Wilderness Environ Med,2017,28(Suppl):S74-S81.

［18］BUTLER F K,BLACKBOURNE L H. Battlefield trauma care then and now:a decade of tactical combat casualty care［J］. J Trauma Acute Care Surg,2012,73(6 Suppl 5):S395-S402.

［19］FISHER A D,MILES E A,CAP A P,et al. Tactical damage control resuscitation［J］. Mil Med,2015,180(8):869-875.

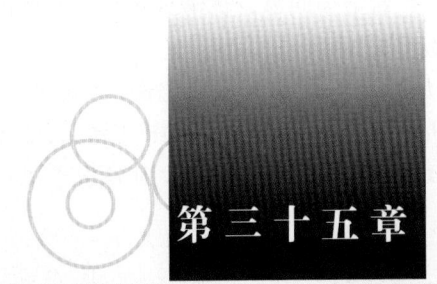

第三十五章 烧伤性休克

黄跃生

休克是严重烧伤早期最常见的并发症。战争条件下烧伤性休克(burn shock)的防治,在国内外均是一个难题。1966 年 3 月至 1967 年 7 月,驻越南的美国某陆军医院收治烧伤 445 例,绝大多数伤员在入院前都没有得到补液治疗。马尔维纳斯群岛战争中,许多烧伤伤员不仅无法及时从海上转运,而且在船上救治的伤员连最起码休克监测条件(如导尿管等)都无法保障,伤员在颠簸的船上,还容易加重休克。21 世纪以来发生的海啸伤员的救治和几次大地震伤员的救治均表明,在短时间内发生大批伤员的情况下,即使动员国际上最好的资源,由于道路中断、运输困难,也都很难充分利用,多数伤员只能在非常简陋的条件下进行救治。

在战争环境和突发重大烧伤灾害事故条件下,烧伤性休克的发生率和死亡率较高。大量的临床及实验研究证明,烧伤早期休克的防治是否及时有效,是烧伤整个救治过程的关键,严重影响伤员的治愈率。因此,加强烧伤性休克的救治,特别是简陋条件下烧伤性休克的救治,对提高军队战时和非战争军事行动的卫勤保障,具有非常重大的意义。

第一节 烧伤性休克的病理生理

渗出引起的体液丢失是烧伤性休克的主要病理生理基础,同时出现心功能和血管舒缩功能的异常改变。引起烧伤后体液渗出的原因较复杂,发病机制至今未能完全阐明。除热力作用外,许多化学介质、细胞因子、毒性物质等均可引起烧伤后体液渗出,烧伤后血管内皮细胞结构和功能改变,是造成血管通透性增加和微循环障碍的发病基础。

对烧伤性休克发病机制的探索,经历了由整体(大循环)→组织(微循环)→细胞(休克细胞)→分子水平的过程,随着对烧伤性休克认识的深入和防治措施的提高,整体救治水平有了长足进步,烧伤性休克已不再成为烧伤死亡的直接原因,但因休克复苏不当遗留的组织器官缺血缺氧损害、机体内环境紊乱和免疫机体减退,引发脏器功能不全和侵袭性感染,是当前烧伤死亡的主要原因。烧伤性休克的防治是整个烧伤治疗的基础,也是烧伤研究领域的重要课题。

一、血容量不足

烧伤性休克是低血容量性休克。由于烧伤后热力直接损伤及血管活性物质释放,造成毛细血管通透性增高,大量血管内液外渗,导致有效循环血量不足,是发生烧伤性休克最重要的原因。

烧伤后体液变化与以下因素有关:毛细血管通透性增高,使烧伤和非烧伤区血液中非细胞成分外渗至组织间隙形成水肿;烧伤组织渗透压增高,加重体液渗出和组织水肿;细胞膜功能受损,使细胞外液进入细胞内;伤后低蛋白血症,使血管内液体渗出至组织间隙内。烧伤后体液渗出立即发生,渗出速度一般在伤后 6~8 h 内最快,严重烧伤在 2~3 h 即可达到高潮,18~24 h 渗出速度逐渐减慢,36 h 后大多停止。组织水肿程度则以伤后 24 h 左右最为明显。体液外渗形成水肿的同时,部分水肿液可自创面渗出丢失或蒸发丧失,加重了体液丢失。

体液丢失量与烧伤面积及深度有关。烧伤后血容量不足程度与烧伤面积成比例,除此之外,30% 以上烧伤时非烧伤组织也发生水肿,其发生原因与烧伤区组织基本类似。而深度烧伤,由于组织破坏严重,受损血管范围广,组织水肿发生早、消失晚,造成更多的体液丢失。血容量不足可导致心输出量下降,血流动力学改变及微循环障碍。

二、微循环变化

(一)烧伤后微循环变化

微循环是循环系统的基本功能单位,其变化对循环系统功能和组织细胞的生理活动有直接影响。烧伤后,创面皮肤、肌肉的血管通透性增高最显著,远隔部位组织器官(肝、脾、肾)的通透性也有一定程度增高,使血浆样体液不仅从烧伤创面渗出、丢失,而且也渗至远隔部位的组织间隙,导致循环血量减少和低血容量性休克。目前尚未找到降低血管通透性以减少烧伤输液的有效措施。烧伤后血管通透性增高的部位主要是微静脉,其次是毛细血管,微静脉内皮细胞的变化以及细胞间连接的改变在其中起重要作用。

烧伤后毛细血管通透性增高可分为两个时相,第一时相发生在烧伤后 30 min 内,主要发生在微静脉,可被组胺受体拮抗剂抑制,因此这一时相的血管通透性增高可能与组胺有关;第二时相又称延迟性血管通透性反应,一般在 30 min 以后发生,4 h 达到高峰,其不但发生在微静脉,而且发生在其他毛细血管段支部位,其严重程度和持续时间均大大超过第一时相的变化,因为不受组胺拮抗剂影响,可能与其他化学递质有关。

休克除了循环血量不足,心功能不全和各种体液变化的直接作用外,还与全身微循环功能紊乱有关。烧伤后微循环可发生显著变化,创面周边微动脉收缩、血管变细,在伤后 4 h 呈节段性收缩与扩张,或部分破坏,16~24 h 更为明显。微动脉保持线状流态,毛细血管和微静脉均变成短线状流和絮状流,以后呈钟摆样,最后成为淤泥化。除微静脉扩张外,肺小动脉和微动脉亦有轻度扩张。

烧伤早期,在交感肾上腺轴、肾素-血管紧张素系统作用下,外周血管收缩,使循环血流表现为"少灌少流"的特点,毛细血管前括约肌收缩,后括约肌开放,有助于组织液回吸收以补充血容量。随着休克的发展,组织缺氧加重,酸性代谢产物大量堆积,舒血管物质如组胺、激肽、乳酸等增多,使毛细血管前括约肌舒张。由于后括约肌对这些物质敏感性较低,处于相对收缩状态,伴随有微血栓形成,血流滞缓,层流消失,使血液成分析出聚集,后阻力增加,形成"多灌少流"的特点,加剧烧伤后血管内液体外渗。

此外,严重烧伤性休克时血流速度变慢,切变率降低,黏度增大可加剧白细胞黏附、血小板聚集和血栓形成。烧伤性休克时血小板呈球形改变,红细胞和白细胞黏弹性(变形能力)降低;红细胞和血小板表面负电荷减少;内皮细胞和白细胞表面黏附因子如 ICAM-1、CD11/CD18 等增多,均可促发烧伤后微循环障碍。

测定氧运输功能是监测休克患者氧供状态的较好方法,氧运输功能包括氧运输量[氧输送(oxygen delivery,DO_2),也称氧供,指整个血液循环供给外周组织的氧气量]、氧耗量[(oxygen consumption,VO_2),指全身耗氧总量]、氧摄取率[(oxygen extraction ratio,O_2 ER 或 O_2 ext),指组织摄氧量占供氧量的百分比]及血乳酸含量。休克时,一旦 DO_2、VO_2 减少及呈现病理性氧供依赖,即提示微循环障碍和组织缺氧。复苏治疗可使烧伤性休克患者的 DO_2、VO_2 显著回升,并降低血乳酸含量,明显提高患者的存活率。因此有人提出,氧供指标(DO_2、VO_2、血乳酸浓度)的恢复可作为烧伤复苏的终点。

(二)微循环变化的机制

1.血管内皮细胞变化　血管内皮细胞对正常微循环的维持起关键作用。烧伤后应激、缺血缺氧导致的酸中毒、内毒素、肿瘤坏死因子、氧自由基等均可造成内皮细胞受激或损伤,微血管通透性增加。内皮细胞受损后,进一步使血栓素与前列腺素、内皮素与一氧化氮等缩血管与舒血管物质平衡紊乱,释放的缩血管物质多于舒血管物质,使血管收缩。受损的内皮细胞胶原纤维暴露,促进白细胞与血小板黏附。加重微循环障碍。实验发现,烧伤后内皮细胞释放的促凝血物质多于抗凝物质,如血小板活化因子(PAF)增多,纤溶酶原激活物的抑制物活性增高,导致血液凝固性增高,是加重烧伤后微循环障碍的重要因素。临床研究证实,烧伤患者血浆中的血栓调节蛋白含量增加,游离蛋白质 C、蛋白质 S 消耗性降低,提示机体抗凝血作用减弱,易发生 DIC。

微循环功能不全(microcirculatory dysfunction)所造成的血流灌注量和供氧量持续减低,被认为是重症休克发生的重要机制之一。血管内皮损伤和白细胞及内皮细胞相互作用,是微循环功能不全机制研究关注的焦点之一。烧伤性休克家兔早在代偿期血压明显下降之前,微血管中就已有明显的白细胞黏附。白细胞黏附于微静脉并堵塞毛细血管,是抗休克以后血流灌注量不易恢复的重要原因。烧伤后,白细胞黏附蛋白表达增多导致白细胞黏附。白细胞释放的自由基、溶酶体酶可直接损伤内皮,引起血管通透性增高和微血栓形成。

2.烧伤皮肤血管内液外渗的发生机制　烧伤组织可分为 3 个区带:坏死凝固带、淤滞带和充血带。血管内液外渗发生于淤滞带和充血带,其机制主要有以下 3 个方面。

(1)毛细血管压力升高:正常情况下毛细血管压力由动、静脉压及毛细血管前后阻力决定。毛细血管压力可从烧伤前 24 mmHg 升高到伤后 48 mmHg。可见烧伤后确有毛细血管内压升高。离体和在体研究表明,热力对于毛细血管及血液成分的影响,可因热力和温度不同而结局不同。高温条件下,强大热力使烧伤部位血管完全毁损甚至组织炭化。这些坏死组织中血液循环已不复存在,它们不会造成体液渗出和组织水肿。而中、低强度的热力则引起红细胞变形性降低、血小板聚集、微血栓形成,导致血液淤滞;同时毛细血管扩张充血或痉挛。这种现象常见于烧伤淤滞带和充血带。毛细血管充血、痉挛或血液淤滞是其内压升高的主要原因。它们可增加血管壁的净滤过压,是导致烧伤后血管内液外渗发生的机制之一。

(2)烧伤部位间质内静水压降低:正常皮下间质内静水压为-2 ~ -1 mmHg,烧伤后 10 ~ 20 min 内间质内静水压下降为-40 ~ -20 mmHg。伤后 1 h,皮下间质内静水压可下降为-150 mmHg,这一负压吸力可能是烧伤后血管内液外渗的重要原因。烧伤越重,负压越大,持续时间越长。间质内静水压的变化可能与烧伤后皮肤的组织结构及化学组成改变有关。研究表明,皮肤内富含一种黏附分子整合素,抗 β1-整合素抗体皮下注射可导致皮肤间质负压形成。由于整合素是构成细胞间连接以及细胞与基质间连接的重要成分,而细胞间连接以及细胞与基质间连接破坏是导致渗出和水肿的重要原因。由此有人推断,整合素在烧伤后皮肤间质负压形成中起重要作用,并提出一个可能性假设:生理条件下,整合素黏附于胶原纤维和成纤维细胞等间质细胞的细胞骨架之间,构成一种对凝胶样间质成分体积膨胀的限制和束缚;烧伤热力作用后,整合素的限制和束缚作用解除,凝胶样间质成分出现体积膨胀趋势,要求有足够的水分吸入,由此形成一种吸水性负压。但由于烧伤后整合素变化的机制不明,这一假说尚有待于进一步研究证实。此外,烧伤皮肤间质内静水压降低还可能因为烧伤后皮肤的各组成成分所占体积变化所致。根据物理学原理,皮肤可以看成是一个由表皮和皮下组织构成的密闭间质腔,其总体积相对恒定。烧伤后间质内组成成分如胶原蛋白和透明质酸、硫酸软骨素等蛋白多糖可能会发生某些物理化学变化,导致间质内各组成成分含量及其体积变小,间质腔内负压形成。

(3)毛细血管通透性增高:毛细血管通透性增高是烧伤后血管内液外渗最重要的原因。烧伤后许多血管活性物质和炎症介质如组胺、5-羟色胺、缓激肽、前列腺素、自由基、血小板活化因子、血栓素等均参与毛细血管通透性升高的发生。毛细血管通透性升高其实质是血管内皮通透性升高。血管内皮是血管腔面的一层半选择性通透屏障,包括内皮细胞(EC)单层和基膜。内皮细胞通过黏附斑黏附于基膜上,同时内皮细胞之间通过紧密连接、缝隙连接、黏附连接及韧带连接等方式相互连接。生理条件下,内皮细胞 F 肌动蛋白产生的使细胞收缩的中心张力与由内皮细胞间连接、EC

基膜间黏附所产生的舒张细胞的束缚力处于相对平衡,血管内皮的半选择性通透屏障功能得以维持。病理情况下,血管活性物质和炎症介质作用于内皮细胞,引起一系列的信号转导,通过两条途径增加磷酸化肌球蛋白轻链(myosin light chain,MLC),导致 Ca^{2+} 与钙调蛋白(calmodulin,Cam)结合形成 Ca-Cam 复合体,激活肌球蛋白轻链激酶(myosin light chain kinase,MLCK),促进 MLC 磷酸化;肌球蛋白相关磷酸酶(myosin-related phosphatase,MPPase)受抑制,使磷酸化 MLC 去磷酸化不能有效进行。MLC 磷酸化增加介导肌动、肌球蛋白间相互作用,使 F 肌动蛋白发生重排,中心张力增加,细胞骨架收缩,内皮细胞间连接解体,细胞间间隙形成,最终导致内皮通透性升高。这一过程涉及的信号分子很多,如 G 蛋白、磷脂酶 C(phospholipase C,PLC)、Ca^{2+}、蛋白激酶 C(protein kinase C,PKC)、酪氨酸激酶(tyrosine kinase,TK)、MLCK 等,且其中复杂的机制尚不完全清楚。但很多研究提示,磷酸化 MLC 增加是肌动蛋白重排和内皮细胞收缩的共同通路。

近年的研究表明,缓激肽 B1 受体在烫伤大鼠内脏血管通透性变化中具有重要作用。以往的许多研究证明,组胺和激肽家族是引起血管通透性增加的最重要的炎症因子,但以往临床上运用抗组胺及缓激肽 B2 受体作用的药物对于降低血管通透性的作用并不理想。主要与组胺受体的亚型多、功能复杂且相互关联有关,全部阻断组胺受体可抑制其血管调节作用。而缓激肽 B2 受体在多种组织均为组成性表达,且被激活后很快内化失活,因此认为其仅在炎症早期具有引起血管通透性增加的短暂作用,在长效抑制血管通透性的变化中作用有限。目前认为,缓激肽 B1 受体是维持炎症反应中渗出及疼痛持续发生的主要因素之一。缓激肽 B1 受体在正常生理状态下除中枢神经系统以外几乎不表达,而在创伤、感染、炎症等多种致病因素作用下可速、持续地诱导其表达,细胞类型以血管内皮细胞、血管平滑肌细胞、脊髓传入神经纤维等为主,在血管通透性变化、炎症反应及疼痛等过程中发挥作用,且缓激肽 B1 受体不发生内化反应,可持续活化,目前被认为是维持炎症反应中渗出及疼痛持续发生的主要因素之一。学者观察了大鼠严重烧伤后各主要脏器血管通透性变化规律,发现血管渗透增加主要集中于伤后第一个 24 h 内,多以 3 h 和 6 h 为渗出高峰,约占整个休克期渗出的 50%,如果能在第一个 24 h 内,特别在血管通透性变化高峰时段有效地降低渗出,可望显著减少休克的发生率。des Arg9-Leu8-BK 是缓激肽 B1 受体的一个 8 肽的竞争性抑制剂,能有效地抑制缓激肽 B1 受体的活化而对 B2 受体无明显作用。学者的研究发现,烫伤后静脉注射 des Arg9-Leu8-BK 抑制缓激肽 B1 受体的作用后,能有效减少各脏器血管通透性的增加,其中以减低肺和肾血管通透性增加的作用更为明显,可能与其含有丰富的小血管,缓激肽 B1 受体含量相对较高相关。对小肠的通透性变化的作用仅以 3 h 显著,而其余时相点通透性改变并不明显,可能与烧伤后肠道血管应激性收缩,血容量相对减少有关。这提示缓激肽 B1 受体在烧伤后脏器血管通透性增加过程中发挥着重要的作用,可能是休克期脏器血管通透性增高持续发生的重要因素。

近年来,新出现了活体微静脉游离技术,使培养的内皮细胞更接近于实际烧伤模型。利用该技术,可自烧伤动物的皮肤或其他器官内分离出直径 60 μm 左右的微静脉,继而可用微滴管灌注各种荧光标识的探针,并用倒置显微镜和计算机技术定量测定通透性系数、细胞间连接蛋白及细胞骨架的变化,推动了通透性增高机制的研究。利用高超薄连续切片和电镜三维重构技术已查明,大分子物质透出微静脉有两条途径:一条为内皮细胞旁途径,即在内皮细胞之间出现裂隙;另一为跨细胞途径,即由一串葡萄状的囊液泡器(vesiculo-vacuolar organelles,VVO)所形成的贯穿细胞的通道和开口。这些裂隙和通道的形成与细胞间连接蛋白及细胞骨架的变化密切相关。研究证明,咬合蛋白、闭合蛋白、带状闭合蛋白、连接黏附分子是紧密连接的特异连接蛋白;钙黏着蛋白、螺旋蛋白是黏附连接的相关蛋白;整合蛋白是内皮与基底膜间的黏附蛋白。这些内皮细胞外的连接蛋白多数为跨膜蛋白,其细胞膜外区段或彼此互相连接,或与其他蛋白连接,形成一个细胞外屏障;其细胞膜内区段与胞内骨架相连,使相邻细胞的骨架系统和细胞间基质形成一个坚固的群体,也使信号得以在细胞骨架与细胞连接蛋白之间互相沟通,这对维持正常的血管通透性具有重要作用。在细胞骨架中,肌动蛋白微丝的重排、骨架蛋白磷酸化、应力纤维的形成等,可导致内皮细胞回缩,促使裂隙和通道开口形成,引起血管通透性增高。

3.烧伤抗渗出治疗 防治毛细血管内液外渗在烧伤治疗中具有重要意义。伤后尽早阻断毛细血管内液外渗,一方面可防止烧伤部位水肿发生,有利于创面的早期处理;另一方面可阻止机体有效血容量减少和大面积烧伤患者发生休克,有利于稳定机体内环境并防止脏器损害。减少或阻断烧伤渗出和水肿一直是烧伤医学追求的目标,临床预防体液渗出和水肿形成能根本改变烧伤患者的休克治疗。

烧伤后毛细血管通透性升高由许多血管活性物质和炎症介质介导,血管活性物质和炎症介质拮抗剂曾一度成为抗烧伤渗出研究的热点。Ono 等(1993 年)发现烧伤后立即应用大剂量血小板活化因子拮抗剂可预防烧伤组织水肿形成。Wirth(1992 年)观察到应用缓激肽拮抗药 Hoe 140 可抑制大鼠爪水肿。其他抗烧伤水肿的此类物质还包括大剂量维生素 C、布洛芬(ibuprofen)、补体激活抑制剂、内肽酶等。近年来,细胞信号转导研究方兴未艾,一些信号转导阻断剂也被应用于烧伤渗出和水肿的防治。Lund (1994 年)发现应用 α-三糖醇(alpha-trinositol)可减少烧伤组织含水量和白蛋白外渗。但由于炎症介质与信号转导通路所固有的多样性、复杂性、网络性和级联性,单一阻断其中的某种介质或信号通路来抑制血管通透性升高的作用极其有限,且其效果依赖于烧伤前用药。而企图阻断所有参与的介质和通路的想法也不现实。除炎症介质拮抗剂与信号转导阻断剂之外,其他类型的抗烧伤渗出和水肿的药物和措施少见报道。Chu 等提出伤后对创面通直流电可减轻烧伤水肿,其机制可能与抑制烧伤皮肤间质内负压的形成有关。

4.烧伤后血管内液外渗自行停止的机制

(1)血管内压及间质压恢复是烧伤渗出自行停止的机制之一。前文已述及皮肤毛细血管扩张充血、痉挛或血液淤滞导致血管内压升高是体液渗出的因素之一。随着烧伤后时间延长,淤滞带和充血带或恢复循环、充血消退,或转为坏死。两种结局都将使其在血管内液外渗中的作用逐步消失。这可能是血管内液外渗在伤后 36 ~48 h 自行停止的原因之一。但目前的猜测尚缺乏直接的证据,有必要对烧伤后淤滞带和充血带毛细血管压力的变化进行较长时程的观测。间质负压也是烧伤渗出发生的强大驱动力,监测伤后间质内静水压的动态改变、探索热力对皮肤组织理化性质的影响有利于理解皮肤热力烧伤的本质,并可能揭示烧伤后血管内液外渗发生及其自行停止的机制。

(2)内皮细胞单层通透性增高自行逆转的可能机制。研究毛细血管通透性的常用体外模型是培养内皮细胞单层。炎症介质和血管活性物质可引起其通透性增高,与烧伤部位体液渗出在伤后 36 ~48 h 即自行停止的现象相似。体外试验表明,炎症介质与血管活性物质引起的内皮细胞单层通透性增高经过一段时间后也可自行逆转。这可能与烧伤部位血管内液外渗自行停止密切相关。研究这一自行"逆转"的发生机制,将有可能在目前尚不完全清楚炎症介质引起内皮通透性增高的复杂信号通路的前提下,找到及早逆转和"关闭"烧伤后已经增高的血管通透性的方法。

由于磷酸化 MLC 增加是肌动蛋白重排和内皮细胞收缩的共同通路,则减少磷酸化 MLC 理所当然是恢复内皮屏障功能的必要条件。现已明确磷酸化 MLC 来源于 MLCK 催化的 MLC 磷酸化,而其去磷酸化由肌球蛋白相关的磷酸酶催化完成。内皮细胞单层通透性增加及恢复前后这两种酶活性的对比变化可能参与其通透性自行逆转的发生。在信号转导方面,Ca^{2+}、环磷酸腺苷(cAMP)的作用尤其引人注目。胞内 Ca^{2+} 升高可直接导致内皮屏障功能下降。内皮屏障功能恢复正常时,胞内 Ca^{2+} 浓度降低为原来的水平。由于内皮细胞缺乏肌浆网对 Ca^{2+} 浓度的强有力调节,细胞内 Ca^{2+} 的排出完全依赖于其膜上的钙泵,降低胞质 Ca^{2+} 浓度需要较长的时间。这可能也是内皮细胞单层通透性增高需经过一段时间后方可自行逆转的原因之一。cAMP 对内皮屏障功能有保护作用,其机制可能是影响 Ca^{2+} 转运或参与调节 MPPase 的活性。目前还有研究提示,内皮细胞收缩后引起的基因表达改变和新物质的合成及其对 MPPase 的激活是内皮通透性逆转更为可能的原因。利用现代分子生物学手段对比研究其逆转前后的基因差异表达情况,有可能寻找到控制或参与"逆转"发生的可能基因和物质。

三、心泵功能障碍

正常情况下,心脏的泵血功能可广泛适应机体不同的代谢需求,表现为心输出量可随机体代谢率的增长而增加,这是通过心室充盈量、心肌舒缩活力的强度和心率这3个变量的调控实现的。导致心脏泵血功能障碍的最根本原因是心肌收缩力降低和舒张性能改变。

烧伤性休克属低容量性休克,循环血量和血浆容量下降,后者在伤后2 h减少50%,全血量于伤后4～6 h降为最低值,同时心输出量和心脏指数伤后立刻下降,伤后2 h两者分别降至伤前40%及45.7%;平均动脉压开始略有升高,随即下降。外周血管阻力(systemic vascular resistance,SVR)伤后早期升高51.8%,2 h后下降60%。当平均动脉压尚未表现出下降之前,股动脉血流量(femoral artery blood flow,FAF)已从伤前120～150 ml/min下降至60～68 ml/min。

烧伤后心脏本身收缩性能发生变化,烧伤后左心室收缩功能指标左心室收缩压(left ventricular systolic pressure,LVSP)、左心室内压变化速率($\pm dp/dt_{max}$)均显著降低,而左心室舒张末压(left ventricular end diastolic pressure,LVEDP)上升,表明心肌收缩功能和舒张功能均减退(表35-1)。

表35-1　烧伤大鼠 LVSP、LVEDP 和±dp/dt$_{max}$变化

组别	n	LVSP/kPa	LVEDP/kPa	$(+dp/dt_{max})/(kPa \cdot s)$	$(-dp/dt_{max})/(kPa \cdot s)$
对照组	20	19.3±1.4	0.8±0.3	711.9±59.2	638.8±39.5
伤后 3 h 组	25	15.7±1.6*	2.9±0.8*	586.5±33.2*	462.3±38.7*
伤后 6 h 组	20	13.5±1.5*	4.3±1.1*	506.7±48.1*	386.2±44.9*
伤后 12 h 组	20	11.3±0.9*	2.6±0.9*	411.0±44.9*	394.0±34.3*
伤后 24 h 组	20	14.0±1.9*	3.1±0.8*	486.5±42.1*	315.5±39.7*

与对照组比较:* $P<0.01$;1 kPa=7.5 mmHg。

在呼吸机辅助呼吸下打开胸腔,用铂金属电极插入冠状动脉前降支供血区的心室壁内,采用氢清除法测定伤前和伤后不同时相点的心肌局部血流量,发现烧伤后30 min,心肌营养性血流量即减少15%,12 h减少60%,24 h仍明显低于对照值。表明严重烧伤早期心脏的血供即显著减少。心肌收缩性立即下降与心肌局部血流量减少呈平行关系,提示心肌的RBF减少部分构成心肌收缩性降低的病理基础。

烧伤后大量体液丢失引起循环血量不足,使冠状动脉血流灌注量减少和心肌供血不足,因能量缺乏和酸中毒使心肌细胞能量代谢酶的活性受到抑制,影响心肌的舒缩功能。但研究发现,烧伤后5 min心输出量即可下降,发生在血容量明显下降之前,表明除有效血容量减少,回心血量不足外,还有心肌损伤因素参与。严重烧伤后为什么会迅即出现心肌损害和心功能降低,应激是重要因素。应激反应导致的神经-体液因素作用具有关键作用。心脏自身有肾素-血管紧张素系统,在应激条件下,心肌自身的肾素-血管紧张素系统可迅速被激活,导致心肌微血管收缩,局部血流灌注减少,是早期心肌缺血缺氧损害的重要始动因素。某些血管活性物质如儿茶酚胺、肾素、血管紧张素等,伤后很快增多,使血管阻力增加,加重后负荷。内源性阿片样肽作为参与休克过程的体液介质,与休克的病理过程关系密切。目前认为,在3种阿片样肽(β-内啡肽、脑啡肽、强啡肽)中,以β-内啡肽作用最强。烧伤后应激是促使β-内啡肽分泌、释放的重要因素,在对心脏、微循环的相互影响中起了重要作用。关于β-内啡肽影响心功能的确切机制目前还不十分清楚,可能是与受体结合后,通过抑制交感-肾上腺轴或直接抑制前列腺素和儿茶酚胺的心血管效应,引起心肌收缩力降低、心率减慢、心输出量减少。近年的研究发现,烧伤应激引起的心脏交感神经兴奋对心脏有损伤作用,心脏局部儿茶酚胺增多对心肌细胞膜产生损伤,使心肌的供氧与耗氧失衡,加重心肌缺氧,促进冠状动脉内血小板聚积及血栓形成,加重心肌细胞酸中毒及游离脂肪酸的堆积。应激还

导致心肌组织内皮素大量释放,导致心肌微血管强烈收缩,引起缺血。严重烧伤后迅即出现心肌损害和心功能降低的另一重要因素,是应激刺激激活的信号分子引起细胞骨架变化。研究发现,微管受损是烧伤后心肌损害的早期事件,缺氧10 min,在线粒体结构和功能损害出现之前,即有微管受损。缺氧可迅速激活P38/MAPK激酶,使心肌细胞MAP4的功能位点磷酸化增加,导致微管解聚。由于微管对细胞结构和功能的维持具有重要作用,微管解聚可使心肌细胞结构和功能受损,影响线粒体有氧代谢和早期糖酵解。

烧伤后并发严重感染时,细菌内毒素的主要成分类脂A不仅直接损伤组织细胞,还可刺激交感神经和肾上腺髓质释放肾上腺素和去甲肾上腺素,并提高心血管系统对儿茶酚胺的敏感性和易损性。

心肌含有较丰富的黄嘌呤氧化酶系统,是易遭受缺血再灌注损伤的器官之一。烧伤后大量产生的一氧化氮通过自身和其他自由基的细胞毒共同作用,抑制细胞线粒体呼吸,抑制ADP核苷酸化和三磷酸脱氢酶醛基化,严重影响细胞能量供给。研究发现,烧伤焦痂组织分解产生的脂蛋白聚合物能导致心肌肌浆网Ca^{2+}转运功能障碍,心肌细胞线粒体呼吸链电子传递活性受损,可能是烧伤后心肌收缩功能降低的主要因素之一。

心肌抑制因子是由3~4个含硫氨基酸组成的水溶性小分子多肽物质,主要来源于缺血胰腺,正常时血中浓度很低,烧伤性休克时可增加。心肌抑制因子的重要生物学效应是抑制心肌乳头肌收缩性,强烈收缩腹腔内脏小血管,加剧休克时心血管系统功能的损伤。

近年研究又发现,休克时从门静脉血中分离出来的两种耐热的小分子多肽,一为水溶性,分子量为0.5~1 000.0;一为脂溶性,称之为"肠因子",它是小肠绒毛严重缺氧时溶酶体酶释放的产物,经肠系膜静脉进入体循环。肠因子对休克"不可逆"发展具有重要影响。严重低血压时,肠因子滞留在小肠局部,当输血、输液恢复肠道血流灌注后,大量肠因子进入体循环,抑制心脏和血管功能,加重休克过程。

第二节　烧伤性休克的诊断

烧伤后是否发生休克,以及休克存在的严重程度和持续时间,除了受烧伤面积、有无合并伤、年龄和健康状况的影响,还取决于能否及时准确地把握伤情,尽早采取快速充分的补液治疗。一般而言,成人烧伤面积超过30%,小儿烧伤面积超过10%时均有可能发生烧伤性休克,临床对此类患者应给予抗休克处理。但是,一些婴幼儿的头面部烧伤,由于局部血运丰富和组织较疏松,伤后体液渗出较其他部位为多,即使烧伤面积不足10%也有可能发生休克,应引起高度重视。烧伤性休克的基本病理生理改变和临床征象类似失血性休克,但病情发展过程较失血性休克相对缓慢,且有一定的规律性。烧伤面积越大,深度烧伤越广,休克发生的时间越早,相伴随的临床体征也更明显,故此类患者的早期诊断多不难做出。一些中等面积的烧伤,由于体液丢失的速度和总量不及大面积烧伤,加之机体自身的代偿能力较强,伤后早期可不表现出典型的休克体征,会造成误诊和漏诊。

烧伤性休克的诊断主要根据伤情、临床表现和相关的实验室检查结果。以往人们已总结了一套简便、实用的监测指标用于烧伤性休克诊断。不仅能反映休克存在的严重程度,也可判断复苏治疗的效果,对防治烧伤性休克起到了十分重要的作用。随着对休克认识的不断深入和新的监测技术开展,在原有的诊断标准基础上作了一些补充和完善。

(一)尿量

肾是休克时受神经内分泌系统影响较突出的脏器之一,严重烧伤后肾血流量急剧减少,肾小球滤过率降低,反射性引起抗利尿激素和醛固酮分泌增多,患者早期即可表现为少尿或无尿。单位时间尿量的变化能客观地反映休克存在的严重程度，也是判断复苏效果较为敏感的指标之一，凡是大面积烧伤患者或有可能发生休克者，应及时放置尿管，并准确记录每小时尿量，一些大面积烧伤患者由于四肢肿胀而无法准确测量血压时，也可通过每小时尿量间接反映血压的高低，一般收缩压维持在 90 mmHg 以上，且肾功能正常时，每小时平均尿量可在 30 ml 以上。

（二）血压

低血压是诊断烧伤性休克的一个重要指标，但不是早期指标，因为烧伤早期体液丢失和应激反应，引起交感-肾上腺髓质系统强烈兴奋，大量缩血管活性物质释放入血，例如儿茶酚胺、血管紧张素、内皮素、白三烯、血栓素等，引起血管的舒张与收缩平衡发生紊乱，造成阻力血管收缩和总外周阻力增加，故烧伤早期血压可维持在正常范围或略有升高，以舒张压增高较明显，突出变化是脉压变小。此阶段的血压变化特点反映机体正处于代偿期，应抓住时机积极补液抗休克。一旦患者不能得到充分的液体复苏，机体长时间处于缺氧状态，乳酸等酸性代谢产物大量堆积，造成微动脉和毛细血管前括约肌对缩血管活性物质的反应性降低，血液淤滞在扩张的毛细血管体内，此刻患者的血压可明显降低，休克处于失代偿状态，提示病情十分危重。但大面积烧伤患者因肢体渗出而肿胀，或有焦痂形成，有时不易测得准确的血压数据，应注意鉴别。

（三）意识

中、重度烧伤患者伤后多存在意识方面的改变，早期由于创面疼痛刺激和中枢神经系统缺氧等，常表现为烦躁不安。烧伤后体液丢失引起全身有效循环血量不足，脑组织缺血缺氧，脑细胞的能量代谢发生障碍，乳酸等有害物质生成增多，特别是兴奋性氨基酸谷氨酸大量释放，在突触间隙形成高浓度氨基酸谷氨酸，导致神经元持续去极化并引起兴奋性神经毒性损害。患者如果伤后不能得到及时有效地补液复苏治疗，中枢神经系统缺血缺氧损害将进一步加重，数小时内意识改变可由烦躁不安转为反应迟钝、意识恍惚，甚至昏迷，临床上延迟复苏患者入院时多存在此类意识改变，提示脑细胞的代谢和功能已受到严重损害，应争分夺秒地采取综合救治措施。值得注意的是，在患者出现烦躁不安等精神症状时，片面强调镇静镇痛药的使用，这样不仅不能收到预期效果，大剂量用药还容易掩盖病情变化而延误治疗。

（四）口渴

口渴为烧伤性休克早期常见的临床表现之一。据临床观察，许多大面积烧伤患者虽给予及时的抗休克补液治疗，仍不同程度地存在口渴症状，即使是循环基本稳定后口渴症状也不能完全消除，一般需在体液回收阶段方可逐渐缓解。口渴发生的确切机制尚不完全清楚，可能与血容量不足、血液浓缩、血浆渗透压变化以及丘脑-垂体-肾上腺皮质系统的调控有关。临床上不能单凭口渴症状来判断休克是否纠正，更不能让患者无节制的大量饮水，以免造成水中毒。

（五）心率

心率增快可作为诊断烧伤性休克的早期指标之一。烧伤早期在动脉血压下降之前心率即明显增快，烧伤后体液大量丢失，血管活性物质释放增多，使心肌收缩力增强和心率加快，以代偿性提高心输出量，大面积烧伤患者早期心率常超过 120 次/min，小儿常超过 150 次/min，通过大量快速地补液治疗，多数患者的心率可逐渐减慢至 100 次/min 左右。若心率长时间维持在 150 次/min 以上，提示心肌已存在器质性损害，同时也表明复苏治疗效果欠佳，应及时调整治疗方案。心率过快可造成心肌耗氧量增加，心室的舒张期缩短，导致心肌收缩力减弱和心输出量减少，可适量使用强心药物如毛花苷 C（西地兰）、毒毛花苷（毒毛旋花子苷 K）等，以减慢心率，改善心肌收缩功能。

（六）消化道症状

大面积烧伤患者早期常伴有恶心、呕吐症状，呕吐物一般为胃内容物，胃黏膜发生糜烂出血时，呕吐物可呈咖啡色或血性，出血量较多或发生十二指肠以下部位的黏膜溃烂时，还可解柏油样或鲜红色血便。胃肠道的小血管具有丰富交感缩血管神经纤维，α 受体占优势，烧伤性休克时胃肠道缺血不仅发生早，而且持续时间长，容易造成黏膜缺血性损害和蠕动功能障碍。烧伤早期出现的恶心、呕吐症状主要系中枢神经系统缺氧所致,频繁呕吐者多表示休克较为严重,呕吐量较多时应警惕有急性胃扩张或麻痹性肠梗阻的可能,要及时放置胃管作负压引流。

(七)末梢循环变化

休克早期,可见正常皮肤色泽苍白,皮温降低,表浅静脉萎陷,严重时皮肤、黏膜发绀,甚至出现花斑,甲床及皮肤毛细血管充盈时间延长。小儿烧伤后末梢循环变化出现较早,也最明显。但大面积烧伤患者的肢体皮肤常遭毁损,加之体液渗出引起软组织水肿,常难以准确观察末梢循环的真实变化。

(八)电解质和酸碱平衡紊乱

烧伤后由于体液大量渗出,造成水分、蛋白质和钠盐的丢失,早期常存在脱水、低蛋白血症和低钠血症,同时因血流低灌注导致的组织乏氧代谢增加,还伴有代谢性酸中毒和高钾血症。合并重度吸入性损伤或肺爆震伤者,还可存在呼吸性酸碱平衡紊乱和低氧血症。因此,在休克期内,每天至少检测一次动脉血气、动脉血乳酸、血生化、血晶体、胶体渗透压,以便掌握病情,及时调整复苏治疗方案。

(九)血流动力学紊乱

受血容量不足、外周血管阻力增加和心肌舒缩功能改变的影响,大面积烧伤患者,伤后很快出现明显的血流动力学紊乱,表现为心输出量(CO)、心脏指数(CI)、左心室做功指数(left ventricular work index,LVWI)显著降低,肺血管阻力(PVR)和外周血管阻力(SVR)明显增高。动物实验发现,重度烧伤后 5 min,CO 即开始下降,伤后 30 min CO、CI 和 LVWI 较伤前值降低 50%。血流动力学指标是早期诊断休克及判断其严重程度的敏感指标,对严重烧伤或并发心、肺功能不全者,有条件的单位应放置漂浮导管监测血流动力学变化,以判断休克程度并指导补液复苏。

(十)血液流变学紊乱

严重烧伤后由于血管内液体大量丢失,造成血液浓缩和微循环障碍,加之红细胞的相对运动能力和变形性发生异常,导致血液流变学紊乱。烧伤早期即可表现为红细胞及血小板聚集增加,血浆、全血黏度和纤维蛋白原含量增高,血液处于高凝状态,容易引起微血栓形成和发生继发性纤溶。研究证实,血管内皮细胞在机体促凝和抗凝平衡过程中发挥着十分重要的作用,当机体遭受休克、缺血再灌注以及全身炎症反应等打击时,内皮细胞生成与释放促凝血因子增多,抗凝血因子减少,失去原有的抗凝血优势。

(十一)组织氧合情况

烧伤性休克的本质是微循环障碍引起的组织细胞缺氧和代谢障碍。机体供氧量(DO_2)和氧耗量(VO_2)是判断休克严重程度的重要指标,DO_2 代表向组织输氧量,与心功能关系密切,VO_2 则能客观反映组织血流灌注情况以及利用氧的能力。严重烧伤后由于血容量不足,心功能障碍和组织血流灌注不良等原因,存在 VO_2 伴随 DO_2 的提高而增加,称之为"DO_2-VO_2 依赖现象",应尽快提高心输出量,否则将导致机体严重缺氧。

DO_2 和 VO_2 的计算公式分别如下:

$$DO_2(ml/min) = 1.34 \times SaO_2 \times Hb \times CO(L/min) \times 10$$

$$VO_2[ml/(min \cdot m^2)] = (CaO_2 - C_{\bar{v}}O_2) \times CO(L/min) \times 10$$

$$CaO_2(动脉血氧含量) = 1.34 \times SaO_2 \times Hb$$

$$C_{\bar{v}}O_2(混合静脉血氧含量) = 1.34 \times S_{\bar{v}}O_2 \times Hb$$

第三节 烧伤性休克的治疗

一、容量补充

由于烧伤性休克是血浆外渗引起有效循环血量不足的结果,而目前还缺乏防治毛细血管通透性增高的有效措施,因此,补液治疗(容量补充)一直是治疗烧伤性休克的主要措施,成人Ⅱ度和Ⅲ度烧伤面积超过20%,小儿超过10%的患者,都可能发生休克,需要给予液体复苏治疗。研究提出了一系列容量补充的公式。容量补充的方法,包括静脉补液和口服补液两种。

(一)口服补液

一般而言,成人Ⅱ度烧伤面积在30%以下,小儿Ⅱ度烧伤面积在10%(非头面部烧伤)以下,可给予正常饮食及根据需要饮水。如果伤员饮食较差,则宜补充口服一些含盐饮料,如盐茶、盐豆浆、烧伤饮料等。口服补液的可以在静脉补液公式预算的基础上,根据病情和需要进行调整。大面积烧伤伤员易发生休克,且胃肠道功能未恢复,口服后多有吸收不良,应予以静脉补液。但在平时成批收容或战时条件不允许时,可适当扩大口服补液的范围,成人烧伤面积在40%以下者,均可采用口服补液或口服为主,辅以静脉补液。

1. **注意事项** 口服补液具有方法简便、不良反应少的特点,但应用时应注意以下几点:①应服含盐饮料,不能单纯服白开水或糖水,以防因血液稀释,发生低渗性脑水肿等。②口服补液采取少量多次方法,成人每次量不宜超过200 ml,小儿不超过50 ml,过多过急可引起呕吐、腹胀,甚至急性胃扩张,患者出现频繁呕吐或并发胃潴留时,应停止口服补液,改用静脉补液治疗。③有胃潴留或呕吐者,不宜采用口服补液。④须严密观察血容量不足的症状。⑤口服补液不能达到目的,或有不宜采用口服补液的情况时,应改为静脉补液。

2. **常用的口服补液配方**

(1)含盐饮料:每100 ml开水中加氯化钠0.4 g。

(2)烧伤饮料:氯化钠0.3 g,碳酸氢钠0.15 g,糖1 g,加水至100 ml。

(3)烧伤饮料片:每片含氯化钠0.3 g,碳酸氢钠0.15 g,苯巴比妥0.005 g,每片用温开水100 ml吞服。

(二)静脉补液

静脉补液是防治烧伤性休克的重要手段,但并非所有伤员都需要静脉补液,特别是在成批收容时或在战时,应按照实际情况选择补液方法,合理使用各种液体和输液工具。

烧伤后休克期复苏的补液治疗,输液量大,持续时间长,应建立可靠的静脉通道,如果周围静脉充盈不良穿刺困难,应采取静脉切开,切莫因反复建立补液通道而延误抢救时机。烧伤后体液丢失的成分主要是电解质和血浆,丢失量与烧伤面积、深度以及体重有密切关系,而且有一定的规律性,依此特点,临床上可以采用公式来指导复苏补液治疗。这些公式一般都以烧伤后体液丢失的规律性为依据,并将烧伤面积和体重作为公式的核心因素来考虑,但每个公式的产生又有其特定条件和地域性、不同的经验背景和理论依据,再加上烧伤患者的个体差异,因此,在选择和执行公式时要灵活掌握,在治疗过程中应严密观察临床指标,根据患者对治疗的反应,及时做出调整。下面介绍几种在国内外烧伤界影响较大,又有代表性的计算补液量的公式和疗法。

1. **第三军医大学公式** 该公式于1962年根据147例成人大面积烧伤患者早期补液情况总结而成。公式要求伤后第1个24 h内,成人每1%Ⅱ度、Ⅲ度烧伤面积,每千克体重补充胶体0.5 ml,电解质1 ml,基础水分2 000 ml,伤后8 h内补入估计量的一半,后16 h补入另一半;伤后第2个

24 h电解质和胶体液减半,基础水分不变(表35-2)。

2. Evans公式 1952年首先由美国Evans根据动物实验结果提出的补液公式,目前临床所采用的含有电解质与胶体补液公式均是在该公式的基础上改良的。公式计算方法为:成人每1%的Ⅱ度、Ⅲ度烧伤面积,每千克体重,伤后第1个24 h补充胶体和电解质溶液各1 ml,同时补给基础水分2 000 ml,估计量的一半于伤后8 h内输入,另一半于后16 h输入;伤后第2个24 h胶体和电解质溶液补给量为第1个24 h输入量的一半,另补基础水分2 000 ml。该公式存在的明显不足是烧伤面积超过50%者,补液量仍按50%烧伤面积计算,不适合50%以上烧伤患者的休克期补液治疗。

3. Brook公式 该公式于1953年由美军Brook医学中心外科研究所在Evans公式基础上改良而成。公式要求伤后第1个24 h内,成人每1%Ⅱ度、Ⅲ度烧伤面积补给等渗乳酸林格液1.5 ml,胶体0.5 ml,水分不变。此公式与Evans公式明显不同点是烧伤面积超过50%者,按实际烧伤面积计算输液量,并用乳酸林格液代替生理盐水,较符合生理需要。

4. Parkland公式 1968年由Barter在美国Parkland医学中心提出。该公式主张在伤后第1个24 h只补给电解质溶液,不补给胶体和水分,待伤后第2个24 h血管通透性有所改善后再补充血浆和水分,其理由是伤后第1天毛细血管通透性增加,体液丢失造成细胞外液缺钠和缺水,必须大量补充钠离子才能恢复细胞外液的渗透压,而此时补给胶体,并不能维持血管内胶体渗透压,反而因血浆蛋白渗漏到组织间隙,造成组织水肿液回吸收时间延长。具体补液方法:伤后第1天每1%Ⅱ度、Ⅲ度烧伤面积,每千克体重补给等渗乳酸林格液4 ml,伤后8 h输入总量的一半,后16 h输入另外1/2;伤后第2天不再补给电解质溶液,每1%Ⅱ度、Ⅲ度烧伤面积,每千克体重补给血浆0.3~0.5 ml,并适量补充等渗糖水。此公式比较适用于血浆供应困难的地区和成批烧伤早期现场救治。

5. 南京公式 该公式仅依据烧伤面积计算补液量,较适用于中、青年烧伤患者,也适合战时急救及成批烧伤的救治。补液公式为:伤后第一个24 h输液量(ml)=烧伤面积(Ⅱ度、Ⅲ度)×1 000±1 000(体重轻者减1 000,重者加1 000),其中水分2 000 ml,其余1/3为胶体,2/3为电解质溶液,其他要求同第三军医大学公式。

表35-2 常用的晶胶混合公式比较

公式	第1个24 h				第2个24 h
	晶胶体总量	晶胶比例	基础水分	特殊要求	晶体液和胶体液为第1个24 h的半量,基础水分仍为2 000 ml
第三军医大学公式	1.5 ml/(%TBSA·kg)	1:2	2 000 ml		
Evans公式(1952年)	2 ml/(%TBSA·kg)	1:1	2 000 ml	*	
Brooke公式(1953年)	2 ml/(%TBSA·kg)	1:3	2 000 ml	*	

*烧伤面积超过50%,补液量仍按50%烧伤面积计算,伤后第1个24 h输入总量不超过10 000 ml。

TBSA:总体表面积,total body surface area。

临床应用中发现,Evans公式和Brooke公式用于烧伤面积小于50%的烧伤患者时,预算量偏多,而用于烧伤面积大于50%的烧伤患者时,因补液量仍按50%烧伤面积计算,使补液量受限而偏少,面积越大越显不足;国内通用公式与Evans公式和Brooke公式相比,具有补液量少的优点,而且输入量没有上限,按实际面积计算,对大面积烧伤患者来说,预算量偏少的问题不很突出,第1个24 h复苏液的胶体用量介于Evans公式和Brooke公式之间;南京公式以我国青年体表实测面积为基础,使用方便,尤其适用于战时及成批烧伤患者收容时,其公式计算量中包括了2 000 ml基础水分,在计算胶晶之比时应先予以减除。

小儿体表面积与体重的比值相对较大,组织含水量也相对较大,因此,烧伤儿童的补液量也应相对较大,一般按2 ml/(%TBSA·kg)计算第1个24 h晶胶体补液量,基础水分儿童按70~100 ml/kg,婴幼儿按100~150 ml/kg计算。小儿头面部烧伤时补液量需要较多,个别头面部烧伤的小儿所需胶体和晶体溶液量可达3~4 ml/(%TBSA·kg)。

6.高渗钠溶液疗法　1974年由美国Monafo提出。利用溶液的高渗作用,输入后造成细胞外液渗透压增高,促使细胞内水分向细胞外转移,起到扩张细胞外液的作用,从而达到扩充血容量目的。高渗钠溶液疗法具有补液量少,液体负荷轻,扩容迅速的特点,较适用于心肺功能负担较重的患者以及高原缺氧环境下烧伤补液治疗。由于高渗钠溶液属非生理性溶液,大量或长时间使用可对机体产生一些负面影响,如高渗性脱水、血压降低、溶血反应和凝血功能障碍等,大面积烧伤患者慎用。常用的高渗钠溶液包括3%氯化钠溶液,250 mmol/L的复方乳酸钠溶液和高渗钠加右旋糖酐70溶液。伤后48 h每1% Ⅱ度、Ⅲ度烧伤面积,每千克体重补给3 ml,总体液量的2/3在第1个24 h输入,另外1/3在第2个24 h输入。使用高渗钠溶液时,必须严密监测血清钠和渗透压的变化,若血清钠浓度超过160 mmol/L,渗透压超过330 mOsm/(kg·H₂O)时,应降低输入钠浓度或改变输液计划。

二、"容量补充+动力扶持"抗休克治疗方案及研究

长期以来,烧伤性休克复苏方案主要针对血容量减少采取补液治疗(容量补充)。自20世纪50年代以来,先后提出了许多补液公式,包括Evans公式、Parkland公式、第三军医大学补液公式及延迟复苏补液公式等,在我国大的烧伤救治中心如重庆、北京、上海、西安等大城市,都有自己习惯的治疗方案。这些针对血容量减少进行"容量补充"的抗休克补液公式,对防治烧伤性休克发挥了重要作用。但存在的问题是:在一部分严重烧伤,即使伤后立即按照补液公式治疗,烧伤性休克也难以避免;补液量偏少的公式往往不能较好地维持良好的循环血量,缺血缺氧损害持续存在;补液量偏多的公式虽然在理论上能维持良好的循环血量,但由于液体负荷过重,往往会加重组织水肿,导致筋膜腔间隙综合征,甚至发生心力衰竭、肺水肿和脑水肿等并发症,使病情加重。

临床发现,至少约20%的严重烧伤患者(特别是延迟入院者),尽管伤后给予及时容量补充复苏治疗,缺血缺氧仍难以避免,机体存在事实上的隐匿性休克,引起脏器功能不全,甚至衰竭和死亡。国际烧伤和创伤权威专家Pruitt在第十三届国际烧伤大会上指出,在过去的半个世纪,采用现有的补液公式,虽然降低了休克发生率,减少了电解质失衡,但这些复苏方案往往导致肺等脏器损害和间隙综合征,甚至增加死亡率。近年研究发现,严重烧伤后,心肌在血容量显著下降之前即发生了缺血缺氧损害和功能减退,这种即早出现的心肌损害及泵功能减弱,不仅引起心功能不全,还诱发或加重休克,成为严重烧伤性休克和组织器官缺血缺氧的重要启动因素之一(我们将这一现象称为烧伤后"休克心")。以往对烧伤性休克的治疗,单纯强调了容量补充复苏,忽视了心肌损害对烧伤性休克发生和发展的影响,这可能是现有复苏方案难以纠正某些严重烧伤性休克或难以避免隐匿性休克的重要原因。这些研究发现表明,血容量丧失并非烧伤性休克的唯一成因,烧伤早期心肌损害导致的功能降低在烧伤性休克的发生发展中也具有重要作用,因此,单纯"容量补充"不能有效纠正休克。基于这些认识,提出了"容量补充+动力扶持"的严重烧伤性休克复苏方案。

在国家卫生行业重大科研专项项目支持下,对353例符合入组条件的严重烧伤患者开展了临床研究,分两阶段进行。

第一阶段,单中心临床研究。

纳入立即复苏病例78例,延迟复苏病例67例,分别分为立即容量补充对照组、立即容量补充+果糖组、立即容量补充+前列地尔组、立即容量补充+依那普利组,以验证3种动力扶持或心肌细胞保护药物的安全性和有效性。78例立即复苏病例的研究结果显示,对严重烧伤后早期入院患者,应用第三军医大学补液公式给予"容量补充",同时应用小剂量依那普利拉减轻心肌缺血,果糖二磷酸钠改善心肌葡萄糖代谢,前列地尔注射液抗心肌氧化损伤等进行"动力扶持",在烧伤总面积和三度烧伤面积甚至大于对照组的情况下,各时相点血压均能维持在正常范围并未见显著差异,动力扶持治疗组尿量略高于单纯容量补充组。入院第1、2、3和7天,容量补充+果糖二磷酸钠注射液、前列地尔注射液或依那普利拉注射液治疗组血乳酸(LA)含量均显著低于单纯容量补充

组,但3种动力扶持药物治疗组间无显著差异。入院第1天、2天,3个动力扶持组血清阴离子间隙(anion gap,AG)水平均低于单纯容量补充组。各组之间红细胞(RBC)数、血细胞比容(Hct)、血红蛋白(Hb)均无显著差异。入院第1、2、3天和1周,3个动力扶持组在血清心肌肌钙蛋白 I(cTnI)含量均显著低于单纯容量补充组,3个动力扶持组 CK-MB 在入院2天内显著低于单纯容量补充组。容量补充与容量补充+动力扶持治疗组比较,ALT 和 AST 无显著差异。入院第1、2、3天和1周,3个动力扶持组血清 β2 微球蛋白(β2-microglobulin,β2 M/β2-MG)含量显著低于单纯容量补充组。单纯容量补充组15例死亡2例,死亡率为13.33%,而三个"容量补充+动力扶持"组均无死亡病例。67例延迟复苏病例的研究结果呈类似趋势,延迟复苏单纯容量补充组死亡率达14.30%,而三组容量补充+动力扶持组(延迟容量补充+果糖、延迟容量补充+前列地尔、延迟容量补充+依那普利)的死亡率分别为5.90%、0.00%和6.30%。治疗效果也非常明显。

这些结果提示,无论伤后迅速到达医院进行立即复苏,还是由于种种原因未能在短时间内到达医院、已经发生休克的延迟复苏烧伤患者,采用第三军医大学立即补液公式或延迟复苏补液公式进行"容量补充",同时用改善心肌缺血和细胞保护药物进行"动力扶持",均能维持生命体征稳定,有效地改善组织器官缺血缺氧、改善组织氧合和有氧代谢,显著减轻严重烧伤后脏器损害,提高治愈率,显著降低死亡率。所有研究病例均未发生与本方案用药有关的并发症和不良反应,说明该"容量补充+动力扶持"复苏方案安全、有效。

第二阶段,多中心临床研究。

在第一阶段验证了方案的安全性和有效性基础上,进一步开展了共有11个单位(原第三军医大学西南医院、原第四军医大学西京医院、原中国人民解放军总医院304医院、浙江大学二附院、中南大学湘雅医院、武汉三院、郑州市第一人民医院、浏阳市人民医院、吉林大学第一医院、山东大学附属济南市中心医院、原中国人民解放军第159医院)参加的全国多中心临床研究,共入组208例(脱落12例),将符合条件的严重烧伤患者,随机分为3组。

A组:单纯"容量补充"治疗。采用第三军医大学抗休克补液公式预算补液量进行"容量补充",即第1个24 h预计补液量(ml)= TBSA(%)×体重(kg)×1.5 + 水分2 000 ml,第2个24 h预计补液量(ml)= TBSA(%)×体重(kg)×0.75 +水分2 000 ml。

B组:"容量补充+动力扶持"治疗。采用第三军医大学抗休克补液公式预算补液量进行"容量补充";同时,用5%葡萄糖溶液100 ml+依那普利拉注射液1.25 mg静脉输入,1次/d,连用3 d,减轻心肌缺血损伤,进行"动力扶持"。

C组:"容量补充+动力扶持+细胞保护"治疗。采用第三军医大学抗休克补液公式预算补液量进行"容量补充";5%葡萄糖溶液100 ml+依那普利拉注射液1.25 mg静脉输入,1次/d,连用3 d。细胞保护,5%葡萄糖溶液100 ml+左卡尼丁1.5 g静脉输入,2次/d,连用3 d,改善脂肪酸代谢;5%葡萄糖溶液100 ml +果糖二磷酸钠注射液10 g静脉输入,2次/d,连用3 d,改善葡萄糖代谢;5%葡萄糖溶液100 ml +前列地尔注射液10 μg静脉输入,2次/d,抗心肌氧化损伤,进行"动力扶持"。

符合入组条件的患者,按照中心随机数字表随即入组,入院后立即实施上述各方案,伤后48 h达到休克治愈标准时结束,72 h判断复苏效果。

(1)一般临床资料:从一般临床情况分析,3组烧伤患者年龄、性别、致伤因素、烧伤总面积及三度面积、伤后入院时间、生命体征,以及复合中、重度吸入性损伤等均无显著差异,组间均衡性好,具有较好的可比性(表35-3 ~ 表35-5)。

表 35-3　三组烧伤患者一般临床情况（1）

| 分组 | 例数 | 性别 | | 年龄 | 烧伤面积 | Ⅲ度面积 |
		男	女	（岁，$\bar{x}\pm s$）	（TBSA%）（$\bar{x}\pm s$）	（TBSA%）（$\bar{x}\pm s$）
A组	50	10	40	41±10	65±21	33±28
B组	58	9	49	41±10	57±22	27±29
C组	56	11	45	41±11	64±20	28±27
F 值		0.080		0.958	2.205	0.605
P 值		0.923		0.958	0.114	0.547

表 35-4　三组烧伤患者一般临床情况（2）

| 分组 | 吸入性损伤/例 | | | | 入组时伤后时间 |
	无	轻	中	重	（h，$\bar{x}\pm s$）
A组	25	11	8	6	2.7±1.7
B组	27	17	9	5	2.4±1.9
C组	26	10	9	6	2.5±1.0
F 值/x^2	3.878				0.445
P 值	0.693				0.641

表 35-5　三组烧伤患者一般临床情况（3）

分组	例数	入院时心率/（次/min）（$\bar{x}\pm s$）	入院时呼吸/（次/min）（$\bar{x}\pm s$）	入院时收缩压/mmHg（$\bar{x}\pm s$）	入院时舒张压/mmHg（$\bar{x}\pm s$）
A组	50	101±21	23±10	127±30	78±18
B组	58	97±18	21±2	123±26	76±12
C组	56	98±21	21±2	114±20	73±11
F 值		0.358	1.858	2.784	1.681
P 值		0.699	0.159	0.065	0.19

（2）循环容量和血液氧合相关指标

1）补液量和尿量：分析发现，在第 1 个 24 h 及第 2 个 24 h 补液量无差异前提下，B 组和 C 组 24 h、48 h 尿量显著多于 A 组，但 B 组和 C 组之间尿量无明显差异（表 35-6、图 35-1）。

表 35-6　三组间休克期补液量比较

| 分组 | 例数 | 补液量/ml | |
		第 1 个 24 h	第 2 个 24 h
A组	50	10 536±3 467	7 596±2 562
B组	58	10 214±7 246	7 480±2 675
C组	56	12 544±16 335	7 269±1 975
F 值		0.744	0.238
P 值		0.477	0.789

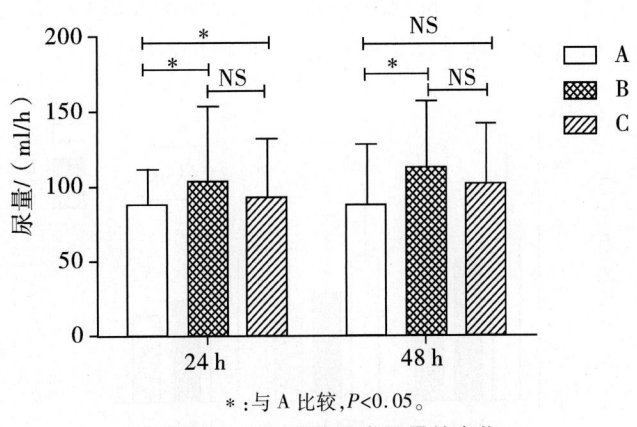

＊：与 A 比较,$P<0.05$。

图 35-1　三组烧伤患者尿量的变化

2）Hb 和 Hct 变化：伤后 24 h,A 组 Hb 水平显著高于 B 和 C 组,B 组与 C 组间无明显差异。伤后 48 h,A 组仍然显著高于 C 组。但 A 组与 B 组及 B 组和 C 组间无明显差异（图 35-2）。伤后 24 h,A 组 Hct 水平显著高于 B 和 C 组,而 B 组与 C 组间无明显差异。伤后 48 h,A 组仍显著高于 C 组,但 A 组与 B 组及 B 组和 C 组间无明显差异（图 35-3）。

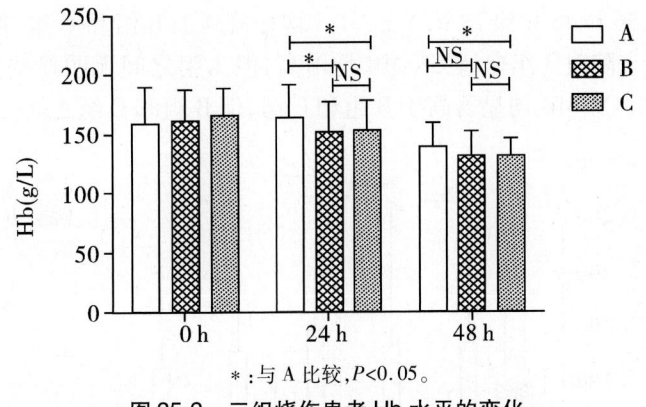

＊：与 A 比较,$P<0.05$。

图 35-2　三组烧伤患者 Hb 水平的变化

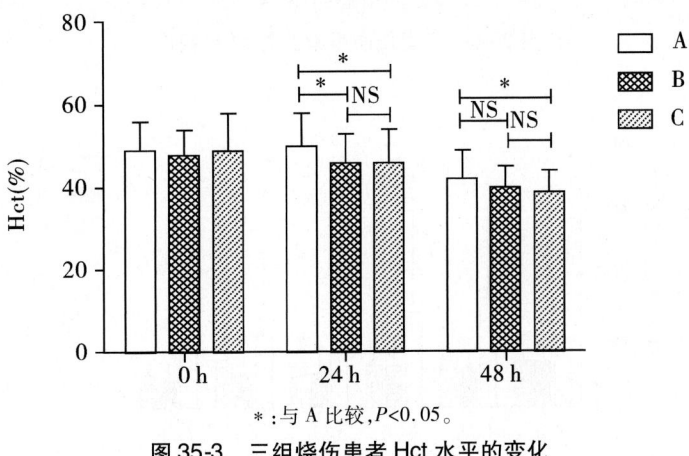

＊：与 A 比较,$P<0.05$。

图 35-3　三组烧伤患者 Hct 水平的变化

3）血乳酸的变化：入院时血乳酸 A、B 和 C 组未见明显差异；伤后 24 h 和 48 h,A 组血乳酸显著高于 B 组和 C 组,但 B 组和 C 组之间无显著差异（图 35-4）。伤后 24 h,C 组 Hb 和 Hct 显著低于 A 组,提示血液浓缩减轻。但 B 组和 C 组无显著差异。

上述结果提示,B 组和 C 组循环容量情况好于 A 组,血液浓缩减轻,组织血流灌注和氧合显著改善,血乳酸显著降低。但 B 和 C 两个动力扶持组之间无明显差异。

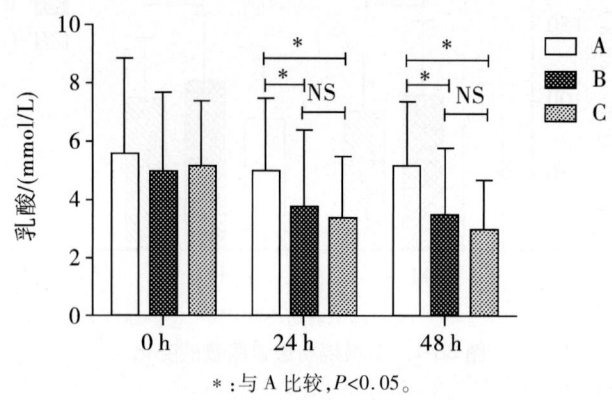

*:与 A 比较,$P<0.05$。

图 35-4　三组烧伤患者血乳酸水平的变化

(3)脏器损害指标

1)反映心肌损害指标:血清肌钙蛋白 I(cTnI)和 CK-MB 变化。

从 3 组烧伤患者脏器损害指标分析发现,入院时血清肌钙蛋白 I(cTnI)3 组均增高,但无明显差异;伤后 12 h、24 h、36 h、48 h 和 72 h,A 组 cTnI 均显著高于 B 组和 C 组,但 B 组和 C 组之间无显著差异(图 35-5)。入院时 3 组血清 CK-MB 均增高,但 3 组之间无明显差异。伤后 12 h、24 h、36 h、48 h 和 72 h,A 组 CK-MB 均显著高于 B 组和 C 组,但 B 组和 C 组之间无显著差异(图 35-6)。

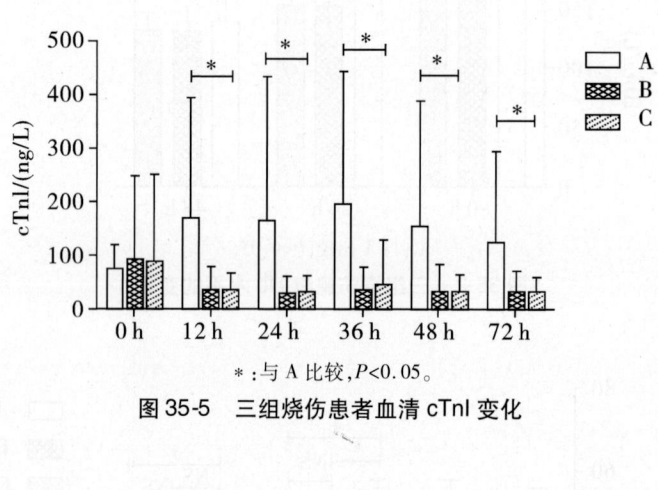

*:与 A 比较,$P<0.05$。

图 35-5　三组烧伤患者血清 cTnI 变化

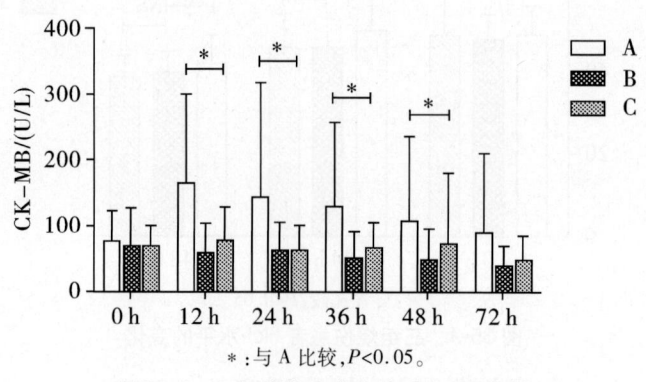

*:与 A 比较,$P<0.05$。

图 35-6　三组烧伤患者血清 CK-MB 变化

2)烧伤面积与心肌损害的关系:本项目还发现,烧伤面积与心肌损害的关系,当烧伤面积达到 51.5% 以上时,CK-MB 特异性、敏感性高(图 35-7),烧伤面积为 52.5% 时,cTnI 的特异性、敏感性高(图35-8),提示烧伤面积达到50%时心肌损害发生率大大增高,应该采取更加积极的措施积极预防心肌损害的发生。

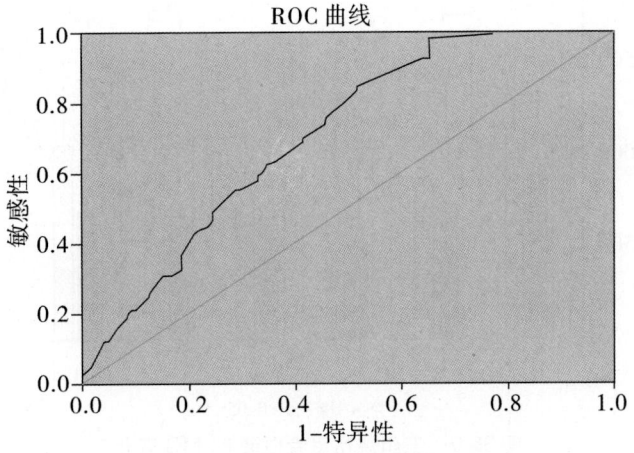

图35-7 烧伤面积与CK-MB关系

曲线下面积70.5 烧伤面积为51.5时,CK-MB 特异性、敏感性高

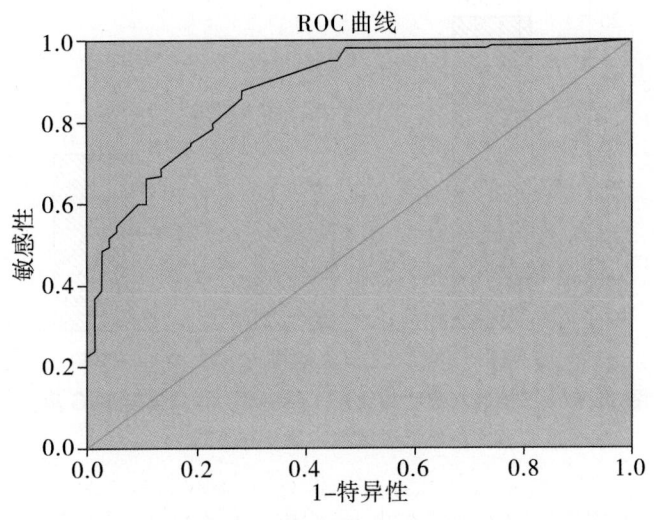

图35-8 烧伤面积与cTn关系

曲线下面积88.0,烧伤面积为51.5时,cTn 特异性、敏感性高

3)反映肾损伤指标血清 β2-MG 变化:入院时 3 组血清 β2-MG 均增高,但无明显差异;伤后 12 h、24 h、48 h、72 h,B 组和 C 组血清 β2-MG 均显著高于 A 组,但 B 组和 C 组之间无显著差异(图35-9)。伤后 72 h 内,3 组患者 TBA 和 DAO 均无显著差异。

(4)终极疗效指标死亡率的分析:3 组患者死亡率分析,在符合本项目纳入标准的严重烧伤病例,单纯容量补充组死亡率高达 25%;"容量补充+依那普利拉动力扶持"组死亡率仅 10.3%;"容量补充+依那普利+左卡丁尼+果糖二磷酸钠+前列地尔动力扶持"组死亡率为 14.0%。可以看出,动力扶持可以提高治愈率 14.7% ~ 11.0%,临床治疗效果非常明显(图35-10)。

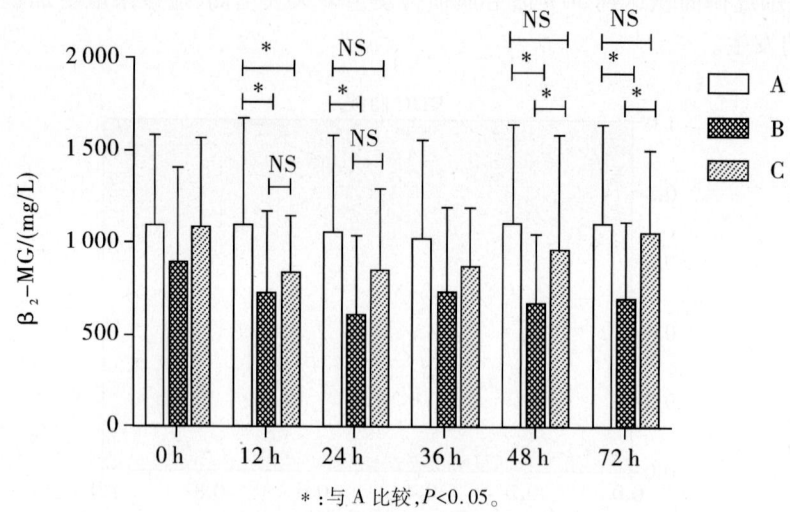

* : 与 A 比较，$P<0.05$。

图 35-9　三组烧伤患者血清 β_2-MG 变化

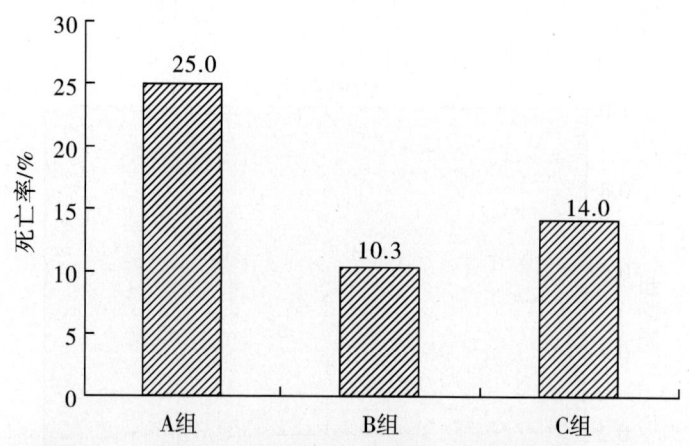

图 35-10　三组患者死亡率比较。采用动力扶持 B 组和 C 组，死亡率均明显低于单纯容量补充 A 组

　　上述结果提示，严重烧伤早期入院复苏患者，应用第三军医大学补液公式立即复苏进行"容量补充"，同时应用依那普利拉改善心肌缺血以行动力扶持，或复合应用依那普利拉改善心肌缺血和左卡丁尼改善脂肪酸代谢、果糖二磷酸钠改善葡萄糖代谢、前列地尔抗心肌氧化损伤治疗，有效地改善组织器官缺血缺氧、改善组织氧合和有氧代谢，从而减少内脏并发症，提高治愈率。

　　根据上述临床研究结果，提出推荐使用的"容量补充与动力扶持"立即复苏方案如下。

　　方案 1：第 1 个 24 h 补液总量(ml)= TBSA(%)×体重(kg)×1.5 ml +生理需要量(2 000 ml)+动力扶持药物(小剂量依那普利拉，左卡尼丁、果糖二磷酸钠，前列地尔注射液)。

　　方案 2：第 1 个 24 h 补液总量(ml)= TBSA(%)×体重(kg)×1.5 ml +生理需要量(2 000 ml)+动力扶持药物(小剂量依那普利拉减轻心肌缺血损伤)。晶体与胶体比例为 1：1，伤后第一个 24 h 前 8 h 内快速输入补液总量一半，另一半在后 16 h 内输入。

　　第 2 个 24 h 补液总量(ml)= TBSA(%)×体重(kg)×1.0 ml+生理需要量(2 000 ml)+动力扶持药物(同上)。晶体与胶体比例为 1：1，前 12 h 输入补液总量一半，后 12 h 输入补液总量的另一半。

　　动力扶持及细胞保护药物使用方法：快速补充血容量的同时，推荐应用 5% 葡萄糖溶液 100 ml+依那普利拉注射液 1.25 mg 静脉输入，1 次/日，连用 3 d，减轻心肌缺血损伤，进行动力扶持；5% 葡萄糖溶液 100 ml+左卡尼丁 1.5 g 静脉输入 2 次/d，连用 3 d，改善脂肪酸代谢；5% 葡萄糖溶液 100 ml +果糖二磷酸钠注射液 10 g 静脉输入 2 次/d,连用 3 d,改善葡萄糖代谢;5% 葡萄糖溶液 100 ml +前列地尔注射液 10 μg 静脉输入 2 次/d,连用 3 d,抗心肌氧化损伤。上述药物均于15～30 min 内滴完。

动力扶持及细胞保护药物使用注意事项:由于依那普利拉注射液具有一定的降低血压作用,用药过程中,必须在快速补充血容量时缓慢静脉滴注,时间不少于 15～30 min,同时应密切观察患者反应和治疗效果进行处理和调整。从多中心临床应用情况来看,只要按照这样的方法使用,每天使用 1.25 mg 小剂量依那普利拉注射液,尚没有观察到发生低血压的情况,因此是安全的。

三、常用的休克复苏液体

(一)胶体溶液

胶体溶液包括全血、血浆、人体白蛋白和血浆代用品。通过补充胶体颗粒以增加血浆胶体渗透压,维持有效循环血量。

1. 全血　严重烧伤后不仅血浆成分大量丢失,也易因红细胞丢失和破坏造成减少,但是烧伤后体液渗出导致血液浓缩,休克期补充全血,并非必需,只有在血浆来源困难时,在补充一定量的电解质溶液后,可适当补充全血。

2. 血浆　烧伤水肿液和水疱液的主要成分是血浆,补充血浆是较理想胶体,但血浆不便长时间保存,且有传染疾病之忧,故在中小面积烧伤或在新鲜血浆来源困难的地区和单位,可应用各种血浆代用品作为胶体补充。

3. 人体白蛋白　胶体渗透压的维持主要靠白蛋白,烧伤渗出液中白蛋白含量相当于血浆白蛋白的浓度的 90%,补充白蛋白对提高胶体渗透压有明显作用。由于白蛋白的扩容作用强而迅速,小儿和老年烧伤患者不宜在短时间内输入过多过快,否则容易发生前负荷超载,导致心力衰竭,最好是稀释成 6% 浓度适用较为安全。

4. 右旋糖酐　右旋糖酐是烧伤补液复苏常用的血浆扩容剂之一,在中小面积烧伤,可完全代替血浆作用。中分子右旋糖酐的分子量与白蛋白相近,其提高血压、增加尿量的作用较血浆迅速,但维持时间较短,大量使用后可影响单核吞噬细胞的功能,还可引起血小板减少,发生出血倾向,并干扰血型鉴定。低分子右旋糖酐分子量较小,胶体颗粒数多,不仅维持胶体渗透压的效果较好,还兼有降低血液黏度、改善微循环的作用,不足是作用时间较短。

5. 6% 羟乙基淀粉(706 代血浆)　羟乙基淀粉(hydroxyethyl starch,HES)分子量大于中分子右旋糖酐,与人体白蛋白近似,因而在体内发挥作用的时间较长。长期大量使用后可损害机体免疫功能。

6. 4% 琥珀酰明胶(血安定)　其分子量 22 500,其胶体渗透压与人体白蛋白相似,生物半衰期约 4 h。100 ml 血安定溶液中含琥珀酰明胶 40 g,氯化钠 1.36 g。该溶液是目前较为理想的血浆代用品,输入后扩容作用迅速,产生明显的渗透性利尿作用,并可降低血液黏度,改善组织缺氧状况,安全性能好,大剂量使用后不影响凝血功能,对器官无毒性损害,但可影响血浆蛋白浓度。研究表明,以等量 4% 琥珀酰明胶代替血浆可以起到恢复血容量、增加心输出量和外周血流灌注,维护血流动力学稳定,改善微循环,减轻缺血缺氧损伤的作用。4% 琥珀酰明胶组在快速补液后 3～12 h血液黏度低于血浆组,表明在烧伤性休克的延迟复苏中,4% 琥珀酰明胶在降低血液黏稠度、改善微循环方面可能优于血浆。在 4% 琥珀酰明胶组中,在血细胞比容不低于 25% 的前提下,大量快速输入 4% 琥珀酰明胶,休克期 48 h 内最多达 6 500 ml,未发现过敏及干扰凝血等不良反应。表明4% 琥珀酰明胶性质稳定、毒副作用小,不失为一种好的血浆代用品,可以用于烧伤早期休克的救治,特别是战争条件下血浆来源紧缺时,更不失为一较好的烧伤性休克复苏胶体液。

(二)电解质溶液

电解质溶液用以补充细胞外液,输入后短时间内有明显的扩充血浆容量的作用。

1. 生理盐水　生理盐水为等渗氯化钠溶液,起到维持血浆晶体渗透压的作用。由于生理盐水中钠、氯离子浓度各为 154 mmol/L,均高于血浆中钠和氯离子浓度,大量输入后易导致血浆中氯离子含量过多,致使血浆碳酸氢根(HCO_3^-)比例降低,引起高氯性代谢性酸中毒,目前多用平衡盐溶液代替生理盐水,若无平衡盐溶液时,输入生理盐水的同时应按 2∶1 的比例输入 1.25% 的碳酸氢钠溶液,以预防发生高氯性酸中毒。

2. 平衡盐溶液(乳酸林格液)　等渗平衡盐溶液中含钠离子 130 mmol/L,氯离子 109 mmol/L,乳酸根 28 mmol/L,钾 5 mmol/L,其电解质成分和晶体渗透压与血浆近似,大量输入后不会引起高氯性酸中毒。

3. 碳酸氢钠溶液　烧伤性休克时因组织血流灌注不良,体内乏氧代谢增加,大量酸性代谢产物潴留,常并存有代谢性酸中毒,早期补液治疗时可适当补充碳酸氢钠,以纠正酸中毒。特别是大面积深度烧伤、高压电烧伤和较严重的热压伤,红细胞大量破坏以及肌肉组织分解产生的血红蛋白和肌红蛋白,易沉积于肾小管内造成肾功能损害,为碱化尿液需要补给适量的碱性药物。目前临床上使用的 5% 碳酸氢钠溶液是 4 倍于等渗的高张溶液,可用 5% 碳酸氢钠 125 ml 加入 375 ml 的生理盐水中输入。

4. 高氧晶体溶液　近年来国内外已使用高氧晶体溶液代替电解质溶液,用于早期休克复苏的补液治疗,起到了较好的防治烧伤性休克的作用。该溶液显著特点是携带有高浓度溶解氧和具有高氧分压,输入后在扩充血容量的同时,也可溶解氧直接提供给组织细胞利用,使组织细胞由乏氧代谢迅速转为有氧代谢,并可降低血液黏度,增加血液的携氧能力,起到改善重要脏器缺氧状态的作用。

(三) 水分

常用 5% 或 10% 的葡萄糖溶液作为基础水分补充,通常情况下成人每天基础水分补充量为 2 000 ml,遇有气温或体温过高、气管切开、腹泻等情况时,应适当增加水分补充量,烧伤患者使用悬浮床治疗时,创面水分蒸发量明显增多,应额外补充水分 1 000 ~ 1 500 ml。

四、特殊情况下的补液治疗

(一) 战时成批烧伤的补液治疗

战时成批烧伤,伤员多,伤情复杂,补液治疗条件受限,如果复苏不及时,并发症多,死亡率高。因此,战时成批烧伤性休克的防治是提高战时烧伤救治水平的关键。

1. 做好平时训练,医护人员主动前伸现场救援　战时成批烧伤伤员多,伤情复杂,医院医疗救治机构可派出医护人员前伸至现场进行及时正确的早期救治,为烧伤性休克期复苏补液赢得最佳时机。平时针对"成批患者抢救方案"的实施进行训练,以提高应急机动能力。救援人员应力争在伤员受伤后半小时赶至现场,迅速对大批患者进行分类,立即建立静脉通道补液或给予口服补液,然后迅速将患者转送至上一级医疗机构治疗,避免造成休克延迟复苏,为烧伤伤员的成功救治奠定良好基础。

2. 分类救治,优先处理危重患者　医护人员赶到现场后,可凭其专业经验迅速做好伤情分类,优先抢救危重患者,迅速建立静脉通道补液复苏。我们的实验表明,犬 40% TBSA Ⅲ度烫伤后 2 h,心输出量可下降至伤前的 33%。因此,在烧伤后 2 h 内的静脉补液复苏非常重要。及时、快速、充分的补液复苏是危重烧伤患者平稳度过休克期的关键。

3. 根据临床指标,掌握补液原则　烧伤性休克期补液公式很多,但用公式计算的液体量不能完全适应临床上多种变化和要求,在实际应用中要强调个体化,根据临床指标随时调整补液量和补液速度。在战时成批烧伤时不能广泛应用 Swan Ganz 导管和心电监护仪准确地监护休克期血流动力学的变化,单位时间排尿量可反映肾的血流灌注情况,因其简便、无创,可作为观察烧伤性休克期病情和调整复苏补液的重要依据和指标。血细胞比容能直接显示烧伤后血液浓缩状况,反映了循环血浆的丢失量。碱缺失则反映了组织缺血、缺氧时的无氧代谢情况,在代偿性休克时能比其他生理指标(如心率、平均动脉压、心输出量、混合静脉血氧饱和度)更敏感地反映血容量的真实丢失,可用来评估危重患者的组织氧合状态和预后。尿量、血细胞比容和碱缺失等临床指标,可以比较准确地反映烧伤性休克期补液复苏效果。

(二)延迟复苏的补液治疗

烧伤性休克延迟复苏是指烧伤后,由于交通不便、医疗条件和(或)医疗水平所限等原因,致使伤后未能及时有效地进行补液治疗,入院时已出现严重休克者。在平时,尤其是山区、医疗条件和医疗水平较低的地区,临床上延迟复苏者较多。在战时,因伤员成批发生,加之条件受限,此类患者更多。由此可见,烧伤性休克延迟复苏是指烧伤性休克已发生,并持续了一段时间后才开始的液体复苏治疗。由于烧伤后休克发生的快慢与烧伤的严重程度有关,临床上对延迟性复苏的判断不仅应根据伤后开始液体复苏治疗的时间,而且应考虑烧伤的严重程度,烧伤越严重,休克发生得越快,延迟性复苏距烧伤后的时间就越短。随着开始复苏治疗时间的延迟,休克发生率及复苏失败(死于休克)率增加、纠正休克所需的时间亦延长、全身感染率增加、多脏器功能不全综合征的发病率增高,死亡率也随之增加,是烧伤患者死亡的重要原因。

对烧伤性休克延迟复苏的患者,按常规的复苏方案进行补液治疗效果不佳。第三军医大学的研究表明,犬50%三度烧伤后立即按公式补液者,可不出现明显休克及内脏功能衰竭,均存活;伤后6 h开始补液,24 h输液总量仍按公式计算,于18 h内较均匀输入的另一组动物均有严重休克,且100%并发多内脏功能衰竭,死亡率达87%;而延至烧伤后6 h开始快速输液(输液总量按公式计算),即于伤后第7小时补充公式估计量的1/3,第8小时补充1/6,使烧伤后8 h内仍能补足估计量的1/2,虽然动物此时已发生严重休克,但血流动力及流变学指标均获迅速改善,组织器官缺血缺氧损害减轻,MODS发生率仅37.5%。因此,烧伤后延误了治疗、已发生休克的患者,于1～2 h内补足按公式计算应该补充的液体量,尽快纠正休克,使心输出量和血压回升,对防治缺血缺氧引起的早期损害和并发症,是有效的。但对快速补液,应在严密观察下进行,有条件者需连续监测中心静脉压(central venous pressure,CVP)、肺动脉楔压(pulmonary artery wedge pressure,PAWP)和心输出量(cardiac output,CO)。

目前在农村及偏远地区,由于受经济条件和交通不便的影响,许多烧伤患者不能得到及时有效的补液治疗,入院时存在严重的休克,此类患者经抗休克治疗后虽能勉强渡过休克期,但因缺血缺氧时间较长,加之输液后不可避免地造成再灌注损害,可较快并发多内脏功能衰竭和全身性感染。目前仍有一些专科医务人员对延迟复苏造成机体损害的严重性认识不足,担心短时间内补液过多过快,容易并发脑、肺水肿和心功能衰竭,不论伤后治疗情况如何,一概按公式补液,使早期补液量远远低于所丧失的液体量,休克迟迟不能纠正。

第三军医大学在动物实验研究的基础上,对一组大面积烧伤性休克延迟复苏患者进行了前瞻性临床研究,发现在严密有创性血流动力指标和组织氧合指标监测下,要使患者获得良好的复苏,第一个24 h输入液体量比按常规复苏的EVANS公式(按实际烧伤面积计算)多需要31.42%(表35-7)。

表35-7 延迟复苏液体输入量

项目	输入量/ml	占公式百分比/%
入院前(A)	879±286	9.51±2.21
入院后2 h(B)	3 572±142	38.83±5.97
入院前和入院后2 h(A+B)	4 447±174	48.34±4.96
第1个24 h	12 091±248	131.42±8.82

为了方便临床应用,经过换算并结合临床实际情况,提出了延迟复苏补液公式和方法。

1. 延迟复苏补液公式

(1)第一个24 h预计补液量(ml)=TBSA(%)×体重(kg)×2.6,水分=2 000 ml,胶体与电解质之比为1:1。在血流动力学严密监护下,复苏的前2 h将第一个24 h液体总量的1/2快速补入。

(2)第二个24 h预计补液量(ml)=TBSA(%)×体重(kg)×1,水分=2 000 ml,胶体与电解质之比为1:1。

同时应加强对心、肺、肾等重要器官功能的支持治疗。

采用这一补液公式对烧伤延迟复苏患者进行补液,烧伤患者的血流动力学和流变学指标可获得迅速改善,心肌酶谱、肝酶谱和血肌酐、尿素氮显著低于常规复苏治疗组(表35-8),且均未发生因补液引起的心、肺、脑等脏器损害并发症,而且感染发生率也显著降低,治愈率明显提高。

表35-8 心肌酶谱检测结果(U/L)

项目	第1天		第3天		第7天		第15天	
	A	B	A	B	A	B	A	B
LDH	762±147	735±166	1 326±289	1 114±279 *	1 925±451	1 261±347 * *	1 732±367	1 326±475 * *
GOT	84±12	89±24	117±24	94±23 *	180±35	124±31 * *	163±37	116±26 * *
CK	236±24	241±45	2 046±364	1 735±287 * *	1 864±283	1 352±324 * *	1 274±147	942±152 * *

P<0.05, *P<0.01,A.按常规公式补液治疗患者,17例;B.快速复苏治疗患者,20例。

2. 烧伤性休克延迟复苏快速补液治疗应该遵循3个原则

(1)尽快恢复心输出量(cardiac output,CO):延迟复苏病例均为伤后6~8 h以后入院,快速补液前脉搏细速、四肢冰冷苍白、少尿,CO大幅降低,SVR明显高于正常,血液黏度大幅升高,氧供减少,血乳酸大幅升高,碱缺失明显,说明机体处于严重缺氧状态。心输出量能否迅速恢复,很大程度上反映了抗休克措施是否得力。研究结果提示,要使CO迅速恢复正常,需要在短时间内输入较大量的液体。快速补液1~2 h后,CO可接近正常,SVR大幅下降,血液高黏滞状态降低,氧供显著改善,BD、LA大幅下降提示代谢性酸中毒开始得到纠正。由于氧代谢指标、BD、LA都是反映血容量、组织血流灌注、微循环障碍的间接指标,唯有CO、PAP、PAWP和CVP等血流动力学指标受血容量、心功能变化影响最为直接。因此,选择CO作为延迟复苏快速补液抗休克的监测指标,较为合理。

(2)以确保心肺安全为前提:盲目进行快速补液,可能造成肺动脉高压、肺水肿和心功能衰竭的严重后果。因此,需要在血流动力学监护下方能安全有效地进行快速补液。研究结果提示,对已经发生休克的患者,1~2 h内大量输入液体(约占第1个24 h公式计算量的38.83%),可使PVR大幅升高,但PAWP、PAP并未超过正常值高限。这一方面表明烧伤后血容量下降已十分明显,休克复苏迫在眉睫;另一方面表明,在血容量明显减少时如此快速补液,并不一定引起肺动脉高压。而在烧伤24 h以后,体液渗出高峰已过,即使缓慢均匀补液,肺循环压力也并不太低。因此,在严密血流动力学监护下,复苏初期加快补液是安全可行的。

(3)不能单纯依赖尿量指导补液:肾是腹腔脏器中受烧伤后血流灌注改变影响较大的器官,休克期内尿量均匀维持在30~50 ml/h一直是观察烧伤性休克期病情和调整复苏补液的重要依据和指标。但快速补液情况下,依赖尿量指导快速复苏存在明显不足。这是因为:①尿量受快速补液影响较大,在快速补液初期,尿量可高达300 ml/h,若以50 ml/h为补液的指标,很难通过补液在1~2 h之内将CO恢复至正常;②血流动力学恢复正常后,入量逐渐减少,尿量也呈下降趋势,但不同患者之间相差很大;③临床上为减轻组织水肿,常间断使用小剂量利尿剂,也使尿量波动较大。因此,指导休克延迟复苏快速补液应以监护心输出量及PAP、PAWP、CVP等血流动力学指标为主,辅以血中乳酸、碱缺失和尿量监测。

烧伤性休克延迟复苏与早期复苏相比,不但存在量上的区别,而且存在质上的区别。早期液体复苏治疗对红细胞能量代谢障碍有明显的改善作用,使红细胞内 ATP 和 2,3-二磷酸甘油酸(2,3-diphosphoglyceric acid;2,3-DPG)浓度回升,氢离子浓度下降,ATP 酶活力得到保护,膜带 3 蛋白的损伤得到缓解,且复苏时间开始越早,效果越明显。但延迟复苏治疗却加重烧伤性休克期红细胞膜脂和膜蛋白的损伤。动物实验显示,如将早期复苏组、延迟复苏组和不复苏组比较,延迟复苏组红细胞抗张能力不但弱于立即复苏组,而且弱于未复苏组;膜深层脂质流动性降低的程度也以延迟复苏组最为严重;延迟复苏使红细胞膜蛋白发生交联,巯基裸露,膜蛋白侧向运动受限,目前认为烧伤性休克延迟复苏对红细胞膜造成进一步损伤,主要是由于血流再灌注状态下氧自由基大量生成,导致膜脂质过氧化加剧所致。

烧伤性休克延迟复苏给组织和器官所带来的严重问题是,在原有缺血性损伤的基础上又增加了再灌注损伤。也就是说,当烧伤性休克所造成的组织和器官的缺血缺氧达到一定程度时,液体复苏治疗可加重其损伤;而组织和器官缺血缺氧越严重、持续时间越长,在液体复苏治疗开始后,所造成的再灌注损伤就越严重。动物实验结果显示,严重烧伤后,早期液体复苏治疗对各重要脏器有较好的保护作用,而在延迟复苏条件下,毛细血管通透性进一步升高,重要脏器细胞能量代谢紊乱进一步加重,各种同工酶的血浆水平[包括主要存在于心肌细胞内的乳酸脱氢酶(lactate dehydrogenase,LDH)1 和磷酸肌酸激酶 MB(creatine phosphokinase-MB,CPK-MB)、主要存在于肺上皮细胞内的 LDH3 和主要存在于肝细胞内的 LDH5]均进一步增高,有些指标,例如细胞能量代谢、血清超氧化物歧化酶活力、组织中细胞膜脂质过氧化产物 MDA 含量、肺血管通透性、血浆磷酸肌酸激酶同工酶活力等,甚至比不复苏组更加恶化,说明延迟复苏的脏器在缺血性损伤的基础上又加上了再灌注损伤。提示对烧伤性休克延迟复苏患者,必须应用减轻再灌注损伤的措施。

烧伤性休克延迟复苏所造成的重要脏器和组织损伤是通过多种途径的,损伤因素具有组织器官特异性,即在不同的组织和器官中,主要的损伤因素可能不同;而在同一脏器或组织中,可能有多种因素参与再灌注损伤,其中某一因素处优势地位。用药物(氧自由基清除剂、蛋白酶抑制剂和钙离子通道阻断剂)阻断不同的损伤途径后所进行的观察也证实了损伤因素的多重性和组织器官特异性,提示防治烧伤性休克延迟复苏造成的再灌注损伤必须采取综合性措施,例如,与延迟复苏同步给予氧自由基清除剂可有效减轻肺组织的细胞水肿;给予溶酶体蛋白酶抑制剂可有效防治心脏和肾的细胞能量代谢紊乱,而在防治小肠黏膜能量代谢紊乱和减轻小肠黏膜水肿方面,氧自由基清除剂和溶酶体蛋白酶抑制剂均显示有良好效果。

(三)合并吸入性损伤的补液治疗

体表烧伤合并吸入性损伤时,血容量减少引起的组织器官血流灌注不足和吸入性损伤引起的通气和换气障碍,均可造成或加重烧伤早期缺血缺氧损害。因此,这类患者休克更严重,休克治疗的难度也更大。在战时成批烧伤和救治条件困难时,如果不能得到及时有效的复苏,患者将很快发生脏器功能障碍,甚至死亡。因此,对严重体表烧伤合并吸入伤伤员的有效复苏,是提高治愈率的关键。

处理好重度吸入性损伤肺水肿与抗休克治疗的矛盾。重度吸入性损伤患者常伴大面积体表烧伤,往往需要补充大量胶体和电解质液以抗休克,在治疗上形成矛盾。以往大都主张于此类患者应限制补液量,以防补液诱发或加重肺水肿。临床和实验研究均发现,严重烧伤后若不及时合理的补液,尽快恢复组织的血流灌注,将加重包括肺在内的各脏器的缺氧性损害。此种因血流灌注不良所致的缺氧性损害,将加重加速重度吸入性损伤后肺水肿的发生与发展。

吸入性损伤患者究竟如何补液,一直存在争议。研究表明,重度蒸气吸入性损伤后,体表烧伤伴吸入性损伤患者的体液丢失量高于同等面积单纯烧伤的患者,因此烧伤伴吸入性损伤的早期补液量,不但不应限制,而且应该按烧伤面积计算量有所增加,以能保证组织良好的血流灌注。

较之单纯体表烧伤,对吸入性损伤患者,更应严密监测其心肺功能,除观察尿量、血压、心率、意识状态,行血气分析,了解气体交换和酸碱代谢情况等外,必要时应测量中心静脉压指导输液。

但由于肺血管阻力时有变化,左右心室的顺应性有差异,于严重烧伤患者,中心静脉压并不能反映肺毛细血管静水压及左心功能的变化,最好置漂浮导管,监测肺动脉楔压(pulmonary artery wedge pressure,PAWP),若PAWP位于正常值的高限10~12 mmHg,则应限制补液,并给予强心药物,如有条件可进行肺泡-毛细血管通透性或肺水量的连续测定以指导输液速度和量。

在吸入性损伤患者早期补液的液体种类的选择上,早期应用胶体或电解质液均无大的差别,以尽快纠正休克为宜,但是血浆蛋白不能过低,应维持血浆白蛋白在30 g/L以上为妥,因为血浆蛋白不单是维持血管内外液体交换的重要因素,也是预防感染和促进伤口愈合所必需。

(四)颠簸条件下烧伤性休克的治疗

未来战争中,海战将不可避免,救生船在上常因海浪引起剧烈颠簸。在陆地,路面崎岖不平也会导致颠簸。颠簸刺激可影响心脏自主神经平衡协调,导致心血管系统功能紊乱,心率变异性受心脏交感神经和迷走神经的综合调节,反映了心脏交感神经和迷走神经的紧张性、均衡性及其对心血管系统活动的影响,迷走神经兴奋可使心率变异的幅度增大。颠簸时迷走神经兴奋,释放乙酰胆碱增多,对心脏本身具有负性变时、变力、变传导作用,能引起明显的心率减慢,心室肌和心房肌收缩能力减弱,心房肌不应期缩短,房室传导速度减慢,加之烧伤后机体处于休克状态,全身血流动力学紊乱,多脏器功能衰竭等因素,均能导致心功能的严重下降,从而加重心肌损害。有学者的研究显示,模拟海上颠簸刺激可明显加剧严重烧伤家兔心肌力学指标的下降和心功能损害,加重休克复苏的难度。颠簸对照组主动脉收缩压(aortic systolic pressure,AOSP)和平均动脉压(mean arterial pressure,MAP)均于颠簸刺激后8 h、12 h、36 h、48 h显著低于正常对照组,主动脉舒张压(aortic diastolic pressure,AODP)于颠簸刺激后8 h、12 h、36 h显著低于正常对照组,左心室收缩压(left ventricular systolic pressure,LVSP)峰值(kPa)、左心室内压最大上升速率(maximum rise rate of left ventricular pressure,LV+dp/dt$_{max}$,kPa/s)和左心室内压最大下降速率(maximum rate of decrease in left ventricular pressure,LV−dp/dt$_{max}$,kPa/s)均于颠簸刺激后6 h开始显著低于正常对照组,左心室舒张末压(left ventricular end diastolic pressure,LVEDP)于颠簸刺激后8 h开始显著低于正常对照组;同单纯烧伤组比较,烧伤颠簸组主动脉收缩压(AOSP)、主动脉舒张压(AODP)、平均动脉压(MAP,kPa)等指标均于伤后12 h开始显著低于单纯烧伤组,左心室收缩压峰值(kPa)和左心室内压最大上升速率(LV+dp/dt$_{max}$,kPa/s)分别于伤后6 h和12 h开始显著低于单纯烧伤组,左心室舒张末压(LVEDP)和左心室内压最大下降速率(LV−dp/dt$_{max}$)分别于伤后2 h和6 h开始显著低于单纯烧伤组(表35-9~表35-15)。表明模拟海上颠簸刺激可明显加剧严重烧伤家兔心肌力学指标的下降和心功能损害。实验中单纯烧伤组和烧伤后颠簸刺激组LVEDP一直较低,并非没有左心室收缩功能减弱,而是在左心室收缩功能减弱的同时,又因大量体液丧失致容量负荷极度降低,故LVEDP未明显升高,反而明显降低。

这些结果提示,在海上或崎岖山路颠簸条件下,按常规公式和方法治疗烧伤性休克,将不能达到有效复苏的目的,必须加强心功能的扶持,并应用调整心脏自主神经平衡的药物。

表 35-9　主动脉收缩压的变化(kPa,$\bar{x}\pm s$)

组别	正常对照组(n=6)	烧伤后时间(h,n=6)						
		2	6	8	12	24	36	48
单纯烧伤组	17.35±1.85	14.38±2.22**	13.89±1.28**	9.94±1.11**	11.43±0.47**	13.96±1.96**	14.13±1.55**	14.34±0.67**
单纯颠簸组		17.19±0.86△△	16.14±0.90△△	14.48±0.92**△△	14.62±0.62**△△	16.07±0.86△△	15.56±1.08**△	15.76±0.60*△
烧伤颠簸组		14.10±0.57**##	12.87±0.81**##	9.02±1.33**##	9.42±0.49**△##	11.56±1.47**△△#	11.06±0.73**△△##	10.83±0.64**△△##

注:与正常对照组比较,*P<0.05,**P<0.01;与单纯烧伤组比较,△P<0.05,△△P<0.01;与颠簸组比较,#P<0.05,##P<0.01。

表 35-10　主动脉舒张压的变化(kPa,$\bar{x}\pm s$)

组别	正常对照组(n=6)	烧伤后时间(h,n=6)						
		2	6	8	12	24	36	48
单纯烧伤组	14.11±0.94	12.28±1.38*	10.97±2.51**	8.80±1.06**	9.67±0.61**	10.55±1.52**	10.82±0.80**	11.18±1.31**
单纯颠簸组		13.88±1.02△	13.30±0.78△△	11.02±0.72**△△	12.23±0.43*△△	13.07±0.93△	12.26±0.90*△	12.85±1.36△△
烧伤颠簸组		11.97±2.32**##	10.60±1.07**##	7.89±0.95**##	8.03±0.35**△##	8.51±0.95**△△##	8.12±0.89**△△##	7.24±2.17**△△##

注:与正常对照组比较,*P<0.05,**P<0.01;与单纯烧伤组比较,△P<0.05,△△P<0.01;与颠簸组比较,#P<0.05,##P<0.01。

表 35-11　主动脉平均压的变化（kPa, $\bar{x}\pm s$）

组别	正常对照组（n=6）	烧伤后时间（h, n=6）						
		2	6	8	12	24	36	48
单纯烧伤组	15.19±0.84	12.98±1.62**	11.94±2.04**	9.18±1.05**	10.25±0.50**	11.69±1.56**	11.92±0.78**	12.23±1.00**
单纯颠簸组		14.99±0.92△△	14.25±0.75△△	12.18±0.75**△△	13.22±0.98**△△	14.07±0.71△△	13.36±0.96**△	13.82±1.00*△△
烧伤颠簸组		12.68±1.66**##	11.36±0.84**##	8.26±1.05**##	8.50±0.29**△△##	9.53±1.10**△△##	9.10±0.74**△△##	8.43±1.40**△△##

注：与正常对照组比较，* $P<0.05$，** $P<0.01$；与单纯烧伤组比较，△ $P<0.05$，△△ $P<0.01$；与颠簸组比较，# $P<0.05$，## $P<0.01$。

表 35-12　左心室收缩压峰值变化（kPa, $\bar{x}\pm s$）

组别	正常对照组（n=6）	烧伤后时间（h, n=6）						
		2	6	8	12	24	36	48
单纯烧伤组	19.41±2.10	16.55±2.87**	15.64±1.59**	11.96±0.74**	13.09±1.09**	14.56±2.01**	15.00±1.54**	15.48±0.59**
单纯颠簸组		19.11±1.02△△	17.81±0.42*△△	16.92±1.09**△△	17.10±0.78**△△	17.54±0.82**△△	16.65±1.09**△	17.12±0.91**△
烧伤颠簸组		15.99±0.97**##	14.03±0.61**△##	10.36±0.57**△##	11.04±0.74**△△##	12.01±1.21**△△##	11.86±0.89**△△##	11.17±0.80**△△##

注：与正常对照组比较，* $P<0.05$，** $P<0.01$；与单纯烧伤组比较，△ $P<0.05$，△△ $P<0.01$；与颠簸组比较，# $P<0.05$，## $P<0.01$。

表 35-13　左心室舒张末压变化（kPa, $\bar{x}\pm s$）

组别	正常对照组（n=6）	烧伤后时间（h, n=6）						
		2	6	8	12	24	36	48
单纯烧伤组	0.87±0.09	0.79±0.07	0.65±0.07**	0.41±0.03**	0.47±0.09**	0.51±0.05**	0.57±0.07**	0.66±0.11**
单纯颠簸组		0.86±0.06	0.80±0.08△△	0.61±0.10**△△	0.58±0.09**△	0.70±0.11**△△	0.73±0.08**△△	0.77±0.06*△
烧伤颠簸组		0.68±0.09**△##	0.47±0.11**△△##	0.29±0.04**△△##	0.34±0.06**△△##	0.38±0.03**△△##	0.35±0.06**△△##	0.32±0.05**△△##

注：与正常对照组比较，* $P<0.05$，** $P<0.01$；与单纯烧伤组比较，△ $P<0.05$，△△ $P<0.01$；与颠簸组比较，# $P<0.05$，##$P<0.01$。

表 35-14　左心室内压变化最大上升速率(+dp/dt$_{max}$)变化(kPa/s, $\bar{x}\pm s$)

组别	正常对照组(n=6)	烧伤后时间(h, n=6)						
		2	6	8	12	24	36	48
单纯烧伤组		672.41±83.71*	469.45±90.63**	357.31±85.81**	414.93±47.07**	459.29±86.42**	473.77±40.35**	484.29±77.43**
单纯颠簸组	792.47±73.72	711.06±101.94	597.22±125.93**△△	515.46±128.35**△△	551.45±104.70**△△	581.33±71.42**△	548.07±75.54**	557.62±70.25**
烧伤颠簸组		601.36±140.31**#	494.95±70.13**#	300.75±83.29**##	311.91±47.65**△##	337.98±38.19**△##	321.97±32.17**△△##	250.64±55.73**△##

注:与正常对照组比较, *P<0.05, **P<0.01;与单纯烧伤组比较, △P<0.05, △△P<0.01;与颠簸组比较, #P<0.05, ##P<0.01。

表 35-15　左心室内压变化最大下降速率(-dp/dt$_{max}$)变化(kPa/s, $\bar{x}\pm s$)

组别	正常对照组(n=6)	烧伤后时间(h, n=6)						
		2	6	8	12	24	36	48
单纯烧伤组		497.30±78.70**	398.05±94.08**	299.60±60.53**	348.27±38.41**	365.46±65.09**	388.20±39.92**	429.68±148.50**
单纯颠簸组	643.96±78.23	587.50±108.40△	511.13±113.02**△△	471.65±75.88**△△	464.73±85.55**△△	501.51±65.01**△△	465.26±52.86**	472.48±59.91**
烧伤颠簸组		490.65±76.11**#	292.95±23.29**△##	199.22±40.99**△##	263.31±60.19**△##	284.38±38.34**△##	276.37±18.61**△△##	225.94±42.18**△△##

注:与正常对照组比较, *P<0.05, **P<0.01;与单纯烧伤组比较, △P<0.05, △△P<0.01;与颠簸组比较, #P<0.05, ##P<0.01。

五、严重烧伤患者休克复苏困难的原因

除休克本身处理不当外,常见的主要原因如下。

1.早期全身性感染　在严重烧伤,最早可于伤后 2 h 血培养发现细菌生长。早期全身性感染常是导致复苏困难的重要原因。因此,应及早应用有效抗生素静脉滴注。

2.并发症　多数系因休克处理不当所致,反过来又加重休克,影响复苏。如脑水肿、肺水肿、急性肾功能不全等。预防的重点在于及早处理好休克,并注意内脏并发症的防治。一旦出现较严重的内脏并发症时,处理多困难。

3.复合伤　常见的是复合创伤或冲击伤。临床上复合伤出现休克复苏困难的原因,除伤情本身严重外,还由于对伤情认识不足,处理失当,多数情况是输液量不足;少数情况下,特别有颅脑损伤、肺冲击伤时,输液量偏多,则可加重脑、肺水肿,使复苏困难;此外,闭合伤或内出血未被及时发现和处理,也可造成复苏困难。

4.复合中毒　如 CO 中毒、磷中毒、化学毒剂中毒等。

5. 吸入性损伤　吸入性损伤肺水肿或气道梗阻致严重缺氧;害怕加重肺水肿致输液量偏少等。

6. 伤后长时间转送　一是后送前准备不充分,途中未予补液,待到达收容单位时,患者已发生严重休克,致复苏困难;二是伤后早期即后送,虽经补液,但是不够或循环尚不够稳定。由于长途颠簸对循环的干扰,特别是有晕动症者,更可加重休克。

六、补液治疗的注意事项

1. 不应片面依赖补液公式　烧伤补液公式是经过多年临床验证总结形成的补液方案,对指导烧伤性休克的补液治疗起到了重要作用。然而,任何补液公式都存在局限性,不可盲目地机械执行,由于受年龄、烧伤深度、合并伤、救治时间早晚以及伤员身体素质的影响,个体对补液治疗的反应差异很大,医护人员应遵循"有公式可循,不唯公式而行"的基本原则,根据治疗过程中临床指标的变化,随时调整补液量、补液速度和补入成分。

2. 补液时机越早越好　烧伤后未能及时补液或补液不足,是当前存在较为突出的治疗失误之一,除受交通不便和医疗条件的客观因素影响外,更多的是现场和基层急救人员对早期补液的重要性认识不足,不补液或少补液就急于后送,导致此类患者在转入专科治疗时已发生严重休克,虽经救治能勉强渡过休克期,但遗留严重的脏器缺血缺氧性损害,为日后发生全身性感染和多脏器功能不全留下隐患。因此,要特别重视烧伤早期的补液治疗,力争在伤后半小时内建立补液通道,以预防休克的发生或减轻其存在的严重程度。

3. 避免补液过多　盲目大量补液是当前烧伤复苏补液治疗中存在的另一突出问题,一些医务人员为使伤员较快地复苏,过分强调正常生理指标,不考虑机体的代偿能力如何,短时间内输入大量液体,其结果不仅使输液量明显增加,造成心脏前负荷过重,引发心力衰竭,还可因脏器组织水肿影响氧的代谢,加重机体缺氧状况,此外,过多的液体潴留于体内致使回收期延长,全身炎症反应明显加重。在补液治疗中,应根据临床指标,如尿量、血压、意识等变化,调整补液计划,对于小儿、老年烧伤患者以及伤前有心肺疾患者,更应注意控制补液速度和补液量。

4. 不能单纯依靠补液复苏　补液是防治烧伤性休克的主要手段,但并非唯一措施,尤其是存有并发症时,单纯补液更难奏效,往往需要配合某些药物治疗。对一些补液治疗反应不佳的病例,应探索原因,采取有针对性的治疗措施。

七、防治烧伤性休克的监测指标

现代复苏观念认为,休克复苏的实质不仅是要恢复所谓的正常生命体征,更重要的是恢复组织血流灌注。维持正常的细胞氧合和机体代谢。因此,仅以烧伤患者的尿量、心率、血压等作为烧伤性休克复苏的监测指标不能敏感地反映脏器组织真实的血流灌注和细胞代谢状况。近年来,利用肺动脉导管插管进入血流动力学和氧合状态监测,以及一些监测机体代谢情况的指标愈加受到重视。在烧伤性休克期及液体复苏时不仅要观察患者的尿量、心率、血压等一般性指标,还要经常性监测组织氧合状况和相关的机体代谢指标。

(一)尿量

尿量的变化不仅能较准确地反映肾和其他脏器组织的血流灌注情况,也是评价休克复苏简便、灵敏的指标之一。肾血流量约占全身循环血量的24%,尿量的变化直接反映了肾的血流灌注情况。大面积烧伤患者均应常规放置导尿管,并注意经常检查尿管的位置是否正确,一般情况下应记录每小时尿量,特殊情况下每30 min测量1次。以往主张烧伤性休克期患者每小时尿量不能少于30 ml,近年许多学者认为最低应维持在50~70 ml/h[小儿1 ml/(kg·h)],但对老年人、合并心血管疾病或颅脑损伤患者,应适当降低标准,以防发生脑、肺水肿和心力衰竭。近年,对197例烧伤面积大于70%/Ⅲ度烧伤面积大于30%的病例分析结果提示,伤后尿量维持在70 ml/h左右较为合适。某些化学烧伤(磷、苯等)及电烧伤患者,应适当增加每小时尿量,以利于排出有毒物质,减少肾损害。

(二)血压和心率

为循环系统的功能检查主要项目,是诊断休克存在与否的重要依据。一般要求患者的收缩压维持在 100 mmHg 以上,脉压大于 20 mmHg,心率轻至 100 次/min 以下,如果波动较大,表示循环尚未稳定。对血流动力学不稳定的患者,可直接通过动脉插管监测血压,这样做的好处是可以看到血压的波形和反复采集血标本。另外,如果患者四肢有创面或水肿,也不大合适上血压计袖带。分析血压波形可以得到有关血容量和心肌收缩力的客观信息,这在快速液体复苏时尤其重要。低血容量的患者在使用正压呼吸时可出现血压降低的假象,动脉压波形的振幅也有较大变化;当患者存在心肌收缩力降低时,动脉压波形的上升支显得平缓。

(三)水、电解质平衡与血液浓缩

烧伤早期血清钠离子降低,若血钠增高则提示血容量不足,应加快输液,反之血钠过低,应考虑水分输入过多,警惕水中毒。动态检测血浆晶体和胶体渗透化,有助于选择液体的种类,特别是输入高渗盐溶液时注意渗透压过高引起的组织细胞严重脱水。尽可能使血细胞比容、血红蛋白和红细胞计数接近正常,但大面积烧伤早期血液浓缩较为严重,如果一般情况平稳,轻度血液浓缩可不必急于纠正。对 197 例烧伤面积大于 70%/Ⅲ度烧伤面积大于 30% 的病例分析结果提示,伤后 24 h 内血细胞比容控制在 0.50~0.45 时,患者酸碱失衡程度轻,并发症发生率及死亡率降低。

(四)末梢循环

经复苏补液治疗后,患者的皮肤、黏膜色泽转为正常,肢体转暖,静脉、毛细血管充盈,动脉搏动有力,表明对休克治疗反应良好,反之则预示休克仍未纠正。

(五)口渴

体液丢失量超过 2% 即可出现口渴,口渴的严重程度可间接反映体液丢失量。轻、中度烧伤患者经过口服或静脉补液后多可在数小时后缓解,而大面积烧伤患者口渴症状可延续至水肿回吸收期,因此不宜以口渴作为调整补液速度的指标,应参照其他监测指标综合分析。

(六)意识

患者安静、意识清楚,表示脑循环血流灌注好,否则提示有中枢性缺氧,最大可能是因休克所致,应加强复苏补液治疗。除血容量不足引起的意识改变,吸入性损伤、一氧化碳中毒、脑水肿、颅脑损伤、碱中毒等也可出现意识方面的变化,应注意鉴别。

(七)呼吸

呼吸不平稳并非休克所特有体征,如疼痛、吸入性损伤、中毒、面颈部高度肿胀等均可造成呼吸变化。呼吸不平稳可影响气体交换量,导致缺氧或 CO_2 蓄积,加重休克或使复苏困难,应力求维持呼吸平稳。

(八)血气分析

血气分析是监测烧伤性休克的重要指标,可判断机体缺氧与 CO_2 潴留情况。维持 PaO_2 在 80 mmHg 以上,$PaCO_2$ 在 30~35 mmHg,使酸碱基本保持平衡或略偏酸,切忌补碱过量而影响氧的交换。

(九)血流动力学参数

血流动力学参数是监测休克较准确的指标。一般可测定中心静脉压,了解心脏排出能力与回心血量。低于正常下限 3.68~8.85 mmHg,多表示回心血量低于心排出能力,应加快补液。若血压低,而中心静脉压反而增高超过正常值,表示回心量超过心排出能力,应减慢输液,防止心功能衰竭和肺水肿。中心静脉压只能反映右心压力,不能反映肺循环及左心压力,有时中心静脉压不高也可并发肺水肿。在复杂重症患者,应置漂浮导管,监测肺动脉压(pulmonary artery pressure,PAP)、肺动脉楔压（pulmonary artery wedge pressure，PAWP）、心输出量（cardiac output，CO），依公式计算心脏指数（cardiac index，CI）、左心室做功指数（left ventricular work index，LVWI）、右心室做功指数（right ventricular work index，RVWI）、外周血管阻力（systemic vascular resistance，SVR）和肺血管阻力（pulmonary vascular resistance，PVR），这样可以较精确地指导休克的治疗。

（十）碱缺失和血乳酸

碱缺失反映了组织血流低灌注时乳酸乙酰酸盐、磷酸和 β-羟丁酸盐的水平，在代偿性休克时碱缺失较其他生理指标，如心率、平均动脉压、心输出量、混合静脉血等更敏感地反映了容量的真实丢失。研究表明，在容量不足、缺血缺氧的患者中出现大量的碱丢失和血乳酸盐浓度增高，往往与严重患者的死亡率和器官衰竭相关联。休克迟迟未能纠正的患者，由于组织缺氧造成持续性高乳酸水平，提示预后险恶。

（十一）胃肠黏膜 pH 值（pHi）

胃肠道黏膜的缺血、缺氧在休克过程中发生早、恢复晚。休克复苏后，虽然体循环血流动力学指标恢复到伤前水平，但胃肠黏膜 pH 值（pH value of gastro-intestinal mucosa，pHi）仍处于较低水平，胃肠道组织缺血、酸中毒的状况并未得到彻底纠正。目前临床上应用 pHi 张力计来证实隐性代偿性休克的存在。张力测定法测定胃肠黏膜 pH 值，计算公式为 $pHi=6.1+\log(HCO_3^-\alpha/PCO_2ss\times0.03)$。其中 $HCO_3^-\alpha$ 为动脉血碳酸氢根浓度，PCO_2ss 为校正的半透膜囊内生理盐水 PCO_2。pHi 降低提示胃黏膜酸中毒，可能存在黏膜血流灌注不良和组织缺血缺氧。

（十二）组织氧合情况

烧伤性休克与组织氧供（DO_2）和氧耗（VO_2）有密切关系。氧在体内无储存，被摄取的氧均被利用，所以氧供和氧摄取情况能从整体上反映组织血流灌注及细胞活力。因此，了解组织细胞氧合情况，可以判断烧伤性休克的改善情况。一般情况下可监测混合静脉血氧浓度、氧饱和度、氧分压。静脉氧分压与平均组织氧分压的增高呈直线关系，肺动脉中采集的混合静脉血，其氧合量是动脉血输往全身各组织经摄取消耗后剩余的氧量，所以混合静脉血氧分压的变化也反映了全身平均组织氧分压的改变。混合静脉血氧分压降低一般表示组织缺氧，由于休克时，存在动静脉短路，混合静脉血氧分压正常甚至偏高时，并不表示不存在组织缺氧。氧供指数（oxygen delivery index，DO_2I）为心脏指数与动脉血氧浓度之积，$DO_2I=CI\times CaO_2$，参考值为 $520\sim720$ $ml/(min\cdot m^2)$，可综合反映心泵功能和肺呼吸功能。氧耗指数（oxygen consumption index，VO_2I）为心脏指数与动静脉血氧浓度差之积，$VO_2I=CI\times C(a-v)O_2$，参考值为 $100\sim180$ $ml/(min\cdot m^2)$，VO_2I 代表组织氧合作用的总和，也就是组织代谢的整体状态。通过增加氧供可估计摄取量是否满足氧的消耗，如果依赖 DO_2I，说明氧供给不足，机体代谢不良。

第四节　烧伤性休克的辅助治疗

一、镇静与镇痛

烧伤后剧烈的疼痛可加重应激反应，适当的镇静镇痛能使伤员获得良好的休息，减少能量消耗。常用的镇静和镇痛药物有以下几种。

1. 哌替啶　作用与吗啡类似，但抑制呼吸作用较吗啡弱。用药后呼吸虽减慢，但幅度加深，一般不会引起缺氧。此药还有轻微的类似组胺作用，引起轻度血压下降。临床上常与异丙嗪合用，除可加强镇痛效果外，还可减弱哌替啶的降压不良反应。

2. 盐酸吗啡　镇痛作用强，但抑制呼吸明显，影响呼吸交换量。烧伤伴吸入性损伤，合并颅脑伤或脑水肿,以及婴儿和孕妇都不宜使用。

3.曲马多 阿片受体激动药,无呼吸抑制作用,对心血管和肝肾功能也无影响。药物作用持久,起效快。其不良反应有恶心、呕吐等消化道症状。通常用量为 50～100 mg/次,2 次/d。

4.双氢埃托啡 是人工合成的新型强力镇痛药,镇痛效价是吗啡的 1 200 倍。呼吸抑制作用较吗啡轻,但镇痛作用较吗啡明显。可肌内注射或静脉注射,但不可口服,只能含漱,即口含舌下可很快发挥作用,镇痛作用持续 2～3 h。通常用量 20 μg/次,2 次/d。

5.芬必得 镇痛机制主要是可逆地抑制环氧化酶和脂氧化酶,从而抑制前列腺素和白三烯的生物合成,对抗疼痛和化学介质缓激肽而产生镇痛作用。该药不良反应少,但对消化道溃疡患者应慎用。通常用量为 300 mg/次,2 次/d。

6.冬眠药物 严重烧伤后可引发机体强烈的应激,导致一系列神经内分泌反应,引起复杂的病理生理变化。冬眠疗法能抑制神经兴奋,减轻机体反应。但其不良反应较多,不宜常规应用。目前临床使用较多的是冬眠合剂 I 号和 IV 号。使用过程中应注意以下几点:①须先补足血容量再用药,以防发生血压骤降。血压下降明显时,可减慢药物输入速度,同时加快补液,若难以恢复,可滴注多巴胺或间羟胺;②定时观察血压、脉搏、呼吸和尿量变化;③抢救现场或转送途中,不宜使用冬眠药物;④搬动或翻身时,忌抬高头部。

二、扶持心血管系统功能

(一)减轻心肌缺血损伤和细胞保护

在快速补充血容量的同时,应用小剂量依那普利拉注射液,减轻心肌缺血损伤;应用调控内源性保护机制减轻心肌损害,如早期启动内源性抗炎机制(如乌司他丁),减轻炎症损害;早期启动内源性抗氧化机制(如生脉注射液、黄芪),减轻细胞损伤;早期提高能量代偿水平(如左卡尼汀、果糖二磷酸钠),维护心肌细胞功能。

(二)强心措施

在血容量恢复,而氧输送仍不足的情况下,应考虑通过药物纠正心肌功能,这样有利于提高心输出量,增加氧输送,改善重要脏器和组织的无氧代谢状态。在具体选用正性肌力药物时应分别考虑到药物对心肌和对血管平滑肌的作用。提高心肌收缩力,可选用 β_1 受体兴奋剂或腺苷酸环化酶激活剂,这类药物对外周血管影响较小;α_1 受体兴奋剂会提高血管平滑肌兴奋性,增加血管紧张度;而 β_2 受体兴奋剂,磷酸二酯酶抑制剂和钙通道阻断剂则有扩张血管的效应。

强心药物。增加心肌收缩力是治疗心力衰竭的关键。洋地黄类药物的正性肌力作用是通过抑制心肌细胞膜 Na^+,K^+-ATP 酶,使细胞内 Na^+ 增多,Ca^{2+} 内流增加而致心肌收缩力增强。常用毛花苷 C(西地兰)0.4 mg 稀释后缓慢静脉滴注,必要时 4～6 h 重复 1 次。同时存在休克者,可在 500 ml 葡萄糖溶液加入 40 mg 多巴胺静脉滴注。

因心脏负荷过重引起的心功能不全,中心静脉压和(或)肺动脉楔入压增高时,在应用强心药的同时,可静脉注射呋塞米(速尿)40～80 mg,以减轻心脏负荷。若同时伴有周围血管收缩时,特别是肺水肿明显时,还可应用 α 受体阻滞剂,如酚妥拉明(苄胺唑啉),酚妥拉明,使周围血管扩张,减轻心脏负荷。

去甲肾上腺素、肾上腺素和多巴胺(dopamine,DA)既有正性心肌力学作用,又有血管收缩作用,而小剂量多巴胺［<4 μg/(kg·min)］和多巴酚丁胺(doperxamine)均为内脏和肾血管多巴胺能受体兴奋剂,可使这些脏器血流量增加,小剂量多巴胺产生的肾血管扩张效应可以对抗去甲肾上腺素引起的肾缺血,对肾有保护作用。

(三)血管活性药物

在积极有效补充血容量的同时,适当合理地应用血管活性药物可更好地改善微循环。血管活性药物包括缩血管药物和扩血管药物,当血压明显降低,短期内又难以扩容使血压恢复时可考虑使用缩血管药物;而在充分扩容后,仍有皮肤苍白、湿冷、尿少、意识障碍等所谓"冷休克"表现时可选择使用血管扩张药物。

多巴胺是目前最常用而且是较理想的血管活性药物,该药的药理作用与使用剂量有关。小剂量$[<10\ \mu g/(min \cdot kg)]$时,主要是$\beta_1$受体和多巴胺受体作用,可增强心肌收缩力,并扩张肾和胃肠道等内脏器官血管;大剂量$[>15\ \mu g/(min \cdot kg)]$时则表现为$\alpha$受体作用,使外周血管阻力增加。抗休克中宜使用小剂量多巴胺以发挥强心和扩张心脏血管的作用。

山莨菪碱(654-2)是胆碱受体阻断药,可改善胃肠道黏膜的微循环,同时还是良好的细胞膜稳定剂。由于胃肠道对缺血很敏感,烧伤性休克血容量减低时,胃肠道缺血发生最早,恢复最晚,可长达 72 h,甚至在血流动力学指标已恢复正常时仍缺血,称为隐匿性休克。在烧伤补液同时,给予山莨菪碱 20 mg,6 h 一次,可改善胃肠道微循环,使门脉血流量增大,胃肠黏膜 pH 值升至正常水平,可起到保护肠道屏障功能,预防内毒素和细菌移位的作用。该药物在治疗所谓"冷休克"时,用法是每次 10 mg,每 15 min 一次,静脉滴注,或者 40 ~ 80 mg/h 持续泵入,直到临床症状改善。

(四)调整心脏后负荷

外周血管阻力不但反映液体复苏治疗的效果,而且反映药物疗效和继发性反应,在液体复苏过程中往往可观察到外周血管阻力增高的情况得到进行性缓解。在低容量性休克早期,增加心脏后负荷可以作为血容量恢复之前的一种权宜之策,例如使用α_1受体兴奋剂(去甲肾上腺素或大剂量多巴胺)这类血管收缩剂可使血压回升,维持心肌和脑组织的血流灌注,但较长时间使用这类药物可因内脏长时期缺血而造成肠道损伤。血管扩张剂对左心功能和氧输送不足的患者有很大治疗价值,在液体复苏条件下使用血管扩张剂一般不会引起血压明显降低。

判断心功能主要有有 4 项指标:①心室前负荷或舒张末期纤维长度可通过中心静脉压、肺动脉楔状压、心室舒张末期容积(放射性核素扫描、超声心动图)来判断;②心肌收缩力可通过左心室每搏工作指数(left ventricular stroke work index,LVSWI)、排射分数(放射性核素扫描、超声心动图)或右心室排射分数(肺动脉导管)来判断;③心室后负荷可通过全身外周血管阻力指数(systemic peripheral vascular resistance index,SVRI)和肺血管阻力指数来判断;④心率和心律可通过心电图分析。

计算公式:

$$LVSWI = SVI(MAP-PAWP) \times 0.013\ 6$$

＊SVI:每搏量指数(stroke volume index)(心脏指数/心率,cardiac index/heart rate)。

$$SVRI = (MAP-CVP)/CI \times 80$$

＊MAP:平均动脉压(mean arterial pressure);CI:心脏指数(cardiac index)。

除了心功能之外,还可通过监测尿量(反映肾血流灌注情况)和混合静脉血氧饱和度($S_{\bar{v}}O_2$,反映全身血流灌注情况)来判断外周循环情况。不具备条件时,可通过监测血压、心率、心律、血氧饱和度、体温、尿量、呼吸方式、意识和毛细血管再充盈来判断患者心血管系统的状况。

对估计有大量体液转移或丢失的患者,测量中心静脉压(CVP)很重要。对外周静脉穿刺困难的患者,CVP 插管也可以用来反复收集血标本。从 CVP 插管中收集的血标本不是真正的混合静脉血,但可大致体现反映全身组织血流灌注和氧摄取情况的混合静脉血氧化程度。通过头静脉-颈静脉、锁骨下静脉或股静脉的肺动脉插管对测量心输出量、肺动脉压和 PAWP 均很有用,还可用于定期监测混合静脉血氧饱和度。一些造价昂贵的肺动脉管可连续测定混合静脉血氧饱和度或计算右心室射血分数。

三、防 治 感 染

严重烧伤早期即可能发生全身性感染,而感染又可加重休克,二者常互为因果。因此,感染不仅是烧伤性休克的并发症,而且在某些难治性休克的发病中,起着重要作用。所以防治感染是治疗休克的重要措施,纠正休克也是预防早期感染的基础。对已有休克,特别是补液治疗效果不佳时,更要注意预防和控制感染。应采用有效广谱抗生素,同时动态进行细菌学调查,随时调整抗生素种类。

四、纠正酸中毒

休克期组织血流灌注不足而造成细胞乏氧代谢和少尿均可引起体内酸性代谢产物堆积而导致酸中毒。纠正酸中毒的根本是改善组织血流灌注,一般不应用碱性药物,但若酸中毒严重,也可适量地给予碱性药物,可减轻微循环的紊乱和细胞的损伤,并通过减少 H^+ 与 Ca^{2+} 的竞争而增强血管活性药物的疗效,加强心肌收缩力。另外,大面积深度烧伤常伴有血红蛋白尿和肌红蛋白尿,为了碱化尿液,使其不易在肾小管内沉积和堵塞肾小管,从而保护肾功能,也需要给予碱性药物。

临床应用的碱性药物多为5%碳酸氢钠溶液,若无严重代谢性酸中毒,通常稀释成等张碱溶液(浓度为1.25%)输注。具体将5%碳酸氢钠溶液125 ml加在生理盐水375 ml滴注,常规全天可输入5%碳酸氢钠溶液250~500 ml。若伴有高钠血症时,可用7.28%三羟甲基氨基甲烷(trihydroxymethyl aminomethane,THAM),每千克体重2~3 ml,以5%葡萄糖溶液稀释1倍滴注。此药作用较强,可进入细胞内,但应注意其降低血压和抑制呼吸的缺点。

应用碱性药物须首先保证呼吸功能完整,否则会导致 CO_2 潴留和酸中毒。因此,碱性药物应在明确代谢性酸中毒和保证通气良好的情况下使用。最初使用剂量可按1 mmol/(L·kg)输注,然后根据血气检查结果追加用量,根据"宁酸勿碱"的原则,对于pH值>7.30的酸血症不必用碱性药物纠正。

血液pH值"宁酸勿碱"的原则主要是基于pH偏碱时,氧合血红蛋白释放氧障碍,会加重组织细胞缺氧。但是,近年来研究发现,细胞内pH适度偏碱时,细胞活力反而增加,代谢和增殖更为活跃。这就给抗休克纠正酸中毒治疗带来了挑战,即在严重烧伤抗休克治疗中,如何使血液酸碱度控制在既不影响血红蛋白释放氧,又不影响细胞生命活动的范围内,对减轻组织细胞缺血缺氧损害,提高抗休克治疗效果可能具有重要的临床意义。值得烧伤临床工作者深入研究。

五、防治缺血再灌注损伤

烧伤后在休克期发生的缺血再灌注损伤(ischemia-reperfusion injury,I/R injury),使体内大量氧自由基堆积,它们与细胞膜的脂体发生脂质过氧化,改变生物膜的结构和功能。为防止或减轻由此而引起的脏器和组织细胞的损伤,可以使用自由基清除剂和抗氧化剂,包括超氧化物歧化酶、过氧化氢酶、甘露醇、维生素C、维生素E和小红参琨等。常用的抗氧化剂可按下述方法使用:维生素C 2~10 g/d,β胡萝卜素300 mg/d以上,谷氨酸20~30 mg/d。

六、保护和改善重要脏器功能

严重烧伤早期由于血容量不足和全身性感染,常导致心、肺、肾等脏器功能损害,烧伤后休克期常见的并发症主要有脑水肿、肺水肿、心功能不全、肾功能衰竭和消化道出血,在纠正全身情况的同时,应针对性采取一些措施保护和改善重要脏器功能。

休克期由于微循环障碍,心肌细胞受到不同程度的缺血缺氧性损伤,为增强心肌收缩力,增加心输出量,可选用毛花苷C 0.4 mg,第1个24 h内共给药1.2 mg,达到饱和量后每日给维持量0.4 mg。

伴有中、重度吸入性损伤的烧伤伤员,应密切注意肺功能的情况。早期在持续吸氧的情况下注意观察呼吸改变,有气道梗阻迹象可早期行气管内插管或气管切开,并以地塞米松等雾化吸入。当 PO_2 < 60 mmHg、PCO_2 > 50 mmHg 时,可采用呼吸机辅助呼吸。

在复苏过程中应保护肾功能,在纠正低血容量之后常应用溶质性利尿剂甘露醇以扩张肾入球动脉,增加肾血流量。鉴于烧伤渗出时间长,组织水肿重,可将20%的甘露醇溶液125 ml加在生理盐水或5%葡萄糖溶液500 ml内,用量可根据烧伤严重程度每日给2~4次。甘露醇同时可清除体内过量的自由基。在应用甘露醇前要保证入量已基本满足,不要在入量不足导致的少尿情况下靠甘露醇利尿,通常是伤后8 h以后开始使用。如果不需要大量利尿时,也可用利尿合剂,即10%葡萄糖溶液500 ml内加入氨茶碱0.25 g、咖啡因0.5 g、普鲁卡因1.0 g、维生素C 3.0 g。当肾功能不全,应用甘露醇效果不明显时,可改用呋塞米或利尿酸,一次用量呋塞米20~100 mg,利尿酸25~50 mg。

七、其他药物治疗

激素对较严重烧伤性休克的治疗是有益的。它可以提高患者对有害打击的耐受力,减轻患者中毒症状,改善血流动力学和氧代谢指标,延缓内毒素血症的发生。糖皮质激素一般使用冲击给药的方法,不宜长期用药。对于延迟复苏的烧伤患者,入院后补足血容量仍尿量偏少时,可一次冲击性给予地塞米松50~100 mg,然后再快速静脉滴入呋塞米100 mg,能取得较好的利尿效果。当液体入量超负荷或合并有肺水肿和脑水肿时,也应在利尿前先给地塞米松。

补充外源性ATP,改善细胞代谢。ATP是细胞主要能量来源,休克细胞内储存的ATP被耗竭而难以补充,造成细胞功能低下。除供能外,ATP还有利于恢复膜的正常功能。单独的ATP制剂难以发挥作用,应使用ATP-$MgCl_2$,以防止ATP被血中Ca^{2+}螯合。

由于内啡肽参与休克,因此近年来一些学者提倡用内啡肽的拮抗剂——纳洛酮,可增加心肌收缩力、改善微血管口径和血流,从而提高血压和扩大脉压。使用方法为0.4~0.8 mg/kg或4 mg溶入5%葡萄糖溶液1 000 ml,每小时100 ml,静脉滴注,必要时也可舌下、气管内给药。

防治并发症和加强营养支持。早期广谱抗生素和有效镇静剂的应用,可防止感染、疼痛加剧休克的损伤;早期喂养可保护胃黏膜,防止细菌和内毒素移位。

总之,休克期复苏应达到3个目的:①补足血容量,使组织获得足够的氧输送;②防治缺血再灌注所致的氧自由基损伤;③纠正隐匿性代偿性休克,保护肠黏膜,防止细菌和内毒素移位,以及全身组织器官损害和并发症。

第五节 烧伤后休克期常见并发症的处理

随着复苏手段和监测技术的不断提高和完善,烧伤患者直接死于休克的明显减少,而内脏并发症的发生率依然较高,是烧伤主要死亡原因,也是现代烧伤治疗急需解决的课题之一。烧伤后休克期常见的并发症主要有脑水肿、肺水肿、心功能不全、肾功能衰竭和消化道出血,这些并发症的存在除与伤情严重程度有一定关系外,多数情况是因早期复苏补液治疗不及时或不充分,休克不能及时纠正,导致缺血缺氧性损害,因创面处理不当或肠道细菌移位造成的全身性感染和内毒素血症,也是招致并发症的常见原因。也有一部分病例是属医源性的,由于复苏补液时盲目过多补液或短时间内过快补液,使液体负荷超出机体的代偿能力,特别是患者已存在心功能不全时,以及小儿、老年烧伤患者,更容易发生脑水肿、肺水肿和心力衰竭。

一、急性脑水肿

较为常见,特别是延迟复苏和头面部深度烧伤的患者发生率较高,小儿及颅脑损伤患者更为多见。受烧伤的影响,加之脑水肿本身无特征性表现,给烧伤后脑水肿的早期诊断带来一些困难,例如肢体严重烧伤而无法进行感觉和运动障碍以及深浅反射的检查,眼睑高度水肿或焦痂形成而无法检查瞳孔和眼底视神经盘变化,烧伤性休克及缺氧所致的恶心、呕吐,容易造成人们的错觉而放松对脑水肿的警惕性,这些因素均可贻误对脑水肿的早期诊断,应予以高度重视。

（一）病因

1. 氧供不足　烧伤后持续休克状态,重度吸入性损伤导致的氧摄取和（或）弥散障碍,造成脑组织严重缺氧,不仅使脑细胞能量迅速消耗和代谢失调,细胞膜电位发生异常改变,Na^+和Cl^-及水分在细胞内潴留;而且缺氧使乳酸等有害物质大量生成,酸中毒致H^+进入细胞内,K^+逸出细胞外,同时Na^+与水分进入细胞内,造成脑细胞水肿。在呼吸性酸中毒时,由于CO_2的蓄积,血脑屏障（blood brain barrier,BBB)的通透性增高,一些大分了物质透过毛细血管壁进入脑细胞外间隙,使脑细胞间隙扩大,含水量增加。

2. 低钠血症和水中毒　大面积烧伤患者早期由于毛细血管通透性增高,大量Na^+从血管内漏出至组织间隙和创面,大多存在低钠血症。由于血流低灌注造成的细胞能量代谢障碍,细胞膜上依赖ATP供能的Na^+-K^+离子泵功能受损,细胞外Na^+浓度降低,此时若大量输入或饮用不含盐的水分,造成稀释性低血钠与水中毒,导致脑水肿形成,此种情况最多见于小儿烧伤。

3. 创伤性颅脑损伤　烧伤合并颅脑损伤多见于火药、瓦斯爆炸伤,头面部高压电接触伤或有高处坠地情况时,损伤所致血-脑屏障破坏和血管通透性增加,使体液渗漏到白质中的胶质细胞内和细胞间隙,引起脑容积增大。体液的潴留使得毛细血管与组织之间的距离增大,细胞因摄取氧不足而引起细胞膜的"钠泵"失灵,Na^+和水分进入细胞内引起细胞水肿,烧伤合并创伤性颅脑损伤时脑水肿的发生率很高,病情发展较迅速,应特别引起重视。

4. 其他　烧伤合并急性少尿型肾功能衰竭时,由于尿量排出明显减少,而体内分解代谢相对增加和内生水增多,此时若不严格限制水分的摄取,容易发生水潴留而引起稀释性低钠血症,除造成全身软组织水肿外,还可导致脑细胞水肿。一氧化碳、苯、汽油等中毒也可诱发脑水肿,主要与红细胞携氧能力有关,发生机制与缺氧性损害类似。

（二）诊断

脑水肿的诊断主要依据临床表现和辅助检查结果,但也不能忽视对病史资料的收集,详细询问病史不仅有助于早期诊断,而且能预见性的采取预防措施,例如对伤后输入过多低渗溶液或饮用大量不含盐饮料者,要严格限制水分的摄入和增加钠盐的补充,并配合脱水利尿治疗。

脑水肿的早期阶段多表现为意识淡漠、反应迟钝或呈嗜睡状,有的也可表现为躁动不安,常伴有头痛、恶心、呕吐,此期出现的神经系统改变和消化道症状容易与低血容量性休克表现相混淆,应注意鉴别。病情进一步发展还可出现循环和呼吸系统的变化,突出表现是脉率变慢,血压升高,脉压变大,呼吸节律变慢,幅度加深,伴有剧烈头痛和反复呕吐,病情严重时意识趋于昏迷,出现眼球固定和瞳孔散大等脑疝先兆症状,若不立即采取救治措施,患者很快转入深昏迷,血压下降,心率快而弱,各种反射消失,呼吸浅快甚至停止。

辅助检查常发现有:①低Na^+、低Cl^-、低蛋白血症,水中毒者存在血浆渗透压降低,血细胞比容降低和尿比重低;②眼底检查可见球结膜水肿,视神经盘水肿,小血管充血或出血,眼压增高;③血气分析提示有低氧血症,代谢性或呼吸性酸中毒存在;④头颅X射线摄片可见颅缝增宽,脑回压迹加深,蛛网膜颗粒压迹增大和加深,CT或磁共振影像有助于明确诊断;⑤腰椎穿刺常有脑脊髓液压力增高,此项检查不宜于颅内压增高客观体征明显者,以免促使脑疝形成。

（三）治疗

脑水肿的除针对病因处理外,主要是对症治疗,关键在于能否及早发现和有效预防。

1. 一般处理　伤员出现脑水肿体征时应适当抬高头部以减少静脉回流,出现脑疝症状时,则不宜搬动患者,否则容易引起呼吸、心搏骤停。注意及时清除气道异物和分泌物,防止因呕吐而误吸。面颈部深度烧伤肿胀明显以及重度吸入性损伤者,应尽早作气管切开或插管,以增加通气量,缓解颈静脉回流障碍和降低颅内压。

2. 脱水疗法 ①渗透疗法:正常情况下,脑组织、脑脊液和颅内血液中的渗透压基本相等,约为 300 mmol/L。所谓渗透疗法是通过输入高渗溶液来提高血浆渗透压,使脑组织内的水分吸收入血液中,产生脱水作用,使脑容积缩小,颅内压降低,高渗溶液中的溶质只有在不易从毛细血管透入脑组织即不易通过血脑屏障时才有效。当血脑屏障破坏时,不能有效形成渗透压梯度,则高张性溶液的应用便受到限制。高渗溶液还能抑制脑脊液的形成,改善脑顺应性(P/V),这也是渗透性治疗的关键。由于给予的渗透性溶质跨越血脑屏障,脑与血浆之间的压力差在短时间内就消失。随着细胞内渗透性活性溶质的增加,脑即产生适应反应。当使用这些药物时,必须监测血浆渗透压,用以指导治疗。首选药物仍属 20% 甘露醇,该溶液的渗透压为 1 098 mmol/L,是血浆渗透压的 3.8 倍,每千克体重在 10 min 内给 1 g 的甘露醇,血浆渗透压可增加 20～30 mmol/L,能迅速将细胞内水分移至细胞外,平均颅内压可降低 50% 左右,成人每次用量为 1.0～2.0 g/kg,小儿 0.5～1.0 g/kg,必要时每 4～6 h 重复给药 1 次,渗透疗法还可选用 50% 葡萄糖溶液,虽然脱水作用较弱,但可供给脑细胞能量,改善脑细胞代谢,多用于两次利尿剂之间,以减少"反跳"现象,常用剂量为 40～60 ml,每 8～12 h 静脉注射 1 次。25% 人血清白蛋白可提高血浆胶体渗透压,有较明显的脱水作用,适用于脑水肿伴低蛋白血症的患者,成人每次剂量 20～40 ml,每日 1～2 次,静脉缓滴。②利尿疗法:呋塞米常作为首选药物使用,通过抑制肾小管髓袢升支髓质部及皮质部对 Na^+ 和 Cl^- 的重吸收,促使 Na^+、Cl^-、K^+ 和水分的大量排出,起到减少细胞外液容量的作用。呋塞米虽然不能直接降低颅内压,但由于其强有力的利尿作用,使脱水效应增强,还能阻止 Na^+ 进入正常与损伤的脑组织和脑脊液内,降低脑脊液的生成速度,减轻脑细胞水肿。常用剂量 20～40 mg/次,每日 2～3 次,静脉注射。

3. 激素治疗 糖皮质激素治疗脑水肿的主要作用在于抑制氧自由基导致的脂质过氧化反应,稳定细胞膜的离子通道,减轻水和电解质通过细胞的漏移,糖皮质激素还可影响神经元的兴奋性,促进中枢功能的恢复,也具有抗 5-羟色胺对毛细血管的作用,用药时机愈早效果愈好。地塞米松成人剂量 10～15 mg,静脉滴注,每日 2～3 次,氢化可的松 100～200 mg,静脉滴注,每日 1～2 次,大量使用激素治疗可能造成胃肠道出血,糖和氮代谢障碍,免疫系统抑制及伤口延迟愈合等负面影响。

二、急性肺水肿

急性肺水肿是烧伤后常见并发症之一,占烧伤肺部并发症的 20%～30%,休克期内发生肺水肿的主要原因是由于吸入性损伤、心功能不全和补液复苏不当造成的,也有一部分肺水肿是因全身性感染所致。急性肺水肿是指血管内的液体快速向血管外转移,并在肺间质或肺泡腔内有过量液体蓄积的病理状态。正常情况下,毛细血管壁的通透性保持一定量的水分和小分子蛋白质自由通过血管壁。肺毛细血管内外液体的静水压差促使液体由血管内转移到肺间质,毛细血管壁内外胶体渗透压差阻止液体过多地外渗,肺间质淋巴管中的静水压和胶体渗透压,使液体从间质进入淋巴管起到回吸收作用。任何原因引起的肺毛细血管内流体静水压增高,胶体渗透压降低,肺毛细血管壁通透性增高和淋巴廓清减少,均可使肺血管内液体的滤出速度超过吸收速度而发生肺水肿。

(一)病因

1. 复苏不当 烧伤性休克并发肺水肿最主要原因是未及时进行有效的补液,严重休克状态持续时间过长,并发显著缺血、缺氧性损害,肺血管内皮细胞受损,毛细血管通透性增高,大量液体渗至肺间质;肺血管张力、血液凝固等均有改变,致微循环障碍,导致肺组织血流灌注不足,形成恶性循环,酿成"休克肺"。另外,在肺血管通透性已增高情况下,若短期内过多或过快地补液,将使大量液体外渗,同时使血容量骤然增加,超过心脏负荷,可并发左心功能障碍,均可诱发肺水肿。特别在已并发少尿型肾功能衰竭时,补液不当,更易诱发肺水肿。

2.吸入性损伤 严重吸入性损伤,特别是吸入大量化学有毒烟雾者,伤后数小时内即可发生急性肺水肿,一方面是由于热空气或热蒸气直接损伤肺泡毛细血管内皮细胞,造成毛细血管通透性增高,血管内液体渗漏到肺间质或肺泡腔内,另一方面因缺氧、一氧化碳中毒、细菌代谢产物、化学毒性烟雾的作用,激活中性粒细胞、肺泡巨噬细胞、单核细胞等生成和释放大量生物活性递质,如白三烯 B4、血栓素、血小板活化因子、弹性蛋白酶、髓过氧化物酶等,对组织产生损害。氧自由基可损伤肺血管内皮细胞和基底膜,增加血管通透性。此外,损伤因素还可使Ⅱ型肺泡上皮细胞合成和分泌肺表面活性物质减少,造成肺泡萎陷和肺泡内压降低,血管内水分和蛋白外漏,肺组织含水量增加,发生通透性肺水肿。

3.心功能不全 烧伤早期常有心肌缺血缺氧性损害,加之伤后释出多种心肌抑制因子,使心泵功能发生障碍,心输出量和心脏指数降低,对水负荷的调节和承受能力差,液体输入过多时可加重右心负担,致左心室充盈压升高,肺循环淤血,肺毛细血管内流体静压增高,血管内液体外渗至肺间质及肺泡腔中,特别是老年人或原有心脏病的患者,更容易发生肺水肿。

4.氧中毒 长时间吸入高浓度氧可致肺损伤,吸入纯氧 12 h 以上或在高压氧下达 2~3 h,即可发生氧中毒。氧中毒时肺泡氧浓度和动脉血氧分压骤增,通过激活补体系统,中性粒细胞聚积于肺内并活化,生成大量氧自由基,造成肺泡毛细血管膜的毒性损害,发生渗透性肺水肿。

(二)临床表现

肺水肿早期(充血期)可表现为胸闷、心悸、烦躁不安、血压升高和劳力性呼吸困难等。间质性肺水肿多表现为咳嗽、呼吸急促、心率增快、夜间阵发性呼吸困难,可有轻度发绀;肺泡性水肿可出现严重呼吸困难、明显发绀、剧烈咳嗽和咳大量白色或血性泡沫样痰,严重者可发生呼吸循环衰竭和代谢功能紊乱。

间质性肺水肿肺部听诊可无异常或有哮鸣音,肺泡性肺水肿阶段可闻及全肺的湿啰音。血气分析常提示有低氧血症、高碳酸血症和(或)代谢性酸中毒。

(三)诊断

根据病史、症状、体征和胸部 X 射线检查,一般能明确诊断,但至今还缺乏一种灵敏的早期诊断方法。

1.胸部 X 射线检查 是临床上最常用的方法,可以观察肺水肿的程度及分布区域,但灵敏度不够高,常显示不对称阴影,通常右侧较重,典型的蝶形阴影较少见。胸部 CT 检查和磁共振成像可用于测定肺含水量,有助于明确诊断,但费用昂贵。

2.肺扫描 用^{99m}Tc-人血球蛋白微囊或^{131m}In 运铁蛋白进行灌注肺扫描,由于肺血管通透性增高,使标记蛋白从血管内丢失而在肺间质中聚集,故在胸壁外测定 γ 射线强度,可间接反映血管通透性变化程度,较适用于渗透性肺水肿的诊断。

3.热传导稀释法 经股静脉或颈静脉放置 Swam-Ganz 导管至肺动脉,注射靛青绿指示剂,经肺循环到达主动脉,抽取动脉血标本检测,以心输出量乘以染色和热传导时间的平均差值,可计算出血管外肺含水量,准确性较高,但属创伤性方法,一般仅限于重危监护病房使用,目前国外一些医院已应用于临床。

(四)治疗

肺水肿的治疗包括病因治疗和对症处理两个方面,其中最主要应针对病因或诱因及时给予相应的治疗措施,最重要的是及时纠正烧伤性休克,减少肺组织细胞的缺血、缺氧性损害,防肺水肿的发生,一旦并发肺水肿,则其治疗原则为降低肺毛细血管通透性,降低肺毛细血管静水压,提高血浆胶体渗透压,增加肺泡内压,降低肺泡表面张力。

1.体位 患者取头高脚低位或半卧位,以减少回心血量和肺循环血量,降低肺毛细血管压。

2.氧疗法 肺水肿时由于肺的换气功能障碍,多存在严重缺氧。因此氧疗是治疗的重要环节。吸氧浓度一般为 30%～50%，严重肺水肿需高浓度氧疗，可采取面罩加压给氧，但时间不可过长，以防氧中毒。肺水肿患者支气管泡内有多量液体，受气流冲击可形成大量泡沫而影响气体交换，应在湿化器内加入 75% 乙醇除泡沫，也可喷雾吸入 1% 硅酮或二甲硅油（消泡净），其抗泡沫效果更好。

3.强心利尿　伴心功能障碍时，可选用毒毛旋毛苷 K 0.25 mg 或毛花苷 C 0.4 mg 加入葡萄糖溶液中静脉缓注，也可用非强心苷类正性肌力药物，如多巴胺 20～40 mg 加入 200～400 ml 液体 [2～5 μg/(kg·min)] 中静脉滴注，或多巴酚丁胺 20～40 mg 加入 100～200 ml 液体中缓慢静脉滴注。肺水肿明显者，可用利尿剂，常用呋塞米 40～80 mg 或利尿酸 50～100 mg，静脉注射。对心源性休克和血容量不足者不宜使用。

4.血管扩张剂　应用血管扩张剂目的在于解除肺部及外周小血管痉挛，降低周围循环阻力和肺毛细血管压，减轻肺水肿和肺淤血。可用酚苄明（苯苄胺）0.5～1.0 mg/kg 稀释于 5% 葡萄糖溶液 500 ml 中静脉缓滴；硝普钠 50 mg 加入 500 ml 液体以 40 μg/min 速度滴注，该药作用快，毒性小，对小动脉和小静均有扩张作用。使用血管扩张剂前应注意补足血容量。

5.肾上腺皮质激素　肾上腺皮质激素的主要作用为降低毛细血管通透性，减轻支气管痉挛，减少液体渗出，促进水肿吸收，提高组织抗缺氧耐受力。常用地塞米松 5～10 mg/次，静脉滴注，每日 2～3 次；氢化可的松 200～400 mg，静脉滴注，每日 1 次。

6.胆碱能阻滞剂　该类药物能对抗儿茶酚胺引起的血管收缩，也能对抗乙酰胆碱分泌亢进造成的血管扩张，并可解除支气管平滑肌痉挛，减少呼吸道分泌物生成。莨菪类药物治疗肺水肿取得了较好的疗效，该类药物除上述作用外，还具有稳定生物膜，抑制氧自由基、溶酶体酶等生物活性物质的释放，降低微血管通透性，兴奋呼吸和循环中枢等作用。常用东莨菪碱 0.3～0.9 mg/次或山莨菪碱 10～30 mg/次，静脉注射，肺水肿症状缓解后改用维持量，提倡早期用药。

7.机械辅助通气　重度肺水肿时，一般鼻饲给氧往往不能纠正体内缺氧状况，须尽早建立人工气道，给予机械通气辅助治疗。

三、急性肾衰竭

烧伤后急性肾衰竭（acute renal failure，ARF）多属肾前性，主要因血容量不足引起缺血缺氧损害和肾以外因素或毒性物质损害所致。多见于大面积烧伤延迟复苏者和严重高压电烧伤，挤压伤、黄磷烧伤的伤员。

（一）发病原因

1.缺血缺氧　烧伤后低血容量性休克是引起急性肾衰竭的重要原因。烧伤早期，肾组织血流灌注不足，外层皮质血流量明显减少。肾缺血后，肾血管阻力增加，肾小球毛细血管压下降，刺激肾的旁球装置，产生肾素和血管紧张素 II，使血管强烈收缩，肾缺血缺氧，肾小球滤过率降低，出现少尿甚至无尿。严重烧伤后，体内激活一系列神经、体液和细胞反应，产生许多血管活性物质，如儿茶酚胺、5-羟色胺、激肽、花生四烯酸代谢产物、溶酶体酶、氧自由基等，都可能与烧伤后肾功能衰竭的发病有关。

2.溶血和血（肌）红蛋白　严重烧伤后，由于热力对红细胞的损伤，可发生溶血，大量血红蛋白释放入血，与血浆中庚珠蛋白结合，形成分子量较大的复合体，不能为肾小球滤过，形成管型阻塞肾小管腔，造成管内压升高，使肾小球有效滤过压降低，引起肾小球滤过率降低。

3.毒性物质损害　汞、黄磷、酚、苯胺等肾毒性质，都可引起近曲肾小管变性、坏死、基膜断裂，导致代谢产物排出障碍。

（二）临床表现

1.少尿型　主要表现为少尿（成人 24 h 尿量少于 400 ml 或每小时尿量少于 17 ml）或无尿（24 h 尿量少于 100 ml），尿比重低而固定，存在氮质血症、高钾血症、高镁血症、低钙血症、水潴留、酸中毒等。

2.非少尿型　主要表现为氮质血症、尿比重偏低,有较多的管型,血钾正常,可出现高钠血症和高氯血症,尿量正常或偏多。

(三)防治措施

1.补液与利尿　烧伤后及早补液,尽快补足有效循环血量,改善肾血流灌注。有血(肌)红蛋白尿者,应适当增加补液量以增加尿量,补充碱性溶液碱化尿液,同时使用利尿剂,以防止或减轻肾实质损害。

2.创面处理　黄磷、酚、苯胺等毒性物质烧伤者,应及早行切、削痂植皮手术。

3.控制液体入量　肾功能衰竭诊断成立后,则要限制入量,每天液体需要量应包括:500 ml 基础量、24 h 尿量、体表不显性水分丢失量和额外丢失量。

4.控制高钾血症　停止钾盐的补充,给予足够的热量,以防机体蛋白质过度分解。给予钾拮抗剂,如葡萄糖酸钙、碳酸氢钠以及胰岛素等。还可辅助使用苯丙酸诺龙等蛋白合成剂,以促进蛋白的合成,降低血钾。

5.抗生素的应用　肾功能不全易并发感染。因此防治感染是治疗烧伤后肾功能不全的重要措施,使用抗生素时应选用肾毒性小的抗生素,根据肾功能损害程度按减量法或延长法来应用。

6.透析疗法　血钾 6 mmol/L 以上,血尿素氮超过 35.6 mmol/L,血钠低于 130 mmol/L,酸中毒或水中毒者,可应用透析疗法。腹膜透析对纠正高钾血症和氮质血症有一定疗效,但脱水作用较差,可丢失较多白蛋白及氨基酸,易并发腹内感染。血液透析能直接清除血液内代谢产物,比腹膜透析效果好,但需要特殊设备,且严重心功能不全和出血难以控制的患者不宜使用。

第六节　烧伤早期心肌损害对休克/缺血缺氧的影响

一、烧伤早期心肌损害及"休克心"

(一)严重烧伤后可迅即发生心肌损害和心功能降低

以往认为,机体在休克等应激情况下,通过血流再分配,心脏等主要脏器的血流灌注早期可得到保证。故长期以来,人们认为,烧伤后发生休克时(特别是休克的早期阶段)心肌一般不存在缺血缺氧损害,而对严重烧伤后心功能降低,大都归咎于有效循环血量减少和(或)心肌抑制因子的作用。通过系列动物实验及临床试验,发现并肯定了严重烧伤早期即可发生心肌损害,主要研究发现如下。

为证明严重烧伤早期存在心肌损害,通过系列动物实验及临床研究,从心肌结构损伤、细胞凋亡、病理形态和功能等多方面进行了系统研究,证实了严重烧伤早期心肌损害的存在。主要的发现有:①心肌特异性结构蛋白释放。肌球蛋白轻链 1(MLC1)、肌钙蛋白 T(cTnT)和肌钙蛋白 I(cTnI)是心肌收缩过程中起重要作用的收缩蛋白,也是反映心肌细胞受损的特异性指标。正常情况下,这些蛋白不能透过细胞进入血液循环,当心肌细胞变性坏死时,才通过破损的细胞膜弥散并进入血液。研究发现,大鼠 30% TBSA Ⅲ度烧伤后 1 h,血中 CM-LC1、cTnT 和 cTnI 即显著升高,表明此时已经发生心肌细胞变性坏死。②心肌细胞骨架受损。细胞骨架一般是指由微管、微丝和中间丝构成的胞质骨架(广义上还包括核骨架及细胞外基质等)。作为胞内的刚性物质,细胞骨架除了具有锚定亚细胞结构如线粒体、高尔基体、细胞核、肌丝等而对细胞起稳定性作用外,还参与调节信号转导、核转录及蛋白质合成等。我们的研究还提示,胞质骨架特别是微管在调控能量代谢的关键环节中也起重要作用。大鼠 30% TBSA 烧伤后 10 min,即见部分心肌微管断裂,骨架蛋白荧光强度明显降低,微管破坏发生时间早于线粒体结构损害。缺氧对心肌细胞的微管有破坏作用,并且随缺氧时间的延长而加重;缺氧后心肌细胞微管变化与细胞的损伤和活力密切相关。采用维持微管完整性的措施,保持微管网状结构的完整性和均一性以及微管的连续性,可以改善缺氧心肌细胞的活性和活力。③心肌细胞应力(生物力学)受损。将烧伤血清加入培养的心肌细胞,利用细胞微管吸吮技术检测细胞应力,发现加入烧伤血清后,心肌细胞变形且不易恢复。加入烧伤血清后 3 h,心肌细胞弹性系数和黏性系数均明显下降。心肌组织弹性成分和黏性成分劲度是决定心肌顺应性的两个重要因素,弹性劲度影响组织形变程度,而黏性劲度则影响心肌组织形变速度。烧伤后心肌细胞黏弹性降低,是造成心肌顺应性降低的重要原因。④心肌细胞自噬和凋亡。严重烧伤后心肌细胞自噬增加,是烧伤后心功能障碍的重要原因。血管紧张素Ⅱ及活性氧自由基通过调节细胞信号转导,在自噬发生过程中起重要作用。大鼠严重烫伤后早期,可见 TUNEL 染色阳性心肌细胞,提示心肌细胞凋亡增多,心肌细胞凋亡与心功能指标的变化基本一致。⑤病理改变。烧伤后 1 h,即见心肌肌横纹紊乱,出现波状纤维。此后见心肌间质水肿,部分肌纤维断裂、肌纤维片状溶解。电镜下可见肌丝排列紊乱或断裂,灶性溶解,线粒体肿胀、空化,肌浆网扩张、崩解,部分发生核溶解。⑥心功能和心肌力学降低。烧伤后心脏每搏输出量、每搏指数、心输出量和心排血指数等心功能指标均显著降低;左心室收缩峰压(LVSP)、左心室舒张末压(LVEDP)、左心室内压最大上升(下降)速率($\pm dp/dt_{max}$)等心肌力学指标于伤后 1 h 即显著降低,并可持续较长时间。

(二)严重烧伤后迅即发生的心肌损害对休克/缺血缺氧的作用

由于心脏是循环动力器官,严重烧伤后即早出现的心肌损害及心脏泵血功能减弱,不仅可引起心功能不全,还可能诱发或加重休克,成为严重烧伤性休克和全身组织器官缺血缺氧损害的重要启动因素之一。由此,提出了烧伤早期组织器官缺血缺氧损害的"烧伤性休克心"假说,即严重烧伤早期,在因毛细血管通透性增加导致有效循环血量显著减少之前,心肌即发生了损害及功能减弱,这种即早发生的心肌损害及功能减弱将是诱发或加重休克,并导致全身组织器官缺血缺氧的重要因素之一。

在阐明烧伤早期心肌迅即损害机制的基础上,为了证明早期心肌损害对早期休克和其他组织器官缺血缺氧损害的影响,采用 30% 体表面积Ⅲ度烧伤,在按 Parkland 公式补液条件下,分别应用普萘洛尔(抑制心肌)、毛花苷 C(扶持心肌)、依那普利拉(改善心肌缺血)以及毛花苷 C 和依那普利拉联合干预。结果发现,严重烧伤后心肌损害在时间上明显早于肝、肾、肠等脏器损害,加强心功能可增加肝、肾、肠等脏器血流量,使其损害减轻;反之,使肝、肾、肠等脏器血流量减少,损害加重。依那普利拉能减少心肌组织血管紧张素生成,减轻心肌损害,改善心肌力学指标。毛花苷 C 和依那普利拉对严重烧伤早期肝、肾、肠的保护作用与改善心肌血流灌注、减轻心脏损害、增强心脏泵血功能有关。表明严重烧伤后,即使立即按 Parkland 公式进行补液治疗,仍可发生明显的脏器缺血缺氧损害,而心肌损害在时间上明显早于肝、肾、肠等其他脏器损害。这提示早期心肌损害是严重烧伤早期休克和脏器缺血缺氧损害的"启动因素"之一;预防烧伤早期心肌损害有助于烧伤性休克的有效复苏,减轻组织器官损害。进一步证明了严重烧伤早期缺血缺氧损害的"烧伤性休克心"假说。

二、烧伤早期心肌损害的机制

(一)严重烧伤后心肌迅即发生缺血缺氧损害和心功能降低的机制

1.烧伤应激使心脏局部肾素-血管紧张素系统迅速被激活 研究发现,严重烧伤应激使心脏局部肾素-血管紧张素系统(renin-angiotensin-system,RAS)迅速被激活,使心脏局部血管紧张素增加,导致心肌微血管收缩,心肌局部营养性血流量减少,是早期心肌损害的重要始动因素。在大鼠 30% 三度烧伤,心肌组织血管紧张素转换酶(angiotensin converting enzyme,ACE)和血管紧张素Ⅱ(angiotensinⅡ,AngⅡ)含量均显著增加,心肌局部血流量、血浆心肌损害指标(CM-LC1)、心肌病理改变、心肌微血管通透性、ACE 和 A II 含量与血浆 CM-LC1 水平呈显著正相关;心肌组织 ACE2-Ang 轴和 ACE-Ang II 轴失衡也是早期心肌损害的重要因素,应用 ACE 抑制剂依那普利拉和外源性 Ang 调节 ACE-Ang II 轴和 ACE2-Ang 轴的平衡,可显著减轻烧伤早期心肌损害。为进一步证明心肌自身的 RAS 在心肌缺血缺氧损害中的作用,利用 Langendorff 离体心脏血流灌注模型,发现调节 RAS 失衡可改善烧伤血清刺激的离体心脏冠状动脉血流量,改善左心功能,减轻心肌损害。Langendorff 离体心脏血流灌注模型排除了全身 RAS 对心脏血流量的可能作用,也排除了其他因素对心脏血流量的影响,这就进一步证明了心脏自身的 RAS 激活,是造成烧伤早期心肌血流量减少,引发心肌损伤的重要因素。

2. 应激刺激使心肌组织内皮素迅即升高　内皮素对动脉有强烈的收缩作用,其作用强度依次是冠状动脉、主动脉和小动脉。是目前发现作用最强的、作用时间最长的缩血管物质(比血管紧张素 II 和去甲肾上腺素分别强 10 ~ 1 000 倍)。细胞分泌的内皮素-1(endothelin-1,ET-1)主要在局部以自分泌和旁分泌的方式发挥作用。内皮素有 3 个亚型:ET-1、ET-2 和 ET-3。血管内皮细胞主要分泌 ET-1。

严重烧伤可导致心肌组织内皮素迅即升高。研究发现,大鼠严重烫伤后 10 min,心肌组织的内皮素的含量即升高,心肌组织局部的内皮素升高可引起冠状动脉血管收缩,导致心肌血流灌注的减少。心肌收缩功能(LVSP,$+dp/dt_{max}$),舒张功能($-dp/dt_{max}$)均明显下降。心肌血流灌注的变化趋势与心功能的变化趋势一致。心肌血流灌注减少,导致心肌细胞缺血缺氧,心肌细胞能量供给减少,心肌收缩及舒张功能降低。应用 ETA/ETB 受体拮抗剂 PD142893 能增加心肌血流灌注,改善心肌收缩和舒张功能。这提示阻断内皮素受体可减轻严重烧伤早期心肌缺血损害。

3. 应激刺激激活的信号分子引起细胞骨架迅即变化　严重烧伤后为什么会迅即出现心肌损害和心功能降低,P38 激酶等导致细胞骨架受损致能量生成障碍是早期心肌损害的关键环节。研究发现,缺氧迅速启动 P38/MAPK 信号途径,是导致早期心肌微管损伤的重要机制。P38 通过调节微管相关蛋白 4(microtubule associated protein 4,MAP4)和微管去稳蛋白(癌蛋白,oncoprotein 18,Op 18),可导致微管结构破坏。提示在线粒体能量显著改变之前,缺氧可迅速启动 P38 信号途径导致微管损伤,这在一定程度上解释了为什么严重烧伤后在有效循环血量显著降低之前,心肌即发生了缺血缺氧损伤。研究还证明,缺氧心肌细胞微管损伤可影响能量生成,一是微管损伤导致 mPTP 开放,引起 ADP/ATP 比值降低,抑制线粒体有氧代谢;二是微管结构变化通过调节缺氧诱导因子-1α(hypoxia-inducible factor-1α,HIF-1α)活性和核内聚集可影响缺氧心肌细胞早期糖酵解。稳定微管结构可促进 HIF-1α 入核表达并提高 HIF-1α 蛋白含量,提高厌氧糖酵解关键酶活性和能量供给。上调 MAP4 表达稳定缺氧心肌细胞微管结构,可改善心肌细胞缺氧早期的能量代谢,为改善缺氧早期细胞能量代谢提供了新靶点。

4. "分子开关"Gsα/Giα 比倒置变化　鸟嘌呤核苷酸偶联蛋白(G 蛋白)在细胞信号转导过程中起着"分子开关"(molecular switch)或"电话交换机(switchboard)样"作用,兴奋性鸟核苷偶联蛋白 α 亚基(Gsα)和抑制性蛋白 α 亚基(Giα)蛋白含量变化可导致心肌功能异常。研究发现,大鼠 30% III 度烫伤后,心肌组织 β 肾上腺素受体(β-adrenergic receptor,β-AR)信号转导系统发生显著变化,左心室功能明显降低,心室 β 受体最大结合率(Bmax)显著降低;心肌组织信使分子 cAMP 含量显著减少,心肌腺苷酸环化酶(AC)基础活性显著降低,cAMP 含量的减少与 AC 活性降低呈显著正相关,早期 AC 活性降低主要由 β-AR 下调所致。烫伤后 AC 活性降低也与 G 蛋白偶联 AC 催化亚基的功能障碍有关,烧伤后心肌组织 Gsα 及其 mRNA 表达明显减少,Giα 及其 mRNA 则显著增加,导致"分子开关"Gsα/Giα 分子比倒置,是烧伤早期心肌舒缩功能障碍的重要分子机制。

(二)线粒体受损致细胞凋亡以及心肌细胞自噬是心肌损害的重要机制

研究提示,烧伤后氧化损伤导致的心肌线粒体 DNA 缺失是能量代谢障碍的重要因素。大鼠 30% TBSA III 度烧伤后,心肌 mtDNA 发生 4.8 kb 大片段(含氧化磷酸化关键酶基因)缺失,心肌线粒体 ATP 含量下降,ADP 和 AMP 含量升高,血清中 cTnI 含量显著升高。烧伤缺氧还使 NRF1 和

mtTFA(调节线粒体呼吸链亚基表达的重要因子)及 CPT-Ⅱ mRNA 表达下调,提示长链脂肪酸转运到线粒体内过氧化物酶体进行脂肪酸 β 氧化的过程明显抑制,导致能量合成障碍。应用 L-肉碱预处理心肌细胞和转染肉碱乙酰转移酶(carnitine acetyltransferase,CAT)基因可拮抗心肌细胞缺氧损伤,具有潜在的临床应用价值。缺氧可激活线粒体依赖的凋亡途径,诱导细胞凋亡,Ca^{2+} 超载激活 mtPLA2 和导致 mPTP 开放是线粒体损伤并引起心肌细胞凋亡的重要机制。研究发现缺氧可以激活细胞线粒体依赖性胱天蛋白酶-3,介导的心肌细胞凋亡。应用胱天蛋白酶-3 的特异性抑制剂和细胞内钙螯合剂预处理心肌细胞可以拮抗缺氧诱导心肌细胞凋亡。线粒体 Ca^{2+} 超载引起线粒体 PTP 开放是心肌细胞凋亡的重要机制。研究发现,大鼠 30% TBSA Ⅲ度烧伤后 3 h 后,心肌线粒体[3H]DOG 含量、MDA 含量及$[Ca^{2+}]m$ 均显著增高,Cytc 含量明显降低,线粒体[3H]DOG 含量与$[Ca^{2+}]m$ 和 MDA 均呈显著正相关,同时心肌细胞凋亡增加,胱天蛋白酶-3 活性增强,表明烧伤后心肌线粒体 PTP 开放明显增加,烧伤后心肌线粒体 PTP 开放使线粒体氧化磷酸化障碍并释放细胞色素 c,进而激活胞质胱天蛋白酶-3,是心肌细胞凋亡的重要机制,而线粒体 Ca^{2+} 超载及自由基增加可能是烧伤后心肌线粒体 PTP 开放的重要原因。基于这些结果,采用调控线粒体离子通道的物质,如线粒体 K^+-ATP 开放剂二氮嗪、Ca^{2+} 转运阻断剂钌红等,均可改善线粒体呼吸功能,减轻烧伤早期心肌损害。

近年的研究发现,大鼠 30% TBSA Ⅲ度烧伤后,心肌细胞自噬明显增加,而且早于心肌细胞凋亡和坏死,与烧伤后心功能降低呈平行关系。调控心肌细胞自噬可明显影响心功能。在大鼠 30% TBSA Ⅲ度烧伤离体心脏血流灌注模型,激活自噬可使心功能降低加重,抑制自噬则使心功能改善,表明心肌细胞自噬是烧伤后心功能降低的重要因素之一。为进一步探讨心脏自身的肾素-血管紧张素系统和氧自由基在肌细胞自噬发生中的作用,笔者又在大鼠 30% TBSA Ⅲ度烧伤离体心脏血流灌注模型应用血管紧张素Ⅱ抑制剂、血管紧张素受体1抑制剂和氧自由基清除剂 DPI,发现血管紧张素Ⅱ抑制剂、血管紧张素受体1抑制剂和氧自由基清除剂均可减少心肌细胞自噬,改善烧伤后心功能,提示血管紧张素 Ⅱ 与氧自由基在自噬性心肌细胞死亡信号转导途径中发挥重要作用。

(三)促炎症细胞因子表达上调是烧伤后心肌损害的重要因素

炎因子表达上调是烧伤后心肌损害的重要因素。即缺血缺氧时,炎症细胞尤其 PMN 与内皮细胞活化,使 PMN 黏附、聚集于心脏等脏器组织微血管内,一方面可阻碍微血管血流,加剧微循环障碍和组织缺血缺氧。严重烧伤后,心肌组织 MPO 显著增加,表明烧伤后 PMN 在心肌组织聚集增多;另一方面,活化的 PMN 产生大量髓过氧化物酶(MPO)、弹性蛋白酶、氧自由基及 TNF-α 等细胞因子,造成心肌组织细胞损害。因此,缺血缺氧与失控性炎症反应之间存在内在联系。烧伤后缺血缺氧使肠黏膜屏障受损,肠道细菌和毒素不断入血,不断刺激机体效应细胞。这种情况也从一个侧面说明缺血缺氧与失控性炎症反应之间是相互关联的。

P38、NF-κB 等是介导心肌炎症损害的关键信号分子。P38 激酶活化可上调细胞因子表达,是介导烧伤早期心肌损害的重要信号途径。缺氧复合烧伤血清作用心肌细胞后 0.5 h,心肌细胞 P38 激酶即明显活化,用 P38 激酶抑制剂 SB203580 预先处理,P38 激酶活化迅速受抑,心肌细胞凋亡减少,活力增强。在整体动物水平,腹腔注射 P38 激酶抑制剂 SB203580 可有效抑制心肌 P38 激酶活化,下调心肌组织细胞因子,心肌细胞凋亡和左心功能损害均减轻。转染反义 p38α 基因也使 P38α 激酶蛋白表达显著降低,NF-κB 活化和促炎因子 TNFα 等表达显著抑制,心肌细胞损害减轻。

三、内源性保护机制减轻烧伤早期心肌损害的作用

研究发现,烧伤后可同时启动内源性保护机制,缺血缺氧启动内源性保护机制可减轻早期损害,能量代偿(PHD、HIF-1α 分子等)、稳定细胞骨架(P38/MAPK、MAP4 分子等)、减轻线粒体损伤和凋亡(TRAP1、AdR-A1、PI3K/Akt、SOD 分子)是内源性细胞保护的重要环节,早期提高能量代偿水平、启动内源性抗炎和抗氧化机制等可能是防治早期心肌损害新策略,这为烧伤早期缺血缺氧

损害防治提供了实验依据和理论指导。

发现 PHIs-AMPKK-AMPK 是一条内源性细胞能量保护的新途径。在缺氧早期，开放细胞缺氧感受器脯氨酸羟化酶（proline hydroxylase，PHD）通路可激活能量感受器腺苷酸活化蛋白激酶（adenosine monophosphate-activated protein kinase，AMPK），将缺氧信号快速传递给能量代偿系统，使耗能途径关闭、产能途径开放，产生显著缺氧保护作用，这提示缺氧细胞在尚未出现明显的能量代谢障碍之前，即启动了内源性能量保护机制。

心肌细胞肿瘤坏死因子受体相关蛋白 1（tumor necrosis factor receptor associated protein 1，TRAP1）增多通过作用于 CypD 可减少 mPTP 开放，从而减轻缺氧导致的细胞损伤。缺氧后，过表达 TRAP1 能阻断缺氧导致的细胞活力降低和细胞死亡的增加；干扰 TRAP1 可使正常心肌细胞活力下降和死亡增多，缺氧细胞损伤加重，表明 TRAP1 增多对缺氧心肌细胞具有内源性保护作用。

此外，研究还发现 PI3K/Akt 信号途径在缺血缺氧心肌细胞中具有抗凋亡作用，该作用与 PI3K/Akt 调控促凋亡基因 p53、bax 的表达，影响 HIF-1α 转录及蛋白活性，减轻线粒体膜损伤和钙超载，抑制胱天蛋白酶-3 凋亡反应有关。

因此，内源性保护机制可减轻早期损害，其相对减弱或受损，也是心肌损害的重要机制。

四、烧伤早期心脏损害的防治

1. 血管紧张素转换酶（ACE）抑制剂　心脏有独立的肾素-血管紧张素系统（RAS），可自身合成、释放肾素。与循环 RAS 不同，心脏局部 RAS 采用自分泌，旁分泌等方式只作用于心脏局部，主要参与心肌局部血流量和血管紧张性的调节，也参与心肌收缩力的调节。心脏局部 RAS 在维持心血管正常功能活动及参与心血管疾病的发生、发展过程中起着不容忽视的作用。ACE 是 RAS 重要的调节分子，ACE2 基因敲除小鼠心肌收缩功能严重受损，且血浆、心脏、肾血管紧张素（AngⅡ）水平明显增高，说明 ACE2 在对 AngⅡ 的清除和失活中起重要作用，有利于对心功能的维持。研究表明，烧伤后心肌局部 RAS 迅速被激活，心肌组织 AngⅡ 生成增加，与心肌局部血流量减少和肌球蛋白轻链 1 升高呈显著相关。应用 ACEI 对缺血性心肌具有保护作用，改善冠状血管流和心脏舒张功能，减少心肌细胞凋亡。同时严重烧伤早期在迅速补充血容量后，采用适当剂量的 ACEi 可以减轻心肌损害，而对早期血流动力指标无明显影响。

2. 调控 β-AR 介导的信号转导及"分子开关 Gsα/Giα"比值　可乐定通过上调严重烫伤后心肌组织 β-AR 信号系统，可改善烧伤后早期心功能；增加烫伤后心肌组织 β-AR 最大结合量（Bmax）及 Gsα mRNA 的表达；抑制烫伤后心肌 Giα 的增加；升高烫伤后心肌腺苷酸环化酶（AC）基础活性及三磷酸鸟嘌呤的非解类似物［Gpp（NH）P］的刺激活性；增加烫伤后心肌组织中环磷酸腺苷（cAMP）含量；三七总皂苷也可上调烫伤后心肌 β-AR 信号系统，明显增加烫伤大鼠心肌组织 Gsα mRNA 的表达，使心肌组织 Giα mRNA 表达量减少、cAMP 含量增加、AC 基础活性增强、心功能改善。

3. 调控离子通道　研究表明，大鼠 30% TBSA 三度烧伤后，线粒体 K^+-腺苷三磷酸（ATP）开放剂二氮嗪可使线粒体 K^+ 内流速率明显加快，线粒体呼吸控制率（respiratory control rate，RCR）、Ⅲ态呼吸速率（ST3）明显改善，Ca^{2+}、丙二醛（malondialdehyde，MDA）含量以及血清肌酸激酶（creatine kinase，CK）、乳酸脱氢酶（LDH）含量均显著降低，提示二氮嗪可减轻严重烧伤早期心肌细胞损害，其机制与开放线粒体 K^+ 通道，抑制线粒体 Ca^{2+} 超载及减少自由基产生有关。同时 Ca^{2+} 转运阻断剂钌红也可减轻严重烧伤早期心肌细胞和线粒体损害。甘氨酸受体（glycine receptor，GlyR）为配体门控的离子通道，我们的研究观察到，心肌细胞存在 GlyR 的 α1 亚基。甘氨酸对体外培养的缺血缺氧心肌细胞和烧伤大鼠心肌组织均具有显著保护作用，显著改善缺血缺氧心肌细胞活力，增加 ATP 含量。甘氨酸可以明显减轻缺氧心肌细胞的钙超载，加入 anti-GlyRα1 阻断 GlyRα1 亚基后，缺氧心肌细胞钙超载明显加重，加入 GlyR 激动剂 Taurine 后钙超载又明显减轻，从不同的侧面证明甘氨酸是通过其受体 α1 亚基发挥其保护作用的。甘氨酸与其受体结合后，导致心肌细胞膜去极化明显减轻,从而使细胞膜电压门控钙通道开放减少,钙离子内流明显减少,发挥了其保护作用。

4.一氧化氮(NO)供体　我们采用3种不同浓度的一氧化氮供体S-亚硝基谷胱甘肽(nitric oxide donor s-nitrosoglutathione,GSNO)加入心肌细胞培养液中,在一定时间内为细胞提供低、中、高3种稳定浓度的NO。结果显示,中浓度NO(7.5 μmol)可增强缺氧心肌细胞的抗损伤能力,其机制可能是通过增加心肌细胞内缺氧诱导因子1α(HIF-1α)蛋白水平,加强了心肌细胞对缺氧的内源性保护机制。中浓度NO诱导缺氧心肌细胞内HIF-1α蛋白水平增加的机制可能主要是通过PI3K信号途径的活化增强了HIF-1α蛋白水平。NO对严重烫伤大鼠心肌组织也具有保护效应,其作用机制可能是通过生成NO促使烫伤大鼠心肌细胞内HIF-1α表达增加,进而增加组织的耐缺氧能力。抑制NO生成可加重心肌细胞损害,给予NO合成前体物L-精氨酸则可明显改善烫伤后心功能。

5.拮抗炎症介质　促炎症细胞因子表达上调是烧伤后心肌损害的重要因素,心脏是产生肿瘤坏死因子α(TNF-α)的器官,缺血心肌组织TNF-α显著增加与心肌收缩力和冠状动脉血流量降低显著相关,因此减少心肌TNF-α产生可能有助于心肌缺血的治疗。P38激酶途径是介导促炎症细胞因子引起烧伤早期心肌损害的重要信号途径,采用P38激酶抑制剂或转染反义p38α基因抑制心肌P38α激酶活化,可下调心肌组织TNF-α等表达,减少心肌组织肌酸激酶同工酶(CK-MB)释放和心肌细胞凋亡,减轻左心功能损害。应用吡咯烷二硫代氨基甲酸盐(PDTC)能减少PMN在心肌组织聚集,可抑制烧伤大鼠早期心肌细胞NF-κB活性增高及心肌组织TNF-αmRNA和白细胞介素(IL)-8 mRNA表达;降低心肌组织和血浆TNF-α和IL-8的含量及心肌组织中MDA的含量和MPO活性,改善左心室收缩和舒张功能。乌司他丁明显减少烧伤后血清IL-1β、IL-6和TNF-α的含量,减轻由促炎症细胞因子介导的炎症反应,动物实验和临床研究均发现可减轻烧伤后心肌损害。

6.抗氧化剂　心肌缺血再灌注损伤是心脏氧化与内源性抗氧化系统失衡的结果,内源性抗氧化剂如谷胱甘肽过氧化物酶,超氧化物歧化酶和过氧化氢酶,以及维生素E均可减轻心肌缺血再灌注损伤。我们研究发现,黄芪甲苷、槲皮素能有效保护缺氧心肌细胞、减轻氧化损伤,作用优于维生素E。黄芪甲苷对缺氧心肌细胞的保护作用较槲皮素更好,但槲皮素减轻细胞脂质过氧化损伤的作用优于黄芪甲苷。黄芪甲苷通过进入细胞内,上调超氧化物歧化酶基因和蛋白表达,提高内源性抗氧化酶活性,发挥心肌保护作用。

7.代谢调理　能量代谢障碍是缺氧损害的核心环节,如何有效地改善缺氧细胞能量代谢,是防治和减轻缺氧损害的关键。但由于其机制未完全阐明,临床上还缺乏针对性措施。笔者近年来的研究结果提示,缺氧心肌细胞骨架损害可影响能量代谢。缺氧心肌细胞微管损伤早于线粒体结构与功能损害;缺氧早期心肌细胞微管破坏可导致线粒体通透性转换孔(mitochondrial permeability transition pore,mPTP)开放,使线粒体内膜电位(mitochondrial inner membrane potential,MIMP)损耗及细胞活性降低。微管稳定剂能有效减轻缺氧引起的微管破坏,减轻细胞mPTP开放、MIMP损耗,改善细胞活性,减轻心肌细胞缺氧损害。研究证明,微管破坏可能通过下调HIF-1a表达对缺氧早期心肌细胞糖酵解途径及能量代谢产生影响。同时,微管破坏导致的mPTP开放,还可通过影响线粒体腺苷二磷酸(ADP)/ATP比值抑制有氧代谢途径。应用微管稳定剂或转染具有稳定微管作用的微管相关蛋白4基因可改善缺氧早期心肌细胞活性及能量代谢,表明细胞骨架破坏在缺氧细胞能量代谢障碍中具有重要作用,这对阐明缺氧细胞能量代谢障碍的机制具有重要理论意义。通过稳定细胞骨架,可能为临床缺氧细胞能量代谢的调理提供新的思路和靶点。

五、基于"休克心"假设提出的烧伤性休克复苏方案

研究证实,严重烧伤早期可迅即发生心肌损害,并证明了心肌损害的确在烧伤早期休克/缺血缺氧损害发生中起重要作用,进一步还探讨了预防心肌损害的措施。由于以往针对血容量减少进

行"容量补充"的烧伤性休克复苏方案,均难避免组织器官缺血缺氧损害,能否应用这一理论认识指导烧伤临床休克复苏,减轻缺血缺氧损害,减少脏器并发症,提高严重烧伤的救治水平呢？即将预防早期心肌损害与传统的补液公式结合,形成"容量补充+动力扶持"烧伤性休克复苏方案,达到有效复苏和减少并发症的目的。多中心临床应用产生了较好效果(见前述)。

参考文献

[1]郭振荣.烧伤后休克期补液治疗[M]//杨宗城.中华烧伤医学.北京:人民卫生出版社,2008: 21-35.

[2]黄跃生,柴家科,胡大海,等.烧伤关键治疗技术及预防急救指南[M].北京:人民军医出版社, 2015:15-47.

[3]黄跃生,粟永萍,周继红.特殊致伤原因战创伤[M].郑州:郑州大学出版社,2016:167-205.

[4]黄跃生,肖光夏,汪仕良,等.我国烧伤医学60年回顾与展望[J].中华烧伤杂志,2018,34(7): 437-441.

[5]黄跃生."容量补充"加"动力扶持":烧伤性休克有效复苏方案的思考[J].中华烧伤杂志, 2008,24(3):161-163.

[6]黄跃生.烧伤外科学[M].北京:科学技术文献出版社,2010:105-138.

[7]黄跃生.烧伤早期救治与康复治疗学[M].石家庄:河北科学技术出版社,2015:95-135.

[8]黄跃生.实用烧伤临床治疗学[M].郑州:郑州大学出版社,2013:36-62.

[9]黄跃生.血管和心脏因素在烧伤性休克发生中的作用机制及休克防治研究[J].中华烧伤杂志, 2013,29(2):109-112.

[10]黄跃生.中华医学百科全书:烧伤外科学[M].北京:中国协和医科大学出版社,2017:69.

[11]李巍,张兵,李峥,等.参附注射液在重度烧伤后休克期的应用[J].中国中医急症,2011,20 (7):1058-1059.

[12]刘永,王旭东.左卡尼汀防治严重烧伤性休克心的临床研究[J].中医临床研究,2013,5(19): 108-110.

[13]王永军,苏青和,吕国忠.血必净注射液改善重度烧伤后休克期血液流变学的临床研究[J].中国微循环,2008,12(3):175-177.

[14]王玉莲.关于烧伤性休克治疗中几个问题的思考[J].中华烧伤杂志,2010,26(3):196-198.

[15]杨宗城.烧伤性休克的防治[M]//烧伤治疗学.黎鳌.2版.北京:人民卫生出版社,1995: 179-193.

[16]于洋,李青栋.烧伤性休克患者的血流动力学特点及目标导向性镇痛研究进展[J].中华烧伤杂志,2018,34(5):318-320.

[17]张西联,黄跃生,党永明,等.生脉注射液对烧伤后"休克心"防治作用的前瞻性临床研究[J].中华烧伤杂志,2006,22(4):281-284.

[18]赵利平,黄跃生,何婷,等.血细胞比容评估烧伤性休克早期复苏效果的临床研究[J].中华烧伤杂志,2013,29(3):235-238.

[19]中国老年医学学会烧创伤分会,张家平,王唯依.PiCCO监测技术在严重烧伤治疗中应用的全国专家共识:2018版[J].中华烧伤杂志,2018,34(11):776-781.

[20]曾庆玲,王庆梅,黎宁,等.尿量监测应用于烧伤性休克防治的研究进展[J].中华烧伤杂志, 2018,34(1):29-31.

[21]诸震波,丁宁.羟乙基淀粉溶液在烧伤后休克期液体复苏中的应用价值[J].实用临床医药杂

志,2014,18(1):79-88.

[22]ANDREW J D. The evolution of burn fluid resuscitation[J]. Int J Surg,2008,6(4):345-350.

[23]DANIEL M C,MARC R M. Monitoring end points of burn resuscitation[J]. Crit Care Clin,2016,32(4):525-537.

[24]FILIPPO M,ZSUZSANNA H,NADIA D,et al. Coupled-plasma filtration and adsorption for severe burn patients with septic shock and acute kidney injury treated with renal replacement therapy[J]. Burns,2020,46(1):190-198.

[25]GURNEY J M,KOZAR R A,CANCIO L C. Plasma for burn shock resuscitation:is it time to go back to the future? [J]. Transfusion,2019,59(S2):1578-1586.

[26]YUESHENG H,LI A N,YANG Z C. Roles of thromboxane and its inhibitor anisodamine in burn shock[J]. Burns,1990,16(4):249-253.

[27]ISBI PRACTICE GUIDELINES COMMITTEE. ISBI Practice guidelines for burn care[J]. Burns,2016,42(5):953-1021.

[28]GILLENWATER J,GARNER W. Acute fluid management of large burns pathophysiology,monitoring,and resuscitation[J]. Clin Plastic Surg,2017,44(3):495-503.

[29]ALVARADO R,CHUNG K K, CANCIO L C,et al. Burn resuscitation[J]. Burns,2009,35(1):4-14.

[30]TRICKLEBANK S. Modern trends in fluid therapy for burns[J]. Burns,2009,35(6):757 -767.

[31]RONG X,LEI Z Y,DANG Y M,et al. Prompt myocardial damage initiates hepatic,renal and intestinal injuries early following severe burns in rats[J]. J Trauma,2011,71(3):663-672.

[32]YOU B,ZHANG Y L,LUO G X,et al. Early application of continuous high-volume haemofiltration can reduce sepsis and improve the prognosis of patients with severe burns[J]. Critical Care,2018,22(1):173.

[33]HUANG Y S, LI Z Q, YANG Z C. Roles of ischemia and hypoxia and the molecular pathogenesis of post-burn cardiac shock[J]. Burns,2003,29(8):828-833.

[34]HUANG Y S,YAN B G,YANG Z C. Clinical study of a formula for delayed rapid fluid resuscitation for patients with burn shock[J]. Burns,2005,31 (5):617-622.

[35]HUANG Y S,XIE K,ZHANG J P,et al. Prospective clinical and experimental studies on the cardio-protective effect of ulinastatin following severe burns[J]. Burns,2008,34(5):674-680.

[36]BAK Z,SJÖBERG F,ERIKSSON O,et al. Cardiac dysfunction after burns[J]. Burns,2008,34(5):603-609.

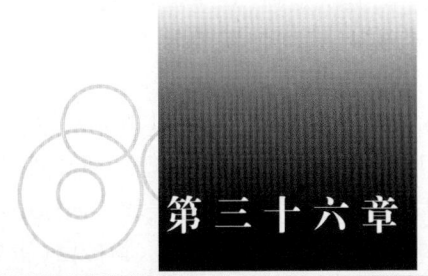

第三十六章 感染性／脓毒症休克

方向明

脓毒症（sepsis）是感染导致的宿主反应失衡引起的危及生命的器官功能障碍，可进一步发展为感染性／脓毒症休克（infectious or septic shock），显著增加患者死亡风险。脓毒症是高发病率和死亡率的疾病，数据表明全球每年有超过1 800万人罹患脓毒症，且以每年1.5%～8.0%的速度增长；全球每天约1.5万人死于脓毒症及其并发症。国外流行病学数据显示脓毒症死亡率已经超过心肌梗死，成为重症监护病房（intensive care unit，ICU）内非心脏病患者死亡的首要原因。近年来，尽管抗感染治疗和器官功能支持技术取得了长足的进步，脓毒症患者的病死率有所下降，但是感染性／脓毒症休克的病死率仍然高达40%以上。脓毒症的治疗是一个长期的过程，医疗花费高，占用极大的医疗资源，成为影响人类健康构的巨大威胁。因此，脓毒症及感染性／脓毒症休克已是当前医疗卫生领域中的重大临床问题。

由于感染性／脓毒症休克的病理生理机制异常复杂，涉及免疫-炎症、凝血-纤溶等系统，因此，在治疗上，目前仍然缺乏有效的治疗药物。现阶段，其治疗措施主要包括抗生素治疗、液体复苏策略、器官功能支持等综合性集束治疗策略。随着大规模的流行病学和前瞻性临床研究，脓毒症性休克患者的临床特征已逐渐被揭示，由于人口老龄化、糖尿病等慢性合并症的增多，使其发病趋势也逐年增加，发病机制亦趋复杂化，运用单一机制理论无法诠释这一棘手综合征发生发展的病理生理核心问题所在，这也是导致靶向药物临床转化失败的重要原因。因此，本章节将从流行病学、定义和诊断标准、发病机制、治疗策略等方面系统阐述感染性／脓毒症休克，以期能够更好地理解其临床和病理生理特征，从而为临床治疗提供思路和指导。

第一节　感染性／脓毒症休克的流行病学

感染性／脓毒症休克是脓毒症的严重表现形式，是对感染的一种严重反应，包括潜在的循环和细胞代谢异常，并对病死率和医疗资源造成很大影响。感染性／脓毒症休克占所有休克类型的62%，在过去的10年中，脓毒症的发病率约为每年每10万人中437例，其中重症脓毒症的发病率约为每年每10万人中270例。住院期间，脓毒症和重症脓毒症的医院病死率分别为17%和26%。但是目前没有低收入国家的脓毒症发病率的统计数据，这限制了对全球病例和死亡率的预测。尽管有"拯救脓毒症行动"的集束化指导治疗，并且在护理、营养代谢及重要脏器功能支持治疗等方面取得了进展，但现有的流行病学研究表明脓毒症在所有国家和地区都是一个巨大的负担，并且感染性／脓毒症休克的病死率居高不下，仍有超过40%的医院死亡率。

在中国，一项覆盖6个省份包括10家大学附属医院的前瞻性观察研究显示，对3 665个ICU收治患者的数据进行分析，其中重症脓毒症的病例为318例（8.68%），男性比例为64.8%。重症脓毒症患者的平均年龄为64（47～74）岁。病原微生物检测结果显示，53.8%为革兰氏阴性细菌，

45.9%为革兰氏阳性细菌。腹部是最常见的感染部位(72.3%),其次是肺(52.8%)。在 ICU 中重症脓毒症的发病率约为 8.68%,其医院病死率达到 48.7%,并且人均住院费用高达(11 390±11 455)美元。

据报道,在美国,感染性/脓毒症休克的发生率大约为每 10 万人中 300 例,并且还在增加。这些病例中将近一半发生在 ICU 外,1/4 的患者发展成为重症脓毒症并在住院期间死亡,感染性/脓毒症休克的病死率高达 50%左右。脓毒症患者每年住院治疗的费用估计为 14 亿美元。病原微生物的种类与先前的研究相似,主要是金黄色葡萄球菌(20.5%)、假单胞菌(19.9%)、肠杆菌(主要是大肠埃希菌,16.0%)、真菌(19.0%)以及不动杆菌(9.0%)。不同地区的感染率有显著变化。在多因素逻辑回归分析中,与医院死亡率相关的微生物是肠球菌、假单胞菌和不动杆菌属。呼吸道感染,尤其是肺部,是最常见的感染部位,与高死亡风险明显相关。其他常见的感染来源包括腹部、皮肤、软组织、导管相关、中枢神经系统和心内膜炎。

法国的一项关于感染性/脓毒症休克流行病学的多中心队列研究显示,在 2009 年 10 月至 2011 年 9 月期间,10 941 名入住 ICU 患者中,1 495 名患者诊断为感染性/脓毒症休克,其 28 d 死亡率高达 42%,与我国报道的医院死亡率相近。最常见的合并症是免疫缺陷(31%),并且 23%的患者至少有 2 个或 2 个以上合并症。革兰氏阴性杆菌是感染最常见的病原微生物,约占 48.7%,而革兰氏阳性球菌约占 35.9%。大约 2/3 的患者由社区获得性感染所致,超过一半的患者存在呼吸道感染(53.6%)。因此呼吸道是感染性/脓毒症休克感染的主要起始部位。

另据澳大利亚和新西兰的研究资料,2000 年至 2012 年期间,171 个 ICU 的 101 064 名患者中,50%的患者发展成感染性/脓毒症休克,其中 15 471 名患者的平均年龄小于 44 岁,呈现明显年轻化趋势。在 12 年里,因重症脓毒症入住 ICU 的比例从 7.2%(2 708/35 012)增加至 11.1%(12 512/100 286),同时重症脓毒症的医院病死率从 35.0%(949/2 708)下降至 18.4%(2 300/12 512),平均每年减少 1.3%。

近年来,由于不同国家和地区脓毒症流行病学的观察性研究相继报道,使我们对接受过重症监护治疗的脓毒症和感染性/脓毒症休克患者的临床特征认识有很大的提高,为进一步治疗并改善脓毒症以及感染性/脓毒症休克患者预后、降低病死率奠定了基础。

第二节　感染性/脓毒症休克的发病机制

感染性/脓毒症休克是脓毒症发展到后期最为严重的一个阶段,临床表现为液体复苏困难的低血压或高乳酸血症,其发病机制复杂,受环境因素和宿主遗传因素的双重影响,涉及机体免疫系统、促炎-抗炎系统、凝血-纤溶系统及神经内分泌系统等多个系统的复杂网络。

病原微生物入侵机体,通过模式识别受体(pattern recognition receptor,PRR)启动全身免疫炎症反应,在大多数情况下,固有免疫系统可以有效清除病原微生物;但是,当病原微生物清除受阻时,宿主反应就会失衡,从而产生不利的结局。在脓毒症患者中,宿主免疫反应失衡表现为两个相反的方向:过度的炎症反应和免疫抑制,免疫失衡的程度因人而异。

一、过度炎症反应

(一)炎症反应启动

脓毒症发生发展过程中,入侵机体的病原微生物首先被机体的固有免疫系统识别,免疫细胞通过 Toll 样受体(Toll-like receptor,TLR)、C 型凝集素受体(C-type lectin receptor,CLR)等 PRR 识别病原微生物的保守结构即病原体相关分子模式(pathogen associated molecular pattern,PAMP),激活细胞内一系列信号通路,如转录因子核因子 κB(nuclear factor-κB,NF-κB)进入核内,引起炎症基因表达的上调,从而介导肿瘤坏死因子-α(tumor necrosis factor-α,TNF-α)、白细胞介素-1β(interleukin-1β,IL-1β)、IL-12 和 IL-18 等炎症因子的释放,促进炎症反应扩大。同时,组织细胞应激或损伤后将释放一系列自身损伤相关分子模式(damage associated molecular pattern,DAMP),如高速泳动族蛋白 B1(high mobility group protein Box 1,HMGB1;也称高迁移率族蛋白)、腺苷三磷酸(adenosine triphosphate,ATP)等,激活细胞内核苷酸结合寡聚化结构域样受体(nucleotide-binding oligomerization domain-like receptor,NLR)等受体,协同启动全身炎症反应,从而及时清除机体内病原微生物。动物模型研究发现,阻断或消除炎症因子的释放对脓毒症的预后有保护作用;然而,临床研究显示基于传统 Toll 样受体的治疗方案并不能改善感染性／脓毒症休克患者的预后。近年来,研究发现髓原细胞触发受体(triggering receptor expressed on myeloid,TREM)1/2、瞬时受体电位 M 通道(transient receptor potential melastatin channel,TRPM)、1-磷酸鞘氨醇受体(sphingosine 1-phosphate receptor,S1PR)、核受体家族 4A(nuclear receptor family 4A,NR4A)等非经典 Toll 样受体(non-Toll-like receptor,non-TLR)信号通路在感染所致的器官功能损伤中可能发挥着重要角色,因此,阐述 non-TLR 信号通路在感染性／脓毒症休克发生发展过程中的作用和下游信号分子机制将为临床防治策略的探索提供新契机。

(二)补体系统活化

补体系统是体内具有精密调控机制的蛋白质反应系统。脓毒症发生时,补体系统的活化可以介导 C3a、C5a 等补体固有成分的活化,这些成分具有强大的促炎效应,比如招募和活化白细胞、内皮细胞以及血小板等。尽管补体的活化对于保护性的免疫反应是必不可少的,但是失控的补体活化可以导致组织和器官损伤。因此,补体系统也是脓毒症治疗的干预靶点之一。研究发现,阻断 C5a 信号通路可以改善脓毒症动物模型的预后,包括大肠埃希菌致狒狒腹腔感染脓毒症模型以及多重感染的大鼠脓毒症模型。Compstatin 是一种 C3 转化酶抑制剂,不仅可以抑制脓毒症模型补体系统的活化,而且可以减轻其他炎症反应、凝血反应以及多脏器功能损伤等。近期研究发现,C3a 和 C5a 受体可能存在相反的作用机制:C5a 受体拮抗剂可以提高脓毒症预后,而 C3a 受体拮抗剂则恶化脓毒症预后。

(三)凝血和内皮细胞活化

在宿主与病原微生物反应的早期,凝血系统活化对引发免疫防御机制具有重要作用。然而,脓毒症发生时,机体的凝血系统出现异常的活化,甚至引起弥散性血管内凝血(disseminated intravascular coagulation,DIC),表现为微循环血栓形成、凝血因子耗竭进而引起广泛的出血。脓毒症组织损伤是凝血系统活化的重要驱动因素。抑制组织因子可以有效减轻内毒素或细菌引起的脓毒症的凝血系统活化。另外,抑制组织因子也可以预防多脏器衰竭、提高脓毒症动物的生存率。凝血与炎症反应的联系已得到广泛证实,组织因子、凝血因子 FⅦa 和 FⅩa、凝血酶、纤维蛋白等可以通过蛋白酶激活受体(protease activated receptors,PAR)介导促炎信号通路。

脓毒症血栓形成主要涉及 3 条抗凝信号通路:抗凝血酶、组织因子途径抑制物(tissue factor pathway inhibitor,TFPI)和蛋白质 C 系统。蛋白质 C 系统除了作为抗凝剂,还具有抗炎、抗凋亡以及通过 PAR1 介导血管内皮细胞保护等作用。

(四)血小板的作用

血小板通过黏附和聚集到血管损伤部位,活化凝血系统,从而预防出血、维持血管的完整性。临床研究显示,血小板数目降低与脓毒症患者的死亡率增高相关。在小鼠脓毒症模型中,血小板通过与肝库普弗(Kupffer)细胞和补体系统相互作用介导细菌清除;血小板的减少损伤了肺炎脓毒症小鼠的宿主反应。但是,血小板过度的活化可以通过多项机制引起器官损伤:免疫细胞招募和炎症反应的扩大、毛细血管血栓形成以及血小板的直接细胞毒性等。

二、脓毒症免疫抑制

脓毒症相关的免疫抑制主要的特点是与淋巴细胞耗竭以及抗原提呈细胞基因重排有关。

（一）淋巴细胞耗竭和细胞凋亡

脓毒症发生时,细胞凋亡导致 CD4$^+$T 细胞、CD8$^+$T 细胞、B 细胞和树突状细胞(dendritic cells, DC)的大量缺失。在实验动物模型中,通过各种药物和基因技术抑制淋巴细胞凋亡可以明显改善脓毒症的预后,提示淋巴细胞在脓毒症发病过程中发挥了重要作用。脓毒症患者的 CD4$^+$ 辅助性 T 细胞(helper T cell,cell/Th)中 Th1、Th2 和 Th17 的数目明显减少,功能也受到抑制。与非感染死亡病例相比,来自脓毒症死亡患者的脾 T 细胞产生更少的 γ 干扰素(interferon-γ,IFN-γ)和 TNF-α。另外,脓毒症死亡患者的 CD4$^+$ T 细胞表达更多的程序性细胞死亡因子-1(programmed cell death factor-1,PCDF-1),而巨噬细胞和内皮细胞表达更多的程序性细胞死亡因子配体-1(programmed cell death factor ligand-1,PCDF-L1)。动物实验表明,抑制 PCDF-1-PCDF-L1 信号通路可以明显提高脓毒症小鼠的生存率,提示 PCDF-1-PCDF-L1 轴是治疗脓毒症的潜在靶点。另外,调节性 T 细胞(regulatory T cell,Treg/Tr cell)是维持免疫系统稳态的负性调节因子。脓毒症患者的 Treg 细胞比例明显增加,可能与 T 细胞功能降低有关。研究表明 Treg 细胞也可以抑制单核细胞和中性粒细胞的功能,阻断 Treg 细胞功能可以提高免疫功能、增加病原微生物的清除。

（二）抗原提呈细胞的基因重排

脓毒症免疫抑制的另一特点是单核细胞的人类白细胞抗原 DR(human leucocyte antigen-DR, HLA-DR)的表达下降,单核细胞和巨噬细胞释放促炎因子的能力下降。脓毒症发生时,DC 的 HLA-DR 表达水平下降,IL-10 的数目减少;传统 DC 和类浆细胞 DC 凋亡增加。因此,预防 DC 凋亡将是改善脓毒症预后的一个治疗方向。

基因表观遗传调节是调节脓毒症骨髓细胞功能的重要机制,包括两大类:一是脱氧核糖核酸(DNA)分子特定碱基的结构修饰(如胞嘧啶的甲基化);二是由于组蛋白修饰引起的染色质构型重塑,组蛋白修饰如乙酰化、甲基化、泛素化和磷酸化影响着染色质的活化位点。脓毒症发生时,表观遗传调节的紊乱可以导致免疫抑制表型细胞增加。例如,组蛋白 H3 赖氨酸 4 三甲基化(histone H3 lysine 4 trimethylation,H3K4me3)的下调被认为是脂多糖(lipopolysaccharide,LPS)介导单核细胞免疫耐受的重要机制。此外,LPS 介导免疫耐受后,巨噬细胞编码促炎因子 IL-1β 和 TNF-α 基因的启动子区域抑制性组蛋白-H3K9 二甲基化(histone H3 lysine 9 dimethylation,H3K9me2)增加。LPS 介导免疫耐受的表观遗传调节分子机制包括以下几种:一是 LPS 刺激后,巨噬细胞的组蛋白赖氨酸去甲基酶 KDM6B 表达增加,该过程是通过 NF-κB 活化介导的;二是 LPS 介导组蛋白乙酰化作用,包括编码 IL-1β 和 TNF-α 基因启动子的组蛋白脱乙酰酶 STRT1 快速聚集。

（三）神经炎症反射

脓毒症可以迅速引发机体应激反应,激活神经内分泌系统,进而动员全身免疫系统参与应激反应,维护机体内环境的稳定。基底前脑是中枢神经系统胆碱能神经元丰富的核团之一。研究发现,脓毒症发生时,采用光遗传技术选择性激活基底前脑胆碱能神经元能够通过"胆碱能抗炎通路"减轻外周炎症反应,而外周迷走神经介导了这一过程:外周迷走神经诱导乙酰胆碱(acetylcholine,ACh)释放,后者作用于巨噬细胞表面的 α7 烟碱型乙酰胆碱受体(α7- nicotinic acetylcholine receptor,α7-nAChR),抑制血清和脏器中促炎因子 IL-1β、IL-6、TNF-α 的表达,并延缓休克的发生。胆碱能抗炎通路可能经过两级神经元调节单核巨噬细胞 TNF-α 的合成:节前神经元位于迷走神经运动背核(dorsal motor nucleus of the vagus,DMN),节后神经元来自腹腔肠系膜上神经丛,脾神经穿行其中。

第三节　感染性/脓毒症休克的病理生理改变及分期

感染性/脓毒症休克的病理生理过程复杂,发生机制尚未完全阐明,受宿主自身因素和环境因素的共同影响,临床表现为液体复苏后仍难以纠正的低血压和(或)高乳酸血症,其病理生理过程涉及机体免疫系统、促炎-抗炎系统等多个系统。研究认为,致病微生物及其释放的内毒素或外毒素均与感染性／脓毒症休克发生发展相关。当机体遭到致病微生物侵袭后,首先被机体免疫系统识别,免疫细胞通过膜表面或胞内识别受体特异性识别病原微生物的保守结构,进而激活细胞内下游信号通路,引起炎症基因的表达上调。

同时,致病微生物及其释放的内外毒素所致的感染性／脓毒症休克可刺激巨噬细胞,中性粒细胞及内皮细胞等,组织或细胞由于应激或损伤将释放一系列自身相关分子,如促炎因子、抑炎因子、细胞因子及血管活性相关物质,协同启动全身炎症反应信号通路。这些促炎因子和(或)细胞因子引起血管内皮通透性增加,使得血管内大量液体漏出至组织间隙。与此同时,血管活性物质可引起血管脏器的大动脉舒张及微小动脉收缩,以增加血管床的容量。此外,致病微生物及其内外毒素可直接损伤心肌细胞,造成心功能抑制。机体的直观表现是有效循环血量减少,组织血流灌注不足。这一整个过程受到机体的精密调控,一旦中间任何环节出现问题,都将导致全身促炎／抗炎反应失衡,引起机体的免疫炎症反应,从而导致组织器官功能和(或)细胞代谢障碍。

一、病理生理及分型

虽然感染性／脓毒症休克病理生理机制复杂,但不同休克类型的血流动力学的变化基本相似,主要由于两方面因素:一是心输出量(cardiac output,CO)的减低,导致循环血量不足,从而不能满足组织和细胞代谢所需;二是心输出量虽增加,但是动脉压太低,导致分布到每个血管脏器的循环血量不够。

(一)分型

感染性／脓毒症休克的心输出量主要受 3 个方面影响:前负荷、后负荷和心肌收缩力。心输出量的变化主要呈现为高动力和低动力两种类型。

1. 高动力型休克 高动力型休克指致病微生物侵入机体后,引起高代谢和高动力循环状态,即出现发热、心输出量增加、外周阻力下降、脉压增大等表现,又称为暖休克或高排低阻型休克。患者主要的临床表现为皮肤呈粉红色,温柔而又干燥,少尿,血压下降及乳酸性酸中毒等。发生机制如下:①感染性／脓毒症休克时交感-肾上腺髓质系统兴奋,儿茶酚胺增多,从而作用于 β 受体,使心肌收缩力增加,心输出量增加;②细菌内毒素刺激机体产生 IL-1、IL-6、TNF-α 等细胞因子及介导一氧化氮或其他扩血管物质(如前列腺素 E_2、缓激肽等)大量产生,使外周血管扩张,外周阻力下降。此外,外周血管扩张也与血管平滑肌细胞膜上的 K^+ 离子通道被激活,Ca^{2+} 内流减少有关。虽然心输出量增加,但是由于动-静脉短路开放,真毛细血管网血流灌注流量仍然减少,组织仍然会缺血缺氧。高动力型休克可向低动力型休克发展。

2. 低动力型休克 低动力型休克主要特点是心输出量减少、外周阻力增加,脉压减小,又称冷休克或低排高阻型休克。患者的主要临床表现是皮肤苍白、四肢厥冷、尿量减少、乳酸性酸中毒等。其发生机制可能为:①致病微生物及其释放的内外毒素直接损伤心肌组织,使得心肌收缩力下降;②微循环血液淤滞导致回心血量减少,心输出量下降;③感染性／脓毒症休克时交感-肾上腺髓质系统兴奋,缩血管物质生成增加,致使外周血管阻力增加。

(二)微循环

微循环也是血流动力学的一部分,并且微循环功能障碍是所有休克类型的基础,一直受到学者的广泛关注和研究。微循环是血液和组织物质交换的基本结构和功能单位,主要受神经体液调节。微循环的收缩和舒张功能主要由局部产生的舒血管物质进行调节。当微循环缺血缺氧时,局部代谢产物及扩血管物质增加,后者降低血管平滑肌对缩血管物质的反应性,使毛细血管前括约肌和后微动脉扩张,微循环血流灌注增多。休克时微循环功能障碍可分为 3 期:微循环缺血期、微循环淤血期和微循环衰竭期。

1. **微循环缺血期** 发生在休克早期，此时微循环血流灌注流减少，组织缺血缺氧，故又称缺血缺氧期。此期，全身小血管，包括小动脉、微动脉、毛细血管前括约肌、微静脉及小静脉等持续收缩痉挛，口径明显变小，毛细血管前阻力血管收缩更加明显，导致前阻力增加，进而组织血流灌注量明显减少。此时的变化特点是少灌少流，灌少于流。

2. **微循环淤血期** 发生在休克进展期，此时微循环血流速度明显减慢，红细胞、白细胞和血小板大量聚集，血液淤滞，微循环出现淤血表现。组织血流灌注量进一步减少，缺血缺氧更加严重，故又称微循环淤血性缺氧期。此时小动脉、微动脉和毛细血管前括约肌收缩性减弱甚至扩张，大量血液涌入真毛细血管网中。而微静脉及小静脉虽然为扩张，但是血流缓慢，使微循环血液流出阻力增加。因而毛细血管后阻力大于毛细血管前阻力，使得血液淤滞在微循环中。此时的变化特点是，灌而少流，灌大于流。

3. **微循环衰竭期** 发生在休克晚期，又称 DIC 期。此期被认为是休克进入不可逆时期，即使大量的补液和抗休克治疗，仍难以纠正休克状态。此时微循环淤滞更为严重，小血管发生麻痹性扩张，毛细血管大量开放，微循环中大量微血栓，血流停止，血液和组织完全不能进行物质交换，甚至会出现毛细血管无复流的现象。经补液抗休克治疗，心输出量可能会增加，但是微循环仍难以改善。此时的变化特点是不灌不流。

二、细胞损伤及死亡

感染性/脓毒症休克新的定义包括了细胞水平上的代谢功能障碍，细胞功能障碍是各个器官损伤的基础。细胞损伤首先发生在细胞膜上，进而细胞器发生功能障碍或结构损伤，最后引起细胞坏死或凋亡。

细胞膜是休克时最早引起损伤的部位。组织缺血缺氧、酸中毒、氧自由基及炎症因子都可直接损伤细胞膜，引起膜受体改变，不能特异性识别致病微生物，并且膜离子通道功能障碍或通透性增加，使得膜电位下降，钠离子内流增加，引起细胞水肿。微血管是由内皮细胞构成，内皮细胞水肿可引起微血管腔隙狭窄，加重微循环功能障碍。

休克时最早发生变化的细胞器是线粒体，主要表现为线粒体肿胀、致密结构消失、钙盐沉积。而线粒体是细胞氧化磷酸化的部位，其损伤可使 ATP 合成减少，引起细胞生成能量不足。溶酶体在休克时也可发生损伤，此时溶酶体出现肿胀和空泡形成，并能释放溶酶体酶。溶酶体酶可水解蛋白质引起细胞自溶。当溶酶体进入血液循环后，可损伤血管内皮细胞，增加血管通透性，加重组织水肿。溶酶体酶还可激活纤溶系统，促进促炎因子的释放，引起微血栓的形成，加重微循环功能障碍，导致组织缺血缺氧进一步加重。

细胞死亡是休克时细胞最终结果，包括细胞凋亡、细胞焦亡及细胞坏死等。致病微生物及其释放的内外毒素可直接损伤细胞，或组织缺血缺氧、酸中毒、细胞能量生成减少及溶酶体酶释放等均可引起细胞死亡。

三、细胞代谢异常

感染性/脓毒症休克时细胞和微循环功能障碍，能量生成减少，炎症介质大量产生，这些都可导致特异性代谢的改变。

蛋白质是人体所必需，休克早期时丢失的蛋白质大多数来源于骨骼肌，后期主要以内脏蛋白质降解为主。蛋白质合成降低和蛋白质降解增加导致净蛋白分解代谢。研究显示，急危重症患者的蛋白质降解是正常人的 2 倍以上，此时蛋白质合成低于降解的速度，导致患者出现负氮平衡。

持续的蛋白质分解代谢可导致游离氨基酸的增加，而且用于糖异生的氨基酸比例增加。并且氨基酸的转运也出现异常，表现为肝对谷氨酰胺及其他氨基酸的摄入量增加，与此同时，氨基酸从骨骼肌的溢出速度也增加，以此来增加内脏器官关键蛋白质的合成，主要包括急性期蛋白质合成、糖异生及肝组织代谢等。

休克时除了蛋白质分解代谢增强,糖酵解也加强。在感染、创伤时,机体的糖异生过程加强,肌肉释放大量的丙酮酸等生糖氨基酸作为肝糖异生的前体物,并将肌肉氨基酸分解产生的氨基酸转运到肝中合成尿素。目前提出的主要学说有胰岛素抵抗、跨膜转运和激素调节理论。其中胰岛素抵抗已被证实,主要表现为胰岛素促进全身和肌肉摄取的葡萄糖的能力降低,导致高血糖,最主要表现形式是胰岛素刺激的葡萄糖储存能力下降。

脂类代谢是休克时产生大量炎症因子和细胞因子的基础,此时,脂肪分解及血游离脂肪酸增加,与糖皮质激素、胰岛素等促进分解代谢有关。糖皮质激素可使三酰甘油分解增加,三酰甘油分解为游离脂肪酸和甘油。胰岛素可加强葡萄糖的跨膜转运,阻止脂肪分解,并且胰岛素在脂肪细胞中促进脂肪生成和储存。

微循环功能障碍时葡萄糖无氧酵解增强以及乳酸生成增多,同时,肝功能受损不能将乳酸转化成葡萄糖,而肾功能受损导致乳酸排除受阻,因此引起高乳酸血症,导致机体代谢性酸中毒。休克时,患者肺功能受损,呼吸频率浅快,潮气量不足,也可引起呼吸性酸中毒。酸中毒时,细胞膜上钠-钾泵功能障碍,导致胞内 K^+ 外流,胞外 K^+ 增加,并且急性肾损伤时,K^+ 不能及时排出体外,从而引起患者高钾血症,危及患者生命。

四、器官功能障碍

休克时,机体有效循环血量减少,组织器官血流灌注不足,多种因素相互作用,可引起多器官功能障碍,如心、脑、肺、肝、肾等,进而导致死亡率大大增加。

1.心功能障碍　心功能障碍是加重组织缺血缺氧和休克的主要原因。主要表现为输出功能障碍,即心输出量降低。在休克时,心泵功能、心肌收缩功能和舒张功能受到明显抑制,表现为严重的心功能障碍。感染性/脓毒症休克患者,在及时纠正休克状态时,心功能障碍是可以完全逆转的。其发生机制主要有:①心肌细胞游离钙失调;②心肌细胞收缩蛋白功能降低;③心肌细胞线粒体功能障碍;④心室舒张功能障碍。对于休克患者,致病因素和机体自身状态不同,心肌损伤程度也不同。因此对于感染性/脓毒症休克患者加强心功能监测,并及时采取治疗措施,可以防治疾病的恶化,进而逆转心功能,提高患者的生存率和生活质量。

2.脑功能障碍　脑功能障碍也是急危重领域面临挑战的问题。中枢神经系统对缺血缺氧非常敏感,休克早期,机体为了保护脑组织而进行血液重新分布,以此来维持脑血管的血流灌注,当休克晚期,脑血流量开始降低,中枢及外周神经系统释放促炎因子及缩血管活性物质,促使血管收缩,增加脑血管阻力,进一步减少脑血管血流灌注,临床变现为意识模糊,甚至丧失,最后出现不可逆脑损害。

3.肺功能障碍　肺功能障碍是感染性/脓毒症休克常见的并发症,临床上常表现为不易缓解的低氧血症,并出现呼吸困难及窘迫。休克后出现急性呼吸困难和顽固性低氧血症的称为急性呼吸窘迫综合征(acute respiratory distress syndrome,ARDS)。ARDS 发病机制复杂,目前尚不能完全阐明。研究指出,1/3 死亡的感染性/脓毒症休克患者伴有 ARDS。肺缺血再灌注损伤、肺内炎症反应均与 ARDS 发病相关。同时,研究表明,氧自由基、细胞因子均在 ARDS 中发挥作用。

4.肝功能障碍　肝是人体最大的代谢器官,并在体内起着解毒、去氧化、储存脂肪及合成蛋白等多重生理作用。肝损伤在休克过程中发生早且病变重。但是由于肝是最大解毒器官,即使出现肝淤血或缺血缺氧性损害,肝功能障碍的临床表现也不典型。目前研究认为,肝缺血再灌注损伤、内毒素引起肝细胞损害,以及炎症反应释放的炎症因子和细胞因子在急性肝功能障碍中具有重要作用。肝功能障碍又可加重代谢功能障碍,引起乳酸增加,诱使微循环功能进一步恶化加重休克,增加患者的死亡率。随着医疗水平的提高,感染性/脓毒症休克早期肝功能障碍越来越受到关注,人工肝等器官功能支持技术已取得显著进展。

5.肾功能障碍　尽管由于感染性/脓毒症休克导致的医院病死率正在下降,但器官功能障碍的比例仍然很高。急性肾损伤(acute kidney injury,AKI)是脓毒症最常见的并发症之一,在重症监护病房(ICU)的发生率达到了30%~40%。超过45%的感染性/脓毒症休克患者发生急性肾损伤,这些患者的预后可能很差,包括更长的ICU和住院时间,慢性肾病,终末期肾病和病死率增加。临床上表现主要为尿量减少,同时伴有氮质血症、高钾血症和酸中毒等。休克时为了保护重要脏器的血流灌注(如心和脑),血液会重新分布,此时肾的血流灌注减少,肾血管阻力增加,可发生急性肾小管坏死,进而引起肾小球滤过率下降,导致电解质及酸碱平衡紊乱。如果及时采取补液抗休克等治疗,肾功能可能完全恢复,因此早期识别急性肾损伤的发生发展,并指导进一步的支持治疗,可以减少肾功能的恶化。

感染性/脓毒症休克一直是临床上受到广泛关注的问题。在急危重症领域,尽管随着诊断技术、新型药物治疗、营养代谢及重要器官功能支持治疗取得显著进展,但感染性/脓毒症休克病死率仍居高不下,因此未来仍需要努力探索和阐明感染性/脓毒症休克的病理生理机制,以提高临床患者的生存率和改善生活质量。

第四节　脓毒症及感染性/脓毒症休克的定义与诊断标准

一、脓毒症及感染性/脓毒症休克的定义

(一)脓毒症及感染性/脓毒症休克定义的沿革

1991年美国胸科医师学会(American College of Chest Physicians,ACCP)和危重病医学学会(Society of Critical Care Medicine,SCCM)在芝加哥召开联合会议,首次提出脓毒症的概念,定义为感染引起的全身炎症反应综合征(systemic inflammatory response syndrome,SIRS)即脓毒症1.0;脓毒症患者合并器官功能障碍时定称为严重脓毒症;而感染性/脓毒症休克则为严重脓毒症的特殊类型,即感染所致的循环衰竭,表现为经充分液体复苏后仍不能纠正组织血流低灌注和低血压。2001年SCCM/欧洲危重病医学会(European Society of Intensive Care Medicine,ESICM)/ACCP等5个权威学术组织在美国华盛顿召开联席会议,对脓毒症1.0进行了修订。脓毒症、严重脓毒症、感染性/脓毒症休克的概念与1991年相同。由于SIRS过于敏感而缺乏特异性,易导致过度诊断,为了更精准的临床诊断,提出了包括感染、炎症反应、器官障碍、血流动力学、组织血流灌注近20余条临床症状和体征评估指标构成的诊断标准,即脓毒症2.0,其内容核心仍为感染及其引起的SIRS。由于脓毒症2.0标准过于复杂且缺乏循证医学证据支持,限制了其临床应用。

实际上,脓毒症、感染性/脓毒症休克,器官功能障碍的定义在20多年内基本保持不变。随着脓毒症病理生理机制研究的深入和流行病学报告存在较大差异,脓毒症定义的有效性备受挑战。近年在新英格兰医学杂志上发表的一项长达14年的多中心、回顾性研究发现,如果严格按照满足两项及以上SIRS诊断指标作为重症脓毒症的诊断标准,1/8的严重脓毒症或感染性/脓毒症休克患者将会漏诊。研究进一步发现,虽然感染性/脓毒症休克患者符合SIRS诊断指标每增加1条,死亡率呈线性增加,但是,若以符合SIRS诊断的2条指标为临界值,感染性/脓毒症休克患者的死亡风险并无显著增加。由此可见旧定义存在不足。

直至2016年,由SCCM和ESICM召集的由重症医学科、传染病、外科、肺部专家等19位专家组成国际工作小组,除采用会议、邮件、投票等多种方式外,还通过对大数据分析,进行了一系列科学研究,重新修订了脓毒症及感染性/脓毒症休克的定义(脓毒症3.0),为流行病学研究和临床试验提供更大的一致性,并促进早期识别和更及时地治疗有脓毒症风险的患者。

(二)脓毒症及感染性/脓毒症休克最新定义

在脓毒症3.0中,脓毒症被定义为宿主对感染的反应失调而致的危及生命的器官功能障碍,

换而言之,脓毒症是一种危及生命的疾病,当身体对感染的反应损害其自身组织和器官时就会出现这种疾病。因此,较之前的定义比较,脓毒症3.0版扩大了脓毒症的定义范畴,在此版定义中脓毒症已经涵盖了之前重症脓毒症患者,已取消了重症脓毒症概念。感染性／脓毒症休克是指脓毒症病情进一步发展,导致严重的循环、细胞和代谢异常,经充分的液体复苏低血压仍然不能纠正的状态,感染性／脓毒症休克的发生显著增加患者死亡风险。

二、脓毒症及感染性／脓毒症休克的诊断标准

（一）脓毒症及感染性／脓毒症休克的诊断标准

新标准建议:感染相关的器官衰竭评估或称序贯器官衰竭评估(sepsis-related organ failure assessment/sequential organ failure assessment,SOFA)评分≥2(表36-1),可以诊断患者为脓毒症,即脓毒症3.0=感染+SOFA≥2。器官功能障碍可由SOFA评分急性改变≥2分来确定,在不知是否有感染前的器官障碍的情况下,基础SOFA评分设定为0;研究表明在普通医院疑似感染患者SOFA≥2时,死亡率可达10%,甚至中度器官功能障碍患者病情可进一步加重,强调这种情况下的严重性,需要及时恰当的治疗。

表36-1　SOFA评分

器官系统	评分				
	0	1	2	3	4
呼吸系统 (PaO_2/FIO_2)/mmHg	≥400	<400	<300	<200 呼吸支持	<100 呼吸支持
凝血系统 　血小板/($\times 10^3/\mu l$)	≥150	<150	<100	<50	<20
肝 　胆红素/($\mu mol/L$) (mg/dl)	<20(1.2)	20～32 (1.2～1.9)	33～101 (2.0～5.9)	102～204 (6.0～11.9)	>204 (12.0)
心血管系统	平均动脉压 (MAP≥ 70 mmHg)	MAP<70 mmHg	多巴胺<5 μg/ (kg·min)或者多 巴酚丁胺(任何剂 量)	多巴胺5.1～ 15.0 μg/(kg·min) 或者(去甲)肾上腺 素 ≤0.1 μg/ (kg·min)	多巴胺>15 μg/ (kg·min)或者(去 甲)肾上腺素> 0.1 μg/(kg·min)
中枢神经系统 　格拉斯哥昏迷 评分	15	13～14	10～12	6～9	<6
肾 　肌酐/($\mu mol/L$) (mg/dl)	<110(1.2)	110～170 (1.2～1.9)	171～299 (2.0～3.4)	300～440 (3.5～4.9)	>440(5.0)
尿量/(ml/d)	—	—	—	<500	<200

感染性／脓毒症休克的临床诊断标准为脓毒症患者经充分液体复苏后仍存在持续性低血压,需缩血管药物维持平均动脉压(mean arterial pressure,MAP)≥65 mmHg,且血乳酸水平>2 mmol/L,根据这一组合标准,感染性／脓毒症休克的住院死亡率超过40%。

（二）脓毒症及感染性／脓毒症休克的筛查

目前,SOFA评分被广泛接受。在脓毒症3.0中,通过对脓毒症2.0中的21条诊断指标进行数

据分析,筛选出 3 个预测脓毒症患者不良预后的有效指标:呼吸频率(respiratory rate,RR)、格拉斯哥昏迷评分(Glasgow coma score,GCS)、收缩压(systolic blood pressure,SBP),并将这 3 个指标命名为 Quick SOFA (qSOFA,表 36-2)。疑似感染的患者可能会延长 ICU 住院时间或增加死亡率,可以床边用 qSOFA 迅速识别,即精神状态的改变,收缩压<100 mmHg,或呼吸频率>22 次/min。如果患者满足 2 个及以上指标,应该高度怀疑脓毒症可能,应进一步进行脓毒症的确诊检查等,并进行相关的早期干预治疗。

表 36-2　qSOFA 评分

评分	内容
1	呼吸频率 ≥22 次/min
2	意识改变
3	收缩压 ≤100 mmHg

（三）脓毒症及感染性/脓毒症休克的确定流程

脓毒症的新定义反映了病理学的最新观点,特别是关于脓毒症与无并发症感染的区别。对于高度可疑的患者建议根据下面流程图进行对脓毒症及感染性/脓毒症休克的筛查和确诊,以便进行早期干预和治疗(图 36-1)。

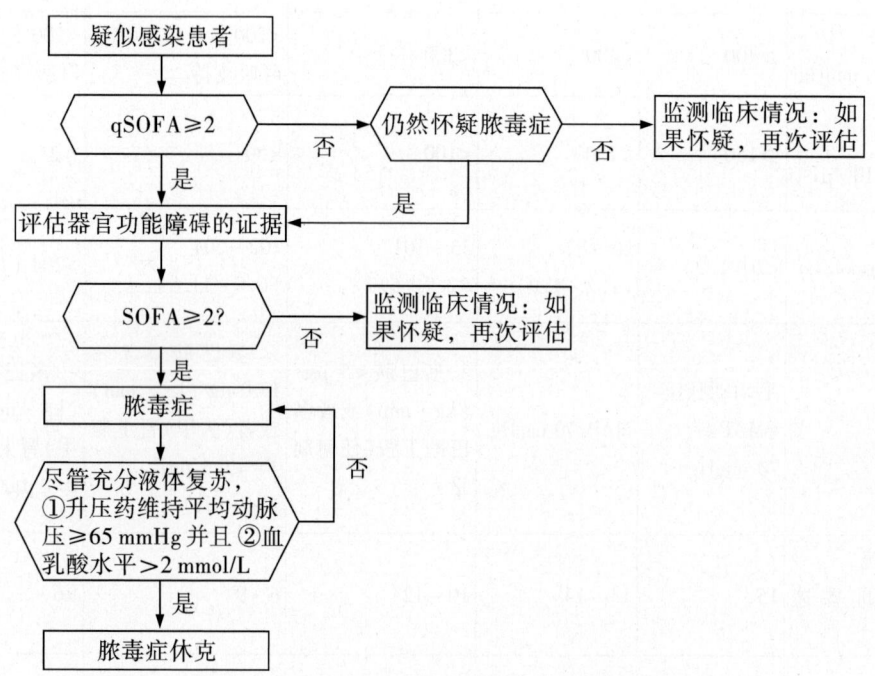

图 36-1　脓毒症及感染性/脓毒症休克的确定流程

第五节　感染性/脓毒症休克的治疗措施

感染性/脓毒症休克的患者必须早期诊断,及时治疗,在积极治疗感染的同时,尽量在短时间内使微循环得到改善的,保证重要脏器的功能恢复,尽快脱离休克状态。

一、一般治疗

患者宜取平卧位或将头和腿各抬高30°,予以心电监护,密切观察血压、心率、体温、脉搏、呼吸及意识变化。高龄或意识不清者应放置导尿管。对有心脏病或已有心功能不全者,应放置中心静脉压导管。

二、早期液体复苏

补充血容量是治疗感染性／脓毒症休克的重要措施,是保证组织器官氧供和血流有效灌注的关键手段,从而改善微循环及心输出量,进一步纠正休克。对脓毒症导致的组织血流低灌注(经过最初的液体冲击后持续低血压或血乳酸≥4 mmol/L)的患者应尽快积极采取早期目标导向的液体复苏。对感染性／脓毒症休克患者进行早期目标导向治疗(early goal-directed therapy,EGDT)指导下的液体复苏,可提高感染性／脓毒症休克患者的存活率。在早期复苏的最初6 h内,以下复苏目标可作为规范化治疗的参考的一部分:①中心静脉压(central venous pressure,CVP)为8~12 mmHg;②MAP≥65 mmHg;③尿量≥0.5 ml/(kg·h);④上腔静脉血氧饱和度或混合静脉血氧饱和度≥70%或≥65%。达到以上4项指标,可使患者28 d死亡率降低15%左右。液体复苏的初始目标是使CVP达到8 mmHg。当液体复苏后CVP达到了8~12 mmHg而上腔静脉血氧饱和度或混合静脉血氧饱和度仍未达到70%时,应选择输入浓缩红细胞使血细胞比容达到30%以上。

在复苏液体的选择上,胶体液与晶体液相比,并未有证据支持胶体可以明显改善患者的死亡率,且胶体液价格昂贵。羟乙基淀粉与晶体液相比,可增加患者急性肾损伤的发生率。因而目前推荐晶体液作为感染性／脓毒症休克患者的首选复苏液体。液体复苏时可考虑应用白蛋白。对于无自主呼吸,心律失常,潮气量≥8 ml/kg机械通气的患者,可选用脉压变异和每搏输出量变异度作为脓毒症患者补液反应性的判断指标。被动抬腿试验后每搏输出量(stroke volume,SV)或心输出量(CO)增加10%以上可作为感染性／脓毒症休克患者预测液体反应性阳性的指标。

在感染性／脓毒症休克患者的液体复苏过程中,将乳酸和乳酸清除率作为评估预后的指标。血乳酸水平是组织血流低灌注的指标之一,与脓毒症患者的病情严重程度及其预后紧密关联,是感染性／脓毒症休克患者预后的独立影响因素之一。动态监测乳酸水平的变化可以准确地反映机体组织细胞的血流灌注和氧代谢情况,因此乳酸清除率也可作为一个评估预后的重要指标之一。复苏6 h内乳酸清除率≥10%提示脓毒症患者的死亡率较低。

三、选择血制品

对于无组织血流灌注不足,无心肌缺血或急性出血的患者,可在血红蛋白(hemoglobin,Hb)<70 g/L时输注红细胞,使血红蛋白维持在70~90 g/L。一般情况下不建议预防性输注新鲜冰冻血浆。当血小板(platelet,PLT)计数<5×10^9/L时,无论是否有出血,都应输注血小板。当患者PLT计数≤10×10^9/L时,可预防性输注血小板。需进行外科手术或有创性操作时,血小板应维持在≥50×10^9/L。

四、积极控制感染

一旦明确诊断为感染性／脓毒症休克,应积极控制感染,尽早开始有效的静脉抗菌药物的治疗。有感染灶能清除者,尽快清除感染灶。在应用抗生素之前应立即留取合适的标本(血液尿液,脑脊液,伤口、呼吸道分泌物或可能为感染源的其他体液)进行细胞学检查,但不能因为标本的留取而耽误抗生素的使用。在未明确致病菌前,一般采用临床经验性的抗感染治疗方案,抗生素可以联合应用,需覆盖所有可能的致病菌,剂量需较大,且在疑似感染源组织内能达到有效浓度的药物治疗。每天对抗生素治疗方案进行评估,经验性抗感染治疗一般不超过3~5 d,一旦明确病原学,应考虑降阶梯治疗策略,宜选用两种或两种以上广谱抗菌药物联合治疗,必要时需进行联合药敏试验。抗菌药物的治疗原则是:早期正确选择,联合用药,足量集中给药,针对性强和注意肝肾功能。有肝肾功能受损者,应选用对肝肾无毒性或毒性较低的药物。根据患者的基本情况,肝肾功能和药物的抗菌性等合理的调整抗菌药物的种类和用量。一般的抗菌药物疗程为 7～10 d,对于治疗反应慢,感染病灶未完全清除的患者可适当延长疗程。

五、纠正酸中毒

感染性/脓毒症休克时由于微循环障碍,组织及细胞处于血流低灌注、缺血缺氧状态,以及酸性产物的产生,患者常伴有代谢性酸中毒。纠正酸中毒可改善微循环,从而防止弥散性血管内凝血的发生和发展。当血 pH 值<7.2,或血管活性药物使用后升压不明显时,应考虑患者可能伴有代谢性酸中毒,并立即测定血浆二氧化碳结合力。纠正酸中毒的根本是恢复组织的血流灌注。常用的缓冲碱包括5%碳酸氢钠溶液和11.2%乳酸钠溶液。缓冲碱的用量根据血浆二氧化碳结合力的测定结果来使用,并根据临床情况使血 pH 值接近正常。

六、使用血管活性药物

使用血管活性药物旨在调整血管舒缩功能,逆转休克的发生。缩血管药物的初始治疗目标是使 MAP 达到 65 mmHg。患者经过充分的液体复苏,补足血容量后仍存在着组织血流低灌注或顽固性低血压时,应采用血管活性药物将血压维持在一定水平。有高血压的感染性/脓毒症休克患者可能需要维持较高的 MAP 水平。常用的药物包括去甲肾上腺素、多巴胺、血管升压素和多巴酚丁胺等。

去甲肾上腺素能显著激动 α 受体,是首选的缩血管药物。去甲肾上腺素对心率和 SV 的影响较小,能通过收缩血管升高 MAP,有效地改善感染性/脓毒症休克患者的低血压状况。常用的剂量为 0.03～1.5 μg/(kg·min)。切忌大量或长期使用,视血压情况调整浓度及滴速。

多巴胺是治疗感染性/脓毒症休克可选择的血管活性药物,兼具多巴胺能与肾上腺素 α 和 β 受体的兴奋效应。中等剂量[5～10 μg/(kg·min)]以兴奋 β 受体为主,使心肌收缩力增强,可提高患者的 SV 和心率,对于心动过缓的患者,可用多巴胺替代去甲肾上腺素作为血管升压药物。大剂量多巴胺[10～20 μg/(kg·min)]以 α_1 受体兴奋为主,引起血管收缩。

异丙肾上腺素对心血管的 β 受体有较强的兴奋作用,增强心肌收缩力,加快心率,增加心输出量,升高收缩压。同时,它可使小动脉扩张,组织血流灌注量增加,改善微循环。本品适用于中心静脉压高,心输出量低的患者。

多巴酚丁胺既能增加氧输送,又能增加氧消耗,因此当感染性/脓毒症休克患者在充分的液体复苏后尚未改善心功能时,可以考虑使用。多巴酚丁胺可提高感染性/脓毒症休克患者的 SV 及 CO,当出现心脏充盈压升高,CO 降低时,多巴酚丁胺是首选的强心类药物。对于液体复苏充分且 MAP 已达标,但 CO 仍低的患者,可以使用左西孟旦。对于液体复苏充分 CO 不低,但心率较快的患者,可考虑使用短效的 β 受体阻滞剂。

酚妥拉明是短效的 α 受体阻滞剂,能解除内源性肾上腺素和去甲肾上腺素对血管的收缩和痉挛,解除小动脉和小静脉的痉挛,使外周血管阻力降低,改善微循环。同时,它能增强心肌收缩力,增加心输出量,降低肺循环阻力,防止肺水肿的发生。目前认为,酚妥拉明与去甲肾上腺素联合应用对一些顽固性休克的病例有效。

当患者需要更多的血管升压药才能维持足够的血压时,或其他治疗手段无效时可考虑尝试使用肾上腺素。

小剂量的血管升压素(0.01～0.04 U/min)可升高 MAP 或减少去加肾上腺素的用量,可用于其他升压药治疗无效的感染性/脓毒症休克的患者。

肾上腺皮质激素已被证实在感染性/脓毒症休克早期治疗中具有一定的地位。①小剂量可增强儿茶酚胺的作用,大剂量可扩张血管,降低外周循环阻力,改善微循环,增加心肌收缩力和心输出量的作用。②提高机体对内毒素等应激能力,减轻细菌毒素对机体细胞的损害。③抑制炎症因子和炎症介质的合成与分泌。④提高中枢神经系统的兴奋性,降低颅内压,减轻脑水肿。

七、机械通气患者采用保护性通气策略

感染性／脓毒症休克患者要保持呼吸道通畅,及时吸痰,应用鼻导管或面罩加压给氧。对于诱发急性肺损伤(acute lung injury,ALI)/ARDS的感染性／脓毒症休克的患者应积极行机械通气,在进行机械通气时,应采用肺保护通气策略,设定低潮气量($6\ ml/kg$)及低平台压(上限为$30\ cmH_2O$)。使用较高呼气末正压通气(positive end expiratory pressur,PEEP)可以增加肺的呼气末容量,减少肺内分流,防止肺泡塌陷,从而降低呼吸机引起的肺损伤。对于中重度ARDS患者,尤其是$PaO_2/FiO_2<100\ mmHg$的患者,可以采用仰卧位通气,提高胸壁顺应性。对于轻度ARDS患者,可以试用无创通气。患者进行机械通气时,应使用程序化镇静,即根据镇静深度评分调节镇静剂用量的系统镇静。

八、防治 DIC

在积极治疗原发病,改善微循环的同时,一旦DIC诊断确立,应尽早应用肝素。一般给予肝素$1.0\ mg/kg$,每$4\sim6\ h$一次,以凝血时间控制在$20\sim30\ min$,凝血酶时间在正常的2倍以内为宜。DIC后期,继发性纤溶亢进时,可加用抗纤溶药物,如氨甲环酸等。

九、营养支持治疗

血流动力学稳定的患者应尽早地开始肠内营养($48\ h$内),应用营养前应予以评估。存在营养风险的患者实行早期营养支持策略时应避免过度喂养,以$83.72\sim104.65\ kJ/kg$($20\sim25\ kcal/kg$)为目标,在接受肠内营养$3\sim5\ d$后仍不能达到喂养目标时,应添加补充性肠外营养。

十、其 他 措 施

血糖管理:当患者连续两次血糖$>10\ mmol/L$,应考虑合并高血糖,应采用规范化血糖管理方案,使用静脉胰岛素治疗控制血糖,使血糖控制在$10\ mmol/L$以下。对患者采用持续动态血糖监测的方法,即每$1\sim2\ h$监测1次血糖,待血糖和胰岛素用量稳定后每$4\ h$监测1次。

感染性／脓毒症休克患者随着病情的发展常伴有心功能不全,可给予洋地黄毒苷等强心药物。同时要严格控制液体量和滴速,使用血管解痉药时要防止血压骤降。患者给氧并及时纠正酸中毒。对感染性／脓毒症休克患者进行免疫调理可改善患者的免疫麻痹状态。应用低分子肝素预防静脉血栓及肺动脉栓塞的发生率。

感染性／脓毒症休克患者合并肾功能衰竭或血流动力学不稳定时,应采用连续性肾脏替代治疗。因糖皮质激素会引起休克复发及消化道出血的可能性,感染性／脓毒症休克的患者一般不常规使用糖皮质激素。H_2受体拮抗剂或质子泵抑制剂可以预防患者发生应激性溃疡导致的上消化道出血。中医中药对于治疗脓毒症的有效性尚存争议。

第六节 感染性／脓毒症休克的预后

近年随着对脓毒症的病理生理过程及发病机制的认识加深,各种临床辅助治疗策略,包括早期抗生素应用、早期液体复苏治疗和器官功能支持治疗等不断得到改进,脓毒症患者的短期死亡

率有所下降,总体死亡率得到了改善,然而存活的脓毒症患者,其机体常常处于免疫抑制、慢性炎症与持续存在细菌感染的状态,导致患者发生免疫功能紊乱、继发院内或二次感染、全身脏器功能损害,最终导致脓毒症患者的远期病死率不断上升。而目前临床用于评估病情和判断预后的特异性指标的预测价值仍有待提高。

一、短 期 预 后

脓毒症患者的短期病死率包括重症监护室病死率、住院病死率、28 d 病死率等,一直是重症医学领域关注的焦点。在现代化重症监护室诞生以前,脓毒症是致命性疾病,其病死率超过80%。随着脓毒症定义和治疗指南的更新、临床辅助治疗策略的改进,脓毒症的住院病死率已下降至20%~30%。一项美国的临床研究资料回溯 22 年间约 10 319 418 例脓毒症病例,发现 1979 年至1984 年期间,脓毒症患者院内病死率为 27.9%,1995 年至 2000 年,病死率降至 17.9%;另一项澳大利亚和新西兰的研究,纳入 2000 年至 2012 年,共 171 个 ICU 的 101 064 例患者,发现 50% 的患者进展为感染性/脓毒症休克,脓毒症的住院病死率由 35.0% 下降至 18.4%。2007 年我国一项前瞻性临床多中心研究显示,国内三级甲等医院外科重症监护室脓毒症的住院病死率高达 48.7%;Cheng 等的最新研究,纳入 5 家大学附属医院、6 间 ICU 的重症患者,发现脓毒症患者的院内病死率降至 33.1%。

脓毒症时血管收缩舒张功能异常和通透性增加,机体在早期出现血容量降低、组织器官血流低灌注等状态,如不及时采取治疗措施,患者可因复苏不充分、心血管衰竭而早期死亡,此时应及时进行有效的液体复苏进行治疗。有证据表明,早期液体复苏有助于改善感染性/脓毒症休克患者的预后,因此拯救脓毒症运动(surviving sepsis campaign, SSC)的脓毒症治疗指南提出集束化(bundle)治疗这一核心治疗策略。众多研究证实,集束化的执行依从性与脓毒症及感染性/脓毒症休克患者的生存率、预后改善密切相关。

伴随着 SSC 2016 指南的发布,2018 年,脓毒症集束化治疗策略(sepsis bundle strategy)再次更新,提出"脓毒症 1 h 集束化治疗"策略(表36-3),强调 1 h 内迅速开始液体复苏和治疗。

表 36-3 脓毒症 1 h 集束化治疗

序号	集束化要素	推荐强度和证据水平
1	测量乳酸,若初始乳酸水平>2 mmol/L,则需监测乳酸变化	弱推荐、低证据质量
2	在应用抗生素之前获取血培养标本	最佳实践声明
3	使用广谱抗生素	强推荐、中等证据质量
4	对低血压或乳酸≥4 mmol/L的患者,以 30 ml/kg 开始快速补充晶体液	强推荐、低证据质量
5	若患者液体复苏期间或液体复苏后仍低血压,应用血管加压药物以维持 MAP≥65 mmHg	强推荐、中等证据质量

"计时起点"或"发病时间"(time of presentation)是指在急诊科接受检伤分诊的时间,或者,如果患者是由其他医疗机构转诊,则通过查看医疗文书确定,医疗文书中记录符合脓毒症或感染性/脓毒症休克的诊断标准最早的时间。

因此,脓毒症早期死亡率的降低可能与诊疗手段的提高、早期广谱抗菌药物的使用以及积极的器官功能支持治疗有关。

二、远 期 预 后

随着社会人口老龄化和生活方式改变,代谢综合征、糖尿病、心血管疾病等慢性疾病患者逐年增加,脓毒症发生率上升。据报道,1979 年至 2000 年脓毒症的发病率为 240/(10 万·年),而近10 年的发病率为 437/(10 万·年)。脓毒症患者在转出 ICU 后的数月至数年内,仍然具有较高的死亡风险,因此,尽管重症治疗手段的不断发展以及早期目标导向的干预策略可降低早期脓毒症的病死率,但总死亡人数却在不断增加。最新数据显示每年全球因脓毒症死亡的人数约高达530万,因此,如何改善脓毒症患者的远期预后越来越受到重视。

(一)远期预后

远期病死率是脓毒症最主要的远期预后指标。脓毒症患者的远期病死率更高,患者的年龄越大、脓毒症的严重程度越高,远期病死率就越高。肺部感染是脓毒症患者远期病死率的危险因素之一。脓毒症患者具有持续的认知功能障碍,严重脓毒症患者发生远期认知功能减退的风险是非脓毒症住院患者的3倍。住院治疗本身也与远期认知功能障碍的发生具有一定的相关性。ICU患者易发生谵妄,谵妄不仅延长住院时间,同时增加患者的死亡风险。

与健康人群相比,脓毒症患者的远期生活质量明显降低。出院6个月后,脓毒症患者的躯体健康逐渐恢复,但精神健康无明显改善。危重患者在发生脓毒症以后,其社会功能、精力、情绪角色功能及躯体健康均有不同程度损伤,转出ICU 6个月后逐渐恢复,但仍低于入院前的基线水平,这种情况可以持续长达5年之久。针对围术期脓毒症患者术后的远期生活状态,国内一项多中心随访研究,通过对多中心112名围术期脓毒症患者进行长达6年的跟踪随访,发现围术期脓毒症患者在生理功能、精力、情感职能和精神健康等方面明显低于年龄性别相仿的社区人群,其躯体健康总评和精神健康总评都明显下降,远期综合生活质量低下,是需要引起高度重视的卫生保健问题。

(二)存活脓毒症患者远期机体状态

早期,脓毒症患者的死因是由于早期过度的促炎反应和固有免疫反应所致。近年来,对脓毒症的早期识别和临床辅助治疗策略实施,使脓毒症患者的早期存活率得到明显改善,但临床滞留于ICU的患者逐渐增多。存活脓毒症患者度过早期相对过度炎症反应阶段,进入晚期固有免疫反应和适应性免疫反应抑制期,其机体常常处于免疫抑制、慢性炎症与持续存在细菌感染的状态,导致患者发生免疫功能紊乱、继发院内或二次感染、全身脏器功能损害,最终导致脓毒症患者的远期病死率不断上升。脓毒症患者对ICU获得性感染具有易感性,且可增加其总体病死率;基因组学结果显示,根源在于脓毒症晚期机体的免疫抑制。

目前认为引起免疫抑制的机制主要有:①固有免疫功能紊乱,包括吞噬作用受损、炎症细胞异常、免疫抑制因子及具有炎症和免疫抑制表型的髓样细胞的出现;②适应性免疫细胞功能及代谢障碍,主要包括淋巴细胞功能障碍和凋亡增加,缺乏T淋巴细胞(其机制包括凋亡清除、增殖减少和Th2极化等);③转录重编程,介导免疫细胞由活跃的促炎状态转变为抑制状态,导致各种促炎递质和细胞因子受体的转录和表达减少;④神经内分泌系统的参与,例如儿茶酚胺的增加可引起胆碱能抗炎反射,并减少免疫细胞释放促炎递质,亦使机体从免疫系统激活转变为免疫抑制状态。

三、与预后相关的临床评分系统与预测指标

急性生理和慢性健康状况评价Ⅱ(acute physiology and chronic health evaluation Ⅱ,APACHE Ⅱ)是目前我国临床应用最为广泛的评价危重患者病情严重程度的评分系统。简化急性生理学评分Ⅱ(simplified acute physiology score Ⅱ,SAPS Ⅱ)简单,结果可靠,有较高的校验力和辨别力。在预测脓毒症预后方面,Godinjak等研究表明,APACHE Ⅱ和SAPS Ⅱ评分均具有较高的辨别力,且二者没有区别。但对于消化道穿孔致腹膜炎患者,APACHE Ⅱ评分能更好地判断患者预后。

在脓毒症最新诊断标准即脓毒症3.0中,强调器官衰竭是导致脓毒症不良预后的重要原因,更注重早期对脓毒症预后的判断及对多器官功能不全的识别,在其诊断标准中引入了SOFA评分,并引入qSOFA评分以早期干预和治疗脓毒症。qSOFA是ICU中非常容易获取的数据,可较为精确地预测脓毒症患者预后。但qSOFA评分对不同部位感染所致脓毒症患者(尤其是肺部感染所致脓毒症)的预后判断价值低于传统炎症指标及其他评分系统,敏感度和特异度均较低。一项回顾性队列研究评估SOFA、SIRS及qSOFA评分对疑似感染的ICU患者预后的预测能力,主要终点指

标为院内病死率,综合次要结局为院内病死率或 ICU 住院时间≥3 d,结果显示三者的受试者工作特征曲线下面积(area under receiver operating characteristic curve, AUROC)分别为 0.753、0.589、0.607,SOFA 评分≥2 分时预测院内病死率的准确性比 SIRS 标准或 qSOFA 评分更高,SIRS 标准和 qSOFA 评分对 ICU 患者死亡的预测价值有限。

单一指标的诊断效能具有局限,建立多变量早期快速诊断和预测脓毒症预后的预警模型具有重要意义。Li 等的一项多中心前瞻性研究,结合乳酸水平、中性粒细胞与淋巴细胞比值、急性生理评分、查尔森合并症指数以及手术类型等,通过多变量 Logistic 回归方法建立多因子模型,其对围术期脓毒症的诊断准确性为 84%,并能较好地预测围术期脓毒症的预后,因此使用 Logistic 回归模型构建的联合预测因子的工作性能和其判断准确性优于仅使用单一指标。Hou 等通过多中心临床样本前瞻性研究发现,在脓毒症患者中,S1PR2 表达水平明显升高,单核细胞吞噬能力降低,与 APACHE Ⅱ评分呈正相关;S1PR3 表达水平明显下降,其水平与单核巨噬细胞杀菌活性呈正相关、与 SOFA 评分呈负相关。这些生物标志物的综合应用,可反映机体的病理生理和免疫功能状态,有助于脓毒症患者的早期诊断与晚期预警评估。

目前用于脓毒症的临床生化、血液学、免疫学、微生物学和分子生物学等技术研究的生物标志物已有上百种,但因为缺乏足够的敏感度和特异度,这些标志物大都难以用于脓毒症预后的判断。虽然 C 反应蛋白、白细胞计数、乳酸和降钙素原这些传统指标已用于辅助脓毒症患者的诊断及预后评估,但是这些生物标志物仅能提供中等程度的诊断作用和预后估测功能,与现有的临床评分系统相比无显著区别。因此,对于新型、特异和敏感的感染性/脓毒症休克诊断和预后指标的探索与研发,仍然是该研究领域一直探寻的方向。

第七节　感染性/脓毒症休克诊治的展望

感染性/脓毒症休克是现代医学关注的焦点和前沿问题之一,虽然人们对其认识越来越深入,但是感染性/脓毒症休克仍是一项高发生率、高病死率、高医疗负担的疾患,是当前重症医学领域亟待解决的课题。脓毒症发病机制极其复杂,确切机制仍不十分明确,涉及局部和全身性反应等复杂的病理过程,目前尚无有效的特异性治疗方法。因此,完善其发病机制,明确其发生发展的病理生理过程将为其预警和诊治提供分子靶标。相信随着对脓毒症发病机制的进一步研究,研发出特异性靶向有效治疗药物指日可待。

临床的综合干预治疗仍然是感染性/脓毒症休克最主要的治疗策略。新版脓毒症 3.0 对脓毒症及其相关定义做了较大的修改,既往临床治疗策略的可行性和有效性需要进一步评估。大样本的临床研究以及随机对照试验临床研究的开展不仅有利于进一步深入理解感染性/脓毒症休克患者的临床特征,而且将有助于评价预警/诊断指标和临床治疗的有效性,为临床治疗技术和策略提供循证医学证据。

综上,通过对发病机制深入的研究和探索,大规模、前瞻性和随机对照试验临床研究工作的开展,将不断完善感染性/脓毒症休克机制学说,规范其临床定义和诊断标准,建立基于有效靶向药物的标准化和系统性的干预治疗体系,最终降低感染性/脓毒症休克患者病死率、改善其预后。

参考文献

[1] 贺小丽,李德渊,乔莉娜,等. 脓毒症流行病学及预后的研究进展[J]. 中华危重病急救医学,2018,30(5):486-489.

[2] 钱松赞,潘景业. 脓毒症患者远期预后的研究进展[J]. 中国全科医学,2017,20(5):517-519.

[3] 张琪. 脓毒症免疫紊乱及免疫调节治疗[J]. 中华实用儿科临床杂志,2015,30(6):405-408.

[4] 张文杰,何英丽,王涛,等. 脓毒症新常态及其治疗研究进展[J]. 中国全科医学,2017,20(35):4470-4474.

[5] American College of Chest Physicians/Society of Critical Care Medicine Consensus Conference:definitions for sepsis and organ failure and guidelines for the use of innovative therapies in sepsis[J]. Critical Care Medicine,1992,20(6):864-874.

[6] ANGUS D C,VAN DER POLL T. Severe sepsis and septic shock[J]. The New England Journal of Medicine,2013,369(9):840-851.

[7] ANNANE D,SIAMI S,JABER S,et al. Effects of fluid resuscitation with colloids vs crystalloids on mortality in critical ill patients presenting with hypovolemic shock:the CRISTAL randomized trial[J]. JAMA,2013,310(17):1809-1817.

[8] ASFAR P,MEZIANI F,HAMEL J F,et al. High versus low blood-pressure target in patients with septic shock[J]. The New England Journal of Medicine,2014,370(17):1583-1593.

[9] CAIRONI P,TOGNONI G,MASSON S,et al. Albumin replacement in patients with severe sepsis or septic shock[J]. The New England Journal of Medicine,2014,370(15):1412-1421.

[10] CECCON M,De BACKER D,ANTONELLI M,et al. Consensus on circulatory shock and hemodynamic monitoring. task force of the european society of intensive care medicine[J]. Intensive Care Medicine,2014,40(12):1795-1815.

[11] CECCONI M,EVANS L,LEVY M,RHODES A. Severe sepsis and septic shock[J]. Lancet,2018,392(10141):75-87.

[12] CHEN Q,ZHANG K,JIN Y,et al. Triggering receptor expressed on myeloid cells-2 protects against polymicrobial sepsis by enhancing bacterial clearance[J]. American Journal of Respiratory and Critical Care Medicine,2013,188(2):201-212.

[13] CHENG B,LI Z,WANG J,et al. Comparison of the performance between sepsis-1 and sepsis-3 in ICUs in China:a retrospective multicenter study[J]. Shock(Augusta,Ga),2017,48(3):301-306.

[14] CHENG B,XIE G,YAO S,et al. Epidemiology of severe sepsis in critically ill surgical patients in ten university hospitals in China[J]. Critical Care Medicine,2007,35(11):2538-2546.

[15] DE BACKER D,DONADELLO K,SAKR Y,et al. Microcirculatory alterations in patients with severe sepsis:impact of time of assessment and relationship with outcome[J]. Critical Care Medicine,2013,41(3):791-799.

[16] DELANO M J,WARD P A. Sepsis-induced immune dysfunction:can immune therapies reduce mortality? [J]. The Journal of Clinical Investigation,2016,126(1):23-31.

[17] DELANO M J,WARD P A. The immune system's role in sepsis progression,resolution,and long-term outcome[J]. Immunological Reviews,2016,274(1):330-353.

[18] DELLINGER R P,LEVY M M,RHODES A,et al. Surviving sepsis campaign:international guidelines for management of severe sepsis and septic shock,2012[J]. Intensive Care Medicine,2013,39

（2）:165-228.

[19]DELLINGER RP. Cardiovascular management of septic shock[J]. Critical Care Medicine,2003,31（3）:946-955.

[20]FLEISCHMANN C,SCHERAG A,ADHIKARI N K,et al. Assessment of global incidence and mortality of hospital-treated sepsis:current estimates and limitations[J]. American Journal of Respiratory and Critical Care Medicine,2016,193（3）:259-272.

[21]KAUKONEN K M,BAILEY M,PILCHER D,et al. Systemic inflammatory response syndrome criteria in defining severe sepsis[J]. The New England Journal of Medicine,2015,372（17）:1629-1638.

[22]KAUKONEN K M,BAILEY M,SUZUKI S,et al. Mortality related to severe sepsis and septic shock among critically ill patients in Australia and New Zealand,2000—2012[J]. JAMA,2014,311（13）:1308-1316.

[23]LEVY M M,EVANS LE,RHODES A. The surviving sepsis campaign bundle:2018 update[J]. Intensive Care Medicine,2018,44（6）:925-928.

[24]LEVY M M,FINK M P,MARSHALL J C,et al. 2001 SCCM/ESICM/ACCP/ATS/SIS international sepsis definitions conference[J]. Intensive Care Medicine,2003,29（4）:530-538.

[25]LEVY M M,RHODES A,PHILLIPS G S,et al. Surviving sepsis campaign:association between performance metrics and outcomes in a 7.5-year study[J]. Critical Care Medicine,2015,43（1）:3-12.

[26]LI L,LIU Y,CHEN H Z et al. Impeding the interaction between Nur77 and p38 reduces LPS-induced inflammation[J]. Nature Chemical Biology,2015,11（5）:339-346.

[27]LI Z,CHENG B,WANG J,et al. A multifactor model for predicting mortality in critically ill patients:a multicenter prospective cohort study[J]. Journal of Critical Care,2017（42）:18-24.

[28]MAYR F B,YENDE S,ANGUS D C. Epidemiology of severe sepsis[J]. Virulence,2014,5（1）:4-11.

[29]MAYR F B,YENDE S,LINDE-ZWIRBLE W T,et al. Infection rate and acute organ dysfunction risk as explanations for racial differences in severe sepsis[J]. JAMA,2010,303（24）:2495-2503.

[30]PEAKE S L,DELANEY A,BAILEY M,et al. Goal-directed resuscitation for patients with early septic shock [J]. The New England Journal of Medicine,2014,371（16）:1496-1506.

[31]PERNER A,GORDON A C,DE BACKER D,et al. Sepsis:frontiers in diagnosis,resuscitation and antibiotic therapy[J]. Intensive Care Medicine,2016,42（12）:1958-1969.

[32]QIAN X,NUMATA T,ZHANG K,et al. Transient receptor potential melastatin 2 protects mice against polymicrobial sepsis by enhancing bacterial clearance[J]. Anesthesiology,2014,121（2）:336-351.

[33]QUENOT J P,BINQUET C,KARA F,et al. The epidemiology of septic shock in French intensive care units:the prospective multicenter cohort EPISS study[J]. Critical Care,2013,17（2）:R65.

[34]RAITH E P,UDY A A,BAILEY M,et al. Prognostic accuracy of the SOFA score,SIRS criteria,and qSOFA score for in-hospital mortality:among adults with suspected infection admitted to the intensive care unit[J]. JAMA,2017,317（3）:290-300.

[35]SINGER M,DEUTSCHMAN C S,SEYMOUR C W,et al. The third international consensus definitions for sepsis and septic shock(Sepsis-3)[J]. JAMA,2016,315（8）:801-810.

[36]VAN DER POLL T,VAN DE VEERDONK F L,SCICLUNA B P,et al. The immunopathology of sepsis and potential therapeutic targets[J]. Nature Reviews Immunology,2017,17（7）:407-420.

[37]VAN VUGHT L A,KLEIN KLOUWENBERG P M,SPITONI C,et al. Incidence,risk factors,and attributable mortality of secondary infections in the intensive care unit after admission for sepsis[J].

JAMA,2016,315(14):1469-1479.

［38］VINCENT J L,DE BACKER D. Circulatory shock［J］. The New England Journal of Medicine,2013, 369(18):1726-1734.

［39］VINCENT J L,RELLO J,MARSHALL J,et al. International study of the prevalence and outcomes of infection in intensive care units［J］. JAMA,2009,302(21):2323-2329.

［40］WU X,HOU J,LI H,et al. Inverse correlation between plasma sphingosine-1-phosphate and ceramide concentrations in septic patients and their utility in predicting mortality［J］. Shock (Augusta, Ga),2018,51(6):718-724.

［41］YEALY D M,KELLUM J A,HUANG D T,et al. A randomized trial of protocol-based care for early septic shock［J］. The New England Journal of Medicine,2014,370(18):1683-1693.

［42］ZHAI Q,LAI D,CUI P,ZHOU R,et al. Selective activation of basal forebrain cholinergic neurons attenuates polymicrobial sepsis-induced inflammation via the cholinergic anti-inflammatory pathway［J］. Critical Care Medicine,2017,45(10):e1075-e1082.

［43］ZHANG K,MAO X,FANG Q,et al. Impaired long-term quality of life in survivors of severe sepsis: chinese multicenter study over 6 years［J］. Der Anaesthesist,2013,62(12):995-1002.

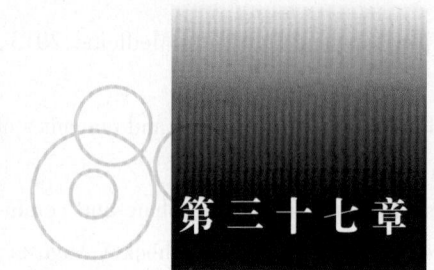

第三十七章

创伤后心源性休克

方玉强

第一节　心源性休克与创伤性心源性休克的定义与病因

一、心源性休克的定义

心源性休克(cardiogenic shock,CS)是指由于心功能异常,导致心输出量(cardiac output,CO)显著减少并引起组织血流灌注不充分的临床和生化表现,该状态是一个很大范围的临床情况,包括轻度血流低灌注到重度休克。目前无休克的确切定义标准,早期使用的是 Reynolds(Circulation,2008,117:686)建议,心源性休克的诊断标准:①低血压,收缩血压低于 90 mmHg,或平均动脉压较患者基线血压低 30 mmHg 以上;②心功能指数降低,接受血管活性药物或机械支持仍<2.2 L/(min·m²);未接受血管活性药物或机械支持<1.8~2.2 L/(min·m²);③足够的充盈压,肺动脉楔压>15 mmHg。后来的文献在此基础上进行了一些修订,不同研究的定义不同(表 37-1)。

表 37-1　临床研究中心源性休克的实际定义标准

临床定义	SHOCK 试验	IABP-SHOCK Ⅱ 研究	ESC 心力衰竭指南
心脏疾病导致组织血流灌注不足的临床和生化证据	临床标准: SBP<90 mmHg,平均动脉压较基线低持续≥30 mmHg 或支持下 SBP≥90 mmHg 且终末器官血流灌注不足(尿量<30 ml/h 或四肢冰凉) 血流动力学标准: CI≤2.2 L/(min·m²)和 PAWP≥15 mmHg	临床标准: SBP<90 mmHg,持续≥30 mmHg 或儿茶酚胺维持 SBP>90 mmHg 且有临床肺淤血和终末器官血流灌注受损表现(精神状态改变,皮肤和四肢发冷/湿冷,尿量<30 ml/h 或乳酸>2.0 mmol/L)	血容量足够情况下 SBP<90 mmHg 且有临床或实验室灌注不足的迹象 临床血流低灌注:四肢发冷,少尿,精神错乱,头晕,脉压窄 实验室血流低灌注:代谢性酸中毒,血乳酸升高,血肌酐升高

CI:心脏指数(cardiac index);CS:心源性休克(cardiogenic shock);ESC:欧洲心脏病学会(European Society of Cardiology);IABP-SHOCK,心源性休克主动脉内球囊泵研究(intra-aortic balloon pump in cardiogenic shock);SBP:收缩压(systolic blood pressure)。

二、心源性休克的病因

许多心源性休克患者到医院前已死亡,这使得真正病因难以明确。SHOCK 注册研究是目前最大样本心源性休克研究,发现心源性休克最常见心脏原因 ST 段抬高型心肌梗死(ST segment elevation myocardial infarction,STEMI)引起急性左室功能衰竭,其次是缺血性心肌病的机械并发症如严重二尖瓣反流、室间隔破裂、右心室衰竭和心包压塞。心源性休克也可来源于非缺血心脏原因,如表 37-2 所列,对这些患者的病因识别尤其重要。

表 37-2 心源性休克的病因

心脏心肌病变	心脏瓣膜病变	心脏电活动异常	心脏外/阻塞性	其他
1. 急性心肌梗死:左心室质量减少>40%、<40%但合并心律失常或血管舒张导、右心室梗死、机械并发症(乳头肌破裂/室间隔破裂/游离壁破裂) 2. 急性失代偿性心力衰竭:伴有失代偿的慢性心力衰竭(有明确病因)、急性心力衰竭首次发生[慢性缺血、扩张型心肌病、心肌炎、应激性心肌病(Takotsubo 心肌病,Takotsubo cardiomyopathy,TCM 或 TTC)、妊娠相关的心脏病含围生期心肌病/冠状动脉夹层、内分泌紊乱含甲状腺功能减退症/甲状腺功能亢进症/嗜铬细胞瘤] 3. 心脏切开术后休克:延长体外循环、心脏保护不足 4. 流出道梗阻 5. 心搏骤停后心肌顿抑 6. 感染性/脓毒症休克或全身炎症反应综合征(SIRS)的心肌抑制 7. 心肌挫伤	1. 原有瓣膜:狭窄、急性反流、瓣膜阻塞 2. 人工瓣膜:梗阻、瓣叶失效或受限、机械障碍、瓣膜裂开	1. 快室率房性心律失常 2. 室性心动过速 3. 心动过缓	1. 心脏压塞 2. 缩窄 3. 肺栓塞	1. 中毒综合征 2. 低温心肌抑制

三、创伤后心源性休克

创伤为现代社会一大公害,其致死率已跃居疾病死亡谱第 3 位,仅次于肿瘤和心脑血管疾病。创伤性休克是一种因严重创伤而引起的休克类型,也是一种严重威胁生命健康、极高致死率和致残率的全身性损伤疾病。严重胸外伤伴血气胸的休克发生率为 70%,伴有肝、脾破裂的严重腹部伤休克率为 80%,严重骨盆骨折为 35%,严重多发伤为 50%~70%。失血、休克所致死亡占创伤早期死亡的 30%~40%。因此,创伤性休克的正确救治是提高抢救成功率、降低死亡率和致残率的关键。创伤性休克最主要是失血性休克,针对创伤失血性休克早期救治,国际上近年来提出了许多新的理念和技术,包括高效出血控制、允许性低压复苏、延长黄金救治时间窗等。2017 年《创伤外科杂志》发表了由中国医师协会创伤外科医师分会、中华医学会创伤医学分会创伤急救与多发伤学组撰写的《创伤失血性休克早期救治规范》,规范了我国早期创伤失血性休克早期救治的行为。

创伤后心源性休克临床发生率较低,但一旦发生,致死率和致残率极高,危害极大,为此,防范创伤后心源性休克有极重要的临床意义。创伤后心源性休克主要有两个重要特点:心源性休克的特征和创伤诱因。因此,创伤性休克包括原有心脏疾病患者在经历创伤后使原发病加重,诱发休克;或原无心脏病史,创伤损伤心脏或诱发心脏生理/病理性改变,并诱发休克。现分别加以阐述。

(一)有心脏疾病史创伤后引发心源性休克

此类患者有原发心脏病史,尤以老年为多,在发生创伤后,可通过多种因素加重原有心脏疾病,从而引发休克。

1.缺血性心肌病　动脉粥样硬化造成冠状动脉固定斑块,当心肌需求增加时限制了血流增加的能力,并产生氧供需不平衡、心脏储备下降和需求相关缺血。在创伤发生后,因应激等因素需氧增加,但患者残留心脏储备不能满足,从而导致缺血加重、心肌损伤加重等,最终诱发休克。

2.心律失常　老年患者中常见心房颤动、室上性心动过速、室性期前收缩。65岁以上心房颤动发病率为常规人群10倍,心房颤动时心室顺应性下降、有组织的心房收缩缺失、每搏输出量下降,当发生创伤应激时,心房颤动将不能满足增高的血流量需求,从而诱发一系列生理和病理反应,最终引起休克。

3.瓣膜病　Nkomo等报道65~74岁瓣膜病发生率8.5%,75岁以上为13.2%,与无瓣膜病比较5年相关死亡率增加14%,虽然该研究发现二尖瓣反流(mitral regurgitation,MR)和主动脉瓣反流(aortic regurgitation,AR)多于主动脉瓣狭窄(aortic stenosis,AS),但是在创伤性休克患者中主动脉狭窄更多见,因为左心室后负荷增加引起左心室肥厚和顺应性下降,随着主动脉瓣狭窄度增加,左心室变得更依赖左心房收缩以维持心输出量。所以,即使失血量很小的前负荷小变化也能引起显著失代偿。

4.心血管药物　钙通道阻滞剂(calcium channel blocker,CCB)和β受体阻滞剂(β-blocker,BB)是高血压或心率控制的常用药,其显著负性肌力和负性变时效应对创伤肾上腺素能反应有迟钝作用,并对外伤后重建内稳态的代偿保护机制有顿抑作用。此外,它们和其他抗心律失常药物可预防心动过速,也因此会延误创伤出血的诊断和治疗。

(二)无心脏疾病史创伤后心源性休克

无心脏疾病史患者因创伤引起心脏生理/病理改变而发生心源性休克,包括以下情况。

1.创伤直接损伤心脏　导致心功能下降而诱发休克:心肌挫伤、创伤直接损伤心脏瓣膜、乳头肌、腱索等结构,心包损伤引起心包压塞等,具体见后述。

2.创伤应激　引起应激性心肌病[Takotsubo心肌病(Takotsubo cardiomyopathy,TCM或TTC)]具体见后述。

第二节　心源性休克的临床评估

不论是何种病因的心源性休克,一旦怀疑,均应进行初期紧急评估,这是诊治非常关键的一步,初始评估的目的是鉴别组织血流低灌注表现和明确休克病因。体格检查、心电图(electrocardiogram,ECG)、X射线胸片(chest radiograph,CXR)、实验室检查、床旁超声的检查对获得初步评估结果非常有帮助。

一、体格检查

对怀疑心源性休克的患者应进行针对性的体格检查,通常体格检查所发现体征进行初步判断。

1.心功能异常或结构异常表现　出现S_3或S_4心音、双肺基底部啰音、瓣膜病变或缺血机械并发症的杂音。

2.器官血流低灌注的表现　精神状态改变、少尿、毛细血管充盈下降、极度湿冷。

3.血容量增高表现　颈静脉压(jugular venous pressure,JVP)增高、肝-颈静脉回流征(hepatojugular reflux sign,HJR)阳性、脚肿。

二、严重程度判断

心源性休克严重程度的判断因病因不同,目前无统一的标准,可参照创伤失血性休克临床表现进行初步判断并决定治疗策略。下述为创伤失血性休克程度判断依据。

1. 轻度休克　失血量为全身血量的15%～20%,休克症状不明显;意识变化不大,可能清醒,也可能躁动或轻度模糊;瞳孔大小及对光反射正常;脉搏较快,约100次/min,强度正常或稍弱;血压正常或稍低,脉压稍低(30～40 mmHg);尿量36～50 ml/h,休克指数>1.0～1.5;微循环变化不明显。

2. 中度休克　失血量为全身血量的20%～40%,表现烦躁不安、口渴、呼吸急促、定向力尚存,有时意识模糊,说话含糊,回答问题反应慢,瞳孔大小及对光反射正常;脉搏增快,约120次/min或更快,强度较弱;收缩压70～90 mmHg,休克指数1.5～2.0,收缩压也可降至60～80 mmHg以下,脉压<20 mmHg;颈静脉充盈不明显或仅见充盈形迹,肢体末端厥冷,手指压迫前额或胸骨部位皮肤引起的苍白2 s以上恢复,尿量仅24～30 ml/h。

3. 重度休克　失血量达全身血量的40%～50%,意识模糊,定向力丧失,甚至昏迷,瞳孔大小正常或扩大,对光反射迟钝;脉搏快而弱>120次/min,收缩压<60 mmHg或测不到,脉压进一步缩小,休克指数>2.0;颈静脉不充盈,前额及胸骨皮肤压迫后始终苍白,肢端厥冷,范围向近端扩大,冷汗,尿量<18 ml/h甚至无尿;重要生命器官如心、脑的血液供应严重不足,患者可发生昏迷甚至出现心脏停搏。

4. 危重休克　失血量超过全身血量的50%,脉搏难触及,无尿,昏迷,重度发绀。

三、辅 助 检 查

(一)心电图

怀疑心源性休克的患者应尽快行心电图检查以评估是否存在急性冠脉综合征(acute coronary syndrome,ACS)。除了能评估ST段抬高心肌梗死(ST segment elevation myocardial infarction,STEMI)外,心电图还可提供预后信息,对下壁心肌梗死患者,如果右侧胸导V_4R的ST段抬高超过0.5 mm,是住院死亡率显著增高的独立预测因素,与此相似,前壁心肌梗死患者V_1、V_2和(或)V_3ST段压低提示后壁受累且与死亡率和致残率增高有关。心电图也可提示心源性休克非缺血心源性病因,如心脏压塞,虽然QRS低电压、电交替、PR压低对填塞的诊断特异性和负预测价值有限,但这些异常存在可促进我们进行超声评估。

(二)胸部X射线片检查

所有疑似心源性休克患者应进行X射线胸片(chest X-ray,CXR)检查以评估是否存在肺水肿,但是胸片上无肺充血也不能排除急性心力衰竭。合并创伤的患者CXR可简单快捷判断胸部外伤、骨折及心包、胸腔有无积液、积血等。

(三)实验室检查

常用于评估休克患者情况实验室检查包括:全血计数、综合代谢检查、凝血因子、乳酸、肌钙蛋白和动、静脉血气,因为血流低灌注原因数字常常全是异常的。尿利钠肽升高常对急性心力衰竭的很高的敏感性,相反,B型尿利钠肽水平小于100 ng/L或N端B型利钠肽水平小于300 ng/L可除外急性心力衰竭诊断。慢性心力衰竭性心源性休克患者因肝充血引起肝酶和凝血水平异常。心源性休克患者电解质异常常与心律失常的发生有关。

心肌损伤标志物可用于评估暴发性心肌炎等急性心肌损伤的严重程度。在急性冠脉综合征中,心肌肌钙蛋白具有与急性缺血性损伤一致的上升和下降变化。心肌坏死生物标志物水平可以提供心肌损伤程度,而连续检测测量可用于评估成功血流再灌注后的早期清除情况和估计心脏坏死的量。利钠肽在急性心力衰竭和最终发生心源性休克的情况下显著升高,并且与心肌梗死相关的心源性休克的死亡率相关。在创伤患者,由于心肌直接损伤或应激,心肌损伤标志物也可增高,但不具有急性心肌梗死那样的规律变化。

携氧能力反映心脏输出和血液中的氧含量,因此CI不足将导致外周组织氧输送不足。乳酸水平升高是组织缺氧非特异性指标,但与心源性休克的死亡率相关。外周氧需求-输送不匹配将导致中心静脉氧含量减低。理想的混合静脉氧饱和度是从肺动脉导管(pulmonary artery catheter,PAC)远端获得,反映的是通过上腔静脉和下腔静脉以及冠状窦返回心脏血液的氧饱和度。连续检测动脉乳酸和混合静脉血氧饱和度水平可能有助于反映治疗方法的临床效果。动脉血气监测可以评估动脉氧合和通气,以及代谢和呼吸酸碱失调。

血清肌酐升高和尿量减少反映存在急性肾损伤,表明心源性休克情况下肾血流灌注不足、预后不良。需注意新的肾生物标志物,并不比血清肌酐评估风险的标准评估更有效,如中性粒细胞明胶酶相关脂蛋白、肾损伤分子 1 和半胱氨酸蛋白酶抑制剂 C。急性缺血性或充血性肝损伤可发生在心源性休克患者并表现为血清天冬氨酸氨基转移酶、丙氨酸氨基转移酶、血清胆红素和乳酸脱氢酶水平显著升高,常伴随着凝血酶原时间的增加,在 24～72 h 达到峰值,随后在 5～10 d 内恢复至基线,丙氨酸氨基转移酶与乳酸脱氢酶的比值<1.5。这应与慢性右心衰竭引起静脉淤血的慢性至亚急性肝功能异常升高相区别。

(四)超声

对疑似心源性休克的患者超声可在部分患者尽早检查以评估血管内容量状态、左心室射血分数和心包积液或阻塞病变。超声可由急诊医师、心内医师或经过训练的超声医师进行检查。下腔静脉(inferior vena cava,IVC)超声检查可用于评估血管容量状态和右心房压(right atrial pressure,RAP),一般情况下 IVC 内径小于 2.1 cm 且在吸气时塌陷超过 50% 提示低血容量且 RAP 在 0～5 mmHg,IVC 内径超过 2.1 cm 且吸气时塌陷超过 50% 提示 RAP 在 5～10 mmHg,而 IVC 内径超过 2.1 cm 且吸气时塌陷小于 50% 提示 RAP 超过 10 mmHg。

对疑似心源性休克患者评估左室射血分数很关键。射血分数正常或增强提示心源性休克患者无瓣膜病、压塞或心律失常。不过单纯射血分数降低不能诊断心源性休克,可能是患者全身情况所致。超声可用于评估心包积液量、位置和心脏阻塞损害情况。阻塞性损害(如主动脉狭窄、二尖瓣狭窄、左心室流出道梗阻)均可用二维和彩色多普勒检测出。急性心脏创伤患者尽早使用超声检查更具临床价值,可早期判断心脏各结构损伤情况、心包积血或积液情况、心功能情况,并可进行急诊手术评估。

(五)无创检查的使用建议

尽管有局限性,胸部 X 射线检查提供有关心脏大小和肺充血的信息,并可能提示可改变的病理性变化如主动脉夹层、心包积液、气胸、食管穿孔或肺栓塞,还可使临床医师确认气管插管和支持装置的位置如包括临时起搏导线和机械辅助循环系统(mechanical circulation assistant system,MCS)。静息 12 导联心电图主要用于 STEMI 患者,但也为其他临床情况提供证据,包括非 ST 段抬高 ACS、肺栓塞、急性心肌炎、电解质失衡和药物中毒。建议进行全面的经胸超声心动图检查,它可以提供额外的血流动力学信息、排除机械并发症、指导药物和机械治疗决策。当影像不足或诊断仍不确定时,应考虑经食管超声心动图。有关侵入性血流动力学测试和监测在临床实践建议中有讨论。

临床实践建议对所有心源性休克患者进行心电图、胸部 X 射线检查和综合超声心动图检查,以了解导致急性血流动力学不稳定的主要机制。在没有禁忌证的情况下,如果怀疑是急性主动脉综合征或肺栓塞,则使用计算机断层扫描或经食管超声心动图(视情况而定)进行额外成像。实验室检测包括全血细胞计数、电解质、肌酐、肝功能、动脉血气和乳酸,以及连续心肌肌钙蛋白水平。

第三节　心源性休克的临床救治

不论何种原因引起的心源性休克,除病因处理和具体实施中细节处理不同外,其基本原则是相同的,本部分重点讨论一般处理原则。心源性休克患者初始复苏应聚焦在恢复心脏输出和组织血流灌注上,以保证患者生命征的稳定,为其他治疗争取时间和提供保障,这包括药物治疗、再灌注治疗和机械支持治疗。

一、药物治疗

心源性休克患者的药物治疗包括静脉输液(intravenous fluids,IVF)、正性肌力药和血管加压药。这些药物治疗最重要的作用是直接支持,缺乏随机化数据来证实单个药物在心源性休克处置中的有效结果。参照脓毒症休克,心源性休克药物治疗的靶标是平均动脉压(mean arterial pressure,MAP)在65~70 mmHg。

(一)静脉输液

心源性休克患者应依据血流动力学参数、临床评估和超声结果个体化,但目前无数据支持心源性休克患者静脉输液的特异性类型,与其他休克状态相似,等渗晶体液是最常用的。

(二)血管加压药

表37-3列出了心源性休克治疗中常用血管加压药,包括去甲肾上腺素、肾上腺素、多巴胺和血管升压素,需要注意的是这些药物增高平均动脉压的同时,也增加心肌氧需求和心律失常风险,因此使用这些药物时最佳方法是用在最短时间内用最低剂量获得目标平均动脉压。

表37-3　常用血管活性药物

血管加压药	临床效应	剂量
肾上腺素	增加心率、每搏容积、心输出量,较大剂时量血管收缩	$0.05 \sim 0.50\ \mu g/(kg \cdot min)$
去甲肾上腺素	增加血管收缩力,轻度增加心率和心输出量	$0.05 \sim 0.50\ \mu g/(kg \cdot min)$
多巴胺	增加心输出量,大剂量时血管收缩	$1 \sim 20\ \mu g/(kg \cdot min)$
血管升压素	增加血管收缩	$0.01 \sim 0.04\ U/min$

1. 去甲肾上腺素　刺激 α 肾上腺素受体和低强度的 β 肾上腺素受体,通过增加外周血管阻力(systemic vascular resistance,SVR)来直接增加平均动脉压。由于其 β 肾上腺素受体刺激较弱,只轻度增加心率和收缩力,因此其增加心肌氧需求和心律失常风险能力较弱,是心源性休克患者增加平均动脉压的第一线治疗药物,常与多巴酚丁胺合用。去甲肾上腺素的主要副作用是肾和其他内脏血流减少。

2. 肾上腺素　肾上腺素具有强烈的 α 和 β 受体刺激作用,因此它可通过增加心率、收缩力和全身血管抵抗力来增加平均动脉压,肾上腺素也增加肺血管抵抗和右心室后负荷。因为对心率和收缩力的强作用,肾上腺素可显著增加心肌氧需求,肾上腺素也显著增加乳酸和血葡萄糖水平。这些不良反应使肾上腺素在心源性休克治疗中的使用明显少于去甲肾上腺素。

3. 多巴胺　多巴胺是去甲肾上腺素和肾上腺素的前体,它对多种肾上腺素受体呈剂量依赖性作用。低剂量时主要刺激多巴胺受体-2,引起内脏和肾血管床血管舒张,中等剂量时刺激 β_2 肾上腺素受体引起心肌收缩力和心率增加,大剂量时刺激 α 肾上腺素受体引起血管收缩和全身血管抵抗力增加。历史上多巴胺曾是心源性休克患者一线选择,然而近年来的文献证实多巴胺与去甲肾上腺素比较在心源性休克患者获益更少。在超过 1 600 例休克患者的研究中,丹尼尔·德·巴克(Daniel De Backer)等证实相比去甲肾上腺素,多巴胺增加致心律失常作用,而且,在心源性休克亚组中,相对去甲肾上腺素,多巴胺增加 28 d 的死亡率,现多巴胺不再是心源性休克血管增压药的一线推荐。

4. 血管升压素　血管升压素通过刺激血管平滑肌 V_1 受体引起外周血管收缩,虽然血管升压素在脓毒症休克患者中是二线血管加压药物,极少有文献报道其在心源性休克中的作用,也无血管升压素在心源性休克中作用的随机化研究,然而,因为其不明显增加肺动脉血管抵抗而推荐于因右心衰竭的心源性休克患者。

5.去氧肾上腺素　去氧肾上腺素强烈活化 α 肾上腺素受体,显著增加全身血管抵抗力,降低心脏收缩力并引起反射性心动过缓,从而导致心输出量下降、组织血流低灌注情况恶化,应避免在心源性休克患者中使用。

（三）正性肌力药

表 37-4 列出了两种心源性休克中最常用的正性肌力药,这些药物直接增加心脏收缩力而增加心脏输出。正性肌力药在心源性休克患者再灌注治疗或机械支持期间的药物治疗中起关键作用。与血管加压药相似,多巴酚丁胺和米力农有增加心肌氧消耗和致心律失常风险,但目前较多文献证实多巴酚丁胺或米力农在治疗心源性休克中具优越性。

表 37-4　血管活性药物治疗

正性肌力药	临床效应	剂量
多巴酚丁胺	增加每搏容积、心输出量,增加血管舒张	$0.05 \sim 0.50$ μg/(kg·min)
米力农	增加舒张期张力、心输出量,增加血管舒张,大剂时血管收缩	负荷剂量:50 μg/kg 灌注剂量:0.375 ~ 0.750 μg/(kg·min)

1.多巴酚丁胺　多巴酚丁胺通过刺激 β 肾上腺素受体发挥作用,是心源性休克中最常用的正性肌力药,推荐的起始剂是 2.5 μg/(kg·min),后每 10 min 增加 2.5 μg/(kg·min),到临床症状改善或达 20 μg/(kg·min)。多巴酚丁胺无须根据功能进行剂量校正。虽然多巴酚丁胺通过刺激 β_1 受体直接增加心脏收缩力和心输出量,但值得注意的是可通过刺激 β_2 受体使低血压状态恶化,因此多巴酚丁胺常需与血管加压药(如去甲肾上腺素)合用。

2.米力农　米力农是磷酸二酯酶的抑制剂,可增加环磷酸腺苷(cAMP)水平,从而增加心脏收缩力而无其他血管活性药物常见的心率增快副作用。此外米力农能引起肺和体循环血管舒张。但米力农需数小时才发挥作用且因肾功损害需校正用量。

二、再灌注治疗

因为急性冠脉综合征(acute coronary syndrome,ACS)是心源性休克最常见原因,通过经皮冠状动脉介入术(percutaneous coronary intervention,PCI)或冠状动脉旁路移植术(coronary artery bypass grafting,CABG)紧急再灌注治疗是关键。对合适患者,急诊 PCI 或 CABG 降低死亡率。美国心脏病学会(American College of Cardiology,ACC)和美国心脏学会(American Heart Association,AHA)推荐 STEMI 合并心源性休克进行急诊 PCI 或 CABG。不幸的是进行急诊 PCI 的心源性休克患者住院死亡率仍很高,可能与过去数十年非 ST 段抬高心肌梗死(non-ST segment elevation myocardial infarcti,NSTEMI)相对 STEMI 显著增加有关。新的 ACC/AHA 指南对 NSTEMI 处置明显推荐血流动力学不稳定(如休克)作为急诊 PCI 指征。Shock 研究证实相对 STEMI,NSTEMI 的住院死亡率无差异。然而近年更多研究提示 STEMI 和 NSTEMI 患者的死亡率有差异,尽管如此,对心源性休克患者 PCI 和 CABG 仍优于纤维蛋白溶解治疗。纤溶治疗常用于 STEMI 合并心源性休克而且转运到导管中心会延迟治疗或无急诊 PCI 或 CABG 指征者。对 PCI 失败的多支严重血管病变或左主干病变或急性冠脉综合征发生机械并发症(如乳头肌断裂、室间隔破裂、前壁破裂)应急诊外科手术治疗。

三、机 械 支 持

(一)机械通气

心源性休克患者的机械通气(mechanical ventilation,MV)使用率为78%~88%,主要用于治疗急性低氧血症、增加呼吸做功、气道保护以及稳定血流动力学或电活动。但心源性休克患者理想的机械通气模式不详。在休克心力衰竭患者中非侵袭性机械通气通常用于治疗由肺水肿引起的呼吸衰竭,以改善呼吸困难和低氧血症以及相关的代谢紊乱,但其对死亡率的影响尚不清楚。而其他大多数心源性休克患者则需要侵入性机械通气,但缺乏足够证据决定心源性休克患者所需采取的通气模式、策略(包括肺保护性通气)。通常而言,呼气末正压通气是有益于气体交换、肺复张和呼吸道通畅,抵消导致肺水肿的流体静力,将液体从肺泡转移回间隙和循环。在左心室功能下降患者,呼气末正压通气可降低经胸肺压、减少前负荷、改善呼吸功能、优化向应激心肌的氧供送来降低左心室后负荷。右心室功能降低患者,呼气末正压通气(平均气道压也高)可减弱缺氧性肺血管收缩和减轻肺水肿来降低肺血管阻力,从而增加CI。但较高压力可能会损害右心室前负荷并部分通过肺泡内血管压迫来增加右心室后负荷。没有研究支持某种侵入性机械较其他模式和呼吸末正压通气水平更好,采用何种通气模式取决于患者左右心室功能、血管阻力和液体状态,以及低氧血症的存在及病因。在心源性休克人群中缺乏高质量数据的情况下,建议调整机械通气模式和设置以防止低氧血症和高氧,最大限度地减少患者的不适和呼吸机不同步,并优化血流动力学。

(二)连续性肾脏替代疗法

心源性休克患者13%~28%发生急性肾损伤,其中20%的患者需要进行肾脏替代治疗。需要肾脏替代治疗的患者在出院后存活的可能性较低,且长期透析者死亡风险高。心源性休克患者通常不能耐受血液透析液体改变引起的血流动力学改变,因此连续性肾脏替代疗法(CRRT)更适用,以排除液体和毒素。根据改善全球肾脏病预后组织(Kidney Disease:Improving Global Outcomes,KDIGO)指南,连续性肾脏替代治疗可以考虑急性肾损伤第2阶段使用[血清肌酐较基线增加≥2.0倍和尿量<0.5 ml/(kg·h)且超过12 h或"存在液体,电解质和酸碱平衡的危及生命的变化"时]。

(三)机械辅助循环系统

机械辅助循环系统(mechanical circulation assistant system,MCS)可大致分为临时和持久设备,临时装置通过经皮或手术置入,可用作恢复的桥接,这种辅助系统在心功能改善后被移除;也可作为治疗的桥接,在患者暂时临床稳定后,更换为持久辅助系统,或作为器官移植前的器官功能保护,或再做进一步治疗决定前的桥接,为更精准的方案制订赢得时间。

心源性休克患者机械辅助循环系统的种类和时机选择目前尚缺乏大型研究证据。根据AHA和国际心肺移植协会指南的建议:顽固性心源性休克患者不管有无终末器官血流灌注不足,均应由多学科专家团队进行机械辅助循环系统装置置入评估,包括MCS选择、置入和管理。

1.临时机械辅助循环系统使用

(1)主动脉内球囊反搏:主动脉内球囊反搏(intra-aortic balloon counterpulsation,IABP)是心源性休克中使用最广泛的MCS设备。由安装在7 F至8 F导管上的聚氨酯膜制成,IABP置于左锁骨下动脉远端的胸主动脉中,与心动周期一起节律性充气和放气,从而增加舒张压并降低收缩压。登记研究显示IABP反搏仅改善平均动脉压、心脏指数,对血乳酸和儿茶酚胺需求改善很小。在2012年之前,美国和欧洲的指南对心源性休克使用IABP进行Ⅰ类推荐,但随后的IABP-SHOCKⅡ研究发现IBAP使用30 d死亡率及其他次要终点均没有差异,导致IABP作常规使用被降级为ⅢA类推荐。目前在患有急性二尖瓣关闭不全或室间隔缺损的心源性休克患者中可考虑IABP,并且当其他MCS装置不可用、禁忌或不能放置时,可以考虑用于重度心源性休克患者。

(2)经皮临时机械辅助循环系统:目前可用的经皮临时MCS装置包括TandemHeart(Cardiac Assist,Inc,Pittsburgh,PA;心脏辅助系统,宾夕法尼亚匹兹堡)和微轴Impella 2.5、CP、5.0系统

（Abiomed Europe,Aachen,Germany;欧洲阿比奥米德,德国亚琛）。在研装置包括体外脉冲式 iVAC 2L[PulseCath BV,Arnhem（阿纳姆）,荷兰]和 HeartMate 经皮心脏泵（St. Jude Medical,Pleasanton, CA;圣裘德医学院,加州莱森顿）。心源性休克中经皮 MCS 装置的数据仍然非常有限。2009 年汇总了 3 项随机研究结果（2 项为 TandemHeart,1 项为 Impella 2.5）的荟萃分析显示相较 IABP,接受经皮 MCS 治疗的患者 CI、MAP 明显增高,PAWP 变低,出血并发症增多,死亡率无差异。一项 48 例的随机研究比较了 Impella CP 与 IABP,在死亡率和次要终点无差异;而 USpella 登记研究发现在 PCI 术前使用 Impella 装置治疗的心源性休克,出院存活率增高。对于 iVAC 和 HeartMate 经皮心泵,目前无试验结果。有关常用经皮 MCS 装置的更完整描述,请参阅表 37-5。

表 37-5　常用经皮机械辅助循环支持装置的比较

项目	IABP	TandemHeart™	Impella™ 2.5/CP	Impella™ 5.0	ECMO
机制	脉搏连动	离心（连续）	轴向（连续）	轴向（连续）	离心（连续）
CO 或流量	CO 增高 0～0.5 L/min	流量约 4.0 L/min	流量 2.5～4.0 L/min	流量高达 5.0 L/min	流量> 4.0 L/min
尺寸	7～8 F	动脉:15～19 F 静脉:21 F	12～14 F	21 F	动脉:14～19 F 静脉:17～24 F
优点	随时可用 熟悉 快速插入 易于调整 没有体外血液	独立于心脏节律外 强大的 CO 支持	独立于心脏节律外 易于插入 没有体外血液	强大的支持 没有体外血液	独立于心脏节律外 强大的 CO 支持 肺部支持
劣势	增加 CO 能力最小 需要稳定的心脏节律 对平均血压或乳酸没有影响	插入困难 需要房间隔穿刺 血管并发症	血管并发症 溶血	血管并发症 溶血 需要外科手术插入	血管并发症 可能不降低心脏负荷（可能需要排出） 局部低氧血症

注:1 F≈0.33 mm。

（3）体外膜氧合:心力衰竭、呼吸衰竭或二者组合的患者可能需要体外膜氧合（extracorporeal membrane oxygenation,ECMO）。有孤立性呼吸衰竭的患者无明显心功能不全,适合选择静脉 ECMO 治疗;而静脉-动脉 ECMO 常用于支持心血管和呼吸系统均衰竭的心源性休克患者。ECMO 的相对禁忌证包括高龄（>75 岁）、预期寿命<1 年、严重的外周血管疾病、晚期肝病、全身抗凝禁忌和神经损伤。静脉-动脉 ECMO 的潜在并发症包括远端肢体缺血、血栓栓塞、中风、出血、溶血、感染和主动脉瓣关闭不全。与外周血管插入相关问题是左心室后负荷增加,这可能导致左心室功能不足而不能减轻负荷,如将静脉-动脉 ECMO 与 IABP、Impella 支持一起合用,通过房间隔造口术或其他通气操作相结合可能有助于实现更好的左心室减负,如将静脉-动脉 ECMO 置于中央,可将通气孔直接放入左心房优化 LV 减压。总的来说,过去 10 年中用于心源性休克的 ECMO 逐步上升。来自 ELSO（体外生命支持组织）登记研究显示,56% 的患者存活至 ECMO 拔管,而当 ECMO 用于心脏治疗时,41% 存活至出院,对于病因可逆转心源性休克（如急性暴发性心肌炎）患者效果更好,而心脏切除术心源性休克患者则稍差。目前没有随机对照试验评估 ECMO 系统的有效性,所以当氧合不足而不急需临时 MCS 装置进行改善或在心肺复苏术中时,静脉-动脉 ECMO 可作临时 MCS 优先选择。

（4）右心室支持:目前正在开发用于临时管理右心室衰竭（包括右心室梗死）的 MCS 装置。

Impella RP(Abiomed Europe)是一种心腔内微型血泵,通过股静脉经皮插入,准确定位后,该导管可以从插入区域(下腔静脉中)将血液通过套管送入肺动脉,旨在恢复右心血流动力学,减少右心室做功,并允许心脏恢复。根据多中心RECOVER RIGHT研究的早期结果,目前已批准作为人道主义设备免费使用。Tandem Heart设备以前也用于右心室支持,但数据主要限于小病例报道。未来需要前瞻性随机对照试验研究评估这些装置是否可以改善临床结果。

(5)其他机械疗法:CentriMag(St. Jude Medical)心室辅助系统可用于单心室或双心室配置。中央导管管通过正中胸骨切开术进行。该装置有一个能够提供高达10 L/min流量的磁悬浮转子,当作为左心室(left ventricle,LV)辅助设备时,将流入套管置于左心房或直接置于左心室心尖,流出套管缝合到升主动脉中;当用作右心室(rigth ventricle,RV)辅助装置时,流入套管放置在右心房中,流出套管定位在主肺动脉中。虽然仅被批准用短期使用,但有报道称CentriMag装置可用于更长时间的支持。缺乏CentriMag的随机对照试验,但小型病例报道基本成功。

Abiomed(Abiomed,Inc,Danvers,MA;阿比奥米德公司,马萨诸塞州丹弗斯)心室辅助系统也可用作单心室或双心室支持,通过胸骨切开术放置,但使用的是脉冲泵,可产生高达6 L/min血流量。与CentriMag设备类似,缺乏随机对照试验评估Abiomed系统的有效性。

2.持久性机械辅助循环系统　持久性机械辅助循环系统于1998年首次获得FDA批准。随后,机械辅助治疗充血性心力衰竭的随机评估(randomized evaluation of mechanical assistance for the treatment of congestive heart failure,REMATCH)试验证实了耐用、持久性MCS治疗晚期心力衰竭(heart failure,HF)的实用性,并称2年生存率优于最佳药物治疗。所有目前使用的耐用MCS装置均为连续流动装置,流入套管直接置于左心室腔内而流出导管移植物缝合于升主动脉,它能提供血流动力学支持,流速范围为5~10 L/min。HeartMate Ⅱ(St. Jude Medical)使用轴流泵被批准用于BTT和目标性治疗,而批准作为BTT设备的HeartWare HVAD(HeartWare,Framingham,MA;马萨诸塞州弗雷明翰)仅使用离心流体动力悬浮泵。HeartMate Ⅱ和HVAD占FDA认可的持久MCS装置的95%以上。正在研制的其他装置包括磁悬浮离心流动的HeartMate 3 LV辅助装置(St. Jude,医用)、轴流式Jarvik 2000(Jarvik Heart Inc;纽约贾维克心脏公司)和Reliant HeartAssist 5(ReliantHeart,Inc,Houston,TX;德州休斯顿市信实之心公司)。接受MCS治疗的心源性休克患者(interagency registry for mechanically assisted circulatory support,INTERMACS)比例稳定保持在约15%。如前所述,对于患有INTERMACS临床特征1或2的患者而言,将耐久性MCS植入与低敏度患者相比具有显著更高的死亡率。因此,心源性休克患者(INTERMACS)的持久MCS植入率从2006年的40%下降到2010年的12%。目前无够的证据来指导哪些心源性休克患者应该持久耐用MCS作为一线设备策略;但是,在桥接中使用耐用MCS设备桥梁战略正变得越来越普遍和指南的支持。

在适当选择的心源性休克患者中,将持久MCS植入作为恢复桥接、桥接到桥接、BTT或目的地治疗策略。持久的MCS设备可被视为一些心源性休克患者一线治疗,如需长期MCS支持、无恢复能力、无不可逆的终末器官功能障碍、全身性感染或持久的相对禁忌证MCS植入患者。

四、心脏移植

特别是对于需要双心室MCS的患者,心脏移植往往长期康复的唯一希望。不幸的是,可供器官数量少且供体不可预测性,使急性环境心源性休克的心脏移植成为不可靠的疗法。登记数据表明,在INTERMACS 1和2例患者中,高达44%的MCS装置植入采用BTT策略进行。此外,心脏移植前ECMO的使用率仍然很低。在2006年至2012年期间,接受ECMO治疗的1.1%的患者接受了心脏移植手术。许多机构在心源性休克患者中采用了持久性MCS策略,并且近年来在心脏移植前使用左心室辅助装置的情况有所增加。所有接受MCS植入评估的患者应同时进行移植评估。心脏移植可以在植入合适临时或持久的MCS装置的预期心功能不会恢复候选者之后进行。

第四节 创伤后心源性休克的治疗

一、创伤后心源性休克治疗的一般原则

与其他原因引起的心源性休克一样,创伤后心源性休克治疗首先是去除病因与诱因,治疗原发病及原发损伤;第二恢复有效循环血量,由于创伤后心源性休克的直接诱因或病因是创伤,其后不同程度的失血可引起不同程度失血性休克,因此恢复有效循环血量显得尤为重要,其具体方法见相关章节;第三纠正微循环障碍,增进心功能,恢复正常代谢,从而改善器官组织的血流灌注,最大限度保护器官组织功能。因此,前述心源性休克的治疗原则和方法对创伤后心源性休克均适用。但创伤后心源性休克除了心源性休克的表现外,还涉及创伤及创伤引发的其他反应,因此,在处理心源性休克的同时,只要条件适合,就应同时处理创伤相关问题,这样可提高心源性休克的治疗效果。

创伤后心源性休克可分为两类:原有心脏病史的患者因创伤引发心源性休克;无心脏病的患者因创伤引起心脏结构和(或)功能改变而引起的休克。现分别加以阐述。

二、原有心脏病史患者创伤后引发的心源性休克

此类患者常发生于原有心脏病史的患者,尤以老年患者为多,创伤通过多种因素加重原有心脏疾病,从而引发休克,这些疾病包括缺血性心肌病、心律失常(特别是心房颤动、室上性心动过速、室速等)、瓣膜病(创伤性休克患者以主动脉狭窄更多见)、心血管药物(钙通道阻滞剂和 β 受体阻滞剂,二者均有显著负性肌力和负性变时效应,这对创伤肾上腺素能反应有迟钝作用,并对外伤后重建内稳态的代偿保护机制有顿抑作用,会耽误创伤出血的诊断和治疗)。

(一)重视患者的伤后即刻诊断与鉴别

因为药物或原发病因素,传统血容量不足标志的生命体征在心脏病患者中作用不敏感,特别是老年患者,儿茶酚胺不敏感、动脉粥样硬化、心肌纤维化和传导异常、基础心率偏低削弱了其对血容量不足的变时性反应;老年患者基线血压高,收缩压正常也不能排除休克。对此类患者需用高度怀疑眼光看待,通常变窄的脉压可能是老年患者的低血容量性休克的指标之一,也可用休克指数(收缩压除以心率)作为判断方法,但休克指数被证实对年轻患者需要大量输血的出血敏感指标,但对 65 岁以上的患者则较少研究。

(二)创伤致原有心脏病史患者休克的处理

1. 纠正心源性休克状态 方法同前述。

2. 纠正创伤对心功能的影响 酸中毒和体温过低由于未能向组织输送足够的氧气,休克导致无氧糖酵解。乳酸性酸中毒可进展为全身性酸中毒,导致使用肾上腺素和去甲肾上腺素刺激时 β 肾上腺素受体的变力性和变时性减弱。即使轻微酸中毒也会损害心肌细胞中缓慢钙通道的功能,导致收缩力下降。创伤中常见的低温会加剧这种情况。严重低温(核心体温<30 ℃)显著增加心律失常的风险。此外,老年人的皮肤厚度减少了20%,导致体温调节能力受损,易导致体温降低。

创伤和休克可诱发全身炎症反应综合征(systemic inflammatory response syndrome,SIRS)反应,其程度可能与创伤失血程度不一致,这可能是由于内皮细胞糖萼的破坏导致免疫效应细胞的活化和微循环功能障碍,其在血容量恢复后仍可持续。另外,肾上腺素能刺激激活细胞因子产生并刺激免疫应答,免疫应答由炎症和免疫介质组成,这些介质是对局部损伤和感染的反应的一部分,但当释放到体循环中时引起组织和器官的整体紊乱。在败血症和失血性休克中,肿瘤坏死因子-α

（TNF-α）、白细胞介素-6（IL-6）和 IL-8 水平升高，它们负责外周血管舒张，细胞代谢变化和免疫效应细胞的调节；另外，它们可能通过直接的细胞毒作用导致心肌损伤。

3. 纠正原发心脏病

（1）心肌缺血和心肌梗死：长时间氧气供需不平衡或引起创伤患者心肌缺血和梗死，心电图表现心率较平时明显增快伴 ST 段压低，特别是有显著冠状动脉疾病患者，同时伴 cTn 水平升高和超声下室壁运动异常。创伤患者急性心肌梗死（acute myocardial infarction，AMI）的治疗常常因出血风险而变得复杂。治疗需注意下述几方面：①纠正低血容量和体温过低，如果需要，通过吸氧或机械通气来优化氧合作用；②控制疼痛，特别是外伤患者，镇痛可减少肾上腺素能刺激和心肌耗氧量；③急性期可使用具有负性肌力作用的钙通道阻滞剂和 β 受体阻滞剂，如果收缩压大于 90 mmHg 且有足够体液灌注状态时，可给予硝酸盐类药物扩张血管，以避免低血压并进一步损害冠状动脉血流灌注；④使用阿司匹林，早期服用是急性心肌梗死治疗的基石，但必须权衡出血风险，判断有无颅内出血、血小板减少或持续出血，然后针对抗血小板治疗的风险–效益分析对每个病例进行单独评估；⑤经皮冠状动脉介入术（PCI）和冠状动脉旁路移植术（CABG）或全身溶栓。这些均是解剖重建阻塞血管的重要方法，但均需抗血小板和抗凝治疗，显然易于在创伤患者中引发或持续出血，特别是创伤性颅脑损伤的患者，因此必须相关学科一起权衡冠状动脉血流灌注和显著出血风险获益，从而选择有效的治疗方法。

（2）心律失常：创伤引起的酸中毒和循环儿茶酚胺水平升高均促进心律失常发生，大部分为快速性心律失常。其管理的第一步是评估稳定性，窦性心动过速是对组织对氧需求增加的生理反应，应识别和纠正发热、疼痛和贫血等易感因素，避免增加心肌需氧量和潜在缺血需求；当精神状态改变、少尿、缺血、充血性心力衰竭或由心律失常引起低血压等不稳定状态时，常需立即直流心脏复律；其次通过心电图、cTn 水平、血清电解质和胸片等识别和纠正易患心律失常的生理和病理因素，如电解质紊乱、血容量不足和通气不足引起的酸中毒。

三、创伤致新发心源性休克

（一）钝性心脏损伤

钝性心脏损伤（blunt cardiac injury，BCI）通常由机动车撞击等引起，约 20% 的创伤中合并存在，但在严重的胸部创伤或多系统创伤中，该损伤风险接近 76%。怀疑引起 BCI 的伤害包括胸骨骨折、肺挫伤、肩胛骨骨折、多发肋骨骨折和安全带损伤。尽管可能涉及多个腔室，最常见的损伤部位是右心室。BCI 包括室间隔破裂、游离壁破裂、冠状动脉血栓形成、瓣膜功能障碍、心力衰竭、轻微的心电图/酶异常或复杂的心律失常、心包压塞等。

所有出现胸部创伤或提示胸部创伤的患者均应接受心电图、心脏肌钙蛋白检查和心脏超声检查评估，因为约 13% 明显 BCI 患者可心电图正常，对血压低的患者应进行超声心动图检查，以排除或明确心肌和瓣膜结构、功能、心包积液等。当超声心动图记录异常室壁运动且心电图异常，应警惕冠状动脉血栓形成和夹层，可行冠状动脉 CT 成像或冠状动脉造影明确，必要时行血栓清除和支架置入术。

这种损伤的处理在积极纠正休克同时进行原发损伤处理，心脏穿孔、瓣膜病变可进行外科手术，心包积血引起压塞的患者同时进行心包穿刺处理，冠状动脉病变可进行冠状动脉内血栓清除和支架置入术治疗。

（二）创伤应激性心肌病

1990 年 Hikaru Sato 等人首次描述在没有显著冠状动脉病变情况下的瞬时急性左心室心尖膨胀病变，由于其类似章鱼形态，故称为 Takoesubo 心肌病（Takotsubo cardiomyopathy，TCM 或 TTC），也称应激性心肌病或心脏破裂综合征，可于多种疾病状态的应激情况下发生，以女性为主，触发因素包括突然强烈的情绪或身体压力，例如车祸等创伤、意外重聚、死亡失去近亲或朋友、被持械抢劫、害怕医疗干预、公开演讲和出庭等。对 1 109 名记录 TCM 患者分析发现 TCM 最常见的易感因素是心理障碍(24%;范围,0% ~ 49%)、肺部疾病(15%;范围,0% ~ 22%)和恶性肿瘤(10%;范围,4%~29%)。推测 TCM 的主要发病机制有肾上腺素能过度活跃导致:冠状动脉血管痉挛;[Ca^{2+}]浓度升高对心肌细胞的损伤;心肌脂肪酸代谢紊乱;绝经后雌激素缺乏;斑块破裂伴自发性溶栓;老年人交感神经过度加重。

多发创伤常波及年轻人,在这种情况下应激性心肌病是一种罕见但可能致命的并发症,表现为短暂的心肌收缩功能障碍。其中倒垂型在创伤年轻人中更常见,其特征在于左心室基底节段的运动减弱或不动而心尖收缩过强。内源性和外源性儿茶酚胺激增是其致病介质。

TCM 的典型临床表现为胸痛伴呼吸困难,在急性期可出现肺水肿、呼吸衰竭、心源性休克和心律失常(如心房颤动伴快速心室反应、室性心动过速或心室颤动),也有报道与 TCM 有关的致死性心室破裂,而且可能会出现急性左心室壁血栓,进而引起血栓栓塞并发症,如肾梗死或急性脑缺血。典型症状常在强烈的情绪或身体压力几个小时后发生,在这种情况下,哮喘发作或慢性阻塞性肺病恶化患者的 TCM 发病率更高。TCM 还与其他疾病有关,如癫痫、尿脓毒症、肺炎和重症监护疾病。

1.心电图检查　在 TCM 的初始阶段,心电图(ECG)通常主要在心前导联 V_2 ~ V_6 中显示 ST 段抬高,某些患者 ST 抬高仅存在几个小时。大多数情况下,急性 ST 段抬高的初始阶段及其恢复正常后,进行性 T 波倒置,3 d 后出现最大负峰值,在那之后,T 波变平并保持几天。校正 Q-T 间期在第一个负相 T 波时变长,随着 T 波变浅变短。偶尔,心电图改变局限于 ST 段压低和 Q 波的形成。除此之外,TCM 患者心电图改变的时间过程(图 37-1)与 STEMI 患者和经皮冠状动脉介入术(PCI)早期血运重建患者相似。

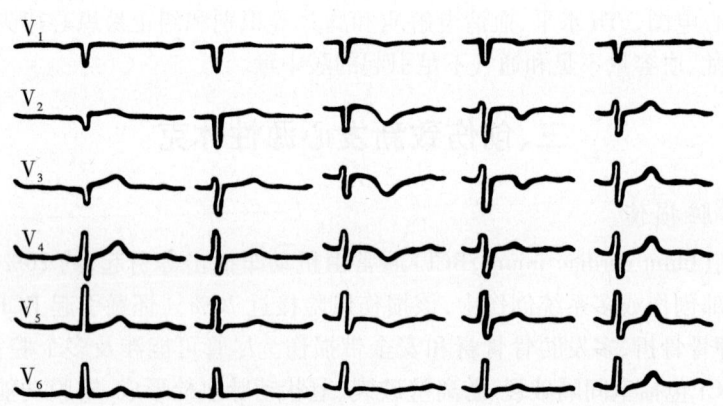

图 37-1　从症状发作后第 1 天开始,TCM 患者的 V_1 ~ V_6 导联心电图发生变化

2.实验室结果　与心肌运动不能的程度相比,肌钙蛋白和肌酸激酶(CK,CKMB)血清水平可能正常或不成比例地低,高达 1/3 的病例肌钙蛋白可能无升高。与心功能不全类似,在急性期血浆脑钠肽(brain natriuretic peptide,BNP)可升高,D-二聚体(纤维蛋白原的裂解产物)也可以升高。如果存在深静脉血栓形成或肺栓塞的临床症状,应进一步行超声或 CT 成像明确诊断。D-二聚体水平升高的原因被认为是血管内凝血伴继发性纤维蛋白溶解,因为斑块破裂伴有自发性溶解。

3.诊断　Bybee 等提出了确定 TCM 诊断的 4 个标准,近年由特发性心肌病研究委员会推荐将其纳入 TCM 诊断指南。①胸痛和呼吸困难;②心电图缺血或心肌酶升高的迹象;③排除显著的心绞痛狭窄或冠状动脉痉挛;④心室造影呈心尖球形膨胀;⑤排除:脑血管疾病、嗜铬细胞瘤、病毒或特发性心肌炎、肥厚型心肌病。到目前为止,区分 TCM 与 STEMI 的金标准是冠状动脉造影和心室造影。在 TCM 的情况下,通常进行紧急冠状动脉造影,可以帮助排除急性冠状动脉闭塞或冠状动脉的相关狭窄(图 37-2)。

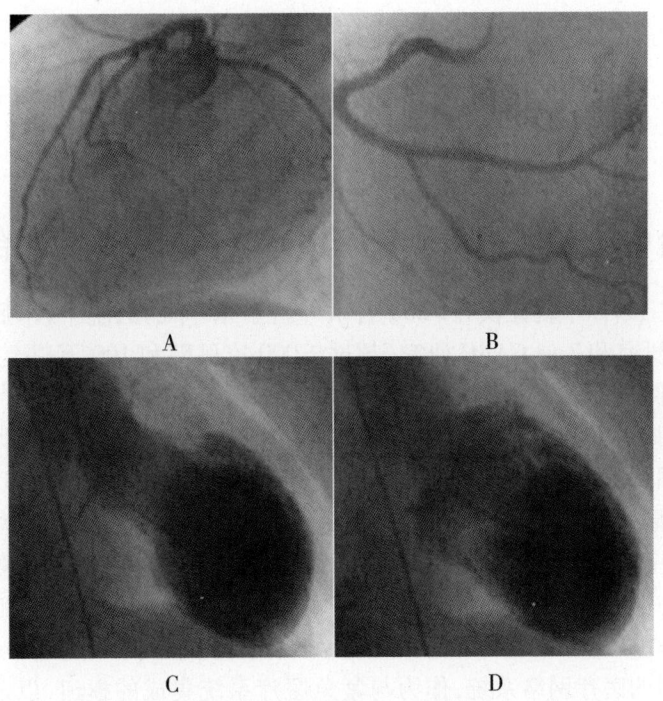

没有相关冠状动脉狭窄的血管造影,A. 左冠状动脉 B. 右冠状动脉;左心室有心尖膨胀 C. 心脏收缩 D. 心脏舒张。

图 37-2 Takotsubo 心肌病期间的典型血管和心室造影

4. 治疗 目前还没有关于创伤合并 TCM 治疗的官方指南。基于病例报告和已发表研究的结果的建议在积极处理原发创伤情况下,加用如下治疗措施,但无随机对照试验证据证明其疗效:①永久性阿司匹林;②永久性 β 受体阻滞剂;③ACE 抑制剂或血管紧张素受体阻滞剂;④根据美国纽约心脏病学会(American New York Heart Academy,NYHA)分级,在急性期使用醛固酮拮抗剂,在Ⅲ或Ⅳ期心力衰竭患者中使用更长时间;⑤避免使用硝酸盐、胺碘酮或索他乐尔、β 受体激动剂或正性肌力药。

根据临床情况,建议使用阿司匹林或氯吡格雷充分抑制血小板。对于左心室壁血栓或明显运动无能的患者,需要用肝素或口服维生素 K 拮抗剂进行短期治疗性抗凝治疗,直至左心室功能障碍改善或血栓消退为止。β 受体阻滞剂应在急性期给药。左心室功能障碍是应用 ACE 抑制剂或血管紧张素受体阻滞剂适应证。在急性期和 NYHA Ⅲ至Ⅳ期,应考虑使用醛固酮拮抗剂。通过抑制醛固酮对心肌的促炎作用,可以拮抗急性期的重塑。鉴于 TCM 可以再次发生,应考虑使用血小板聚集抑制剂和 β 受体阻滞剂进行永久性治疗。

怀疑交感神经过度活跃,应避免使用 β 受体激动剂或正性肌力药物。如存在腔室内梯度,禁忌硝酸盐,因为会增加梯度,从而损害心尖膨胀并导致进一步的血流动力学恶化。还应特别注意急性期的 Q-T 间期,因为如果去极化进一步延长,胺碘酮或索他洛尔等药物可以触发尖端扭转性室速。在心源性休克期间,主动脉内球囊反搏(IABP)可能是有益的。在 TCM 急性期或心室颤动后作为二级预防的适应证文献中没有关于植入式心律转复除颤器(implantable cardioverter defibrillator,ICD)的推荐。在这些病例中,ICD 植入的适应证应在考虑 TCM 相关的可逆性致心律失常 ECG 变化的基础上进行个体评估。

合并心源性休克和(或)心搏骤停患者按照相关治疗措施时行,对合并难治性心源性休克的患者尽早使用体外生命支持治疗,有报道证实了其疗效。

第五节　创伤后心源性休克治疗的新进展

一、建立救治中心和区域化治疗网络系统,强调移动救治团队的作用

　　Luft 及其同事在 1979 年就证实在>200 台次外科手术/年的医院中,术后死亡率低至 25% ~ 41%。对 15 项 PCI 研究和 7 项 CABG 研究(超过 2 000 家医院和 100 万以上患者)进行荟萃分析显示,大容量(>600 例)PCI 和 CABG 的中心院内死亡率更低。其他疾病也有类似的容量–结果关系,包括心力衰竭和肺炎以及需要机械通气(MV)的 ICU 患者。心源性休克因其急性复杂病症特点需要多学科治疗团队提供介入手术、外科手术和药物治疗,救治能力与医疗机构救治患者的数量、药物与手术水平显著相关。美国全国范围住院病例研究显示:治疗>107 例/年的医院能更好提供早期血运重建、心室辅助装置、体外膜氧合(ECMO)和血液透析,校正后的院内死亡率与医疗容量之间的关系为:医疗容量≥107、59 ~ 106、28 ~ 58 和<27 例/年死亡率分别为 37.0%、39.3%、40.7% 和 42.0%(P<0.05)。但值得注意的是,大容量单位多是学术单位,位于市区,因此建立与高容量医院一起使用的医疗网络系统,作为与紧急医疗系统集成的枢纽,以及具有明确定义的早期识别、管理和转移协议的辐射中心,有可能改善患者的治疗效果。

　　最早的心源性休克区域治疗系统之一是纽约心胸外科医师在 20 世纪 90 年代创立实施的、用于心脏切开术后难治性休克临时机械辅助循环支持的救治。该系统由枢纽机构辐射 402.336 km [250 mile(英里)]范围内的医院组成网络,其实施使存活率达到了 66%,远高于 25% 的同期存活率。心脏 RESCUE 前导研究证实在网络中成立一个移动性心源性休克团队的可行性。这项法国研究中,研究人员组建了一个由 22 个三级和 53 个非三级中心组成的网络,使用移动 ECMO 团队(由外科医师、灌注师和护士组成)将心源性休克患者 30 min 内稳定的转移到 3 个指定中心治疗,共转移 75 例患者,转移过程中无不良事件,32 名患者活着出院,1 年后仍有 30 名患者存活。亚利桑那州梅奥诊所移动团队报告了来自 18 家社区医院的 27 名患者,其中 56% 存活至出院。这些研究证明了移动心源性休克团队能够及早成功实施对心源性休克患者的支持和治疗的可行性。

　　拟建设休克中心特征:所有心源性休克区域转诊中心应满足现场监测、医疗服务和治疗技术,以协调和提供所有心源性休克从复苏到恢复、持续支持治疗或缓解的医疗服务,一些三级医疗中心组建了由心胸外科医师、介入心脏病专家、高级心力衰竭专家、重症监护专家和专职医疗专业人员组成的多学科休克小组,虽然没有证据表明这些团队能够改善结果,但他们可以集中医疗、外科和 MCS 心源性休克护理,对心源性休克的患者进行每日一轮的治疗,并与照顾患者的主要团队协调。在每个心血管治疗体系中,第三级高容量心血管中心应被指定为心源性休克接收中心,接受从下级单位适当选择转移的心源性休克患者,并进行进一步评估和治疗。

　　图 37-3 提供了心源性休克区域治疗的建议模型。国家和区域组织的领导将带头实施中心辐射式心源性休克治疗系统。中心需要创建移动多学科心源性休克团队,随时提供现场或异地咨询,转运和 ECMO 放置。此外,中心还应使用上述专业知识和资源来确定心源性休克救治单位。由于辐射医院患者病情和治疗技术可变,包括 PCI 和临时 MCS 放置,因此个别医院必须根据自身能力和专业开发心源性休克治疗流程。区域协议应实践管理标准化,提供无效参数,并在确定难治性心源性休克诊断后转移时间。

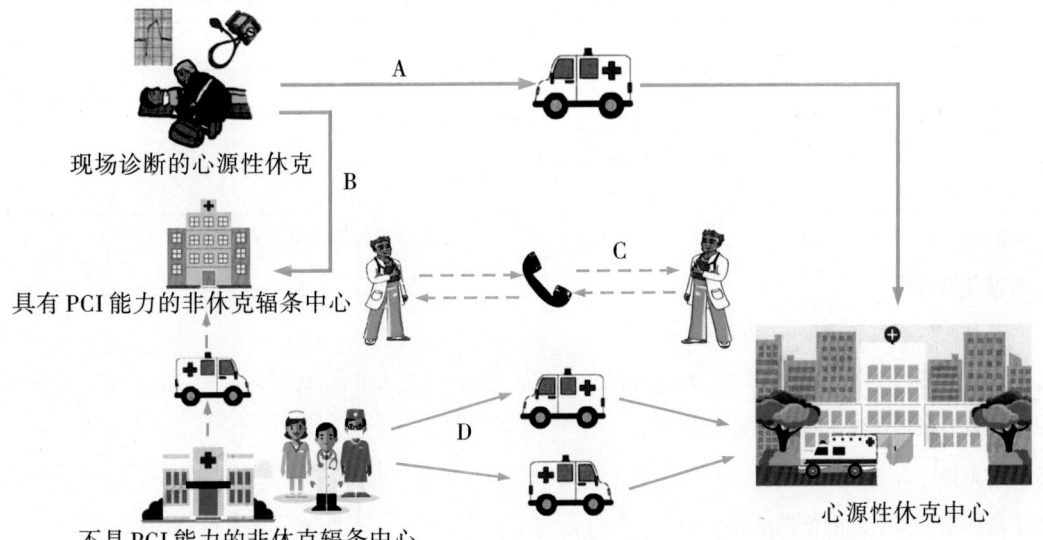

A. 通过 EMS 在现场诊断出心源性休克的患者可以直接运送到枢纽心源性休克中心,绕过最近的辐条设施;B. 心源性休克发病机制,转运时间和辐条中心能力应考虑绕过辐射医院,STEMI 患者可以转移到 PCI 中心进行行血运重建治疗,未分类休克的患者应转移到最近的急诊室;C. 对于接受 PCI 治疗的医院的患者,可以启动血运重建和稳定休克治疗,并尽快与中心休克团队进行医师与医师间对话;D. 来自枢纽中心的移动单元可以部署到辐射医院,以稳定并启动转移到心源性休克枢纽中心进行最终管理。出现在没有 PCI 功能的较小辐条中心的患者应立即转移到最近的 PCI 中心,或根据患者的临床状况和预计的转运时间,从心源性休克中心请求应用休克移动单元。

CS 表示心源性休克;EMS,紧急医疗服务;MD,医师;PCI,经皮冠状动脉介入治疗;STEMI,ST 段抬高心肌梗死。

图 37-3　建议的心源性休克区域治疗系统

二、重视各项治疗的同时,应关注姑息治疗

姑息治疗可以减轻身体和精神上的痛苦、改善生活质量、改善疾病晚期的治疗效果。然而,心源性休克患者姑息治疗的开始、评估和管理时机尚未得到很好的研究。2016 年 AHA 也只讨论了晚期心力衰竭和危重疾病姑息治疗,没有讨论心源性休克的姑息治疗。

对于没有心源性休克的晚期心力衰竭患者,尽管有严重的症状和多种并发症和合并症,国外转诊到姑息治疗中心的比例从 6%~8% 提高至 10%,但晚期心源性休克患者姑息治疗使用率从 1997 年的 6% 降至 2013 年的 2%,原因不明,重点可能是对姑息治疗的误解。

2016 年欧洲和 2013 年美国《心力衰竭指南》、2013 年国际心肺移植协会《MCS 心源性休克指南》均建议姑息治疗应成为多学科住院患者治疗的一部分。然而,由于研究和共识文献所提供的心源性休克姑息治疗时机有限,目前建议的客观标准主要是从心力衰竭和心源性休克文献中推断出来的(表 37-6)。在晚期心力衰竭患者,全因死亡的预测因素包括低射血分数、低 SBP、低血红蛋白和血清钠水平、高血清肌酐和 N 末端 pro-B 型利钠肽、高 NYHA 分级、住院患者状态、缺血性心脏病史、心房颤动、心力衰竭≥6 个月、心率>70 次/min、未接受 RAAS 和 β 受体阻滞剂治疗。两项晚期心力衰竭姑息治疗随机对照试验研究均发现心力衰竭早期阶段进行姑息干预可能有获益。在 1 项试验中,选择安慰性治疗患者比例在 3~6 个月内心力衰竭没有增加,其次,1 个月时症状负担减轻,1 个月生活质量得到改善,早期再住院、临终关怀使用和死亡无增加。

中华创伤休克学　特殊类型创伤性休克篇

表37-6　姑息治疗准备和(或)讨论和服务指导的客观、主观和以患者为中心的标准

姑息治疗准备的触发因素的提示指标(源自晚期心力衰竭)	评估		
	客观	主观	以患者为中心
年龄超过80岁且有2个以上危及生命的医疗问题	√	√	
恶化的并发症			
肾功能:	√		
需发开始透析	√		
入院高血尿素氮(>7.1 mmol/L/43 mg/dL)	√		
高血清肌酐(>243.1 mmol/L /2.75 mg/dL)	√		
大剂量利尿剂升级以维持容量状态	√		
低血红蛋白	√		
由于液体超负荷引起的低钠血症	√	√	
存在预后指标框架指南的金标准合并症	√		
超过3个及以上器官的多系统器官衰竭		√	
持续低血压 -入院收缩压低(≤15.33 kPa/115 mmHg)	√		
持续心动过速(心率>130次/min)	√		
持续显著的呼吸困难			
呼吸频率> 25次/min	√	√	
增加呼吸做功		√	√
休息时呼吸困难	√	√	√
超声示持续性肺瘀血	√	√	√
呼吸窘迫观察量表(RDOS) 8项:	√	√	√
心率			
呼吸困难			
无目的运动			
在吸气期间使用颈部肌肉			
腹部异常工作			
呼气末咕噜声			
鼻涕			
面部表情的恐惧			
重症监护-RDOS298-5项	√	√	√
心率			
在吸气期间使用颈部肌肉			
腹部异常工作			
面部表情恐惧			
补充氧气			
心搏骤停后	√		
持续性疼痛(重症护理疼痛观察工具:面部表情,身体运动,肌肉紧张和符合呼吸机)	√		

姑息治疗准备的触发因素的提示指标(源自晚期心力衰竭)	评估		
	客观	主观	以患者为中心
心律失常,严重			
慢性室性心动过速	√		
室性心律失常对药物无效	√		
住院			
因急性失代偿而住院急诊	√		
住院时间≥10 d,ICU 入院时间延迟	√		
多家医院入院			
在过去 12 个月内≥2 次入院	√		
血管活性药物治疗或暂时性机械辅助循环依赖性没有进一步的治疗选择	√		√
由于顽固性身体症状导致的功能状态恶化			
有限的自我保健;每天的>50% 在床上或椅子上		√	√
纽约心脏协会功能分类Ⅲ-Ⅳ		√	√
需要呼吸机支持			
药物支持	√		√
机械支持(插管)			
低氧血症:SpO₂<90% 或 PAO₂<8 kPa/60 mmHg	√		
高碳酸血症:PaCO₂>6.67 kPa/50 mmHg	√		
无创正压通气支持			
晚期心力衰竭的征象			
心脏恶病质;血清白蛋白<25 gm/L	√		
6 min 步行试验<300	√	√	√
耗氧量峰值<14 ml/(kg·min)	√		√
过去 6 个月累积体重减轻>10%	√	√	
低灌注(少尿<0.5 ml/kg/时≥6 h)	√	√	√
严重疲劳	√	√	√
幸福感减少		√	√
住院期间 B 型利钠肽极度升高或升高			
植入式心律转复除颤器频繁电休克			
肾素-血管紧张素抑制剂和(或)β 受体阻滞剂不耐受	√		
家庭要求		√	√
严重跌倒;转移到养老院	√	√	√
主要操作高风险或治疗高负担			√
认知衰退/痴呆/谵妄触发	√	√	√
-蒙特利尔认知评估≤25	√		
谵妄:			
重症监护谵妄筛查清单(ICDSC)	√	√	√

续表 37-6

姑息治疗准备的触发因素的提示指标（源自晚期心力衰竭）	评估		
	客观	主观	以患者为中心
混淆评估方法-ICU（CAM-ICU）	√	√	
脆弱的增加；至少以下 3 项： 虚弱；步行速度慢，体重明显减轻，疲惫，体力活动减少，抑郁	√	√	√
院内死亡风险评分模型	√		
-获取指南计划模型：			
年龄较大			
收缩压降低			
血尿素氮较高			
心率较高			
低钠血症			
慢性阻塞性肺病史			
非黑人种族	√		
-急性失代偿心力衰竭国家登记处（ADHERE）模型：入院	√		
血尿素氮≥7.1 mmol/L/43 mg/dL			
收缩压≤15.33 kPa/115 mmHg			
血清肌酐			
≥243.1 mmol/L/2.75 mg/dL			
1 年死亡率风险 > 25%			
-西雅图心力衰竭模型	√	√	
-急性心力衰竭住院治疗：	√		
年龄较大			
慢性阻塞性肺病史			
入院时收缩压<20 kPa/150 mmHg			
低钠血症			
机械辅助循环支持咨询			√

　*触发器包括无法在没有帮助的情况下行走，尿失禁和大便失禁，没有持续有意义的对话，无法进行日常生活（包括工作）或日常生活的基本活动（喂养、洗澡、梳理、穿衣、节制、上厕所、转移、移动性、应对楼梯）。

　　心源性休克姑息治疗咨询的时间受诸多挑战：首先心源性休克是急性病，家属和医务人员讨论预先提示、治疗变化、生活质量、治疗是旨在预防还是控制令人痛苦的症状为目的的时间极少；第二缺乏经过验证的预后工具和治疗过程中的可变性是治疗起始的障碍，例如，患者可在心源性休克装置植入、冠状动脉血运重建或静脉血管活性疗法后短暂改善，然而，正如前述接受治疗的心源性休克患者的预后仍不明确。鉴于我们无法准确确定哪些心源性休克患者需要姑息治疗，可能需要在治疗过程中将支持方法与姑息治疗尽早相结合，无论在起病如何，都应以客观、个体化、患者为中心的评估标准和工具来指导姑息治疗。建议不论采用何种机械支持心源性休克，多学科评估团队包括姑息治疗医师应给出围置入期死亡的风险。表 37-7 中提供了心源性休克住院患者姑息治疗与支持治疗的建议。

表 37-7 心源性休克中全球姑息治疗管理的建议

管理内容	以患者为中心的支持性治疗建议
咨询服务	讨论晚期治疗决策、个人目标、情感/实践/精神支持、症状控制和护理以及疾病知晓和变化轨迹,为支持性治疗决策做准备
在协调健康服务方面受过培训的姑息治疗专家、心脏病学团队成员(心理学家、牧师、医师和护士),并提供社会心理支持	确保姑息治疗干预与治愈性治疗是并行的、全面的、根据患者价值观和疾病优先量身定制; 解决恐惧和担忧,保持开放、信任的对话; 使用直接、简单的信息和日常用语; 为临终关怀(可能随时间变化)选择重置目标、症状、治疗偏好和自我决定提供持续服务/支持
特定于心源性休克准备计划的考虑因素	准备人工营养、血液透析、机械通气和放电后康复; 考虑与多次静脉输液和血流动力学监测相关的报警疲劳; 评估潜在的机械辅助循环支持装置应用可能:慢性感染和长期应用抗生素、围手术期发病率和死亡率、中风或颅内出血、复发性胃肠道出血、装置故障/泵衰竭、经济负担、术后并发症和心脏手术后应激
准备撤回维持生命的措施	评估并考虑每位患者的愿望; 讨论退出流程、期望什么以及如何解决令人不安的因素; 拔管时确保有经验的医师、护士和呼吸治疗师在场 如果患者在退出过程中遇到不适,应尽快恢复; 定期在床边进行巡视,确保为患者、家属和医疗保健提供者间的情感和心理支持; 尽可能将患者安置在私人房间,或使用窗帘和标牌保护隐私; 为家庭成员提供一个私密、安静、舒适的空间,与患者的房间分开; 允许家庭成员在退出期间在床边,并参与患者护理; 在可能的情况下,停止使用麻醉药物,以便在撤销生命支持之前更好地评估不适症状; 在戒断过程中继续使用阿片类药物,并根据痛苦的迹象或症状进行滴定,如果患者以前没有使用阿片类药物,吗啡是戒断过程中疼痛或呼吸困难的首选药物; 用阿片类药物有效治疗疼痛和呼吸困难后,使用镇静药物;在戒断过程中可以使用阿片类药物和镇静药物 ICU 工作人员应制订撤销生命维持治疗和设备的程序(植入式心律转复除颤器、呼吸机、心室辅助装置、正性肌力药或血管加压药、连续性肾脏替代疗法、肠内或肠外管饲和静脉输液); 生命维持措施的个性化撤销;逐步撤离,并确保在每一步都可管理痛苦的迹象和症状; 在机械呼吸撤离时,尽可能室内空气,而不是无创机械通气 移除所有监测(获取血液或尿液样本、遥测或血流动力学监测、体重测量、摄入量和输出等)
身体症状	评估疼痛,呼吸困难,失眠,厌食,疲劳和躁动;记录调查结果和处理(包括理由);包括药剂师、营养师,以及治疗决策中的物理和职业治疗师;考虑补充和替代医学(针灸师,艺术或音乐治疗师,按摩治疗师);使用有效,可靠的工具(见表 37-6 建议)来评估症状
情绪(焦虑和抑郁)和精神挑战	识别情绪,表现同理心,并使用共享的决策框架进行交流涉及精神病学家或心理学家,牧师,药剂师,社会工作者和案例管理考虑灵性,保险,财务问题和社会支持

管理内容	以患者为中心的支持性治疗建议
一般措施	在姑息治疗计划中考虑合并症,包括虚弱,谵妄和痴呆,与家庭成员和支持团队建立支持性关系; 讨论存在时植入式心律转复除颤器的停用 了解常规护理行为并尽可能保持,特别是在重症监护转移后

ICU,重症监护病房;MV,机械通风。

三、未来发展方向

由于创伤后心源性休克的发生率低,目前缺乏相关随机对照试验或大样本研究,因此需多中心大样本观察,以明确各项治疗手段的价值,同时解决重要临床知识与治疗间的不匹配,如心源性休克的严重程度不同临床结果变异很大;基于大样本研究开发精确、简单、实用的危险分层工具用于指导治疗决定,并通过多种临床和病理条件验证,最终通过结合临床和生物标志物参数结合确定何时采用侵入性、药物治疗或姑息治疗,确定何种方法可能最合适或无效;强化网络救治,优化各项流程,提高救治效率和效果。

参考文献

[1]刘良明,白祥军,李涛,等.创伤失血性休克早期救治规范[J].创伤外科杂志,2017,19(12):881-883.

[2]ALBORZI Z,ZANGOURI V,PAYDAR S,et al. Diagnosing myocardial contusion after blunt chest trauma[J]. J Tehran Heart Cent,2016,11(2):49-54.

[3]BONACCHI M. Extracorporeal life support in polytraumatizedpatients[J]. Int J Surg,2016,33(Pt B):213-217.

[4]CHEAH C F,KOFLER M,SCHIEFECKER A J,et al. Takotsubo cardiomyopathy in traumatic brain injury[J]. Neurocrit Care,2017,26(2):284-291.

[5]CHIARIELLO G A,BRUNO P,COLIZZI C,et al. Takotsubo cardiomyopathy following cardiac surgery[J]. J Card Surg,2016,31(2):89-95.

[6]DEN UIL C A,AKIN S,JEWBALI L S,et al. Short-term mechanical circulatory support as a bridge to durable left ventricular assist device implantation in refractory cardiogenic shock:a systematic review and meta-analysis[J]. Eur J Cardiothorac Surg,2017,52(1):14-25.

[7]ESPOSITO M L,KAPUR N K. Acute mechanical circulatory support for cardiogenicshock:the "door to support" time[J]. F1000Res,2017,22(6):737.

[8]FERRARI M,KRUZLIAK P,SPILIOPOULOS K. An insight into short-and long-term mechanical circulatory support systems[J]. Clin Res Cardiol,2015,104(2):95-111.

[9]JAYARAMAN A L,CORMICAN D,SHAH P,et al. Cannulation strategies in adult veno-arterial and veno-venous extracorporeal membrane oxygenation:techniques,limitations,and special considerations[J]. Ann Card Anaesth,2017,20(Suppl):S11-S18.

[10]LE GALL A,FOLLIN A,CHOLLEY B,et al. Veno-arterial-ECMO in the intensive care unit:From technical aspects to clinical practice[J]. Anaesth Crit Care Pain Med,2018,37(3):259-268.

[11]LEVY B,BASTIEN O,BENDJELID K,et al. Experts' recommendations for the management of adult

patients with cardiogenic shock[J]. Annals of Intensive Care,2015,15(1):16-17.

[12]LILITSIS E,XENAKI S,ATHANASAKIS E,et al. Guiding management in severe trauma:reviewing factors predicting outcome in vastly injured patients[J]. J Emerg Trauma Shock,2018,11(2): 80-87.

[13]MEUWESE C L,RAMJANKHAN F Z,BRAITHWAITE S A,et al. Extracorporeal life support in cardiogenic shock:indications and management in current practice[J]. Neth Heart J,2018,26(2): 58-66.

[14]MILLER P E,SOLOMON M A,MCAREAVEY D. Advanced percutaneous mechanical circulatory support devices for cardiogenic shock[J]. Crit Care Med,2017,45(11):1922-1929.

[15]MØLLER M H,CLAUDIUS C,JUNTTILA E,et al. Scandinavian SSAI clinical practice guideline on choice of first-line vasopressor for patients with acute circulatory failure[J]. Acta Anaesthesiol Scand,2016,60(10):1347-1366.

[16]MØLLER M H,GRANHOLM A,JUNTTILA E,et al. Scandinavian SSAI clinical practice guideline on choice of inotropic agent for patients with acute circulatory failure[J]. Acta Anaesthesiol Scand, 2018,62(4):420-450.

[17]NAPP L C,KÜHN C,BAUERSACHS J. ECMO in cardiac arrest and cardiogenic shock[J]. Herz, 2017,42(1):27-44.

[18]PATEL H,NAZEER H,YAGER N,et al. Cardiogenic shock:recent developments and significant knowledge gaps[J]. Curr Treat Options Cardiovasc Med,2018,20(2):15.

[19]SHISHEHBOR M H,MOAZAMI N,TONG M Z,et al. Cardiogenic shock:from ECMO to Impella and beyond[J]. Cleve Clin J Med,2017,84(4):287-295.

[20]SLADEN R N. New innovations in circulatory support with ventricular assist device and extracorporeal membrane oxygenation therapy[J]. Anesth Analg,2017,124(4):1071-1086.

[21]SODHI N,LASALA J M. Mechanical circulatory support in acute decompensated heart failure and shock[J]. Interv Cardiol Clin,2017,6(3):387-405.

[22]TEWELDE S Z,LIU S S,WINTERS M E. Cardiogenic shock[J]. Cardiol Clin,2018,36(1):53-61.

[23]THOMAZ P G,MOURA LA JÚNIO R,MURAMOTO G,et al. Intra-aortic balloon pump in cardiogenic shock:state of the art[J]. Rev Col Bras Cir,2017,44(1):102-106.

[24]TOUCHAN J,GUGLIN M. Temporary mechanical circulatory support for cardiogenic shock[J]. Curr Treat Options Cardiovasc Med,2017,19(10):77.

[25]VAN DIEPEN S,KATZ J N,ALBERT N M,et al. American heart association council on clinical cardiology;council on cardiovascular and stroke nursing;council on quality of care and outcomes research;and mission:lifeline. contemporary management of cardiogenic shock:a scientific statement from the american heart association[J]. Circulation,2017,136(16):e232-e268.

[26]VINCENT J L,QUINTAIROS E,SILVA A,et al. The value of blood lactate kinetics in critically ill patients:a systematic review[J]. Crit Care,2016,20(1):257.

[27]WOLL M M,MAERZL L. Surgical critical care for the trauma patient with cardiac disease[J]. Anesthesiol Clin,2016,34(4):669-680.

[28]ZONIES D. ECLS in trauma:practical application and a review of current status[J]. World J Surg, 2017,41(5):1159-1164.

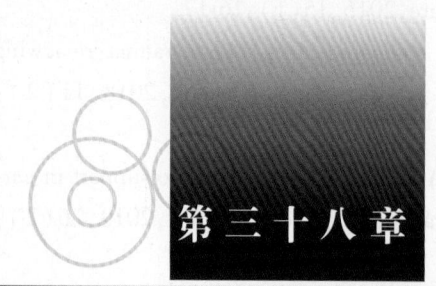

第三十八章

神经源性休克

徐伦山

第一节　神经源性休克的概念与分型

一、概　念

休克是指由于心输出量不足或周围血流分布异常引起周围组织的血流灌注量不足,不能维持生命需要的一种状态。休克是一组临床综合征,指的一种病理生理状态,主要特征是有效循环血量减少,引起微循环的功能异常,从而导致多器官细胞功能障碍。典型的临床表现是:面色苍白或发绀、四肢湿冷、脉搏细速、脉压减小、尿量减少、意识模糊。

神经源性休克(neurogenic shock)系指调节循环功能的神经本身受到刺激或破坏,血管张力改变血管扩张导致相对低血容量所引起的低血压状态。神经本身的损害可以是脑、脊髓,也可以是外周神经;可以为器质性,也可以是功能性;可以是继发性,也可能为原发性损害所致。其休克的发生常极为迅速,且具有很快逆转的倾向,但也有难以逆转的顽固性休克。神经源性休克,最常见于颈段或高位胸段脊髓的损伤,与脊髓休克不同,脊髓休克是一过性神经传导失能导致感觉和运动功能丧失。

二、分　型

神经源性休克根据发病机制分3个亚型。

1.神经源性心源性休克　神经源性心源性休克最常见之神经源性休克,交感通路中断,副交感通路占优势,表现为低血压、心动过缓和皮肤湿暖,最常见疾病为高位脊髓损伤和吉兰-巴雷综合征(Guillain-Barre syndrome)。

2.心源性休克　心源性休克见于蛛网膜下腔出血并发源自儿茶酚胺激增后心肌顿抑,或脑缺血卒中,特别是累及右岛叶的脑缺血卒中。

3.神经内分泌性休克　神经内分泌性休克见于创伤性颅脑损伤、蛛网膜下腔出血、下丘脑缺血性卒中导致的垂体功能低下或肾上腺功能不足。

第二节　神经源性休克的病理生理学

在正常情况下,血管运动中枢(大脑皮质、间脑和延髓)不断发放神经冲动沿交感神经网到达全身小血管,使其维持一定的张力。当血管运动中枢受抑制或者交感神经传出纤维受阻时,小血管张力丧失而扩张,外周血管阻力下降,大量血液淤积在微循环中,回心血量急剧减少,血压降低,导致神经源性休克。常发生于颈椎或高节段胸椎损伤,其中以高位脊髓损伤较常见,深度麻醉及部分中枢神经系统病变亦可导致血管运动中枢受抑制。

脊髓损伤分原发性和继发性,当损伤节段高于胸$_6$(T$_6$)水平时,即颈椎或上胸椎骨折或脱位时,容易损伤下行的交感神经通路,出现血流动力学改变。原发性脊髓损伤发生在初始损伤的几分钟内,中间外侧核、外侧灰质、前根轴突和神经膜的直接损伤,导致交感神经张力受损。继发性脊髓损伤发生在初始损伤后数小时至数天,是血管损害、电解质迁移和水肿的后果,导致损伤部位的灰质进行性出血性坏死。在细胞水平,N-甲基-D-天冬氨酸(N-methyl-D-aspartic acid,NMDA)聚集,电解质紊乱,线粒体损伤和缺血再灌注损伤,导致可控和不可控的细胞凋亡。神经源性休克是原发性和继发性脊髓损伤伍合的后果,导致交感神经张力丧失,迷走神经失去拮抗,副交感神经反应占优势,导致心率慢,静息低血压,直立性低血压,血压规律适应性丧失,血压昼夜波动丧失和外周肾上腺素受体高敏。

脑部某些结构的损伤也可能导致血管扩张性神经源性休克的发生,如岛叶、杏仁核、下丘脑外侧结构以及延髓等。皮质结构功能的不对称性在这方面有所体现,右侧岛叶的损害容易表现出副交感系统失能而交感系统占优,左侧岛叶相反,其损伤表现出低血压和心动过缓。

神经源性心源性休克,主要见于蛛网膜下腔出血和创伤性颅脑损伤,也可见于缺血性卒中和脑内血肿患者。心功能障碍是此类疾患广为所知的一种并发症,交感神经系统过度激活导致的儿茶酚胺风暴为关键原因。蛛网膜下腔出血后去甲肾上腺素水平可增加3倍,持续10 d或更长时间,选择性心肌细胞坏死又称为收缩带坏死,是儿茶酚胺风暴损害的标志,并不由冠状动脉粥样硬化所导致。儿茶酚胺风暴直接损伤心肌细胞,导致心肌收缩力下降;另外由于心脏前后负荷增加,每搏输出量(stroke volume,SV)降低,反射性心动过速并不能代偿,导致心输出量不足及休克表现。这种短暂的左心室功能障碍伴心肌顺应性丧失产生的特征性改变,在心室造影及胸片上呈现日式章鱼瓶样改变。

儿茶酚胺风暴不仅会导致神经源性心源性休克,也常导致神经源性肺水肿。神经源性肺水肿可继发于神经源性心源性休克,也可单独出现。神经源性心源性休克,伴或不伴神经源性肺水肿,通常是短暂的,在数天到2周内消退,治疗的重点主要在于维护脑组织血流灌注和供氧,避免继发性脑损害。

儿茶酚胺激增会导致心源性休克,儿茶酚胺不足也会导致休克,下丘脑-垂体-肾上腺轴的不足被认为是休克的重要原因。源于下丘脑-垂体反馈环路的损伤可导致肾上腺素能不足,可产生神经内分泌性休克,急性颅脑损伤尤其是创伤性颅脑损伤和蛛网膜下腔出血,累及下丘脑、垂体以及其关联结构时,伤后4 d内容易出现肾上腺皮质功能不全,发生低血压状态概率高。小剂量血管升压素对恢复血压有效。

第三节 神经源性休克的流行病学与病因

一、流行病学

由于前瞻性流行病学研究数量较少,很难确定神经源性休克的自然发病率。高位颈椎脊髓[第1~5颈椎(C$_{1-5}$)]损伤神经源性休克的发生率为31%,低颈段脊髓损伤24%,第6胸椎(T$_6$)以上胸椎损伤7%。美国每年有8 000~10 000人患创伤性脊髓损伤。单纯脊髓损伤,神经源性休克的发生率8.8%~14.2%,有报道颈髓损伤高达29%的神经源性休克发生率。根据左心室射血分数测定,蛛网膜下腔出血和缺血性卒中所致的神经源性心源性休克发生率为9%~15%。创伤性颅脑损伤所致的下丘脑-垂体-肾上腺轴功能不足约50%,其中发生神经内分泌性休克者占26%。

二、病 因

1.脊髓损伤 颈胸椎[第6胸椎(T_6)以上]损伤,损伤后不恰当的固定或搬动会较重或导致脊髓损伤。

2.脊髓麻醉及药物的不良反应 许多药物可破坏循环反射功能而引起低血压休克如氯丙嗪、安宁、降血压药物(神经节阻滞剂、肾上腺素能神经元阻滞剂和肾上腺受体拮抗剂),麻醉药物[包括全身麻醉、脊椎麻醉(腰麻)、硬膜外麻醉],均可阻断自主神经,使周围血管扩张,血液淤积,发生低血压休克。

3.吉兰-巴雷综合征 本病是以周围神经和神经根的脱髓鞘痉挛及小血管炎性细胞浸润为病理特点的自身免疫性周围神经病。

4.自主神经疾病或其他神经系统疾病 如多系统萎缩是一类逐渐进展的神经退行性疾病,主要累及锥体束、小脑和自主神经。伴发于糖尿病、淀粉样变性或免疫介导的周围神经病。

5.其他 脑梗死、颅脑创伤、蛛网膜下腔出血、炎症等所致的脑功能障碍。

第四节 神经源性休克的临床表现

一、神经源性血管扩张性休克的临床表现

通常,在其他形式的休克中,交感神经系统通过释放肾上腺素和去甲肾上腺素(其主要的化学介质)来触发各种代偿机制。这些神经递质引发心率加快,呼吸加快和出汗。它们还会引发血管收缩,将血液从四肢分流到重要器官。在神经源性休克中,机体失去激活交感神经系统的能力,并且不能触发这些补偿机制,保留副交感神经张力。因此,神经源性血管扩张性休克的独特表现如下。

1.低血压 ①由于突然的大量血管舒张引起的瞬时低血压;②直立性低血压无反射性心动过速现象。

2.皮肤潮红 由于血管舒张和血管不能收缩导致的皮肤温暖,颜色潮红。

3.阴茎异常勃起。

4.心动过缓 极少数出现心脏停搏。

5.中心静脉压(CVP)正常或低 全身静脉阻力(SVR)始终很低,每搏输出量和心输出量降低,毛细血管再充盈时间正常。

6.当存在脊髓损伤时,在损伤平面上下肌肉和血管床的张力不一致 如果损伤低于第5颈椎(C_5),因肋间肌的神经控制丧失而出现膈式呼吸;损伤高于第5颈椎(C_5),则由于失去对膈肌的神经控制,呼吸减弱,甚至呼吸停止。在胸部受伤[第7胸椎(T_7)],上肢皮温色泽正常,而第7胸椎(T_7)以下的血管扩张导致下肢皮肤温暖红润。

7.其他独特表现 血管加压药超敏反应,由于损伤平面以下血管床肾上腺素受体高敏,升压药(去氧肾上腺素等血管活性药物)可导致严重的可能难以控制反跳性高血压状态。

二、神经源性心源性休克的临床表现

神经源性心源性休克表现为低血压和心动过速,很少见到心动过缓。外围血管的收缩,导致高SVR和皮肤湿冷。中心静脉压(CVP)、肺动脉楔压(PAWP)和舒张末期容积指数(EDVI)正常

或偏高,每搏输出量和心输出量降低。心肌酶谱中肌钙蛋白、肌酸激酶(CK)、CK-MB 升高,但幅度低于心肌梗死水平。目前很难确定一个酶谱分界值,区分神经源性心源性休克和心肌梗死伴动脉粥样硬化性冠状动脉疾病。蛛网膜下腔出血所致的心源性休克肌钙蛋白-I 水平的分界值为 2.8 μg/L,而 CK-MB 无助于区分这两类心肌损伤。肌钙蛋白水平更高时,需要怀疑真正意义的心肌梗死,心电图和超声心动图有助于诊断。

三、神经内分泌源性休克的临床表现

血流动力学指标 CVP,SVR,每搏输出量和心输出量都低于正常,对升压药反应不佳。皮质醇水平低于基础值是此疾病的标志。ACTH 激发试验常导致皮质醇水平适当增加,这并不排除神经内分泌神经源性休克的存在,因为肾上腺通常不是主要的受累器官。基于这个原因,目前没有能检测神经内分泌神经源性休克的试验。氢化可的松的试验性治疗在临床上能够证实这种休克的存在。

第五节 神经源性休克的评估和诊断

一、评估措施

1. 排除失血性休克 创伤患者休克一般考虑为出血所致,在神经重症监护病房,任何情况下出现低血压和休克症候群,必须首先排除引起休克的全身性原因。特别是在瘫痪的患者中(例如,一个高位脊髓损伤患者),判别其他危及生命的损伤可能相当困难。低血容量性休克的迹象即使在患有严重内出血的患者中也可能不明显,因为缺乏交感神经张力。没有血管收缩后的皮肤苍白表现,也没有反射性心动过速。患者甚至可能在继续出血的同时保持心动过缓。同理,患者即使存在腹部创伤也可能缺乏腹膜刺激症状。如低血压较复杂,或持续性进展,则需要考虑神经源性休克以外的原因,并给予一一排除。

2. 血流动力学监测 ①动脉置管获得平均动脉压(MAP);②中心静脉压(CVP),合并颅内损伤时首选锁骨下静脉穿刺置管,且适合于颈椎固定患者;③肺动脉导管(PAC)等技术,或利用超声技术、生物电阻抗技术,扁平张力法等无创连续的血流动力学监测技术获取血流动力学参数,以前负荷(PC-WP)为横坐标、心脏指数(CI)为纵坐标,绘制 Starling 曲线,是了解和指导休克血流动力学治疗最合适的方法。

3. 心电图或动态心电图 心电图改变常见,但通常是非特异性改变,包括 Q-T 间期延长,T 波倒置及 ST 段压低等,心律失常也较常见,表现为窦性心动过速。

4. 血清心肌酶血清心肌标志物 动态心肌酶谱测量,血清心肌标志物的改变,特别是肌钙蛋白的水平能够反映心肌损伤情况。

5. 胸部 X 射线片 因肺水肿和神经心源性损伤可以一起或单独发生,胸部 X 射线片是重要诊断工具,尤应寻找肺部血管淤血征象并评估心脏大小和轮廓及形状。

6. 超声心动图 对于理解休克的病因非常重要。在大多数情况下,经胸超声心动图就足够了。典型的超声心动图心尖部呈气球样膨出,这是儿茶酚胺介导的除心尖部外心肌顿抑的结果,心尖部缺乏交感神经支配而豁免。与冠状动脉支配不一致的节段性室壁运动异常是另一个特征性超声心动图征象。

7. 血液或脑脊液培养 在伴有发热的休克患者,怀疑败血症时需要血液培养;怀疑颅内感染时需脑脊液培养。

8. 血清皮质醇水平监测 应始终考虑肾上腺功能不全,在休克早期阶段即获得随机血清皮质

醇水平。

9.肺栓塞情况监测　由于肢体肌力和血流动力学改变的缘故,肺栓塞发生率比较高,而当前肺栓塞是可防可治的,因此必须警惕肺栓塞情况,特别是在难治性休克时。Wells评分量表,结合D二聚体检测,可以有效地预测患者发生肺栓塞的风险。

10.脊柱脊髓检查　包括平片、CT以及MRI获得脊髓脊柱压迫以及挫裂伤、脊髓水肿情况。CT及MR能够显示脊柱骨质或脊髓损伤,但脊髓损伤不一定伴有神经源性休克,神经源性休克的评估,仍需要结合影像、血流动力学监测以及临床检查进行综合评估。

二、诊　断

诊断比较难,因为创伤患者休克一般考虑为出血所致,难以考虑到血液分布异常所致。另外,神经源性休克相对少见。诊断神经源性休克,需要同时进行分型。心率缓慢、低血压和皮肤潮红是神经源性血管扩张性休克的典型特征,伴有颈椎及高节段胸椎损伤史,局部脊柱区域压痛,椎体骨折或错位时,排除失血性因素和低血容量因素外,需要考虑脊髓损伤导致的神经源性休克。蛛网膜下腔出血、脑卒中或创伤性颅脑损伤时静息状态下收缩压低于90 mmHg,伴有相应典型特征(章鱼瓶样改变心脏或血清皮质醇水平低下)时,需要考虑神经源性心源性休克或神经内分泌性休克,同样需要排除其他原因引起的休克。

三、鉴 别 诊 断

神经源性休克不应与低血容量性休克相混淆。在神经源性休克中,低血压与心动过缓有关,而低血容量性休克则发生心动过速。在神经源性休克中,除暴露于寒冷环境的患者外,皮肤温暖干燥。应该注意,因为神经源性和低血容量性休克可能共存,当发生这种情况时,因缺乏反射性地血管收缩效应,神经源性休克加剧了失血性休克对机体的影响。

第六节　神经源性休克的治疗

神经源性休克患者需要早期主动治疗的两个重要原因:①预防缺氧和低血压引起的继发性脑损伤;②神经源性休克,特别是心源性和神经内分泌型的,短暂,易于治疗,急性期尽管外表奄奄一息,但仍预后好。识别哪些患者处于危险中非常困难,但对蛛网膜下腔出血患者来说,神经系统评分较差,年龄大于30岁,心室复极异常,发生神经源性休克的风险较高。一旦做出神经源性休克的诊断,则需做出分型,治疗计划需要根据分型进行制订。任何情况下,维持正常血容量是最重要的,也是其他治疗的前提。一般而言,需要使用升压药以获得理想的平均动脉压和脑灌注压(cerebral perfusion pressure,CPP)。颅内压监护作为一个重要的管理措施,很有帮助,能够间接测量CPP。推荐CPP≥65 mmHg。其他监测指标包括脑血流量和脑组织氧分压(partial pressure of brain tissue oxygen,PbtO$_2$)测定。

一、开通气道,保证呼吸和建立循环

外伤或病变导致急性损害时,必须在开通气道,保证呼吸和建立循环(ABCs),即气道通畅、呼吸循环稳定情况下进一步评估。神经源性休克最常见于脊髓损伤,必须排除并维持气道通畅,高位脊髓的损伤,由于呼吸肌失神经支配,患者不能维持足够的通气,高于颈$_3$平面的脊髓损害可能出现呼吸停止,继发心脏停搏死亡。第5颈椎(C$_5$)以上的脊髓损伤应尽快气管插管,尽可能在清醒或不加重脊髓损伤情况下,以最小幅度插管。第5颈椎(C$_5$)以下是否需要插管,需要根据具体情

况如是否合并连枷胸、肺损伤等选择。呼吸以呼吸机支持的时间与损伤平面相关,第 1~4 颈椎($C_{1~4}$)平均 65 d,第 5~8 颈椎($C_{5~8}$)平均 22 d,胸椎损伤平均 12 d。

二、液 体 复 苏

神经源性休克的初始管理侧重于血流动力学的稳定。应首先治疗低血压以防止继发性损伤,包括脑和脊髓的继发性损伤。如伴有脑损伤,避免使用甘露醇,而选择高渗盐水。血流动力学稳定的治疗首选静脉液体复苏,以适应血管扩张的需求。无创或有创的容量检测有助于指导精准的液体复苏。常用的胶体液为低分子右旋糖酐、706 代血浆、血浆和白蛋白等;晶体液为生理盐水、各种平衡液、5% 葡萄糖生理盐水。

三、血管活性药物使用

血管扩张性神经源性休克可能难以治疗。一般来说,迷走神经张力占主导地位;但是,在这种状态下,患者常有外周 α 肾上腺素受体高反应性,限制使用去甲肾上腺素、肾上腺素、麻黄碱和去氧肾上腺素(苯肾上腺素)。应该避免使用拟交感神经药物,因为它们可能导致严重的血压波动。由于精氨酸血管升压素(AVP)作用于 V_1 受体,不影响 α 或 β 肾上腺素受体,可能比儿茶酚胺或去氧肾上腺素对这种神经源性休克的治疗更有优势。但 AVP 对神经状况不良患者的影响,目前不清楚。除了升压药外,对于难治性心动过缓和低血压,可以考虑临时起搏器和(或)阿托品治疗。

在神经源性心源性休克中,需要正性心肌收缩药,包括多巴酚丁胺,米力农或去甲肾上腺素。多巴胺则由于致心律失常的特性而应避免使用。多巴酚丁胺和米力农也有血管扩张作用,常加重低血压,需要额外的 α 受体激动剂治疗,如去氧肾上腺素或去甲肾上腺素。不良反应是前者增加后负荷,后者导致心动过速,需要仔细监测。心输出量监测可以在肺动脉导管(pulmonary artery catheter,PAC)指导下进行。通常不建议使用 β 受体阻断剂。在神经源性心源性休克,通常不伴有冠状动脉疾病,代偿性心动过速有助于维持心输出量。血管紧张素转换酶(ACE)抑制剂有助于减轻后负荷,可尝试谨慎使用,但必须避免加重低血压以免影响脑灌注压力维持。尽可能使用半衰期短的药物。反复超声心动图监测心功能不全的演变。主动脉内球囊反搏有助于减少后负荷并考虑改善冠状动脉血流灌注压。

一旦确诊,神经内分泌神经源性休克,不管原发的,还是继发的,需要用类固醇激素替代疗法治疗。参照感染性/脓毒症休克的用法:氢化可的松 50 mg/次,每 6 h 静脉注射。

四、复苏后再评估

复苏后再评估的目的:①诊断及分型是否准确;②原发病的治疗,是否需要外科治疗;③现血流动力学状态能否耐受外科手术。脊柱固定对防止脊髓进一步损伤很重要,外科手术减压有助于神经源性休克的改善。

五、心动过缓的治疗

心动过缓的治疗首选阿托品和格隆溴铵。异丙肾上腺素无 α 活性,具有 β 活性(包括 $β_1$ 和 $β_2$),可以考虑选用。去氧肾上腺素可诱发反射性心动过缓,不合适,应用此药物时需谨慎。对于顽固性心动过缓患者,可使用甲基黄嘌呤类药如茶碱和氨茶碱,或丙胺太林进行治疗。临时起搏器有效,但由于神经源性休克之心动过缓为递质性而非电传导性的,更偏向于药物治疗。如果患者对吸痰或体位变化比较敏感,在操作前事先给予阿托品或格隆溴铵进行预防。

六、激 素 治 疗

甲泼尼龙(methylprednisolone)和皮质醇(cortisol,hydrocortisone;也称可的松,氢化可的松)治

疗在动物实验中有效,在临床中未知,且不良反应大增,除为提高机体应激能力短暂应用和肾上腺功能不全者补充外,未被广泛采用。药物选择,可选用甲泼尼龙或琥珀酰氢化可的松,或者地塞米松静脉注射。

神经源性休克有3种类型,需要根据不同病因不同表型进行相应处理。最常见于脊髓损伤,高位胸段及颈髓损伤容易导致神经源性休克,表现为自主神经张力突然丧失之低血压和相对心动过缓。外周血管收缩剂,变时效应药物和变力效应药物可供选择。低血压可能导致脊髓继发缺血,应积极处理。自主神经失调可能持续数周。任何潜在脊髓继发性损伤可能的患者应尽早脊柱固定,以防止损害进一步加重。

参考文献

[1] FOX A D. Spinal shock:assessment & treatment of spinal cord injuries & neurogenic shock[J]. JEMS,2014,39(11):64-67.

[2] GALEIRAS VÁZQUEZ R,FERREIRO VELASCO M E,MOURELOFARIÑA M,et al. Update on traumatic acute spinal cord injury:part 1[J]. Med Intensiva,2017,41(4):237-247.

[3] HAGEN E M. Acute complications of spinal cord injuries[J]. World J Orthop,2015,6(1):17-23.

[4] JUKNIS N,COOPER J M,VOLSHTEYN O. The changing landscape of spinal cord injury[J]. Handb Clin Neurol,2012(109):149-166.

[5] MATSUMOTO T,OKUDA S,HAKU T,et al. Neurogenic shock immediately following posterior lumbar interbody fusion:report of two cases[J]. Global Spine J,2015,5(4):e13-e16.

[6] MAURIN O,DE RÉGLOIX S,CABALLÉ D,et al. Traumatic neurogenic shock[J]. Ann Fr Anesth Reanim,2013,2(5):361-363.

[7] MEISTER R,PASQUIER M,CLERC D,et al. Neurogenic shock[J]. Rev Med Suisse,2014 13,10 (438):1506-1510.

[8] PAYDAR S,KARAMI M Y,KHALILI H,et al. Heart rate beat to beat variability of trauma patient in neurogenic shock state:time to introduce new symptoms[J]. Bull Emerg Trauma,2017,5(3):141-142.

[9] STEIN D M,KNIGHT W A. Emergency neurological life support:traumatic spine injury[J]. Neurocrit Care,2017,27(S1):170-180.

[10] STEIN P D,WOODARD P K,WEG J G,et al. Diagnostic pathways in acute pulmonary embolism: recommendations of the PIOPED II investigators[J]. Radiology,2007,242(1):15-21.

[11] SUMMERS R L,BAKER S D,STERLING S A,et al. Characterization of the spectrum of hemodynamic profiles in trauma patients with acute neurogenic shock[J]. J Crit Care,2013,28(4):531(e1-e5).

[12] TAYLOR M P,WRENN P,O'DONNELL A D. Presentation of neurogenic shock within the emergency department[J]. Emerg Med J,2017,34(3):157-162.

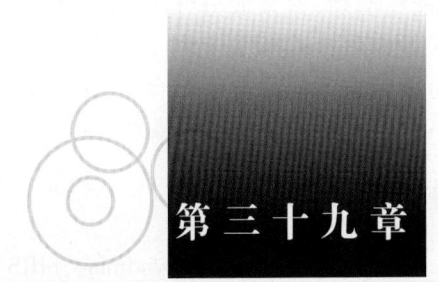

第三十九章　儿童创伤失血性休克

史　源

　　休克是指机体受各种有害因子作用,引起组织有效血流量急剧降低,从而导致全身各重要器官功能、代谢紊乱与结构损害的复杂病理过程,是临床常见的危重症之一。创伤失血性休克是各种创伤因素造成血容量急剧减少所致组织血流灌注不足、氧供应缺乏及血压降低为特征的全身性病理过程。在美国,每年休克病例数约占所有儿童和成人住院患者数的2%,死亡率20%～50%,死亡率随累及的器官功能衰竭数的增加而上升。急性失血是创伤首要的可预防性死因。及时、快速控制出血,纠正失血性休克对于严重创伤患儿至关重要,可有效减少多器官功能障碍综合征(multiple organ dysfunction syndrome,MODS)的发生,降低死亡率。

第一节　儿童创伤失血性休克的病理生理

　　创伤失血性休克的病理生理变化首先是血容量与血管容积的不匹配,造成外周组织血流灌注不足,从而引起微循环变化、氧代谢动力学异常、炎症反应、凝血功能障碍以及内脏器官的继发性损害。

一、微循环变化

　　创伤失血性休克最根本的病理生理改变是失血所致的微循环功能障碍,尤其是重要脏器微循环改变。导致微循环功能障碍的主要机制包括:①休克产生损伤相关分子模式(damage associated molecular pattern,DAMP),如热休克蛋白和高速脉动族蛋白B1触发免疫应答及失控性炎症反应,引起血管内皮损伤、毛细血管渗漏、循环容量减少,最终导致组织血流灌注不足、细胞缺氧;②内皮损伤引起凝血系统激活、微血栓形成阻塞毛细血管及血管舒缩功能障碍,加重组织缺血缺氧;③创伤所致的持续或强烈的刺激影响神经内分泌功能,导致反射性血管舒缩功能紊乱,加剧微循环障碍。

二、氧代动力学异常及细胞代谢改变

　　创伤失血性休克患儿存在氧代谢动力学异常。氧代谢动力学异常即氧输送(oxygen delivery,DO_2)与氧耗量(oxygen consumption,VO_2;也称氧消耗)的不平衡。创伤失血性休克患儿混合静脉血氧饱和度(oxygen saturation in mixed venous blood,$S_{\bar{v}}O_2$)的降低反映了氧输送与氧耗量的不平衡,而血乳酸升高则间接反映了机体微循环低氧及组织细胞缺氧状态。在此情况下,细胞能量代谢(如糖、脂肪、蛋白)亦会出现明显异常。

三、创伤性炎症反应与凝血功能障碍

　　创伤失血性休克早期,在致伤因子的刺激下,机体局部可出现炎症反应。损害的组织、器官、细胞不同,炎症介质的质和量也有不同,表现为局部血管通透性增加,血浆成分外渗,白细胞及趋化因子聚集于伤处以吞噬和清除致病菌或异物。适当的炎症反应在一定程度上利于创伤修复,但过度炎症反应会导致炎症介质的大量释放,各种细胞因子与细胞表面信号分子结合后,诱导细胞内发生一系列生物化学变化,引发失控性炎症反应与组织损害,甚至造成凝血功能障碍。

四、内脏器官的继发性损害

创伤失血性休克常导致全身炎症反应综合征(systemic inflammatory response syndrome,SIRS)的发生,这是进一步造成 MODS 的重要病理生理基础。目前,关于 MODS 发生机制有以下几种假说:①创伤后失控性炎症反应;②缺血再灌注损伤(ischemia-reperfusion injury,I/R injury)。创伤失血性休克及复苏引起的组织器官微循环缺血和再灌注过程,是 MODS 发生的基本环节,严重创伤引发休克,导致微循环障碍,如不及时恢复有效血容量,将可能出现 MODS 或死亡;③胃肠道屏障功能损害及细菌移位。创伤失血性休克可引起胃肠黏膜缺血,导致肠道黏膜屏障的破坏,继而发生肠道内毒素和细菌移位,引发脓毒症;④基因多态性。创伤后 MODS 的易感性与基因表达多态性相关,如与人类白细胞抗原 DR(HLA-DR)、白细胞介素-18(IL-18)、肿瘤坏死因子-α(TNF-α)、γ 干扰素(IFN-γ)等基因表达相关。

第二节 儿童创伤失血性休克的临床表现

创伤失血性休克除有创伤引起的相关症状外,主要表现为组织血流灌注不足所致的休克征象。

1.精神意识改变 早期多意识清楚、但表情淡漠,反应迟钝,对周围环境不感兴趣,有时兴奋、多语、烦躁不安,晚期因脑缺氧导致脑水肿,可出现意识朦胧、嗜睡、昏迷、谵妄和惊厥等。

2.心率加快,脉搏减弱 休克时回心血量减少,心率代偿性加快,但脉搏往往减弱。此改变多出现在血压变化之前。重症患儿心音低钝、脉搏细弱甚至消失。若患儿循环血流灌注差而无心动过速,是更为严重的征兆,常提示很快就会出现心搏和呼吸骤停。

3.皮肤循环不良 早期休克患儿因血管收缩、血流灌注不良、致使皮肤苍白发花,出冷汗,肢端凉,唇及指趾轻度发绀。晚期患儿皮肤黏膜苍白、四肢厥冷、发绀明显,有大理石样花纹,皮肤毛细血管再充盈时间延长,如有瘀斑,应考虑存在 DIC。

4.尿量减少或无尿 休克时由于血液重新分布,肾小动脉收缩,肾血流量明显减少,因而少尿或者无尿。肾缺血又引起肾小管坏死,影响尿液浓缩、稀释和酸化功能,出现尿比重低。

5.呼吸频率和节律改变 重症休克伴发脑水肿,可直接影响呼吸中枢,导致中枢性呼吸衰竭,表现呼吸节律及幅度的改变,如呼吸深浅、快慢不一、双吸气、抽泣样呼吸、呼吸暂停,甚至呼吸骤停。

6.血压改变 早期血压可正常,如血压下降(1 岁以上儿童收缩压低于年龄×2+70 mmHg)或测不出提示休克失代偿。

7.肛指温差加大 休克时周围:血管收缩,心输出量降低,热量不能被带至皮肤散发,可出现四肢凉而中心温度增高,肛指温差加大。若肛指温差大于6 ℃,多提示休克严重。

第三节 儿童创伤失血性休克的监测与进阶评估

抢救休克过程中严密监护患儿非常必要,监测的目的不仅为确定生理参数的变化程度和病情危重性,更重要的是监测治疗后的生理参数的变化趋势,以评估患儿对治疗的反应,随时调整治疗措施。

一、一般监测

1. 生命体征　主要对血压、脉搏、呼吸、体温进行监测。失血性休克的发生与否及其程度取决于机体血容量丢失的量和速度。心率增快是创伤失血性休克最早的临床表现,但是通过心率评估创伤失血性休克的同时应注意关注其他导致患儿心率增快的常见因素如疼痛、发热等。

2. 尿量　正常小儿尿量为 $2 \sim 3$ ml/(kg·h),若尿量<$0.5 \sim 1.0$ ml/(kg·h),提示肾血流灌注不足及肾功能衰竭。当然肾功能的判断不仅要注意尿量,而且要结合尿比重、尿 pH 值、血肌酐及尿素氮等进行综合分析。

3. 皮肤　皮肤湿冷、发绀、苍白、花斑等,毛细血管充盈时间>2 s,提示外周组织血流低灌注。

4. 意识状态　意识改变,如烦躁、淡漠、谵妄、昏迷等,是反映脑组织血流低灌注的重要指标。

二、血流动力学监测

对休克患儿应立即进行血流动力学监测,包括心输出量、右心房压、肺动脉压、肺毛细血管楔压,以及利用这些参数结合心率、体表面积所计算出的心脏指数、心搏指数、体循环阻力、肺循环阻力。另外,结合血气分析结果可计算出氧运输与氧耗量等参数。扩容 $50 \sim 100$ ml/kg 后休克仍未纠正,或者原已存在心功能不全难以掌握扩容液量,应进行中心静脉压(central venous pressure,CVP)监测。在采用复杂治疗措施时,动态观察中心静脉压更有指导意义。

三、实验室监测

1. 血常规　动态观察血常规,尤其是红细胞计数、血细胞比容、血小板计数等,对判断失血程度、凝血情况非常重要。

2. 动脉血气分析　动脉血气分析可反映机体通气、氧合及酸碱平衡状态,有助于评价呼吸和循环功能。休克患儿常见代谢性酸中毒及低氧血症。创伤失血性休克者碱剩余水平是评估组织血流灌注不足引起酸中毒的严重程度及持续时间的间接敏感指标,治疗过程中对其变化进行监测可以指导临床治疗。

3. 动脉血乳酸　血乳酸(lactic acid,LA)是反映组织低氧的确切指标,在临床上也被作为反映组织血流灌注不足的敏感指标。血乳酸>2 mmol/L 的创伤失血性休克患儿死亡率显著升高,住院时间明显延长。持续动态监测血乳酸水平对休克的早期诊断、指导治疗及预后评估有重要意义。每隔 $2 \sim 4$ h 动态监测血乳酸水平不仅可排除一过性血乳酸增高,还可判定液体复苏疗效及组织缺氧改善情况。需要注意的是,在伴有严重外周循环不良时,乳酸可因蓄积在组织中难以进入循环,而表现为浓度正常,一旦循环改善,血乳酸水平反而增高,这种效应称为"洗出现象"。此外,动脉血乳酸监测仅反映全身氧代谢的总体变化,其敏感性也被削弱。

4. 胃肠黏膜 pH 值与胃黏膜 PCO_2 监测　休克早期,其他监测尚未表现异常时,胃肠道已处于缺血状态,此即为隐蔽性代偿性休克,能证实该型休克的方法则是间接测定 pH 值与胃黏膜 PCO_2。

5. 凝血功能指标　应对创伤失血性休克患儿凝血功能进行早期和连续性监测,有条件者应用血栓弹力图可进行更有效的监测。

6. 生化指标　监测电解质和肝肾功能对了解病情变化和指导治疗亦十分重要。

7. 炎症因子　炎症反应在创伤病理过程中发挥着重要作用,可能是部分创伤并发症如脓毒症、MODS、高代谢、深静脉血栓形成等的诱因。TNF-α、IL-1、IL-6、CRP 等均是反映创伤后炎症反应程度的敏感指标,与患儿伤情密切相关,有条件时可进行监测。

四、影像学检查

存在血流动力学不稳定(对容量复苏无反应)者,应尽量限制实施诊断性的影像学检查。腹部创伤超声重点评估是一种重要的检查方法,但其阴性并不能完全排除腹腔内和腹膜后出血。不建议对创伤患儿常规进行全身CT扫描,应根据临床判断限制CT扫描区域,确保仅对必要部位进行CT扫描。彩色超声心动多普勒心功能检测可用于心脏结构观察和心功能、肺动脉压动态监测,对小儿尤其有力,动态观察这些参数可指导抗休克治疗,缺点是容易受探头角度影响,宜由专人操作。

五、创伤评分与评估

1. 院前指数 院前指数(prehospital index,PHI)法评分:应用收缩压、脉搏、呼吸和意识4个生理指标作为评分参数,若有胸或腹部穿透伤,另加4分。小于3分为轻伤,3~7分为中度伤,大于7分为重伤。PHI评分是目前院前检伤评分体系中最好的一种定量分类法,国际上广泛应用。

2. GCS 格拉斯哥昏迷评分(Glasgow coma score,GCS)是根据患儿睁眼、言语、运动对刺激的不同反应给予评分,从而对意识状态(中枢神经系统损伤程度)进行判定,总分15分,最低3分,8分以下可判定昏迷,分数越低则昏迷程度越深。但此项评分在年龄较小患儿中应用有限制。

3. ISS与AIS 创伤严重度评分(injury severity score,ISS)为身体3个最严重损伤区域的最高简明损伤定级(abbreviated injury scale,AIS)分值的平方和。AIS是对器官、组织损伤进行量化的手段,按照损伤程度、对生命的威胁性大小将每处损伤评为1~6分。ISS评分范围为1~75分,如果单区域评分达6分,总体评分则直接为75分。通常ISS≥16分为严重创伤,此时死亡风险为10%,随着评分升高死亡风险增加。

4. 动态评估 有效的监测可以对创伤失血性休克患儿的病情和治疗反应做出正确、及时的评估和判断,以利于指导和调整治疗计划,改善患儿预后。创伤失血性休克患儿伤情常具有隐匿性,变化快,进展快,因此,在严密动态观察临床表现的同时,尤须强调对前述重要指标进行动态监测和评估。

第四节 儿童创伤失血性休克的救治方案

一、救治原则与目标

1. 救治原则 对创伤患儿,应优先解除危及生命的情况,使伤情得到初步控制,然后进行后续处理,遵循"抢救生命第一,保护功能第二,先重后轻,先急后缓"的原则。对于创伤失血性休克患儿,基本治疗措施包括控制出血、保持呼吸道通畅、液体复苏、镇痛以及其他对症治疗,同时应重视救治过程中的损害控制性复苏策略,如损害控制性外科、限制性液体复苏可允许性低血压,输血策略,预防创伤凝血病等。

2. 治疗目标 创伤失血性休克治疗总目标是积极控制出血,采取个体化措施改善微循环及氧利用障碍,恢复内环境稳定。而不同阶段治疗目标应有所不同,并监测相应指标。

3. 创伤失血性休克的治疗 可分为4期。

第一期急救阶段:治疗目标为积极控制出血,最大限度维持生命体征平稳,保证血压、心输出量在正常或安全范围,实施抢救生命的策略。

第二期优化调整阶段:治疗目标为增加组织氧供,优化心输出量、血氧饱和度及血乳酸水平。

第三期稳定阶段:治疗目标为防止器官功能障碍,即使在血流动力学稳定后仍应高度警惕。

第四期降阶梯治疗阶段：治疗目标为撤除血管活性药物，应用利尿剂或肾脏替代疗法调整容量，达到液体平衡，恢复内环境稳定。

二、气道与呼吸管理

休克时患儿气道必须保持通畅，对意识不清者应注意保持头颈位置，注意吸痰，必要时行气管插管。由于组织氧供减少，所有休克患儿均应经鼻导管或使用面罩、头罩尽可能提高吸氧浓度，以保证血氧饱和度在95%以上。小婴儿可首先采用鼻塞持续气道正压通气（stuffy nose continuous positive airway pressure，NCPAP），并注意提供足够的气流量；年长儿可选用面罩持续气道正压通气（continuous positive airway pressure，CPAP）。选择性气管插管、保证有效通气应在呼吸状况严重恶化之前进行，成人机械通气时的肺保护策略在儿童同样适用。

气管插管及机械通气不但可以保持气道通畅，保证有效通气及改善肺部氧合，还可以减少呼吸肌的氧消耗，但应注意人机合拍。插管后应首先吸高浓度氧，以增加氧含量及氧输送。毛细血管通透性增加引起的肺水肿，可加用呼气末正压通气以提高肺部氧合。顽固性低氧血症提示有肺内分流及急性呼吸窘迫综合征，有时胸片可见弥漫性病变。有急性呼吸窘迫综合征时应加大呼气末正压通气，但需注意对心血管系统的副作用。

三、循环通路建立与液体复苏

（一）循环通路选择

1. 院前循环通路的选择　为进行有效容量复苏，至少应建立2条可靠的静脉通道。尽量放置中心静脉导管，若静脉通道不能及时建立，可采用骨髓通道输液。

2. 院内循环通路的选择　首选建立有效的外周静脉通路，并尽早建立中心静脉通道。若下腔静脉属支出血如严重的骨盆骨折，应选择上肢通道或者锁骨下、颈内静脉通道。骨髓腔内血管通路也是可以同时考虑的重要选择。

（二）输血与液体治疗

创伤失血性休克患儿通常出血量较大，应及早进行快速输血维持血容量，改善微循环血流灌注，保证主要脏器的氧供。建议通过生理学指标（包括血流动力学状态、对即时容量复苏的反应情况）来启动大出血抢救预案。针对存在活动性出血的患儿，应首选固定比例的成分输血。

院前环境下无法获得成分血，对活动性出血的患儿可应用等渗晶体液进行扩容治疗。在院内，对活动性出血的患儿应不建议使用晶体液补液，建议按照1∶1使用血浆和红细胞。输入晶体液会导致稀释性凝血病发生，提升血压使已形成的血凝块脱落进一步加重出血，血液黏稠度低不易形成新的血凝块，同时还会增加发生急性呼吸窘迫综合征和MODS等并发症风险。考虑对机体止血的不良影响，胶体也建议限制使用。

（三）容量复苏策略

容量复苏的目的是恢复有效循环血量及心脏前负荷。液体复苏以20 ml/kg的晶体液不少于5~10 min输入开始，同时监测反映心输出量的指标，包括心率、尿量、毛细血管再充盈时间及意识水平，并及时进行输液量的调整。通过临床观察及必要的侵袭性检查判断容量复苏是否充足是必要的。在容量复苏过程中，医师应在床旁严密监测患儿的意识、呼吸、血压、脉率、肌肤温度、皮肤血流灌注状态及尿量等，以判断容量复苏是否有效。对复苏有效的反应包括血压逐渐升高、肢体变暖、脉搏有力、毛细血管再充盈时间缩短、面色好转、尿量增加、意识好转等。

四、控 制 出 血

1. 敷料和止血带的应用　对于体表或表浅出血患儿，可简单应用敷料压迫法控制外部出血。

用消毒敷料或消毒棉垫折叠成比伤口稍大的垫,填塞入伤口内,再用绷带或三角巾加压包扎,松紧度以能达到伤口止血但不影响其远端血运为宜,同时应抬高损伤部位的肢体以减轻出血量。气压止血带止血用于四肢较大血管出血,加压包扎的方法不能止血时。将上肢抬高 2 h,使血液回流。局部垫上松软敷料或毛巾布料,其上止血带环绕肢体缠扎 2 周勒紧,以不出血为止;但要及时记录开始扎上止血带的时间,每隔 30 ~ 60 min 松开 5 min,以防肢体缺血性坏死。

2.骨盆外固定带的应用　当骨盆受到高能量钝性损伤后怀疑存在活动性出血时,应使用特制的骨盆外固定带。对于体型较小的儿童,需考虑使用临时骨盆外固定带。

3.休克卧位　头及躯干抬高 20° ~ 30°,下肢抬高 15° ~ 20°,并可增加回心血量及改善脑血流。

4.妥善固定骨折部位　避免搬动过程中骨折软组织、血管、神经或内脏器官的进一步损伤,适当镇痛,减轻患儿的疼痛,以利于防止休克、便于患儿的搬运。

五、手术治疗和介入治疗

损害控制性手术是指在救治严重创伤患儿,尤其是在患儿出现致死性三联征(低体温、酸中毒和凝血功能障碍)、不能耐受长时间手术时,采用快捷、简单的操作及时控制伤情进一步恶化,使患儿获得复苏时间,有机会再进行完整、合理的再次或分期手术。

对于合并重度失血性休克、有持续出血和凝血病征象的严重创伤患儿,推荐实施损害控制性手术。其他需要实施损害控制性手术的情况包括严重凝血病、低体温、酸中毒、难以处理的解剖损伤、操作耗时、同时合并腹部以外的严重创伤。对于血流动力学稳定且不存在上述情况的患儿,推荐实施确定性手术。如果体内还有大的出血未能控制,积极抗休克的同时建议早期积极手术止血。

六、血管活性药及正性肌力药

用于对扩容治疗反应欠佳的休克患儿。需在充分液体复苏的基础上使用,由于血管活性药物的半衰期很短,因此必须持续静脉输入。必须强调的是,血管活性药物剂量存在个体差异,因此需要根据每个患儿对药物的反应逐渐调整输注速度,以达到最佳治疗效果及尽量减少副作用。常用血管活性药物及正性肌力药见表 39-1。

表 39-1　常用血管活性药物及正性肌力药

药物		剂量	作用受体	作用	副作用
儿茶酚胺类药物	多巴胺	小剂量:1 ~ 5 μg/(kg·min) 中剂量:5 ~ 10 μg/(kg·min) 大剂量:10 ~ 20 μg/(kg·min)	DA,β_1 $\beta_1 > \alpha_1$ $\alpha_1 = \beta_1$	正性肌力及正性变时作用;小剂量扩张肾及内脏血管;大剂量收缩血管	室性与室上性心动过速,轻度躁动
	多巴酚丁胺	2 ~ 20 μg/(kg·min) >20 μg/(kg·min)	β_1 α_1,β_1	正性肌力作用,轻度扩血管作用,尤其内脏血管	剂量过大可引起室性心动过速
肾上腺素		小剂量:0.05 ~ 0.3 μg/(kg·min) 大剂量:0.3 ~ 2 μg/(kg·min)	β_1 和 $\beta_2 > \alpha_1$ $\alpha_1 = \beta_1$	正性肌力及变时作用;小剂量扩张血管;大剂量收缩血管	减少内脏及肾血流,增加心肌耗氧量

续表 39-1

药物		剂量	作用受体	作用	副作用
去甲肾上腺素		0.1～2 μg/(kg·min)	α_1,β_1	血管收缩,正性肌力作用	引起心律失常,减少内脏血流,增加心肌耗氧量
磷酸二磷脂酶抑制剂	氨力农	负荷量:0.75～5 mg/kg,大于5 min 静脉注射 持续输注 5～10 μg/(kg·min)	—	正性肌力及扩血管作用	心律失常,低血压、腹痛及血小板减少症
	米力农	负荷量:50～75 μg/kg 持续输注 0.5～0.75 μg/(kg·min)	—	正性肌力及扩血管作用	—

七、纠正酸碱平衡,维持水及电解质平衡

酸中毒和水及电解质失衡均可抑制心肌功能,酸中毒还可降低心血管对儿茶酚胺的敏感性并增加肺血管阻力,应及时纠正。休克时组织器官血流低灌注状态所造成的乏氧性代谢是酸中毒的基本原因。因此,治疗酸中毒最根本的方法在于改善微循环血流灌注、维持肺部通气氧合,同时注意保护肾功能。

小婴儿通常有发生低血糖的潜在危险,休克时应严密监测血糖浓度,证实有低血糖时首先静脉注射 25% 葡萄糖溶液 2～4 ml/kg,可提供 0.5～1.0 g/kg 的葡萄糖,葡萄糖溶液输注速度应为 4～6 mg/(kg·min)或持续输入 10% 葡萄糖生理盐水,并注意避免引起高血糖,使血浆渗透压急剧升高,发生渗透性利尿和加重神经系统损伤。

血清钾浓度随酸碱平衡变化改变,酸中毒或 pH 值降低时血钾升高,相反血钾降低,在评价血钾时应考虑上述影响因素,对明确的低钾、低钙血症要给予相应治疗。

八、创伤性凝血病的预防与处理

在早期即有 25% 的严重创伤患儿可发生凝血病。创伤时大量失血、内皮细胞下基质蛋白暴露引起的血小板和凝血因子消耗、低体温性血小板功能障碍和酶活性降低,酸中毒诱导的凝血酶原复合物活性降低以及纤溶亢进等因素均与凝血病有关。虽然复苏时大量液体输入引起的血液稀释也与凝血病的发生和进展有一定关系,但多数重症创伤患儿在晶体液和胶体液复苏前就已存在凝血功能障碍。

创伤失血性休克患儿在入院时确定其是否伴凝血病非常重要,开展凝血功能床边快速检验是诊断凝血病的有效手段。推荐使用标准的实验室凝血指标和(或)血栓弹力图制定目标化策略指导复苏。

除控制出血外,应尽早检测并采取措施维持凝血功能。对大出血患儿,早期处理推荐血浆输注,并根据纤维蛋白原、血红蛋白检验结果判断是否需使用纤维蛋白原及红细胞。

九、创伤失血性休克患儿低体温的预防与处理

创伤失血性休克患儿低体温发生率为 10%～65%。低体温被认为是严重创伤患儿预后不良的独立危险因素。因此,对创伤失血性休克患儿,应尽量保温以减少持续的热量丢失。对于体温在 32～35 ℃的患儿,建议通过提高环境温度、加温毯或者增加主动活动(如果病情允许)来提高核心

温度;对于体温低于 32 ℃ 的患儿可以考虑加温输液,如仍无效可考虑使用体外膜氧合(extracorporeal membrane oxygenation,ECMO;也称体外膜肺)治疗。

十、炎症控制

液体复苏治疗旨在恢复循环容量和组织血流灌注,但不能有效阻止炎症反应发生。应尽早开始抗炎治疗,阻断炎症级联反应,保护内皮细胞,降低血管通透性,改善微循环。因此,抗炎治疗可作为创伤失血性休克治疗选择之一,可选用糖皮质激素等,使用糖皮质激素最大的危险是导致感染扩散及诱发消化性溃疡。因此,在用药期间,应加强抗感染和保护胃黏膜,如给予 H_2 受体阻滞剂。

参考文献

[1]封志纯.实用儿童重症医学[M].北京:人民卫生出版社,2012.

[2]胡亚美.诸福棠实用儿科学下册[M].北京:人民卫生出版社,2012.

[3]中国医师协会急诊分会,中国人民解放军急救医学专业委员会,中国人民解放军重症医学专业委员会,等.创伤失血性休克诊治中国急诊专家共识[J].临床急诊杂志,2017,42(12):881-889.

[4]CARCILLO J A. Intravenous fluid choices in critically ill children[J]. Curr Opin Crit Care,2014,20(4):396-401.

[5]CHANG R,HOLCOMB J B. Optimal fluid therapy for traumatic hemorrhagic shock[J]. Crit Care Clin,2017,33(1):15-36.

[6]HWABEJIRE J O,NEMBHARD C E,OYETUNJI T A,et al. Age-related mortality in blunt traumatic hemorrhagic shock:the killers and the life savers[J]. J Surg Res,2017,213(1):199-206.

[7]SPINELLA P C,HOLCOMB J B. Resuscitation and transfusion principles for traumatic hemorrhagic shock[J]. Blood Rev,2009,23(6):231-240.

[8]SPINELLA P C,PERKINS J G,CAP AP. Lessons learned for the resuscitation of traumatic hemorrhagic shock[J]. US Army Med Dep J,2016,Apr-Sep(2-16):37-42.

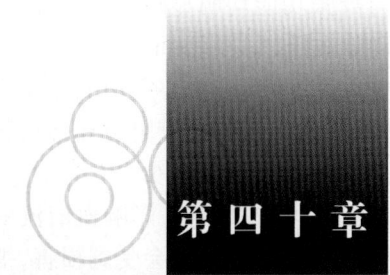

第四十章 特殊环境创伤性休克

刘良明

第一节 高原创伤性休克

一、病理生理特点

有关平原创伤性休克的病理生理特点、发病机制及防治，国内外进行了大量研究并取得了丰硕的成果，但关于高原创伤性休克，由于受地理环境和条件因素限制，国内外研究较少。刘良明实验室从"八五"开始对高原环境条件下创伤性休克的病理生理特点和救治进行了较为系统的研究，发现同等伤情高原创伤失血性休克较平原休克其失血量少，而在同等创伤或失血条件下，高原休克较平原休克程度重、发展快、易发生肺、脑水肿，且死亡率高。这里讲的高原创伤性休克的特点，主要讲的初进高原或进高原时间不长者。

1. 高原休克器官功能损害较平原休克重　同等程度高原失血性休克与平原失血性休克比较，其失血量明显减少，而各器官功能损害明显加重。比如，在模拟高原失血性休克大鼠实验中发现，平原休克大鼠每100 g体重失血2.97 ml，相当于总血量的45.7%，可出现血压、左心室收缩压（left ventricular systolic pressure，LVSP）和左心室压力变化速率（dp/dt_{max}）等血流动力学指标降低。而高原休克在模拟4 000 m高原时，大鼠每100 g体重失血1.53 ml，相当于总血量的23.7%（仅为平原失血量的52%），即可出现血压、LVSP、dp/dt_{max}等血流动力学指标明显降低，器官功能明显受损。高原失血性休克山羊实验发现，平原休克组失血（28.5±6.0）ml/kg可复制中重度失血性休克，而高原休克组失血（19.6±4.1）ml/kg（失血量为平原组的68%）即可复制中重度失血性休克。说明在高原环境条件下丢失较少血量即可复制出失血性休克动物模型，而且休克后各指标变化显著，表明高原失血易于发生休克，休克发生后病情也较平原休克重。

2. 高原休克较平原休克发展快、易发生肺脑水肿　平原失血性休克一般在4 h左右才出现明显的微循环障碍，而高原失血性休克多在1 h后即出现明显的微循环障碍，如红细胞聚集成团或呈缗钱状，红细胞聚集指数增高和血细胞比容显著增高，红细胞变形指数和红细胞电泳率显著降低。平原组放血60 min后，除血小板聚集率增高外，血液流变学各指标均降低，血液呈明显稀释状态；而高原组放血60 min后，血液流变学各指标均增高，并且稍多输液容易诱发高原肺、脑水肿，死亡率高。

二、发病机制

高原环境因恶劣的气候条件，空气稀薄、低氧和低温，发生创伤性休克后因严重的缺血缺氧，更容易导致器官功能的严重损害。

1. 高原休克严重的缺血缺氧，可导致严重的心泵功能和氧运送功能下降，致组织细胞供氧障

碍 高原现场实验结果表明,高原山羊失血后 2 h 内,心脏收缩与舒张功能均明显降低,回输血后可恢复正常。回输血后 2 h,心脏指数、每搏指数首先减少,继之动脉血压、左心室±dp/dt$_{max}$减少,舒张末压和 T 值延长,最后出现右心室舒张末压升高和右心室±dp/dt$_{max}$下降,表明心室功能障碍是心肌收缩性下降所致,而左心室功能障碍先于右心室。回输血 3 h 开始出现肺血管阻力和肺动脉压升高。实验同时表明在低血压期及再输血后 5 h 氧运送量、氧耗量及心输出量减少。

2.高原失血性休克可严重损伤血管内皮细胞,增加血细胞与内皮的黏着贴壁,影响血液流变学及组织血流灌注 在体与离体实验结果表明,在休克血浆作用下,血管内皮细胞会受到损害,细胞活力会明显下降。进一步研究发现,在模拟高原失血性休克后 1 h,各血液流变性指标明显增高,其中以红细胞聚集指数和血小板聚集率增高最为显著。而红细胞电泳率和红细胞变形指数却明显下降。结果表明高原失血性休克因严重缺血缺氧可损害血管内皮细胞,增加血细胞黏附性和血液黏度,影响红细胞的流变性,增加血流灌注阻力,降低组织血流灌注量。

3.高原休克对液体复苏耐受量明显下降 平原失血性休克可耐受 3 ~ 4 倍失血量的液体复苏量。高原休克由于血管内皮受损严重,血管通透性明显增高,稍多输液易发生肺脑水肿。刘良明实验室发现,高原休克对液体的耐受量明显下降,仅为平原休克 1/2 ~ 2/3。动物实验发现对伴有肺水肿的高原失血性休克大鼠,超过 1 倍失血量的液体复苏,会恶化休克复苏效果,加重肺水肿,对不伴水肿的失血性休克大鼠,超过 2 倍失血量的液体复苏,会诱发肺水肿。高原休克临床患者研究发现,急进高原汉族患者失血性休克可耐受 1.0 ~ 1.5 倍失血量的液体复苏,同时维持血压所需胶体量约为失血量的 1 倍;移居汉族患者可耐受 2 倍失血量的液体复苏,同时维持血压所需的胶体液约为失血量的 0.5 倍;而高原世居藏族患者可耐受 3 ~ 4 倍的液体量复苏,与平原休克的液体耐受量相当。研究结果表明,急进汉族、移居汉族与世居藏族在高原发生创伤失血性休克对液体复苏的耐受力有显著差异,急进高原汉族低于移居汉族,移居汉族低于世居藏族。

三、救治原则与措施

1.积极实施战现场急救、迅速降低海拔高度 及时有效的战现场急救、迅速降低海拔高度是降低高原创伤性休克死亡率和预防并发症的重要环节。具体原则和措施包括:①有效止血,对体表包括躯体和肢体的活动性出血,应尽快使用止血药物、止血敷料或止血器材如止血绷带进行止血。对有活动性内出血者,有条件时应尽早实施损害控制性手术;条件不具备时,应迅速后送,降低海拔高度,在后送途中给予容许性低压复苏。②保持呼吸道通畅,给氧。③骨折固定,特别是有骨盆骨折的应妥善处理,防止二次损伤或大失血性休克。④使用抗休克裤,可在后送途中使用,以通过自身输血发挥临时的抗休克作用。⑤迅速降低海拔高度,有条件时,可空运后送迅速脱离高原环境。

2.合理掌握输液速度和输液量 由于高原休克对液体复苏耐受量降低,特别是对初进高原者,因此,对高原创伤失血性休克,容量复苏时应特别注意液体复苏量和速度。与平原休克和高原世居者相比,要减少输液量,减慢输液速度(表40-1)。

表 40-1　急进、移居、世居高原人群创伤性休克液体复苏量及晶胶比例

项目	急进高原汉族	移居汉族	高原世居藏族
晶体液(失血量的)	1.0 ~ 1.5 倍	1.5 ~ 2.0 倍	3 ~ 4 倍
胶体液(失血量的)	1.0 ~ 1.5 倍	0.75 ~ 1.0 倍	0.5 倍
晶胶比例	1 : 1	2 : 1	4 : 1
总量	2.5 倍	2.5 倍	3 ~ 4 倍

3.早期使用小容量高效复苏液 如上所述,由于高原休克对输液的耐受量显著下降,特别是

对初进高原者,临床常规复苏液输液量太少达不到所需复苏效果。这时可早期使用小容量的高效复苏液,如7.5%的高渗氯化钠右旋糖酐(hypertonic sodium chloride dextran,HSD),即可发挥"自身输液作用"(将组织间、细胞内液体吸入血管内),同时降低肺脑水肿作用。

4.适当放宽输血条件　高原创伤性休克患者因缺氧重,加上其血红蛋白载氧能力较平原低,因此高原休克可适当放宽输血指征,血红蛋白<90 g/L可输注浓缩红细胞或全血。

第二节　海创(战)伤合并海水浸泡休克

一、病理生理特点

海创(战)伤除武器损伤外,常因落水合并低体温症,因此海创(战)伤休克有其自身特点。低温海水中,落水者浸泡几小时,机体的病理生理会发生很大改变,如酸中毒、低氧、凝血功能障碍、呼吸衰竭、心功能不全等,其中低体温、酸中毒和凝血功能障碍被称为创伤患者的致死性三联征,严重威胁患者生命;另一方面由于海水的高渗状态,浸泡时间过长,可致机体脱水,引起机体内环境变化,加重组织损伤。

（一）低体温症对伤员的影响

海水浸泡低体温症按照机体核心温度一般分为轻、中、重3级。轻度体温过低症核心体温在32.0~35.0℃,此时患者体温调节中枢基本正常,主要表现为意识清醒、明显寒战、呼吸急促、心率增快、皮肤苍白、血压增加。中度体温过低症核心体温在28.0~31.9℃,患者寒战消失、意识淡漠、思维混乱、生理反射减弱、肌肉关节僵硬,可能会出现心房颤动等心律失常。重度体温过低症核心体温低于28.0℃,患者处于半昏迷或昏迷状态,无寒战、脉搏消失、呼吸极度微弱、幻觉、血压下降,此时患者极易发生心室颤动等心律失常,严重者可发生心搏骤停或死亡。低体温症对机体各器官系统均有不同程度的影响。

1.对神经系统的影响　短时间的轻度低温有利于颅脑损伤的保护,但长时间的重度低温可减弱脑血管功能,抑制中枢神经系统功能。轻度低温时,神经系统的主要表现是脑代谢降低。研究表明,当核心体温低于37℃时,每降低1℃,脑代谢降低6%~10%,但随着核心体温的进一步降低,患者会出现一些不可逆的症状,如意识错乱、意识淡漠、思维混乱,此时低温会造成颅脑损伤患者病情的进一步加重,其机制可能与重度低体温引起颅脑损伤的脂质过氧化和细胞内的钙离子超载有关。

2.对心血管系统的影响　短时间轻度低体温刺激可兴奋心血管系统,但较长时间的低体温会降低各种酶的活性,减弱对外界的应激反应,比如减少肾素、血管紧张素及内皮素的合成和释放,抑制心脏和血管的功能。低体温早期阶段,交感神经兴奋可引起外周血管收缩,患者心率、血压和心肌耗氧量稍增加。中重度低体温时,心肌收缩力和功能受到明显抑制,心率下降、心肌耗氧量减少,心输出量、平均动脉压降低。当机体温度低于20℃以下时,患者随时可发生心搏骤停或者死亡。

3.对呼吸系统的影响　低体温对呼吸系统有多方面的影响。轻度低温海水浸泡时,患者主要表现为呼吸急促、过度换气。当机体温度低于33℃时,呼吸可受到抑制,呼吸速率下降、频率降低、幅度变浅。重度体温过低时,可出现明显的呼吸抑制。

4.对凝血系统的影响　轻度低体温可引起体内血流速度减慢,血小板的聚集黏附能力减弱。当体温低于34℃时,凝血酶活性会严重受抑,影响凝血功能。

（二）高渗透压环境对伤员内环境的影响

海水中含有大量的钠、镁、钙、钾及氯离子,海水呈碱性(pH值为8.2),高渗透状态(渗透压

1 250~1 350 mOsm/L)。海水中的钠离子含量是人体血浆钠离子含量的 3 倍,它产生的渗透压是人体血浆渗透压的 4.3 倍,因此对于人体的体液包括细胞内液和细胞外液来讲,海水是一种高渗、高钠和高碱的环境。当人体长时间在海水中浸泡,会导致机体脱水,发生内环境紊乱,血钠血钾升高,特别是有开放性损伤时。

（三）海水中细菌对伤员的影响

海水中含有大量细菌。研究发现海水中有多达几十种细菌,有研究对台湾海峡海域内 36 处 102 份海水样品进行分析,共发现 34 种 203 株细菌,其中弧菌 159 株,占 78.3%,肠杆菌 24 株,占 11.8%,非发酵菌 15 株,占 7.4%。其优势菌对伤口具有一定的感染能力。因此,海创(战)伤或创伤,若有海水浸泡,易发生感染。另外,海水浸泡可加重伤口局部及周围组织的水肿、变性、坏死及炎症反应。

二、救治原则与措施

1. 迅速打捞,脱离浸泡环境,积极保温复温　迅速打捞,脱离海水环境。打捞成功后,迅速去除湿衣裤,进行保温复温,避免核心温度继续降低。复温方式包括物理复温和中心复温。物理复温包括复温袋、复温背心、棉被及环境加温等。中心复温包括静脉滴注 43 ℃生理盐水,呼吸 42~46 ℃湿热空气或氧气,腹膜灌洗等。轻度低温,意识清醒者,可主要采用物理复温,同时给予热饮料口服。中重度低温者,主要用中心复温,辅以物理复温。

2. 积极心肺复苏,支持心肺功能　对有呼吸心搏停止者,必要时进行心肺复苏。在复苏的同时进行复温处理。值得注意的是,电除颤和药物除颤在体温过低时常常是无效的,因此对低体温者,应积极复温,只有在核心温度升高后除颤才能起效。心肺复苏后积极给予心肺功能支持,必要时给强心药物和吸氧等呼吸支持。

3. 积极抗休克,保持内环境稳定和水及电解质平衡　海创(战)伤合并失血,常伴发休克。在保温复温的同时,需积极抗休克。对于控制性出血休克(出血已控制,已无活动性出血),可根据机体需要积极输血输液,补足机体有效循环血量;对于非控制性出血休克(出血未控制,还有活性出血),在手术控制出血之前,应采取容许性低压复苏,以满足机体基本血流灌注需要,待出血控制后再积极复苏。对有酸中毒和体液处高渗状态者,给 5% 碳酸氢钠+低张胶体液(0.9% 氯化钠、6% 右旋糖酐、5% 葡萄糖溶液,体积比为 3:2:1,氯化钠、右旋糖酐、葡萄糖溶液终浓度分别为 0.45%、2%、2.5%),其特性为等渗、低张同时含有胶体成分,动物实验表明其既能较稳定维持血容量,又能较好纠正高渗血症,减轻肺、脑水肿。

4. 尽早伤口处理,防治感染发生　海创(战)伤合并海水浸泡应尽早清创、尽早使用抗菌药物,以阻断或减轻炎症反应、有效控制感染。手术清创一般应于伤后 6~8 h 内进行。清创时,应彻底清除坏死组织和明显血液供应不良的组织。由于海水中含有大量致病菌,有开放性损伤,海水浸泡后,应早期应用广谱抗生素。

5. 其他措施　其他治疗措施包括重要器官功能保护、微循环、血液流变和凝血功能等维护同一般创伤性休克。

第三节 高温环境创伤性休克

一、病理生理特点

大量研究证实高温环境可导致机体核心温度增高,进而引起机体内环境的紊乱和器官功能损伤。研究发现,较长时间高温暴露后,由于大量体液丢失,可导致机体血钠、血钾升高等内环境改变。较长时间暴露在高温环境下,若发生创伤失血性休克,其病理生理有何变化、治疗有何特点,目前研究报道很少。刘良明实验室做了些初步研究,结合文献资料,做一简要介绍。

(一)水及电解质等内环境变化

研究表明,较长时间在高温环境中,中暑可引起体液丢失,血浆渗透压升高,同时引起不同程度的血电解质紊乱,如高钠血症、高氯血症和高钾血症等。较长时间高温环境也可引起低钙血症,原因可能与横纹肌溶解有关。机体在高温环境中可出现呼吸性碱中毒,可导致低磷血症。刘良明实验室研究发现在 34 ℃高温环境中暴露 2 h,大鼠核心温度并不升高,但可出现血钠浓度和渗透压升高,血钾浓度无明显变化。

(二)器官功能变化

高温环境下,不但机体内环境会发生改变,器官功能也有较大变化,特别是合并创伤失血后。

1. 心脏和血管功能变化 高温环境对心血管系统有较大影响。较长时间高温环境可出现心率加快、心输出量增加。但热应激下核心温度过高也可直接影响循环中枢,抑制心脏活动。较长时间高温环境,可增加机体代谢,增加心肌需氧与耗氧,最终影响心功能。我们的研究发现,大鼠在核心体温不升高的情况下,短时间高温环境可使心功能出现代偿性增高,表现为心输出量增加、心脏指数增高,合并创伤失血后,心功能会很快受损,出现心功能下降,心输出量下降。

2. 肝、肾功能 高温环境引发的中暑对肝的损伤较为明显。肝的损伤会给机体带来致命性打击。高温环境导致肝损伤的病理生理机制目前并不十分清楚,但高温所致的肝细胞直接损害、炎症反应可能起重要作用。研究发现中暑时,谷草转氨酶(glutamic-oxaloacetic transaminase,GOT)、谷丙转氨酶(glutamic-pyruvic transaminase,GPT)和乳酸脱氢酶(lactate dehydrogenase,LDH)均显著上升。高温环境对肾也有重要作用,特别是高温环境伴随创伤失血,由于低血容量加血液高渗状态,严重影响肾血流灌注,会严重损害肾功能。

3. 中枢神经系统 热休克会导致大脑细胞水肿、变性等病理变化,其严重程度与热环境温度高低及暴露时间密切相关。高温对大脑所有脑区均会造成损伤,包括下丘脑、大脑皮质、纹状体等。有研究显示,热休克患者可出现意识障碍及抽搐等症状,严重的热休克患者可出现小脑萎缩、帕金森病(Parkinson′s disease,PD)和小脑共济失调综合征等并发症。

二、救治原则与措施

1. 脱离高温环境,降温 脱离高温环境、快速降温是治疗中暑和热休克反应的首要措施,过高的核心温度以及持续时间均会对患者产生严重影响。因此,当患者出现中暑症状,应立即脱离高温环境,迅速采用物理或药物降温方法使核心温度在 10~40 min 内迅速降至 39 ℃以下,2 h 降至38.5 ℃以下。物理降温包括迅速脱离高温环境,安置于通风阴凉环境,或置于 20~24 ℃空调环境中。体表降温包括用凉水或湿毛巾在颈部、腋窝、腹股沟等大血管走行处反复擦拭。药物降温包括快速静脉输液,有条件可联合使用冬眠合剂,也可以用 4 ℃生理盐水灌胃或直肠灌肠,轻者可给予清凉饮料。

2. 输液抗休克、纠正内环境紊乱　高温环境中发生战伤或创伤性休克,其治疗原则是在迅速降温的同时,积极抗休克、纠正内环境紊乱。若伴失血性休克,参照一般创伤失血性休克处理原则,即在出血控制前采用限制性液体复苏原则,出血控制后采用积极复苏原则,快速补足机体有效循环血量。同时,应积极纠正内环境紊乱,包括纠正酸中毒,纠正高钠和高钾血症,同时也应注意低钙血症的处理。

3. 器官功能保护　心血管、肝、肾、脑等重要器官功能支持,除参照一般休克的器官功能保护措施外,要重视热应激损伤的防护,可使用一些抗氧化应激损伤的药物如维生素 C、维生素 E、牛磺酸等。同时要注意能量补充,重视代谢治疗等。

参考文献

[1] 陈丽娜,佘剑波,史成和,等. 海水浸泡性体温过低症的病理生理学研究进展[J]. 转化医学杂志,2016,5(6):381-384.

[2] 佘剑波,陈丽娜,韩志海,等. 大鼠海水浸泡体温过低症水浴复温的实验研究[J]. 第二军医大学学报,2018,39(4):443-449.

[3] 李萍,刘良明,胡德耀,等. HS 对高原失血性休克合并肺水肿大鼠的治疗作用[J]. 中国急救医学,2003,23(10):671-673.

[4] 李勇,李国华,李明华. 海水浸泡伤早期救治原则[J]. 临床军医杂志,2008,36(6):981-983.

[5] 刘建仓,陆松敏,贾后军,等. 低温海水浸泡失血性休克大鼠血流动力学[J]. 创伤外科杂志,2000,2(2):93-96.

[6] 刘良明,卢儒权,林秀来,等. 高原创伤失血性休克有效液体复苏量和限量的实验研究[J]. 中华创伤杂志,2000,16(7):428.

[7] 刘江伟,钱建辉,李瑞,等. 沙漠干热环境下创伤失血性休克大鼠模型的建立[J]. 中国比较医学杂志,2015,25(2):30-33.

[8] 马圣,段晨阳,张紫森,等. 高温条件下失血性休克大鼠的病理生理特点[J]. 中华创伤杂志,2016,32(12):1125-1129.

[9] 殷作明,李素芝,林秀来,等. 高原藏、汉族创伤失血性休克患者对液体耐受能力的差异及对策[J]. 创伤外科杂志,2006,8(2):105-108.

[10] 虞积耀,赖西南. 海战伤合并海水浸泡伤的伤情特点及救治技术研究进展[J]. 解放军医学杂志,2004,29(12):1017-1019.

[11] 周其全,高玉琪,王培用. 高原休克若干问题[J]. 中国微循环,2004,8(2):116-118.

[12] LIU L M,HU D Y,ZHOU X W,et al. HSD is a better resuscitation fluid for hemorrhagic shock with pulmonary edema at high altitude[J]. Shock,2008,30(6):714-720.

[13] ZHAO J,YOU G,WANG B,et al. Hypotensive resuscitation with hypertonic saline dextran improves survival in a rat model of hemorrhagic shock at high altitude[J]. Shock,2017,48(2):196-200.

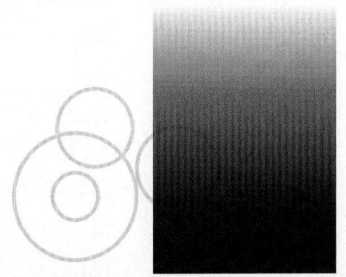

A

B

D

G

K

| 末端脱氧核糖核酸转移酶介导的原位缺口末端标记 | terminal deoxynucleotidyl transferase（TdT）-mediated deoxynucleotide triphosphate（dUTP）Nick-End labeling，TUNEL | 247 |

N

纳洛酮	naloxone	303
纳米颗粒跟踪分析	nanoparticle tracking analysis，NTA	362
纳米小体	nanovesicles	360
纳曲吲哚	naltrindole	136
钠钾 ATP 酶	sodium-potassium ATPase；Na^+,K^+-ATPase；Na^+-K^+-ATPase	85
钠钾泵	sodium potassium-pump，Na^+-K^+泵	85
耐受小体	tolersomes	360
囊泡	vesicle	149
囊液泡器	vesiculo-vacuolar organelles，VVO	148,636,704
脑出血	intracerebral hemorrhage，ICH	487
脑挫裂伤	cerebral contusion and laceration	274
脑啡肽	enkephalin	9
脑灌注压	cerebral perfusion pressure，CPP	54,792
脑钠肽	brain natriuretic peptide，BNP	93,778
脑内血肿	intracerebral hematoma	274
脑水肿	cerebral edema	273
脑微循环	cerebral microcirculation	273
脑信号蛋白	semaphorin，Sema	155,296
脑性盐耗综合征	cerebral salt wasting syndrome，CSWS	93
脑血管痉挛	cerebral vasospasm	280
脑血管阻力	cerebrovascular resistance，CVR	272
脑血流量	cerebral blood flow，CBF	54,272
脑氧代谢率	cerebral metabolic rate of oxygen，$CMRO_2$	487
脑源性神经营养因子	brain-derived neurotrophic factor，BDNF	283,290
脑源性生长因子	brain-derived growth factor，BDGF	283
脑震荡	concussion of brain	274
脑组织氧分压	partial pressure of brain tissue oxygen，$PbtO_2$	792
内毒素/脂多糖	endotoxin/lipopolysaccharide，LPS	47
内毒素	endotoxin	1,47,157
内毒素性休克	endotoxin shock	1
内毒素血症	endotoxemia，ETM	628
内翻酶	flippase	363
内啡肽	endorphin，EP	9,67,166
内科重症监护室	medical intensive care unit，MICU	653
内皮-白细胞黏附分子-1	endothelial-leukocyte adhesion molecule-1，ELAM-1	206
内皮-基底膜间的黏附	adherens junctions between cell to ECM	147
内皮表面被层	endothelial surface layer，ESL	90
内皮间连接	interendothelial junctions	143
内皮素/内皮素转化酶	endothelin，ET/endothelin converting enzyme，ECE	170
内皮素	endothelin，ET	120,135,165,288
内皮素-1	endothelin-1，ET-1	132,206,741
内皮细胞	endothelial cells，EC	151,221
内皮细胞超极化因子	endothelium-derived hyperpolarizing factor，EDHF	169

汉英名词对照索引

827

汉英名词对照索引

汉英名词对照索引

T

Y

自发的瞬态外向电流	spontaneous transient outward current, STOC	135
自然杀伤细胞	natural killer cell, NK cell	60,223,299
自身氧化	autoxidation	588
自噬	autophagy	423
自噬性细胞死亡	autophagic cell death	392,393
自由基	free radical, FR	273,337,626
自主神经系统	autonomic nervous system	59,271
纵向研究	longitudinal study	17
总皮质醇	total cortiso, TC	62
总体表面积	total body surface area, TBSA	247,317,711
总血红蛋白	total hemoglobin, tHb	378
阻塞性休克	obstructive shock	121
组胺 1 型受体	histamine 1 receptor, H1R	330
组胺 2 型受体	histamine 2 receptor, H2R	330
组胺 3 型受体	histamine 3 receptor, H3R	330
组胺 4 型受体	histamine 4 receptor, H4R	331
组胺	histamine, HA	166,301,330
组胺受体	histamine receptor, HR	330
组胺酸脱羧酶	histidine decarboxylase, HDC	330
组蛋白 H3 赖氨酸 4 三甲基化	histone H3 lysine 4 trimethylation, H3K4me3	750
组蛋白-H3K9 二甲基化	histone H3 lysine 9 dimethylation, H3K9me2	750
组织间液	interstitial fluid, ISF	84
组织型纤溶酶原激活物	tissue-type plasminogen activator, tPA	170,193,526
组织氧饱和度	tissue oxygen saturation, StO_2	570
组织因子	tissue factor, TF	191,525
组织因子途径抑制物	tissue factor pathway inhibitor, TFPI	170,192,227,526,749
组装抑制蛋白	profilin	153
最大振幅	maximum amplitude, MA	207,531
最后区	area postrema	61
左室舒张末期容积指数	left ventricular end-diastolic volume index, VEDVI	560
左心室每搏工作指数	left ventricular stroke work index, LVSWI	732
左心室内压最大上升速率	maximum rise rate of left ventricular pressure, $LV+dp/dt_{max}$	724
左心室内压最大下降速率	maximum rate of decrease in left ventricular pressure, $LV-dp/dt_{max}$	724
左心室收缩压	left ventricular systolic pressure, LVSP	706,724,803
左心室舒张末压	left ventricular end diastolic pressure, LVEDP	706,724
左心室输出功	left ventricular power output, LVP	561
左心室做功指数	left ventricular work index, LVWI	709,730
左心舒张末期容积	left ventricular end diastolic area, LVEDA	570
左胸廓内动脉	left internal thoracic artery, LITA	138
左旋肝素结合蛋白	*L*-heparin-bindingprotein, *L*-HBP	248

Other

1,25-二羟基维生素 D_3	1,25-dihydroxyvitamin D_3; 1,25-$(OH)_2D_3$	103
1-磷酸鞘氨醇受体 2	sphingosine-1-phosphate receptor 2, S1PR2	172
1-油酰基-2-乙酰基甘油	1-oleoyl-2-acetylsnglycerol, OAG	136
2,3-二磷酸甘油酸	2,3-diphosphoglyceric acid; 2,3-DPG	102,723

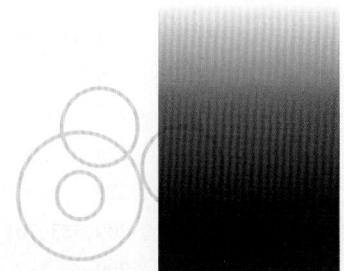

英汉名词对照索引

A

D

F

H

high-voltage activated Ca²⁺channels,HVA Ca²⁺通道	高电压激活钙通道	292
hip circumference,HC	臀围	648
histamine 1 receptor,H1R	组胺 1 型受体	330
histamine 2 receptor,H2R	组胺 2 型受体	330
histamine 3 receptor,H3R	组胺 3 型受体	330
histamine 4 receptor,H4R	组胺 4 型受体	331
histamine receptor,HR	组胺受体	330
histamine,HA	组胺	166,301,330
histidine decarboxylase,HDC	组胺酸脱羧酶	330
histone H3 lysine 4 trimethylation,H3K4me3	组蛋白 H3 赖氨酸 4 三甲基化	750
histone H3 lysine 9 dimethylation,H3K9me2	组蛋白-H3K9 二甲基化	750
historic data analysis	历史资料分析	16
human immunodeficiency virus,HIV	人类免疫缺陷病毒	322
human leucocyte antigen,HLA	人类白细胞抗原	543
human leucocyte antigen-DR,HLA-DR	人类白细胞抗原 DR	75,80,304, 310,750
human leukocyte differentiation antigen,HLDA	人类白细胞分化抗原	187
human T-cell leukemia virus type 1,HTLV-1	人类 T 细胞白血病 1 型病毒	365
hyaluronic acid,HA	透明质酸	173,198,408
hydrogen sufide,H₂S	硫化氢	454
hydroxyethyl starch,HES	羟乙基淀粉	539,719
hydroxyl radical,HR	羟自由基	626
hyperkalemia	高钾血症	100
hypertonic sodium chloride dextran,HSD	高渗氯化钠右旋糖酐	540,805
hypokalemia	低钾血症	99
hypothalamic ventromedial nucleus	下丘脑腹内侧核	70
hypothalamic-pituitary-adrenal axis,HPA	下丘脑-垂体-肾上腺轴	58,62,260, 305
hypothermia	低体温	515
hypovolemic shock	低血容量性休克	42,109,121
hypoxia-inducible factor-1,HIF-1	缺氧诱导因子-1	247
hypoxia-inducible factor-1α,HIF-1α	缺氧诱导因子-1α	741

I

ICU-acquired weakness,ICU-AW	ICU 获得性虚弱	644
IFN-gamma inducing factor,IGIF	γ 干扰素诱导因子	345
igment epithelium-derived factor,PEDF	色素上皮衍生因子	157
immediate early gene,IEG	即刻早期基因	283
immune paralysis	免疫麻痹	311
immunogenic cell death	免疫原性细胞死亡	393
immunoglobulin E,IgE	免疫球蛋白 E	224
immunoglobulin G,IgG	免疫球蛋白 G	224
immunoglobulin M,IgM	免疫球蛋白 M	224
immunoglobulin,Ig	免疫球蛋白	258
immunoreceptor tyrosine-based activation motif,ITAM	免疫受体酪氨酸激活酶基序	188
immunothrombosis	免疫血栓	226
immuno-reactive,IR	免疫反应性	67
implantable cardioverter defibrillator,ICD	植入式心律转复除颤器	779

英汉名词对照索引

J

K

L

N

英汉名词对照索引

S

英汉名词对照索引

Z

Other